A CARDIOLOGIA PARA FORMAÇÃO DO ESPECIALISTA

São Paulo – 2021

Produção editorial e capa: *Villa d'Artes Soluções Gráficas*
Revisão: *Ligia Alves*

Dados Internacionais de Catalogação na Publicação (CIP)
Angélica Ilacqua CRB-8/7057

A cardiologia para formação do especialista / editores Ari Timerman, André Feldman, Carlos Gun. -- São Paulo : Editora dos Editores Eireli, 2021.
1.088 p.

Vários autores.
ISBN 978-65-86098-08-2

1. Medicina e saúde 2. Cardiologia 3. Cardiologistas - Formação profissional 4. Coração - Doenças - Diagnóstico 5. Coração - Doenças - Tratamento I. Timerman, Ari. II. Feldman, André. III. Gun, Carlos.

20-40516 CDD 616.12

Índices para catálogo sistemático:

1. Cardiologia : Medicina 616.12

Este livro foi criteriosamente selecionado e aprovado por um Editor científico da área em que se inclui. A ***Editora dos Editores*** assume o compromisso de delegar a decisão da publicação de seus livros a professores e formadores de opinião com notório saber em suas respectivas áreas de atuação profissional e acadêmica, sem a interferência de seus controladores e gestores, cujo objetivo é lhe entregar o melhor conteúdo para sua formação e atualização profissional.

Desejamos-lhe uma boa leitura!

EDITORA DOS EDITORES
Rua Marquês de Itu, 408 — sala 104 — São Paulo/SP
CEP 01223-000
Rua Visconde de Pirajá, 547 — sala 1121 — Rio de Janeiro/RJ
CEP 22410-900

+55 11 2538-3117
contato@editoradoseditores.com.br
www.editoradoseditores.com.br

Atendimento Interativo
(11) 98308-0227

EDITORES

Ari Timerman

André Feldman

Carlos Gun

A CARDIOLOGIA PARA FORMAÇÃO DO ESPECIALISTA

São Paulo – 2021

editora dos Editores

CONTEÚDO ORIGINAL

Prefácio

É um enorme privilégio para mim prefaciar esta publicação, atendendo ao honroso convite de seu Editor, Ari Timerman, um amigo, educador e cientista, além de possuir todas as características essenciais de um grande médico, e que agora nos brinda com mais uma excelente obra, dentre tantas já publicadas ao longo de sua carreira.

A Cardiologia para a Formação do Especialista reflete o melhor do conhecimento científico sólido em cardiologia, transcrito em 16 partes com mais de uma centena de capítulos, cuidadosamente selecionados e revisados e que muito traduzem a singular experiência do quase septuagenário Instituto Dante Pazzanese de Cardiologia.

O leitor, seja estudante, médico jovem em formação ou já especialista, poderá usufruir da abrangência deste livro. Inicia didaticamente na introdução, com conceitos modernos e atuais da fisiologia e da fisiopatologia cardiovascular, permitindo que a rica semiologia cardíaca, também descrita detalhadamente, seja facilmente compreendida. Certamente, os capítulos iniciais propiciarão aos médicos, após o atendimento de um paciente, responder à sempre difícil pergunta se há ou não cardiopatia e, com base nos capítulos sequenciais, estabelecer o risco cardiovascular.

Após uma introdução muito bem delineada, uma agradável sequência de capítulos, em 15 partes didaticamente construídas, aborda amplamente a grande maioria das afecções cardiovasculares. A viagem literária passa por conceitos básicos e também pelo diagnóstico das enfermidades, até atingir as formas mais modernas de tratamento, propiciando ao leitor refletir sobre os extraordinários avanços propedêuticos e terapêuticos ocorridos na cardiologia em tempos recentes. E, o mais importante, permitindo oferecê-los aos nossos pacientes de maneira ampla e com a qualidade técnica e tecnológica necessária. Exatamente como todos os autores desta importante obra o fazem no Dante Pazzanese.

Aqueles que lerem e estudarem neste livro terão o conhecimento ampliado, por exemplo, sobre o tratamento moderno da hipertensão arterial, farmacológico ou intervencionista com cateter. Serão contemplados, com definições e terapêuticas atuais nas dislipidemias, fármacos contemporâneos para o diabetes e medidas para combater a síndrome metabólica. Ênfase é dada à doença coronária crônica e aguda nas suas diversas formas.

As emergências cardiovasculares merecem especial atenção dos autores nos capítulos subsequentes, assim como as miocardiopatias e as valvopatias. Com abordagem clínica, cirúrgica e a modernidade do tratamento com cateteres, desde a miocardiopatia hipertrófica ao implante percutâneo de prótese aórtica.

As cardiopatias congênitas, desde a abordagem fetal, e também a cardiopatia que acomete as gestantes, recebem destaque, evidenciando a profundidade da exposição e a grande experiência dos autores.

Cardiogeriatria, arritmias e marcapasso são partes desenvolvidas com muito esmero, expressando bem o título do livro e muito contribuindo para a formação do especialista dentro dessas subespecialidades.

A prazerosa leitura termina com uma profunda discussão sobre os vastos benefícios da atividade física sobre nossas vidas e também sobre nossos corações. Além disso, as duas últimas partes abordam com muita propriedade tratamentos por meio de cateteres e consequentemente menos invasivos nas artérias coronárias, nas valvas, nas cardiopatias congênitas e nas artérias extracardíacas. Há, por fim, relevante menção aos tratamentos híbridos e ao transplante cardíaco.

A expressiva contribuição desta obra deve ser ressaltada. Aqueles que a lerem terão ampliado de maneira consistente seus conhecimentos em cardiologia, graças à solidez da ciência e à especial experiência dos médicos-cientistas de uma única instituição, o Instituto Dante Pazzanese de Cardiologia, e que o Editor teve o admirável mérito de reunir e agrupar para produzi-la.

Fausto Feres

Diretor do Instituto Dante Pazzanese de Cardiologia

Diretor do Serviço de Cardiologia Invasiva

Apresentação

A compreensão mais profunda dos mecanismos das moléstias, o desenvolvimento tecnológico e os avanços científicos têm possibilitado um aprimoramento na arte de tratar, com o alívio dos sintomas, o prolongamento da vida e, muitas vezes, a cura da doença.

Nesse cenário, insere-se a obra *A Cardiologia para Formação do Especialista*, sob os auspícios da Editora dos Editores.

A quase totalidade dos autores faz parte do Instituto Dante Pazzanese de Cardiologia, que formou seu corpo clínico tomando como base os médicos que nele completaram a residência, conseguindo assim uma uniformidade de pensamentos e de ações.

A publicação deste livro é dedicada ao leitor que busca uma obra de caráter prático no manejo das doenças cardiovasculares. Com 103 capítulos sobre temas de grande relevância em diferentes áreas das doenças cardiovasculares, a obra possibilitará aos estudantes de medicina e aos médicos, em especial os residentes, fácil acesso aos temas abordados.

Nós, editores, agradecemos à Editora dos Editores, aos colegas autores e a todos aqueles que possibilitaram a realização deste livro, na certeza de que esse empreendimento editorial beneficiará, em última análise, os pacientes, razão maior de nosso trabalho.

Os editores

Sobre os editores

Ari Timerman

Diretor da Divisão Clínica do Instituto Dante Pazzanese de Cardiologia. Doutor em Cardiologia pela Faculdade de Medicina da Universidade de São Paulo.

André Feldman

Médico da Unidade de Terapia Intensiva do Instituto Dante Pazzanese de Cardiologia (IDPC). Especialista em Cardiologia e Terapia Intensiva pela Sociedade Brasileira de Cardiologia e Associação de Medicina Intensiva Brasileira. Doutor em Cardiologia pela Faculdade de Medicina da USP. Coordenador da Cardiologia do Hospital São Luiz Anália Franco (Hospital Vila Nova Star).

Carlos Gun

Diretor de Pesquisa e Ensino do Instituto Dante Pazzanese de Cardiologia. Professor Titular da Disciplina de Cardiologia da Faculdade de Medicina da Universidade Santo Amaro (UNISA).

Sobre os autores

Abílio Augusto Fragata Filho

Doutor em Saúde Pública pela Universidade de São Paulo. Médico Responsável pelo Laboratório de Doença de Chagas do IDPC.

Adriana Bertolami Manfredi

Médica da Seção de Dislipidemias do Instituto Dante Pazzanese de Cardiologia (IDPC). Médica Responsável pela Polissonografia do IDPC.

Alexandre Abizaid

Livre-Docente pela Faculdade de Medicina da Universidade de São Paulo. Doutor em Medicina pela Escola Paulista de Medicina da Universidade Federal de São Paulo. Diretor do Serviço de Hemodinâmica e Cardiologia Intervencionista do InCor.

Alexandre Pieri

Especialista, Mestre e Doutor em Neurologia Vascular pela Escola Paulista de Medicina da Universidade Federal de São Paulo. Médico neurologista do Hospital Israelita Albert Einstein.

Almir Sérgio Ferraz

Doutor em Cardiologia pela Universidade de São Paulo. Coordenador do Laboratório de Avaliação Cardiopulmonar do Instituto Dante Pazzanese de Cardiologia. Professor Convidado da Disciplina de Cardiologia da Faculdade de Medicina do ABC.

Amanda Guerra de Moraes Rego Sousa

Médica coordenadora da Pós-Graduação do Instituto Dante Pazzanese de Cardiologia junto à Universidade São Paulo. Vice-Diretora do Instituto de Ensino e Pesquisa do Hospital do Coração. Livre-Docente pela Universidade de São Paulo.

Ana Gabriela de Souza Caldas

Médica cardiologista do Hospital do Coração de São Paulo. Especialização em Cardiogeriatria pelo Instituto Dante Pazzanese de Cardiologia (IDPC). Voluntária da Seção de Cardiogeriatria do IDPC. Especialista em Cardiologia pela Sociedade Brasileira de Cardiologia.

André Arpad Faludi

Doutor em Cardiologia pela Faculdade de Medicina da Universidade de São Paulo. Médico Chefe da Seção de Dislipidemias do Instituto Dante Pazzanese de Cardiologia.

Andrea Cláudia Leão de Sousa Abizaid

Médica-Chefe da Seção de Ultrassom Intravascular. Doutora pela Faculdade de Ciências Médicas da Universidade de São Paulo.

Angela Rúbia Cavalcanti Neves Fuchs

Chefe da Seção de Condicionamento Físico do Instituto Dante Pazzanese de Cardiologia. Doutora em Ciências pela Universidade Federal de São Paulo. Especialista em Cardiologia pela Sociedade Brasileira de Cardiologia.

Antônio Massamitsu Kambara

Médico-Chefe da Seção de Radiologia do Instituto Dante Pazzanese de Cardiologia.

Antonio Tito Paladino Filho

Doutor em Cardiologia pela Faculdade de Medicina da USP. Pós-graduação em Pesquisa Clínica pela PPCR – Harvard University. Fellowship pela Cardiac Magnetic Resonance, Pittsburgh, USA. Especialista em Ecocardiografia e Angiotomografia Cardiovascular- Instituto Dante Pazzanese de Cardiologia (IDPC). Médico Ecocardiografista Assistente do IDPC. Diretor e Instrutor dos cursos de Advanced Cardiac Life Support (ACLS). Médico da equipe de Imagem Cardiovascular do Hospital Vila Nova Star.

Auristela Isabel Oliveira Ramos

Chefe da Seção de Valvopatias do Instituto Dante Pazzanese de Cardiologia. Doutora em Ciências pela Faculdade de Medicina da Universidade de São Paulo.

Bruno Mendonça Baccaro

Médico assistente da Seção de Emergências do Instituto Dante Pazzanese de Cardiologia. Especialista em Cardiologia pela Sociedade Brasileira de Cardiologia.

Bruno Pereira Valdigem

Médico Assistente da Seção Médica de Eletrofisiologia Clínica e Arritmias Cardíacas do Instituto Dante Pazzanese de Cardiologia. Membro especialista do Departamento de Estimulação Cardíaca da Sociedade Brasileira de Cirurgia Cardiovascular (SBCCV), Sociedade Brasileira de Cardiologia (SBC) e Sociedade Brasileira de Arritmias Cardíacas (SOBRAC). Doutor em Ciências pela Universidade Federal de São Paulo. Médico do Hospital Israelita Albert Einstein.

Bruno Vicenso Babolin

Médico da Divisão Clínica e responsável pelo grupo de primeiro atendimento do Instituto Dante Pazzanese de Cardiologia. Especialista em Cardiologia pela Sociedade Brasileira de Cardiologia. Médico cardiologista do Hospital Municipal de Campo Limpo. Médico responsável pelo Serviço de Ecocardiografia do Hospital Municipal Moyses Deustch.

Carlos Augusto Cardoso Pedra

Doutor em Ciências pela Faculdade de Medicina da Universidade de São Paulo. Chefe da Seção de Intervenções em Cardiopatia Congênitas do Instituto Dante Pazzanese de Cardiologia. Diretor de Intervenções em Cardiopatias Congênitas da Sociedade Brasileira de Hemodinâmica e Cardiologia Intervencionista (SBHCI), de 2012 a 2013.

Carolina M. Nogueira Pinto

Médica da Seção de Cardiogeriatria do Instituto Dante Pazzanese de Cardiologia.

Cecília Monteiro Boya Barcellos

Médica assistente do Serviço Médico de Estimulação Cardíaca do Instituto Dante Pazzanese de Cardiologia

Celso Amodeo

Médico Cardiologista e Nefrologista da Seção de Hipertensão e Nefrologia do Instituto Dante Pazzanese de Cardiologia.

Clarisse Kaoru Ogawa Índio do Brasil

Médica Cardiologista Chefe da Seção de Coronariopatias do Instituto Dante Pazzanese de Cardiologia (IDPC). Doutora em Cardiologia pelo Programa Universidade de São Paulo-IDPC.

Claudia da Silva Fragata

Doutora em Cardiologia pela Universidade de São Paulo. Especialista em Eletrofisiologia Clínica e Invasiva pela Sociedade Brasileira de Arritmias Cardíacas (SOBRAC). Médica Assistente da Seção de Eletrofisiologia do Instituto Dante Pazzanese de Cardiologia.

Claudia Felicia Gravina Taddei

Doutora em Ciências pela Faculdade de Medicina da Universidade de São Paulo. Médica Assistente da Seção de Eletrofisiologia do Instituto Dante Pazzanese de Cardiologia.

Dalmo Antonio Ribeiro Moreira

Doutor em Cardiologia pela Faculdade de Medicina da Universidade de São Paulo. Chefe da Seção de Eletrofisiologia e Arritmias do Instituto Dante Pazzanese de Cardiologia.

Daniel Branco de Araújo

Médico da Seção de Dislipidemias do Instituto Dante Pazzanese de Cardiologia. Coordenador do Centro de Treinamento do Instituto Dante Pazzanese de Cardiologia. Doutor em Cardiologia pelo Instituto do Coração da Faculdade de Medicina da Universidade de São Paulo.

Daniel Silva Chamié de Queiroz

Cardiologista Intervencionista do Serviço de Cardiologia Invasiva do Instituto Dante Pazzanese de Cardiologia. Diretor do Laboratório de Tomografia de Coerência Óptica do Cardiovascular Research Center, em São Paulo (SP).

Daniela Bruno Conforti

Residente (R3) da Seção de Eletrofisiologia do Instituto Dante Pazzanese de Cardiologia.

Diandro Marinho Mota

Médico do Pronto Socorro do Instituto Dante Pazzanese de Cardiologia.

Dimytri Alexandre de Alvim Siqueira

Doutor em Medicina. Especialista em Cardiologia pela Sociedade Brasileira de Cardiologia (SBC) e em Hemodinâmica e Cardiologia Intervencionista pela Sociedade Brasileira de Hemodinâmica e Cardiologia Intervencionista (SBHCI). Chefe da Seção de Intervenção em Valvopatias Adquiridas do Instituto Dante Pazzanese de Cardiologia.

Dorival Julio Della Togna

Médico-Chefe da Seção Hospitalar de Valvopatias do Instituto Dante Pazzanese de Cardiologia.

Edileide de Barros Correia

Especialista em Cardiologia pela Sociedade Brasileira de Cardiologia (SBC). Chefe da Seção de Miocardiopatias do Instituto Dante Pazzanese de Cardiologia.

Eduardo Polzini Faludi

Médico Residente da Seção de Dislipidemias do Instituto Dante Pazzanese de Cardiologia. Médico cardiologista do Hospital Alemão Osvaldo Cruz.

Elizabeth Regina Giunco Alexandre

Médica do Hospital do Coração (HCor). Especialização em Cardiologia pelo Instituto Dante Pazzanese de Cardiologia. Especialista em Saúde da Mulher no Climatério pela Faculdade de Saúde Pública da USP. Presidente da Associação Brasileira de Mulheres Médicas.

Eusébio Ramos dos Santos Filho

Médico assistente do Serviço Médico de Estimulação Cardíaca do Instituto Dante Pazzanese de Cardiologia

Fábio Bruno da Silva

Médico-Chefe da Seção de Cardiopatia e Gravidez do Instituto Dante Pazzanese de Cardiologia. Mestre em Saúde Pública pela Faculdade de Saúde Pública da Universidade de São Paulo

Fabio Goldbach

Cirurgião vascular pela Sociedade Brasileira de Angiologia e Cirurgia Vascular. Aprimorando em Terapêutica Endovascular no Instituto Dante Pazzanese de Cardiologia

Fausto Feres

Diretor do Instituto Dante Pazzanese de Cardiologia. Doutor em Cardiologia pela Faculdade de Medicina da Universidade de São Paulo.

Felicio Aragão Savioli

Pós-graduando-mestrado na Universidade da Califórnia, San Diego, USA. Médico Intensivista-Professor Assistente da Universidade Califórnia, San Diego USA.

Felicio Savioli Neto

Médico-Chefe da Seção de Cardiogeriatria do Instituto Dante Pazzanese de Cardiologia. Doutor em Ciências pela Faculdade de Medicina da Universidade de São Paulo.

Filippo Aragão Savioli

Mestre em Cardiologia pela Universidade Federal de São Paulo. Doutorando em Cardiologia pela Universidade Federal de São Paulo. Especialista em Cardiologia pela Sociedade Brasileira de Cardiologia

Flávio Antonio de Oliveira Borelli

Doutor em Medicina pela Universidade de São Paulo. Médico-Assistente da Seção Hipertensão e Nefrologia do Instituto Dante Pazzanese de Cardiologia. Médico-Coordenador do Serviço de Cardiologia da Rede D'Or São Luiz – Unidade Hospital Brasil.

Franc Jorge Sampaio Santos Pereira

Especialista em Clínica Médica pela Secretaria Municipal de Saúde de São Paulo – Hospital Municipal do Tatuapé. Residente de Cardiologia do Instituto Dante Pazzanese de Cardiologia

Francisco Faustino A. C. França

Chefe do Setor de Tele-Eletrocardiograma do Instituto Dante Pazzanese de Cardiologia.

Giuseppe Sebastian Dioguardi

Especialista em Cardiologia pela Sociedade Brasileira de Cardiologia (SBC). Especialista em Medicina do Exercício e Esporte pela Sociedade Brasileira de Medicina do Exercício e do Esporte (SBMEE) e da Associação Médica Brasileira (AMB). Doutor em Ciências pelo Programa Universidade de São Paulo-Instituto Dante Pazzanese de Cardiologia.

Guilherme D'Andrea Saba Arruda

Médico Assistente da Unidade de Terapia Intensiva de Pós-Operatório de Cirurgia Cardíaca do Instituto Dante Pazzanese de Cardiologia. Médico Coordenador da Unidade de Terapia Intensiva do Hospital São Luiz – Unidade Anália Franco. Especialista em Cardiologia pela Sociedade Brasileira de Cardiologia (SBC) e em Medicina Intensiva da Associação de Medicina Intensiva Brasileira (AMIB).

Gustavo Bernardes de Figueiredo Oliveira

Especialista em Cardiologia pela Sociedade Brasileira de Cardiologia (SBC) e Associação Médica Brasileira (AMB). Especialista em Medicina Intensiva pela Associação de Medicina Intensiva Brasileira (AMIB). Doutor em Ciências pelo Programa Universidade de São Paulo-Instituto Dante Pazzanese de Cardiologia.

Henri Paulo Zatz

Médico Endocrinologista da Seção de Dislipidemia do Instituto Dante Pazzanese de Cardiologia. Especialista pela Sociedade Brasileira de Endocrinologia e Metabologia (SBEM).

Ibraim Masciarelli Francisco Pinto

Diretor do Serviço de Diagnóstico Complementar do Instituto Dante Pazzanese de Cardiologia (IDPC). Médico Responsável pela Seção de Tomografia e Ressonância Magnética do IDPC.

Idelzuita Leandro Liporace

Médica Assistente do Setor de Anticoagulação Oral do Instituto Dante Pazzanese de Cardiologia. Especialista em Cardiologia e Ecocardiografia pela Sociedade Brasileira de Cardiologia (SBC).

Jaime da Conceição Padeiro Júnior

Médico da Seção de Cardiopatias Congênitas do Instituto Dante Pazzanese de Cardiologia.

João Manoel Rossi Neto

Doutor em Cardiologia pela Faculdade de Medicina da Universidade de São Paulo. Médico Responsável pela Seção de Disfunção Ventricular e pela Seção de Transplante Cardíaco Ambulatorial do Instituto Dante Pazzanese de Cardiologia.

José Felipe Cardoso Braz

Residente (R3) da Seção de Transplante Cardíaco do Instituto Dante Pazzanese de Cardiologia.

José Ribamar Costa Júnior

Chefe da Seção de Intervenção Coronária do Instituto Dante Pazzanese de Cardiologia. Doutor em Cardiologia pela Universidade de São Paulo. Cardiologista Intervencionista do Hospital do Coração.

Kleber Rogerio Serafim

Médico da Seção de Eletrofisiologia e Arritmias do Instituto Dante Pazzanese de Cardiologia.

Lara Vilela Eurípides

Residente (R3) da Seção de Hemodinâmica do Instituto Dante Pazzanese de Cardiologia

Larissa de Almeida Dourado

Médica cardiologista com especialização em Cardiologia da Mulher pelo Instituto Dante Pazzanese de Cardiologia. Ex-residente do Instituto Dante Pazzanese de Cardiologia.

Louis Nakayama Ohe

Médico especialista em Cardiologia pela Sociedade Brasileira de Cardiologia. Coordenador Médico do Pronto Socorro do Instituto Dante Pazzanese de Cardiologia. Médico assistente da Unidade de Terapia Intensiva da Clínica Médica da UNIFESP/Hospital São Paulo. Médico da Unidade de Radiologia e Cardiologia Intervencionista do Hospital Edmundo Vasconcelos.

Luciana de Menezes Martins

Médica-Assistente da Seção de Ecocardiografia do Instituto Dante Pazzanese de Cardiologia.

Luciana Uint

Doutora em Patologia pela Escola Paulista de Medicina da Universidade Federal de São Paulo. Médica-Assistente da Seção de Coronariopatias do Instituto Dante Pazzanese de Cardiologia.

Luciana Vidal Armaganijan

Médica da Seção de Eletrofisiologia do Instituto Dante Pazzanese de Cardiologia. Médica Eletrofisiologista do Hospital do Coração.

Luís Augusto Souza de Carvalho

Médico especialista em Clínica Médica pelo Hospital Sírio Libanês de São Paulo. Médico residente do Instituto Dante Pazzanese de Cardiologia.

Luiz Antonio Abdalla

Professor Doutor do Departamento de Clínica Médica da Faculdade de Medicina da Pontifícia Universidade Católica de Campinas (PUC-Campinas). Doutor em Cardiologia pela Faculdade de Medicina da Universidade Estadual de Campinas (UNICAMP). Médico da Unidade Coronária do Instituto Dante Pazzanese de Cardiologia.

Luiz Eduardo Mastrocolla

Doutor em Cardiologia pela Faculdade de Medicina da Universidade de São Paulo. Médico da Seção de Provas Funcionais do Instituto Dante Pazzanese de Cardiologia (IDPC).

Luiz Fernando Leite Tanajura

Chefe da Seção Clínica de Angioplastia Coronária do Instituto Dante Pazzanese de Cardiologia.

Luiz Minuzzo

Doutor em Medicina pela Universidade de São Paulo-Instituto Dante Pazzanese de Cardiologia. Médico -Assistente da Seção Hospitalar de Valvopatias do Instituto Dante Pazzanese de Cardiologia.

Luiz Roberto de Moraes

Médico da Seção de Eletrofisiologia e Arritmias do Instituto Dante Pazzanese de Cardiologia

Maita Pretti Nunes Ferreira

Médica ex-residente do Instituto Dante Pazzanese de Cardiologia

Manuel Nicolas Cano

Doutor em Medicina/Tecnologia e Intervenção em Cardiologia pelo Programa Universidade de São Paulo-Instituto Dante Pazzanese de Cardiologia.

Marcelo Chiara Bertolami

Mestre e Doutor em Saúde Pública pela Faculdade de Saúde Pública da Universidade de São Paulo. Médico da Divisão Científica do Instituto Dante Pazzanese de Cardiologia

Marcelo Silva Ribeiro

Médico Plantonista da Unidade de Terapia Intensiva de Pós-operatório em Cardiopatias Congênitas do Instituto Dante Pazzanese de Cardiologia (IDPC).

Márcio Gonçalves de Sousa

Chefe da Seção de Hipertensão Arterial e Nefrologia Instituto Dante Pazzanese de Cardiologia. Mestrado em Clínica Médica pela Universidade Estadual de Campinas. Doutorado em Cardiologia pelo Instituto do Coração da Faculdade de Medicina da Universidade de São Paulo.

Marco Aurélio Finger

Doutor em Medicina pela Universidade de São Paulo. Médico da Seção de Transplantes do Instituto Dante Pazzanese de Cardiologia.

Maria Aparecida de Almeida e Silva

Médica Cardiologista da Seção de Pediatria do Instituto Dante Pazzanese de Cardiologia. Médica Responsável pelo Ambulatório da Criança e Adolescente. Coordenadora do Setor de Primeiro Atendimento do Instituto Dante Pazzanese de Cardiologia.

Maria Daniela Carpio Toro

Médica cardiologista, estagiária da Unidade Coronária e da Unidade de Pós-operatório de cirurgia cardíaca do Instituto Dante Pazzanese de Cardiologia

Maria Isabel Del Monaco

Médica-Assistente da Seção de Coronariopatias do Instituto Dante Pazzanese de Cardiologia.

Maria Teresa Cabrera Castillo

Médica Cardiologista e Assistente da Unidade Coronária do Instituto Dante Pazzanese de Cardiologia.

Maria Virgínia Tavares Santana

Médica da Seção de Cardiopatias Congênitas do Instituto Dante Pazzanese de Cardiologia. Doutora em Cardiologia pela Universidade de São Paulo.

Marinella Patrizia Centemero

Médica do Serviço de Cardiologia Invasiva do Instituto Dante Pazzanese de Cardiologia. Doutora em Cardiologia pela Universidade de São Paulo. Especialista pela Sociedade Brasileira de Cardiologia (SBC).

Mario Issa

Cirurgião Cardiovascular Responsável pelo Grupo de Doenças da Aorta do Instituto Dante Pazzanese de Cardiologia. Doutorado em Cardiologia pela Universidade de São Paulo. Membro Especialista em Cirurgia Cardiovascular pela Sociedade Brasileira de Cirurgia Cardiovascular (SBCCV).

Matheus Kiszka Scheffer

Médico residente (R3) na Seção de Eletrofisiologia do Instituto Dante Pazzanese de Cardiologia.

Matheus Simonato

Research Fellow da Cardiovascular Research Foundation de Nova York, EUA.

Nabil Ghorayeb

Doutor em Cardiologia pela Faculdade de Medicina da Universidade de São Paulo. Chefe da Seção de Cardiologia do Esporte do Instituto Dante Pazzanese de Cardiologia.

Nádia Marchiori Galassi

Médica Hematologista da Seção de Anticoagulação Oral – Valvopatias do Instituto Dante Pazzanese de Cardiologia.

Nadja Arraes de Alencar Carneiro de França

Médica da Seção de Cardiologia Pediátrica e Cardiopatias Congênitas de Adulto do Instituto Dante Pazzanese de Cardiologia.

Natália Marcusso Massoni

Residente de Cardiologia no Instituto Dante Pazzanese de Cardiologia (IDPC). Aluna da Pós-graduação no Programa de Mestrado Profissional do IDPC/USP. Especialista em Clínica Médica pela Universidade Estadual de Londrina, Paraná. Plantonista da Unidade de Terapia Intensiva do Hospital Samaritano Paulista. Plantonista da Unidade de Emergências do Hospital da Luz.

Neire Niara Ferreira de Araújo

Doutora em Ciências pelo Programa Universidade de São Paulo-Instituto Dante Pazzanese de Cardiologia (USP-IDPC). Médica Cardiologista da Seção de Cardiogeriatria do Instituto Dante Pazzanese de Cardiologia. Doutoranda do Programa USP-IDPC

Newton Luiz Russi Callegari

Doutor em Medicina Interna pela Escola Paulista de Medicina da Universidade Federal de São Paulo (EPM/UNIFESP). Especialista em Cardiologia pela Sociedade Brasileira de Cardiologia (SBC). Especialista em Geriatria pela Sociedade Brasileira de Geriatria e Gerontologia (SBGG) e pela Associação Médica Brasileira (AMB). Médico da Seção de Cardiogeriatria do Instituto Dante Pazzanese de Cardiologia.

Nisia Lyra Gomes

Médica da Seção Médica de Valvopatias do Instituto Dante Pazzanese de Cardiologia

Oswaldo Passarelli Júnior

Médico da Seção de Hipertensão e Nefrologia do Instituto Dante Pazzanese de Cardiologia (IDPC). Médico Responsável pela Seção de MAPA do IDPC.

Paola Emanuela Poggio Smanio

Médica Chefe da Seção de Medicina Nuclear do Instituto Dante Pazzanese de Cardiologia. Chefe da Seção de Medicina Nuclear do Grupo Fleury. Doutora pela Universidade Federal de São Paulo.

Paulo Alexandre Costa

Médico da Seção de Eletrofisiologia e Arritmias do Instituto Dante Pazzanese de Cardiologia

Paulo Chaccur

Diretor do Serviço de Cirurgia Cardiovascular do Instituto Dante Pazzanese de Cardiologia. Membro Titular da Sociedade Brasileira de Cirurgia Cardiovascular (SBCCV).

Paulo de Tarso Jorge Medeiros

Diretor do Serviço Médico de Estimulação Cardíaca do Instituto Dante Pazzanese de Cardiologia. Doutorado e Pós-Doutorado pela Faculdade de Medicina da Universidade de São Paulo.

Pedro Silvio Farsky

Médico Assistente da Seção de Coronária Hospitalar do Instituto Dante Pazzanese de Cardiologia. Doutor em Ciências pela Faculdade de Medicina da Universidade de São Paulo.

Remy Nelson Albornoz Vargas

Chefe da Seção Médica de Marcapasso e Eletrofisiologia Não Invasiva do Instituto Dante Pazzanese de Cardiologia.

Renato Borges Filho

Especialista em Cardiologia pela Sociedade Brasileira de Cardiologia (SBC) e Associação Médica Brasileira (AMB). Médico da Seção de Miocardiopatias do Instituto Dante Pazzanese de Cardiologia.

Renato de Aguiar Hortegal

Médico especialista em Cardiologia pela Sociedade Brasileira de Cardiologia (SBC) e em Ecocardiografia pelo Departamento de Imagem Cardiovascular da SBC e pela Associação Médica Brasileira. Médico assistente da Seção de Emergências do Instituto Dante Pazzanese de Cardiologia.

Rica Dodo Delmar Buchler

Chefe da Seção de Provas Funcionais do Instituto Dante Pazzanese de Cardiologia. Doutora em Ciências pela Faculdade de Medicina da Universidade de São Paulo.

Ricardo Alves da Costa

Chefe da Seção de Pesquisa em Intervenção Percutânea do Instituto Dante Pazzanese de Cardiologia.

Ricardo Contesini Francisco

Médico da Seção de Cardiologia do Esporte do Instituto Dante Pazzanese de Cardiologia

Ricardo Fonseca Martins

Médico-Assistente da Seção de Cardiologia Pediátrica e Cardiopatia Congênita de Adulto do Instituto Dante Pazzanese de Cardiologia.

Ricardo Garbe Habib

Médico da Seção de Eletrofisiologia e Arritmias do Instituto Dante Pazzanese de Cardiologia.

Ricardo Pavanello

Doutor em Ciências pela Universidade de São Paulo. Chefe da Seção de Coronariopatias do Instituto Dante Pazzanese de Cardiologia. Supervisor da Cardiologia Clínica do Hospital do Coração.

Roberto Tadeu Magro Kroll

Médico da Seção Hospitalar de Valvopatias do Instituto Dante Pazzanese de Cardiologia.

Rodolfo Staico

Doutor em Cardiologia pelo Programa Universidade de São Paulo-Instituto Dante Pazzanese de Cardiologia. Chefe da Seção de Angiografia Quantitativa e Banco de Dados do Instituto Dante Pazzanese de Cardiologia.

Rodrigo Bellio de Mattos Barretto

Médico da Seção de Ecocardiografia do Instituto Dante Pazzanese de Cardiologia.

Rodrigo Marques Gonçalves

Médico cardiologista da Seção Médica de Dislipidemias e Diabetes do Instituto Dante Pazzanese de Cardiologia. Diretor de Ensino Paciente 360.

Rodrigo Nieckel da Costa

Médico da Seção de Intervenções em Cardiopatias Congênitas do Instituto Dante Pazzanese de Cardiologia.

Rogério Braga Andalaft

Médico Assistente da Seção Médica de Eletrofisiologia Clínica e Arritmias Cardíacas do Instituto Dante Pazzanese de Cardiologia. Médico Assistente do Tele-Eletrocardiograma do Instituto Dante Pazzanese de Cardiologia. Faculty do Pediatric Advanced Life Support da American Heart Association. Membro da Pediatric and Congenital Electrophysiology Society (PACES). Médico do Hospital Israelita Albert Einstein.

Romeu Sergio Meneghelo

Doutor em Cardiologia pela Faculdade de Medicina da Universidade de São Paulo. Diretor da Divisão de Diagnóstico e Terapêutica do Instituto Dante Pazzanese de Cardiologia.

Ronald Brewer Pereira Freire

Médico da Seção de Emergências e Terapia Intensiva da Unidade Coronária do Instituto Dante Pazzanese de Cardiologia. Doutor em Medicina pela Faculdade de Medicina da Universidade de São Paulo. Assessor Médico do Serviço de Cardiologia – Métodos Gráficos do Grupo Fleury.

Rosa Elvira Ramos Veiga

Médica da Seção de Valvopatias do Instituto Dante Pazzanese de Cardiologia. Especialização em Cardiologia pela Sociedade Brasileira de Cardiologia.

Rosane Cardoso Ferreira Alves

Especialização em Cardiologia pela Sociedade Brasileira de Cardiologia. Especialização em Cardiologia do Esporte pela Seção de Cardiologia do Esporte do Instituto Dante Pazzanese de Cardiologia.

Roseli Aparecida Pegorel Lopes

Médica da Seção de Cardiogeriatria do Instituto Dante Pazzanese de Cardiologia.

Rui Fernando Ramos

Chefe da Seção de Unidade Coronariana do Instituto Dante Pazzanese de Cardiologia. Doutor em Cardiologia pela Faculdade de Medicina da Universidade de São Paulo.

Samira Kaissar Nasr Ghorayeb

Médica da Seção Hospitalar de Valvopatias do Instituto Dante Pazzanese de Cardiologia.

Samuel Martins Moreira

Médico-Assistente da Seção de Radiologia, Vascular e Intervencionista do Instituto Dante Pazzanese de Cardiologia.

Sérgio Luiz Navarro Braga

Chefe da Seção de Hemodinâmica do Instituto Dante Pazzanese de Cardiologia. Doutor em Ciências pela Faculdade de Medicina da Universidade de São Paulo.

Silvia Gonçalves Villa Alvarez

Professora Assistente de Cardiologia Pediátrica e Fetal do Departamento de Pediatria do McMaster Children's Hospital - Hamilton, Ontário, Canadá.

Simone Rolim Fernandes Fontes Pedra

Chefe da Seção de Cardiopatias Congênitas do Instituto Dante Pazzanese de Cardiologia (IDPC). Coordenadora da Área de Ecocardiografia Pediátrica e Fetal e da Unidade Materno-Fetal do IDPC. Coordenadora da Unidade Fetal do Hospital do Coração. Doutora em Ciências pela Universidade de São Paulo.

Susimeire Buglia

Médica da Seção de Reabilitação Cardiovascular do Instituto Dante Pazzanese de Cardiologia. Médica do Setor de Ergometria do Hospital do Coração.

Tatiana Flores Herrera

Médica cardiologista, estagiária da Unidade Coronária e da Unidade de Pós-operatório de cirurgia cardíaca do Instituto Dante Pazzanese de Cardiologia

Thiago Ghorayeb Garcia

Especialista em Cardiologia pela Sociedade Brasileira de Cardiologia (SBC) e Associação Médica Brasileira (AMB). Pós-Graduação em Medicina Esportiva pelo CEMAFE da Universidade Federal de São Paulo. Médico da Seção de Cardiologia do Esporte do Instituto Dante Pazzanese de Cardiologia.

Tiago Costa Bignoto

Médico da Seção Hospitalar de Valvopatias do Instituto Dante Pazzanese de Cardiologia.

Virginia Braga Cerutti Pinto

Médica especializada em Eletrofisiologia e Arritmias Cardíacas. Professora Assistente da Faculdade Medicina da Universidade Nove de Julho (UNINOVE)

Vivian Lerner Amato

Doutora em Ciências, Área de Concentração Cardiologia, pela Universidade de São Paulo. Médica Chefe da Enfermaria de Coronariopatias do Instituto Dante Pazzanese de Cardiologia.

SUMÁRIO

Parte I – Introdução

Parte II - Hipertensão Arterial Sistêmica

Parte III – Dislipidemias

Parte IV – Doença Arterial Coronária Crônica

Parte V – Doença Arterial Coronária Aguda

Parte VIII – Valvopatias

Parte IX – Cardiopatias Congênitas

Parte X – Cardiopatia e Gravidez

Parte XI – Cardiogeriatria

Parte XII – Arritmias

Parte XIII – Marcapasso

Parte XIV – Cardiologia do Esporte

Parte XV – Intervenção Percutânea

Parte XVI – Intervenção Cirúrgica

Introdução

Parte I

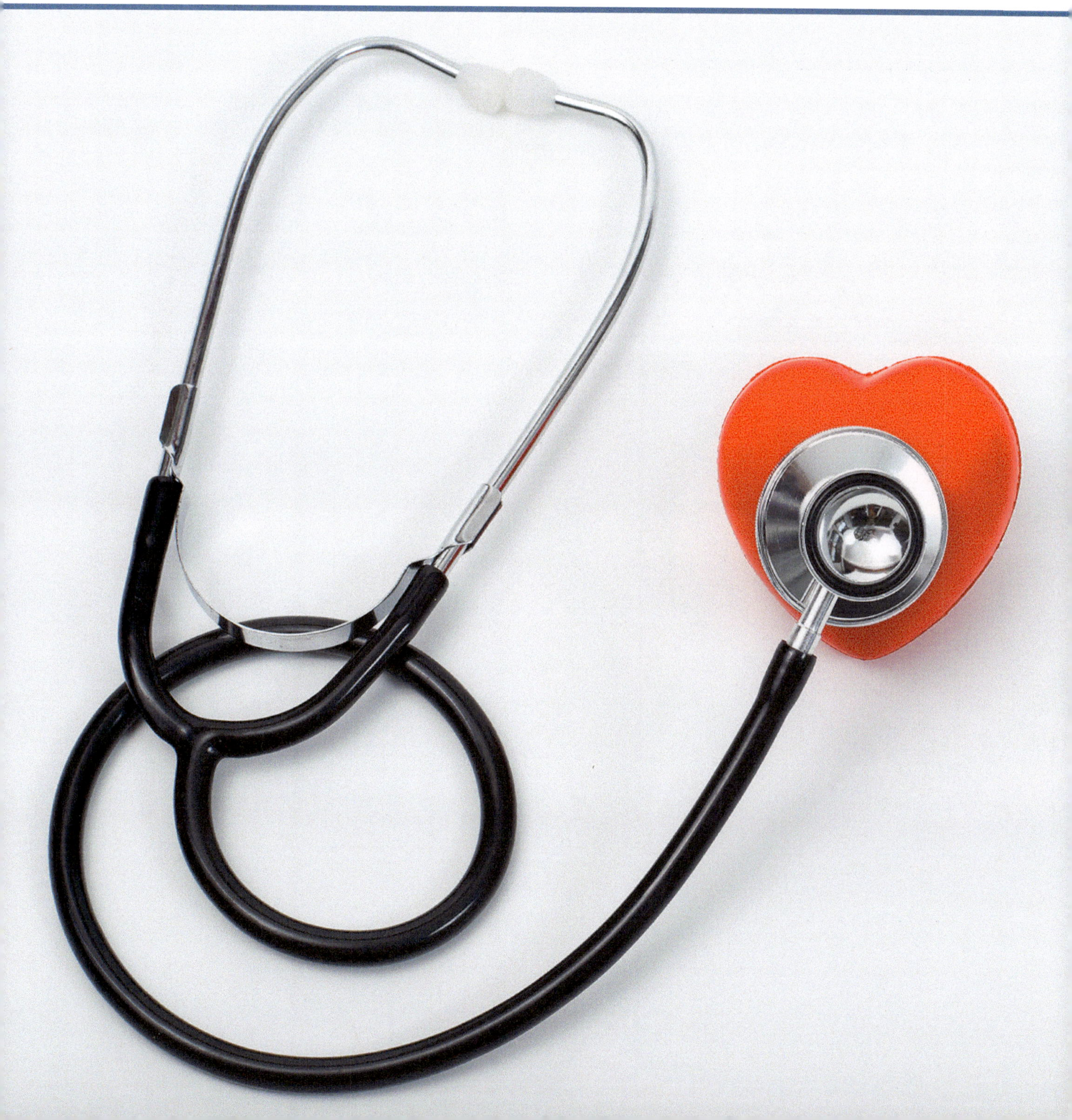

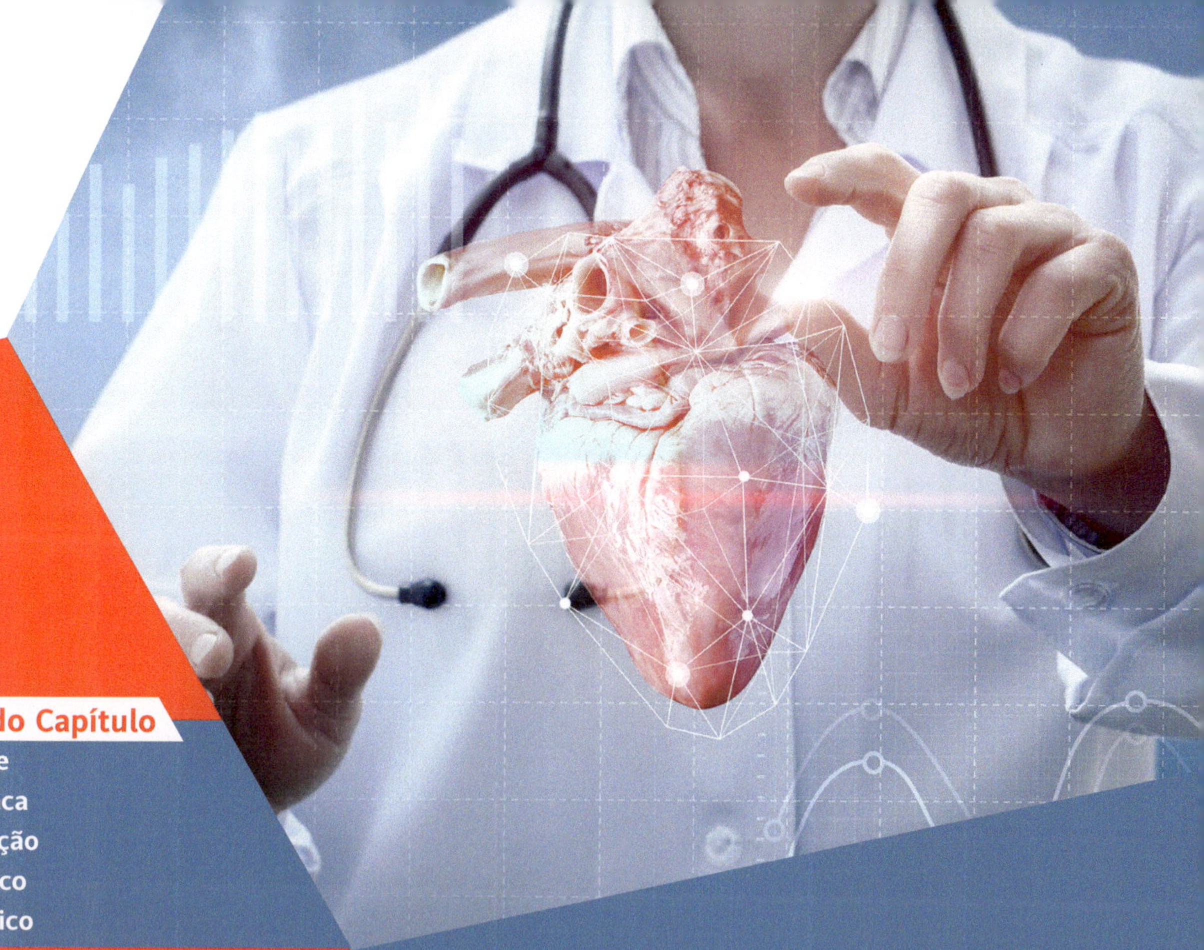

1

Destaques do Capítulo

- Contratilidade
- Bomba cardíaca
- Fração de ejeção
- Débito cardíaco
- Volume sistólico

Contratilidade: função de bomba do coração

Rodrigo Bellio de Mattos Barretto
Luiz Minuzzo

1.1 O coração como bomba

O coração é um órgão situado dentro da caixa torácica, ocupando o mediastino médio. É formado por dois lados distintos: o coração esquerdo bombeia sangue para os órgãos e tecidos, e o coração direito bombeia sangue para os pulmões. Possui quatro câmaras distintas: dois átrios, que recebem o sangue por meio do sistema venoso, e dois ventrículos, que bombeiam o sangue pelo sistema arterial para todo o organismo. É composto por três tipos de fibras musculares: atriais, ventriculares e especializadas (excitatórias e condutoras). O músculo cardíaco é estriado, semelhante ao esquelético, no entanto age como um sincício, que consiste em fibras conectadas em série e em paralelo, umas com as demais. Suas membranas apresentam junções comunicantes permeáveis que permitem a difusão de íons, que se movem através de discos intercalados. Ao receber um estímulo, excita todas as demais células através do potencial de ação que passa entre as fibras e seus discos intercalados (Figura 1.1). O coração é composto de dois sincícios (atrial e ventricular). O potencial de ação ao atingir a junção átrio-ventrículo encontra um tecido fibroso e, aí, é conduzido por um sistema especializado em condução (nó atrioventricular).

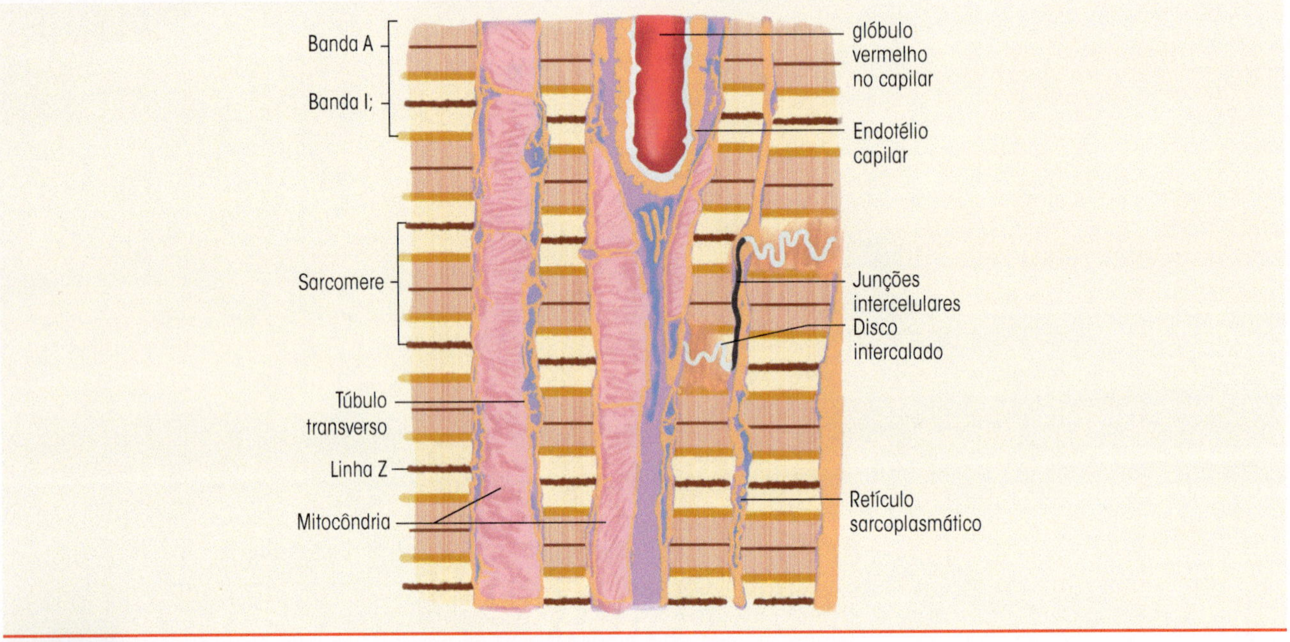

Figura 1.1 Diagrama de uma eletromiografia de músculo cardíaco.

Fonte: Desenvolvido pela autoria.

1.2 Potencial de ação miocárdico

O potencial de membrana em repouso da célula miocárdica é em seu interior negativo (−90 mV), e é primariamente determinado pela razão de potássio (K) entre as membranas interna e externa (equação de Nerst). O potencial de ação é uma despolarizacão temporária da membrana celular. É causado por alterações transitórias na condutância dessa membrana a cargas iônicas, especialmente o íon sódio (Na), através de abertura e fechamento de canais íons específicos. Na fase 0, ocorre despolarização rápida, sendo mediada pela entrada de sódio nas células (abertura dos canais de sódio). Na fase 1, ocorre inativação dos canais de sódio e abolição da entrada de sódio. Na fase 2 (*plateau*), ocorre lenta entrada de cálcio, havendo perda de potássio pelos canais voltagem-dependentes. Nessa fase, os canais de sódio estão fechados. Na fase 3, com a cessação da corrente de cálcio e um aumento da corrente de potássio, completa-se a repolarização com o retorno ao potencial de repouso. Na fase 4, ocorre restauração dos níveis de sódio e potássio através da bomba de Na+/K+ ATPase (Figura 1.2).

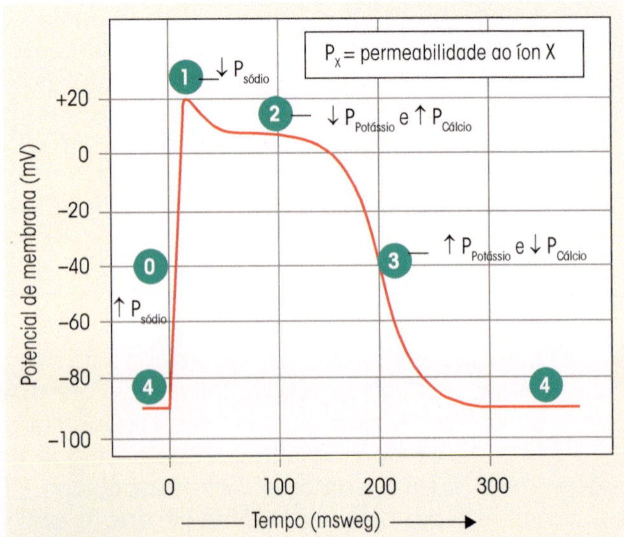

Figura 1.2 Potencial de ação miocárdico.

Fonte: Desenvolvido pela autoria.

A contração e o relaxamento sincronizado das células musculares cardíacas proveem as forças necessárias para o bombeamento de sangue através da circulação sistêmica e pulmonar. A seguir são descritos os principais mecanismos que influenciam a atuação da bomba cardíaca.

1.2.1 Características mecânicas básicas da bomba cardíaca

O sistema cardiovascular consiste no coração, vasos sanguíneos e sangue. Sua função primordial é transportar substâncias que podem ser categorizadas em:

a) materiais que entram no organismo pelo meio externo (por exemplo, oxigênio e nutrientes);

b) materiais que circulam entre células do corpo (por exemplo, hormônios e anticorpos);

c) produtos que devem ser eliminados do organismo (por exemplo, calor e gás carbônico) por meio de uma circulação arterial que atua por um diferencial de níveis pressóricos e retornam à circulação central através do sistema venoso, salientando que a troca de materiais entre o sangue e o líquido intersticial ocorre através de capilares e da microcirculação.

1.2.2 Fatores que influenciam e/ou regulam o débito cardíaco

O débito cardíaco (DC) é caracterizado pela quantidade de sangue em litros que é bombeado pelos ventrículos a cada minuto, sendo uma variável de extrema importância, pois se ajusta às necessidades metabólicas de cada momento do sistema cardiovascular. Como exemplo, em um indivíduo adulto, pode passar de uma média 5,5 L/min a até 15 L/min em situações de exercícios extenuantes. É regulado pelo sistema autonômico e hormonal no qual operam em alterações na frequência cardíaca (FC) e no volume sistólico (VS). Como exemplo, em um indivíduo cuja FC é de 70 batimentos por minuto, e sendo o VS em repouso cerca de 70 m L/min, seu DC será de 4,9 L/min. A fórmula utilizada é: DC = VS × FC/1.000.

Alterações no DC por condições fisiológicas são produzidas pela FC, pelo VS ou por ambos. A FC é controlada primariamente pelo sistema nervoso autônomo, com sua elevação pela estimulação simpática, e por sua redução pela estimulação parassimpática (ação cronotrópica). O VS é determinado em parte pelo sistema nervoso autônomo, fazendo com que o simpático estimule a contração das fibras musculares miocárdicas com maior força e o parassimpático estimule essas mesmas fibras com o efeito contrário. Quando a força de contração aumenta no limiar do comprimento da fibra, a maioria do sangue que normalmente permanece nos ventrículos é expelida, ou seja, ocorre a ejeção ventricular sistólica (ação inotrópica). A força de contração do músculo cardíaco depende da pré-carga e da pós-carga, fatores esses que, dependentes da relação tensão/encurtamento, atuam no controle da pressão arterial, conforme esquematizado na Figura 1.3 e na Tabela 1.1.

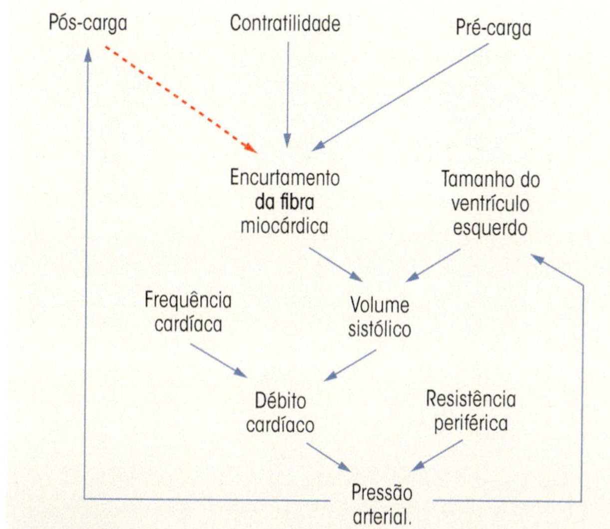

Figura 1.3 Fatores que controlam o débito cardíaco.

Fonte: Barret KE, Barman SM, Boitano S, Brooks HL: Ganong's Review of Medical Physiology: www.acessmedicine.com.

Tabela 1.1 Características fisiológicas das fases de enchimento e de ejeção ventriculares.

Enchimento ventricular
a. Retorno venoso: fluxo de sangue ao coração
b. Volume sistólico final (residual): quantidade de sangue deixada no ventrículo esquerdo após a sístole anterior.
c. Lusitropismo: capacidade de enchimento cardíaco (relação pressão-volume diastólico final).
Ejeção ventricular
a. Impedância aórtica: capacidade da aorta para receber sangue do coração.
b. Volume diastólico final: quantidade de sangue no ventrículo no início da sístole.
c. Inotropismo: capacidade do coração para ejetar sangue (relação pressão-volume sistólico final).

Fonte: Desenvolvido pela autoria.

1.2.2 Fontes de energia e a energia necessária para a atividade miocárdica

Para uma função cardíaca adequada, será necessário um suprimento adequado de energia química na forma de adenosina trifosfato (ATP). Os substratos pelos quais o ATP é formado dependem da ingesta alimentar: após uma refeição com predomínio de carboidratos, o coração irá metabolizar glicose e piruvato. Entretanto, nos intervalos entre as refeições, irá metabolizar ácidos graxos livres, triglicérides e cetonas. Em exercícios extenuantes, poderá utilizar lactato produzido pelos músculos esqueléticos. A escolha do substrato também dependerá do fenótipo metabólico do músculo cardíaco, no qual corações fetais e de recém-nascidos adquirem seu ATP da glicose e lactato, e em poucas semanas após o nascimento derivará dos ácidos graxos semelhante aos adultos. Vale salientar que o glicogênio é armazenado em células miocárdicas como suprimento de reserva para condições de aumento do estímulo simpático.

Quando um indivíduo se encontra sob condições anaeróbicas, a energia cardíaca proveniente da glicólise e do fosfato de creatinina é adequada para sustentar uma demanda metabólica apropriada por alguns minutos.

1.3 Ciclo cardíaco

A função mecânica do coração depende dos níveis pressóricos e volumétricos e dos fluxos sanguíneos que ocorrem durante o ciclo cardíaco, que é definido por uma sequência de eventos mecânicos e elétricos que ocorrem a cada batimento do coração. Os eventos elétricos precedem os eventos mecânicos, e são resultantes da entrada de Ca^{2+} nos miócitos durante o potencial de ação. O eletrocardiograma (ECG) pode ser correlacionado com os eventos mecânicos. A onda P precede a contração atrial; durante o segmento PR, aparentemente não há atividade elétrica ao ECG. Durante esse tempo não há condução no nó atrioventricular (AV) e no sistema de condução ventricular. O complexo QRS precede a contração ventricular e a onda T de repolarização ventricular precede ao relaxamento ventricular. Dessa forma, o sangue é pressurizado pela contração ventricular e ejetado dentro da circulação durante a sístole. A fase de relaxamento miocárdico é seguida pelo enchimento ventricular durante a diástole. Assim sendo, os eventos mecânicos do ciclo cardíaco ocorrem em cinco fases:

1. Diástole ventricular: durante o maior tempo desta fase, os átrios e os ventrículos estão relaxados. As valvas AV (mitral e tricúspide) estão abertas, e os ventrículos enchem-se passivamente.
2. Sístole atrial: durante esta fase, uma quantidade adicional de sangue é bombeada para os ventrículos.
3. Contração ventricular isovolumétrica: a contração inicial aumenta a pressão ventricular, fechando as valvas AV. O sangue é pressurizado durante esta fase.
4. Ejeção ventricular: as valvas semilunares (pulmonar e aórtica) abrem-se quando a pressão ventricular excede a pressão nas artérias aorta e pulmonar. Na sequência, ocorre a ejeção ventricular do sangue (sístole ventricular).

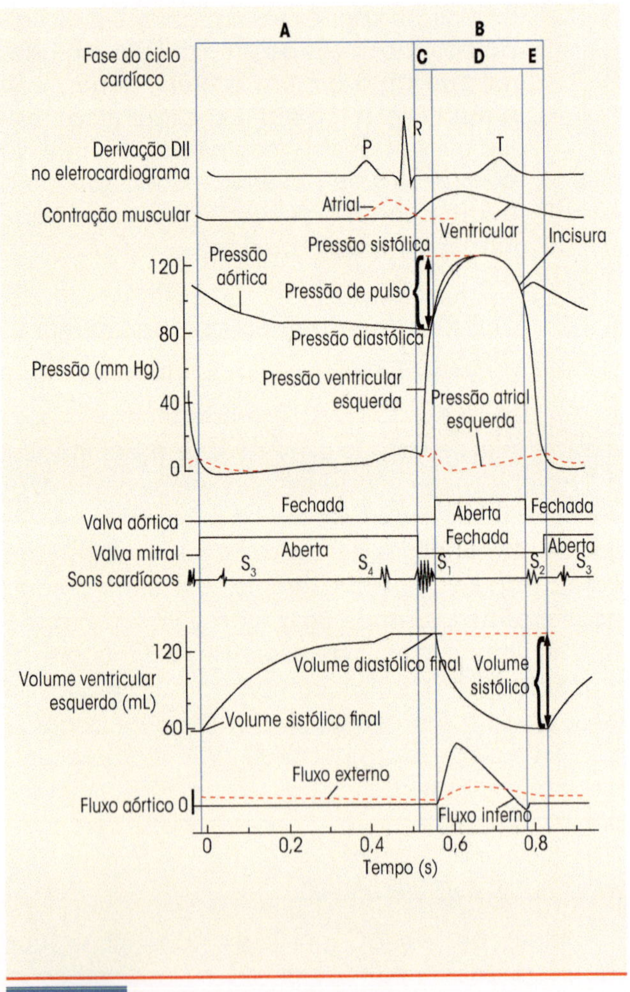

Figura 1.4 **Fases do ciclo cardíaco.**

A: diástole; B: sístole, dividida em três períodos; C: contração isovolumétrica; D: ejeção; E: relaxamento isovolumétrico.

Fonte: Barret KE, Barman SM, Boitano S, Brooks HL: Ganong's Review of Medical Physiology: www.acessmedicine.com.

5. *Relaxamento isovolumétrico*: as valvas semilunares fecham-se quando os ventrículos relaxam, levando à redução de suas pressões. As valvas AV abrem-se quando essas pressões estão abaixo das pressões atriais. Assim, os átrios enchem-se ao longo da sístole ventricular, permitindo um rápido enchimento ventricular até o início do próximo período diastólico. Na Figura 1.4 observam-se os eventos mecânicos cardíacos fisiológicos durante o ciclo cardíaco e sua correlação com o ventrículo esquerdo; na Figura 1.5, sua representação em um corte longitudinal do coração, com o fluxo de sangue através das câmaras e valvas cardíacas; e, na Figura 1.6, a curva pressão-volume durante o período de um ciclo cardíaco.

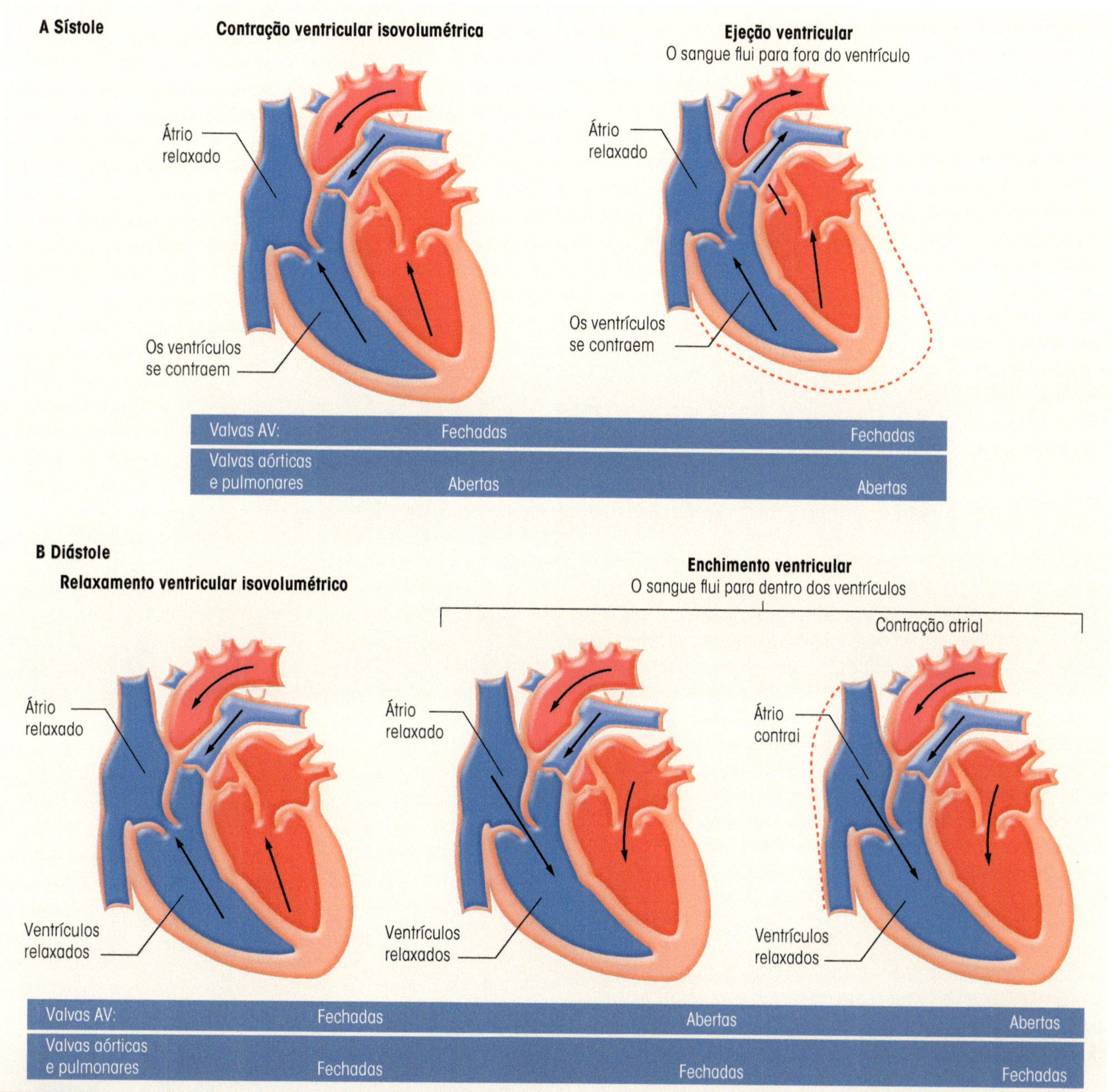

Figura 1.5 Representação esquemática das cinco fases do ciclo cardíaco.

Fonte: Desenvolvido pela autoria.

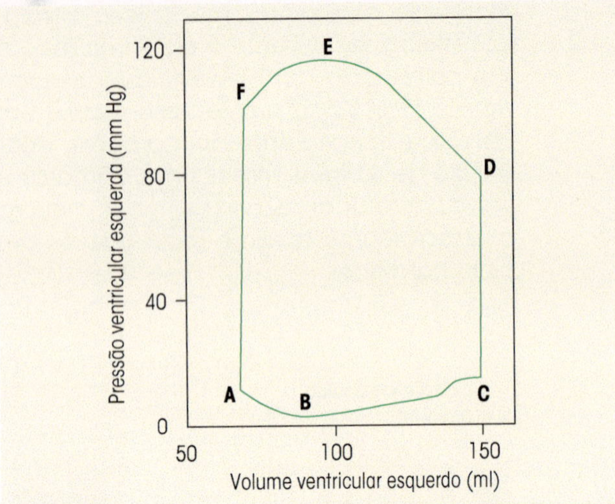

Figura 1.6 **Curva das mudanças na pressão e no volume ventricular durante o ciclo cardíaco.**

Fonte: Adaptado de Berne et al. Physiology. 5E. Elsevier: www.studentconsult.com.

O enchimento diastólico se inicia em A, quando a valva mitral abre, e termina em C, quando a valva mitral fecha. A redução inicial na pressão do ventrículo esquerdo (A a B) a despeito da rápida estrada de sangue vindo do átrio esquerdo é atribuída ao progressivo relaxamento e distensibilidade ventricular. No restante da diástole (B a C), o aumento na pressão ventricular reflete o enchimento ventricular e as mudanças nas características elásticas passivas do ventrículo. Deve-se notar que somente um pequeno incremento na pressão acompanha o aumento substancial no volume ventricular durante a diástole (B a C). A pequena elevação pressórica reflete a complacência do ventrículo durante a diástole. O pequeno aumento na pressão apenas à esquerda de C é causado pela contribuição da contração atrial ao enchimento ventricular. Com a contração isovolumétrica (Ca D), a pressão sobe abruptamente, mas o volume ventricular não muda porque as valvas mitral e aórtica estão fechadas. Em D, a valva aórtica abre e durante a primeira fase da ejeção (ejeção rápida, D a E) a grande redução no volume é associada com um constante aumento na pressão ventricular. Essa redução no volume é seguida por uma ejeção reduzida (E a F) e uma pequena redução na pressão ventricular. A valva aórtica fecha em F e esse evento é seguido por um relaxamento isovolumétrico (F a A) que é caracterizado por uma queda abrupta na pressão. O volume ventricular não muda durante o intervalo de F a A porque as valvas mitral e aórtica estão fechadas. A valva mitral abre em A para completar o ciclo cardíaco.

1.4 Função ventricular

O VS é determinado por três fatores: pré-carga, pós-carga e contratilidade. A pré-carga ventricular é o volume diastólico final advindo do retorno venoso. A pós-carga ventricular é a soma dos fatores que se opõem à ejeção do sangue durante a sístole ventricular. A contratilidade é a força intrínseca da contração muscular relacionada ao estado bioquímico das células.

1.4.1 Pré-carga

É aumentada em função de diversos fatores: volume de sangue circulante aumentado; contração muscular esquelética rítmica, com propulsão do sangue para o coração devido à presença de valvas unidirecionais no sistema venoso; inspiração profunda, que diminui a pressão intratorácica e aumenta a pressão abdominal, promovendo retorno venoso ao tórax; sístole atrial e venoconstrição, que reduz o agrupamento venoso e promove o retorno do sangue à circulação central (Figura 1.7).

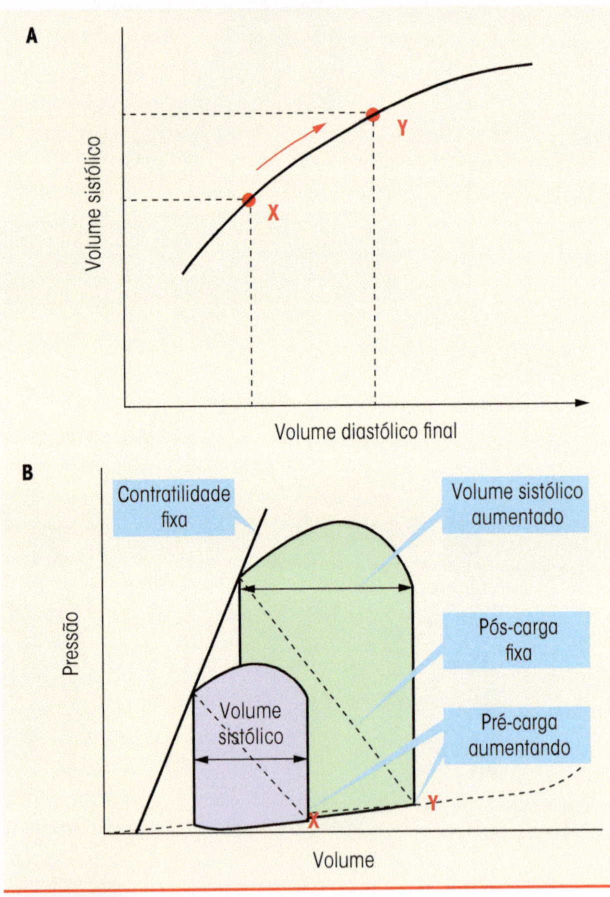

Figura 1.7 **Efeito do aumento da pré-carga sobre a *performance* ventricular.**

A. O aumento do volume diastólico final do ponto X ao Y aumenta o volume sistólico devido à maior força de contração ventricular via mecanismo de Frank-Starling. **B.** O aumento da pré-carga desloca o ponto de pressão/volume diastólico final para a direita do ponto X ao Y. O aumento da pressão sistólica ventricular esquerda e o volume sistólico resultam do aumento da força de contração ventricular.

Fonte: Adaptado de Kibble JD, Halsey CR. The big picture medical physiology: www.accessphysiotherapy.com.

A pré-carga também pode ser rapidamente elevada com o paciente em posição de Trendelenburg, bem como pelo uso de substâncias vasoativas e reposição volêmica, intervenções essas que aumentam o DC.

1.4.2 Pós-carga

O maior componente da pós-carga é a resistência ao fluxo sanguíneo produzida pela circulação, com as artérias pequenas e as arteríolas oferecendo maior resistência vascular. A pressão sanguínea é usada como um índice de pós-carga porque é produzida pelo fluxo de sangue através da resistência vascular. Além da resistência vascular, outro componente da pós-carga é a baixa complacência dos ventrículos ou dos grandes vasos, que impedem a ejeção do sangue. A pós-carga é representada por uma curva, conforme representado na Figura 1.8.

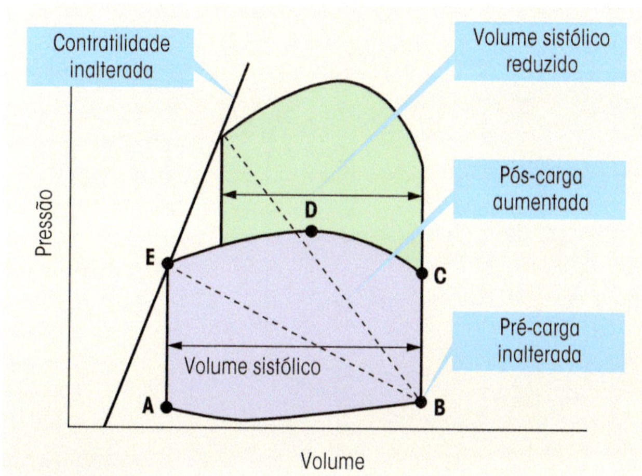

Figura 1.8 **Efeito da pós-carga na *performance* ventricular.**

Fonte: Adaptado de Kibble JD, Halsey CR. The big picture medical physiology: www.accessphysiotherapy.com.

Linhas tracejadas indicam o declive da pós-carga, que se torna mais acentuada quando o ventrículo desenvolve mais pressão, porém fornece um volume de maior impedância oposta ao fluxo sanguíneo (aumento da pós-carga).

A redução da pós-carga é uma importante abordagem terapêutica no tratamento da insuficiência cardíaca congestiva, por exemplo, com o uso de medicamentos vasodilatadores como os inibidores de enzima de conversão da angiotensina ou os bloqueadores dos receptores da angiotensina, que inibem os efeitos neuro-hormonais mal adaptativos da angiotensina II sobre o remodelamento cardíaco.

1.4.3 Contratilidade

É o terceiro fator que determina o VS e sua intrínseca força de contração miocárdica sob condições de carga definidas. A Figura 1.9 identifica diferentes fatores que atuam sobre a contratilidade.

A contratilidade também pode ser aumentada por substâncias denominadas "inotrópicas positivas", das quais as catecolaminas são os exemplos fisiológicos mais importantes. Por outro lado, medicamentos sintéticos denominados "simpaticomiméticos" foram desenvolvidos para atuar na melhora da contratilidade; entre eles incluem-se a dobutamina, a dopamina e o isoproterenol.

É importante relatar que a contração e o relaxamento cardíacos dependem da interação de seis proteínas, cujas características e propriedades estão descritas resumidamente na Tabela 1.2.

Tabela 1.2 **Proteínas contráteis do coração.**

Proteína	Localização	Peso molecular	Propriedades bioquímicas
Miosina	Filamento fino	500.000	Hidrólise do ATP; interage com actina.
Actina	Filamento grosso	42.000	Ativa miosina ATPase; interage com miosina.
Tropomiosina	Filamento grosso	70.000	Modula interação actina-miosina.
Troponina C	Filamento grosso	17.000	Ligação ao cálcio.
Troponina I	Filamento grosso	30.000	Inibe interação actina-miosina.
Troponina T	Filamento grosso	38.000	Liga troponina ao filamento grosso.

ATP: adenosina trifosfato.

Fonte: Desenvolvido pela Autoria.

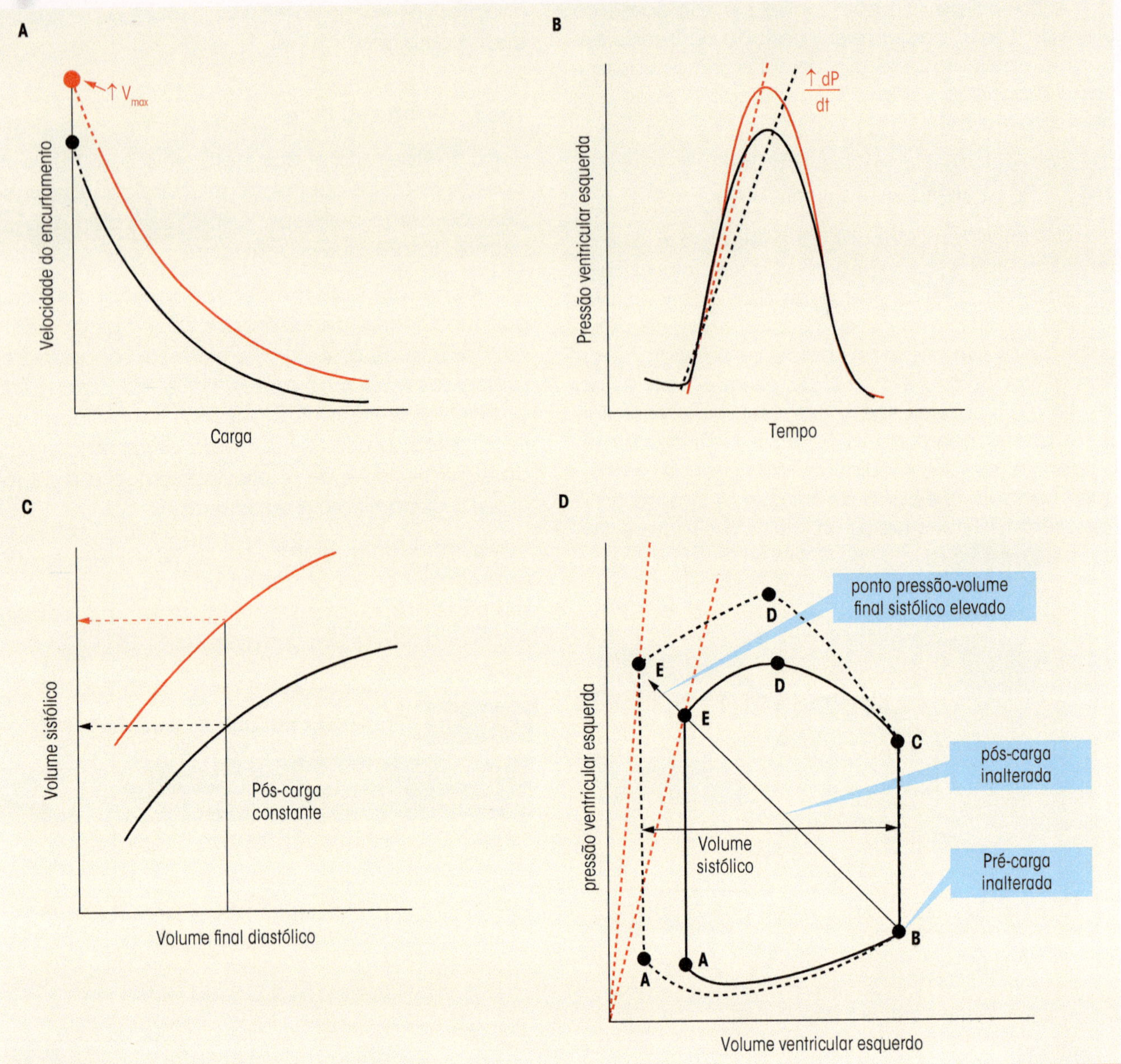

Figura 1.9 Representações do aumento da contratilidade ventricular.

(A) Aumento da velocidade do encurtamento muscular em carga zero (Vmax) em músculo isolado. **(B)** Aumento da taxa de desenvolvimento de pressão no ventrículo esquerdo (dP/dt). **(C)** Deslocamento à esquerda na curva de Frank-Starling. **(D)** Elevação do ponto de pressão sistólica final/volume sistólico.

Fonte: Adaptado de Kibble JD, Halsey CR. The big picture medical physiology: www.accessphysiotherapy.com.

A contração muscular é o encurtamento das miofibrilas que ocorre quando os filamentos grossos e finos deslizam um sobre o outro, por meio da ligação repetitiva das cabeças da miosina à actina, da flexão das moléculas de miosina em seus pontos de articulação, da ligação entre as moléculas e do relaxamento da molécula de miosina antes da ligação da actina novamente. Esse movimento repetitivo é parecido com um ciclista atravessando uma ponte (*cross-bridge*). Assim, considera-se que o filamento grosso passa sobre o filamento fino como um pequeno trinco.

O mecanismo de *cross-bridge* é complexo, mas pode ser resumido em quatro passos, com a utilização de ATP (Figura 1.10). Inicia-se com a actina e a miosina no estado dissociado e a cabeça da miosina estando ligada a uma molécula de ATP:

1. O primeiro passo é a hidrólise da ligação fosfato de alta energia de ATP para formar difosfato de adenosina (ADP) e fosfato inorgânico (Pi), energizando assim a molécula de miosina.

2. O segundo passo é a formação do complexo actina-mosina ativo (*cross-bridge*).
3. O terceiro passo é a dissociação do ADP e do Pi da cabeça da miosina, que permite sua flexão em seu ponto de articulação. A cabeça de miosina permanece ligada e flexionada até a quarta etapa.
4. A quarta etapa é a ligação do ATP, que permite a dissociação da actina e da miosina retornando ao início do ciclo.

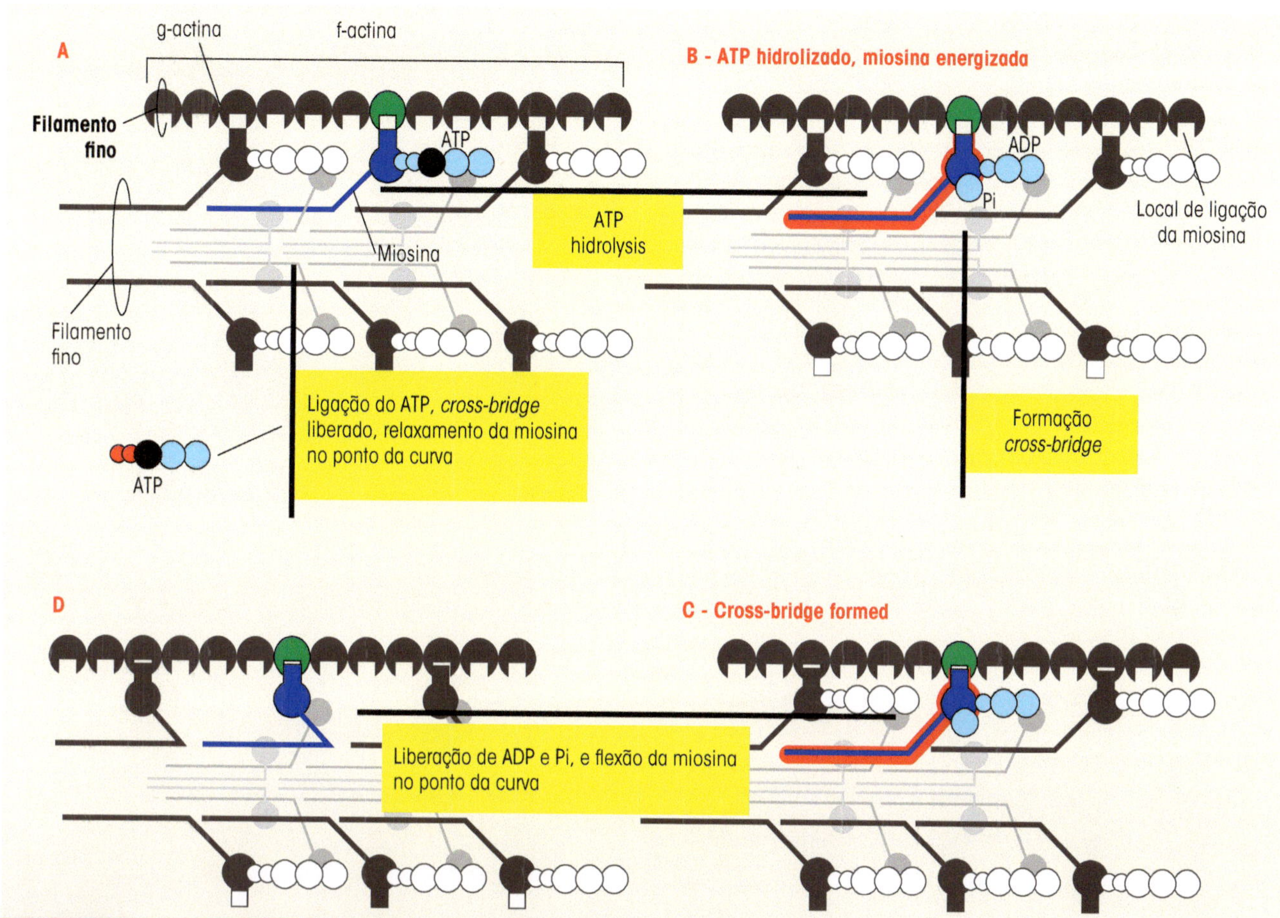

Figura 1.10 **Interação actina-miosina na contratilidade miocárdica.**

Um modelo da teoria do deslizamento do filamento da contração muscular. A) miosina no estado relaxado tendo se ligado ao ATP. B) A miosina é energizada via hidrólise de um ATP com ligação de fosfato de alta energia, resultando na formação de ADP e fosfato inorgânico (Pi). A cabeça de miosina então liga a actina no local de ligação da miosina, formando o *cross-bridge* actina-miosina, como mostrado em C). D) mostra a liberação de ADP e do Pi mais a flexão da molécula da miosina da dobradiça, levando os filamentos a deslizarem uns sobre os outros. O complexo actina-miosina ao estado do painel A), exceto que os filamentos agora se movem em relação uns aos outros.

Fonte: Desenvolvido pela Autoria.

1.5 Avaliação do coração como bomba cardíaca

O coração se apresenta como um órgão com grande complexidade em seu funcionamento, e também sob influência de diversos fatores para seu desempenho.

Na prática diária, essa avaliação, seja do coração em si ou dos fatores que o influenciam, faz parte da rotina de diagnóstico dos pacientes cardiopatas, sendo essas informações de extrema importância para seu tratamento.

A análise desses dados do "coração como bomba" e dos fatores que o regulam pode ser realizada de forma invasiva, com medidas diretas de relações pressóricas e estimativas de volumes ventriculares, conforme obtidos nos laboratórios de hemodinâmica e com o uso de cateteres, como o de Swan-Ganz, em unidades de terapia intensiva. Entretanto, os exames não invasivos constituem a principal ferramenta na investigação das funções cardíacas.

As medidas de volumes ventriculares, com a consequente estimativa da fração de ejeção, isto é, a relação do volume ejetado de uma câmara sobre o maior volume desta, é o principal dado utilizado para a avaliação da condição do coração na prática clínica. A medida da fração de ejeção do ventrículo esquerdo é uma importante variável na estimativa de morbidade e mortalidade em praticamente todas as cardiopatias, e também serve como um índice na modificação de conduta terapêutica. Dentre os métodos de imagem não invasivos, a ecocardiografia, a cintilografia miocárdica, a ressonância magnética e a tomografia computadorizada permitem a mensuração desse parâmetro.

Também é possível, por meio da ecocardiografia, realizar medidas do DC por meio da medida dos volumes ejetados dos ventrículos, pela técnica do Doppler associada à informação morfológica do coração obtida pelas imagens habitualmente bidimensionais destes.

Além desses dados volumétricos, há ainda a possibilidade de estimar também parâmetros de contratilidade com medidas de deformação miocárdica, que possibilitam aferir o grau de contratilidade miocárdica nos diversos vetores em que esses ocorrem no coração.

Dentre os fatores que regulam a pré e a pós-carga, é possível, na primeira por meio de manometria venosa central ou com imagem da veia cava, estimar a volemia, que constitui o seu principal componente. Na pós-carga, a medida de pressão arterial (de forma invasiva ou não invasiva), bem como medidas de resistência vascular por meio de outras técnicas não invasivas, permite também analisar esse parâmetro.

DICAS DO EDITOR

Referências bibliográficas

1. Berne RM, Levy MN, Koeppen BM, Stanton BA. Physiology: the cardiovascular system: sixteen the cardiac pump. Mosby; 2007.
2. Berne et al. Physiology. 5E. Elsevier: www.studentconsult.com.
3. Barret KE, Barman SM, Boitano S, Brooks HL: Ganong's Review of Medical Physiology: www.acessmedicine.com.
4. Kibble JD, Halsey CR. The big picture medical physiology: www.accessphysiotherapy.com.
5. Kibble JD, Halsey CR. Medical physiology: the big picture. McGraw-Hill; 2009 (Chapter 4: Cardiovascular physiology).
6. Mohrman DE, Hellerby LJ. Cardiovascular physiology. 8.ed. McGraw-Hill; 2014 (Chapter 3: The heart pump).
7. Smith TW, Morgan J. Excitation contraction coupling in myocardium. Literature Review Current Through. 2016 Oct. This topic last updated: Dec 22, 2015.

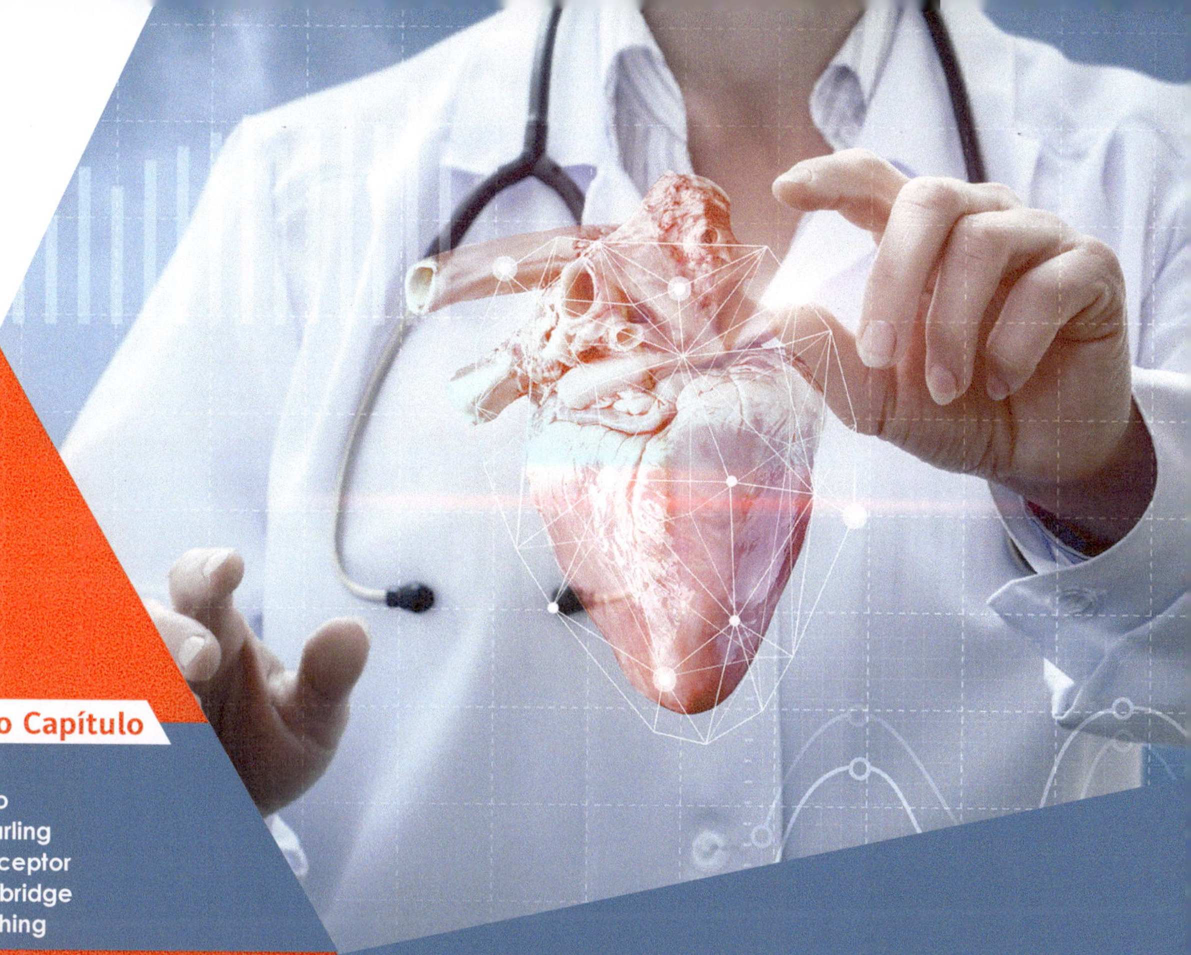

2

Destaques do Capítulo

- Ciclo cardíaco
- Débito cardíaco
- Lei de Frank-Starling
- Reflexo barorreceptor
- Reflexo de Bainbridge
- Reação de Cushing

Ciclo cardíaco e dinâmica do sistema circulatório

Luiz Antonio Abdalla
André Feldman

O coração consiste em duas bombas separadas: um coração direito, que bombeia o sangue através dos pulmões, e um coração esquerdo, que bombeia o sangue através dos órgãos periféricos. O átrio funciona, principalmente, como uma bomba fraca que auxilia a impulsionar o sangue para o ventrículo. O ventrículo, por sua vez, fornece a principal força para propelir o sangue através das circulações pulmonar e periférica.

O coração é formado por dois sincícios distintos: o sincício atrial e o sincício ventricular. Normalmente, os potenciais de ação podem ser conduzidos do sincício atrial para o sincício ventricular somente por meio de um sistema de condução especializado, o feixe atrioventricular. Os eventos cardíacos que ocorrem desde o início de um batimento cardíaco até o início do batimento seguinte denominam-se ciclo cardíaco.

O entendimento do clico cardíaco auxilia na compreensão de diversas situações que afetam o coração, por exemplo, as valvopatias, bem como na melhor avaliação semiológica do paciente.

2.1 Fases do ciclo cardíaco

O ciclo cardíaco pode, didaticamente, ser dividido em sete fases:

1. Sístole atrial.
2. Contração ventricular isovolumétrica .
3. Ejeção ventricular rápida.
4. Ejeção ventricular reduzida.
5. Relaxamento ventricular isovolumétrico.
6. Enchimento ventricular rápido.
7. Enchimento ventricular reduzido (diástase).

Na análise do ciclo cardíaco devem-se analisar as curvas de pressão (Figura 2.1) em conjunto com o eletrocardiograma (ECG), que serve como um marcador de tempo/evento.

2.1.1 Sístole atrial

É o momento da contração dos átrios. É precedida pela onda P do ECG, que sinaliza a despolarização dos átrios. A contração do átrio esquerdo (AE) causa aumento da pressão atrial esquerda. Na medida em que esse aumento é refletido para as veias, existe o registro do pulso venoso, denominado onda A. O ventrículo esquerdo (VE) relaxa durante essa fase com a valva mitral aberta, enchendo-se

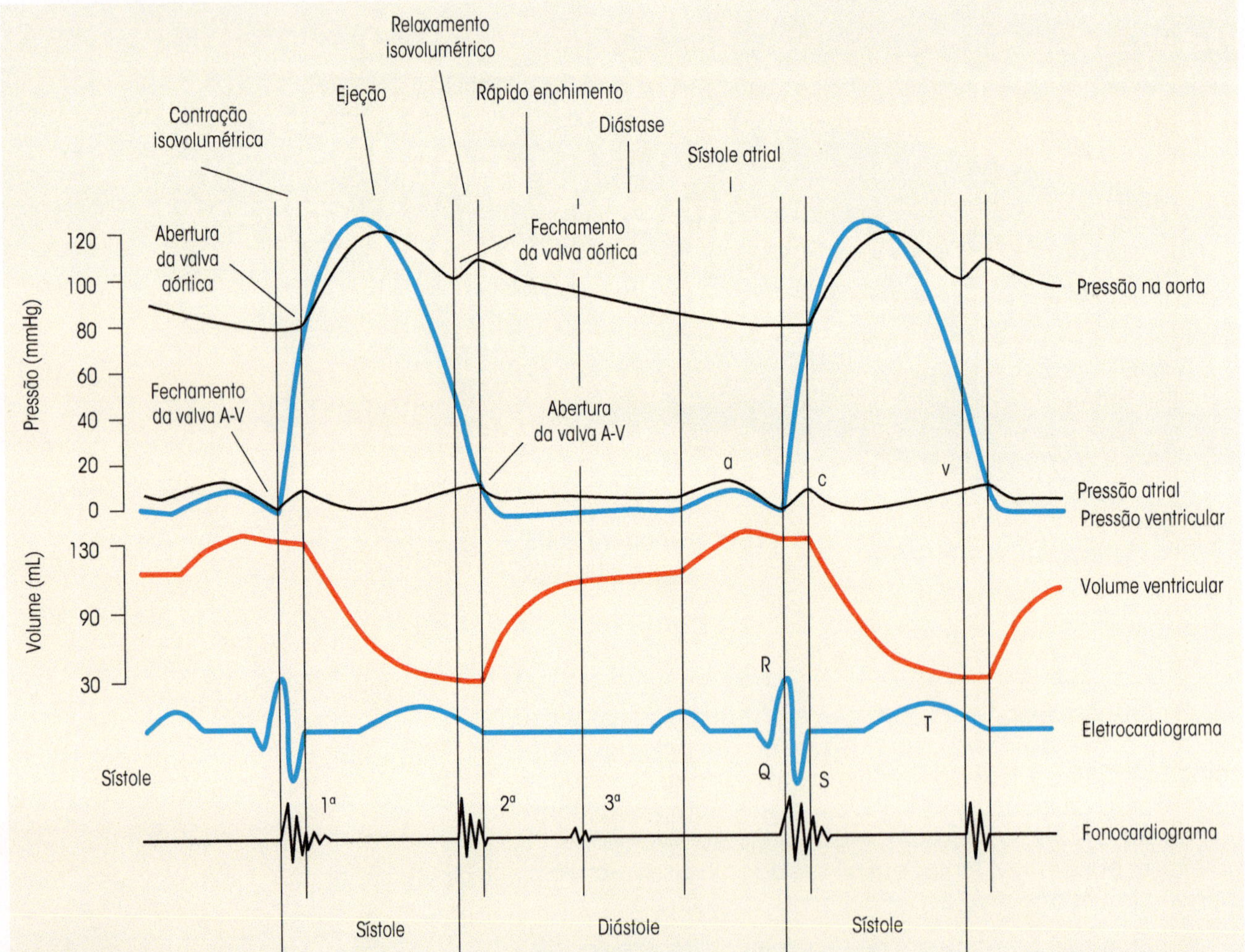

Figura 2.1 **Ciclo cardíaco: eventos mecânicos e elétricos.**

Fonte: Desenvolvido pela autoria.

de sangue ainda antes da sístole atrial. A sístole atrial é responsável por ejetar o sangue de maneira ativa, levando a um aumento adicional do volume ventricular. A quarta bulha (B4) não é audível em adultos normais e, quando presente, coincide com a contração atrial. O som é consequência da contração atrial contra um ventrículo pouco complacente, na tentativa de enchê-lo.

2.1.1.2 Contração ventricular isovolumétrica

Essa fase se inicia durante o complexo QRS, que representa a ativação elétrica dos ventrículos. Quando o VE se contrai, a pressão ventricular esquerda começa a se elevar. No momento em que a pressão ventricular esquerda ultrapassa a pressão atrial esquerda, a valva mitral se fecha. O fechamento das valvas atrioventriculares produz a primeira bulha cardíaca (B1), que pode ser desdobrada, já que a mitral se fecha um pouco antes da tricúspide. A particularidade, nessa fase, ocorre porque a pressão ventricular aumenta de forma acentuada; todavia, o volume ventricular permanece constante. Afinal, todas as valvas estão fechadas (a valva aórtica permanece fechada a partir do ciclo anterior).

2.1.3 Ejeção ventricular rápida

Nessa parte do ciclo, existe o aumento progressivo da pressão ventricular até o momento em que supera a pressão aórtica, culminando com a abertura da valva aórtica. Portanto, o sangue é impulsionado pelo gradiente de pressão existente ente o VE e a raiz da aorta. A maior parte do débito sistólico é ejetada durante a ejeção ventricular rápida. Consequentemente, a pressão aórtica aumenta como resultado do grande volume que é ejetado para o interior da aorta. Durante essa fase, acontece o enchimento atrial, com o aumento gradativo da pressão atrial esquerda através do retorno de sangue procedente da circulação pulmonar. O final dessa fase coincide com o final do segmento ST (ou com começo da onda T) no ECG e da contração ventricular.

2.1.4 Ejeção ventricular reduzida

Nesse período, os ventrículos começam a se repolarizar, correspondendo ao começo da onda T no ECG. Portanto, a pressão ventricular cai, já que os ventrículos não estão mais se contraindo. O sangue continua a ser ejetado do VE para a aorta, porém com uma intensidade menor. A pressão atrial esquerda continua a aumentar, pois o sangue retorna ao coração esquerdo, oriundo dos pulmões.

2.1.5 Relaxamento ventricular isovolumétrico

Esse momento se inicia após os ventrículos estarem completamente repolarizados e é marcado pelo final da onda T no ECG. Pelo relaxamento do VE, a pressão ventricular esquerda diminui de maneira acentuada. Dessa forma, quando a pressão do VE cai abaixo da pressão da aorta, a valva aórtica se fecha pouco antes da valva pulmonar, gerando o som da segunda bulha (B2). A inspiração retarda o fechamento da valva pulmonar e causa o desdobramento da B2. Consequentemente, durante a inspiração, a valva pulmonar se fecha nitidamente após a valva aórtica. O desdobramento após a inspiração resulta da diminuição da pressão intratorácica e do aumento do retorno venoso para o coração direito. Esse aumento do retorno venoso gera um incremento do volume diastólico final do ventrículo direito (VD) e, também, aumento do débito sistólico ventricular, justificado pelo mecanismo de Frank-Starling, e prolonga o tempo de ejeção ventricular direita, que retarda o fechamento da valva pulmonar em relação à valva aórtica. No momento do fechamento da valva aórtica existe um entalhe na curva de pressão denominado incisura dicrótica (Figura 2.2).

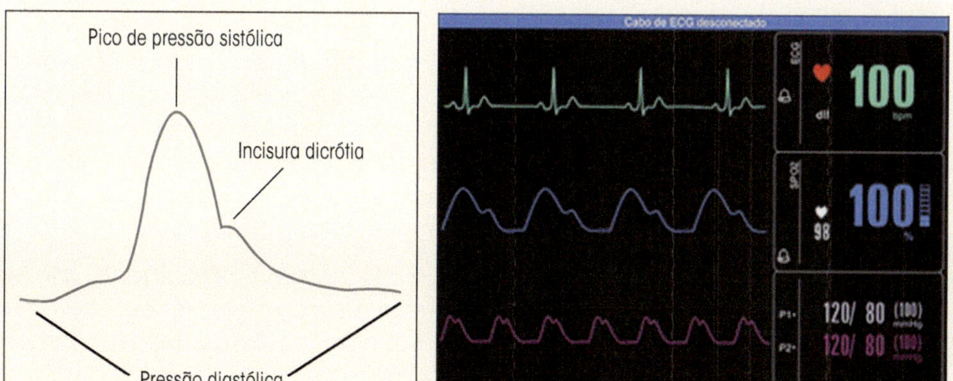

Figura 2.2 Representação da incisura dicrótica.

Fonte: Desenvolvido pela autoria.

Como as valvas estão novamente fechadas, o sangue não pode ser ejetado pelo VE, impedindo que ele se encha de sangue. Portanto, durante essa fase, o volume ventricular é constante (isovolumétrico).

2.1.6 Enchimento ventricular rápido

Quando a pressão ventricular cai para o seu nível mais baixo (pouco abaixo da pressão atrial esquerda), a valva mitral se abre e o VE começa a se encher do sangue proveniente do AE, e o volume ventricular rapidamente aumenta. Todavia, a pressão ventricular permanece baixa, pois o ventrículo ainda está relaxado e complacente. O rápido fluxo de sangue dos átrios para os ventrículos produz a terceira bulha cardíaca (B3), que é considerada normal em crianças, mas não é audível em adultos normais. Em pacientes mais idosos, a B3 pode traduzir sobrecarga de volume como ocorre, por exemplo, na insuficiência cardíaca congestiva e na insuficiência mitral ou tricúspide graves. Durante essa fase e para o restante do ciclo cardíaco, a pressão aórtica diminui enquanto o sangue vai da aorta para a árvore arterial, para as veias e volta para o coração.

2.1.7 Enchimento ventricular reduzido

O enchimento ventricular reduzido, ou diástase, é a fase mais longa do ciclo cardíaco e inclui a parte final do enchimento ventricular, que ocorre com velocidade mais lenta do que a fase anterior. O fim da diástase marca o fim da diástole quando o volume ventricular é igual ao volume diastólico final.

É importante ressaltar que alterações da frequência cardíaca (FC) modificam o tempo disponível para a diástase, que é a fase mais longa do ciclo cardíaco. Em eventual aumento da FC existe redução do tempo para o enchimento ventricular, tendo como consequência a redução do volume diastólico final. Seguindo o efeito cascata, existirá também a redução do débito sistólico. Esse raciocínio é baseado no mecanismo de Frank-Starling.

2.2 A circulação: fluxo, pressão e resistência

A circulação transporta nutrientes, remove produtos de excreção, desloca hormônios e mantém um ambiente apropriado para as células. A pequena circulação, ou circulação pulmonar, leva o sangue venoso do VD aos pulmões para as trocas gasosas. A grande circulação, ou circulação sistêmica, carrega o sangue oxigenado do VE para a artéria aorta que distribui para todo o organismo.

Suas partes funcionais são: as artérias, que transportam sangue sob alta pressão até os tecidos; as arteríolas, que têm o esfíncter pré-capilar capaz de ocluir ou dilatar completamente o vaso, controlando o fluxo em cada leito tecidual; os capilares de paredes finas e permeáveis, que permitem as trocas de substâncias com os tecidos para manter a homeostase; as vênulas, que coletam o sangue e gradualmente coalescem em veias, que são os condutos de retorno ao coração sob baixa pressão.

A velocidade do fluxo sanguíneo (FS) para cada tecido é precisamente controlada por suas necessidades metabólicas. Quando estão ativos, os tecidos necessitam de até 20 a 30 vezes o nível do fluxo em repouso. Para isso, além do aumento do débito cardíaco (DC), os microvasos de cada tecido promovem a abertura dos capilares de acordo com a demanda de oxigênio, a disponibilidade de nutrientes e o acúmulo de produtos da excreção.

O FS é determinado pela diferença de pressão (ΔP) entre duas extremidades de um vaso e pela resistência vascular (R): $FS = \Delta P / R$. A diferença de pressão faz o sangue deslocar-se das regiões de alta para as de baixa pressão, e, um aumento da pressão arterial (PA), ao mesmo tempo, fortalece o impulso do sangue e provoca distensão vascular, diminuindo a resistência, tendo como principal determinante o diâmetro do vaso, além das influências das ramificações e da viscosidade sanguínea.

2.3 Sistema arterial *versus* venoso

A distensibilidade das artérias possibilita que elas acomodem o débito pulsátil do coração. A pressão de pulso (PP), que é diferença entre a pressão arterial sistólica (PAS) e a diastólica (PAD), é maior quanto maior o débito sistólico e quanto menor a complacência arterial. Em um adulto jovem, a PAS fica em torno de 120 mmHg e a PAD de 80 mmHg, tendo 40 mmHg de PP. As pulsações arteriais vão diminuindo devido à resistência vascular e chegam quase a zero no momento em que o sangue passa pelos capilares, o que propicia um fluxo sanguíneo regular e contínuo pelos tecidos, evitando que o sangue flua apenas durante a sístole.

Em idosos, a PP aumenta até duas vezes porque a arteriosclerose endurece as artérias, tornando-as não complacentes. Na estenose aórtica, a PP diminui em virtude do baixo débito, e na insuficiência aórtica há um aumento da PP devido à queda da PAD no retorno imediato do sangue para o VE, como também na persistência do canal arterial, quando o sangue reflui para a artéria pulmonar.

Nas veias, a complacência é 24 vezes maior que na artéria correspondente, por serem oito vezes mais distensíveis e terem um volume três vezes maior. Por esta razão, têm a função de um grande reservatório de sangue, sendo utilizado sempre que necessário, evitando um colapso circulatório após perdas de até 20% do volume.

A união das veias forma as veias cava superior e inferior, que desembocam no átrio direito (AD) do coração. Assim, denomina-se pressão venosa central (PVC) a pressão no AD, que possui valor próximo de zero, podendo elevar-se na insuficiência cardíaca, o que leva ao acúmulo de sangue nas veias e, consequentemente, de líquido no terceiro espaço (edema, ascite, derrame pleural).

As veias dos membros inferiores possuem válvulas unidirecionais para facilitar o retorno venoso ao coração, impedindo o seu refluxo. Para vencer a pressão gravitacional, o sangue é ejetado pela *bomba venosa* a cada contração muscular, o que permite a variação da pressão venosa nos pés, de +90 mmHg em um indivíduo em pé, imóvel, para +20 mmHg, andando. A incompetência dessas válvulas com o avançar da idade pode tornar as veias varicosas de formas sinuosas e dilatadas (Figura 2.3).

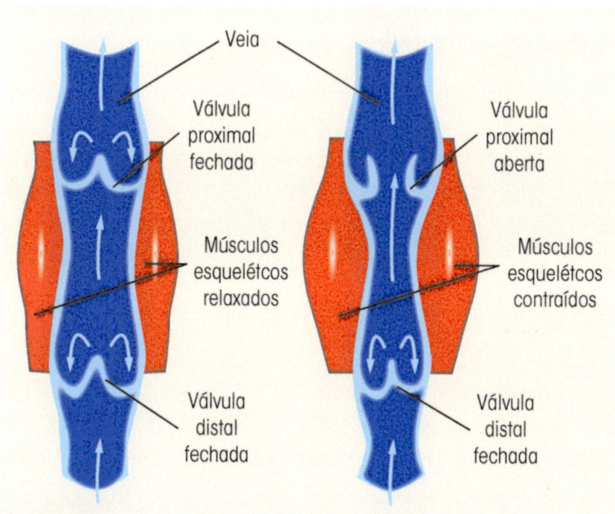

Figura 2.3 **Representação do retorno venoso.**

Fonte: Desenvolvido pela autoria.

2.4 Regulação neural da circulação e controle da pressão arterial

A regulação neural abrange, principalmente, o controle das funções globais e, entre estas estão a redistribuição sanguínea para diferentes áreas do corpo, a otimização do bombeamento cardíaco e o controle quase instantâneo da PA.

2.4.1 Sistema nervoso autônomo (SNA)

O SNA é quem rege esse controle neural, sobretudo o sistema nervoso simpático. A inervação simpática abrange quase todos os vasos, exceto capilares, esfíncteres pré-capilares e a maioria das metarteríolas. Esse controle minucioso dos vasos permite que a estimulação simpática aumente a resistência vascular periférica das pequenas artérias e arteríolas, reduzindo o fluxo tecidual, ao mesmo tempo que contrai o músculo liso das grandes veias. Essas duas ações agem redistribuindo o volume de sangue dos grandes vasos em direção ao coração, aumentando o retorno venoso e regulando a função cardiovascular. A inervação simpática também interfere no coração de modo a produzir um efeito cronotrópico e inotrópico positivo, aumentando também a PA.

O controle parassimpático é mais restrito ao coração e utiliza, basicamente, o nervo vago, e desempenha ação cronotrópica negativa acentuada e inotrópica negativa mais discreta.

2.4.2 Centro cardiovascular

É modulado por áreas em toda substância reticular, tendo o hipotálamo como uma potente região de excitação e inibição. O centro é dividido em três principais áreas: uma vasoconstritora, na região superior por onde saem fibras simpáticas para a medula; uma vasodilatadora, que inibe função das fibras vasoconstritoras; e outra região sensorial, a qual recebe informações químicas e pressóricas do nervo vago e glossofaríngeo. Esse centro é responsável por manter o tônus vasomotor, estimular liberação de norepinefrina e epinefrina pelas adrenais, regular a constrição vascular e modular o cronotropismo e o inotropismo cardíacos, permitindo controle quase instantâneo da PA.

2.4.3 Mecanismos reflexos para manutenção da PA

2.4.3.1 Reflexo barorreceptor

Funciona como um sistema regulador e responde, principalmente, às variações da PA, sendo pouco útil para seu controle em longo prazo, porque os receptores se reajustam a cada dois dias. Esses receptores de estiramento sensíveis à pressão estão concentrados no seio carotídeo e seio aórtico e, uma vez sensibilizados, enviam a informação ao centro cardiovascular. Se houver hipertensão, o centro inibirá a área vasoconstritora e estimulará a área vasodilatadora parassimpática, levando a vasodilatação arteriolar e a cronotropismo e inotropismo negativos. Se houver hipotensão, o efeito é inverso.

2.4.3.2 Reflexo da hipóxia

O reflexo funciona de forma similar aos barorreceptores, porém os receptores são sensíveis à diminuição de oxigênio e acúmulo de gás carbônico e íons hidrogênio. Essa condição química é alcançada em situações de hipotensão avançada porque somente abaixo de 80 mmHg é que os quimiorreceptores são sensibilizados e a informação chega ao centro cardiovascular.

2.4.3.3 Reflexos atriais e da artéria pulmonar

São receptores de estiramento localizados em áreas de baixa pressão. Esses receptores detectam aumentos simultâneos de pressão em áreas normalmente hipotensas, e isso produz um reflexo paralelo aos barorreceptores e aumenta o controle da PA.

2.4.3.4 Reflexo de volume

A sobrecarga de volume estira átrios e causa vasodilatação das arteríolas aferentes do rim, aumentando a taxa de filtração glomerular e o volume do filtrado. Além disso, outros sinais atriais inibem a liberação do hormônio vasopressina pelo hipotálamo diminuindo a reabsorção de água livre pelos túbulos renais, aumentando o volume de líquido excretado na urina e diminuindo a PA. Esse mecanismo é otimizado pela liberação do peptídeo natriurético atrial.

2.4.3.5 Reflexo de Bainbridge

É o reflexo atrial na FC. Além de a sobrecarga de volume estirar o nó sinusal e já causar aumento da FC, a sensibilização de outros receptores atriais levam a informação até o centro cardiovascular e produzem efeitos cronotrópico e inotrópico positivos. O objetivo desse reflexo é evitar a sobrecarga de volume nas veias, nos átrios e na circulação pulmonar.

2.4.3.6 Resposta isquêmica do SNC

A isquemia cerebral do centro cardiovascular é um estímulo direto que causa uma resposta tão intensa quanto a capacidade máxima de bombeamento cardíaco, e isso acontece porque, com o baixo FS, o acúmulo de gás carbônico é facilitado, levando a uma estimulação potente das áreas vasomotoras simpáticas e podendo ocluir vasos e interromper a produção de urina. É uma das últimas tentativas de reestabelecer níveis pressóricos adequados e só atua em níveis abaixo de 60 mmHg.

2.4.3.7 Reação de Cushing

A pressão aumentada do líquido cefalorraquidiano comprime por completo o cérebro, inclusive as artérias cerebrais. Isso inicia a resposta isquêmica do SNC e produz um aumento da PA. A pressão aumenta até que o fluxo seja reestabelecido e a isquemia acabe.

2.5 Débito cardíaco (DC) e retorno venoso (RV)

O DC é o volume de sangue que o coração bombeia a cada minuto, e o RV é o volume que flui das veias para o AD a cada minuto. Para homens jovens e saudáveis, o DC no repouso fica em torno de 5,6 L/min e, para mulheres, 4,9 L/min. Os seguintes fatores afetam diretamente o DC: metabolismo basal, exercício físico, idade e dimensões do corpo. O índice cardíaco, por sua vez, é o DC por metro quadrado de área da superfície corporal.

O principal controlador do DC é o RV. O coração apresenta um mecanismo intrínseco que permite que ele bombeie todo o sangue que retorna ao AD, conhecido como lei de Frank-Starling. O RV depende da resistência vascular periférica total; logo, conclui-se que, quando essa resistência está acima do normal, o DC diminui, e vice-versa. Assim, elabora-se a equação: .

Existem dois mecanismos que podem melhorar a eficácia de bomba do coração: a regulação nervosa, através da estimulação simpática e da inibição parassimpática; e a hipertrofia miocárdica, que atua no aumento da força de contração.

2.5.1 Débitos cardíacos patologicamente altos e baixos

Existem estados patológicos que aumentam o DC por reduzirem a resistência periférica total: fístulas arteriovenosas, hipertireoidismo, anemia e beri béri.

A diminuição do DC pode ocorrer devido a causas cardíacas que lesam o miocárdio e reduzem o bombeamento (valvopatias, miocardite, hipoxia), ou por causas não cardíacas que reduzem o RV. As causas não cardíacas são: volume sanguíneo diminuído, dilatação venosa aguda e obstrução de veias.

A pressão intratorácica também influi nas curvas do DC. Essa pressão normalmente é de −4 mmHg. Quando ela aumenta para −2 mmHg, por exemplo, é necessária uma pressão atrial direita adicional de +2 mmHg para superar a pressão intratorácica aumentada. Essas variações cíclicas ocorrem fisiologicamente durante a respiração, mas também pode ocorrer um aumento patológico da pressão cardíaca externa, que é o que acontece no tamponamento cardíaco, necessitando de altas pressões de enchimento para que o débito seja mantido.

2.5.2 Análise quantitativa do retorno venoso

Se o fluxo sanguíneo for interrompido, a pressão em qualquer parte da circulação é a mesma, e é denominada pressão média de enchimento circulatório (Pes). Quanto maior essa pressão, maior é o RV.

Quando a pressão atrial direita aumenta e se iguala à Pes, não há RV. Esse retorno também é inversamente proporcional à resistência ao RV. A resistência ocorre nas veias, e, quando ela aumenta, o sangue começa a se acumular; entretanto, a pressão venosa não se eleva significativamente, pois as veias são muito distensíveis. Assim, o aumento da pressão venosa não é muito eficaz na superação da resistência e o fluxo para o AD diminui.

O RV pode ser calculado pela seguinte fórmula: RV = (Pes – Pad) / RRV, onde Pes é a pressão de enchimento, Pad, a pressão atrial direita e RRV é a resistência ao retorno venoso.

O aumento súbito do volume sanguíneo em aproximadamente 20% aumenta o DC em até três vezes o valor normal. Esse débito aumentado dura por poucos minutos, pois alguns mecanismos compensatórios começam a atuar: ocorre aumento da pressão capilar e o líquido começa a transudar para fora dos capilares, o que normaliza o volume sanguíneo; a pressão aumentada nas veias faz com que elas se distendam e o sangue se acumule nos reservatórios de sangue venoso, como fígado e baço, o que reduz a pressão sistêmica média; e o excesso de fluxo sanguíneo causa aumento regulatório da resistência ao RV.

2.6 O fluxo sanguíneo nos músculos esqueléticos

Durante o exercício muito intenso, o FS em um atleta bem treinado pode aumentar até 25 vezes em relação ao repouso, acompanhando um aumento significativo do DC. Portanto, para que a atividade física ocorra, é preciso haver reajustes corporais.

Inicialmente, sinais são enviados do encéfalo para o centro cardiovascular estimulando uma descarga simpática pelo corpo, enquanto, simultaneamente, os sinais parassimpáticos no coração são atenuados. Por consequência, a FC e a força de bombeamento aumentam consideravelmente. As arteríolas da circulação periférica são contraídas, com exceção daquelas que estão nos músculos em atividade e sofrem efeitos vasodilatadores locais. Além disso, as paredes musculares das veias são intensamente contraídas, favorecendo o aumento do RV. Esses efeitos contribuem para a elevação significativa do DC e da PA, que pode variar de 20 mmHg a 80 mmHg.

2.7 A circulação coronária

O FS coronário representa cerca de 4 a 5% do DC total durante o repouso. Quando há atividade física, esse fluxo pode ser até seis vezes maior. Durante as fases do ciclo cardíaco, nota-se que o FS capilar coronário é menor na sístole, diferente do que ocorre no resto do corpo, pois o músculo ventricular, principalmente o esquerdo, comprime os vasos intramusculares enquanto se contrai. Já na diástole, o fluxo aumenta, pois o músculo cardíaco está relaxado. Da mesma forma, o plexo de artérias subendocárdicas tem seu fluxo reduzido pela compressão do músculo ventricular no período de sístole.

2.7.1 Controle do fluxo sanguíneo coronariano

Assim como ocorre em outros tecidos do corpo, o fluxo coronariano é regulado de acordo com a atividade cardíaca. O metabolismo aumentado requer um suprimento de oxigênio adicional, e isso só é possível graças ao maior FS. Embora haja esse potente estímulo para a vasodilatação coronária, o papel do oxigênio em relação ao tônus arteriolar permanece incerto. A adenosina, subproduto da degradação do ATP, em baixas concentrações de oxigênio, causa vasodilatação de vasos muito pequenos. No entanto, estudos *in vivo* já demonstraram que ela não é fundamental na regulação do fluxo coronariano. Os canais de potássio sensíveis ao ATP também podem modular as respostas de autorregulação coronária e são vistos como um mecanismo atrativo para explicar o que acontece, tendo em vista que outros candidatos à regulação do fluxo, como a própria adenosina, o óxido nítrico, a bradicinina e as prostaglandinas, são, em última instância, afetados pelo bloqueio dessa via principal.

Além do controle pelo metabolismo, há a participação do sistema nervoso. As artérias coronárias são inervadas pelas fibras simpáticas e vagais. A acetilcolina, liberada pelos nervos vagos, normalmente provoca vasodilatação coronária. Quando ocorre ativação simpática, o tônus coronário é modulado pela liberação de norepinefrina dos nervos simpáticos do miocárdio e pela norepinefrina e epinefrina da circulação. Essa estimulação pode causar vasoconstrição coronária na presença de receptores alfa ou vasodilatação quando predominam os receptores beta. Quando ocorre estimulação nervosa de maneira errônea, rapidamente os fatores metabólicos assumem a atividade e modulam a regulação coronariana.

2.8 Considerações finais

O entendimento do ciclo cardíaco e de toda a dinâmica circulatória é de fundamental importância para a compreensão de várias situações práticas clínicas, como valvopatias, choque cardiogênico e suas repercussões clínicas, facilitando seu manejo terapêutico.

DICAS DO EDITOR

Referências bibliográficas

1. Berne RM, Levy MN. Cardiovascular physiology. 8.ed. St Louis: Mosby; 2001.
2. Braunwald E, Fauci AS, Kasper, DL. Harrison medicina interna. 18.ed. Rio de Janeiro: Mc Graw Hill; 2013.
3. Guyton AC, Hall JE. Tratado de fisiologia médica. 12.ed. Rio de Janeiro: Elsevier; 2011.
4. Koeppen BM, Stanton BA. Berne & Levy: fisiologia. 6.ed. Rio de Janeiro: Elsevier; 2009.
5. Simith JJ, Kampine JP. Circulatory physiology. 3.ed. Baltimore, William & Wilkins; 1990.

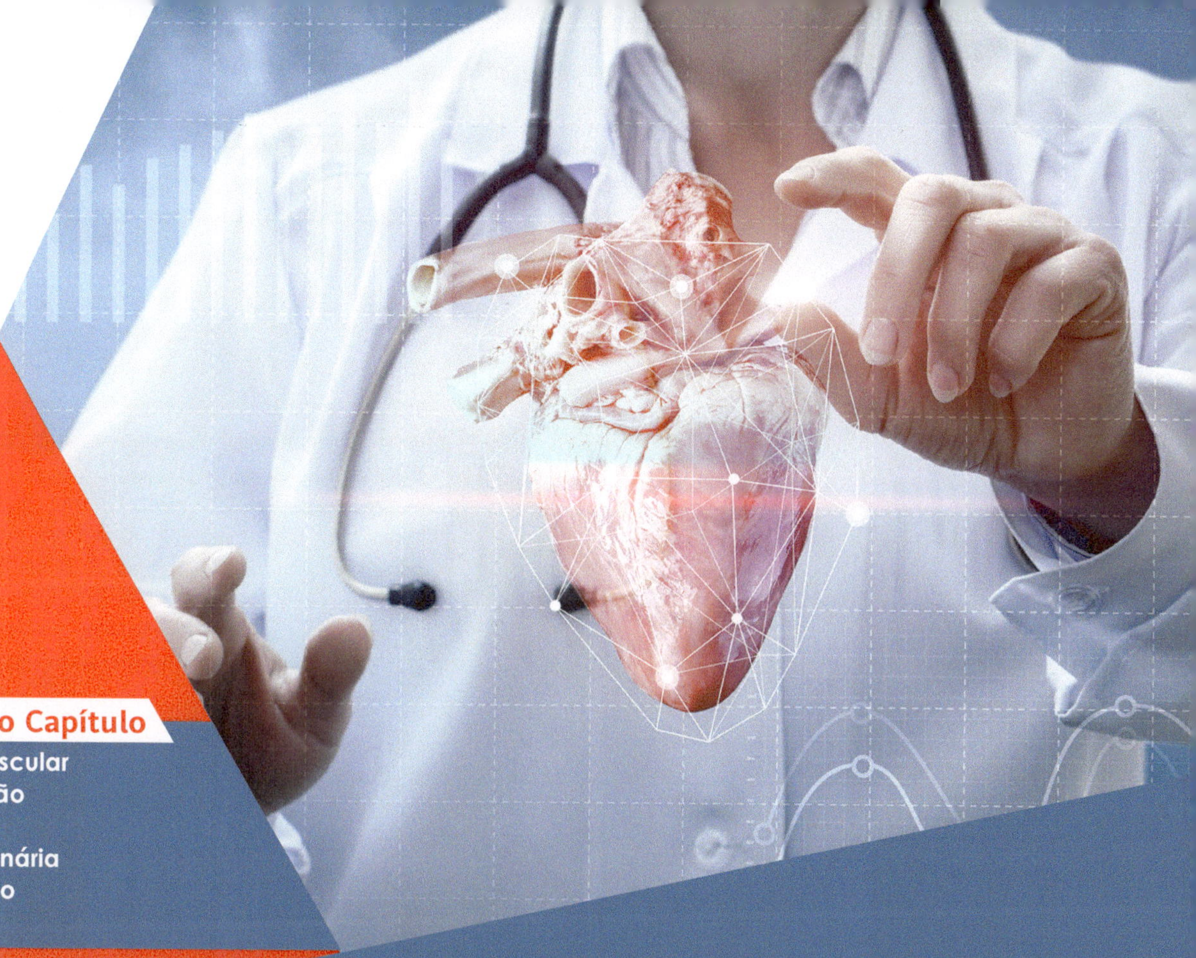

3

Destaques do Capítulo

- Resistência vascular
- Microcirculação
- Endotélio
- Fisiologia coronária
- Autorregulação
- Hiperemia

Fisiologia coronária

Daniel Silva Chamié de Queiroz

3.1 Introdução

Em um passado não muito distante, os vasos sanguíneos eram percebidos como estruturas inertes, estáticas e inanimadas. Ao longo das últimas quatro décadas, acumulou-se conhecimento acerca das funções exercidas pelas células que compõem a parede vascular, tanto em estados saudáveis como patológicos. A riqueza e a complexidade das interações entre os diferentes tipos celulares no contexto da fisiopatologia vascular se tornaram aparentes, permitindo crescente entendimento das bases moleculares que ditam a compatibilidade da superfície endotelial e o sangue circulante, dos aspectos de regulação do tônus vasomotor e dos mecanismos de disfunção celular nos estados patológicos.

No presente capítulo, os conceitos fundamentais da fisiologia coronária serão abordados. Para tanto, serão analisados a estrutura anatômica dos vasos coronários normais, a biomecânica dos fluidos através da circulação coronária, os aspectos envolvidos na regulação do fluxo sanguíneo coronário e o impacto de estenoses coronárias sobre o fluxo sanguíneo miocárdico.

3.2 Considerações anatômicas

3.2.1 Estrutura básica de vasos normais

Artérias normais apresentam uma estrutura trilaminar determinada pela presença de três camadas principais – as camadas íntima, média e adventícia. A camada íntima é a mais interna, e forma a interface entre o sangue e o subendotélio. É separada da camada média pela lâmina elástica interna. A camada média é composta predominantemente por células musculares lisas vasculares, circundadas por matriz extracelular. A lâmina elástica externa separa as camadas média e adventícia. Esta última, composta por tecido conjuntivo frouxo, possui diversos tipos celulares, incluindo fibroblastos e mastócitos. A adventícia contém microvasos, que formam os *vasa vasorum* de vasos maiores, e terminações nervosas que participam da regulação vasomotora.

A microvasculatura, composta por arteríolas, capilares e vênulas, possui estrutura mais simples. As arteríolas musculares possuem uma camada muscular bem desenvolvida, importante para o controle do fluxo sanguíneo coronário para o miocárdio. Os capilares consistem em células endoteliais em forma de anel, apostas a uma lâmina basal subjacente. Os capilares não possuem uma camada média bem estruturada. Em seu lugar, possuem os pericitos – um tipo modificado de célula muscular lisa que circunda as células endoteliais capilares de forma irregular e descontínua. As vênulas pós-capilares são as menores vênulas, formadas pela união de vários capilares, com paredes muito porosas. Servem como porta de saída para leucócitos, que deixam a circulação para participar de respostas inflamatórias regionais. As vênulas musculares possuem uma a duas camadas de células musculares lisas, e já não permitem a troca de fluidos intersticiais.

3.2.2 Camada íntima

Usualmente descrita como uma camada única de células endoteliais, possui estrutura muito mais complexa e heterogênea. A lâmina de células endoteliais da camada íntima encontra-se aposta contra uma membrana basal que reveste a lâmina elástica interna. A membrana basal subendotelial consiste em uma camada de tecido conjuntivo especializado sintetizado pelas próprias células endoteliais. À semelhança da maioria dos tecidos conjuntivos, a membrana basal subendotelial é rica em colágeno, cuja forma principal é uma espécie não fibrilar – o colágeno tipo IV. A membrana basal contém ainda laminina (uma molécula heterotrimérica que se liga ao colágeno tipo IV e a outras proteínas especializadas da membrana basal para formar uma estrutura achatada e lisa), fibronectina (uma glicoproteína de adesão que se liga a moléculas de integrina na superfície abluminal das células endoteliais, fixando o endotélio à membrana basal) e outras moléculas de matriz extracelular.

As células endoteliais possuem diversos mecanismos reguladores da homeostase vascular, e representam uma das únicas superfícies, seja de fontes naturais ou sintéticas, capazes de manter o sangue em estado líquido, mesmo durante contato prolongado. Essa incomparável compatibilidade com o sangue deriva, em parte, da expressão de moléculas do proteoglicano sulfato de heparan em sua superfície. À semelhança da heparina, o sulfato de heparan serve como cofator para a antitrombina III, causando mudanças conformacionais que permitem a esse inibidor ligar-se a trombina e inativá-la. As células endoteliais também contêm trombomodulina, que pode exercer propriedades antitrombóticas por ativar as proteínas S e C. As células endoteliais sintetizam e regulam a liberação do fator de von Willebrand (vWf). Quando a membrana basal é exposta a situações de injúria endotelial (p. ex., durante intervenção coronária percutânea), o vWf pode ligar-se à superfície das glicoproteínas Ib e promover a formação de trombo mural. Em situações nas quais trombos começam a se formar, as células endoteliais normais podem produzir ativadores do plasminogênio do tipo tissular e uroquinase. Essas enzimas catalisam a ativação do plasminogênio para formar a enzima fibrinolítica plasmina.

Com o envelhecimento, as artérias humanas desenvolvem uma camada íntima mais complexa, que contém células musculares lisas e formas fibrilares de colágeno intersticial (tipos I e III). As células musculares lisas são as responsáveis por produzir esses componentes da matriz extracelular. A presença de uma camada íntima mais complexa – chamada por patologistas de espessamento intimal difuso – caracteriza a maioria das artérias de humanos adultos. Alguns locais da árvore arterial tendem a desenvolver camadas íntimas mais espessas, mesmo na ausência de aterosclerose. Um exemplo é o segmento proximal da artéria coronária descendente anterior, que habitualmente possui um *acolchoado* de células musculares lisas mais bem desenvolvido do que em outros territórios arteriais. O espessamento intimal difuso não necessariamente caminha *pari passu* com acúmulo lipídico, e pode ocorrer em indivíduos sem carga substancial de ateroma.

O endotélio tem papel preponderante na regulação do tônus vasomotor. Além de produzir prostaciclinas (potentes agentes vasodilatadores e antitrombóticos), regula a produção de óxido nítrico. Esse vasodilatador dependente do endotélio é produzido de forma enzimática. A óxido nítrico-sintase (NOS, do inglês *nitric oxide synthase*), uma forma enzimática constitutiva, mas regulável, é responsável pela produção basal de óxido nítrico. Essa forma enzimática pode produzir grandes quantidades de óxido nítrico em locais de inflamação, importante para os mecanismos de defesa. A NOS também é regulada pelo estresse de cisalhamento, contribuindo para o mecanismo de vasodilatação fluxo-mediada. Além de seus efeitos vasomotores, o óxido nítrico pode inibir a agregação plaquetária, limitar a adesão leucocitária ao endotélio e reduzir a transcrição de uma gama de produtos de genes endoteliais importantes na deflagração de inflamação.

3.2.3 Camada média

A camada média de artérias elásticas difere substancialmente daquela encontrada nas artérias musculares e arteríolas. A camada média de artérias elásticas possui estrutura organizada de camadas únicas de células musculares lisas entremeadas por lâminas de tecido elástico. O número de camadas varia conforme o nível da artéria elástica na árvore arterial em diferentes espécies. As artérias musculares tendem a ter estrutura muito menos organizada, com células musculares lisas *empilhadas* umas sobre as outras e entremeadas por matriz colágena de tecido conjuntivo, sem a orientação em anéis do tecido elástico bem organizado de artérias elásticas maiores. Em artérias normais, a camada média contém muito poucas células em adição às células musculares lisas.

3.2.4 Camada adventícia

A adventícia é a terceira e mais externa camada vascular, e consiste em tecido conjuntivo, fibroblastos, mastócitos, *vasa vasorum* e terminações nervosas. Estudos recentes mostraram que a adventícia funciona como um compartimento dinâmico para tráfego de células para o interior e exterior da parede arterial. Participa no crescimento e no reparo da parede vascular, e medeia a comunicação entre células endoteliais vasculares e células musculares lisas e seu ambiente tissular local.

A adventícia também é o local onde a formação e a regressão de microvasos (*vasa vasorum*) que penetram e nutrem as camadas média e íntima são controladas. Contém vasos linfáticos e terminações nervosas autonômicas, e promove papel fundamental no controle do tamanho do lúmen vascular por regular o tônus da musculatura lisa medial e os fenômenos de remodelamento negativo (interno) ou positivo (externo). Artérias que experimentam alterações no fluxo sanguíneo passam por mudanças dinâmicas de calibre. Cronicamente, sofrem remodelamento geométrico em seu diâmetro, com expansão da artéria em direção ao tecido conjuntivo que a reveste. Como a adventícia forma a interface entre a parede vascular e o tecido conjuntivo circunjacente, as células da adventícia participam do processo de remodelamento por produzir ou ativar enzimas que degradam a matriz extracelular, permitindo expansão do vaso para acomodar o fluxo cronicamente aumentado.

Além disso, a adventícia contém populações residentes de macrófagos, de células T, de células B, de mastócitos e de células dendríticas, que conduzem importantes funções imunes inatas em resposta a antígenos externos.

Evidências mais recentes sugerem que a adventícia funciona como um nicho para células-tronco progenitoras na parede vascular, que podem responder à injúria arterial.

A adventícia contém abundantes quantidades de fator tissular, um potente pró-coagulante não expressado pelo endotélio ou pelas células musculares lisas da íntima ou da média. Essa localização estratégica previne que o fator tissular provoque coagulação do sangue sob condições habituais. No entanto, quando a injúria arterial permite o contato do sangue com a adventícia, a coagulação é ativada para coibir o vazamento de sangue para o espaço extravascular.

3.3 Fisiologia da circulação coronária

3.3.1 Conceitos gerais

O fluxo de sangue através das artérias coronárias humanas é pulsátil, com componentes fásicos sistólico e diastólico. Apesar da maior força propulsora durante a sístole, a compressão sistólica dos vasos coronários intramurais promove redução no fluxo sistólico médio arterial em comparação ao fluxo diastólico. O fluxo diastólico ocorre durante a fase de relaxamento miocárdico com aumento abrupto acima dos níveis sistólicos, e declínio gradual, paralelo àquele da pressão aórtica diastólica. O volume sanguíneo coronário intramural muda a cada batimento cardíaco, com o miocárdio atuando como um circuito de capacitância para acomodar as mudanças de volume geradas pela contração muscular. O fluxo venoso coronário ocorre predominantemente durante a sístole, e é praticamente ausente durante a diástole.

As características pulsáteis do fluxo arterial e venoso, descrevendo o coração como uma bomba, dependem da complacência intramiocárdica. A capacidade da bomba como reservatório tem seu fluxo de entrada controlado pelas arteríolas de resistência, enquanto o fluxo de saída é regulado pelas vênulas musculares intramurais. A resistência capilar intramiocárdica, por sua vez, influencia ambas as respostas, arteriais e venosas, mas predominantemente atua em concerto com a resistência de saída (vênulas musculares intramurais).

3.3.2 Regulação do fluxo sanguíneo coronário e resistência

Assim como em qualquer leito vascular, o fluxo sanguíneo para o miocárdio depende da pressão de perfusão e da resistência oferecida através de seu trajeto (Figura 3.1A). Aproximadamente 75% da resistência coronária total ao fluxo sanguíneo ocorre no sistema arterial.

O sistema arterial coronário pode ser didaticamente dividido em três níveis, que operam de forma interligada e, em série, para regulação da resistência e do fluxo sanguíneo coronário: artérias epicárdicas de condutância (R1), leito pré-arteriolar (R2) e vasos arteriolares e capilares intramiocárdicos (R3) (Figura 3.1B).

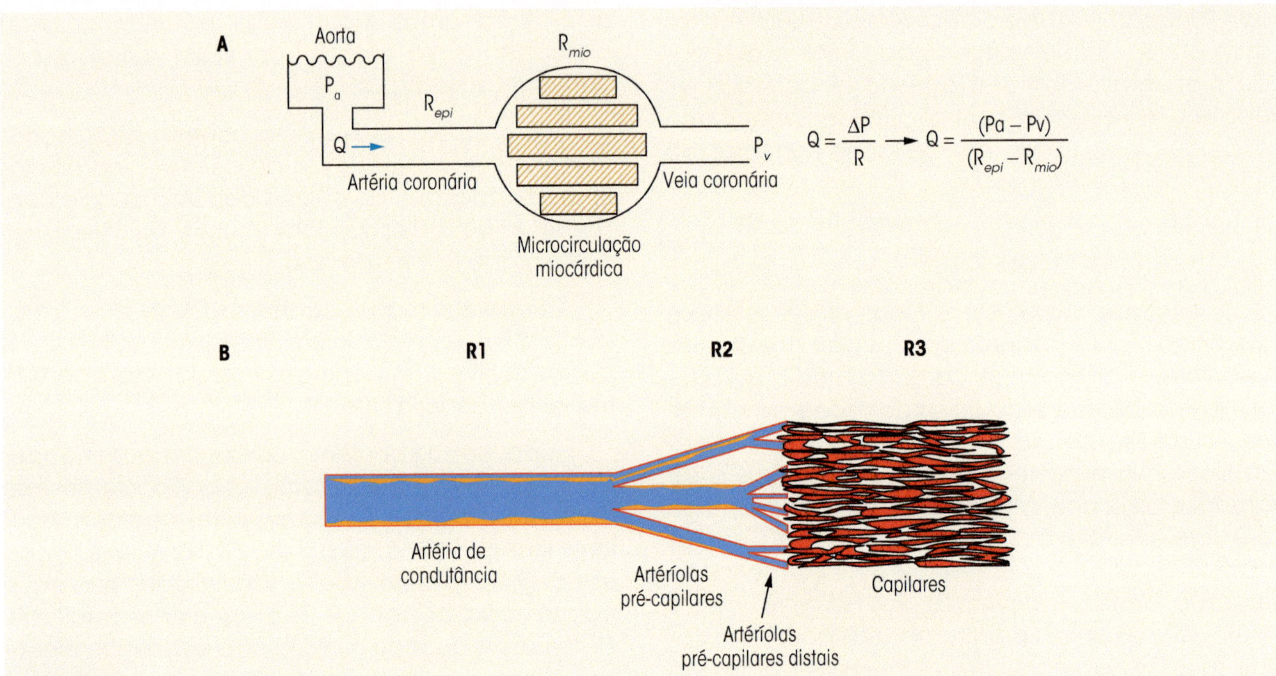

Figura 3.1 **Regulação do fluxo coronário e resistência.**

(A) O fluxo sanguíneo miocárdico é determinado pela diferença de pressão na circulação coronária proximal (arterial) e distal (venosa) ao leito miocárdico, e pela resistência ao longo da circulação coronária (nos vasos epicárdicos e microcirculação). (B) Divisão esquemática do sistema arterial coronário de acordo com os diferentes níveis de resistência para controle do fluxo miocárdico: R1 representam as artérias epicárdicas de condutância; R2 os vasos pré-arteriolares, e R3 os vasos arteriolares e o leito capilar intramiocárdico.

Pa: pressão aórtica; Pv: pressão venosa; Q: fluxo sanguíneo coronário; R: resistência ao fluxo coronário; R_{epi}: resistência ao fluxo através do leito arterial coronário epicárdico; R_{mio}: resistência ao fluxo através da microcirculação coronária.

Fonte: Desenvolvido pela autoria.

Os vasos epicárdicos de condutância (R1) normais de humanos têm calibre que varia tipicamente de 0,3 a 5,0 mm, e fornecem resistência desprezível ao fluxo sanguíneo, até que obstruções ateroscleróticas comprometam o lúmen vascular. Durante a sístole, o volume de sangue pode aumentar cerca de 25% à medida que o fluxo anterógrado da aorta entra pelos vasos epicárdicos e o fluxo retrógrado é eliminado do interior dos vasos intramiocárdicos pela contração muscular. A energia elástica da parede arterial durante a sístole é transformada em energia cinética, que impulsiona o sangue no início da diástole. Como grande parte da parede vascular é representada pela camada média muscular – que responde a mudanças na pressão aórtica e modula o tônus coronário em resposta a estímulos vasodilatadores dependentes do endotélio, substâncias vasoativas circulantes e neuroestímulo –, a atividade condutora do sangue fica prejudicada na presença de doença da parede arterial.

As arteríolas pré-capilares (R2) (100 a 500 μm de diâmetro) são vasos de resistência, que conectam a circulação epicárdica aos capilares miocárdicos e, contribuem com aproximadamente 25 a 35% da resistência coronária total, atuando como o principal sítio de controle do fluxo sanguíneo coronário. A função de resistência pré-arteriolar mantém a pressão de perfusão na origem das arteríolas pré-capilares dentro de uma faixa de pressão autorregulada.

Os vasos arteriolares pré-capilares distais (< 100 μm de diâmetro) são o principal sítio de regulação metabólica do fluxo sanguíneo coronário. O tônus arteriolar distal é modulado por estímulos neurogênicos e produtos vasoativos locais, e responde por 40 a 50% da resistência total ao fluxo coronário.

A densa rede de vasos capilares miocárdicos (cerca de 4.000 capilares por mm^2) assegura que cada miócito fique posicionado adjacente a um capilar. Os capilares não se encontram uniformemente patentes, uma vez que os *esfíncteres* pré-capilares regulam o fluxo de acordo com as necessidades locais do miocárdio. Diversas condições, como hipertrofia ventricular esquerda, isquemia miocárdica e *diabetes mellitus*, podem prejudicar a resistência microcirculatória (R3), atenuando sobremaneira o aumento absoluto máximo no fluxo coronário em situações que gerem aumento na demanda de oxigênio.

O controle da resistência promovida pelo sistema arterial coronário é complexo e heterogêneo, sendo regulado por diversos mecanismos, que incluem metabolismo miocárdico (controle metabólico), controle endotelial, autorregulação, controle miogênico, forças compressivas extravasculares e controle neural. Esses diferentes mecanismos de controle do fluxo sanguíneo coronário atuam de forma orquestrada em diferentes níveis do sistema arterial. A vasodilatação das menores arteríolas (< 30 μm) ocorre predominantemente em função do controle metabólico miocárdico. As arteríolas de tamanho intermediário (30 a 60 μm) são o principal sítio de regulação miogênica. As arteríolas de maior calibre (100 a 150 μm) respondem mais à dilatação fluxo-mediada. O controle arteriolar da resistência coronária atua de forma integrada, como um sistema de *valvas* funcionais sequenciais. As menores arteríolas dilatam-se durante estresse metabólico miocárdico, resultando em queda da resistência microvascular e aumento da perfusão miocárdica. Em situações em que uma estenose epicárdica promova redução do fluxo, e consequentemente queda na pressão arteriolar mais proximal, a dilatação miogênica das arteríolas intermediárias ocorre e causa redução incremental na resistência coronária. A redução da resistência arteriolar distal leva ao aumento no fluxo arteriolar proximal, que resulta em aumento do estresse de cisalhamento e ativa a dilatação fluxo-mediada.

3.3.3 Principais mecanismos de regulação do fluxo miocárdico

3.3.3.1 Autorregulação

Premissa básica no controle do fluxo sanguíneo coronário é a relação fundamental na qual o suprimento miocárdico de oxigênio aumenta e diminui em resposta às demandas miocárdicas de oxigênio (energia). Alterações súbitas na hemodinâmica sistêmica são, em condições normais, compensadas com mudanças abruptas e transitórias do fluxo sanguíneo coronário, que retornam prontamente ao estado de equilíbrio em repouso após a interrupção da atividade.

Essa capacidade de manter a perfusão miocárdica em níveis constantes em face de modificações nas pressões de perfusão é chamada de autorregulação. Em experimentos animais e em humanos, a autorregulação é capaz de manter a pressão de perfusão constante em resposta a uma ampla variação (de 130 a 40 mmHg) na pressão aórtica média. Quando a pressão aórtica extrapola os limites da autorregulação, a queda ou o aumento no fluxo sanguíneo coronário acontecem proporcionalmente. Estenose coronária promove redução da pressão de perfusão distal à lesão. Quando essa redução na pressão de perfusão não é compensada pela dilatação autorregulatória dos vasos de resistência, ocorre isquemia.

3.3.3.2 Regulação metabólica

Em corações normais, o fluxo sanguíneo coronário está intimamente relacionado com o consumo miocárdico de oxigênio como decorrência de três razões principais: (1) o miocárdio depende quase completamente de metabolismo aeróbico; (2) como consequência, a extração miocárdica de oxigênio é muito alta, conforme evidenciado pela baixa saturação de oxigênio (25 a 30% em repouso) no sangue que chega ao seio coronário, (3) os estoques miocárdicos de oxigênio são escassos. Portanto, aumento na demanda miocárdica de oxigênio necessita de aumento compensatório no fluxo sanguíneo coronário (oferta) para manter as atividades metabólicas do miocárdio inalteradas. Em condições normais, esse equilíbrio entre oferta e demanda de oxigênio é alcançado pela liberação de agentes vasodilatadores intrínsecos em resposta ao aumento na atividade metabólica miocárdica.

3.3.3.3 Controle neural

O controle neural da circulação coronária complementa os mecanismos metabólicos, endoteliais e de autorregulação. Artérias epicárdicas e arteríolas coronárias são inervadas com fibras simpáticas e parassimpáticas, com extensa rede de receptores adrenérgicos e muscarínicos. Além da acetilcolina e da norepinefrina, neurotransmissores não adrenérgicos e não colinérgicos também podem ter participação no controle do fluxo coronário. Essas substâncias incluem as purinas (ATP), as aminas (serotonina e dopamina) e os peptídeos (neuropeptídeo Y, peptídeo relacionado ao gene da calcitonina, substância P, e peptídeo intestinal vasoativo).

O controle pela estimulação simpática depende do balanço da ativação de receptores alfa e beta, com a vasoconstrição alfamediada normalmente compensada pela vasodilatação beta$_1$-mediada. Na presença de antagonistas beta-adrenoceptores, a ativação elétrica das fibras simpáticas resulta em vasoconstrição coronária mediada pelos receptores alfa que predominam. A vasoconstrição alfa-adrenérgica compete com a regulação metabólica. Vasoconstrição alfa-adrenérgica também pode ocorrer como resposta à hipotensão mediada pelo reflexo barorreceptor carotídeo, que produz ativação das fibras simpáticas e inibição da descarga vagal. O aumento resultante no fluxo sanguíneo e no consumo miocárdico de oxigênio são contrabalançados pela vasoconstrição mediada pelo sistema alfa-adrenérgico. Em pacientes submetidos a intervenção coronária com implante de *stent* no vaso epicárdico, bloqueio seletivo adrenérgicos alfa$_1$ e alfa$_2$ melhora a vasodilatação e a reserva coronária por promover vasodilatação epicárdica e aumento na velocidade de fluxo, sugerindo que o sistema adrenérgico pode limitar a capacidade vasodilatadora coronária em indivíduos com doença arterial coronária.

3.3.3.4 Controle miogênico

A musculatura lisa arteriolar reage a aumento do fluxo e da pressão intraluminal com contração. O consequente aumento na resistência tende a regular o fluxo sanguíneo de volta ao normal, apesar da maior pressão de perfusão. Esse mecanismo regulatório é chamado de controle miogênico, importante em alguns leitos vasculares. Embora a resposta miogênica esteja presente nas artérias coronárias de resistência, sua contribuição para autorregulação é relativamente pequena.

3.3.3.5 Forças compressivas extravasculares

Em razão da compressão dos vasos intramiocárdicos durante a sístole cardíaca, a maior parte do fluxo sanguíneo coronário para o miocárdio ocorre durante a diástole. No pico da sístole, é possível detectar um fluxo retrógrado nas artérias coronárias, particularmente nas artérias epicárdicas pequenas e intramurais. A força compressiva sistólica tem dois componentes. O primeiro é a pressão intracavitária ventricular sistólica, que é transmitida quase completamente para o subendocárdio, mas declina a quase zero quando alcança a superfície epicárdica. O segundo, e talvez mais importante componente, é o estreitamento das arteríolas que cursam através da parede ventricular causado pela contração e pela dobradura desses vasos no momento em que o coração contrai. O efeito da sístole em reduzir a perfusão miocárdica é particularmente importante quando a pressão intraventricular sistólica excede a pressão de perfusão coronária, como pode ser observado nas estenoses aórticas valvares ou subvalvares, na hipertrofia miocárdica importante, ou mesmo na insuficiência aórtica grave. As forças compressivas extravasculares podem ser magnificadas quando o tônus vascular coronário está diminuído, seja por efeito de vasodilatação arteriolar ou durante vasodilatação metabólica associada com o exercício.

3.3.4 Influência de estenoses epicárdicas na dinâmica do fluxo coronário

Uma estenose epicárdica significativa promove redução na pressão arterial distal à estenose, ou seja, produz um gradiente de pressão translesional como consequência da perda de energia cinética do fluxo à medida que este trafega através da estenose. Esse aumento na resistência à passagem do sangue está diretamente relacionado à morfologia e à gravidade da estenose.

De forma geral, esse efeito hemodinâmico indesejável pode ser explicado por dois mecanismos que regem a dinâmica de fluidos: (1) atrito viscoso, que resulta em perda de energia à medida que o fluido atravessa a estenose, e (2) forças convectivas que promovem aceleração do fluido ao entrar na região estenótica, e o tornam turbulento e não laminar na saída do segmento estenótico. Utilizando a fórmula simplificada de Bernoulli, a perda de pressão através de uma estenose pode ser estimada pela Equação 3.1:

$$\Delta P = fQ + sQ^2 \quad (1),$$

onde ΔP representa a pressão através da estenose em mmHg e Q representa o fluxo através da estenose em mL/s. O termo *f* contabiliza a perda de energia promovida pelo atrito viscoso entre as camadas laminares do fluido, e o termo *s* reflete a perda de energia quando o fluxo arterial normal é transformado primeiro em um fluxo de alta velocidade e, depois, em um fluxo turbulento não laminar ao sair da estenose. A perda de energia pelo atrito viscoso pode ser estimada através da Equação 3.2, enquanto as alterações nas velocidades do fluxo laminar normal podem ser estimadas pela Equação 3.3.

$$f = \frac{8\pi\mu L}{A_{est}^{\ 2}} \quad (2)$$

A_{est} representa a área da seção transversa do vaso no segmento estenótico, μ representa a viscosidade do sangue, e L o comprimento da estenose.

$$s = \frac{\rho}{2}\left[\frac{1}{A_{est}} - \frac{1}{A_{norm}}\right]^2 \quad (3)$$

ρ representa a densidade do sangue, A_{est} representa a área da seção transversa do vaso no segmento estenótico e A_{norm} a área da seção transversa no segmento normal do vaso.

Dessa forma, a Equação 3.1 pode ser expressa, de forma simplificada, pela Equação 3.4:

$$\Delta P = \frac{1.8 \cdot Q}{d_{est}^{\ 4}} + \frac{6.1 \cdot Q^2}{d_{est}^{\ 4}} \quad (4)$$

Q representa o fluxo através da estenose em mL/s, e d_{est} representa o diâmetro luminal mínimo do segmento estenótico em mm. Depreende-se, portanto, que o elemento determinante mais importante para a queda pressórica através de uma estenose é o diâmetro luminal mínimo da estenose (d_{est}). Enquanto a queda no gradiente pressórico é inversamente proporcional à quarta potência do d_{est}, o comprimento do segmento estenótico tem relação linear com o atrito viscoso [Equação 3.1], promovendo impacto apenas modesto sobre a fisiologia coronária. A Figura 3.2 ilustra os fatores que contribuem para a queda de pressão translesional através de uma estenose.

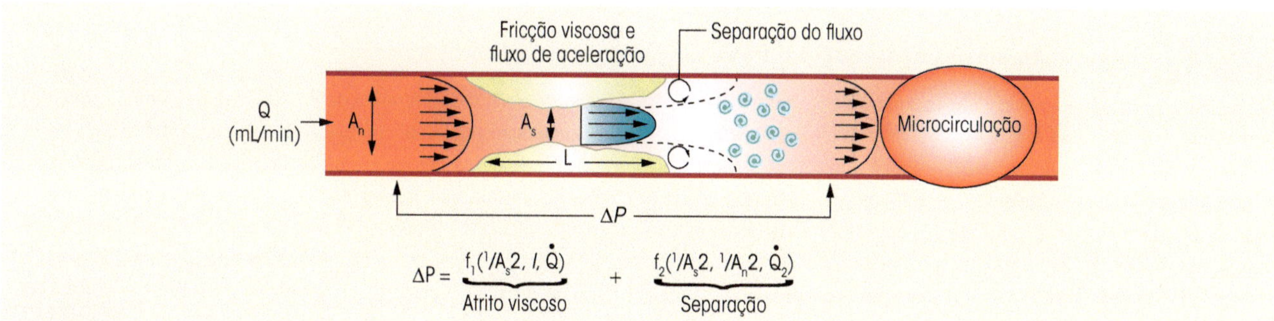

Figura 3.2 **Ilustração diagramática da equação de Bernoulli.**

ΔP: gradiente de pressão; A_s: área luminal mínima no segmento da estenose; A_n: área luminal no segmento normal; L: comprimento da estenose; Q: fluxo; f_1: fator viscoso; f_2: fator de separação do fluxo.

Fonte: Modificado de van de Hoef TP, et al. 2013;10:439-52.

A magnitude da queda na pressão pós-estenótica, ou o aumento no gradiente de pressão translesional, tem impacto direto sobre o fluxo sanguíneo coronário para o miocárdio. Através do mecanismo de autorregulação, em resposta à redução na pressão de perfusão e no fluxo distal à estenose, a microvasculatura de resistência é dilatada para compensar o aumento na resistência epicárdica e manter o fluxo regional basal em níveis apropriados para atender à demanda miocárdica de oxigênio. A Figura 3.3 ilustra a relação entre gradiente de pressão translesional, resistência e fluxo coronário.

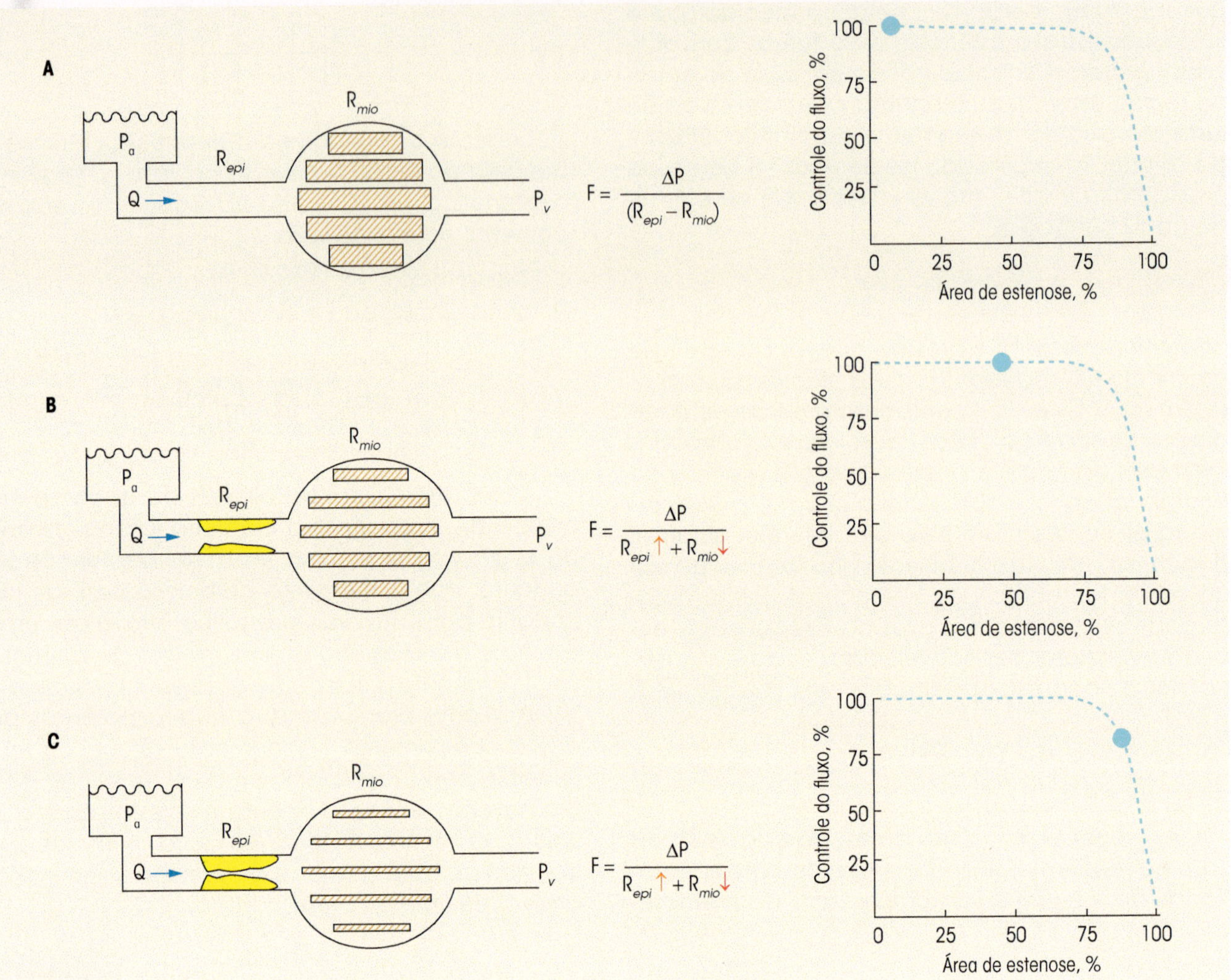

Figura 3.3 **Impacto de uma estenose sobre o fluxo sanguíneo miocárdico.**

(A) Circulação coronária normal. O fluxo miocárdico é determinado pela pressão de perfusão [diferença de pressão entre os compartimentos arterial (Pa) e venoso (Pv)] e as resistências nos leitos epicárdicos (R_{epi}) e microcirculação (R_{mio}). (B) Circulação coronária com presença de estenose promovendo redução de 50% na área luminal da coronária epicárdica. A estenose promove gradiente de pressão translesional, com redução da pressão de perfusão (ΔP), e aumento na resistência epicárdica. Pelo mecanismo de autorregulação, a microcirculação se dilata para compensar o aumento na resistência epicárdica e manter um fluxo sanguíneo miocárdico normal. (C) Circulação coronária com estenose promovendo redução de 95% na área luminal da coronária epicárdica. Nesse momento, a microcirculação já está recrutada (dilatada) em sua capacidade máxima, não mais suficiente para compensar o grande aumento na resistência epicárdica e queda na pressão de perfusão. O resultado final é uma redução do fluxo miocárdico, que pode ocorrer mesmo em repouso.

Pa: pressão aórtica; Pv: pressão venosa; Q: fluxo sanguíneo coronário; R: resistência ao fluxo coronário; R_{epi}: resistência ao fluxo através do leito arterial coronário epicárdico; R_{mio}: resistência ao fluxo através da microcirculação coronária.

Fonte: Desenvolvido pela autoria.

3.3.4.1 O Conceito de hiperemia coronária

O fluxo sanguíneo coronário para o miocárdio pode ser elevado do seu nível basal para o máximo em resposta a estímulos fisiológicos ou farmacológicos. A forma mais básica de recrutamento do fluxo coronário é a hiperemia reativa, em que uma isquemia miocárdica transitória leva à dilatação máxima da circulação coronária, resultando em aumento do fluxo sanguíneo. Hiperemia reativa já se faz presente em oclusões coronárias com duração de apenas 200 milissegundos, e atinge seus níveis máximos com oclusões de cerca de 20 segundos. Oclusões mais longas aumentam a duração, mas não a intensidade da resposta hiperêmica. Em situação de hiperemia máxima, o mecanismo de autorregulação encontra-se abolido, uma vez que a microcirculação já está dilatada em sua plenitude. Nessa situação, o fluxo sanguíneo coronário apresenta relação direta com a pressão arterial coronária (Figura 3.3C). Esse aspecto é utilizado como fundamento para a realização da reserva de fluxo fracionado (FFR). Três tipos de estímulos podem ser aplicados para produzir hiperemia coronária máxima em humanos: (1) oclusão coronária transitória durante procedimentos de angioplastia coronária (hiperemia reativa); (2) estresse metabólico, e (3) estímulo farmacológico. Discussão mais profunda acerca das opções de estímulo farmacológico e vias de administração para indução de hiperemia máxima durante procedimentos invasivos para quantificação da FFR para o miocárdico é apresentada no Capítulo 97.

DICAS DO EDITOR

Referências bibliográficas

1. Wagner DD, Marder VJ. Biosynthesis of von Willebrand protein by human endothelial cells: processing steps and their intracellular localization. The Journal of Cell Biology. 1984;99:2123-30.
2. Furchgott RF, Zawadzki JV. The obligatory role of endothelial cells in the relaxation of arterial smooth muscle by acetylcholine. Nature. 1980;288:373-6.
3. Sartore S, Chiavegato A, Faggin E, Franch R, Puato M, Ausoni S, Pauletto P. Contribution of adventitial fibroblasts to neointima formation and vascular remodeling: from innocent bystander to active participant. Circulation Research. 2001;89:1111-21.
4. Gutterman DD. Adventitia-dependent influences on vascular function. The American Journal of Physiology. 1999;277:H1265-72.
5. Rey FE, Pagano PJ. The reactive adventitia: fibroblast oxidase in vascular function. Arteriosclerosis, Thrombosis, and Vascular Biology. 2002;22:1962-71.
6. Korshunov VA, Schwartz SM, Berk BC. Vascular remodeling: hemodynamic and biochemical mechanisms underlying Glagov's phenomenon. Arteriosclerosis, Thrombosis, and Vascular Biology. 2007;27:1722-8.
7. Di Wang H, Ratsep MT, Chapman A, Boyd R. Adventitial fibroblasts in vascular structure and function: the role of oxidative stress and beyond. Canadian Journal of Physiology and Pharmacology. 2010;88:177-86.
8. Tieu BC, Lee C, Sun H, Lejeune W, Recinos A, 3rd, Ju X, et al. An adventitial IL-6/MCP1 amplification loop accelerates macrophage-mediated vascular infla mmation leading to aortic dissection in mice. The Journal of Clinical Investigation. 2009;119:3637-51.
9. Swedenborg J, Mayranpaa MI, Kovanen PT. Mast cells: important players in the orchestrated pathogenesis of abdominal aortic aneurysms. Arteriosclerosis, Thrombosis, and Vascular Biology. 2011;31:734-40.
10. Galkina E, Kadl A, Sanders J, Varughese D, Sarembock IJ, Ley K. Lymphocyte recruitment into the aortic wall before and during development of atherosclerosis is partially L-selectin dependent. The Journal of Experimental Medicine. 2006;203:1273-82.
11. Zengin E, Chalajour F, Gehling UM, Ito WD, Treede H, Lauke H, et al. Vascular wall resident progenitor cells: a source for postnatal vasculogenesis. Development. 2006;133:1543-51.
12. Majesky MW, Dong XR, Regan JN, Hoglund VJ. Vascular smooth muscle progenitor cells: building and repairing blood vessels. Circulation Research. 2011;108:365-77.
13. Hu Y, Zhang Z, Torsney E, Afzal AR, Davison F, Metzler B, Xu Q. Abundant progenitor cells in the adventitia contribute to atherosclerosis of vein grafts in ApoE-deficient mice. The Journal of Clinical Investigation. 2004;113:1258-65.
14. Drake TA, Morrissey JH, Edgington TS. Selective cellular expression of tissue factor in human tissues: implications for disorders of hemostasis and thrombosis. The American Journal of Pathology. 1989;134:1087-97.
15. Chilian WM. Coronary microcirculation in health and disease. Summary of an NHLBI workshop. Circulation. 1997;95:522-8.
16. Gregorini L, Marco J, Farah B, Bernies M, Palombo C, Kozakova M, et al. Effects of selective alpha1- and alpha2-adrenergic blockade on coronary flow reserve after coronary stenting. Circulation. 2002;106:2901-7.
17. Rajagopalan S, Dube S, Canty JM, Jr. Regulation of coronary diameter by myogenic mechanisms in arterial microvessels greater than 100 microns in diameter. The American Journal of Physiology. 1995;268:H788-93.
18. Gould KL, Lipscomb K, Hamilton GW. Physiologic basis for assessing critical coronary stenosis: instantaneous flow response and regional distribution during coronary hyperemia as measures of coronary flow reserve. Am J Cardiol. 1974;33:87-94.
19. Gould KL, Kirkeeide RL, Buchi M. Coronary flow reserve as a physiologic measure of stenosis severity. Journal of the American College of Cardiology. 1990;15:459-74.
20. van de Hoef TP, Meuwissen M, Escaned J, Davies JE, Siebes M, Spaan JA, Piek JJ. Fractional flow reserve as a surrogate for inducible myocardial ischaemia. Nat ver Cardiol. 2013;10:439-52. Erratum in: Nat Rev Cardiol. 2013;10(12):632.

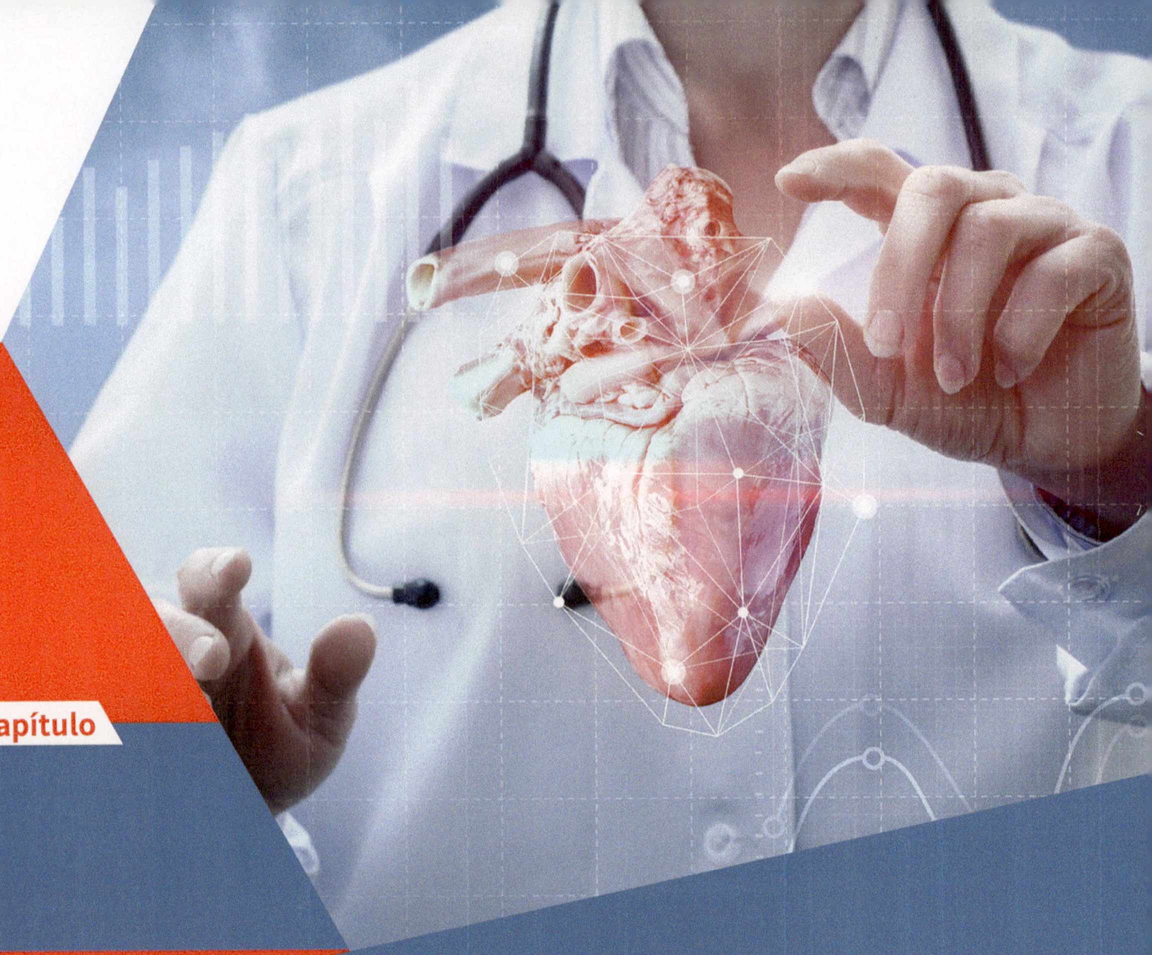

4

Destaques do Capítulo

- Dor torácica
- Dispneia
- Edema
- Cianose
- Sopros cardíacos
- Síncope

Sintomas e sinais em cardiologia

Bruno Babolin
André Feldman

A base do diagnóstico de qualquer doença é a história clínica e o exame físico com a identificação adequada dos sintomas e sinais do doente. Os dados obtidos na história clínica têm importância fundamental como instrumental propedêutico. Uma história clínica pormenorizada e um exame físico sistematizado e abrangente continuam a ser parte essencial da abordagem clínica, ensejando desde o início relação médico-paciente afetiva.

Desde o juramento de Hipócrates (460-377 a.C.), a medicina é solenemente definida como a "arte de curar" e, como toda arte, deve ser exercida com competência e dedicação. A arte está presente desde a primeira consulta, ao escutar com atenção o relato dos males que afligem o paciente; ao interpretar os dados colhidos, alicerçados nos conhecimentos científicos acumulados e, como corolário, na arte de orientar o paciente para que supere o difícil momento de angústia que o acomete.

Os exames complementares especializados do aparelho cardiovascular contribuíram importantemente para estabelecer o diagnóstico anatômico mais preciso e a extensão do comprometimento do coração e dos vasos. Entretanto, sua contribuição deve ser mais no sentido de suplementar o exame clínico cuidadoso. Mesmo com o extraordinário desenvolvimento dos exames laboratoriais e de imagens, que aperfeiçoaram os métodos diagnósticos em cardiologia, não se pode deixar de reconhecer a importância fundamental da história clínica cuidadosa complementada por exame clínico adequado nesse processo.

No raciocínio diagnóstico são importantes todos os elementos de identificação, antecedentes pessoais e familiares, hábitos de vida, condições socioeconômicas e culturais do paciente. Os sintomas e sinais mais frequentes nas cardiopatias são: dor torácica, dispneia, tosse e expectoração, hemoptise, palpitações, edema, sopros cardíacos, cianose, astenia, síncope ou desmaio, alterações do sono.

4.1 Dor torácica

A dor torácica pode estar relacionada a diferentes estruturas intra ou extratorácicas sem necessariamente apresentar relação com o aparelho cardiovascular. Sua origem pode ser pleural, esofágica, gástrica, aórtica, mediastinal ou na própria parede torácica. As dores relacionadas ao coração e à aorta podem ser de origem isquêmica, pericárdica ou vascular.

As características da dor torácica devem ser criteriosamente investigadas, pois na maioria dos casos permitem a identificação de sua origem isquêmica ou não e a orientação adequada sobre a prioridade dos exames complementares a serem solicitados e sua sequência. Essas características incluem localização da dor, tipo, irradiação, início, duração, intensidade, fatores desencadeantes ou agravantes, fatores atenuantes, manifestações concomitantes, periodicidade e ritmicidade.

A *localização da dor* isquêmica do coração, decorrente da hipóxia celular por desequilíbrio entre oferta e consumo de oxigênio, é frequentemente a região retroesternal, podendo ser também mais à direita ou à esquerda do esterno.

A *irradiação da dor* pode ocorrer para os membros superiores e ombros (predominantemente à esquerda), regiões cervicais, dorso, maxilar inferior e região epigástrica. Em geral, a dor miocárdica isquêmica irradia-se para o hemitórax esquerdo e a região ulnar do membro superior esquerdo, podendo atingir a região submandibular.

O *caráter da dor* isquêmica do coração é comumente de tipo constritivo, com sensação de aperto no tórax ou região retroesternal, por vezes descrita como "opressão", "peso", "queimação" ou "sufocação", acompanhada da colocação da mão fechada do paciente sobre a face anterior do tórax (sinal de Levine).

A *duração da dor* isquêmica transitória (angina de peito) é de 1 a 3 minutos, ocasionalmente 5, raramente ultrapassando 10 minutos. Na angina instável a dor é mais prolongada, podendo chegar a 20 minutos ou mais e, além desse tempo, no infarto agudo do miocárdio.

Angina de peito pode ser definida como um desconforto no peito ou em área subjacente associada à isquemia miocárdica, porém não à necrose. Angina significa aperto, não dor. Assim, o desconforto da angina frequentemente não é descrito como dor literalmente, porém como sensação desagradável de pressão, compressão, constrição, estrangulamento.

A intensidade do esforço associada à precipitação da angina pode variar de um dia para o outro e através do dia em um mesmo paciente, porém uma história cuidadosa pode explicar esse fenômeno. O limiar anginoso é mais baixo pela manhã do que em outros períodos do dia. Quando o episódio doloroso tem a mesma característica porém é mais intenso e prolongado, o diagnóstico de infarto agudo do miocárdio deve ser considerado.

A *intensidade da dor* varia de acordo com a magnitude do comprometimento miocárdico, tanto isquêmico como necrótico. Pode ser leve, apenas sensação de peso ou desconforto na região torácica anterior, de curta duração, até dor forte, continuada, acompanhada de sudorese fria, palidez, tontura e sensação de condição grave ou de morte iminente.

Fatores desencadeantes ou agravantes: a dor da angina de peito é desencadeada em geral pelo aumento do trabalho cardíaco, comumente esforço físico, que ultrapassa o limiar da reserva de fluxo coronariano, mas também por taquicardia, frio intenso, refeições copiosas, emoções. Convém lembrar que a assim chamada dor anginosa primária, associada geralmente a espasmo coronariano, mesmo sem lesões significantes das artérias coronárias, pode ocorrer em repouso, sem causa aparente.

Fatores atenuantes: a dor anginosa é de curta duração, não mais que 3 minutos, alivia-se com o repouso e, mais prontamente, com o uso de nitratos via sublingual (nitroglicerina 0,3-0,6 mg; dinitrato de isossorbida 5-10 mg; propatilnitrato 10 mg). A persistência da dor, inalterada em sua intensidade por período superior a 5 a 10 minutos, sugere a possibilidade de angina instável. A dor precordial intensa e duradoura, acompanhada frequentemente de náuseas, vômitos e sudorese fria, é mais indicativa de infarto agudo do miocárdio.

A acurácia dos exames diagnósticos complementares relacionados à dor torácica depende do contexto clínico. Em pacientes crônicos, estáveis à descrição das características da dor pelo paciente, é o melhor fator diagnóstico: sensibilidade 78 a 94%; especificidade 50% a 91%.

Em relação às doenças cardiovasculares especificamente, devem ser incluídos na anamnese os antecedentes familiares, sobretudo os principais fatores de risco para doenças cardiovasculares.

4.2 Dor de origem pericárdica

A dor da pericardite apresenta características clínicas bem definidas, que por si sós podem levar ao diagnóstico correto. Sua localização é preferencialmente retroesternal junto à borda esquerda, com irradiação para regiões cervicais e dorso. Pode ser muito intensa, tipo constritivo, peso, opressão, ou queimação, contínua, com duração de várias horas, sem relação com esforços. Agrava-se com a respiração, com o decúbito dorsal e a movimentação do tronco. A dor alivia-se quando o paciente inclina o tórax para a frente e na posição genupeitoral.

4.3 Dor de origem aórtica

Os aneurismas de aorta habitualmente não se associam a quadro doloroso, porém o aneurisma dissecante dessa artéria desencadeia dor intensa, lancinante, de início abrupto, contínua, na região retroesternal, irradiada para pescoço, região interescapulovertebral, ombros e/ou toda a face anterior do tórax.

4.4 Dor de origem psicogênica

A dor de origem psicogênica é provavelmente a mais frequente das dores precordiais, e a que exige anamnese mais cuidadosa para diferenciá-la das dores precordiais orgânicas. É dor surda, moderada ou fraca, duradoura, sem relação com esforços, acompanhada de ansiedade e hipersensibilidade no precórdio e sói ter caráter suspiroso, aliviando quando o paciente consegue inspirar profundamente. Alivia também com ansiolíticos e antidepressivos e principalmente com a informação do médico sobre a inexistência de cardiopatia.

4.5 Dispneia

Um dos principais sintomas de doença cardíaca ou pulmonar, a dispneia varia desde a percepção do ato respiratório que não se completa até o distúrbio respiratório intenso e estressante. Pode ocorrer após exercício extenuante em indivíduos bem condicionados e após exercícios apenas moderados, em pessoas saudáveis, porém não habituadas à prática de atividade física (dispneia do descondicionamento). Assim, a dispneia deve ser considerada anormal quando ocorre em repouso ou em nível de atividade física não esperado a causá-la. Associa-se a uma grande variedade de doenças do coração e dos pulmões, da parede torácica, dos músculos respiratórios e ainda com a ansiedade.

A dispneia da insuficiência ventricular esquerda apresenta características que se relacionam ao tempo de duração, à evolução e à relação com o esforço e a postura adotada pelo paciente. A análise da sua relação com esforços deve levar em conta as atividades habitualmente exercidas pelo paciente. Desse modo, um trabalhador braçal entende por exercício pesado "algo" diferente do que é entendido por uma pessoa de vida sedentária.

Os dados anamnésicos possibilitam reconhecer os seguintes tipos de dispneia: dispneia de esforço, dispneia de decúbito (ortopneia), dispneia paroxística noturna, dispneia periódica ou de Cheyne-Stokes e edema pulmonar agudo.

A *dispneia de esforço* é o tipo mais comum na insuficiência ventricular esquerda, conforme sua denominação aparece quando o paciente executa esforço físico. A evolução da dispneia de esforço na insuficiência ventricular esquerda caracteriza-se por ser de rápida progressão, passando dos grandes aos médios e pequenos esforços em período de tempo relativamente curto. Esse tipo de evolução a diferencia da dispneia que ocorre nas enfermidades pulmonares e nas anemias, condições nas quais a dispneia se agrava lentamente ou é estacionária. A dispneia de esforço sugere a presença de doença orgânica, como insuficiência ventricular esquerda ou a doença pulmonar obstrutiva crônica, enquanto a dispneia que se manifesta em repouso pode ocorrer em paciente com pneumotórax, embolismo pulmonar, edema pulmonar, ou neurose/ansiedade.

A dispneia que ocorre somente em repouso e não se manifesta com exercício é quase sempre funcional e associada com a sensação de dificuldade em prover ar suficiente aos pulmões, claustrofobia e respirações profundas ou suspirosas. Nas crises de pânico a dispneia acompanha-se de hiperventilação.

A *dispneia de decúbito* surge quando o paciente assume a posição deitada. Para melhorar, o paciente eleva a cabeça e o tórax, usando dois ou mais travesseiros. Às vezes, inconscientemente, adota o decúbito elevado para dormir. Em fase mais avançada, quando a dispneia se torna muito intensa, o paciente é forçado a sentar-se na beira do leito (*ortopneia*), com as pernas para fora, quase sempre fletindo a cabeça para a frente, a fim de ajudar o trabalho da musculatura acessória da respiração. A dispneia de decúbito pode acompanhar-se de broncoespasmo, com tosse, expectoração, sufocação e opressão torácica. A pressão elevada nas veias e capilares pulmonares provoca transudação de líquido para o espaço intersticial, resultando congestão pulmonar. A presença de sibilos durante a crise dispneica, aliviada por broncodilatadores, caracteriza a chamada *asma cardíaca*.

A dispneia paroxística ocorre com mais frequência à noite, justificando, por isso, a denominação de *dispneia paroxística noturna*. Sua característica principal consiste no fato de o paciente acordar com intensa dispneia, acompanhada de sufocação, tosse seca e opressão torácica, obrigando-o a sentar-se na beira do leito ou a levantar-se.

Na insuficiência cardíaca crônica, dispneia é expressão clínica de hipertensão venosa pulmonar e capilar, edema intersticial, alveolar e congestão pulmonar, em consequência de insuficiência ventricular esquerda e aumento do fluxo sanguíneo proveniente do leito esplâncnico e dos membros inferiores. Essa condição manifesta-se inicialmente 2 a 4 horas após o paciente deitar-se e acompanha-se de tosse, sibilos e sudorese. A dispneia paroxística noturna melhora em geral em 15 minutos ou pouco mais após o paciente sentar-se.

A *dispneia periódica ou de Cheyne-Stokes* caracteriza-se por períodos de apneia, seguidos de movimentos respiratórios, superficiais a princípio, mas que se tornam cada vez mais profundos até chegar a um máximo; depois, diminuem paulatinamente de amplitude até uma nova fase de apneia, cíclica e repetidamente. As pausas de apneia têm duração variável de 15 a 30 segundos ou mais.

O *edema pulmonar agudo* manifesta-se por dispneia intensa, de início rápido, com tosse e expectoração espumosa, branca ou rosada e frequentemente sibilos.

A classificação da NYHA escalona a intensidade da dispneia em quatro classes (Quadro 4.1).

Quadro 4.1 Classificação da New York Heart Association, de acordo com a intensidade da dispneia.

Classe I – Ausência de sintomas (dispneia) durante atividades cotidianas. A limitação para esforços é semelhante à esperada para indivíduos normais.
Classe II – Sintomas desencadeados por atividades cotidianas.
Classe III – Sintomas desencadeados por atividades menos intensas que as cotidianas ou aos pequenos esforços.
Classe IV – Sintomas em repouso.

Fonte: Desenvolvido pela autoria.

4.6 Tosse e hemoptise

A tosse é um dos mais frequentes sintomas cardiovasculares, originada de hipertensão venosa pulmonar, edema pulmonar, intersticial e alveolar, infarto pulmonar e/ou compressão da árvore traqueobrônquica. A tosse da insuficiência ventricular esquerda causada pela congestão pulmonar e, por isso, habitualmente associada à dispneia é seca e predominantemente noturna, às vezes espumosa. A tosse que ocorre no paciente com dispneia paroxística noturna secundária à falência ventricular precede a dispneia; ao contrário, a tosse associada à doença pulmonar alivia-se após o paciente expectorar (mais do que especificamente ao sentar-se). No edema pulmonar agudo a expectoração é espumosa e por vezes de cor rósea. Isso se deve ao fato de o líquido que inunda os alvéolos conter plasma e hemácias. A congestão pulmonar torna esse órgão-alvo frequente de infecções bacterianas. A presença de expectoração mucopurulenta, amarelada ou esverdeada levanta suspeita de infecção broncoalveolar e a necessidade de tratamento adequado.

A expectoração sanguinolenta em pacientes cardíacos pode resultar de edema pulmonar agudo, ruptura de vasos endobronquiais dilatados e necrose hemorrágica dos alvéolos (infarto pulmonar). A história clínica é fundamental para o diagnóstico etiológico da hemoptise. Episódios recorrentes de sangramentos menores ocorrem em pacientes com bronquite crônica, bronquiectasias, tuberculose e estenose mitral. Hemoptise associada a dispneia sugere estenose mitral; nesse caso, a hemoptise é precipitada por elevações súbitas da pressão do átrio esquerdo com o esforço e atribuível à ruptura de pequenas veias pulmonares ou broncopulmonares anastomosadas.

A expectoração hemoptoica pode ser devida: a) ao escape das células sanguíneas (hemácias) nos alvéolos de vasos congestionados nos pulmões (edema pulmonar); b) à ruptura de vasos endobrônquicos dilatados que formam canais colaterais entre os sistemas venoso pulmonar e brônquico (estenose mitral); c) a infarto pulmonar, "necrose e hemorragia nos alvéolos"; d) a tuberculose; e) a pequenas lesões da mucosa traqueobrônquica produzidas por tosse excessiva de qualquer causa; f) a bronquiectasias; g) a adenocarcinoma pulmonar.

4.7 Edema

Edema consiste no acumulo anormal de líquido, proveniente do fluxo sanguíneo no compartimento extracelular intersticial ou nas cavidades serosas (tórax, pleura, pericárdio, abdome e bolsa escrotal). O edema cardíaco é geralmente simétrico. História de edema dos membros inferiores mais acentuado à tarde é característica de insuficiência cardíaca ou insuficiência venosa crônica bilateral. Em pacientes com insuficiência cardíaca avançada, síndrome nefrótica, hepatopatia e doenças carenciais, pode manifestar-se anasarca (edema generalizado). Nesse tipo de edema, o acúmulo de líquido não se restringe ao tecido subcutâneo, porém acumula-se também nas cavidades serosas. O peso corpóreo pode aumentar em até 10% mesmo sem evidência de fóvea na pele. O edema de origem cardíaca acompanha-se de sinais de insuficiência ventricular direita como ingurgitamento jugular, refluxo hepatojugular e hepatomegalia.

O edema é constituído de uma solução aquosa de sais e proteínas do plasma, e sua composição varia conforme a causa. Pode ser mole ou transudato, constituído somente por água e eletrólitos. Pode também ser duro ou exsudato, constituído de água e proteínas. O exsudato é geralmente inflamatório e causa dor, calor e rubor. Em presença de valvopatia tricúspide e pericardite constritiva, a ascite é proporcionalmente mais significativa que o edema das extremidades.

Pacientes com edema de causa cardíaca apresentam usualmente história de dispneia aos esforços, dispneia paroxística noturna ou ortopneia. Ao exame físico constatam-se, galope ventricular (B3), pressão jugular venosa elevada, cianose periférica, pressão de pulso reduzida e extremidades frias.

A fisiopatologia do edema de causa cardíaca envolve os seguintes fatores que regulam o intercâmbio de líquido em nível capilar, entre o compartimento intravascular e o interstício:

a) aumento da pressão hidrostática, que tende a expulsar água e eletrólitos do interior da luz vascular;
b) diminuição da pressão coloidosmótica das proteínas circulantes, que se opõem à pressão hidrostática e induzem retenção de líquido no interior da luz vascular;
c) aumento da permeabilidade vascular (capilar);
d) diminuição da drenagem linfática;
e) retenção de sódio e água pelos rins.

Edema periorbital e facial é característico de síndrome nefrótica, glomerulonefrite aguda, mixedema, hipoproteinemia ou edema angioneurótico. O edema restrito a uma extremidade é normalmente devido à trombose venosa ou bloqueio linfático dessa extremidade. No edema hepático a dispneia é infrequente, exceto em presença de ascite significante e história de abuso alcoólico. Associa-se frequentemente com ascite, pressão venosa pulmonar normal ou baixa e pressão arterial diminuída, sinais de hepatopatia crônica e de encefalopatia.

4.8 Sopro cardíaco

O sangue flui de modo contínuo e em uma única direção dentro das cavidades cardíacas, graças às valvas que as separam. Quatro valvas servem de "porta", abrindo-se e fechando-se de modo a impedir que o sangue retorne de uma cavidade cardíaca a outra, nesta sequência: veia, átrio, ventrículo e artéria. Quando o sangue não flui de modo adequado dentro do coração, devido a algum defeito nas valvas cardíacas, ocorrem os sopros. O sopro cardíaco é identificado durante o exame clínico pela ausculta. Os sopros sistólicos são causados por estenose das valvas aórticas e pulmonar e por insuficiência das valvas mitral e tricúspide; os sopros diastólicos ocorrem por estenose das valvas mitral e tricúspide ou por insuficiência das valvas aórtica e pulmonar.

Algumas condições podem causar o aparecimento de sopro cardíaco temporário sem relação com as valvopatias: febre, anemia, hipertireoidismo, gestação. Os sopros patológicos ocorrem secundariamente a uma doença do coração; as crianças, por doenças congênitas, enquanto nos adultos surgem após doenças adquiridas durante a vida, como febre reumática, endocardite infecciosa ou calcificação da valva pela idade.

Até 50% das crianças sem problemas cardíacos podem apresentar sopro no coração, que em geral desaparece espontaneamente com o crescimento. Esse sopro benigno é sempre sistólico e de baixa intensidade, torna-se mais intenso em decúbito horizontal e desaparece, ou quase, quando o paciente senta ou fica em posição ereta. O cardiologista experiente consegue apenas pelo exame clínico estabelecer as características e a origem do sopro cardíaco e sua relevância diagnóstica.

4.9 Palpitações

Designa-se palpitação a percepção desagradável ou incômoda dos batimentos cardíacos, expressada popularmente de diferentes maneiras: *falhas, batimentos fortes ou fora do tempo, paradas, golpes, pulo* no coração e outras. Palpitações são devidas a contrações cardíacas mais intensas, com bradicardia ou taquicardia, com ritmo de base regular ou não, pausas compensadoras ou estado hipercinético. Podem ocorrer em pacientes com cardiopatia orgânica ou com distúrbios funcionais e também em indivíduos normais associadas a exercícios físicos intensos e emoções, a mudanças posturais bruscas, a substâncias arritmogênicas como café, chá forte e Coca-Cola, tabaco, hormônios tireoidianos, catecolaminas e aminofilina.

Palpitação é sintoma muito comum na prática clínica, porém pouco específico. A sensação de *golpes* no coração relaciona-se na maioria das vezes à extrassistolia com a impressão de que o coração para e volta a pulsar, típica de pausa extrassistólica. O batimento pós-extrassistólico, em geral mais vigoroso, é percebido como um *golpe* no precórdio.

A definição do início, duração e intensidade da palpitação é importante na prática clínica. Fatores desencadeantes e de alívio também devem ser pesquisados, como esforço físico, condições vagotônicas, mudanças posturais, uso de fármacos e estresse psíquico. As palpitações podem ocorrer durante a atividade física, tanto aeróbica como anaeróbica, distúrbios emocionais (estresse) e alterações do ritmo cardíaco em presença de cardiopatia. As palpitações de esforço, como o próprio nome diz, são desencadeadas e mantidas pela atividade física e desaparecem em pouco tempo com o repouso. Em cardiopatas, as palpitações de esforço têm o mesmo significado que a dispneia de esforço e com frequência ocorrem simultaneamente.

As palpitações resultantes de alteração do ritmo cardíaco são descritas pelos pacientes por diversas expressões e frequentemente permitem o diagnóstico pelo médico atento à história clínica. Extrassístoles são habitualmente descritas como falha dos batimentos cardíacos seguidas de pausa compensadora e batimentos pós-extrassistólicos mais intensos. Disparos do coração de curta duração indicam em geral salva de extrassístoles. A taquicardia sinusal tem comumente início súbito e fim gradual, enquanto a taquicardia paroxística tem tanto início como fim súbito. A sensação de que o coração bate lentamente é característica de bradicardia por doença do nó sinusal, bloqueio atrioventricular, uso de medicação bradicardizante, sobretudo em associação (digital, betabloqueador, amiodarona, propafenona, diltiazem, verapamil).

As palpitações podem originar-se de cardiopatias, como insuficiência cardíaca, miocardiopatia, hipertensão arterial, prolapso da válvula mitral e doença do nó sinusal, bem como de doenças não cardíacas: anemia, infecção, hipertiroidismo, consumo excessivo de álcool, tabaco, café, além de esforço físico, emoções, estresse e síndrome do pânico.

4.10 Síncope e desmaio

A síncope é definida como perda súbita e momentânea da consciência e do tônus postural causada por hipofluxo cerebral, seguida de recuperação espontânea, geralmente sem sequela neurológica. As manifestações clínicas relacionam-se à intensidade e à rapidez em que ocorrem as alterações hemodinâmicas. A redução significativa do fluxo sanguíneo cerebral por 6 a 8 segundos é suficiente para causar síncope. O mesmo ocorre quando há redução da pressão arterial sistólica a 60 mmHg ou queda de 20% da oferta de oxigênio ao cérebro. Nem sempre o quadro clinico ocorre em sua forma completa (queda rápida da pressão arterial e da frequência cardíaca, respiração irregular), podendo ser parcial a perda da consciência (pré-sincope ou lipotimia).

A avaliação diagnóstica do paciente que sofreu desmaio inclui a análise das características do episódio, como sintomas prodrômicos, tempo de duração, ocorrência ou não de convulsão, mordedura da língua, incontinência urinária e retal, sudorese fria e palidez. Além disso, postura corpórea, exercício físico, estado alimentar, temperatura ambiente, mudança súbita de posição do corpo e medicação em uso devem ser considerados.

A maioria das crises sincopais, vasovagais ou síndrome cardiodepressiva, ocorre com o indivíduo em posição ereta e acompanha-se de hipotensão postural. O episódio sincopal pode iniciar-se com sintomas prodrômicos: astenia, tontura, palidez e sudorese, arritmias, precordialgia, paresias e vertigem, ou sem quaisquer sintomas prévios. A pressão arterial cai rapidamente, a frequência cardíaca diminui e a respiração torna-se irregular. No período pós-sincopal o paciente pode recuperar-se completamente ou apresentar confusão mental, cefaleia, tonturas e mal-estar geral (Tabela 4.1).

Tabela 4.1 Classificação das síncopes segundo seu mecanismo fisiopatológico principal.

A.	Síncopes reflexas (neuromediadas)
	1. Síncope vasovagal
	Mediada por estresse ortostático
	Mediada por estresse emocional (dor, medo, sensações desagradáveis)
	2. Síncope por hipersensibilidade do seio carotídeo
	3. Síncope situacional
	Tosse
	Espirro
	Pós-miccional
	Pós-exercício
	Pós-prandial
	Estimulação gastrointestinal
	4. Neuralgia do glossofaríngeo
B.	Hipotensão ortostática
	Falência autonômica primária: falência autonômica pura, atrofia multissistêmica, parkinsonismo.
	Falência autonômica secundária: neuropatia diabética, amiloidose, pós-exercicio, pós-prandial, fármacos, álcool
	Depleção volumétrica: hemorragia, diarreia, doença de Addison
C.	Arritmias cardíacas como causa primária
	Doença do nó sinusal, incluindo bradicardia e taquicardia
	Doença do sistema de condução AV – falha de marcapasso cardíaco
	Taquicardia paroxística supraventricular e ventricular
	Síndromes hereditárias (QT longo ou curto, síndrome de Brugada)
	Medicação arritmogênica
D.	Cardiopatias estruturais
	Doença cardíaca valvar obstrutiva
	Isquemia/infarto do miocárdio
	Miocardiopatia obstrutiva
	Mixoma atrial
	Doença pericárdica, tamponamento cardíaco
	Embolia pulmonar, hipertensão pulmonar

Fonte: Desenvolvido pela autoria.

A síncope neurocardiogênica ou vasovagal, também designada desmaio, é induzida por emoção ou estresse ortostático e geralmente com sintomas prodrômicos sugestivos de ativação autonômica vagal, como sialorreia, sudorese fria, náuseas, dor epigástrica, palidez cutânea. Síncope neuromediada é frequente (58% dos casos), seguida pela de origem cardíaca (23%); a causa permanece indeterminada em 18% dos casos.

As síncopes neurogênicas são as mais comuns. Resultam da redução da perfusão cerebral. A recuperação é em geral rápida (segundos ou minutos), quando o paciente se deita. É provável que o mecanismo da síndrome neurogênica seja consequente ao desvio de sangue para os músculos por queda da resistência vascular periférica (vasodilatação). O tono simpático apresenta inibição generalizada e a atividade vagal aumenta; devido a isso, a síncope neurogênica é habitualmente designada *síncope vasovagal*.

A hipotensão postural ocorre por queda significativa da pressão arterial quando o paciente se levanta do leito ou poltrona, após muito tempo em posição deitada ou sentada, e adota a posição ortostática. Pode ocorrer após enfermidade prolongada, desequilíbrio hidroeletrolítico, depleção de sódio e potássio, grandes varizes nos membros inferiores. Na atualidade, uma causa frequente de hipotensão ortostática relaciona-se ao uso de medicamentos anti-hipertensivos, principalmente os bloqueadores adrenérgicos. A alcalose respiratória associada à hiperventilação ocorre principalmente em mulheres jovens, ansiosas, com respiração suspirosa acentuada e frequente.

A síncope cardíaca é usualmente de início rápido, sem aura ou movimentos convulsivos, incontinência urinária, ou estado confusional após evento. As causas mais frequentes de síncope cardíaca são episódios de Stokes-Adams – assistolia transitória, bloqueio atrioventricular avançado ou outras arritmias cardíacas associadas, QTc prolongado ou não, estenose aórtica e miocardiopatia hipertrófica.

4.11 Cianose

A cianose, bem como o edema, é tanto sintoma como sinal físico. Pele e membranas mucosas apresentam coloração azulada resultante do aumento da hemoglobina reduzida ou de pigmentos anormais de hemoglobina no sangue.

A cianose é designada *central* quando se manifesta por reduzida saturação arterial de oxigênio devido a *shunt* direita-esquerda do sangue ou distúrbio da função pulmonar. A cianose *periférica* é comumente secundária à vasoconstrição cutânea devido a baixo débito ou exposição ao frio (ar ou água). Se a cianose periférica restringir-se a uma única extremi-dade, deve-se suspeitar de obstrução arterial ou venosa. Cianose localizada em ambas as mãos sugere fenômeno de Raynaud.

A cianose tipo central é a mais comum e torna-se aparente com uma concentração capilar média de 5 g/dL de hemoglobina reduzida, ou de 1,5 g/dL de meta-hemoglobina. Pode ocorrer nas seguintes condições:

a) diminuição da tensão de oxigênio na atmosfera, como nas grandes altitudes;

b) distúrbios da ventilação pulmonar; obstrução das vias aérea pelo aumento da resistência, como na asma brônquica, bronquite crônica, enfisema pulmonar, doença pulmonar obstrutiva crônica, atelectasia pulmonar, fármacos bloqueadores neuromusculares ou depressores do centro respiratório;

c) distúrbios da difusão: aumento da espessura da membrana alveolocapilar, principalmente congestão e fibrose pulmonar;

d) transtorno da perfusão por cardiopatias congênitas, insuficiência ventricular direita grave e embolia pulmonar;

e) *shunt* direita-esquerda nas cardiopatias congênitas. A cianose central diminui ou desaparece com a inalação de oxigênio. Meta-hemoglobinemia é causa rara de cianose congênita familiar na ausência de cardiopatia congênita.

A cianose periférica ocorre na estase venosa ou pela redução do calibre dos vasos da microcirculação, com perda de oxigênio ao nível da rede capilar. Sua causa mais comum é a vasoconstrição generalizada por exposição ao ar frio e/ou à água gelada. Causas mais frequentes: insuficiência cardíaca congestiva obstáculo na circulação de retorno (flebite ou flebotrombose), ou colapso periférico. A cianose periférica atenua-se ou desaparece com o teste da água quente e a elevação do membro cianótico.

4.12 Fadiga

Fadiga é sintoma inespecífico, comum, tanto em pacientes com cardiopatia e diversas outras doenças como em indivíduos normais. É definida como indisposição para realizar tarefas e não apenas como fraqueza ou cansaço muscular. Nos pacientes com circulação sistêmica comprometida, como na insuficiência cardíaca, a fadiga pode estar associada à fraqueza muscular em consequência de débito cardíaco baixo e má oxigenação dos músculos esqueléticos.

Em cardiopatas, a fadiga pode estar associada ao uso de medicamentos como alfa e betabloqueadores adrenérgicos, tratamento anti-hipertensivo vigoroso, diurese excessiva, hipocalemia e hiponatremia com depleção do volume intravascular e psicotrópicos em doses elevadas. São outras causas de fadiga: anemia, mixedema, depressão psíquica, desnutrição.

DICAS DO EDITOR

Referências bibliográficas

1. Chagas AP, Ferreira JFM. Interpretação dos sinais e sintomas. In: Lopes AC. Tratado de clínica médica. 3.ed. São Paulo: Roca; 2016. p.293-5 (Cap. 35).
2. Fang JC, O'Gara PT. O histórico e o exame físico: uma abordagem baseada em evidências. In: Bonow RO et al. Braunwald – tratado de doenças cardiovasculares. 9.ed. Rio de Janeiro: Elsevier; 2013. p.113-32 (Cap. 12).
3. Loscalzo J. Abordagem ao paciente com possível doença cardiovascular. In: Braunwald E et al. Harrison – medicina interna. 18.ed. Rio de Janeiro: McGraw-Hill/Artmed; 2013. p.1817-20 (Cap. 226).
4. Pazin-Filho A, Schmidt A, Maciel BC. Semiologia cardiovascular: inspeção, palpação e percussão. Medicina (Ribeirão Preto). 2004;37:227-39.
5. Porto CC. Sistema cardiovascular. In: Porto CC. Semiologia médica. 7.ed. Rio de Janeiro: Guanabara Koogan; 2014. p. 429-602 (Parte 8).
6. Simel DI. Abordagem do paciente: anamnese e exame clínico. In: Goldman L, Ausiello D. Cecil – tratado de medicina interna. 24.ed. Rio de Janeiro: Elsevier; 2014. p.28-33 (Cap. 6).

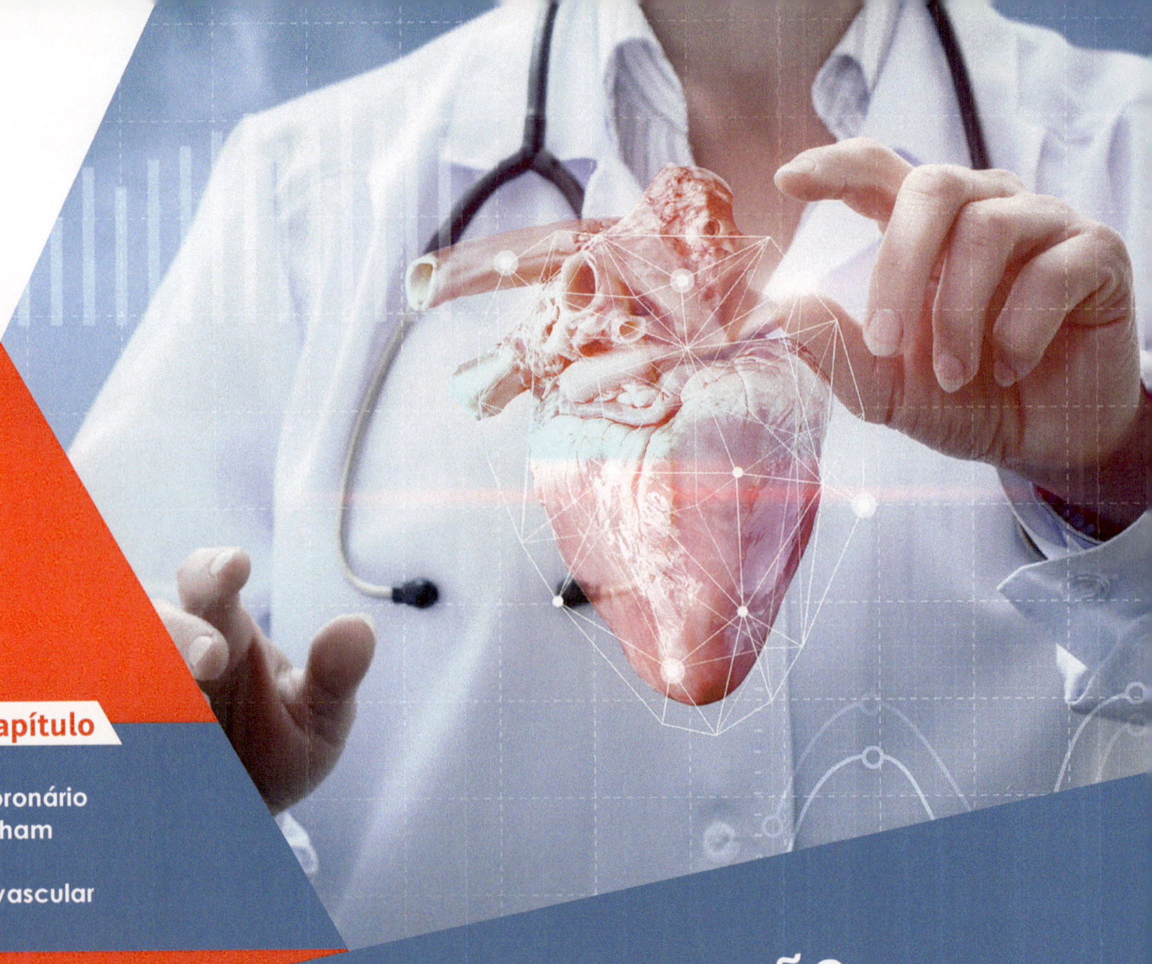

5

Destaques do Capítulo

- Aterosclerose
- Fatores de risco coronário
- Escore de Framingham
- Escore ASSIGN
- Prevenção cardiovascular
- Estatinas

Estratégias para estratificação do risco coronário

Marcelo Chiara Bertolami
Adriana Bertolami
André Arpad Faludi

A doença aterosclerótica cardiovascular permanece como a principal causa de morte em todo o mundo e, de acordo com a estimativa da Organização Mundial de Saúde, em rápida progressão nos países em desenvolvimento, particularmente no Brasil. A associação entre o aumento da disponibilidade a alimentos calóricos e ricos em gordura, o aumento do poder de compra e o baixo desenvolvimento sociocultural contribui para a epidemia de obesidade e, consequentemente, para a prevalência de diabetes, hipertensão arterial e dislipidemia. Paralelamente, o envelhecimento populacional abre espaço para os efeitos tardios das doenças crônico-degenerativas e aumenta a janela de oportunidade para a manifestação das síndromes coronárias agudas. Em conjunto, esses elementos têm contribuído para a criação de novo perfil de risco na população brasileira.

Felizmente, os maiores fatores de risco que contribuem para o desenvolvimento da doença cardiovascular aterosclerótica foram descritos em estudos epidemiológicos, enquanto estudos clínicos randomizados têm demonstrado os benefícios da redução de fatores de risco elevados. Entretanto, uma das questões mais desafiadoras na medicina clínica permanece: se, quando e como melhor tratar indivíduos com apenas um fator de risco cardiovascular. Vários conceitos têm auxiliado na identificação de estratégias para essa questão:

1. A doença cardiovascular se desenvolve durante toda a vida como resultado de influências combinadas de fatores relacionados ao estilo de vida, gatilhos ambientais e suscetibilidade genética.
2. A doença cardiovascular clinicamente manifesta geralmente é antecipada pela presença de um fator de risco e da aterosclerose subclínica. Tal evolução ao longo do tempo fornece uma janela de oportunidade para prevenção/intervenção. A longa latência da doença cardiovascular significa que as medidas preventivas também podem variar ao longo da vida.
3. A prevenção cardiovascular é mais bem efetivada pela combinação da prevenção baseada na população, da prevenção primária em indivíduos de alto risco e da prevenção secundária naqueles com doença cardiovascular estabelecida. A exata proporção alocada a cada uma dessas três medidas varia dependendo do risco cardiovascular absoluto médio (e de sua distribuição) em determinada comunidade e dos recursos de saúde disponíveis.
4. Quanto aos indivíduos que apresentam alto risco cardiovascular, este varia entre pessoas com taxas idênticas de determinado fator de risco com base nas taxas de outros fatores de risco, enfatizando a origem multifatorial da doença cardiovascular. Assim, a combinação das informações sobre diferentes taxas de fatores de risco cardiovascular em determinado indivíduo utilizando-se de um ou mais algoritmos de predição de risco é a melhor estratégia para acessar a probabilidade de que esse indivíduo venha a experimentar um evento cardiovascular em curto ou em longo prazo. A probabilidade do desenvolvimento da doença cardiovascular é referida como o risco absoluto de aparecimento de um evento em determinado período de tempo.
5. Para emprego mais eficiente de recursos de saúde, a intensidade de redução do fator de risco em determinado indivíduo durante certo período deve ser ajustada de acordo com o risco absoluto do desenvolvimento de eventos cardiovasculares para aquele período. Desse modo, a escolha de intervenções durante diferentes períodos em pessoas diferentes pode variar. Essa estratégia, conhecida como estratificação de risco, facilita a identificação de candidatos de alto risco para o desenvolvimento da doença cardiovascular que apresentam múltiplos fatores de risco marginais e quantifica o risco absoluto em pessoas com apenas um fator de risco, consequentemente reduzindo alarmes desnecessários. Ela também informa sobre o número necessário para tratar ou prevenir um evento cardiovascular com determinada opção de tratamento, facilitando, assim, a escolha entre várias alternativas terapêuticas. Além disso, esse processo pode potencialmente auxiliar no monitoramento da resposta individual a medidas terapêuticas/preventivas em função da melhora de seu escore de risco multivariável.
6. A avaliação do risco cardiovascular é um dos vários degraus do manejo desse risco e é crítica para a comunicação do risco para os pacientes e familiares. A decisão final de tratar ou não determinado indivíduo e de qual a melhor forma de tratamento é baseada em outros fatores além do escore de risco, tais como o juízo clínico, as ideias e preferências do paciente e da realidade do sistema local de saúde.
7. Consenso que tem evoluído entre especialistas é a noção de que indivíduos são mais bem servidos se o risco cardiovascular absoluto é o foco do tratamento, em vez da prática do tratamento de fatores de risco individuais. Diretrizes têm sugerido que os clínicos tratem o indivíduo como um todo e não apenas os fatores de risco individuais.

Um evento coronário agudo é a primeira manifestação da doença aterosclerótica em pelo menos metade dos indivíduos que apresentam essa complicação; na metade deles, esse evento é fatal antes mesmo do atendimento médico. As únicas ferramentas para reverter essa estimativa e reduzir a mortalidade cardiovascular são educar a todos e tratar os que estão em risco aumentado. Dessa forma, a identificação dos indivíduos assintomáticos que estão mais predispostos é crucial para a prevenção efetiva com a correta definição das metas terapêuticas individuais. A estimativa do risco de doença aterosclerótica resulta da somatória do risco associado a cada um dos fatores de risco mais a potenciação causada por sinergismos entre alguns desses fatores. Diante da complexidade dessas interações, a atribuição intuitiva do risco frequentemente resulta em subestimação ou superestimação dos casos de maior ou menor risco, respectivamente. Para contornar essa dificuldade, diversos algoritmos têm sido criados com base em análises de regressão de estudos populacionais, por meio dos quais a identificação do risco é aprimorada substancialmente.

Ferramentas auxiliares têm sido desenvolvidas com o intuito de aumentar a sensibilidade da detecção do risco cardiovascular. Algoritmos clínicos, a atividade inflamatória sistêmica e a identificação por exames de imagem de doença aterosclerótica silenciosa são as que mais se destacam no estado atual do conhecimento.

São vários os escores clínicos criados com a intenção de tornar acessível a estimativa do risco cardiovascular nos consultórios médicos com a utilização de características clínicas e laboratoriais de fácil aquisição. Alguns dos mais utilizados são:

5.1 *Framingham Risk Score* (FRS)

O FRS é um dos escores clínicos mais utilizados em todo o mundo e que, no modelo mais difundido, estima o risco absoluto de morte súbita e de infarto agudo do miocárdio em 10 anos para homens e mulheres. Compõem a equação, os fatores de risco idade, gênero, colesterol total, HDL-colesterol, pressão arterial sistólica e diastólica e tabagismo. Por ser o primeiro escore de risco e por suas repetidas validações, o FRS tem sido incorporado a diversas diretrizes ao longo dos anos.

Ainda assim, apesar do avanço do tratamento multicausal do FRS, sua capacidade de detecção do alto risco reflete necessariamente as características dos pacientes arrolados em seu ensaio original. Assim, novos fatores de risco como síndrome metabólica e a mudança do perfil geral de risco nas mulheres e nos jovens provoca subestimação nessas populações. Apesar do avanço no uso de algoritmos clínicos idealizado com o FRS, é preciso ter em mente que seu valor preditivo pode variar consideravelmente entre populações ou numa mesma população ao longo do tempo.

5.2 *Reynolds Risk Score* (RRS)

O RRS foi concebido com a finalidade de corrigir a subestimação para mulheres obtida com o FRS. As variáveis identificadas no modelo foram idade, pressão sistólica, concentração plasmática de hemoglobina glicosilada nos casos das pacientes diabéticas, tabagismo, concentração plasmática de colesterol total, HDL colesterol e PCR, medida por método de alta sensibilidade, bem como história familiar de infarto agudo do miocárdio antes de 60 anos de idade. Posteriormente, o RRS foi estendido à população masculina.

5.3 *Prospective Cardiovascular Münster Study* (PROCAM)

O PROCAM foi iniciado em 1979 com a intenção de reproduzir o modelo Framingham na população europeia. A discrepância das populações ficou claramente estabelecida na comparação entre o risco predito pelo FRS e a incidência de eventos nas coortes PROCAM e MONICA. O FRS superestimou o risco em duas vezes em relação aos eventos observados.

Do seu modelo foram identificadas as seguintes variáveis: idade, concentração plasmática de LDL-colesterol, HDL-colesterol e triglicerídeos, tabagismo, *diabetes mellitus*, história familiar de infarto do miocárdio e pressão arterial sistólica. O escore originado nessa análise estima o risco de eventos coronários em 10 anos.

5.4 *Assessing Cardiovascular Risk to Scottish Intercollegiate Guidelines Network/SIGN to Assign Preventative Treatment* (ASSIGN)

O ASSIGN foi concebido pelo "*SIGN group on risk estimation*" utilizando dados da coorte "*Scottish Heart Health Extended Cohort*" (SHHEC). Foram escolhidos como desfechos: morte súbita, eventos cerebrovasculares e coronários em 10 anos e entre as variáveis para predição do risco foi incluída deprivação social. O novo conceito buscou aperfeiçoar a estimativa do risco levando em consideração a condição socioeconômica cuja associação com risco de síndrome coronária aguda está bem estabelecida.

A mensuração da condição socioeconômica foi estabelecida num índice oficial do governo escocês, o "*Scottish Index of Multiple Deprivation*" (SIMD).

O SIMD é utilizado na estimativa de risco de doença cardiovascular pelo ASSIGN, junto com os seguintes fatores de risco clássicos: idade, gênero, história familiar, diabetes mellitus, cigarros consumidos por dia, pressão arterial sistólica, colesterol total e HDL-C.

5.5 *Q RESEARCH Cardiovascular Risk Algorithm (QRISK)*

O escore QRISK foi desenvolvido com intuito de extrapolar os conceitos do ASSIGN e validá-los em todo o Reino Unido, comparando-o ao FRS. O desfecho considerado foi o primeiro evento diagnosticado de doença cardiovascular (incluindo infarto do miocárdio, doença coronária, acidente vascular encefálico isquêmico, isquemia transitória), e foram considerados os fatores de risco: idade, gênero, tabagismo, pressão arterial sistólica, razão entre a concentração plasmática de colesterol total e de HDL-colesterol, índice de massa corpórea, história familiar de doença coronária em parente de primeiro grau com menos de 60 anos de idade, classificação SIMD estendida para todo o Reino Unido e uso atual de medicação anti-hipertensiva.

5.6 *Systematic Coronary Risk Evaluation (SCORE)*

À semelhança do QRISK, o SCORE foi criado com a finalidade de unificar, desta vez para toda a Europa, a ferramenta de estimativa de risco cardiovascular. Ele é empregado pela Diretriz para Manejo das Dislipidemias das Sociedades Europeias de Aterosclerose e Cardiologia.

O SCORE estima o risco de morte em 10 anos para eventos de causa aterosclerótica, incluindo infarto do miocárdio, acidente vascular encefálico e aneurisma de aorta. Foram obtidas duas equações: uma para regiões da Europa com alta incidência e outra com baixa incidência de doença cardiovascular. Esse programa progrediu recentemente para a validação do SCORE em cada um dos países que o utilizam.

Com a finalidade de tornar o algoritmo acessível aos distintos serviços de saúde, dois modelos foram desenvolvidos em paralelo, um deles utilizando concentração plasmática de colesterol total e outro utilizando a razão entre as concentrações plasmáticas de colesterol total e HDL-colesterol.

5.7 *Pooled Cohort Equations*

A diretriz americana sobre Dislipidemias publicada em 2013, que reuniu o American College of Cardiology e American Heart Association, empregou pela primeira vez a estratificação de risco que utiliza dados de um conjunto de estudos epidemiológicos, entre eles o de Framingham. Sugere que indivíduos livres de doença aterosclerótica significativa que apresentem risco calculado por esse método acima de 7,5% recebam tratamento com estatina.

5.8 Aplicabilidade dos escores à população brasileira

Não se dispõe de estudo nacional que permita a produção de algoritmo para estimativa de risco e nem mesmo a calibração de escores desenvolvidos para outras populações para a brasileira. Dessa forma, as diretrizes nacionais têm sempre empregado escores internacionais para definição do risco cardiovascular da população brasileira.

5.9 Atualização da Diretriz Brasileira sobre Dislipidemias e Prevenção da Aterosclerose

Dentre os diversos algoritmos existentes, a atualização da Diretriz Brasileira sobre Dislipidemias e Prevenção da Aterosclerose do Departamento de Aterosclerose da Sociedade Brasileira de Cardiologia recomenda a utilização do Escore de Risco Global (ERG) oriundo do Estudo de Framingham. O ERG estima o risco de infarto do miocárdio, acidente vascular encefálico, ou insuficiência cardíaca, fatais ou não fatais, ou insuficiência vascular periférica em 10 anos, e deve ser utilizado na avaliação inicial entre os indivíduos que ***não*** foram enquadrados nas condições de muito alto ou alto risco. O aplicativo para cálculo do risco e com recomendações para tratamento em cada situação de risco desenvolvido pelo Departamento de Aterosclerose da Sociedade Brasileira de Cardiologia pode ser encontrado nas lojas próprias dos dispositivos como Calculadora ER2017.

5.10 Estratificação do risco cardiovascular em pacientes sem tratamento hipolipemiante

5.10.1 Risco muito alto

Indivíduos que apresentem doença aterosclerótica significativa (coronária, cerebrovascular, vascular periférica), com ou sem eventos clínicos, ou obstrução ≥ 50% em qualquer território arterial.

5.10.2 Alto risco

São considerados de alto risco os indivíduos em prevenção primária:

1. Portadores de aterosclerose na forma subclínica documentada por método diagnóstico: ultrassonografia de carótidas com presença de placa; índice tornozelo-braquial (ITB) < 0,9; escore de cálcio coronário (CAC) > 100 ou a presença de placas ateroscleróticas na angiotomografia de coronárias (angioCT).
2. Aneurisma de aorta abdominal.
3. Doença renal crônica definida por taxa de filtração glomerular < 60 mL/min, e em fase não dialítica.
4. Aqueles com concentrações de LDL-C ≥ 190 mg/dL.
5. Presença de *diabetes mellitus* tipo 1 ou 2, e com LDL-C entre 70-189 mg/dL e presença de Estratificadores de Risco (ER) ou Doença Aterosclerótica Subclínica (DASC).

   Define-se ER e DASC no diabetes como:

   Estratificadores de Risco (ER): idade ≥ 49 anos no homem e ≥ 56 anos na mulher; tempo de diagnóstico do diabetes > 10 anos; história familiar de parente de primeiro grau com doença cardiovascular prematura (< 55 anos para homem e < 65 anos para mulher); tabagismo (pelo menos 1 cigarro no último mês); hipertensão arterial sistêmica; síndrome metabólica (de acordo com a International Diabetes Federation); presença de albuminúria > 30 mg/g de creatinina e/ou retinopatia; taxa de filtração glomerular < 60 mL/min.

   Doença Aterosclerótica Subclínica (DASC): ultrassonografia de carótidas com espessura íntima/média > 1,5 mm ou presença de placa; índice tornozelo braquial < 0,9; escore coronário de cálcio > 10; presença de placas ateroscleróticas na angiotomografia de coronárias.
6. Pacientes com LDL-c entre 70-189 mg/dL, do sexo masculino com risco calculado pelo Escore de Risco Global (ERG) > 20% e nas mulheres > 10%.

5.10.3 Risco intermediário

1. Indivíduos com Escore de Risco Global entre 5% e 20% no sexo masculino e entre 5% e 10% no sexo feminino, ou ainda os diabéticos sem os critérios de DASC ou ER listados acima.

5.10.4 Baixo risco

Pacientes do sexo masculino e feminino com risco em 10 anos < 5%, calculado pelo escore de risco global.

Observação: esta atualização não utiliza os fatores agravantes, que foram recomendados em diretrizes anteriores, para reclassificação do risco cardiovascular.

5.11 Estratificação de risco em pacientes em uso de estatinas

Os escores de risco para avaliação do risco cardiovascular devem ser utilizados na avaliação inicial, naqueles indivíduos que não se enquadram nas situações de alto e muito alto risco e que não estejam recebendo terapia modificadora de lípides. No entanto, aqueles sob terapêutica hipolipemiante não podem ter sua estratificação de risco e determinação das metas estabelecidas. A Atualização da Diretriz propõe a utilização de um fator de correção para o colesterol total para o cálculo do ERG em pacientes sob terapia hipolipemiante. Assim, em pacientes em uso de estatina, deve-se multiplicar o colesterol total por 1,43, como utilizado em alguns ensaios clínicos que tomam por base a redução média de 30% do colesterol total com estatinas. Isso se aplica à maior parte dos pacientes que usam doses moderadas de estatinas. A utilização desse fator de correção tem limitações e pode subestimar o colesterol total basal nos pacientes utilizando estatinas potentes e em doses altas, ou combinações de fármacos, não considera a variabilidade na resposta individual ao tratamento, nem os efeitos do tempo de exposição ao tratamento na atenuação do risco. Porém, como o colesterol é classificado em faixas, o impacto do fator de correção é atenuado.

Observação: o escore de risco é dinâmico, pois o controle dos fatores de risco por meio de intervenções não farmacológicas ou farmacológicas reduz o risco calculado do paciente. A Atualização da Diretriz orienta que, na vigência de medicamentos hipolipemiantes, mesmo que o valor absoluto de LDL-C alcançado seja muito menor do que a meta atual preconizada pelo ERG, a dose e a intensidade de tratamento não devem ser modificadas.

Apesar da diminuição do escore de risco calculado após as intervenções terapêuticas, esse documento reforça a importância da manutenção das medidas não farmacológicas e farmacológicas, em especial o uso da estatina de alta potência.

DICAS DO EDITOR

Referências bibliográficas

1. Alexandre AS, Sposito AC. Análise crítica da estratificação de risco cardiovascular. Revista da Sociedade de Cardiologia do Estado de São Paulo (SOCESP). 2011;21(2):2-8.
2. Catapano AL, Graham I, De Backer G, Wiklund O, Chapman MJ, Drexel H et al. 2016 ESC/EAS Guidelines for the Management of Dyslipidaemias. Eur Heart J. 2016;37(39):2999-3058.
3. D'Agostino RB et al; American College of Cardiology/American Heart Association Task Force on Practice Guidelines. 2013 ACC/AHA guideline on the assessment of cardiovascular risk: a report of the American College of Cardiology/American Heart Association Task Force on Practice Guidelines. Circulation. 2014;129(25 Suppl 2):S49-73.
4. Faludi AA et al. Atualização da Diretriz Brasileira sobre Dislipidemias e Prevenção da Aterosclerose do Departamento de Aterosclerose da Sociedade Brasileira de Cardiologia. Arquivos Brasileiros de Cardiologia. 2017;109(2, supl 1).
5. Stone NJ, Robinson JG, Lichtenstein AH, BaireyMerz CN, Blum CB, Eckel RH, et al; American College of Cardiology/American Heart Association Task Force on Practice Guidelines. 2013 ACC/AHA guideline on the treatment of blood cholesterol to reduce atherosclerotic cardiovascular risk in adults: a report of the American College of Cardiology/American Heart Association Task Force on Practice Guidelines. J Am CollCardiol. 2014;63(25 Pt B):2889-934.
6. Vasan RS, Kannel WB. Strategies for cardiovascular risk assessment and prevention over the life course: progress amid imperfections. Circulation. 2009;120(5):360-3.

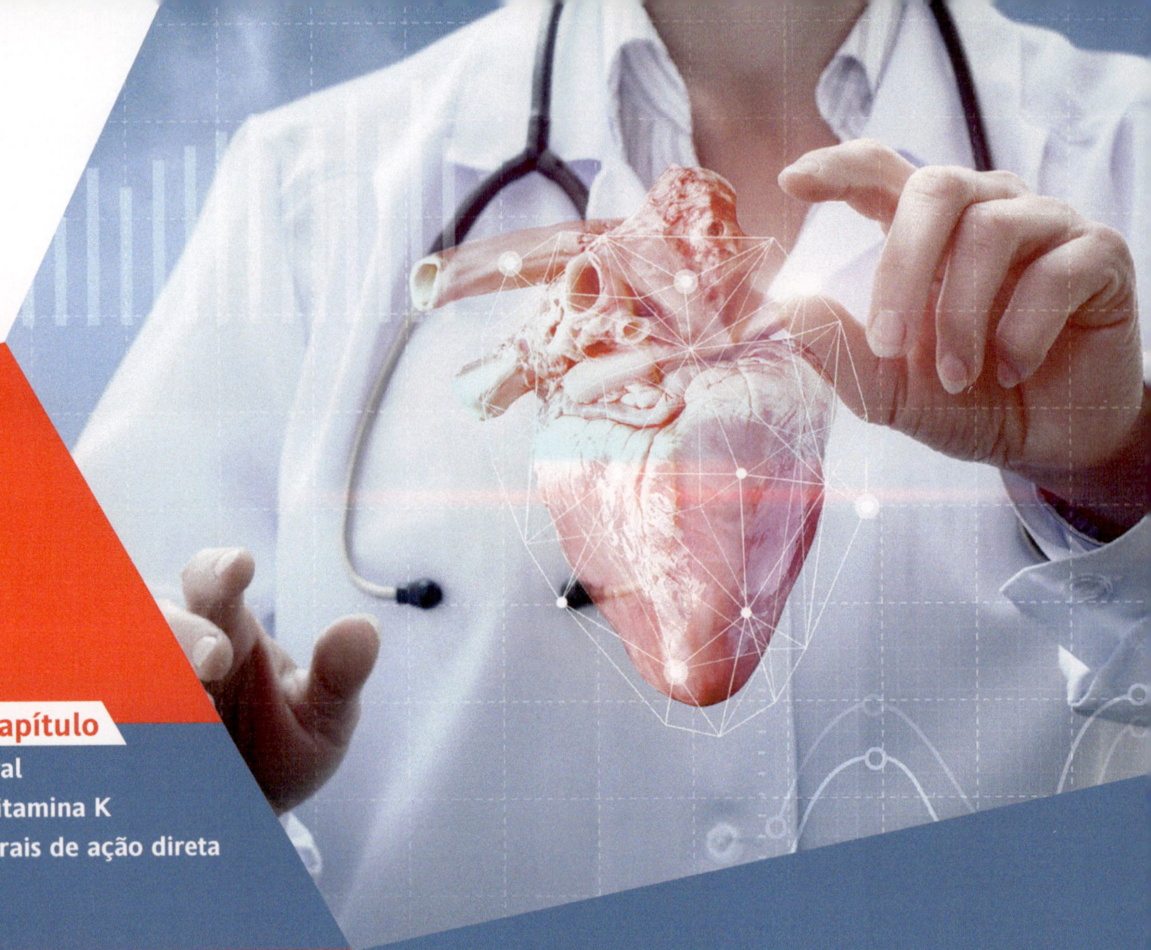

6

Destaques do Capítulo
- Anticoagulação oral
- Antagonistas da vitamina K
- Anticoagulantes orais de ação direta
- Fibrilação atrial
- Próteses valvares

Anticoagulação oral em cardiologia

Idelzuita Leandro Liporace
Nádia Marchiori Galassi
Dalmo Antonio Ribeiro Moreira

6.1 Introdução

A anticoagulação reduz acentuadamente a incidência de eventos tromboembólicos e a mortalidade em pacientes com diversas cardiopatias.

Na última década, as opções de anticoagulação vêm se modificando amplamente em função da rápida evolução da medicina baseada em evidências, que coincide com o uso mais difundido dos anticoagulantes orais de ação direta, também conhecidos como não antivitamina K (NOACs). Os fármacos desse grupo comercializados e aprovados até o momento são: o inibidor do fator II ativado (dabigatrana) e os inibidores do fator X ativado (rivaroxabana, apixabana e edoxabana).

A varfarina, um antagonista da vitamina K (AVK), utilizada há mais de 50 anos na prática médica, tem eficácia comprovada em diversos ensaios clínicos e segurança relacionada à manutenção do paciente dentro da faixa terapêutica. Atualmente, permanece como o anticoagulante oral mais prescrito mundialmente e é a única opção para pacientes portadores de próteses mecânicas, biopróteses e fibrilação atrial com estenose valvar mitral significativa.

6.2 Indicações da anticoagulação oral

6.2.1 Fibrilação atrial e doença valvar

O termo fibrilação atrial (FA) valvar não é o mais adequado para descrever pacientes com FA e uma miscelânea de diferentes tipos de doenças valvares, de tal maneira que as diretrizes americanas e europeias de FA e de valvopatias sugerem que o termo FA valvar deveria ser utilizado apenas para indicar que a causa da FA está relacionada à presença de próteses valvares ou de valvopatia reumática (predominantemente estenose mitral).

Do total de 71.683 pacientes incluídos nos grandes estudos internacionais de FA com NOACs (RE-LY, ROCKET-AF, ARISTOTLE e ENGAGE-AF), 13.585 (18,95%) apresentavam alguma doença valvar associada. As doenças valvares mais frequentes foram as insuficiências mitral, tricúspide e aórtica. Os pacientes portadores de próteses valvares mecânicas e estenose mitral moderada a grave foram excluídos desses estudos. Os resultados de uma metanálise com esses pacientes revelaram que no subgrupo de pacientes com doença valvar houve superioridade dos NOACs em comparação à varfarina na redução do risco de acidente vascular cerebral (AVC) hemorrágico e não inferioridade em termos de redução do AVC isquêmico, sangramento maior e mortalidade por todas as causas.

As diretrizes brasileira, americana e europeia recomendam ser razoável a utilização de um NOAC como alternativa ao AVK em pacientes com FA e valvopatia nativa aórtica, tricúspide ou insuficiência mitral e um escore CHA_2DS_2-VASC ≥ 2. Os AVK (INR = 2,0 a 3,0), ao contrário dos NOACs, são indicados para os pacientes com FA e estenose mitral reumática (Tabelas 6.1 e 6.2).

Tabela 6.1 Recomendações das diretrizes de valvopatias das Sociedades Brasileira, Americana e Europeia de Cardiologia para valvopatias nativas.

Condição clínica Valva nativa com fibrilação atrial	Medicação	SBC	AHA	ESC
Estenose mitral	NOACs Varfarina (2,5 a 3,5) AAS 200 mg	III C I B IIb B	III B I B –	III I B –
Demais valvopatias	NOACs Varfarina (2,0 a 3,0) AAS 200 mg	IIa C I B IIb B	IIa C I C –	IIa B I B –
Valva nativa com evento embólico prévio	NOACs Varfarina (2,0 a 3,0)	III C I B	– –	– –

SBC: Sociedade Brasileira de Cardiologia; AHA: American Heart Association; ESC: European Society of Cardiology. NOACs: anticoagulantes não antagonistas da vitamina K; AAS: ácido acetilsalicílico. Classes de recomendação: descritas no final do capítulo.

Fonte: Desenvolvido pela autoria.

Tabela 6.2 Faixa terapêutica para anticoagulação adequada com antagonistas da vitamina K segundo a diretriz brasileira de valvopatias.

Condição clínica	Posição	RNI	Classe
Fibrilação atrial + válvula nativa	Mitral/aórtica	2,0 a 3,0	I
Fibrilação atrial + prótese biológica	Mitral/aórtica	2,0 a 3,0	I
Ritmo sinusal + prótese mecânica	Aórtica	2,0 a 3,0	I
Ritmo sinusal + prótese mecânica	Mitral	2,5 a 3,5	I
Fibrilação atrial + prótese mecânica	Mitral/aórtica	2,5 a 3,5	I

RNI: Relação Normatizada Internacional.

Fonte: Desenvolvido pela autoria.

6.2.1.1 Próteses mecânicas

A incidência de trombose de prótese ou embolia sistêmica sem terapia anticoagulante varia de 15% para a prótese mecânica na posição aórtica, e de 22% para a posição mitral.

Os pacientes portadores de próteses mecânicas foram avaliados no estudo RE-ALIGN, que comparou dabigatrana nas doses de 150, 220 e 300 mg duas vezes ao dia *versus* varfarina (INR: 2,0 a 3,5).

O estudo foi interrompido precocemente devido à ocorrência excessiva de eventos tromboembólicos (AVC isquêmico, ataque isquêmico transitório, trombose de prótese e infarto agudo do miocárdio) e hemorrágicos (sangramento maior, sangramento pericárdico e sangramento menor) no grupo em uso de dabigatrana quando comparado à varfarina. Os resultados indicaram que a dabigatrana nas doses testadas não foi tão efetiva como a varfarina na prevenção de eventos tromboembólicos em pacientes com próteses mecânicas e esteve associada com aumento do risco de sangramento. A hipótese sugerida pelos pesquisadores do estudo seria de relativa inabilidade da dabigatrana em atuar sobre fatores de coagulação ativados quando o sangue é exposto à superfície das valvas protéticas.

A utilização de NOACs em pacientes portadores de próteses mecânicas está contraindicada de acordo com todas as diretrizes nacionais e internacionais (Tabela 6.3). Os AVK são os anticoagulantes orais de escolha para pacientes portadores de próteses mecânicas, e a intensidade da anticoagulação dependerá do tipo de prótese implantada, da posição do implante e da presença de outros fatores de risco para tromboembolismo.

Tabela 6.3 **Recomendações das diretrizes de valvopatias das Sociedades Brasileira (2017), Americana (2017) e Europeia (2018) de Cardiologia para a utilização de anticoagulantes orais nos pacientes portadores de próteses mecânicas.**

Condição clínica	Medicação	SBC	AHA	ESC
Próteses mecânicas em posição mitral, tricúspide, aórtica do tipo bola-gaiola ou com FA ou com fatores para tromboembolismo	NOACs Varfarina (2,5 a 3,5)	III B I B	III B I B	III B C I B
Próteses mecânicas em posição aórtica duplo--disco ou disco único sem fatores para tromboembolismo	NOACs Varfarina (2,0 a 3,0)	III I	III B I B	III B C I

SBC: Sociedade Brasileira de Cardiologia; AHA: American Heart Association; ESC: European Society of Cardiology. NOACs: anticoagulantes não antagonistas da vitamina K; AAS: ácido acetilsalicílico. Classes de recomendação: descritas no final do capítulo.

Fonte: Desenvolvido pela autoria.

6.2.1.2 Biopróteses valvares

As biopróteses são menos trombogênicas que as próteses mecânicas; entretanto, a incidência de eventos tromboembólicos é maior nos seis primeiros meses após o implante, período em que não ocorreu a endotelização completa da prótese. Portanto, indica-se o uso de AVK (RNI = 2,0 a 3,0) durante os primeiros 90 a 180 dias após a cirurgia. Concluído esse período, preconiza-se a manutenção do AVK (RNI = 2,0 a 3,0) quando existirem outros fatores de risco para tromboembolismo (Tabela 6.4).

Tabela 6.4 **Recomendações das diretrizes de valvopatias das Sociedades Brasileira (2017), Americana (2017) e Diretriz de Fibrilação Atrial Europeia (2018) para a utilização de anticoagulantes orais nos pacientes portadores de próteses biológicas.**

Próteses biológicas	Medicação	SBC	AHA	ESC
Fibrilação atrial	NOACs Varfarina (2,0 a 3,0)	IIb C I B	– I B	– I C
Ritmo sinusal mitral (6 primeiros meses)	NOACs Varfarina (2,0 a 3,0)	III IIb C	– IIa B-NR	– IIa C
Ritmo sinusal aórtico (6 primeiros meses)	NOACs Varfarina (2,0 a 3,0) AAS	III IIb B IIb C	– IIa B-NR –	– IIb C IIb C
Ritmo sinusal mitral (> 6 meses)	NOACs Varfarina (2,0 a 3,0) AAS	III III III	– – IIa B-NR	– – –
TAVI em fibrilação atrial	NOACs Varfarina AAS + Clopidogrel	IIb C I B IIb C	– IIb B-NR IIb C	– – –
TAVI ritmo sinusal (3 primeiros meses)	NOACs Varfarina AAS + Clopidogrel	– – III	– IIb B-NR IIb C	– – –

SBC: Sociedade Brasileira de Cardiologia; AHA: American Heart Association; ESC: European Society of Cardiology. NOACs: anticoagulantes não antagonistas da vitamina K; AAS: ácido acetilsalicílico. TAVI: implante valvar transcateter. Classes de recomendação: descritas no final do capítulo.

Fonte: Desenvolvido pela autoria.

Segundo a diretriz brasileira de doença valvar publicada em 2017, a varfarina é o principal anticoagulante oral a ser utilizado nos pacientes valvopatas, ressaltando que até o momento não existem trabalhos publicados delineados especialmente para esse grupo de pacientes com os NOACs. Não recomenda a utilização do escore de CHA_2DS_2-VASC para pacientes com valvopatia clinicamente relevante, pois este pode subestimar o risco nos pacientes com escore ≤1.

6.2.3 Outras indicações de anticoagulação oral

A anticoagulação oral está indicada, com manutenção do RNI entre 2,0 e 3,0, nas seguintes situações clínicas: presença de trombo em cavidades cardíacas, profilaxia e tratamento do tromboembolismo venoso, e com um nível menor de evidências científicas, nas seguintes situações: pós-operatório de derivação cavopulmonar, hipertensão arterial pulmonar idiopática, miocardiopatia dilatada com aneurisma e miocárdio não compactado.

6.2.4 Fibrilação atrial não valvar

Os anticoagulantes orais de ação direta são uma alternativa eficaz aos AVK para os pacientes com FA não valvar. As principais vantagens são a não necessidade de monitorização da taxa do RNI e de ajustes de doses, não interação com alimentos ou com a maioria dos fármacos regularmente prescritos. Além destas, citam-se o rápido início de ação, garantindo pronta anticoagulação, e meia-vida mais curta, que facilita, por exemplo, a programação de intervenções cirúrgicas com menor risco de sangramento.

Nos últimos anos a descoberta de fármacos bloqueadores da trombina ou do fator X ativado (Xa) trouxe uma nova perspectiva para a terapêutica anticoagulante. Além dos benefícios já citados, aliados à elevada eficácia e segurança, mudaram o paradigma da anticoagulação, o que vem favorecendo maior aderência ao tratamento, beneficiando, sem dúvida, um número maior de pacientes. Atualmente são quatro os anticoagulantes de nova geração que, após o término da fase III de investigação, foram liberados para o mercado nacional: a dabigatrana, inibidor direto da trombina e os bloqueadores do fator Xa, rivaroxabana, apixabana e mais recentemente edoxabana.

6.2.5 Anticoagulantes orais não antagonistas da vitamina K

6.2.5.1 Dabigatrana

A dabigatrana foi avaliada num estudo comparativo com a varfarina (estudo Re-Ly, Randomized Evaluation of Long-term anticoagulation therapY), envolvendo pouco mais de 18.000 pacientes, para prevenção de tromboembolismo sistêmico em portadores de FA paroxística ou permanente, com idade acima de 75 anos, ou com idade inferior a esta mas com mais de um fator de risco associado, tais como: insuficiência cardíaca, diabetes, hipertensão arterial ou história de AVC. Os pacientes foram randomizados para receber varfarina em doses ajustadas de acordo com o RNI e doses fixas de dabigatrana 110 mg e 150 mg duas vezes ao dia, de maneira randomizada. Foi um estudo aberto, baseado na intenção de tratar, com seguimento máximo de três anos. A média do escore de risco $CHADS_2$ da população avaliada foi de 2,2 e o tempo na faixa terapêutica para os pacientes que fizeram uso da varfarina foi de 64%. O estudo Re-Ly utilizou o critério de não inferioridade do novo anticoagulante em relação à varfarina, ou seja, partiu-se do princípio que esse agente tenha eficácia e segurança no mínimo similares ao da varfarina.

No estudo Re-Ly, a taxa anual de AVC ou embolia sistêmica foi de 1,71% para a varfarina e, 1,54% para a dabigatrana 110 mg (risco relativo 0,90; IC 95% variando entre 0,74 e 1,10) e 1,11% para dose de 150 mg (risco relativo 0,65; IC 95% 0,52-0,81). A taxa de AVC hemorrágico foi significativamente mais baixa (p < 0,001) com as duas doses da dabigatrana 150 mg (0,10%) e 110 mg (0,12%) comparado com a varfarina (0,38%). A taxa de sangramento maior foi de 3,57% com a varfarina comparada a 2,8% com dabigatrana 110 mg (p = 0,003) e 3,22% com 150 mg (p = 0,31). Em outras palavras, a dose de 110 mg não foi inferior à varfarina na prevenção do tromboembolismo sistêmico, mas superior quanto ao risco de hemorragia, ao passo que com a dose de 150 mg houve superioridade nítida da dabigatrana na redução do tromboembolismo e taxa similar de hemorragia em comparação com a varfarina. A redução de risco relativo nas taxas de AVC, isquêmico e hemorrágico, além da mortalidade vascular e total, é apresentada na Tabela 6.5. Já os resultados da redução de risco relativo quanto às complicações hemorrágicas (segurança) são apresentados na Tabela 6.6.

Em relação aos efeitos colaterais, houve maior taxa de dispepsia no grupo que recebeu dabigatrana e um aumento no risco de sangramento gastrointestinal com a dose de 150 mg (Tabela 6.6). Apesar de tendência maior de risco de infarto do miocárdio em pacientes em uso de dabigatrana (0,82% e 0,81%) em comparação com o grupo que recebeu varfarina (0,64% ao ano; p = 0,09 e 0,12), esses resultados não se confirmaram em análise posterior.

Tabela 6.5 **Eficácia dos novos anticoagulantes em comparação com a varfarina na redução de AVC e/ou embolia sistêmica, além da taxa de mortalidade, observada nos três estudos de fase III.**

		RE-LY	ROCKET AF	ARISTOTLE
	Dabigatran 110 mg	Dabigatran 150 mg	Rivaroxaban	Apixaban
Desfecho primário RRR, %	↓10*	↓35*	↓21*	↓21*
AVC hemorrágico RRR, %	↓69*	↓74*	↓41*	↓49*
AVC isquêmico/ causa desconhecida RRR, %	↓11	↓24*	↓6	↓8
Morte cardiovascular RRR, %	↓10	↓15*	↓11	↓11
Todas as mortes RRR, %	↓9	↓12	↓15	↓11*

RRR: redução de risco relativo; AVC: acidente vascular cerebral.
*$p < 0,05$

Fonte: Desenvolvido pela autoria.

Com esses achados, a dabigatrana nas doses avaliadas foi aprovada como alternativa segura e eficaz para a prevenção de tromboembolismo sistêmico em pacientes com FA. A dose de 150 mg foi superior à varfarina e com taxa de sangramento semelhante, e a de 110 mg teve eficácia similar e menor taxa de sangramento. A dabigatrana 150 mg foi o único anticoagulante até o momento a apresentar superioridade na redução do AVC isquêmico em relação à varfarina.

A possibilidade da utilização de um fármaco reversor dos efeitos da dabigatrana sem dúvida torna a indicação do medicamento mais segura. O idarucizumabe, um anticorpo monoclonal humanizado, liga-se de forma irreversível a toda dabigatrana livre e ligada à trombina em poucos minutos, anulando seus efeitos. Esse efeito é comprovado pela normalização do tempo de tromboplastina parcial ativado, tempo de trombina diluído, tempo de coagulação ativado e tempo de coagulação da ecarina. Um achado interessante, a normalização dos parâmetros de coagulação, ocorre muito antes (alguns minutos apenas) em comparação com o tempo para interrupção da hemorragia (11,4 horas em média). O idaricizumabe pode ser empregado na reversão de hemorragias, eventualmente precipitadas pela dabigatrana, como também aumenta a possibilidade de realização de intervenções cirúrgicas de urgência em pacientes em uso desse medicamento.

Tabela 6.6 **Segurança dos novos anticoagulantes em comparação com a varfarina em relação aos critérios de segurança.**

		RE-LY	ROCKET AF	ARISTOTLE
	Dabigatran 110 mg	Dabigatran 150 mg	Rivaroxaban	Apixaban
Sangramento maior RRR, %	↓20*	↓7	↓4	↓31*
Sangramento intracraniano RRR, %	↓70*	↓59*	↓33*	↓58*
Sangramento fatal RRR, %	-	-	↓50*	↓39**#
Sangramento potencialmente fatal RRR, %	↓33*	↓20*	-	-
Sangramento GI RRR, %	↑8	↑48	↑46*	↓11
Sangramento maior e não maior clinicamente RRR, %	↓22*	↓9*	↑3	↓32*

RRR: redução de risco relativo; *$p < 0,05$; **Análise intenção de tratar modificada; significância estatística não relatada. #Comparação foi feita relatando a frequência de eventos não corrigida, já que a taxa de eventos anualizada não estava disponível.

Fonte: Desenvolvido pela autoria.

6.2.5.2 Rivaroxabana

O estudo ROCKET-AF (Rivaroxaban Once Daily Oral Direct Factor Xa Inhibition Compared with Vitamin K Antagonism for Prevention of Stroke and Embolism Trial in Atrial Fibrillation) avaliou os efeitos da rivaroxabana, um inibidor direto do fator Xa da cascata de coagulação, na prevenção de tromboembolismo sistêmico em pacientes com FA e fatores de risco para tromboembolismo (a média do escore de risco $CHADS_2$ para a população desse estudo foi 3,47, a maior dentre os outros estudos). A dose fixa de 20 mg de rivaroxabana uma vez ao dia (dose de 15 mg para pacientes com *clearance* renal abaixo de 30-49 ml/min) foi comparada com a dose ajustada de varfarina, de maneira duplo-cega e com critério de não inferioridade, como no estudo Re-Ly. Os resultados em relação à eficácia do fármaco na redução dos desfechos primários são apresentados na Tabela 6.5. Os achados do estudo ROCKET-AF estabelecem a não inferioridade da rivaroxabana em relação à varfarina. As taxas de sangramento maior foram similares em ambos os grupos (3,60% vs. 3,45%; risco relativo 1,04; 95% IC variou entre 0,96 e 1,11; p = 0,442) mas as taxas de sangramento fatal e AVC hemorrágico foram menores com a rivaroxabana em comparação com a varfarina (0,26% vs. 0,44%; risco relativo 0,59; IC 95% variou entre 0,37 e 0,93; p = 0,024). A vida média da rivaroxabana (5 a 9 h) é menor que a da dabigatrana (12 a 17 h) e, no entanto, foi utilizada apenas uma vez ao dia ao invés de duas vezes. Esse fato pode indicar que a redução da trombina permaneça por mais tempo e o restabelecimento dos níveis plasmáticos dessa enzima demore mais com a rivaroxabana em comparação à dabigatrana.

No que diz respeito à prevenção secundária, outro estudo confirmou a não inferioridade da rivaroxabana em comparação à varfarina. Numa avaliação prospectiva de 7.468 pacientes com história prévia de AVC (4.907 pacientes) ou ataque isquêmico transitório (2.561 pacientes) com escore $CHADS_2$ de 3,93, a taxa de recorrência de AVC no grupo que recebeu rivaroxabana foi similar em comparação àqueles que tomaram varfarina (2,79% grupo rivaroxabana e 2,96% grupo varfarina – HR 0,94; IC 95% variou entre 0,77 e 1,16). Segundo os autores, o estudo ROCKET-AF foi o que incluiu o maior número de pacientes com FA que realmente representam a prática clínica diária, não apenas pelo perfil de alto risco de acidente tromboembólico espelhado pelo escore $CHADS_2$ mais elevado, mas também por apresentar a maior população com história prévia de AVC em comparação com outros estudos.

A rivaroxabana deve ter sua dose reduzida para 15 mg em pacientes com disfunção renal. Esse fato foi observado em 23% dos pacientes do estudo ROCKET-AF. A eficácia e a segurança desse fármaco foi mantida nessa população, em comparação com os pacientes que fizeram uso da varfarina, de maneira similar ao que foi observado naqueles sem insuficiência renal e que tomaram a dose de 20 mg. Na população que evoluiu com redução do *clearance* de creatinina, foi observada superioridade da rivaroxabana sobre a varfarina na redução do AVC.

6.2.5.3 Apixabana

A apixabana, um inibidor do fator de coagulação Xa, foi avaliada em dois grandes estudos. O estudo AVERROES (The Apixaban Versus Acetylsalicylic Acid [ASA] to Prevent Stroke in Atrial Fibrillation Patients Who Have Failed or Are Unsuitable for Vitamin K Antagonist) comparou de forma duplo-cega a apixabana na dose de 5 mg duas vezes ao dia com a aspirina em 5.599 pacientes com FA e com risco para AVC, mas que por alguma razão não poderiam fazer uso de varfarina. O estudo foi interrompido precocemente pela observação da clara redução de tromboembolismo sistêmico e AVC com apixabana em comparação com a aspirina (1,6% vs. 3,7%; risco relativo 0,45; IC 95% 0,32 e 0,62) com taxas similares de hemorragias maiores (1,4% para a apixabana e 1,2% para a aspirina; risco relativo 1,13; IC 95% variou entre 0,74 e 1,75). A taxa de óbito foi de 3,5% no grupo apixabana e de 4,4% no grupo que recebeu aspirina (risco relativo 0,79; IC 95% variou entre 0,62 e 1,02; p < 0,07). Esses achados confirmam o maior sucesso do inibidor do fator Xa em relação à aspirina na prevenção de AVC em pacientes com FA.

No estudo ARISTOTLE (Apixaban for Reduction In STroke and Other ThromboemboLic Events in Atrial Fibrillation), comparou-se a utilização de apixabana 5 mg duas vezes ao dia com varfarina para a prevenção de fenômenos tromboembólicos em 18.201 pacientes com FA não valvar e com pelo menos um fator de risco para fenômeno tromboembólico. O objetivo primário foi observar a ocorrência de AVC (hemorrágico e isquêmico) ou tromboembolismo sistêmico. O desfecho primário foi de menor ocorrência no grupo que recebeu apixabana em comparação com a varfarina (1,27% vs. 1,60% ao ano; p < 0,001 para não inferioridade e p = 0,01 para superioridade). Quanto à segurança, os sangramentos maiores também ocorreram em menor proporção no grupo da apixabana em comparação ao grupo de pacientes que fez uso de varfarina (2,13% vs. 3,09 ao ano; p < 0,001). A taxa de AVC hemorrágico foi de 0,24% para a apixabana e 0,47% para a varfarina (p < 0,001). Os resultados de eficácia e segurança da apixabana podem ser observados nas Tabelas 6.5 e 6.6. A apixabana foi superior à varfarina no que diz respeito ao desfecho primário, particularmente pela maior redução do AVC hemorrágico. Por outro lado, a apixabana foi o agente que apresentou as menores taxas de sangramento maior e sangramento maior não clinicamente relevante.

A taxa de excreção renal de apixabana é de 27%, sendo a menor dentre os outros anticoagulantes. Em pacientes com insuficiência renal, sua dose deve ser reduzida quando duas de três condições forem observadas: a) nível plasmático de creatinina > 1,5 mg%; b) peso abaixo de 60 kg; c) idade acima de 80 anos. A não observância dessa regra acarreta maior risco de sangramento devido ao acúmulo plasmático do fármaco. Por outro lado, a simples redução da dose quando nenhum desses critérios ou apenas um deles é detectado pode reduzir sua eficácia terapêutica com aumento do risco de AVC. A apixabana é o único anticoagulante oral da nova geração que tem a prescrição permitida para pacientes com insuficiência renal dialítica. Nos Estados Unidos esse fármaco tem sua prescrição liberada para essa classe de pacientes, cujo risco de AVC é maior. Não se sabe ainda se essa dose de apixabana reduz de maneira significativa a taxa de eventos embólicos sistêmicos e risco de sangramento em pacientes com doença renal terminal em diálise. Deve-se destacar, no entanto, que essa prescrição não é baseada em nenhum estudo clinico, randomizado e controlado, que tenha comprovado sua eficácia e segurança nessa população, mas, sim num estudo que avaliou a farmacocinética e a farmacodinâmica da apixabana em pacientes dialíticos. Um estudo recente, retrospectivo, incluindo apenas 124 pacientes renais crônicos com FA (58 pacientes) e história de tromboembolismo venoso (66 pacientes), avaliou os efeitos da apixabana em indivíduos em regime dialítico, 74 pacientes em uso de apixabana e 50 em uso de varfarina. Dos pacientes em uso de apixabana, 80% utilizavam dose de 5 mg a cada 12 horas; 52% dos pacientes em uso de varfarina estavam em uso concomitante de aspirina e/ou clopidogrel, contra apenas 34% dos pacientes em uso de apixabana. Esse estudo demonstrou que o grupo de pacientes que fez uso de apixabana teve menor taxa de sangramento em comparação aos que estavam em uso de varfarina (18,9% vs. 42% para apixabana e varfarina respectivamente; $p < 0,001$). Não houve relato de AVC em ambos os grupos; houve numericamente maior recorrência de trombose venosa em pacientes em uso de apixabana. Dois estudos prospectivos estão em andamento para comprovar o efeito da apixabana em pacientes renais crônicos submetidos a hemodiálise. No Brasil a apixabana está liberada para pacientes com *clearance* renal de creatinina até 15 mL/min, de maneira similar aos outros anticoagulantes não inibidores da vitamina K. A dose empregada deve ser de 5 mg a cada 12 horas.

6.2.5.4 Edoxabana

O estudo ENGAGE AF-TIMI 48 (Effective Anticoagulation with Factor Xa Next Generation in Atrial Fibrillation-Thrombolysis in Myocardial Infarction 48) foi um ensaio randomizado, duplo-cego, que avaliou duas doses de edoxabana (30 mg e 60 mg, ambas uma vez por dia) em comparação à varfarina, em doses ajustadas de acordo com a taxa do RNI para prevenção de tromboembolismo sistêmico em mais de 21.000 pacientes com FA. O valor médio do escore $CHADS_2$ foi de 2,8. Esse foi o maior estudo que avaliou um anticoagulante, com maior tempo de seguimento, tendo perdido apenas um único contato com paciente até o final do estudo.

Do ponto de vista da eficácia, os resultados demonstraram que a dose de 60 mg foi não inferior à varfarina na redução das taxas de AVC e embolia sistêmica (HR 0,87; IC95% 0,73-1,04; $p < 0,001$). Considerando apenas o AVC isquêmico, os resultados foram comparáveis ao grupo de pacientes que fizeram uso de varfarina (HR 1,00; IC 0,83-1,19; $p = 0,97$). Quando se analisaram os dados relacionados à segurança, observou-se redução significativa, da ordem de 46% dos casos de AVC hemorrágico (HR 0,54; IC 95% 0,38-0,77; $p < 0,001$). Além disso, houve redução nas taxas de hemorragia intracraniana (HR 0,47; 95% IC 0,34 a 0,63; $p < 0,001$) e de sangramentos maiores (HR 0,80; IC 95% 0,71-0,91; $p < 0,001$), mas um discreto aumento do risco de sangramento gastrointestinal (HR 1,23; IC 95% 1,02-1,50; $p = 0,03$).

Quanto à dose de 30 mg uma vez ao dia, a edoxabana foi não inferior à varfarina em relação à redução do desfecho primário compreendido por AVC e embolia sistêmica (HR 1,13; IC 95% 0,96-1,34; $p = 0,005$). Por outro lado, quando se analisou apenas o AVC isquêmico houve aumento significativo de sua incidência em comparação aos pacientes que tomaram varfarina (HR 1,41; IC 95% 1,19-1,67; $p < 0,001$). Uma observação importante: os pacientes que fizeram uso da dose de 30 mg tiveram uma redução significativa, da ordem de 67%, das taxas de AVC hemorrágico (HR 0,33; IC 95% 0,22-0,50; $p < 0,001$). Além disso, todos os desfechos relacionados a sangramento foram muito favoráveis à edoxabana 30 mg, com redução observada das taxas de sangramento intracraniano (HR 0,30; IC 95% 0,21-0,43; $p < 0,001$), redução de hemorragias graves (HR 0,47; IC 95% 0,41-0,55, $p < 0,001$) e de hemorragias gastrointestinais (HR 0,67; IC 95% 0,53 a 0,83; $p < 0,001$) em comparação com ao grupo de pacientes que fez uso de varfarina.

A dose reduzida de edoxabana está indicada em indivíduos que apresentam pelo menos uma de três condições básicas: a) *clearance* de creatinina abaixo de 50 mL/min; b) peso abaixo de 60 kg; c) utilização concomitante de inibidores da glicoproteína P (ciclosporina, eritromicina ou cetoconazol). Todas essas condições podem reduzir a excreção do fármaco e provocar seu acúmulo plasmático, aumentando o risco de hemorragia.

Do ponto de vista prático, o grande benefício da utilização de edoxabana em pacientes de risco para tromboembolismo sistêmico, além da dose única diária, é a possibilidade de sua redução (60 mg → 30 mg) durante o tratamento quando o paciente preenche um dos três critérios descritos. O estudo ENGAGE demonstrou que a ação antifator Xa da dose de 30 mg em pacientes que necessitam de redução de dose (insuficiência renal, por exemplo) é similar ao da dose de 60 mg em pacientes com função renal normal. Essa conduta mantém a eficácia da medicação, mas com a grande vantagem de causar muito menos complicações hemorrágicas.

6.3 Manejo dos antagonistas da vitamina K

Os derivados cumarínicos agem competindo com a enzima vitamina K epóxido redutase (VKORC1), que é responsável pelo ciclo de interconversão e regeneração da vitamina K. A inibição da gama-carboxilação pelos AVK reduz a atividade funcional dos fatores dependentes da vitamina K (II, VII, IX, X, proteínas C, S e Z).

Os AVK apresentam características peculiares que dificultam seu manejo como: dose-resposta individualizada, janela terapêutica estreita, numerosas interações medicamentosas e dietéticas (Quadro 6.1), e, por essas razões, exigem monitoração do seu efeito anticoagulante. Atualmente, o único AVK disponível no mercado brasileiro é a varfarina.

Quadro 6.1 **Orientações aos pacientes sobre a dieta AVK: antagonistas da vitamina K.**

No início da anticoagulação oral deve-se ajustar a dose do AVK à dieta a que o paciente está habituado, mantendo-a constante e equilibrada principalmente em relação aos alimentos que contêm maior quantidade de vitamina K (folhas verde-escuras). Recomenda-se não suspender esses alimentos, pois baixas concentrações da vitamina K na dieta podem resultar em valores de RNI mais instáveis.

Fonte: Desenvolvido pela autoria.

O controle laboratorial dos AVK é realizado por meio do Tempo de Protrombina (TP), e expresso pela Relação Normatizada Internacional (RNI), que pode ser realizado mediante avaliação laboratorial convencional e também por coagulômetros portáteis. Diversas variáveis podem influenciar no resultado desse exame: erros pré-analíticos, diferença em métodos e aparelhos e a sensibilidade da tromboplastina utilizada pelos laboratórios. Estudos têm demonstrado uma tendência dos coagulômetros portáteis a superestimar os níveis de RNI, quando comparados aos resultados do laboratório, naqueles pacientes com valores acima de 3,5.

6.3.1 Controle do RNI no início da anticoagulação

No início da anticoagulação inicia-se o tratamento com a varfarina 5 mg/dia e procede-se ao controle do RNI conforme Tabela 6.7. A coleta do RNI deverá ser semanal até que se alcance a faixa terapêutica desejada; quando estiver dentro do alvo, recomenda-se espaçar as avaliações paulatinamente até atingir a estabilidade.

Tabela 6.7 **Esquema de ajuste da dose de varfarina no início da terapia.**

Dia	RNI	Conduta	Dose diária
1º dia	1-1,2	Iniciar varfarina	5 mg/dia
4º dia	1-1,4	Manter dose	5 mg/d
	1,5-1,9	Reduzir 25% da DMD	3,75 mg/d (5 mg, intercalado com 2,5 mg)
	2,0-2,5	Reduzir 50% da DMD	2,5 mg/dia
	2,6-3,0	Reduzir 75% da DMD	1,25 mg/dia
	> 3,1	Suspender 1 dose e depois reduzir para 75% da DMD	1,25 mg/dia
8º dia	< 1,5	Aumentar 15% da DMD	7,5 mg 2x/s e 5 mg x 5 x/s
	1,6-1,9	Aumentar 5-10% da DMD	7,5 mg 1x/s e 5 mg 6x/s
	2,0-3,0 ou 2,5-3,5	Manter a dose conforme o alvo terapêutico	
	3,1-3,5	Reduzir 10% da DMD quando alvo do RNI for 2,0 a 3,0	
	3,6-4,0	Suspender 1 dia e reduzir 10 a 15% da DMD conforme o alvo terapêutico	
	> 4,1	Suspender 2 dias e reduzir 15 a 20% da DMD conforme o alvo terapêutico	

DMD: dose média diária; RNI: Relação Normatizada Internacional.

Fonte: Desenvolvido pela autoria.

6.3.2 Ajuste de dose de varfarina para o paciente em uso crônico

A frequência de monitoração dos pacientes estáveis (RNI dentro da faixa terapêutica nos últimos três meses) poderá ser realizada com um intervalo de até 12 semanas. Os pacientes que apresentarem RNI fora da faixa terapêutica deverão ter a causa investigada antes de se proceder ao ajuste de dose. Nem sempre um ajuste definitivo deverá ser feito, principalmente naqueles pacientes que se encontravam estáveis

(Tabela 6.8). Os pacientes deverão ser orientados a retornar para avaliação precoce nas seguintes situações: presença de sangramento, introdução ou suspensão de medicamentos (Tabela 6.9), mudança no estado de saúde ou alteração brusca da dieta.

Tabela 6.8 Ajuste de dose de varfarina no paciente em uso crônico do anticoagulante e sem sangramento.

RNI encontrado	RNI alvo	Conduta		
		Causa permanente+	Causa temporária++	Retorno
< 1,5	2,0-3,0	Aumentar 10% da DS*	Dose de ataque** Manter DS*	Reavaliar em 2 semanas
	2,5-3,5	Aumentar 15% da DS*		
1,5-1,9	2,0-3,0	Aumentar 5% da DS*	Dose de ataque** Manter DS*	Reavaliar em 2 semanas
	2,5-3,5	Aumentar 10% da DS*		
2,0-2,4	2,5-3,5	Aumentar 5% da DS*	Dose de ataque** Manter DS	Reavaliar em 2 semanas
3,1-3,5	2,0-3,0	Diminuir 5% da DS*	Suspender 1 dose	Reavaliar em 2 semanas
	2,5-3,5	Manter a dose	Manter a dose	
3,6-4,9	2,0-3,0	Suspender de 1 a 2 doses Diminuir 10% da DS*	Suspender de 1 a 2 doses Manter DS*	Reavaliar em 1 a 2 semanas
	2,5-3,5	Suspender de 1 a 2 doses Diminuir 5% da DS*		
5,0-6,0	2,0-3,0	Suspender de 1 a 2 doses Diminuir 15% da DS*	Suspender 2 doses Manter DS* após RNI na faixa	Reavaliar em 2 a 3 dias
	2,5-3,5	Suspender de 1 a 2 doses Diminuir 10% da DS*		
6,1-9,0	2,0-3,0	Suspender até o retorno Diminuir 20% da DS* Considerar vitamina K 2 a 4 mg, via oral	Suspender até o retorno Considerar vitamina K via oral 2 a 4 mg Manter DS* após RNI na faixa	Reavaliar em 1 a 2 dias
	2,5-3,5	Suspender até o retorno Diminuir 15% da DS* Considerar vitamina K via oral 2 mg		
> 9,0	2,0-3,0	Suspender até o retorno Diminuir 20% da DS* Vitamina K via oral 5 mg	Suspender até o retorno Vitamina K 3 a 5 mg via oral Manter DS* após RNI na faixa	Reavaliar no dia seguinte
	2,5-3,5	Suspender até o retorno Diminuir 15% da DS* Vitamina K via oral 3 mg		

Antes de realizar alterações definitivas na dose, deve-se avaliar o motivo para o paciente ter saído da faixa terapêutica.
+Causas permanentes: introdução de medicamento de uso contínuo (ex.: amiodarona, fibratos, carbamazapina, barbitúricos etc.).
++Causas temporárias: esquecimento, uso de dose inadequada, interrupções para cirurgias, outras doenças (febre), inapetência e interação medicamentosa (ex.: uso de antibióticos, anti-inflamatórios).
*DS: dose semanal; RNI: Relação normatizada internacional. ** Dose de ataque: 1/4 de comprimido a mais por 2 dias.
Fonte: Desenvolvido pela autoria.

6.4 Sangramento no paciente anticoagulado

O manejo do sangramento nos pacientes em uso de anticoagulante oral requer uma análise cuidadosa do quadro clínico, laboratorial e informações sobre o anticoagulante em uso para instauração de medidas de suporte proporcionais à gravidade do caso.

O tratamento com os AVK apresenta uma incidência de sangramento maior estimada em 2 a 4%

Tabela 6.9 Interações medicamentosas com os antagonistas da vitamina K.

Substâncias que intensificam a ação			Substâncias que inibem a ação	
Álcool	Corticoides	Metronidazol	Ácido ascórbico	Efavirenz*
Alopurinol	Daclatasvir	Naproxeno	Antitireoidianos	Erva-de-são-joão
Amoxacilina+	Dipiridamol	Neomicina	Azatioprina	Fenitoína
Clavulanato	Dissulfiram	Norfloxacina	**Barbitúricos**	Ginseng
Anabólicos	Efavirenz*	Omeprazol	Bosentana	Griseofulvina
Amiodarona	Eritromicina	**Paracetamol**	**Carbamazepina**	Ribavirina
Amtriptilina	Esomeprazol	Propafenona	Ciclofosfamida*	**Rifampicina**
Atazanavir	Fenitoína*	Propanolol	Chá-verde	Sulcralfato
Azitromicina	**Fibratos**	Rosuvastatina	Colestiramina	Suplementos contendo vitamina K
Nortriptilina	**Fluconazol**	Saquinavir	Contraceptivos orais	Sulfassalazina
Canabidiol	Fluoxetina	Salicilatos	Duranavir	
Cefalosporinas	Glicosamina	Sinvastatina		
Ciclofosfamida*	Isoniazida	**Sulfametoxazol + Trimetoprim**		
Citalopram	**Itraconazol**	Tamoxifeno		
Claritromicina	Levotiroxina	Tetraciclinas		
Ciprofloxacina	Levofloxacina	Tramadol		
Condroitina	Metilfenidato			

*Tanto a potencialização como a inibição do efeito anticoagulante têm sido relatadas com fenitoína, ACTH, efavirenz. ** Substâncias que diminuem a agregação plaquetária se associam a aumento do risco de sangramento, independentemente de interferirem ou não na farmacocinética da varfarina. Ex.: clopidogrel, anti-inflamatórios não hormonais, ginko-biloba, gengibre etc. **Substâncias em negrito** apresentam maior potencial para intensificação ou inibição do efeito da varfarina e necessitam de monitoramento mais precoce e ajuste maior da dose do anticoagulante. Observação: sempre que o paciente iniciar ou suspender uma medicação, se a interação medicamentosa for desconhecida, o monitoramento mais precoce e frequente também deverá ser realizado.

Fonte: Desenvolvido pela autoria.

ao ano e sangramentos fatais em 0,5 a 1% ao ano. O risco de sangramento é proporcional à elevação do RNI. Portanto, tal situação deverá ser contornada e a causa deve ser sempre investigada, sendo as principais: uso de dose excessiva, interação com outros medicamentos, deficiência de vitamina K, diarreia, insuficiência cardíaca, infecções e disfunção hepática. A conduta diante dessa elevação varia de acordo com o nível do RNI e a presença ou não de sangramento.

As causas para a ocorrência do sangramento devem ser sempre pesquisadas e tratadas, independentemente de o RNI encontrar-se na faixa terapêutica ou supraterapêutica. A decisão do uso de agentes para reversão da anticoagulação em pacientes que apresentam sangramento ativo com RNI na faixa ou acima da faixa terapêutica deve contemplar uma avaliação rigorosa da gravidade do sangramento em face do risco tromboembólico do paciente.

Os ensaios clínicos com os NOACs demonstraram que esses fármacos têm incidência menor de sangramentos intracranianos quando comparados à varfarina, e a frequência de sangramento maior com apixabana (5 mg), dabigratana (110 mg) e edoxabana (30 mg) também foi inferior à encontrada no grupo da varfarina.

É importante determinar a fonte, a causa e a gravidade do sangramento, bem como detalhar o tempo decorrido da última tomada do anticoagulante, a função renal e o uso de medicações que potencializem o risco de hemorragia.

Na ocorrência de sangramentos moderados a graves o anticoagulante deverá ser suspenso e medidas de suporte instauradas. Uma vez que a meia-vida dos NOACs é curta comparada à da varfarina, sangramentos moderados devem ser preferencialmente tratados com medidas de suporte até que a medicação seja eliminada, evitando risco de trombose relacionado aos agentes de reversão.

Plasma fresco congelado não deve ser utilizado com o objetivo de reversão dos NOACs por não apresentar eficácia. Nos casos de hemorragia grave, agentes reversores específicos (idarucizumabe, andexanet-alfa e arapazine) podem ser utilizados se estiverem disponíveis. Agentes adjuvantes (antifibrinolíticos e desmopressina) e de reversão não específicos (complexo protrombínico e protrombínico ativado) podem ser considerados em sangramentos graves, porém não possuem comprovação científica de eficácia e segurança (Figura 6.1).

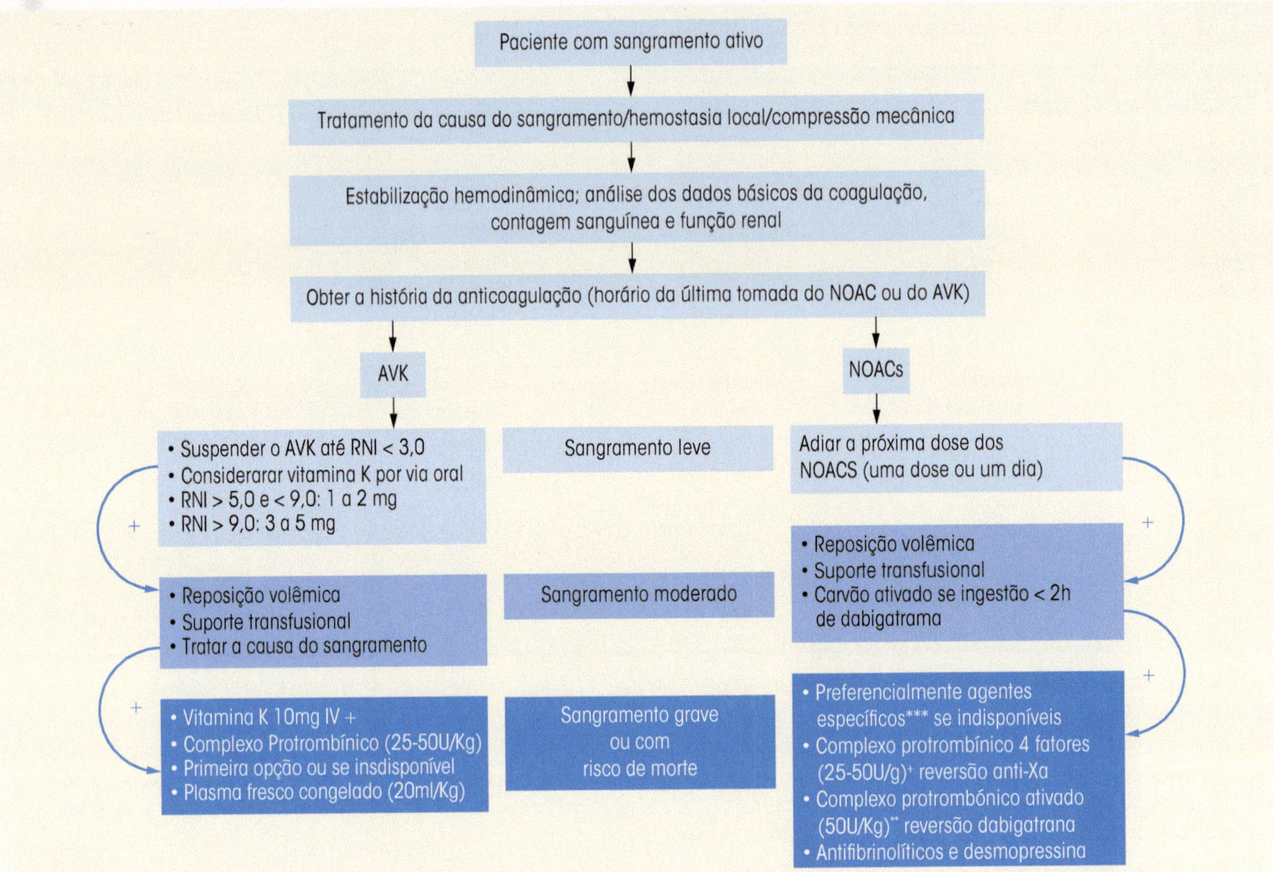

Figura 6.1 Conduta no sangramento de pacientes em uso de anticoagulantes orais.

*Situações nas quais a meia-vida pode estar prolongada: idosos, câncer, uso de femprocumona, insuficiência cardíaca e hepática.

**CCP: concentrado de complexo protrombínico; CCPa: concentrado de complexo protrombínico ativado.

***Agentes reversores específicos: idarucizumabe (dabigatrana), andexanet alfa (anti-Xa); Arapazine: universal.

Sangramento leve: não preenche critérios para sangramento moderado ou grave; **Sangramento moderado:** não preenche critérios para sangramento grave, mas requer intervenção médica, procura de atendimento médico de urgência ou causa dor ou dificuldade de executar as atividades diárias. **Sangramento grave:** sangramento sintomático em área ou órgão crítico, sangramento muscular com síndrome compartimental e/ou sangramento com queda de mais de 2g/dL de Hb ou que precise de transfusão de dois ou mais concentrado de hemácias.

AVK: antagonista da vitamina K; RNI: Relação Normatizada Internacional; NOAC: anticoagulantes orais não antagonistas da vitamina K.

Fonte: Desenvolvido pela autoria.

6.5 Preparo do paciente anticoagulado para intervenção cirúrgica

Cerca de 10 a 20% dos pacientes em uso de anticoagulante oral são submetidos a procedimentos invasivos a cada ano. O manejo adequado no período perioperatório desses pacientes implica realizar um balanço entre o risco de sangramento, se a anticoagulação for mantida ao longo do procedimento, e o risco de tromboembolismo, se a anticoagulação for interrompida. A avaliação do risco de sangramento relacionado ao procedimento irá determinar se a terapia anticoagulante precisa ser suspensa e o momento adequado da reintrodução do anticoagulante oral após o procedimento (Tabela 6.10).

Os procedimentos com baixa taxa de sangramento, mas que estão associados a graves sequelas, também devem ser classificados como de alto risco hemorrágico (ex.: anestesia neuroaxial). Além do risco hemorrágico relacionado ao procedimento, é importante avaliar os fatores relacionados ao paciente (história de sangramento prévio em procedimentos pequenos ou durante a terapia de ponte, plaquetopenia ou disfunção plaquetária, uremia e uso de medicações concomitantes como antiagregantes plaquetários ou anti-inflamatórios).

Nos procedimentos com mínimo risco hemorrágico, a terapia anticoagulante com AVK não precisa ser interrompida. Em relação aos NOACs, os estudos prospectivos são mais escassos, porém os dados atuais sugerem que intervenções com mínimo risco hemorrágico poderão ser realizadas 18 a 24 horas após a última tomada e reiniciados seis horas após o procedimento.

Tabela 6.10 Estratificação de risco hemorrágico de acordo com o procedimento.

Procedimentos de alto risco hemorrágico (risco de sangramento > 2% em 2 dias)	Procedimentos de baixo risco hemorrágico (risco de sangramento < 2% em 2 dias)	Procedimentos de mínimo risco hemorrágico

▪ Cirurgias de grande porte com grande lesão tecidual
▪ Cirurgias oncológicas
▪ Cirurgias plásticas reconstrutoras
▪ Cirurgias urológicas:
  ▪ Ressecção prostática transuretral, ressecção de bexiga ou ablação tumoral, nefrectomia e biópsia renal.
▪ Cirurgias gastrointestinais:
  ▪ Ressecção de pólipo colônico, ressecção intestinal, colocação de gastrostomia percutânea endoscópica, colangiopancreatografia retrógrada endoscópica.
▪ Cirurgias em órgãos altamente vascularizados (rins, fígado e baço).
▪ Cirurgia cardíaca, intracraniana ou espinhal.
	▪ Artroscopia
	▪ Biópsia de nódulos cutâneos e linfonodos
	▪ Cirurgias de ombro, pé e mão
	▪ Angiografia coronária
	▪ Endoscopia e colonoscopia com biopsia
	▪ Histerectomia abdominal
	▪ Colecistectomia laparoscópica
	▪ Reparo de hérnia abdominal
	▪ Cirurgia de hemorroidas
	▪ Broncoscopia com biopsia
		▪ Pequenas cirurgias dermatológicas (excisão de carcinoma basocelular, queratose actínica e nevo pré-maligno ou maligno)
		▪ Cirurgia de catarata com anestesia tópica (sem injeção retrobulbar)
		▪ Procedimentos dentários (extrações dentárias, restaurações, próteses, endodontia), limpeza dentária, obturações
		▪ Implante de marcapasso ou cardio-desfibrilador*

*Estudo BRUISE CONTROL.

Fonte: Adaptada de Spyropoulos AC et al. J Thromb Haemost. 2016;14: 875-85.

Para os procedimentos que precisam ter a terapia com AVK suspensa durante o período perioperatório, estima-se que haja um provável aumento do risco tromboembólico durante esse intervalo. No entanto, evidências recentes têm demonstrado que a terapia de ponte está associada a aumento de risco de sangramento grave em pacientes com FA e tromboembolismo venoso, sem uma correspondente redução na taxa de tromboembolismo.

Estudos recentes sugerem como estratégia de manejo perioperatório para os pacientes com baixo a moderado risco tromboembólico que os AVK devam ser interrompidos temporariamente (cerca de cinco dias para a varfarina) sem a necessidade de prescrição de heparina durante a suspensão. O emprego da terapia de ponte com heparina deve ficar reservado aos pacientes portadores de prótese valvar mecânica e possivelmente a um grupo de paciente com FA de alto risco tromboembólico como aqueles com AVC isquêmico recente, FA valvar ou $CHADS_2$ entre 5 e 6 (Tabela 6.11).

Em relação aos NOACs, a terapia de ponte com heparina não é recomendada durante a suspensão para procedimentos em razão de já apresentarem meia-vida curta. A estratégia de suspensão e reintrodução dos NOACs se baseia na função renal do paciente e no risco hemorrágico do procedimento (Tabela 6.12).

Tabela 6.11 Protocolo de ponte com heparina durante a suspensão do AVK em pacientes com alto risco tromboembólico.

Protocolo de ponte com heparina durante a suspensão do AVK em pacientes com alto risco tromboembólico	
Dia –10	Coleta do RNI e prescrição da ponte com heparina (os dias de suspensão do AVK dependerão do valor do RNI coletado nesse dia; se RNI > 3,0 serão necessários mais dias de suspensão).
Dia –5	Suspensão da varfarina.
Dia –4 ou –3	Início da HBPM ou HNF para pacientes com alto risco de TE. Sem ponte de heparina para pacientes com moderado/baixo risco de TE.
Dia –1	Última dose da heparina 24 horas antes do procedimento. Liberar para cirurgia com RNI < 1,5. Se RNI > 1,5, para não cancelar a cirurgia, pode ser prescrita baixa dose de vitamina K por via oral: 1 a 2,5 mg.
Dia do procedimento e pós-procedimento	Se controle hemostático adequado, reiniciar o AVK: Baixo risco hemorrágico: reiniciar a heparina após 12 a 24 h. Alto risco hemorrágico: reiniciar a heparina após 48 a 72 h. Manter heparina até RNI encontrar-se na faixa terapêutica (geralmente por volta de 5 dias).

AVK: antagonista da vitamina K; RNI: Razão Normatizada Internacional; HBPM: heparina de baixo peso molecular; HFN: hearina não fracionada; TE: tromboembolismo.

Fonte: Desenvolvido pela autoria.

Tabela 6.12 Manejo perioperatório dos NOACs.

Última dose da medicação antes da intervenção cirúrgica				
Fármaco	Dabigatrana		Apixabana-Edoxabana-Rivaroxabana	
Clearance de creatinina (CrCl)	Risco hemorrágico do procedimento		Risco hemorrágico do procedimento	
	Baixo	Alto	Baixo	Alto
CrCl ≥ 80 mL/min	≥ 24 h	≥ 48 h	≥ 24 h	≥ 48 h
CrCl 50–80 mL/min	≥36 h	≥ 72 h	≥ 24 h	≥ 48 h
CrCl 30–50 mL/min	≥ 48 h	≥ 96 h	≥ 24 h	≥ 48 h
CrCl 15–30 mL/min	Não indicado		≥ 36 h	≥ 48 h
CrCl < 15 mL/min	Sem indicação oficial			

NOACs: anticoagulantes não antagonistas da vitamina K.

Fonte: Desenvolvido pela autoria.

A Tabela 6.13 mostra as classes de recomendações e níveis de evidências da Sociedade Brasileira de Cardiologia.

Tabela 6.13 Classes de recomendações e níveis de evidências da Sociedade Brasileira de Cardiologia.

Classes de recomendação
Classe I: condições para as quais há evidências conclusivas, ou, na sua falta, consenso geral de que o procedimento é seguro, e útil/eficaz.
Classe II: condições para as quais há evidências conflitantes e/ou divergência de opinião sobre segurança e utilidade/eficácia do procedimento.
Classe IIa: peso ou evidência/opinião a favor do procedimento. A maioria aprova.
Classe IIb: segurança e utilidade/eficácia menos bem estabelecida, não havendo predomínio de opiniões a favor.
Classe III: condições para as quais há evidências e/ou consenso de que o procedimento não é útil/eficaz e, em alguns casos, pode ser prejudicial.
Níveis de evidência:
Nível A: dados obtidos a partir de múltiplos estudos randomizados de bom porte, concordantes e/ou de metanálise robusta de estudos clínicos randomizados.
Nível B: dados obtidos a partir de metanálise menos robusta, a partir de um único estudo randomizado ou de estudos não randomizados (observacionais).
Nível C: dados obtidos de opiniões consensuais de especialistas.

Fonte: Desenvolvido pela autoria.

6.6 Conclusão

A escolha do anticoagulante oral deve ser realizada após uma análise de risco-benefício com base nas indicações aprovadas pelas diretrizes de sociedades médicas, nas características de cada substância, nos aspectos clínicos individuais e na preferência do paciente.

O conhecimento básico das características farmacológicas é primordial para a segurança do paciente anticoagulado evitando as complicações hemorrágicas e promovendo a redução dos eventos tromboembólicos.

DICAS DO EDITOR

Referências bibliográficas

1. Burgess S, Crown N, Louzada ML, Dresser G, Kim RB, Lazo-Langner A. Clinical performance of bleeding risk scores for predicting major and clinically relevant non-major bleeding events in patients receiving warfarin. J Thromb Haemost. 2013 Sep;11(9):1647-54.
2. Connolly SJ, Eikelboom J, Joyner C, et al. Apixaban in patients with atrial fibrillation. N Engl J Med. 2011;364:806-17.
3. Connolly SJ, Ezekowits MD, Yusuf S, et AL. Dabigatran versus warfarin in patients with atrial fibrillation. N Engl J Med. 2009;361:1139-51.
4. De Caterina R, Camm AJ. What is "valvular" atrial fibrillation? A reappraisal. Eur Heart J. 2014;35:3328.
5. Delate T, Meisinger SM, Witt DM, Jenkins D, Douketis JD, Clark NP. Bridge therapy outcomes in patients with mechanical heart valves. Clin Appl Thromb Hemost. 2016.
6. Doherty JU, Gluckman TJ, Hucker WJ, Januzzi JL Jr, Ortel TL, Saxonhouse SJ, Spinler SA. 2017 ACC Expert Consensus Decision Pathway for Periprocedural Management of Anticoagulation in Patients with Nonvalvular Atrial Fibrillation: a Report of the American College of Cardiology Clinical Expert Consensus Document Task Force. J Am Coll Cardiol. 2017 Jan 5. pii-:S0735-1097(16)37085-1. doi: 10.1016/J.JACC.2016.
7. Douketis JD, Spyropoulos AC, Kaatz S, et al; BRIDGE investigators: perioperative bridging anticoagulation in patients with atrial fibrillation. N Engl J Med. 2015;373(9):823-33.
8. Dubiel R, Huisman MV, Hylek EM, Kam CW, Kamphuisen PW, Kreuzer J, et al.
9. Eichinger S. Reversing vitamin K antagonists: making the old new again. Hematology Am Soc Hematol Educ Program. 2016 Dec 2;2016(1):605-61.
10. Fordyce CB, Hellkamp AS, Lokhnygiba Y, et al. On treatment outcomes in patients with worsening renal function with rivaroxabana compared with warfarin. Circulation. 2016;134:37-47.
11. Giugliano RP, Ruff CT, Braunwald E, et al. Edoxaban versus warfarin in patients with atrial fibrillation. N Engl J Med. 2013;369:2093-104.
12. Granger CB, Alexander JH, McMurray JJ, Lopes RD, Hylek EM, Hanna M, ARISTOTLE Committees and Investigators. Apixaban versus warfarin in patients with atrial fibrillation. N Engl J Med. 2011;365:981-92.
13. Hankey GJ, Patel MR, Stevens SR, Becker RC, Breithardt G, Carolei A, et al; ROCKET AF Steering Committee Investigators: Rivaroxaban compared with warfarin in patients with atrial fibrillation and previous stroke or transient ischaemic attack: a subgroup analysis of ROCKET AF. Lancet Neurol. 2012;11:315-22.
14. Heidbuchel H, et al. Updated EHRA practical guide for use of the non-VKA oral anticoagulants. Europace. 2015 Oct;17(10):1467-507.
15. Hohnloser SH, Oldgren J, Yang S, Wallentin L, Ezekowitz M, Reilly P. Myocardial ischemic events in patients with atrial fibrillation treated with dabigatran or warfarin in the RE-LY (Randomized Evaluation of Long-Term Anticoagulation Therapy) trial. Circulation. 2012;125:669-76.
16. Idarucizumab for Dabigatran Reversal: full cohort analysis. N Engl J Med. 2017;377:431-41.
17. Lip GY, Nieuwlaat R, Pisters R, Lane DA, Crijns HJ. Refining clinical risk stratification for predicting stroke and thromboembolism in atrial fibrillation using a novel risk factor-based approach: the euro heart survey on atrial fibrillation. Chest. 2010;137:263-72.
18. Nishimura RA, et al. 2017 AHA/ACC Focused Update of the 2014 AHA/ACC Guideline for the Management of Patients with Valvular Heart Disease: a Report of the American College of Cardiology/American Heart Association Task Force on Practice Guidelines. J Am Coll Cardiol. 2017;11;70(2):252-89. doi: 10.1016/j.jacc.2017.03.011.
19. Olesen JB, Sorensen R, Hansen ML, Lamberts M, Weeke P, Mikkelsen AP, et al. Non-vitamin K antagonist oral anticoagulationagents in anticoagulant naive atrial fibrillation patients: Danish nationwide descriptive data 2011-2013. Europace. 2015;17:187-93.
20. Patel MR, Mahaffey KW, Garg J, at all. Rivaroxaban versus warfarin in nonvalvular atrial fibrillation. N Engl J Med. 2011;365:883-91.
21. Paulus Kirchhof, et al. 2016 ESC Guidelines for the management of atrial fibrillation developed in collaboration with EACTS. Eur Heart J (2016);37(38):2893-962.

22. Reed D, Palkimas S, Hockman R, Abraham S, Le T, Maitland H. Safety and effectiveness of apixaban compared to warfarin in dialysis patients. Res Pract Thromb Haemost. 2018;2:291-8.

23. Reinecke H, Jürgensmeyer S, Engelbertz C, Gerss J, Kirchhof P, Breithardt G, et al. Design and rationale of a randomised controlled trial comparing apixaban to phenprocoumon in patients with atrial fibrillation on chronic haemodialysis: the AXADIA-AFNET 8 study. BMJ Open. 2018 Sep10;8(9):e022690.322 – Renal – AF. https://clinicaltrials.gov/ct2/show/NCT02942407.

24. Renda G, et al. Journal of The American College of Cardiology. 2017;69(11):1363-71.

25. Ruff CT, Giugliano RP, Braunwald E, Hoffman EB, Deenadayalu N, Ezekowitz MD, et al. Comparison of the efficacy and safety of new oral anticoagulants with warfarin in patients with atrial fibrillation: a meta-analysis of randomised trials. Lancet. 2014;383:955-62.

26. Spyropoulos AC, et al. J Thromb Haemost. 2016;14: 875-85.

27. Spyropoulos AC, Al-Badri A, Sherwood MW, Douketis JD. Periprocedural management of patients receiving a vitamin K antagonist or a direct oral anticoagulant requiring an elective procedure or surgery. J Thromb Haemost. 2016 May;14(5):875-85.

28. Steffel J, et al. European Heart Journal (2018). 00:1-64.

29. Stewart.RW. Clinical trials of direct thrombin and factor Xa inhibitors in atrial fibrillation. Curr Opin Cardiol. 2011;26:294-9.

30. Tarasoutchi F, et al, Arq. Bras. Card. 2017 Dec;109(6):Supl. 2.

31. Van de Werf. Am Heart J. 2012;163:931-7.

32. Wang X, Tirucherai G, Marbury TC, Wang J, Chang M, Zhang D, et al. Pharmacokinetics, pharmacodynamics, and safety of apixaban in subjects with end-stage renal disease on hemodialysis. J Clin Pharmacol. 2016;56:628-36.

33. Wei AH, Gu ZC, Zhang C, Ding YF, Liu D, Li J, et al. Increased risk of myocardial infarction with dabigatran etexilate: fact or fiction? A critical meta-analysis of over 580,000 patients from integrating randomized controlled trials and real-world studies. Int J Cardiol. 2018;15;267:1-7.

Hipertensão Arterial Sistêmica

Parte II

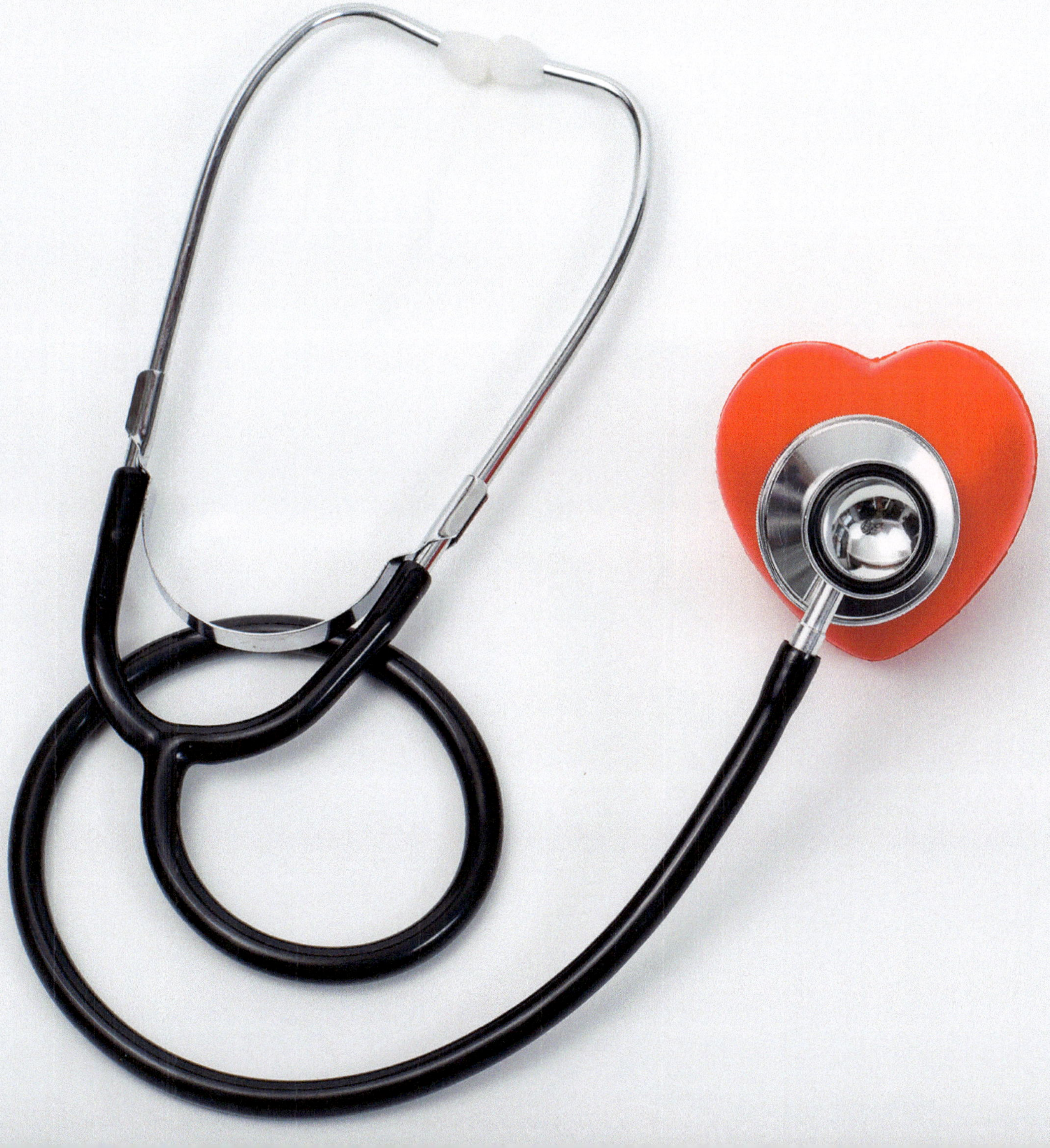

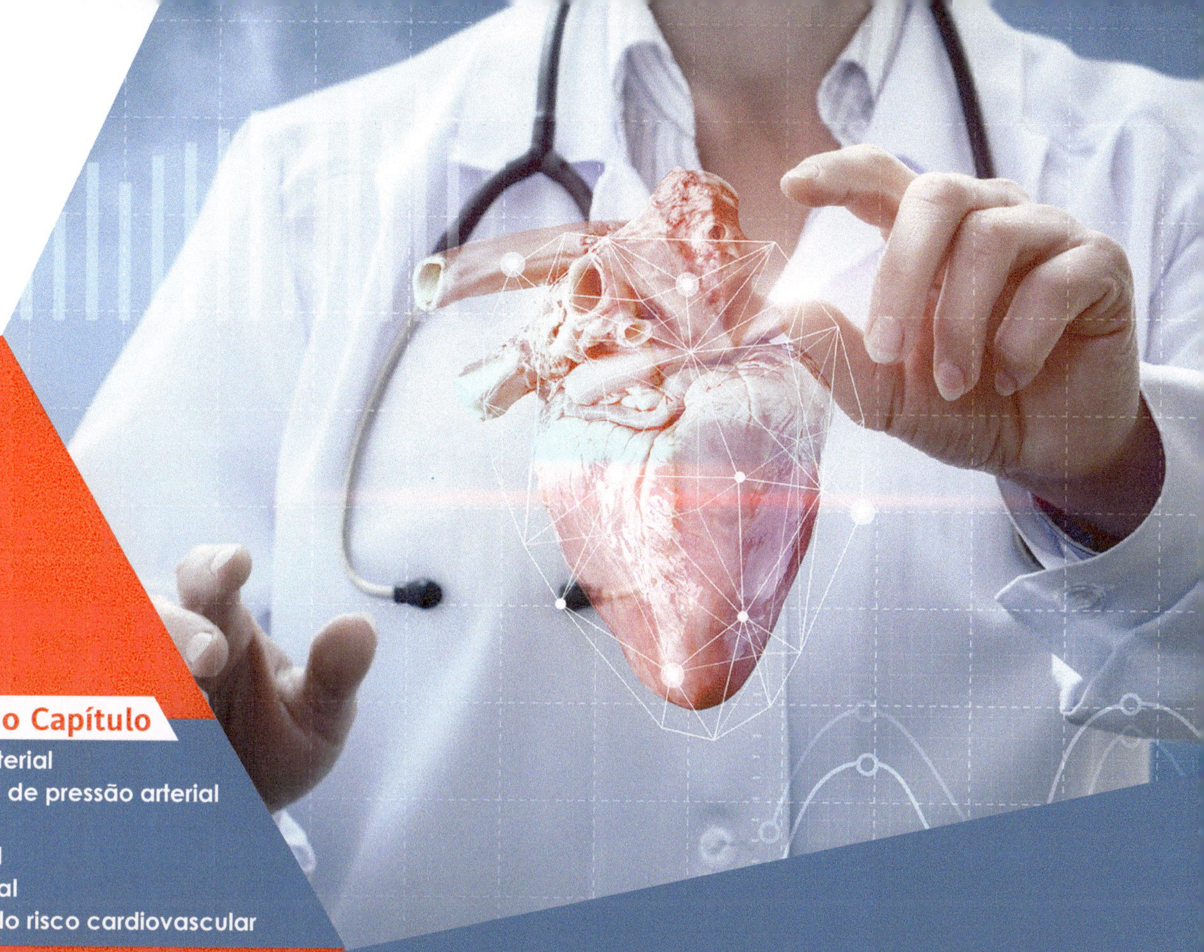

7

Destaques do Capítulo

- Hipertensão arterial
- Medida casual de pressão arterial
- MAPA
- Pressão central
- Pressão braquial
- Estratificação do risco cardiovascular

Conceituação de hipertensão arterial

Celso Amodeo

7.1 Introdução

Antes de conceituar a hipertensão arterial, é preciso definir o que é pressão arterial. Apesar de o sistema circulatório não ser composto por vasos rígidos e de o sangue não ser um líquido homogêneo com fluxo laminar, a pressão arterial é definida, do ponto de vista hemodinâmico, como o produto do débito cardíaco pela resistência periférica; a pressão arterial é a força exercida na parede dos vasos, momento a momento. Assim, todos os fatores que interferem no débito cardíaco e na resistência periférica podem modificar a pressão arterial. O débito cardíaco sofre influência da volemia, da força de contração ventricular e da frequência cardíaca, enquanto a resistência periférica depende do mecanismo de regulação da resistência das arteríolas, que, por sua vez, é influenciado pelo balanço de sódio, de cálcio e de potássio na parede dos vasos, pelo sistema renina-angiotensina-aldosterona, pelos barorreceptores do seio carotídeo, do arco aórtico e do átrio direito, por neurotransmissores, como a epinefrina e a norepinefrina, por hormônios, como o antidiurético, o adrenocorticotrófico, o cortisol, pelas prostaglandinas, pelo óxido nítrico e pelo sistema calicreína-cinina.

7.2 Conceito de hipertensão arterial

De acordo com a 7ª Diretriz Brasileira de Hipertensão, publicada em 2016, a hipertensão arterial é definida como uma condição clínica multifatorial caracterizada por elevação sustentada dos níveis pressóricos iguais ou superiores a 140 mmHG de sistólica e e/ou 90 mmHg de diastólica. Frequentemente se associa a distúrbios metabólicos e a alterações funcionais e/ou estruturais de órgãos-alvo, sendo agravada pela presença de outros fatores de risco, como dislipidemia, obesidade abdominal, intolerância à glicose e diabetes melito. Mantém associação independente com eventos como morte súbita, acidente vascular cerebral (AVC), infarto agudo do miocárdio (IAM), insuficiência cardíaca, doença arterial periférica e doença renal crônica fatal e não fatal.

Entretanto, o conceito de hipertensão arterial mudou muito nos últimos anos. A Organização Mundial da Saúde (OMS), em 1978, definiu a hipertensão arterial como *uma doença caracterizada por elevação crônica da pressão arterial sistólica e/ou pressão arterial diastólica*. Até a década passada, a OMS ainda definia a hipertensão arterial como níveis de pressão iguais ou superiores a 160/95 mmHg. O epidemiologista inglês Goeffrey Rose popularizou a definição de hipertensão arterial como o nível de pressão arterial no qual o tratamento traria mais benefícios do que prejuízos. Essa definição depende de características individuais, como a presença de lesão de órgão-alvo, de outros fatores de risco, de comorbidades associadas e do tratamento. Foram realizados, ao longo desses anos, grandes inquéritos epidemiológicos e, principalmente, repetidos ensaios terapêuticos, que mudaram a visão do cardiologista em relação a esse distúrbio. A determinação do risco ao qual o paciente está submetido tornou-se obrigatória, para que se tenha o prognóstico correto de uma doença cardiovascular. Isso quer dizer que a associação de outros fatores de risco à pressão elevada agrava em muito a classificação de risco adicional à hipertensão arterial do paciente, consistindo em motivo para que seu nível de pressão seja avaliado por esse novo conhecimento.

Assim, atualmente, a definição de hipertensão arterial passa obrigatoriamente pelo conhecimento da classificação de risco adicional do paciente. A Figura 7.1 classifica o paciente com hipertensão arterial por meio da relação do nível de pressão arterial com a presença de fatores de risco adicionais, a presença de lesão de órgãos-alvo e de comorbidades.

	PAS 130-139 ouPAD 85-89	HAS Estágio 1PAS 140-159 ouPAD 90-99	HAS Estágio 2PAS 160-179 ouPAD 100-109	HAS Estágio 3PAS ≥ 180 ouPAD ≥ 110
Sem fator de risco	Sem risco adicional	Risco baixo	Risco moderado	Risco alto
1-2 fatores de risco	Risco baixo	Risco moderado	Risco alto	Risco alto
≥ 3 fatores de risco	Risco moderado	Risco alto	Risco alto	Risco alto
Presença de LOA, DCV, DRC ou DM	Risco alto	Risco alto	Risco alto	Risco alto

Figura 7.1 **Estratificação de risco do paciente hipertenso, de acordo com fatores de risco adicionais, presença de lesão em órgão-alvo e de doença cardiovascular ou renal.**

PAS: pressão arterial sistólica; PAD: pressão arterial diastólica; HAS: hipertensão arterial sistólica; LOA: lesão em órgão-alvo; DCV: doença cardiovascular; DRC: doença renal crônica; DM: diabetes melito.

Fonte: Adaptado de Malachias MV, Souza WK, Plavnik FL, et al. 7ª Diretriz Brasileira de Hipertensão Arterial. Arq Bras Cardiol. 2016;107 (3 Supl. 3):1-83.

A conceituação de hipertensão arterial utilizada implica a consideração dos seguintes aspectos: o diagnóstico da doença depende de medidas de pressão arterial, que apresentam variabilidade; essas medidas são consideradas elevadas em relação a determinado padrão de normalidade; essa elevação é dita crônica, sem especificações de tempo.

7.3 Aferição da pressão arterial: variabilidade da medida

A primeira determinação da pressão arterial foi feita por via intra-arterial em animal no ano de 1730, por Hales, na Inglaterra. Hoje em dia, essa técnica invasiva se destina no ser humano unicamente à investigação. As medidas usuais de pressão arterial, quer seja para uso clínico, quer seja para uso epidemiológico, dependem de aparelhos portáteis, que utilizam o método indireto de medida, inventado por Scipione Riva Rocei em 1898, baseado na oclusão do fluxo da artéria braquial por um manguito pneumático, ligado a um manômetro de mercúrio. Esse manômetro pode ser do tipo aneroide ou de coluna de mercúrio.

Em 1905, Nicolai Korotkoff mostrou ser possível ouvir os ruídos produzidos quando o manômetro era esvaziado. A ausculta dos ruídos, com o auxílio de um estetoscópio aplicado sobre a artéria braquial durante a deflação do manguito pneumático, permitiu a caracterização de *fases* desses ruídos, cujo início e fim podem ser utilizados para avaliar a pressão arterial sistólica e a diastólica. Assim, considera-se hoje que o primeiro aparecimento dos sons ao se fazer a deflação do manguito constitui uma boa aproximação da pressão arterial sistólica. O ponto em que os sons desaparecem (fase V) é usualmente tomado como a pressão arterial diastólica, por ser esse ponto de identificação mais confiável e mais reprodutível. Discute-se se a fase IV (abafamento dos sons) deva ser adotada como melhor aproximação da pressão arterial diastólica, mas, em geral, essa fase só tem sido utilizada para tal fim na gravidez ou em crianças, quando os ruídos podem se prolongar até o zero da escala.

Como toda medida, a pressão arterial pode variar em função de flutuações verdadeiras ou aparentes. As primeiras se devem à variação intraindividual, quer durante as 24 horas, quer durante o decorrer de períodos mais longos de tempo, em função de estímulos fisiológicos intrínsecos (sono, febre, exercício e dor, por exemplo) ou ambientais (frio, calor e ruído, entre outros). Devido a essa variabilidade, discute-se a necessidade da medição da pressão arterial em condições de repouso (*medidas basais*) ou mesmo a monitorização da pressão arterial nas 24 horas. No entanto, para fins práticos, são utilizadas as medidas *casuais*.

As flutuações aparentes são erros de medida que podem estar relacionadas:

- com o aparelho, por má conservação, falta de calibração, vazamentos, entre outros;
- com o observador, por hipoacusia, uso do manguito inapropriado ao tamanho do braço ou mal colocado; por compressão da artéria braquial pela campânula do estetoscópio; por escolha de dígitos terminais preferenciais, por vícios adquiridos de longa data e insuficiência de treinamento; por esvaziamento muito rápido ou muito lento do manguito, dentre outros erros de técnicas;
- com o paciente, pois, muito embora nem todos sejam, per se, erros de medida, já que decorrem de alterações verificáveis no paciente, o potencial para vício deriva de não se ter em conta a existência de algumas condições; obesidade (sem a devida correção do tamanho do manguito), presença de arritmias cardíacas, existência de artérias muito rígidas em idosos, uma condição às vezes referida como *pseudo-hipertensão*, uso de medicamentos vasodilatadores, betabloqueadores e inibidores adrenérgicos, uso de estimulantes, em particular fumo e café, tensão relacionada à medida (*hipertensão do avental branco*) e exercício físico ou alimentação recentes.

Em função da variabilidade da medida, a maioria dos estudos epidemiológicos, embora dependa de medidas *casuais*, tenta reduzir a ocorrência de vícios de aferição mediante o uso de técnicas padronizadas para o treinamento do observador, com a confecção de protocolos detalhados de aferição da pressão arterial; do emprego de esfigmomanômetros modificados, automáticos ou não, que possibilitem reduzir o vício do observador (por exemplo, o *random-zero* ou o da London School of Hygiene & Topical Medicine, com ou sem modificações); e da manutenção e calibração frequentes dos esfigmomanômetros, qualquer que seja o tipo (aneroide ou de mercúrio).

Como toda medida, a pressão arterial pode apresentar o fenômeno da regressão à média, devido a erro de medida ou à variabilidade fisiológica. Assim, ao reexaminar determinado entrevistado, a pressão arterial pode baixar em função de flutuações casuais e assumir uma posição mais próxima da média verdadeira. Isso tem colocado em debate o número de medidas que devam ser feitas em uma mesma ocasião, bem como, ao longo de determinado período de tempo, antes de se considerar que exista elevação *crônica* da pressão arterial. Assim, a OMS preconiza que, exceto em emergências, sejam realizadas ao menos três medidas em duas ocasiões diferentes, sob condições controladas, isto é, de acordo com um protocolo, para minimizar vícios de aferição, antes de se considerar um paciente como hipertenso.

7.4 Pressão arterial *normal* e *anormal*

A definição de hipertensão arterial comporta, por outro lado, comparação com padrão de normalidade e de anormalidade. A pressão arterial é uma variável contínua. Excetuando populações primitivas para as quais a pressão arterial, quer a sistólica quer a diastólica, não se eleva com a idade, nas demais populações nota-se elevação com a idade, desde o nascimento. Assim, nos diversos estudos de prevalência, a pressão arterial sistólica se eleva continuamente com a idade, mostrando tendência a se estabilizar nos grupos etários mais velhos, sendo maior para homens do que para mulheres nos grupos mais jovens e, inversamente, sendo maior nas mulheres mais velhas do que nos homens da mesma idade. Por sua vez, a pressão arterial diastólica também se eleva com a idade até a quinta década, quando tende a atingir um máximo, se estabilizando depois ou vindo a declinar.

Assim, não existe um critério de corte que possa ser decorrente da distribuição da variável pressão nas populações. Qualquer definição de *normalidade* ou de *anormalidade* é arbitrária e adota critérios operacionais que dependem do conhecimento do risco de morbidade e de mortalidade por complicações da doença por estudos longitudinais e por investigações da eficácia da intervenção médica (farmacológica ou não) sobre o prognóstico.

A medida da pressão arterial realizada no consultório (pressão casual: pressão arterial sistólica igual ou superior a 140 mmHg e/ou pressão arterial diastólica igual ou superior a 90 mmHg) é utilizada para o rastreamento, o diagnóstico e o tratamento da hipertensão. Estudos mostraram que valores de medidas casuais a partir de 115/75 mmHg se relacionam diretamente com o aumento do risco de um evento cardiovascular, por exemplo, o desenvolvimento de doença coronária aguda ou crônica. Entretanto, sabe-se atualmente que tal medida casual é falha e que outros componentes da medida de pressão arterial ao longo do dia e da noite permitem estratificação mais adequada do risco cardiovascular dos pacientes. Medidas da pressão arterial fora do ambiente do consultório, por meio da monitorização ambulatorial da pressão arterial (MAPA), da automedida da pressão arterial (AMPA) e da medida residencial da pressão arterial (MRPA), têm sido cada vez mais utilizadas para o auxílio no diagnóstico e no controle da hipertensão arterial. A AMPA e a MRPA possuem a limitação de não permitirem a avaliação da pressão arterial com o sono e o despertar.

A MAPA é o método que registra de forma indireta e intermitente a pressão arterial durante 24 horas ou mais, enquanto o paciente realiza suas atividades habituais. Com a MAPA, é possível identificar a média da pressão arterial nas 24 horas, na vigília e no sono; pode-se também avaliar a variabilidade da pressão arterial nesses períodos, a redução ou não da pressão arterial com o sono e a elevação da pressão arterial com o processo de despertar. Todas essas variáveis apresentam melhor potencial que a medida casual na estratificação do risco cardiovascular. Em pacientes acima de 60 anos com hipertensão arterial sistólica isolada, a pressão arterial sistólica durante o sono é melhor fator prognóstico de risco cardiovascular que a pressão arterial sistólica de vigília.

O comportamento normal fisiológico da pressão arterial é a redução da pressão arterial sistólica e diastólica durante o sono, quando comparadas com as pressões de vigília. Com a MAPA, é possível observar esse comportamento fisiológico de descenso da pressão arterial com o sono. Questiona-se a reprodutibilidade desse achado na MAPA, mas o padrão de ausência, de atenuação ou de ascensão pressórica durante o sono é observado mais comumente em indivíduos afrodescendentes, em situações com aumento da atividade simpática e em presença de comorbidades, como o diabetes e a doença renal. A ausência do descenso fisiológico da pressão arterial se associa a vários desfechos clínicos relevantes, como hipertrofia ventricular esquerda, doença cerebrovascular, microalbuminúria e maior velocidade na progressão da doença renal crônica. A cada 5% de diminuição no descenso da pressão arterial com o sono, existe aumento de 20% na mortalidade cardiovascular, independentemente da pressão arterial sistólica e diastólica nas 24 horas. A atenuação do descenso da pressão arterial com o sono (queda menor que 10% na pressão arterial) e a ascensão da pressão arterial com o sono também se relacionam com maior risco cardiovascular. Tais relações foram observadas também em indivíduos normais.

Outro parâmetro avaliado pela MAPA é a ascensão da pressão arterial com o despertar, que tem associação direta com maior incidência de eventos cardiovasculares. Existe um pico de incidência de IAM, de AVC e de morte súbita no período da manhã. Possivelmente, nesse período, há aumento da atividade simpática, que poderia interferir na estabilidade de placas vulneráveis coronárias.

Kario et al. verificaram associação contínua independente entre a ascensão matinal e os eventos cerebrovasculares. Estudo realizado no Instituto

Dante Pazzanese de Cardiologia evidenciou a associação da ascensão matinal com a mortalidade geral, reforçando achados anteriores de que a ascensão da pressão arterial com o despertar possa ser um parâmetro a mais na avaliação do risco cardiovascular. Entretanto, mais estudos são necessários para a determinação correta dos valores de normalidade dessa variável pressórica na avaliação de risco cardiovascular.

Considerando as evidências da superioridade da MAPA em predizer risco cardiovascular associado com variações da pressão arterial, as diferentes diretrizes têm recomendado o uso da MAPA nas seguintes condições:

a) suspeita de hipertensão do avental branco (Grau de Recomendação I Nível de Evidência A);
b) avaliação de normotensos no consultório com lesão de órgão-alvo (Grau de Recomendação I Nível de Evidência A);
c) avaliação da eficácia terapêutica anti-hipertensiva (Grau de Recomendação IIa Nível de Evidência B);
d) avaliação de sintomas, principalmente de hipotensão arterial (Grau de Recomendação I Nível de Evidência C).

A MAPA auxilia também na identificação dos pacientes com *hipertensão do avental branco* e *hipertensão mascarada*, condições que também se relacionam com o risco cardiovascular.

7.5 Hipertensão do avental branco

A hipertensão do avental branco ocorre quando há valores anormais na medida da pressão arterial no consultório (níveis iguais ou superiores a 140/90 mmHg) e valores normais de pressão arterial pela MAPA durante o período de vigília (níveis inferiores a 130/85 mmHg) (Quadro 7.1). O efeito do avental branco se refere à diferença entre a medida da pressão arterial no consultório e a média da MAPA na vigília, sem alteração na classificação da pressão arterial pela medida casual. Considera-se hipertensão do avental branco quando tal diferença for superior a 20 mmHg para pressão arterial sistólica e a 10 mmHg para a pressão arterial diastólica. A prevalência do efeito do avental branco na população adulta varia entre 18 e 60%. Pode estar associada a componente familiar, ocorrendo mais em brancos, mulheres, idosos, pacientes com sobrepeso e obesos. As lesões de órgãos-alvo são menos prevalentes na hipertensão do avental branco.

Quadro 7.1 **Diagnóstico da hipertensão do avental branco e mascarada.**

	Consultório (mmHg)	MAPA vigília (mmHg)
Hipertensão do avental branco	≥ 140/90	< 130/85
Hipertensão mascarada	< 140/90	> 130/85

MAPA: monitorização ambulatorial da pressão arterial.

Fonte: Elaborado pela autoria.

7.6 Hipertensão mascarada

A hipertensão mascarada ocorre quando há valores normais na medida da pressão arterial no consultório (< 140/90 mmHg) e valores anormais da pressão arterial pela MAPA (> 130/85 mmHg) durante o período de vigília.

Em média, a prevalência da hipertensão mascarada é de 13% na população geral. Deve ser pesquisada em indivíduos com pressão arterial normal ou limítrofe, nos hipertensos controlados, mas com sinais de lesões de órgãos-alvo, naqueles com histórico familiar positivo para hipertensão arterial sistólica, com risco cardiovascular alto e com medida casual fora do consultório anormal. Metanálises indicam que a incidência de eventos cardiovasculares é cerca de duas vezes maior do que em normotensos verdadeiros.

7.7 Hipertensão sistólica isolada

Hipertensão sistólica isolada é definida como comportamento anormal da pressão arterial sistólica com pressão arterial diastólica normal. A hipertensão sistólica isolada e a pressão de pulso são fatores de risco importantes para doença cardiovascular em pacientes de meia-idade e idosos.

7.8 Conceito moderno e futurista de hipertensão arterial

As curvas de pressão arterial apresentam diferenças, na dependência dos pontos da árvore arterial em que são aferidas. Existem diferenças entre os pontos periféricos e centrais, de tal forma que a pressão arterial sistólica é muito mais alta na artéria braquial do que nas artérias centrais, enquanto a pressão arterial diastólica e a pressão média diferem apenas discretamente. Uma elevação na pressão central, sobretudo na pressão arterial sistólica, aumenta a pós-carga do ventrículo esquerdo, ocasionando importante aumento do trabalho cardíaco, estímulo este que leva ao processo de hipertrofia do ventrículo esquerdo e suas eventuais consequências, como insuficiência cardíaca e isquemia miocárdica.

Estudos clínicos e epidemiológicos têm demonstrado a maior importância da pressão arterial sistólica sobre a diastólica e a média na avaliação do risco cardiovascular, principalmente na população adulta mais idosa. Entretanto, a literatura ainda é controversa, principalmente no que se refere à pressão de pulso e à pressão arterial sistólica nas artérias centrais e periféricas, mesmo quando as pressões diastólicas e sistólicas parecem ser iguais em ambos os territórios.

Tais diferenças podem incorrer em erros interpretativos quando se analisam o consumo de oxigênio pelo miocárdio e a hipertrofia ventricular esquerda, bem como os efeitos vasodilatadores de diferentes fármacos.

Os primeiros estudos hemodinâmicos realizados por cateterismo em animais demonstraram que as pressões na aorta ascendentes são bem semelhantes às pressões dentro do ventrículo esquerdo, mas que ambas são diferentes das medidas pressóricas obtidas nas artérias braquial e radial. Tais diferenças foram atribuídas às ondas de reflexão e à elasticidade dos vasos, principalmente em adultos jovens, durante taquicardia e manobras fisiológicas, como a manobra de Valsalva. Outros estudos mostraram diferenças entre a aorta ascendente e as artérias dos membros superiores em indivíduos idosos, especialmente quando apresentavam taquicardia e/ou hipotensão, ou quando estavam sob terapia com vasodilatadores. Roman et al. demonstraram maior correlação de risco cardiovascular com a pressão na aorta ascendente em comparação com a pressão obtida na artéria braquial.

A obtenção da pressão arterial central pode ser realizada por métodos não invasivos por meio de novas técnicas que têm proporcionado grande entusiasmo na avaliação da pressão central na prática clínica. Dois principais métodos estão disponíveis no momento: tonometria de aplanação, que estima a pressão central por registro indireto não invasivo (registro da pressão sobre a parede arterial por um transdutor), e aplicação de função de transferência generalizada para estimativa indireta das ondas de pressão aórtica central, obtidas por medidas feitas por tonometria na artéria braquial. Entretanto, os dois tipos de metodologia apresentam erros relacionados à calibração da onda de pressão central obtida pela medida oscilométrica da artéria periférica, o que demonstra fatores limitantes, mas não restritivos, à aplicação clínica em diferentes populações. A despeito dessas limitações, alguns estudos em populações específicas têm sugerido que a avaliação da pressão central pode trazer novas perspectivas e dados adicionais para a estratificação cardiovascular em pacientes com hipertensão arterial.

O estudo clínico CAFE comparou os efeitos do tratamento com diferentes anti-hipertensivos em associação sobre a pressão arterial periférica e a central (Figuras 7.2 e 7.3). Na obtenção da pressão central, foram utilizadas a metodologia de transferência de função e a da tonometria de aplanação da artéria radial, evidenciando-se que a redução da pressão arterial central traz maior redução de risco cardiovascular do que a verificada com as medidas de pressão arterial periférica (artéria braquial). O estudo mostrou também que diferentes fármacos anti-hipertensivos podem ter respostas diferentes sobre a pressão arterial central. Apesar desses dados, o valor prognóstico das medidas de pressão central aórtica em grandes estudos clínicos permanece desconhecido. Ainda são necessárias adaptações na metodologia para a medida mais precisa da pressão arterial central, mas, quando isso for possível, dados de grandes estudos epidemiológicos e ensaios clínicos devem responder se a otimização da avaliação e da redução do risco cardiovascular, que se relaciona ao aumento da pressão arterial, serão factíveis por análise da pressão arterial nos vasos onde a lesão de órgãos-alvo ou os eventos ocorrem, especialmente em nível de artérias centrais (aorta e carótidas).

Outros aspectos que impactam diretamente no conceito de hipertensão são os obtidos por meio da MAPA.

Atualmente, com o conhecimento adquirido da relação de risco cardiovascular com vários momentos da medida da pressão arterial com a MAPA, já é possível estabelecer o risco cardiovascular com os valores médios da pressão arterial sistólica e diastólica obtidos nas 24 horas do dia, no período de vigília e no período de sono. O grau de elevação da pressão arterial com o despertar apresenta, também, a possibilidade de estratificação do risco cardiovascular no hipertenso, podendo, no futuro, modificar a conceituação de hipertensão arterial, não mais baseada na medida casual da pressão arterial, mas pela avaliação das médias pressóricas obtidas pela MAPA, em diferentes momentos do dia.

DICAS DO EDITOR

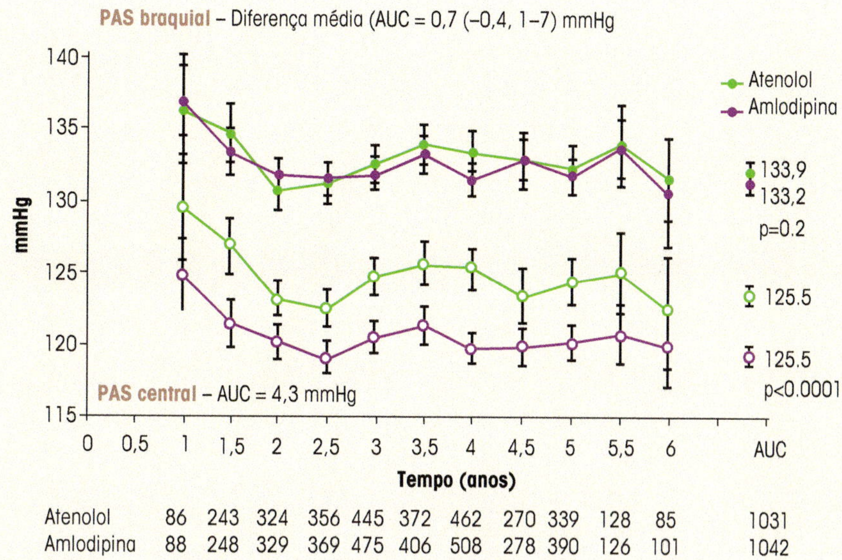

Figura 7.2 **Pressão arterial sistólica braquial e central com tratamento com diferentes anti-hipertensivos.**

PAS: pressão arterial sistólica; AUC: área sob a curva.

Fonte: Circulation. 2006.

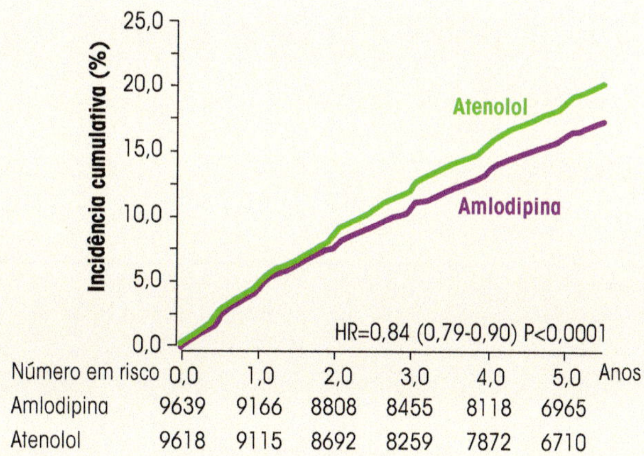

Figura 7.3 **Desfechos combinados, segundo o estudo CAFE.**

Fonte: Circulation. 2006.

Referências bibliográficas

1. Amodeo C, Guimarães GG, Picotti JC. Morning blood pressure surge is associated with death in hypertensive patients. Blood Press Monit. 2014;19(4):199-202.
2. Benetos A, Rudnichi A, Safar M, et al. Pulse pressure and cardiovascular mortality in normotensive and hypertensive subjects. Hypertension.1998;32(3):560-4.
3. Brandão A, Amodeo C, Nobre F. Hipertensão. Rio de Janeiro: Elsevier; 2012
4. Breithaupt-Grogler K, Belz G. Epidemiology of arterial stiffness. Pathol Biol. 1999;47:604-13.
5. Franklin SS, Khan SA, Wong ND, et al. Does the relation of blood pressure to coronary heart disease risk change with aging? Framingham Heart Study. Circulation. 2001;103(9):1245-9.
6. Franklin SS, Khan SA, Wong ND, et al. Is pulse pressure useful in predicting risk for coronary heart disease? The Framingham Heart Study. Circulation. 1999;100(4):354-60.
7. James PA, Oparil S, Carter BL, et al. 2014 Evidence-Based Guideline for the Management of High Blood Pressure in Adults Report From the Panel Members Appointed to the Eighth Joint National Committee (JNC 8). JAMA. 2014;311(5):507-20. Erratum in: JAMA. 2014;311(17):1809.
8. Kario K, Pickering TG, Umeda Y, et al. Morning surge in blood pressure as a predictor of silente and clinical cerebrovascular disease in elderly hypertensives: a Prospectivy Study. Circulation. 2003;107(10):1401-6.
9. Malachias MV, Souza WK, Plavnik FL, et al. 7ª Diretriz Brasileira de Hipertensão Arterial. Arq Bras Cardiol. 2016;107(3 Supl. 3):1-83.
10. Mancia G, Fagard R, Narkiewicz K, et al. 2013 ESH/ESC Guidelines for the management of arterial hypertension: The Task Force for the management of arterial hypertension of the European Society of Hypertension (ESH) and of the European Society of Cardiology (ESC). Eur Heart J. 2013;34(28):2159-219.
11. Nobre F. Valores de pressão arterial para o diagnóstico e metas: análise crítica das diretrizes mais recentes. Rev Soc Cardiol Estado de São Paulo. 2015;25(1):19-22.
12. O'Rourke MF, Frohlich ED. Pulse pressure: is this a clinically useful risk factor? Hypertension. 1999;34:372-4.

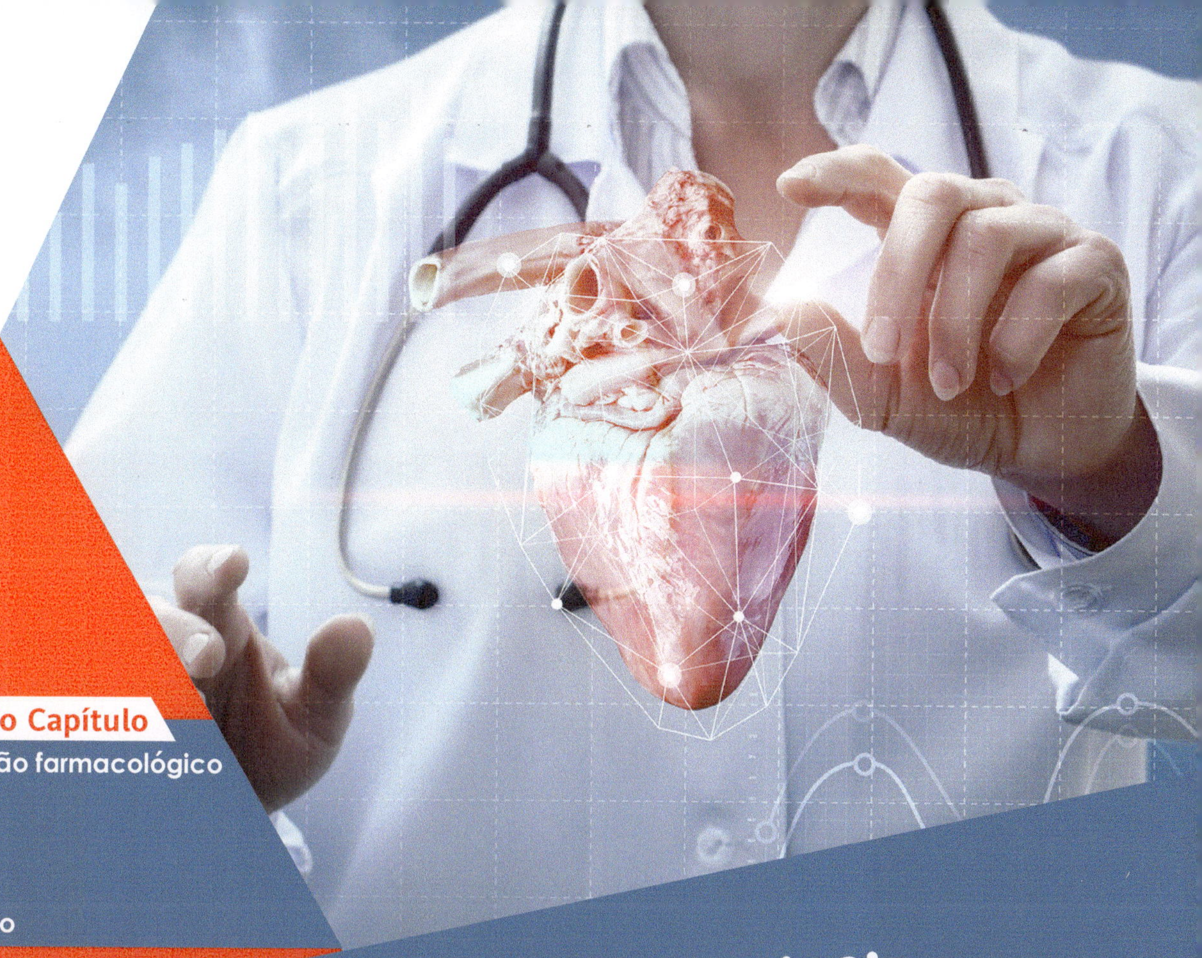

8

Destaques do Capítulo

- Tratamento não farmacológico
- Tabagismo
- Obesidade
- Sódio
- Dieta DASH
- Exercício físico

Hipertensão arterial sistêmica: tratamento não farmacológico

Celso Amodeo
Daniela Bruno Conforti
Matheus Kiszka Scheffer

A hipertensão arterial sistêmica (HAS), diagnóstico mais comum em pacientes adultos ambulatoriais, apresentou nos últimos anos um aumento de sua prevalência em países desenvolvidos e em desenvolvimento, com dados que apontam para um mau controle mundial. Seu tratamento produz grandes reduções no risco de eventos cardiovasculares, incluindo acidente vascular encefálico (AVE), insuficiência cardíaca, doença renal crônica, dissecção aórtica, doença coronariana e morte. Embora terapias farmacológicas e intervenções como a denervação renal ou a terapia de ativação do barorreflexo permaneçam em desenvolvimento, as mudanças de estilo de vida mostram-se ferramentas eficazes e podem ser suficientes para retardar ou impedir a necessidade de terapia farmacológica em pacientes com HAS estágio 1. Potencializam também os efeitos anti-hipertensivos dos medicamentos

O tratamento não farmacológico está indicado para todos os pacientes com HAS, pois viabiliza menores doses dos anti-hipertensivos. Para pacientes com HAS estágio 1 e baixo a moderado risco cardiovascular, sem evidência de lesão em órgãos-alvo, o tratamento não farmacológico está indicado isoladamente por um período de três a seis meses, antes de se iniciar a terapia farmacológica. Paciente com HAS estágio 1, mas com alto risco cardiovascular e lesão em órgãos-alvo, devem iniciar simultaneamente o tratamento farmacológico e não farmacológico.

As mudanças de estilo de vida recomendadas para redução da pressão arterial (PA) são: restrição de sal, moderação do consumo de álcool, alto consumo de vegetais e frutas, redução de peso com manutenção do peso corporal ideal e atividade física regular. Além disso, o tabagismo possui um efeito agudo prolongado que pode aumentar a PA ambulatorial da vigília. Sua cessação e outras medidas também são importantes para prevenção de doenças cardiovasculares e de câncer. Uma potencial desvantagem da modificação do estilo de vida é sua baixa adesão ao longo do tempo.

Neste capítulo será discutida a implantação dessas medidas com base nas evidências disponíveis. A Tabela 8.1 resume as principais medidas não farmacológicas para o tratamento da HAS conforme as recomendações apresentadas na diretriz de 2018 de HAS da Sociedade Europeia de Cardiologia.

Tabela 8.1 Principais medidas não farmacológicas.

Medida	Recomendação	Classe	NE
Controle de peso	Manter IMC entre 20-25 kg/m^2 e circunferência abdominal < 94 em homens e < 80 nas mulheres	I	A
Padrão alimentar	Aumentar o consumo de legumes, frutas frescas, peixe, nozes e ácidos graxos insaturados (azeite de oliva); reduzir o consumo de carnes vermelhas; consumir produtos lácteos com baixo teor de gordura	I	A
Redução do consumo de sal	Restringir o consumo diário de sódio para < 5 g ao dia	I	A
Moderação no consumo de álcool	Limitar o consumo semanal de álcool a 8 unidades nas mulheres e 14 unidades nos homens (1 unidade equivale a 125 mL de vinho ou 250 mL de cerveja)	I	A
Atividade física	Exercícios aeróbicos regulares (pelo menos 30 minutos de exercício dinâmico moderado entre 5 e 7 dias na semana)	I	A
Cessação do tabagismo	Cessação do tabagismo, suporte e encaminhamento a programas de cessação do tabagismo	I	B

IMC: índice de massa corpórea.

Fonte: Diretriz de Hipertensão Arterial Sistêmica de 2018 da Sociedade Europeia de Cardiologia

8.1 Hábitos alimentares

É importante salientar que orientação de estilo de vida do ponto de vista nutricional não é somente recomendar dieta, e sim promover educação nutricional para o resto da vida. O termo dieta dá ideia de começo, meio e fim. Já a reeducação alimentar implementa o conceito de mudança de hábitos alimentares que terão impacto na prevenção cardiovascular ao longo da vida. O êxito do tratamento da HAS com medidas nutricionais se sujeita à adoção de um plano alimentar saudável e sustentável. A utilização de dietas radicais resulta em abandono do tratamento. Assim, a abordagem contemporânea dos estudos de nutrição e saúde se concentra nos padrões alimentares, que permitem avaliar o sinergismo entre nutrientes/alimentos, em vez de nutrientes específicos.

Vários estudos têm pesquisado o papel de intervenções dietéticas específicas, incluindo baixa ingestão de sódio, alto consumo de frutas e vegetais, bem como produtos lácteos com baixo teor de gordura no tratamento da HAS. Dois padrões alimentares, em particular, passaram por estudos contemporâneos e rigorosos em relação ao controle da PA: o padrão de dieta (hábitos alimentares) do Mediterrâneo e o padrão alimentar da dieta DASH (*Dietary Approaches to Stop Hypertension*).

Estudos randomizados e controlados mostraram que o padrão alimentar da dieta DASH poderia reduzir a PA sistólica (PAS) em mais de 5 mmHg em adultos com HAS em comparação com a dieta controle. Ela preconiza consumo de vegetais, frutas, laticínios com baixo teor de gordura, cereais integrais, aves, peixes e nozes; redução da ingestão de doces, bebidas açucaradas e carne vermelha; baixo teor de gordura saturada, gordura total e colesterol; é rica em potássio, magnésio e cálcio, bem como em proteínas e fibras.

Além da dieta DASH, a adesão ao padrão alimentar do Mediterrâneo, que é tradicionalmente caracterizada pela alta ingestão de vegetais, frutas, legumes, cereais não refinados, nozes, azeite em vez de lipídios saturados, moderada ingestão de peixe, baixa a moderada ingestão de laticínios, carne e aves, bem como um consumo regular de vinho tinto, principalmente durante as refeições, foi associada à menor prevalência de HAS em diversos estudos epidemiológicos, enquanto várias intervenções publicadas examinaram o efeito da dieta mediterrânea no risco cardiovascular. Vários estudos e metanálises mostraram que a dieta mediterrânea está associada à redução nos eventos cardiovasculares e na mortalidade por todas as causas. Um estudo em indivíduos de alto risco realizando a dieta mediterrânea durante cinco anos mostrou redução do risco cardiovascular de 29% em comparação com dieta controle com baixo teor de gordura, e redução de 39% de AVE. A dieta mediterrânea também reduziu significativamente a PA ambulatorial, a glicemia e os níveis lipídicos. Deve ser acompanhada por outras mudanças no estilo de vida, como exercício físico e perda de peso.

Em relação ao consumo de café, a cafeína tem um efeito pressórico agudo. No entanto, o consumo de café está associado a benefícios cardiovasculares, como destacado por uma recente revisão sistemática de estudos prospectivos que incluíram mais de um milhão de participantes e 352 eventos cardiovasculares. Além disso, o consumo de chá-verde ou chá-preto também pode ter um pequeno, mas significativo, efeito na redução da PA. O consumo regular de refrigerantes açucarados tem sido associado com sobrepeso, síndrome metabólica, diabetes tipo 2 e maior risco cardiovascular, devendo ser desencorajado. Assim, a adoção de uma dieta saudável e equilibrada pode auxiliar na redução da PA e também reduzir o risco cardiovascular.

8.2 Redução do consumo de sódio

Estudos de coorte prospectivos demonstraram um aumento geral do risco de morte e de eventos cardiovasculares com alta ingestão de sódio. Esses estudos também relataram que a redução da ingestão de sódio abaixo de certo valor (cerca de 3 g de sódio por dia) reduziu ainda mais a PA. Paradoxalmente, foi associada a um aumento do risco de mortalidade cardiovascular e por todas as causas na população geral e em hipertensos, sugerindo um fenômeno da curva J. O mecanismo desse aparente aumento do risco com baixa ingestão de sódio está provavelmente associado a maior atividade do sistema renina angiotensina sob uma restrição muito grande de sal na dieta. Não há evidências de estudos epidemiológicos em que a ingestão muito baixa de sódio possa causar danos.

A Diretriz de Prevenção Primária do Colégio Americano de Cardiologia (2019 ACC/AHA Guideline on the Primary Prevention of Cardiovascular Disease) informa que a redução do conteúdo de sódio na dieta reduz os desfechos nas doenças cardiovasculares, conforme demonstrado nos estudos DASH (Dietary Approaches to Stop Hypertension) e TOHP (Trial Of Hypertension Prevention). Dados do NHANES (National Health and Nutrition Examination Surveys) também sugerem que o alto consumo de sódio está associado com morte cardiovascular. Alguns outros estudos sugerem que o consumo muito baixo de sódio eleva o risco de doença cardiovascular. Há evidências de uma relação causal entre a ingestão de sódio e o aumento da PA, e o consumo excessivo de sódio (> 5 g de sódio por dia) mostrou ter efeito de aumento pressórico e está associado a maior prevalência de HAS sistólica com o avançar da idade. Por outro lado, a restrição de sódio mostrou ter um efeito redutor da PA em muitos estudos. Uma metanálise recente mostrou que uma redução de 1,75 g de sódio por dia (4,4 g de sal/dia) está associada a uma redução média de 4,2 e 2,1 mmHg na PAS e PA diastólica (PAD), com efeito mais pronunciado de 5,4 e 2,8 mmHg em indivíduos com HAS. O efeito redutor na pressão arterial com a restrição de sódio é maior em negros, idosos, diabéticos, na síndrome metabólica e na doença renal crônica.

Estima-se que em populações ocidentais, como a brasileira, a ingestão habitual de sódio esteja entre 3,5 e 5,5 g/dia (o que corresponde a 9 a 12 g de sal por dia), com diferenças marcantes entre países e até mesmo entre regiões. É recomendado que a ingestão de sódio seja limitada a aproximadamente 2 g/dia (equivalente a aproximadamente 5 g de sal por dia) na população em geral, mas principalmente nos hipertensos. A redução eficaz do sal não é fácil e, muitas vezes, há pouca valorização de quais alimentos contêm altos níveis de sal. Recomendações devem ser dadas para se ter muito cuidado com a quantidade de sal adicionado e com os alimentos com alto teor de sal (produtos e processados). Uma redução no consumo de sal na população continua sendo uma prioridade de saúde pública, mas requer um esforço combinado entre a indústria de alimentos, governos e o público em geral, já que 80% do consumo de sal envolve sal contido nos alimentos processados.

O paciente com HAS deve ser orientado a ler os rótulos dos alimentos e adquirir hábitos de consumo daqueles produtos com menores percentuais de valor diário para o sódio. Esse valor refere-se à quantidade percentual de sódio contida no produto, em relação à recomendação máxima para um indivíduo adulto saudável, ou seja, 2.400 mg de sódio. É preciso cuidado com os alimentos chamados *diet* ou *light, pois* podem conter grande quantidade de sódio.

O consumo adequado de frutas e vegetais potencializa o efeito benéfico da dieta com baixo teor de sódio sobre a PA devido, principalmente, ao aumento no consumo de potássio, que sabidamente reduz a pressão arterial.

8.3 Consumo de álcool

Há uma associação linear positiva bem estabelecida entre o consumo de álcool, a PA, prevalência de HAS e o risco de doença cardiovascular. Beber compulsivamente pode ter um forte efeito pressórico. O Estudo de Prevenção e Tratamento da Hipertensão (PATHS) investigou os efeitos da redução do álcool na PA; o grupo de intervenção obteve uma redução modesta da PA em relação ao grupo controle no final do período de seis meses. Uma metanálise de 56 estudos epidemiológicos sugeriu que a redução do consumo de álcool, mesmo para etilistas leves a moderados, poderia ser benéfica para a saúde cardiovascular. Homens hipertensos que consomem álcool devem ser aconselhados a limitar seu consumo a 14 unidades por semana e mulheres a oito unidades por semana (uma unidade é igual a 125 mL de vinho ou 250 mL de cerveja). Dias sem álcool durante a semana e abstenção do consumo excessivo de álcool também são recomendados.

8.4 Perda de peso

O peso corporal está diretamente relacionado à PA. Isso se torna mais evidente com o aumento da prevalência de obesidade ao redor do mundo. A perda de peso, além de promover a queda da PA, reduz o risco cardiovascular e melhora a eficácia das medicações anti-hipertensivas. O benefício já pode ser observado com reduções modestas do peso, sem necessariamente atingir o peso corporal desejável. Conforme aponta uma metanálise que engloba 25 ensaios clínicos, uma perda de 5,1 kg reduz em média 4,4 e 6,6 mmHg na PAS e PAD, respectivamente. Uma redução ainda maior da PA pôde ser observada em indivíduos que obtiveram maior perda de peso.

A perda de peso é recomendada para todos os pacientes hipertensos com obesidade ou sobrepeso. O objetivo é manter o índice de massa corpórea (IMC) entre 20 e 25 kg/m^2 em indivíduos com menos de 60 anos ou mais elevado em pacientes idosos. Recomenda-se manter a circunferência abdominal < 80 cm nas mulheres e < 94 cm nos homens. A perda de peso também está indicada em indivíduos não hipertensos e com sobrepeso para sua prevenção.

A cirurgia bariátrica deve ser considerada após falha do tratamento medicamentoso e não medicamentoso para adultos com IMC > 40 kg/m^2 ou com IMC > 35 kg/m^2 na presença de comorbidades que justifiquem a perda de peso, levando à redução do risco cardiovascular.

O estudo brasileiro GATEWAY randomizou 100 pacientes obesos (IMC entre 30 e 39,9 kg/m^2) com hipertensão (dois ou mais anti-hipertensivos em dose máxima ou três ou mais em dose moderada) em duas estratégias de tratamento: o primeiro grupo sofreu cirurgia bariátrica e o segundo permaneceu em tratamento clínico.

A idade média dos pacientes era de 43 anos; 70% eram do sexo feminino, com IMC médio maior que 35 kg/m^2. O desfecho primário foi redução de 30% ou mais do número de anti-hipertensivos utilizados.

A perda de peso foi mais significativa no grupo cirúrgico (como esperado). Os resultados em relação ao tratamento anti-hipertensivo, no entanto, superaram as expectativas. Metade dos pacientes atingiu pressão arterial inferior a 140/90 mmHg, e 22% do total se tornaram normotensos sem uso de medicações anti-hipertensivas. Apenas dois pacientes apresentaram complicações relacionadas ao procedimento, sem morte ou sequela.

O interessante é que a redução ocorreu desde o primeiro mês após o procedimento, momento em que a redução de peso ainda não havia sido significativa. Ao todo, 80% dos pacientes do grupo cirúrgico atingiram o desfecho previsto ao final de um ano.

8.5 Atividade física

Conforme apontam diversos estudos epidemiológicos e observacionais, a inatividade física se correlaciona com o aumento do risco cardiovascular. A prática de atividade física aeróbica regular está indicada tanto para o tratamento como para a prevenção da HAS, além de reduzir o risco cardiovascular e a mortalidade. Os efeitos da atividade física dependem de a atividade envolver exercícios aeróbicos, resistidos ou uma combinação de ambos. O exercício aeróbico reduz em média 8,3 e 5,2 mmHg nas pressões sistólica e diastólica em pacientes hipertensos, e sua prática deve ser incentivada em toda a população. As diretrizes mais atuais recomendam a realização de exercícios aeróbicos dinâmicos de moderada intensidade por pelo menos 30 minutos em cinco a sete dias na semana. O treinamento resistido dinâmico é recomendado duas a três vezes na semana, em complemento ao aeróbico. O impacto de exercícios isométricos sobre a PA e o risco cardiovascular está menos estabelecido. Para pacientes com níveis de PA mais elevados ou que possuam alto risco cardiovascular, recomenda-se a realização de teste ergométrico antes da realização de exercícios físicos de intensidade moderada.

8.6 Cessação do tabagismo

O tabagismo está relacionado a inúmeras doenças, incluindo doença cardiovascular e câncer. Aponta-se como um fator de risco cardiovascular maior potencialmente modificável. Apesar de não haver evidências relacionando a cessação do tabagismo com a redução da PA, a redução do número de cigarros fumados ao dia está relacionada com a redução do risco cardiovascular e está indicada para todos os pacientes. Evidências também apontam os malefícios sobre a saúde em fumantes passivos.

Recomenda-se pesquisar o histórico de tabagismo a cada consulta e oferecer aconselhamento para sua cessação. O tratamento farmacológico aumenta a chance de abstinência e pode ser realizado com repositores de nicotina, bupropiona ou vareniclina, considerados fármacos de primeira linha.

DICAS DO EDITOR

Referências bibliográficas

1. Arnett DK, Blumenthal RS, et al. 2019 ACC/AHA Guideline on the Primary Prevention of Cardiovascular Disease. Circulation. 2019;000:e000-e000. doi: 10.1161/CIR.0000000000000678.
2. Bakris GL, Sorrentino MJ. Hypertension: a companion to Braunwald's heart disease. 3.ed. Philadelphia; 2018.
3. Cornelissen VA, Smart NA. Exercise Training for Blood Pressure: A Systematic Review and Meta-analysis. J Am Heart Assoc. 2013;2(1):e004473-e004473.
4. Frisoli TM, Schmieder RE, Grodzicki T, Messerli FH. Salt and hypertension: is salt dietary reduction worth the effort? Am J Med. 2012;125(5):433-9.
5. Jensen MD, Ryan DH, Apovian CM, Ard JD, Comuzzie AG, Donato KA, et al. 2013 AHA/ACC/TOS guideline for the management of overweight and obesity in adults: a report of the American College of cardiology/American Heart Association task force on practice guidelines and the obesity society. Circulation. 2014;129(25 SUPPL. 1):102-38.
6. Jordan J, Yumuk V, Schlaich M, Nilsson PM, Zahorska-Markiewicz B, Grassi G, et al. Joint statement of the European Association for the Study of Obesity and the European Society of Hypertension: Obesity and difficult to treat arterial hypertension. J Hypertens. 2012;30(6):1047-55.
7. Katsarou AL, Vryonis MM, Protogerou AD, Alexopoulos EC, Achimastos A, Papadogiannis D, et al. Stress management and dietary counseling in hypertensive patients: a pilot study of additional effect. Prim Health Care Res Dev. 2014;15(01):38-45.
8. Malachias M, Souza W, Plavnik F, Rodrigues C, Brandão A, Neves M. 7ª Diretriz Brasileira De Hipertensão Arterial. Arq Bras Cardiol. 2016;107(3Supl.3):1-83.
9. Neter JE, Stam BE, Kok FJ, Grobbee DE, Geleijnse JM. Influence of weight reduction on blood pressure: a meta-analysis of randomized controlled trials. Hypertension. 2003;42(5):878-84.
10. Paola AAV De, Montenegro S, Moreira MDCV. Livro-texto da sociedade brasileira de. 2.ed. São Paulo: Manole; 2015.
11. Schiavon C, Bersch-Ferreira A, Santucci E, Oliveira J, Torreglosa C, Bueno P, et al. (2017) Effects of Bariatric Surgery in Obese Patients with Hypertension: The GATEWAY Randomized Trial (Gastric Bypass to Treat Obese Patients With Steady Hypertension). Circulation. 2018 Mar 13;137(11):1132-42.
12. Stamler J, et al. The INTERSALT Study: background, methods, findings, and implications. The Am J Clin Nutr. Vol 65(2): 626S-642S.
13. Williams B, Mancia G, Spiering W, Agabiti Rosei E, Azizi M, Burnier M, et al. 2018 ESC/ESH Guidelines for the management of arterial hypertension. Eur Heart J. 2018;00:1-98.
14. Zipes DP, Libby P, Bonow RO, Mann DL, Tomaselli GF. Braunwald's heart disease: a textbook of cardiovascular medicine. 11.ed. Philadelphia: Elsevier; 2018.

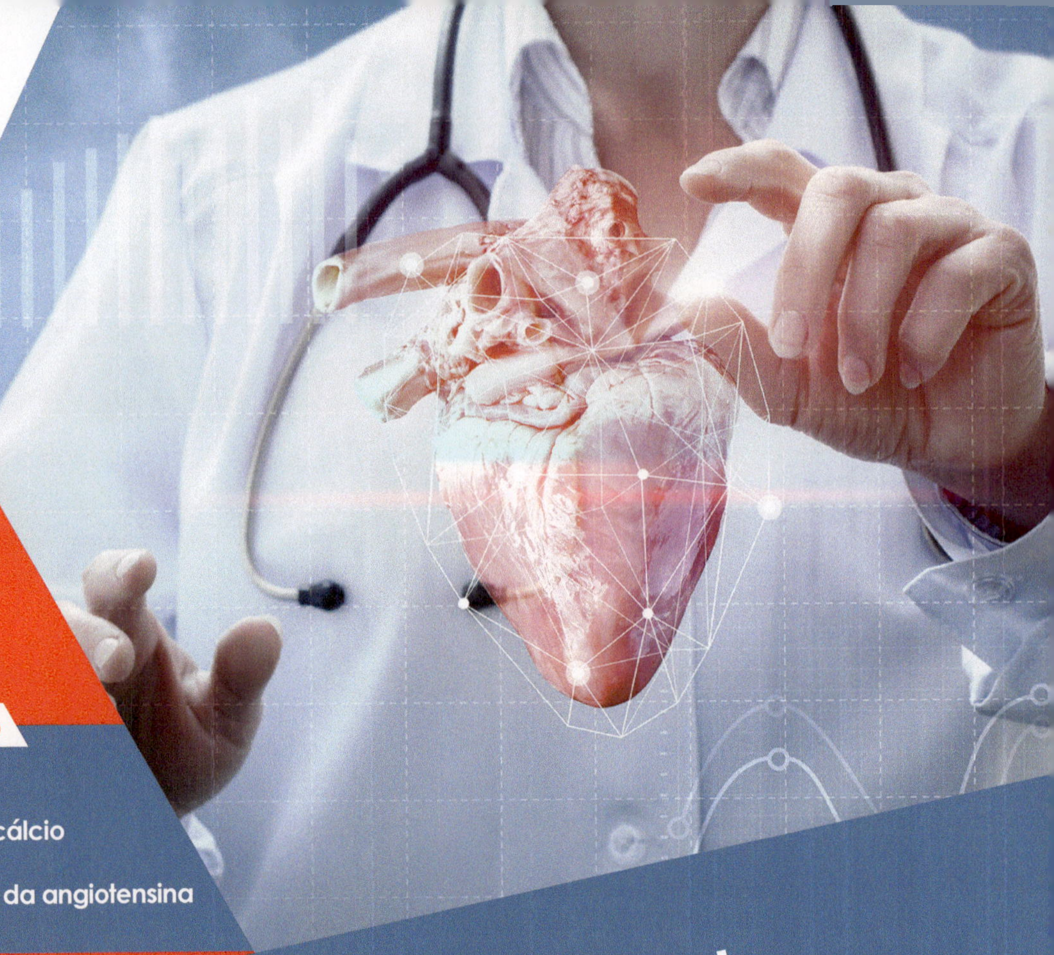

9

Destaques do Capítulo

- Diuréticos
- Betabloqueadores
- Bloqueadores dos canais cálcio
- Inibidores da ECA
- Bloqueadores do receptor da angiotensina
- Vasodilatadores diretos

Tratamento medicamentoso da hipertensão arterial sistêmica

José Felipe Cardoso Braz
Lara Vilela Eurípedes
Celso Amodeo

Apesar da importância das mudanças de estilo de vida no tratamento da hipertensão, a maioria dos pacientes necessita de tratamento medicamentoso para o controle adequado da pressão arterial. O objetivo principal do tratamento medicamentoso é a redução da morbimortalidade cardiovascular. Estudos têm demonstrado o benefício da redução da pressão arterial (PA) nos desfechos cardiovasculares, sendo que o estudo SPRINT mostrou benefício no grupo que atingiu menores valores de PA.

Todas as classes de anti-hipertensivos podem ser utilizadas, sendo levadas em consideração suas indicações e contraindicações. A Tabela 9.1 ilustra situações em que cada classe de fármaco deve ser evitada.

Tabela 9.1 Principais contraindicações dos medicamentos anti-hipertensivos.

Medicamentos	Contraindicações
Diuréticos tiazídicos	Gota, síndrome metabólica, intolerância a glicose, gestação, hipercalcemia, hipocalemia
Betabloqueadores	Asma, BAV de alto grau, bradicardia, síndrome metabólica, intolerância a glicose, atletas
BCC (di-hidropiridínicos)	Taquiarritmias, IC com FE reduzida (CF III/IV)
BCC (não di-hidropiridínicos)	BAV de alto grau, disfunção ventricular, bradicardia, constipação
IECA/BRA	Gestação, hipercalemia, estenose bilateral de artéria renal, mulheres em idade fértil

BAV: bloqueio atrioventricular; IC: insuficiência cardíaca; FE: fração de ejeção; CF: classe funcional; BCC: bloqueadores dos canais de cálcio; IECA: inibidor do enzima conversor da angiotensina; BRA: bloqueador do receptor da angiotensina.

Fonte: Desenvolvido pela autoria.

A redução da mortalidade e dos desfechos cardiovasculares foi semelhante entre as cinco principais classes de medicamentos [diuréticos, inibidores da enzima conversora da angiotensina (IECA), bloqueadores do receptor AT1 da angiotensina II, bloqueadores dos canais de cálcio (BCC) e betabloqueadores]. Porém, com uma desvantagem dos betabloqueadores em relação aos demais por não reduzir significativamente as taxas de acidente vascular cerebral (AVC), sendo que esta classe deve ser utilizada como medicamentos de primeira linha apenas em situações específicas, como em pacientes que apresentem também taquiarritmias, doença arterial coronariana e/ou insuficiência cardíaca.

O benefício do tratamento medicamentoso da hipertensão com relação à redução de desfechos cardiovasculares e mortalidade, em grande parte, está relacionado ao potencial de reduzir a PA. A vantagem é maior nos pacientes de risco cardiovascular mais alto. Porém, os pacientes de baixo risco também se beneficiam da terapia.

9.1 Diuréticos

Desde sua introdução, na década de 1960, os diuréticos são parte fundamental do tratamento anti-hipertensivo. Sua efetividade em reduzir eventos cardiovasculares foi comprovada em múltiplos ensaios clínicos randomizados. Também se acredita que eles tenham efeito sinérgico com as outras classes de medicamentos no efeito redutor da PA e maior redução do risco de insuficiência cardíaca.

Sua ação anti-hipertensiva está no início ligada ao efeito natriurético, com consequente redução do volume extracelular. Após quatro a seis semanas, o volume sanguíneo é parcialmente restabelecido e ocorre redução da resistência vascular periférica devido à ação vasodilatadora (abertura dos canais de potássio dependentes de ATP). Sua eficácia não está diretamente relacionada à dose, porém os efeitos colaterais estão.

Os diuréticos de alça agem no ramo ascendente da alça de Henle bloqueando o cotransportador Na^+-K^+-$2Cl^-$. Os tiazídicos e os diuréticos semelhantes à tiazida (clortalidona e indapamida) atuam no túbulo contornado distal com o bloqueio do cotransportador Na^+-Cl^-. Os diuréticos poupadores de potássio atuam impedindo a ativação do canal epitelial de sódio por bloqueio direto (triantereno e amilorida) ou por evitar que a aldosterona ative o receptor mineralocorticoide (espironolactona e eplerenona).

Dá-se preferência aos tiazídicos ou similares (clortalidona, hidroclorotiazida e indapamida) em doses baixas, pois são mais suaves e têm maior tempo de ação do que os diuréticos de alça. Dos tiazídicos, clortalidona e indapamida são mais potentes do que as mesmas doses em miligrama de hidroclorotiazida, com maior duração do efeito, além de não demonstrarem aumento dos efeitos colaterais.

Diuréticos de alça (furosemida e bumetanida) ficam reservados aos casos de insuficiência renal [creatinina > 2,0 mg/dL ou razão de filtração glomerular (RFG) calculado < 30 mL/min/1,73 m²] e situações de edema (insuficiência cardíaca ou insuficiência renal). Já os poupadores de potássio (espironolactona e amilorida) são habitualmente utilizados em associação com tiazídicos ou diuréticos de alça.

Dentre os efeitos colaterais dos tiazídicos destacam-se fraqueza muscular, câimbras, hipovolemia e disfunção erétil. O principal distúrbio hidroeletrolítico é a hipocalemia, eventualmente relacionada à hipomagnesemia. Pode ocorrer aumento do ácido úrico, porém a precipitação de crise de gota só está associada a indivíduos com predisposição. Poupadores de potássio podem estar associados com hipercalemia.

Recente publicação de Pederson et al. demonstra a relação do uso de hidroclorotiazida com o desenvolvimento de câncer de pele. Nenhum estudo anterior avaliou a associação entre hidroclorotiazida, carcinoma de células de Merkel (MCC) e tumores malignos adnexal de pele (MAST).

Usando os registros de saúde nacional da Dinamarca, os autores identificaram todos os pacientes que tiveram MCC e MAST durante o período de 2004-2015 e compararam com uma população livre de câncer de pele no mesmo período. Usando uma equação de regressão logística condicionada, os autores avaliaram a probabilidade de risco (Odds ratios) e os intervalos de confiança associado com o uso cumulativo de hidroclorotiazida.

O risco de MCC e MAST associado com o uso de hidroclorotiazida com doses de 50 mg/dia foi de 2,3 (95% CI 1,1-4,8) e 3,6 (95% CI 1,9-7,0), respectivamente, os quais aumentaram para 3,3 (95% CI 1,3-8,3) e 5,6 (95% CI 2,4-13,3), respectivamente com dose acima de 100 mg/dia.

Não foi encontrada relação entre esses tipos de câncer de pele e o uso de medicamentos com indicações similares à hidroclorotiazida, exceto com uma tendência de aumento de MCC com o uso de furosemida (risco de 1,9, 95% CI 0,9-4,0).

Esse estudo teve como limitação a ausência de informações sobre o tempo de exposição ao sol dos envolvidos na pesquisa. Todavia, a conclusão do estudo foi que a hidroclorotiazida se associou com o risco aumentado de MCC e MAST.

9.2 Inibidores da enzima conversora da angiotensina (IECA)

São anti-hipertensivos de primeira linha. Sua principal ação é a inibição da enzima conversora de angiotensina, impedindo a transformação de angiotensina I em angiotensina II, que tem ação vasoconstritora. Eles também aumentam a disponibilidade da bradicinina, que tem efeito vasodilatador.

Além de ter efeito benéfico na insuficiência cardíaca com fração de ejeção reduzida e no antirremodelamento cardíaco pós-infarto, com possíveis propriedades antiateroscleróticas, têm sido usados, também, com bons resultados clínicos na preservação da função renal da nefropatia crônica, principalmente de etiologia diabética.

Quando comparados aos afrodescendentes, os pacientes da raça branca respondem melhor a essa classe de fármacos. Porém, quando combinados com diuréticos ou BCC, eles têm a mesma capacidade de redução da PA em todos os grupos étnicos.

A principal reação adversa é a tosse seca, que acomete de 5 a 20% dos usuários. Outro possível efeito colateral, porém menos comum, é o edema angioneurótico, que pode ser potencialmente grave pelo comprometimento das vias aéreas (ocorre com mais frequência na população afrodescendente).

Um fenômeno passageiro observado quando do seu uso inicial em pacientes com insuficiência renal é a elevação de ureia e da creatinina séricas, habitualmente de pequena monta (isso ocorre devido à redução da pressão nos glomérulos, diminuindo a filtração). Nos casos de doença renal crônica, especialmente em fases avançadas, estão associados com hipercalemia, principalmente quando usados em doses mais elevadas. A piora progressiva da função renal, com aumento de creatinina e ureia, pode ser observada em hipertensão renovascular.

São comprovadamente teratogênicos, sendo contraindicados na gestação, e por isso devem ser usados com cautela em mulheres em idade fértil.

9.3 Bloqueadores dos receptores de angiotensina (BRA)

Agem por meio do bloqueio específico dos receptores ATI da angiotensina II, que são responsáveis pelas ações vasoconstritoras, proliferativas, inflamatórias e estimuladoras da liberação de aldosterona. Têm o mesmo efeito dos IECA na melhora da função ventricular esquerda nos pacientes com insuficiência cardíaca e no remodelamento pós-infarto. Também têm o potencial de reduzir a albuminúria e a progressão da doença renal crônica.

Na prática clínica, são utilizados em pacientes não tolerantes ao IECA, sendo incomuns os efeitos colaterais (exantema é raramente observado). Entre as outras classes de anti-hipertensivos, estão relacionados a menores taxas de descontinuação do tratamento devido a reações adversas. Também são contraindicados na gestação.

9.4 Inibidores diretos da renina

Têm como único representante atualmente disponível para uso clínico o alisquireno, que promove inibição direta da ação da renina com consequente diminuição da formação de angiotensina II. Outras ações podem contribuir para a redução da PA e a proteção tissular, tais como redução da atividade plasmática de renina, bloqueio de um receptor celular próprio de renina/pró-renina e diminuição da síntese intracelular de angiotensina II.

Estudos demonstram sua capacidade em monoterapia de redução da PA de intensidade semelhante aos demais anti-hipertensivos, porém sem evidências de benefícios na morbimortalidade.

Também é contraindicado na gravidez. *Rash* cutâneo, diarreia (especialmente com doses elevadas), aumento de CPK e tosse são os efeitos colaterais mais frequentes, com ocorrência em menos de 1% dos pacientes.

9.5 Bloqueadores dos canais de cálcio (BCC)

São amplamente usados no tratamento da hipertensão, tendo efeito semelhante às outras classes de medicamentos na redução de desfechos cardiovasculares, com evidência de maior redução de AVC, porém menor efeito na prevenção da insuficiência cardíaca. Sua principal ação anti-hipertensiva é a redução da resistência vascular periférica, devido à diminuição de cálcio intracelular, decorrente do bloqueio dos canais de cálcio das células musculares lisas das arteríolas.

São classificados em dois tipos básicos: os di-hidropiridínicos e os não di-hidropiridínicos. Há mais estudos na hipertensão com os BCC di-hidropiridínicos (especialmente anlodipino). Alguns ensaios clínicos randomizados menores e metanálises os compararam com outros medicamentos, não se demonstrando diferença importante na efetividade.

BCC di-hidropiridínicos como amlodipino, nifedipino, felodipino, nitrendipino, manidipino, lercanidipino, levanlodipino, lacidipino, isradipino, nisoldipino, nimodipino, possuem maior efeito vasodilatador, com mínima interferência na frequência e na função sistólica cardíaca, sendo assim mais utilizados na prática como anti-hipertensivos.

Já os não di-hidropiridínicos, como as fenilalquilaminas (verapamil) e as benzotiazepinas (diltiazem), pelo menor efeito vasodilatador e maior efeito sobre a frequência cardíaca, podem ser bradicardizantes e têm ação antiarrítmica, o que restringe seu uso a alguns casos específicos. Estes não devem ser utilizados em casos de disfunção ventricular esquerda, por deprimirem a função sistólica.

São também utilizados no tratamento da hipertensão arterial em pacientes com doença arterial coronária, constituindo-se numa alternativa aos betabloqueadores quando estes não puderem ser utilizados, ou mesmo em associação, quando em angina refratária.

O edema maleolar comumente relatado resulta da própria ação vasodilatadora (mais arterial que venosa), promovendo a transudação capilar. Pode haver queixa de cefaleia latejante e tonturas. O rubor facial é mais comum com os BCC di-hidropiridínicos de ação rápida. Hipercromia do terço distal das pernas (dermatite ocre) e hipertrofia gengival podem ocorrer ocasionalmente. Verapamil e diltiazem podem agravar a insuficiência cardíaca, além de poder ocasionar bradicardia e bloqueio atrioventricular.

9.6 Betabloqueadores

Quando comparados ao placebo, diminuíram a taxa de AVC e de insuficiência cardíaca. Em relação às outras classes de medicamentos, também obtiveram redução semelhante nos eventos cardiovasculares, porém com menor efeito na redução de AVC. Importante salientar que essa menor proteção sobre o AVC com o uso de betabloqueadores desaparece quando estes são utilizados em associação, por exemplo, com diuréticos.

Diminuem inicialmente o débito cardíaco e a secreção de renina, havendo readaptação dos barorreceptores e diminuição das catecolaminas nas sinapses nervosas. São úteis nos pacientes com angina, no pós-IAM e para controle de frequência cardíaca. Os betabloqueadores de terceira geração (carvedilol, nebivolol) têm também efeito vasodilatador por mecanismos diferentes: o carvedilol, pelo seu efeito de bloqueio concomitante do receptor alfa-1 adrenérgico; e o nebivolol, por aumentar a síntese e a liberação de óxido nítrico no endotélio vascular.

Bloqueios atrioventriculares, disfunção sexual, vasoconstrição periférica e broncoespasmo podem ser efeitos colaterais, sendo estes mais comuns nos betabloqueadores de primeira e de segunda geração, estando contraindicados na asma brônquica e na doença pulmonar obstrutiva crônica. Estão associados ao aparecimento de novos casos de diabetes melito nos pacientes predispostos (principalmente com o uso concomitante de diuréticos). Pode haver também aumento dos triglicerídeos, do LDL-colesterol e redução da fração HDL-colesterol. Já os de terceira geração (carvedilol e nebivolol) têm impacto neutro ou podem até melhorar o metabolismo da glicose e lipídico, possivelmente em decorrência do efeito de vasodilatação com diminuição da resistência à insulina e melhora da captação de glicose pelos tecidos periféricos. Também estão menos associados com disfunção sexual.

9.7 Vasodilatadores diretos

A hidralazina e o minoxidil, representantes da classe, atuam por meio da abertura dos canais de potássio dependentes de ATP provocando relaxamento da musculatura arterial lisa, com consequente redução da resistência arterial periférica.

A hidralazina é útil no tratamento da pré-eclâmpsia e, associada aos nitratos, no tratamento da insuficiência cardíaca especificamente nos pacientes negros. Pode estar associada com cefaleia, taquicardia reflexa e reação *lupus-like* (dose-dependente). Esta deve ser utilizada com cuidado na doença arterial coronária e deve ser evitada nos casos de aneurisma dissecante da aorta e episódio recente de hemorragia cerebral. Seu uso pode também acarretar anorexia, náusea, vômito e diarreia.

O minoxidil comumente associa-se ao hirsutismo, ocorrendo em até 80% dos pacientes. Um efeito menos comum é a expansão generalizada de volume circulante e taquicardia reflexa.

9.8 Agentes de ação central

Sua ação ocorre através do estímulo dos receptores α2 que estão envolvidos nos mecanismos simpatoinibitórios. Nem todos são seletivos. Os efeitos bem definidos dessa classe são: diminuição da atividade simpática e do reflexo dos barorreceptores, contribuindo para bradicardia relativa e hipotensão notada em ortostatismo; discreta diminuição na resistência vascular periférica e no débito cardíaco; redução nos níveis plasmáticos de renina e retenção de fluidos.

Como representantes dessa classe de medicamentos destacam-se: metildopa, clonidina, guanabenzo e os inibidores dos receptores imidazolínicos (moxonidina e rilmenidina).

A clonidina pode ainda ser indicada para controle da PA em situações especiais como: síndrome das pernas inquietas, retirada de opioides, *flushes* da menopausa, diarreia associada a neuropatia diabética e hiperatividade simpática em pacientes com cirrose alcoólica. Vale ressaltar que a metildopa é a medicação de escolha para uso em gestantes.

A metildopa pode provocar reações autoimunes, como febre, anemia hemolítica, galactorreia e disfunção hepática, que na maioria dos casos desaparecem com a cessação do uso. A clonidina apresenta risco maior do efeito rebote com a descontinuação, especialmente quando associada a um betabloqueador, e pode ser perigosa em situações pré-operatórias. Os medicamentos dessa classe apresentam reações adversas decorrentes da ação central, como sonolência, sedação, boca seca, fadiga, hipotensão postural e disfunção erétil.

9.9 Alfabloqueadores

São antagonistas competitivos dos receptores α1 pós-sinápticos. Reduzem a resistência vascular periférica e não apresentam efeito significativo na redução do débito cardíaco. Apresentam ação hipotensora fraca quando em monoterapia. São representados pela prasozina, doxazosina e terazosina. Podem apresentar melhora nos sintomas da hipertrofia prostática benigna. Podem estar associados à hipotensão sintomática na primeira dose e incontinência urinária nas mulheres. Há também evidências de que a doxazosina pode aumentar a incidência de insuficiência cardíaca.

9.10 Estratégias de tratamento

Segundo as últimas diretrizes brasileiras de hipertensão, o tratamento medicamentoso deve ser iniciado nos pacientes com HAS estágio 1 com baixo/moderado risco quando não houver sucesso com o tratamento não medicamentoso após 90 dias. O tratamento deve ser iniciado imediatamente para os pacientes com HAS estágio 1 com alto risco cardiovascular ou doença cardiovascular estabelecida e nos pacientes com HAS estágio 2 e 3. Nos pacientes pré-hipertensos, o início do tratamento pode ser uma opção a depender do risco e da presença de doença cardiovascular.

Opta-se por iniciar com monoterapia nos pacientes hipertensos estágio 1 com baixo/moderado risco. Deve-se iniciar com diuréticos tiazídicos (de preferência clortalidona), IECA, BRA ou BCC. Os diuréticos são os medicamentos que apresentam maior evidência na redução de eventos cardiovasculares. Os betabloqueadores podem ser a opção em algumas situações, como em pacientes com arritmias supraventriculares, enxaqueca, insuficiência cardíaca e coronariopatia.

A posologia do medicamento deve ser ajustada até que se consiga atingir os valores adequados de PA de acordo com as metas terapêuticas. Caso não haja sucesso, pode ser aumentada a dose ou associado fármaco de outra classe. Em caso de efeitos adversos, pode-se trocar de classe ou reduzir a dose e associar outro anti-hipertensivo. Se não houver resposta adequada com dois fármacos, um terceiro medicamento pode ser associado.

A maioria dos pacientes vai necessitar de combinação de medicamentos, sendo preferível iniciar com associação nos pacientes hipertensos estágio 1 com alto/muito alto risco cardiovascular e naqueles com estágio 2 e 3. Devem ser evitadas combinações de medicamentos com o mesmo mecanismo de ação.

A associação de IECA e BRA não é recomendada por não mostrar redução dos desfechos cardiovasculares e por aumentar o número de eventos renais adversos (lesão renal aguda e hipercalemia). O uso combinado de betabloqueador e diurético deve ser feito com cuidado devido às alterações no metabolismo da glicose.

Há poucos estudos comparando uma combinação com outra, podendo-se optar por fármacos separados ou em associação fixa. Um deles comparou a combinação de IECA e diurético com IECA e BCC, sendo que esta última foi mais efetiva na redução de desfechos cardiovasculares e redução de progressão de nefropatia, principalmente em não obesos. A Figura 9.1 mostra as combinações possíveis de anti-hipertensivos.

Caso não se atinja a meta, a dose da combinação pode ser aumentada ou pode ser associada outra classe. Caso o diurético ainda não tenha sido escolhido como parte do tratamento, ele deve ser a terceira opção. Nos casos de hipertensão resistente, a espironolactona deve ser associada como quarta classe de anti-hipertensivo. Os agentes de ação central e os betabloqueadores podem também ser uma alternativa.

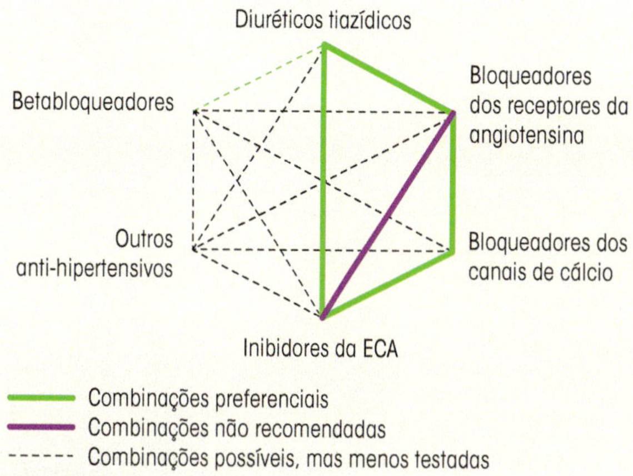

Figura 9.1 **Possíveis combinações de medicamentos anti-hipertensivos.**

Fonte: Desenvolvido pela autoria.

DICAS DO EDITOR

Referências bibliográficas

1. Bakris GL, Sarafi PA, Weir MR, Dahlof B, Pitt B, Jamerson K, et al; ACCOMPLISH Trial investigators. Renal outcomes with different fixed-dose combination therapies in patients with hypertension at high risk for cardiovascular events (ACCOMPLISH): a pre-specified secondary analysis of a randomized controlled trial. Lancet. 2010;375(9721):1173-81.
2. Braunwald E. Tratado de doenças cardiovasculares. Rio de Janeiro: Elsevier; 2017.
3. European Society of Cardiology. 2018 ESC/ESH Guidelines for the management of arterial hypertension. European Hearth Journal. 2018;1-98.
4. Jamerson K, Weber MA, Bakris GL, Dahlof B, Pitt B, Shi V, et al; ACCOMPLISH Trial Investigators. Benazepril plus amlodipine or hydrochlorothiazide for hypertension in high-risk patients. N Engl J Med. 2008;359(23):2417-28.
5. Kannel, William B. Blood pressure as a cardiovascular risk factor. JAMA 1996; 1571-6.
6. Lewington S, Clarke R, Qizilbash N, Peto R, Collins R; Prospective Studies Collaboration. Age-specific relevance of usual blood pressure to vascular mortality: a meta-analysis of individual data for one million adults in 61 prospective studies. Lancet. 2002;360(9349):1903-13. Erratum in: Lancet. 2003;361(9362):1060.
7. Malachias MVB, Souza WKSB, Plavnik FL, Rodrigues CIS, Brandão AA, Neves MFT, et al. 7ª Diretriz Brasileira de Hipertensão Arterial. Arq Bras Cardiol 2016; 107(3Supl.3):1-83.
8. Pedersen SA, Johannesdottir Schmidt SA, Hölmich LR, Friis S, Pottegård A, Gaist D. Hydrochlorothiazide use and risk of Merkel cell carcinoma and malignant adnexal skin tumors: a nationwide case-control study. Journal of the American Academy of Dermatology. 2018. doi:10.1016/j.jaad.2018.06.014.
9. Weber, et al. Clinical Practice Guidelines for the Management of Hypertension in the Community. The Journal of Clinical Hypertension. 2014;14-26.
10. Whelton, et al. 2017 High Blood Pressure Clinical Practice Guideline. JACC 2018;e127-248.
11. Wright, Jr, et al. A Randomized Trial of Intensive versus Standard Blood-Pressure Control. NEJM 2015;2103-16.

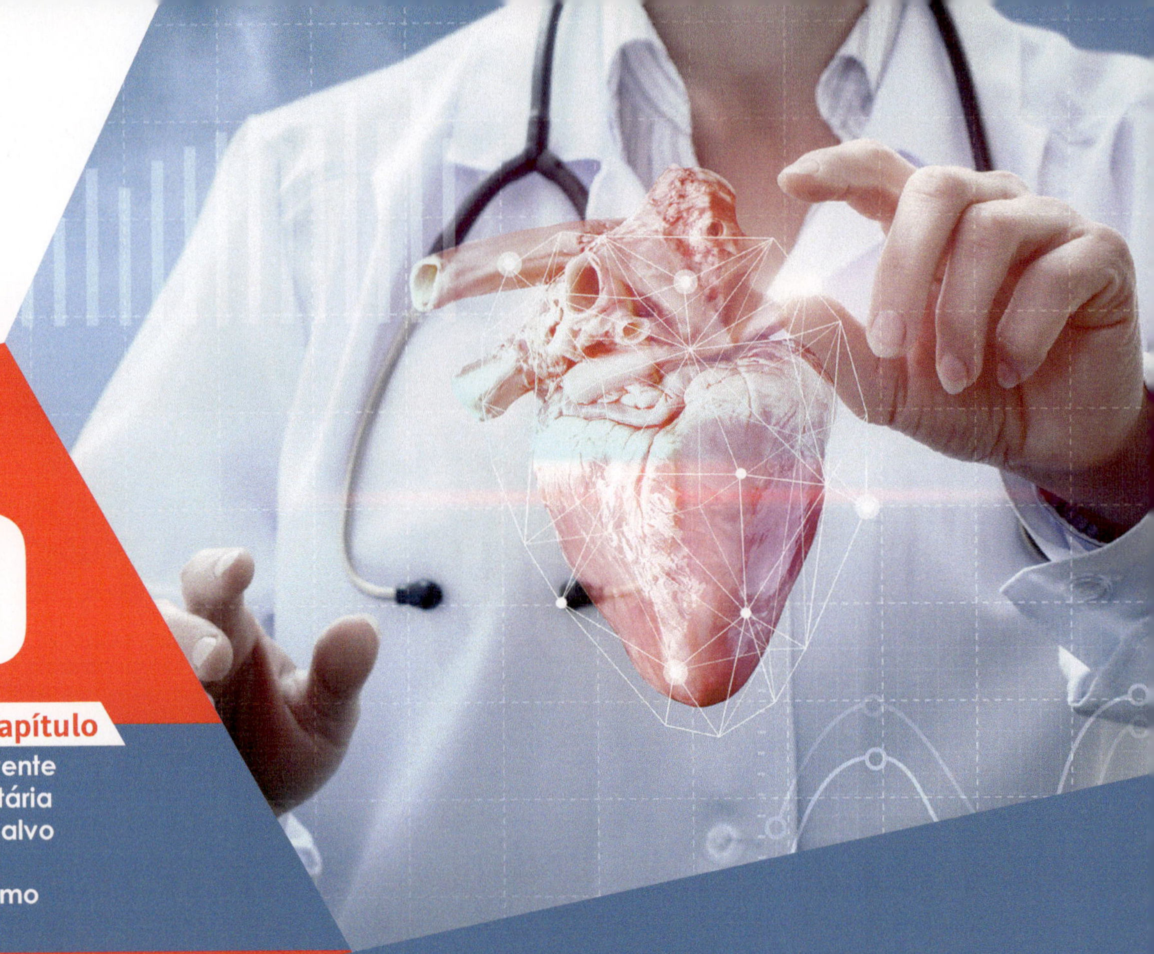

10

Destaques do Capítulo

- Hipertensão resistente
- Hipertensão refratária
- Lesão de órgãos-alvo
- MAPA
- Hiperaldosteronismo
- Feocromocitoma

Hipertensão resistente

Maita Pretti Nunes Ferreira
Celso Amodeo

Define-se hipertensão arterial resistente quando a pressão arterial está acima das metas preconizadas apesar do uso de três ou mais anti-hipertensivos de diferentes classes, incluindo preferencialmente um diurético tiazídico de longa ação em doses máximas preconizadas e toleradas e com comprovada adesão.

Conceitualmente, diz-se que a dose é otimizada a partir de 50% ou mais da máxima recomendada. Salvo quando houver intolerância ou contraindicação, deve-se falar em resistência apenas na vigência de terapia médica otimizada.

Incluem-se nessa definição os casos de hipertensão resistente controlada quando se observa o uso de quatro ou mais classes de medicamentos anti-hipertensivos.

Em torno de 12 a 15% dos hipertensos são considerados resistentes. Dentre estes, 3% são portadores de hipertensão refratária.

A refratariedade é definida pelo descontrole pressórico apesar do uso de cinco ou mais medicamentos anti-hipertensivos, incluindo um antagonista de receptor mineralocorticoide e clortalidona. Esse subgrupo é ainda mais complexo, e deve ser referenciado a um centro especializado em hipertensão para os cuidados necessários.

Pelo impacto prognóstico, é essencial diferenciar a verdadeira resistência da pseudorresistência. Não se pode falar em resistência em indivíduos que não fazem o tratamento correto, seja por erro de prescrição ou por má adesão. Por outro lado, é preciso entender que também o grupo que é controlado com quatro ou mais medicamentos deve ser interpretado como resistente e conduzido como tal. Assim, recomenda-se buscar de forma exaustiva os fatores que possam influenciar no aparente descontrole da pressão arterial.

A aferição da pressão arterial em consultório fornece o substrato para suspeitar do diagnóstico. Por isso, é o primeiro ponto onde pode haver falha. O respeito à técnica da aferição e a documentação correta com avaliação do valor médio para tomada de conduta são fundamentais. Na Figura 10.1 estão listados os principais itens a serem observados neste momento.

Em seguida, recomenda-se ponderar o tratamento. Toda prescrição deve conter um diurético e dois ou mais medicamentos com dose de pelo menos 50% da máxima recomendada. O uso de subdoses e de combinações não sinérgicas pode ser o fator limitante e é facilmente corrigido. Do outro lado do espectro, é fundamental assessorar a adesão ao tratamento por parte do doente. Uma boa relação médico-paciente e a participação deste último na sua linha de cuidado são a base para o sucesso.

Estudos mostram que a adesão parcial ou a completa não adesão chegam a representar 80% dos pacientes com hipertensão resistente. Em cada consulta, é importante assegurar a compreensão do paciente quanto ao motivo do uso de múltiplos fármacos, explicar os efeitos desejados, usar medicações com substâncias combinadas, atentar à facilidade posológica e buscar ativamente efeitos colaterais que dificultem a adesão. Também não se podem menosprezar as mudanças no estilo de vida. Questões como a ingestão de sódio e a perda ponderal exercem forte impacto em hipertensos resistentes e com frequência são subestimados por estes.

A medida ambulatorial da pressão arterial de 24 horas (MAPA) pode ajudar a avaliar a adesão. É o método de eleição para confirmar o diagnóstico de hipertensão ou a hipertensão do jaleco branco, ajuda a estimar o controle terapêutico, é um melhor fator prognóstico de morbidade cardiovascular e de mortalidade nos hipertensos resistentes e pode

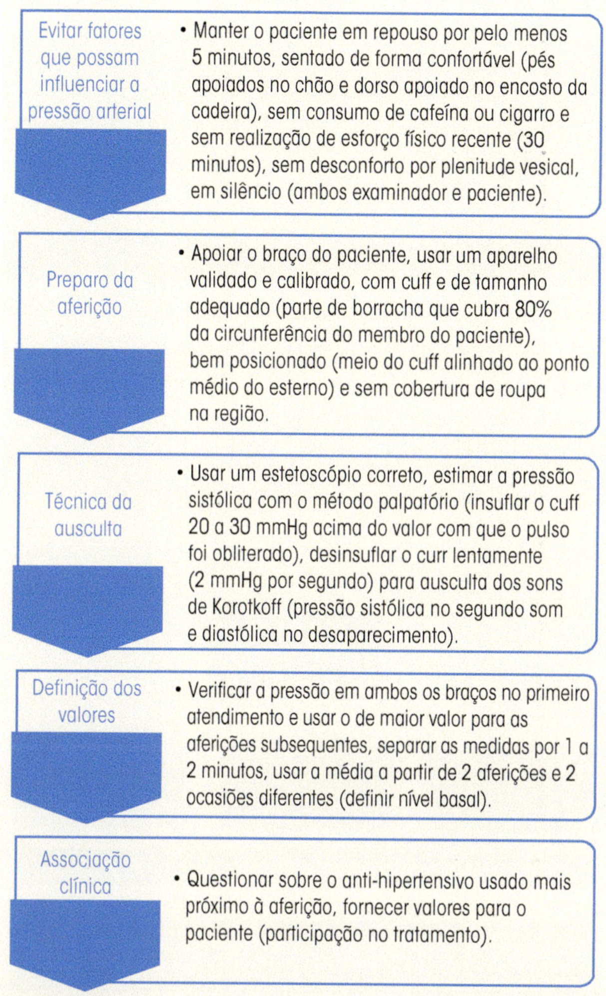

Figura 10.1 **Recomendações para a medida correta da pressão arterial.**

Fonte: Desenvolvido pela autoria.

detectar pacientes portadores de hipertensão paroxística (como nos doentes com feocromocitoma) e também de disautonomia. É um teste seguro, com pouco desconforto e baixo custo adicional, e que se correlaciona melhor com as lesões em órgão-alvo do que as medidas casuais da pressão arterial. Sempre que disponível, recomenda-se o seu emprego na confirmação da verdadeira hipertensão resistente.

A distinção entre a hipertensão do jaleco branco e o real descontrole pressórico é benéfica para adequar o tratamento a cada situação. Convém pensar em efeito do jaleco branco principalmente nos pacientes que apresentem pressão arterial francamente alterada em consulta, mas sem sinais de lesão de órgão-alvo associada. Em pacientes que façam a automedida da pressão arterial em domicílio e relatem essa discrepância, o diagnóstico pode ser firmado contanto que se garanta que não há erro de aferição, viés este que poderia ser eliminado pela MAPA.

Na eventual indisponibilidade da MAPA ou recusa do exame pelo paciente, tanto a medida residencial da pressão arterial (MRPA) como a automedida da pressão arterial (AMPA) pelo paciente ou por seus familiares são alternativas admissíveis. Para a MRPA, recomenda-se obter três medidas pela manhã e três medidas à noite durante cinco dias, observando-se a média de forma indireta da pressão arterial. Os valores de referência para a MRPA, AMPA e para a média da vigília da MAPA são semelhantes para o diagnóstico de hipertensão, como se pode observar na Figura 10.2.

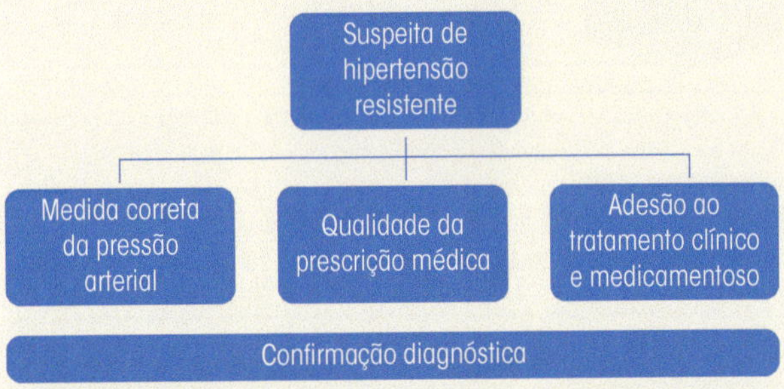

	Consultório	MRPA, AMPA, média da vigília na MAPA
Normotensão	< 140/80	≤ 135/85
Hipertensão	≥ 140/80	> 135/85
Hipertensão do jaleco branco	Discrepância entre a medida do consultório e medidas da MRPA, AMPA ou média da vigília na MAPA	

Figura 10.2 **Diagnóstico a partir dos métodos de obtenção da pressão arterial.**

MRPA: medida residencial da pressão arterial; AMPA: automedida da pressão arterial; MAPA: monitorização ambulatorial da pressão arterial.

Fonte: Desenvolvido pela autoria.

Em caso de confirmação de hipertensão resistente ou refratária, cabe levar em conta a possibilidade de hipertensão secundária (Figura 10.3). Indícios clínicos de secundarismo auxiliam na investigação, mas a dificuldade no controle da hipertensão pode ser a única pista em alguns casos. Portanto, as causas mais prevalentes devem ser buscadas de forma ativa, e outras menos frequentes quando há suspeita pelo médico assistente. Mais uma vez, o referenciamento ao especialista é fundamentado nessas situações.

Padrão da hipertensão	■ Hipertensão resistente ou refratária ■ Hipertensão acelerada maligna (hipertensão e lesão de órgão-alvo graves) ■ Aumento súbito ou labilidade excessiva na pressão arterial de paciente com níveis previamente estáveis
Padrão do paciente	■ Hipertensão de início comprovado antes da puberdade ■ Hipertensão em pacientes com idade inferior a 30 anos, não obesos, de etnia não negra, com história familiar para hipertensão e sem outros fatores de risco para hipertensão
Hiperaldosteronismo primário	■ Hipocalemia com perda de potássio na urina ou hipocalemia desproporcional com uso de diuréticos ■ Alcalose metabólica
Doença renovascular	■ Elevação aguda da creatinina em pelo menos 30% do basal após IECA ou BRA ■ Hipertensão moderada a grave em vasculopatas ou em pacientes com edema agudo de pulmão recorrente ■ Assimetria renal maior que 1,5 cm sem outra causa plausível ou rim pequeno unilateral ■ Apresentação de hipertensão estágio II após os 55 anos
Doença renal parenquimatosa	■ Elevação de creatinina ■ Alteração de sedimento urinário
Feocromocitoma	■ Hipertensão paroxística ■ Tríade clássica: cefaleia, palpitações e sudorese
Síndrome da apneia hipopneia obstrutiva do sono	■ Histórico de roncos e apneia testemunhada ■ Sonolência diurna ■ Obesidade e aumento do diâmetro cervical
Coarctação de aorta	■ Assimetria de pulsos entre membros superiores e inferiores ■ Claudicação de membros em pacientes jovens
Síndrome de Cushing	■ Fáscies cushingoide ■ Obesidade central ■ Uso de corticoide
Hipotireoidismo	■ Fadiga, intolerância ao frio, ganho de peso ■ TSH elevado, T4 livre reduzido
Hiperparatireoidismo primário	■ Cálcio sérico elevado ■ Alterações ósseas
Medicamentos	■ Contraceptivos orais, anti-inflamatórios não esteroidais, estimulantes (cocaína), inibidores de calcineurina (ação poupadora de corticoides), antidepressivos

Figura 10.3 **Achados sugestivos de hipertensão secundária.**

Fonte: Desenvolvido pela autoria.

10.1 Avaliação de comorbidades e lesões de órgão-alvo

Foi demonstrado que fatores inerentes ao indivíduo e fatores modificáveis podem predizer dificuldade em atingir as metas tensionais. A idade avançada foi relacionada a descontrole na pressão sistólica, enquanto a obesidade, na pressão diastólica. Hipertrofia ventricular esquerda está associada a esse descontrole pressórico e tem melhor correlação com as medidas de pressão obtidas pela MAPA do que as casuais. Disfunção renal (taxa de filtração glomerular ≤ 60 mL/min) e ingestão excessiva de sódio também entram no espectro do descontrole pressórico.

Por mecanismos em comum, a hipertensão resistente se associa a lesões silenciosas e precoces em órgãos-alvo, a distúrbios do sono (como a síndrome da apneia obstrutiva do sono) e a síndrome metabólica (Figura 10.4). Rastreamento positivo para hipercortisolismo foi comumente associado a diabetes, idade avançada e padrão de hipertensão arterial não *dipper* (ausência de descenso fisiológico do sono, com implicação em pior prognóstico). O hiperaldosteronismo, seja ele primário ou secundário, também é apontado como fator para o descontrole pressórico.

Conclui-se que outras comorbidades, em sinergia e por vias comuns, pioram o prognóstico da população portadora de hipertensão resistente. Por esse motivo, é ainda mais importante a avaliação periódica de lesões de órgão-alvo. Alterações cardíacas, renais, vasculares e cerebrais devem ser monitoradas e usadas para assessorar risco de eventos e como indicativos de intensificação de tratamento quando preciso for.

Coração

- Avaliar a presença de hipertrofia ventricular esquerda, que chega a ocorrer em mais de 80% da população portadora de hipertensão resistente
- Predispõe a insuficiência cardíaca, taquiarritmias ventriculares, fibrilação atrial e eventos isquêmicos ou hemorrágicos de sistema nervoso cental
- Eletrocardiograma: inversão de onda T e depressão do segmento ST nas derivações precordiais esquerdas (padrão strain)
- Ecocardiograma: aumento da massa ventricular indexada a superfície corpórea

Rins

- Comumente sofrem lesões, ainda em fases precoces, com perda de massa glomerular e aumento compensatório da filtração e massa dos glomélulos residuais
- Arteriosclerose e arterioloesclerose, hialinose, lesões túbulo--intersaticiais, glomeruloesclerose segmentar focal e global
- Hiperplasia miointimal e necrose fibrinoide: hipertensão maligna

Vasos

- Disfunção vascular pode estar presente mesmo nas fases iniciais da doença hipertensiva, com comprometimento da vasodilatação endoteliomediana
- Dor torácica deve ser valorizada mesmo em pacientes com cineangiocoronariografia normal, uma vez que a doença microvascular pode estar presente
- MAPA: padrão não dipper (ausência de descenso noturno da pressão arterial)
- Ateerosclerose do arco aórtico: exames de imagem

Sistema nervoso central

- Pode apresentar alterações globais que ocorram relativamente cedo no processo da hipertensão, sendo beneficiado pelo controle pressórico
- Hipertensão arterial mal controlada está associada ao desenvolvimento de aneurismas cerebrais (risco de graves hemorragias subaracnoides ou intracerebrais) e a eventos isquêmicos (infartos cerebelares, relacionados a demência vascular)
- Exame da retina: presença de anomalias microvasculares (microanuerismas, hemorragias, exsudatos, cruzamentos ateriovenosos patológicos, espessamento arterial), espelha as alterações intracranianas
- Estenose de carótidas e aterosclerose intracraniana: exames de imagem

Figura 10.4 Hipertensão arterial e lesões de órgãos-alvo.

Fonte: Desenvolvido pela autoria.

10.2 História clínica e exame físico

Pacientes portadores de hipertensão arterial devem ser extensivamente avaliados para indícios de fatores agravantes. Conhecer a idade de início da hipertensão, a duração e a progressão da doença, bem como os medicamentos em uso ou usados anteriormente, os efeitos colaterais, as limitações do tratamento e a adesão, auxiliam no raciocínio clínico.

O exame físico, além da aferição correta da pressão arterial, deve ser minucioso para sinais de secundarismo e de lesões de órgão-alvo. A palpação de pulsos, busca de sopros carotídeos, abdominais ou femorais, fundoscopia para avaliação de retinopatia e outros passos do exame clínico podem direcionar a investigação e o tratamento conforme seus achados. O diagnóstico precoce de causas secundárias de hipertensão arterial implica melhora do prognóstico, a partir da instituição do tratamento correto.

Exames complementares são solicitados para auxiliar na escolha dos medicamentos, para assessorar comorbidades ou lesões de órgão-alvo e para descartar doenças subjacentes que possam interferir no controle pressórico. O eletrocardiograma, amplamente disponível, pode apresentar indícios de cardiopatia hipertensiva. Exames laboratoriais como função renal, eletrólitos, sedimento urinário, glicemia e perfil lipídico trazem baixo custo adicional com grande auxílio no manejo do paciente. Métodos adicionais podem ser solicitados a critério do médico assistente: MAPA, ecocardiograma, *doppler* de carótidas para avalição de aterosclerose subclínica, investigação de hiperaldosteronismo primário para pacientes refratários ao tratamento otimizado, dosagem de sódio na urina de 24 horas para assessorar a ingestão habitual de sódio e adesão a orientações dietéticas etc.

10.3 Tratamento

O tratamento da hipertensão resistente não difere dos pilares não farmacológicos e farmacológicos da hipertensão habitual. Aqui, vale a atenção especial na prescrição, sempre com doses adequadas e medicamentos com ação sinérgica, mantendo atenção especial nos efeitos colaterais que podem decorrer das várias associações empregadas, além de não se descuidar da adesão do paciente ao tratamento (posologia confortável, custo, boa tolerância, medicações combinadas, quando possível). A participação do paciente no seu próprio cuidado é benéfica, em parceria com a equipe de saúde.

Por si só, o descontrole pressórico impacta em pior prognóstico. Uma vez estabelecido que a hipertensão resistente é associada a vários outros problemas, o diferencial no seu manejo se dá principalmente na fase de investigação, quando o enfoque em comorbidades, lesões de órgãos-alvo e doenças subjacentes é muito mais importante. Frequentemente é preciso um atendimento multidisciplinar, com orientação nutricional, auxílio de educador físico e mais de uma especialidade médica, com o objetivo de garantir o tratamento mais adequado em todos os aspectos envolvidos na doença.

DICAS DO EDITOR

Referências bibliográficas

1. Bakris GL, Ritz E. The message for World Kidney Day 2009: hypertension and kidney disease: a marriage that should be prevented. KidneyInt. 2009;75:449.
2. Calhoun DA, et al. Resistant hypertension: diagnosis, evaluation, and treatment. A scientific statement from the American Heart Association Professional Education Committee of the Council for High Blood Pressure Research. Hypertension, 2008. 51(6):1403-19.
3. Carey RM, Calhoun DA, Bakris GL, et al. Resistant hypertension: detection, evaluation, and management: a scientific statement from the American Heart Association. Hypertension. 2018;72:e53.
4. Flemons WW. Obstructive sleep apnea. N Engl J Med. 2002;347:498-504.
5. I posicionamento brasileiro sobre hipertensão arterial resistente. Arq. Bras. Cardiol. 2012 Jul; São Paulo, v. 99, n. 1. p.576-85.
6. Modolo R, et al. Resistant or refractory hypertension: are they different? CurrHypertens Rep. 2014;16(10):485.
7. Modolo R, et al. Resistant hypertension revisited: definition and true prevalence. J Hypertens. 2014;32(7):1546.
8. Whelton PK, Carey RM, Aronow WS, et al. 2017 ACC/AHA/AAPA/ABC/ACPM/AGS/APhA/ASHA/ASPC/NMA/PCNA Guideline for the Prevention, Detection, Evaluation, and Management of High Blood Pressure in Adults: a Report of the American College of Cardiology/American Heart Association Task Force on Clinical Practice Guidelines. Hypertension. 2018;71:e13.
9. Williams B, Mancia G, Spiering W, et al. 2018 ESC/ESH Guidelines for the management of arterial hypertension. Eur Heart J 2018. 39:3021.

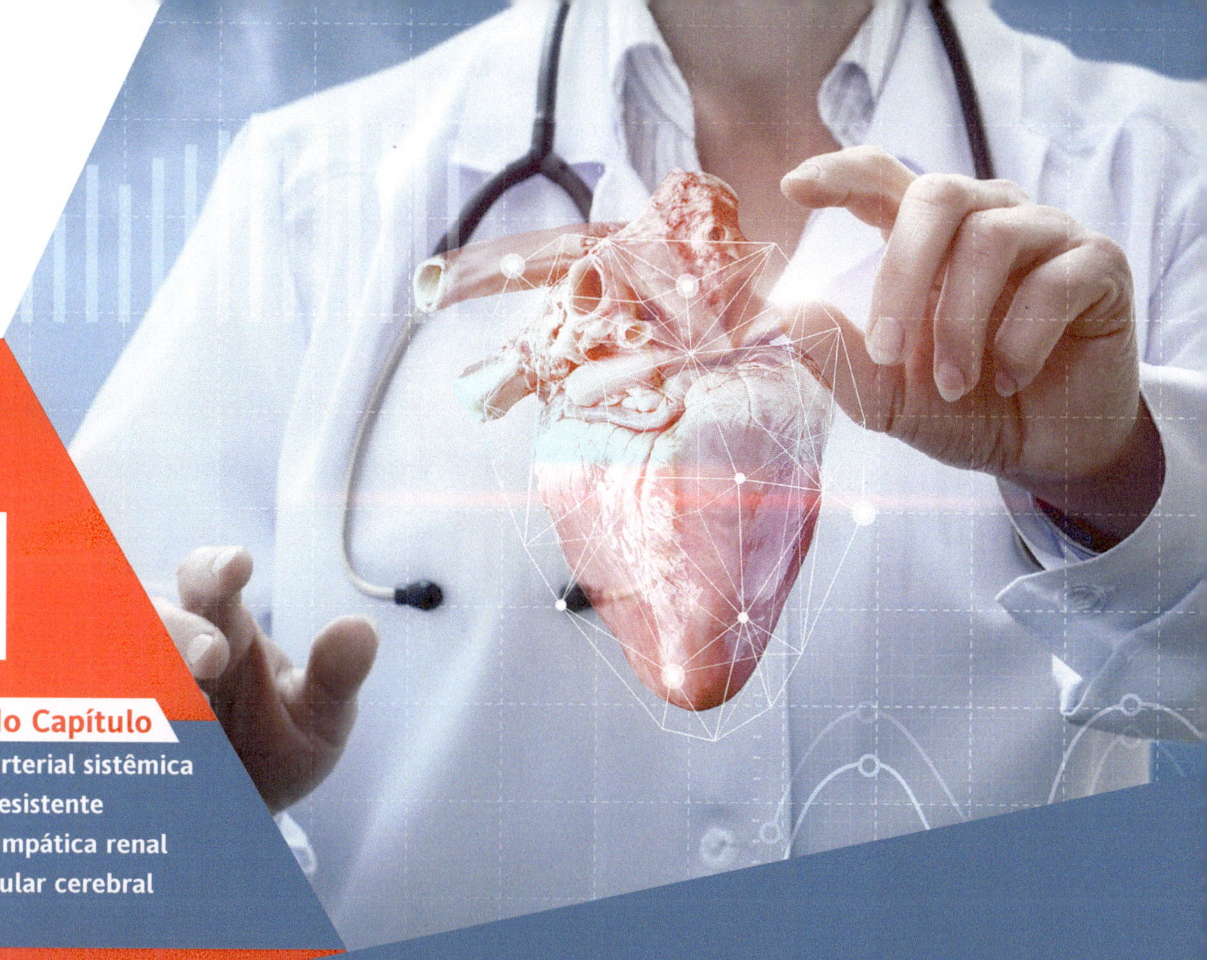

11

Destaques do Capítulo

- Hipertensão arterial sistêmica
- Hipertensão resistente
- Denervação simpática renal
- Acidente vascular cerebral
- Ablação renal

Tratamento intervencionista

Rodolfo Staico
Luciana Armaganijan
Celso Amodeo

11.1 Introdução

A hipertensão arterial sistêmica (HAS) constitui importante problema de saúde pública e significativa causa de mortalidade cardiovascular. Aproximadamente um bilhão de adultos são portadores de HAS, e estima-se que em 2025 essas cifras atingirão 1,5 bilhão. Sua prevalência vem crescendo progressivamente em decorrência do aumento das taxas de obesidade e envelhecimento. A HAS é responsável por aproximadamente 54% de todos os casos de acidente vascular cerebral (AVC) e 47% dos casos de doença arterial coronária. Cerca de 7,6 milhões de óbitos são relacionados às doenças cardiovasculares e à HAS.

Indivíduos normotensos aos 55 anos de idade possuem risco de 90% de desenvolver HAS ao longo da vida e considerável risco de afecções cardiovasculares, particularmente nos casos de controle inadequado da pressão arterial (PA). Em pacientes com idades entre 40 e 70 anos, cada incremento de 20 mmHg na pressão arterial sistólica (PAS) ou 10 mmHg na pressão arterial diastólica (PAD) duplica o risco de doença cardiovascular na faixa de valores de PA entre 115/75 e 175/115 mmHg (Figura 11.1). A redução de 2 mmHg na PAS reduz em 10% o risco de mortalidade por AVC e em 7% o risco de mortalidade por doença isquêmica cardíaca (Figura 11.2).

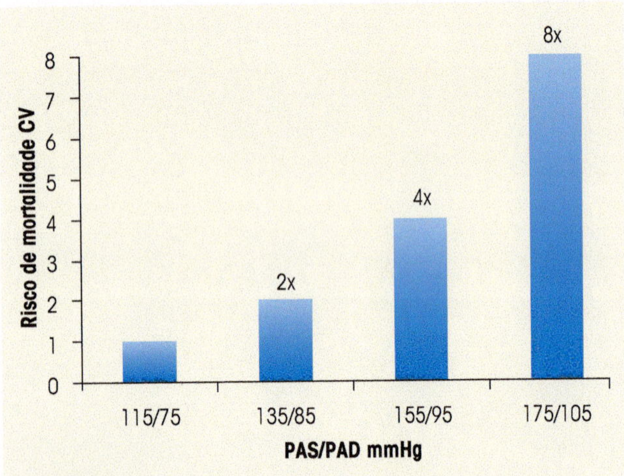

Figura 11.1 Correlação entre aumento da pressão arterial e mortalidade cardiovascular.

Em pacientes com idades entre 40 e 70 anos, cada incremento de 20 mmHg na pressão arterial sistólica ou de 10 mmHg na pressão arterial diastólica duplica o risco de doença cardiovascular na faixa de valores de pressão arterial entre 115/75 e 175/115 mmHg. PAS: pressão arterial sistólica; PAD: pressão arterial diastólica; CV: cardiovascular.

Fonte: Desenvolvido pela autoria.

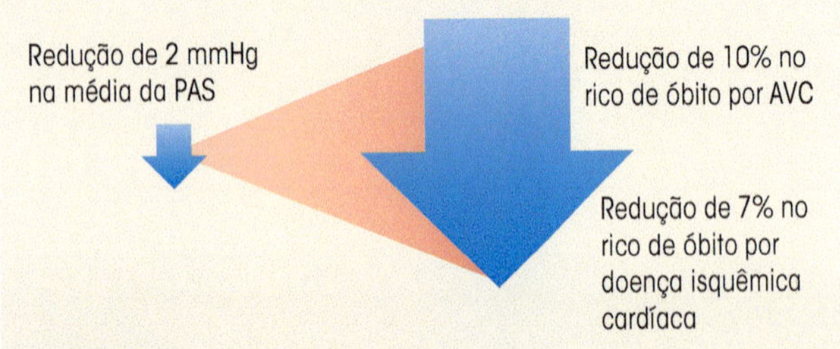

Figura 11.2 Benefícios da redução da pressão arterial sistólica na mortalidade.

A redução de 2 mmHg na pressão arterial sistólica (PAS) reduz em 10% o risco de mortalidade por acidente vascular cerebral (AVC) e em 7% o risco de mortalidade por doença isquêmica cardíaca.

Fonte: Desenvolvido pela autoria.

O tratamento da HAS é direcionado, além da mudança no estilo de vida, que inclui dieta com restrição de sal, perda de peso e atividade física, ao uso de anti-hipertensivos designados ao bloqueio do complexo circuito renocardiovascular. Dados de estudos clínicos demonstram que a terapia anti-hipertensiva reduz a incidência de AVC em 35 a 40%, de infarto do miocárdio em 20 a 25% e de insuficiência cardíaca em mais de 50%. Entretanto, a despeito da comprovada eficácia, o controle da HAS permanece inadequado na maior parte dos casos. Aproximadamente 65% dos pacientes hipertensos não são tratados ou são tratados inadequadamente; estima-se que 34% a 52% dos pacientes tratados não atingem os alvos pressóricos desejados. Além disso, cerca de 10% apresentam HAS resistente, definida como pressão arterial mal controlada a despeito do uso de pelo menos três medicações anti-hipertensivas em doses máximas toleradas, incluindo preferencialmente um diurético. Pacientes que requerem quatro ou mais anti-hipertensivos para o controle pressórico também são considerados hipertensos resistentes. O alvo terapêutico é PA inferior a 130/80 mmHg, sendo que, em pacientes de alto risco cardiovascular, é feita menção especial ao fato de que o alvo pode ser de 120/80 mmHg, caso haja boa tolerância ao tratamento medicamentoso. Por outro lado, situações especiais podem indicar como alvo o antigo nível, inferior a 140/90 mmHg, sendo citados na diretriz os casos com Escore Global inferior 10% e/ou AVC ou acidente isquêmico transitório (AIT) recente.

A alta prevalência da HAS e as baixas taxas de controle adequado dos níveis pressóricos obtidos com o tratamento farmacológico despertaram o interesse por estratégias terapêuticas alternativas. Com base no mecanismo fisiopatológico da HAS, intervenções terapêuticas foram desenvolvidas com o objetivo de promover a inibição ou o bloqueio da atividade do sistema nervoso simpático. A denervação simpática renal percutânea surgiu como uma alternativa efetiva e segura na redução da PA em portadores de HAS.

11.2 Sistema nervoso simpático e HAS

O sistema nervoso autonômico, particularmente o sistema simpático, exerce importante papel na fisiopatologia da HAS.

A conexão cérebro-rins envolve as vias eferente e aferente.

11.2.1 Via eferente

A inervação simpática renal eferente abrange uma densa rede de nervos que emergem no centro autonômico hipotalâmico e atingem os rins através das fibras pós-ganglionares (de T10-11 a L2-3). Os nervos renais percorrem a artéria renal, atravessam o hilo renal e dividem-se em pequenas ramificações que penetram nas regiões cortical e justaglomerular. No cenário vascular renal, os nervos se localizam na camada adventícia das artérias renais a uma distância do endotélio de até 2 a 2,5 mm, sendo suas ramificações mais acentuadas no segmento distal em relação ao proximal e médio. Estudos anatomopatológicos demonstram que os nervos simpáticos renais dispõem-se de maneira circunferencial nas artérias (Figura 11.3).

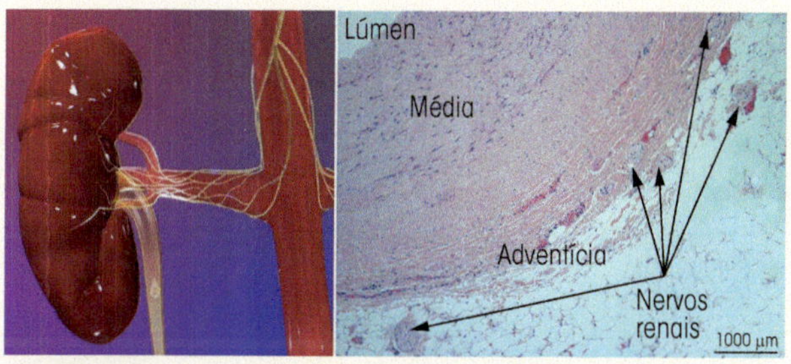

Figura 11.3 **Disposição dos nervos simpáticos renais.**

À esquerda, ilustração da inervação renal simpática com as fibras aferentes e eferentes dispondo-se de forma circunferencial, com aumento da ramificação na porção distal. À direita, histologia da artéria renal demonstrando os nervos renais localizados na adventícia.

Fonte: Desenvolvido pela autoria.

A via eferente renal estimula a reabsorção de sódio pelas células epiteliais tubulares, a liberação de renina pelas células justaglomerulares e a contração da musculatura lisa vascular renal, reduzindo o fluxo sanguíneo e a taxa de filtração glomerular.

Em pacientes hipertensos, as fibras eferentes simpáticas são hiperestimuladas e contribuem para o aumento da PA.

11.2.2 Via aferente

Os rins possuem extensa rede de fibras aferentes amielinizadas que transmitem informações de quimiorreceptores (relativas a alterações na composição do líquido intersticial) e de mecanorreceptores renais (relativas a alterações na pressão hidrostática) para o sistema nervoso central. A ativação aferente renal promove liberação de vasopressina e ocitocina na neuro-hipófise, elevando a atividade simpática dos rins, do coração e dos vasos sanguíneos (Figura 11.4).

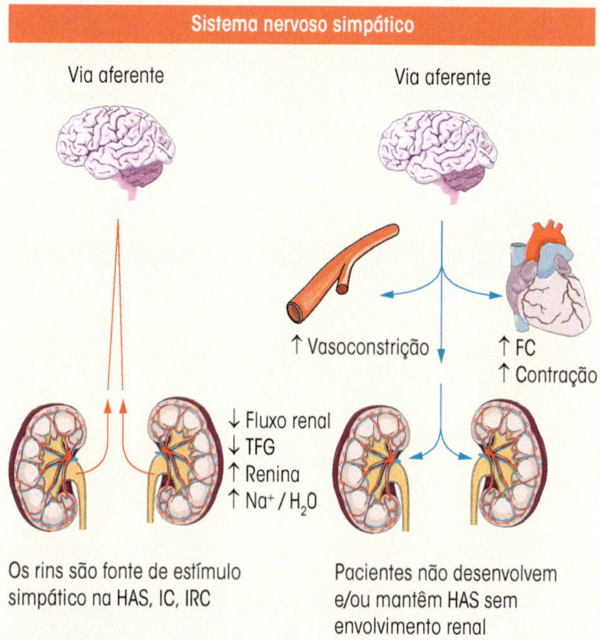

Figura 11.4 **Relação entre o sistema nervoso simpático e os rins, o coração e os vasos.**

As fibras aferentes simpáticas conectam os rins ao sistema nervoso central enquanto a ativação simpática eferente resulta em vasoconstrição periférica, redução do fluxo sanguíneo renal e da taxa de filtração glomerular, aumento da secreção de renina, reabsorção de sódio e fluidos e aumento da contratilidade miocárdica e da frequência cardíaca.

TFG: taxa de filtração glomerular; FC: frequência cardíaca; HAS: hipertensão arterial sistêmica; Na+: sódio; H_2O: água; IC: insuficiência cardíaca; IRC: insuficiência renal crônica.

Fonte: Desenvolvido pela autoria/Adaptado Servier Medical Art.

A maioria dos hipertensos resistentes sem causas secundárias para HAS apresenta hiperatividade do sistema nervoso simpático, o que resulta em aumento da resistência vascular sistêmica, redução do fluxo sanguíneo renal, aumento da retenção de sódio e remodelamento cardíaco e vascular (Figura 11.5). O grau de ativação do sistema nervoso simpático detectada em HAS apresenta amplitude diretamente relacionada com a magnitude da elevação da PA. Observação importante é que não há aumento da atividade simpática em casos de feocromocitoma e de hipertensão arterial renovascular, assim como no hiperaldosteronismo primário. Esses achados sugerem que a ativação adrenérgica é um achado peculiar à HAS primária e que a hiperatividade simpática ao nível do sistema nervoso central não ocorre em HAS secundária. É possível também que a ativação simpática não ocorra de forma uniforme no sistema cardiovascular em pacientes com HAS; a atividade simpática encontra-se aumentada no cérebro, nos rins, nas artérias coronárias e na musculatura vascular enquanto não se observa elevação da atividade simpática na circulação da pele, provavelmente porque essa área está sob controle de mecanismos termorregulatórios que não são influenciados por atividade simpática.

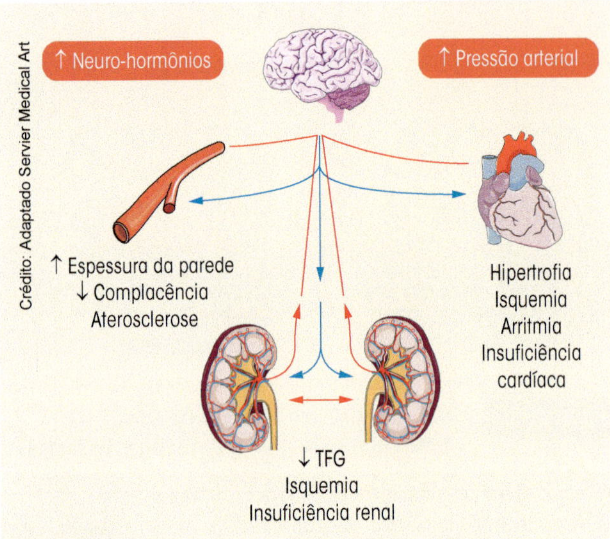

Figura 11.5 **Consequências da hiperatividade crônica do sistema nervoso simpático.**

TFG: taxa de filtração glomerular.

Fonte: Desenvolvido pela autoria.

11.3 Indicações e avaliação clínica pré-procedimento

A denervação simpática renal é indicada em pacientes com HAS resistente após se excluírem causas secundárias. A avaliação anatômica das artérias renais deve ser realizada antes do procedimento. A presença de anormalidades renais, diâmetro de artéria renal inferior a 3 mm, estenoses ou intervenções prévias (angioplastia ou implante de *stent*) e lesões ateroscleróticas, aneurismas ou dissecção da aorta abdominal infrarrenal constituem contraindicações relativas para a realização do procedimento. Cuidado especial é recomendado em pacientes com disfunção renal. Em casos de taxa de filtração glomerular inferior a 45 ml/minuto, o risco-benefício do procedimento deve ser avaliado. Nestes casos, alternativas como utilização de CO_2 como meio de contraste ou mapeamento eletroanatômico tridimensional poderão guiar o procedimento. A Figura 11.6 sumariza a triagem de paciente hipertenso descontrolado até a indicação para denervação simpática renal.

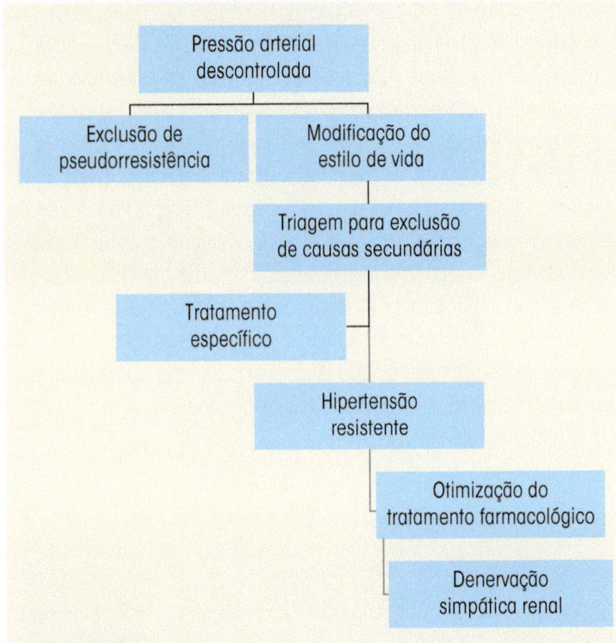

Figura 11.6 **Triagem de pacientes hipertensos descontrolados até a indicação de denervação simpática renal percutânea.**

Fonte: Desenvolvido pela autoria.

11.4 Descrição do procedimento

Os primeiros relatos de denervação simpática datam do final da década de 1930 e consistiam na esplancnectomia com simpatectomia torácica e lombar associada à gangliectomia celíaca em pacientes com HAS grave. A despeito da redução significativa e persistente dos valores pressóricos, o procedimento requeria prolongado tempo de internação hospitalar e recuperação. Eventos adversos frequentes e incapacitantes como hipotensão arterial ortostática, taquicardia ortostática, incontinência esfincteriana, disfunção sexual e sudorese paroxística excessiva, associados ao advento de novos medicamentos anti-hipertensivos na década de 1950, limitaram a indicação dessa estratégia.

Diferentemente da técnica cirúrgica, a denervação simpática renal percutânea é um procedimento seletivo, menos invasivo, associado a baixas taxas de complicações e sem efeitos adversos sistêmicos. O curto tempo de procedimento e recuperação associado aos resultados positivos na maioria dos casos tornaram o método atrativo. O primeiro sistema desenvolvido, o *Symplicity Catheter System*™, tecnicamente envolvia a aplicação de radiofrequência por meio de um cateter de ablação com ponta flexível e retrátil. Aplicações sequenciais de radiofrequência com baixa energia eram realizadas ao longo de ambas as artérias com a finalidade de promover a denervação renal. A cateterização seletiva das artérias renais é seguida pela angiografia para avaliação da anatomia e do posicionamento do cateter de ablação distalmente na artéria renal. Após a obtenção do acesso vascular (geralmente artéria femoral direita), heparina não fracionada é administrada para anticoagulação durante o procedimento.

Devido à intensa dor visceral gerada pela ablação, sedação/analgesia com narcóticos/opioides é necessária. Ao final do procedimento, angiografia renal de controle é realizada para avaliação da integridade vascular (ausência de dissecção ou de estenose). Discretas irregularidades parietais podem ser observadas, geralmente sem significância clínica. A duração do procedimento varia em torno de 60 minutos, dependendo da anatomia e da experiência do operador.

Atualmente, o cateter *Symplicity Flex*™ foi sucedido pelo cateter multieletrodo *Symplicity Spyral*™ (Figura 11.7), que permite a aplicação, em forma espiral, de radiofrequência em quatro pontos simultaneamente em menor intervalo de tempo e de maneira mais uniforme. Tecnicamente, as ablações são realizadas também além da bifurcação da artéria renal, desde que o ramo tenha diâmetro superior a 3 mm e esteja fora do parênquima renal. Nesses segmentos mais distais, os nervos renais são mais numerosos e estão mais próximos da luz arterial, o que torna as ablações mais efetivas, pois o alcance da radiofrequência dos dispositivos é limitada a 4 mm a partir do ponto de aplicação. Segundo estudos anatômicos, apenas 45% dos nervos renais podem estar situados na adventícia além de 4 mm da luz arterial nos segmentos mais proximais, contrastando contra até 96% nos segmentos mais distais da artéria renal.

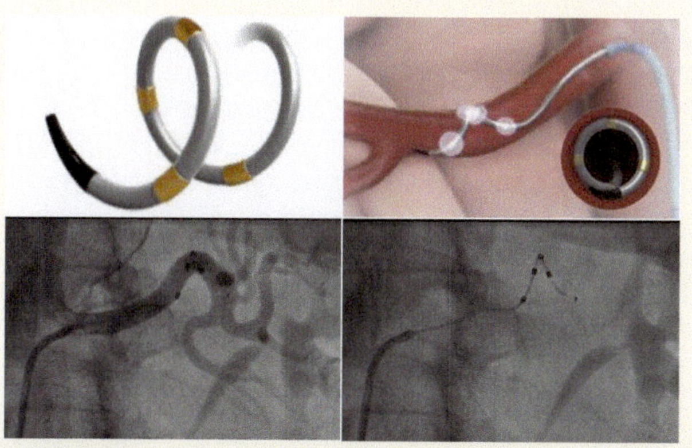

Figura 11.7 **Cateter *Symplicity Spyral*™.**

Acima à esquerda: ilustração do cateter demonstrando seus quatro eletrodos para aplicação simultânea de radiofrequência. Acima à direita, ilustração do cateter disposto no interior de artéria renal. Abaixo à esquerda e à direita: cateter disposto de forma helicoidal na artéria renal.

Fonte: Desenvolvido pela autoria.

11.5 Avaliação pós-procedimento

Após o procedimento, atenção especial deve ser dada à via de acesso para evitar complicações vasculares, principalmente hematomas e pseudoaneurismas, diante de níveis pressóricos geralmente elevados nos pacientes submetidos à denervação renal. As medicações devem ser ajustadas e o paciente orientado quanto à necessidade de acompanhamento periódico. A redução dos níveis pressóricos pode ocorrer logo, porém algumas vezes ocorre apenas em médio prazo (três a seis meses). Diante da possibilidade de redução acentuada dos níveis pressóricos logo após o procedimento, a monitorização da PA se faz necessária a fim de evitar hipotensão acentuada com consequências sistêmicas, por exemplo, hipofluxo com dano cerebral.

11.6 Avaliação da eficácia

Ainda não há consenso a respeito de qual a melhor maneira de se avaliar a eficácia do procedimento na ablação da atividade simpática. O melhor conhecimento da participação do sistema nervoso simpático na gênese de HAS ocorreu graças ao desenvolvimento de técnicas de radiomarcadores de norepinefrina e de medidas da atividade simpática na musculatura por micropunção. Na primeira, a norepinefrina marcada injetada por via endovenosa permite a determinação tecidual da depuração desse hormônio diretamente secretado pelas terminações nervosas adrenérgicas (*spillover* da norepinefrina). Estudos utilizando essa técnica mostraram que o *spillover* da norepinefrina está aumentado em hipertensos jovens e em indivíduos normotensos com história familiar de HAS. Situações mais estabelecidas de HAS também demonstram atividade simpática aumentada, entretanto menos evidente em idosos, mostrando relação inversa do envelhecimento com o aumento da atividade simpática. A efetiva denervação das fibras eferentes simpáticas renais foi demonstrada pela redução do *spillover* de noradrenalina em pacientes submetidos à ablação renal.

Com a técnica de microneurografia pode-se quantificar a atividade nervosa simpática cardiovascular por meio da medida direta da atividade nervosa eferente pós-ganglionar no nervo peroneu ou braquial. A redução na atividade simpática central, representada por alterações na medida da atividade dos nervos simpáticos da musculatura esquelética, também indica *normalização* da sinalização simpática aferente renal.

11.7 Resultados de estudos clínicos

11.7.1 *Symplicity HTN-1*

O primeiro estudo que avaliou a segurança e a eficácia da denervação simpática renal por via percutânea, o *Symplicity HTN-1*, foi descrito em 2009 e incluiu 45 pacientes com hipertensão resistente (PA média 176 ± 17 / 98 ± 15 mmHg, utilizando em média cinco anti-hipertensivos) submetidos à ablação simpática bilateral utilizando-se o *Symplicity Catheter System*™ (*Ardian Inc., Palo Alto, CA, USA*). Os autores reportaram redução na PA igual ou superior a 10 mmHg em 92% dos pacientes. Redução significativa dos níveis pressóricos foram observados após o procedimento e durante os 12 meses de seguimento (Figura 11.8).

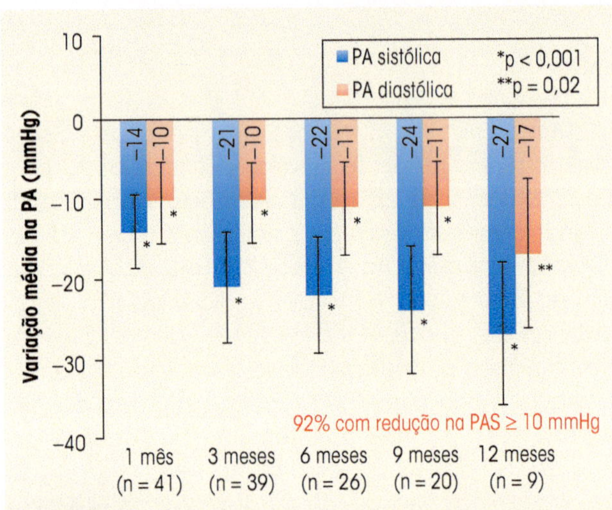

Figura 11.8 **Resultados do estudo *Symplicity HTN-1*.**

Observa-se redução significativa da pressão arterial durante o seguimento. PA: pressão arterial; PAS: pressão arterial sistólica.

Fonte: Desenvolvido pela autoria.

Cinco pacientes considerados não elegíveis ao procedimento por razões relacionadas à anatomia desfavorável para intervenção foram utilizados como controle. Nestes casos, houve aumento gradual da PA durante o seguimento clínico. Houve relato de um caso de dissecção da artéria renal e um caso de pseudoaneurisma femoral; 18 pacientes foram submetidos à angiografia após um mês, e em 14 realizou-se a angiorressonância de artéria renal aos seis meses de seguimento, sem evidência de danos à anatomia vascular. A função renal manteve-se estável durante todo o seguimento.

O seguimento em longo prazo de um grupo maior de pacientes (n = 153) com as mesmas características mostrou redução sustentada dos níveis pressóricos aos 24 meses, sem efeitos adversos significativos.

Apesar dos resultados positivos e promissores, o *Symplicity HTN-1* incluiu um pequeno número de pacientes, não teve desenho do tipo randomizado e, portanto, não incluiu grupo controle, fatos que limitam a interpretação dos resultados. A despeito dessas limitações, este foi o estudo inicial que despertou o interesse por investigações subsequentes.

11.7.2 *Symplicity HTN-2*

Os resultados *Symplicity HTN-1* foram confirmados no estudo *Symplicity HTN-2*, no qual 106 pacientes com PAS igual ou superior a 160 mmHg (igual ou superior a 150 mmHg em casos de diabéticos do tipo 2), a despeito de pelo menos três medicações anti-hipertensivas, foram randomizados para o tratamento com denervação simpática renal ou controle. Antes da randomização, 60% dos pacientes estavam em uso de pelo menos cinco anti-hipertensivos (média de 5,2 ± 1,5 no grupo denervação simpática renal e 5,3 ± 1,8 no grupo controle). O desfecho primário do estudo foi a medida da PA no consultório aos seis meses de seguimento. Redução na PAS igual ou maior que 10 mmHg foi observada em 84% dos pacientes tratados com denervação simpática renal comparada com 35% no grupo controle (p < 0,0001). Significativa redução da PA foi observada no grupo denervação simpática renal quando comparada ao grupo controle (diferença média entre os grupos de 33/11 mmHg, p < 0,0001). Não houve relato de complicações relacionadas ao procedimento. Após completarem o período de seis meses, 35 pacientes do grupo controle tiveram a opção de realização do procedimento (grupo *crossover*). Os 47 pacientes do grupo denervação simpática renal primária foram acompanhados por 12 meses, enquanto os pacientes do grupo *crossover* foram acompanhados por seis meses. No grupo denervação simpática renal, os valores de PAS média foram significativamente inferiores aos valores basais (−28,1 ± 24,9 mmHg; p < 0,001), mantendo-se os resultados observados aos seis meses (−31,7 ± 23,1 mmHg; p = 0,16). Significativa redução na média da PAS também foi observada seis meses após a denervação simpática renal em relação à medida inicial no grupo *crossover* (−23,7 ± 27,5 mmHg; p < 0,001). Assim como na PAS, redução significativa na PAD foi observada após seis e 12 meses nos grupos intervenção (p < 0,001) e *crossover* (p < 0,001), respectivamente (Figura 11.9).

11.7.3 *Symplicity HTN-3*

Diferentemente dos estudos anteriores, no *Symplicity HTN-3* 535 pacientes foram randomizados para

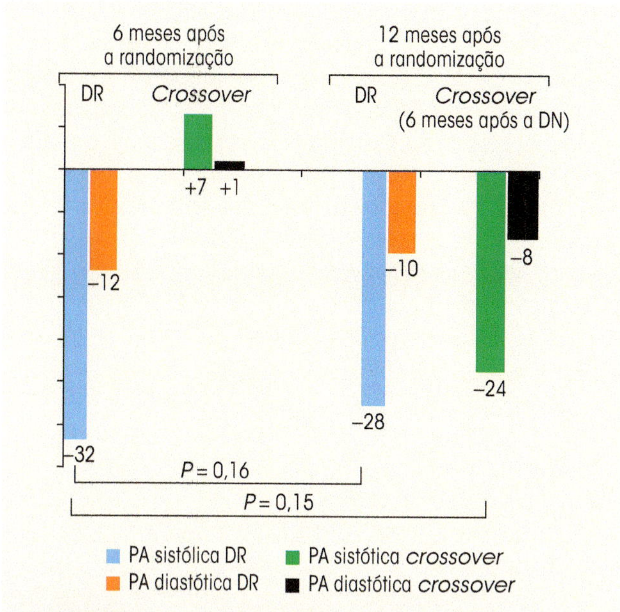

Figura 11.9 ***Symplicity HTN-2*: mudanças na pressão arterial aferida no consultório no seguimento de 6 meses e 12 meses.**

Ambos os grupos, intervenção inicial e *crossover*, apresentaram queda nas pressões arteriais sistólica e diastólica aos 12 meses. DR: denervação renal; PA: pressão arterial.

Fonte: Desenvolvido pela autoria.

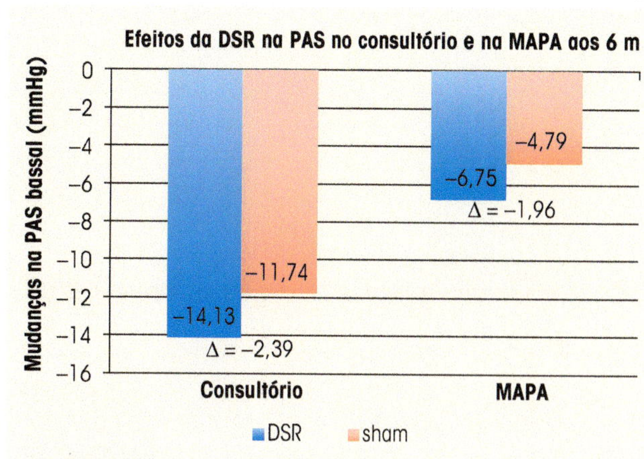

Figura 11.10 ***Symplicity HTN-3*: não houve diferenças na pressão arterial sistólica aferida em consultório aos seis meses entre os grupos denervação renal e procedimento simulado.**

(*sham*) (diferença absoluta = −2,39, IC 95% −6,89 a −2,12, p = 0,26) e na MAPA de 24 horas (diferença absoluta = −1,96, IC 95% −4,97 a −1,06, p = 0,98). DSR: denervação simpática renal; PAS: pressão arterial sistólica

Fonte: Desenvolvido pela autoria.

o tratamento com denervação simpática renal ou procedimento simulado (angiografia sem aplicação de radiofrequência). As características basais foram semelhantes entre os grupos. A PAS média aferida no consultório foi 180 mmHg e a PAS média na MAPA, 159 mmHg. Os pacientes vinham em uso, em média, de 5,1 medicações anti-hipertensivas. Reduções significativas nos níveis pressóricos foram observadas em ambos os grupos. Entretanto, não houve diferenças na PAS aferida em consultório aos seis meses entre os grupos (diferença absoluta = −2,39, IC 95% −6,89 a −2,12, p = 0,26). Resultados semelhantes foram reportados na MAPA de 24 horas (diferença absoluta = −1,96, IC 95% −4,97 a −1,06, p = 0,98). Eventos adversos foram observados em 1,4% dos pacientes no grupo denervação simpática renal e 0,6% no grupo procedimento simulado (p = 0,67). Após os seis meses de seguimento, pacientes e clínicos deixaram de ser cegos, e *crossover* para o grupo denervação simpática renal foi permitido. Reduções significativas nos níveis de PAS foram observadas em todos os grupos, sem diferenças entre eles. Os resultados do *Symplicity HTN-3* indicam que a denervação simpática renal não é superior ao procedimento simulado e ao tratamento medicamentoso (Figura 11.10).

Várias são as críticas a esse estudo. Primeiro, apenas um terço dos pacientes pré-selecionados foi incluído no estudo. Segundo, a redução dos níveis pressóricos observada no grupo denervação simpática renal foi menor do que a reportada em estudos anteriores, considerando-se a utilização do mesmo cateter, o que pode representar um efeito de *regressão à média* em uma amostra maior ou ablação inadequada. Da mesma forma, reduções pressóricas maiores do que as esperadas foram reportadas no grupo procedimento simulado, o que pode ser secundário à maior utilização de antagonistas de aldosterona. Outros questionamentos incluem a limitada experiência dos operadores e a denervação insuficiente. Os resultados negativos do *SYMPLICITY HTN-3* levaram à maior investigação da fisiologia e anatomia da inervação da artéria renal, ao desenvolvimento de cateteres mais sofisticados e ao ajuste de algoritmos com denervação mais completa.

11.7.4 *Spyral HTN-Off Med*

Mais recente, o estudo *SPYRAL HTN-OFF MED* demonstrou benefícios da denervação simpática renal em pacientes sem uso de medicação anti-hipertensiva, com reduções significativas nos valores de PA de consultório e na MAPA aos três meses de seguimento pós-procedimento. Procedimento mais agressivo foi realizado tanto em termos de maior número de aplicações por paciente como em número de artérias tratadas (ramo principal e ramos menores), sem aumento nas taxas de eventos adversos.

O *SPYRAL HTN-OFF MED* foi um ensaio clínico de prova de conceito, multicêntrico, internacional, simples-cego, randomizado, controlado por simulação. Os pacientes foram selecionados em 21 centros nos EUA, Europa, Japão e Austrália. Os pacientes elegíveis eram virgens de tratamento farmacológico ou descontinuaram seus medicamentos anti-hipertensivos. Indivíduos com PAS no consultório igual ou superior a 150 mmHg e inferior a 180 mmHg, PAD igual ou superior a 90 mmHg e PAS média de 24 horas na MAPA igual ou superior a 140 mmHg e inferior a 170 mmHg na segunda triagem foram submetidos à angiografia renal e aleatoriamente designados para denervação simpática renal ou controle simulado. O desfecho primário de alteração da PA na MAPA de 24 horas aos três meses de seguimento foi comparado entre os grupos. Vigilância de medicamentos foi realizada para garantir a ausência de medicação anti-hipertensiva nos sujeitos da pesquisa.

Entre junho de 2015 e janeiro de 2017, 353 pacientes foram selecionados e 80 deles randomizados para denervação simpática renal (n = 38) ou controle simulado (n = 42) e acompanhados por três meses. A PA na MAPA de 24 horas diminuiu significativamente no grupo denervação simpática renal: PAS −5,5 mmHg (IC 95% −9,1 a −2,0 mmHg; p = 0,0031), PAD −4,8 mm Hg (−7,0 a −2,6 mmHg; p < 0,0001) (Figura 11.11). Houve também redução dos

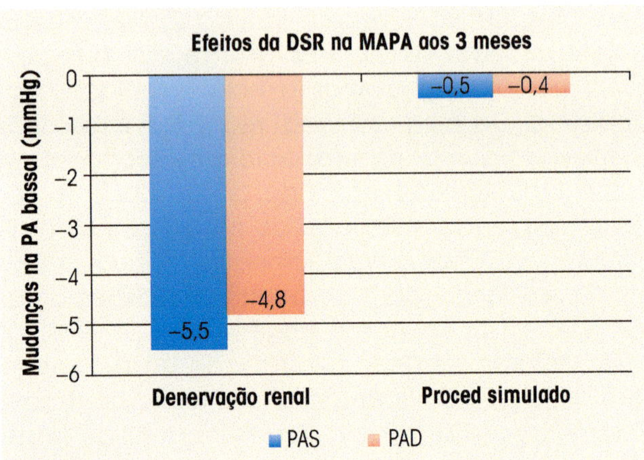

Figura 11.11 *Spyral HTN OFF-MED*: **a PA aferida na MAPA de 24 horas diminuiu significativamente no grupo de denervação renal aos três meses de seguimento em relação ao procedimento simulado.**

PAS −5,5 mmHg (IC 95% −9,1 a −2,0 mmHg; p = 0,0031),
PAD −4,8 mm Hg (IC 95% −7,0 a −2,6 mmHg; p <0,0001).
DSR: denervação simpática renal; MAPA: monitorização arterial da pressão arterial; PA: pressão arterial; PAD: pressão arterial diastólica; PAS: pressão arterial sistólica.
Fonte: Desenvolvido pela autoria.

níveis pressóricos aferidos no consultório: PAS −10,0 mmHg (−15,1 a −4,9 mmHg; p = 0,0004) e PAD −5,3 mmHg (−7,8 a −2,7 mmHg; p = 0,0002). Não foram observadas alterações significativas no grupo de controle simulado. As análises ajustadas à linha de base mostraram resultados semelhantes. Não houve eventos adversos importantes em nenhum dos grupos. Os resultados da *SPYRAL HTN-OFF MED* fornecem uma prova biológica de princípio para a eficácia de diminuição da pressão arterial por meio da denervação simpática renal.

11.7.5 *Spyral HTN-On Med*

Kandzari et al. relatam os resultados de seis meses de eficácia e segurança do *SPYRAL HTN-ON MED*, um estudo de prova de conceito, randomizado, simples-cego e controlado por procedimento simulado. Os pesquisadores observaram que, em média, a denervação simpática renal tinha efeito redutor da PA em pacientes com HAS não controlada que estavam em uso de medicação anti-hipertensiva. A PA aferida no consultório e no MAPA de 24 horas diminuiu significativamente aos seis meses no grupo denervação simpática renal. A média das diferenças de tratamento ajustadas à linha de base na PAS foi −7,0 mmHg (IC 95% −12,0 a −2,1 mmHg, p = 0,0059), e na PAD foi de −4,3 mmHg (−7,8 a −0,8 mmHg, p = 0,0174) na MAPA; e no consultório, PAS foi −6,6 mmHg (−12,4 a −0,9 mmHg, p = 0,0250) e PAD foi −4,2 mmHg (−7,7 a −0,7, p = 0,0190) (Figura 11.12). Este foi o segundo estudo controlado com procedimento simulado que mostrou potencial anti-hipertensivo com a denervação simpática renal. Os achados mostram que o tamanho do efeito é semelhante ao relatado anteriormente em pacientes sem medicação, usando o mesmo dispositivo em um estudo similar. Novamente, o perfil de segurança de curto prazo da intervenção é favorável, sem eventos adversos importantes registrados. As características do presente estudo que visou reduzir o risco de viés foram a abordagem controlada com procedimento simulado, o mascaramento de pacientes, enfermeiros e médicos envolvidos na coleta de dados e as medidas objetivas de adesão à medicação prescrita para baixar a pressão arterial. É importante ressaltar que tanto as medições de consultório como as da MAPA de 24 horas mostraram decréscimos similares aos seis meses.

Esses resultados positivos, juntamente com os dados fornecidos pelo *SPYRAL HTN-OFF MED*, são fortes indicadores de que a denervação renal poderá desempenhar um papel significativo na resolução da epidemia de hipertensão arterial que acomete mais de um bilhão de indivíduos ao redor do mundo.

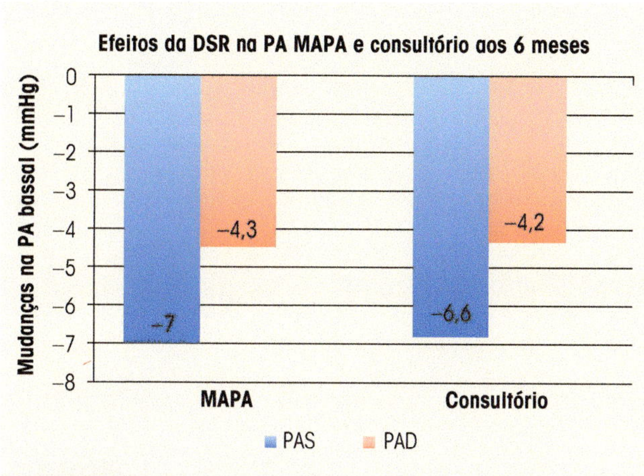

Figura 11.12 ***Spyral HTN ON-MED*: A PA aferida na MAPA de 24 horas diminuiu significativamente aos seis meses no grupo de denervação renal.**

A média das diferenças de tratamento ajustadas à linha de base na PAS foi –7,0 mmHg (IC 95% –12,0 a –2,1 mmHg, p = 0,0059) e na PAD foi –4,3 mmHg (–7,8 a –0,8 mmHg, p = 0,0174) na MAPA; no consultório, PAS foi –6,6 mmHg (–12,4 a –0,9 mmHg, p = 0,0250) e PAD foi –4,2 mmHg (–7,7 a –0,7, p = 0,0190). DSR: denervação simpática renal; MAPA: monitorização arterial da pressão arterial; PA: pressão arterial; PAD: pressão arterial diastólica; PAS: pressão arterial sistólica.

Fonte: Desenvolvido pela autoria.

11.8 Efeitos sobre a qualidade de vida

Em estudo piloto realizado no Instituto Dante Pazzanese de Cardiologia, os efeitos da denervação simpática renal sobre a qualidade de vida foram avaliados em 10 pacientes com HAS resistente. O questionário *EuroQol-5 Dimensions* foi aplicado antes da ablação e aos três meses de seguimento. Antes do procedimento, o valor médio atribuído ao estado de saúde foi de 37,5 ± 22,7 e aumentou significativamente para 70,5 ± 20,9 aos três meses (p = 0,01). A melhora do estado de saúde resultou da redução dos problemas relacionados às dimensões de mobilidade, às atividades usuais, a dor/desconforto e à ansiedade/depressão. A magnitude da queda da PA não se associou à melhora da qualidade de vida em todos os pacientes. Por outro lado, aqueles que experimentaram redução no número de anti-hipertensivos relataram melhor estado de saúde. Concluiu-se que hipertensos resistentes apresentam valores baixos nos escores de estado de saúde e que a denervação simpática renal aponta melhora da qualidade de vida na maioria dos pacientes avaliados.

Os resultados observados foram consistentes com aqueles apresentados no estudo de Lambert et al., no qual 40 pacientes submetidos à denervação simpática renal foram avaliados quanto à qualidade de vida por meio dos questionários SF-36 e *Beck Depression Inventory-II* após três meses de seguimento. Os autores demonstraram reduções de 16 ± 4 mmHg e 6 ± 2 mmHg nas pressões arteriais sistólica e diastólica, respectivamente, e melhora da qualidade de vida à custa de aumento da vitalidade, da função social, da emoção e da saúde mental, além de redução de sintomas de tristeza, cansaço e melhora da libido. A magnitude da redução dos níveis pressóricos também não esteve associada às mudanças na qualidade de vida.

11.9 Outras indicações clínicas

A hiperatividade do sistema nervoso simpático apresenta relação fisiopatológica com outras situações clínicas, tais como insuficiência cardíaca congestiva, insuficiência renal, *diabetes mellitus* secundária à resistência insulínica, obesidade, arritmias e síndrome da apneia obstrutiva do sono. Apesar de promissores, estudos maiores e randomizados são necessários para confirmar a aplicabilidade da denervação simpática renal em tais contextos clínicos.

11.10 Conclusões

A denervação simpática renal percutânea surgiu como nova opção terapêutica adjuvante em pacientes com hipertensão arterial resistente ao tratamento farmacológico, conforme demonstrado em diversos estudos clínicos. O estudo randomizado *Symplicity HTN-3* cumpriu o desfecho de segurança, mas não atingiu a eficácia predeterminada, o que pode ser explicado por diversos dados, desde a seleção inadequada de pacientes até, principalmente, a execução do procedimento em desacordo com o padrão estabelecido. Mais recentemente, estudos randomizados menores voltaram a demonstrar a eficácia da denervação simpática renal em pacientes hipertensos. Estudos com maior número de pacientes e seguimento clínico prolongado são necessários para tornar a denervação simpática renal uma recomendação de rotina no cenário da HAS e de outras comorbidades associadas à hiperatividade simpática. Enquanto não for estratégia padrão, a ablação renal deve ser reservada para pacientes selecionados e realizada em centros capacitados.

DICAS DO EDITOR

Referências bibliográficas

1. Ahmed H, Neuzil P, Skoda J, et al. Renal sympathetic denervation using an irrigated radiofrequency ablation catheter for the management of drug-resistant hypertension. JACC Cardiovascular Interventions. 2012;5(7):758-65.
2. Allen EV. Sympathectomy for essential hypertension. Circulation. 1952;6(1):131-40.
3. Armaganijan L, Staico R, Moraes A, et al. denervação simpática renal e qualidade de vida. Rev Bras Cardiol Invasiva. 2013;21(1):13-7.
4. Atherton DS, Deep NL, Mendelsohn FO. Micro-anatomy of the renal sympathetic nervous system: a human postmortem histologic study. Clin Anat. 2012;25(5):628-33.
5. Bhatt DL, Kandzari DE, O'Neill WW, et al., on behalf of the SYMPLICITY HTN-3 Investigators. A controlled trial of renal denervation for resistant hypertension. N Engl J Med 2014;370:1393-401.
6. Calhoun DA, Jones D, Textor S, et al. Resistant hypertension: diagnosis, evaluation, and treatment: a scientific statement from the American Heart Association Professional Education Committee of the Council for High Blood Pressure Research. Circulation. 2008;117(25):e510-26.
7. Catheter-based renal sympathetic denervation for resistant hypertension: durability of blood pressure reduction out to 24 months. Hypertension. 2011;57(5):911-7.
8. Esler MD, Krum H, Sobotka PA, Schlaich MP, Schmieder RE, Bohm M. Renal sympathetic denervation in patients with treatment-resistant hypertension (The Symplicity HTN-2 Trial): a randomised controlled trial. Lancet. 2010;376(9756):1903-9.
9. Esler MD, Krum H, Schlaich M, Schmieder RE, Bohm M, Sobotka PA. Renal Sympathetic Denervation for Treatment of Drug-Resistant Hypertension: One-Year Results From the Symplicity HTN-2 Randomized, Controlled Trial. Circulation. 2012;126(25):2976-82.
10. Esler M, Jennings G, Korner P, et al. Assessment of human sympathetic nervous system activity from measurements of norepinephrine turnover. Hypertension. 1988;11(1):3-20.
11. Esler M, Lambert G, Jennings G, Turner A, Kaye D. Central and peripheral norepinephrine kinetics in heart failure, coronary artery disease, and hypertension. Adv Pharmacol. 1998;42:650-3.
12. Ferrier C, Cox H, Esler M. Elevated total body noradrenaline spillover in normotensive members of hypertensive families. Clin Sci (Lond). 1993;84(2):225-30.
13. Grassi G, Cattaneo BM, Seravalle G, Lanfranchi A, Mancia G. Baroreflex control of sympathetic nerve activity in essential and secondary hypertension. Hypertension. 1998;31(1):68-72.
14. Grassi G, Colombo M, Seravalle G, Spaziani D, Mancia G. Dissociation between muscle and skin sympathetic nerve activity in essential hypertension, obesity, and congestive heart failure. Hypertension. 1998;31(1):64-7.
15. Kandzari DE, Bohm M, Mahfoud F, et al. Effect of renal denervation on blood pressure in the presence of antihypertensive drugs: 6-month efficacy and safety results from the SPYRAL HTN-ON MED proof-of-concept randomised trial. Lancet. 2018;391(10137):2346-55.
16. Kearney PM, Whelton M, Reynolds K, Muntner P, Whelton PK, He J. Global burden of hypertension: analysis of worldwide data. Lancet. 2005;365(9455):217-23.
17. Krum H, Schlaich M, Whitbourn R, et al. Catheter-based renal sympathetic denervation for resistant hypertension: a multicentre safety and proof-of-principle cohort study. Lancet. 2009;373(9671):1275-81.
18. Krum H, Sobotka P, Mahfoud F, Bohm M, Esler M, Schlaich M. Device-based antihypertensive therapy: therapeutic modulation of the autonomic nervous system. Circulation. 2011;123(2):209-15. Epub 2011/01/19.
19. Lambert GW, Hering D, Esler MD, Marusic P, Lambert EA, Tanamas SK, et al. Health-related quality of life after renal denervation in patients with treatment-resistant hypertension. Hypertension. 2012;60(6):1479-84.
20. Lawes CM, Vander Hoorn S, Rodgers A. Global burden of blood-pressure-related disease, 2001. Lancet. 2008;371(9623):1513-8.
21. Lewington S, Clarke R, Qizilbash N, Peto R, Collins R. Age-specific relevance of usual blood pressure to vascular mortality: a meta-analysis of individual data for one million adults in 61 prospective studies. Lancet. 2002;360(9349):1903-13.
22. Mancia G, De Backer G, Dominiczak A, et al. 2007 Guidelines for the management of arterial hypertension: The Task Force for the Management of Arterial Hypertension of the European Society of Hypertension (ESH) and of the European Society of Cardiology (ESC). European Heart Journal. 2007;28(12):1462-536.

23. Neal B, MacMahon S, Chapman N. Effects of ACE inhibitors, calcium antagonists, and other blood-pressure-lowering drugs: results of prospectively designed overviews of randomised trials. Blood Pressure Lowering Treatment Trialists' Collaboration. Lancet. 2000;356(9246):1955-64.

24. Page IH, Heuer GJ. A surgical treatment of essential hypertension. The Journal of Clinical Investigation. 1935;14(1):22-6. Epub 1935/01/01.

25. Schlaich MP, Sobotka PA, Krum H, Whitbourn R, Walton A, Esler MD. Renal denervation as a therapeutic approach for hypertension: novel implications for an old concept. Hypertension. 2009;54(6):1195-201.

26. Staico R, Armaganijan L, Dietrich D, et al. Ablação da atividade simpática renal com cateter de ponta irrigada: uma opção atraente? Rev Bras Cardiol Invasiva. 2013;21(1):7-12.

27. Stella A, Zanchetti A. Functional role of renal afferents. Physiological Reviews. 1991;71(3):659-82.

28. Vasan RS, Beiser A, Seshadri S, et al. Residual lifetime risk for developing hypertension in middle-aged women and men: The Framingham Heart Study. JAMA: the Journal of the American Medical Association. 2002;287(8):1003-10.

29. Townsend RR, Mahfoud F, Kandzari DE, et al. Catheter-based renal denervation in patients with uncontrolled hypertension in the absence of antihypertensive medications (SPYRAL HTN-OFF MED): a randomised, sham-controlled, proof-of-concept trial. Lancet. 2017;390(10108):2160-70.

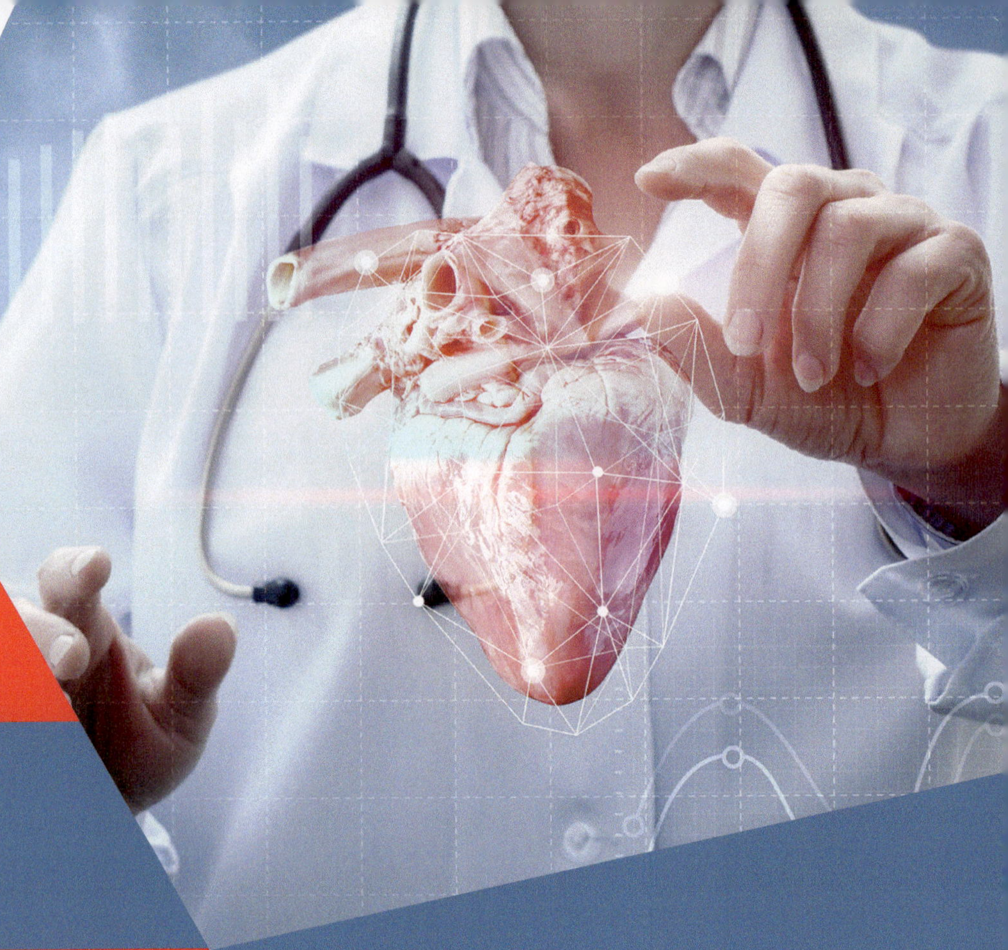

12

Destaques do Capítulo

- Hiperaldosteronismo primário
- Feocromocitoma
- Coartação de aorta
- Hipertensão renovascular
- Disfunção tireoidiana
- Hiperparatireoidismo

Hipertensão secundária

Flavio Antonio de Oliveira Borelli
Maita Pretti Nunes Ferreira

Pacientes que se mantêm fora da meta de pressão arterial apesar do uso concomitante e em doses adequadas de três classes de anti-hipertensivos são portadores da chamada hipertensão resistente. Mesmo aqueles controlados com quatro ou mais classes são também hipertensos resistentes e, portanto, assim como os não controlados, devem ser vistos como maior risco cardiovascular. Para o manejo inicial, um diurético, se tolerado, deve estar entre as três classes iniciais, e são consideradas otimizadas as doses a partir de 50% da dose máxima recomendada. Estima-se que, da população portadora de hipertensão arterial, 12 a 15% seja resistente.

O prognóstico desse grupo de pacientes depende diretamente do controle da pressão arterial. Aqueles em uso de cinco ou mais medicamentos anti-hipertensivos, incluindo um antagonista de receptor mineralocorticoide e a clortalidona, devem ser referenciados a um especialista em hipertensão arterial e constituem um subgrupo chamado de hipertensão refratária, que representa cerca de 3% entre os resistentes.

Em ambos os quadros, a presença de hipertensão secundária deve ser afastada pelo grande impacto prognóstico que representa.

12.1 Diagnóstico

Para um atendimento completo, é importante uma sequência lógica que garanta o diagnóstico correto e também o melhor modo de tratamento. A Figura 12.1 mostra um algoritmo para avaliação global dessa população.

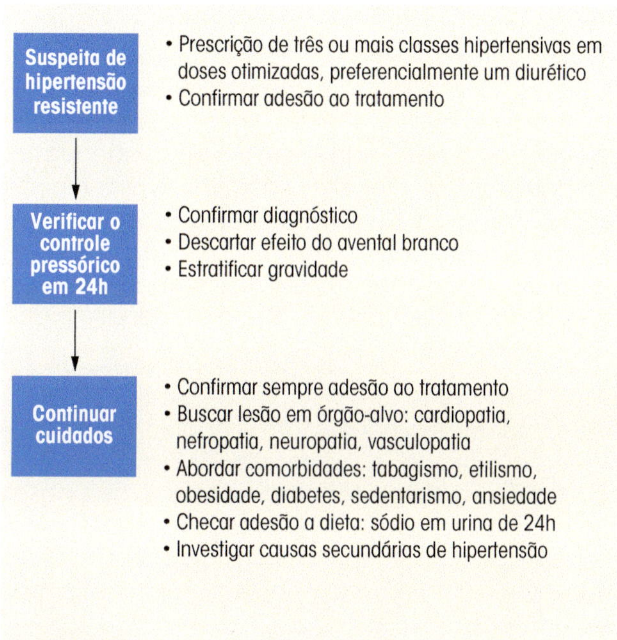

Figura 12.1 Fluxograma para avaliação de hipertensão resistente.

Fonte: Elaborado pela autoria.

12.2 Pesquisa de causas secundárias de hipertensão

A presença de hipertensão secundária deve ser considerada rotineiramente nos seguintes cenários (Figura 12.2):

Padrão da hipertensão	■ Hipertensão resistente ou refratária ■ Hipertensão acelerada maligna (hipertensão e lesão de órgão alvo-graves) ■ Aumento súbito ou labilidade excessiva na pressão arterial de paciente com níveis previamente estáveis
Padrão do paciente	■ Hipertensão de início comprovado antes da puberdade ■ Hipertensão em pacientes com idade inferior a 30 anos, não obesos, de etnia não negra, com história familiar para hipertensão e sem outros fatores de risco para hipertensão
Hiperaldosteronismo primário	■ Hipocalemia com perda de potássio na urina ou hipocalemia desproporcional com uso de diuréticos ■ Alcalose metabólica
Doença renovascular	■ Elevação aguda da creatinina em pelo menos 30% do basal após IECA ou BRA ■ Hipertensão moderada a grave em vasculopatas ou em pacientes com edema agudo de pulmão recorrente ■ Assimetria renal maior que 1,5 cm sem outra causa plausível ou rim pequeno unilateral ■ Apresentação de hipertensão estágio II após os 55 anos
Doença renal parenquimatosa	■ Elevação de creatinina ■ Alteração de sedimento urinário
Feocromocitoma	■ Hipertensão paroxística ■ Tríade clássica: cefaleia, palpitações e sudorese
Síndrome da apneia hipopneia obstrutiva do sono	■ Histórico de roncos e apneia testemunhada ■ Sonolência diurna ■ Obesidade e aumento do diâmetro cervical
Coarctação de aorta	■ Assimetria de pulsos entre membros superiores e inferiores ■ Claudicação de membros em pacientes jovens
Síndrome de Cushing	■ Fáscies cushingoide ■ Obesidade central ■ Uso de corticoide
Hipotireoidismo	■ Fadiga, intolerância ao frio, ganho de peso ■ TSH elevado, T4 livre reduzido
Hiperparatireoidismo primário	■ Cálcio sérico elevado ■ Alterações ósseas
Medicamentos	■ Contraceptivos orais, anti-inflamatórios não esteroidais, estimulantes (cocaína), inibidores de calcineurina (ação poupadora de corticoides), antidepressivos

Figura 12.2 Achados sugestivos de hipertensão secundária.

Fonte: Elaborado pela autoria.

12.3 Hiperaldosteronismo primário

O hiperaldosteronismo primário é a forma mais comum de hipertensão mineralocorticoide e chega a 22% dos casos quando hipertensos refratários e normocalêmicos são envolvidos. Os adenomas são os mais prevalentes e, destes, os bilaterais em 70% *versus* 30% unilaterais. Outras causas menos comuns são hiperplasia adrenal primária (nódulo hiperplásico da zona glomerulosa de uma das adrenais), hiperaldosteronismo familiar, carcinomas adrenais produtores de aldosterona e produção ectópica tumoral de aldosterona (tumores de ovário e rim).

A secreção exagerada de aldosterona é responsável por retenção salina, determinando um estado hipervolêmico. Mesmo sendo imperceptível, essa hipervolemia é capaz de determinar aumento da resistência periférica, seja por ajustes do hiperfluxo tecidual ou pela ação de fatores vasoconstritores, seguida por perda de potássio (pelo gradiente eletronegativo do lúmen).

O hiperaldosteronismo pode estar associado a maior aumento da massa ventricular esquerda e maior perda de função (em comparação a outros grupos de hipertensos), à síndrome metabólica (por piora funcional das células betapancreáticas, redução da sensibilidade à insulina no músculo esquelético e produção exacerbada de adiponectinas pró-inflamatórias) e à albuminúria (pelo aumento da taxa de filtração glomerular e aumento na pressão de perfusão renal independentemente da hipertensão sistêmica). Assim, há uma exacerbação multifatorial do risco cardiovascular desses doentes.

A investigação padronizada da hipertensão secundária em hipertensos resistentes permite o diagnóstico mesmo na fase *compensada* da doença, quando não seria habitualmente pensada. É recomendado que seja investigada de rotina nesse grupo de pacientes, bem como nos que apresentam hipocalemia desproporcional em uso de diuréticos, nos hipertensos com incidentaloma de adrenal e naqueles com história familiar de primeiro grau de hiperaldosteronismo primário. A sequência diagnóstica pode variar a depender da disponibilidade de exames, mas a preferência recai sobre os de maior sensibilidade inicialmente e os de maior especificidade na confirmação.

O primeiro passo é a coleta de amostras pareadas de concentração de aldosterona plasmática (CAP) e atividade da renina plasmática (ARP), a primeira expressa em ng/dL e a segunda em ng/mL/h. São sugeridos como prováveis portadores, valores iguais ou superiores a 20 ou 30 ng/dL: ng/mL/h. Essa técnica tem alta sensibilidade, mas pode apresentar alta frequência de falsos-positivos. Na presença de valores da atividade de renina plasmática muito baixa, a relação estará falsamente elevada. Esse é um quadro encontrado em portadores de hipertensão arterial com renina baixa. Na tentativa de minimizar esse erro, alguns laboratórios usam como valores mínimos de atividade de renina e aldosterona plasmática 0,5 ng/mL/h e 15 ng/dL, respectivamente.

Nos casos duvidosos é necessária a comprovação da falta de supressão da aldosterona com a expansão de volume (sobrecarga de sal na dieta ou infusão de solução salina) ou com o bloqueio do sistema renina angiotensina aldosterona (teste de supressão com captopril ou fludrocortisona). A hipocalemia deve ser corrigida pelo menos quatro semanas antes da medida da aldosterona plasmática, pois níveis baixos de potássio suprimem a liberação de aldosterona. Alguns medicamentos, como antagonistas da aldosterona e diuréticos poupadores de potássio, podem falsamente aumentar a aldosterona plasmática.

A sobrecarga de sal na dieta (5.000 mg de sódio) é feita por três dias, e deve ser seguida da coleta de urina de 24 horas para análise dos valores de aldosterona, sódio e creatinina. Aldosterona a partir de 12 mcg/24h é compatível com hiperaldosteronismo primário, sódio acima de 200 mEq é comprobatório de sobrecarga salina adequada, e a dosagem da creatinina permite avaliar função renal preservada. Durante o teste, é recomendável a dosagem diária de potássio, haja vista que o excesso de sódio induz à perda urinária do primeiro e pode gerar hipocalemia, que deve ser corrigida.

Caso se opte pela infusão endovenosa de solução salina (2 litros de soro fisiológico 0,9%), esta é feita por quatro horas, com o paciente obrigatoriamente sentado, e valores de CAP acima de 10 ng/dL são confirmatórios. Valores abaixo de 5 ng/dL são normais, e entre 5 e 10 ng/dL são indeterminados. Em casos onde houver ingestão diária de sódio maior que 200 mEq/dia, nenhuma suplementação se faz necessária (Figura 12.3).

Uma vez estabelecido o diagnóstico, a detecção de alteração anatômica com potencial de correção cirúrgica orienta o tratamento a ser seguido. A tomografia de adrenais, por possuir melhor resolução espacial que a ressonância nuclear magnética, é o exame de escolha, permitindo desse modo uma melhor visibilização de adenoma ou de hiperplasia das suprarrenais. A ausência de um tumor visível à tomografia não exclui um possível microadenoma, daí a importância na procura de um excesso na produção de aldosterona.

Imagens funcionais obtidas pela cintilografia de adrenal baseiam-se na afinidade existente com o colesterol marcado com iodo ou selênio radioativo (I^{131}e Se^{75}) e podem ser armas na detecção dos adenomas, podendo diferenciá-los das hiperplasias

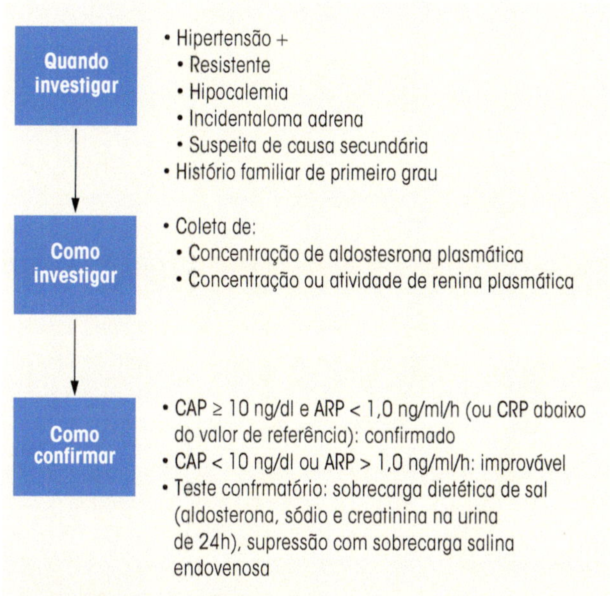

Figura 12.3 **Fluxograma para avaliação de hiperaldosteronismo primário.**

Fonte: Elaborado pela autoria.

nodulares em até 90% dos casos, desde que realizada após supressão com dexametasona por uma semana na dose de 4 mg/dia.

Em situações onde se considera o tratamento cirúrgico, complementação diagnóstica com a coleta de sangue na veia suprarrenal é recomendada. O exame é feito com segurança por radiointervenção e pode confirmar doença isolada. A ressecção unilateral geralmente corrige a produção excessiva de aldosterona e a perda de potássio. A resposta da pressão arterial ao tratamento cirúrgico é variável. Os casos com melhores respostas são indivíduos jovens em uso de poucos anti-hipertensivos no pré-operatório, hipertensão de curta duração e relação aldosterona renina muito elevados no pré-operatório.

Em situações em que o tratamento cirúrgico não se impõe ou haja recusa do paciente, o tratamento farmacológico é obrigatório. A espironolactona é o medicamento de eleição para essa população. Utilizada em doses crescentes de até 50 mg/dia, deve ser ingerida preferencialmente nas alimentações, pois aumenta sua absorção. Titular o potássio sérico ou monitorar a atividade plasmática de renina, mantendo-a em níveis maiores que 1 ng/mL/h, permite comprovar o bloqueio da aldosterona.

12.4 Hipertensão renovascular

A hipertensão renovascular é uma causa potencialmente reversível de hipertensão arterial. É secundária a estenose unilateral ou bilateral da artéria renal ou de um de seus ramos, sendo desencadeada e mantida por isquemia do tecido renal. É responsável por apenas 1% das hipertensões moderadas a graves, mas chega a corresponder a 30 a 40% das hipertensões de início agudo, graves ou refratárias. A doença aterosclerótica é seu maior fator causal, respondendo por 90% dos casos e ficando os 10% restantes para as outras causas, entre as quais a displasia fibromuscular é a mais prevalente. Na decisão clínica quanto ao diagnóstico e ao tratamento, deve-se ponderar os riscos e os benefícios do tratamento direcionado, pois há uma relação inversa entre a busca da cura e a duração da hipertensão. Assim, quanto mais precoce e preciso o diagnóstico, maiores serão as possibilidades de sucesso dos possíveis métodos de intervenção.

A aterosclerose acomete pacientes a partir de 45 anos de idade, na região mais proximal da artéria renal próxima à aorta, é frequentemente progressiva, e 16% dos casos evoluem para oclusão até 52 meses após o diagnóstico. Por sua vez, a displasia predomina em mulheres abaixo dos 50 anos e localiza-se na região distal da artéria renal ou mesmo em ramos intrarrenais. Sua progressão é menos comum, mas tem impacto pelo fato de poder reduzir a necessidade de anti-hipertensivos em indivíduos mais jovens.

Estudos mostram que o controle medicamentoso da pressão arterial pode ser eficaz mesmo na presença de hipertensão arterial associada à estenose de artéria renal. Salvo em casos selecionados, tais como edema agudo de pulmão, perda progressiva da função renal, piora do grau funcional de doença coronária ou insuficiência cardíaca e hipertensão arterial progressiva, onde mesmo com os mais efetivos e corretos esquemas medicamentosos não se tem sucesso no controle da pressão arterial, a revascularização traz pouco benefício adicional. Deve-se, portanto, diferenciar a entidade anatômica responsável pela estenose da artéria renal e diagnosticar as síndromes correlatas (hipertensão renovascular e a nefropatia isquêmica), o que permite dirigir o raciocínio para a melhor opção terapêutica.

A investigação de estenose da artéria renal deve ser direcionada principalmente para os pacientes com alta suspeição clínica como:

- Elevação recente (semanas ou meses) da pressão arterial: o diagnóstico precoce tem impacto na reversibilidade do quadro após o tratamento, que por isso pode ser instituído mesmo se o controle medicamentoso da pressão arterial for adequado. Devem-se considerar pacientes com início de hipertensão grave após os 55 anos de idade.

- Paciente jovem com suspeita de doença fibromuscular: devem-se considerar pacientes com hipertensão antes dos 30 anos de idade.
- Pacientes em que há grande elevação da creatinina basal após introdução de inibidores de enzima da conversão da angiotensina (IECA) ou bloqueadores dos receptores da angiotensina (BRA).
- Disfunção renal progressiva secundária à estenose renal bilateral ou unilateral em rim único: deve-se considerar a possibilidade de estenose sobretudo se houver sedimento urinário frustro (proteinúria discreta a moderada, sem outras alterações maiores).
- Edema agudo de pulmão súbito recorrente e/ou insuficiência cardíaca refratária, sobretudo em pacientes com disfunção renal.
- Assimetria renal maior que 1,5 cm sem outra causa plausível ou rim atrófico unilateral.
- Falha na terapia medicamentosa em pacientes com fortes indícios da doença.
- Hipertensão acelerada, resistente ou maligna.

Exames como o a angiotomografia, a angiorressonância ou o *doppler* de artérias renais não bastam para descartar a doença, mas não são invasivos e podem detectar doença proximal com acurácia razoável, bem como outras anomalias associadas (alterações renais ou aórticas, por exemplo). Nos pacientes com disfunção renal, a preferência é pelo *doppler*, exame que, se realizado por profissionais bem treinados, apresenta sensibilidade e especificidade bastante adequadas.

Naqueles pacientes selecionados, o tratamento percutâneo seguido de angioplastia com implante de *stent* na lesão culpada é o tratamento de escolha, ficando o tratamento cirúrgico apenas para as lesões complexas e naqueles onde uma abordagem simultânea na aorta se faz necessária. Independentemente da forma de revascularização, o tratamento clínico não deve ser abandonado. Controle efetivo da pressão arterial e de todas as comorbidades que acompanhem cada paciente devem estar sob rígido controle. Assim, os pilares do tratamento farmacológico e da mudança de estilo de vida são essenciais no seguimento de todos os pacientes (Figura 12.4).

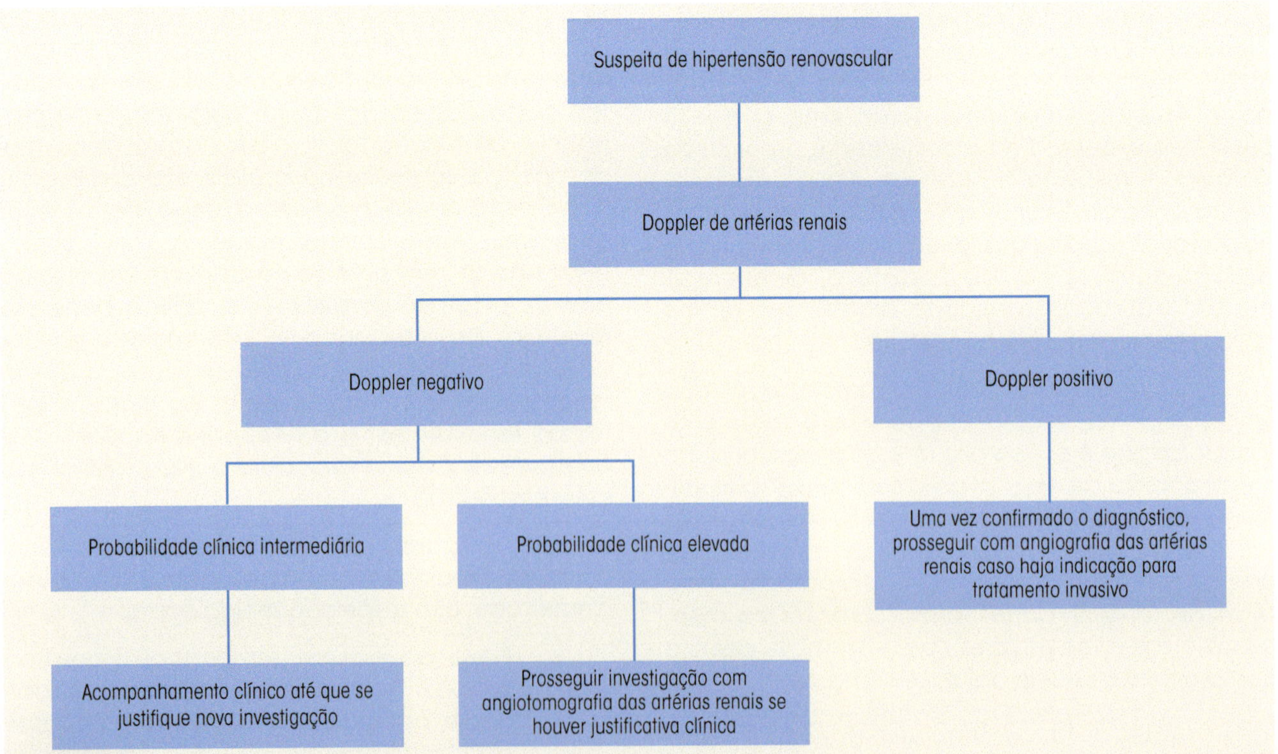

Figura 12.4 **Fluxograma para avaliação de hipertensão renovascular.**

Fonte: Elaborado pela autoria.

12.5 Feocromocitoma

Representa causa incomum de hipertensão arterial, porém deve ser considerado em todos os pacientes que apresentem flutuações na pressão arterial e na presença de sintomas ou sinais sugestivos de liberação adrenérgica. Estes paragangliomas podem ser adrenais (feocromocitomas) ou extra-adrenais (paragangliomas secretores de catecolamina). Estima-se que acometam 0,2% dos hipertensos, e sua incidência é de cerca de 0,8 para cada 100.000 indivíduos, embora essa estimativa provavelmente seja subestimada.

Cerca de 40% dos tumores secretores de catecolamina fazem parte de alguma desordem familiar (síndromes genéticas com a de Von-Hippel-Lindau, neoplasia endócrina múltipla tipos 2A e 2B, neurofibromatose tipo 1 e outras), quando tendem a ser bilaterais – sejam eles feocromocitomas adrenais ou paragangliomas. Sabe-se que até 95% dos tumores encontram-se no abdome e pelve, e as localizações mais habituais para os paragangliomas extra-adrenais são as regiões para-aórticas abdominais superior e inferior (75%), bexiga (10%), tórax (10%), e cabeça, pescoço ou pelve (5%). Até 10% ocorrem na infância, porém o pico de incidência está entre a terceira e a quarta décadas de vida, e a malignidade acontece em 5 a 26% dos casos.

A tríade do feocromocitoma é de cefaleia episódica, sudorese e palpitações. São sintomas inespecíficos que podem ocorrer em indivíduos saudáveis, e raramente estão presentes nesses doentes. A hipertensão paroxística ocorre em até 30% dessa população pela secreção exagerada de catecolaminas desencadeada por exercícios, estresse, esforço miccional ou evacuatório, indução anestésica, exames radiológicos contrastados, palpação abdominal, distensão uterina durante a gestação e também por substâncias químicas (antidepressivos tricíclicos, histamina, opiáceos). Outro modo de apresentação que ocorre em até 60% dos casos é a hipertensão resistente, o que obriga a fazer o diagnóstico diferencial.

Está indicada a investigação de feocromocitoma nas seguintes situações:

- Paroxismos hiperadrenérgicos.
- Suspeita de hipertensão resistente ou secundária.
- História familiar de feocromocitoma, de tumores ou de síndromes genéticas associadas a tumores secretores de catecolaminas.
- Incidentaloma adrenal, com ou sem hipertensão associada.
- Pico pressórico durante indução anestésica, cirurgia ou exame contrastado.
- Miocardiopatia dilatada idiopática.

Os exames iniciais mais disponíveis são as dosagens de metanefrinas na urina de 24 horas e de catecolaminas plasmáticas. Não há prova definitiva de que um exame seja superior ao outro, mas a dosagem de catecolaminas plasmáticas negativa pode descartar o feocromocitoma esporádico (alta sensibilidade, inclusive com ocorrência considerável de resultados falsos positivos). Síndromes familiares cursam com tumores menores, que frequentemente secretam catecolaminas em níveis indetectáveis, e por isso devem ser mais extensivamente investigadas quando houver suspeita.

Para resultados críveis, pode-se manter o uso de anti-hipertensivos, mas devem-se suspender medicações que possam interferir nos resultados (antidepressivos tricíclicos) e escolher o momento mais oportuno para coleta. Os valores de referência variam a depender do método escolhido e são fornecidos pelos laboratórios (pontos de corte habituais são mencionados na Figura 12.5).

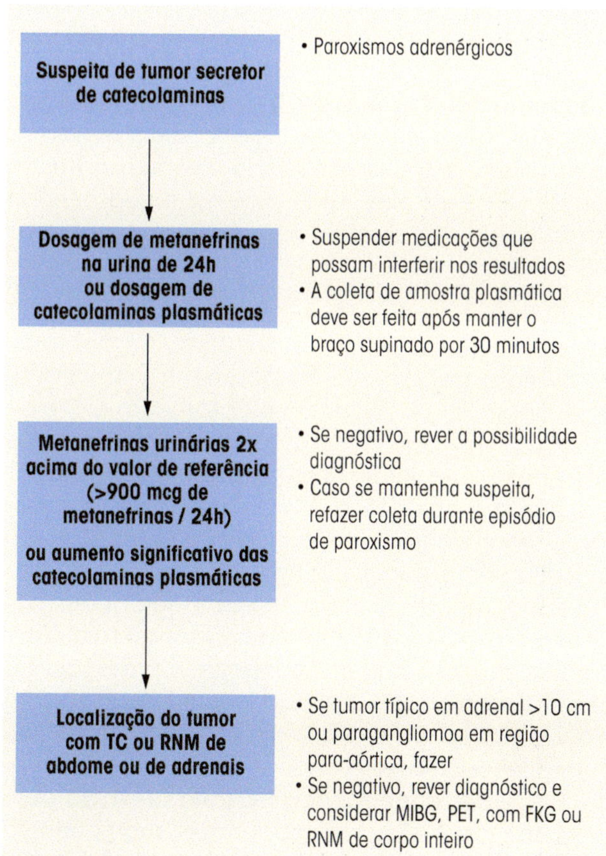

Figura 12.5 Fluxograma para avaliação de feocromocitoma.

Fonte: Elaborado pela autoria.

A confirmação bioquímica do diagnóstico deve ser seguida de investigação topográfica do tumor com exames de imagem. Tumores esporádicos sintomáticos frequentemente são maiores que 3 cm, e por isso podem ser avaliados por tomografia computadorizada (TC) ou ressonância nuclear magnética (RNM) de abdome e pelve. A sensibilidade de ambos nessas situações é de 98 a 100%, mas a especificidade de 70% deixa a desejar (alta prevalência de incidentalomas adrenais). Nesse quesito, a ressonância pode ser superior pelo fato de que feocromocitomas possuem sinal hiperintenso em T2, embora não tenha a definição espacial que a tomografia tem.

Exames de imagem complementares podem ser usados quando há suspeita clínica e laboratorial com TC ou RNM negativas. Nessas circunstâncias, é recomendável revisar as evidências, e prosseguir com cintilografia com metaiodobenzilguanidina (MIBG) ou PET com 18F-fluordeoxiglicose (FDG) caso se mantenha forte a probabilidade diagnóstica. O MIBG é um composto que é captado em tecidos adrenérgicos, mas pode ser captado em adrenais normais, mesmo que de forma assimétrica. Assim, não é um exame que baste para indicar uma intervenção cirúrgica e, nos casos já confirmados pelos exames iniciais, traz benefício apenas quando há risco aumentado de malignidade ou de associação a outros tumores, como em feocromocitomas volumosos (maiores que 10 cm) ou em paragangliomas extra-adrenais. Na possibilidade de metástases, o PET com FDG é o exame de escolha, embora tenha sensibilidade semelhante aos demais exames para o diagnóstico do tumor primário.

O foco do tratamento clínico é a melhora da hipertensão e dos sintomas. Em crises agudas, o nitroprussiato de sódio e medicamentos antiarrítmicos podem ser utilizados. Já o tratamento cirúrgico deve ser realizado na possibilidade de ressecção do tumor, com intuito primariamente curativo. O preparo pré-operatório envolve controle da pressão arterial, da frequência cardíaca e da volemia. Classicamente, lança-se mão dos bloqueios alfa e beta-adrenérgicos, mas outras medicações podem ser associadas conforme o julgamento clínico. Para os indivíduos que não toleram o protocolo de alfa e betabloqueio habitualmente usado, a medicação indicada é a alfa-metiltirosina (Demser®), cujos efeitos colaterais impedem seu uso prolongado. Pacientes com doença maligna, definida pela presença de metástase, podem ser submetidos a tratamentos sistêmicos, quando um especialista em oncologia deve ser consultado.

O prognóstico dos tumores secretores de catecolaminas é amplamente variável entre doenças benignas e malignas, e a recidiva pode ocorrer anos após o tratamento cirúrgico. Por isso, é recomendável o acompanhamento clínico regular e a avaliação bioquímica anual para todos os pacientes, inclusive aqueles submetidos à ressecção cirúrgica curativa.

12.6 Síndrome da apneia e hipopneia obstrutiva do sono

A síndrome da apneia e hipopneia obstrutiva do sono (SAHOS) decorre da obstrução parcial ou total das vias aéreas superiores durante o sono. Os sintomas mais sugestivos dessa afecção são roncos, sonolência diurna e dificuldade na concentração. Achados clínicos comumente encontrados nessa população envolvem obesidade, aumento da circunferência da região cervical e hipertensão arterial sistêmica e pulmonar.

A aplicação de questionários baseados nos sintomas observados pelo paciente tem alta sensibilidade para a doença, mas especificidade limitada. Portanto, o estudo do sono é indicado para confirmação diagnóstica (polissonografia em laboratório de sono ou registro realizado na própria residência do paciente). O valor de referência é o índice de apneia/hipopneia maior ou igual a cinco eventos por hora em pacientes sintomáticos, ou maior ou igual a 15 mesmo na ausência de sintomas ou de comorbidades relacionadas.

O tratamento é frequentemente mantido por toda a vida, e tem o intuito de reduzir o risco de hipertensão arterial, cardiopatias, acidente vascular encefálico e morte súbita noturna. O uso de equipamentos de pressão positiva contínua nas vias aéreas (CPAP) tem impacto não só na qualidade do sono, mas também no controle da pressão arterial. Por sua vez, o tratamento da hipertensão arterial pode ser adaptado para a inclusão da clonidina, que tem potencial para reduzir a ocorrência de apneia/hipopneia.

O mecanismo pelo qual a SAHOS se associa a hipertensão arterial não é totalmente esclarecido, mas a relação é clara: cerca de 50% dos portadores de SAHOS são hipertensos, e de 50% dos hipertensos são portadores de SAHOS (sobretudo os de difícil controle). Acredita-se que a ativação simpática e a rigidez arterial pela excitação repetida e intermitente no sono (que provoca aumento nos níveis séricos de vasoconstritores como norepinefrina e endotelina) estejam envolvidas na fisiopatologia.

O prognóstico da SAHOS depende do controle da doença, bem como das outras doenças associadas. Do ponto de vista cardiovascular, o enfoque é dado à hipertensão arterial sistêmica e pulmonar, doença arterial coronariana, arritmias, insuficiência cardíaca e acidente vascular encefálico. Em comparação com indivíduos sadios, pacientes portadores de SAHOS grave (a partir de 30 eventos/hora) possuem um aumento de duas a três vezes na mortalidade global, independentemente das comorbidades (obesidade ou doença cardiovascular). Assim, quando houver suspeita clínica é essencial o diagnóstico correto e a instituição do tratamento adequado.

12.7 Doença parenquimatosa renal

A hipertensão arterial é, no Brasil, a principal causa de doença renal crônica. Por sua vez, a doença renal em estágios avançados é a causa mais comum de hipertensão secundária. Pode ser encontrada em faixas normais ou reduzidas de taxa de filtração glomerular, em enfermidades crônicas ou agudas, e nos mais heterogêneos grupos de doenças parenquimatosas ou vasculares renais. O diagnóstico da nefropatia se baseia em exames complementares, e o tratamento da hipertensão é ditado pelo tipo e pela duração da doença renal.

A abordagem inicial é feita com exames amplamente disponíveis: análise do sedimento urinário, proteinúria quantitativa em amostras isoladas ou de 24 horas, dosagem de ureia e creatinina plasmática e ultrassonografia de rins e das vias urinárias. Na dependência dos dados encontrados, exames mais específicos poderão ser solicitados conforme a necessidade (sorologias, marcadores autoimunes, biópsia renal). O diagnóstico correto e precoce permite estabilizar, retardar ou mesmo reverter a perda da função renal a partir do tratamento guiado pela fisiopatologia da doença encontrada.

A glomerulonefrite pós-estreptocócica, comum na faixa etária pediátrica, cursa com aumento da absorção de sódio nos túbulos coletores e hipervolemia, mesmo com função renal preservada. A terapêutica inicial é feita com diuréticos de alça; IECA podem ou não ser associados. Na doença vascular renal aguda, como é o caso da crise renal esclerodérmica, da poliarterite nodosa e de outras vasculites, a vasoconstrição ocasiona redução da perfusão renal e ativação do sistema renina-angiotensina-aldosterona. Nesses casos, os IECA são o tratamento de escolha. Compreender o mecanismo por trás da doença é determinante no sucesso da terapia.

Na doença renal crônica, há algumas hipóteses para as alterações que perpetuam a hipertensão. Retenção de sódio, desregulação no sistema renina-angiotensina-aldosterona (em especial quando há isquemia associada por alteração vascular), hiperatividade simpática, hipercalcemia decorrente de hiperparatireoidismo secundário, reposição prolongada de eritropoetina, redução na produção endotelial de fatores vasodilatadores, ou mesmo o maior consumo de oxido nítrico.

Em face da íntima relação entre pressão arterial, progressão da doença renal e risco cardiovascular, o controle pressórico precisa receber o devido enfoque. O controle da volemia pode ser obtido com restrição hidrossalina e diuréticos, sendo os de alça os mais potentes. Nos pacientes em regime de diálise, o peso seco é o alvo a ser atingido. Para a redução da proteinúria (com alvo abaixo de 1.000 mg/dia), IECA e BRA são a primeira linha de tratamento, pois desaceleram a progressão da doença renal. Também estão indicados nos pacientes diabéticos e hipertensos, mesmo antes do estágio de proteinúria. Nos pacientes com proteinúria e hipervolêmicos, diuréticos de alça também são benéficos, e, naqueles que persistem fora da meta, bloqueadores do canal de cálcio não di-hidropiridínicos podem ser associados. No controle de pacientes com hipertensão resistente, assim como na população não nefropata, a espironolactona é o passo seguinte.

Tal como no restante das doenças abordadas neste capítulo, é imprescindível a visão holística do paciente. Nessa população, são aumentadas as prevalências de obesidade, *diabetes mellitus*, dislipidemia, vasculopatia coronária e periférica e de inúmeras outras doenças. Portanto, o manejo estrito da doença renal e da hipertensão arterial não basta na presença de outras comorbidades associadas. Nessas circunstâncias, o acompanhamento dentro de uma equipe multidisciplinar tem impacto no cuidado e no prognóstico do paciente, e deve ser feito sempre que houver possibilidade.

12.8 Coartação de aorta

A coartação de aorta é definida pela presença de uma constrição da aorta em qualquer local de sua extensão. É típica da população pediátrica, embora possa ser diagnosticada mais tardiamente pela sutilidade de seus sinais e sintomas. Casos extremos podem cursar com insuficiência cardíaca aguda e choque em neonatos após o fechamento do forame oval e do ducto arterial, o que direciona o fluxo do débito cardíaco obrigatoriamente para a aorta doente. Nessa circunstância, é comum o achado de pulsos de membros inferiores reduzidos ou ausentes à palpação. Os casos mais leves, por sua vez, podem ocasionar alterações discretas como sopros, assimetria de pulsos entre membros superiores e inferiores, hipertensão e sintomas inespecíficos de claudicação de membros, frio em extremidades ou dor torácica.

Do ponto de vista epidemiológico, sua prevalência é de um para cada 10.000 nascidos vivos, corresponde a cerca de 4% das cardiopatias congênitas e pode estar associada a outras deformidades. É mais frequente no sexo masculino. Pode estar presente em síndromes genéticas, como Turner e outras. Na maioria dos casos, a constrição é distal à origem da artéria subclávia esquerda, o que explica a presença de sopro em região interescapular e também a hipertensão em ambos os membros superiores, divergente dos membros inferiores em no mínimo 10 mmHg (aferição em artéria braquial *versus* poplítea). O grau da hipertensão e da assimetria de pulsos é dependente não só da gravidade da obstrução, mas também da extensão da rede de colaterais que pode se desenvolver. Essa circulação colateral é tão mais compensatória quanto mais ampla for, e pode ocasionar sopro sistólico audível em todo o tórax.

Na avaliação inicial, a maioria dos pacientes é submetida a exames básicos da propedêutica cardiovascular, que podem ou não estar alterados. O eletrocardiograma pode mostrar sobrecarga ventricular esquerda e, eventualmente, distúrbio da condução pelo ramo direito. A radiografia de tórax pode evidenciar erosão do 3° ao 8° arcos costais pela rede de colaterais, e em raros casos o chamado *sinal do 3* na projeção em perfil (melhor visto em exames contrastados).

O ecocardiograma transtorácico, além de confirmar o diagnóstico, pode avaliar a concomitância com outras cardiopatias congênitas. Angiotomografia de aorta ou ressonância também confirmam o diagnóstico e auxiliam no planejamento de uma potencial intervenção terapêutica. O emprego do cateterismo, por ser mais invasivo, é reservado aos casos associados a outras cardiopatias congênitas complexas, na suspeita de coronariopatia associada em adultos, ou naqueles em que já há intenção de tratamento endovascular no mesmo momento.

A identificação de coartação grave, definida por gradiente superior a 20 mmHg entre o ponto pré e pós-constrição (pico a pico), ou pela evidência de extensa rede de colaterais, é indicativa de tratamento. Quanto mais precocemente for corrigida a alteração, maior a chance de sucesso. Desse modo, a intervenção costuma ser indicada em crianças idealmente entre três e quatro anos de idade, e no momento do diagnóstico em adultos. É importante notar que o intuito é tratar antes da instauração da hipertensão arterial sistêmica, mas a intervenção não evita sua persistência nem sua posterior recorrência.

O tratamento é sempre intervencionista e tem impacto prognóstico na sobrevida. Quando há hipoplasia importante do arco aórtico ou necessidade de ressecção da coarctação, a cirurgia aberta é preferida; caso contrário, não há evidência científica de sua superioridade sobre a abordagem percutânea. A angioplastia com balão é o método percutâneo de escolha para pacientes abaixo de 25 a 30 kg. Da mesma forma que na cirurgia, pode ocorrer recoartação, e o risco de aneurisma existe e é discretamente maior com balão. O implante de *stent* é preferido em pacientes que possam receber prótese de tamanho adulto, de modo a evitar assim intervenções subsequentes, e naqueles já submetidos à cirurgia ou dilatação com balão.

Manter o acompanhamento clínico após a intervenção é essencial para a detecção precoce de complicações como recoartação, aneurisma, dissecção ou rotura de aorta, e recorrência da hipertensão. São pacientes sob risco aumentado para doença coronariana, doença cerebrovascular, valva aórtica bicúspide (em até 50% dos casos), arritmias cardíacas e morte súbita. Recomenda-se a realização de pelo menos um exame de neuroimagem (TC ou RNM) para avaliar a existência de aneurismas, e de imagem de aorta a cada cinco anos. O ecocardiograma possibilita avaliar alterações da valva aórtica, da aorta e da função ventricular. Teste ergométrico deve ser realizado na avaliação daqueles que realizam esportes competitivos. A reabordagem é indicada quando há recidiva da hipertensão arterial e quando há critérios para doença grave (gradiente acima de 20 mmHg ou circulação colateral importante).

12.9 Doenças endócrinas

O hipotireoidismo provoca redução no consumo de oxigênio e nutrientes pelos principais órgãos e sistemas. Assim, sua manifestação clínica é ampla e variável. Madarose, ganho ponderal, fraqueza, depressão, constipação intestinal, intolerância ao frio e hipertensão arterial (presente em até 40% dos pacientes) são sinais e sintomas encontrados. Seu diagnóstico é feito a partir de níveis reduzidos de T4 livre, associados a TSH elevado (primário da glândula tireoide, mais comum) ou diminuído (central, por insuficiência da hipófise ou hipotálamo). Embora os sintomas cardiovasculares não sejam os mais pronunciados, sabe-se que essa doença está associada a hipertensão arterial (frequentemente com padrão divergente), bradiarritmias, insuficiência cardíaca, coronariopatia, edema, derrame pericárdico e dislipidemia. O tratamento se

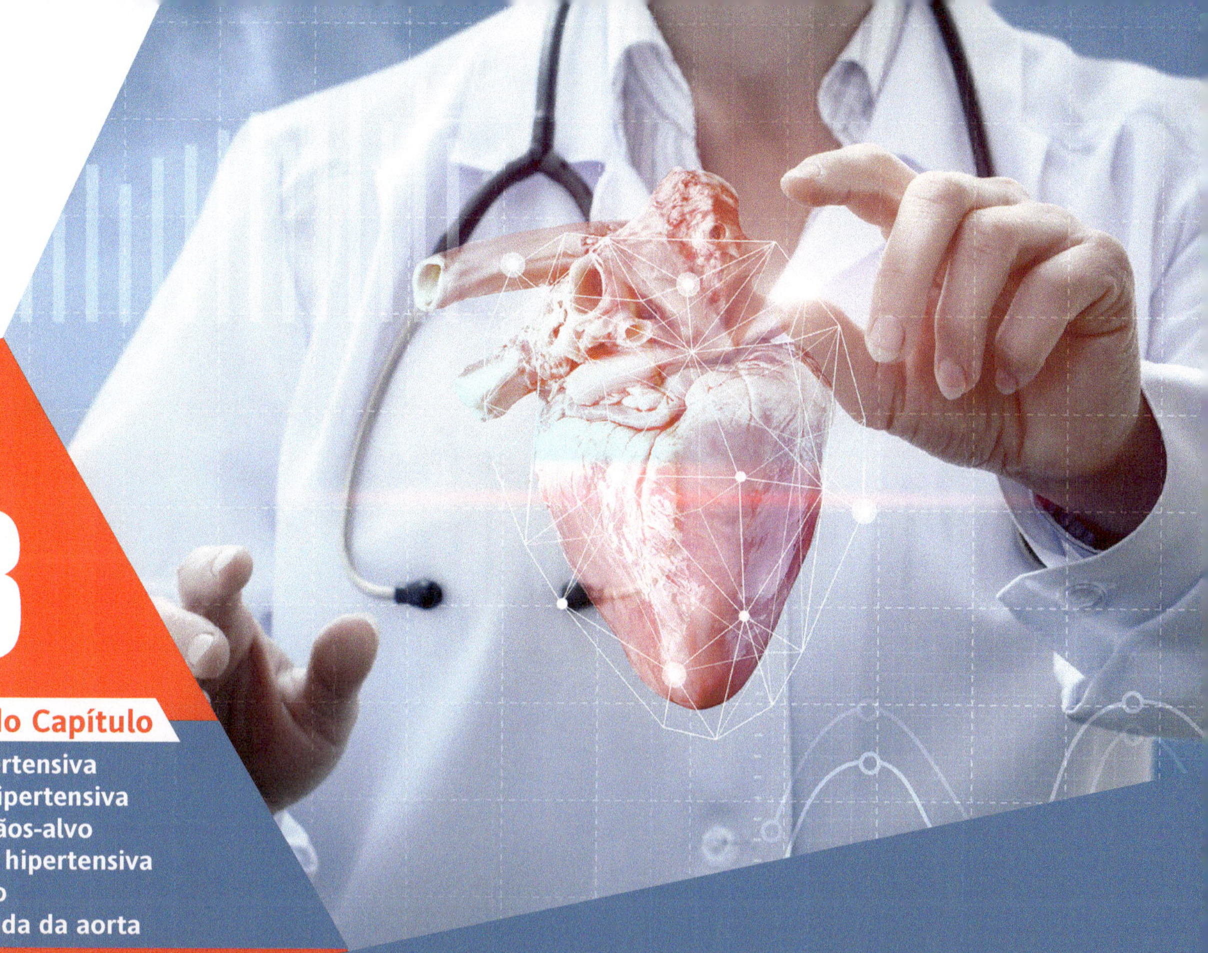

13

Destaques do Capítulo

- Urgência hipertensiva
- Emergência hipertensiva
- Lesão em órgãos-alvo
- Encefalopatia hipertensiva
- Fundo de olho
- Dissecção aguda da aorta

Emergência hipertensiva

Oswaldo Passarelli Júnior
Márcio Gonçalves Sousa

Urgências e emergências hipertensivas surgiram como propostas para uma classificação operacional das crises hipertensivas em 1993, pelo *V Joint National Committee on Detection, Evaluation and Treatment of High Blood Pressure*. Representam um grupo heterogêneo de entidades clínicas com elevação aguda da pressão arterial (PA), que necessitam de rápido diagnóstico e instituição de tratamento, quando indicado. Apesar da alta prevalência da hipertensão arterial, apenas uma pequena população de pacientes hipertensos desenvolve complicações agudas. Em estudo multicêntrico italiano de 333.407 atendidos sequencialmente em serviços de emergência, 4,6/1.000 casos foram diagnosticados como sendo portadores de crise hipertensiva, e dentro deles 25,3% diagnosticados como emergências hipertensivas. O manejo das emergências hipertensivas é desafiador, pois o tratamento imediato depende do grau e extensão do dano ao órgão-alvo mediado pela elevação pressórica acentuada e aguda. No momento, três terminologias podem representar a mesma entidade clínica: o termo *crise hipertensiva*, consagrado pelo uso; a terminologia *crise hipertensiva*, subdividida em: *urgências* e *emergências hipertensivas*; e, por fim, a utilização apenas da terminologia *urgências e emergências hipertensivas*, tendência atual.

Até o momento não se dispõe de sólidas evidências que evidenciem qual a melhor estratégia de tratamento, por falta de estudos clínicos desenhados para essa finalidade; os poucos realizados mostraram diferenças significativas nos resultados entre as medicações utilizadas. Até o momento não se dispõe de diretrizes internacionais ou recomendações que guiem as condutas clínicas.

Urgências hipertensivas são situações em que há elevação pressórica acentuada (definida arbitrariamente como elevação pressórica diastólica ≥ 120 mmHg) sem lesão em órgãos-alvo de forma aguda e progressiva.

Emergências hipertensivas são situações em que há elevação pressórica acentuada (definida arbitrariamente como elevação pressórica diastólica ≥ 120 mmHg), porém com lesão em órgãos-alvo de forma aguda e progressiva.

Dessa maneira, o que diferencia uma *emergência* de uma *urgência* não é o nível pressórico e sim a presença de lesão em órgão-alvo, mas que seja aguda e progressiva, colocando em risco a vida do paciente. Elevações pressóricas agudas e transitórias são comuns na prática clínica, especialmente em consultas médicas e serviços de pronto atendimento, e precisam de um diagnóstico correto para que medidas desnecessárias e intempestivas não sejam adotadas. Tão importante quanto o valor pressórico elevado encontrado é a velocidade da elevação da PA (Tabela 13.1).

Embora algumas diretrizes preconizem redução rápida da PA, inclusive estabelecendo prazos, 24 a 48 horas, nos pacientes portadores de urgências hipertensivas, sua existência é inclusive questionada por especialistas em hipertensão, pois não existe até o momento nenhuma comprovação ou estudo clínico que tenha demonstrado qualquer benefício nessa conduta, motivo pelo qual alguns especialistas em hipertensão sugerem a abolição dessa terminologia. O risco cardiovascular não é alto em pacientes com elevação pressórica aguda acentuada sem lesão aguda e progressiva

Tabela 13.1 Diagnóstico diferencial entre urgência hipertensiva e emergência hipertensiva.

Urgência	Emergência
Nível pressórico elevado acentuado.	Nível pressórico elevado acentuado.
Sem LOA aguda e progressiva.	Sem LOA aguda e progressiva.
Combinação medicamentosa oral.	Combinação medicamentosa parenteral.
Sem risco de morte iminente.	Com risco de morte iminente.
Acompanhamento ambulatorial precoce (7 dias).	Internação em UTI.

LOA: lesão de órgão-alvo.

Fonte: Desenvolvido pela autoria.

hipertensão-mediada em órgão-alvo. A grande maioria desses pacientes não tem adesão ao tratamento anti-hipertensivo, e a simples reintrodução dos fármacos, preferencialmente em combinação medicamentosa, e uma reavaliação precoce em sete dias são suficientes como conduta a ser adotada.

Outra entidade clínica descrita é a pseudocrise hipertensiva. Comum em serviços de emergência clínica, caracteriza-se por uma elevação acentuada da PA e com sintomas subjetivos ou oligossintomáticos, sem lesão em órgãos-alvo. Esses pacientes não apresentam risco imediato de morte, comumente são hipertensos não aderentes e sem um tratamento adequado, da mesma maneira que os portadores de urgências hipertensivas, não existem evidências que indiquem a administração de medicações para uma redução imediata da PA; devem ser medicados preferencialmente com combinações medicamentosas e ter uma reavaliação precoce em nível ambulatorial.

A finalidade dessa mudança de paradigma é valorizar a repercussão hemodinâmica e não apenas o valor da PA. Não há até o momento consenso, e inúmeras são as classificações de emergências hipertensivas; algumas são verdadeiras emergências hipertensivas, outras são emergências médicas e a elevação pressórica é um fator coadjuvante, sem comprovação de que a administração de fármacos anti-hipertensivos mude sua história natural.

Apesar do avanço no tratamento farmacológico dos pacientes portadores de hipertensão arterial nas últimas décadas, a incidência de emergências hipertensivas não diminuiu. O acesso limitado aos serviços médicos públicos e a não adesão ao tratamento farmacológico contribuem em parte para esse cenário, especialmente nos países em desenvolvimento. O número de pacientes que procuram serviços de emergência ou são internados por emergências hipertensivas é estimado em 1.670/1.000.000 e 111/100.000, respectivamente, em dados recentes, com uma mortalidade hospitalar estimada entre 0,48% e 12,5% dessa população, e se não tratada ao redor de 79% em um ano, nos EUA.

O tratamento farmacológico das emergências hipertensivas depende do tipo de lesão em órgão-alvo, devendo ser na maioria das vezes em ambiente hospitalar e imediata para controle da PA, não necessariamente tentando baixar a níveis normais. Em situações como falência do ventrículo esquerdo e dissecção aguda da aorta, a redução pressórica deve ser imediata e agressiva. A maioria das sugestões nessa área baseia-se na experiência pessoal de especialistas, pela falta de estudos clínicos randomizados comparando um tratamento mais agressivo *versus* um mais conservador, devendo ser individualizada a decisão clínica (Quadro 13.1).

Quadro 13.1 Emergências hipertensivas.

▪ Encefalopatia hipertensiva
▪ Dissecção aguda da aorta
▪ Edema agudo do pulmão com falência ventricular esquerda
▪ Acidente vascular encefálico
▪ Infarto agudo do miocárdio/angina Instável
▪ Pré-eclâmpsia/eclâmpsia

Fonte: Desenvolvido pela autoria.

13.1 Avaliação clínica das emergências hipertensivas

Deve-se realizar uma história clínica dirigida para hipertensão arterial e situações que possam ter desencadeado sua elevação, como: ansiedade, dor, excesso de ingestão de sal, comorbidades ou fármacos que possam causar aumento da PA (anti-inflamatórios, corticoides, simpaticomiméticos, álcool). Os sintomas relatados advêm da disfunção do órgão-alvo atingido e dos sinais das alterações nos sistemas cardiovascular, cerebral e renal.

Na história clínica procura-se identificar se o paciente já tinha antecedente de hipertensão, avaliar sua história hipertensiva, seu controle prévio, medicamentos anti-hipertensivos atuais com a dosagem e a adesão ao tratamento. Deve-se questionar o uso de drogas lícitas (álcool) ou ilícitas (cocaína, anfetaminas). Dor de cabeça, perturbações visuais e alteração do nível de consciência são as manifestações mais comuns de encefalopatia hipertensiva. Achados neurológicos focais, especialmente lateralização, são incomuns em encefalopatia hipertensiva, porém mais sugestivos de um acidente vascular encefálico. A hemorragia subaracnoidea deve ser considerada em pacientes com início súbito de dor de cabeça intensa.

Os exames complementares serão solicitados de acordo com as alterações encontradas no exame clínico, e dois exames devem ser realizados de rotina: fundo de olho e eletrocardiograma. O primeiro para avaliar as alterações na papila e retina, pois as hemorragias e os exsudatos algodonosos de retina e o edema de papila são facilmente visíveis pelo oftalmoscópio. O segundo informa a existência de doenças cardiovasculares agudas (isquemia) pregressas e de arritmias.

Estudos radiográficos de apoio, como radiografia de tórax em paciente com sintomas cardiopulmonares ou tomografia computadorizada em paciente com sintomas neurológicos, devem ser obtidos em cenário clínico apropriado.

13.2 Condutas nas emergências hipertensivas

O tratamento deve ser iniciado após um período de observação clínica em ambiente adequado. O objetivo primário do tratamento é prevenir ou limitar o dano causado pela elevação da PA, selecionar o tipo de medicação a ser utilizada, bem como determinar a rapidez e o valor da PA a ser atingido, dependente da entidade clínica presente e da repercussão clínica. Os pacientes necessitam de administração de fármacos por via endovenosa de maneira rápida e eficaz, para que a redução da PA ocorra de maneira segura, protegendo a função dos órgãos-alvo, atenuando sintomas, reduzindo complicações e desfechos clínicos. As reduções pressóricas mais rápidas são recomendadas nos pacientes portadores de falência ventricular esquerda e da dissecção aguda da aorta, postergadas nos pacientes portadores de acidente vascular encefálico de etiologia isquêmica. A conduta em relação à redução aguda da PA em pacientes portadores de acidente vascular encefálico hemorrágico ainda é motivo de controvérsia. Estabelecido o diagnóstico de emergência hipertensiva, deve-se procurar reduzir a pressão arterial entre 20 e 25% da pressão arterial média na primeira hora. Atingida a pressão arterial diastólica entre 100 e 110 mmHg, devem-se manter esses níveis entre a segunda e a sexta hora, exceto nos aneurismas dissecantes agudos da aorta. Devem-se utilizar fármacos anti-hipertensivos por via endovenosa, por meio de bombas de infusão contínua e com monitorização pressórica rigorosa.

13.3 Encefalopatia hipertensiva

Diante de uma elevação acentuada da PA e quando a autorregulação cerebral não consegue evitar a elevação da pressão intracraniana, o edema cerebral pode se desenvolver, especialmente em áreas posteriores do cérebro, local em que a inervação simpática é menos pronunciada, podendo se instalar uma emergência hipertensiva cerebrovascular, caracterizada pela tríade: hipertensão arterial acentuada, alterações do nível de consciência e frequentemente papiledema. Diante da suspeita clínica, deve-se realizar tomografia computadorizada ou ressonância magnética para diagnóstico diferencial com tumores, hemorragias cerebrais ou intoxicações exógenas.

O tratamento com o nitroprussiato de sódio deve ser imediato, apesar de esse medicamento aumentar a pressão intracerebral. Tal efeito colateral é compensado pela redução pressórica sistêmica.

- Posologia: nitroprussiato de sódio – 0,25-10 µg/kg/min. Devem-se evitar doses acima de 4 µg/kg/min.
- Preparo: uma ampola de 50 mg (2 mL) em 250 mL de soro glicosado (SG) a 5%. Deve-se iniciar com 5 mL/h. Deve-se titular de acordo com os parâmetros clínicos.

13.4 dissecção aguda da aorta

Havendo suspeita clínica, deve-se realizar ecocardiograma transtorácico e, se possível, transesofágico; deve-se fazer o diagnóstico diferencial com infarto agudo do miocárdio. A progressão da lesão está relacionada ao valor da PA e à velocidade da ejeção ventricular. O tratamento farmacológico independe do tipo de dissecção, e a meta pressórica a ser atingida é uma exceção dentro das emergências hipertensivas, mais precoce e mais baixa possível, em geral dentro de 5 a 10 minutos, no máximo até em 20 minutos. O tratamento ideal inclui a associação de betabloqueador (reduz a frequência cardíaca, a contratilidade miocárdica e a PA) associado ao nitroprussiato de sódio (rapidez e potência anti-hipertensiva). A utilização do nitroprussiato de sódio isolado não é ideal, pois promove aumento da frequência cardíaca e da velocidade de ejeção aórtica, podendo piorar a dissecção. Os pacientes com aneurisma dissecante agudo da aorta do tipo A devem ser encaminhados para cirurgia (exceto na vigência de comorbidades que contraindiquem o tratamento cirúrgico), e os do tipo B devem ser mantidos em tratamento clínico.

- Posologia: betabloqueador adrenérgico – metoprolol 5 mg, via endovenosa, acrescentando 5 mg, a cada 10 min, até o máximo de 20 mg.

  Nitroprussiato de sódio – 0,25-10 µg/kg/min (não ultrapassar 4 µg/kg/min).
- Preparo: uma ampola de 50 mg (2mL) em 250 ml de SG a 5%. Iniciar com 5 mL/h. Deve-se titular de acordo com os parâmetros clínicos.

13.5 Edema agudo de pulmão com falência ventricular esquerda

Até o momento as diretrizes atuais não recomendam nenhuma classe de fármaco anti-hipertensivo e nenhuma estratégia como preferencial para redução aguda da PA. Pacientes com insuficiência cardíaca aguda e hipertensão apresentam, como alterações hemodinâmicas, aumento da resistência periférica e redução da capacitância venosa, que levam à redistribuição de fluidos. O ventrículo esquerdo desses pacientes reduz a capacidade de acomodar mesmo pequenas quantidades de volume; a elevação pressórica aguda e a incapacidade do músculo cardíaco para elevar seu débito diante da pós-carga aumentada podem desencadear o edema agudo de pulmão, inclusive em pacientes que tenham função sistólica ventricular esquerda preservada; a isquemia miocárdica também pode estar envolvida em sua fisiopatologia. O tratamento inclui a redução do volume circulante com diurético de alça por via endovenosa, associado a fármacos vasodilatadores venosos e arteriais (predominantemente venosos), dos quais os preconizados são o nitroprussiato de sódio (preferencial) ou a nitroglicerina, esta nos casos associados à insuficiência coronariana. Os betabloqueadores não estão indicados nessa entidade clínica, exceto se acompanhada de uma dissecção aguda da aorta.

- Posologia: furosemida 40 mg, via endovenosa (repetir se necessário); nitroprussiato de sódio ou nitroglicerina 5-100 µg/min.
- Preparo da nitroglicerina: uma ampola (5 mL) de 25 mg em 250 mL de SG a 5%. Iniciar com 5 mL/h. Titular de acordo com os parâmetros clínicos (aumentar de 5-10 µg/min a cada 5-10 minutos).

13.6 Acidente vascular encefálico

A elevação da PA é comum após acidente vascular encefálico, mesmo em pacientes que não tenham história de hipertensão arterial. O manejo da PA na fase aguda da doença cerebrovascular é controverso, com alguns estudos mostrando benefícios e outros com resultados neutros. O benefício do efeito da redução da PA é menos evidente na etiologia isquêmica de um acidente vascular encefálico, sendo um ponto crucial se o paciente vai ou não receber tratamento trombolítico, porque estudos observacionais demonstraram risco aumentado de hemorragia intracerebral nos pacientes com elevação da PA acentuada. Caso receba trombolítico endovenoso, a PA deve ser reduzida e mantida em valores < 180/105 mmHg pelo menos nas primeiras 24 após o procedimento. A diretriz europeia de 2018 comenta que o benefício da redução da PA é incerto nos pacientes portadores de acidente vascular encefálico de etiologia isquêmica que não vão receber trombolítico, pois uma metanálise demonstrou efeito neutro na prevenção de morte e de sequelas neurológicas após redução precoce da PA. Nos pacientes com elevação acentuada da PA (> 220/120 mmHg), a intervenção depende de um julgamento clínico, sendo razoável a redução da PA em 15%, com vigilância constante após 24 horas do início do acidente vascular encefálico. Pacientes com valores da PA inferiores a estes após acidente vascular encefálico não evidenciaram benefícios com fármacos anti-hipertensivos nessa fase. Em pacientes estáveis que mantenham a PA ≥ 140/90 mmHg após três dias da fase aguda do acidente vascular encefálico, a introdução de fármacos anti-hipertensivos deve ser considerada. A diretriz da American Heart Association/American Stroke Association recomenda a utilização de fármacos anti-hipertensivos por via endovenosa como labetalol, nicardipina e clevidipina, embora poucos estudos clínicos comparativos tenham sido realizados.

Nos casos de acidente vascular encefálico de etiologia hemorrágica, a elevação da PA é comum, atingindo ao redor de 90% dos pacientes e associada a risco aumentado de expansão do hematoma, de morte e de pior prognóstico da recuperação neurológica. Dados de um estudo clínico randomizado demonstraram que a redução da PA imediata (até seis horas) a valores < 140/90 mmHg não teve benefícios no desfecho primário que era morte ou sequela neurológica até três meses, porém reduziu a expansão do hematoma e melhorou a recuperação funcional, alem de ter sido segura. Outro estudo clínico randomizado na qual a PA sistólica foi reduzida imediatamente (< 4,5 horas) de PA média de 200 mmHg para dois níveis diferentes de valores (140-170 mmHg- *versus* 110-139 mmHg) demonstrou que uma redução mais agressiva não trouxe nenhum benéfico e teve mais efeitos renais adversos. Diante dessas evidências, com exceção de pacientes com PA muito elevada (> 220 mmHg), caso em relação ao qual se dispõe de muito poucos dados, não se recomenda a redução aguda da PA diante de pacientes com hemorragia cerebral aguda. A diretriz da American Heart Association/American Stroke Association de 2018 para controle pressórico dos pacientes portadores de acidente vascular encefálico isquêmico relata ser ainda desconhecida qual a PA ideal a ser atingida e qual é a mais eficaz classe de fármaco. Recomenda não reduzir a PA nas primeiras 24 horas após acidente vascular encefálico de etiologia isquêmica, a não ser que tenha PA > 220/120 mmHg, ou seja, acompanhado de outra comorbidade que justifique a intervenção medicamentosa. Para os pacientes elegíveis a terapia fibrinolítica o nível de PA preconizado é de valores < 180/110 mmHg.

As diferentes diretrizes não fazem recomendações específicas para nenhuma classe de fármaco como preferencial, para os pacientes portadores de acidente vascular encefálico de etiologia hemorrágica, embora a maioria dos estudos clínicos tenha utilizado a nicardipina. O manejo da PA desses pacientes é um desafio, e a PA ideal a ser atingida ainda está indefinida pelos resultados conflitantes. O fármaco anti-hipertensivo ideal deve ser o que tem ação rápida, titulável, previsível e eficaz. A clevidipina é o agente que mais se aproxima dessas características, podendo também ser utilizados o labetalol, a nicardipina e o fenoldopan. Medicações que aumentem a PA intracraniana ou piorem o edema cerebral devem ser evitadas. Para níveis pressóricos sistólicos superiores a 220 mmHg e níveis pressóricos diastólicos inferiores a 140 mmHg, o fármaco preconizado é um betabloqueador. Se o nível pressórico diastólico for superior a 140 mmHg, deve-se utilizar o nitroprussiato de sódio.

13.7 Infarto agudo do miocárdio/ angina instável

As síndromes coronarianas agudas frequentemente se acompanham de níveis pressóricos elevados em virtude de maior liberação de catecolaminas e de ativação do sistema renina-angiotensina. Contudo, nem todos os pacientes com síndrome coronariana aguda e hipertensão são efetivamente hipertensos. Uma PA mantida > que 180/110 mmHg associada a isquemia aguda do miocárdio caracteriza uma emergência hipertensiva e necessita internação e rápida intervenção medicamentosa com o objetivo de restaurar o fluxo e preservar o miocárdio. A sedação e a analgesia podem reduzir os níveis pressóricos, evitando o uso desnecessário de fármacos anti-hipertensivos, inclusive com efeitos

(continuação)

Tabela 13.3 Fármacos anti-hipertensivos de administração parenteral.

Fármacos	Dose	Início	Duração	Efeitos adversos e precauções	Indicações
Esmolol (bloqueador β-adrenérgico seletivo de ação ultrarrápida)	▪ Ataque: 500 μg/kg ▪ Infusão intermitente: 25-50 μg/kg/min ▪ Aumentar 25 μg/kg/min cada 10-20 min ▪ Máximo: 300 μg/kg/min	1-2 min	1-20 min	Náuseas, vômitos, BAV 1° grau, broncoespasmo, hipotensão.	Dissecção aguda de aorta (em combinação com NPS), hipertensão pós-operatória grave.
Furosemida (diurético)	▪ 20-60 mg (repetir após 30 min)	2-5 min	30-60 min	Hipopotassemia.	Insuficiência ventricular esquerda. Situações de hipervolemia.
Fentolamina (bloqueador α-adrenérgico)	▪ Infusão contínua: 1-5 mg ▪ Máximo: 15 mg	1-2 min	3-5 min	Taquicardia reflexa, *flushing*, tontura, náuseas, vômitos.	Excesso de catecolaminas.

NPS: nitroprussiato de sódio; IAM: infarto agudo do miocárdio; BAV: bloqueio atrioventricular; EV: via endovenosa

Fonte: Desenvolvido pela autoria.

Tabela 13.4 Fármacos de uso endovenoso utilizados nas diferentes emergências hipertensivas.

Entidade clínica	Conduta farmacológica (EV)
Encefalopatia hipertensiva	Nitroprussiato (0,25-10 μg/kg/min)
Dissecção aguda da aorta	Nitroprussiato (0,25-10 μg/kg/min) Metoprolol (5 mg até 20 mg)
Edema agudo do pulmão	Furosemida (40 mg) Nitroprussiato (0,25-10 μg/kg/min)
Hemorragia intracerebral	Nitroprussiato (0,25-10 μg/kg/min) Metoprolol (5 mg até 20 mg)
Infarto agudo do miocárdio Angina instável	Nitroglicerina (5 a 100 μg/min) Nitroprussiato (0,25-10 μg/kg/min)
Eclâmpsia	Sulfato de magnésio 4 a 6 g em 100 mL Hidralazina 5-10 mg

Fonte: Desenvolvido pela autoria.

13.10 Considerações finais

Na prática clínica, independentemente de se tratar de uma urgência ou emergência hipertensiva, a maioria dos pacientes recebe tratamento de maneira heterogênea e empírica, pela falta de evidências científicas baseada em estudos clínicos randomizados. Apesar de se dispor de várias opções farmacológicas, o nitroprussiato de sódio, por agir em segundos e ser um potente vasodilatador arterial e venoso, ainda é a primeira opção na maioria dos serviços de emergência. Seu efeito adverso mais frequente é a intoxicação pelo tiocianeto, que costuma ocorrer mais comumente apenas em pacientes que tenham disfunção hepática ou renal e quando seu uso for maior que 48 a 72 horas. Diuréticos não devem ser utilizados na maioria das emergências hipertensivas, com exceção do edema agudo de pulmão. O tratamento precoce dessa entidade clínica com o fármaco mais indicado é crucial para a redução da morbidade e da mortalidade, e sua abordagem clínica ainda é um desafio pela limitação científica.

DICAS DO EDITOR

Referências bibliográficas

1. Anderson CS, Heeley E, Huang Y, Wang J, Stapf C Delcourt C, et al. INTERACT2 Investigators: rapid blood-pressure lowering in patients with acute cerebral hemorrhage. N Eng J Med. 2013;368:2355-65.
2. Aronow WS. Treatment of hypertensive emergencies. Ann Transl Med. 2017;5(suppl 1):S5.
3. ESC Committee for Practice Guidelines. 2018 ESC Guideline for the management of cardiovascular diseases during pregnancy. Eur Heart J. 2018. doi 101093/eurheaartj/ehy340.
4. Malaquias MVB, Barbosa ECD, Martim JFV, Rosito GBA. Toledo JY, Passarelli O Jr, et al. 7th Brazilian Guideline of Arterial Hypertension. Arq Bras Cardiol. 2016;107(3 Suppl3):79-83 (Chapter 14: Hypertensive crisis).
5. Patel KK, Young L, Howell EH, Hu B, RuteckiG, Thomas GR, et al. Characteristics and outcomes of patients presenting with hypertensive urgency in the office setting. JAMA Internal Medicine. 2016;176(7):981-8.
6. Perez MI, Musini VM. Pharmacological interventions for hypertensive emergencies: a Cochrane systematic review. J Hum Hypertens. 2008;22:596-607.
7. Powers WJ, Rabinstein AA, Ackerson T, Adeoye OM, Bambakidis NC, Becker K, et al. 2018 Guidelines for the early management of patients with acute ischemic stroke: a guideline for health professionals from the American Heart Association/ American Stroke Association. Stroke 201. The revised, online version of the guidelines is avaible at:http://stroke.ahajournals.org/content/49/3/e46.
8. Praxedes JN, Santello JL. Emergências e urgências hipertensivas. In: Brandão AA, Amodeo C, Nobre F, Fuchs FD, eds. Hipertensão. Rio de Janeiro: Elsevier; 2006c. p.375-90.
9. Qureshi AI, Palesch YY, Barsan WG, Hanley DF, Hsu CY, Martin RL, et al. Intensive blood-pressure lowering in patients with acute cerebral hemorrhage. N Eng J Med. 2016:375:1033-43.
10. Tocci G, Figliuzzi I, Presta V, Miceli F, Citoni B, Volpe M. Therapeutic approach to hypertension urgencies and emergencies during acute coronary syndrome. High Blood Pressure & Cardiovascular Prevention 2018. doi.org/10.1007/s40292-018-0275-y.
11. Van den Born BH, Lip GYH, Hitij JB, Cremer A, Segura J, Willians B, et al. ESC Council on hypertension position document on the management of hypertensive emergencies. Eur Heart J Cardiovasc Pharmacother. 2018 Aug 25. doi:10.1093/ehjcvp/pvy032.
12. Varounis C, Katsi V, Nihoyannopoulos P, Lekakis J, Tousolis D. Cardiovascular hypertensive crisis: recent evidence and reviewe of the literature. Frontiers on Cardiovascular Medicine. 2017:1-5. doi;10.3389/fcvm.2016.00061.
13. Watson K, Broscious R, Devabhakthuni S, N Zachary RN. Focused update on pharmacologic management of hypertensive emergencies. Current Hypertension Reports. 2018;20:56.
14. Williams B, Mancia G, Coca A, Ruilope L, et al. 2018 ESH/ESC Guidelines for the management of arterial hypertension: The Task Force for the Management of Arterial Hypertension of the European Society of Hypertension (ESH) and of the European Society of Cardiology (ESC). Eur Heart J. 2018;39:3021-104.

Dislipidemias

Parte III

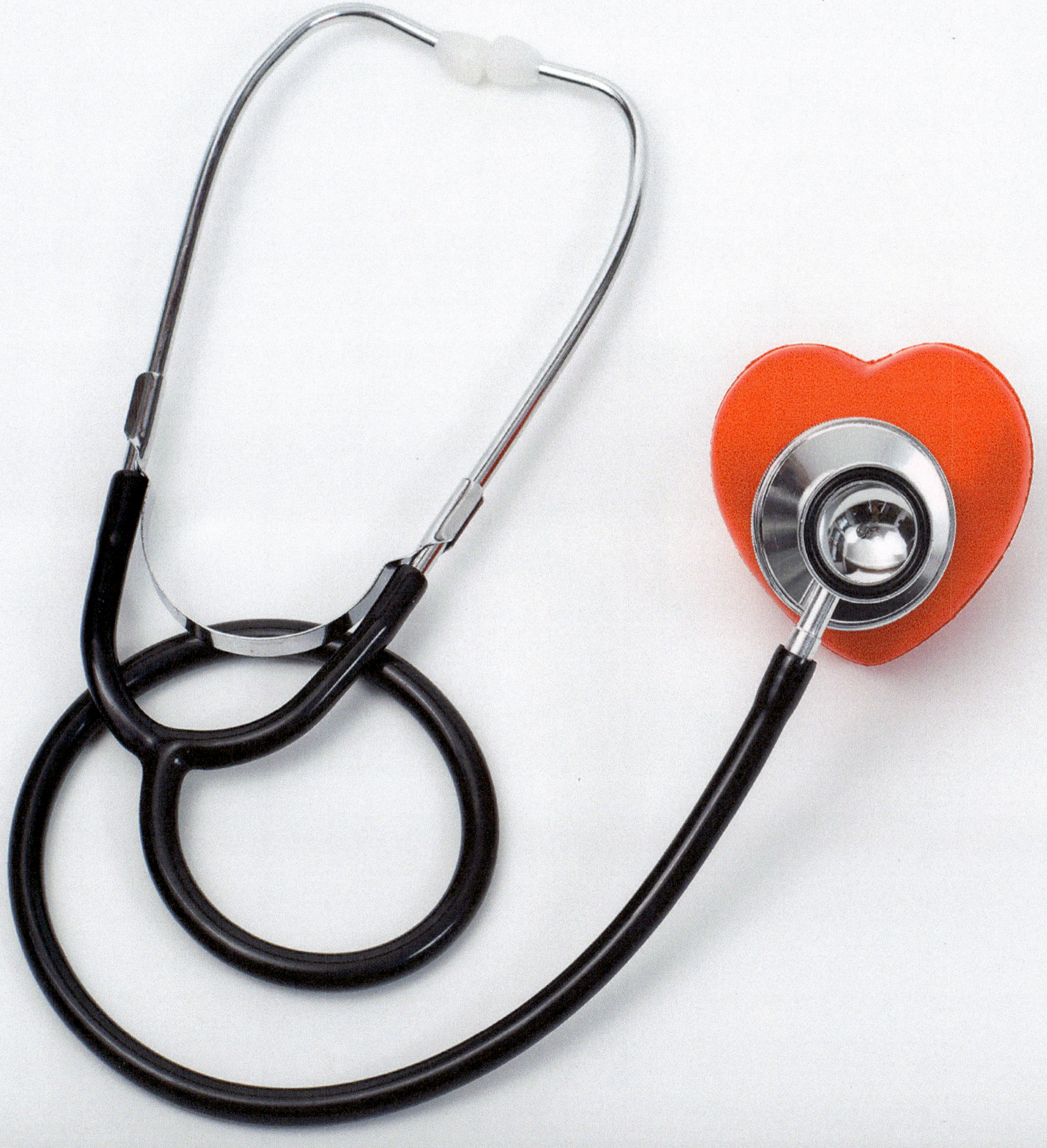

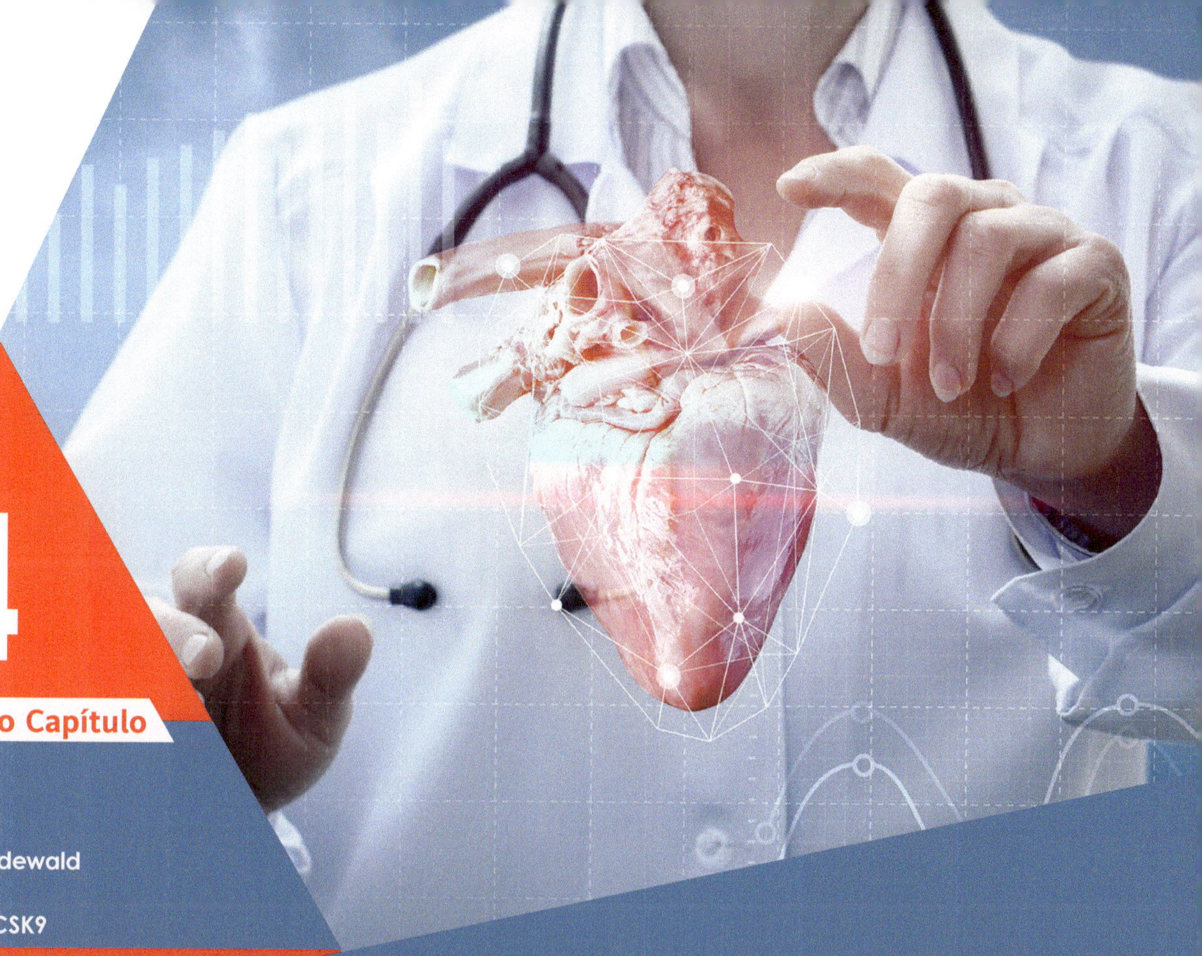

14

Destaques do Capítulo

- Estatinas
- Resinas
- Ezetimiba
- Fórmula de Friedewald
- Fibratos
- Inibidores da PCSK9

Hipercolesterolemia

Marcelo Chiara Bertolami
Adriana Bertolami Manfredi
André Arpad Faludi

Para o tratamento adequado de uma dislipidemia impõe-se o diagnóstico prévio de seu tipo. As variáveis frequentemente mensuradas, que fazem parte do perfil lipídico, incluem: o colesterol total (CT), os triglicérides (TG), o colesterol ligado à HDL (HDL-c) e o cálculo do colesterol ligado à LDL (LDL-c) pela fórmula de Friedewald:

Fórmula de Friedewald
LDL-c = CT – (HDL-c + TG/5)

O TG/5 corresponde ao colesterol ligado à VLDL (VLDL-c). Contudo, essa fórmula não deve ser empregada quando o nível de TG for ≥ 400 mg/dL.

A Atualização da Diretriz Brasileira de Dislipidemias e Prevenção da Aterosclerose inclui outra forma para cálculo do LDL-c. Trata-se de método desenvolvido por Martin et al. que utiliza a ultracentrifugação como referência. Por meio de cálculos estatísticos, definiram diferentes divisores para o valor de TG, que permitem estimar com maior fidelidade os valores de VLDL-c. Para obter esses divisores depende-se das concentrações do colesterol não HDL (não HDL-c) e do TG da amostra do paciente. Com esse novo divisor (x), aplica-se a fórmula: LDL-c = CT – HDL-c – TG/x, onde x varia de 3,1 a 11,9, conforme Quadro 14.1.

Quadro 14.1 Valores do divisor x para o cálculo de LDL-c.

	Não HDL-c (mg/dLl)					
Triglicérides (mg/dL)	**< 100**	**100-129**	**130-159**	**160-189**	**190-219**	**>200**
7-49	3,5	3,4	3,3	3,3	3,2	3,1
50-56	4,0	3,9	3,7	3,6	3,6	3,4
57-61	4,3	4,1	4,0	3,9	3,8	3,6
62-66	4,5	4,3	4,1	4,0	3,9	3,9
67-71	4,7	4,4	4,3	4,2	4,1	3,9
72-75	4,8	4,6	4,4	4,2	4,2	4,1
76-79	4,9	4,6	4,5	4,3	4,3	4,2
80-83	5,0	4,8	4,6	4,4	4,3	4,2
84-87	5,1	4,8	4,6	4,5	4,3	4,3
88-92	5,2	4,9	4,7	4,6	4,4	4,3
93-96	5,3	5,0	4,8	4,7	4,5	4,4
97-100	5,4	5,1	4,8	4,7	4,5	4,3
101-105	5,5	5,2	5,0	4,7	4,6	4,5
106-110	5,6	5,3	2,0	4,8	4,6	4,5
111-115	5,7	5,4	5,1	4,9	4,7	4,5
116-120	5,8	5,5	5,2	5,0	4,8	4,6
121-126	6,0	5,5	5,3	5,0	4,8	4,6
127-132	6,1	5,7	5,3	5,1	4,9	4,7
133-138	6,2	5,8	5,4	5,2	5,0	4,7
139-146	6,3	5,9	5,6	5,3	5,0	4,8
147-154	6,5	6,0	5,7	5,4	5,1	4,8
155-163	6,7	6,2	5,8	5,4	5,2	4,9
164-173	6,8	6,3	5,9	5,5	5,3	5,0
174-185	7,0	6,5	6,0	5,7	5,4	5,1
186-201	7,3	6,7	6,2	5,8	5,5	5,2
202-220	7,6	6,9	6,4	6,0	5,6	5,3
221-247	8,0	7,2	6,6	6,2	5,9	5,4
248-292	8,5	7,6	7,0	6,5	6,1	5,6
293-399	9,5	8,3	7,5	7,0	6,5	5,9
400-13.975	11,9	10,0	8,8	8,1	7,5	6,7

HDL-c: colesterol da lipoproteína de alta densidade.

Fonte: Desenvolvido pela autoria.

Observe-se que, tradicionalmente, seguiu-se a orientação de que o perfil lipídico deve ser determinado em sangue coletado após 12 horas de jejum. Entretanto, recentemente, diretrizes nacionais e internacionais deixaram de fazer essa recomendação, passando a facultar a coleta de sangue em qualquer momento do dia, independentemente do jejum alimentar. Tal medida facilita a avaliação do perfil lipídico em crianças, portadores de diabetes e idosos, que têm dificuldade em manter jejum prolongado. Além disso, as taxas de TG pós-prandiais têm mostrado melhor correlação com o risco cardiovascular do que as coletadas em jejum. Se as taxas lipídicas forem adequadas no sangue coletado sem jejum, o médico poderá usá-las como base para programar sua conduta. Se, entretanto, as taxas de TG forem muito elevadas (> 440 mg/dL), poderá solicitar nova coleta, agora após jejum de 12 horas.

Outra opção quando os TG forem muito elevados é a utilização do colesterol não HDL como meta de tratamento. O colesterol não HDL (não HDL-c) representa a fração do colesterol contido nas lipoproteínas plasmáticas circulantes, exceto a HDL, portanto, nas lipoproteínas aterogênicas. Ele é estimado subtraindo-se o valor do HDL-c do CT, portanto colesterol não HDL-c = CT- HDL-c.

A classificação comumente empregada das dislipidemias é a laboratorial, que tem base no perfil lipídico:

- hipercolesterolemia isolada ou pura – aumento unicamente do colesterol sérico (em geral decorrente do aumento do LDL-c);
- hipertrigliceridemia isolada ou pura – aumento único dos TG;
- hiperlipidemia mista – aumento concomitante do colesterol e dos TG;
- baixo HDL-c – com ou sem aumento das outras frações (LDL-c e/ou TG).

Estabelecido o diagnóstico de hipercolesterolemia, caracterizada por aumento do LDL-c, antes de iniciar a terapêutica é importante a diferenciação entre hipercolesterolemia primária (decorrente de causa hereditária reconhecida ou não) e secundária (decorrente de doença de base ou do uso de medicamentos). A Tabela 14.1 mostra as principais causas secundárias de hipercolesterolemia. O tratamento das hipercolesterolemias secundárias objetiva controlar a causa desencadeante da alteração lipídica, enquanto o tratamento das hipercolesterolemias primárias é dirigido diretamente para a alteração lipídica.

Tabela 14.1 Hipercolesterolemias secundárias a doenças ou a medicamentos.

Doença/medicamento	Alterações lipídicas
Hipotireoidismo	Aumento do CT e, às vezes, do TG e diminuição do HDL-c.
Síndrome nefrótica	Aumento do CT e TG, redução do HDL-c nas formas graves.
Icterícia obstrutiva	Pode causar aumento acentuado do CT.
Corticosteroides	Aumento do CT e dos TG.
Anabolizantes	Aumento do CT e dos TG.
Isotretinoína	Aumento do CT e dos TG.

CT: colesterol total; TG: triglicérides; HDL-c: fração HDL do colesterol.

Fonte: Desenvolvido pela autoria.

14.1 Tratamento das hipercolesterolemias

O principal objetivo do tratamento das hipercolesterolemias é a prevenção (primária ou secundária) da doença aterosclerótica (coronária, cerebral e periférica). O tratamento, para a obtenção de resultados desejáveis, deve ser mantido indefinidamente.

A decisão para o início da terapia medicamentosa das dislipidemias depende de:

a) **Risco cardiovascular do paciente** (*vide* Capítulo 5: Estratégias para estratificação do risco coronário): em pacientes de muito alto ou alto risco cardiovascular, o tratamento da dislipidemia deverá incluir medicamentos já em associação com as modificações do estilo de vida a serem propostas. Para os pacientes de risco moderado ou baixo, o tratamento será iniciado apenas com as medidas do estilo de vida, com a associação, numa segunda etapa, de medicamentos, se necessário, para obtenção das metas definidas do LDL-c. O tempo de reavaliação após a implantação das medidas de modificações do estilo de vida poderá ser de três a seis meses. As metas de redução lipídica na prevenção da aterosclerose e suas complicações dependem do risco cardiovascular do paciente a ser tratado (Tabela 14.2). Esse risco é avaliado pela situação individual de risco.

Tabela 14.2 **Metas terapêuticas absolutas e redução percentual de LDL-c e não-HDL-c para pacientes com ou sem uso de estatinas.**

	Sem estatinas	Com estatinas	
Risco	Redução percentual	Meta de LDL-c	Meta de Não HDL-c
Muito alto	> 50%	< 50 mg/dL	< 80 mg/dL
Alto	> 50%	< 70 mg/dL	< 100 mg/dL
Intermediário	30-50%	< 100 mg/dL	< 130 mg/dL
Baixo	> 30%	< 130 mg/dL	< 160 mg/dL

Fonte: Desenvolvido pela autoria.

Observe-se que a Atualização da Diretriz de Dislipidemias e Prevenção da Aterosclerose inclui a recomendação, além do alcance das metas absolutas, do uso preferencial de medicamentos nas doses utilizadas nos grandes ensaios clínicos e que demonstraram benefício clínico. Esquematicamente, os regimes terapêuticos podem ser classificados de acordo com sua intensidade em reduzir percentualmente o LDL-c (Tabela 14.3).

Tabela 14.3 **Intensidade do tratamento hipolipemiante.**

	Intensidade do tratamento		
	Baixa	Moderada	Alta
Redução percentual de LDL-c esperada com dose diária	< 30%	30% a < 50%	≥ 50%
Exemplos (doses diárias em mg)	Lovastatina 20 Sinvastatina 10 Pravastatina 10-20 Fluvastatina 20-40 Pitavastatina 1	Lovastatina 40 Sinvastatina 20-40 Pravastatina 40-80 Fluvastatina 80 Pitavastatina 2-4 Atorvastatina 10-20 Rosuvastatina 5-10	Atorvastatina 40-80 Rosuvastatina 20-40 Sinvastatina 40/ ezetimiba 10

Fonte: Desenvolvido pela autoria.

b) **Tipo de dislipidemia presente**: definirá a escolha da classe terapêutica.

14.2 Tratamento dietético e mudanças de estilo de vida

O tratamento das hipercolesterolemias sempre deverá incluir adequações do estilo de vida, modificações da alimentação e controle do peso, procurando atingir valores apropriados para o indivíduo, prática regular de atividade física, abandono do fumo e redução do estresse emocional.

As medidas farmacológicas serão associadas às mudanças no estilo de vida, quando estas não forem suficientes para alcançar as metas do tratamento.

14.3 Recomendações alimentares

- A redução da gordura total da alimentação, particularmente de gorduras saturadas (para menos de 10% do total calórico), é conseguida por meio da redução da ingestão de gorduras de origem animal (carnes, leite e derivados), vegetal (polpa de coco, óleo de dendê, banha de coco) e da forma *trans* – gorduras vegetais hidrogenadas presentes em coberturas ou recheios de biscoitos, sorvetes de massa e certas margarinas. Recomenda-se sua substituição pelos ácidos graxos insaturados, principalmente os monoinsaturados (ácido oleico), presentes no azeite de oliva, óleo de canola e, em menor quantidade, no óleo de soja. Deve ser estimulada, também, a ingestão regular de legumes, verduras, frutas e cereais. O consumo de peixes é recomendado pelo elevado conteúdo de ácidos graxos ômega 3 e por ser fonte proteica com baixo teor de ácidos graxos saturados. Em situações de mais alto risco, como os portadores de doença aterosclerótica significativa, a redução da porcentagem de gorduras saturadas deverá ser para menos de 7% do valor calórico total.
- Redução do colesterol da dieta para menos de 200 mg/dia. O colesterol é encontrado apenas em alimentos de origem animal. Reduzir a ingestão de colesterol significa restringir o consumo de vísceras (fígado, miolo, miúdos), leite integral e seus derivados (queijo, manteiga, creme de leite), biscoitos amanteigados, *croissants*, folheados, sorvetes cremosos, embutidos (salsicha, linguiça, bacon, torresmo), frios (presunto, salame, mortadela), pele de aves e frutos do mar. Uma gema de ovo contém aproximadamente 225 mg de colesterol, o que ultrapassa isoladamente a recomendação de consumo máximo diário.

- Uso de fibras (20 a 30 g/dia), particularmente as hidrossolúveis (recomendação em torno de 6 g/dia), representadas pelas gomas (derivados de leguminosas, aveia e cevada), e a pectina (originada das frutas). As fibras insolúveis na água também são empregadas, com o intuito de produzir maior plenitude gástrica, levando o paciente a comer menos. São representadas pela hemicelulose (grãos), lignina (hortaliças) e pela celulose (trigo).
- Fitosteróis: também chamados de esteróis vegetais, são componentes naturais dos óleos vegetais comestíveis como o óleo de girassol e soja. Os fitosteróis presentes na alimentação são em pouca quantidade. Em nosso meio, o aumento desses compostos na alimentação e consequentemente no intestino, onde eles competem com o colesterol pela absorção pelas vilosidades intestinais, pode ser obtido pela inclusão de alimentos enriquecidos com *sitosterol* (creme vegetal 1,6 a 2 g/dia). Recentemente, dispõe-se, também, de cápsulas de *sitosterol* (650 mg ou 800 mg de *sitosterol* por cápsula). Eles podem auxiliar na redução do LDL-c em torno de 10%, particularmente se associados a outras correções alimentares.

14.4 Recomendação de atividade física

A atividade física deverá ser praticada de forma regular, com exercícios aeróbicos (que são auxiliares na redução da glicemia, no controle da pressão arterial, peso corporal e redução dos TG, mas pode, também, auxiliar na redução do LDL-c e no aumento do HDL-c). É recomendada a avaliação médica prévia ao início de qualquer atividade física. A atividade mais facilmente executada é a caminhada de intensidade leve a moderada e praticada de forma regular.

14.5 Tratamento medicamentoso

Para o tratamento correto das hipercolesterolemias com medicamentos, devem-se inicialmente conhecer intimamente os fármacos, sabendo suas indicações, doses, mecanismos de ação, efeitos colaterais, metabolismo e excreção, bem como possíveis interações medicamentosas. É de grande importância que o uso de medicamentos seja associado ao tratamento não medicamentoso (mudança de estilo de vida).

Os medicamentos disponíveis para o tratamento das dislipidemias podem ser didaticamente divididos entre aqueles que têm ação predominante sobre o colesterol e aqueles que agem principalmente sobre os TG. Observe-se que todos podem influir sobre todo o perfil lipídico, mas têm ação preferencial predominante. Os que têm ação preferencial sobre o LDL-c são as estatinas, as resinas que se ligam aos sais biliares (colestipol, colesevelam e colestiramina, sendo que apenas esta última é disponível no Brasil) e os que reduzem a absorção intestinal de colesterol (ezetimiba). Os que reduzem preferencialmente os TG são a niacina (ácido nicotínico), os fibratos e o óleo de peixe (rico em ácidos graxos ômega 3). Em seguida são descritas as principais características desses fármacos.

14.6 Inibidores da HMG-Coa-redutase (estatinas)

Estatinas: atualmente são os medicamentos mais importantes na prevenção cardiovascular, em função de múltiplos estudos clínicos que mostraram sua capacidade de reduzir as taxas séricas de LDL -c e prevenir eventos coronários em diferentes situações de risco. No Brasil dispõe-se de: lovastatina, sinvastatina, pravastatina, fluvastatina, atorvastatina, rosuvastatina e pitavastatina. Todas têm bom perfil de tolerabilidade e se diferenciam por sua potência em reduzir o LDL-c. A rosuvastatina é a mais potente, seguida da atorvastatina e da pitavastatina, que se equivalem em potência. Seu mecanismo de ação se faz na competição com a enzima-chave na síntese do colesterol, a 3-Hidroxi-3-Metil-Coenzima-A Redutase. Havendo menos colesterol disponível para as funções celulares, as células abrem novos receptores de membrana (receptores B/E) que irão captar maior número de partículas de LDL e de VLDL da circulação, levando à redução das taxas séricas de colesterol e dos TG (embora estes últimos sejam menos afetados pelas estatinas). Devem ser utilizadas diariamente e as de menor tempo de ação (lovastatina, sinvastatina, pravastatina e fluvastatina) consumidas preferencialmente à noite, quando o organismo produz mais colesterol. As que têm maior vida média (atorvastatina, rosuvastatina e pitavastatina) podem ser consumidas a qualquer hora do dia e têm maior ação sobre a trigliceridemia se tomadas durante o dia, quando o indivíduo se alimenta. Sempre são levadas em consideração, para a prescrição desses fármacos, além da potência de modificação do perfil lipídico, suas vias de metabolização e eliminação, bem como o potencial de interação e disponibilidade na rede pública.

A redução do LDL-c varia entre as estatinas, sendo essa diferença fundamentalmente relacionada à dose inicial, conforme a Figura 14.1. A cada vez que se dobra a dose de qualquer uma dessas estatinas, a redução média adicional do LDL-c será de 6 a 7% em relação ao LDL-c basal.

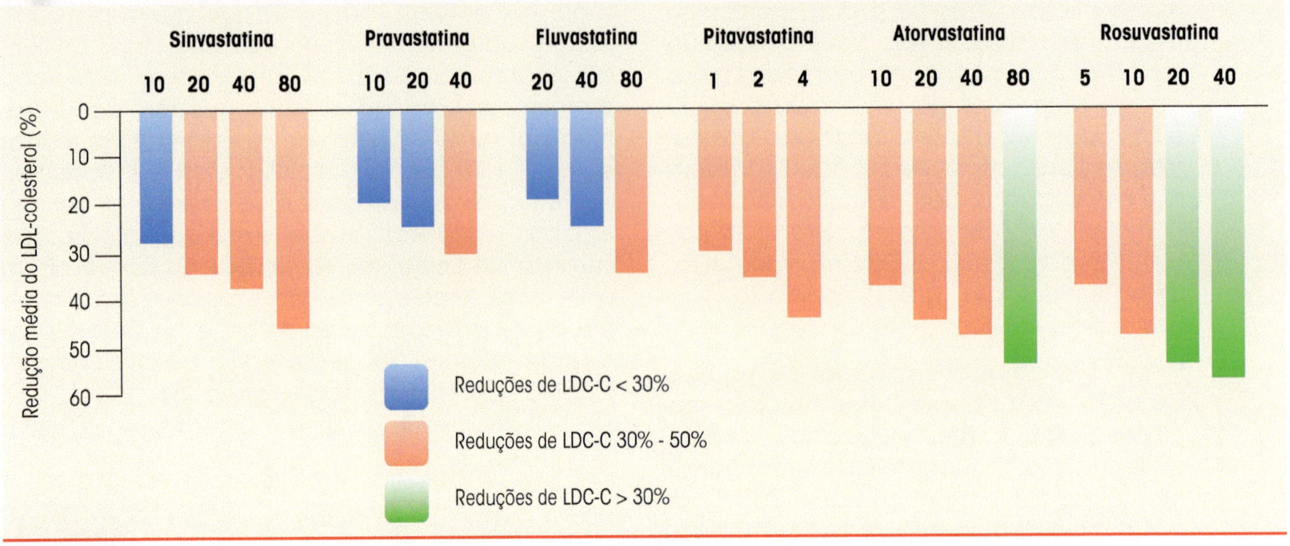

Figura 14.1 Reduções percentuais de LDL-C com as estatinas e as doses disponíveis no mercado nacional.

Fonte: Desenvolvido pela autoria.

Os efeitos colaterais das estatinas não são comuns, e o de maior potencial de gravidade é a agressão muscular, que raramente pode culminar em rabdomiólise e morte. Os efeitos sobre a musculatura podem levar a queixas musculares como dores, fraqueza, câimbras, que podem atingir até 20% dos usuários de estatinas. Podem ocorrer aumentos da CPK sem qualquer queixa muscular, daí a importância da monitorização regular dessa enzima. O aumento da taxa sérica de CPK acima de 10 vezes o limite superior da normalidade, mesmo na ausência de qualquer sintoma muscular, é critério para suspensão do produto. Outros efeitos colaterais possíveis são intolerância gástrica, flatulência, prurido, hepatotoxicidade e exantema cutâneo. Há discussão sobre quais as doses das estatinas a serem empregadas, pois há quem defenda a utilização de doses máximas, enquanto outros sugerem a menor dose necessária para a obtenção da meta de LDL-c preconizada para o caso. Devem ser observadas potenciais interações desses fármacos com outros medicamentos e algumas situações que predispõem ao aparecimento do comprometimento muscular, como hipotiroidismo descontrolado, insuficiência renal, idosos, diabéticos, infecções agudas, entre outras.

14.7 Inibidor da absorção intestinal de colesterol (ezetimiba)

Ezetimiba: age reduzindo a absorção intestinal do colesterol, por inibir o transportador ativo do colesterol da luz do intestino (proveniente da alimentação e em maior parte da síntese hepática que chega ao intestino pela bile) para o enterócito, o NPC1L1. Como os quilomícrons e remanescentes que chegarão ao fígado conterão menor quantidade de colesterol, as células hepáticas exporão mais receptores B/E, retirando mais LDL e VLDL da circulação. Ao mesmo tempo, as células também aumentam sua síntese de colesterol. O balanço dessas duas ações é que determinará a capacidade do medicamento em reduzir o LDL-c. Excepcionalmente a ezetimiba tem sido recomendada para uso isolado. Em geral, a redução da colesterolemia com seu uso é da ordem de 18 a 20%, mas existem os hipo e os hiperabsorvedores, sendo que nestes últimos a ação do medicamento será mais efetiva. Por esse mecanismo, entende-se por que a associação de uma estatina à ezetimiba potencializa a ação dos dois produtos, levando a reduções mais amplas da colesterolemia. A associação da ezetimiba a qualquer estatina em sua menor dose é capaz de levar a reduções do LDL-c semelhantes às obtidas com a dose máxima da mesma estatina. A ezetimiba isolada constitui opção terapêutica em pacientes que apresentam intolerância às estatinas. A ezetimiba associada a doses toleradas de estatina é uma alternativa em pacientes que apresentam efeitos adversos com doses elevadas de estatina.

Esse fármaco, embora seja absorvido no intestino e tenha ação sistêmica, é praticamente destituído de efeitos colaterais. Sua dose é única, de 10 mg ao dia, tomada a qualquer hora do dia. Em comparação com monoterapia com sinvastatina, o estudo IMPROVE-IT mostrou redução significativa de eventos cardiovasculares após síndrome coronária aguda com o uso da associação estatina e ezetimiba.

14.8 SeqUestrantes de ÁCIDOS biliares (Resinas)

Colestiramina: é a única resina disponível no Brasil. Sua ação se faz no intestino, pois não é absorvida e, portanto, não tem ação sistêmica. Ela interage com os sais biliares e o colesterol presentes na bile, diminuindo sua absorção. Essa diminuição do ciclo entero-hepático do colesterol leva a menor oferta de colesterol para o fígado que responde com aumento da transformação de colesterol em sais biliares, aumento da expressão de receptores B/E nos hepatócitos, mas também com aumento da síntese hepática de colesterol. O resultado final é redução discreta da colesterolemia. O maior problema para o uso regular da colestiramina é a obstipação intestinal que ela produz, eventualmente associada a aumento do meteorismo e náuseas. As doses recomendadas são de 4 g/dia (um pacotinho) até 24 g/dia (esta dose praticamente é impossível de se conseguir manter, particularmente entre idosos) dissolvidas em um copo de água ou de suco. Ela pode produzir redução da absorção de vitaminas lipossolúveis (A, D, E e K) e de ácido fólico, sendo aconselhada a suplementação nas crianças e eventualmente em adultos. Seu uso prolongado pode levar a hipoprotrombinemia por deficiência de vitamina K, que pode ser prevenida ou revertida pela administração oral ou parenteral dessa vitamina. A colestiramina interfere na absorção de diversos medicamentos e vitaminas lipossolúveis. Deve ser administrada uma hora antes ou quatro horas depois da tomada de outros medicamentos. Pode ocorrer aumento dos TG sob ação desse produto, daí a recomendação de que seja evitado na presença de hipertrigliceridemia. Pode ser indicada em qualquer idade, mas é a medicação de preferência em crianças e em mulheres em idade gestacional sem contracepção confiável e até mesmo durante a gravidez e o período de amamentação.

14.9 Fibratos

Excepcionalmente os fibratos são empregados para tratamento das hipercolesterolemias, uma vez que sua ação se faz principalmente sobre os TG e em alguns pacientes pode produzir aumento do LDL-c. Sua associação com estatinas pode levar à maior frequência de miosite e de rabdomiólise, devendo ser empregada criteriosamente. O genfibrozil é contraindicado para essa associação, uma vez que aumenta muito a chance de miopatia com qualquer estatina.

14.10 Niacina ou ácido nicotínico

Tem ação maior sobre a trigliceridemia, mas é capaz de reduzir o LDL-c em 5 a 25%.

14.11 Inibidores da pró-proteína convertase subtilisina kexina tipo 9 (PCSK-9)

Recentemente introduzidos no mercado nacional, esses medicamentos têm mostrado capacidade de produzir importantes reduções do LDL-c isoladamente ou em associação à terapia máxima com estatinas (com ou sem associação com ezetimiba).

Sabe-se que a funcionalidade e o número de receptores de LDL (LDL-R) expressos na superfície dos hepatócitos constituem fatores determinantes dos níveis plasmáticos de LDL. O LDL circulante se liga aos LDL-R na superfície do hepatócito, libera seu conteúdo para o endossoma e, posteriormente, o receptor é reciclado de volta à superfície do hepatócito para captar mais partículas de LDL do plasma. Em condições normais o LDL-R refaz esse ciclo aproximadamente 150 vezes até que seja degradado. A PCSK9 é uma enzima que desempenha um papel importante no metabolismo lipídico, modulando a densidade de LDL-R. Sintetizada no núcleo celular e secretada pelos hepatócitos, liga-se aos LDL-R na circulação, favorecendo sua degradação. Estudos realizados em animais e mutações em seres humanos demonstraram que o ganho de função da PCSK9 ocasionava aumento da degradação dos LDL-R com elevações dramáticas nas concentrações de LDL. Em contrapartida, mutações com perda de função da PCSK9 têm o efeito oposto: aumentam a densidade do LDL-R na superfície dos hepatócitos, com consequente aumento da remoção de partículas de LDL e redução do LDL-c. Assim, a inibição da PCSK9 previne a ligação do LDL-R à PCSK9 e a subsequente degradação lisossomal do LDL-R, aumentando a densidade de receptor na superfície do hepatócito e a depuração das partículas circulantes de LDL.

Dois inibidores da PCSK9 totalmente humanos foram aprovados no Brasil para comercialização em 2016, o alirocumabe e o evolocumabe. Ambos são aplicados através de injeção subcutânea, o alirocumabe a cada duas semanas na dose de 75 mg ou 150 mg, enquanto o evolucumabe com injeção de 140 mg duas vezes por mês ou 420 mg uma vez ao mês.

Essa classe farmacológica reduz de forma bastante intensa as concentrações de LDL-c em comparação ao placebo (redução média de 60%).

Estudo realizado com evolocumabe demonstrou benefícios significativos também nas outras lipoproteínas pró-aterogênicas, com redução de 52% na fração não HDL-c, 47,3% na apo-B, 12,6% nos TG , 25,5% na Lp(a) e aumento do HDL-c e da apo-A1 de 7,0 e 4,2% respectivamente. O alirocumabe apresentou resposta semelhante no perfil lipídico, com redução significativa no não HDL-c de 52,3%, apo-B em 54%, Lp(a) 25,6%, TG 17,3% e elevação de HDL-c e apo-A1 de 4,6 e 2,9% respectivamente (p < 0,001 para todas as comparações).

Quanto à indicação dos inibidores da PCSK9 (evolocumabe e alirocumabe) no tratamento das dislipidemias, a Atualização da Diretriz Brasileira de Dislipidemias e Prevenção da Aterosclerose recomenda a utilização somente em pacientes com risco cardiovascular elevado. Adotou as orientações do NICE (National Institute for Health and Care Excellence) ,tendo como base as taxas de LDL-c quando elevadas (Tabela 14.4), a despeito do uso de dose máxima tolerada de hipolipemiantes ou quando sua utilização é limitada por intolerância.

Tabela 14.4 Condições clínicas e taxas de LDL-c para indicação dos inibidores da PCSK9.

Sem DCV		Com DCV	
		DCV de alto risco #	DCV de muito alto risco &
Hipercolesterolemia não familiar ou dislipidemia mista	Não recomendado em qualquer nível de LDL-c	Recomendado somente se LDL-c persistentemente maior > 160 mg/dL	Recomendado somente se LDL-c persistentemente maior > 140 mg/dL
Hipercolesterolemia familiar heterozigótica	Recomendado somente se LDL-c persistentemente maior > 200 mg/dL	Recomendado somente se LDL-c persistentemente maior > 140 mg/dL	

Doença cardiovascular (DCV) de alto risco: definida pela história de síndrome coronária aguda (como infarto do miocárdio ou angina instável necessitando hospitalização), revascularização coronária ou de outro território arterial, doença cardíaca crônica, acidente vascular cerebral isquêmico, doença arterial periférica.

& Doença cardiovascular (DCV) de muito alto risco: definida por evento cardiovascular recorrente ou evento cardiovascular em mais de um leito vascular.

Fonte: Desenvolvido pela autoria.

O uso dos inibidores da PCSK9 em geral é seguro e bem tolerado. É descrita ocorrência de nasofaringite, náuseas, fadiga e aumento da incidência de reações no local da injeção (vermelhidão, prurido, edema ou sensibilidade/dor).

O evolocumabe mostrou-se capaz de levar à redução de eventos cardiovasculares no estudo FOURIER, que envolveu mais de 27.500 pacientes, sem efeitos colaterais significativos, mesmo em pacientes que atingiram taxas de LDL-colesterol abaixo de 25 mg/dL em uso do medicamento. Parte da população envolvida no estudo FOURIER fez parte do EBBINGHAUSS, que mostrou não haver alterações cognitivas como o uso do anticorpo monoclonal, mesmo em pacientes com taxas muito baixas de LDL-colesterol. Já o ODYSSEY OUTCOMES, com o alirocumabe, foi apresentado no congresso do American College of Cardiology de 2018, mas ainda não foi publicado. Avaliou mais de 18.000 pacientes pós-síndrome coronária aguda e mostrou que o alirocumabe foi capaz de reduzir em 15% eventos coronários maiores nessa população, com boa tolerabilidade.

14.12 Associação de medicamentos

Todos os fármacos descritos podem ser utilizados em associação, buscando-se com isso somar atividades diferentes de dois ou mais produtos. Entretanto, ainda faltam evidências de que a associação de fármacos possa realmente levar a maior proteção cardiovascular. A associação de medicamentos poderá ser empregada em algumas situações:

- para aumentar o efeito sobre determinada fração do perfil lipídico. Ex.: LDL-c: estatina + ezetimiba e destes com resina e ou niacina e se necessário inibidor da PCSK9;
- para diminuir outra fração lipídica que o primeiro produto não conseguiu levar às metas. Ex.: estatina para o LDL-c e um fibrato e/ou niacina para os TG e/ou o HDL-c ou colesterol não HDL;
- em pacientes que não toleram doses maiores de determinado produto para obtenção das metas, a associação da maior dose tolerada do primeiro medicamento com um segundo (ou mais) poderá levar à obtenção das metas desejadas.

Não se discute que o emprego dos medicamentos, uma vez indicado, deve ser feito indefinidamente, pois os benefícios se acumulam com o passar dos anos, além de maiores reduções da colesterolemia se associarem a mais benefícios na prevenção cardiovascular.

Deve-se sempre ter em mente a possibilidade do aparecimento de efeitos colaterais, que podem ou não produzir sintomas. Assim, além do cuidadoso monitoramento clínico, recomenda-se a determinação das enzimas hepáticas (principalmente da TGP, por ser a mais sensível) e da muscular (CPK), antes de se iniciar o uso do produto e periodicamente, particularmente se houver mudança de dose ou associação de outros medicamentos. São critérios para suspensão dos medicamentos: sintomas musculares intoleráveis e, na ausência de sintomas, o aumento das transaminases acima de três vezes o limite superior da normalidade ou da CPK acima de 10 vezes o limite superior da normalidade.

14.13 Conclusões

As dislipidemias representam importante fator de risco para a gênese e desenvolvimento da aterosclerose e suas complicações. Sua frequência faz com que sejam objeto comum de consultas em consultórios de clínicos, cardiologistas, endocrinologistas, ginecologistas, geriatras e pediatras. Diante disso, seu diagnóstico e tratamento corretos são armas fundamentais no combate à alta prevalência das doenças cardiovasculares no mundo moderno.

DICAS DO EDITOR

Referências bibliográficas

1. Cannon CP et al. IMPROVE-IT Investigators. Ezetimibe Added to Statin Therapy after Acute Coronary Syndromes. N Engl J Med. 2015;372(25):2387-97.
2. Faludi AA, et al. Atualização da Diretriz Brasileira de Dislipidemias e Prevenção da Aterosclerose do Departamento de Aterosclerose da Sociedade Brasileira de Cardiologia. Arq Bras Cardiol 2017;109(2, supl 1).
3. Giannini SD, Forti N, Diament J. Hipolipemiantes I. Ação predominante na hipercolesterolemia. In: Batlouni M, Ramires JA. Farmacologia e terapêutica cardiovascular. 2.ed. São Paulo: Atheneu, 2004. p.473-95.
4. Navarese EP et al. From proprotein convertase subtilisin/kexin type 9 to its inhibition: state-of-the-art and clinical implications. Eur Heart J Cardiovasc. Pharmacother. 2016;2(1):44-53.
5. Nordestgaard BG, Varbo A. Triglycerides and cardiovascular disease. Lancet. 2014;384(9943):626-35.
6. Sabatine MS et al. FOURIER Steering Committee and Investigators. Evolocumab and Clinical Outcomes in Patients with Cardiovascular Disease. N Engl J Med 2017 Mar 17. doi: 10.1056/NEJMoa1615664. [Epub ahead of print]
7. Santos RD, et al.; Sociedade Brasileira de Cardiologia. I Diretriz sobre o consumo de gorduras e saúde cardiovascular. Arquivos Brasileiros de Cardiologia 2013;100(1supl.3).
8. Saxon DR, Eckel RH. Statin intolerance: a literature review and management strategies. Prog Cardiovasc Dis. 2016;59(2):153-64.
9. Scartezini M, et al. Positioning about the flexibility of fasting for lipid profiling. Arq Bras Cardiol. 2017; 108(3):195-7.
10. Sposito A, et al. IV Diretriz Brasileira sobre Dislipidemias e Prevenção da Aterosclerose. Arquivos Brasileiros de Cardiologia 2007; 88, Suplemento I.
11. Xavier HT, et al. V Diretriz Brasileira de Dislipidemias e Prevenção da Aterosclerose. Arquivos Brasileiros de Cardiologia 2013;101(4): Suplemento 1.

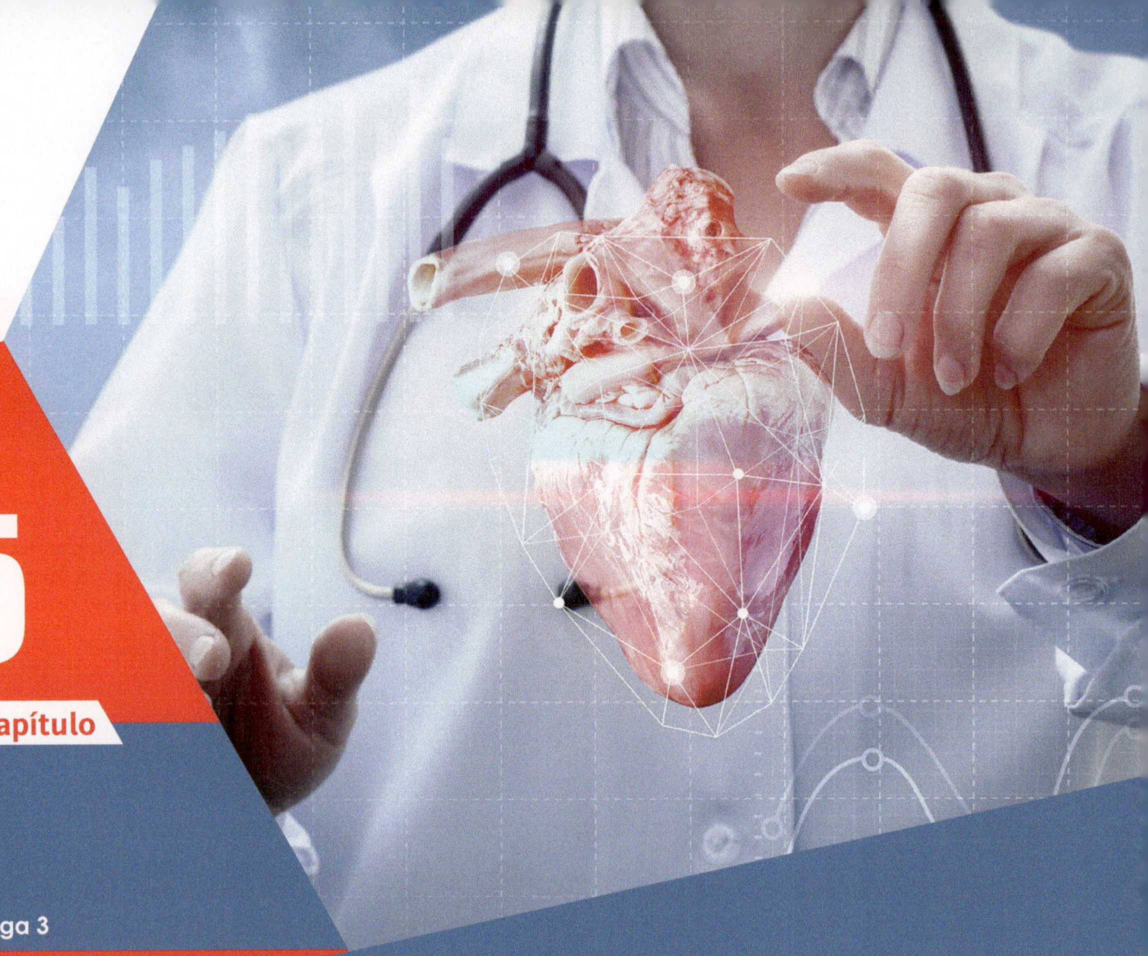

15

Destaques do Capítulo

- Triglicerídeos
- Quilomícrons
- Pancreatite
- Fibratos
- Niacina
- Ácidos graxos ômega 3

Hipertrigliceridemia

Eduardo Polizini Faludi
André Arpad Faludi
Rodrigo Marques Gonçalves

15.1 Introdução

A hipertrigliceridemia, definida como a elevação dos níveis séricos de triglicerídeos, é a expressão do aumento de lipoproteínas de muito baixa densidade (VLDL), de quilomícrons ou de ambos.

No preparo do paciente para a realização das dosagens do perfil lipídico, é recomendado manter o estado metabólico estável e a dieta habitual. O jejum não é necessário para a realização do colesterol total, de lipoproteínas de baixa densidade-colesterol (HDL-colesterol) e das apolipoproteínas (Apo-AI e Apo-B), pois o estado pós-prandial não interfere na concentração dessas partículas. O período de jejum de 12 horas não representa o estado metabólico normal, visto que não se fica constantemente nesse tempo sem se alimentar; valores aumentados de triglicerídeos no pós-prandial representam maior risco para eventos cardiovasculares.

Os valores de referência para indivíduos maiores de 20 anos de idade do perfil lipídico com e sem jejum de 12 horas, segundo a atualização da Diretriz Brasileira de Dislipidemia e prevenção da Aterosclerose, de 2017, são descritos na Tabela 15.1.

Tabela 15.1 Valores de referência do perfil lipídico com e sem jejum.

Lipídeos	Com jejum (mg/dL)	Sem jejum (mg/dL)	Categoria referencial
Colesterol total	< 190		Desejável
HDL-colesterol	> 40		Desejável
Triglicerídeos	< 150	< 175	Desejável
			Categoria de risco e metas a atingir
LDL-colesterol	< 130		Baixo
	< 100		Intermediário
	< 70		Alto
	< 50		Muito alto
Não HDL-colesterol	< 160		Baixo
	< 130		Intermediário
	< 100		Alto
	< 80		Muito alto

Fonte: Adaptado de Faludi AA, Izar MCO, Saraiva JFK, et al. Atualização da Diretriz Brasileira de Dislipidemias e Prevenção da Aterosclerose – 2017. Arq Bras Cardiol. 2017;109(2 Supl 1):1-76. Erratum in: Arq Bras Cardiol. 2017;109(5):499.

A concentração de triglicerídeos sofre um incremento quando o sangue é coletado sem jejum. A elevação dos triglicerídeos no estado pós-prandial é indicativa de maior risco cardiovascular. Pacientes idosos, diabéticos e crianças se beneficiam do fim do jejum, evitando hipoglicemias secundárias ao jejum prolongado. Em algumas situações clínicas específicas em que a concentração de triglicerídeos encontra-se muito elevada (> 440 mg/dL), nova coleta de amostra para o perfil lipídico deve ser solicitada pelo médico ao paciente com jejum de 12 horas, entre elas doença cardiovascular aterosclerótica precoce e história de hiperlipidemia genética familiar. O médico avalia o resultado do perfil lipídico do paciente de acordo com a indicação do exame, o estado metabólico e a estratificação de risco.

Estudos epidemiológicos, clínicos e laboratoriais demonstram que a hipertrigliceridemia é um fator de risco independente da doença aterosclerótica e, frequentemente, associa-se com concentrações baixas de HDL-colesterol, partículas de lipoproteína de baixa densidade-colesterol (LDL-colesterol) pequenas e densas, estados pró-trombóticos e hipercoagulabilidade, obesidade, intolerância à glicose e diabetes, e situações reconhecidamente como pró-aterogênicas. A hipertrigliceridemia pode ser primária (de origem genética ou familiar) ou secundária (dependente de estilo de vida inadequado, certas doenças, ou uso de medicamentos). As causas secundárias são as mais frequentes e, na avaliação das hipertrigliceridemias, devem ser afastadas, pois podem ser a causa exclusiva ou contribuir, em associação à causa genética, para a elevação da concentração sérica de triglicerídeos. As hipertrigliceridemias podem ser consequentes a doenças (diabetes, intolerância à glicose, obesidade e insuficiência renal crônica), medicamentos (diuréticos, betabloqueadores destituídos de atividade simpaticomimética intrínseca, anticoncepcionais, estrógenos administrados por via oral, corticosteroides, ciclosporinas e inibidores da protease) e hábitos de vida inadequados (etilismo e ingestão excessiva de carboidratos). A terapia hipolipemiante sem controle adequado de possíveis causas secundárias reduz as chances de resultados desejados. Controlada a causa secundária, o tratamento inicial inclui modificações do estilo de vida, orientação dietética e prática de atividade física.

Na dieta, indica-se restringir a ingestão de carboidratos simples e abolir o consumo de álcool. Pacientes obesos ou com sobrepeso devem receber dieta hipocalórica, com a finalidade de atingir e manter o peso ideal. Pacientes com hipertrigliceridemias importantes e quilomícrons circulantes devem restringir a ingestão de gordura total.

Recomenda-se a prática de exercícios físicos aeróbicos, três a seis vezes por semana, com duração média de 40 minutos. A frequência cardíaca durante o exercício físico aeróbico deve se situar entre 60 e 80% da frequência cardíaca máxima observada no teste ergométrico. No Quadro 15.1 estão descritos os impactos das modificações do estilo de vida nas taxas séricas de triglicerídeos.

9. Haynes R, Jiang L, Hopewell JC, et al. HPS2-THRIVE randomized placebo-controlled trial in 25 673 high-risk patients of ER niacin/laropiprant: trial design, pre-specified muscle and liver outcomes, and reasons for stopping study treatment. Eur Heart J. 2013;34(17):1279-91.

10. Jorgensen AB, Frikke-Schmidt R, Nordestgaard BG, Tybjaerg-Hansen A. Loss-of-function mutations in APOC3 and risk of ischemic vascular disease. N Engl J Med. 2014;371(1):32-41.

11. Jun M, Foote C, Lv J, et al. Effects of fibrates on cardiovascular outcomes: a systematic review and meta-analysis. Lancet. 2010;375(9729):1875-84.

12. Langsted A, Freiberg JJ, Nordestgaard BG. Fasting and nonfasting lipid levels: influence of normal food intake on lipids, lipoproteins, apolipoproteins, and cardiovascular risk prediction. Circulation 2008;118(20):2047-56.

13. Mendivil CO, Zheng C, Furtado J, Lel J, Sacks FM. Metabolism of very-low density lipoprotein and low-density lipoprotein containing apolipoprotein C-III and not other small apolipoproteins. Arterioscler Thromb Vasc Biol. 2010;30(2):239-45. Erratum in: Arterioscler Thromb Vasc Biol. 2010;30(9):e171.

14. Xavier HT, Izar MC, Faria Neto JR, et al. V Diretriz Brasileira de Dislipidemias e Prevenção da Aterosclerose. Arq Bras Cardiol. 2013;101(4Suppl I):1-22.

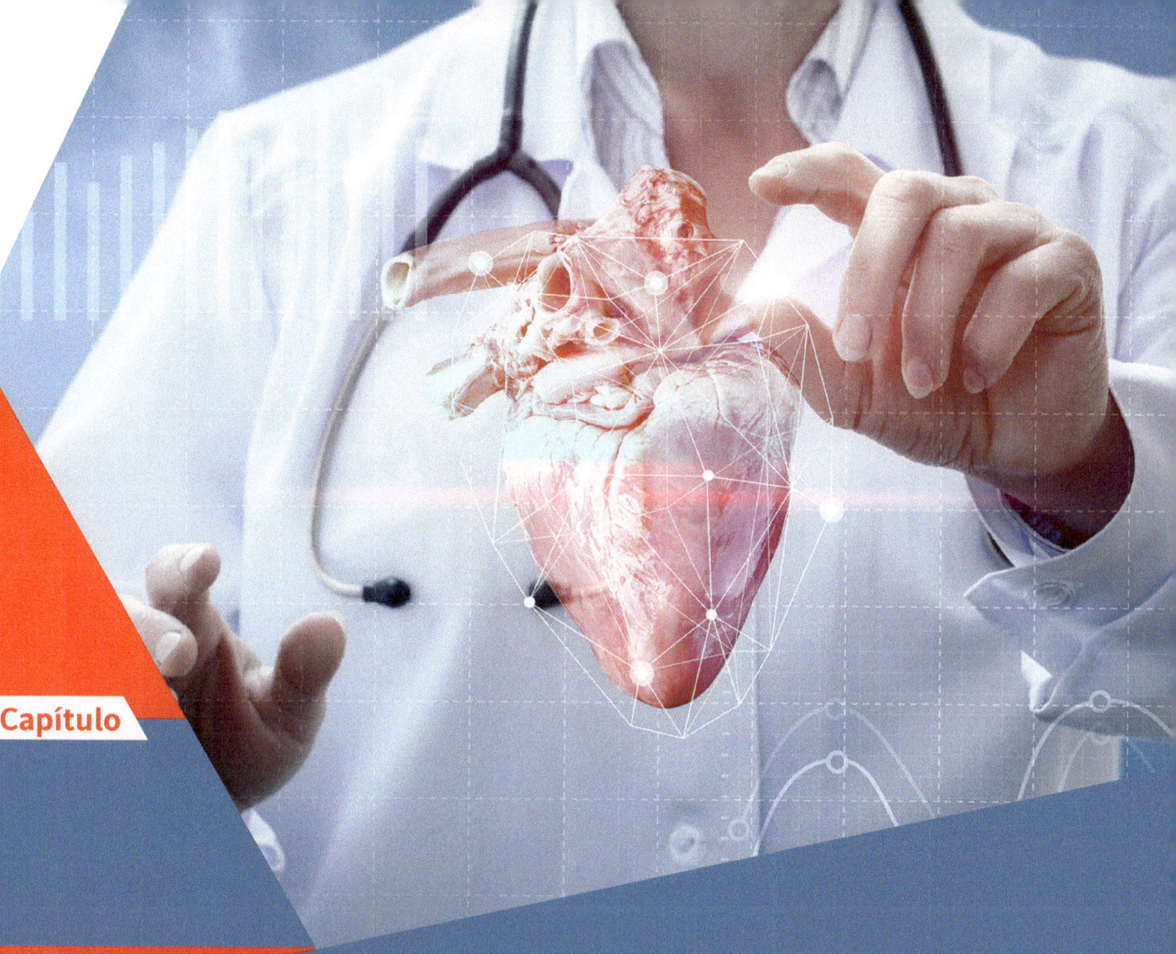

16

Destaques do Capítulo

- Estatinas
- Grupos especiais
- Lípides
- Hipotiroidismo
- Doenças renais
- Transplante

Dislipidemias: grupos especiais

Marcelo Chiara Bertolami
Adriana Bertolami Manfredi
André Arpad Faludi

16.1 Dislipidemias em grupos especiais

A importância das dislipidemias como fator de risco para a aterosclerose e suas complicações está perfeitamente definida. Numerosos estudos de intervenção randomizados e com número expressivo de participantes trouxeram importantes evidências para o embasamento do tratamento das alterações lipídicas nas mais diversas situações. Entretanto, alguns grupos populacionais não contam com estudos exclusivos, mas foram abordados em estudos menores e/ou participaram como subgrupos de grandes estudos. Este capítulo aborda esses grupos, tentando trazer recomendações para a conduta na lida diária com tais indivíduos.

16.1.1 Crianças e adolescentes

A doença cardiovascular se manifesta geralmente no adulto; entretanto, o processo aterosclerótico se inicia precocemente e pode ser acelerado na presença de fatores de risco ou de doenças que se associam à doença cardiovascular precoce. A identificação das crianças em risco para aterosclerose permite intervenção precoce, na tentativa de diminuir o processo aterosclerótico, retardando ou mesmo prevenindo a doença cardiovascular.

O perfil lipídico deve ser realizado em todos os indivíduos a partir dos 10 anos de idade. O perfil lipídico obtido antes dessa idade não apresenta boa correlação com o perfil futuro, da idade adulta. Assim, não são incomuns crianças que apresentam hiperlipidemia na infância e que se tornam adultos normolipidêmicos e vice-versa. No entanto, a presença de dislipidemias em familiares é associada com maior frequência a um futuro adulto portador de dislipidemia. O perfil lipídico pode ser determinado a partir dos dois anos de idade, particularmente nas crianças que têm parentes de primeiro grau (pai, mãe ou irmãos) com diagnóstico de doença coronária prematura (< 55 anos para os parentes de primeiro grau do sexo masculino ou < 65 anos para as mulheres), ou de dislipidemias importantes, ou as que apresentam outros fatores de risco como tabagismo, obesidade, diabetes, hipertensão arterial entre outros, crianças em uso de medicações ou que sejam portadoras de doenças que cursam com dislipidemia (HIV, hipotireoidismo) ou na presença de manifestações clínicas de dislipidemias (xantelasmas, xantomas, arco corneal, dores abdominais recorrentes, pancreatites).

Vários estudos correlacionam a obesidade com mudanças ateroscleróticas mais extensas na infância, e há evidências de que o Índice de Massa Corpórea (IMC) elevado na infância aumenta o risco para doença cardiovascular no adulto. Como consequência da obesidade infantil, fatores de risco como hipertensão arterial, hiperinsulinemia, altos níveis de triglicérides (TG), baixos níveis de HDL-colesterol (HDL-c) e diabetes estão sendo observados com mais frequência na infância. Preocupa a tendência mundial de aumento da prevalência de obesidade infantil, acompanhada da síndrome metabólica. Esta é caracterizada por perfil lipídico que apresenta aumento das taxas de TG e diminuição das de HDL-c, em geral com LDL-colesterol (LDL-c) aceitável. Entretanto, nesses pacientes, as partículas de LDL tendem a ser menores e mais densas (sabidamente mais aterogênicas). Essa tríade TG elevados, HDL-c baixo e acúmulo de LDL pequenas e densas tem sido designada como dislipidemia aterogênica. Salienta-se que, para essas crianças, o tratamento deve envolver mudanças do estilo de vida, com cuidados alimentares, prática regular de atividade física e basicamente perda de peso, com raros casos necessitando farmacoterapia. Eventualmente, para os casos mais graves de hipertrigliceridemia, os fibratos poderão ser empregados, bem como o ácido nicotínico.

Deve-se atentar para a presença de dislipidemias hereditárias. A hipercolesterolemia familiar (HF), doença genética mais comumente encontrada, caracteriza-se por níveis elevados de LDL-c e níveis de TG em geral normais. História familiar de colesterol elevado ou doença cardiovascular prematura ajuda a estabelecer o diagnóstico. Recentemente, o Departamento de Aterosclerose da Sociedade Brasileira de Cardiologia desenvolveu aplicativo para uso no celular que pode ser obtido nas lojas como Calculadora HF e que auxilia no reconhecimento da HF. A hipercolesterolemia familiar deve ser tratada de forma precoce para evitar suas complicações, que ocorrem em fases iniciais da vida. Recomendam-se, para o tratamento, sempre as medidas de modificação do estilo de vida, reservando o uso de medicamentos hipolipemiantes para as que não respondem apenas ao tratamento não farmacológico (em geral quando o LDL-c se mantém acima de 190 mg/dL), em geral após os 10 anos de idade (para alguns após os 8 anos) e com observação cuidadosa sobre os possíveis efeitos colaterais. Nos casos de hipercolesterolemia familiar com taxas muito elevadas de LDL-c, o tratamento medicamentoso pode ser iniciado em crianças ainda mais jovens. Existem evidências de que o tratamento da hipercolesterolemia familiar iniciado precocemente é capaz de retardar a evolução da aterosclerose avaliada pelo espessamento das artérias carótidas.

Já a hiperlipidemia familiar combinada é um termo geral para outras dislipidemias hereditárias, que se apresentam com níveis aumentados de TG e/ou colesterol total (CT), geralmente em associação com níveis baixos de HDL-c. É a dislipidemia mais frequentemente observada na infância, está fortemente associada à síndrome metabólica e pode ser consequência da obesidade.

Todas as crianças com LDL-c > 130 mg/dL devem ser acompanhadas. A primeira opção deve ser o tratamento não farmacológico, compreendendo dieta com baixos teores de gordura saturada e colesterol e pelo menos 60 minutos por dia de atividade física moderada a intensa. No caso de dislipidemia associada à obesidade, o tratamento deve ser direcionado à perda de peso e a atividade física. O uso de fármacos deve ser reservado para crianças de alto risco, com mais de 10 anos de idade, com níveis de colesterol persistentemente elevados apesar de mudanças no estilo de vida. Os medicamentos mais indicados para essa faixa etária são as resinas (no Brasil está disponível apenas a colestiramina), pois têm ação somente no intestino, não sendo absorvidas para a circulação sistêmica. No entanto, sua capacidade hipocolesterolemiante é discreta e na maioria das vezes é necessário o emprego de estatinas e eventualmente em associação com a ezetimiba ou inibidores da PCSK9 *(Protein Convertase Sublisin/kexintype9)*. As duas últimas opções ainda não foram aprovadas oficialmente para uso em crianças, exceto para os casos de hipercolesterolemia homozigótica.

16.1.2 Mulheres em idade fértil

A terapia com estatinas deve ser evitada em mulheres em idade fértil e sem contracepção adequada ou que desejem engravidar. Durante o período gestacional e de aleitamento, o único produto liberado para uso é a colestiramina. Os fibratos podem ser utilizados durante a gravidez, quando na presença de hipertrigliceridemia muito importante, com risco de pancreatite, uma vez que esta apresenta alta mortalidade materna e fetal. Entretanto, o tratamento mais seguro e recomendado nessas situações é a plasmaférese.

16.1.3 Mulheres após a menopausa

Está contraindicado o tratamento com reposição estrogênica com vistas à melhora do perfil lipídico e proteção cardiovascular, uma vez que, ao contrário, apesar dos benefícios sobre o perfil lipídico, ele leva a aumento do risco cardiovascular. Nas mulheres em prevenção primária com indicações ginecológicas para terapia de reposição hormonal (controle de sintomas vasomotores e/ou osteoporose), sugere-se a terapia por período limitado, especialmente na presença de fatores de risco cardiovascular. Nas mulheres que apresentam alto risco cardiovascular ou que já se encontram em prevenção secundária, a terapia de reposição hormonal é contraindicada. Naquelas que vêm usando a terapia de reposição hormonal e sofrem evento cardiovascular, ela deve ser interrompida.

Embora não existam, até o momento, estudos clínicos avaliando os hipolipemiantes exclusivamente em mulheres, os dados mostram, particularmente com relação às estatinas, que o sexo feminino tem benefício semelhante ao observado nos homens, o que garante sua utilização nas mulheres para prevenção primária e secundária das complicações ateroscleróticas.

16.1.4 Idosos (> 65 anos)

Entre idosos portadores de dislipidemias devem ser pesquisadas cuidadosamente situações que cursam com dislipidemia secundária, tais como hipotiroidismo, *diabetes mellitus*, insuficiência renal, síndrome nefrótica, bem como se a alteração lipídica pode ser dependente de algum medicamento que vem sendo utilizado (exemplos: corticoides, amiodarona, diuréticos).

Para os idosos em prevenção secundária valem as mesmas orientações que para todos os adultos.

Para a prevenção primária, deve-se, para decidir o início ou não de tratamento, considerar a idade biológica e não apenas a cronológica. Em pacientes que já têm limitação importante da qualidade de vida e/ou do tempo estimado de vida, o tratamento pode não ser justificado. Para aqueles com boa qualidade de vida e/ou boa perspectiva de anos de vida pela frente, o tratamento medicamentoso é indicado, uma vez que fornece os mesmos benefícios que para os mais jovens.

16.1.5 Síndromes coronárias agudas

Após o início de episódio de síndrome coronária aguda (SCA), o perfil lipídico tende a se modificar, com ocorrência de hipertrigliceridemia com diminuição do LDL-c e do HDL-c após cerca de 24 horas do início do quadro. Somente depois de cerca de três meses é que o perfil lipídico tende a retornar aos valores de antes do evento.

Muitas evidências têm se acumulado com o uso de estatinas nas SCA em doses altas e precocemente. Discute-se se os benefícios iniciais dependem exclusivamente dos efeitos pleiotrópicos das estatinas. Depois da alta hospitalar, a estatina deve ser mantida em longo prazo, procurando-se manter o LDL-c abaixo de 50 mg/dL.

Embora ainda não exista consenso sobre como se deve atuar nas SCA em relação ao emprego das estatinas, com base nas informações disponíveis na literatura, podem ser propostas as seguintes conclusões e recomendações:

- A tolerabilidade das estatinas nas SCA é boa e semelhante à observada em pacientes crônicos.
- Todo paciente que se apresenta em SCA deve tomar estatina potente em alta dose,

de lípides, pode ocorrer transição abrupta e catastrófica, caracterizada por rotura da placa.

Após a rotura, há exposição de substâncias que promovem a ativação e a agregação plaquetária, a geração de trombina e, por fim, a formação do trombo. O trombo formado interrompe o fluxo sanguíneo e leva ao desequilíbrio entre o suprimento e a demanda de oxigênio. Se esse desequilíbrio for grave e persistente, haverá necrose miocárdica. Estudos pioneiros que avaliaram as características angiográficas no infarto agudo do miocárdio (IAM) demonstraram que a maioria das síndromes coronarianas agudas (aproximadamente 90%) é secundária à oclusão vascular por trombo, que ocorre sobre uma lesão culpada prévia.

Estudos de anatomia patológica têm demonstrado múltiplas características que tornam uma placa aterosclerótica previamente estável em um trombo vascular oclusivo. As características patológicas maiores da placa vulnerável incluem: capa fibrosa fina com força elástica reduzida, conteúdo lipídico excedendo 40% do volume da placa, diminuição do cálcio intraplaca, crescimento excêntrico (remodelamento positivo) e infiltrados de células inflamatórias (Figura 17.1).

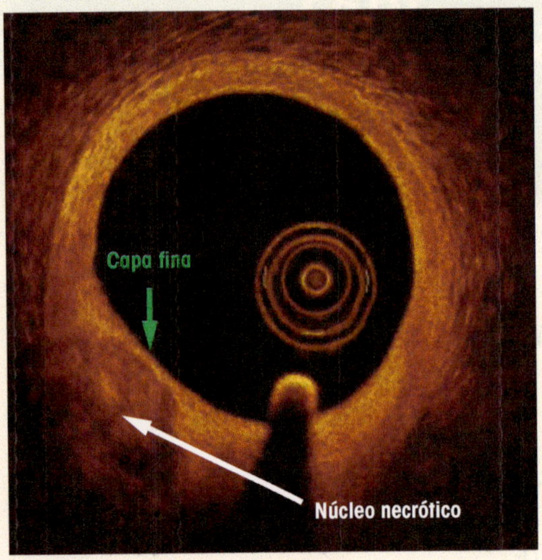

Figura 17.1 **OCT mostrando placa vulnerável.**

Fonte: Elaborado pela autoria.

Quando ocorre a rotura da placa, substâncias trombogênicas de seu interior são expostas ao sangue circulante e a luz da artéria coronária pode ficar obstruída pela combinação de agregados plaquetários, fibrina e hemácias.

O IAM está associado a profundas alterações no perfil lipídico. O mecanismo dessas alterações não é claro, e ambos, aumento de seus níveis e diminuição da regulação da biossíntese de colesterol, poderiam ser consequência do IAM.

Portanto, síndromes coronarianas agudas resultam de obstrução aguda de uma artéria coronária. As consequências dependem do grau e do local da obstrução e variam de angina instável a infarto do miocárdio sem elevação de segmento não ST (IMSSST), infarto do miocárdio com elevação do segmento ST (IMCSST) e morte cardíaca súbita.

17.1 Dislipidemia e aterosclerose

A hipercolesterolemia, em particular o aumento do LDL-colesterol, é um dos principais fatores para a ocorrência da doença cardiovascular. A presença da hiperlipidemia pode causar diversas alterações que podem levar como desfecho final à síndrome coronária aguda.

Entre essas alterações pode-se encontrar:

- Deficiência na reserva coronariana: a hiperlipidemia reduz tanto a vasodilatação dependente como a independente do endotélio.
- Disfunção endotelial: a disfunção endotelial precede as manifestações clínicas em pacientes com hiperlipidemia. Pode se associar a uma placa coronariana vulnerável e predispor à síndrome coronariana aguda por dois mecanismos: dilatação insuficiente e constrição paradoxal dos vasos de resistência e epicárdicos.
- Inflamação da placa: os seres vivos sobrevivem por meio da manutenção de equilíbrio dinâmico e complexo que frequentemente é ameaçado por forças internas e externas. A manutenção desse equilíbrio é assegurada por alguns mecanismos fisiológicos, de tal forma que qualquer fator que perturbe a integridade do organismo (como trauma ou infecção tecidual) deflagra uma série de alterações metabólicas e sistêmicas que visam ao restabelecimento da homeostase. Essas alterações constituem o processo de inflamação e o grupo de reações humorais e celulares que se iniciam logo após o dano e são coletivamente chamados de reação de fase aguda.

Na maioria das vezes, os mediadores inflamatórios agem localmente para restringir as consequências e a extensão do dano tecidual. Em condições em que essa capacidade homeostática local é superada, ou pela magnitude do estímulo agressor ou pela insuficiência dos mecanismos reguladores, a resposta inflamatória extravasa os limites do seu microambiente e pode se manifestar de modo sistêmico.

Há relação entre hiperlipidemia e adesão de leucócitos no endotélio intacto, seguindo-se resposta inflamatória, destruição acelerada do revestimento das placas, exposição do fator tecidual, formação de trombos e como consequência síndrome coronária aguda.

Cascata de coagulação: pacientes hipercolesterolêmicos têm aumento de atividade plaquetária quando comparados a normocolesterolêmicos, o que facilita a formação de trombos que propiciam a síndrome coronária aguda.

17.2 Estatinas nas síndromes coronarianas agudas

As estatinas são a principal medicação disponível para redução do LDL-colesterol. Seu uso contínuo reduz a morbidade e a mortalidade cardiovascular decorrentes da doença aterosclerótica.

A administração das estatinas demonstrou ser efetiva em estudos clínicos de prevenção primária e secundária, sendo benéficas tanto em pacientes de baixo como de alto risco. Essa classe de hipolipemiante reduz a incidência de eventos cardiovasculares em pacientes com graus variados de dislipidemias e tem propiciado reduções de novos eventos coronarianos em pacientes com síndrome coronária aguda.

A utilização em longo prazo de medicamentos redutores de colesterol, principalmente as estatinas, apesar de não serem consideradas agentes anti-isquêmicos, tem mostrado redução da mortalidade por infarto recorrente e de re-hospitalização nos pacientes sobreviventes às síndromes coronárias agudas.

Apesar de serem medicamentos utilizados para o tratamento da hiperlipidemia, a redução do colesterol não pode ser considerada o único mecanismo de ação para justificar todos os benefícios alcançados ao longo dos anos em estudos de prevenção primária e secundária. Os possíveis mecanismos responsáveis por esses benefícios incluem o efeito da redução de lipoproteínas e um efeito independente da redução do colesterol (efeitos pleiotrópicos).

Os possíveis mecanismos responsáveis por esses benefícios incluem o efeito da redução de lipoproteínas e um efeito independente da redução do colesterol sobre a função endotelial – as estatinas melhoram a vasodilatação dependente do endotélio mediada pelo fluxo sanguíneo, aumentando a biodisponibilidade de óxido nítrico. Também estabilizam a placa, melhoram seu remodelamento, diminuindo a tendência à rotura, e modulam a resposta inflamatória na parede vascular, além de diminuírem a formação de coágulos, reduzindo a aderência das plaquetas à placa rota por via extrínseca da cascata de coagulação (Figura 17.2):

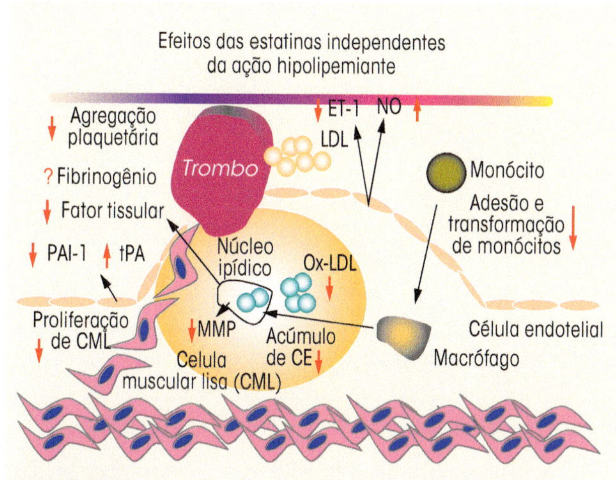

Figura 17.2 **Efeitos pleiotrópicos das estatinas.**

CML: célula muscular lisa; PAI-1: inibidor do ativador do plasminogênio-1; NO: ácido nítrico; MMP: mataloproteinases; Ox-LDL: LDL oxidada; ET-1: endotelina 1; CE: colesterol esterificado.

Fonte: Elaborado pela autoria.

Apesar de todos os benefícios demonstrados pelos estudos com estatinas, as síndromes coronárias agudas constituem um grupo especial de tratamento.

Baseado em estudos angiográficos e patológicos, a rotura ou fissura da placa foi determinada como o gatilho para trombose coronária, que é a causa da síndrome coronária aguda na maioria dos casos.

Quando se analisa a fisiopatologia da placa vulnerável, ela geralmente contém uma grande quantidade de lipídios; acúmulo de macrófagos; e uma capa fibrosa fina.

Os mediadores que contribuem para a vulnerabilidade da placa podem ser divididos em fatores intrínsecos e extrínsecos. Os extrínsecos são realmente o gatilho para a rotura da placa e incluem estresse circunferencial, tensão de cisalhamento hemodinâmica, vasoespasmo e um ambiente pró-trombótico.

Fatores intrínsecos são responsáveis pela suscetibilidade à rotura da placa ou por causá-la diretamente. Fatores intrínsecos incluem o tamanho e a composição do núcleo lipídico, neovascularização, erosão endotelial/fissura, espessura fina da capa fibrosa, inflamação, aumento dos níveis de enzimas de degradação de matriz, um número reduzido de células musculares lisas e baixo conteúdo de colágeno, remodelação positiva e calcificação.

O tratamento hipolipemiante efetivo deve ser iniciado precocemente na presença de síndrome coronariana aguda e não deve ser descontinuado se o paciente estiver em uso de estatinas.

O aumento de mortalidade foi descrito em registros de não prescrição ou descontinuidade de estatinas nas primeiras 24 horas do IAM, outros mostraram que o uso precoce de estatinas em dose alta diminui os marcadores de lesão miocárdica em intervenções percutâneas de síndrome coronariana aguda e reduz nefropatia induzida por contraste e desfechos cardiovasculares pelo tratamento iniciado na fase aguda das síndromes com estatinas de alta efetividade ou pela combinação de estatina com ezetimiba.

A diminuição da inflamação e não apenas da LDL-c está relacionada com melhor sobrevida livre de desfechos cardiovasculares. O tratamento com estatinas deve ser iniciado precocemente, ou mantido naqueles que já as utilizam.

17.3 Resumo das evidências do uso de estatinas na síndrome coronária aguda

- Benefício clínico para o tratamento precoce com estatina em pacientes com síndrome coronária aguda submetidos a intervenção coronária percutânea (ICP) (por exemplo, ensaio ARMYDA-ACS).
- Terapia crônica com estatina pode reduzir o risco de *no-reflow* em pacientes submetidos a ICP primária.
- No ensaio PROVE-IT TIMI 22, o tratamento com atorvastatina foi iniciado no prazo de até 10 dias após a apresentação, mas com preferência nas primeiras 24 horas do diagnóstico. A análise do subconjunto revelou uma tendência a benefício da atorvastatina a partir dos 30 dias após a iniciação da terapia; a redução de risco foi semelhante à observada em períodos de tempo posteriores.
- No ensaio MIRACL, adultos com síndrome coronária aguda sem supradesnivelamento do ST tomaram aleatoriamente atorvastatina 80 mg/dia ou placebo entre 24 e 96 horas após a admissão hospitalar. Com 16 semanas, o objetivo primário (IAM não fatal, parada cardíaca com ressuscitação, ou isquemia recorrente sintomática que exige a hospitalização) era menos frequente com a medicação; o benefício foi principalmente devido à redução na isquemia sintomática recorrente, exigindo hospitalização de emergência.
- O benefício da terapia com estatina precoce visto em um a quatro meses no PROVE IT-TIMI 22 e MIRACL não foi reproduzida na fase Z do *estudo A a Z*. Os pacientes com SCA foram atribuídos de forma aleatória à terapia agressiva com estatina (sinvastatina 40 mg/dia por um mês, então 80 mg/dia) ou à terapia conservadora atrasada da estatina (placebo por quatro meses, então sinvastatina 20 mg/dia).
- Um ponto final combinado de morte cardiovascular, infarto do miocárdio, reinternação por síndrome coronária aguda e acidente vascular cerebral ocorreu menos frequentemente no braço de estratégia agressiva, mas não alcançou significância estatística. Da mesma forma, a morte por qualquer causa ocorreu com menos frequência no braço da estratégia agressiva, mas não alcançou significância estatística.
- O desfecho primário combinado não foi diminuído no braço da estratégia agressiva durante os primeiros quatro meses de terapia, durante o qual o braço da estratégia conservadora estava recebendo placebo, mas diminuiu em quatro meses ao final do estudo.
- O estudo SECURE-PCI tentou verificar se o uso precoce da estatina melhora os resultados em comparação com o uso posterior. Os pacientes com síndrome coronária aguda foram aleatoriamente designados para receber duas doses de 80 mg de atorvastatina ou placebo antes e 24 horas após a ICP planejada. Todos os pacientes foram então tratados com 40 mg por 30 dias, começando 24 horas após a segunda dose da medicação do estudo. Aos 30 dias, a taxa do desfecho primário,

um composto de mortalidade por todas as causas, infarto do miocárdio, acidente vascular cerebral e revascularização coronária não planejada, não foi diferente entre os dois grupos. Em uma análise secundária, os pacientes que foram submetidos a ICP em comparação com aqueles que não foram pareciam obter benefícios. Apesar de nenhum benefício geral, houve benefício no grupo da ICP.

17.4 Recomendações atuais

Para todos os pacientes com síndrome coronariana aguda, é recomendada a terapia com estatina de alta intensidade (atorvastatina 40-80 mg/dia ou rosuvastatina 20 ou 40 mg/dia), independentemente do nível basal de lipoproteína de baixa densidade.

O tempo após o início dos sintomas e as doses de estatina ainda não estão devidamente estabelecidos, porém seu início deve se dar entre o primeiro e o quarto dia após o evento isquêmico, e doses elevadas de estatinas potentes parecem trazer maior vantagem.

Pacientes indicados para ICP podem experimentar benefício adicional quando a dose de estatina for administrada até 12 horas antes do procedimento.

17.5 Cuidados que devem ser observados na administração desses medicamentos

- Não administrar estatinas a pacientes com síndromes coronarianas isquêmicas de etiologias não ateroscleróticas (por exemplo, anemia, IAM por uso de drogas, como cocaína, entre outras).
- Não suspender a terapia hipolipemiante com estatina em pacientes que faziam uso desse medicamento antes do episódio agudo.
- A dosagem do colesterol nas primeiras 24 horas após o evento isquêmico tem por finalidade avaliar o estado lipídico do paciente – o colesterol geralmente diminui após esse período. Contudo, 80% dos pacientes com síndrome coronariana aguda têm seus níveis de colesterol elevados.
- A prescrição da estatina deve ser mantida durante a internação e após a alta do paciente por tempo indeterminado.
- Os benefícios das estatinas devem ser acompanhados por mudanças no estilo de vida, pois nessa fase o paciente está mais suscetível a aceitar e seguir o tratamento proposto.

DICAS DO EDITOR

Referências bibliográficas

1. V Diretriz da Sociedade Brasileira de Cardiologia sobre Tratamento do Infarto Agudo do Miocárdio com Supradesnível do Segmento ST. Arq Bras Cardiol. 2015;105(2):1-105.
2. Araujo DB, Bertolami MC, Ferreira WP, et al. Pleiotropic effects with equivalent low-density lipoprotein cholesterol reduction: comparative study between simvastatin and simvastatin/ezetimibe coadministration. Journal of Cardiovascular Pharmacology. 2010:55(1):1-5.
3. Berwanger O, Santucci EV, de Barros E Silva PGM, et al. Effect of loading dose of atorvastatin prior to planned percutaneous coronary interventionon major adverse cardiovascular events in acute coronary syndrome: the SECURE-PCI Randomized Clinical Trial. JAMA. 2018;319:1331.
4. Cannon CP, Braunwald E, McCabe CH, Rader DJ, Rouleau JL, Belder R. Pravastatin or atorvastatin evaluation and infection therapy-thrombolysis in myocardial infarction 22 investigators. N Engl J Med. 2004;350(15):1495
5. Faludi AA et al. Atualização da Diretriz Brasileira de Dislipidemias e Prevenção da Aterosclerose. Arq Bras Cardiol. 2017;109(2Supl.1):1-76.
6. Grundy SM, Cleeman JI, Merz CN, et al. Implications of recent clinical trials for the National Cholesterol Education Program Adult Treatment Panel III Guidelines. Circulation. 2004;110:227-39.

7. Jones PH, Plana JC. Uso de estatinas em síndromes coronarianas agudas: mecanismos responsáveis pelos resultados finais. Curr Atheros Rep. 2001;3:270-80.

8. Navarese EP, Kowalewski M, Andreotti F, et al. Meta-analysis of time-related benefits of statin therapy in patients with acute coronary syndrome undergoing percutaneous coronary intervention. Am J Cardiol. 2014;113:1753.

9. Ostadal P. Statins as first-line therapy for acute coronary syndrome? Exp Clin Cardiol. 2012;17(4):227-36.

10. Patti G, Cannon CP, Murphy SA, et al. Clinical benefit of statin pretreatment in patients undergoing percutaneous coronary intervention: a collaborative patient-level meta-analysis of 13 randomized studies. Circulation. 2011;123:1622.

11. Park SJ, Kang SJ, Ahn JM, et al. Effect of statin treatmenton modifying plaque composition: a double-blind, randomized study. J Am Coll Cardiol. 2016;67:1772-83.

12. Patti G, Pasceri V, Colonna G, Miglionico M, Fischetti D, Sardella G, et al. Atorvastatin pretreatment improves outcomes in patients with acute coronary syndromes undergoing early percutaneous coronary intervention: results of the ARMYDA-ACS randomized trial. J Am Coll Cardiol. 2007;49(12):1272.

13. Schwartz GG, Olsson AG, Ezekowitz MD, Ganz P, Oliver MF, Waters D. Myocardial Ischemia Reduction with Aggressive Cholesterol Lowering (MIRACL) Study Investigators. JAMA. 2001;285(13):1711.

14. Sposito AR, Aguiar Filho GB, Aarão AR, Sousa FTT, Bertolami MC. Estatinas nas síndromes coronarianas agudas. Arq Bras Cardiol. 2011;97(4):350-6.

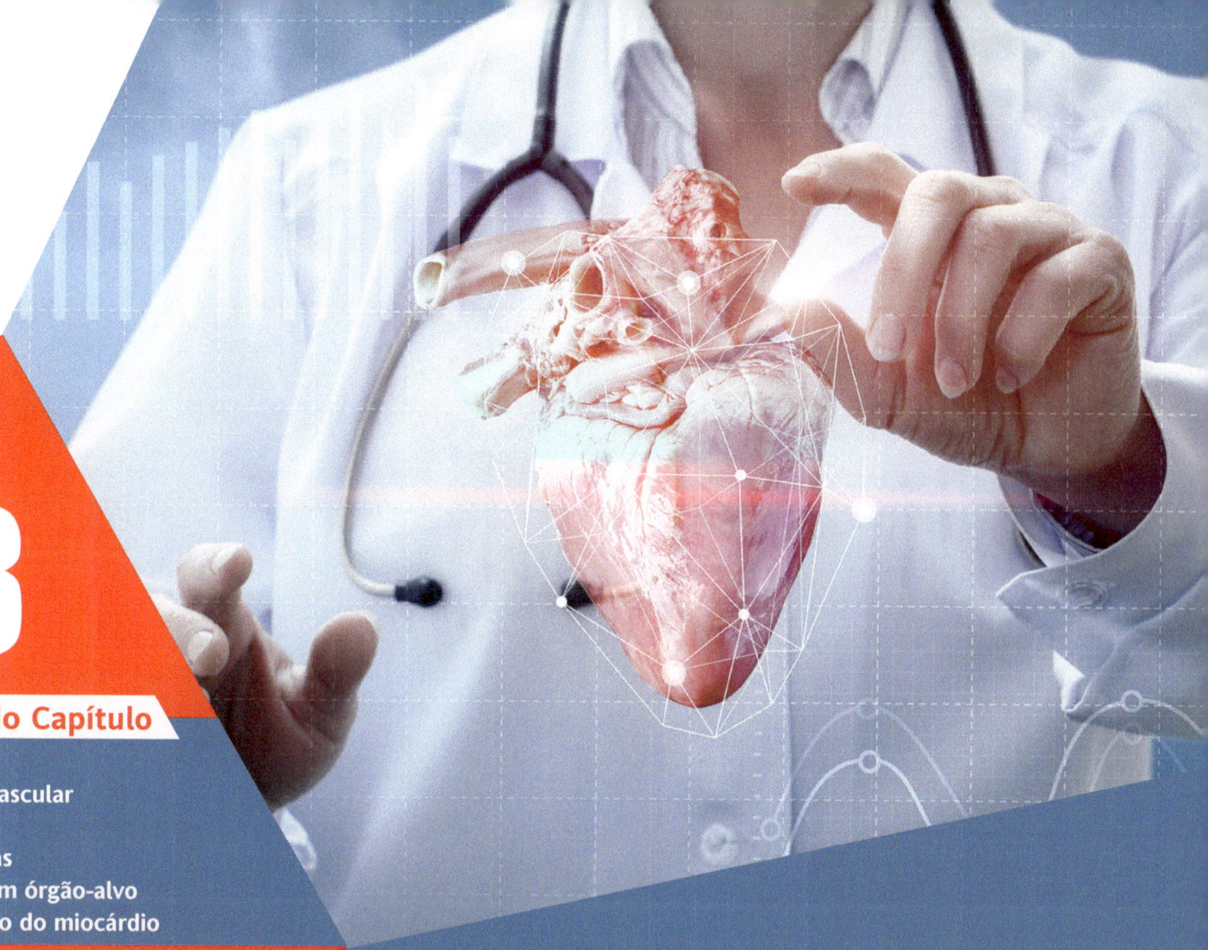

18

Destaques do Capítulo

- Diabetes
- Doença cardiovascular
- Fatores de risco
- Metas glicêmicas
- Complicações em órgão-alvo
- Revascularização do miocárdio

Diabetes e doenças cardiovasculares

Eduardo Polizini Faludi
Henri Zatz
Andre Arpad Falud

18.1 Introdução

A doença cardiovascular (DCV) é a maior causa de morbidade e mortalidade nos indivíduos com *diabetes mellitus* (DM), sendo responsável pelos maiores custos diretos e indiretos relacionados ao DM. As doenças associadas com o DM tipo 2 (DM2), como hipertensão e dislipidemia, são fatores de risco para DCV, assim como o próprio diabetes é um fator independente. Os benefícios do controle individual dos fatores de risco para a DCV são bem conhecidos, e, quando as metas são atingidas conjuntamente, o benefício é ainda maior.

18.2 Controle glicêmico

O controle glicêmico no diabetes é parte essencial do tratamento da doença, para evitar complicações agudas, como cetoacidose diabética, estado hiperosmolar não cetótico e complicações macro e microvasculares futuras.

O alvo recomendado para a maioria dos pacientes com diabetes tipo 1 ou 2 (não gestacional) é hemoglobina glicada (HbA1c) abaixo ou em torno de 7%. Esse alvo demonstrou diminuição de complicações microvasculares e, em longo prazo, diminuição de complicações macrovasculares.

Tanto no DM tipo 1 (DM1) como no DM2, é bem estabelecido que o controle intensivo dos níveis de glicemia desde o diagnóstico reduz o aparecimento de doença microvascular (retinopatia e nefropatia). Apesar da evidente prevenção de doença microvascular, deve-se atentar para a DCV no DM, principal causa de mortalidade nesses pacientes.

O DCCT (*Diabetes Control and Complications Trial*), estudo prospectivo do controle intensivo do DM1 *versus* controle convencional, mostrou que o controle intensivo diminuiu significantemente as doenças microvascular e neuropática. O EDIC (*Epidemiology of Diabetes Interventions and Complications*), estudo de seguimento desses mesmos indivíduos por nove anos após o término do DCCT, revelou a persistência dos benefícios microvasculares no grupo de tratamento intensivo, apesar do controle glicêmico nessa fase já ser muito parecido com o do grupo convencional.

No DCCT, houve tendência à diminuição do risco de eventos cardiovasculares com o tratamento intensivo. Já no acompanhamento em nove anos (no EDIC) houve redução de 57% no risco de infarto agudo do miocárdio (IAM) não fatal, acidente vascular cerebral (AVC) ou morte por DCV no grupo de controle intensivo, em comparação com os pacientes do tratamento convencional. Naqueles com DM1, o tratamento intensivo parece ter efeito positivo em longo prazo sobre os eventos cardiovasculares.

O UKPDS (*United Kingdom Prospective Diabetes Study*), estudo desenvolvido para pacientes com DM2 recém-diagnosticado, confirmou que o tratamento intensivo foi associado à diminuição significativa de complicações microvasculares e de doença neuropática.

O tratamento intensivo da glicemia tem efeito positivo na DCV naqueles com DM2 recém-diagnosticado, como demonstrado no UKPDS, no qual houve 16% de redução de eventos cardiovasculares (IAM não fatal e fatal e morte súbita combinados) no grupo que recebeu tratamento intensivo, porém sem significância estatística (p = 0,052). Após 10 anos de acompanhamento, aqueles randomizados para o tratamento intensivo tiveram reduções significativas no número de IAM (15% naqueles com sulfonilureia ou insulina como tratamento inicial, e 33% naqueles com metformina como terapia inicial) e em todas as causas de mortalidade (13 e 27%, respectivamente).

Para avaliar os efeitos do tratamento intensivo sobre a DCV nos indivíduos com DM2, três estudos mostraram resultados relevantes: ACCORD (*Action to Control Cardiovascular Disease*), ADVANCE (*Action in Diabetes and Vascular Disease*: Preterax and Diamicron Modified Release Controlled Evaluation) e VADT (*Veterans Affairs Diabetes Trial*). Eles foram delineados especificamente para avaliar o impacto do tratamento intensivo do DM2 nos desfechos cardiovasculares.

No ACCORD, os participantes tinham DCV conhecida ou dois ou mais fatores de risco para DCV, tendo sido randomizados para tratamento intensivo do diabetes, com o objetivo de obter HbA1c inferior a 6% ou tratamento convencional com HbA1c entre 7 e 8%. No tratamento intensivo, houve aumento de mortalidade comparado com o grupo com tratamento convencional (1,42% *versus* 1,14% ao ano; HR-1,22, IC 95% 1,01-1,46), com aumento similar nas mortes cardiovasculares. Houve suspensão precoce do estudo devido a esse desfecho.

No estudo ADVANCE, o desfecho primário foi a combinação de eventos microvasculares (nefropatia e retinopatia) e eventos cardiovasculares (IAM, AVC e morte por DCV). O tratamento intensivo (HbA1c inferior a 6,5%) reduziu significantemente os desfechos microvasculares sem redução significativa dos desfechos macrovasculares. Não houve diferença significativa na mortalidade cardiovascular em ambos os grupos.

Os desfechos primários avaliados no estudo VADT foram eventos cardiovasculares. Foram randomizados pacientes com DM2 não controlados com HbA1c média de 9,4% para o tratamento intensivo (HbA1c inferior a 6%) ou tratamento convencional com HbA1c no mínimo 1,5% acima do tratamento intensivo. Os desfechos primários não foram significativamente menores no braço intensivo do estudo, porém houve menor mortalidade naqueles com menor grau de aterosclerose na avaliação basal, em comparação com aqueles com doença aterosclerótica mais extensa.

Nesses três estudos, os riscos para atingir os níveis de HbA1c podem se sobrepor aos potenciais benefícios das complicações microvasculares. A taxa de mortalidade (aumento de 22%) no braço intensivo observada no estudo ACCORD e o esforço para atingir a euglicemia devem ser considerados para traçar as metas dos alvos glicêmicos (Figura 18.1).

Estudo	HbA_{1c} basal convencional vs intensivo	Tempo de duração médio do diabetes no basal (anos)	Microvascular	DCV	Mortalidade
UKPDS	9% → 7,9% vs 7%	Recém--diagnosticado	↓ ↓	↔ ↓	↔ ↓
ACCORD	8,3% → 7,5% vs 6,5%	10,0	↓	↔	↑
ADVANCE	7,5% → 7,3% vs 6,5%	8,0	↓	↔	↔
VADT	9,4% → 8,4% vs 6,9%	11,5	↓ ?	↔ ↓	↔ ↔

Figura 18.1 **Efeitos do tratamento intensivo *versus* convencional na doença microvascular, macrovascular e mortalidade.**

HbA1c: hemoglobina glicosilada; DCV: doença cardiovascular.

Fonte: Elaborado pela autoria.

Uma metanálise desses três estudos sugere que a diminuição dos níveis glicêmicos tem modesta (9%), mas estatisticamente significante, redução em desfechos cardiovasculares (IAM não fatal, porém sem efeito significativo na mortalidade). Considerando esses dados, as recomendações atuais para o controle glicêmico de adultos são HbA1c abaixo de 7%. Entretanto, recomenda-se controle mais intensivo com HbA1c abaixo de 6,5% naqueles com DM recém-diagnosticado, em que essa meta pode ser atingida sem o risco de hipoglicemia ou de outros efeitos colaterais.

O controle glicêmico menos intensivo, com HbA1c abaixo de 8%, tem sido indicado para grupos de indivíduos mais suscetíveis a efeitos adversos decorrentes da terapia intensiva, como aqueles com história de hipoglicemias graves, expectativa de vida limitada, doença microvascular ou macrovascular avançadas, múltiplas comorbidades associadas, falta de aderência ou naqueles com longo tempo de doença com dificuldade de manter o controle, apesar de todas as medidas necessárias, como múltiplas doses de insulina. Aqueles com hipoglicemia grave devem receber atenção especial, e, se o alvo glicêmico não puder ser atingido de forma segura (sem hipoglicemias), o tratamento deve ser readequado, com mudança do esquema terapêutico, inclusive com alvo de controle glicêmico menos restrito. A hipoglicemia tem sido associada com aumento de mortalidade, quedas, fraturas, aumento do risco de demência, aumento de eventos cardiovasculares e piora da qualidade de vida.

18.3 Estratificação de risco cardiovascular no diabético

Segundo as Diretrizes Brasileiras de Prevenção de Doença Cardiovascular em Pacientes com Diabetes de 2017, os diabéticos tipos 1 e 2 são divididos nas categorias de risco cardiovascular, conforme evidenciado nos Quadros 18.1 a 18.4.

Quadro 18.1 **Categorias de risco cardiovascular nos pacientes diabéticos.**

Categoria de risco	Taxa de evento cardiovascular em 10 anos	Idade	Condições
Baixo	< 10	Homens < 38 anos Mulheres < 46 anos	Sem fatores de risco*, de aterosclerose subclínica** e de doença aterosclerótica clínica***
Intermediário	10 a 20	Homens 38 a 49 anos Mulheres 46 a 56 anos	
Alto	20 a 30	Homens > 49 anos Mulheres > 56 anos Qualquer idade se fatores de risco ou aterosclerose subclínica	Com fatores de risco*, com aterosclerose subclínica**, mas sem doença aterosclerótica clínica***
Muito alto	> 30	Qualquer idade se presença de doença aterosclerótica clínica	Com doença aterosclerótica clínica***

* Ver Quadro 18.2. **Ver Quadro 18.3. ***Ver Quadro 18.4.

Fonte: Elaborado pela autoria.

Quadro 18.2 Fatores de risco

Idade > 49 anos, em homens, ou > 56 anos, em mulheres.
Duração do diabetes há mais de 10 anos.
História familiar de doença coronária prematura (em parentes de primeiro grau < 55 anos, em homens, e < 65 anos, em mulheres).
Presença de síndrome metabólica definida pelo IDF*.
Hipertensão tratada ou não tratada.
Tabagismo atual (considerado até menos de 1 ano da estratificação).
Taxa de filtração glomerular abaixo de 60 mL/min/1.73 m.
Albuminúria acima de 30 mg/g de creatinina.
Neuropatia cardíaca autonômica.
Retinopatia diabética.

* Critérios de síndrome metabólica: circunferência abdominal > 90 cm, para homens, e > 80 cm, para mulheres, com triglicerídeos acima de 150 mg/dL para ambos, HDL < 40 mg/dL, em homens, e < 50 mg/dL, em mulheres, pressão arterial > 130/85 mmHg ou tratamento para hipertensão e glicemia de jejum > 100 mg/dL.

Fonte: Elaborado pela autoria.

Quadro 18.3 Classificação de aterosclerose subclínica.

Escore de cálcio coronário > 10 U Angston.
Espessura íntima-média carotídea > 1,5 mm.
Angiotomografia de coronária com placa definida*.
Índice tornozelo braquial < 0,9.
Aneurisma de aorta abdominal.

*Não se recomenda a realização rotineira em pacientes assintomáticos.

Fonte: Elaborado pela autoria.

Quadro 18.4 Classificação de doença aterosclerótica clínica.

Síndrome coronariana aguda, infarto agudo do miocárdio ou angina instável.
Angina estável ou infarto agudo do miocárdio prévio.
Acidente vascular cerebral aterotrombótico ou acidente isquêmico transitório.
Revascularização coronária, periférica ou de carótidas.
Insuficiência vascular periférica ou amputação de membros.
Estenose > 50% em qualquer território vascular arterial.

Fonte: Elaborado pela autoria.

18.4 Avaliação da doença cardiovascular no diabético

As recomendações atuais para investigação de DCV levam em consideração a presença ou não de evento prévio. Nos pacientes assintomáticos, sem eventos prévios com risco intermediário, alto e muito alto, é recomendada a realização de eletrocardiograma (ECG) de repouso anualmente. Não é recomendada a triagem de rotina com teste provocativo de isquemia em pacientes diabéticos assintomáticos sem alterações no ECG, mesmo em condições de alto risco cardiovascular, pois não há melhora no desfecho, desde que todos os fatores de risco sejam tratados intensivamente. Apesar de serem identificadas alterações em imagens de perfusão miocárdica em mais de 20% dos pacientes, os desfechos foram praticamente iguais naqueles que foram investigados em relação aos que não foram investigados. Assim, questiona-se o custo-benefício de investigação sistemática da DCV em diabéticos assintomáticos.

A investigação de doença isquêmica coronária deve ser considerada se houver alterações no ECG de repouso em assintomáticos, assim como em pacientes com sintomas típicos ou atípicos (como dispneia inexplicada, dor torácica atípica ou desconforto precordial), sinais de doença vascular como AVC ou acidente isquêmico transitório prévios, sopros carotídeos ou escore de cálcio coronário muito alto (> 400). O teste inicial de escolha é o ECG com esforço e deve ser considerado outro teste (ecocardiograma com teste farmacológico, cintilografia do miocárdio, angiotomografia ou ressonância com perfusão cardíaca ao estresse) quando existirem alterações eletrocardiográficas que impossibilitem a análise do ECG ou quando não for possível realizar o exercício físico.

Nos pacientes com risco baixo ou intermediário e sintomas atípicos, pode ser considerada a realização de angiotomografia de coronárias para descartar lesões obstrutivas.

Os fatores de risco para DCV devem ser avaliados no mínimo anualmente, como dislipidemia, hipertensão, tabagismo, história familiar de doença coronária prematura e presença de albuminúria.

18.5 Recomendações para o tratamento do diabetes

As diretrizes de tratamento do DM2 apresentam consenso quanto à terapia inicial com metformina, atividade física e terapia nutricional. Mudança do estilo de vida que envolve perda de peso com diminuição da ingestão calórica e atividade física deve ser considerada parte do tratamento, como foi demonstrado pelo estudo Look AHEAD (*Action for Health in Diabetes*). A metformina demonstrou diminuição de eventos cardiovasculares e de mortalidade, podendo levar à perda de peso, tendo boa eficácia na redução da HbA1c.

Qualquer outro fármaco pode ser associado à metformina quando não é suficiente para o controle glicêmico. A terapia deve ser individualizada de acordo com o mecanismo de ação, a presença de comorbidades, a presença de insuficiência renal, o risco de hipoglicemia, a possibilidade de ganho de peso, eventos adversos e custos. Pode-se introduzir um terceiro fármaco, se necessário, desde que não tenha o mesmo mecanismo dos outros.

A insulina pode ser introduzida em qualquer momento, nos pacientes com hiperglicemia persistente ou com sintomas acentuados de hiperglicemia, apesar do uso de medicamentos orais. A insulina é bastante segura para utilização em pacientes, mesmo os com alto risco cardiovascular.

Quanto aos inibidores de SGLT2 (iSGLT2), o estudo EMPA-REG OUTCOME, que avaliou o efeito da empagliflozina comparada ao grupo placebo em uso de tratamento padrão-ouro, demonstrou que a empagliflozina reduziu significativamente os desfechos primários (morte cardiovascular, IAM e AVC não fatal) em 14%; reduziu em 38% a morte cardiovascular, em 32% a mortalidade total e em 35% a hospitalização por insuficiência cardíaca (Figura 18.2). Vale salientar a precocidade da abertura das curvas, já a partir do terceiro mês de tratamento.

O estudo DECLARE-TIMI, que avaliou 17.160 pacientes por uma média de 4,2 anos, demonstrou apenas não inferioridade com a dapaglifozina quando comparada ao grupo placebo em relação ao desfecho primário (morte cardiovascular, IAM não fatal ou AVC não fatal); não se verificou benefício na redução de risco de morte cardiovascular isoladamente nem de morte por todas as causas.

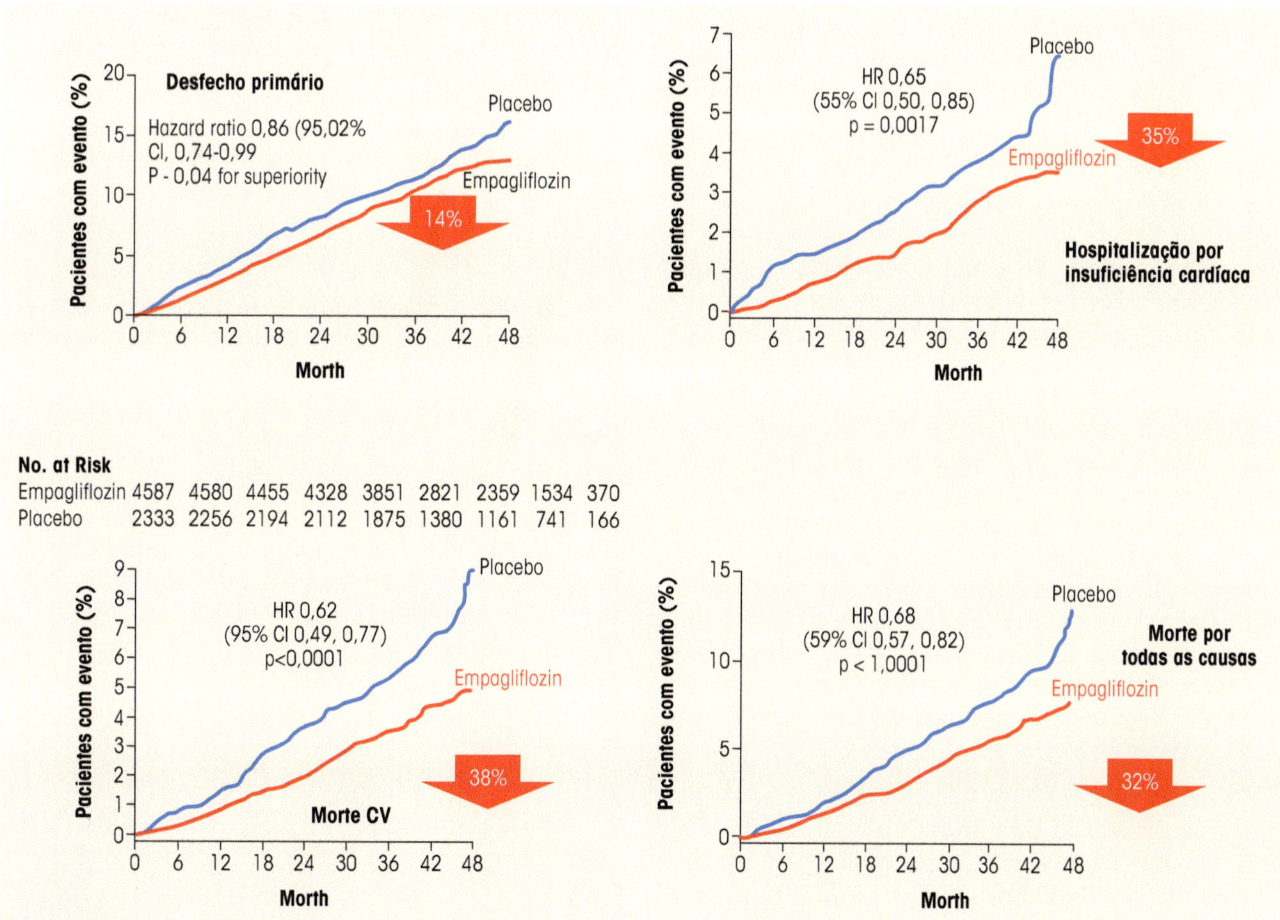

Figura 18.2 Resultados do estudo EMPA-REG OUTCOME.

Fonte: Elaborado pela autoria.

Quanto aos estudos de vida real, o EMPRISE foi um programa que avaliou eficácia e segurança da utilização da empagliflozina no serviço de saúde, na rotina de cuidados de um amplo espectro de risco cardiovascular usando dados de duas populações americanas.

Em análise interina de duas populações, uma com dados de convênio médico particular e outra de cuidados de saúde pública federal no período de agosto de 2014 a setembro de 2016, foram identificados pacientes formando uma coorte com proporção 1:1 de pessoas com DM2 e idade igual ou superior a 18 anos que iniciaram a empagliflozina ou um inibidor da DPP-4. O objetivo foi comparar o risco de hospitalização por insuficiência cardíaca ou morte por qualquer causa, amputações de membros inferiores, fraturas ósseas e cetoacidose diabética.

Após pareamento dos grupos, foram identificados 17.539 pares de pacientes com características semelhantes. A idade média foi de aproximadamente 59 anos, quase 54% dos participantes eram do sexo masculino e 25% dos pacientes tinham histórico de doença cardiovascular, incluindo eventos cardiovasculares agudos recentes. Ao redor de 5% dos pacientes tinham antecedentes de insuficiência cardíaca.

Observou-se que a empagliflozina comparada aos inibidores da dipeptidil peptidase- 4 (IDPP-4) diminuiu o risco de hospitalização por insuficiência cardíaca (diagnóstico de alta de insuficiência cardíaca na primeira posição) ou morte por qualquer causa em 39% e o risco através de uma definição mais ampla de insuficiência cardíaca ou morte por qualquer causa em 42%. Esse grande benefício obtido com a empagliflozina na hospitalização por insuficiência cardíaca ou morte por todas as causas foram observadas igualmente nos pacientes com e sem doença cardiovascular. Apesar de a mortalidade por todas as causas não ter tido redução significativa com o tratamento da empagliflozina, houve uma tendência a benefício; isso provavelmente foi decorrente do pequeno número de eventos no período analisado. Quanto à segurança, não houve aumento significativo no risco de amputações de membros inferiores, de fraturas ósseas ou de hospitalização por cetoacidose diabética

O agonista de GLP-1 liraglutida também demonstrou benefício quanto à DCV. No estudo LEADER, houve 13% de redução do desfecho composto primário (morte cardiovascular, IAM não fatal e AVC não fatal), 15% na redução de morte por todas as causas e 22% na mortalidade cardiovascular. O semaglutide também demonstrou benefício cardiovascular no estudo SUSTAIN-6 com diminuição de 26% no desfecho composto primário, e a morte por DCV foi semelhante quando comparada com o placebo. O estudo REWIND com a dulaglutida, um agonista GLP-1 injetável uma vez por semana, para o tratamento do DM2, reduziu significativamente o risco de eventos cardiovasculares adversos maiores, principalmente à custa da redução de AVC.

Esses resultados com iSGLT2 e com os agonistas GLP-1 modificaram substancialmente as diferentes Diretrizes nacionais e internacionais. A Associação Americana de Diabetes em 2018, a Associação de Diabetes no Canadá e a Associação Europeia de estudo do Diabetes recomendam o uso de agentes que comprovadamente reduzem o risco de eventos cardiovasculares em pacientes com DM2 e DCV estabelecida, dando ênfase à indicação da empagliflozina. Em 2016 a Diretriz da Sociedade Europeia de Cardiologia para o diagnóstico e o tratamento da insuficiência cardíaca aguda e crônica já enunciava que a empagliflozina deveria ser considerada em pacientes com DM2 para prevenir ou retardar o aparecimento de insuficiência cardíaca e prolongar a vida. O Colégio Americano de Cardiologia recomenda o uso da empagliflozina logo no início do curso do tratamento de pacientes com DM2 e DCV para reduzir a mortalidade cardiovascular e total.

As sulfonilureias, que são seguras para uso em pacientes com qualquer risco de DCV, não foram associadas com aumento de mortalidade total ou aumento de IAM, como foi demonstrado por metanálise de 47 estudos randomizados e controlados com as principais sulfonilureias.

Os IDPP-4 mostraram ser seguros para uso em pacientes com DCV em estudos de não inferioridade. A saxagliptina foi o único IDPP-4 que demonstrou aumento de hospitalizações por insuficiência cardíaca.

A pioglitazona pode ser utilizada nos pacientes com DCV e demonstrou redução de 16% na incidência de IAM fatal e não fatal, quando comparada com placebo. Houve aumento de descompensação de insuficiência cardíaca e aumento de fraturas ósseas.

18.6 Recomendações para controle da dislipidemia em diabéticos

As recomendações para o controle de dislipidemia nos pacientes diabéticos estão contidas nos Quadros 18.5 e 18.6 e nas Tabelas 18.1 e 18.2. As recomendações para o controle da pressão arterial em diabéticos estão contidas no Quadro 18.7. As recomendações para a utilização de antiplaquetários em pacientes diabéticos estão no Quadro 18.8.

Quadro 18.5 Recomendações do uso de estatina.

Categoria de risco	Tratamento com estatina
Baixo	Opcional*
Intermediário	Recomendado
Alto	Altamente recomendado
Muito alto risco	Obrigatório

* Pode-se utilizar terapia não farmacológica, desde que o LDL fique abaixo de 100 mg/ddL; para pacientes com LDL > 160 mg/dL, recomenda-se o uso de estatina em qualquer categoria.

Fonte: Adaptado de: Bertoluci MC, Moreira RO, Faludi A, Izar MC, et al. Brazilian guidelines on prevention of cardiovascular disease in patients with diabetes: a position statement from the Brazilian Diabetes Society (SBD), the Brazilian Cardiology Society (SBC) and the Brazilian Endocrinology and Metabolism Society (SBEM). Diabetol Metab Syndr. 2017;9:53.

Tabela 18.1 Alvos de colesterol em diabéticos.

	Sem uso de estatina	Em uso de estatina	
Nível de risco	Redução (%)	LDL-c (mg/dL)	Não HDL-c (mg/dL)
Baixo	30-50	< 100	< 130
Intermediário	30-50	< 100	< 130
Alto	> 50	< 70	< 100
Muito alto	> 50	< 50	< 80

LDL-c: lipoproteína de baixa densidade-colesterol; HDL-c: lipoproteína de alta densidade-colesterol.

Fonte: Elaborado pela autoria.

Quadro 18.6 Recomendações para o controle da dislipidemia.

Recomendações	Grau de recomendação	Nível de evidência
O tratamento deve ser intensificado com aumento de dose de estatina ou mudança para estatina mais potente após três meses, quando as metas não foram alcançadas.	I	A
Nos pacientes diabéticos com muito alto risco cardiovascular, as doses das estatinas devem ser as máximas toleradas e iniciadas o mais rápido possível.	I	A
Ezetimiba só deve ser utilizada após a intensificação da dose de estatina.	I	A
O uso dos inibidores de PCSK-9 pode ser considerado nos pacientes com risco muito alto, que não atingiram as metas lipídicas, apesar da intensificação do uso da estatina.	IIa	B
Em pacientes diabéticos com síndrome coronariana aguda recente, o perfil lipídico deve ser obtido nas primeiras 12 a 24 horas de hospitalização, e a terapia com a máxima dose de estatina tolerada deve ser iniciada, independentemente do perfil lipídico. Reavalia-se o perfil lipídico em três meses.	I	B
Recomenda-se a investigação de dislipidemia familiar em pacientes com LDL-c > 190 mg/dL.	I	C
Em pacientes dialíticos, não é recomendado o início do uso de estatinas; porém, aqueles que já estão em uso de estatinas devem mantê-lo.	III	A
Em diabéticos com hipertrigliceridemia leve a moderada (TG < 400 mg/dL), a combinação de estatina e fibrato não é recomendada para redução do risco cardiovascular; porém, naqueles com TG > 204 mg/dL e HDL< 34 mg/dL, pode-se associar fenofibrato.	IIa	B

PCSK-9: pró-proteína convertase subtilisina/kexina tipo 9; LDL-c: lipoproteína de baixa densidade-colesterol; TG: triglicerídeos; HDL: lipoproteína de alta densidade.

Fonte: Desenvolvido pela autoria.

Tabela 18.2 Expectativa de redução de lipoproteína de baixa densidade (LDL) com o uso de estatina.

	Média de redução de LDL-c		
Estatina	< 30%	30-50%	> 50%
Sinvastatina	10 mg	20-40 mg	40 mg + ezetimibe
Pravastatina	10-20 mg	40-80 mg	–
Fluvastatina	20-40 mg	80 mg	–
Atorvastatina	–	10-20 mg	40-80 mg
Pitavastatina	1 mg	2-4 mg	–
Rosuvastatina	–	5-10 mg	20-40 mg
Lovastatina	20 mg	40 mg	–

LDL-c: lipoproteína de baixa densidade-colesterol.

Fonte: Desenvolvido pela autoria.

Quadro 18.7 Recomendações para controle da pressão arterial em diabéticos.

Recomendações	Grau de recomendação	Nível de evidência
O controle da PA em diabéticos está recomendado, para reduzir eventos cardiovasculares.	I	A
É recomendável que, em hipertensos portadores de DM sem doença aterosclerótica, a PA seja < 130/80 mmHg.	IIb	B
Em pacientes com DM e doença coronária, não é recomendado reduzir a PA abaixo de 120/70 mmHg.	III	B
Em pacientes com DM com mais de 80 anos, a PA sistólica pode ser mantida abaixo de 150 mmHg.	IIa	B
Naqueles com albuminúria (> 30 mg/g de creatinina), a PA deve ser < 130/80 mmHg.	I	A
A combinação de agentes anti-hipertensivos deve ser utilizada, se necessário, e recomenda-se a associação de IECA ou BRA com bloqueador de canal de cálcio di-hidropiridiníco quanto possível.	IIa	B
Em monoterapia, podem ser utilizados diuréticos, IECA, BRA ou bloqueadores de canal de cálcio.	IIa	B
Os BRA e os IECA são recomendados para controle da PA em portadores de DM na presença de proteinúria ou de microalbuminúria.	I	A
A combinação de IECA com BRA não é recomendada, por aumentar a chance de hipercalemia, de perda de função renal e de síncope.	III	A

PA: pressão arterial; DM: *diabetes mellitus*; IECA: inibidor da enzima de conversão da angiotensina; BRA: bloqueador do receptor da angiotensina.

Fonte: Desenvolvido pela autoria.

Quadro 18.8 Recomendações para uso de antiplaquetários.

Recomendações	Grau de recomendação	Nível de evidência
Aspirina geralmente não é recomendada para diabéticos sem doença aterosclerótica (prevenção primária).	III	A
A aspirina pode ser utilizada em pacientes de alto risco (Quadro 18.1) com mais de 65 anos, com baixo risco de sangramento. A dose recomendada é de 81-100 mg	IIa	B
A aspirina deve ser utilizada nos pacientes diabéticos com muito alto risco cardiovascular, por exemplo, naqueles que já tiveram evento cardiovascular.	I	A
Nos pacientes com muito alto risco e alergia à aspirina, o clopidogrel pode ser considerado uma alternativa.	IIa	B
Recomenda-se a terapia antiplaquetária dupla por um ano após síndrome coronária aguda.	I	A

18.7 Conclusão

A DCV confere alta morbidade e mortalidade aos pacientes com DM. A prevenção envolve, além do controle glicêmico, o controle dos outros fatores de risco.

DICAS DO EDITOR

Referências bibliográficas

1. ACCORD Study Group, Ginsberg HN, Elam MB, et al. Effects of combination lipid therapy in type 2 diabetes mellitus. N Engl J Med. 2010;362(17):1563-74. Erratum in: N Engl J Med. 2010;362(18):1748.
2. ADVANCE Collaborative Group, Patel A, MacMahon S, et al. Intensive blood glucose control and vascular outcomes in patients with type 2 diabetes. N Eng J Med. 2008;358(24):2560-72.
3. Task Force Members, Rydén L, Grant PJ, et al. ESC Guidelines on diabetes, pre-diabetes, and cardiovascular diseases developed in collaboration with the EASD: the Task Force on diabetes, pre-diabetes, and cardiovascular diseases of the European Society of Cardiology (ESC) and developed in collaboration with the European Association for the Study of Diabetes (EASD). Eur Heart J. 2013;34(39):3035-87.
4. Bertoluci MC, Moreira RO, Faludi A, Izar MC, et al. Brazilian guidelines on prevention of cardiovascular disease in patients with diabetes: a position statement from the Brazilian Diabetes Society (SBD), the Brazilian Cardiology Society (SBC) and the Brazilian Endocrinology and Metabolism Society (SBEM). Diabetol Metab Syndr. 2017;9:53.
5. Gazzaruso C, Coppola A, Montalcini T, et al. Screening for asymptomatic coronary artery disease can reduce cardiovascular mortality and morbidity in type 2 diabetic patients. Intern Emerg Med. 2012;7(3):257-66.
6. Hemmingsen B, Lund SS, Gluud C, al. Intensive glycemic control for patients with type 2 diabetes: systematic review with meta-analysis and trial sequential analysis of randomized clinical trials. BMJ. 2011;343:d6898.
7. Introduction. Diabetes Care. 2017;40(Suppl 1):S1-S2.
8. Santos-Oliveira R, Purdy C, da Silva MP, et al. Haemoglobin A1c levels and subsequent cardiovascular disease in persons without diabetes: a meta-analysis prospective cohorts. Diabetologia. 2011;54(6):1327-34.
9. Vanhees L, Geladas N, Hansen D, et al. Importance of characteristics and modalities of physical activity and exercise in the management of cardiovascular health in individuals with cardiovascular risk factors: recommendations from the EACPR. Part II. Eur J Prev Cardiol. 2012;19(5):1005-103
10. Young LH, Wackers FJ, Chyun DA, et al.; DIADInvestigators. Cardiac outcomes after screening for asymptomatic coronary artery disease in patients with type 2 diabetes: the DIAD study: a randomized controlled trial. JAMA. 2009;301:1547-55.

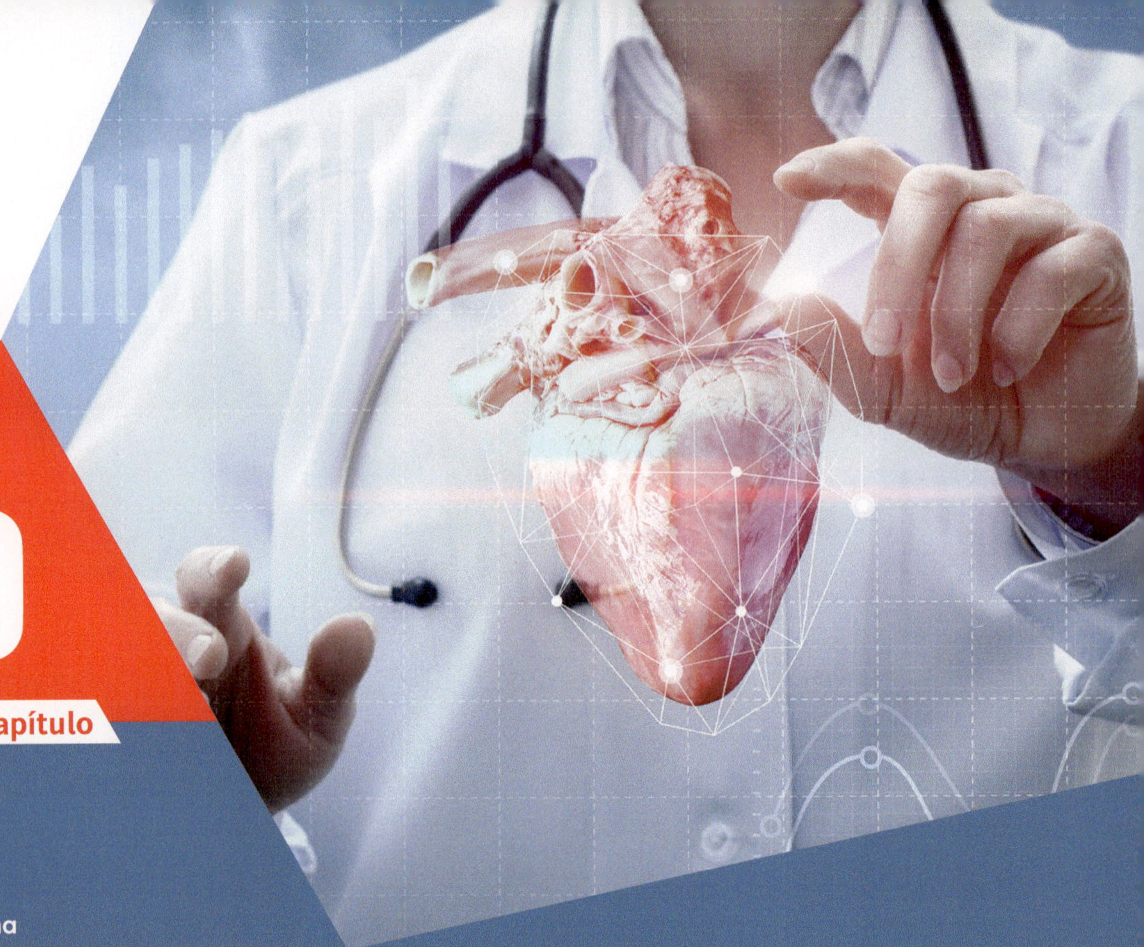

19

Destaques do Capítulo

- Dieta
- Antidiabéticos orais
- Anti-hipertensivos
- Exercícios físicos
- Dislipidemia
- Resistência à insulina

Síndrome metabólica

Rodrigo Marques Gonçalves

19.1 Introdução

Em 1988, Gerald Reaven descreveu fatores de risco cardiovasculares que, frequentemente, são encontrados agrupados em alguns indivíduos. Inicialmente denominada *síndrome da resistência à insulina* ou *síndrome X*, a síndrome metabólica (SM) está relacionada à deposição central de gordura e ao aumento da resistência insulínica. A SM está associada ao aumento de 2,5 vezes da mortalidade cardiovascular e 1,5 vez da mortalidade por todas as causas.

O aumento da resistência insulínica é, provavelmente, a base fisiopatológica da SM, embora alguns pacientes não apresentem evidências claras desse aumento. Outras possíveis alterações fisiopatológicas relacionadas são a inflamação, a obesidade e principalmente o acúmulo de gordura visceral e a hiperglicemia. A SM está associada a estados pró-inflamatórios e pró-trombóticos.

19.2 Diagnóstico

Há alguns critérios para o diagnóstico da SM. Os dois mais difundidos são o da Organização Mundial de Saúde (OMS) e do *National Cholesterol Education Program's Adult Treatment Panel III* (NCEP-ATP III). Devido à simplicidade, a I Diretriz Brasileira de Diagnóstico e Tratamento da Síndrome Metabólica recomenda a utilização da definição da NCEP-ATP III que preconiza o diagnóstico para os pacientes que apresentem três dos cinco componentes descritos no Quadro 19.1.

Quadro 19.1 Componentes da síndrome metabólica segundo o NCEP-ATP III.

Componentes	Níveis
Obesidade abdominal por meio de circunferência abdominal	
Homens	> 102 cm
Mulheres	> 88 cm
Triglicerídeos	≥ 150 mg/dL
HDL colesterol	
Homens	< 40 mg/dL
Mulheres	< 50 mg/dL
Pressão arterial	≥ 130 mmHg ou ≥ 85 mmHg
Glicemia de jejum	≥ 110 mg/dL

A presença de *Diabetes mellitus* não exclui o diagnóstico de SM.

Fonte: I Diretriz Brasileira de Diagnóstico e Tratamento da Síndrome Metabólica.

Se o paciente utiliza medicação anti-hipertensiva ou hipolipemiante ou tem diagnóstico prévio de diabetes, os critérios de pressão arterial, triglicerídeos e glicemia de jejum devem ser, respectivamente, considerados positivos, independentemente do controle adequado no momento.

Apesar do critério de cintura abdominal superior a 102 cm para homens e a 88 cm para mulheres, alguns estudos sugerem que para a população brasileira os valores mais adequados seriam acima de 94 cm para homens e de 80 cm para mulheres. A Diretriz Brasileira recomenda que homens com cintura entre 94 e 102 cm e mulheres entre 80 e 88 cm recebam monitorização mais frequente dos fatores de risco para doenças coronarianas.

Ressalva deve ser feita em relação ao ponto de corte para a glicemia de jejum, uma vez que, pelos atuais critérios da American Diabetes Association, o valor de glicemia normal é menor que 100 mg/dL

A presença de quaisquer três dos cinco critérios define o diagnóstico de SM. Entretanto, algumas alterações, bem como suas intensidades, têm maior impacto no risco cardiovascular. Dos cinco critérios, a resistência insulínica (e o diabetes) é o de maior impacto.

19.3 Prevenção

Os principais fatores de risco para o desenvolvimento da SM são predisposição genética, alimentação inadequada e sedentarismo. Sua prevenção tem como base as mudanças do estilo de vida com adoção de hábitos mais saudáveis.

A dieta deve permitir a manutenção de peso saudável. É recomendável a redução da ingestão de gorduras trans e a substituição das gorduras saturadas por insaturadas, redução da ingestão de sódio e aumento do consumo de frutas, hortaliças, leguminosas e cereais integrais.

As atividades físicas diminuem o risco de todos os componentes da SM. Baixo condicionamento físico, pouca força muscular e sedentarismo estão relacionados com aumento de três a quatro vezes da prevalência da SM.

19.4 Tratamento

Um estilo de vida saudável com atividades físicas e ingestão alimentar adequada para a redução de peso são as bases da terapia para pacientes com SM. A combinação de dieta e exercícios leva à redução da circunferência abdominal, da gordura visceral, diminui a resistência insulínica e a glicemia (Quadro 19.2).

O tratamento e as metas para controle pressórico devem ser orientados seguindo as diretrizes atuais para tratamento da hipertensão arterial. Os pacientes devem ser avaliados conforme seu risco cardiovascular e comorbidades associadas.

Em relação ao controle glicêmico e do diabetes, idealmente os pacientes devem receber medicações que melhorem a sensibilidade à insulina e ajudem no controle e se possível, até mesmo, na redução do peso. As medicações que não aumentam os níveis séricos de insulina apresentam, ainda, a vantagem de não induzir episódios de hipoglicemia.

Quadro 19.2 Composição do plano alimentar recomendado para a síndrome metabólica.

Calorias e macronutrientes	Ingestão recomendada
Calorias totais para reduzir o peso em 5 a 10% e prevenir recuperação.	
Carboidratos	**50-60% das calorias totais**
O total de porções diárias desse grupo de alimentos varia de acordo com o VCT do plano alimentar prescrito. Considerando que uma porção de carboidratos corresponde a uma fatia de pão de forma, ou meio pão francês, ou uma escumadeira rasa de arroz ou de macarrão, ou uma batata média, ou meia concha de feijão, por exemplo, mulheres com IMC > 27 kg/m^2 e sedentárias poderão receber apenas seis porções/dia, enquanto homens ativos com peso normal poderão ingerir até 11 porções/dia.	
Fibras	**20-30 g/dia**
Selecionar alimentos integrais ou minimamente processados com baixo índice glicêmico.	
Gordura total	**25-35% das calorias totais**
Devem ser evitados alimentos gordurosos em geral, como carnes gordas, embutidos, laticínios integrais, frituras, gordura de coco, molhos, cremes e doces ricos em gordura e alimentos refogados e temperados com excesso de óleo ou gordura.	
Ácidos graxos saturados (AGS)	**< 10% das calorias totais**
Incluem os ácidos graxos saturados (C8-C16) e os ácidos graxos *trans*. Recomendar até 7% se o LDL-colesterol for > 100 mg/dL	
Ácidos graxos poli-insaturados (AGPI)	**Até 10% das calorias totais**
Incluem os ácidos graxos ômega 3, os quais são encontrados em peixes como salmão, sardinha, cavala e arenque.	
Ácidos graxos monoinsaturados (AGMI)	**Até 20% das calorias totais**
O azeite de oliva possui 77% de AGMI, e seu consumo é predominante na dieta mediterrânea.	
Colesterol	**< 300 mg/dia**
Alguns indivíduos com LDL-colesterol > 100 mg/dL podem se beneficiar com uma ingestão diária de colesterol de 200 mg/dia (A,1A).	
Proteína	**0,8-1,0 g/kg peso atual/dia ou 15%**
Corresponde a duas porções pequenas de carne magra/dia, que podem ser substituídas pelas leguminosas (soja, grão de bico, feijões, lentilha etc.) e duas a três porções diárias de leite desnatado ou queijo magro. O consumo de peixes deve ser incentivado por sua riqueza em ácidos graxos n-3. Os ovos também podem ser utilizados como substitutos da carne, respeitando-se o limite de duas gemas/semana, em função do teor de colesterol. Excessos proteicos devem ser evitados.	

VCT: valor calórico total; IMC: índice de massa corpórea.

Fonte: Desenvolvido pela autoria.

Segundo as atuais diretrizes para o tratamento do diabetes, a metformina é a terapia inicial e pode ser iniciada em monoterapia ou associação. Outras classes interessantes são os inibidores da SGLT2, análogos do GLP1 e inibidores da DPP4.

Inibidores da SGLT2 como a empagliflozina e dapagliflozina, ao induzirem a glicosúria, facilitam o controle glicêmico com redução dos níveis de hemoglobina glicada em torno de 0,8% e auxiliam na redução de peso.

Análogos do GLP1 como a liraglutida, quando associados a mudanças no estilo de vida, facilitam a perda de peso e um controle glicêmico mais adequado sem elevar o risco de hipoglicemias.

Os inibidores da DPP4 como linagliptina, vildagliptina e sitagliptina são neutros do ponto de vista do controle de peso, mas são hipoglicemiantes com boa potência e não estão relacionados ao aumento de hipoglicemias.

Em relação ao controle lipídico, as estatinas são as medicações de primeira escolha. A seleção da estatina e a dose a ser administrada devem seguir as diretrizes para controle de dislipidemias. E as metas terapêuticas devem respeitar o risco cardiovascular dos pacientes.

Para pacientes com hipertrigliceridemia acentuada, antes de iniciar terapia medicamentosa específica para redução dos triglicérides é importante assegurar o tratamento de causas secundárias como hiperglicemia, ingesta excessiva de carboidratos (principalmente de baixo índice glicêmico) e consumo de bebidas alcoólicas. Caso os níveis de triglicérides permaneçam elevados, os pacientes devem receber estatinas de meia-vida longa como atorvastatina e rosuvastatina, que são as que apresentam maior efeito sobre os níveis de triglicérides. Para os pacientes que permanecem com hipertrigliceridemia apesar de todas essas medidas, os fibratos como fenofibrato e ciprofibrato estão indicados.

Em pacientes que apresentem obesidade em grau mais avançado, a cirurgia bariátrica pode ser uma opção terapêutica. Estudos evidenciam que a cirurgia é eficaz para a redução ponderal com perdas de 20 a 70% do peso corpóreo e está associada a melhora do controle metabólico

19.5 Controvérsias

Há dúvidas em relação à utilidade do diagnóstico da SM, uma vez que ainda não há uma definição do seu mecanismo fisiopatológico. Além disso, a síndrome não é um marcador de risco muito melhor que o risco de seus componentes isoladamente.

O Comitê de Prática Profissional da Associação Americana de Diabetes e o Comitê da Associação Europeia para o Estudo do Diabetes apontaram as seguintes questões em relação à SM:

- Os critérios diagnósticos são ambíguos ou incompletos, e a base racional para a escolha de pontos de corte são mal definidas.
- O valor de incluir diabetes nos critérios diagnósticos é questionável.
- A resistência à insulina como base fisiopatológica unificadora (que caracterizaria o aglomerado de fatores de risco como síndrome) é incerta.
- Não há uma razão precisa para a inclusão ou exclusão dos fatores de risco relacionados.
- O risco cardiovascular associado à síndrome parece não ser maior que a soma dos riscos de cada uma das alterações individualmente.
- O tratamento da síndrome não difere do tratamento de cada um de seus componentes isoladamente.
- O método de diagnóstico da síndrome não está claro.

19.6 Conclusões

Provavelmente a maior contribuição do estabelecimento da entidade SM seja a sistematização da procura por fatores de risco cardiovascular, que, geralmente, estão associados. Recomendações para a adoção de um estilo de vida mais saudável são fundamentais para a prevenção do desenvolvimento dos componentes da síndrome.

Para os pacientes que já apresentam as alterações, o tratamento e o seguimento adequados, com melhora na dieta e a instituição de atividades físicas regulares, são fundamentais para a redução do risco cardiovascular e da mortalidade geral.

DICAS DO EDITOR

Referências bibliográficas

1. I Diretriz Brasileira de Diagnóstico e Tratamento da Síndrome Metabólica. Arq. Bras. Cardiol. 2005;84:3-28.
2. Expert panel on detection, evaluation, and treatment of high blood cholesterol in adults: executive summary of the Third Report of the National Cholesterol Education Program (NCEP) Expert Panel on Detection, Evaluation, and Treatment of High Blood Cholesterol in Adults (Adult Treatment Panel III). JAMA J. Am. Med. Assoc. 2001;285:2486-97.
3. Girman CJ, et al. The metabolic syndrome and risk of major coronary events in the Scandinavian Simvastatin Survival Study (4S) and the Air Force/Texas Coronary Atherosclerosis Prevention Study (AFCAPS/TexCAPS). Am. J. Cardiol. 2004;3:136-41.
4. Hardman AE. Physical activity and cancer risk. Proc. Nutr. Soc. 2001;60:107-13.
5. Henriksen EJ. Invited review: effects of acute exercise and exercise training on insulin resistance. J. Appl. Physiol. 2002;93:788-96.
6. Houmard JA, et al. Effect of the volume and intensity of exercise training on insulin sensitivity. J. Appl. Physiol. 2004;96:101-6.

7. Hu G. Prevalence of the metabolic syndrome and its relation to all-cause and cardiovascular mortality in nondiabetic European men and women. Arch. Intern. Med. 2004;164:1066.

8. Jurca R, et al. Associations of Muscle Strength and Fitness with Metabolic Syndrome in Men: Med. Sci. Sports Exerc. 2004;36:1301-7.

9. Kahn R, Buse J, Ferrannini E, Stern M. The metabolic syndrome: time for a critical appraisal: joint statement from the American Diabetes Association and the European Association for the Study of Diabetes. Diabetes Care. 2005;28:2289-304.

10. Lean MEJ, Han TS, Morrison CE. Waist circumference as a measure for indicating need for weight management. BMJ. 1995;311:158-61.

11. Luna RL. Síndrome metabólica. Arq. Bras. Cardiol. 2007;88:e124-e126.

12. Marso SP, et al. Liraglutide and cardiovascular outcomes in type 2 diabetes. N. Engl. J. Med. 2016;375:311-22.

13. Oh J-Y, Hong YS, Sung Y-A, Barrett-Connor E. Prevalence and factor analysis of metabolic syndrome in an urban Korean population. Diabetes Care. 2004;27:2027-32.

14. Reaven GM. Role of insulin resistance in human disease. Diabetes. 1988;37:1595-607.

15. Ross R, Freeman JA, Janssen I. Exercise alone is an effective strategy for reducing obesity and related comorbidities. Exerc. Sport Sci. Rev. 2000;28:165-70.

16. Saad MJA, Zanella MT, Ferreira SRG. Síndrome metabólica: ainda indefinida, mas útil na identificação do alto risco cardiovascular. Arq. Bras. Endocrinol. Metabol. 2006;50:161-2.

17. Torjesen PA, et al. Lifestyle changes may reverse development of the insulin resistance syndrome: the Oslo Diet and Exercise Study: a randomized trial. Diabetes Care. 1997;20:26-31.

18. Tuomilehto J, et al. Prevention of type 2 diabetes mellitus by changes in lifestyle among subjects with impaired glucose tolerance. N. Engl. J. Med. 2001;344:1343-50.

19. Whelton SP, Chin A, Xin X, He J. Effect of aerobic exercise on blood pressure: a meta-analysis of randomized, controlled trials. Ann. Intern. Med. 2002;136:493.

Doença Arterial Coronária Crônica

Parte IV

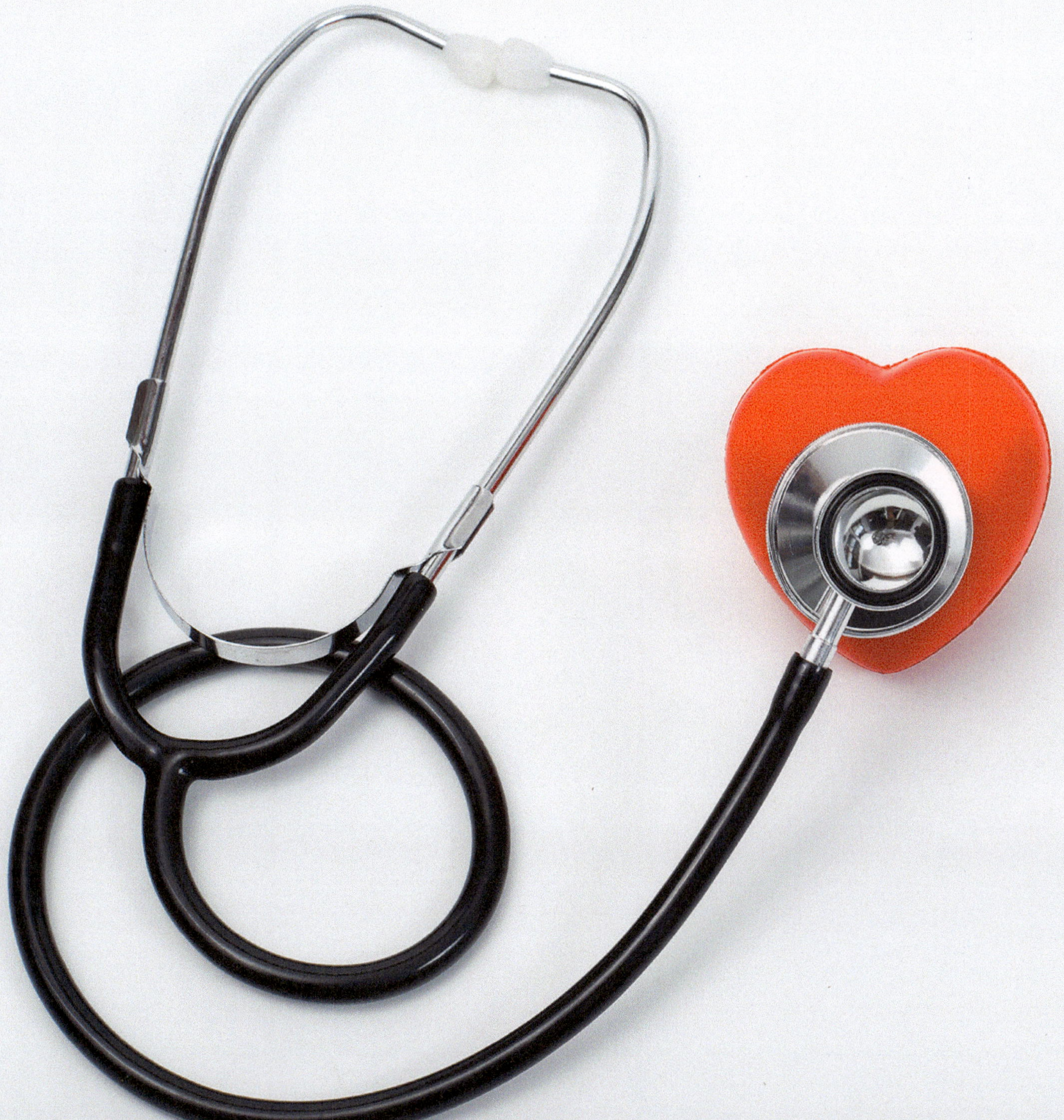

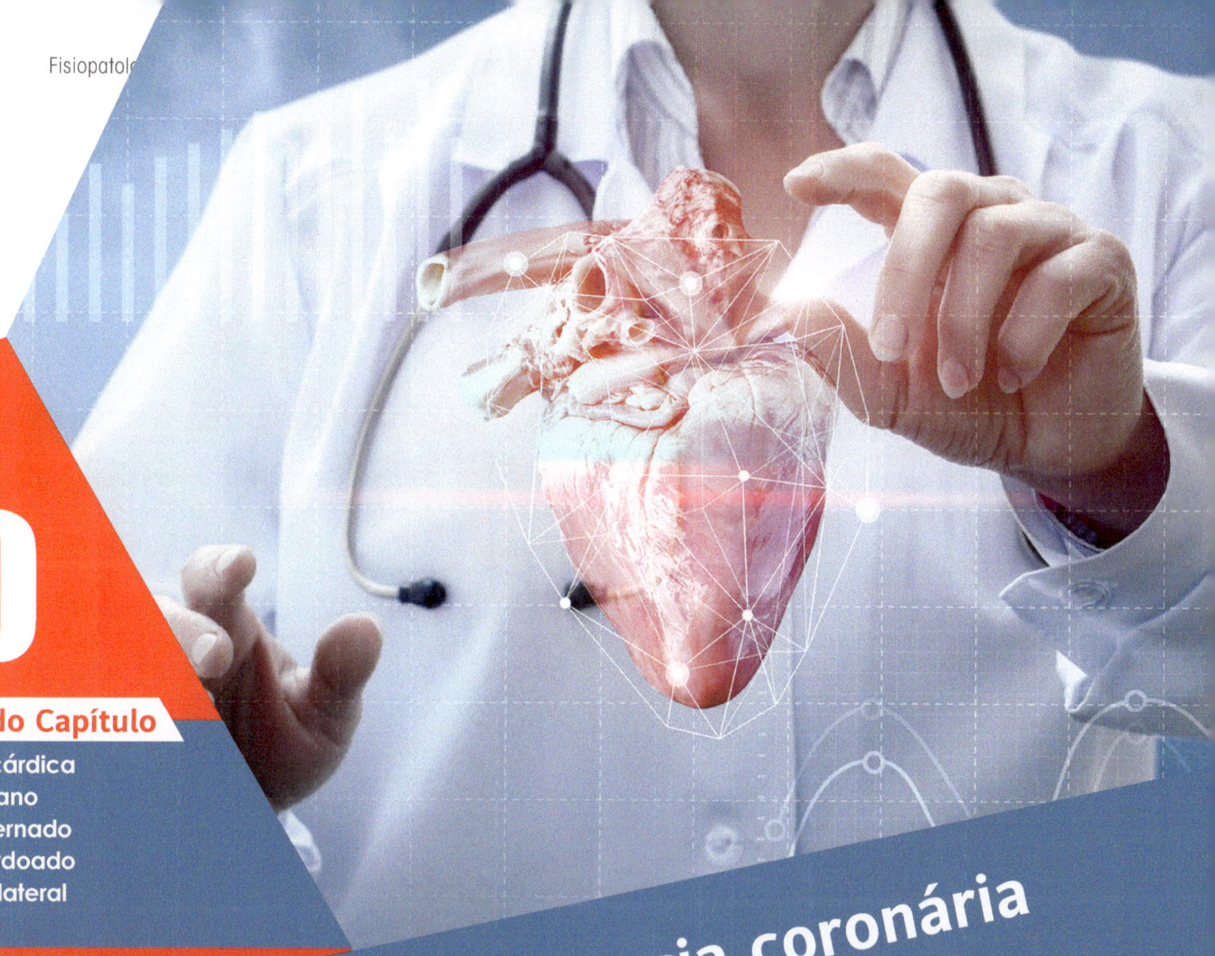

20

Destaques do Capítulo

- Isquemia miocárdica
- Fluxo coronariano
- Miocárdio hibernado
- Miocárdio atordoado
- Circulação colateral
- Anaerobiose

Fisiopatologia da insuficiência coronária aterosclerótica e consequências da isquemia miocárdica

Giuseppe Dioguardi
Renato de Aguiar Hortegal

Em condições normais, existe um equilíbrio constante entre demanda cardíaca e oferta de oxigênio e de metabólitos trazidos pela circulação coronária. Quando o equilíbrio se rompe, isto é, quando a oferta de sangue é insuficiente em relação às necessidades metabólicas do coração, ocorre insuficiência coronária e como consequência, isquemia miocárdica.

20.1 Fisiopatologia da insuficiência coronária aterosclerótica

Não existe uma única fisiopatologia da insuficiência coronária aterosclerótica, pois há diversos tipos anatomopatológicos de lesões ateroscleróticas e diversos fatores associados. Além disso, as lesões não são estanques, podendo tanto evoluir como regredir. Dessa forma, há diferentes fisiopatologias da insuficiência coronária aterosclerótica que resultam em diferentes manifestações clínicas da doença coronária, por exemplo, aguda ou crônica, sintomática ou assintomática etc.

20.2 Fisiologia da circulação coronária

Do ponto de vista funcional, o circuito das artérias coronárias pode ser dividido em dois compartimentos principais: vasos de condutância, que incluem as grandes artérias epicárdicas e seus principais ramos; e vasos de resistência, que incluem pré-arteríolas e arteríolas. Os vasos de condutância, de diâmetro maior que 500 mm, não oferecem resistência significativa ao fluxo coronário, enquanto nos vasos de resistência ocorre um ajuste, com queda discreta da pressão nas pré-arteríolas e muito acentuada nas arteríolas, onde ocorre, portanto, a maior resistência ao fluxo coronário, mas ainda compatível com as necessidades miocárdicas. As pré-arteríolas têm diâmetro de 100-500 µm e são a sede da autorregulação do fluxo coronário relacionado à pressão. Têm a função de manter o fluxo constante, independentemente das alterações da pressão aórtica. Quando a pressão aórtica aumenta, o mecanismo de autorregulação provoca vasodilatação para reduzir a pressão intracoronária; quando ocorre o inverso, há vasoconstrição, e, dessa forma, o fluxo coronário se mantém proporcional às necessidades miocárdicas. Esse processo aparentemente simples é influenciado por vários mecanismos neuro-humorais e endotélio-mediados. As arteríolas têm diâmetro inferior a 100 µm e são a sede da regulação metabólica do fluxo coronariano; elas se dilatam quando o consumo de oxigênio aumenta e se contraem quando a força de contração miocárdica é reduzida. Em condições basais, a extração de oxigênio por miócitos cardíacos é muito elevada (cerca de 70%); se a demanda do fluxo coronário aumenta devido a aumento metabólico, este ocorre primeiramente através de vasodilatação, proporcional e suficiente ao aumento do metabolismo miocárdico. Essa capacidade de incrementar o fluxo coronário proporcional às necessidades metabólicas é definida como *reserva coronariana metabólica*. O principal mecanismo envolvido é a hidrólise de trifosfato de adenosina (ATP), e a consequente liberação de adenosina que provoca a vasodilatação. A adenosina não é a única substância envolvida na regulação do fluxo metabólico coronário, mas é provavelmente a principal. Outros elementos que contribuem para a regulação do fluxo são a inervação coronária, algumas substâncias vasoativas como as catecolaminas e outras sintetizadas pelo endotélio, em particular o óxido nítrico.

20.3 Pressão aórtica

A pressão de perfusão coronária depende diretamente da pressão da raiz da aorta e inversamente da resistência coronária. Quando há obstrução coronária aterosclerótica hemodinamicamente significativa, o leito coronariano já está dilatado ao máximo e a pressão aórtica é de vital importância para manter um fluxo sanguíneo adequado. A hipotensão arterial é mal tolerada pelos pacientes com lesões ateroscleróticas coronárias. O declínio anômalo da pressão arterial poderia explicar a ocorrência ocasional de angina do peito produzida por determinadas arritmias ou pelo uso de vasodilatadores, quando induzem à redução acentuada da pressão arterial, especialmente na posição ereta.

20.4 Aterosclerose: tipos de lesões anatomopatológicas

As lesões ateroscleróticas são definidas por suas características anatomopatológicas e podem genericamente ser classificadas em iniciais, avançadas e complicadas. As lesões iniciais são estrias gordurosas formadas por lípides e lipoproteínas aterogênicas dispersas na íntima e dentro de macrófagos (células espumosas). As lesões avançadas e complicadas são formadas de placas localizadas na íntima/média das artérias. As lesões avançadas ainda podem ser divididas em fibrosas (predominantemente tecido conjuntivo), ateroscleróticas (lesões que contêm o ateroma) ou mistas (fibroateroma). O ateroma é definido como o acúmulo de gordura e de restos necróticos de localização centro-basal na placa aterosclerótica. As lesões complicadas são constituídas de placas avançadas, complicadas por ulceração, trombose, hemorragia ou calcificação exagerada. O grau de obstrução e as complicações das placas ateroscleróticas nas artérias coronárias provocam alterações hemodinâmicas que levam à isquemia miocárdica.

20.5 Fluxo coronário na aterosclerose

O fluxo coronário pode estar reduzido nos vasos com lesões ateroscleróticas obstrutivas. A magnitude dessa redução é determinada pelo grau de obstrução, tendo início com redução de pelo menos 50% da luz arterial, e torna-se crítica quando a área da secção transversa da luz é comprometida em 90% ou mais. Ainda assim, a autorregulação pode manter fluxo miocárdico suficiente a todas as camadas do coração, em condições de repouso.

À medida que a resistência pela estenose proximal vai aumentando, a resistência arteriolar autorreguladora diminui proporcionalmente, para compensar e manter um fluxo coronário adequado. Essa autorregulação regional ou local pode restaurar a tensão de oxigênio tecidual até que o limite imposto pela dilatação máxima seja atingido. Quando isso ocorre, a reserva coronária passa a ser limitada pelo fluxo máximo possível através da obstrução proximal. A aterosclerose coronária, que representa uma obstrução rígida, eleva significativamente a resistência proximal e modifica o regime de resistência da rede coronária.

Com estenoses progressivamente mais acentuadas, desenvolve-se um gradiente de pressão crescente e a queda da pressão de perfusão através da lesão ateromatosa pode ser da ordem de até 50 a 70 mmHg. Nessas condições, pequenos declínios de pressão arterial, que em condições fisiológicas pouco afetam o fluxo coronariano, podem baixar a pressão pós-estenótica a níveis críticos. Em presença de aterosclerose coronária significativa, o fluxo coronário é muito sensível às variações da pressão aórtica e a hipotensão arterial é mal tolerada, exercendo influência adversa desproporcional na perfusão do miocárdio isquêmico ou potencialmente isquêmico.

A queda de fluxo e pressão através de uma estenose isolada pode ser calculada com razoável aproximação utilizando a equação de Hagen-Poiseuille:

$$F = \Delta P \times \frac{\pi \times 1 \times r^4}{8 \times \eta \times l}$$

(*F* é o fluxo, *ΔP* é a variação de pressão, *r* é o raio do vaso, *η* é a viscosidade do sangue e *l* é o comprimento do vaso.)

Demonstra-se assim que o fluxo sanguíneo guarda relação de proporcionalidade com a quarta potência do raio, pelo que pequenas diminuições deste (ou da área transversa) diminuem significativamente o fluxo.

Outro fator importante na determinação do fluxo coronário na presença de aterosclerose é o ciclo cardíaco. Normalmente a pressão de perfusão coronária é dependente da pressão diastólica, pois na sístole os vasos intramurais são mecanicamente comprimidos com consequente redução do fluxo sanguíneo. Entretanto, essa distinção não é tão válida na presença de obstrução coronária. O fluxo em uma artéria com obstrução torna-se menos fásico à medida que a pressão distal à obstrução diminui e a pressão sistólica aórtica torna-se relativamente mais importante em determinar a pressão de perfusão miocárdica.

20.6 Espasmo coronário

O espasmo coronário caracteriza-se por intensa vasoconstrição segmentar ou difusa de um ou mais vasos coronarianos epicárdicos, determinando oclusão subtotal ou total da luz vascular com acentuada redução do fluxo sanguíneo e consequente isquemia. O espasmo coronário é causa da angina vasoespástica e da variante de Prinzmetal, e quando associado à trombose é uma das principais causas das outras síndromes coronárias agudas.

20.7 Trombose coronária

A formação aguda de um trombo em artéria coronária epicárdica também determina oclusão subtotal ou total da luz vascular. No mais das vezes a trombose ocorre em placa aterosclerótica, com ou sem estenose significativa. A trombose, em geral, é resultado de complicação da placa por ruptura, ulceração ou hemorragia intraplaca. É a causa fundamental das síndromes coronárias agudas.

20.8 Reserva coronária na doença aterosclerótica

O suprimento de sangue pela rede coronariana é variável e está na dependência de várias condições. Quando necessário, pode aumentar fisiologicamente, e a isso se dá o nome de *reserva de fluxo coronariano*, que é definida como a razão entre o fluxo sanguíneo coronariano em hiperemia máxima e na condição basal. Expressa a capacidade da circulação coronária em responder a aumento da demanda de oxigênio com correspondente aumento do fluxo sanguíneo. O fluxo sanguíneo coronariano é autorregulado em resposta às necessidades do miocárdio, e, dessa forma, o aporte de sangue permanece constante mesmo quando a pressão coronária distal a uma estenose arterial diminui. Esse equilíbrio, todavia, é mantido até determinado limite, quando a reserva vasodilatadora se esgota ou se torna insuficiente para enfrentar situações de maior necessidade. Nessa condição, há aumento da resistência nesse território, o que ocasiona queda na pressão e no fluxo arteriolares, o que leva à isquemia miocárdica. A reserva de fluxo coronário guarda relação fisiológica inversa tanto com a resistência arteriolar como com a resistência oferecida pela obstrução coronária epicárdica na cardiopatia aterosclerótica, e o fluxo coronário começa a diminuir. O esgotamento da reserva coronária inicia-se a partir de lesões que ocupam pelo menos 85% do diâmetro do vaso. Foi demonstrado em cães que o fluxo coronário em repouso diminuiu quando a redução do diâmetro do vaso atinge 80% e a capacidade de aumentar o fluxo está totalmente abolida com redução do diâmetro acima de 88%

20.9 Circulação colateral: desenvolvimento e importância clínica

Tanto no infarto agudo como na doença arterial coronária crônica, a isquemia miocárdica tem relação inversa com a circulação colateral. Uma metanálise evidenciou em pacientes com doença arterial coronária e circulação colateral bem desenvolvida redução de 36% no risco de morte quando comparados a pacientes com circulação colateral de pequena monta.

20.10 Roubo de fluxo coronário

O suprimento sanguíneo dos vasos colaterais a uma região isquêmica deriva de artérias que já têm uma região própria, ou *nativa* de distribuição. Ocorre, pois, em paralelo com o fluxo a uma região adjacente, que frequentemente tem uma grande reserva coronária.

Tem sido postulado que a dilatação dos vasos de resistência em um leito coronário, do qual se originam colaterais, pode resultar em fluxo preferencial à região *nativa*, não isquêmica, em detrimento do fluxo pela circulação colateral. O estímulo vasodilatador aumenta o fluxo nas áreas normalmente perfundidas, porque seus vasos de resistência são capazes de sofrer vasodilatação, enquanto exerce pouco ou nenhum efeito sobre a resistência coronária da área dependente das colaterais, na qual a vasodilatação já está presente e, por vezes, é máxima. O aumento do fluxo às áreas miocárdicas normais resulta em queda da pressão de perfusão através do segmento arterial proximal, reduzindo assim a pressão de perfusão disponível na emergência dos vasos colaterais; o sangue é, então, desviado do leito vascular, que depende dos vasos colaterais para seu suprimento sanguíneo (área isquêmica), originando o chamado *roubo coronário*.

Embora a expressão *roubo coronário* tenha sido empregada para caracterizar, principalmente, o desvio de fluxo entre artérias coronárias interligadas por vasos colaterais distalmente a lesões ateroscleróticas obstrutivas, a competição pode também ocorrer entre uma região suprida por um ramo estenótico e regiões supridas por ramos não estenóticos da mesma artéria coronária.

20.11 Disfunção endotelial

O endotélio vascular desempenha papel essencial em quase todas as funções vasculares, tanto no vaso normal como no vaso comprometido por aterosclerose. Proporciona uma barreira física antitrombótica, atua na permeabilidade vascular seletiva e ativa e também libera grande número de substâncias vasoativas que regulam o tônus e o remodelamento da parede vascular. A aterosclerose leva à disfunção endotelial, cuja marca característica é o comprometimento da função vasodilatadora normal. Além disso, também estão prejudicadas as propriedades antitrombóticas, anti-inflamatórias e antiproliferativas; alguns estudos associaram a disfunção endotelial à vulnerabilidade da placa aterosclerótica. Em síntese, a disfunção endotelial tem relação com os múltiplos aspectos da aterosclerose, desde a aterogênese até as lesões complicadas.

20.12 Tônus arterial coronário

A redução da luz do vaso nas obstruções coronárias não é fixa, pois pode variar com as mudanças do tônus vascular; há também variações do tônus nos vasos de resistência a jusante da obstrução e nos ramos colaterais. Esses aspectos podem ajudar a compreender as mudanças do fluxo coronário para áreas isquêmicas e a explicar situações tais como as mudanças de limiar isquêmico (observado tanto na clínica como em métodos complementares de análise de isquemia miocárdica, e mesmo variações circadianas). Em estudo recente de angiotomografia coronária computadorizada, os autores demonstraram a ocorrência de significativa variabilidade do diâmetro de artérias coronárias em pacientes com doença isquêmica do coração e concluíram que a causa foi a variação do tônus arterial coronário.

20.13 Consequências da isquemia miocárdica

A isquemia provoca importantes alterações miocárdicas que se apresentam em sequência temporal típica, conhecida como *cascata isquêmica*. Inicia-se com alterações metabólicas teciduais, seguidas por anormalidades de perfusão miocárdica, disfunção diastólica, disfunção sistólica (geralmente regional), alterações eletrocardiográficas e, por fim, por sintomas. A isquemia pode ser aguda ou crônica e nem sempre os sintomas ocorrem, portanto a isquemia pode ser também assintomática, isto é, silenciosa. O conhecimento da *cascata isquêmica* tem grande importância clínica, pois orienta os exames complementares para o diagnóstico e o tratamento nesses vários estágios da isquemia, inclusive quanto à reversibilidade ou não das lesões celulares. Alguns autores, porém, também observaram certa variabilidade na sequência dos fenômenos isquêmicos, ou seja, nem sempre ocorrem em cascata, mas podem também ocorrer num conjunto de fenômenos isquêmicos, chamado de *constelação isquêmica*, o que traz outras implicações diagnósticas e terapêuticas.

20.13.1 Alterações bioquímicas

A isquemia miocárdica desencadeia, quase que instantaneamente, uma complexa série de eventos bioquímicos e histológicos, envolvendo organelas e sistemas subcelulares, ocasionados pela aguda privação de oxigênio e nutrientes e abrupta redução da produção de ATP.

A hipoxemia ocorre dentro de 10 a 15 segundos após a oclusão proximal de uma artéria coronária, e a tensão de oxigênio do miocárdio cai a 10% do seu valor prévio em cerca de 30 segundos e, subsequentemente, aproxima-se de zero. Durante os primeiros instantes após a oclusão, ainda há oxigênio armazenado no tecido afetado, como oxiemoglobina e oximioglobina, que ainda mantêm algum metabolismo aeróbico. Em poucos segundos, porém, o oxigênio disponível é o fornecido pela circulação colateral.

Glicólise anaeróbica: a falta de oxigênio para se combinar com hidrogênio ou com elétrons removidos dos substratos faz com que todos os elos da cadeia terminal de transporte de elétrons, inclusive o dinucleótido da adenina e flavina (FAD), o dinucleótido da adenina e nicotinamida (NAD) e os citocromos, tornem-se reduzidos, com a diminuição ou interrupção simultânea de todas as formas de metabolismo dependentes de oxigênio. A fosforilação oxidativa nas mitocôndrias é bloqueada e a produção aeróbica de ATP abolida. Assim, na ausência de oxigênio, o metabolismo energético do miocárdio rapidamente se desvia para a glicólise anaeróbica.

No miocárdio isquêmico, a glicólise anaeróbica torna-se a principal fonte de energia, responsável por mais de 80% dos fosfatos altamente energéticos utilizados pelos miócitos. Entretanto, a glicólise anaeróbica produz apenas três moléculas de ATP por molécula de glicose obtida através da glicogenólise, em vez de 36 moléculas de ATP formadas quando uma molécula de glicose sofre oxidação completa no ciclo de Krebs. Sua capacidade para gerar fosfatos altamente energéticos é, pois, muito inferior às necessidades metabólicas do miocárdio

A glicólise anaeróbica é inicialmente acelerada por ação da enzima fosfofrutoquinase. A estimulação do sistema da fosforilase pelo cálcio pode também ativar a glicólise. Subsequentemente, a velocidade do processo diminui. A lentificação e a interrupção final da glicólise ocorre quando o ATP tecidual se reduz a níveis muito baixos. A hipóxia provoca também aumento da atividade de outros sistemas enzimáticos. A captação aumentada da glicose pelo miocárdio isquêmico é facilitada pelo aumento da permeabilidade da membrana, porém é grandemente estimulada pela ativação do sistema enzimático da hexoquinase. A estimulação da fosforilasequinase, pelo aumento da concentração do monofosfato de adenosina (AMP) cíclico, resultante da ativação da adenilciclase, facilita a conversão da fosforilase *b* em fosforilase *a*, acelerando a glicogenólise e determinando redução mais rápida do conteúdo de glicogênio do miocárdio.

Acúmulo de lactato: em condições fisiológicas, o lactato é utilizado pelo miocárdio como substrato, isto é, o coração extrai lactato do sangue arterial. A diferença arteriovenosa do lactato no coração é superior a 1 mg, e sua extração superior a 10%. Isso indica que a concentração de lactato no seio venoso é sempre inferior à sua concentração na raiz da aorta.

Em condições de hipóxia e anaerobiose, porém, diminui a extração de lactato pelo miocárdio e aumenta sua produção. O miocárdio isquêmico produz mais lactato do que consome. Em consequência, o sangue venoso coronário contém mais lactato do que o arterial, aumentando o índice lactato seio venoso/sangue arterial, que constitui importante evidência metabólica de isquemia miocárdica e de glicólise anaeróbica. Quando a isquemia é induzida por *pacing*, o lactato aumenta no seio venoso coronariano simultaneamente com o aparecimento de dor anginosa e da elevação da pressão diastólica final do ventrículo esquerdo. Em pacientes com coronariopatia aterosclerótica, Herman et al. localizaram áreas isquêmicas do miocárdio determinando a concentração de lactato em diferentes locais do seio venoso coronariano.

Após oclusão coronária experimental, os níveis de lactato triplicam em cerca de 30 segundos, elevando-se subsequentemente. O acúmulo de lactato resulta da incapacidade de as células miocárdicas utilizarem-no como substrato, da maior produção e do comprometimento de sua remoção, devido à redução do fluxo coronariano. O aumento da produção de lactato resulta basicamente da ativação da glicólise anaeróbica, com acúmulo de piruvato. Como este não pode ser metabolizado, por bloqueio da fosforilação oxidativa, o piruvato é reduzido a lactato, que se acumula como produto final e é expulso pelas células.

Acúmulo de íons hidrogênio (H^+)-acidose: a queda da tensão de oxigênio na zona isquêmica provoca acúmulo de íons H^+, porque falta seu principal receptor, que é o oxigênio. O acúmulo de íons H^+, associado ao acúmulo de lactato, determina queda do pH local e acidose intracelular, principalmente quando a capacidade dos sistemas tampões se reduz.

A acidose intracelular contribui para alterar a permeabilidade da membrana celular e o mecanismo da bomba sódio/potássio, diminuir a contratilidade miocárdica e aumentar a suscetibilidade à fibrilação ventricular. Verifica-se, também, refratariedade aos medicamentos antiarrítmicos, inotrópicos e vasodilatadores.

Redução dos fosfatos altamente energéticos: a depressão do metabolismo aeróbico acompanha-se do consumo das reservas de fosfatos altamente energéticos do miocárdio isquêmico, porque a produção desses compostos pela glicólise anaeróbica é insuficiente para compensar a velocidade de sua utilização.

O suprimento da reserva de fosfatos altamente energéticos é de aproximadamente 20 a 22 µmol por grama de tecido, dos quais 8 a 10 µmol são representados pelo fosfato de creatinina, cujos depósitos são os primeiros a serem depletados na hipóxia. O fosfato de creatinina diminui de 8 para 4 µmol por grama de tecido em 15 a 30 segundos, e posteriormente continua a declinar, atingindo menos de 2 µmol/g após 3 minutos. Quando os depósitos de fosfato de creatinina se reduzem acentuadamente, o ATP da célula também começa a declinar. Dessa maneira, a contração cardíaca é importantemente comprometida ou mesmo abolida em áreas isquêmicas.

Acúmulo de cálcio intracelular: o cálcio intracelular pode aumentar devido à maior permeabilidade da membrana a esse íon e à deficiência de ATP para assegurar os mecanismos responsáveis pelo efluxo de cálcio da célula e por seu sequestro pelo retículo sarcoplasmático.

Enzimas: devido também à maior permeabilidade da membrana, há perda celular de creatina fosfoquinase, da transaminase glutâmico-oxalacética e da desidrogenase lática.

Ácidos graxos: a queda abrupta dos hidratos de carbono, em especial da glicose, na zona de isquemia, associada à elevação dos níveis lipídicos no sangue arterial, devido ao aumento das catecolaminas circulantes, que liberam ácidos graxos do tecido adiposo, promove maior utilização dos ácidos graxos livres pelo miocárdio, como fonte de energia; essa utilização é essencialmente aeróbica, por transformação dos ácidos graxos livres em acetil-coenzima A. Estando essa via interrompida por falta de oxigênio, há acúmulo de ácidos graxos no interior da célula miocárdica. O acúmulo progressivo de lípides no miócito, pela impossibilidade de metabolizar os ácidos graxos livres, leva à diminuição da contratilidade e ao aumento da irritabilidade miocárdica, predispondo à insuficiência cardíaca e à ocorrência de arritmias graves.

20.13.2 Alterações histológicas e ultraestruturais

Importantes alterações ocorrem nas membranas e nas organelas. Inicialmente (30 a 60 segundos), observa-se edema nas mitocôndrias. Em cinco minutos, os grânulos começam a desaparecer. Em 20 minutos, observa-se acentuação do edema das mitocôndrias, aumento do tamanho, os grânulos desaparecem e ocorre perda da densidade da matriz. Após 40 minutos, todas as mitocôndrias estão edemaciadas, com grandes concentrações floconosas, e observa-se fragmentação das cristas.

A membrana citoplasmática ou *sarcolema* apresenta rupturas focais após 15 minutos de isquemia, facilitando a perda de eletrólitos, de cofatores e de enzimas. O plasmalema (membrana interna) exibe minúsculos defeitos ou rupturas. As membranas das organelas também apresentam defeitos estruturais. A *cromatina nuclear* agrega-se perifericamente, após cinco minutos de isquemia. Há degradação dos lisossomas em 10 a 20 minutos de isquemia e a seguir ocorre dilatação e vesiculação do retículo sarcoplasmático, o que compromete o acoplamento eletromecânico. Inicialmente as miofibrilas se distendem, porque o miocárdio isquêmico hipocinético é continuamente estirado pelo tecido adjacente normal. Após 60 minutos inicia-se a degradação miofibrilar.

Alterações da permeabilidade do sarcolema: a isquemia produz aumento generalizado da permeabilidade da membrana celular, pois às alterações estruturais somam-se alterações bioquímicas. A depleção de ATP inibe o transporte ativo através das membranas, embora a bomba sódio/potássio ATPase possa ainda estar intacta. Durante a isquemia, a célula ganha sódio, cloro, cálcio, e água e perde potássio, magnésio e fósforo inorgânico. A perda de potássio ocorre rapidamente; a de magnésio é mais lenta. Em consequência, ocorrem alterações do potencial de ação transmembrana, edema celular e mitocondrial.

20.13.3 Alterações mecânicas e hemodinâmicas

O comprometimento da contratilidade miocárdica ocorre poucos segundos após o início da isquemia. O músculo cardíaco isquêmico pode apresentar contratilidade diminuída (hipocinesia) ou ausente (acinesia) e também movimento paradoxal (discinesia)

Os mecanismos responsáveis pelos *distúrbios da contratilidade* não estão completamente elucidados. Admitem-se como fundamentais a redução dos níveis de fosfato altamente energéticos e o acúmulo intracelular de íons hidrogênio, que interferem na interação dos íons cálcio com a troponina-C. Uma terceira hipótese admite que a degradação tanto do ATP como do fosfato de creatinina conduz a aumento de ânions de fosfato inorgânico. O fosfato inorgânico reagiria com o cálcio sarcoplasmático, reduzindo a disponibilidade desse íon para os locais de contração.

A diminuição da contratilidade miocárdica reduz a eficiência do coração como bomba e induz a uma série de alterações hemodinâmicas (que podem ser detectadas por diversos métodos de estudo): diminuição da força e da velocidade de contração; redução de desenvolvimento da pressão ventricular esquerda (dp/dt); diminuição da pressão sistólica ventricular; diminuição da velocidade de ejeção e aumento do período de ejeção; redução do volume sistólico; aumento do volume final diastólico; redução do débito cardíaco e da fração de ejeção; aumento da pressão final diastólica do ventrículo esquerdo (Pd_2VE); redução da complacência ventricular esquerda; aumento da pressão do átrio esquerdo e da pressão capilar pulmonar.

Em relação às características mecânicas do músculo cardíaco, as seguintes alterações podem ser observadas na isquemia miocárdica: depressão da velocidade máxima de encurtamento da fibra em carga zero (Vmax), redução da tensão máxima desenvolvida isometricamente, redução da extensão de encurtamento da fibra (Δl) e redução da velocidade da alteração do comprimento da fibra (dl/dt).

Assim como a isquemia miocárdica provoca depressão da contratilidade ventricular esquerda, esta, por sua vez, pode acentuar a isquemia. O aumento da Pd_2 VE eleva a pressão intramiocárdica, que, por aumento da pressão retrógrada, tende a reduzir o fluxo coronário e acentuar a isquemia, em um verdadeiro círculo vicioso. Os vasodilatadores, especialmente com ação nas arteríolas e veias sistêmicas (nitratos), diminuindo a pressão de enchimento do ventrículo esquerdo, podem interromper esse círculo vicioso e reverter o processo.

As observações hemodinâmicas realizadas durante crises de angina do peito demonstram que a depressão concomitante da função ventricular esquerda induz a ocorrência de aumento da Pd_2VE e aumentos da pressão do átrio esquerdo, da pressão capilar pulmonar e da pressão da artéria pulmonar. A causa provável dessas alterações é a redução da complacência ventricular. A isquemia de uma área do miocárdio reduz a distensibilidade de todo o ventrículo, e o mesmo volume diastólico final determina maior pressão no fim da diástole. O aumento do volume de enchimento diastólico pode desempenhar algum papel, porém a redução da complacência é mais importante. Em consequência, podem ocorrer manifestações de insuficiência ventricular esquerda e edema pulmonar.

Clinicamente, durante crises de angina pode se observar dispneia e fadiga (sintomas que em muitos casos são equivalentes à dor anginosa), ritmo de galope atrial ou ventricular, desdobramento paradoxal da segunda bulha, taquicardia, pulso alternante, hipotensão, sopro sistólico no foco mitral (em geral devido à regurgitação mitral associada à disfunção do músculo papilar) e estertores pulmonares.

20.13.4 Alterações elétricas

A isquemia miocárdica altera de modo relevante as propriedades elétricas das células miocárdicas, causando alterações nas fases de despolarização e repolarização cardíacas. As alterações mais características são do segmento ST e das ondas T do eletrocardiograma.

20.13.4.1 Alterações do segmento ST

O padrão eletrocardiográfico dessas alterações depende da sede e do grau da isquemia. As bases eletrofisiológicas que determinam essas alterações são:

Fase de despolarização. Encontra-se alterada devido à redução da amplitude do potencial de ação e lentificação da velocidade da fase zero. Ao mesmo tempo ocorre redução da duração do potencial de ação total devido à redução das fases 2 e 3. Isso determina, durante a sístole, uma diferença de potencial entre tecido sadio e tecido isquêmico que gera um fluxo de corrente elétrica em direção a este último.

20.13.4.2 Alterações da onda T

Em pacientes com isquemia do miocárdio podem ser observadas frequentemente anormalidades da onda T no eletrocardiograma (fase de repolarização ventricular). Na verdade, classicamente, o termo *isquemia* no eletrocardiograma foi aplicado às anormalidades da onda T. As alterações podem ser observadas tanto na forma aguda da isquemia, em geral associadas a alterações do segmento ST, como em áreas isquêmicas com anormalidades teciduais crônicas, e se caracterizam por serem ondas T negativas e simétricas. Ondas T negativas também permanecem, muitas vezes, por um longo período de tempo, às vezes até indefinidamente, nas derivações que mostram sinais de necrose miocárdica pregressa. Essas alterações parecem estar ligadas a um prolongamento da fase 3 do potencial de ação, em áreas isquêmicas. Por convenção, o vetor de uma corrente elétrica sempre se dirige para as áreas com cargas positivas. Assim, um eletrodo exploratório colocado na região isquêmica irá afastar-se dela, resultando na derivação correspondente uma onda T negativa. Na fase precoce de um infarto agudo do miocárdio (isquemia hiperaguda) ou durante uma crise de angina, surgem ondas T positivas, estreitas e pontiagudas e são indicativas de isquemia localizada nas camadas subendocárdicas. do coração.

20.13.5 Miocárdio atordoado, miocárdio hibernado e pré-condicionamento isquêmico

A isquemia miocárdica pode levar à disfunção miocárdica e à morte celular. Entretanto, há mecanismos endógenos destinados à proteção celular. Nesse aspecto, três fenômenos podem ser então reconhecidos: miocárdio atordoado, miocárdio hibernado e pré-condicionamento isquêmico.

Miocárdio atordoado (*stunning*) foi descrito por Heyndrickx em 1975. Sabe-se hoje que, na presença de isquemia aguda seguida de restabelecimento do suprimento sanguíneo, ocorre dano na bomba de cálcio do retículo citoplasmático. Isso resulta em um desacoplamento eletromecânico, levando à disfunção contrátil transitória. Não há dano permanente à célula, e o tempo de retorno ao normal é dependente do grau e da frequência dos períodos de isquemia, variando de poucas horas até mais de um dia. Apesar de sua total reversibilidade, essa disfunção contrátil responde pouco a agentes inotrópicos positivos, podendo eventualmente levar a consequências hemodinâmicas importantes como choque cardiogênico. Seu mecanismo ainda carece de maiores esclarecimentos, porém ocorre na célula liberação de radicais livres, perda da homeostase iônica, depleção de reservas energéticas e modificações no metabolismo celular. Muito embora a isquemia aguda seja um importante mecanismo para o estabelecimento da disfunção miocárdica, a reperfusão pode momentaneamente piorar essa disfunção, além de propiciar distúrbios elétricos desencadeadores de arritmias graves. Esse componente relacionado à reperfusão miocárdica é designado como *injúria de reperfusão*. A ocorrência de isquemia/reperfusão do miocárdio é um grave problema clínico que leva à disfunção miocárdica, podendo chegar à morte dos miócitos. Episódios de isquemia/reperfusão provocam danos nos fosfolípides da membrana, sendo mecanismos importantes de lesão da fibra cardíaca. A desestabilização do sarcolema e o consequente desarranjo nas trocas de cálcio podem ser os mecanismos iniciais da lesão focal de injúria do miocárdio. Isso se deve à liberação de radicais livres além de radicais hidroxila, de peróxido de hidrogênio e de nitritos, com prejuízos na membrana celular e piora na função sistólica. O tempo de retorno à função normal dependerá do grau de comprometimento e da frequência desses episódios.

Miocárdio hibernado: caracteriza-se por disfunção cardíaca regional decorrente de isquemia crônica, com resultante remodelamento cardíaco, todavia sem necrose da fibra cardíaca. Deve-se a processos de adaptação do miocárdio à isquemia crônica, com mudanças no metabolismo do miócito. Este se adapta à produção de energia por mecanismos alternativos (glicólise anaeróbica), permitindo a manutenção da integridade metabólica da célula, mesmo em situação de queda do fluxo sanguíneo. Após a restauração do fluxo coronariano, há normalização da função. O miocárdio hibernado associa-se a alterações no metabolismo do retículo sarcoplasmático, com desequilíbrio nas trocas do íon cálcio. Há diminuição da densidade nuclear e discreto aumento na apoptose dos miócitos da região envolvida. Ocorre ainda perda de proteínas contráteis do sarcômero, mais evidente na região perinuclear, perda significativa do retículo sarcoplasmático que se desorganiza, assim como aumento nas proteínas citoesqueléticas (*titin* e *cardiotin*), o que sugere diferenciação de miócitos na região comprometida. Ocorre hipertrofia celular como resposta compensatória induzida por isquemia, apoptose, juntamente com uma série de adaptações moleculares, que, embora regionais, são semelhantes às alterações encontradas na insuficiência cardíaca avançada.

Existe correlação entre a intensidade dessas alterações da ultraestrutura celular e o tempo de retorno ao normal, após a correção do hipofluxo.

Deve-se pensar em miocárdio hibernado em todo paciente com doença arterial coronária e disfunção sistólica, sendo que, mesmo na presença de ondas *q* no eletrocardiograma, pode haver nichos de miócitos *hibernados* em meio a áreas de fibrose. O *miocárdio hibernado* é viável, sendo possível demonstrar essa viabilidade por diferentes exames complementares atualmente disponíveis.

Na presença de doença coronária acentuada há repetidos episódios de *atordoamento* miocárdico associados à *hibernação*, com repetidas tromboses e lise dos coágulos.

Pré-condicionamento isquêmico: a ocorrência de pequenos e repetidos episódios de isquemia não resulta em dano miocárdico, mas em proteção do miócito contra os danos causados por quadros isquêmicos mais prolongados. Isso se deve às adaptações miocárdicas intrínsecas e à melhor utilização da energia no coração com disfunção crônica, com o intuito de protegê-lo contra danos adicionais após isquemia aguda. Muito embora a comprovação clínica seja difícil, observa-se que em pacientes com doença coronária há diminuição de episódios de angina após o episódio inicial, além de menor incidência de arritmias fatais e maior sobrevida naqueles com angina prévia ao episódio de infarto. O mecanismo pelo qual o pré-condicionamento ocorre ainda não é totalmente claro. Várias hipóteses têm sido propostas, como a liberação de substâncias humorais (adenosina e bradicinina) na corrente sanguínea, proporcionando proteção em outras áreas do organismo. Admite-se também a liberação de eritropoietina, ativação dos canais de potássio, liberação de óxido nítrico e de radicais livres, além da liberação de catecolaminas e ativação de inervação simpática para explicar a cardioproteção.

A insuficiência coronária, através do balanceamento entre mecanismos agressores e protetores, pode se manifestar como angina silenciosa, angina propriamente dita, disfunção ventricular e infarto do miocárdio, com consequente fibrose e comprometimento em graus variados do desempenho ventricular com insuficiência cardíaca e/ou arritmias com origem na região isquêmica perifibrose, podendo evoluir para morte súbita ou por progressiva falência ventricular.

20.14 Lesões miocárdicas reversíveis e irreversíveis

A hipóxia e a isquemia determinam sofrimento do miocárdico com consequentes alterações bioquímicas e funcionais dos tecidos, que inicialmente são reversíveis. Pode haver recuperação tecidual desde que o fluxo sanguíneo e a oxigenação para as áreas afetadas sejam restauradas, antes de um tempo-limite. Quando se alcança um *ponto sem retorno*, as lesões tornam-se irreversíveis, mesmo se o suprimento de sangue normal for restaurado. A reversibilidade das lesões guarda relação com o tempo de duração da isquemia, portanto se deve restabelecer a perfusão sanguínea o mais rápido possível. Entretanto, a reperfusão pode também provocar lesões irreversíveis, chamadas de lesões de isquemia/reperfusão.

Estudos iniciais em cães mostraram que os eventos principais da fase reversível da isquemia miocárdica são: redução da tensão de oxigênio tecidual e da pressão de oxigênio do seio venoso coronário; aumento da glicólise anaeróbica e consequente depleção do glicogênio tecidual; aumento do lactato tecidual; aumento de íons hidrogênio, acidose tecidual; acúmulo de cálcio intracelular; acúmulo de ácidos graxos livres no interior das células; alterações da permeabilidade do sarcolema; redução de ATP, ADP, fosfato de creatinina e nucleosídeos de adenina; níveis aumentados de AMP e seus catabólitos adenosina, inosina, hipoxantina e xantina. Nessa fase, a restauração do fluxo sanguíneo às áreas isquêmicas e a oxigenação adequada previnem a morte celular e permitem a recuperação dos miócitos afetados.

A *fase irreversível* inicia-se após 20 a 25 minutos de isquemia intensa e é caracterizada por: depleção acentuada dos fosfatos altamente energéticos, com níveis de ATP muito baixos, menores que 2 μmol/g e níveis praticamente nulos de fosfato de creatinina; alterações ultraestruturais atingindo progressivamente mitocôndrias e outras organelas, sarcolema, plasmolema, cromatina nuclear e, por fim, a degradação das miofibrilas.

Após 24 horas identifica-se necrose já à microscopia óptica, e nessa fase mais constituintes celulares solúveis passam ao fluido extracelular e se difundem na circulação sistêmica. Os fluidos intra e extracelulares tendem ao equilíbrio.

Os estudos experimentais não identificam uma linha divisória nítida entre *lesões reversíveis e irreversíveis* durante isquemia aguda induzida por oclusão coronária. Inicialmente os miócitos isquêmicos apresentam injúria reversível. Inicia-se cerca de 20 minutos após a oclusão, acentua-se nitidamente aos 40 minutos e após três a seis horas observa-se uma *frente de onda* de morte celular, das regiões subendocárdicas para as regiões subepicárdicas, de modo que, após seis horas, a extensão transmural do infarto está estabelecida.

Os eventos críticos que levam a lesões miocárdicas irreversíveis não estão ainda claramente estabelecidos. Várias hipóteses, frequentemente inter-relacionadas, foram propostas. Alguns estudos sugerem que a incapacidade das mitocôndrias de recuperar a propriedade de sintetizar ATP, mesmo após a restauração do suprimento sanguíneo, seja o fator principal em determinar a viabilidade celular e a irreversibilidade das lesões.

DICAS DO EDITOR

Referências bibliográficas

1. Feliciano L, Henning RJ. Coronary artery blood how: physiologic and pathophysiologic regulation. Clinical Cardiology. 1999;22(12):775-6.
2. Virmani R, Kolodgie FD, Burke AP, Farb A, Schwartz SM. Lessons from sudden coronary death: a comprehensive morphological classification scheme for atherosclerotic lesions. Arteriosclerosis, thrombosis, and vascular biology. 2000;20(5):1262-75.
3. Duncker DJ, Koller A, Merkus D, Canty Jr JM. Regulation of coronary blood flow in health and ischemic heart disease. Progress in Cardiovascular Diseases. 2015;57(5):409-22.
4. Lima JP. Biofísica médica. 2.ed. Imprensa da Universidade de Coimbra/Coimbra University Press; 2005. p.412.
5. JCS Joint Working Group. Guidelines for diagnosis and treatment of patients with vasospastic angina (Coronary Spastic Angina) (JCS 2013). Circulation Journal (2014):CJ-66.
6. Davies MJ. The pathophysiology of acute coronary syndromes. Heart. 2000;3(3):361-66.
7. Abbate R, Cioni G, Ricci I, Miranda M, Gori AM. Thrombosis and acute coronary syndrome. Thrombosis Research. 2012;129(3):235-40.
8. Onwordi EN, Gamal A, Zaman A. Anticoagulant Therapy for Acute Coronary Syndromes. Interventional Cardiology Review. 2018;13(2):87.
9. Hoffman JI. Maximal coronary flow and the concept of coronary vascular reserve. Circulation. 1984;70(2):153-9
10. Epstein SE, Cannon RO, Talbot TL. Hemodynamic principles in the control of coronary blood flow. Am J Cardiol. 1985;56:4E-10E.
11. Rosano GM, Fini M, Caminiti G, Barbaro G. Cardiac metabolism in myocardial ischemia. Heart Fail Rev. 2007 Dec;12(3-4):307-17.
12. Gould KL, Lipscomb K, Hamilton GW. Physiologic basis for assessing critical coronary stenosis: instantaneous flow response and regional distribution during coronary hyperemia as measures of coronary flow reserve. The American Journal of Cardiology. 1974;33(1):87-94.
13. Seiler C, Stoller M, Pitt B, Meier P. The human coronary colateral circulation: development and clinical importance. European Heart Journal. 2013 Jun 5;34(34):2674-82.
14. Meier P, Hemingway H, Lansky AJ, Knapp G, Pitt B, Seiler C. The impact of the coronary colateral circulation on mortality: a meta-analysis. European Heart Journal. 2011 Oct 3;33(5):614-21.
15. Werner GS, Fritzenwanger M, Prochnau D, Schwarz G, Ferrari M, Arnoudse W, et al. Determinants of coronary steal in chronic total coronary occlusions: donor artery, collateral, and microvascular resistance. Journal of the American College of Cardiology. 2006;48(1):51-8.
16. Zimarino M, D'Andreamatteo M, Waksman R, Epstein SE, De Caterina R. The dynamics of the coronary colateral circulation. Nature Reviews Cardiology. 2014;11(4):191.
17. Matsuzawa Y, Lerman A. Endothelial dysfunction and coronaryarterydisease: assessment, prognosis and treatment. Coronary Artery Disease. 2014 Dec;25(8):713.
18. Chiu JJ, Chien S. Effects of disturbed flow on vascular endothelium: pathophysiological basis and clinical perspectives. Physiological Reviews. 2011 Jan;91(1):327-87.

19. Libby P. Current concepts of the pathogenesis of the acute coronary syndromes. Circulation. 2001 Jul 17;104(3):365-72.

20. Lavi S, Bae JH, Rihal CS, Prasad A, Barsness GW, Lennon RJ, Holmes DR, Lerman A. Segmental coronary endotelial dysfunction in patients with minimal atherosclerosis is associated with necrotic core plaques. Heart. 2009 Sep 15;95(18):1525-30.

21. Anan I, Hongo K, Kawai M, Ogawa K, Sakuma T, Fukuda, K, et al. (2014). Fluctuant tonus of the coronary arteries possibly documented by Repeated multidetect or row computed tomography. Research Reports in Clinical Cardiology. 2014;5:327-37.

22. Nesto RW, Kowalchuk GJ. The ischemic cascade: temporal sequence of hemodynamic, electrocardiographic and symptomatic expressions of ischemia. The American Journal of Cardiology. 1987;59(7):C23-C30. doi:10.1016/0002-9149(87)90192-5.

23. Maznyczka A, Sen S, Cook C, Francis DP. The ischaemic constellation: na alternative to the ischaemic cascade: implications for the validation of new ischaemic tests. Open Heart. 2015;2(1):e000178.

24. Trump BE, Berezesky IK, Chang SH, Phelps PC. The pathways of cell death: oncosis, apoptosis, and necrosis. Toxicologic Pathology. 1997;25(1):82-8.

25. Jennings RB, Ganote CE. Structural changes in myocardium during acute ischemia. Circulation Research. 1974 Sep;35(3_supplement):III-156.

26. Herman MV, Elliott WC, Gorlin R. An electrocardiographic, anatomic, and metabolic study of zonal myocardial ischemia in coronary heart disease. Circulation. 1967:35(5);834-46.

27. Martindale JJ, Metzger JM. Uncoupling of increased cellular oxidative stress and myocardial ischemia reperfusion injury by directed sarcolemma stabilisation. J Mol Cell Cardiol. 2014 Feb;67:26-37.

28. Heyndrickx GR, Millard RW, McRitchie RJ, Maroko PR, Vatner SF. Regional myocardial functional and electrophysiological Alterations after brief coronary artery occlusion in conscious dogs. J Clin Invest. 1975;56:978-85.

29. Kang PM, Haunstetter A, Aoki H, Usheva A, Izumo S. Morphological and molecular characterization of adult cardiomyocyte apoptosis during hypoxia and reoxygenation. Circulation Research. 2000;87:118-25.

30. Braunwald E, Kloner RA. The stunned myocardium: prolonged, post-ischemic ventricular dysfunction. Circulation. 1982;66:1146-9.

31. Kelly RF, Cabrera JA, Ziemba EA, Crampton M, Anderson LB, McFalls EO, et al. Continued depression of maximal oxygen consumption and mitochondrial proteomic expression despite successful coronary artery bypass grafting in a swine model of hibernation. J Thorac Cardiovasc Surg. 2011;141:261-8.

32. Page B, Young R, Iyer V, Suzuki G, Lis M, Korotchkina L, et al. Persistent regional down regulation in mitochondrial enzymes and up regulation of stress proteins in swine with chronic hibernating myocardium. Circ Res. 2008 Jan 4;102(1):103-12.

33. Hausenloy DJ, Yellon DM. Myocardial ischemia-reperfusion injury: a neglected therapeutic target. The Journal of Clinical Investigation. 2013;123:92-100.

34. Herrmann J, Kaski JC, Lerman A. Coronary microvascular dysfunction in the clinical setting: from Mystery to reality. Eur Heart J. 2012;33:2771-82b.

35. Canty Jr JM, Suzuki G. Myocardial perfusion and contraction in acute ischemia and chronic ischemic heart disease. J Mol Cell Cardiol. 2012 Apr;52(4):822-31.

36. Murphy E, Steenbergen C. Mechanisms underlying acute protection from cardiac ischemia reperfusion injury. Physiological Reviews. 2008;88:581-609.1.

37. Rosano GM, Fini M, Caminiti G, Barbaro G. Cardiac metabolism in myocardial ischemia. Heart Fail Rev. 2007 Dec;12(3-4):307-17.

38. Diamond GA, Forrester JS, deLuz PL, Wyatt HL, Swan HJC. Post-extrasystolic potentiation of ischemic myocardium by atrial stimulation. American Heart Journal. 1978;95(2):204-9.

39. Rahimtoola SH. Hibernating myocardium has reduced blood flow at rest that increases with low-dose dobutamine. Circulation. 1996;94(12):3055-61.

40. Shah BN, Khattar RS, Senior R. The hibernating myocardium: current concepts, diagnostic dilemmas, and clinical challenges in the post-STICH era. Eur Heart J. 2013 May;34(18):1323-36.

41. Steinberg SF. Oxidative stress and sarcomeric proteins. Circulation Research. 2013;112:393-405.

42. Camici PG, Prasad SK, Rimoldi OE. Stunning, hibernation, and assessment of myocardial viability. Circulation. 2008 Jan 1;117(1):103-14.

43. Murry CE, Jennings RB, Reimer KA. Preconditioning with ischemia: a delay of lethal cell injury in ischemic myocardium. Circulation. 1986;74(5):1124-36.

44. Wiggers H, Nielsen SS, Holdgaard P, Flø C, Nørrelund H, Halbirk M, et al. Adaptation of non revascularized human hibernating and chronically stunned myocardium to long-term chronic myocardial ischemia. Am J Cardiol. 2006 Dec 15;8(12):1574-80.

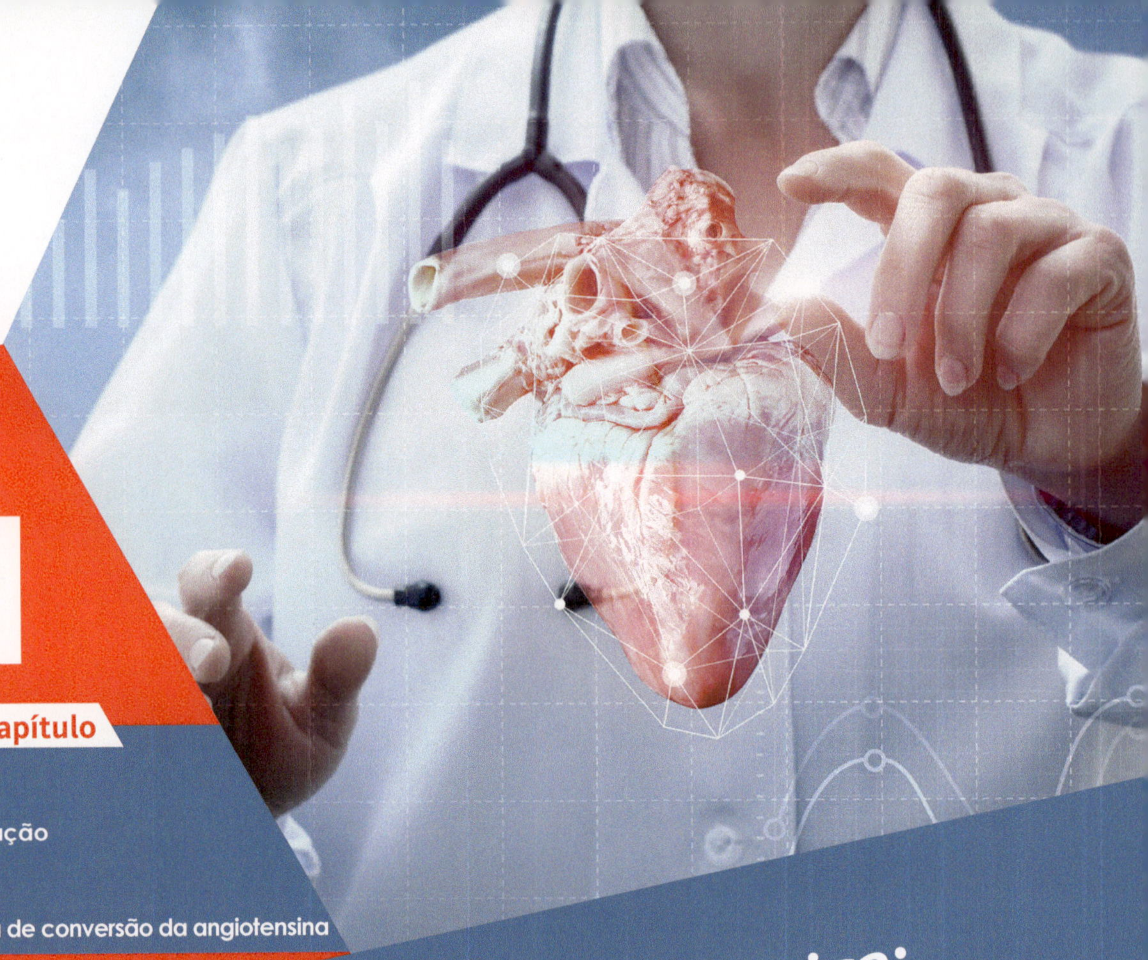

21

Destaques do Capítulo

- Teste ergométrico
- Ecocardiograma
- Tomografia do coração
- Nitratos
- Betabloqueadores
- Inibidores da enzima de conversão da angiotensina

Doença arterial coronária crônica: diagnóstico e tratamento clínico

Ricardo Pavanello
Luciana Uint

21.1 Introdução: diagnóstico

As doenças cardiovasculares ainda causam o maior número de mortes no mundo. No Brasil o Datasus estima que 30% dos óbitos tenham causa cardiovascular, e dados da Sociedade Brasileira de Cardiologia dão conta de que ocorreram 285.543 óbitos por causa cardiovascular em 2014, 383.961 em 2017 e 392.596 em 2018, o que mostra um constante e preocupante crescimento nos últimos 15 anos (Figura 21.1). Devido a fatores de risco como tabagismo, sedentarismo, sobrepeso, hipertensão arterial, dislipidemia e diabetes, além dos fatores genéticos e associados à idade e ao gênero, a doença arterial coronária (DAC) atingiu proporções epidêmicas. Nos Estados Unidos, cerca de 81 milhões de pessoas têm alguma forma de doença cardiovascular, incluindo mais de 10 milhões com angina. Sua prevalência é de 12 a 14% no sexo masculino, e de 10 a 12% em mulheres com idades entre 65 e 84 anos. A DAC tem como principais manifestações a angina e o infarto agudo do miocárdio. Neste capítulo serão descritos os critérios diagnósticos e o tratamento clínico, farmacológico e não farmacológico, principal ferramenta para o adequado manejo dos pacientes portadores de DAC.

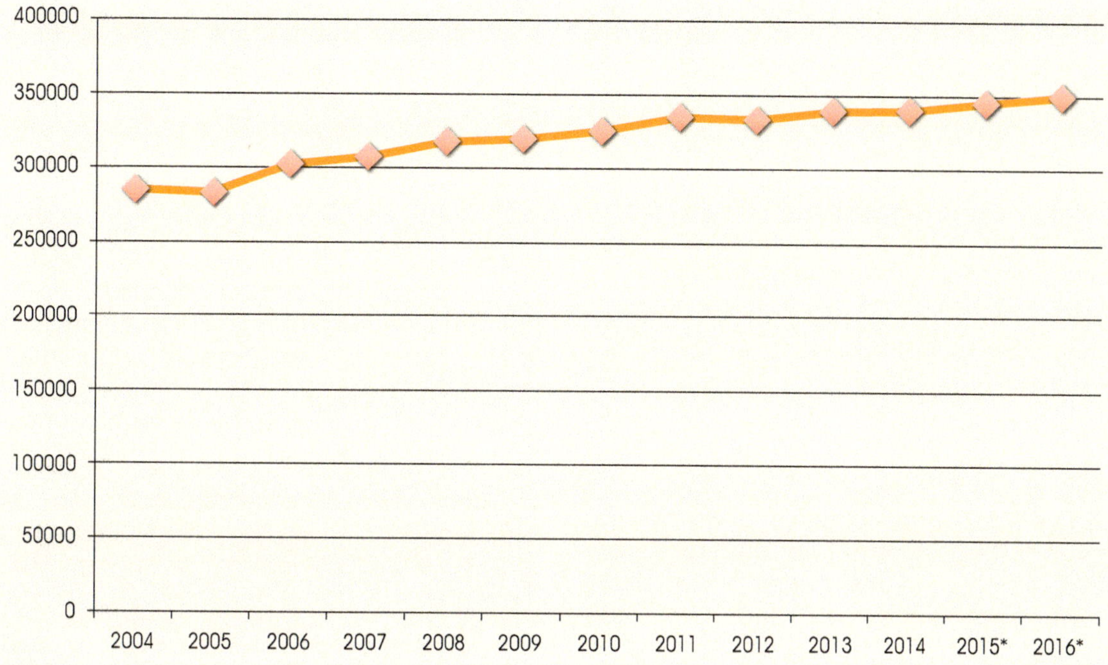

Figura 21.1 **Mortalidade por doença cardiovascular.**

Fonte: Cardiômetro da Sociedade Brasileira de Cardiologia (até dezembro de 2018).

21.2 Diagnóstico da doença arterial coronária crônica

Para o diagnóstico da DAC crônica (DACC), deve-se inicialmente obter história clínica detalhada e exame físico específico, com o objetivo de descartar diagnósticos diferenciais. A seguir, por meio dos exames complementares não invasivos e invasivos, é possível estratificar o risco de cada paciente. Finalmente e baseando-se nos dados obtidos pelos exames complementares e na estratificação de risco, estabelece-se o plano terapêutico.

21.2.1 Dor torácica

A dor torácica pode ser cardiogênica ou originada em outros órgãos, como esôfago, aorta, estômago e na própria parede torácica. Para adequada identificação, leva-se em consideração localização, intensidade e fatores desencadeantes. Na isquemia miocárdica crônica habitualmente a manifestação clínica, ou angina do peito, é caracterizada pelos pacientes como dor retroesternal, desencadeada por exercícios, e que cessa com a interrupção do esforço. Pode se manifestar como sensação de mal-estar, dor, opressão no peito ou queimação.

Por outro lado, nas afecções pericárdicas a dor é contínua e sem relação com exercícios, piora com inspiração profunda e decúbito dorsal. Na dissecção da aorta, a dor é de início súbito, muito intensa, lancinante, retroesternal ou na face anterior do tórax, irradiada para o pescoço, região interescapular, ombros e dorso.

21.2.2 Angina

A angina é uma síndrome clínica caracterizada por dor ou desconforto torácico, epigástrico ou mandibular, irradiado para a região cervical ou membros superiores. Desencadeada ou agravada por atividade física ou estresse emocional, que cede com o uso de vasodilatadores.

21.2.2.1 Classificação da angina

A classificação da Sociedade Canadense de Cardiologia divide os pacientes portadores de angina em quatro classes:

- Classe I: os esforços prolongados e intensos não provocam sintomas e o paciente não tem qualquer limitação para as atividades cotidianas.
- Classe II: discreta limitação para atividades habituais. Ocorre ao caminhar ou subir escadas rapidamente, após refeições, no frio ou sob estresse emocional.
- Classe III: limitação para atividades habituais como caminhar um quarteirão plano ou subir um lance de escadas.
- Classe IV: incapacidade para realizar qualquer atividade habitual. Os sintomas podem surgir em repouso.

21.3 Exame físico

O exame físico habitualmente é normal nos pacientes com DAC, entretanto podem ser detectados sinais como: terceira ou quarta bulhas, sopro sistólico mitral e eventualmente sinais de congestão pulmonar que indicam falência ventricular esquerda. A presença de xantomas, sopro carotídeo ou outros sinais de doença aterosclerótica aumenta a probabilidade de estarmos diante de um paciente com DACC.

21.4 Exames complementares na DACC

O exame complementar tem como objetivo confirmar a presença da DAC, identificando áreas de isquemia transitória ou definitiva (fibrose miocárdica), assim como quantificá-las e avaliar sua reversibilidade, por meio da otimização de fármaco-intervenções ou pela revascularização miocárdica. Os métodos disponíveis para a confirmação de diagnóstico e estratificação da DAC são vários e estão ao alcance da maioria dos cardiologistas. Torna-se, portanto, essencial conhecer suas características e indicações, a fim de serem evitados excessos nas solicitações e eventuais erros diagnósticos.

21.4.1 Exames não invasivos

A seguir serão discutidos os principais métodos não invasivos, seus achados e suas indicações na avaliação da DAC, baseados nas principais recomendações da Diretriz da Sociedade Brasileira de Cardiologia para DAC estável, como principal ferramenta, obedecendo ao respectivo grau de recomendação.

21.4.1.1 Eletrocardiograma (ECG)

Recomendado aos pacientes com suspeita de causa cardíaca para dor torácica (grau de recomendação I), e durante um episódio de dor torácica (grau de recomendação I).

21.4.1.2 Radiografia de tórax

Indicado para pacientes com DAC e sinais ou sintomas de insuficiência cardíaca congestiva (grau de recomendação I) e para pacientes com sinais e sintomas de doença pulmonar (grau de recomendação IIa).

21.4.1.3 Teste ergométrico

Pacientes com probabilidade intermediária pré-teste de ter obstrução coronariana com base em idade, sexo e sintomas, incluindo aqueles com bloqueio do ramo direito ou depressão < 1 mm do segmento ST no ECG (grau de recomendação I).

Pacientes com suspeita de angina vasoespástica, após a realização de coronariografia para tomada de decisão em lesões intermediárias, e na avaliação de indivíduos assintomáticos com mais de dois fatores de risco (grau de recomendação IIa).

Pacientes com alta ou baixa probabilidade pré-teste de ter DACC, com base em idade, sexo e sintomas ou na avaliação de risco em cirurgia não cardíaca em pacientes de baixo risco cardiovascular (grau de recomendação IIb).

Pacientes com anormalidades do ECG basal – síndrome de pré-excitação ou de Wolff-Parkinson-White (WPW), ritmo de marcapasso, depressão do segmento ST > 1 mm no repouso e bloqueio completo de ramo esquerdo – não têm indicação de realização de teste ergométrico (grau de recomendação III).

21.4.1.4 Ecocardiograma

Ecocardiograma transtorácico, transesofágico ou associado a estresse farmacológico são ferramentas importantes, tanto para o diagnóstico como para a avaliação do prognóstico, em pacientes com DAC, além de auxiliar na formulação de diagnóstico diferencial.

21.4.1.4.1 Indicações e recomendações do ecocardiograma transtorácico para o diagnóstico de DACC

Recomendações classe I

Avaliação inicial da função do ventrículo esquerdo, avaliação da função do ventrículo esquerdo quando há sinais de insuficiência cardíaca (IC) ou com mudança do quadro clínico ou exame físico, e na suspeita de complicações, como pseudoaneurisma, aneurismas e insuficiência mitral.

Recomendações classe III

Avaliação inicial de pacientes assintomáticos com baixa probabilidade de DACC, ou reavaliação periódica rotineira de pacientes estáveis sem mudança na terapia.

21.4.1.4.2 Indicações e recomendações do ecocardiograma transesofágico para o diagnóstico de DACC

Recomendações classe I

- Na estratificação de risco de pacientes com DACC com estresse farmacológico na avaliação de isquemia miocárdica em indivíduos com precordialgia típica que não podem realizar teste ergométrico máximo ou quando o teste ergométrico não é conclusivo.
- Em indivíduos assintomáticos com teste ergométrico positivo ou duvidoso.
- Na avaliação pré-operatória de cirurgia não cardíaca de pacientes com três ou mais fatores de risco para DACC, e que não podem se exercitar.
- Para quantificação da carga isquêmica e para avaliação de isquemia miocárdica na presença de bloqueio do ramo esquerdo.
- Finalmente, com estresse farmacológico na avaliação de viabilidade miocárdica (miocárdio hibernado) para planejamento de revascularização

Recomendações classe IIa

Na avaliação de reestenose após revascularização em pacientes com recorrência de sintomas típicos, e para diagnóstico de isquemia miocárdica em pacientes selecionados com baixa probabilidade pré-teste.

Recomendações classe IIb

Para diagnosticar isquemia miocárdica em pacientes selecionados com alta probabilidade pré-teste.

Recomendações classe III

Como substituto do teste ergométrico em pacientes nos quais a análise eletrocardiográfica é adequada e na avaliação de rotina em pacientes assintomáticos após revascularização.

21.4.1.4.3 Indicações e recomendações do ecocardiograma com estresse para o diagnóstico de DACC

Utilizado na avaliação de pacientes com DAC obstrutiva conhecida ou suspeita, tem boa acurácia para pacientes com probabilidade pré-teste intermediária ou alta. Além disso, ajuda na avaliação de prognóstico, tem impacto de terapias de revascularização e detecção de viabilidade miocárdica. Pode ser especialmente útil em situações que podem gerar falhas diagnósticas no teste ergométrico (alterações em repouso do segmento ST e onda T, bloqueio completo de ramo esquerdo, hipertrofia ventricular esquerda, ritmos ventriculares de marcapasso ou tratamento com digitálicos). A ecocardiografia sob estresse não é recomendada para avaliação inicial de pacientes assintomáticos sem DAC estabelecida, ou na avaliação periódica de rotina de pacientes estáveis. A seguir são descritas as principais recomendações para realização do ecocardiograma sob estresse.

21.4.1.4.3.1 Recomendações classe I

- Para estratificação de risco de pacientes com DACC, na avaliação de isquemia miocárdica em indivíduos com precordialgia típica estável que não podem realizar teste ergométrico máximo ou quando o teste ergométrico não é diagnóstico.
- Para avaliação de isquemia miocárdica em indivíduos assintomáticos com teste ergométrico positivo ou duvidoso, na avaliação pré-operatória de cirurgia não cardíaca de pacientes com três ou mais fatores de risco para DACC, e que não podem se exercitar.
- Para avaliação do significado funcional de lesões coronárias no planejamento de angioplastia trasluminal percutânea ou cirurgia de revascularização, ou de isquemia miocárdica na presença de bloqueio do ramo esquerdo ou alterações que impeçam adequada análise eletrocardiográfica de isquemia.
- E, finalmente, na identificação e na quantificação de viabilidade miocárdica.

21.4.1.4.3.2 Recomendações classe IIa

Para avaliação de reestenose após revascularização em pacientes com recorrência de sintomas típicos e para o diagnóstico de isquemia miocárdica em pacientes selecionados com baixa probabilidade pré-teste.

21.4.1.4.4 Cintilografia de perfusão miocárdica de repouso e com estresse

O emprego de medicina nuclear em cardiologia tem sido crescente e cada vez mais necessário em inúmeras circunstâncias nas quais, mesmo que se tenha obtido adequada avaliação anatômica coronária, o cardiologista não é capaz de optar pela melhor forma de tratamento da DACC. A Tabela 21.1 descreve as recomendações da Sociedade Brasileira de Medicina Nuclear para realização de cintilografia de perfusão miocárdica na avaliação de pacientes com suspeita ou com DAC conhecida.

Tabela 21.1 Recomendações do uso da cintilografia de perfusão miocárdica para diagnóstico de DACC.

Recomendações	Classe	Nível de evidência
CPM está recomendada para pacientes com probabilidade pré-teste intermediária ou alta e que tenham eletrocardiograma não interpretável.	I	B
CPM com estresse farmacológico está recomendada para pacientes com probabilidade pré-teste intermediária ou alta e que tenham eletrocardiograma não interpretável ou incapacidade de exercício físico.	I	B
CPM é razoável para pacientes com probabilidade pré-teste intermediária ou alta e que tenham eletrocardiograma interpretável e capacidade de exercício físico.	IIa	B
CPM não é recomendada como teste inicial em pacientes com probabilidade pré-teste baixa e que tenham eletrocardiograma interpretável e capacidade de exercício físico.	III	B

CPM: cintilografia de perfusão miocárdica.

Fonte: Desenvolvido pela autoria.

21.4.1.4.5 Ressonância nuclear magnética

A ressonância nuclear magnética (RNM) pode empregar contraste paramagnético, mas não utiliza radiação ionizante. Permite avaliação da anatomia cardíaca e vascular, da função ventricular e da perfusão miocárdica, além de caracterização tecidual de forma acurada, reprodutível e em um único exame (*one-stop shop*). A técnica do realce tardio possibilita a detecção de fibrose e é, hoje, uma ferramenta indispensável na avaliação da viabilidade miocárdica (padrão-ouro nessa avaliação). As recomendações para emprego da RNM baseadas na II Diretriz de Ressonância Magnética e Tomografia Computadorizada Cardiovascular da Sociedade Brasileira de Cardiologia e do Colégio Brasileiro de Radiologia encontram-se descritas na Tabela 21.2.

Tabela 21.2 Indicações de ressonância magnética na DACC.

Recomendações	Classe	Nível de evidência
Avaliação da função ventricular global e segmentar (esquerda e direita), volumes ventriculares e massa miocárdica. Avaliação da perfusão miocárdica sob estresse com vasodilatadores. Detecção e quantificação de fibrose miocárdica e massa infartada. Avaliação da viabilidade miocárdica.	I	A
Avaliação da contratilidade ventricular sob estresse com dobutamina.	I	B

Fonte: Desenvolvido pela autoria.

21.4.1.4.6 Tomografia de coração

A tomografia de coração para avaliação de DAC fornece dados obtidos por duas técnicas. A primeira é a quantificação da calcificação coronária pelo escore de cálcio, que tem forte correlação com o risco de eventos cardiovasculares. O escore de cálcio é uma boa ferramenta para estratificação de risco cardiovascular, por meio da detecção de aterosclerose subclínica, especialmente em pacientes assintomáticos ou de risco intermediário. A segunda modalidade é a angiotomografia, indicada para avaliação anatômica das artérias coronárias, que é capaz de analisar a luz arterial de maneira não invasiva, ou menos invasiva. Outras técnicas de obtenção de imagem pela tomografia de coração bastante promissoras, como a análise da reserva de fluxo coronário e a da perfusão miocárdica, encontram-se em fase de implementação, e serão de grande aplicabilidade na prática clínica. As recomendações para emprego da tomografia, baseadas na II Diretriz de Ressonância Magnética e Tomografia Computadorizada Cardiovascular da Sociedade Brasileira de Cardiologia e do Colégio Brasileiro de Radiologia, são descritas a seguir.

21.4.1.6.1 Recomendações para solicitação do escore de cálcio na DACC

- Para pacientes assintomáticos de risco intermediário pelo Escore de Risco

Framingham (ERF) ou pelo Escore de Risco Global (ERG).

- Em pacientes assintomáticos de baixo risco pelo ERF (< 10% em 10 anos) ou pelo ERG (homens ou mulheres: < 5% em 10 anos) e com antecedente familiar de DAC, e finalmente nos pacientes diabéticos assintomáticos de baixo risco.

21.4.1.6.2 Indicações de angiotomografia das artérias coronárias na DACC

- Para avaliação de DACC em pacientes sintomáticos com probabilidade pré-teste intermediária: quando os testes de isquemia prévios são conflitantes ou inconclusivos, ou sintomas contínuos e testes de isquemia prévios normais ou inconclusivos.
- E quando há discordância entre a clínica e resultados de testes de isquemia prévios.
- Para avaliar a patência de enxertos pós-revascularização miocárdica em indivíduos sintomáticos, na avaliação pré-operatória de cirurgia cardíaca não coronária (paciente de risco baixo/moderado).
- Em pacientes sintomáticos com probabilidade intermediária de DACC e com testes de isquemia positivos; pacientes sintomáticos com probabilidade baixa de DACC com testes de isquemia negativos; e finalmente na avaliação de reestenose *intra-stent* em indivíduos sintomáticos com probabilidade pré-teste intermediária.

21.5 Exames invasivos

Consideram-se invasivos os exames cujas técnicas de obtenção de imagem necessitem do uso de cateteres ou instrumentais intravasculares. O método mais amplamente utilizado é o cateterismo cardíaco, para avaliação anatômica das artérias coronárias e da função ventricular. O ultrassom intracoronário, a histologia virtual e a tomografia por coerência óptica são menos empregados na prática diária em laboratórios de hemodinâmica mas sem dúvida complementam as informações da angiocoronariografia, sendo muitas vezes indispensáveis na tomada de decisão.

21.5.1 Cineangiocoronariografia

A angiografia coronária é o método padrão para avaliar a anatomia coronária na DACC e para guiar intervenção coronária percutânea (ICP). Suas indicações e respectivas recomendações encontram-se descritas na Tabela 21.3.

Tabela 21.3 Indicações e recomendações para cinecoronariografia na DACC.

Recomendações	Classe	Nível de evidência
Angina estável (CCS III ou IV) a despeito do tratamento clínico. Alto risco em testes não invasivos, independentemente da angina. Angina e sobreviventes de parada cardíaca ou arritmia grave.	I	B
Angina e sintomas/sinais de insuficiência cardíaca congestiva.	I	C
Diagnóstico incerto após testes não invasivos, nos quais o benefício de um diagnóstico preciso supera os riscos e custos da cinecoronariografia. Impossibilidade de se submeter a testes não invasivos por incapacidade física, doença ou obesidade. Profissões de risco, que requerem um diagnóstico preciso. Pacientes com informações prognósticas inadequadas após testes não invasivos.	IIa	C
Comorbidades significativas, em que o risco da angiografia supera os benefícios do procedimento. Angina estável (CCS I ou II) que responde ao tratamento medicamentoso e sem evidências de isquemia em testes não invasivos.	III	C

Fonte: Desenvolvido pela autoria.

21.5.2 Ultrassom intracoronário (USIC)

A angiografia é o método padrão para avaliar a DACC e para guiar ICP, embora possa em alguns casos não ser definitiva na tomada de decisão. Segmentos arteriais considerados isentos de ateromatose podem exibir o fenômeno do remodelamento positivo. O USIC permite a análise de todas as camadas arteriais, sendo o método mais acurado para tal análise. As indicações e respectivas recomendações para uso do USIC estão descritas a seguir:

a) diagnóstico da doença arterial coronariana (IIa B);

b) avaliação da gravidade das estenoses coronarianas (tronco da coronária esquerda) (IIa B);

c) avaliação da gravidade de estenoses coronarianas (lesão moderada) (IIa B);

d) detecção de placas instáveis (IIa B);

e) como método de monitoração pós-ICPi (*stents*) (IIb A);

f) como método de monitoração de uma ICP (*stent* nas estenoses longas) (IIa B);

g) ultrassom no tratamento da reestenose *intra-stent* (I B);

h) na monitoração do implante de *stents* eluídos em fármacos (IIb A).

A Figura 21.2 demonstra os achados ultrassonográficos da placa aterosclerótica em paciente portador de DACC.

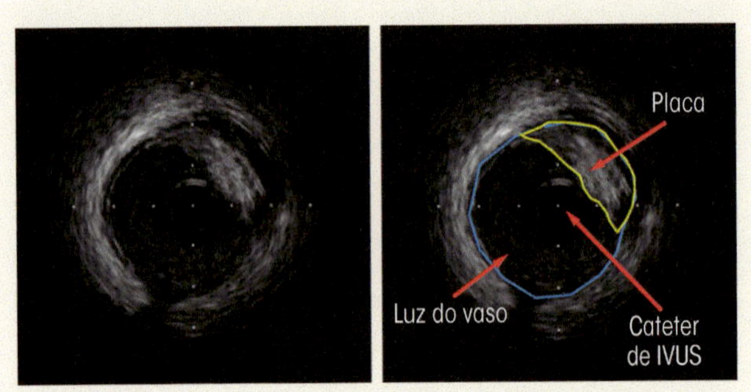

Figura 21.2 Achados do USIC na placa aterosclerótica.

Fonte: Desenvolvido pela autoria.

21.5.3 Histologia virtual

A imagem obtida pelo USIC é monocromática, utilizando uma escala de cinza para definir os componentes do vaso e da placa, que pode ser pouco precisa. A histologia virtual é capaz de identificar por meio de cores quatro diferentes constituintes do ateroma. A Figura 21.3 contém imagens da histologia virtual, na qual os quatro componentes da placa são caracterizados por cores: verde, verde-claro, vermelho e branco. A camada média (conforme visibilizada ao USIC convencional) é identificada pela cor cinza.

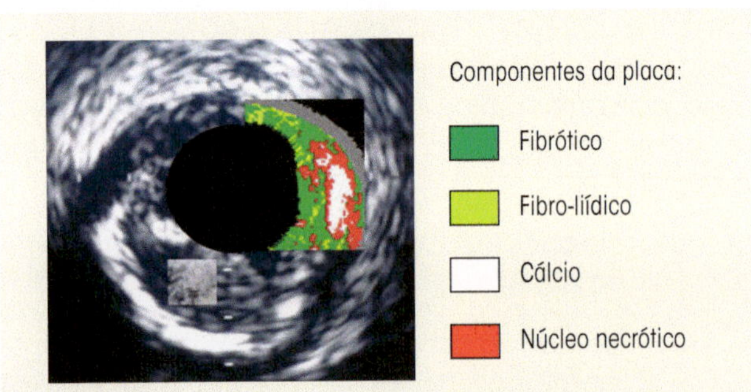

Figura 21.3 Imagens da placa aterosclerótica baseadas na histologia virtual.

M: camada média.

Fonte: Desenvolvido pela autoria.

Na Figura 21.4 estão ilustrados vários achados em placas ateroscleróticas, que podem auxiliar na melhor tomada de decisão, mesmo na ausência de obstruções graves, levando em consideração o conceito de placa instável, em pacientes com ateromas com volumoso núcleo necrótico e capa fina.

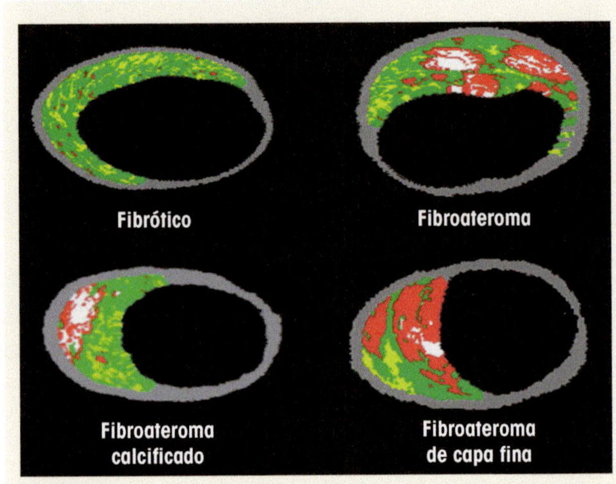

Figura 21.4 Exemplos de lesões coronárias classificadas pelo USIC com histologia virtual.

Fonte: Desenvolvido pela autoria.

21.6 Avaliações da reserva de fluxo fracionada (RFF)

A quantificação da reserva fracionada de fluxo coronário (RFF) se baseia no conceito da obtenção da hiperemia máxima. Entretanto, foram propostos dois índices que dispensam a necessidade de hiperemia: o índice de resistência de estenose basal (BSR, *Basal Stenosis Resistance Index*) e o *Instantaneous Wave-Free Ratio* (iFR). O BSR mede a pressão coronária e a velocidade de fluxo sob condições de repouso e calcula a relação entre o gradiente de pressão translesional e a velocidade de fluxo distal (o índice de resistência da estenose). À semelhança da RFF, o iFR mede a relação entre a pressão distal à estenose e a pressão medida na ponta do cateter-guia, porém sob condições de repouso e na diástole, quando o fluxo coronário tem velocidade mais alta. Os pontos de corte do iFR e RFF para indicar a revascularização das estenoses investigadas nos estudos que validaram esses métodos foram 0,89 e 0,80, respectivamente. A Tabela 21.4 descreve as recomendações para emprego do FFR e do iFR.

Tabela 21.4 Recomendações para emprego do RFF e do iFR.

Recomendações	Classe	Nível de evidência
RFF e iFR são recomendados como ferramentas acuradas para identificar estenoses coronárias hemodinamicamente significativas em pacientes sem evidência de isquemia por métodos não invasivos ou em casos onde esses métodos sejam inconclusivos, indisponíveis ou discordantes.	I	A
RFF e iFR para guiar procedimentos de ICP em pacientes com DAC multiarterial estável, em estenoses > 50% e < 90% à angiografia.	I	A
RFF e iFR para avaliar o significado funcional e indicar a necessidade de revascularização de estenoses em TCE.	IIa	B
RFF e iFR para avaliar o significado funcional e indicar a necessidade de revascularização de lesões não culpadas na ICP primária em pacientes com IAMCSST.	IIb	B
RFF e iFR para avaliar o significado funcional e indicar a necessidade de revascularização de lesão culpada no momento da ICP primária em pacientes com IAMCSST.	III	C

RFF: reserva fracionada do fluxo coronário; iFR: relação instantânea de fluxo; ICP: intervenção coronária percutânea; TCE: tronco de coronária esquerda; IAMCST: infarto agudo do miocárdio com supradesnivelamento do segmento ST.

Fonte: Desenvolvido pela autoria.

21.7 Tomografias de coerência óptica

A tomografia de coerência óptica é um método invasivo de obtenção de imagem de alta resolução, com abrangentes indicações na avaliação da circulação coronária na DACC. A tomografia de coerência óptica utiliza como fonte de energia feixes ópticos. Sua resolução axial é de 10-15 µm, cerca de 10 vezes maior em comparação com a resolução do USIC (100-250 µm). A Figura 21.5 demonstra aspectos da placa aterosclerótica avaliada pelo USIC e pela tomografia de coerência óptica.

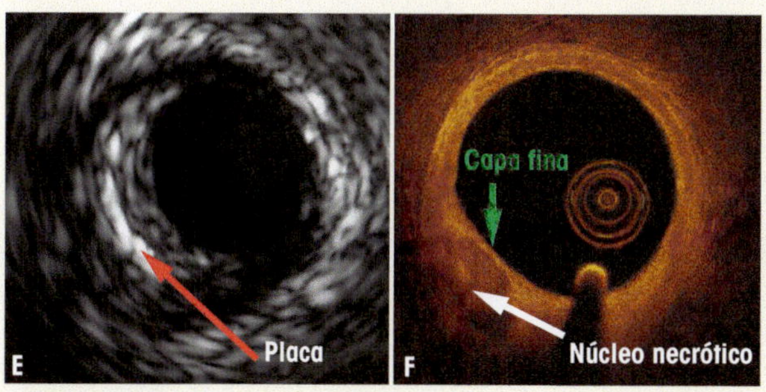

Figura 21.5 Placa aterosclerótica avaliada pelo USIC (E) e pela tomografia por coerência óptica (F).

Fonte: Desenvolvido pela autoria.

Na Tabela 21.5 são apresentadas as recomendações para o emprego da tomografia de coerência óptica na DACC.

Tabela 21.5 Recomendações para o emprego da tomografia de coerência óptica na DACC.

Recomendações	Classe	Nível de evidência
A TCO pode ser utilizada, em casos selecionados, para guiar e otimizar o implante de *stents* metálicos.	IIa	B
A TCO pode ser utilizada, em casos selecionados, para guiar e otimizar o implante de suportes vasculares biorreabsorvíveis.	IIa	C
A TCO pode ser utilizada para determinar o mecanismo de falência de *stents* metálicos e suportes vasculares biorreabsorvíveis, assim como a integridade estrutural dos suportes biorreabsorvíveis após o implante e em longo prazo.	IIa	B
A TCO pode ser utilizada para estimar o significado funcional de lesões angiograficamente intermediárias (40-70%) em coronárias nativas, à exceção do TCE.	IIb	B

TCO: tomografia de coerência óptica; TCE: tronco da coronária esquerda.

Fonte: Desenvolvido pela autoria.

21.8 Estratificação do risco na DACC

Com base na história clínica e nos resultados dos métodos utilizados no diagnóstico da DAC podem-se identificar os diferentes graus de riscos para ocorrência de eventos cardiovasculares. A Figura 21.6 contém o algoritmo de diagnóstico e estratificação de risco para DAC.

21.8.1 Tratamento

Angina é a manifestação clínica mais prevalente da doença isquêmica do coração. Esta pode ser decorrente de obstrução significativa de um ou mais vasos de condutância da circulação coronária, alterações da microcirculação ou de variações dinâmicas do calibre de vasos epicárdicos. Assim, a angina crônica estável pode então ser dividida em três categorias: angina crônica estável, angina microvascular e angina vasoespástica. A prevalência de angina aumenta com a idade em ambos os sexos.

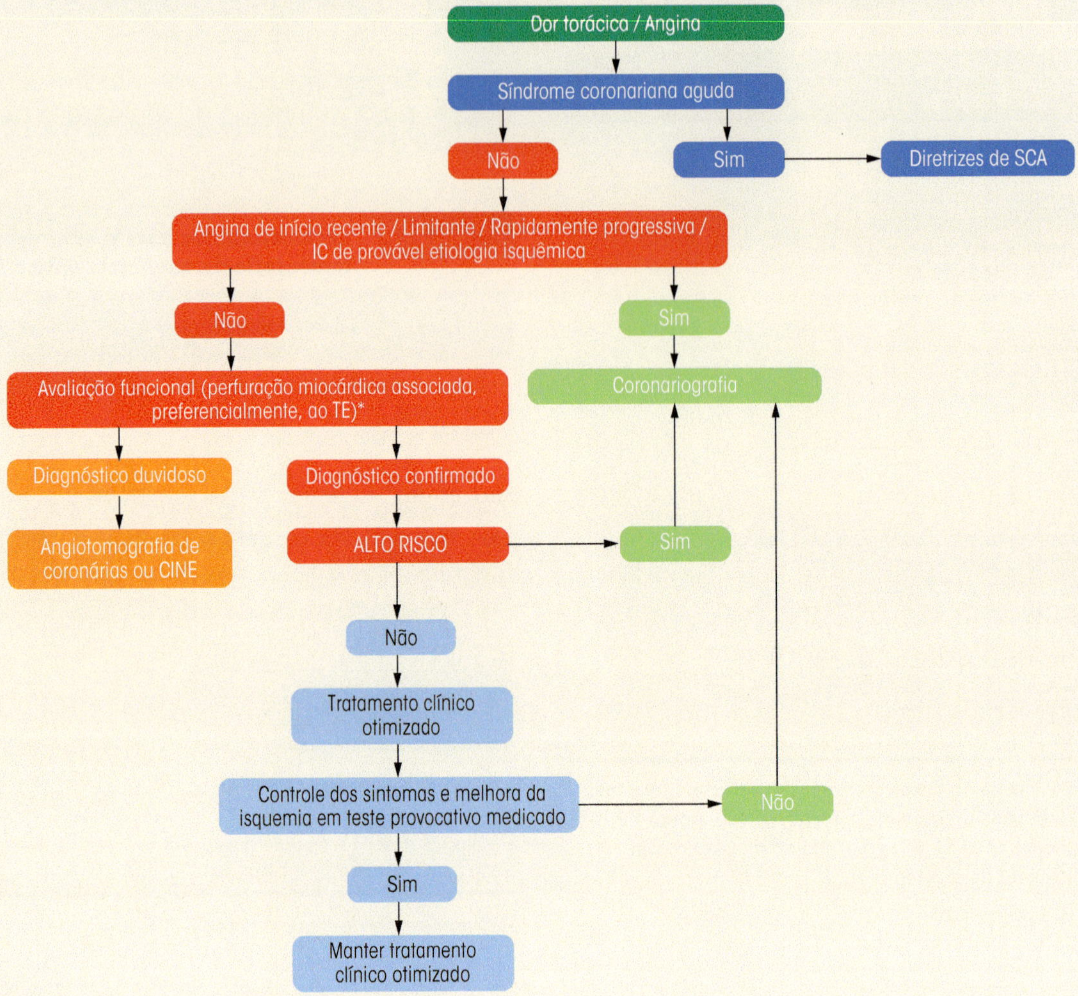

Figura 21.6 **Algoritmo de diagnóstico e estratificação da DAC.**

SCA: Síndrome coronária aguda. *Opcionalmente, TE.

Fonte: Desenvolvido pela autoria.

Inicialmente, recomenda-se o uso de antianginosos para o controle dos sintomas. Entretanto, a revascularização miocárdica cirúrgica ou percutânea está indicada quando há obstrução coronariana significativa (> 50% de tronco de coronária esquerda ou doença triarterial proximal) com a finalidade de reduzir isquemia miocárdica e eventos clínicos adversos como infarto agudo do miocárdio fatal e não fatal e miocardiopatia isquêmica.

Os fármacos antianginosos recomendados como primeira linha para a prática clínica, tais como betabloqueadores, bloqueadores de canais de cálcio e nitratos de curta duração, mostraram aumento da duração de capacidade de exercício e redução da frequência diária dos episódios anginosos. Entretanto, a maioria destes não reduziu a mortalidade cardiovascular ou a incidência de infarto agudo do miocárdio (IAM). Já as novas terapêuticas, como ivabradina, nicorandil, trimetazidina e ranolazina, primeiramente consideradas alternativas à terapêutica convencional na permanência dos sintomas ou na presença de intolerâncias e/ou contraindicações para o uso dos fármacos convencionais, apresentam evidências clínicas contemporâneas que justificam sua inclusão como terapêutica inicial para o tratamento da angina.

A angina crônica estável é desencadeada pelo exercício ou estresse emocional naqueles pacientes que apresentam aterosclerose de artérias coronárias com estenoses hemodinamicamente significativas. Na presença de fatores que resultem em aumento da demanda de oxigênio do miocárdio como aumento da frequência cardíaca, da pressão arterial ou da pós-carga, aumento da tensão da parede miocárdica, hipertrofia ventricular esquerda ou aumento da contratilidade miocárdica, há restrição do aumento de fluxo sanguíneo nos leitos arteriais comprometidos. Salienta-se que o aumento de fluxo é decorrente da dilatação dos leitos coronários, e este não ocorre em vasos epicárdicos com lesões ateroscleróticas.

A presença de isquemia miocárdica e de angina também pode ocorrer na ausência de obstruções de artérias epicárdicas e de aterosclerose coronária e pode ser causada por disfunção da microcirculação coronária. Inicialmente descrita como síndrome X ou angina microvascular, pode estar presente em até 40% dos casos de angina.

Também, a angina pode estar presente em pacientes com artérias coronárias angiograficamente normais. A angina pode ser desencadeada por hiper-reatividade da musculatura lisa das artérias coronárias, resultando em espasmo coronário e obstruções dinâmicas de fluxo coronário. O vasoespasmo pode ser desencadeado por diversos fatores, como estresse, frio e substâncias vasoativas. Tal condição isolada ocorre na minoria dos casos de angina.

Acredita-se também que o espasmo coronário possa ocorrer em vasos epicárdicos com lesões ateroscleróticas não oclusivas cujo espasmo as torne oclusivas e sintomáticas.

21.8.2 Tratamento medicamentoso

O tratamento da angina inclui mudanças do estilo de vida, controle dos fatores de risco para a doença coronária, medicamentos que atuam evitando a recorrência de eventos coronarianos e a administração de fármacos antianginosos para o controle dos sintomas.

21.9 Mudanças do estilo de vida e dos fatores de risco

21.9.1 Tabagismo

A cessação do tabagismo é a medida preventiva mais efetiva e está associada à diminuição da mortalidade de até 36% no pós-infarto. Assim, a investigação sobre o hábito de fumar (inclusive tabagismo passivo) deve ser realizada na consulta, e todos os fumantes devem ser advertidos a parar de fumar. O uso de terapêutica de reposição de nicotina é seguro em pacientes coronarianos. Também a bupropiona e a vareneclina podem ser igualmente prescritos. Entretanto, a vareneclina foi associada a um discreto aumento da ocorrência de doença cardiovascular.

21.9.2 Dieta

Uma dieta saudável composta por baixa concentração de ácidos graxos saturados (< 10%), ausência de gordura trans, baixa concentração de sal (< 5 g), 30 a 45 g de fibras solúveis (2 a 3 porções de frutas e de vegetais), peixe ao menos duas vezes por semana e no máximo dois copos ao dia de bebida alcoólica para os homens e um copo para as mulheres deve ser preconizada.

O consumo de ácido graxos poli-insaturados deve ser proveniente da dieta, e não é recomendada a suplementação adicional de óleo de peixe na forma de drágeas.

A dieta do Mediterrâneo, que é rica em azeite de oliva extravirgem e em oleaginosas, reduziu a incidência de eventos cardiovasculares em pacientes de alto risco, mas não em pacientes com doença coronária estabelecida.

Também se deve manter um índice de massa corpórea abaixo de 25 kg/m^2. Desse modo, dieta hipocalórica deve ser empregada em obesos objetivando a perda de peso. A redução da massa corpórea contribui para melhor controle da pressão arterial, da dislipidemia e dos níveis glicêmicos. Deve-se investigar a presença da apneia do sono nos obesos, pois está associada a maior morbimortalidade cardiovascular.

21.9.3 Atividade física

Atividade física regular está associada à diminuição da morbidade e mortalidade cardiovascular em pacientes portadores de DAC e deve ser incorporada à rotina diária. A prescrição de exercícios aeróbicos deve ser individualizada e baseada na capacidade de exercício e no risco cardiovascular relacionado ao esforço físico nos portadores de angina estável, infarto prévio, insuficiência cardíaca e pós-revascularização cirúrgica ou percutânea. Com base nessa avaliação, exercícios aeróbicos de intensidade moderada ou intensa devem ser prescritos, com duração de 30 minutos, três vezes por semana.

Os pacientes com doença coronária significativa, mas não candidatos à revascularização, devem ser incluídos em programa de reabilitação cardiovascular, pois o exercício físico melhora os sintomas e o prognóstico da doença.

Também, os sedentários devem ser estratificados com teste ergométrico para iniciarem atividade aeróbica.

21.9.4 Controle da hipertensão

Os níveis tensionais devem ser reduzidos abaixo de 140 mmHg para pressão arterial sistólica e abaixo de 90 mmHg para pressão arterial diastólica, isto é, entre 130-139/80-85 mmHg nos pacientes hipertensos portadores de DAC menor que 140/85 mmHg nos diabéticos.

21.9.5 Controle do *diabetes mellitus*

Diabetes é um importante fator prognóstico de risco para as complicações cardiovasculares e a progressão da doença coronária. O controle glicêmico deve ser individualizado, dependendo das características clínicas do paciente, tais como idade, presença de complicações e de comorbidades. Deve-se manter a hemoglobina glicada < 7,0% geralmente entre 6,5 e 6,9%; entretanto, nos idosos com comorbidades valores entre 7,0 e 7,9% são indicados.

21.9.6 Controle da dislipidemia

As metas são baseadas na atualização da diretriz brasileira de dislipidemias e prevenção da aterosclerose de 2017 e visam reduzir os níveis de LDL abaixo de 50 mg/dL e/ou redução de > 50% dos níveis iniciais de LDL caso a meta não seja alcançada. O uso de estatinas, ezetemiba e inibidores da PCSK9 deve ser adotado em monoterapia ou associado nas dislipidemias graves visando atingir tal objetivo. O controle dos níveis plasmáticos de colesterol e particularmente da LDL visa não apenas o controle da progressão da doença como também a prevenção de novos eventos coronarianos.

Para pacientes que serão submetidos a angioplastia transluminal coronária, a administração de altas doses de atorvastatina antes do procedimento tem reduzido a frequência de IAM periprocedimento tanto nos pacientes que nunca fizeram uso de estatina como naqueles já em uso dessa terapêutica, e deve ser considerada.

21.9.7 Bloqueadores do eixo renina-angiotensina aldosterona

Os inibidores da enzima conversora da angiotensina (IECA) reduzem mortalidade total, IAM, acidente vascular cerebral (AVC), particularmente nos pacientes com insuficiência cardíaca, doença cardiovascular prévia ou pacientes diabéticos de alto risco. Desse modo, deve-se considerar o uso dessa medicação principalmente em pacientes com doença coronária e hipertensão, disfunção ventricular [fração de ejeção (FE) < 40%], diabetes e/ou doença renal crônica, se não houver contraindicações.

Os bloqueadores dos receptores de angiotensina II (BRA) devem ser utilizados quando os IECA não forem bem tolerados, embora os estudos clínicos realizados não tenham demonstrado benefícios em relação aos desfechos cardiovasculares nos portadores de DAC.

O bloqueio da aldosterona com o uso de espironolactona é recomendado no pós-infarto em pacientes sem disfunção renal ou hipercalemia que já estejam em uso de IECA ou BRA, betabloqueadores e apresentem disfunção ventricular e sejam diabéticos e tenham insuficiência cardíaca.

21.9.8 Antiagregantes plaquetários

Os antiagregantes plaquetários podem evitar a formação de trombos intracoronários e prevenir eventos cardiovasculares.

21.9.9 Ácido acetilsalicílico

Graças ao bom perfil de risco/benefício do ácido acetilsalicílico e do seu baixo custo, essa é a medicação de escolha para os pacientes com doença coronária estável. O ácido acetilsalicílico promove inibição reversível da ciclo-oxigenase 1 (COX-1) das plaquetas, e assim inibe a formação do tromboxane. A dose ótima para tal ação é de 75 a 150 mg ao dia. Doses mais elevadas podem promover efeitos gastrointestinais tais como gastrite erosiva, úlcera e sangramento digestivo.

21.9.10 Inibidores da P2Y12

Este grupo de fármacos inclui os tienopiridínicos, que são antagonistas do receptor P2Y12de difosfato de adenosina (ADP) das plaquetas e promovem inibição da agregação plaquetária. O mais utilizado é o clopidogrel. O CAPRIE – Clopidogrel vs. Aspirina em Pacientes em Risco de Eventos Isquêmicos – foi o maior estudo realizado com clopidogrel em pacientes com DAC estável e mostrou benefício do clopidogrel em relação à aspirina na prevenção de eventos cardiovasculares quer em pacientes com IAM prévio, AVC isquêmico prévio ou em portadores de doença arterial obstrutiva periférica. O clopidogrel mostrou também um bom perfil de segurança em relação a sangramentos, e deve ser a medicação de escolha nos pacientes intolerantes ao AAS.

Alternativamente, o prasugrel e o ticagrelor são da mesma classe terapêutica e promovem maior inibição da agregação plaquetária quando comparados ao clopidogrel. Ambos foram superiores ao clopidogrel na prevenção de eventos cardiovasculares em pacientes com síndrome coronária aguda, porém nenhum estudo fez tal comparação nos portadores de DAC estável. Também, não há evidências na literatura de que a inibição mais intensa da agregação plaquetária seja necessária após a estabilização clínica da angina ou do infarto sem elevação do segmento ST.

21.9.11 Combinação de antiplaquetários

A terapêutica dual AAS e um dos inibidores da P2Y12 (DAPT), mais frequentemente o clopidogrel, são recomendados nas síndromes coronarianas agudas, mesmo após a fase aguda, e para pacientes que foram submetidos a angioplastia eletiva. Também a terapêutica antiplaquetária combinada pode ser indicada para pacientes com alto risco de eventos isquêmicos, mas não deve ser utilizada para todos os que tenham doença coronária estável.

Os benefícios da terapêutica DAPT, quando utilizada por tempo prolongado (aproximadamente um ano), são evidentes, especialmente quando se avalia a morte como desfecho cardiovascular maior nos pacientes com síndrome coronária aguda. A DAPT, quando utilizada nos pacientes com ICP prévia com implante de *stent*, pode prevenir trombose *intra-stent* aguda e eventos trombóticos tardios.

Vale a pena salientar que o risco de sangramento é maior com o uso de DAPT e deve ser considerado. Os fatores prognósticos de sangramento incluem idade avançada, índice de massa corpórea menor, tabagismo, anemia e disfunção renal. Quanto ao risco de trombose *intra-stent*, salienta-se a presença de diabetes, síndrome coronária aguda, disfunção renal, intervenção coronária prévia ou revascularização miocárdica cirúrgica prévia.

Por outro lado, a resposta aos antiplaquetários, particularmente o clopidogrel, pode ser influenciada por variantes genéticas como polimorfismos de apenas um nucleotídeo (citocromo P440 2C19 e do ABCB1), aumento do *turnover* plaquetário, interações medicamentosas e características individuais do paciente, tais como idade, sexo e presença de diabetes.

A terapêutica farmacológica visa ao controle dos sintomas, isto é, à diminuição do número de episódios de angina, aumento do tempo de exercício sem angina e melhora da qualidade de vida. O tratamento tem como finalidade ainda prevenir eventos cardiovasculares, particularmente IAM e morte. Entretanto, os antianginosos isoladamente não demonstraram melhora do prognóstico da DAC. Em seguida serão abordados os antianginosos.

21.9.12 Nitratos

São compostos orgânicos que sofrem denitrificação enzimática mitocondrial, originando óxido nítrico, que causa vasodilatação. Salienta-se que tal efeito é independente da integridade do endotélio, pois a denitrificação pode ocorrer em células endoteliais e miócitos. Quando em baixas doses, têm ação venodilatadora, reduzindo a pré-carga e o retorno venoso, o volume ventricular e a tensão de parede miocárdica, resultando em diminuição da demanda de oxigênio do miocárdio. Em doses mais elevadas, causam dilatação das artérias coronárias, previnem o espasmo coronário, melhoram o fluxo subendocárdico em territórios isquêmicos, reduzem a pressão arterial diastólica e a pressão arterial. Também aumentam o fluxo da circulação colateral. Entretanto, promovem taquicardia reflexa, e esta pode comprometer a melhora da pré e da pós-carga. Assim, a associação de betabloqueadores aos nitratos para evitar a taquicardia reflexa pode resultar em um efeito anti-isquêmico sinérgico e deve ser considerada.

Os principais efeitos colaterais dos nitratos incluem: cefaleia, rubor facial, palpitações e hipotensão. Raramente, episódios sincopais podem ser desencadeados pelo uso de nitratos. Estes são dose-dependentes e mais comuns em idosos.

Os nitratos são contraindicados na presença de cardiomiopatia hipertrófica, estenose mitral grave, estenose aórtica grave e em pacientes com glaucoma de ângulo fechado.

Salienta-se que o uso concomitante de inibidores da fosfodiesterase para o tratamento de disfunção erétil e hipertensão pulmonar, deve ser evitado pois pode potencializar o efeito vasodilatador dos nitratos.

Diversas metanálises não mostraram superioridade dos nitratos em relação a outros antianginosos quanto à melhora de sintomas anginosos ou a parâmetros de teste ergométrico. Também não há dados na literatura quanto à melhora de desfechos cardiovasculares com o uso de nitratos.

21.9.13 Betabloqueadores

São fármacos que se ligam à proteína G dos receptores beta-adrenérgicos, inibindo os efeitos da adrenalina e noradrenalina nesses receptores. A ação antianginosa e anti-isquêmica resulta da redução da frequência cardíaca e da contratilidade miocárdica, particularmente durante o exercício, e da menor magnitude de elevação da pressão arterial induzida pelo exercício. Tais alterações diminuem a demanda de oxigênio do miocárdio no repouso e durante o exercício. A redução da frequência cardíaca leva ao prolongamento do tempo de diástole e da perfusão coronária e consequentemente à suplementação de oxigênio ao miocárdio. Os betabloqueadores reduzem a condução atrioventricular e as arritmias supraventriculares e ventriculares. Adicionalmente, os betabloqueadores melhoram o aproveitamento energético do miocárdio, pois promovem a redução da liberação de ácidos graxos livres dos adipócitos, que é mediada por catecolaminas e atenuam a liberação de renina pelas células justaglomerulares.

Há diversas classes de betabloqueadores: os não seletivos sem atividade simpatomimética intrínseca, tais como propranolol, timolol e sotalol; os não seletivos com atividade simpatomimética intrínseca, como pindolol, os β1-seletivos, como atenolol, bisoprolol e metoprolol, os β1-seletivos com atividade α-bloqueadora, tais como carvedilol e labetolol, e os β1-seletivos com ação vasodilatadora mediada pelo óxido nítrico, como nebivolol.

Os principais efeitos adversos estão relacionados às suas ações farmacológicas, que incluem bradicardia, hipotensão, broncoespasmo e inibição da resposta adrenérgica à hipoglicemia. Assim, devem ser utilizados com cautela nos diabéticos e nos pacientes com níveis de pressão sistólica baixa, na síndrome de Reynaud e em mulheres grávidas.

Há efeitos colaterais não relacionados ao efeito betabloqueador, e estes incluem transtornos de humor, como depressão, letargia, obstipação intestinal e impotência sexual.

Deve-se ainda salientar que o uso da terapêutica betabloqueadora não deve ser interrompido abruptamente, pois a super-regulação dos betarreceptores quando livres da medicação promove taquicardia e vasoconstrição, podendo precipitar síndromes coronarianas agudas como angina instável e IAM. O uso de betabloqueadores está contraindicado em pacientes com angina vasoespástica, pois pode desencadear vasoespasmo mediado pelo bloqueio de receptores α-adrenérgicos.

O efeito antianginoso dos betabloqueadores é similar ao de outros antianginosos e deve ser a medicação preferencial em pacientes com disfunção ventricular (FE < 40%), na angina pós-infarto e na presença de insuficiência cardíaca. Nesse grupo de pacientes, demonstrou-se que a melhora da angina foi associada à redução da mortalidade cardiovascular e da morte súbita. Também deve ser o medicamento de escolha nos pacientes hipertensos e com frequência cardíaca elevada e nos pacientes com antecedentes de taquicardia supraventricular e/ou fibrilação atrial e ainda nos pacientes com cardiomiopatia hipertrófica.

Deve-se salientar que a combinação de betabloqueadores a bloqueadores de canais de cálcio di-hidropiridínicos é benéfica no manejo da angina, pois a ação vasodilatadora destes potencializa seu efeito anti-isquêmico. Entretanto, a associação com bloqueadores de canais não di-hidropiridínicos como o verapamil está contraindicada, e com o diltiazem deve ser empregada com cautela devido ao risco de bradicardia ou de bloqueio atrioventricular e hipotensão.

Os betabloqueadores também podem ser combinados à ivabradina em pacientes em ritmo sinusal, para reduzir a frequência cardíaca e melhorar o tempo de tolerância ao exercício.

21.9.14 Bloqueadores de canais de cálcio

Os bloqueadores de canais de cálcio são classificados de acordo com sua estrutura química como di-hidropiridínicos, tais como anlodipino, nifedipino, felodipino e nisoldipino, ou não di-hidropiridínicos, como verapamil e diltiazem. Todos inibem o influxo de cálcio através dos canais L de alta voltagem situados na musculatura lisa das artérias e do miocárdio, levando à vasodilatação e à diminuição da contratilidade miocárdica. A diferença destes é a seletividade para os canais L vasculares e miocárdicos. Os di-hidropiridínicos têm seletividade vascular, reduzindo a resistência vascular coronária e sistêmica, e os não di-hidropiridínicos são menos seletivos para os canais L vasculares e mais pelos canais L miocárdicos, atuando sobre a contratilidade miocárdica e nos canais L das células específicas do tecido de condução, como as do nó sinusal e as do nó atrioventricular, promovendo efeito inotrópico negativo e cronotrópico negativo. Assim, os bloqueadores de canais de cálcio reduzem a demanda de oxigênio miocárdico e promovem vasodilatação das artérias coronárias.

Os principais efeitos colaterais incluem hipotensão, cefaleia, rubor facial, tontura, palpitações e edema de membros inferiores. O verapamil e o diltiazem podem reduzir a contratilidade miocárdica. Particularmente, o verapamil pode causar redução da motilidade intestinal e obstipação, principalmente nos idosos.

Em relação a essa classe terapêutica, salienta-se que seu efeito anginoso é semelhante ao de outros antianginosos e não melhora a sobrevida de pacientes com angina com ou sem infarto prévio. Além disso, pode ter efeito deletério sobre desfechos clínicos em pacientes com insuficiência cardíaca. Entretanto, é particularmente eficaz isolada ou em associação a nitratos na angina vasoespástica.

Deve-se lembrar que os bloqueadores de canais de cálcio são metabolizados no fígado pelo citocromo P450 3A4, a mesma via enzimática da ivabradina. Assim, tanto o verapamil como o diltiazem não devem ser prescritos em associação a esta, pelo risco de bradicardia grave.

21.9.15 Ivabradina

A ivabradina inibe a corrente I_f, reduzindo o declive da fase lenta de despolarização diastólica do potencial de ação das células do nó sinusal e desse modo reduzindo seletivamente a frequência cardíaca. Salienta-se que a redução da frequência cardíaca atingida com a ivabradina é tanto maior quanto maior for a frequência cardíaca inicial, pois a corrente I_f é "uso-dependente" e tem menor magnitude quando a frequência cardíaca inicial é baixa. Também se deve enfatizar que a ivabradina não apresenta efeito inotrópico negativo. Assim, a redução da frequência cardíaca é de magnitude semelhante à atingida com o uso de betabloqueadores, com a vantagem de esta manter a vasodilatação durante o exercício físico. Ademais, a ivabradina promove aumento do fluxo de reserva coronária e aumenta a perfusão e a magnitude da circulação colateral, preservando também a função endotelial.

O efeito antiantianginoso da ivabradina tem sido demonstrado em diversos estudos randomizados recentes; ela foi inclusive comparada aos betabloqueadores.

Os principais efeitos colaterais incluem bradicardia, descrita em aproximadamente 2 a 4% dos casos, e foi mais significativa no estudo Signify, no qual a dose de ivabradina foi de até 10 mg duas vezes ao dia e ainda e verificada em pacientes que estavam em uso concomitante de diltiazem ou de verapamil, que competem pela mesma via enzimática hepática de metabolização (citocormo P450 P 3E4). Entretanto, no estudo SHIFT, no qual a associação da ivabradina foi feita com betabloqueadores, bradicardia grave necessitando de descontinuação da medicação ocorreu em menos de 1% dos casos. Outro efeito colateral menos relevante é a presença de alterações visuais conhecidas como fosfenos, pois a medicação atua nos canais I_f da retina. Podem ocorrer em aproximadamente 5% dos casos e são de natureza leve e transitória; levaram à retirada da medicação em menos de 1% dos casos.

Quanto ao efeito antianginoso da ivabradina, é similar à de outras classes de antianginosos; porém, quando associada a betabloqueadores, apresenta efeito sinérgico mais acentuado.

No estudo Signify, o efeito antianginoso foi demonstrado; entretanto, não houve benefício sobre os desfechos clínicos em pacientes com função ventricular preservada e nos subgrupos que apresentavam angina mais grave, e sim aumento da mortalidade cardiovascular e de infarto não fatal. Deve-se salientar, porém, que a dose utilizada foi maior que a atualmente recomendada, que é de até 7,5 mg duas vezes ao dia (no estudo foi até 10 mg), e houve associação com diltiazem e verapamil.

No estudo Beautiful, que avaliou especificamente os desfechos cardiovasculares combinados como morte cardiovascular e internação por infarto ou por insuficiência cardíaca e/ou piora da insuficiência cardíaca, o uso de ivabradina não mostrou benefícios.

Entretanto, no estudo SHIFT a melhora sobre os desfechos clínicos com uso da ivabradina foi mantido por um seguimento de 22 meses

Assim, recomenda-se o uso de ivabradina em pacientes com angina crônica estável e em ritmo sinusal cuja frequência cardíaca encontra-se acima de 70 bpm que mantenham sintomas e não toleram doses mais elevadas de betabloqueadores.

21.9.16 Trimetazidina

A trimetazidina é um derivado da piperazina. Embora seu mecanismo de ação não esteja totalmente elucidado, acredita-se que o aumento da tolerância à isquemia seja decorrente da inibição da enzima mitocondrial 3-cetoacilcoenzima A tiolase, consequentemente melhorando o metabolismo da glicose. Assim, o piruvato é direcionado à mitocôndria, reduzindo a formação de prótons e de ácido láctico pelo miocárdio isquêmico, gerando maior produção de ATP por mecanismo anaeróbico pelo citosol. O conjunto desses efeitos resulta na redução da oxidação de ácidos graxos livres e no aumento da utilização de glicose pelo miocárdio isquêmico.

Os efeitos adversos incluem distúrbios gastrointestinais tais como náuseas, vômitos e cefaleia. Estes são leves e bem tolerados e não levam a descontinuação da terapêutica.

Salienta-se que a trimetazidina é contraindicada em pacientes com doença de Parkinson e outros distúrbios de movimento e também em pacientes com insuficiência renal (*clearance* de creatinina < 30 ml por minuto).

Assim, a trimetazidina é um modulador metabólico, melhorando a eficiência de miócitos isquêmicos sem exercer efeitos hemodinâmicos ou modificar a demanda de oxigênio do miocárdio. Foi demonstrada em metanálise melhora da tolerância ao esforço, redução dos episódios semanais de angina e redução da necessidade do uso de nitratos de curta duração quando comparada ao placebo. Entretanto, exerce ação antianginosa semelhante à de outras classes de antianginosos, e não há dados na literatura demonstrando melhora de desfechos clínicos.

21.9.17 Ranolazina

Este fármaco também é um derivado ativo da piperazina e agora se encontra disponível no Brasil. De modo similar à trimetazidina, promove oxidação da glicose, melhorando o metabolismo anaeróbico na presença de isquemia. Porém, demonstrou-se também que atua sobre a corrente tardia de sódio, inibindo o efluxo de sódio e consequentemente a entrada de cálcio para o meio intracelular evitando assim a sobrecarga intracelular de cálcio, nociva aos miócitos. A diminuição dos episódios de angina ocorre sem causar alterações hemodinâmicas, sem alterar a frequência cardíaca nem a perfusão miocárdica. Acredita-se também que parte do efeito antianginoso ocorra por redução da tensão da parede do ventrículo esquerdo, graças à diminuição do influxo de cálcio intracelular, resultando então na diminuição da demanda de oxigênio dos miócitos.

Convém salientar que a inibição sobre a corrente tardia de sódio resulta no prolongamento do intervalo QT. Este é dose-dependente, mas não significativo nas doses terapêuticas recomendadas.

Estudos clínicos randomizados e metanálises demonstraram efeito antianginoso semelhante ao das demais classes e pode ser uma medicação de eleição nos pacientes com hipotensão e bradicardia graças a seu perfil hemodinâmico neutro. Foi demonstrado também que, em pacientes com revascularização incompleta, o uso de ranolazina não promoveu melhora dos desfechos clínicos como morte, IAM ou recorrência de angina e necessidade de revascularização percutânea independente da FE. No estudo Merlin, envolvendo pacientes com infarto sem supra de ST, a terapêutica com ranolazina não resultou em benefícios quanto à ocorrência de morte cardiovascular ou infarto. Verificou-se nesse estudo, entretanto, uma redução dos níveis plasmáticos de hemoglobina glicada (HbA1c), sugerindo que os pacientes diabéticos poderiam apresentar um benefício adicional em relação a esse fármaco.

Acredita-se que a ranolazina seja eficaz no tratamento da angina microvascular e nos pacientes com hipertrofia ventricular.

A terapêutica com ranolazina está contraindicada em pacientes com disfunção hepática ou cirrose, pois nestes o prolongamento do intervalo QT pode ser significativo.

A ranolazina pode promover elevação dos níveis plasmáticos de digoxina e deve ser utilizada com cautela nestes pacientes.

21.9.18 Nicorandil

Este fármaco é um nitrato esterificado derivado da nicotinamida e atua abrindo canais de potássio sensíveis à adenosina com capacidade de doar óxido nítrico. Ainda não disponível no Brasil, seu efeito antianginoso é decorrente de vasodilatação e aumento do fluxo coronário, prevenindo o vasoespasmo. Assim como os nitratos e os bloqueadores de canais de cálcio di-hidropiridínicos, melhora o fluxo e a entrega de oxigênio aos miócitos. Como atua em canais de potássio sensíveis ao ATP, pode resultar em alterações metabólicas, favorecendo o pré-condicionamento isquêmico.

Os efeitos adversos incluem cefaleia, refluxo, taquicardia, rubor facial e hipotensão. Salienta-se, entretanto, que o uso concomitante de nicorandil e ácido acetilsalicílico aumenta o risco de úlcera gastrointestinal, perfurações e hemorragia digestiva.

Um estudo randomizado controlado, o *IONA outcome study*, demonstrou que o uso de nicorandil teve efeito favorável sobre os desfechos cardiovasculares como morte de origem cardíaca, infarto não fatal ou internação por angina. Embora não tenha reduzido a mortalidade ou a incidência de eventos agudos, reduziu as internações por exacerbação do quadro anginoso.

21.10 Considerações finais

Diversas classes terapêuticas têm sido empregadas para o tratamento da angina, o sintoma mais prevalente da doença isquêmica do coração. Observa-se não haver superioridade entre os fármacos recomentados quanto ao alívio de sintomas, e não há dados na literatura mostrando impacto do tratamento sintomático quanto à redução de desfechos cardiovasculares como morte de origem cardiovascular e IAM fatal e não fatal. Entretanto, os antianginosos podem melhorar o tempo de exercício livre de angina e o número de episódios anginosos, resultando em melhor qualidade de vida dos pacientes tratados.

Assim, a escolha da terapêutica deve ser feita de acordo com as características clínicas de cada paciente e, portanto, deve ser individualizada. A associação de classes terapêuticas pode e deve ser utilizada visando à sinergia de fármacos e melhora na magnitude dos sintomas.

Exames laboratoriais e provas funcionais devem ser realizados com a finalidade de controlar os fatores de risco e atingir metas de excelência terapêutica, avaliando a carga isquêmica, o risco e o prognóstico com a finalidade de intervenção percutânea ou cirúrgica, quando indicada.

DICAS DO EDITOR

Referências bibliográficas

1. 2013 ESC guidelines on the management od stable coronary artery disease: the Task Force on the management of stable coronary artery disease of the European Society of Cardiology Task Force Members, Montalescot G, Sechtem U, Achenbach S et al. Eur Heart J. 2013;38:2949-3003.
2. 2013 ESC guidelines on the management of stable coronary artery disease, European Heart Journal. (2013);34:2949-3003.
3. 2017 ESC focused update on dual antiplatelet therapy in coronary artery disease developed in collaboration with EACTS. The task force for dual antiplatelet therapy in coronary artery disease of the European Society of Cardiology (ESC) and of the European Association for Cardio-Thoracic Surgery (EACTS). Eur Heart J. 2017;1-48.
4. Balla C, Pavasi R, Ferrari R. Treatment of angina: where are we? Cardiology. 2018;140:52-67.
5. Braunwauld E. Tratado de doenças cardiovasculares. 8.ed. Rio de Janeiro: Saunder Elsevier; 2010. v.2 p.1625-93.
6. Cesar LA, Ferreira JF, Armaganijan D, Gowdak LH, Mansur AP, Bodanese LC, et al. Diretriz de doença coronária estável. Arq Bras Cardiol. 2014;103(2Supl.2):1-59.
7. Costa Jr. JR, et al. Novas modalidades de imagem em cardiologia intervencionista: tomografia óptica, angiografia tridimensional e histologia virtual. Rev Bras Cardiol Invas. 2006;14(2):156-62.
8. Diretriz de indicações do ultrassom intracoronariano. Arq Bras Cardiol. 2003; v. 81 (supl. II).
9. Ferrari R, Camici PG, Crea F, et al. Expert consensus document: A "diamond" approach to personalized treatment of angina. Nat Rev Cardiol. 2018; 15:120-132.
10. Fox K, Ford I, Steg PG, et al. Ivabradine in stable coronary artery disease without clinical heart failure. N Engl J Med. 2014;371:1091-9.
11. Fox K, Ford I Steg PG Tendera M, Robertson M, Ferrari R: Beautiful Investigators. Ivabradine for patients with stable coronary artery disease and left-ventricular systolic dysfunction (Beautiful): a randomized double-blind, placebo-controlled trial. Lancet. 2008;372:807-16.
12. Mattos LA, Lemos Neto PA, Rassi A Jr, Marin-Neto JA, Sousa AGMR, Devito FS, et al. Diretrizes da Sociedade Brasileira de Cardiologia: Intervenção Coronária Percutânea e Métodos Adjuntos Diagnósticos em Cardiologia Intervencionista (II edição – 2008). Arq Bras Cardiol. 2008;91(4 supl.1):1-58.
13. Sara L, Szarf G, Tachibana A, Shiozaki AA, Villa AV, Oliveira AC, et al. Sociedade Brasileira de Cardiologia. II Diretriz de Ressonância Magnética e Tomografia Computadorizada Cardiovascular da Sociedade Brasileira de Cardiologia e do Colégio Brasileiro de Radiologia. Arq Bras Cardiol. 2014;103(6Supl.3):1-86.
14. Siqueira DAA, Sousa AGMR, Costa Jr JR, Costa RA, Staico R, Tanajura LFL, et al. Correlação da composição de placas à histologia virtual com proteína C-reativa. Arq Bras Cardiol. 2013;101(1):78-86.
15. Swedberg K, KomadjaM, Bohm M et al. Effects on outcomes of heart hate reduction by ivabradine in patients with congestive heart failure: is there an influence of beta-blocker dose? Findings from the SHIFT (Systolic Heart Failure Treatment with I[f] inhibitor Ivabradine Trial) study. J Am Coll Cardiol 2012;59:1938-45.
16. The IONA Study Group. Effect of nicorandil on coronary events in patients with stable angina: the impact Of Nicorandil in Angina (IONA)randomized trial. Lancet. 2002; 359:1269-75.

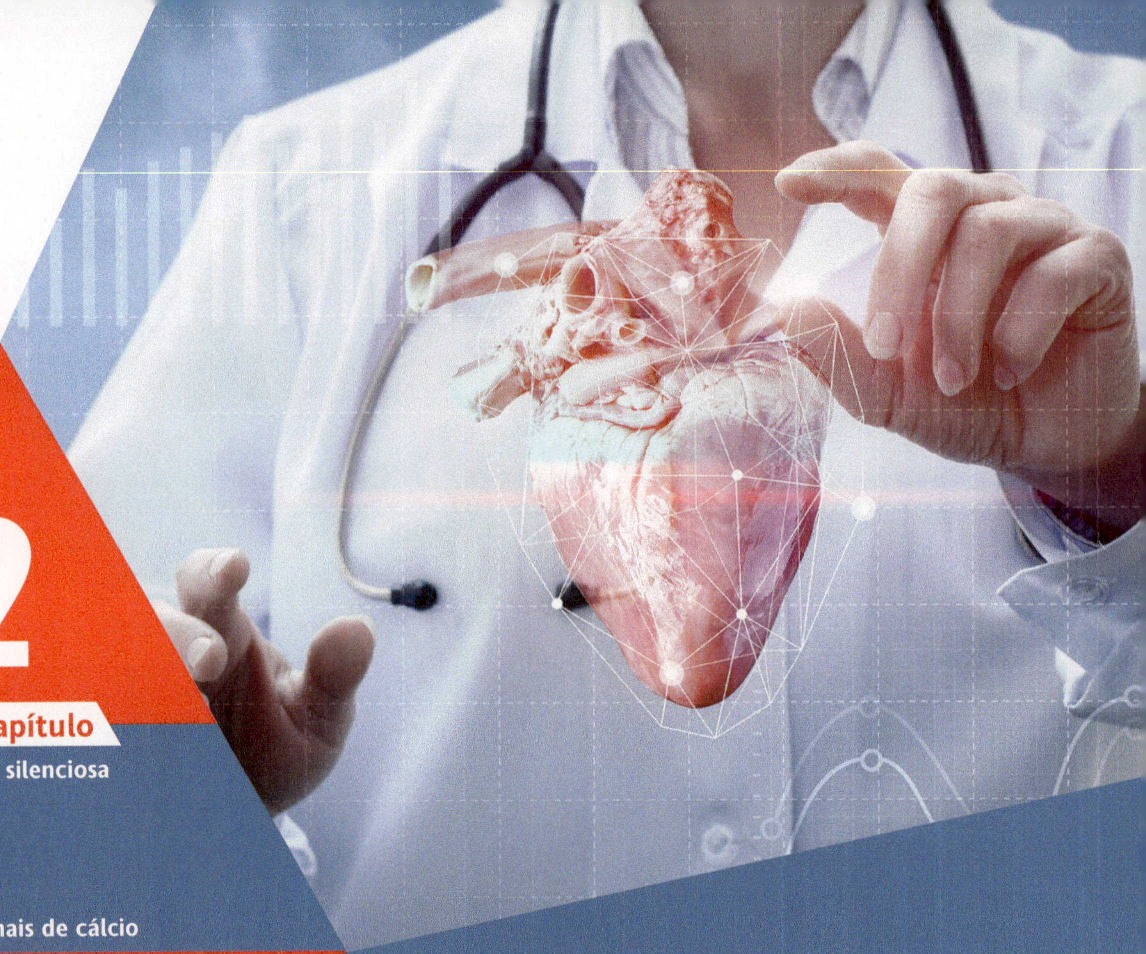

22

Destaques do Capítulo

- Isquemia miocárdica silenciosa
- Teste ergométrico
- Holter
- Betabloqueadores
- Antagonistas dos canais de cálcio

Isquemia miocárdica silenciosa

Clarisse Kaoru Ogawa Indio do Brasil
Maria Isabel Del Monaco

22.1 Introdução

Isquemia miocárdica silenciosa é definida como a documentação objetiva de isquemia na ausência de angina ou de equivalentes anginosos.

A isquemia objetiva inclui alteração do segmento ST ao eletrocardiograma, alteração reversível da motilidade regional ao ecocardiograma e defeitos de perfusão em estudos cintilográficos.

Desde a descrição inicial, na década de 1970, foi motivo de intensa investigação, e sua significância clínica está melhor estabelecida atualmente.

Sabe-se hoje que a isquemia miocárdica silenciosa é a manifestação mais comum da doença arterial coronária (DAC), constituindo o maior componente da carga isquêmica total e entre os pacientes com essa doença. A presença de episódios isquêmicos assintomáticos detectados pela monitorização eletrocardiográfica ambulatorial (Holter) pode ser fator prognóstico de eventos clínicos adversos, como risco aumentado de eventos coronários e morte cardíaca.

Peter F. Cohn classificou a isquemia silenciosa em três categorias:

- Tipo 1: é a forma menos comum e ocorre em pacientes totalmente assintomáticos, sem doença coronária conhecida.
- Tipo 2: ocorre em pacientes assintomáticos após infarto do miocárdio.
- Tipo 3: é a forma mais comum e ocorre em pacientes com angina estável crônica ou angina instável que apresentam episódios isquêmicos sintomáticos e assintomáticos.

22.2 Fisiopatologia

Nenhuma discussão sobre isquemia silenciosa é completa sem a consideração sobre o mecanismo da dor cardíaca. Em relação à ausência de sintomas, ainda não existe consenso sobre o mecanismo que explique todos os episódios assintomáticos. Considera-se a isquemia silenciosa resultante de combinação variável de alterações dos mecanismos neuronais na percepção da dor como neuropatia autonômica e variações no limiar da dor. A associação entre diabetes e isquemia silenciosa ou infarto do miocárdio sem dor tem sido atribuída à neuropatia autonômica.

Outra área de investigação sugere que a isquemia silenciosa pode ser devida à disfunção cortical cerebral mais do que à disfunção dos nervos periféricos. A ativação frontal cortical parece ser necessária para experimentar dor cardíaca, e algumas evidências indicam que, em pacientes com isquemia silenciosa, impulsos aferentes do coração são sujeitos a um processamento neural anormal.

Outra possível causa seriam níveis plasmáticos elevados de betaendorfina, um opiáceo endógeno encontrado em pacientes com infarto assintomático ou durante esforço físico, porém os resultados dos estudos clínicos não são conclusivos.

Outra possível explicação para a ausência de dor seria a menor duração ou a menor extensão da isquemia, uma vez que, na sequência temporal dos eventos que surgem após a isquemia miocárdica, as alterações bioquímicas e metabólicas são as iniciais, seguidas de anormalidades da contratilidade miocárdica, alterações eletrocardiográficas do segmento ST ou da onda T e, por último, a dor.

22.3 Diagnóstico e prevalência

22.3.1 Pacientes assintomáticos

Um estudo norueguês que incluiu cerca de 2.000 indivíduos do sexo masculino com idade média de 50 anos mostrou que, naqueles com teste ergométrico positivo que se submeteram à cinecoronariografia, 69 apresentaram estenose de pelo menos 50% em uma artéria coronária e, destes, 50 (2,7% do total) eram totalmente assintomáticos.

Ao combinar alterações eletrocardiográficas com cintilografia miocárdica alterada utilizando Tálio, Fleg et al. relataram aumento progressivo na prevalência de isquemia silenciosa induzida pelo exercício em indivíduos aparentemente saudáveis em um estudo longitudinal sobre o envelhecimento em Baltimore: a prevalência era de 2,5% para aqueles abaixo de 60 anos e mais de 10% para aqueles acima de 70 anos.

O estudo epidemiológico Rancho Bernardo (Park JI et al.) avaliou a utilidade de um modelo integrado de escores de teste ergométrico para predizer isquemia miocárdica e isquemia miocárdica silenciosa em 898 adultos (idade média de 55 anos) sem DAC que se submeteram a teste ergométrico e foram acompanhados por 27 anos. Foram avaliadas alteração de ST, incapacidade de atingir a frequência cardíaca alvo, recuperação anormal da frequência cardíaca e incompetência cronotrópica. O número de achados alterados desses quatro parâmetros estava fortemente associado à incidência maior de isquemia miocárdica e isquemia miocárdica silenciosa. Comparados àqueles com resultados normais, os participantes com uma ou duas anormalidades tinham aumento significativo do risco para isquemia miocárdica (HR = 1,79 e 2,34) e isquemia miocárdica silenciosa (HR = 1,80 e 2,64), respectivamente.

Participantes com três ou mais achados positivos apresentaram risco ainda maior de isquemia miocárdica (HR = 7,96) e isquemia miocárdica silenciosa (HR = 3,22).

22.3.2 Pacientes com infarto prévio

Em revisão de dados publicados, Cohn estimou que cerca de 50.000 pacientes ao ano que se tornaram assintomáticos após infarto do miocárdio apresentaram isquemia silenciosa no período inicial de 30 dias após o infarto, baseados nos resultados do teste de esforço. A monitorização eletrocardiográfica por Holter também pode ser utilizada para documentar a ocorrência de isquemia silenciosa. Combinando as duas técnicas, a frequência reportada de isquemia silenciosa varia de 30 a 43%.

22.3.3 Pacientes com angina

Embora já existissem estudos com a monitorização por Holter para documentar isquemia em geral, o estudo utilizando o Holter para avaliar especificamente os episódios assintomáticos em indivíduos com angina crônica foi o de Schang e Pepine, que documentaram, em pacientes com DAC comprovada e teste ergométrico positivo, alterações isquêmicas transitórias, dos quais 75% eram totalmente assintomáticos. Esses investigadores comprovaram indiretamente que os episódios de alteração do segmento ST correspondiam realmente à isquemia, por meio da redução de sua ocorrência com o uso profilático de nitratos.

Estima-se atualmente que o número de pacientes com angina que também apresentam episódios assintomáticos de isquemia é grande, porém a porcentagem exata não é conhecida. Acredita-se que aproximadamente 50% dos pacientes com angina (estável ou instável) apresentem isquemia miocárdica silenciosa na monitorização por Holter, com algumas séries relatando frequências muito maiores.

22.3.4 Diagnóstico

Na população totalmente assintomática sem DAC conhecida, o teste ergométrico é o método mais utilizado, mas os resultados e sua interpretação devem ser correlacionados com a presença dos fatores de risco.

Nos pacientes com DAC conhecida (por apresentar angina, além de episódios de isquemia silenciosa e naqueles com infarto prévio), o teste ergométrico também pode ser utilizado para a detecção de isquemia silenciosa, assim como a monitorização eletrocardiográfica ambulatorial (Holter).

Os exames de imagem como a cintilografia de perfusão miocárdica associada ao estresse físico ou farmacológico e o ecocardiograma associado ao estresse podem ser utilizados não só para demonstrar a presença, mas a extensão da isquemia, e avaliar a estratificação de risco e o prognóstico da isquemia miocárdica silenciosa.

Apesar disso, existem alguns fatores que podem afetar a imagem da perfusão, que incluem efeitos imprecisos devido aos batimentos cardíacos, o efeito de atenuação da mama nas mulheres e da atenuação diafragmática nos homens.

A técnica de *morphing* (por congelamento de movimentos) rastreia o ventrículo esquerdo em todas fases do ciclo cardíaco e é considerada por Xie WH superior à cintilografia de perfusão tradicional, por aumentar a qualidade das imagens e reduzir a interferência dos fatores descritos.

A cineangiocoronariografia é considerada o padrão-ouro, pois permite identificar diretamente se as coronárias e seus ramos apresentam estenoses, assim como a magnitude dela. Porém, por ser um procedimento invasivo não isento de riscos, não deve ser usado como método de rastreamento; além disso, não reflete o estado da perfusão miocárdica.

A angiotomografia computadorizada das coronárias pode demonstrar a morfologia e a extensão da estenose das coronárias e é frequentemente utilizada como método para rastreamento de DAC. O alto valor preditivo negativo desse exame tem grande importância clínica, porém tem suas limitações, pois a qualidade das imagens pode ser afetada pela frequência cardíaca, pela respiração e por ruídos, resultando em exames falso negativos. Outra limitação da angiotomografia é o fato de que uma estenose de artéria coronária identificada pelo exame não significa necessariamente perfusão miocárdica anormal.

Tanto a angiotomografia das coronárias como a cineangiocoronariografia não podem diagnosticar a isquemia miocárdica causada por doença coronária microvascular devido à resolução anatômica limitada; porém, o exame de perfusão miocárdica por imagem pode fazer seu diagnóstico.

O exame de perfusão miocárdica utilizando a técnica *morphing* (por congelamento de movimentos), combinado com a angiotomografia das coronárias, pode mostrar simultaneamente a relação entre a DAC e a isquemia miocárdica pelo aspecto anatômico e funcional. Isso permite um diagnóstico mais precoce de isquemia miocárdica por DAC assintomática, uma identificação acurada dos vasos culpados, e pode evitar um tratamento intervencionista desnecessário.

22.4 Prognóstico

Embora ainda existam controvérsias, algumas evidências sustentam a hipótese de que episódios de isquemia miocárdica, independentemente de ser sintomática ou não, têm importância prognóstica nos pacientes com DAC.

O prognóstico da isquemia miocárdica silenciosa pode ser avaliado de acordo com o grupo a que pertence: aqueles sem história de DAC e aqueles com DAC.

22.4.1 Pacientes sem DAC conhecida

Nesse grupo, a isquemia miocárdica silenciosa parece estar associada a risco aumentado de eventos clínicos adversos quando detectada por teste ergométrico, eletrocardiograma com alteração de ST-T ou monitorização eletrocardiográfica ambulatorial.

A isquemia miocárdica silenciosa é particularmente importante quando associada a fatores de risco para DAC. O estudo MRFIT (*Multiple Risk Factor Intervention Trial*), envolvendo 12.866 homens assintomáticos de meia-idade com dois ou mais fatores de risco, mostrou associação significativa entre isquemia miocárdica silenciosa induzida por esforço e mortalidade. Nesse estudo, os indivíduos com isquemia miocárdica silenciosa induzida por esforço tiveram um risco 3,4 vezes maior para morte cardíaca quando comparados com aqueles sem alterações isquêmicas.

A relação entre o risco de DAC em indivíduos com isquemia miocárdica silenciosa também foi encontrada em estudo populacional que avaliou 2.682 homens sem DAC que foram acompanhados por 10 anos. A isquemia miocárdica silenciosa induzida por exercício foi associada a aumento de mortalidade e de risco de qualquer evento coronário agudo em 5,9 e 3 vezes, respectivamente, naqueles que também fumavam; 3,8 e 1,9 vezes em indivíduos com hipercolesterolemia; 4,7 e 2,2 vezes em hipertensos.

22.4.2 Pacientes com DAC documentada

Isquemia detectada por ecoestresse e o impacto da angina dentro desse grupo foram avaliados em pacientes com DAC estável: isquemia induzível estava presente em 24%, e angina em 17%. Desfecho primário de infarto ou de morte por DAC em seguimento de 3,9 anos ocorreu com frequência significativamente maior naqueles com isquemia induzida (21% *versus* 8%). A presença de angina não afetou significativamente esses desfechos.

22.4.3 Pacientes após infarto

A significância prognóstica da isquemia miocárdica silenciosa é bem estabelecida em sobreviventes de infarto agudo do miocárdio. Vários estudos avaliando o papel do teste ergométrico pré-alta hospitalar em pacientes com infarto mostrou que a isquemia induzida pelo exercício, associada ou não à dor precordial, é fator prognóstico de risco aumentado de eventos coronários e de morte cardíaca. No entanto, esses estudos compararam os desfechos de pacientes com e sem isquemia miocárdica silenciosa determinada imediatamente após o infarto do miocárdio.

Um estudo prospectivo avaliou mais de 500 pacientes submetidos à monitorização eletrocardiográfica ambulatorial e cintilografia de estresse com Tálio um a seis meses após evento coronário agudo: a isquemia miocárdica silenciosa estava presente em 75%.

Comparados com aqueles com isquemia sintomática, pacientes com isquemia assintomática tiveram defeitos reversíveis menos graves e extensos na cintilografia com tálio, duração do exercício mais prolongada, depressão de ST menos frequente na monitorização eletrocardiográfica ambulatorial e durante seguimento de 23 meses e menos eventos cardíacos recorrentes.

Ainda que pacientes com isquemia miocárdica silenciosa estejam sob menos risco que os sintomáticos, a isquemia silenciosa dentro de poucas semanas após o infarto agudo detectada por monitorização por Holter está associada à taxa de eventos cardíacos duas a quatro vezes maior, comparados com aqueles sem evidência de isquemia.

22.4.4 Pacientes com angina instável

A isquemia miocárdica silenciosa após episódio de angina instável tem sido associada a desfechos clínicos desfavoráveis.

Estudo com pacientes com angina instável com dosagem de troponina T na admissão se submeteram à monitorização contínua do segmento ST por 24 horas através da vetorcardiografia, e mostrou que um ou mais episódios de depressão de ST estavam associados independentemente à ocorrência de morte cardíaca ou de infarto agudo; a elevação da troponina T também estava associada a risco aumentado. A troponina T combinada com a monitorização contínua de ST identificou subgrupos com alto risco (ambos positivos), risco intermediário (apenas um positivo) e baixo risco (ambos negativos) para morte ou infarto do miocárdio (25,8, 3,1 e 1,7%, respectivamente).

22.4.5 Pacientes com angina estável crônica

O risco de eventos coronários e de mortalidade cardíaca associados à isquemia miocárdica silenciosa tem sido extensamente documentado em pacientes com DAC estável; sua presença durante monitorização ambulatorial em pacientes com angina estável foi associada a risco aumentado de eventos adversos. Análises de regressão multivariada comparando parâmetros clínicos, eletrocardiográficos e testes de esforço mostraram que isquemia miocárdica silenciosa durante monitorização ambulatorial foi o fator prognóstico independente mais importante de desfechos clínicos adversos e de morte cardíaca. O estudo APSIS (*Angina Prognosis Study in Stockholm*) demonstrou que a isquemia ambulatorial, especialmente aquela com duração ≥ 30 minutos durante o período de 24 horas, estava independentemente associada à morte cardiovascular apenas naqueles pacientes com depressão do segmento ST ≥ 2 mm durante o teste ergométrico.

Esses dados sugerem que a monitorização ambulatorial e o teste de esforço forneçam informações complementares entre os pacientes com isquemia acentuada durante o exame.

Dados do Registro Internacional Observacional CLARIFY para avaliar a prevalência de sintomas anginosos e de isquemia miocárdica e seus efeitos nos desfechos clínicos nos pacientes com DAC estável, que incluiu 32.105 pacientes em 45 países, com seguimento médio de 24,1 meses, mostrou que 20.291 pacientes (63,2% do total) foram submetidos a testes de isquemia miocárdica 12 meses antes do recrutamento. Os pacientes que foram submetidos a algum teste funcional para detecção de isquemia miocárdica foram categorizados em quatro grupos, de acordo com a presença ou a ausência de isquemia e a presença ou a ausência de sintomas anginosos:

- 13.207 pacientes sem angina ou isquemia (65,1%);
- 3.028 pacientes com isquemia sem angina (14,9%);
- 1.842 pacientes somente com angina (9,1%);
- 2.214 pacientes com angina e isquemia (10,9%).

Do total, 4.056 pacientes (20,0%) tiveram sintomas anginosos e 5.242 pacientes (25,8%) tiveram evidência de isquemia nos testes funcionais. Dos 469 óbitos relacionados à doença cardiovascular ou a infarto não fatal, 58,2% ocorreram em pacientes sem angina ou isquemia, 12,2% em pacientes só com angina e 17,3% em pacientes com angina e isquemia no teste funcional. Portanto, nesse estudo, em pacientes com DAC estável, sintomas de angina (com ou sem isquemia nos testes não invasivos), mas não a isquemia silenciosa, parece estar associados ao risco maior de desfechos cardiovasculares adversos. A maioria dos eventos cardiovasculares ocorreu em pacientes sem angina ou isquemia.

22.4.6 Mecanismos relacionados a prognósticos adversos

A razão precisa do mau prognóstico associado à isquemia miocárdica silenciosa não é conhecida. As hipóteses variam em torno das anormalidades observadas na biópsia miocárdica.

Em modelos animais, observou-se que episódios repetidos de isquemia transitória se associaram a pequenas mas distintas áreas de necrose subendocárdica.

Estudos em humanos têm demonstrado que a hipocinesia miocárdica está associada a anormalidades do núcleo e da mitocôndria, à perda de miócitos e à fibrose intersticial aumentada nas áreas subendocárdicas à biópsia miocárdica (obtida durante cirurgia) de áreas supridas pelas artérias coronárias doentes. Essas áreas foram vistas na ausência de qualquer evidência histológica de infarto do miocárdio.

Alterações estruturais do miocárdio (hipertrofia e aumento do tecido intersticial não muscular) parecem estar associadas à evidência de anormalidades regionais da contratilidade induzida por isquemia durante o exame.

Assim, é possível que episódios repetidos de isquemia possam levar à fibrose progressiva e ao desenvolvimento de disfunção ventricular. É também concebível que episódios prolongados de isquemia silenciosa levem a arritmias graves, especialmente em pacientes com substrato elétrico para arritmias.

22.5 Tratamento

O racional para o tratamento da isquemia miocárdica silenciosa é baseado nas observações quanto ao aumento do risco cardiovascular.

O caminho para o tratamento inclui as seguintes questões:

- Quais são os métodos disponíveis para o tratamento?
- Os métodos disponíveis são efetivos para a supressão da isquemia?
- A supressão da isquemia melhora o desfecho clínico?

Não existe atualmente um tratamento ideal para a isquemia miocárdica silenciosa, embora várias opções estejam disponíveis.

A proposta ideal para tratar qualquer doença deve ser baseada na fisiopatologia subjacente.

A demanda de oxigênio miocárdica aumentada parece ser a razão primária para o desenvolvimento da isquemia miocárdica silenciosa. Assim, os betabloqueadores e os antagonistas dos canais de cálcio que reduzem a frequência cardíaca (diltiazem ou verapamil) são os agentes terapêuticos de eleição, uma vez que estes reduzem a demanda de oxigênio miocárdico.

22.5.1 Betabloqueadores

Embora os diferentes fármacos antianginosos tenham mostrado redução na isquemia miocárdica silenciosa, os betabloqueadores parecem ser os mais eficazes, como demonstraram diversos estudos.

Os betabloqueadores têm também outras potenciais vantagens, incluindo a redução da pressão arterial, quando necessária, e sua eficácia na prevenção secundária após infarto agudo do miocárdio.

Assim, os betabloqueadores devem ser considerados a terapia de primeira linha para a isquemia miocárdica silenciosa. A eficácia da ação anti-isquêmica dos betabloqueadores pode ser avaliada repetindo a monitorização pelo Holter e titulando a dose até que a isquemia seja reduzida para no máximo 50% ou até que a dose máxima tolerada seja atingida.

22.5.2 Antagonistas dos canais de cálcio

Embora os betabloqueadores produzam a maior redução no número e na duração dos episódios isquêmicos, os antagonistas dos canais de cálcio também são eficazes. Esse tipo de fármaco pode ser particularmente eficaz quando a isquemia ocorre sem aumento da frequência cardíaca.

Estudo comparando diltiazem e placebo mostrou redução do número de episódios de isquemia miocárdica em 40% e duração em 45%, respectivamente, com diltiazem.

22.5.3 Combinação de fármacos

A adição de outro fármaco é necessária quando a monoterapia com betabloqueador não reduz de forma eficaz a isquemia silenciosa. Terapia combinada pode ser utilizada também para reduzir a dose dos medicamentos, diminuindo dessa forma os efeitos colaterais dose-dependentes e aumentando a aderência. Idealmente, a melhor combinação consiste em utilizar fármacos que eliminam ou reduzem os efeitos indesejáveis de cada um e evitar qualquer aumento na demanda de oxigênio miocárdico.

Uma das combinações mais favoráveis consiste em nitratos de longa ação (utilizando um esquema que evite a tolerância) e um betabloqueador de ação prolongada. A combinação de di-hidropiridínicos de longa ação e um betabloqueador também é eficaz.

Na impossibilidade de usar betabloqueador por intolerância ou contraindicação, uma alternativa aceitável é a combinação de antagonista de cálcio e nitrato de longa duração. Embora todos os antagonistas dos canais de cálcio tenham alguma eficácia em reduzir a isquemia silenciosa, os agentes sem a tendência à taquicardia reflexa são os preferidos.

22.5.4 Estatinas

As estatinas seriam indicadas para a isquemia tanto sintomática como assintomática, desde que a causa seja a presença de placas ateroscleróticas, devido a sua ação sobre a disfunção endotelial resultante da dislipidemia.

22.5.5 Total supressão da isquemia

O pior prognóstico dos pacientes com isquemia miocárdica silenciosa levou ao conceito de supressão da carga isquêmica total, independentemente de a isquemia ser sintomática ou silenciosa. Porém, se a supressão total da isquemia é necessária ou útil para melhorar o prognóstico adverso associado à isquemia miocárdica silenciosa, ainda é assunto controverso e necessita de avaliação por meio de estudos randomizados.

22.5.6 Revascularização miocárdica

Existem poucos dados disponíveis para a indicação de procedimentos de revascularização específica para a isquemia miocárdica silenciosa; porém, tais condutas, quer seja mediante cirurgia ou de intervenção percutânea, estão indicadas, e o tipo de tratamento fica na dependência da anatomia das artérias coronárias e da carga isquêmica, da mesma forma que para os casos de isquemia sintomática.

DICAS DO EDITOR

Referências bibliográficas

1. Chang C, Ye B, Xie W, et al. The diagnosis of silent myocardial ischemia: Motion-Frozen (or morphing) myocardial perfusion imaging. Hell J Nucl Med. 2016;19(3):196-9.
2. Cohn PF, Fox KM, Daly C. Silent myocardial ischemia. Circulation. 2003;108:1263-77.
3. Cohn PF. Silent myocardial ischemia and infarction. 4.ed. New York: Marcel Dekker; 2000.
4. Deedwania P. Silent myocardial ischemia: prognosis and therapy. Disponível em: www.uptodate.com.Acesso em: 2 fev. 2017.
5. Fleg JL, Gerstenblit G, Zonderman AB, et al. Prevalence and prognostic significance of exercise-induced silent myocardial ischemia detected by scintigrapy and echocardiography in asymptomatic volunteers. Circulation. 1990;428-36.
6. Li JM, Shi RF, Zhang LR et al. Combined CT angiography and SPECT myo cardial perfusion imaging for the detection of functionally relevant coronary stenoses. Mol Med Rep. 2013;7:1391-6.
7. Moore T, Witte AP, Chilton R. Myocardial ischemia: diagnosis, treatment and prognosis. Disponível em: www.consultant360.com/content/silentmyocardial-ischemia-dignosis-treatment-and-prognosis. Acesso em: 2 fev. 2017.
8. Morrow DA,Gersh BJ. Doença arterial coronária. In: Libby P (ed.) et al. Braunwald – tratado de doença cardiovascular. Rio de Janeiro: Elsevier; 2010.
9. Multiple Risk Factor Intervention Trial Research Group: exercise electro cardiogram and coronary heart disease mortality in the Multiple Risk Factor Intervention Trial. Am J Cardiol. 1985;55.
10. Park J Il, Shin SY, Park SK, Barrett-Connor E. Usefulness of the integrated score model of treadmill tests to predict myocardial ischemia and silent myocardial ischemia in community-dwelling adults (from the Rancho Bernardo Study). Am J Cardiol. 2015 Apr;15(115[8]):1049-55.
11. Schang JR SJ, Pepine CJ. Transient asymptomatic ST segment depression during daily activity. Am J Cardiol. 1977;39:396-402
12. Steg PG, Greenlaw N, Tendera M, et al. Prevalence of anginal symptoms and myocardial ischemia and their effect on clinical outcomes in outpatients with stable coronary artery disease: data from the International CLARIFY Registry. JAMA Intern Med. 2014;174(10):1651-9.
13. Thaulow E, Erikssen J, Sandik L, et al. Initial clinical presentation of cardiac disease in asymptomatic men with silent myocardial ischemia and angiographically documented coronary artery disease: the Oslo ischemic study. Am J Cardiol. 1993;72:629-33.
14. Xie WH, Chang C, Lei B et al. The clinical evaluation of morphing for improving the quality of myocardial perfusion images. Chinese J Nucl Med. 2014;4:245-9.
15. Zornoff LAM, Cogni AL, Cigogna AC. Conceito e avaliação clínica da doença arterial coronária crônica. In: Serrano JR CV (ed.), Timerman A, Stefanini E. Tratado de cardiologia Socesp. Barueri: Manole; 2009.

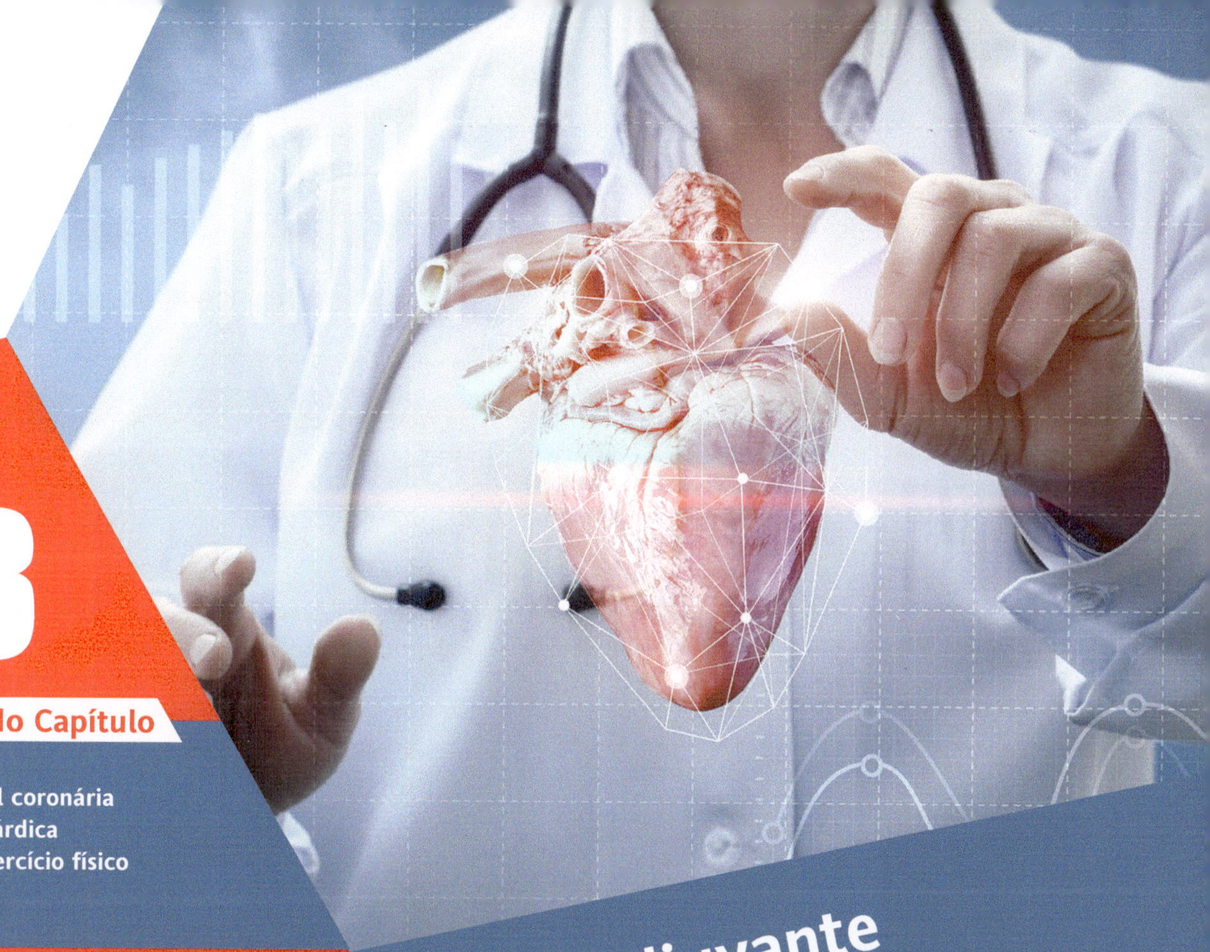

23

Destaques do Capítulo

- Exercício físico
- Doença arterial coronária
- Isquemia miocárdica
- Terapia por exercício físico
- Escala de Borg
- Teste da fala

O exercício como coadjuvante terapêutico na insuficiência coronária crônica

Romeu Sérgio Meneghelo
Angela Rubia Fuchs

23.1 Introdução

Os benefícios do exercício físico, entendido como a prática regular de atividade física, podem ser observados desde a Grécia antiga, com os legados de Hipócrates, e no Império Romano, pelos escritos de Claudius Galenus, que recomendavam uma vida ativa para ter saúde e qualidade de vida. A partir da década de 1950, pesquisas comparando a incidência de doença cardiovascular e mortalidade em grupos sedentários e ativos passaram a dar cunho científico ao impacto positivo do exercício nesses dois desfechos. Ficaram famosas as comparações entre motoristas e cobradores de ônibus londrinos e entre carteiros e pessoal burocrático sedentário dos correios de Londres favorecendo os empregados que, pelo trabalho, realizavam atividade física regular. Apesar de existirem vieses nessas e em outras investigações da época, elas foram a base para pesquisas posteriores mais acuradas. As análises dos inquéritos de Harvard feitos por Paffenbarger et al. demonstraram que um consumo energético de 2.000 calorias por semana ou mais reduzia o risco de morte em 64%. A Figura 23.1 mostra, no sexo masculino, o risco relativo de morte por todas as causas inversamente proporcional aos níveis de capacidade física e de intensidade de treinamento segundo Myers et al. A mesma relação foi encontrada entre mulheres brancas e negras. Nos dias atuais existem evidências adicionais relevantes. Um longo seguimento, de 51 a 71 anos, de uma coorte de 315.059 indivíduos nos Estados Unidos, revelou uma redução de mortalidade por todas as causas de 36% para aqueles que levaram vida ativa desde a adolescência. Adicionalmente, os que resolveram iniciar atividade física regular depois dos 35 anos tiveram no seguimento uma redução de mortalidade de 35% comparados aos que persistiram sedentários.

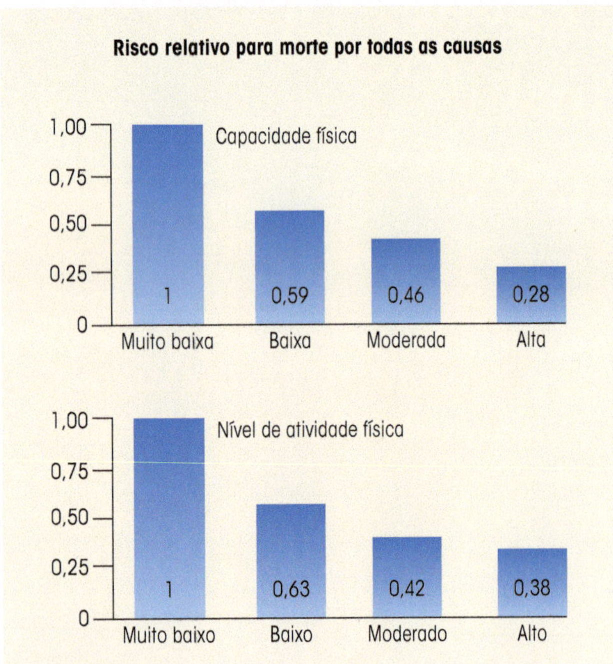

Figura 23.1 **Risco relativo de morte por todas as causas, inversamente proporcional aos níveis de capacidade física (acima) e à intensidade de treinamento (abaixo).**

Fonte: Modificado de Myers J et al. Am J Med. 2005;117:912-8.

Em conclusão, essa gigantesca pesquisa demonstrou que se manter ativo reduz a mortalidade e que iniciar um programa regular de atividade física, a qualquer momento, pode trazer benefícios comparáveis.

Os aspectos benéficos do exercício ainda demonstram que a mortalidade prematura pode ser evitada em indivíduos com hipertensão, acidente vascular encefálico, osteoporose, diabetes tipo 2, síndrome metabólica, obesidade, depressão, saúde funcional, quedas, função cognitiva e 13 tipos de câncer (mama, bexiga, reto, cabeça e pescoço, cólon, mieloma, leucemia mieloide, endométrio, gástrico, rim, pulmão, fígado e adenocarcinoma esofágico). Não há razão para que todos esses benefícios demonstrados para a prevenção primária não se apliquem, na plenitude, na prevenção secundária, especialmente na doença arterial coronária, objetivo principal deste capítulo. Contudo, não se pode deixar de mencionar alguns aspectos negativos que se deve levar em conta pelos riscos potenciais do exercício, especialmente em doentes. As lesões musculoesqueléticas e as repercussões cardiovasculares são as principais complicações dos programas de exercício em indivíduos coronariopatas. As lesões musculoesqueléticas dependem da intensidade do exercício, da natureza da atividade, das comorbidades existentes e das anomalias musculoesqueléticas. Os eventos coronários agudos são geralmente associados à intensidade vigorosa da atividade física; há maneiras de minimizá-las, com adequada avaliação de risco e prescrição do exercício.

23.2 Estratificação de risco para o exercício em coronariopatas

A prescrição de exercício de moderada a grande intensidade requer, mesmo em pessoas normais, uma estratificação de risco para minimizar possíveis complicações, pelo não reconhecimento de situação potencialmente perigosa para a intensidade recomendada, visando auferir os melhores benefícios possíveis. A estratificação é ainda mais necessária no paciente coronariano, mesmo estável, pois a doença pode oferecer riscos adicionais não desprezíveis. Os potenciais eventos indesejáveis são: síndrome coronária aguda, insuficiência cardíaca, arritmias potencialmente graves e morte súbita, além de outras complicações. Exercícios físicos vigorosos podem desencadear morte súbita cardíaca e infarto do miocárdio pela ruptura da placa aterosclerótica, desencadeando trombose coronária como mecanismo reparador da injúria. A ruptura da placa pode ocorrer pela maior excursão das artérias coronárias em decorrência do aumento da frequência cardíaca e da contração desencadeadas pelo exercício vigoroso. Essas constatações justificam a necessidade de fazer uma estratificação dos doentes para a adequada prescrição e supervisão, caso ela seja necessária. Na atualidade, com a observância de estratificação adequada de risco e com a prescrição adequada e individualizada, são raras as complicações durante o exercício em doentes coronariopatas; entretanto, elas são mais elevadas do que na população em geral. É de responsabilidade do cardiologista ou do médico capacitado realizá-la. Costuma-se classificar os pacientes em risco baixo, intermediário e alto, e para tanto devem ser considerados todos os dados disponíveis de anamnese, exame físico, exames complementares, sendo de fundamental importância o teste ergométrico.

23.2.1 Risco baixo

O paciente coronariopata, para ser considerado de baixo risco, deve ter uma prova de esforço normal, sem arritmias ou manifestações isquêmicas com função ventricular preservada e fração de ejeção igual ou maior que 50% e com capacidade física igual ou maior que 7 MET. Um MET ou Unidade Metabólica equivale a um consumo de oxigênio de 3,5 mililitros por quilo de peso corporal durante 1 minuto. Dessa forma, fica mais fácil a prescrição de diversas modalidades de treinamento conhecendo-se o valor dos MET limites para o exercício de um paciente específico ao se comparar esse valor com os MET necessários para determinada atividade pretendida. Pertencem a esse grupo os com doença subclínica ou com doença manifesta, submetidos a procedimentos e/ou a medicação que lhes permita ter uma resposta normal ao esforço. A prescrição desses pacientes pode ser feita de acordo com as regras preconizadas para indivíduos normais.

23.2.2 Risco intermediário

São considerados de risco intermediário os pacientes clinicamente estáveis, mas com alterações isquêmicas não muito intensas ao teste de esforço, manifestadas por dor torácica não limitante e/ou infradesnivelamento do segmento ST, podendo ter arritmias ventriculares não complexas e função ventricular não muito deteriorada, com fração de ejeção entre 35 e 49%. A liberação desses pacientes para atividade física regular só pode ser feita por especialista que tem por obrigação determinar a intensidade do treinamento. Essa prescrição da intensidade é considerada um ato médico, pois para estabelecer os adequados limites são necessários amplos conhecimentos especializados de cardiologia. Idealmente, pelo menos no início, esses pacientes deveriam realizar suas atividades físicas programadas com supervisão, embora isso possa ser dispensável naqueles que demonstrem ter o necessário entendimento da prescrição para realizar o exercício.

23.2.3 Risco alto

Os pacientes estáveis, mas que se encontram com manifestações isquêmicas com baixas cargas, geralmente com capacidade funcional abaixo de 5 MET, com arritmias complexas e função ventricular comprometida, como fração de ejeção abaixo de 35%, são classificados de risco alto. Recomenda-se que esses pacientes só se exercitem em programas de exercício supervisionados e com os limites do exercício também sendo prescritos por médico capacitado. É possível que muitos desses pacientes, com o tempo e treinamento adequado, tenham um incremento significativo de sua capacidade funcional, sendo, então, classificados de risco intermediário.

23.3 Princípios do treinamento com exercícios

O entendimento dos princípios que regem as modificações impostas pela atividade física regular é de suma importância para a compreensão e a execução da prescrição do exercício.

23.3.1 Princípio da sobrecarga ou da adaptação

Um mesmo padrão de atividade física praticado regularmente confere uma capacidade funcional que praticamente não se modifica, a não ser um esperado decréscimo com o envelhecimento. Para que haja aumento da capacidade funcional é necessário que uma sobrecarga de atividade física seja implantada para que esse estímulo produza as modificações necessárias. Depois de algum tempo, haverá uma estabilização em patamar superior de capacidade funcional, não havendo novas adaptações se a sobrecarga permanecer a mesma.

23.3.2 Princípio da progressão

Uma nova sobrecarga é necessária para ocorrer novamente nova adaptação com aumento adicional da capacidade funcional até que ocorra uma nova estabilização.

23.3.3 Princípio da retrogressão

O princípio da progressão não é linear, e as sobrecargas adicionais são limitadas para cada indivíduo. Um treinamento intenso e gradativamente crescente poderá propiciar, a partir de determinado momento, uma redução de desempenho chamado de retrogressão. É o que ocorre na chamada síndrome do supertreinamento (*overtraining*).

23.3.4 Princípio da especificidade

As modificações determinadas por sobrecargas ocorrem especificamente nos músculos que as receberam, não sendo os demais afetados, embora existam outras modificações sistêmicas, como aumento do consumo de oxigênio, comportamentos da frequência cardíaca e da pressão arterial, modificações hormonais e inúmeras outras. Os membros superiores não modificarão seu desempenho significativamente se o treinamento foi determinado em uma bicicleta ergométrica estacionária.

23.3.5 Princípio das diferenças individuais

A reação de cada indivíduo a uma sobrecarga de atividade física regular acima da habitual não será a mesma. Existem respostas individuais dependendo de características basais várias e até da carga genética de cada pessoa.

23.3.6 Princípio da reversibilidade

Esse princípio determina que a redução da intensidade da sobrecarga ou interrupção do treinamento reduz a capacidade funcional em pouco tempo, como 1 a 2 semanas. Entretanto, se houver retomada ao treinamento anterior, depois de algumas poucas semanas, o tempo para atingir o patamar, quando da interrupção, será menor que o do treinamento inicial.

23.4 Componentes essenciais da prescrição do exercício

A prescrição do exercício guarda certa semelhança com a prescrição de medicamentos. São considerados cinco componentes nessa prescrição: frequência, intensidade, duração, modo e progressão.

23.4.1 Frequência

Habitualmente se preconiza que o treinamento seja realizado uma vez ao dia e de três a cinco vezes por semana ou de três a sete vezes por semana. Estratégias como a divisão de uma sessão em duas partes de 15 ou 3 partes de 10 minutos diários podem facilitar as pessoas que não têm a possibilidade de realizar o treinamento em uma única sessão. Existem relatos indicando que o treinamento maior que 5 vezes por semana tende, com o tempo, a manter níveis de condicionamento semelhantes à prescrição com frequência de 3 a 5 vezes por semana, com a desvantagem de aumentar a incidência de lesões osteoarticulares. Programas com frequência inferior a 3 vezes por semana não são recomendados, pelo menos em suas fases iniciais, quando se busca melhor condicionamento, desencadeando o princípio da adaptação. A redução dos níveis de triglicérides ocorre até 48 horas após uma sessão de treinamento, e a redução da pressão arterial sistêmica dura cerca de 24 horas. As prescrições diárias ou em dias alternados aproveitam esses efeitos quando são almejados. O efeito do pré-condicionamento isquêmico, ou seja, a ocorrência de menor grau de isquemia miocárdica após ter sido realizado um primeiro esforço que a induza, pode durar de 24 a 72 horas. Embora não seja consenso ainda a utilização do pré-condicionamento no âmbito da reabilitação cardiovascular, é outro fator favorecendo a frequência do treinamento em período não superior a 2 dias. Contudo, no estabelecimento da frequência, deve-se ainda levar em conta a disponibilidade do paciente e sua familiaridade com o exercício, que, se não consideradas, podem influenciar negativamente na aderência.

23.4.2 Intensidade

Objetivando o aumento da capacidade funcional, a intensidade mínima do exercício prescrito como sobrecarga para propiciar o princípio da adaptação deve ser aquela que corresponde ao aumento do lactato sanguíneo em teste de esforço incremental. O limite superior geralmente é aquela intensidade em que ocorre aumento exponencial da produção de ácido lático, reconhecido pelo intenso aumento da ventilação (Figura 23.2). Esses momentos podem ser facilmente encontrados durante teste de exercício cardiopulmonar, embora possam ser sugeridos por observações mais simples.

21.4.2.1 Prescrição com base no teste de esforço convencional

A realização de teste de esforço pode propiciar os limites da frequência cardíaca a serem considerados para observância das premissas. Essa variável, por sua relação estreita com o volume de oxigênio consumido durante uma atividade física e por ser de fácil aferição no esforço, tem sido a variável mais comumente recomendada para estabelecer a intensidade do exercício. Nos pacientes coronariopatas, não se pode estimar a frequência cardíaca com fórmulas matemáticas, mas com base em dados de uma prova de esforço sintoma-limitante.

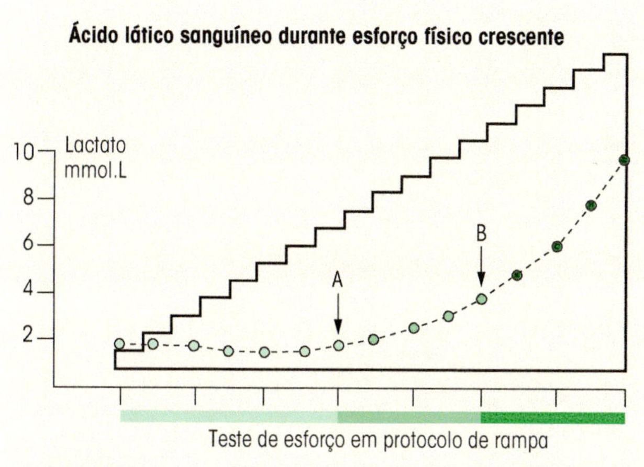

Figura 23. 2 **A linha pontilhada representa as dosagens seriadas de ácido lático sanguíneo em face de esforço físico crescente até a exaustão.**

As dosagens iniciais mostram um platô. A partir da seta A os valores são gradativamente crescentes de modo lento, mas a partir da seta B há um incremento acentuado. Preconiza-se que o exercício para o condicionamento físico deve ter intensidade capaz de determinar valores de ácido lático observados entre os pontos A e B. Atualmente, não é mais indicada a determinação laboratorial do ácido lático para a prescrição do exercício, na era do teste de exercício cardiopulmonar.

Fonte: Desenvolvido pela autoria.

Segundo recomendações do American College of Sports Medicine, que foram corroboradas por diretrizes brasileiras, a intensidade do treinamento pode ser dada pela frequência cardíaca que represente 60 a 85% da frequência pico atingida no teste ergométrico. Nos indivíduos com baixo condicionamento físico e nas fases iniciais de um programa, a intensidade do treinamento estará mais próxima de 60% da frequência cardíaca pico. Nos de melhor desempenho, e em fases posteriores do treinamento, a intensidade poderá estar próxima a 85% da frequência pico atingida no teste de esforço. Aplicação semelhante ocorre quando considerada a chamada reserva da frequência cardíaca, estabelecida em teste ergométrico que leva em consideração também a frequência cardíaca em repouso:

$$\text{FCT} = (\text{FC pico} - \text{FC repouso}) \times (0{,}60 \text{ a } 0{,}85) + \text{FC repouso}$$

onde FCT = frequência cardíaca alvo para o treinamento; FC pico = frequência cardíaca atingida no pico do teste de esforço; FCR = frequência cardíaca em repouso antes do esforço do teste ergométrico.

O maior limitador na utilização dessa variável para a prescrição de coronariopatas é o crescente emprego de substâncias inotrópicas negativas como os betabloqueadores, que reduzem, de modo não previsível, a elevação da frequência cardíaca diante do esforço físico. O mesmo ocorre em pacientes portadores de marcapasso artificial. Nessas situações a prescrição com base na escala de Borg é muito útil.

21.4.2.2 Prescrição com base na escala de Borg

A escala de Borg utiliza a sensação subjetiva de cansaço diante do esforço para limites inferiores e superiores da prescrição. Mas, para que essa técnica possa ser efetiva e confiável, é necessária detalhada explicação e a certeza do entendimento pleno do paciente. A correlação entre a sensação subjetiva de cansaço e variáveis fisiológicas, como a frequência cardíaca, é bastante estreita. A tabela mais difundida é a de Borg, que tem duas versões. Na sua forma original, a classificação da sensação subjetiva de cansaço é de 6 a 20, e assim foi feita retirando-se o último algarismo da frequência cardíaca correspondente ao sintoma de jovens saudáveis submetidos a esforço crescente (Tabela 23.1). A tabela modificada classifica a sensação subjetiva de cansaço entre 1 e 10 e ultimamente é bastante difundida, porque esse intervalo está mais próximo da avaliação subjetiva das pessoas que nele têm sua vivência desde os bancos escolares.

Tabela 23.1 **Escala de Borg para avaliar a percepção da intensidade do esforço**

6.
7. Muito fácil
8.
9. Fácil
10.
11. Relativamente fácil
12.
13. Ligeiramente cansativo
14.
15. Cansativo
16.
17. Muito cansativo
18.
19. Exaustivo
20.

Fonte: Desenvolvido pela autoria.

Diante de um teste ergométrico de prescrição sem alterações, é utilizada a tabela de Borg original, na escala de 13 a 15, que corresponde a uma intensidade ligeiramente cansativa para cansativa.

21.4.2.3 Prescrição com base nos dados do teste cardiopulmonar de exercício

A monitoração dos valores de ácido lático no sangue periférico durante esforço gradativamente crescente, com intervalos de tempo curtos, no máximo de um minuto, como ocorre nos protocolos de teste de esforço do tipo rampa, mostra uma curva semelhante à da Figura 23.2. Nela se observa um platô nos minutos iniciais que é seguido de uma leve elevação e, posteriormente, de um incremento mais intenso. Intensidade de esforço para produzir os efeitos de condicionamento deve ser, pelo menos, igual ao esforço realizado no momento da primeira inclinação. Treinamentos com intensidade acima do segundo ponto de elevação do lactado são suportados apenas por curtos períodos, e acima dele não se costuma prescrever o exercício com a finalidade de obter saúde. Nos dias atuais, a dosagem direta de lactato para prescrição está em desuso pela facilidade de obter as proximidades desses dois pontos de modo não invasivo pela análise das variáveis ventilatórias obtidas no teste cardiopulmonar de exercício. Esses dois pontos ocorrem nas proximidades do limiar de lactato ventilatório e no chamado ponto de compensação respiratória reconhecidos no teste de exercício cardiopulmonar. O limiar de lactato se correlaciona com o momento em que há um aumento do equivalente ventilatório para o oxigênio, ou seja, a relação entre a ventilação e o consumo de oxigênio (VE/VO_2), sem que ocorra um aumento do equivalente ventilatório do gás carbônico, ou seja, a relação entre a ventilação e a produção do gás carbônico (VE/VCO_2) (Figura 23.3). O primeiro limiar também pode ser identificado utilizando-se a equação de regressão entre o consumo de oxigênio e a produção de gás carbônico, método denominado *V slope* (Figura 23.4). O *segundo limiar* surge nas proximidades em que há um aumento no equivalente ventilatório do gás carbônico. Esse momento é denominado também ponto de compensação respiratória (Figura 23.3). A carga e a frequência cardíaca do momento em que se deu o limiar anaeróbico podem ser utilizadas para a prescrição do limite inferior do exercício, e as do ponto de compensação respiratória, o limite superior. Mais recentemente, a frequência cardíaca observada no momento em que a razão de trocas respiratórias (produção de gás carbônico/consumo de oxigênio) é igual a 1 tem sido a recomendada para um treinamento mais efetivo para aumento da capacidade funcional. Verificou-se, experimentalmente, que o exercício, quando mantido nessa frequência cardíaca, está sendo feito com o maior nível de lactato sanguíneo suportado por longo período. Assim, ele será o mais racional e eficiente possível.

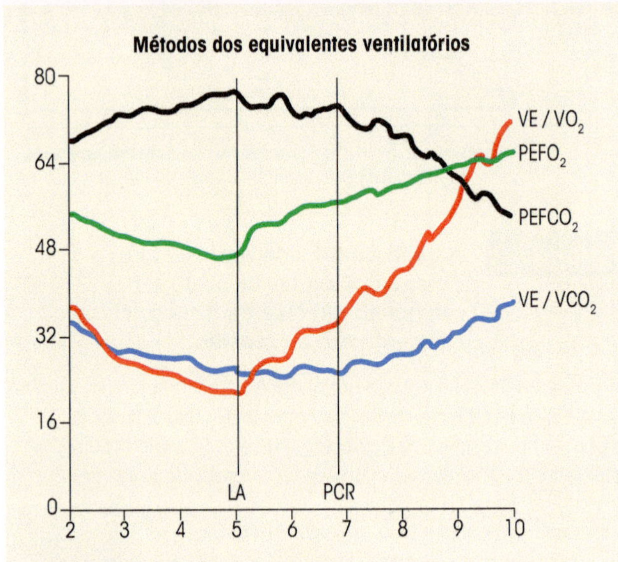

Figura 23.3 **Identificação do limiar anaeróbico ventilatório (LA) e do ponto de compensação respiratória (PCR) pelo método dos equivalentes ventilatórios.**

O LA é identificado no momento em que ocorre elevação dos valores do equivalente ventilatório de oxigênio, relação ventilação/consumo de oxigênio (VE/VO_2), depois de um ligeiro platô. O ponto de compensação respiratória (PCR) é identificado no momento em que ocorre um incremento do equivalente ventilatório de gás carbônico, relação ventilação/produção de gás carbônico (VE/VCO_2), geralmente, após um platô dessa variável.

$PEFO_2$: pressão expiratória final de oxigênio; $PEFCO_2$: pressão expiratória final de gás carbônico.

Fonte: Desenvolvido pela autoria.

21.4.2.4 Teste da fala (*talk test*)

Proposto a partir do início do século, o teste da fala, ou *talk test*, na língua inglesa, assemelha-se à prescrição segundo o método de Borg. É um teste muito simples quando o indivíduo, para intensidades crescentes de esforço, responde a pergunta: *Você pode falar confortavelmente?*

Se a resposta é *sim*, a intensidade do esforço está abaixo do limiar anaeróbico ventilatório. Se for duvidosa a resposta, provavelmente a intensidade do exercício está próxima à do limiar anaeróbico ventilatório. Se for *não*, ela está acima do limiar e provavelmente acima do ponto de compensação respiratória (Tabela 23.2).

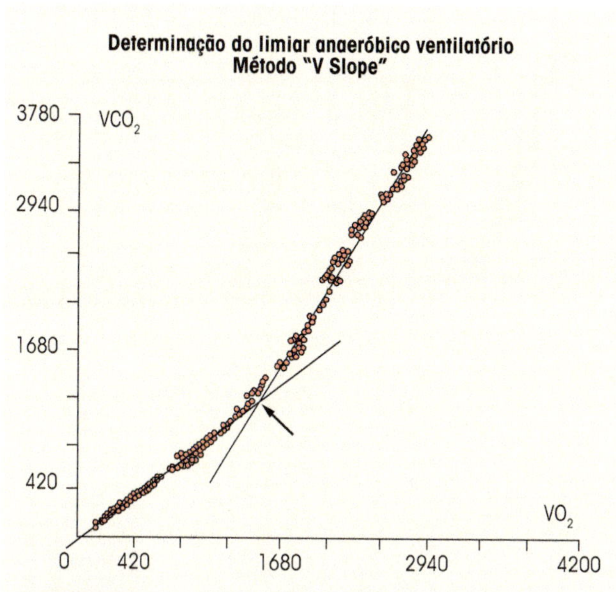

Figura 23.4 **Determinação do limiar anaeróbico ventilatório pelo método *V slope*.**

Os pontos do gráfico representam os valores do consumo de oxigênio (VO_2) e produção de gás carbônico (VCO_2) durante teste de exercício cardiopulmonar. Observa-se que a partir dos valores mais baixos pode-se obter um segmento de reta, representativo das medidas observadas. O mesmo ocorre a partir dos valores mais elevados. A intersecção dos dois segmentos de reta identifica o limiar anaeróbico por esse método. A frequência cardíaca desse momento é a que se preconiza para ser atingida no nível mais baixo do treinamento.

Fonte: Desenvolvido pela autoria.

Tabela 23.2 **Você pode falar confortavelmente?**

Resposta	Significado fisiológico
SIM	Intensidade abaixo do LA
MAIS OU MENOS (NÃO SEI)	Intensidade próxima do LA
NÃO	Intensidade acima do LA e, possivelmente, acima do PCR.

LA: limiar anaeróbico ventilatório; PCR: ponto de compensação respiratória.

Fonte: Desenvolvido pela autoria.

21.4.2.5 Prescrição com base na capacidade funcional útil

A relação inversamente proporcional entre o risco relativo de morte cardiovascular e por todas as causas e os níveis de capacidade física e a intensidade de treinamento determinam que se busque sempre a maior capacidade funcional e a maior intensidade do treinamento. Entretanto, nos coronariopatas, essas premissas não podem ser aplicadas em todos. Assim, a intensidade do exercício a ser prescrita deve ficar acima de um mínimo capaz de provocar as adaptações desejadas, porém abaixo daquela capaz de provocar sintomas ou sinais clínicos anormais. É consenso na presença de manifestações de anormalidades que a intensidade do esforço deve ser reduzida para não provocar os sintomas e as anormalidades encontradas no teste ergométrico, ou seja, a prescrição deve ser feita na capacidade funcional útil do paciente (Figura 23.5). A capacidade funcional de um cardiopata pode ser dividida em três níveis: a capacidade funcional útil, a capacidade funcional limite e a capacidade funcional máxima, que podem ser expressas em unidades metabólicas (MET), quilogrâmetros, quilocalorias, frequência cardíaca ou consumo de oxigênio.

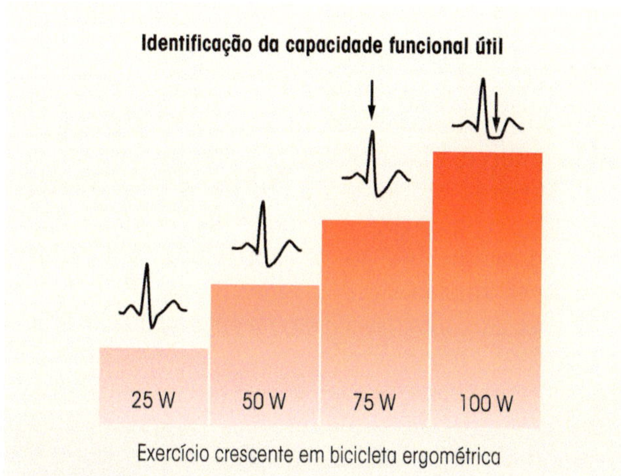

Figura 23.5 **Representação gráfica do teste ergométrico em cicloergômetro visando à prescrição do exercício no nível da capacidade funcional útil.**

Observa-se que na carga de 100 watts ocorre infradesnivelamento do segmento ST em paciente com coronariopatia (seta menor). Nesse caso, os dados obtidos na carga de 75 watts, imediatamente inferior à carga de 100 watts onde surgiu alteração eletrocardiográfica compatível com resposta isquêmica, identificam a capacidade funcional útil (seta maior). A frequência cardíaca ao final do estágio e a carga de 75 watts determinam a intensidade do exercício a ser prescrito.

Fonte: Desenvolvido pela autoria.

Entende-se por capacidade funcional útil o maior nível de esforço que não causa sintomas ou alterações clínicas, eletrocardiográficas e hemodinâmicas. A capacidade funcional limite é o nível mínimo de esforço que provoca pelo menos uma alteração, seja ela clínica, eletrocardiográfica, hemodinâmica ou mesmo um sintoma. A capacidade funcional máxima é o nível de esforço suportado pelo indivíduo, independentemente dos sintomas e das alterações clínicas, eletrocardiográficas e hemodinâmicas. Nos pacientes classificados como de baixo risco não há necessidade desses cuidados. Contudo, nos coronariopatas com risco intermediário e alto ela é obrigatória. Alguns trabalhos científicos demonstraram que mesmo a prescrição realizada no nível da capacidade funcional útil pode produzir pequenas isquemias detectadas pela cintilografia miocárdica. A experiência acumulada permite supor que esse grau de isquemia não é deletério. Outras investigações, com pequeno número de pacientes, metodologia limitada e curto seguimento, não evidenciaram efeitos maléficos em grupos treinados com presença de isquemia miocárdica não muito intensa. Entretanto, no momento atual não há consenso na liberação de treinamento feito com isquemia miocárdica confirmada.

23.4.3 Duração

Basicamente, uma sessão de treinamento é dividida em três partes: aquecimento, estímulo e desaquecimento. Tipicamente, o aquecimento e o desaquecimento duram entre 5 e 10 minutos e a fase de estímulo, quando será aplicada a intensidade prescrita, entre 20 e 40 minutos. Caso seja possível prescrever intensidades maiores, pode-se reduzir o tempo do estímulo para que a adaptação desejada se processe. Se a intensidade puder ser estabelecida em níveis mais baixos é necessário que o tempo seja maior para o mesmo efeito. Mais recentemente foi demonstrado que estratégias diferentes podem trazer benefícios quando não se pode dispor do tempo para aplicação contínua do exercício. Uma delas é dividir o tempo de estímulo em duas sessões diárias de 15 minutos e até mesmo em três sessões de 10 minutos. O mesmo efeito pode ser obtido variando-se a intensidade e a duração, desde que o volume do treino seja mantido, ou seja, os gastos energéticos em calorias sejam equivalentes. Em resumo, uma sessão de treinamento deve durar de 30 a 60 minutos.

23.4.4 Modo

Esse componente da prescrição refere-se à maneira como o estímulo deve ser aplicado para obter as adaptações desejadas. Existe um grande número de variações possíveis para se aplicar o estímulo, mas, particularmente nos doentes, algumas preferências podem ser mais adequadas para sua segurança, sem prejuízo dos resultados almejados. Basicamente o estímulo pode ser aplicado de modo contínuo ou de modo intervalado. No modo contínuo, o estímulo é dado sem interrupções; nos doentes, prefere-se aplicá-lo de modo crescente até atingir a intensidade prescrita. O modo intervalado, que também pode ser denominado fracionado, é caracterizado por períodos de estímulo na intensidade prescrita e com períodos de recuperação que preferentemente devem ser ativos, ou seja, continuando o exercício com intensidades menores. Essa maneira é muito recomendada para pacientes coronariopatas e apresenta vantagens. O resultado final é semelhante ao que se obteria se o estímulo fosse dado continuamente pelo tempo igual à soma dos diversos tempos em que foi aplicada a intensidade prescrita. Algumas vantagens podem ser destacadas aplicando-se esse modo. Consegue-se, especialmente nas fases iniciais, aplicar o estímulo por mais tempo que se conseguiria se ele fosse feito de modo contínuo. Os períodos de menor intensidade pagam dívidas de oxigênio adquiridas no momento de estímulo anterior, com menor probabilidade de complicações.

Nos últimos anos têm sido publicadas pesquisas recomendando para coronarianos e até para pacientes com disfunção ventricular a modalidade HIIT (*High Intensity Interval Training*) ou *exercício intervalado de alta intensidade*. É a aplicação do modo intervalado, mas com intensidade do exercício entre 80 e 100% do consumo de oxigênio pico por períodos curtos de tempo, como 30 segundos a 2 minutos. Segue-se período de recuperação ativa com baixa carga ou passiva por tempo variável, habitualmente com duração variável, desde a metade do tempo do esforço mais intenso até três e quatro vezes seu valor. O ciclo se repete várias vezes até completar um período de 20 a 30 minutos, habitualmente. Mesmo sendo por curto espaço de tempo, há de se considerar que a intensidade proposta pode ser inadequada para muitos pacientes, e a utilização desse modo deve ser individualizada, embora tenham sido relatados baixos índices de complicações com essa modalidade em doentes.

23.4.5 Progressão

Uma vez tendo ocorrido as adaptações pela mesma sobrecarga imposta ao longo do tempo, é necessária sobrecarga adicional para que o processo adaptativo prossiga. Esse momento pode ser reconhecido pela redução da frequência cardíaca para a carga anteriormente prescrita ou menor sensação subjetiva de cansaço. A progressão pode ser feita com base em novo teste de esforço ou pelo aumento da intensidade da sobrecarga, respeitando os limites impostos anteriormente pela capacidade funcional útil. Quando o indivíduo atingir os objetivos propostos, a progressão pode ser interrompida e a intensidade ajustada para a manutenção da capacidade funcional desejada.

23.5 Exercícios de fortalecimento muscular

Uma prescrição completa não pode prescindir de exercícios de fortalecimento muscular. Pacientes idosos e com insuficiência cardíaca, nos quais os ganhos de massa e força musculares permitem melhor qualidade de vida, são muito beneficiados. O controle do diabetes tipo 2 pode ser melhorado com a inclusão desses exercícios. A denominação mais empregada atualmente para se referir a eles é a de exercícios resistidos, e, como sinônimos, exercícios de força, exercícios com pesos, exercícios localizados, exercícios de resistência muscular localizada ou musculação. Geralmente esses exercícios são executados em uma sequência de repetições que são denominadas séries.

A contração muscular pode ser feita de maneira estática ou dinâmica. A contração estática ou isométrica ocorre quando o músculo não se modifica em tamanho, é feita contra uma resistência e não promove movimentação de uma articulação. Ela causa uma súbita redução da seção transversa dos vasos arteriais pela contração extrínseca que recebem, que, juntamente com metabólitos produzidos, elevam a pressão arterial, promovendo uma súbita sobrecarga de pressão. Por esse motivo, não deve ser utilizada em cardiopatas, além de frequentemente estar associada à sua execução, uma manobra de Valsalva. Já a contração dinâmica ou isotônica é uma contração que se faz contra uma resistência, modificando o músculo de tamanho e promovendo uma movimentação da articulação. A elevação pressórica nesse caso é menor, permitindo que esse tipo de contração seja o preferido para doentes. Entretanto, a realização de exercícios resistidos implica a combinação de contrações estáticas e dinâmicas. Quando a carga é leve, há um predomínio do componente dinâmico; quando é elevada, predomina o componente estático. A intensidade desses exercícios é medida em percentuais da resistência máxima obtida no teste de uma repetição máxima (1 RM). Para executá-lo, pede-se ao paciente que realize o movimento com cargas crescentes, até que ele consiga fazer apenas uma contração sem que haja movimentos compensatórios. É necessário um intervalo de repouso, de pelo menos 2 a 3 minutos, entre as tentativas. Cargas leves são consideradas aquelas que representam 40 a 50% de 1 RM e altas acima de 70%. A adaptação muscular se fará de modo distinto ao longo do tempo dependendo da intensidade e do modo de aplicação dos exercícios resistidos. Nos treinamentos com carga leve, quando é possível grande número de repetições, a adaptação causará aumento da resistência muscular, ou seja, a capacidade de o músculo suportar esforços prolongados. Esse tipo de treinamento é o preferido quando o objetivo é permitir, por exemplo, que um idoso melhore sua capacidade de carregar compras do supermercado, ficando menos dependente e melhorando sua qualidade de vida. O treinamento com cargas elevadas e com pequeno número de repetições propiciará ao longo do tempo um aumento de força e não da resistência muscular, o que teria impacto menor na qualidade de vida, além de, necessariamente, ser realizado com alto componente estático, potencialmente perigoso em cardiopatas e hipertensos. Assim, um treinamento típico com exercícios resistidos deveria obedecer às considerações a seguir. Esse tipo de treinamento não deve substituir o treinamento aeróbico, mas ser a ele agregado, pois isoladamente o efeito de condicionamento físico aeróbico dos exercícios resistidos é baixo. A intensidade do esforço deve ser baixa, 40 a 50% de uma RM, e o número de repetições não deve ultrapassar 15 por série. Já está demonstrado que, mesmo com carga baixa, um número elevado de repetições pode causar o que se denomina fadiga concêntrica muscular, que é acompanhada de elevações pressóricas semelhantes às encontradas quando se realizam exercícios com cargas elevadas. Essa regra permite que não seja necessária a realização de um teste de 1 RM para a prescrição, prática que está sendo abandonada de modo crescente. Por tentativa e erro, podem-se utilizar cargas leves e estabelecer como prescrição aquela que, depois de 15 repetições, determina sensação subjetiva de cansaço muscular entre 13 e 15 na escala de Borg. A recomendação da American Heart Association para pacientes cardíacos é a de que sejam feitas sessões duas ou três vezes por semana que constem oito a 12 exercícios em uma série, de 10 a 15 repetições. Os exercícios recomendados pelo American College of Sports Medicine são pressão de tórax, pressão de ombro, extensão de tríceps, rosca de bíceps, flexão da parte superior das costas, extensão da parte inferior das costas, exercícios abdominais, extensão do quadríceps ou pressão de perna, rosca de pernas e elevação da panturrilha. Os exercícios podem ser feitos com elásticos, pesos de mão e de perna, em aparelhos específicos e em forma de circuito. Recomenda-se que o mesmo grupo muscular não seja trabalhado em dias sucessivos, obedecendo-se ao período de recuperação de 1 dia. Cuidados especiais devem ser tomados com os pacientes hipertensos, que devem estar controlados e se possível monitorizados de perto, especialmente nas primeiras sessões. Os doentes submetidos a cirurgia de revascularização, com abertura do esterno, pela possibilidade de não consolidação óssea, devem ser cuidadosamente avaliados antes de fazerem exercícios de membros superiores com extensão lateral.

23.6 Programas supervisionados *versus* programas sem supervisão direta

Os programas estruturados de reabilitação que utilizam o exercício e todas as facilidades adicionais para o combate aos fatores de risco devem ser os preferidos para o pleno tratamento do doente com coronariopatia. Na prática, utilizá-los para todos pacientes elegíveis é inviável no Brasil pelo número escasso de programas, pela cobertura muito limitada das fontes pagadoras, pelas dificuldades logísticas e por outros fatores. Portanto, torna-se imprescindível que o cardiologista que trata dos doentes coronarianos estimule sempre uma vida ativa e a prática de exercício. Como é de sua responsabilidade a prescrição da intensidade do exercício, ele deve adquirir conhecimentos necessários para tanto e, se possível, transmitir informações adicionais que auxiliem o entendimento dos pacientes, visando obter a melhor aderência possível. Outra estratégia é o encaminhamento dos pacientes para as academias de ginástica, desde que seja feita a estratificação adequada do risco. Pacientes com risco baixo e intermediário, desde que convenientemente prescritos, terão muito baixo risco ao realizarem exercícios nesses estabelecimentos. Outra possibilidade é o concurso de um treinador personalizado (educador físico) com os limites do exercício sendo a ele transmitidos. Uma interação rápida e regular entre o educador físico e o médico é outra recomendação adicional que só traz benefícios ao paciente nesse modelo.

23.7 Regras gerais para o exercício em coronariopatas

Independentemente do programa a ser utilizado, com ou sem supervisão direta, princípios gerais de uma sessão de treinamento devem ser obedecidos e com rigor, tratando-se de doentes coronariopatas. Toda sessão deve incluir aquecimento, estímulo e desaquecimento.

O aquecimento permite uma adaptação gradual da circulação ao aumento da demanda imposta pelo exercício e diminui a incidência de lesões osteoarticulares pelo fato de os músculos aquecidos terem maior facilidade de deslizamento. Ele pode ser feito com baixa intensidade de exercício e durar cerca de 5 a 10 minutos. Na sequência, outro período de 5 a 10 minutos, com intensidade um pouco menor, mas abaixo da intensidade para o estímulo permite se aproximar da frequência inferior da prescrição.

O estímulo deve envolver grandes grupos musculares. Nesse período é que se procura atingir gradualmente a frequência cardíaca ou seu equivalente prescritos para o treinamento. A maior intensidade preconizada pode ser aplicada de forma contínua ou intervalada. O modo intervalado, que pode ser de 30 segundos, 1, 2, 3 ou mais minutos da maior intensidade seguido de período de menor intensidade também de 1, 2, 3 ou mais minutos, é muito útil em pacientes limitados e nas fases iniciais de um programa em indivíduos sedentários. O tempo total do estímulo deve ser de 15 a 20 minutos.

O desaquecimento consiste na diminuição gradativa do exercício, propiciando manutenção adequada do retorno venoso ao coração. Caso contrário, a interrupção súbita do exercício, especialmente na posição ortostática, faz com que o sangue se acumule nos membros inferiores pela cessação do efeito de bomba exercido pela contração muscular, reduzindo o retorno venoso, reduzindo bruscamente o rendimento cardíaco, podendo causar lipotimia.

Exercícios de flexibilidade, elasticidade muscular e mobilidade articular também são recomendados. Os alongamentos estáticos, embora ainda controversos para alguns autores, devem ser conduzidos com prudência, com o corpo em posição estável para a execução de exercícios apropriados para a idade e as condições do paciente. Cada exercício deve ser mantido por períodos de 10 a 30 segundos até o ponto de enrijecimento ou desconforto.

Modificações da terapêutica, especialmente a introdução ou retirada de medicamentos com efeitos cronotrópicos, que influenciam a frequência cardíaca no exercício, determinam a reprogramação da prescrição, de preferência, e se possível, com a realização de novo teste ergométrico.

Rotineiramente, a cada 6 meses, o paciente é submetido a testes ergométricos para reprogramação, ou a menor intervalo, quando intercorrências assim o determinam. Quando se observa uma significativa melhora do condicionamento físico nos pacientes que iniciam com baixa capacidade, recomenda-se, após os primeiros meses de reabilitação, uma reprogramação.

Outra regra ligada ao bom senso e que deve ser rigorosamente obedecida para que se reduzam as possibilidades de eventos indesejáveis é a suspensão da atividade física regular, caso haja algum comemorativo que modifique a situação de segurança estabelecida: infecções, diarreia, indisposição, alterações eventuais do sono, distúrbios hidroeletrolíticos, alterações metabólicas que possam ocorrer, por exemplo, em diabéticos, mudanças bruscas do clima, além de outras, determinam a não realização do exercício, até que a condição se normalize.

DICAS DO EDITOR

Referências bibliográficas

1. Baldy GJ, Willians MA, Ades PA, Bittner V, Comos P, Foody JM, et al. Core components of cardiac rehabilitation/secondary prevention programs: a scientific statement from the American Heart Association Exercise, Cardiac Rehabilitation, and Prevention Committee, the Council on Clinical Cardiology; the Councils on Cardiovascular Nursing, Epidemiology and Prevention, and Nutrition, Physical Activity, and Metabolism; and the American Association of Cardiovascular and Pulmonary Rehabilitation Circulation. 2007;115:2675-82.
2. Carvalho T, et al. Diretriz de Reabilitação Cardiopulmonar e Metabólica: aspectos práticos e responsabilidades. Arq Bras Cardiol. 2006;86:74-82.
3. Diretrizes do American College of Sports Medicine para os testes de esforço e sua prescrição. 9.ed. Guanabara Koogan; 2014.
4. Forjaz CLM, Rezk CC, Cardoso Jr CG, Tinucci T. Exercícios resistidos e sistema cardiovascular. In: Negrão CE, Pereira Barreto AC (eds.). Cardiologia do exercício, do atleta ao cardiopata. 2.ed. Barueri: Manole; 2006. p.272-85.
5. Fuchs ARCN, Meneghelo RS, Stefanini E, De Paola A, Smanio P, Mastrocolla Le, et al. Myocardial ischemia in cardiac rehabilitation programs. Braz J Med Biol Res. 2009;42:272-8.
6. Haskell WL, Lee I-M, Pate RP, Powell KE, Blair SN, Franklin BA, et al. Physical activity and public health: updated recommendation for adults from American College of Sports Medicine and the American Heart Association. Circulation. 2007;116:1081-93.
7. Lauria RCBM, Katayama RPL, Santos MM, Mazi P, Costa ACB, Fuchs ARCN. Programa de reabilitação cardiovascular: Fase III. In: Sousa AGMR (ed.), Fuchs ARCN (coord.). Ciências da saúde no Instituto Dante Pazzanese de Cardiologia: educação física e reabilitação cardiovascular. São Paulo: Atheneu; 2013. p.35-61.
8. Meneghelo RS, Cortez JAA. Reabilitação cardíaca: aspectos relacionados aos exercícios físicos. In: Ghorayeb N, Dioguardi GS (eds.). Tratado de cardiologia do exercício e do esporte. São Paulo: Atheneu; 2007. p.539-53.
9. Meneghelo RS, Ferraz AS, Silva AKMB. Condicionamento em pacientes pós-revascularização do miocárdio e transplante cardíaco. In: Yazbek Jr P, Sabbag LMS, Battistella LR (eds.). Tratado de reabilitação. São Paulo: Phorte; 2010. p.361-87.
10. Meneghelo RS, Fuchs ARCN. Insuficiência coronária crônica: o exercício como coadjuvante terapêutico. In: Timerman A, Bertolami M. Ferreira JFM (eds.). Manual de cardiologia. São Paulo: Atheneu; 2012. p.213-21.
11. Meneghelo RS, Magalhães HM, Smanio PEP, Fuchs ARCN, et al. Avaliação da prescrição de exercício pela cintilografia miocárdica na reabilitação de coronariopatas. Arq Bras Cardiol. 2008;91:245-51.
12. Moraes RS, et al. Diretriz de reabilitação cardíaca. Arq Bras Cardiol. 2005;84:431-40.
13. Oliveira Filho, JA, Salvetti XM, Surantes DM. Reabilitação cardíaca não supervisionada. In: Yazbek Jr P, Sabbag LMS, Battistella LR (eds.). Tratado de reabilitação. São Paulo: Phorte; 2010. p.225-54.
14. Sousa AGMR, Fuchs ARCN. Educação física e reabilitação cardiovascular. São Paulo: Atheneu; 2013 (Coleção Ciências da Saúde).
15. Williams MA, Haskell WL, Ades PA, Amsterdam EA, Bittner V, Franklin BA, et al. Resistance exercise in individuals with and without cardiovascular disease: 2007 update. A scientific statement from the American Heart Association Council on Clinical Cardiology and Council on Nutrition, Physical Activity and Metabolism. Circulation. 2007;116:572-84.

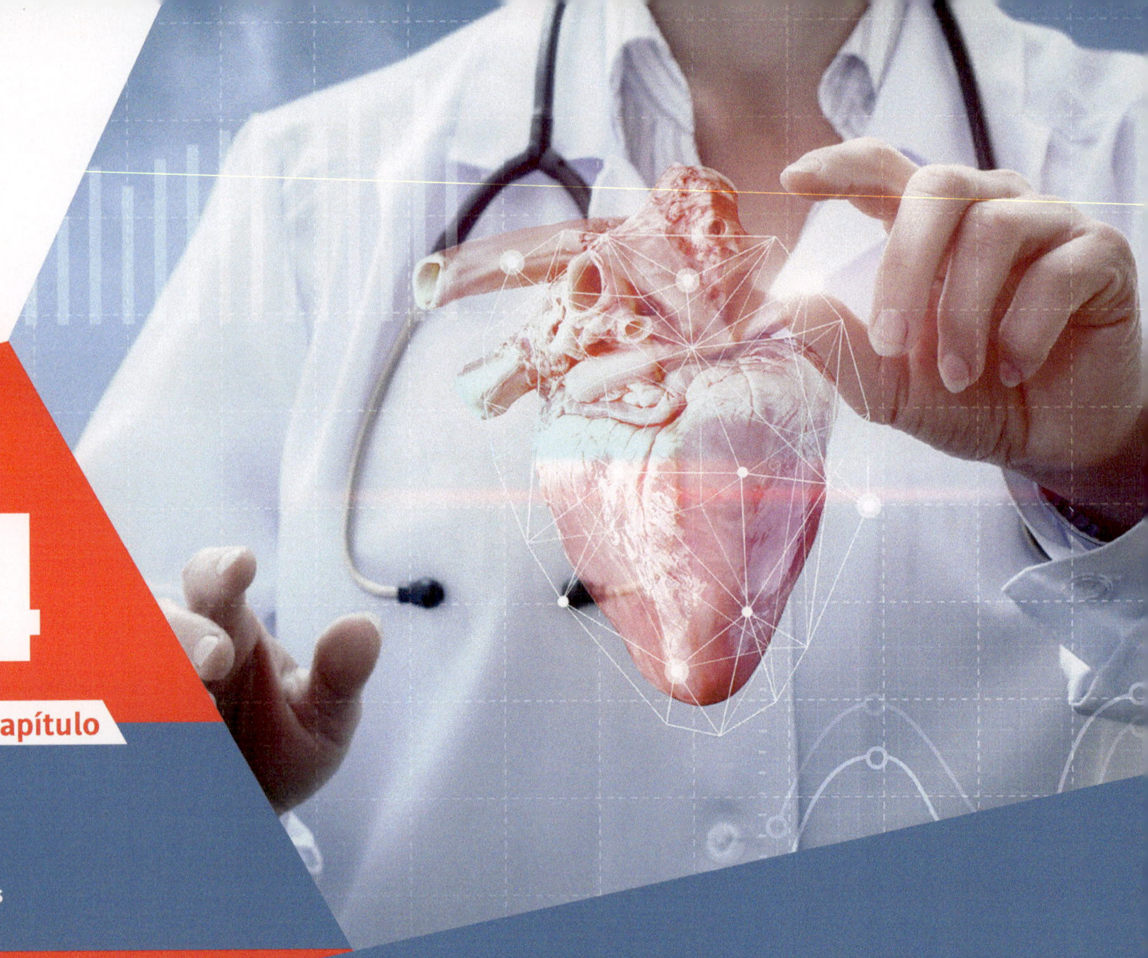

24

Destaques do Capítulo

- Estrógenos
- Progestógenos
- Estradiol
- Valerato
- Esteroides sintéticos
- Tibolona

Terapia hormonal na menopausa

Elizabeth Regina Giunco Alexandre
Larissa de Almeida Dourado

A menopausa se caracteriza pela parada definitiva da menstruação e ocorre como consequência da perda de atividade folicular ovariana. O diagnóstico é confirmado após amenorreia consecutiva de 12 meses e na ausência de outras doenças associadas. A Terapia Hormonal da Menopausa (THM) pode ser caracterizada pela administração exógena de estrógenos e/ou de progestógenos.

No final do século XIX, a insuficiência ovariana foi reconhecida como fator etiológico responsável pelos sintomas da menopausa, e a estrogenioterapia foi utilizada pela primeira vez no tratamento de seus sintomas em 1929, nos Estados Unidos. No ano seguinte, em 1930, as preparações orais tornaram-se disponíveis. A terapia com estrógenos equinos conjugados, denominação dada a uma mistura de estrógenos extraídos da urina de éguas prenhas, foi a mais utilizada e está disponível no mercado desde meados da década de 1940.

A perimenopausa é definida como o período que antecede a menopausa, tem início ao redor dos 45 anos e pode se estender por até 12 meses após a parada da menstruação. É nesse período que se iniciam as manifestações clínicas típicas como as irregularidades menstruais, ondas de calor, sudorese, distúrbios do sono, alterações da memória e até depressão, resultantes de alterações endócrinas e biológicas. A variabilidade e as oscilações da secreção hormonal são imprevisíveis durante esse período: há flutuações dos níveis de estradiol, variações nos intervalos entre os ciclos menstruais e o corpo lúteo pode não só secretar menos progesterona como cessar precocemente sua produção. O ciclo pode ser frequentemente anovulatório, e o sangramento pode ser consequente a hipoestrogenismo ou hipoprogesteronismo. A irregularidade da atividade secretória hormonal ovariana pode comprometer também a secreção de hormônios hipofisários, folículo-estimulantes (FSH) e luteinizantes (LH). A conjugação desses fatores pode fazer que a mulher viva sob uma constante desordem hormonal nesse período da vida, desencadeando atitudes incompatíveis com o estilo de vida moderna.

A sintomatologia durante o climatério pode apresentar alta amplitude de variações e também de intensidade, sendo que 15% das mulheres não apresentarão sintomas típicos de menopausa. As ondas de calor, conhecidas como fogachos, podem ser súbitas e atingir cabeça, pescoço e tórax, além de ser acompanhadas de sudorese profunda, e são descritas como o sintoma cardinal da menopausa. Sua duração pode variar de alguns segundos até vários minutos, sendo frequentemente recorrente e incidindo majoritariamente nos períodos noturnos, gerando distúrbios do sono, irritabilidade e falhas de memória ou em situações de estresse.

A menopausa vem sendo discutida como agravante na doença cardiovascular (DCV) da mulher desde o estudo Framingham. Esse estudo já demonstrava uma correlação entre a idade da menopausa e a DCV, sendo observado que, quanto mais precoce, maior o risco dessas pacientes. Um estudo em 2005 demonstrou que as mulheres que adentraram a menopausa precocemente (entre 40 e 45 anos de idade) possuíam uma expectativa de vida menor, cerca de dois anos, em comparação a mulheres com menopausa normal ou tardia.

Os atuais algoritmos de risco cardiovascular não predizem de forma eficiente a DCV em mulheres de meia-idade, e uma compreensão mais profunda do papel desempenhado pelos sintomas vasomotores (SVM) na saúde vascular pode ajudar a identificar mulheres com maior risco. Em um estudo com mais de 11.000 mulheres (45 a 50 anos), aquelas com SVM frequentemente tiveram risco aumentado para o desenvolvimento de doença arterial coronária (DAC) ao longo de 14 anos, mesmo quando os efeitos da idade, estado da menopausa, estilo de vida e outros fatores de risco de doenças crônicas foram levado em conta. Tal aumento está relacionado à fisiopatologia complexa dos SVM, que envolvem: disfunção endotelial, envelhecimento arterial devido à redução dos níveis de estrógeno e aumento do estresse oxidativo. Esses mecanismos não estão definitivamente esclarecidos, e a instabilidade vasomotora pode ser originária, possivelmente, do hipotálamo e secundária à queda de estrógenos.

Durante a perimenopausa a prevalência de SVM pode oscilar entre 15 e 25%, podendo atingir até 85% nos primeiros dois anos após a menopausa. Esses sintomas, no entanto, podem perdurar por até cinco ou mais anos em cerca de 25% das mulheres.

Duas metanálises recentes correlacionaram os SVM com risco cardiovascular em dezenas de milhares de mulheres na perimenopausa, na menopausa e na pós-menopausa. Os resultados mostraram que as mulheres com SVM têm um perfil de risco cardiovascular desfavorável (aumento do risco de DCV, doença coronariana ou acidente vascular cerebral [AVC] isquêmico) em comparação com mulheres sem SVM. As mulheres que os apresentam possuem pressão arterial sistólica e diastólica significativamente mais altas, níveis circulantes de colesterol total mais altos e índice de massa corporal mais alto que as assintomáticas.

O diagnóstico diferencial dos SVM deve excluir as seguintes doenças: feocromocitoma, síndrome carcinoide, leucemias e linfomas, tumores pancreáticos e tireoidopatias.

24.1 Indicações da terapia de reposição hormonal

A utilização de hormônios deve integrar uma estratégia terapêutica global que inclua também modificações do estilo de vida e outras medidas preventivas, como o abandono do tabagismo e do abuso de álcool. Com a publicação de estudos observacionais e randomizados nas últimas duas décadas, a terapia de reposição hormonal restringiu-se a mulheres com sintomatologia climatérica, tais como SVM, insônia, irritabilidade, depressão, e sem contraindicações à terapia hormonal. Adicionalmente:

- Mulheres com o útero preservado devem receber a combinação entre estrógenos e progestógenos. Tal associação tem como objetivo promover a proteção endometrial e evitar hiperplasia e/ou câncer endometrial.
- Mulheres histerectomizadas devem utilizar somente estrógenos, não havendo necessidade de progestógenos.
- Até o momento não existem evidências de que a terapia hormonal tenha papel de proteção cardiovascular em mulheres portadoras de doenças isquêmicas. No entanto, mulheres abaixo de 60 anos, de baixo risco cardiovascular, parecem se beneficiar do uso de THM.
- Estudos recentes sugerem que a utilização de baixas doses de hormônios pode reduzir significativamente os SVM sem que se eleve o risco cardiovascular.

24.2 Tipos de medicamentos

Estrógenos naturais: compreendem também os estrógenos equinos conjugados e o estradiol nas formulações micronizada ou valerato. Os equinos conjugados constituem uma mistura de pelo menos 10 derivados estrogênicos biologicamente ativos, quimicamente semelhantes e cujos efeitos podem ser comparáveis ao hormônio humano. A dose habitual pode variar entre 0,625 e 0,3 mg/dia. O valerato de estradiol e o estradiol micronizado podem ser administrados em doses de 1 a 2 mg/dia. As vias de administração podem ser oral, transdérmica (adesivo ou gel), vaginal ou injetável. A desvantagem da via oral é a primeira passagem hepática, promovendo aumento dos níveis séricos de pró-coagulantes. Em relação à via transdérmica, pode ocorrer aumento dos níveis de triglicerídeos.

Progestógenos: incluem progesterona (hormônio secretado tanto pela placenta como pelos ovários) e esteroides sintéticos (miméticos da ação da progesterona endógena). São capazes de promover a transformação de endométrio proliferativo em secretor, impedindo a proliferação promovida pelo estrógeno. O grau de antagonismo está relacionado às propriedades antiestrogênicas, à dose e à duração do tratamento. Os progestógenos têm indicação para tratamento de ciclos menstruais irregulares ou anovulatórios e também como THM, quando conjugados com estrógenos. A utilização desses compostos em pacientes cardiopatas requer alguns cuidados diferenciados. Isso se dá pelo efeito androgênico e glicocorticoide dessa terapêutica, podendo ser prejudicial nesses casos. Apesar da ampla diversidade de representantes dos progestógenos, o mais utilizado em ensaios clínicos é o acetato de medroxiprogesterona.

Tibolona: esteroide sintético relacionado à testosterona, mas também com efeito estroprogestagênico, atualmente classificada como gonadomimético. É indicada para alívio dos SVM, além de estimular a libido e prevenir a osteoporose. Tem como contraindicação pacientes com níveis reduzidos de HDL-colesterol, uma vez que pode acentuar essa diminuição. Pode provocar aumento de peso e aumento da pressão arterial em algumas mulheres.

Fitoestrógenos: derivados de algumas plantas. São semelhantes aos estrógenos naturais tanto em atividade como em estrutura. Podem se ligar aos receptores de estrógeno e desencadear a transcrição de fatores genéticos específicos. Não há, contudo, experiência com tais substâncias no Instituto Dante Pazzanese de Cardiologia (IDPC).

24.3 Tratamento não hormonal

Alternativas efetivas ao tratamento hormonal dos sintomas vasomotores da menopausa são representadas pelos inibidores seletivos da recaptação da serotonina (ISRS), inibidores seletivos da recaptação da serotonina-norepinefrina (ISRSN), clonidina e gabapentina.

ISRS e ISRSN: observa-se evidência crescente da efetividade desses agentes para o controle dos SVM da menopausa. Os ensaios clínicos, embora com número reduzido de pacientes, demonstraram redução significativa dos sintomas. Essa alternativa à THM é menos eficaz, mas não se dispõe de ensaios que testaram a eficácia de tais agentes diretamente com estrógenos para se desenhar conclusões definitivas. A paroxetina na dosagem de 7,5 mg/dia é o único representante da classe aprovado pelo FDA.

Clonidina: é um agonista alfa-2 de ação central, habitualmente utilizado como anti-hipertensivo e que tem sido utilizado para tratamento de SVM, embora não tenha essa indicação aprovada pelo FDA. Os dados de segurança e eficácia para o manejo de SVM são limitados, e uma revisão sistemática reportou um pequeno benefício da clonidina na apresentação de 0,1 mg/dia. Trata-se de uma opção razoável para atenuação de sintomas em pacientes cardiopatas hipertensas.

Gabapentina: é um análogo do ácido gama aminobutírico, usado como anticonvulsivante e que reduz os SVM em vários estudos, mas não conta com a aprovação do FDA para essa indicação. Um ensaio clínico randomizado, com 900 mg/dia, demonstrou redução de 45% na frequência de fogachos e de 54% na intensidade destes. Efeitos colaterais comuns da gabapentina são: tontura, sonolência e edema periférico. A gabapentina, os ISRS e os ISRSN têm eficácia similar para tratar SVM; contudo, em um estudo que utilizou gabapentina e venlafaxina, as mulheres preferiram esta última para controle dos SVM.

24.4 Esquemas terapêuticos

O número de mulheres fazendo uso de THM no IDPC ainda é reduzido. Sua indicação em pacientes cardiopatas constitui exceção devido aos resultados dos ensaios clínicos randomizados mais recentes. Por vezes, contudo, pacientes que apresentam queixas importantes requerem tratamento medicamentoso. Nesses casos é recomendado iniciar o tratamento não hormonal. Não havendo controle dos sintomas, a terapia hormonal deve ser iniciada em baixas doses.

Entre os principais esquemas terapêuticos estão:

- Estrógenos e progestógenos cíclicos: estrógenos conjugados (0,3 mg/dia) ou estradiol (1 mg/dia) em associação com o acetato de medroxiprogesterona (2,5 mg/dia). Essa terapêutica está indicada em mulheres que não desejam a menstruação.
- Estrógenos isolados: estrógenos equinos conjugados (0,3 mg/dia) ou estradiol (1 mg/dia). Indicação para mulheres histerectomizadas.

As contraindicações ao uso da THM estão listadas na Tabela 24.1.

Tabela 24.1 **Contraindicações ao uso de THM.**

Contraindicação absoluta	Contraindicação relativa
Hepatopatias agudas	História familiar de câncer de mama
Tromboflebite	História familiar de câncer de endométrio
Neoplasia de mama	Doença hepática leve
Neoplasia de endométrio	Enxaqueca
Gravidez	Doença tromboembólica aguda
Hipertrigliceridemia > 400 mg/dL	

Fonte: Desenvolvido pela autoria.

24.5 Recomendações

Dados observacionais recentes e reanálise de estudos mais antigos que consideram a idade da mulher ou o tempo decorrido desde a menopausa, incluindo o Women's Health Initiative (WHI), sugerem que para mulheres saudáveis, recentemente menopausadas, os benefícios da terapia hormonal (estrogênio isolado ou associado a um progestagênio) superam seus riscos, com menos eventos de DCV em mulheres mais jovens *versus* mulheres mais idosas.

Uma revisão da Cochrane (2015) de dados de ensaios clínicos randomizados concluiu que a terapia hormonal iniciada há menos de 10 anos de menopausa reduziu DAC em mulheres na pós-menopausa (RR, 0,52; 95% CI, 0,29-0,96). Encontrou também uma redução em todas as causas de mortalidade (RR 0,70; IC 95% 0,52-0,95) e sem aumento do risco de AVC, mas um risco aumentado de tromboembolismo venoso (RR 1,74; IC 95%,1,11-2,73), semelhante aos achados de uma metanálise anterior em mulheres que iniciaram terapia hormonal em até e 10 anos após o início da menopausa e/ou em mulheres com idade inferior a 60 anos.

No WHI o uso de terapia hormonal, comparada ao placebo, foi associado a seis casos a mais de AVC por 10.000 mulheres (RR, 1,24; IC 95%, 1,10-1,41), oito casos a mais de tromboembolismo venoso por 10.000 mulheres (RR, 1,92; IC95%, 1,36-2,69) e quatro casos a mais de embolia pulmonar por 10.000 mulheres (RR, 1,81; IC 95%, 1,32-2,48).

Com base apenas em estudos observacionais, doses mais baixas de estrogênio oral ou transdérmico podem ter menor risco de AVC; não foi encontrada associação clara com a idade. Nenhum dado comparativo entre a via oral e a transdérmica é acessível.

Mulheres em uso de terapia hormonal acometidas de infarto agudo do miocárdio devem interromper o tratamento. Caso contrário, deve-se considerar a terapia anticoagulante associada.

DICAS DO EDITOR

Referências bibliográficas

1. Aldrighi JM, Faludi AA, Mansur AP. Doença cardiovascular no climatério. São Paulo: Atheneu; 2005.
2. Baber RJ, Panay N, Fenton A: 2016 IMS Recommendations on women's midlife health and menopause hormone therapy. Climacteric. 2016;19(2):109-50.
3. Biglia N, Cagnacci A, Gambacciani M, Lello S, Maffei S, Nappi RE. Vasomotor symptoms in menopause: a biomarker of cardiovascular disease risk and other chronic diseases? Climacteric. 2017;20(4):306-12.
4. Herber-Gast GCM, Brown WJ, Mishra GD. Hot flushes and night sweats are associated with coronary heart disease risk in midlife: a longitudinal study. Bjog. 2015;122:1560-7.
5. Lobo R. Treatment of the postmenopausal woman: basic and clinical aspects. Baltmore: Lippincot Williams & Wilkins; 1999.
6. Moreau KL, Hildreth KL. Vascular aging across the menopause transition in healthy women. Adv Vasc Med. 2014;2014:204390.
7. Position Statement. The 2017 hormone therapy position statement of The North American Menopause Society. Menopause: The Journal of The North-American Menopause Society. V.24, n.7. p.728-53.
8. Sitruk-Ware R. New progestogens: a review of their effects in perimenopausal and postmenopausal women. Drugs & Aging. 2004;21:865-83.
9. Sturdee DW. The facts of hormone therapy for menopausal women. New York: The Pathernon Publishing Group; 2004.
10. Utian WH The International Menopause Society Menopause-related terminology definitions. Climacteric. 1999; 2:284-6.
11. Ylikorkala O, Mikkila T. Cardiovascular consequences of hormone therapy in postmenopausal women: messages to clinicians. Reprod Med Biol. 2005;4:1-6.

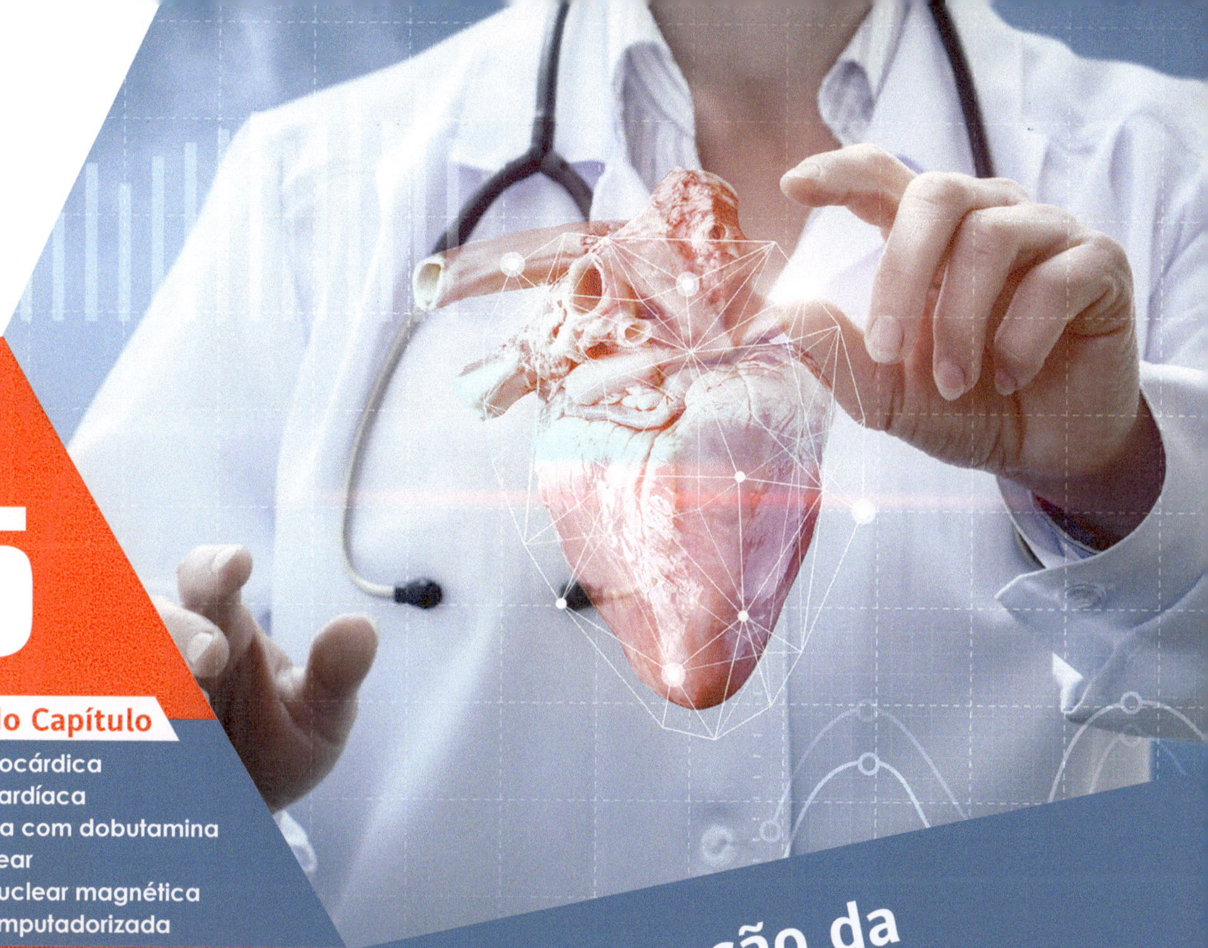

25

Destaques do Capítulo

- Viabilidade miocárdica
- Insuficiência cardíaca
- Ecocardiografia com dobutamina
- Medicina nuclear
- Ressonância nuclear magnética
- Tomografia computadorizada

Importância da identificação da viabilidade miocárdica em pacientes com doença arterial coronária

Paola Emanuela Poggio Smanio
Ibraim Masciarelli F. Pinto
Pedro Silvio Farsky

A doença arterial coronária é a principal causa de insuficiência cardíaca no mundo atual. Um estudo que reviu mais de 2.000 pacientes com insuficiência cardíaca determinou que em cerca de 70% foi a presença de obstruções coronárias que provocou a disfunção ventricular. Esse é um fato relevante, pois abre a possibilidade de recuperar, pelo menos em parte, a contratilidade miocárdica com o uso de procedimentos de revascularização. A eficácia desse resultado, por outro lado, é dependente da quantidade de fibrose presente na região hipocinética, e, se essa for muito acentuada, o prognóstico é reservado e o custo do procedimento, assim como o risco, menos justificáveis. Portanto, é fundamental definir se há ou não viabilidade miocárdica em pacientes com insuficiência cardíaca secundária à doença coronária, pois esse dado apresenta impacto relevante no processo de decisão terapêutica para tais pacientes. Além de identificar a presença de músculo viável, é fundamental definir a quantidade do miocárdio isquêmico, já que o impacto positivo é maior quanto maior for a proporção do miocárdio viável na área disfuncional.

Diferentes técnicas de imagem têm por objetivo definir a real condição do músculo cardíaco, utilizando para esse fim a resposta funcional a estímulos físicos ou farmacológicos, tentando analisar a integridade da membrana celular, das mitocôndrias, estudando o metabolismo da glicose e tentando permitir a visualização direta da extensão da área de fibrose e reserva contrátil. O objetivo deste capítulo é rever de modo objetivo alguns desses métodos e discutir a potencial contribuição de tais exames na decisão clínica.

25.1 Pesquisa de viabilidade miocárdica pela ecocardiografia

A ecocardiografia é uma importante opção diagnóstica, pois permite excelente avaliação da função ventricular diastólica e sistólica, tanto em repouso como sob estresse, sem utilizar radiação ionizante, com a vantagem adicional de poder ser realizada à beira do leito. Tais atributos tornam esse exame uma excelente opção para os casos nos quais os pacientes encontram-se acamados ou impossibilitados de se deslocar até a sala de exames. Além disso, progressos técnicos recentes oferecem novas formas de se analisar o deslocamento das paredes ventriculares ao longo do ciclo cardíaco, bem como facultaram a análise da perfusão miocárdica pela ecocardiografia, o que amplia as contribuições potenciais desse método.

Algumas informações das imagens em repouso podem ser úteis, pois medidas da espessura diastólica abaixo de 0,6 cm costumam associar-se a pior prognóstico e resposta funcional pós-revascularização pobre. Essa abordagem, contudo, tem várias limitações, por isso é fundamental empregar formas de potenciar o exame ecocardiográfico. A forma mais habitual de se procurar por miocárdio viável com a ecocardiografia compreende a quantificação da contratilidade miocárdica sob a utilização de doses crescentes de dobutamina (até o máximo de 20 mcg/kg/min). Por outro lado, quando o objetivo é o de definir se há isquemia associada, as doses empregadas podem chegar a até 40 mcg/kg/min, muitas vezes com a associação da administração de atropina para assegurar que a frequência cardíaca ultrapasse 85% do nível máximo estimado para a idade do paciente. Diante desse tipo de estímulo, alguns comportamentos são esperados por parte do miocárdio. Pode ocorrer ausência de resposta ou até piora da movimentação regional do ventrículo esquerdo, o que habitualmente indica necrose ou fibrose estabelecida, com baixo potencial de recuperação funcional. É possível que o miocárdio apresente melhora da contratilidade no início do exame e ocorra progressiva piora da movimentação da parede estudada, achado que é conhecido como *resposta bifásica* (melhora inicial com piora subsequente). Isso é visto mais comumente em casos de pacientes com miocárdio viável, mas nutrido por território vascular que apresenta doença obstrutiva significativa. Assim, quando o estímulo da dobutamina começa a exercer seus efeitos, nas doses iniciais, há melhora da resposta do miocárdio, com maior movimentação regional do ventrículo esquerdo. Porém, como a circulação coronária não consegue aumentar o fluxo conforme a demanda de oxigênio por parte do miocárdio aumenta, há progressiva deterioração da mobilidade regional das paredes comprometidas. Essa é a situação que indica maior potencial de melhora pós-revascularização. Por fim, pode acontecer progressiva melhora da contratilidade regional, mesmo diante de doses mais altas, o que significa que há aporte de oxigênio suficiente para atender mesmo às situações de demanda cardíaca mais elevada. Esses pacientes têm menor possibilidade de se beneficiarem de procedimentos de reperfusão miocárdica, uma vez que já existe fluxo preservado para a área hipocinética e há a expectativa de que a contratilidade regional se recupere com o passar do tempo. Tais achados são mais habituais em casos pós-infarto com sucesso da terapia de reperfusão, com disfunção transitória, que se recuperará com o passar do tempo.

Avanços tecnológicos possibilitaram a melhor caracterização tecidual pela ecocardiografia, o que traz vantagens para a análise de pacientes pós-infarto. Isso decorre do fato de que o feixe ultrassonoro é refletido de forma mais intensa pelo miocárdio cicatrizado do que pelo tecido normal, uma diferença que pode ser potenciada pelo uso da segunda harmônica e de bolhas de contraste, o que permite melhor identificação de regiões viáveis ou não, em especial na fase aguda após infarto do miocárdio, também sem expor o paciente a qualquer tipo de risco.

Por fim, pode-se quantificar pela ecocardiografia a taxa de deformação do miocárdio (*strain rate*), o que faz com que se obtenha melhor avaliação do deslocamento dos diferentes segmentos miocárdicos ao longo do ciclo cardíaco. Além disso, a deformação que ocorre durante a sístole correlaciona-se com o grau de integridade da microcirculação, o que reflete a quantidade miocárdica, algo que é feito com efetividade ainda maior se o exame é feito sob estímulo de dobutamina, pois a sinergia das informações a respeito da condição da microcirculação e da resposta do músculo cardíaco ao agente estressor potencializa a acurácia do exame.

25.2 Medicina nuclear na avaliação da viabilidade miocárdica

A medicina nuclear é uma especialidade médica com uso principalmente diagnóstico que avalia funcionalmente vários órgãos. Em cardiologia, tem como uma de suas principais aplicações a avaliação da perfusão miocárdica. Avalia indiretamente o fluxo sanguíneo e a reserva de fluxo do miocárdio de forma não invasiva após a injeção de uma substância que contém um isótopo radioativo. A perfusão miocárdica no estado basal e após o estresse é comparada com a finalidade de avaliar possíveis áreas com alteração sugestiva de isquemia e/ou fibrose.

As imagens em medicina nuclear são formadas pela interação de radioisótopos ou radiofármacos com os miócitos do paciente. Dentre os radiotraçadores disponíveis, destacam-se o ^{201}Tálio e o MIBI-^{99m}Tecnécio.

As imagens da cintilografia dependem da captação dos radiofármacos pelo miocárdio, o que varia conforme a perfusão do miocárdio e a integridade da membrana celular. Desse modo, pode-se afirmar que segmentos do miocárdio com captação adequada do radiofármaco são normais, portanto viáveis.

Quando existe redução no fluxo sanguíneo miocárdico possivelmente pela existência de uma obstrução na luz da artéria coronária, observa-se perfusão homogênea na fase basal, em repouso. Porém, se esse indivíduo for submetido a um estresse (físico ou farmacológico) dependendo do grau de obstrução e, portanto, da redução do fluxo sanguíneo marcado com o radioindicador, observa-se menor captação do radiofármaco pelo miocárdio irrigado por essa artéria. A hipocaptação ou hipoconcentração do radiofármaco transitória apenas na fase de estresse sugere isquemia miocárdica. Se a hipocaptação do radiofármaco estiver presente em ambas as fases (já desde a etapa basal de repouso, mantendo-se igual após o estresse), o exame é sugestivo de fibrose miocárdica. Pode-se ainda observar situações nas quais áreas de hipocaptação persistente estejam associadas à hipocaptação transitória, sugerindo fibrose com isquemia associada.

Os principais indicadores de perfusão empregados são o Tálio-201 (^{201}Tl) e os compostos catiônicos (isonitrilas e tetrofosmim) marcados com tecnécio-99m (MIBI-^{99m}Tc e Tetrofosmim -^{99m}Tc). O ^{201}Tl foi por duas décadas o radioisótopo mais utilizado para o estudo da perfusão; porém, após o advento dos compostos marcados com ^{99m}Tc, seu uso passou preferencialmente a ser para investigação de viabilidade miocárdica.

Determinar se a disfunção ventricular esquerda é secundária à presença de doença arterial coronária, excluindo outras tantas etiologias, é o ponto crítico no manejo clínico dos pacientes com insuficiência cardíaca. A investigação não invasiva de isquemia e viabilidade miocárdica identifica subgrupo de pacientes que podem se beneficiar significativamente após revascularização, recuperando a função ventricular, diminuindo sintomas e aumentando a sobrevida. Outro benefício esperado é a prevenção de novos episódios de infarto do miocárdio, a principal causa de morte em pacientes com insuficiência cardíaca.

A fisiopatologia que sustenta a reversibilidade da disfunção miocárdica é conhecida como hibernação, sendo revertida por meio da intervenção que restabelece o fluxo sanguíneo para o músculo cardíaco.

Os casos nos quais a função do miocárdio é potencialmente recuperada têm em comum a preservação da integridade da membrana celular e suficiente preservação da atividade metabólica, que mantém a função celular mesmo na ausência de contratilidade dos miócitos secundário à isquemia de repetição.

O prognóstico de pacientes portadores de cardiomiopatia isquêmica grave continua pobre apesar dos avanços da terapêutica. Muitas vezes o tratamento de escolha é o transplante cardíaco, porém este esbarra no pequeno número de doadores. A cirurgia de revascularização miocárdica é considerada de risco nesse grupo; portanto, é importante determinar previamente se haverá realmente benefício com o procedimento, se há músculo viável e se a magnitude de músculo potencialmente recuperável é significativa.

Na área da medicina nuclear, a pesquisa de viabilidade miocárdica pode ser obtida pela cintilografia miocárdica com Tálio-201, com MIBI-^{99m}Tc potencializado pela administração de nitratos ou, ainda, por tomografia por emissão de pósitrons.

25.2.1 Cintilografia com Tálio-201

A parede da célula miocárdica se constitui de uma membrana semipermeável que apresenta um mecanismo de bomba sódio/potássio para transportar ativamente sódio para o extra e potássio para o intracelular. O mecanismo de captação miocitária do ^{201}Tálio ocorre em paralelo com a captação do potássio$^+$, ou seja, dependente da integridade da bomba sódio/potássio, presente apenas em células vivas.

O protocolo geralmente utilizado permite a detecção simultânea de isquemia e viabilidade. Injeta-se o ^{201}Tl no pico do estresse, e as imagens são obtidas imediatamente após o fim da fase de estresse. Defeitos de perfusão nesse momento podem representar isquemia e/ou fibrose. São adquiridas imagens de redistribuição (após 4 horas) que possibilitam diagnosticar músculo isquêmico representado pelo preenchimento dos defeitos de perfusão. Os defeitos persistentes após quatro horas não necessariamente representam fibrose. Nesses casos, a reinjeção do traçador e a obtenção de imagens após 6 a 24 horas avaliam a presença de viabilidade miocárdica. A captação tardia ocorre devido à exposição contínua da membrana do miócito ao radiofármaco que recircula pela corrente sanguínea. Acredita-se que apenas a concentração suficiente do ^{201}Tl possa permitir a visibilização da redistribuição em defeitos perfusionais importantes, o que justifica a reinjeção e a obtenção de imagens após 24 horas.

Também relevante para o acompanhamento de pacientes com disfunção grave são informações sobre a função ventricular esquerda global e regional. Ao se sincronizar a análise da perfusão com o eletrocardiograma (técnica de *gated-SPECT*) com um único exame, são avaliados a presença de isquemia, viabilidade, contratilidade global e regional, espessamento sistólico, volumes sistólico e diastólico e fração de ejeção do ventrículo esquerdo. Sabe-se que, não basta apenas caracterizar se há ou não viabilidade, mas também sua magnitude, pois, em geral, apenas a presença de significativa área viável é indicativa de recuperação funcional após a revascularização. Nas diretrizes americanas e brasileiras a indicação da pesquisa de viabilidade pela cintilografia é classe I para a decisão terapêutica de pacientes com doença arterial coronária conhecida, disfunção ventricular esquerda que não apresente angina típica. Segundo os critérios de uso apropriado, a pesquisa de viabilidade em pacientes com disfunção ventricular esquerda importante ou quando há possível indicação de revascularização é considerada altamente apropriada.

Alguns serviços, por não disporem de ^{201}Tl, realizam para a pesquisa de viabilidade a cintilografia com MIBI-^{99m}Tc potencializada pelo uso de nitratos. Dessa forma haveria a possibilidade de verificação de viabilidade por melhora da perfusão e da contratilidade após o uso de nitrato.

25.2.2 Tomografia por emissão de pósitrons

A pesquisa de viabilidade miocárdica por tomografia por emissão de pósitrons (PET) proporciona informações sobre a perfusão miocárdica e a atividade metabólica das células miocárdicas. Isso decorre do fato de que com esse método é administrado ^{18}Fluordesoxiglicose, ou seja, a glicose é marcada com^{18}Flúor. Em condições normais, o coração utiliza como substrato metabólico predominantemente ácidos graxos, mas quando há isquemia crônica existe alteração do metabolismo da célula miocárdica que não mais realiza metabolismo oxidativo, passando a depender exclusivamente da glicólise anaeróbica para manter-se viável. Assim, a diminuição da utilização de ácidos graxos ou o aumento do metabolismo da glicose serve como a assinatura metabólica do miocárdio em sofrimento, porém viável. Essa técnica está disponível em nosso meio desde 2003, porém é muito pouco utilizada devido ao custo e por outras questões logísticas.

As Figuras 25.1 e 25.2 exemplificam pesquisa de viabilidade com ^{201}Tl e com PET- ^{18}FDG

25.3 Ressonância magnética para a avaliação de viabilidade miocárdica

A ressonância nuclear magnética forma imagens a partir da interação de potentes campos magnéticos com o núcleo dos átomos de hidrogênio no corpo humano, sendo capaz de fornecer informações anatômicas e funcionais sobre todo o sistema cardiovascular. Como a resposta dos átomos depende da molécula à qual eles estiverem ligados, muitas vezes é possível realizar avaliações pormenorizadas do sistema cardiovascular sem o uso de meios de contraste. Tais imagens podem ser empregadas na pesquisa de viabilidade miocárdica, baseando a decisão clínica na medida da espessura miocárdica. Caso o miocárdio, ao final de diástole, meça menos de 0,6 cm, não haveria miocárdio viável significativo.

Em certas condições, porém, o uso do meio de contraste é fundamental, por exemplo, para avaliar cardiomiopatias, tumores, processos inflamatórios e os exames feitos para averiguar a perfusão ou para pesquisar a viabilidade miocárdica. O meio de contraste utilizado em ressonância é baseado em metais que não sofrem nenhum efeito do magnetismo

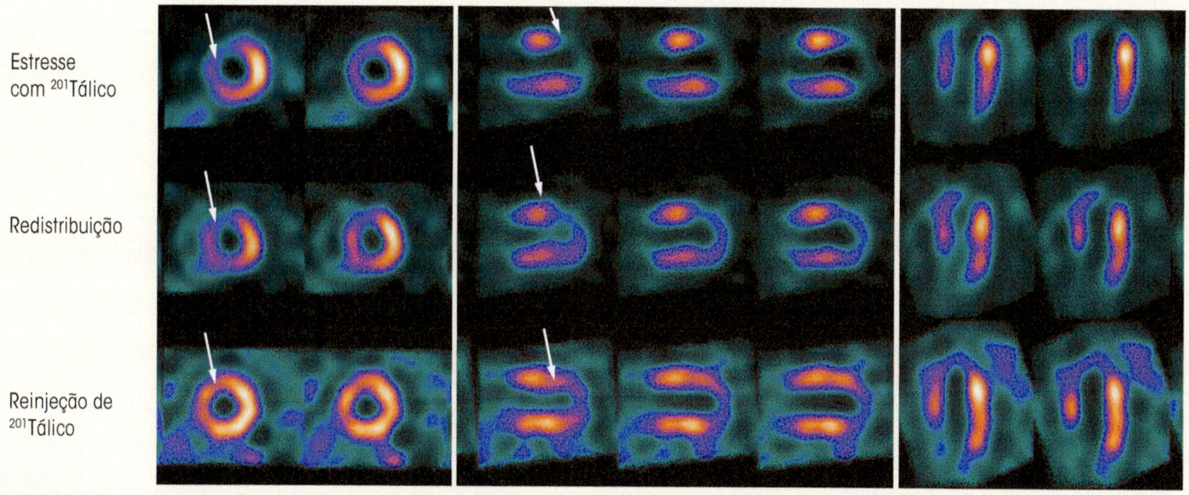

Figura 25.1 **Cintilografia com ^{201}Tálio nas fases de estresse, redistribuição após 4 horas e reinjeção de ^{201}Tálio com imagem após 24 horas mostrando a presença de isquemia e viabilidade nas paredes anterior, anterosseptal e apical do ventrículo esquerdo (setas).**

Fonte: Desenvolvido pela autoria.

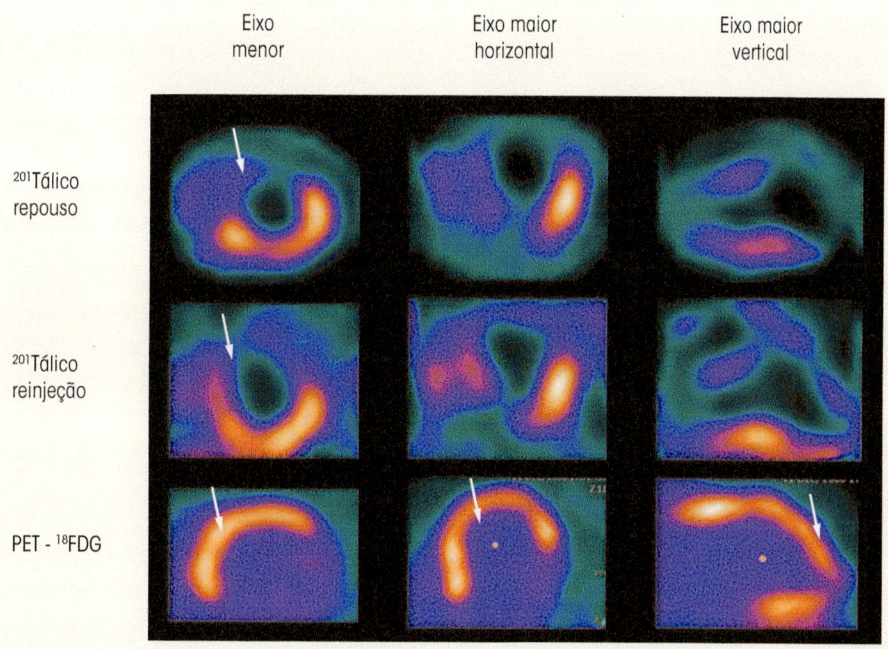

Figura 25.2 **Cintilografia com ^{201}Tálio nas fases de repouso e reinjeção mostrando área de viabilidade discreta nas paredes anterior, septal e apical do ventrículo esquerdo. As imagens com PET-^{18} FDG mostram que o metabolismo estava totalmente preservado nas áreas hipocaptantes, daí a presença de viabilidade (setas).**

Fonte: Desenvolvido pela autoria.

ao qual o corpo se encontra exposto, dessa forma modificando os tempos de relaxamento dos locais onde se encontram. Quando presentes, manifestam-se sempre com sinal de alta intensidade (branco), realçando a região por eles marcada. Trabalhos experimentais e clínicos já comprovaram a propriedade da ressonância para apontar áreas de necrose, diferenciando-as de regiões isquêmicas. O metal paramagnético atinge os segmentos necrosados mais tardiamente, mas neles são retidas por mais tempo, o que dá a tais segmentos aparência clara, que os destacam do músculo normal. Mesmo se houver isquemia, o meio paramagnético será lavado e tais porções viáveis permanecerão escuras. Esse tipo de abordagem, no qual se obtêm imagens pelo menos 10 minutos após a injeção do metal paramagnético para avaliar se há ou não imagens claras que indiquem dano miocárdico, é conhecido como técnica de realce tardio. Caso a intensidade de sinal aumente em pelo menos duas vezes o desvio padrão da média da intensidade de sinal do miocárdio ventricular, considera-se que há realce, e, portanto necrose ou fibrose presente no local. Há consenso também em afirmar que, quando existe menos de 25% da espessura parietal envolvida, a recuperação da contratilidade mural é mais provável, ao contrário do que acontece quando o contraste era retido em mais do que 75% da espessura mural, pois nessas situações a necrose seria extensa a ponto de tornar a recuperação contrátil pouco provável, mesmo que sejam realizados procedimentos de revascularização. Alguns autores têm proposto a adoção de realce presente em menos de 50% da espessura da região estudada como indicador de prognóstico e de potencial de recuperação de contratilidade após intervenção. Esses achados podem ser insuficientes, se o objetivo principal da investigação for a determinação se existe ou não miocárdio viável mas isquêmico, o que sugere que a melhor abordagem seria a realização de exame combinado para definir se há ou não isquemia e viabilidade associada. Isso pode ser alcançado com a realização de estresse farmacológico com dipiridamol ou adenosina e quantificando a perfusão do músculo cardíaco em cada região.

Outra possibilidade para tentar identificar miocárdio viável com a ressonância se dá com o estudo da reserva contrátil do miocárdio ventricular. O procedimento é semelhante ao empregado pela ecocardiografia ou pela medicina nuclear, tendo o objetivo principal de avaliar a resposta do miocárdio ao estímulo farmacológico. O fármaco mais empregado é a dobutamina, com administração de baixas doses. A maior parte dos trabalhos emprega de 5 a 10 mcg/kg/min e define o aumento de 2 mm na espessura miocárdica ao final de sístole como índice para definir a presença de viabilidade miocárdica.

Ao contrário do que se observa com o uso da técnica do realce tardio, a utilização dessa metodologia destacou-se por indicar regiões onde ainda havia dúvida no sentido de mostrar o potencial para recuperação. Assim, se o segmento avaliado mostra realce tardio presente em cerca de 50% da espessura da parede ventricular em uma extensão significativa, a análise da reserva contrátil do miocárdio pode dar informações adicionais relevantes.

Considerando as vantagens e limitações de cada uma das opções disponíveis para a ressonância, pode-se utilizar um protocolo combinado no que se inicia com séries dinâmicas, sem contraste (cinerressonância), que revelam a existência de hipocinesia e possibilitam a medida da espessura do miocárdio na parede comprometida, ao final de diástole. Em seguida, a menos que exista contraindicação, realiza-se a injeção do meio de contraste e obtêm-se imagens 12 minutos após sua administração para avaliar a presença, a extensão e a intensidade de áreas de realce tardio. Nos casos em que não há hiperintensidade de sinal em mais do que 25% da espessura das paredes comprometidas ou se há realce interessando a mais do que 75% das regiões com defeitos de contração, considera-se a investigação terminada. Nos demais casos, procede-se à obtenção de imagens de cinerressonância sob a injeção de 5 e 10 mcg/kg/min, com intervalos de três minutos entre elas, para analisar a resposta dinâmica do tecido miocárdico e assim procurar determinar se há ou não miocárdio viável e se o paciente se beneficiaria ou não de procedimentos de revascularização.

Uma abordagem alternativa que vem ganhando popularidade pela simplicidade de realização é a de iniciar o exame com a realização de estresse farmacológico com 0,56 mcg/kg de dipiridamol ou com 140 mcg/kg/min por seis minutos de adenosina e avaliar a perfusão miocárdica em condições de demanda máxima. Em seguida, realizam-se as séries dinâmicas e se reverte o estímulo estressor. Realizam-se, então as imagens de perfusão em repouso e, após 10 a 12 minutos, obtêm-se os dados do realce tardio. Os resultados dessa abordagem, algo superiores com a adenosina, têm-se mostrado muito úteis na prática, com eficácia semelhante à de abordagens por outras técnicas.

25.4 Avaliação da viabilidade miocárdica por tomografia computadorizada

A tomografia computadorizada utiliza meio de contraste iodado para documentar a condição de vasos arteriais e venosos, inclusive as artérias coronárias, campo no qual esse método apresenta excelentes resultados na prática clínica. Por outro lado, como a farmacocinética do meio de contraste iodado é semelhante àquela dos meios paramagnéticos, alguns investigadores procuraram utilizar a tomografia para tal fim. Uma vez que as áreas com necrose e fibrose facilitam a passagem do meio de contraste para o segmento extravascular e retêm esse material por mais tempo, geraria áreas de realce tardio pelo contraste iodado, semelhantes ao que é visto na ressonância. Se os achados preliminares forem confirmados, a tomografia pode se transformar em uma opção interessante para avaliar esse tipo de achado, em especial por facultar a análise da anatomia coronária e da condição do músculo cardíaco concomitantemente.

25.5 Perspectivas clínicas

Na prática clínica a ecocardiografia é um método bastante utilizado para a pesquisa de viabilidade miocárdica em pacientes com doença arterial coronária e disfunção ventricular esquerda. Dos índices disponíveis, a medida da espessura parietal ao final de diástole apresenta elevada sensibilidade, mas especificidade reduzida, e, na maioria das vezes, técnicas adicionais precisam ser utilizadas. Essa complementação pode ser feita com o uso de estresse farmacológico com dobutamina, que apresenta resultados melhores, em especial no tocante à especificidade. Por outro lado, a utilização das novas técnicas ainda se encontra em fases mais iniciais de aplicação clínica, mas parecem ser de grande benefício, em particular aquelas empregando *strain rate*, que apresentam enorme potencial. As diferentes abordagens utilizadas pela medicina nuclear são também bastante empregadas e úteis na prática clínica. As imagens com ^{201}Tálio são as mais disponíveis, mostrando uma boa acurácia quando realizadas pelo protocolo *estresse-redistribuição de quatro horas-reinjeção e redistribuição tardia*. Esse protocolo, contudo, apresenta o inconveniente de ser prolongado (até 24 horas) e de expor o paciente a dose de radiação um pouco mais elevada. Tem-se dado grande destaque ao uso de PET com ^{18}FDG para investigação de viabilidade, porém em nosso meio ainda é pequena a sua utilização. A ressonância magnética apresenta melhor resolução de contraste do que a ecocardiografia e melhor resolução espacial do que a cintilografia com ^{201}Tl, e isso se traduz na capacidade de identificar áreas pequenas de necrose, achado que tem valor prognóstico nos casos pós-infarto do miocárdio. O uso de protocolos combinados de pesquisa de isquemia e de realce tardio apresenta os melhores resultados.

Deve ser lembrado que a ressonância apresenta algumas contraindicações particulares, dentre as quais se destacam a impossibilidade de realizar exames em portadores de marcapassos, desfibriladores ou cardioversores implantados. Além disso, a função renal deve ser avaliada cuidadosamente, pois, quando há *clearance* de creatinina menor do que 30, há possibilidade de desenvolvimento de fibrose nefrogênica sistêmica. Seu curso é fatal na quase totalidade dos pacientes.

Após a publicação do estudo STICH, muitos passaram a questionar a necessidade de pesquisar viabilidade, uma vez que, dos 1.212 pacientes com disfunção ventricular isquêmica e fração de ejeção do ventrículo esquerdo menor ou igual a 35% incluídos neste trabalho, não houve diferença de mortalidade entre os grupos mantidos clinicamente e revascularizados. Entretanto, nesse estudo não foram utilizadas as técnicas de maior acurácia, que são o PET com ^{18}FDG, nem a ressonância magnética, mesmo assim a presença de viabilidade identificou subpopulação com melhor prognóstico quando comparado aos casos com necrose estabelecida. Por outro lado, Gerber e colaboradores estudaram 144 pacientes com características semelhantes às observadas nos pacientes do estudo STICH e compararam a presença de viabilidade pela ressonância com a evolução clínica dos pacientes, que foram randomizados para tratamento clínico ou cirúrgico. Ao final de três anos de evolução, os autores encontraram sobrevida livre de eventos e sobrevida livre de eventos cardiovasculares mais favoráveis nos pacientes que apresentavam disfunção contrátil em repouso mas com miocárdio viável, enquanto as maiores taxas de óbito foram identificadas nos casos de pacientes com miocárdio viável mantidos em tratamento clínico. Dessa forma, a procura de miocárdio viável em pacientes com doença coronária obstrutiva e disfunção ventricular esquerda pode ter impacto decisivo na prática clínica, permitindo que procedimentos de revascularização sejam realizados em pacientes que comprovadamente se beneficiarão do tratamento, levando ao uso mais racional de recursos econômicos.

DICAS DO EDITOR

Referências bibliográficas

1. Allman KC, Shaw LJ, Hachamovitch R, Udelson JE. Myocardial viability testing and impact of revascularization on prognosis in patients with coronary artery disease and left ventricular dysfunction: a meta-analysis. Journal of the American College of Cardiology. 2002;39(7):1151-8.

2. Bansal M, Jeffriess L, Leano R, Mundy J, Marwick TH. Assessment of myocardial viability at dobutamine echocardiography by deformation analysis using tissue velocity and speckle-tracking. JACC Cardiovascular Imaging. 2010;3(2):121-31.

3. Bonow RO. Myocardial viability and prognosis in patients with ischemic left ventricular dysfunction. Journal of the American College of Cardiology. 2002;39(7):1159-62.

4. Cornel JH, Bax JJ, Elhendy A, Maat AP, Kimman GJ, Geleijnse ML, et al. Biphasic response to dobutamine predicts improvement of global left ventricular function after surgical revascularization in patients with stable coronary artery disease: implications of time course of recovery on diagnostic accuracy. Journal of the American College of Cardiology. 1998;31(5):1002-10.

5. Cwajg JM, Cwajg E, Nagueh SF, He ZX, Qureshi U, Olmos LI, et al. End-diastolic wall thickness as a predictor of recovery of function in myocardial hibernation: relation to rest-redistribution T1-201 tomography and dobutamine stress echocardiography. Journal of the American College of Cardiology. 2000;35(5):1152-61.

6. Gerber BL, Rousseau MF, Ahn SA, le Polain de Waroux JB, Pouleur AC, Phlips T, et al. Prognostic value of myocardial viability by delayed-enhanced magnetic resonance in patients with coronary artery disease and low ejection fraction: impact of revascularization therapy. Journal of the American College of Cardiology. 2012;59(9):825-35.

7. Hendel RC, Berman DS, Di Carli MF, Heidenreich PA, Henkin RE, Pellikka PA, et al. ACCF/ASNC/ACR/AHA/ASE/SCCT/SCMR/SNM 2009 Appropriate use criteria for cardiac radionuclide imaging: a report of the American College of Cardiology Foundation Appropriate Use Criteria Task Force, the American Society of Nuclear Cardiology, the American College of Radiology, the American Heart Association, the American Society of Echocardiography, the Society of Cardiovascular Computed Tomography, the Society for Cardiovascular Magnetic Resonance, and the Society of Nuclear Medicine. Journal of the American College of Cardiology. 2009;53(23):2201-29.

8. Higgins CB, Botvinick EH, Lanzer P, Herfkens R, Lipton MJ, Crooks LE, et al. Cardiovascular imaging with nuclear magnetic resonance. Cardiology Clinics. 1983;1(3):527-39.

9. La Canna G, Alfieri O, Giubbini R, Gargano M, Ferrari R, Visioli O. Echocardiography during infusion of dobutamine for identification of reversibly dysfunction in patients with chronic coronary artery disease. Journal of the American College of Cardiology. 1994;23(3):617-26.

10. Meluzin J, Cerny J, Spinarova L, Toman J, Groch L, Stetka F, et al. Prognosis of patients with chronic coronary artery disease and severe left ventricular dysfunction. The importance of myocardial viability. European Journal of Heart Failure. 2003;5(1):85-93.

11. Mollema SA, Delgado V, Bertini M, Antoni ML, Boersma E, Holman ER, et al. Viability assessment with global left ventricular longitudinal strain predicts recovery of left ventricular function after acute myocardial infarction. Circulation Cardiovascular Imaging. 2010;3(1):15-23.

12. Pakkal M, Raj V, McCann GP. Non-invasive imaging in coronary artery disease including anatomical and functional evaluation of ischaemia and viability assessment. The British Journal of Radiology. 2011;84 Spec No 3:S280-95.

13. Park SM, Hong SJ, Park JS, Lim SY, Ahn CM, Lim DS, et al. Relationship between strain rate imaging and coronary flow reserve in assessing myocardial viability after acute myocardial infarction. Echocardiography. 2010;27(8):977-84.

14. Partington SL, Kwong RY, Dorbala S. Multimodality imaging in the assessment of myocardial viability. Heart Failure Reviews. 2011;16(4):381-95.

15. Pinto IMST, Shiozaki AA, Sousa AGMR. Identificação de miocárdio viável pela tomografia computadorizada. Revista da Sociedade de Cardiologia do Estado de São Paulo. 2012;22.

16. Romero J, Kahan J, Kelesidis I, Makani H, Wever-Pinzon O, Medina H, et al. CMR imaging for the evaluation of myocardial stunning after acute myocardial infarction: a meta-analysis of prospective trials. European Heart Journal Cardiovascular Imaging. 2013;14(11):1080-91.

17. Sara L, Szarf G, Tachibana A, Shiozaki AA, Villa AV, Oliveira AC, et al. II Diretriz de Ressonância Magnética e Tomografia Computadorizada Cardiovascular da Sociedade Brasileira de Cardiologia e do Colégio Brasileiro de Radiologia. Arquivos Brasileiros de Cardiologia. 2014;103(6 Suppl 3):1-86.

18. Smanio PE, Watson DD, Segalla DL, Vinson EL, Smith WH, Beller GA. Value of gating of technetium-99m sestamibi single-photon emission computed tomographic imaging. Journal of the American College of Cardiology. 1997;30(7):1687-92.

19. Travin MI, Bergmann SR. Assessment of myocardial viability. Seminars in Nuclear Medicine. 2005;35(1):2-16.

20. Velazquez EJ, Lee KL, Jones RH, Al-Khalidi HR, Hill JA, Panza JA, et al. STICHES Investigators: coronary-artery bypass surgery in patients with ischemic cardiomyopathy. N Engl J Med. 2016;374:1511-20.

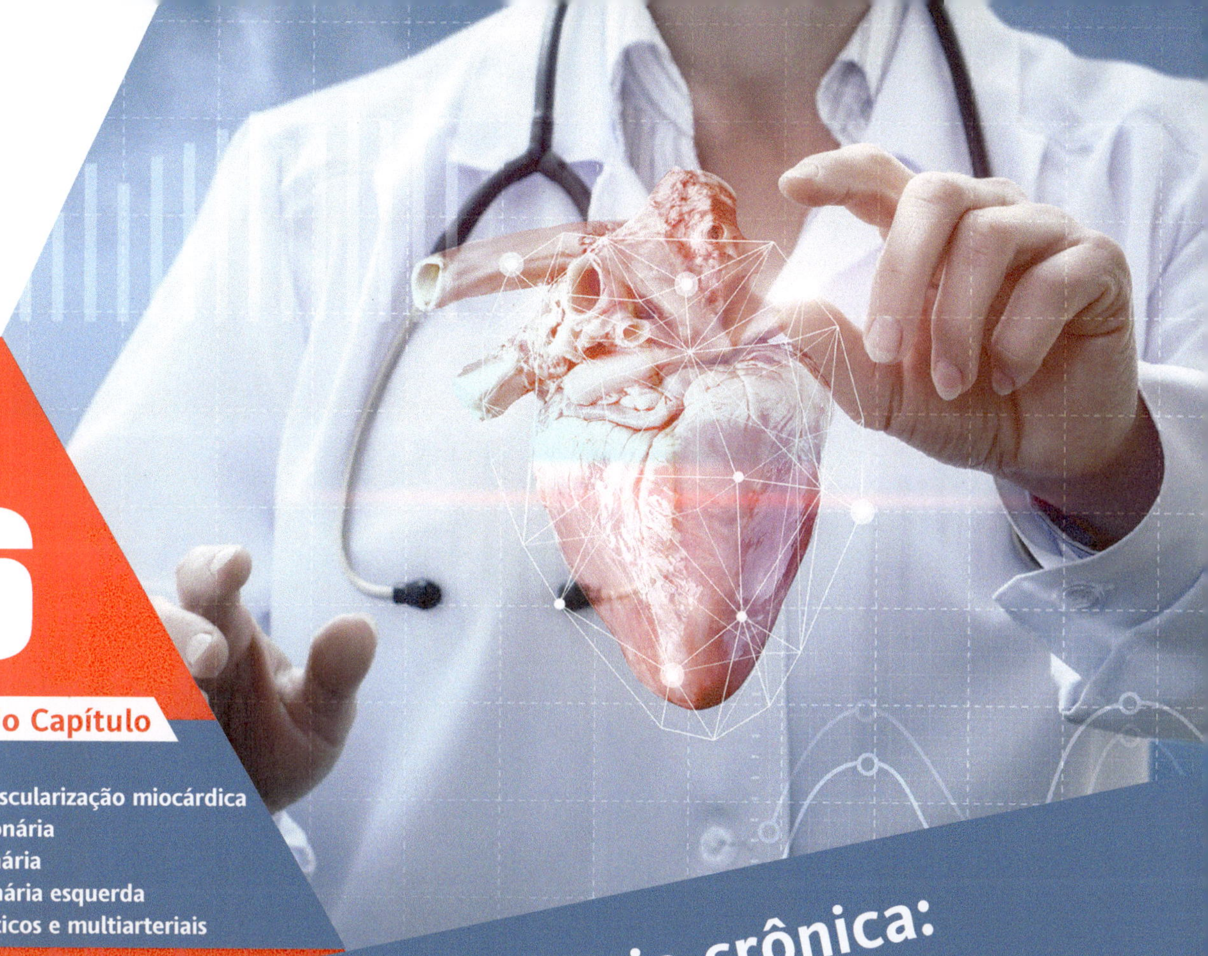

26

Destaques do Capítulo

- *Stents*
- Cirurgia de revascularização miocárdica
- Reestenose coronária
- Trombose coronária
- Tronco de coronária esquerda
- Pacientes diabéticos e multiarteriais

Doença arterial coronária crônica: tratamento por intervenção coronária percutânea

Marinella Patrizia Centemero

26.1 Introdução

Desde sua introdução, por Andreas Gruentzig, em 1977, a revascularização coronária percutânea apresentou grande progresso ao longo dos últimos 35 anos. Se antes suas indicações eram restritas a pacientes com quadros clínicos estáveis, poucas comorbidades associadas, portadores de lesões uniarteriais e função ventricular esquerda preservada, hoje o cenário em que pode ser aplicada envolve pacientes de alta complexidade clínica e angiográfica: idosos, portadores de diabetes melito, antecedentes de doença cerebrovascular e vascular periférica, doença renal crônica, doença pulmonar obstrutiva crônica, lesões multiarteriais, associação com afecções valvares, arritmias cardíacas, presença de disfunção ventricular esquerda e na vigência de síndrome coronária aguda.

Essa grande expansão de suas indicações está relacionada ao excepcional avanço tecnológico obtido com a introdução dos *stents* farmacológicos (SF), à enorme experiência dos operadores no manejo de pacientes graves e à presença de um arsenal medicamentoso adjunto indiscutivelmente superior, particularmente no que diz respeito aos fármacos antianginosos, às estatinas e aos antiplaquetários atualmente disponíveis.

Dessa forma, a intervenção coronária percutânea (ICP) com a utilização dos SF é uma opção terapêutica bastante viável, rivalizando com a cirurgia de revascularização miocárdica em praticamente todas as situações clínicas de manifestação da doença arterial coronária (DAC), devendo-se levar em consideração, obviamente, as relações risco/benefício e custo/benefício.

26.2 Objetivos dos métodos de revascularização

A revascularização miocárdica, seja percutânea ou cirúrgica, tem dois objetivos primordiais:

1. melhorar a qualidade de vida, reduzindo os episódios de angina ou equivalente em pacientes sob tratamento clínico otimizado; e
2. alterar favoravelmente o prognóstico relacionado à DAC, ou seja, prevenir a ocorrência de eventos cardíacos maiores como morte e infarto agudo do miocárdio (IAM).

Portanto, a opção pelo tratamento clínico isolado ou associado a um dos métodos de revascularização dependerá da intensidade dos sintomas, da otimização do tratamento farmacológico utilizado, da presença de isquemia e da complexidade das lesões a serem abordadas.

Vale ressaltar que um dos fatores mais importantes é a demonstração objetiva da isquemia: quanto maior a carga isquêmica, maior o impacto adverso na evolução clínica.

No estudo COURAGE (*Clinical Outcomes Utilizing Revascularization and Aggressive Drug Evaluation*), que randomizou mais de 2.000 pacientes portadores de DAC sintomática de baixa complexidade (apenas 30% com lesão significativa no terço proximal da artéria descendente anterior e a maioria com função ventricular esquerda preservada) para tratamento clínico isolado *versus* tratamento clínico associado à ICP com implante de *stents* não farmacológicos (SNF) na maioria dos casos, verificou-se ao final de cinco anos equivalência entre os dois tratamentos em relação à ocorrência de morte, IAM, acidente vascular cerebral e hospitalização por angina instável. Todavia, em um pequeno contingente de aproximadamente 300 pacientes submetidos à cintilografia miocárdica antes e após o tratamento, revelou-se que aqueles que apresentavam carga isquêmica superior a 10% evoluíram com menores taxas de mortalidade e IAM quando submetidos à revascularização. Tal fato corrobora o conceito de que é a isquemia o alvo primordial do tratamento da DAC.

26.3 História natural da revascularização percutânea

É importante ressaltar que os procedimentos de revascularização têm uma história natural que deve ser conhecida pelo cardiologista que fará o acompanhamento clínico e pelo paciente que sofrerá o tratamento. Esse conhecimento de ambas as partes é fundamental para a correta indicação da revascularização, pois promove adequada orientação do paciente, evita falsas expectativas em médio e longo prazos e permite o manejo clínico preciso e rápido durante as possíveis intercorrências.

É indiscutível o apelo da ICP no tratamento da aterosclerose coronária, o qual está relacionado à baixa invasividade, à segurança da técnica, à obtenção de altas taxas de sucesso com baixo índice de complicações, à redução expressiva da angina, à melhora da capacidade física com retorno rápido ao trabalho e à possibilidade de ser realizada várias vezes.

Entretanto, existem situações relevantes, específicas da revascularização percutânea, que devem ser conhecidas e discutidas com o paciente e seus familiares, tais como:

1. necessidade obrigatória do uso da dupla terapia de antiagregação plaquetária (que na maioria dos casos é constituída pela aspirina e pelo clopidogrel) por períodos variáveis de tempo de acordo com a apresentação clínica (seis meses a um ano), a presença de determinados fatores associados à hipercoagulabilidade, o tipo de *stent* utilizado e a complexidade das lesões abordadas;
2. ocorrência de reestenose coronária, atualmente com baixa incidência, mas cuja consequência direta é a necessidade de nova cinecoronariografia e procedimentos adicionais de revascularização dentro do primeiro ano de evolução;

3. trombose dos *stents*, situação clínica muito rara, porém de graves consequências clínicas, manifesta como síndrome coronária aguda e que requer um manejo rápido e eficaz para evitar a morte e o desenvolvimento de disfunção ventricular esquerda.

Em relação ao primeiro item, particular atenção deve ser dada ao uso da dupla antiagregação antiplaquetária (DAP), que inclui sempre a aspirina em uso contínuo, indefinidamente (100 mg/dia), e um inibidor da $P2Y_{12}$ (clopidogrel 75 mg/dia; prasugrel 10 mg/dia ou ticagrelor 90 mg/duas vezes ao dia) por períodos variáveis de tempo, em geral de 30 dias a 1 ano. É importante relembrar que os pacientes devem iniciar a utilização do clopidogrel pelo menos um dia antes da ICP para promover a adequada antiagregação plaquetária, requerida durante o implante das próteses coronárias.

Dessa forma, é importante verificar se o paciente não apresenta contraindicações à DAP tais como antecedentes de sangramentos graves (principalmente digestivos, cerebrais e urológicos) e questões relacionadas à aderência ao tratamento, seja por razões socioeconômicas ou distúrbios cognitivos.

Também é importante verificar se o paciente está em programação eletiva para a realização de cirurgias não cardíacas no período mandatório de utilização da DAP. As mais frequentes são aquelas relacionadas aos sistemas digestivo, urológico, ortopédico e procedimentos oftalmológicos. A verificação sistemática dessas situações pré-ICP pode levar à mudança da estratégia intervencionista proposta, por exemplo, a opção pelo tratamento clínico otimizado ou o implante de *stents* farmacológicos (SNF) com características especiais como aqueles sem polímeros ou com polímeros absorvíveis, que possibilitam o eventual encurtamento da DAP para períodos iguais ou menores que três meses. Deve-se também considerar a cirurgia de revascularização miocárdica em casos mais complexos, dependendo da anatomia coronária e da carga isquêmica envolvida.

Vale ressaltar que, em todas essas situações, a suspensão abrupta e inesperada da DAP pode acarretar a ocorrência de trombose do *stent*, situação catastrófica, felizmente rara (0,5-1,5%), cuja manifestação mais comum é a síndrome coronária aguda, tendo como consequências diretas a morte em cerca de 30-40% dos casos e o desenvolvimento de insuficiência cardíaca por disfunção ventricular esquerda.

Por fim, a reestenose coronária, que ocorre atualmente em taxas cada vez menores, particularmente depois da introdução e da incorporação dos SF na prática diária dos procedimentos percutâneos, é responsável pelo retorno do paciente à sala de cateterismo e a necessidade de procedimentos adicionais de revascularização. Seus principais fatores prognósticos são a presença do diabetes melito, o tratamento de vasos de pequeno calibre (< 2,5 mm), de lesões longas (> 20 mm) e da reestenose *intrastent*. Outros fatores incluem: ICP de múltiplos vasos, abordagem de lesões muito calcificadas, ostiais, em bifurcações, tratamento percutâneo em vigência de síndrome coronária aguda e pacientes submetidos à hemodiálise. Atualmente, as taxas de reestenose com SF situam-se ao redor de 5% dos casos.

Dependendo do padrão angiográfico, em geral a reestenose pode ser tratada com nova ICP (utilizando SF ou balões farmacológicos); entretanto, a cirurgia cardíaca é uma opção terapêutica nos casos mais complexos, principalmente quando a anatomia coronária é adversa ou quando está associada à progressão de DAC ou doenças valvares concomitantes.

De posse de todas essas informações, cardiologistas e pacientes poderão compreender melhor as vantagens e desvantagens da ICP, seus riscos e benefícios, além dos custos relacionados ao implante de *stents* farmacológicos e a eventual necessidade de nova revascularização.

26.4 Propriedade das indicações de revascularização

A indicação de revascularização, seja por meio da ICP ou da cirurgia, sempre considera três pontos fundamentais:

1. presença de sintomas anginosos ou equivalente e intensidade do tratamento farmacológico;
2. comprovação de isquemia (intensidade e extensão); e
3. presença de lesões ≥ 70% em vasos epicárdicos principais ou ≥ 50% em tronco de coronária esquerda detectadas pela cinecoronariografia.

Lesões intermediárias (40-70%) devem ser investigadas invasivamente por meio da reserva de fluxo fracionada (RFF) quando não há provas funcionais prévias ou quando estas demonstram resultados equívocos.

As indicações de revascularização em pacientes com DAC crônica (angina estável/isquemia silenciosa) visam à melhora dos sintomas e/ou prognóstico nas seguintes situações anatômicas:

- lesões > 50% localizadas em tronco de coronária esquerda ou proximais em artéria descendente anterior com isquemia documentada por provas funcionais ou invasivamente por meio da RFF (< 0,80) / índice da RFF (IFR) (< 0,90);
- presença de lesões > 50% em dois ou três vasos epicárdicos principais associada à disfunção ventricular esquerda (fração de ejeção ≤ 35%);
- grandes áreas isquêmicas detectadas em provas funcionais ou por meio da RFF;
- artéria derradeira com lesão > 50% com isquemia documentada nesse território;
- lesões coronárias hemodinamicamente significativas associadas a angina limitante (ou equivalente) e resposta inadequada ao tratamento farmacológico instituído;

Várias metanálises e alguns estudos randomizados que compararam a ICP *versus* tratamento clinico otimizado na DAC crônica revelaram um benefício modesto da estratégia invasiva em relação à ocorrência de morte e IAM. Vale ressaltar que tais resultados devem ser interpretados à luz de um *crossover* de até 40% dos pacientes inicialmente tratados clinicamente para a realização de ICP no acompanhamento de médio e longo prazos.

Em uma metanálise publicada em 2014, envolvendo 100 estudos com 93.553 pacientes (em um periodo de mais de 30 anos), portadores de DAC estável submetidos ao tratamento clínico *versus* revascularização cirúrgica ou ICP em suas várias modalidades (balão, SNF, SF de primeira e segunda geração), verificou-se que a ICP com utilização de SF de nova geração (com eluição de everolimus e zotarolimus) associou-se a uma significativa melhor sobrevivência comparativamente ao tratamento clínico isolado. Também se constatou uma tendência à redução de IAM e uma inegável redução de nova revascularização com tais *stents*.

No estudo FAME 2, cujos resultados de cinco anos foram recentemente publicados, 1.220 pacientes com estenoses angiograficamente significativas (RFF ≤ 0.80) foram randomizados para ICP guiada por RFF *versus* tratamento clínico isolado. Os portadores de lesões com RFF > 0,80 (fisiologicamente não significativas) foram acompanhadas num registro.

O objetivo primário do estudo incluiu as taxas de eventos cardiovasculares (morte, IAM e revascularização de urgência). Estas foram significativamente menores no grupo submetido ao implante de *stents* guiado por RFF. Tal redução deveu-se principalmente à menor necessidade de procedimentos urgentes e sem diferença em relação à ocorrência de morte/IAM. Os pacientes tratados por ICP também apresentaram melhora sintomática expressiva em relação ao tratamento clínico isolado.

Ao final de cinco anos (888 pacientes randomizados), os eventos foram significativamente menores naqueles tratados por ICP *versus* tratamento clínico isolado (13,9% x 27%, HR = 0,46; p < 0,001), sendo a diferença atribuída à menor ocorrência de revascularização de urgência no grupo ICP (6,3%) comparativamente ao tratamento clínico (21,1%, HR = 0,27). Vale ressaltar que não houve diferenças em relação à ocorrência de morte e IAM nos dois grupos randomizados, e também não se verificaram diferenças quanto à ocorrência de eventos cardiovasculares entre o grupo ICP e o registro. A melhora da angina ocorreu mais frequentemente nos pacientes tratados por ICP

26.5 Indicações atualizadas de revascularização miocárdica

Segundo as orientações estabelecidas pela Diretriz da Sociedade Europeia de Cardiologia, publicada em 2018, pacientes uni ou biarteriais sem envolvimento da artéria descendente anterior devem ser tratados por ICP com SF preferentemente (classe I). Quando a artéria descendente anterior está envolvida, tanto a ICP como a cirurgia podem ser realizadas (classe I para ambas).

Nos casos em que há lesão em tronco de coronária esquerda, se a complexidade anatômica for baixa (escore SYNTAX < 22), tanto a ICP como a cirurgia podem ser aplicadas com resultados equivalentes (classe I). Em SYNTAX intermediário (23-32), a ICP pode ser uma opção (classe IIa), mas a cirurgia é a técnica preferencial (classe I). Nos casos de SYNTAX ≥ 33, a cirurgia é indiscutivelmente a melhor opção (classe I).

Na presença de doença triarterial sem diabetes associado e baixa complexidade anatômica (SYNTAX < 22), a revascularização percutânea ou cirúrgica são excelentes opções (classe I para ambas). Entretanto, na presença de diabetes e anatomia coronária mais complexa (SYNTAX > 23), a cirurgia sempre é a opção preferencial (classe I), desde que o risco cirúrgico seja aceitável e o paciente/família concordem com a indicação.

Vale ressaltar que certas características clínicas e anatômicas desfavoráveis à cirurgia tornam a

ICP com SF a melhor forma de revascularização em casos selecionados, tais como idade avançada, graves comorbidades associadas, fragilidade, baixa expectativa de vida, além de leitos distais finos e inadequados para implante dos enxertos, aorta em porcelana, graves deformidades torácicas e sequela de tratamento por radiação.

26.6 Subgrupos especiais: diabéticos, multiarteriais e lesões em tronco de coronária esquerda

A – O estudo *FREEDOM*, apresentado no Congresso da American Heart Association (AHA) em novembro de 2012 e simultaneamente publicado na *New England Journal of Medicine*, revelou que a cirurgia de revascularizacão miocárdica apresenta resultados superiores aos da ICP com utilização de SF no tratamento de diabéticos portadores de DAC complexa. Nessa pesquisa multicêntrica e internacional, que envolveu 140 hospitais, dentre os quais quatro centros brasileiros (Instituto Dante Pazzanese de Cardiologia; Instituto do Coração do Hospital das Clínicas da Faculdade de Medicina da Universidade de São Paulo; Hospital Universitário da Pontifícia Universidade Católica de Porto Alegre; Hospital Cardiológico Costantini – Curitiba), 1.900 pacientes portadores de diabetes com acometimento multiarterial e sem lesão de tronco da coronária esquerda foram randomizados para cirurgia de revascularização ou ICP.

Ao final de cinco anos (seguimento médio de 3,8 anos), o objetivo primário do estudo, composto de morte por todas as causas, infarto do miocárdio não fatal e acidente vascular cerebral não fatal, ocorreu em 26,6% no grupo ICP/SF vs. 18,7% no grupo cirúrgico (P = 0,005), com redução relativa de risco de eventos de 30% a favor da CRM. A revascularização cirúrgica também se associou a menores taxas de infarto do miocárdio (6% vs. 13,9%; P < 0,001), porém com significativa maior incidência de acidente vascular cerebral (5,2% vs. 2,4%; P = 0,03). Também houve redução marginal de mortalidade global nos pacientes tratados pela CRM comparativamente à ICP/SF (10,9% vs. 16,3%; P = 0,049).

A publicação dessa pesquisa coroa uma série importante de estudos prévios, envolvendo a questão do melhor tratamento disponível para a abordagem de pacientes coronariopatas e diabéticos. Essa saga iniciou-se na década de 1990, com o primeiro estudo *Bypass Angioplasty Revascularization Investigation* (BARI), que alertou a comunidade científica sobre a complexidade tanto clínica como anatômica desse subgrupo e os grandes desafios que a ICP (à época representada pela angioplastia com balão) enfrentava nesses pacientes: revascularização incompleta pela dificuldade em abordar alguns tipos de lesões, como oclusões totais, e presença de altas taxas de reestenose coronária Esses fatores, aliados ao alto risco cardiovascular inerente aos diabéticos, comprometeram a evolução clínica tardia e redundaram em maior mortalidade no grupo percutâneo. Curiosamente, nos diabéticos que eram elegíveis para o estudo mas não foram randomizados (registro BARI), e nos quais os médicos decidiam de forma individualizada a melhor estratégia de tratamento para cada paciente, não se observou diferença de mortalidade entre os dois tipos de revascularização.

O estudo FREEDOM demonstrou algumas virtudes:

1. É o primeiro estudo randomizado, multicêntrico, especificamente desenhado para avaliar os dois tipos de revascularização, percutânea *versus* cirúrgica, exclusivamente em diabéticos com DAC complexa.
2. Tanto a cirurgia de revascularização como a ICP foram realizadas de acordo com a prática contemporânea disponível na época (2005-2010).
3. É um estudo de superioridade, o que lhe confere peso estatístico de grande valor.
4. Patrocinado por uma instituição independente e de inquestionável prestígio (NHLBI).
5. Até a presente data é o estudo que envolveu o maior número de pacientes comprovadamente diabéticos (1.900) e randomizados para a comparação dos dois tipos de revascularização.
6. A maioria dos pacientes (cerca de dois terços) apresentava doença triarterial.
7. Houve grande preocupação com o controle dos fatores de risco relacionados à DAC, particularmente do diabetes, enfatizando a obtenção das metas rigorosas estabelecidas pelas diretrizes internacionais de cardiologia e pela American Diabetes Association.

Contudo, como em todos os estudos, mesmo naqueles rigorosamente desenhados para se enquadrar nos chamados *cânones da medicina baseada em evidências*, análises críticas devem ser feitas.

Inicialmente, chama a atenção o fato de cerca de 33 mil diabéticos terem sido rastreados para participar da pesquisa, porém apenas 10% (3.309) seram elegíveis, dos quais 1.900 (57%) aceitaram efetivamente participar do estudo. Assim, as conclusões se referem especificamente a essa população. Em relação aos resultados, vale ressaltar que a mortalidade dos diabéticos submetidos à cirurgia de revascularização miocárdica aos 30 dias no FREEDOM foi de apenas 1,7%, porcentual extremamente baixo e provavelmente difícil de ser reproduzido na prática diária, fora das condições ideais de um estudo randomizado.

Em artigo publicado em 2009 e que compilou a experiência brasileira relativa à cirurgia de revascularização miocárdica a partir do banco de dados do Sistema de Informações Hospitalares do Sistema Único de Saúde (SIH/SUS), no período compreendido entre 2005 e 2007, Piegas e colaboradores relatam que 63.529 cirurgias foram realizadas em 191 hospitais. A mortalidade hospitalar total foi de 6,2%, sendo maior nos hospitais de pequeno volume cirúrgico (7,29%), quando comparada àquela encontrada nos de grande volume (5,77%; $P < 0.001$). Comparativamente, esses autores citam dados relativos ao registro americano *Adult Cardiac Surgery in New York State 2003-2005*, cuja mortalidade aos 30 dias foi de 2,14%, e também as taxas de mortalidade dos países integrantes do projeto *European System for Cardiac Operative Risk Evaluation* (EuroSCORE): Alemanha, 2,4%; Reino Unido, 3,7%; Espanha, 6,8%; Itália, 2,4%; França, 3,2%; Finlândia, 1,5% (média de 3,4%).

Outro dado interessante diz respeito à análise do objetivo primário combinado do estudo de acordo com diversos subgrupos pré-especificados, constatando-se que fora dos Estados Unidos a ocorrência dos eventos cardíacos maiores aos cinco anos foi semelhante para ICP/SF e cirurgia de revascularização miocárdica (25% vs. 21%; P = NS). A explicação para essa diferença regional ainda não foi esclarecida.

B – O *SYNTAX* é estudo randomizado, multicêntrico, de inegável importância por estabelecer novos parâmetros e conceitos para a comparação entre as duas técnicas de revascularizacão (ICP+SF *versus* cirurgia), dentre os quais se destacam:

- A criação de um time multidisciplinar (*heart team*) envolvendo o cirurgião, o intervencionista e o cardiologista clínico, com o objetivo de avaliar a factibilidade e a equivalência da revascularização obtidas pela ICP e pela cirurgia de revascularização de forma individualizada para cada paciente.
- O desenvolvimento do escore SYNTAX, ferramenta original, que combina diversas variáveis anatômicas, desenvolvida com o propósito de orientar o *heart team* a escolher a estratégia mais adequada de revascularização para portadores de DAC complexa (com ou sem envolvimento de tronco de coronária esquerda), e já incorporado às diretrizes europeia e americana.
- A inclusão de portadores de DAC de alto risco (incorporando os pacientes do mundo real ao estudo randomizado): acometimento triarterial em mais de dois terços dos casos, presença de lesões de tronco (foi o estudo com o maior número de pacientes com esse tipo de lesão, randomizados para os dois tratamentos), diabéticos em 25% e várias comorbidades associadas, como doença pulmonar obstrutiva crônica, insuficiência renal crônica e doença arterial periférica, dentre outras.

O objetivo primário do estudo foi a não inferioridade da ICP em face da cirurgia em relação aos eventos cardíacos e cerebrovasculares maiores (morte por qualquer causa, acidente vascular cerebral, IAM e nova revascularização).

Ao final de um ano, estes ocorreram em porcentual significativamente maior naqueles tratados por ICP+SF (17,8 vs. 12,4% para cirurgia, $P = 0{,}002$), à custa de maior número de novas revascularizações no grupo percutâneo (13,5 vs. 5,9% para cirurgia, $P < 0{,}001$). Entretanto, as taxas de morte e IAM foram similares e o acidente vascular cerebral foi significantemente superior no grupo cirúrgico (2,2% vs. 0,6% para ICP, $P = 0{,}003$). Na análise dos subgrupos estratificados pelo escore SYNTAX, ou seja, considerando a complexidade anatômica das lesões, observou-se, ao final de um ano, que não havia diferenças significativas entre as duas técnicas nos pacientes com escores baixo (0-22) e intermediário (23-32). Entretanto, naqueles com escore alto (≥ 33), a diferença na ocorrência de eventos foi significante a favor da cirurgia de revascularização miocárdica.

Ao analisar, nesse mesmo período, os portadores de lesões em tronco de coronária esquerda, subanálise prevista pelo estudo, emergiram resultados interessantes, sugerindo que a ICP+SF poderia ser realizada com segurança semelhante à da cirurgia, embora nova evascularização também fosse mais frequente nesses pacientes. Esses resultados se mantiveram ao longo do acompanhamento clínico tardio. Por outro lado, o subgrupo com doença triarterial apresentou comportamento oposto, consagrando, ao longo do tempo, a superioridade da cirurgia em relação à ICP+SF, constatada já no primeiro ano, com diferenças indiscutíveis a favor da revascularização cirúrgica nos pacientes com escores SYNTAX intermediário e alto.

Por fim, os resultados de cinco anos do estudo SYNTAX, publicados em 2013, confirmaram os achados anteriores e acenderam o debate sobre os nichos de aplicação da ICP com SF na DAC complexa.

Sumarizando seus resultados, as curvas de sobrevivência livres de eventos cardíacos e cardiovasculares maiores, assim como as taxas de IAM e nova revascularização, foram significativamente favoráveis à cirurgia de revascularização. Mortalidade por todas as causas e acidente vascular cerebral não diferiram entre ICP+SF e cirurgia.

A análise dos subgrupos em relação à ocorrência de eventos cardíacos e cardiovasculares maiores revela:

1. Pacientes com *baixo* escore SYNTAX apresentaram resultados semelhantes para ambas as formas de revascularizacão.
2. Pacientes com *lesões de tronco de coronária esquerda* também evoluíram de forma similar com os dois tipos de tratamento, exceto naqueles com escore SYNTAX alto (≥ 33).
3. Pacientes *multiarteriais com DAC complexa*, ou seja, escore SYNTAX intermediário ou alto, apresentaram resultados superiores com a cirurgia.

Os autores concluem que a cirurgia de revascularização miocárdica é o tratamento padrão para portadores de DAC complexa (escore SYNTAX intermediário/alto) e que a ICP+SF é uma excelente alternativa naqueles com lesões menos complexas (baixo escore SYNTAX) e nos portadores de lesões de tronco com escore SYNTAX baixo ou intermediário.

Portanto, com base nos resultados globais ao final de cinco anos de evolução clínica, sugere-se que a cirurgia de revascularização miocárdica ainda representa o melhor tratamento de revascularização para cerca de metade a dois terços dos pacientes com DAC complexa.

C – No tocante especificamente ao acometimento do tronco da coronária esquerda, a análise das evidências mais recentes de estudos randomizados e metanálises revela que a ICP+SF é uma opção real e equivalente à cirurgia com taxas semelhantes de eventos cardiovasculares maiores (morte, IAM e acidente vascular cerebral) em cinco anos. A revascularização percutânea está associada a menos complicações agudas (infartos periprocedimento e acidente vascular cerebral), ao passo que a cirurgia apresenta menor risco de infartos espontâneos e necessidade de nova revascularização em longo prazo.

O estudo *EXCEL*, que randomizou 1.905 pacientes com lesões em tronco de coronária esquerda de baixa a moderada complexidade (SYNTAX escore ≤ 32) para ICP+SF com eluição de everolimus *versus* cirurgia, revela que, ao final de três anos, ambas as técnicas de revascularização mostraram taxas semelhantes de morte, IAM e acidente vascular cerebral, respectivamente 15,4% x 17,4%. Os eventos maiores aos 30 dias foram menos frequentes no grupo da ICP+SF (4,9% x 7,9%) assim como também as complicações periprocedimento (infecções, sangramentos, arritmias graves e insuficiência renal). Por outro lado, taxas menores de eventos maiores entre 30 dias e três anos ocorreram no grupo da cirurgia, principalmente à custa de novos procedimentos de revascularização guiados por isquemia.

Outro estudo randomizado comparando ICP+SF *versus* cirurgia em portadores de lesões em tronco foi o NOBLE, que envolveu 1.201 pacientes. Importante notar que foram utilizados SF de primeira geração em 11% e o restante recebeu *stents* com eluição de biolimus. O objetivo primário do estudo, que incluiu morte, acidente vascular cerebral, infarto não relacionado ao procedimento e nova revascularização ao final de cinco anos, foi significativamente maior nos pacientes tratados por ICP+SF *versus* cirurgia (respectivamente, 29% x 19%). A mortalidade foi semelhante nos dois grupos (12% x 9%), porém houve taxas maiores de infarto não relacionado ao procedimento e nova revascularização naqueles tratados por ICP, independente do escore SYNTAX.

Os resultados conflitantes dos estudos EXCEL e NOBLE provavelmente se relacionam a diferenças na avaliação dos pacientes, perfis clínicos e angiográficos diversos, características dos procedimentos, definições dos objetivos primários, particularmente de infarto do miocárdio, e surpreendente e inexplicável alto risco de acidente vascular cerebral no grupo randomizado para ICP.

26.7 Conclusão

Deve-se enfatizar que os procedimentos percutâneos e cirúrgicos são complementares durante a evolução da DACa, sendo desejável a discussão entre clínicos, intervencionistas e cirurgiões, o chamado *Heart Team*, na avaliação das vantagens e desvantagens dos dois tipos de revascularização, particularmente nos casos mais complexos, como nos diabéticos, nos multiarteriais e naqueles com lesões em tronco de coronária esquerda.

Além disso, o paciente e seus familiares também devem ser envolvidos na decisão sobre o tratamento e honestamente esclarecidos a respeito das opções disponíveis de revascularização e seus riscos.

DICAS DO EDITOR

Referências bibliográficas

1. 2011 ACCF/AHA/SCAI Guideline for Percutaneous Coronary Intervention: Executive Summary: A Report of the American College of Cardiology Foundation/American Heart Association Task Force on Practice Guidelines and the Society for Cardiovascular Angiography and Interventions. Circulation. 2011;124:2574-2609; originally published online November 7, 2011.
2. 2018 ESC/EACTS Guidelines on myocardial revascularization: the Task Force on myocardial revascularization of the European Society of Cardiology (ESC) and European Association for Cardio-Thoracic Surgery (EACTS). Developed with the special contribution of the European Association for Percutaneous Cardiovascular Interventions (EAPCI). European Heart Journal (2018) 00. 1-96.
3. ACCF/SCAI/STS/AATS/AHA/ASNC/HFSA/SCCT2012. Appropriate use criteria for coronary revascularization focused update: a report of the American College of Cardiology Foundation Appropriate Use Criteria Task Force, Society for Cardiovascular Angiography and Interventions, Society of Thoracic Surgeons, American Association for Thoracic Surgery, American Heart Association, American Society of Nuclear Cardiology, and the Society of Cardiovascular Computed Tomography. JACC. 2012 Feb;59(9):857-81.
4. Banning AP, Westaby S, Morice MC, Kappetein AP, Mohr FW, Berti S, et al. Diabetic and nondiabetic patients with left main and/or 3-vessel coronary artery disease: comparison of outcomes with cardiac surgery and paclitaxel-eluting stents. J Am Coll Cardiol. 2010;55(11):1067-75.
5. Boden WE, O'Rourke RA, Teo KK, Hartigan PM, Maron DJ, Kostuk WJ, et al.; COURAGE Trial Research Group. Optimal medical therapy with or without PCI for stable coronary disease. N Engl J Med. 2007 Apr 12;356(15):1503-16.
6. Centemero MP, Stadler JR. Stent thrombosis: an overview. Expert Rev Cardiovasc Ther. 2012 May;10(5):599-615. Review.
7. Comparison of coronary bypass surgery with angioplasty in patients with multivessel disease: the Bypass Angioplasty Revascularization Investigation (BARI) Investigators. N Engl J Med. 1996;335(4):217-25.
8. Farkouh ME, Domanski M, Sleeper LA, Siami FS, Dangas G, Mack M, et al.; FREEDOM Trial Investigators: strategies for multivessel revascularization in patients with diabetes. N Engl J Med. 2012;367(25):2375-84.
9. Kappetein AP, Feldman TE, Mack MJ, Morice MC, Holmes DR, Ståhle E, et al. Comparison of coronary bypass surgery with drug-eluting stenting for the treatment of left main and/ or three-vessel disease: 3-year follow-up of the SYNTAX trial. Eur Heart J. 2011;32(17):2125-34.
10. Park DW, Park SJ. Circ Cardiovasc Interv. 2017 Jun;10(6). Percutaneous coronary intervention of left main disease: pre- and post -EXCEL (Evaluation of XIENCE Everolimus Eluting Stent Versus Coronary Artery Bypass Surgery for Effectiveness of Left Main Revascularization) and NOBLE (Nordic-Baltic-British Left Main Revascularization Study) Era.
11. Piegas LS, Bittar OJNV, Haddad N. Cirurgia de revascularização miocárdica: resultados do Sistema Único de Saúde. Arq Bras Cardiol. 2009;93(5):555-60.
12. Shaw LJ, Berman DS, Maron DJ, Mancini GB, Hayes SW, Hartigan PM, et al.; COURAGE Investigators. Optimal medical therapy with or without percutaneous coronary intervention to reduce ischemic burden: results from the Clinical Outcomes Utilizing Revascularization and Aggressive Drug Evaluation (COURAGE) Trial Nuclear Substudy. Circulation. 2008 Mar 11;117(10):1283-91.

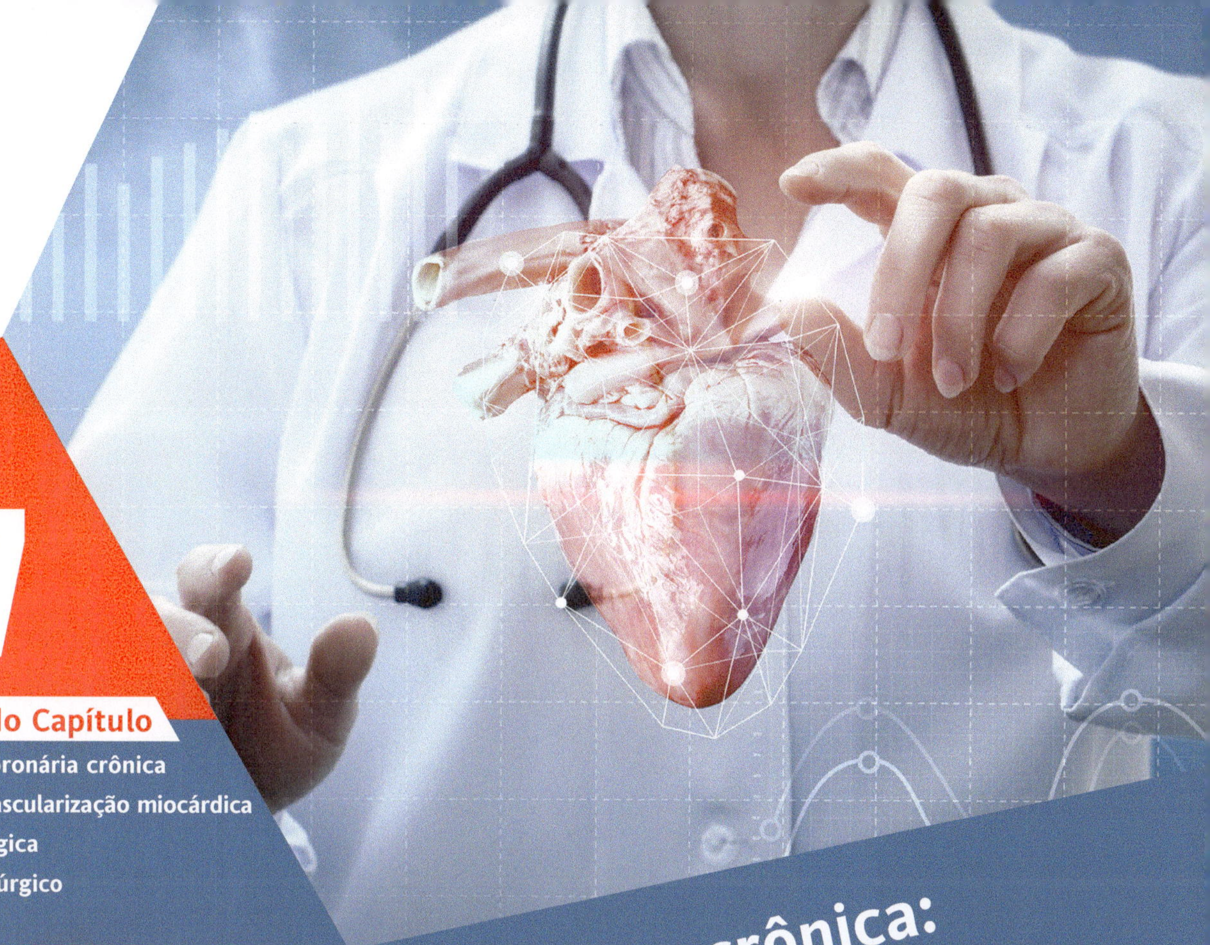

27

Destaques do Capítulo

- Insuficiência coronária crônica
- Cirurgia de revascularização miocárdica
- Indicação cirúrgica
- Tratamento cirúrgico

Doença arterial coronária crônica: tratamento por cirurgia de revascularização miocárdica

Vivian Lerner Amato

27.1 Introdução

A melhor forma de compreender as indicações de cirurgia como atualmente são realizadas e adotadas pelas diretrizes é conhecer, na ordem cronológica de publicação, as informações no que concerne aos estudos randomizados que compararam o tratamento cirúrgico *versus* tratamento clínico para pacientes portadores de doença coronariana crônica, os registros que avaliaram a relação da extensão da área isquêmica com o benefício da revascularização, assim como os principais estudos randomizados que compararam o tratamento percutâneo e o tratamento cirúrgico para esses pacientes.

Carece-se de estudos contemporâneos com dados robustos comparando tratamento clínico e cirúrgico no que se refere à sobrevida isoladamente, para os quais seriam necessários milhares de pacientes, razão pela qual se podem observar diferenças entre as diretrizes em seu posicionamento quanto às indicações.

27.2 Tratamento cirúrgico *versus* tratamento clínico: estudos randomizados iniciais

Três estudos randomizados, *The Veterans Administration Coronary Artery Bypass Surgery Cooperative Study Group (VA)*, *European Coronary Surgery Study* e *Coronary Artery surgery Study (CASS)*, este último também com um registro, atualmente de valor apenas histórico, comparando tratamento clínico *versus* tratamento cirúrgico para pacientes com angina estável, constituíram as bases iniciais para a indicação de cirurgia. Foram realizados na década de 1970, logo após o início da cirurgia de revascularização miocárdica com a técnica de anastomose aorta-coronária de pontes de safena (que ocorreu em 1967 na Clínica de Cleveland – Estados Unidos da América).

Por seu longo seguimento (de até 22 anos no caso do *VA*) e grande número de publicações, trouxeram importantes conhecimentos sobre a história natural da doença coronariana, resultados cirúrgicos e evolução pós-operatória.

Randomizaram pacientes estáveis, jovens, predominantemente do sexo masculino e com função ventricular preservada (média da fração de ejeção em valores normais). As cirurgias foram realizadas basicamente com enxertos de safena, sendo os enxertos arteriais com artéria torácica interna muito pouco utilizados (10% dos pacientes), como padronizado na época. O tratamento clínico era basicamente composto por nitratos e betabloqueadores.

Tomados em conjunto, concluíram que se beneficiavam da opção cirúrgica inicial, em termos de sobrevida, no período de 10 a 12 anos, os pacientes portadores de: lesão de tronco de coronária esquerda maior ou igual a 50%; lesões triarteriais; lesões biarteriais quando uma das artérias envolvidas fosse a artéria descendente anterior em seu terço proximal.

Observou-se ainda maior benefício do tratamento cirúrgico para pacientes com maior risco clínico ou angiográfico. Os pacientes submetidos ao tratamento cirúrgico apresentaram, no acompanhamento, menores taxas de angina.

27.3 Tratamento cirúrgico *versus* tratamento clínico: metanálise

Durante muitos anos os resultados desses estudos foram utilizados. Em 1994 uma importante metanálise foi publicada por Yusuf S. et al reunindo esses três grandes estudos e mais quatro estudos menores. Foram incluídos 2.649 pacientes, randomizados entre 1972 e 1984, sendo 1.324 para tratamento cirúrgico e 1.325 para tratamento clínico.

A idade média foi de 50,8 anos, pacientes predominantemente do sexo masculino (96,8%), função ventricular preservada (fração de ejeção média de 59,4% ± 13,1; apenas 7,2% dos pacientes com fração de ejeção < 40%), 53,8% com angina grau I ou II, 35% com angina de grau avançado (III ou IV); 10,2% uniarteriais, 32,4% biarteriais, 50,6% triarteriais, 6,6% com comprometimento de tronco de coronária esquerda, 59,4% com comprometimento proximal da artéria descendente anterior.

Entre os pacientes randomizados para a cirurgia *apenas 9,9% receberam enxertos com artéria torácica interna*, e a mortalidade em 30 dias foi de 3,2%.

A proporção de pacientes que migrou do tratamento clínico para o cirúrgico durante o acompanhamento foi de 25% em cinco anos, 33% em sete anos e 41% em 10 anos, sendo maior quanto maior a gravidade angiográfica (32% para uni ou biarteriais, 48% para triarteriais e 65% para portadores de lesão de tronco de coronária esquerda em 10 anos).

Quando analisado o grupo total (e *não* por subgrupos angiográficos), observou-se menor mortalidade para o grupo cirúrgico quando comparado ao grupo clínico, aos cinco anos (10,2% *versus* 15,8%, razão de risco 0,61 IC 95% 0,48-0,77, p < 0,0001), aos sete anos (15,8% *versus* 21,7%, razão de risco 0,68 IC 95% 0,56-0,83, p < 0,001) e aos 10 anos (26,4% *versus* 30,5%, razão de risco 0,83 IC 95% 0,70-0,98, p = 0,03), *lembrando que se tratava de pacientes que haviam recebido predominantemente enxertos de safena*, portanto após 10 anos de acompanhamento as curvas de sobrevida se aproximaram por falência de enxertos e progressão de doença no leito nativo.

Em relação aos vasos acometidos, observou-se diminuição na mortalidade com o tratamento cirúrgico de 68% em cinco anos (p = 0,004) e 33% em 10 anos (p = 0,24) para pacientes portadores de lesão de tronco de coronária esquerda e de 42% em cinco anos (p = 0,001) e 24% em dez anos (p = 0,02) para pacientes triarteriais.

Essa metanálise destacou mais uma vez o benefício da cirurgia em cinco anos, para pacientes portadores de lesões em terço *proximal da artéria descendente anterior*, sendo a mortalidade de pacientes mantido clinicamente *sem* e *com* envolvimento dessa artéria: uniarteriais ou biarteriais, 8,3% *versus* 14,6% e triarteriais, 14,5% *versus* 19,1%. No grupo total de pacientes com lesões proximais de artéria descendente anterior (somando todos os subgrupos angiográficos, tronco de coronária esquerda, triarteriais, biarteriais e uniarteriais) a cirurgia foi relacionada à diminuição de 42% na mortalidade quando comparada ao tratamento clínico, p = 0,001.

27.4 Tratamento cirúrgico *versus* tratamento clínico: estudos observacionais

Na década de 1990, 20 anos haviam transcorrido desde o início dos primeiros estudos randomizados. O painel havia se modificado totalmente; a população submetida a cirurgia era composta de maior porcentagem de mulheres e idosos, pacientes mais graves, mais frequentemente com disfunção ventricular; no tratamento clínico o ácido acetilsalicílico era usado sistematicamente, haviam surgido as estatinas, os inibidores da enzima de conversão da angiotensina, os antagonistas de cálcio; a técnica cirúrgica havia se aprimorado e os enxertos arteriais, principalmente a artéria torácica interna, eram rotineiramente utilizados; os cuidados anestésicos e de pós-operatório haviam melhorado; havia surgido também na década de 1980 a possibilidade do tratamento percutâneo. Aqueles resultados ainda poderiam ser aplicados?

Na ocasião considerava-se, nos Estados Unidos, que novos estudos randomizados não seriam realizados, imaginando-se na época que não seria ético randomizar, por exemplo, pacientes triarteriais para tratamento clínico ou cirúrgico (embora isso tenha ocorrido posteriormente). Imaginou-se que novas informações somente seriam provenientes de registros e análises observacionais retrospectivas.

Dentro desse contexto foi publicado em 1994 pela *Duke Heart Center* um grande estudo observacional, analisando de forma retrospectiva 9.263 pacientes submetidos a cirurgia de revascularização miocárdica, a tratamento percutâneo ou mantidos em tratamento clínico, no período de 1984 a 1990. Pela natureza retrospectiva da análise, as características dos pacientes foram estatisticamente ajustadas para que se tornassem comparáveis. Os resultados comparando tratamento cirúrgico e clínico são demonstrados na Figura 27.1 e confirmaram, 20 anos depois, os achados dos antigos estudos randomizados demonstrando a superioridade da cirurgia, em termos de mortalidade, para pacientes triarteriais e biarteriais com lesão grave em terço proximal da artéria descendente anterior.

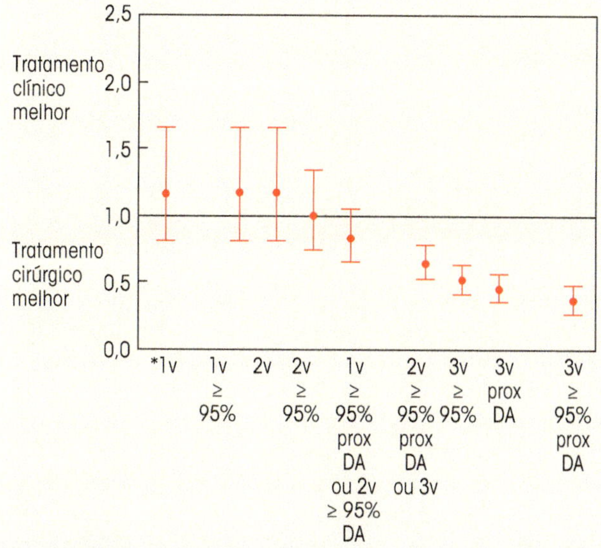

Figura 27.1 **Razão de risco: sobrevida em cinco anos, cirurgia *versus* tratamento clínico.**

V: vaso; Prox: proximal; DA: artéria descendente anterior.

Fonte: Modificado de Mark DB et al.

27.5 Tratamento cirúrgico *versus* tratamento clínico: estudos randomizados contemporâneos

Ao contrário do que se previu, três estudos contemporâneos nos quais foram comparados o tratamento cirúrgico com o tratamento clínico para pacientes com doença coronariana crônica estável foram publicados. O primeiro, realizado no Brasil, estudo *MASS II*, analisando pacientes multiarteriais; o segundo, estudo *BARI 2D*, analisando especificamente pacientes diabéticos; e o terceiro, estudo *STICH* e sua extensão, *STICHES*, analisando somente pacientes com disfunção ventricular grave (fração de ejeção menor ou igual a 35%).

27.5.1 Estudo *MASS II*

Neste estudo foram randomizados, no período de 1995 a 2000, 611 pacientes multiarteriais, com angina estável e função ventricular preservada, para tratamento cirúrgico, tratamento percutâneo ou tratamento clínico. Cerca de 60% dos pacientes apresentavam comprometimento triarterial e 40% biarterial; próximo de 90% apresentavam comprometimento proximal da artéria descendente anterior. O desfecho primário analisado foi a sobrevida livre de eventos (composto de mortalidade, infarto do miocárdio com onda "Q" ou angina refratária com necessidade de revascularização). No grupo percutâneo, 72% dos pacientes receberam *stents* (não revestidos), sendo o restante tratado apenas com balão ou outras técnicas.

Após cinco anos de acompanhamento, não houve diferenças significativas na sobrevida entre os três grupos, 92,1% para o grupo cirúrgico, 88,4% para o grupo percutâneo e 87,6% para o grupo clínico, p = 0,63, ou nas taxas de infarto agudo do miocárdio não fatal. Os eventos do desfecho primário (óbito, infarto com onda Q ou nova revascularização), porém, foram menos frequentes no grupo cirúrgico, 21,2%, quando comparado ao grupo percutâneo, 32,7% ou clínico, 36% (p = 0,0026), devido principalmente à necessidade de novas intervenções nos grupos percutâneo (32,5%) e clínico (24,2%), quando comparados ao cirúrgico (3,5%). Portanto, em relação ao desfecho primário a cirurgia se mostrou superior ao tratamento clínico ou percutâneo, não havendo diferença significativa entre os dois últimos; risco relativo comparando cirurgia e tratamento clínico 0,53 IC 95% 0,36-0,77, p = 0,001; risco relativo comparando cirurgia e tratamento percutâneo 0,24 IC 95% 0,16-0,38, p = 0,0001; risco relativo comparando tratamento percutâneo e tratamento clínico 0,93 IC 95% 0,67-1,30, p = 0,69.

Após 10 anos de acompanhamento, novamente não se observou diferença significativa na sobrevida entre os três grupos, 74,9, 75,1 e 69%, para os grupos cirúrgico, percutâneo e clínico respectivamente, p = 0,089 (embora tenha sido superior nos grupos cirúrgico e percutâneo quando comparados ao grupo clínico), *lembrando que o estudo e o tamanho da amostra não foram planejados para mostrar diferenças na mortalidade*; no entanto, a morte de causa cardíaca ocorreu em 10,8, 14,3 e 20,7%, nos grupos cirúrgico, percutâneo e clínico respectivamente (p = 0,019). Em relação ao desfecho primário (composto óbito, infarto do miocárdio e angina com necessidade de revascularização), não houve diferença significativa entre os grupos clínico e percutâneo e foi novamente superior para o grupo cirúrgico (59,1, 42,4 e 33%, respectivamente), razão de risco 0,43 IC 95% 0,32 a 0,58, p < 0,001, comparando cirurgia e tratamento clínico, 0,53 IC 95% 0,39 a 0,72, p < 0,001, comparando cirurgia e tratamento percutâneo e 1,27 IC 95% 0,99 a 1,62 = 0,06, comparando tratamento clínico e tratamento percutâneo. De grande importância a observar é que as taxas de infarto do miocárdio foram bastante inferiores para o grupo cirúrgico, 10,3% e percutâneo, 13,3%, quando comparadas ao grupo clínico, 20,7%, p = 0,01. Necessidade de nova revascularização ocorreu em 7,4% dos pacientes cirúrgicos, 39,4% dos pacientes clínicos e 41,9% dos pacientes submetidos a tratamento percutâneo. Os tratamentos clínico e percutâneo resultaram em risco 2,29 vezes e 1,46 vez maior, respectivamente, de eventos combinados em relação ao tratamento cirúrgico. Pacientes tratados cirurgicamente estavam aos 10 anos mais frequentemente livres de angina (64%), quando comparados aos grupos clínico (43%) e percutâneo (59%), p < 0,001.

É importante lembrar que a publicação de cinco anos do estudo *MASS II* em 2007 precedeu em cerca de um mês a publicação do estudo *COURAGE*, este último com uma população angiograficamente menos grave que a do estudo *MASS II* (cerca de um terço de pacientes uniarteriais, um terço biarteriais e um terço triarteriais, e apenas cerca de um terço com lesão proximal de artéria descendente anterior), comparou a evolução em cinco anos de pacientes submetidos a tratamento percutâneo e tratamento clínico e não encontrou diferenças entre os dois grupos no desfecho composto de óbito e infarto do miocárdio não fatal, embora se deva chamar a atenção para o fato de que, apesar da baixa complexidade clínica e angiográfica, 32,6% dos pacientes clínicos necessitaram migrar para a intervenção no período médio de 10,8 meses. Embora diferentes análises e populações, esses dois estudos, trouxeram consigo na época a mensagem de que uma fração de pacientes com angina estável e função ventricular preservada poderia ser mantida em tratamento clínico sem prejuízo da sobrevida, porém com taxas de eventos superiores aos pacientes submetidos a intervenção cirúrgica ou percutânea.

Conclusão: no estudo MASS II, pacientes biarteriais e triarteriais, em sua maioria com comprometimento proximal de artéria descendente anterior, em comparação com a cirurgia de revascularização miocárdica, o tratamento clínico foi associado a maiores taxas de infarto, revascularizações adicionais, morte de causa cardíaca e consequentemente risco de eventos combinados 2,29 vezes maior; o tratamento percutâneo foi associado com maiores taxas de revascularizações adicionais e de infarto, risco 1,46 vez maior de eventos combinados. O tratamento cirúrgico foi superior ao tratamento clínico no que se refere ao controle de angina. Em 10 anos, portanto, esse grupo de pacientes beneficiou-se mais com a cirurgia quando comparado aos tratamentos clínico e percutâneo.

27.5.2 Estudo *BARI 2D*

Neste estudo foram selecionados 2.368 pacientes portadores de diabetes tipo 2 e doença coronária já com indicação para tratamento cirúrgico ou percutâneo. Em cada grupo separadamente (grupo cirúrgico e grupo percutâneo) foram randomizados para se submeterem a revascularização ou permanecerem em tratamento clínico e, a seguir, também randomizados para terapia com sensibilizadores de insulina ou provedores de insulina. Os desfechos primários considerados foram as taxas de óbito e o composto de óbito, infarto agudo do miocárdio ou acidente vascular cerebral (eventos cardiovasculares maiores).

Para o grupo *total* não houve diferença na sobrevida em cinco anos entre o grupo encaminhado para revascularização (cirúrgica ou percutânea), 88,3%, e o grupo que permaneceu em tratamento clínico, 87,8%, p = 0,97, ou entre o grupo sensibilizadores de insulina (88,2%) ou provedores de insulina (87,9%), p = 0,89. Não houve também diferença na sobrevida livre de eventos entre os grupos.

No braço tratamento percutâneo *versus* tratamento clínico não houve diferença significativa em cinco anos na sobrevida, 89,2% *versus* 89,8%, respectivamente, p = 0,48 ou na sobrevida livre de eventos, 77% *versus* 78,9% respectivamente, p = 0,15.

Já no braço cirurgia *versus* tratamento clínico, embora também não tenha sido demonstrada diferença significativa na sobrevida em cinco anos, 86,4% *versus* 83,6%, respectivamente, p = 0,33, a sobrevida livre de eventos foi superior para o grupo cirúrgico, 77,6% *versus* 69,5%, p = 0,01.

Em relação às taxas de infarto agudo do miocárdio ou óbito de origem cardíaca, estas também não diferiram no grupo percutâneo entre os pacientes clínicos e os que foram encaminhados para intervenção. No grupo cirúrgico as taxas de infarto agudo do miocárdio (10% *versus* 17,6% p = 0,003), óbito ou infarto agudo do miocárdio (21,1% *versus* 29,2% p = 0,01) e óbito cardíaco ou infarto do miocárdio (p = 0,03) foram inferiores para os pacientes submetidos a revascularização (Figura 27.2).

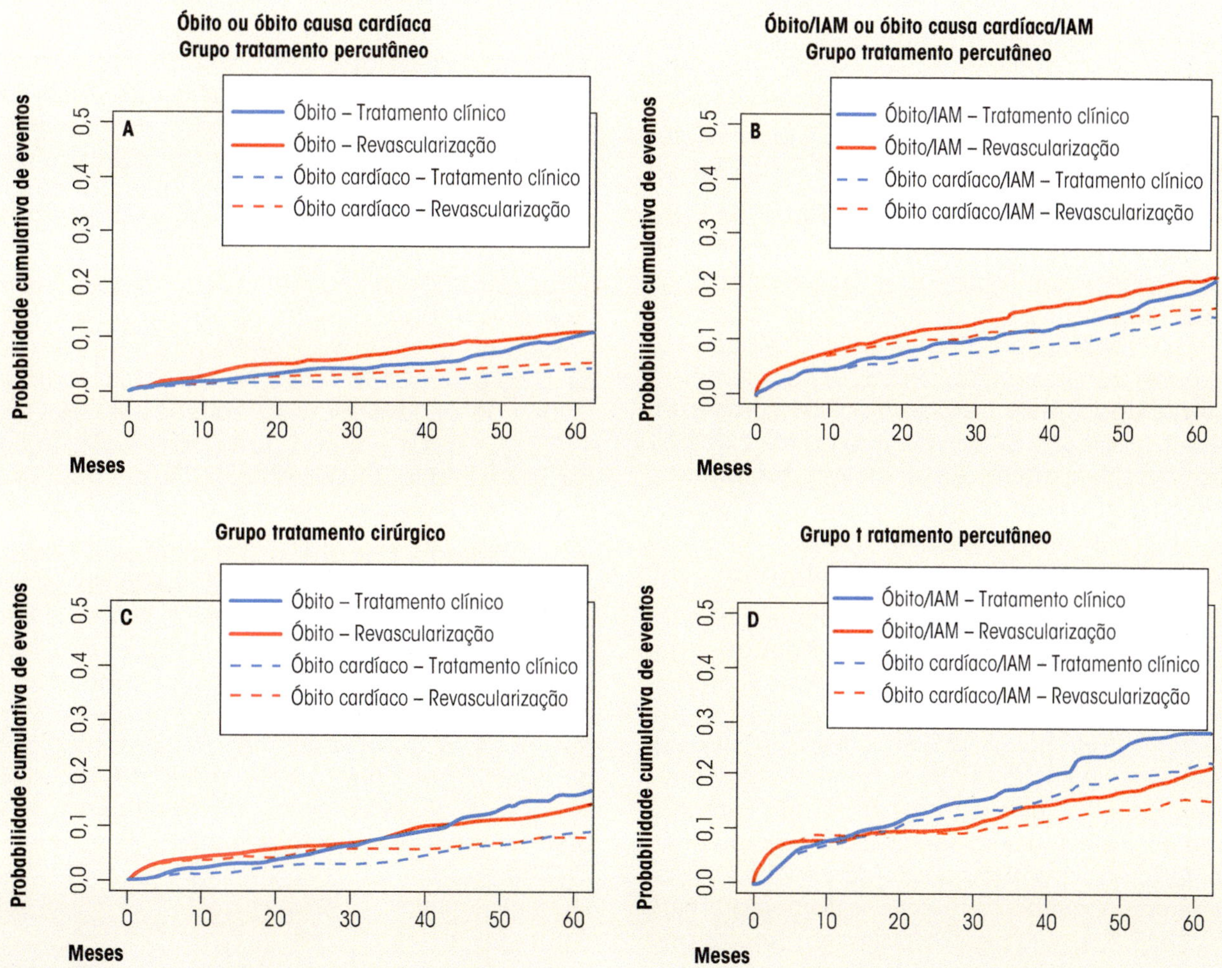

Figura 27.2 A e B – Grupo percutâneo: sem diferença nas taxas de óbito total, óbito/IAM e óbito cardíaco/IAM, entre os grupos clínico e intervenção. C – Grupo cirúrgico: sem diferença entre as taxas de óbito e óbito cardíaco entre os grupos clínico e intervenção. D – Grupo cirúrgico: menores taxas de óbito/IAM (p = 0,01) e óbito cardíaco/IAM (p = 0,03) para o grupo intervenção.

IAM: infarto agudo do miocárdio.

Fonte: Modificada de Chaitman B et al.

Deve-se frisar, no entanto, que, apesar de diabéticos, os pacientes desse estudo apresentavam *relativa baixa complexidade angiográfica*; entre os pacientes selecionados, apenas 19,4 e 10,3% apresentavam lesões proximais em artéria descendente anterior nos grupos cirúrgicos e percutâneo, respectivamente, e 52,4% e 2,3% eram triarteriais nesses mesmos grupos.

Conclusão: pacientes diabéticos com sintomas controlados, semelhantes aos randomizados nesse estudo para o grupo percutâneo, o tratamento clínico otimizado pode ser a primeira opção; em pacientes com doença coronária mais extensa, semelhantes aos randomizados nesse estudo para o grupo cirúrgico, a terapêutica cirúrgica inicial apresentou melhores resultados e é indicada.

27.5.3 Estudo *STICH* (hipótese 1) e *STICHES*

Até 2011, quando foi publicado o estudo *STICH*, não havia na literatura estudo randomizado que comparasse tratamento clínico ou cirúrgico para pacientes com disfunção ventricular grave (fração de ejeção < 35%), apenas registros que sistematicamente mostravam melhores resultados para o grupo encaminhado para cirurgia.

Nesse estudo, entre julho de 2002 e maio de 2007, 1.212 pacientes com doença coronariana passível de revascularização miocárdica cirúrgica e fração de ejeção menor ou igual a 35% foram randomizados para tratamento cirúrgico (610 pacientes) ou tratamento clínico (602 pacientes) e acompanhados pelo período médio de 56 meses. O objetivo primário foi a avaliação da taxa de óbito por qualquer causa, e os objetivos secundários incluíram as taxas de óbito de causas cardiovasculares e o composto de óbito por qualquer causa ou hospitalização por causas cardiovasculares.

No período analisado, cinco anos, surpreendentemente, e ao contrário dos achados de registros prévios sobre o tema, não se observou diferença significativa na mortalidade entre os dois grupos, 36% no grupo cirúrgico e 41% no grupo clínico (razão de risco com cirurgia *versus* tratamento clínico de 0,86 IC 95% 0,72-1,04 p = 0,12). No entanto, a mortalidade cardiovascular foi menor para o grupo cirúrgico, 28%, quando comparado ao clínico, 33% (razão de risco com cirurgia *versus* tratamento clínico 0,81 IC 95% 0,66-1,00 p = 0,05); também o composto de óbito por qualquer causa ou hospitalização por causas cardiovasculares favoreceu o grupo cirúrgico, 58%, quando comparado ao clínico, 68% (razão de risco com cirurgia *versus* tratamento clínico 0,74 IC 95% 0,64-0,85 p < 0,001).

Duas análises adicionais foram realizadas nesse estudo. A primeira, denominada "*as treated*", analisou 592 pacientes tratados clinicamente no primeiro ano *versus* 620 pacientes tratados com cirurgia também nesse período, ou porque foram realmente randomizados para cirurgia ou porque migraram do tratamento clínico para a cirurgia no primeiro ano; nessa análise houve benefício significativo para cirurgia em relação à mortalidade, razão de risco 0,70 IC 95% 0,58-0,84 p < 0,001. A segunda, denominada "*per protocol*", excluindo os pacientes que migraram do grupo para o qual foram randomizados para o outro grupo, no primeiro ano de acompanhamento (excluiu o *crossover*), analisou 537 pacientes no grupo clínico *versus* 555 pacientes do grupo cirúrgico, e novamente houve benefício significativo para cirurgia, razão de risco 0,76 (IC 95% 0,62-0,92 p = 0,005).

Embora, em cinco anos, em relação ao resultado oficial do estudo (intenção de tratar) não se observou benefício estatisticamente significativo para cirurgia em termos de mortalidade, pôde-se verificar que a curva de sobrevida abre-se a favor da cirurgia após o terceiro ano de acompanhamento; também, as análises adicionais favoreceram o grupo cirúrgico, mostrando uma tendência à superioridade da revascularização cirúrgica para esse grupo de pacientes, razão pela qual os autores optaram pelo acompanhamento por cinco anos adicionais. No acompanhamento de 10 anos, denominado *STICHES*, finalmente se evidenciou menor mortalidade para o grupo cirúrgico quando comparado ao grupo clínico, 58,9% *versus* 66,1%, razão de risco 0,84 (IC95% 0,73-0,97, p = 0,02); também, a taxa de óbito por causa cardíaca 40,5% *versus* 49,3%, p = 0,006 e o composto óbito por qualquer causa ou infarto, 61,6% *versus* 67,9%, p = 0,03, ocorreram menos frequentemente no grupo cirúrgico.

Conclusão: pacientes com disfunção ventricular grave que apresentam perspectiva de sobrevida de 10 anos beneficiam-se do tratamento cirúrgico quando comparado ao tratamento clínico. Esses casos devem ser avaliados individualmente, pois apresentam expressiva maior morbimortalidade hospitalar quando submetidos a cirurgia, comparados a pacientes com função ventricular preservada. A influência da análise de isquemia e viabilidade será comentada adiante.

27.6 Tratamento cirúrgico *versus* tratamento percutâneo: estudos randomizados

Três períodos podem ser considerados nessa análise:

- Tratamento percutâneo com balão *versus* tratamento cirúrgico: estudos *BARI*, *EAST*,

GABI, Toulouse, RITA I, ERACI I, MASS I, Lausanne, CABRI; com desfechos primários diversos e que não demonstraram em períodos de acompanhamento que variaram de 1 a 13 anos diferenças na mortalidade ou nas taxas de infarto entre os grupos; as taxas de novas revascularizações foram sempre mais elevadas no grupo percutâneo. No subgrupo de diabéticos do estudo BARI observou-se melhor sobrevida para o grupo tratado cirurgicamente.

- Tratamento percutâneo com stents não revestidos *versus* tratamento cirúrgico: estudos *SIMA, AWESOME, MASS II, ERACI II, SOS, ARTS I, Leipzig* (este último com cirurgia sem extracorpórea), também com desfechos primários diversos, períodos de acompanhamento que variaram de 2,4 anos a 10 anos. Como no grupo anterior não demonstraram diferenças nas taxas de óbito (com exceção do estudo SOS, no qual em seis anos a mortalidade no grupo percutâneo foi estatisticamente maior) e nas taxas de infarto entre os grupos, novamente as taxas de reintervenções foram superiores no grupo percutâneo.
- Tratamento percutâneo com stents revestidos *versus* tratamento cirúrgico: estudos *CARDia, FREEDOM, SYNTAX,· PRECOMBAT, BEST, EXCEL, NOBLE*.

No estudo *CARDia*, foram randomizados, no período de 2002 a 2007, 510 pacientes diabéticos multiarteriais ou com doença uniarterial complexa (definido como comprometimento ostial ou de terço proximal de artéria descendente anterior), para cirurgia de revascularização miocárdica ou tratamento percutâneo (31% com *stents* não revestidos e 69% com *stents* revestidos com Sirolimus). O desfecho primário composto considerado foi o composto óbito, infarto do miocárdio ou acidente vascular cerebral, que ocorreu após acompanhamento de um ano em 10,5% dos pacientes cirúrgicos e 13% dos pacientes submetidos a tratamento percutâneo, razão de risco de 1,25 (IC95% 0,75-2,09 p = 0,39). O resultado, porém, *não* mostrou que o tratamento percutâneo foi *não* inferior ao tratamento cirúrgico, de acordo com a especificação do estudo (limite superior do intervalo de confiança menor que 1,3), concluindo-se que estudos maiores e de mais longo seguimento seriam necessários.

No estudo *FREEDOM*, no período de 2005 a 2010, foram randomizados 1900 pacientes diabéticos multiarteriais (83% triarteriais; lesão de tronco de coronária esquerda excluída), para cirurgia de revascularização miocárdica ou tratamento percutâneo com *stents* farmacológicos (tipo de *stent* a critério do investigador), em relação ao desfecho composto de óbito, infarto do miocárdio ou acidente vascular cerebral. Em relação ao desfecho composto, em cinco anos, foi menos frequente no grupo cirúrgico, 18,7% *versus* 26,6%, p = 0,005. A taxa de infarto do miocárdio foi também menor para cirurgia, 6% *versus* 13,9%, p < 0,001, assim como o percentual de óbito, 10,9% *versus* 16,3%, p = 0,049. A taxa de acidente vascular cerebral foi maior para cirurgia, 5,2% *versus* 2,4%, p = 0,03. Essa análise concluiu então que a cirurgia mostrou-se superior ao tratamento percutâneo para esse grupo de pacientes, embora com maiores taxas de acidente vascular cerebral. Deve-se ressaltar, no entanto, que a mortalidade operatória em 30 dias nessa análise foi bastante baixa para pacientes diabéticos (1,7%), nem sempre reproduzível em todos os centros do mundo.

No importante estudo *SYNTAX*, iniciado em 2005, foram randomizados 1.800 pacientes portadores de lesão de tronco de coronária esquerda maior que 50% isolada ou associada a outras lesões coronárias ou portadores de lesões triarteriais, para cirurgia de revascularização miocárdica ou *stent* revestido com paclitaxel, em relação ao desfecho primário composto por óbito, infarto do miocárdio, acidente vascular cerebral ou nova revascularização, em cinco anos. Foi criado para essa análise o chamado *escore Syntax*, escore angiográfico, no qual os pacientes são catalogados como de baixa (escore menor ou igual a 22), intermediária (escore de 23-32), ou alta (escore maior que 32) complexidade. Em relação ao desfecho primário, foi menos frequente e, portanto, superior para cirurgia no período analisado, 26% *versus* 37,3% p < 0,0001. Não se observaram diferenças significativas entre cirurgia e tratamento percutâneo no que se refere a óbito, 11,4% *versus* 13,9%, p = 0,10 ou acidente vascular cerebral, 3,7% *versus* 2,4% respectivamente, p = 0,09. As taxas de infarto do miocárdio foram inferiores para o grupo cirúrgico, 3,8% *versus* 9,7%, p < 0,0001, assim como o composto óbito, infarto e acidente vascular cerebral, 16,7% *versus* 20,8%, p = 0,03 e as taxas de reintervenções, 13,7% *versus* 25,9%, p < 0,0001. Na análise de subgrupos, não se observaram, em relação ao desfecho primário, diferenças significativas entre o tratamento cirúrgico e percutâneo nos pacientes de baixa complexidade angiográfica, tanto para o grupo total (28,6% *versus* 32,1%, p = 0,43) como para o grupo portador de lesão de tronco de coronária esquerda (31,5% *versus* 30,4%, p = 0,74) ou para o grupo portador de lesões triarteriais (26,8% *versus* 33,3%, p = 0,21); nos pacientes de complexidade intermediária, a cirurgia mostrou-se superior no grupo total (25,8% *versus* 36%, p = 0,008) e nos portadores de lesões triarteriais (22,6% *versus* 37,9%, p = 0,0008), não se observando novamente diferenças significativas nos portadores de lesão de tronco de coronária esquerda (32,3% *versus* 32,7%, p = 0,88); nos pacientes de maior complexidade angiográfica, a cirurgia mostrou-se superior nos três grupos, total (26,8% *versus* 44%, p < 0,0001), tronco de coronária esquerda (29,7% *versus* 46,5%, p = 0,003) e triarteriais (24,1% *versus* 41,9%, p = 0,0005), levantando a hipótese de que pacientes menos complexos angiograficamente podem se beneficiar dos dois tratamentos e que a cirurgia seria reservada para aqueles mais complexos e menos adequados para abordagem percutânea. A hipótese levantada no estudo *SYNTAX* de que o tratamento percutâneo poderia mostrar-se não inferior a cirurgia para pacientes com lesões de tronco de coronária esquerda de complexidade baixa ou moderada foi testada em dois estudos posteriormente publicados.

No estudo *PRECOMBAT*, 600 pacientes portadores de lesão de tronco de coronária esquerda maior que 50% foram randomizados no período de 2004 a 2009 para tratamento cirúrgico ou tratamento percutâneo com *stents* revestidos com sirolimus, em relação ao desfecho composto por óbito, infarto do miocárdio, acidente vascular cerebral ou nova revascularização. Em cinco anos esse desfecho ocorreu em 17,5% dos pacientes tratados com *stents* e 14,3% dos pacientes tratados cirurgicamente (razão de risco 1,27 IC 95% 0,84 a 1,90 p = 0,26). Não houve diferenças significativas nas taxas de óbito, infarto e acidente vascular cerebral ou em seu composto. As taxas de novas revascularizações foram maiores para o grupo percutâneo. Embora não se tenham verificado diferenças entre os dois grupos, este é considerado um estudo com poder limitado, e sugere-se que seus resultados devam ser vistos com cautela.

No estudo *BEST*, foram randomizados pacientes multiarteriais para tratamento percutâneo com *stent* com everolimus ou cirurgia de revascularização miocárdica em relação ao desfecho composto por óbito, infarto do miocárdio ou nova revascularização, em seguimento de dois anos. Tratou-se de estudo de não inferioridade, considerando margem de 4%. Após o recrutamento de 880 pacientes o estudo foi interrompido devido à lenta inclusão. Em dois anos o desfecho composto havia ocorrido em 11% dos pacientes do grupo percutâneo e 7,9% dos pacientes no grupo cirúrgico (diferença absoluta de risco de 3,1%; IC 95% 0,8-6,9 p = 0,32 para não inferioridade). Em acompanhamento médio de 4,6 anos, o desfecho composto ocorreu em 15,3% do grupo percutâneo e 10,6% do grupo cirúrgico (razão de risco 1,47 IC 95% 1,01-2,13 p = 0,04). Não se observou diferença significativa entre os grupos no desfecho composto por óbito, infarto ou acidente vascular cerebral, contudo as taxas de novas revascularizações ou infarto do miocárdio espontâneo foram mais elevadas no grupo percutâneo quando comparado ao grupo cirúrgico. A análise final do estudo mostrou não inferioridade para o grupo percutâneo em dois anos, porém melhores resultados para o grupo cirúrgico no seguimento de 4,6 anos.

No estudo *EXCEL*, entre 2010 e 2014, 1.905 pacientes portadores de lesão em tronco de coronária esquerda maior ou igual a 70% ou entre 50 e 70% se considerada hemodinamicamente significativa por testes funcionais, com escore Syntax baixo ou intermediário (menor ou igual a 32), foram randomizados para revascularização miocárdica cirúrgica (957 pacientes) ou percutânea (948 pacientes, sendo 771 com lesões em bifurcação ou trifurcação), utilizando o *stent* farmacológico revestido com everolimus. Tratou-se de um estudo de não inferioridade considerando a margem de 4,2% em relação ao limite superior do intervalo de confiança. Em relação ao desfecho primário composto de óbito por qualquer causa, infarto do miocárdio ou acidente vascular cerebral em *três* anos, *não* se observaram diferenças significativas entre os dois grupos, 15,4% no grupo percutâneo e 14,7% no grupo cirúrgico, p = 0,98 para superioridade, diferença de 0,7% (diferença de 4% no limite superior do intervalo de confiança). Quanto ao desfecho secundário composto por óbito, infarto ou acidente vascular cerebral em 30 dias, melhores resultados foram observados para o tratamento percutâneo quando comparado a cirurgia, 4,9% *versus* 7,9%, p = 0,008 para superioridade; em relação ao desfecho composto de óbito, infarto, acidente vascular cerebral ou nova revascularização, não houve diferença significativa entre os grupos, 23,1% no grupo percutâneo e 19,1% no grupo cirúrgico, p = 0,10 para superioridade.

Diferentes resultados foram encontrados no estudo *NOBLE*, publicado quase que concomitantemente ao estudo *EXCEL*. Nessa análise foram randomizados, entre 2008 e 2015, 1.201 pacientes portadores de lesão de tronco de coronária esquerda maior ou igual a 50%, para cirurgia de revascularização miocárdica (603 pacientes) ou tratamento percutâneo com *stent* farmacológico revestido com biolimus (598 pacientes, sendo bifurcação em 508 pacientes), embora 11% dos pacientes tenham recebido *stents* de primeira geração. A gravidade angiográfica maior (escore Syntax acima de 32) não foi critério de exclusão como no estudo prévio. Foi também um estudo de não inferioridade, sendo considerado que não excedesse razão de risco de 1,35 em relação ao intervalo de confiança. O desfecho primário considerado foi o composto de óbito por qualquer causa, infarto do miocárdio não relacionado a procedimento, nova revascularização ou acidente vascular cerebral em cinco anos, tendo ocorrido em 29% dos pacientes no grupo percutâneo e 19% dos pacientes no grupo cirúrgico, razão de risco 1,48 (IC 95% 1,11 a 1,96), excedendo o limite de não inferioridade, demonstrando, portanto, a superioridade do tratamento cirúrgico para esses pacientes, p = 0,0066. Comparando o tratamento percutâneo *versus* cirúrgico, observou-se respectivamente: mortalidade por todas as causas, 12% *versus* 9%, (razão de risco 1,07 IC 95% 0,67-1,72 p = 0,77), infarto agudo do miocárdio não relacionado a procedimento, 7% *versus* 2% (razão de risco 2,88 IC 95% 1,40-5,90 p = 0,0040), nova revascularização, 16% *versus* 10% (razão de risco 1,50 IC 95% 1,04-2,17 p = 0,032) e acidente vascular cerebral, 5% *versus* 2% (razão de risco 2,25 IC 95% 0,93-5,48 p = 0,073).

27.7 Isquemia e viabilidade

Não há estudos randomizados que demonstrem o papel do percentual de isquemia e/ou viabilidade em relação ao benefício de revascularização cirúrgica ou percutânea. Há apenas registros retrospectivos ajustados e subanálises de estudos randomizados (com pequenas amostras) que analisaram esse tema.

Em registros tem sido investigada a relação entre o benefício da revascularização em relação ao tamanho da área isquêmica demonstrada em testes funcionais. Hachamovitch et al., em grande registro frequentemente citado, com 10.627 pacientes submetidos a cintilografia com estresse (adenosina ou esforço) entre 1991 e 1997 e seguidos por 1,9 + 0,6 anos, demonstraram aumento significativo da taxa de óbito de causa cardíaca quando pacientes com área isquêmica de tamanho moderado (acima de 10%) ou extensa (acima de 20%) eram mantidos em tratamento clínico comparando-se com revascularização (percutânea ou cirúrgica), números que são adotados pelas diretrizes. Devido à natureza retrospectiva dessa análise, os dados foram ajustados para que os pacientes se tornassem comparáveis.

No subestudo nuclear do estudo *COURAGE* observou-se diminuição significativa da área isquêmica com intervenção percutânea quando comparado ao tratamento clínico e piora da sobrevida livre de infarto quanto maior a área isquêmica, porém esta última *sem* significância estatística após ajuste, ou seja, uma informação apenas geradora de hipótese. No subestudo de viabilidade do estudo *STICH*, a mortalidade em 5,1 anos foi de 37 e 51% para pacientes com e sem viabilidade, respectivamente; porém, após ajuste de variáveis, essa diferença não se mostrou significativa. Assim, a presença de viabilidade *não* foi fator prognóstico de melhores resultados com a cirurgia de revascularização miocárdica. Ambos os subestudos apresentam a limitação do pequeno número de pacientes analisados, diminuindo o poder da amostra para as questões colocadas.

Embora adotadas pelas diretrizes e frequentemente utilizadas nas decisões de tratamento, *não* se dispõe na realidade, no momento, de respostas definitivas a respeito do papel e do peso da constatação de isquemia e/ou viabilidade ou mesmo da extensão destas nas decisões para revascularização. Encontra-se em andamento o estudo *Ischemia Trial*, que será a primeira análise randomizada sobre o tema e deverá nos trazer importantes informações.

27.8 Diretrizes e critérios de adequação

As bases atuais para indicações de revascularização são bastante frágeis; são poucas as análises comparando cirurgia e tratamento clínico, e faltam estudos e informações sobre a relação entre extensão de isquemia e revascularização. Por exemplo, a indicação para revascularização cirúrgica para pacientes com lesões de tronco de coronária esquerda maior ou igual a 50% é baseada nos estudos da década de 1970 e nunca foi reavaliada.

27.8.1 Sociedade Americana de Cardiologia

As indicações de revascularização cirúrgica ou percutânea, para melhora de sobrevida, de acordo com o Colégio Americano de Cardiologia e a Sociedade Americana de Cardiologia, incluindo grupo total, pacientes diabéticos e com disfunção ventricular, publicadas em 2012, classe e nível de evidência, encontram-se na Tabela 27.1:

Tabela 27.1 Indicações de revascularização miocárdica (percutânea ou cirúrgica).

Para melhora de sobrevida:
1. TCE*1 ≥ 50% RM*2 – I B ATC*3 – IIa B Baixo risco para procedimento percutâneo: escore Syntax ≤ 22 e risco cirúrgico elevado – STS*4 ≥ 5% ATC – IIb B Risco baixo ou intermediário para procedimento percutâneo: escore Syntax ≤ 33 e risco cirúrgico elevado – STS > 2% ATC – III B Anatomia desfavorável para esse procedimento e que sejam bons candidatos para cirurgia de RM
2. Comprometimento triarterial com ou sem comprometimento proximal da artéria descendente anterior RM – I B ATC – IIb B
3. Comprometimento biarterial com comprometimento proximal da artéria descendente anterior RM – I B ATC – IIb B
4. Comprometimento biarterial sem comprometimento proximal da artéria descendente anterior RM – IIa B – com extensa isquemia RM – IIb C – sem isquemia extensa ATC – IIb B
5. Comprometimento uniarterial: artéria descendente anterior terço proximal RM – IIa B – com uso de enxerto de artéria torácica interna esquerda ATC – IIb B
6. Comprometimento uniarterial: sem doença proximal de artéria descendente anterior RM – III B ATC – III B
7. Disfunção ventricular RM – IIa B – FE 35-50% RM – IIb B – FE < 35%, sem lesão de TCE ATC – dados insuficientes
8. Pacientes diabéticos RM – I B (RM em preferência à ATC para multiarteriais diabéticos), particularmente se a artéria torácica interna pode ser utilizada para artéria descendente anterior
9. Sobreviventes de morte súbita, com TV presumidamente causada por isquemia RM – I B ATC – IC

*1 TCE: tronco de coronária esquerda; *2RM: cirurgia de revascularização miocárdica; ATC*3: tratamento percutâneo; STS*4: escore da Sociedade dos Cirurgiões Torácicos.

Fonte: Adaptado de 2012 ACCF/AHA Guideline for the Diagnosis and Management of Patients with Stable Ischemic Heart Disease e 2014 ACC/AHA Focused Update of the Guideline for the Diagnosis and Management of Patients With Stable Ischemic Heart Disease.

A Sociedade Americana de Cardiologia publica periodicamente os chamados *Critérios de Adequação para Revascularização Miocárdica* (percutânea ou cirúrgica). *Não* se trata de uma diretriz baseada em evidências, e *sim* de um painel de opinião de especialistas (clínicos, cirurgiões, cardiologistas intervencionistas e especialistas dos demais métodos diagnósticos) para os quais são oferecidas: anatomia coronária e escore Syntax quando necessário, sintomas (com ou sem medicação otimizada) e resultado dos testes funcionais; para cada anatomia é atribuída, por cada especialista, uma nota em relação à adequação de indicação de revascularização (notas 1 a 3, se considerada raramente apropriada, 4 a 6, se considerado que possa ser apropriada, e 7 a 9, se considerada apropriada); finalmente, para cada anatomia é determinada a média das notas e portanto a adequação da indicação de revascularização para *melhora de sobrevida ou qualidade de vida*. O mesmo é realizado em relação à escolha do método de revascularização (cirúrgico ou percutâneo).

Comentários:

- Em relação às indicações para melhora de sobrevida, a diretriz da Sociedade Americana de Cardiologia segue estritamente os resultados dos estudos disponíveis, considerando, portanto, que não há prova de melhora de sobrevida com abordagem percutânea, razão pela qual atribui classe IIb ou III para esse tratamento em todas as situações nas quais a revascularização é indicada com tal finalidade, com exceção para os casos de risco cirúrgico elevado.
- Aceita como valor de corte para indicação de tronco de coronária esquerda, lesões maiores ou iguais a 50% (classe IB), embora esse valor seja derivado de estudos da década de 1970 e nunca tenha sido reavaliado.
- Com base nos resultados do estudo STICH, seguindo estritamente a publicação de cinco anos, atribui classe IIb para pacientes com disfunção ventricular (fração de ejeção menor ou igual a 35%). O estudo STICHES não havia ainda sido publicado na ocasião, portanto haverá, com certeza, modificações baseadas em seus resultados
- Praticamente não inclui em sua diretriz as subanálises do estudo Syntax para os diferentes níveis de escore, já que são análises de subgrupos e apenas geradoras de hipóteses.

- Os estudos EXCEL e NOBLE não haviam ainda sido publicados. Com essas recentes análises, ocorrerão modificações nas diretrizes no que concerne às lesões de tronco de coronária esquerda.
- Nos Critérios de Adequação (opinião de especialistas) em relação ao método de revascularização para pacientes sintomáticos ou com evidências de isquemia significativa, considera os resultados das subanálises do escore Syntax e aceita (considerando adequado) para melhora de sobrevida ou qualidade de vida, por exemplo, o tratamento percutâneo para pacientes biarteriais com comprometimento de artéria descendente anterior ou triarteriais com baixo escore Syntax, situações não aceitas na diretriz para melhora de sobrevida.

27.8.2 Sociedade Europeia de Cardiologia

As indicações para revascularização (cirúrgica ou percutânea) em angina estável e isquemia silenciosa, de acordo com as "Diretrizes da Sociedade Europeia de Cardiologia de Revascularização Miocárdica", publicadas em 2018, classe e nível de evidência, estão na Tabela 27.2. As opções pelo tratamento cirúrgico ou percutâneo, de acordo com a mesma Sociedade, estão contidas na Tabela 27.3.

Tabela 27.2 Indicações de revascularização miocárdica (percutânea ou cirúrgica): angina estável ou isquemia silenciosa.

	Extensão da doença coronária (anatômica e/ou funcional)	Classe de recomendação	Nível de evidência
Para prognóstico	Lesão de tronco de coronária esquerda maior que 50%*[1]	I	A
	Lesão proximal de artéria descendente anterior maior que 50%*[1]	I	A
	Comprometimento biarterial ou triarterial (lesões > 50%*[1]) com disfunção ventricular (FE ≤ 35%)	I	A
	Artéria derradeira (lesão maior que 50%)*[1]	I	C
	Área isquêmica documentada > 10% ou medida de FFR invasiva anormal*[2]	I	B
Para sintomas	Qualquer lesão hemodinamicamente significativa*[1] na presença de angina limitante ou equivalente anginoso, com resposta insuficiente à medicação clínica otimizada	I	A

FFR: reserva de fluxo fracionada iwFR – *wave – free ratio* instantâneo. *1. Com isquemia documentada ou lesão hemodinamicamente significativa definida por medida de Reserva de Fluxo Fracionada (FFR) ≤ 0,80 ou iwFR ≤ 0,89, ou lesão maior que 90% em vaso epicárdico maior. *2. FFR < 0,75 indicando lesão relevante em termos prognósticos. FE: fração de ejeção.

Fonte: Adaptado de 2018 European Society of Cardiology guidelines on myocardial revascularization.

Recomendações em relação ao tipo de revascularização em pacientes com doença coronariana estável, anatomia passível de revascularização para ambos os procedimentos e baixa mortalidade operatória predita:

Tabela 27.3 Recomendações para o método de revascularização.

Extensão da doença coronária	Cirurgia de RM Classe – nível de evidência	Tratamento percutâneo Classe – nível de evidência
1 vaso sem DA*[1] proximal	IIb C	I C
1 vaso com DA proximal	I A	I A
2 vasos sem DA proximal	IIb C	I C
2 vasos com DA proximal	I B	I C
TCE*[2] – escore SYNTAX baixo < 22	I A	I A
TCE – escore SYNTAX intermediário 23-32	I A	IIa A
TCE – escore SYNTAX alto > 33	I A	III B
3 vasos sem diabetes – escore SYNTAX baixo < 22	I A	I A
3 vasos sem diabetes – escore SYNTAX intermediário ou alto > 22	I A	III A
3 vasos com diabetes – escore SYNTAX baixo < 22	I A	IIb A
3 vasos com diabetes - escore SYNTAX intermediário ou alto > 22	I A	III A

DA*[1]: artéria descendente anterior; TCE *[2]: tronco de coronária esquerda; RM: revascularização miocárdica.

Fonte: Adaptado de 2018 European Society of Cardiology guidelines on myocardial revascularization.

A Tabela 27.4 mostra as recomendações de revascularização para pacientes com insuficiência cardíaca congestiva e disfunção ventricular sistólica (fração de ejeção ≤ 35%).

Tabela 27.4 **Recomendações de revascularização para pacientes com insuficiência cardíaca congestiva e disfunção sistólica (fração de ejeção ≤ 35%).**

Recomendações de revascularização (FE*1 ≤ 35%)	Classe/nível de evidência
RM*2 recomendada para pacientes com disfunção ventricular grave e anatomia coronária passível de intervenção.	I B
RM cirúrgica recomendada como primeira estratégia de escolha para pacientes multiarteriais e risco cirúrgico aceitável.	I B
Em pacientes com comprometimento uniarterial ou biarterial, tratamento percutâneo pode ser considerado alternativo a cirurgia, quando revascularização completa pode ser obtida.	IIa C
Em pacientes com comprometimento triarterial, tratamento percutâneo pode ser considerado baseado na avaliação da anatomia coronária, possibilidade de revascularização completa, presença de diabetes e comorbidades.	IIa C
Aneurismectomia de ventrículo esquerdo durante cirurgia de RM pode ser considerada em pacientes com grau funcional *NYHA II/IV*, grande aneurisma, grande trombo ou se o aneurisma é origem de arritmias.	IIa C
Reconstrução ventricular cirúrgica pode ser considerada em pacientes selecionados tratados em centros com experiência.	IIb B

*1 FE: fração de ejeção; *2 RM: revascularização miocárdica (cirúrgica ou percutânea).

Fonte: Adaptado de *2018* European Society of Cardiology guidelines on myocardial revascularization.

Comentários:

Em relação à melhora de sobrevida, a diretriz europeia incorpora em suas indicações a necessidade de prova isquêmica (embora não haja estudo randomizado sobre o tema) ou medida de reserva de fluxo (FFR).

Admite a fragilidade do corte de 50% para lesões de tronco de coronária esquerda, diferente da diretriz americana.

Em relação à escolha do método de revascularização, cirúrgico ou percutâneo, de forma radicalmente diferente da diretriz americana em suas indicações para melhora de sobrevida, incorpora as análises de subgrupos do estudo, aceitando o tratamento percutâneo para os pacientes com menor ou mediana gravidade angiográfica, incluindo tronco de coronária esquerda, triarteriais e biarteriais com comprometimento de artéria descendente anterior. A Sociedade Americana inclui a possibilidade de tratamento percutâneo apenas em sua publicação de Critérios de adequação para revascularização miocárdica para melhora de sobrevida ou qualidade de vida.

27.8.3 Sociedade Brasileira de Cardiologia

A Sociedade Brasileira de Cardiologia, em sua diretriz mais recente (Diretriz de Doença Coronária Estável – 2014), incorpora em suas orientações os resultados de subgrupos do estudo *Syntax* para pacientes com lesão de tronco de coronária esquerda (Figura 27.3) e pacientes multiarteriais (Figura 27.4):

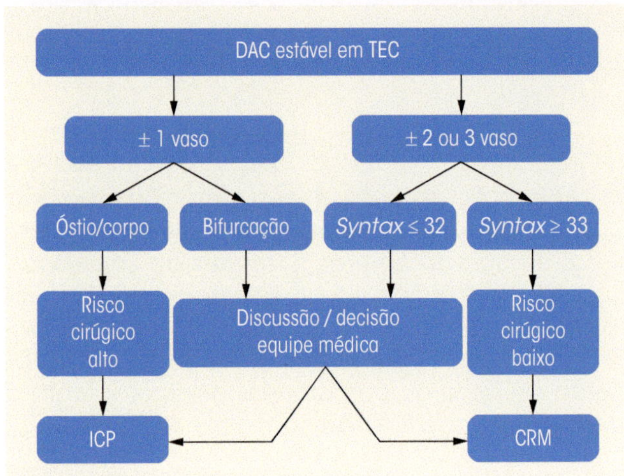

Figura 27.3 **ICP ou CRM em DAC envolvendo TCE (lesão > 50% com evidência de isquemia em teste funcional; lesão > 70%; ou reserva de fluxo fracionada <0,80).**

DAC: doença arterial coronária; TCE: tronco de coronária esquerda; ICP: intervenção coronária percutânea; CRM: cirurgia de revascularização miocárdica.

Fonte: Reproduzido de Diretriz de Doença Coronária Estável – Sociedade Brasileira de Cardiologia. 2014.

Comentário: a Sociedade Brasileira de Cardiologia, assim como a Sociedade Europeia, adotou a necessidade de comprovação de isquemia para lesões entre 50 e 90% com testes funcionais ou medida de reserva de fluxo, e incorporou a análise de subgrupos do estudo Syntax.

DICAS DO EDITOR

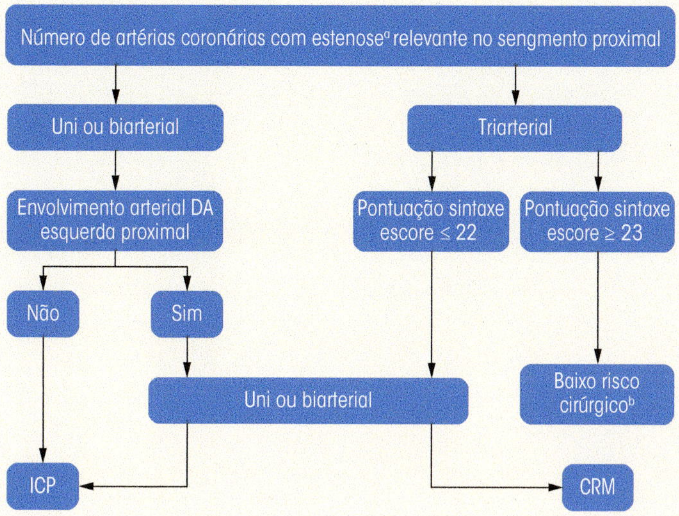

Figura 27.4 **ICP ou CRM na doença aterosclerótica coronariana sem envolvimento de tronco de coronária esquerda. A. ≥ 50% de estenose e comprovação de isquemia, lesão de 90% por dois médicos ou reserva de fluxo fracionada < 0,80. B CRM é a opção preferida na maioria dos pacientes.**

ICP: intervenção coronária percutânea; CRM: cirurgia de revascularização miocárdica; DA: artéria coronária descendente anterior.

Fonte: Reproduzido de Diretriz de Doença Coronária Estável – Sociedade Brasileira de Cardiologia. 2014.

Referências bibliográficas

1. 2012 ACCF/AHA/ACP/AATS/PCNA/SCAI/STS Guideline for the Diagnosis and Management of Patients with Stable Ischemic Heart Disease. J Am Coll Cardiol. 2012;60(24):e44-e164.

2. 2014 ACC/AHA/AATS/PCNA/SCAI/STS Focused Update of the Guideline for the Diagnosis and Management of Patients with Stable Ischemic Heart Disease. Circulation. 2014;130(19):1749-67.

3. 2018 ESC/EACTS Guidelines on Myocardial Revascularization. The Task Force on Myocardial Revascularization of the European Society of Cardiology (ESC) and the European Association for Cardio-Thoracic Surgery (EACTS). Eur Heart J. 2018;Aug 25.

4. ACC/AHA 2011 Guideline for Coronary Artery Bypass/Graft Surgery: a report of the American College of Cardiology Foundation/American Heart Association Task Force on Practice Guidelines. Circulation. 2011;124(23):e 652-735 – Supplement 10 and 11.

5. ACC/AATS/AHA/ASE/ASNC/SCAI/SCCT/STS 2017 Appropriate Use Criteria for Coronary Revascularization in Patients with Stable Ischemic Heart Disease: a report of the American College of Cardiology Appropriate Use criteria Task Force. J Am Coll Cardiol. 2017;69(17):2212-41.

6. Ahn JM, Roh JH, Kim Yh, Park Dw, Yun SC, et al. Randomized Trial of Stents Versus Bypass Surgery for Left Main Coronary Artery Disease: 5-Year Outcomes of PRECOMBAT Study. J Am Coll Cardiol. 2015;65(20):2198-206.

7. Boden WE, O'Rourke RA, Teo KK, Hartigan PM, Maron DJ, Kostuk WJ, et al., for the COURAGE Trial Research Group. N England J Med, 2007;356:1503-16.

8. Bonow RO, Maurer G, Lee KL, Holly TA, Binkley PF, Desvigne-Nickens P, et al. Myocardial viability and survival in ischemic left ventricular dysfunction. N Engl J Med. 2011;364:1617-25.

9. Cesar LA, Ferreira JF, Armaganijan D, Gowdak LH, Mansur AP, Bodanese LC, et al. Diretriz de Doença Coronária Estável – Sociedade Brasileira de Cardiologia. Arquivos Brasileiros de Cardiologia. 2014;103 (2- Supl 2):1-56.

10. Chaitman BR, Hardison RM, Adler D, Gebhart S, Grogan M, Ocampo S, et al. The Bypass Angioplasty Revascularization Investigation 2 Diabetes Randomized Trial of Different Treatment Strategies in type 2 Diabetes Mellitus With Stable Ischemic Heart Disease: impact of treatment strategy on cardiac mortality and myocardial infarction. Circulation. 2009;120:2529-40.

11. Farkouh ME, Domanski M, Sleeper LA, Siami FS, Dangas G, Mack M, et al, for the FREEDOM trial Investigators. Strategies for multivessel revascularization in patients with diabetes. N Engl J Med, 2012;367(25):2375-84. Hachamovitch R, Hayes SW, Friedman JD, Cohen I, Berman DS. Comparison of the short-term survival benefit associated with revascularization compared with medical therapy in patients with no prior coronary artery disease undergoing stress myocardial perfusion single photon emission computed tomography. Circulation. 2003;107:2900-6.

12. Hueb W, Lopes NH, Gersh BJ, Soares P, Machado LAC, Jatene FB, et al. Five-Year Follow UP of the Medicine, Angioplasty, or Surgery Study (MASS II): a randomized controlled clinical Trial of 3 Therapeutic Strategies for Multivessel Coronary Artery Disease. Circulation. 2007;115:1082-9.

13. Hueb W, Lopes NH, Gersh BJ, Soares P, Ribeiro EE, Pereira AC, et al. Ten-Year Follow UP Survival of the Medicine, Angioplasty, or Surgery Study (MASS II): a randomized controlled clinical trial of 3 therapeutic strategies for multivessel coronary artery disease. Circulation 2010; 122:949-957.

14. International Study of Comparative Health Effectiveness with Medical and Invasive Approaches (ISCHEMIA). Disponível em: https:// Clinicaltrials.gov. Identifier NCT 014 71522.

15. Kapur A, Hall RJ, Malik IS, Qureshi AC, Butts J, de Belder M, et al. Randomized Comparison of Percutaneous Coronary Intervention With Coronary Artery Bypass Grafting in Diabetic Patients: 1-year results of the CARDia (Coronary Artery Revascularization in Diabetes) Trial. J Am Coll Cardiol. 2010;55:432-40.

16. Makikallio T, Holm NR, Lindsay M, Spence MS, Erglis A, Menown IBA, Trovik T, et al. for the NOBLE Study Investigators. Percutanous Coronary Angioplasty Versus Coronary Artery Bypass Grafting in Treatment of Unprotected Left Mais Stenosis (NOBLE): a prospective, randomized, open-label, non-inferiority trial. Lancet. 2016 Dec 3;388(10061):2743-52.

17. Mark DB, Nelson CL, Califf RM, Harrel Jr FE, Lee KL, Jones RH, et al. Continuing evolution of therapy for coronary artery disease: initial results from the era of coronary angioplasty. Circulation. 1994;89:2015-25.

18. Mohr FW, Morice MC, Kappetein PA, Feldman TE, Stahle E, Colombo A, et al. Coronary Artery Bypass Graft Surgery versus Percutaneous Coronary Intervention in Patients with Three-Vessel Disease and Left Main Coronary Disease: 5-Year Follow-up of the Randomised, Clinical Syntax Trial. Lancet. 2013;381:629-38.

19. Moliterno DJ, Elliott JM, Topol EJ. Randomized Trials of Myocardial Revascularization. Current Problems in Cardiology, 1995;20(3):125-90.

20. Park SJ, Ahn JM, Kim YH, et al for the BEST Trial Investigators. Trial of Everolimus: eluting stents or bypass surgery for coronary disease. N Engl J Med. 2015;372:1204-12.

21. Shaw LJ, Berman DS, Maron DJ, Mancini GBJ, Hayes SW, et al. Optimal medical therapy with or without percutaneous intervention to reduce ischemic burden: results from the Clinical Outcomes Utilizing Revascularization and Aggressive Drug Evaluation (COURAGE) Trial Nuclear Substudy. Circulation. 2008;117:1283-91.

22. Stone GW, Sabik JF, Serruys PW, Simonton CA, Généreux P, Puskas J, Kandzari DE, et al., for the EXCEL trial investigators. Everolimus: eluting stents or bypass surgery for left main coronary artery disease. N Engl J Med. 2016 Dec 8;375(23):2223-35.

23. The Bary 2D Study Group. A randomized trial of therapies for type 2 diabetes and coronary artery disease. N Engl J Med. 2009;360:2503-15.

24. Yusuf S, Zucker D, Peduzzi P, Fisher LD, Takaro T, Kennedy JW, et al. Effect of coronary artery bypass graft surgery on survival: overview of 10-year results from randomized trials by the Coronary Artery Bypass Grafts Surgery Trialists Collaboration. Lancet. 1994;344:563-70.

25. Velazquez EJ, Lee KL, Deja MA, Jain A, Sopko G, Marchenko A; Ali IS et al., for the STICH Investigators. Coronary-artery bypass surgery in patients with left ventricular dysfunction. N Engl J Med. 2011;364:1607-16.

26. Velazquez EJ, Lee KL, Jones RH, Al-Khalidi HR, Hill JA, Panza JA, Michler RE, et al., for the STICHES investigators: coronary-artery bypass surgery in patients with ischemic cardiomyopathy. N Engl J Med. 2016 Apr 21;374(16):1511-20.

Doença Arterial Coronária Aguda

Parte V

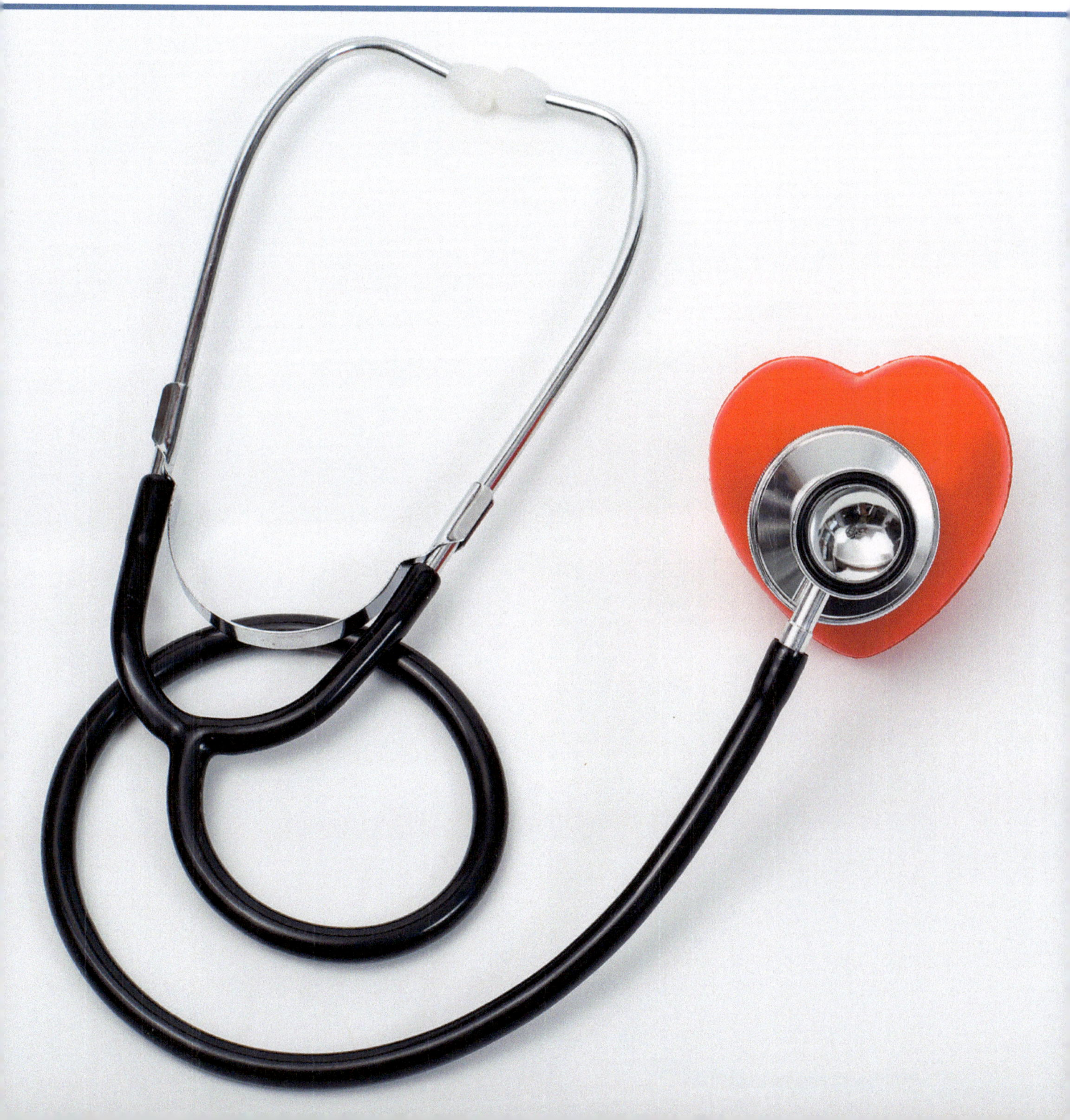

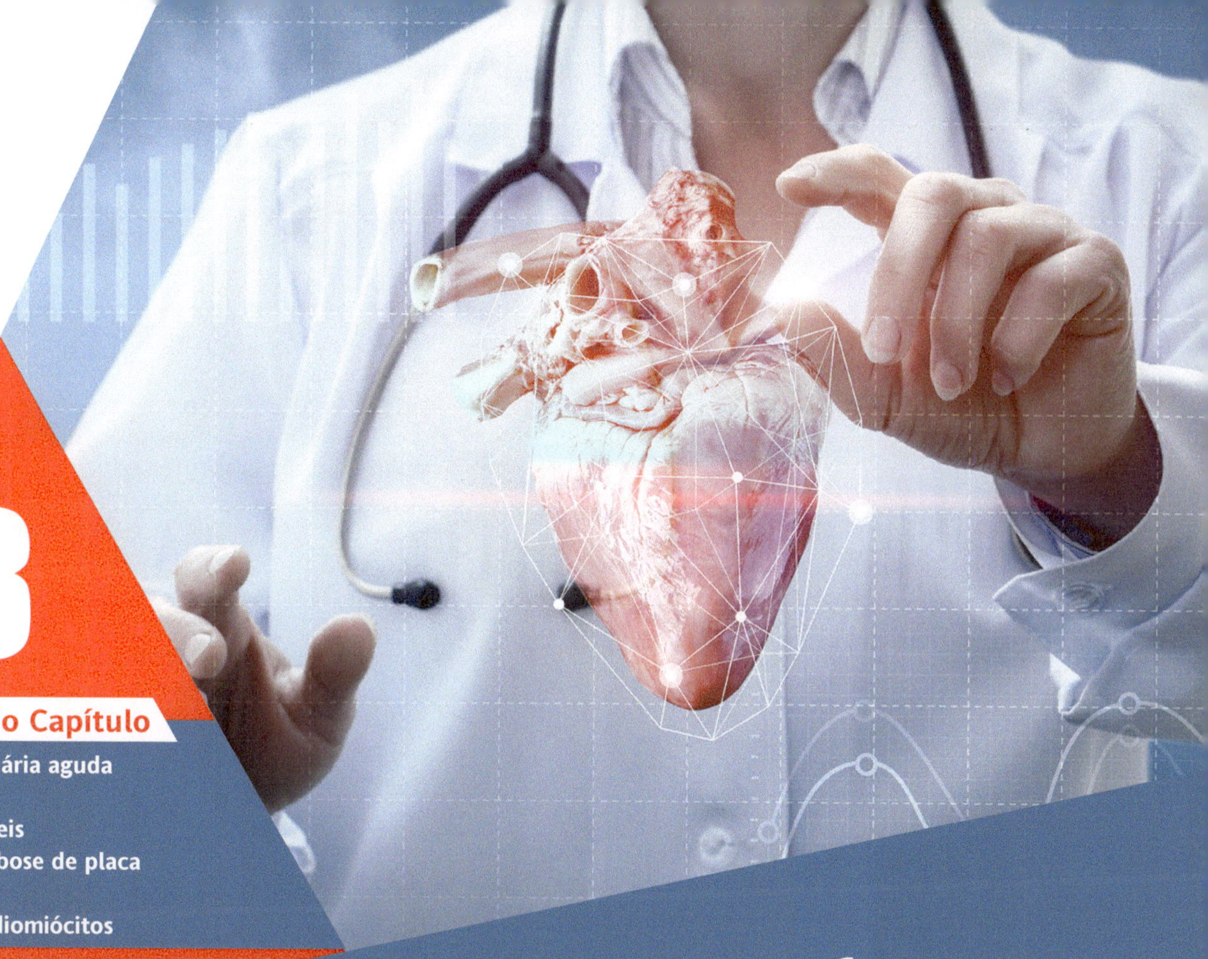

28

Destaques do Capítulo

- Síndrome coronária aguda
- Inflamação
- Placas vulneráveis
- Ruptura e trombose de placa
- Isquemia
- Necrose de cardiomiócitos

Fisiopatologia das síndromes coronárias agudas

Gustavo Bernardes de Figueiredo Oliveira

28.1 Introdução

A maior proporção dos casos de síndromes coronárias agudas (SCA) resulta do mecanismo fisiopatológico denominado aterotrombose, isto é, aterosclerose coronária documentada por placa de ateroma estabelecida e subsequente complicação aguda por fenômeno de trombose superposta. Por outro lado, vale ressaltar que as SCA representam uma pequena fração do amplo espectro do *continuum* aterosclerótico (Figura 28.1).

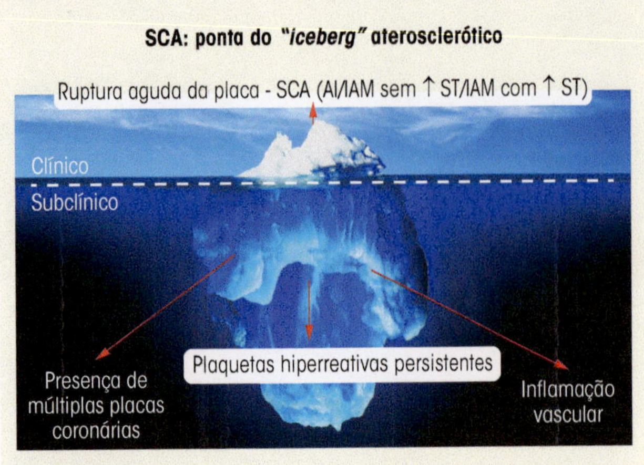

Figura 28.1 **Espectro aterosclerótico.**

SCA: síndrome coronária aguda; AI: angina instável; IAM: infarto agudo do miocárdio.

Fonte: Adaptado de Goldstein JA. Angiographic plaque complexity: the tip of the unstable plaque iceberg. JACC. 2002;39(9):1464-7.

Nos casos de infarto agudo do miocárdio (IAM), na era pré-tratamento de reperfusão, os pacientes eram classificados com diagnósticos de IAM com ou sem ondas Q, em terminologia associativa ou de sinonímias de IAM transmural ou subendocárdico, respectivamente. Essa nomenclatura era baseada nos achados de macroscopia patológica. Com o desenvolvimento da ressonância nuclear magnética, os estudos das imagens e sua aplicabilidade contribuíram de modo especial para agregar valor ao conhecimento sobre a fisiopatologia, particularmente a magnitude da área de necrose miocárdica, a confirmação do diagnóstico de IAM de causa isquêmica (IAM tipo 1, aterotrombose) e a pesquisa de viabilidade miocárdica.

As placas ateromatosas instáveis são vulneráveis aos processos de ruptura, fissura ou ulceração, e, desse modo, ocorre exposição imediata de material subendotelial que promove o processo de coagulação aguda, com ativação e agregação plaquetária, geração de trombina e formação do trombo estável final. Como consequência, há redução do fluxo sanguíneo (desequilíbrio entre demanda e oferta de oxigênio) ou eventual interrupção total do suprimento perfusional, caracterizando processo tempo-dependente com isquemia ou eventual necrose de cardiomiócitos.

28.2 Placas ateromatosas, graus de estenose e progressão até o evento agudo

Ao longo das últimas décadas, o conceito de eventos coronários agudos serem decorrentes da ruptura de placas pouco estenóticas foi formulado. A base para tal premissa foi a mensuração da gravidade da estenose luminal em placas consideradas culpadas, em estudos angiográficos, realizados entre meses e anos antes da ocorrência do IAM. Entretanto, estudos no cenário de IAM com elevação do segmento ST, com pacientes submetidos à terapia fibrinolítica ou trombectomia com sucesso, a média do grau de estenose luminal na lesão culpada, excluindo o trombo, tem sido relatada como superior a 60%. De modo concordante, em avaliações de necropsia em casos de morte súbita, a maioria das placas rotas apresentava mais de 75% de estenose da área transversal. Essa divergência mecanística foi resolvida por outros estudos angiográficos seriados para avaliação. Houve a demonstração clara de progressão de placas em tempo relativamente curto, como etapa essencial até o evento coronário agudo. Outro aspecto importante foi a modificação da placa, que evoluiu para ruptura e evento clínico agudo, envolvendo três características específicas: maior índice de remodelamento vascular (efeito Glagov), maior volume total da placa e maior volume do núcleo necrótico.

O fenômeno de aterotrombose complica essas placas de maior vulnerabilidade e causa os episódios agudos de isquemia miocárdica em graus variados e tempo-dependentes, com repercussões clínicas definidas como SCA, incluindo a angina instável (a isquemia não levou à necrose de cardiomiócitos) e o IAM (com necrose estabelecida) sem ou com elevação do segmento ST (Figuras 28.2 e 28.3).

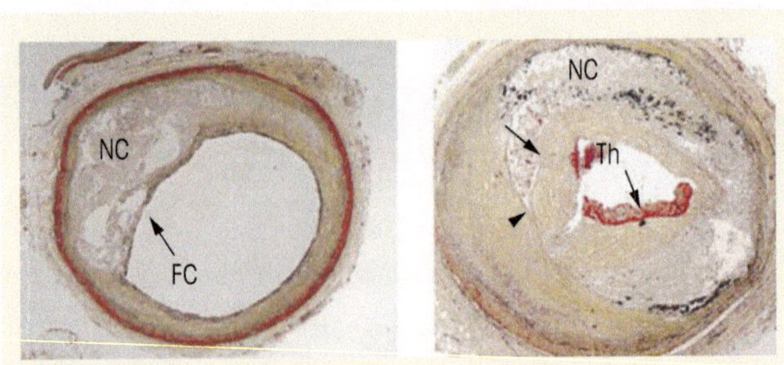

Figura 28.2 **A. Placa de ateroma de capa fibrosa fina e núcleo necrótico significante. B. Placa complicada por ruptura e trombose superposta.**

FC: capa fibrosa; NC: núcleo necrótico; Th: trombo.

Fonte: Adaptado de Virmani R et al. Arterioscler Thromb Vasc Biol. 2000;20:1262-75.

As estenoses mais acentuadas e críticas apresentam maior probabilidade de causar infartos em comparação às lesões com estenoses não significantes. Entretanto, como as estenoses menos importantes são mais numerosas do que as lesões críticas

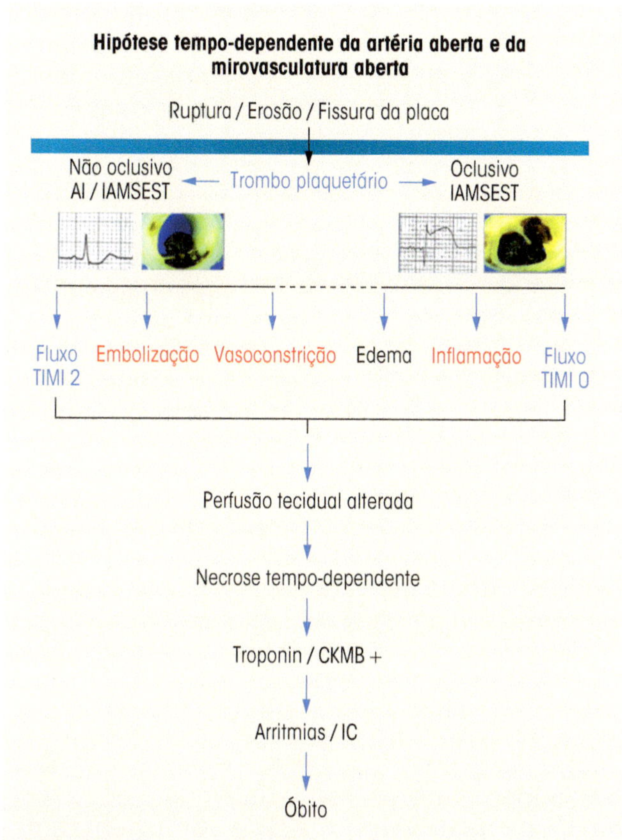

Figura 28.3 Teoria da isquemia e perfusão epicárdica e em microcirculação tempo-dependentes.

AI: angina instável; IAMSEST: infarto agudo do miocárdio sem elevação do segmento ST; IAMCEST: infarto agudo do miocárdio com elevação do segmento ST; TIMI: *Thrombolysis in Myocardial Infarction*; IC: insuficiência cardíaca.

Fonte: Modificado de *TIMI study group*.

no leito vascular coronário, as menos graves causam mais infartos, a despeito de as mais estenóticas estarem associadas a maior probabilidade individual de causá-los.

A aterotrombose coronária ocorre em cerca de 70% dos casos após ruptura da capa fibrosa fina da placa aterosclerótica, e em 30% o processo mais evidente é a erosão superficial da camada íntima, sendo mais frequente em mulheres do que em homens como mecanismo fundamental na ocorrência de morte súbita.

28.3 Ruptura de placa e trombose superposta

O processo de ruptura da capa fibrosa da placa provavelmente reflete um desequilíbrio entre fatores que incidem sobre a capa fibrosa e sua força mecânica. Formas intersticiais de colágeno formam o substrato de resistência aos mecanismos de quebra da barreira exercida pela capa fibrosa; assim, alterações no metabolismo dessa importante proteína, incluindo redução na síntese proteica por células musculares lisas, estão envolvidas na maior suscetibilidade da placa à lise da capa fibrosa, tornando-a mais delgada e mais vulnerável à ruptura. Citocinas, como o Interferon-γ, inibem a síntese de colágeno pelas células musculares lisas; por outro lado, alguns mediadores liberados pelos grânulos plaquetários durante a ativação delas como o fator de crescimento de transformação (TGF-β) e o fator de crescimento derivado das plaquetas (PDGF) podem estimular a produção do colágeno para reforçar a estrutura da capa fibrosa (Figura 28.4).

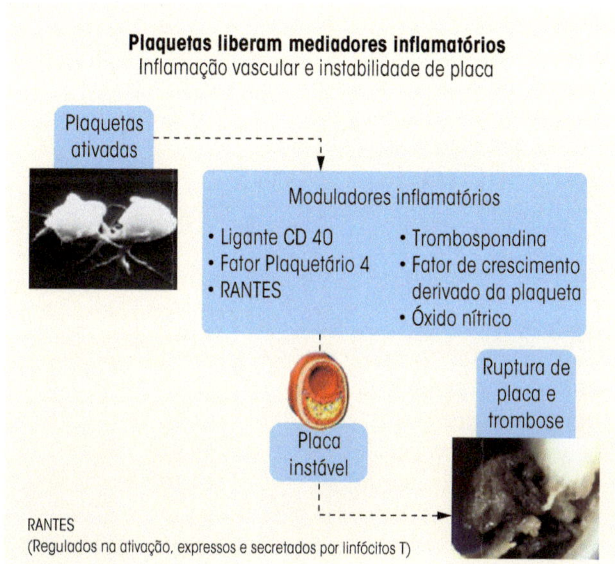

Figura 28.4 Mediadores bioquímicos nas placas vulneráveis em síndrome coronariana aguda.

RANTES: regulados na ativação, expressos e secretados por linfócitos.

Fonte: Adaptado de Libby P, Theroux P. Pathophysiology of coronary artery disease. Circulation. 2005;111:3481-8.

Além disso, a degradação aumentada das proteínas da matriz extracelular da capa fibrosa (metaloproteinases) contribui para a vulnerabilidade dessa estrutura à ruptura e à trombose superposta. Os macrófagos aumentam a produção de metaloproteinases e enzimas catalíticas de elastina, as quais contribuem também para a lise do colágeno e da elastina vasculares. A estabilidade da capa fibrosa sofre variações regulatórias dinâmicas em associação com a inflamação exacerbada na camada íntima e os determinantes dessa estabilidade, culminando com a trombose do vaso.

O resultado da situação local de menor síntese de colágeno e maior nível de degradação é o adelgaçamento da capa fibrosa da placa aterosclerótica, caracterizando as placas denominadas *ateromas de capa fibrosa fina*, extremamente vulneráveis à ruptura e a casos de IAM fatais.

O acúmulo significante de macrófagos e um grande lago lipídico constituem outro importante aspecto histológico das placas vulneráveis aos fenômenos de instabilização e de manifestações clínicas de SCA. Dessa forma, as forças biomecânicas se concentram nos chamados *ombros* ou *bordas* das placas (o núcleo lipídico grande torna a parte central da placa mais amolecida), sendo esses os locais comuns de ruptura da capa fibrosa. Os macrófagos ativados concentram-se nas regiões centrais das placas, com aumento da produção de citocinas e de enzimas degradadoras da matriz, além da regulação adicional da apoptose de células musculares lisas e da produção do fator tecidual com potente trombogenicidade após as rupturas ou fissuras de placa.

28.4 Inflamação e placas vulneráveis

Múltiplas placas altamente vulneráveis estão presentes no leito vascular coronário. Um fator contribuinte é o processo inflamatório difuso no leito vascular, por vezes também refletindo um quadro sistêmico, com a possibilidade de identificação de lesões ou de placas ateroscleróticas em alto risco de ocorrer ruptura. Análises detalhadas de angiografias coronárias e de angioscopias permitem visibilizar ulcerações ou tromboses em mais de uma lesão simultaneamente; de fato, os pacientes com SCA que apresentam múltiplas lesões coronárias instáveis estão em maior risco de piores desfechos clínicos.

Atualmente, os exames de maior resolução de imagem do leito vascular coronário têm permitido um conhecimento mais preciso da morfologia das placas que causam o amplo espectro das SCA, incluindo ultrassom coronário, tomografia de coerência óptica, ressonância magnética e angiotomografia coronária, entre outras tecnologias.

Ao final, a trombose superposta instalada e estável também seria determinada por outros mediadores em paralelo, tais como a concentração do fator tecidual, níveis de fibrinogênio circulante e níveis de inibidores da fibrinólise endógena como o PAI-1. De fato, haveria uma atenuação do sistema fibrinolítico endógeno nas ações dinâmicas de lise da trombose aguda e limitação/regulação da propagação do trombo.

Desse modo, o impacto na terapêutica é direto, com utilização de procedimentos diagnósticos apropriados e de revascularização locais, em combinação com fármacos com propriedades clínicas comprovadas em estabilização das placas de alto risco para eventos isquêmicos recorrentes e redução da morbimortalidade em SCA.

Apesar de a proporção de pacientes que se apresentam com SCA terem aterotrombose ser preponderante, um número significante pode ter o diagnóstico confirmado de SCA sem doença aterosclerótica coronariana obstrutiva (lesões inferiores a 50%), estimado em até 30% em mulheres e 11% em homens. Dissecção arterial coronariana espontânea, embolia coronária, vasoespamo, ponte miocárdica e cardiomiopatia induzida pelo estresse.

DICAS DO EDITOR

Referências bibliográficas

1. 2015 ESC Guidelines for the management of acute coronary syndromes in patients presenting without persistent ST-segment elevation. Task Force for the Management of Acute Coronary Syndromes in Patients Presenting without Persistent ST-Segment Elevation of the European Society of Cardiology (ESC). European Heart Journal. (2016);37:267-315.
2. Acute coronary syndrome. Medscape. Disponível em: http://emedicine.medscape.com/article/1910735-overview.
3. Ahmadi A, Argulian E, Leipsic J, et al. From subclinical atherosclerosis to plaque progression and acute coronary events. JACC State-of-the-Art Review. J Am Coll Cardiol. 2019;74:1608-17.
4. Ambrose JA, Tannenbaum MA, Alexopoulos D, et al. Angiographic progression of coronary artery disease and the development of myocardial infarction. J Am Coll Cardiol. 1988;12:56-62.

5. Arbab-Zadeh A, Fuster V. From Detecting the Vulnerable Plaque to Managing the Vulnerable Patient. JACC State-of-the-Art Review. Am Coll Cardiol. 2019;74:1582-93.

6. Bonow RO, et al. Braunwald's heart disease: a textbook of cardiovascular medicine. 9.ed.

7. Chan KH, Chawantanpipat C, Gattorna T, et al. The relationship between coronary stenosis severity and compression type coronary artery movement in acute myocardial infarction. Am Heart J. 2010;159:584-92.

8. Cheruvu PK, Finn AV, Gardner C, et al. Frequency and distribution of thincap fibroatheroma and ruptured plaques in human coronary arteries: a pathologic study. J Am Coll Cardiol. 2007;50:940-9.

9. Dacanay S, Kennedy HL, Uretz E, Parrillo JE, Klein LW. Morphological and quantitative angiographic analyses of progression of coronary stenoses: a comparison of Q-wave and non-Q-wave myocardial infarction. Circulation. 1994;90:1739-46.

10. Dzau VJ, Antman EM, Black HR, et al. The cardiovascular disease continuum validated: clinical evidence of improved patient outcomes. Part II: Clinical Trial Evidence (acute coronary syndromes through renal disease) and future directions. Circulation. 2006;114:2871-91.

11. Dzau VJ, Antman EM, Black HR, et al. The cardiovascular disease continuum validated: clinical evidence of improved patient outcomes. Part I: Pathophysiology and Clinical Trial Evidence (risk factors through stable coronary artery disease). Circulation. 2006;114:2850-70.

12. Falk E, Shah PK, Fuster V. Coronary plaque disruption. Circulation. 1995;92:657-71.

13. Farb A, Burke AP, Tang AL, et al. Coronary plaque erosion without rupture into a lipid core; a frequent cause of coronary thrombosis in sudden coronary death. Circulation. 1996;93:1354-63.

14. Glaser R, Selzer F, Faxon DP, et al. Clinical progression of incidental, asymptomatic lesions discovered during culprit vessel coronary intervention. Circulation 2005;111:143-9.

15. Goldstein JA. Angiographic plaque complexity: the tip of the unstable plaque iceberg. JACC. 2002;39 (9):1464-7.

16. Hackett D, Verwilghen J, Davies G, Maseri A. Coronary stenoses before and after acute myocardial infarction. Am J Cardiol. 1989;63:1517-8.

17. Libby P, Simon DI. Inflammation and Thrombosis. The Clot Thickens. Circulation. 2001;103:1718-1720.

18. Libby P, Theroux P. Pathophysiology of coronary artery disease. Circulation. 2005;111:3481-8.

19. Little WC, Constantinescu M, Applegate RJ, et al. Cancoronary angiography predict the site of a subsequent myocardial infarction in patients with mild-to-moderate coronary artery disease? Circulation. 1988;78 pt 1:1157-66.

20. Manoharan G, Ntalianis A, Muller O, et al. Severity of coronary arterial stenoses responsible for acute coronary syndromes. Am J Cardiol. 2009;103:1183-8.

21. Narula J, Nakano M, Virmani R, et al. Histopathologic characteristics of atherosclerotic coronary disease and implications of the findings for the invasive and non-invasive detection of vulnerable plaques. J Am Coll Cardiol. 2013;61:1041-51.

22. Ojio S, Takatsu H, Tanaka T, et al. Considerable time from the on set of plaque rupture and/or thrombi until the onset of acute myocardial infarction in humans: coronary angiographic Findings within 1 week before the onset of infarction. Circulation. 2000;102:2063-9.

23. Ortiz-Pérez JT, Meyers SN, Lee DC, et al. Angiographic estimates of myocardium at risk during acute myocardial infarction: validation study using cardiac magnetic resonance imaging. European Heart Journal. (2007);28:1750-8.

24. Reimer KA, Lowe JE, Rasmussen MM, Jennings RB. The wavefront phenomenon of ischemic cell death. 1. Myocardial infarct size vs duration of coronary occlusion in dogs. Circulation. 1977 Nov;56(5):786-94.

25. Reimer KA, Jennings RB. The "wavefront phenomenon" of myocardial ischemic cell death. II. Transmural progression of necrosis within the framework of ischemic bed size (myocardium at risk) and collateral flow. Lab Invest. 1979 Jun;40(6):633-44.

26. Rioufol G, Finet G, Ginon I, et al. Multiple atherosclerotic plaque rupture in acute coronary syndrome: a three-vessel intravascular ultrasound study. Circulation. 2002;106:804-8.

27. Santos-Gallego CG, Picatoste B, Badimón JJ. Curr Atheroscler Rep. (2014);16:401.

28. Stone GW, Maehara A, Lansky AJ, et al. A prospective natural-history study of coronary atherosclerosis. N Engl J Med. 2011;364:226-35.

29. Thygesen K, Alpert JS, Jaffe AS, et al. Third universal definition of myocardial infarction. Circulation. 2012 Oct 16;126 (16):2020-35.

30. Virmani R, Kolodgie FD, Burke AP, Farb A, Schwartz SM. Lessons from sudden coronary death: a comprehensive morphological classification scheme for atherosclerotic lesions. Arterioscler Thromb Vasc Biol. 2000;20:1262-75.

31. Waterbury TM, Tarantini G, Vogel B. Non-atherosclerotic causes of acute coronary syndromes. Nat Rev Cardiol. 2019 Oct 3. doi: 10.1038/s41569-019-0273-3.

32. Yokoya K, Takatsu H, Suzuki T, et al. Process of progression of coronary artery lesions from mild or moderate stenosis to moderate or severe stenosis: a study based on four serial coronary arteriograms per year. Circulation. 1999;100:903-9.

33. Zaman T, Agarwal S, Anabtawi AG, et al. Angiographic lesion severity and subsequent myocardial infarction. Am J Cardiol 2012;110:167-72.

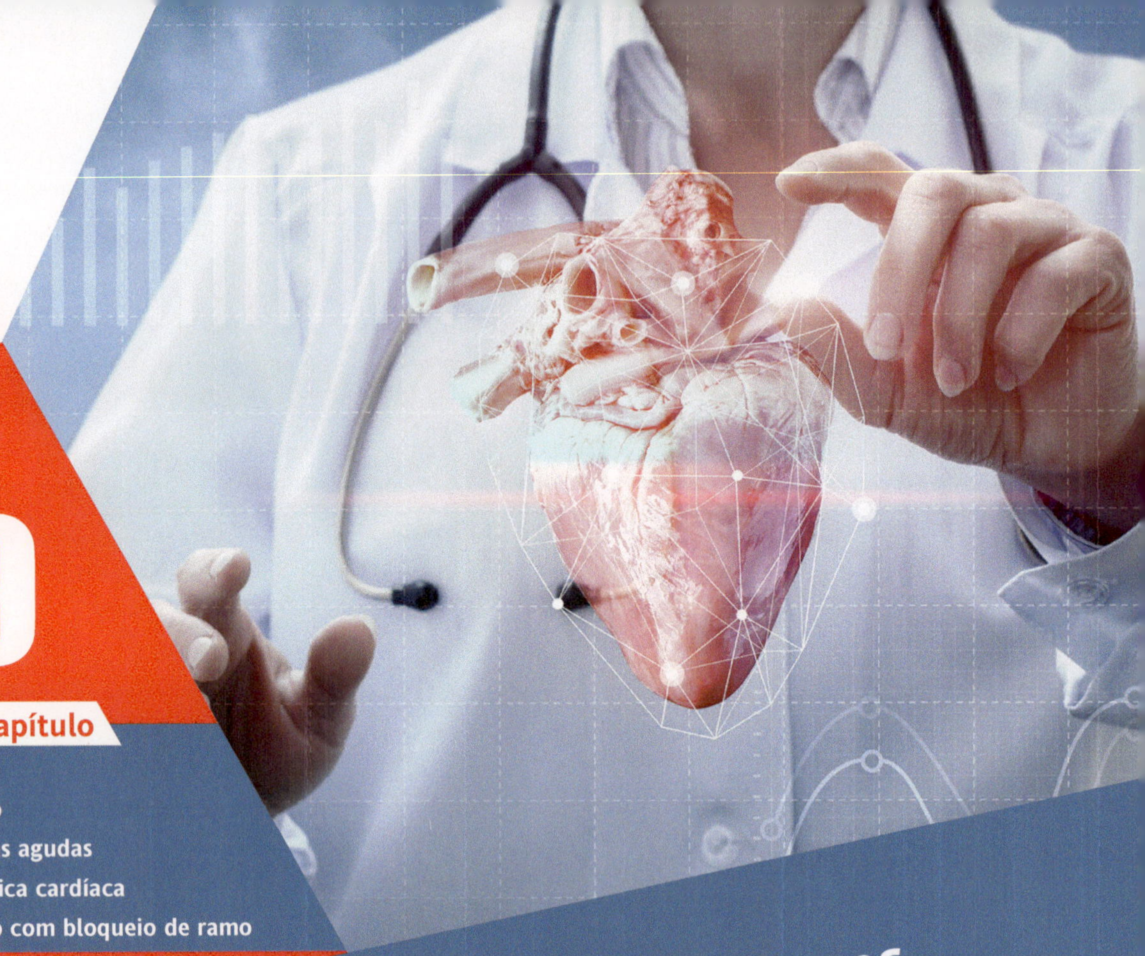

29

Destaques do Capítulo

- Eletrocardiograma
- Infarto do miocárdio
- Síndromes coronárias agudas
- Ressonância magnética cardíaca
- Infarto do miocárdio com bloqueio de ramo

O papel do eletrocardiograma nas síndromes coronárias agudas

Francisco Faustino A. C. França

29.1 Introdução

Até hoje, o eletrocardiograma (ECG) é o exame complementar para avaliação cardiológica de mais fácil realização e de mais baixo custo. A principal limitação do ECG na avaliação de síndromes coronárias agudas (SCA) é a baixa sensibilidade. Já sua especificidade é alta. Nas SCA com supradesnivelamento do segmento ST (SCACSST), sua sensibilidade é de cerca de 46% e sua especificidade, de 91%. Já nas SCA sem supradesnivelamento do segmento ST (SCASSST), os infradesnivelamentos do ST e as alterações de onda T são observados em cerca de 50% dos casos. Os ECG podem ser normais entre 1 e 6% dos casos. Além disso, aproximadamente 25% dos pacientes com SCASSST e alterações enzimáticas desenvolvem infarto do miocárdio com onda Q. Os restantes 75% apresentam infarto não Q. Em decorrência, cerca de 4% das altas de pacientes em unidades de emergência para avaliação de SCA são indevidas. Salienta-se, ainda, que os infartos agudos do miocárdio (IAM) podem se apresentar sem dor precordial.

O ECG é capaz de fornecer dados importantes sobre diagnóstico, evolução e prognóstico da doença, e a ressonância magnética cardíaca (RMC) contrastada pelo gadolínio trouxe enorme contribuição ao raciocínio eletrocardiográfico com as novas correlações das áreas de necrose.

No tórax, em posição normal, o coração encontra-se com a ponta voltada para a esquerda, com predomínio do ventrículo esquerdo, e apresenta quatro paredes: anterior, septal, lateral e inferior. É importante salientar que o que se considerava parede posterior hoje, graças à RMC, ficou evidenciado tratar-se da parede inferobasal. Isso ocorre porque a parede inferior, em alguns casos, pode, em sua porção basal, seguir uma direção superior. Na RMC essas paredes são subdivididas em 17 segmentos, o que permite uma interpretação de áreas comprometidas na insuficiência coronária em uma visão tridimensional e com noção de profundidade. Esses novos achados são a base de uma nova classificação do diagnóstico topográfico de áreas de necrose. Além disso, a distribuição anatômica das artérias coronárias permite, juntamente com a RMC, ter uma ideia das áreas irrigadas (Figuras 29.1 e 29.2).

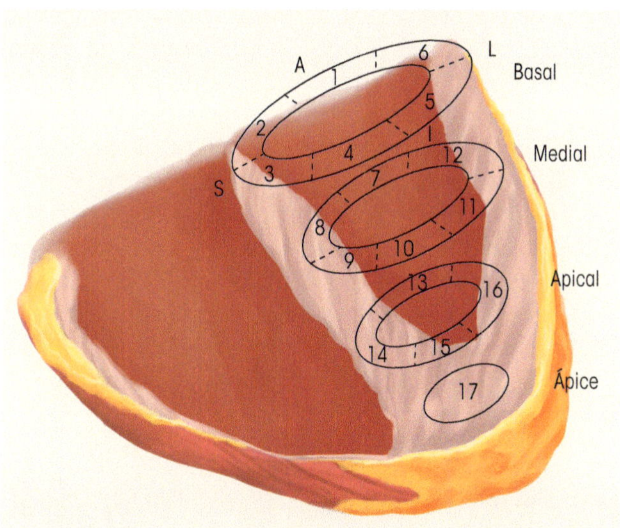

Figura 29.1 Corte anatômico do coração e divisão do ventrículo esquerdo em segmentos basal, medial, apical e ponta (ápice) de acordo com a ressonância magnética cardíaca e distribuição das paredes.

A: anterior; L: lateral; S: septal; I: inferior.

Fonte: Desenvolvido pela autoria.

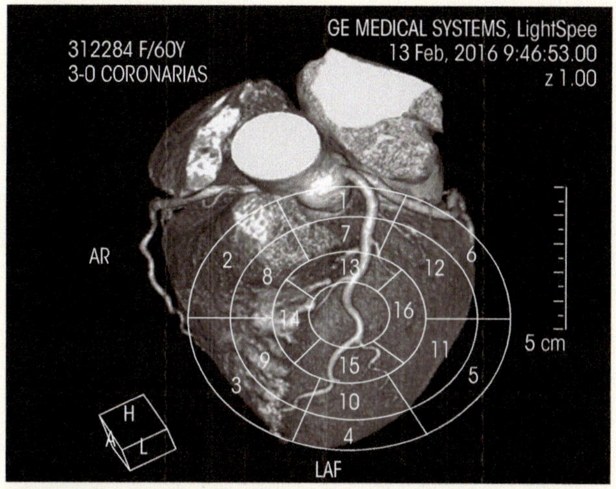

Figura 29.2 Angiotomografia mostrando as artérias coronárias e suas correlações com os segmentos irrigados. Divisão dos 17 segmentos.

AR: coronária direita; LAF: coronária esquerda.

Fonte: Desenvolvido pela autoria.

As SCA caracterizam-se por alterações dinâmicas na fisiologia da célula miocárdica representadas pelos fenômenos de isquemia, lesão e necrose. Essas alterações nada mais são que um desequilíbrio entre a oferta de oxigênio (O_2) ao miocárdio e o consumo. O grau de desequilíbrio e a sequência dessas fases dependem do grau da obstrução coronária, da duração e da intensidade da oferta de O_2. Isquemia, lesão e necrose são representadas por vetores cujas direções traduzem fielmente esses fenômenos. Quando há isquemia, ocorrem modificações tanto metabólicas como funcionais na região mais externa, o que ocasiona uma repolarização lenta (fase 3), com aumento da duração do potencial transmembrana de ação (PTA). Como a área de isquemia tem recuperação lenta, as cargas das áreas sadias têm repolarização mais rápida, e seu vetor representativo fugirá da área comprometida (relativamente mais negativa), na direção da área recuperada (mais positiva). A direção desse vetor dependerá da área mais afeta: epicárdio ou endocárdio. A cauda do vetor representa a negatividade e a farpa, a positividade. Assim, na isquemia subepicárdica a onda T será negativa nas derivações que exploram esta última região e, na subendocárdica, positiva. As imagens em espelho ou recíprocas registram padrões opostos. Esse raciocínio será válido para a representação vetorial de lesão e necrose. Vale ressaltar que a fase inicial de uma SCA começa pela isquemia transitória e apresenta-se ao ECG com onda T hiperaguda (Figura 29.3).

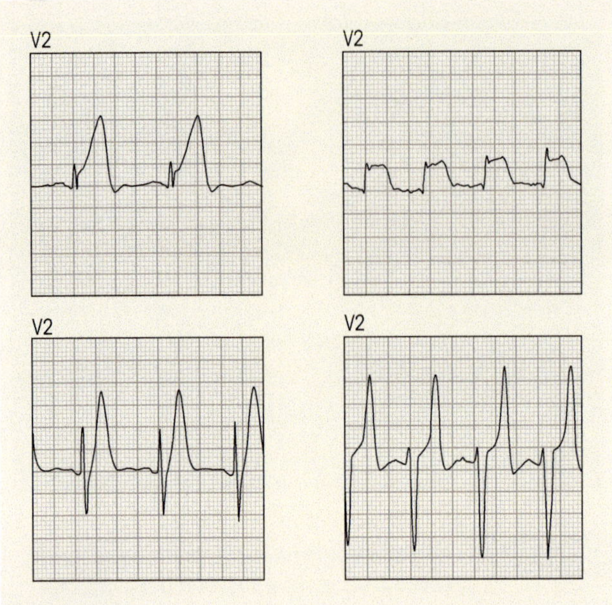

Figura 29.3 Tipos mais frequentes de T hiperaguda.

Fonte: Desenvolvido pela autoria.

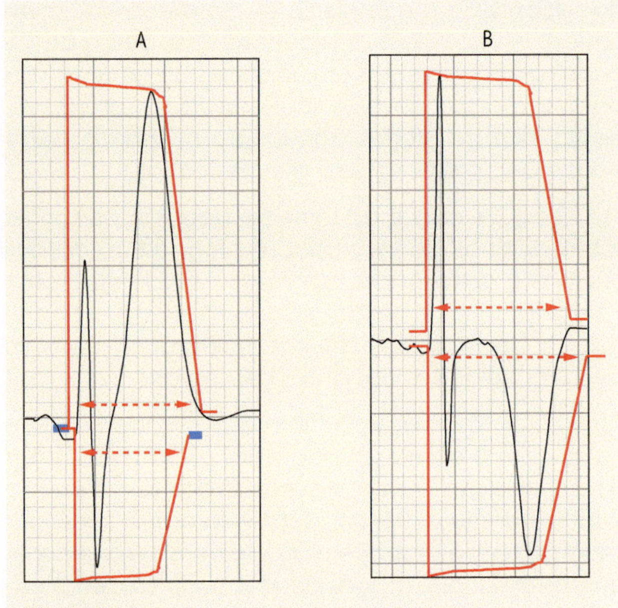

Figura 29.4 Representação dos potenciais transmembrana de ação x ECG nas isquemias.

A: isquemia subendocárdica; B: isquemia subepicárdica.

Fonte: Desenvolvido pela autoria.

Neste último caso, o ECG de superfície capta uma isquemia subendocárdica, pois é a primeira região a ser atingida. O processo de isquemia pode atingir o subepicárdio, o subendocárdio ou ser transmural. Neste, o padrão tem comportamento de comprometimento subepicárdico. Portanto, a representação final de subepicárdica, subendocárdica ou transmural (como subepicárdica) dependerá da dominância da região comprometida (subendocárdio e/ou subepicárdio) (Figura 29.4).

A lesão é a área intermediária dos três fenômenos e, em geral, instala-se cerca de 20 minutos após o início de uma SCA. Durante a ativação cardíaca, a região lesada despolariza-se com dificuldade, ficando positiva, e a área normal despolariza normalmente, ficando negativa. Nessa fase, o vetor de lesão aponta para a área lesada. Se a lesão atinge o subepicárdio, o vetor aponta para a camada externa e há supradesnivelamento do segmento ST. Se, ao contrário, a área lesada é o subendocárdio, o vetor vira para a camada interna e registra-se infradesnivelamento do segmento ST. Quando ocorre lesão transmural, predomina a lesão subepicárdica. Na presença de corrente de lesão dominante (representada pelo segmento ST), a onda T pode não ser bem visibilizada porque fica mascarada pelo segmento ST. A região oposta (cerca de 180°) verá o desnível de ST ao contrário: supradesnivelamento do segmento ST (lesão subepicárdica), infradesnivelamento do segmento ST (imagem recíproca) em derivação contrária e vice-versa.

A necrose é a área mais interna, sem captação de potencial, e é representada no ECG pelos 40 ms iniciais da ativação ventricular. Nas SCA instala-se a partir da primeira hora, mas, em geral, entre 6 e 12 horas da obstrução coronária. Há o registro de onda Q representando a área não ativada entre 40 e 60 ms. Como a parede laterobasal do ventrículo esquerdo é ativada após 60 ms, necroses que atingem essas áreas podem apresentar diminuição da onda R ou entalhes na onda S e não há onda Q. Na necrose, as regiões sadias despolarizam normalmente e se comportam como positivas em relação à negatividade da área necrosada. Portanto, o vetor de necrose foge da área afetada. Em síntese, os vetores de necrose e isquemia fogem da área comprometida, e o vetor de lesão aponta para essa região (Figura 29.5). A Tabela 29.1 mostra as características patológicas da onda Q.

As SCA compreendem dois tipos principais: SCACSST e SCASSST.

29.2 SCACSST

A oclusão total de uma artéria coronária provoca alterações epicárdicas que, no ECG de superfície, são representadas pelo desnivelamento positivo do segmento ST em duas ou mais derivações adjacentes. A primeira fase evolutiva nos minutos

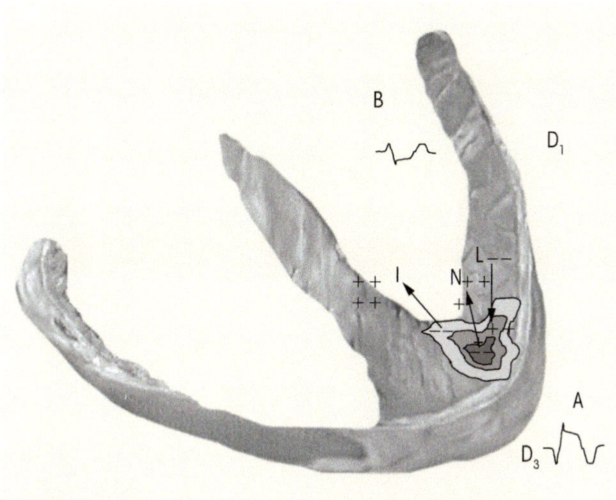

Figura 29.5 Vetores representativos dos fenômenos de isquemia, lesão e necrose x ECG. Em A, derivação voltada para as áreas específicas. Em B, a imagem recíproca.

I: isquemia; N: necrose; L: lesão.

Fonte: Desenvolvido pela autoria.

Tabela 29.1 Características de ondas Q patológicas.

- Presença de onda Q em V2, exceto no BDAS (vetor 1 posteroinferior).
  - Presença de Q em V3.
  - Q ≥ 30 ms exceto situações abaixo.
- Q de V4 > 0,02 s e > que a onda Q de V5.
- Q de aV ≥ L > 0,04 s ou > 50% da amplitude da onda R.
- Q de D3 ≥ 0,04 s , > 1 mm de profundidade ou 25% da amplitude da onda R.

A duração é mais importante do que a profundidade.

- Q em D1, aVL e/ou V5-V6 na presença de BRE (exceto BRE + BDAS)

BDAS: bloqueio divisional anterossuperior esquerdo; BRE: bloqueio de ramo esquerdo.

Fonte: Desenvolvido pela autoria.

iniciais da oclusão (cerca de 20 minutos) apresenta uma onda T hiperaguda. Ela pode ser representada por quatro tipos principais. Essa fase pode ser mascarada pela etapa seguinte, que é a do aparecimento da corrente de lesão. Ela se inicia com poucos minutos e pode estabilizar-se em até 12 horas ou voltar à linha de base em até 72 horas. Nesse período, durante a involução do IAM, a onda T torna-se mais visibilizada, do tipo *plus/minus* ainda com o ST supradesnivelado. Com a evolução para a terceira fase ela se torna negativa. Pode normalizar-se dentro de dias, semanas ou meses ou pode ficar negativa. Nos IAM de parede inferior, os segmentos ST normalizam-se em cerca de duas semanas em 95% dos casos e 40% nos de parede anterior, em até duas semanas; no IAM de parede anteroapical, com ST supradesnivelado em tempo superior a duas semanas, deve-se suspeitar de aneurisma ventricular esquerdo. Considera-se supradesnivelamento do segmento ST a elevação do ponto J em duas derivações contíguas ou mais, devendo-se medir o segmento ST a partir de uma linha reta traçada na borda superior do segmento PR à borda superior do segmento ST no nível do ponto J (para infradesnível, deve-se medir da borda inferior do segmento PR à borda inferior do segmento ST também no ponto J). A Tabela 29.2 mostra os critérios atuais dos supradesnivelamentos do segmento ST. As Tabelas 29.3 e 29.4 apresentam os diagnósticos topográficos do IAM segundo as classificações de Myers e Bayés de Luna, respectivamente. A Figura 29.6 demonstra a modificação ocorrida na classificação de Myers, do infarto dorsal, e a nova classificação baseada na RMC contrastada pelo gadolínio (infarto lateral).

Tabela 29.2 Critérios de supradesnivelamento de ST e infradesnivelamento de ST no ECG.

Valorização do ST
Supradesnivelado
■ ST ≥ 2 mm em V2, V3 > 40 anos, sexo masculino
■ ST ≥ 2,5 mm em V2, V3 < 40 anos, sexo masculino
■ ST ≥ 1,5 mm em V2, V3, sexo feminino
■ ST ≥ 1 mm em outras derivações
Infradesnivelado
■ ST ≥ 0,5 mm em V2, V3
■ ST ≥ 1 mm em outras derivações

Fonte: American College of Cardiology; American Heart Association.

Tabela 29.3 Classificação do diagnóstico topográfico das áreas eletricamente inativas*.

Parede(s)	Derivações
Anterosseptal	V_1, V_2, V_3
Anterior	V1 a V_4
Anterolateral	D_1, aVL, V_4, V_5, V_6
Anterior localizada	V_3, V_4 ou V_3-V_5
Lateral alta	D_1, aVL,
Lateral (baixa)	V_5 e V_6
Anterior extensa	D_1, aVL, V_1 a V_6
Inferior	D_2, D_3, aVF
Dorsal	V_1, V_7, V_8
Inferodorsal	D_2, D_3, aVF, V_1, V_7, V_8
Inferolaterodorsal	D_2, D_3, aVF, D_1, aVL, V_5, V_6, V_1, V_7, V_8

* Baseada em Myers.

Fonte: Desenvolvido pela autoria.

Tabela 29.4 **Classificação do diagnóstico topográfico das áreas eletricamente inativas baseadas na ressonância magnética cardíaca (RM).**

Área	ECG	Área do IM na RM	Área	ECG	Área do IM na RM
Septal	Q em V1-V2	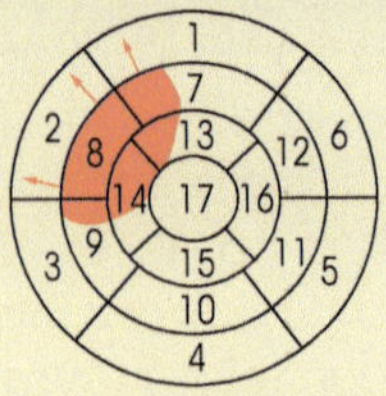	Anterior extenso	Igual ao anteroapical, incluindo D1 e aVL	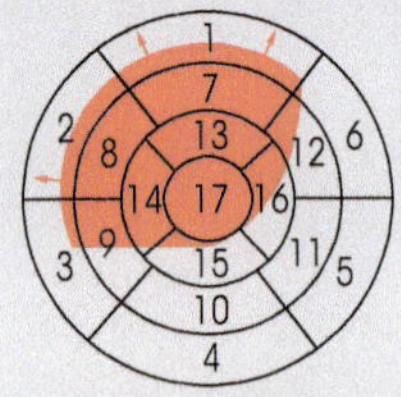
Anteromedial	Q (qs ou qr) em aVL/D1 e às vezes V2/V3	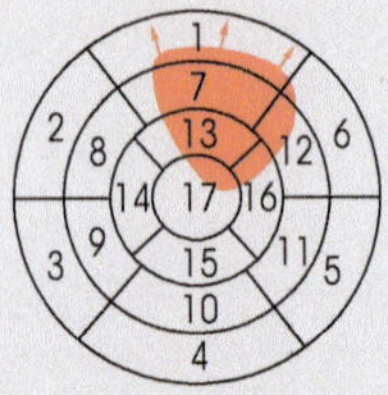	Lateral	Q (qr ou r) em D1, aVL, V5-V6 e/ou RS em V1	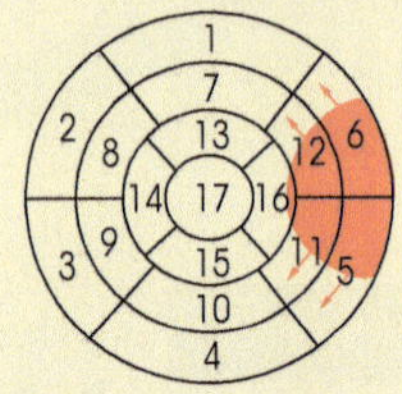
Anteroapical	Q em V1-V2 até V3-V6	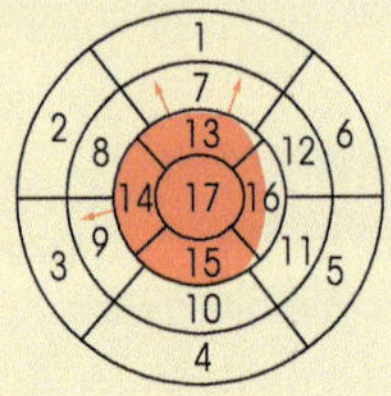	Inferior	Q em D2, D3 e aVF	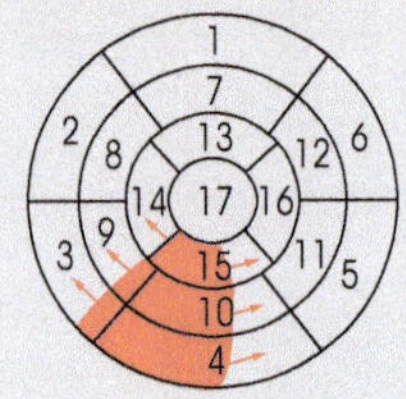

IM: infarto do miocárdio.

Fonte: Bayés de Luna, 2006.

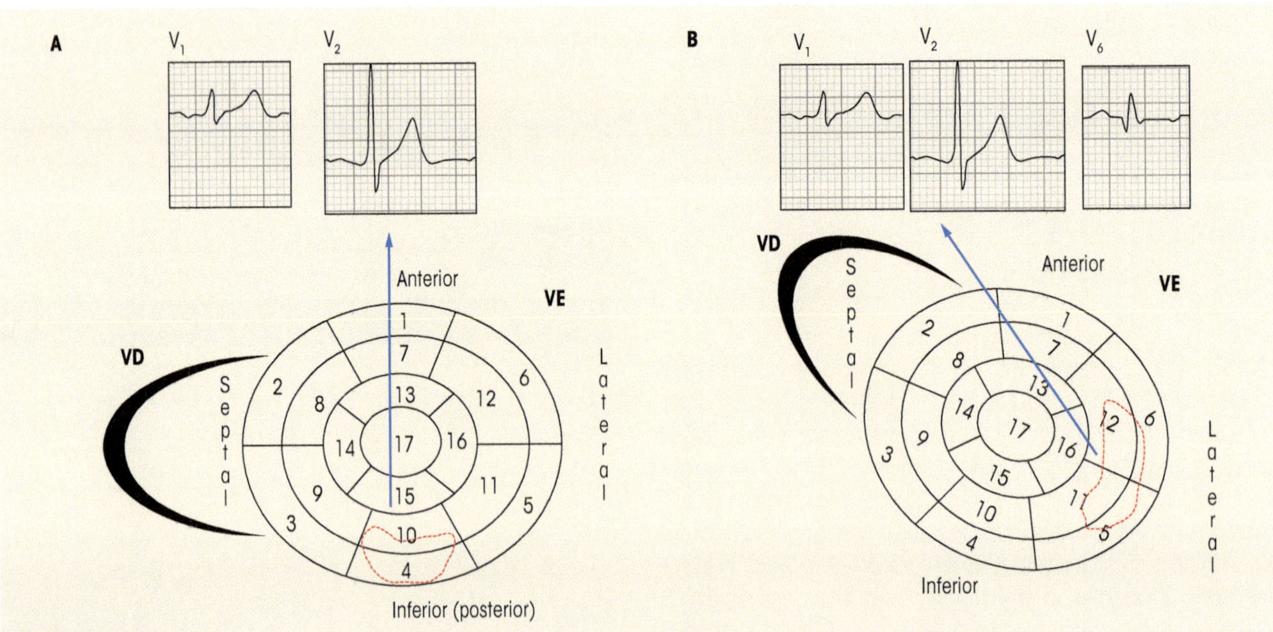

Figura 29.6 **Em A, esquema antigo da necrose dorsal. Em B, esquema baseado na RMC.**

RMC: ressonância magnética cardíaca.

Fonte: Desenvolvido pela autoria.

A análise de ECG seriados fornece dados mais específicos quando surgem dúvidas no grau de desnivelamento do ST. É o caso de um ST pouco supradesnivelado, mas, com a evolução, aumenta esse desnível. O comportamento do ST pode ser semelhante na angina de Prinzmetal, mas a clínica e a e os dados enzimáticos farão o diagnóstico diferencial. O aspecto morfológico do ST pode ser côncavo ou convexo (Figura 29.7). Um ST côncavo pode passar a convexo em casos de isquemia prolongada, porém um ST convexo correlaciona-se com maior área infartada e maior morbidade. Obstruções de artéria circunflexa ou de artéria diagonal podem produzir elevações menores de ST por se tratar de região eletricamente mais silenciosa. O prognóstico dos pacientes que apresentam SCACSST depende de vários fatores, dentre eles a intervenção mais precoce do tratamento, principalmente intervenção percutânea ou uso de trombolítico. Estudos revelam que algumas características correlacionam-se com o tamanho da área infartada:

a) IAM de parede anterior evolui pior que o inferior ou lateral;

b) a soma dos desvios positivos de ST > 1,2 mm relaciona-se com maior gravidade.

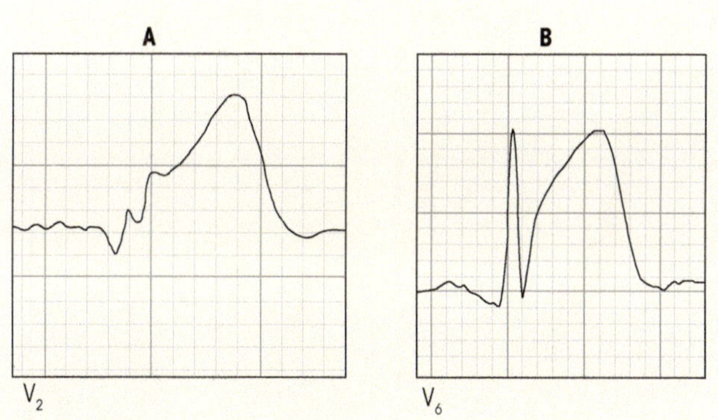

Figura 29.7 **Exemplos de ECG de 2 pacientes. Em A, derivação V_2 com supradesnivelamento de ST côncavo. Em B, derivação V_6 com supradesnivelamento de ST convexo.**

Fonte: Desenvolvido pela autoria.

29.2.1 SCASSST

O infradesnivelamento do segmento ST, na presença de dor precordial ou de outro sinal ou sintoma cardiológico, constitui um sinal de isquemia miocárdica e pode ser consequência de uma SCASSST (IAM sem supra de ST ou angina instável). Embora no diagnóstico eletrocardiográfico seja descrito como corrente de lesão subendocárdica, o achado indica evento isquêmico agudo. Os infradesnivelamentos > 0,5 mm em duas derivações contíguas devem ser valorizados e ≥ 1 mm relacionam-se com maior mortalidade, cujo pior valor prognóstico independe do nível elevado de troponina. A mortalidade é diretamente proporcional ao grau do infradesnivelamento do segmento ST; infradesníveis > 2 mm e em número maior de derivações correlacionam-se com mortalidade de cerca de 35% no primeiro mês e de 47% em 4 anos. O ST, na maioria dos casos, é retificado ou descendente, como no teste ergométrico. Na SCASSST o diagnóstico às vezes torna-se difícil devido aos achados eletrocardiográficos de infradesnivelamento do segmento ST por outras causas. O padrão do ECG deve ser sempre confrontado com a clínica e as dosagens enzimáticas. Quando houver dúvida, se um desnível negativo de ST é ou não SCASSST (ou imagem recíproca), o ecocardiograma e/ou a cintilografia miocárdica poderão ser de ajuda. Se o processo resulta de uma SCASSST, geralmente haverá alteração segmentar no ecocardiograma ou alteração isquêmica na cintilografia, o que não ocorre em causas não isquêmicas.

Os episódios agudos podem apresentar, mais raramente, uma onda U negativa em derivações precordiais (V_2, V_3), como em uma SCACSST ou na fase pós-isquêmica de uma SCASSST.

29.2.2 Papel da eletrocardiografia na avaliação da artéria culpada

Tanto nas SCACSST quanto nas SCASSST, os achados dos desnivelamentos do segmento ST podem ser correlacionados com a artéria culpada. Diversos algoritmos foram criados para guiar o raciocínio eletrocardiográfico na identificação da artéria ocluída. É preciso estar atento às alterações recíprocas para saber se elas representam verdadeiras imagens em espelho ou alteração isquêmica em outra área. Essa informação é de extrema importância, pois as alterações recíprocas se correlacionam com maior mortalidade.

As alterações recíprocas mais típicas são: a) SCACSST em parede inferior – supradesnível nas derivações inferiores, infradesnível nas derivações opostas do plano frontal; b) SCACSST em parede lateral – infradesnível em precordiais direitas. As SCACSST em parede inferior podem apresentar imagem em espelho em precordiais direitas, pois, como o vetor de lesão aponta para baixo (parede inferior), as derivações do plano horizontal, correspondentes às precordiais direitas, estarão vendo a cauda do vetor e, portanto, infradesnivelamento do segmento ST. Os IAM de parede anteroapical poderão apresentar imagem recíproca na parede inferior. Isso pode ocorrer em 40 a 70% dos casos e correlacionar-se com oclusão da artéria coronária descendente anterior. Nos supradesnivelamentos do segmento ST de parede inferior, as alterações recíprocas podem ocorrer em até 56% dos casos.

29.2.3 SCACSST x artéria culpada

29.2.3.1 Oclusão de artéria coronária descendente anterior

Os supradesnivelamentos do segmento ST, que são observados juntamente com suas imagens em espelhos em derivações opostas, podem orientar na localização da artéria culpada. Supradesnivelamentos do segmento ST em derivações precordiais V_1-V_3 ou até V_4-V_5 e nas derivações D_1 e aVL são produzidos por oclusão de descendente anterior. Se houver supradesnivelamentos do segmento ST em V_1 com infra de ST em V_6, a oclusão é antes do primeiro ramo septal. Porém, em geral, os supradesnivelamentos do segmento ST da parede anteroapical isolados não servem para identificar o nível da obstrução com precisão. O local da lesão será identificado pelas imagens recíprocas. Quando ocorre supradesnível do segmento ST na parede anterior e a soma dos infradesnivelamentos de ST de D_3 e aVF > 2,5 mm, há grande chance de ser uma oclusão de descendente anterior antes do primeiro ramo diagonal (Figura 29.8). Se a soma dos infradesnivelamentos de ST dessas mesmas derivações for < 0,5 mm ou ainda se o segmento ST for isoelétrico ou com supradesnivelamento do segmento ST, a oclusão encontra-se abaixo da primeira diagonal (Figura 29.9). Infradesnível de ST em precordiais (V_1 até V_6) > 1 mm com ondas T amplas e simétricas e supradesnivelamento do segmento ST > 0,5 em aVR, correlacionam-se com oclusão de descendente anterior proximal ou tronco de coronária esquerda.

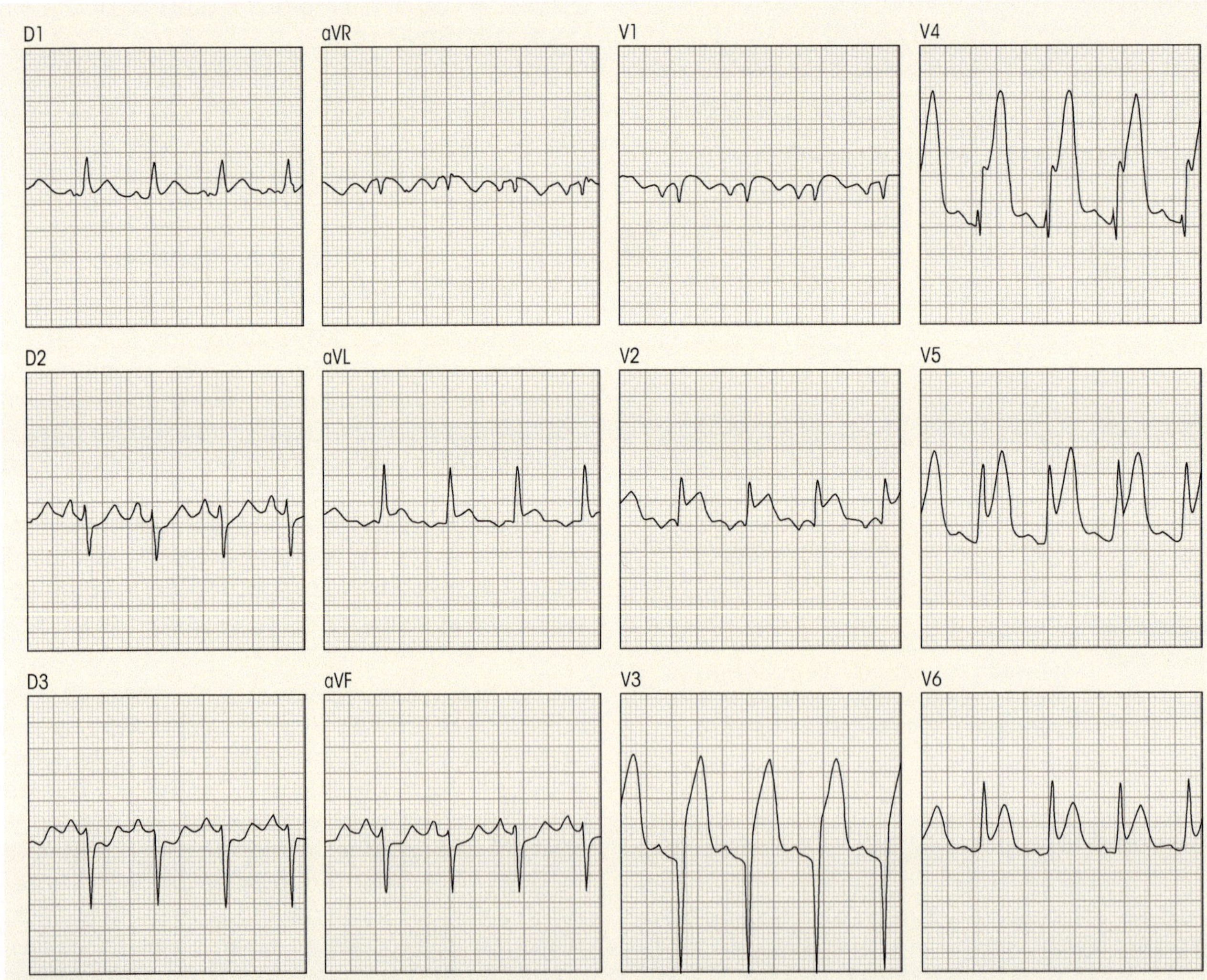

Figura 29.8 **SCACSST em parede anterior extensa com imagem recíproca em parede inferior cuja soma do infradesnível de ST > 2,5 mm representando oclusão de DA acima da Dg_1.**

SCACSST: síndrome coronária aguda com supradesnivelamento de ST; DA: descendente anterior. Dg_1: 1° ramo diagonal.

Fonte: Desenvolvido pela autoria.

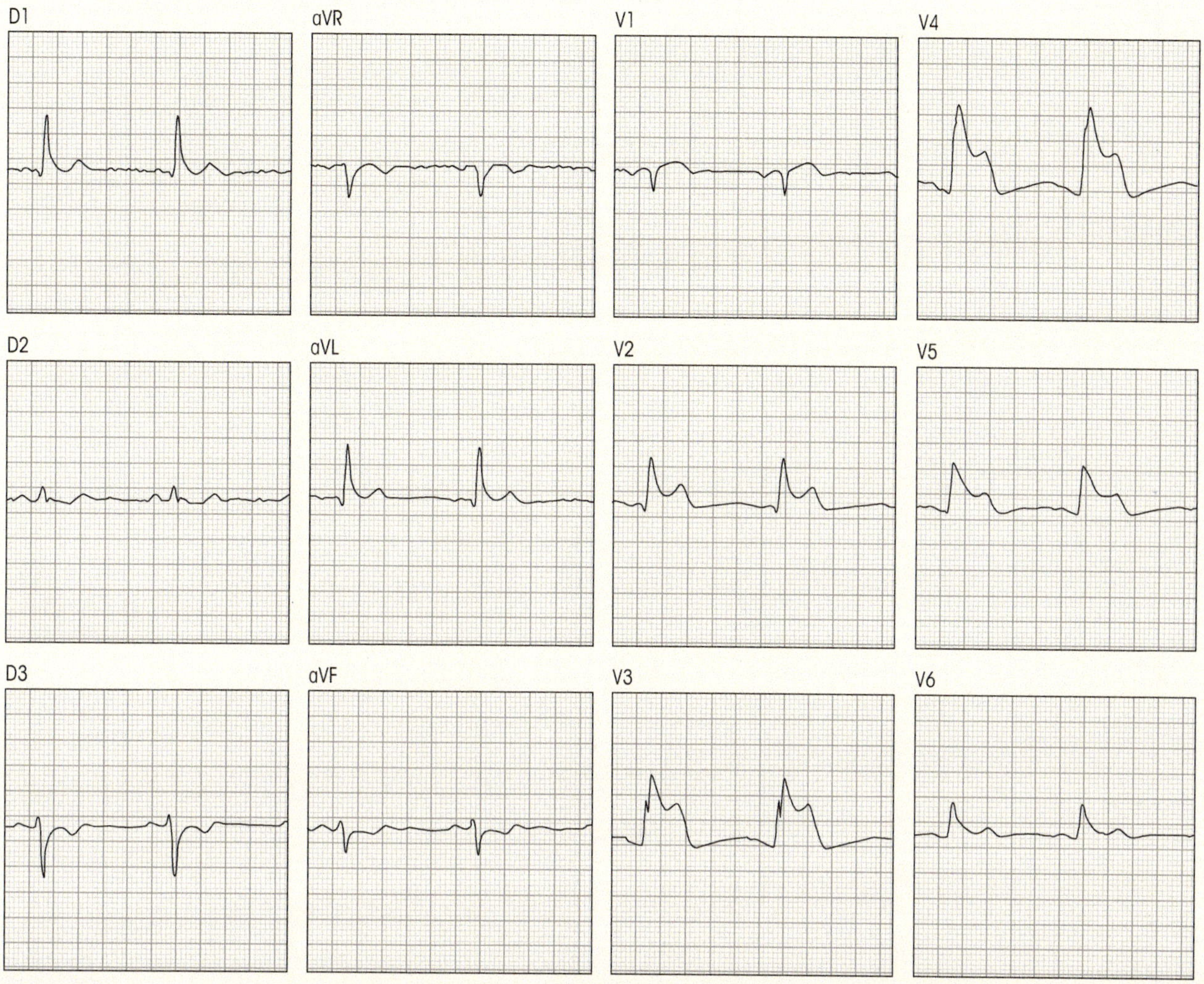

Figura 29.9 **SCACSST parede anteroapical com imagem recíproca em parede inferior cuja soma de infradesnível de ST < 0,5 mm representando lesão de DA abaixo da Dg_1.**

SCACSST: síndrome coronária aguda com supradesnível de ST; DA: descendente anterior; Dg_1: 1° ramo diagonal.

Fonte: Desenvolvido pela autoria.

29.2.3.2 Oclusões de artéria coronária direita ou circunflexa

Nos supradesnivelamentos do segmento ST de parede inferior, quando o supradesnivelamento de ST de D_3 for maior que o de D_2, a artéria culpada provavelmente é a coronária direita, com sensibilidade de 90% e especificidade de 70%. Quando, adicionalmente, há desnível positivo de V1/V4R com a presença de onda T positiva, em geral a obstrução é na porção proximal da coronária direita e relaciona-se com infarto do ventrículo direito, com sensibilidade de 79% e especificidade de 100%. Em geral, esse sinal está presente cerca de 12 horas após o IAM. Por outro lado, quando o desnível positivo de D_2 é maior que o de D_3, a oclusão é provavelmente de circunflexa. Nesse caso, por vezes observa-se comprometimento de parede lateral. Novamente, o acerto dessa correlação dependerá da imagem em espelho nas derivações opostas.

Nos casos de supradesnivelamentos do segmento ST em parede inferior, deve-se procurar pela presença de infradesnível de ST em D_1; quando ele ocorre, a lesão em geral é na coronária direita (Figura 29.10). Se houver supradesnivelamento do segmento ST em D_1, a artéria culpada provavelmente é a circunflexa (Figura 29.11). Quando o ST é isoelétrico em D_1 e o supra de ST $D_2 > D_3$, a artéria culpada, em geral, é a circunflexa (Figura 29.12).

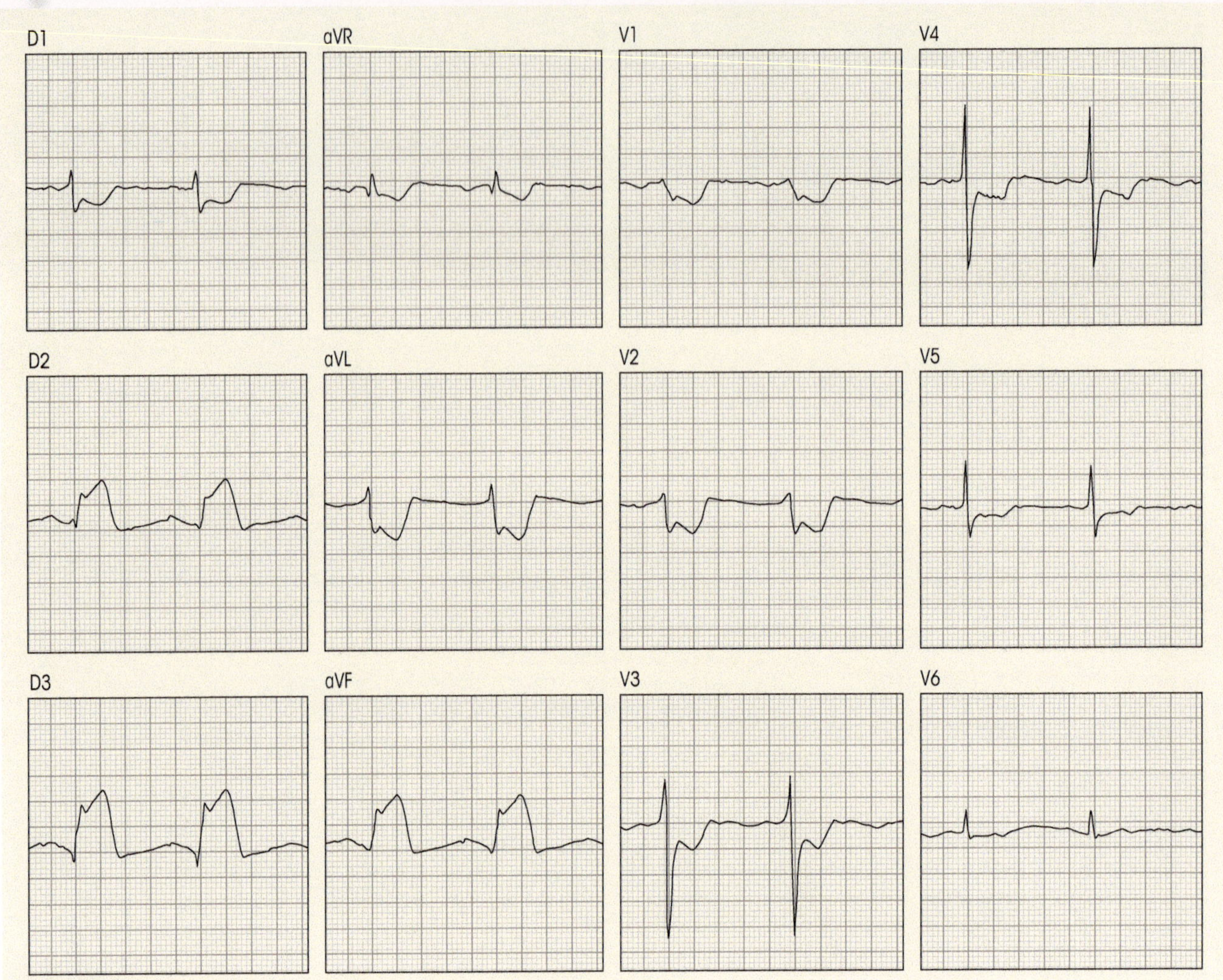

Figura 29.10 **SCACSST: supradesnível de ST em parede inferior com imagem recíproca anterior extensa.**

Note o infradesnível de ST em D_1 correlacionando-se com oclusão de CD. SCACSST: síndrome coronária aguda com supradesnivelamento de ST; CD: coronária direita.

Fonte: Desenvolvido pela autoria.

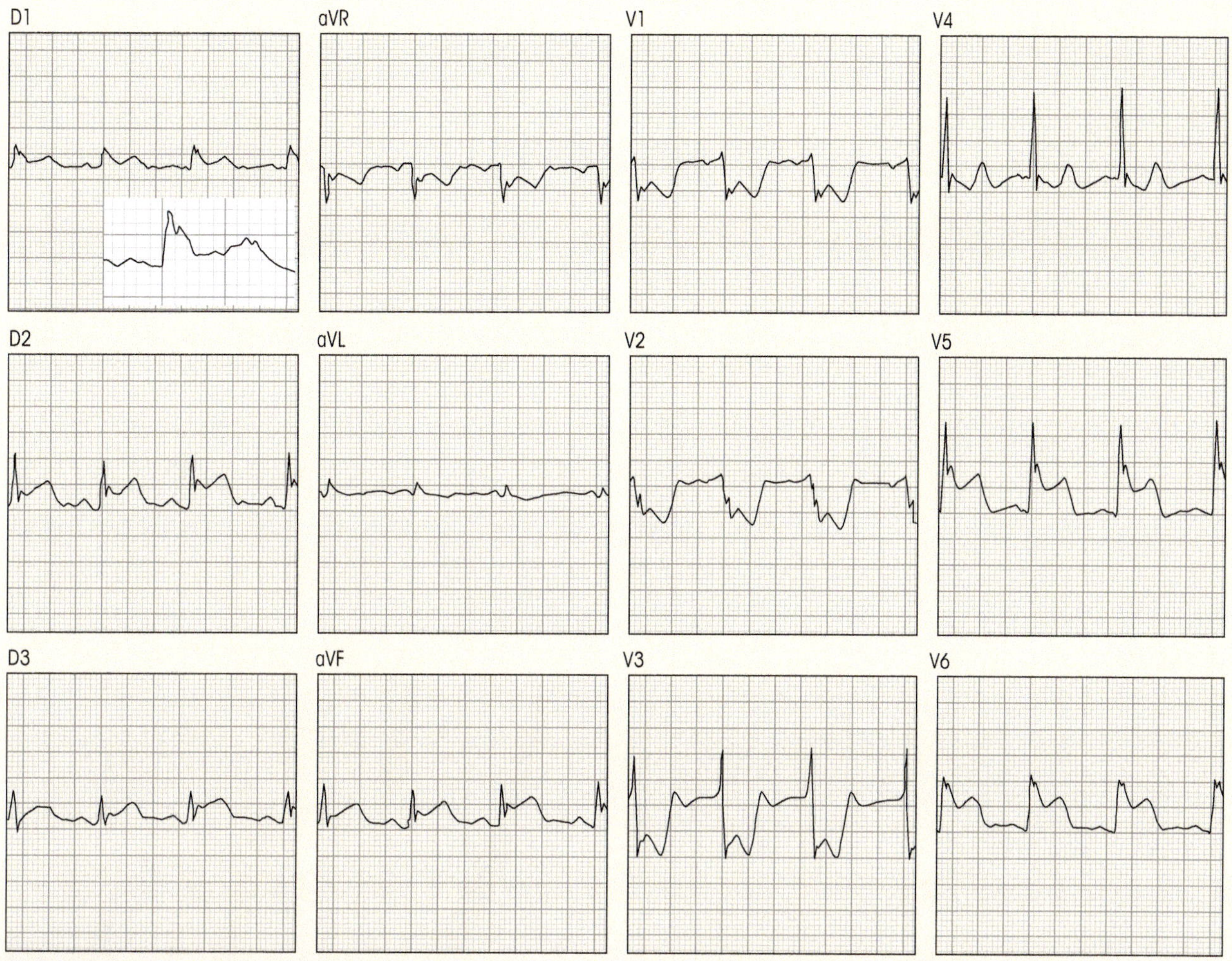

Figura 29.11 SCACSST inferolateral.

Note o supradesnível de ST em D_1, V_5, V_6 e supradesnível de ST $D_2 > D_3$ por oclusão de CX. SCACSST: síndrome coronária aguda com supradesnivelamento de ST; CX: circunflexa.

Fonte: Desenvolvido pela autoria.

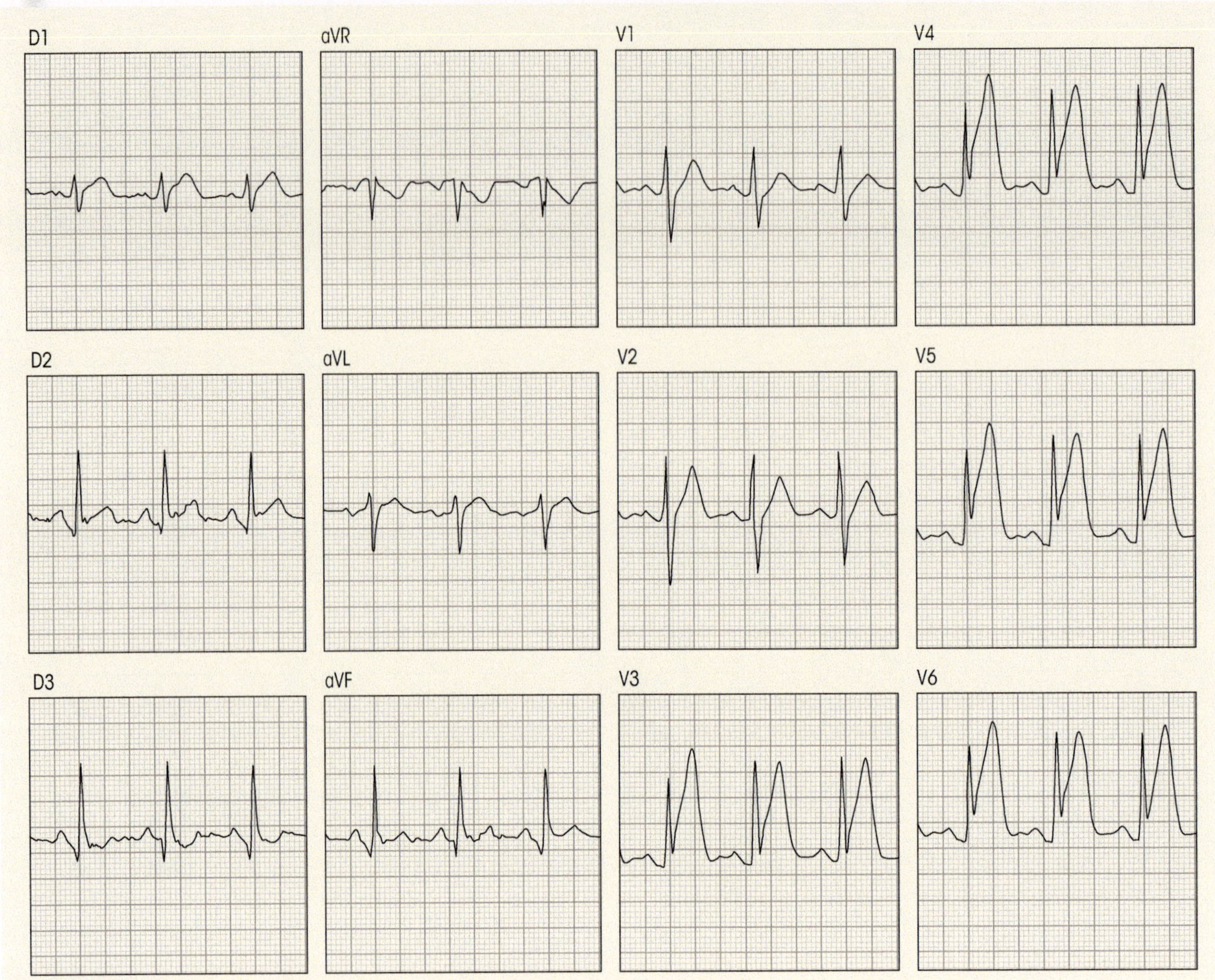

Figura 29.12 **SCACSST: supradesnível de ST em D_2, aVF e de V_3 a V_6.**

ST isoelétrico em D_1, supradesnível de $D_2 > D_3$ correlacionando-se com oclusão de CX. SCACSST: síndrome coronária aguda com supradesnivelamento de ST; CX: circunflexa.

Fonte: Desenvolvido pela autoria.

No outro caso, se o supra de ST em D_2 não for maior que o de D_3, deve-se promover a divisão da soma dos infradesnivelamentos de ST em precordiais direitas pela soma dos supradesníveis de ST em derivações inferiores. Se esse resultado for > 1, a artéria culpada, em geral, é a circunflexa; se < 1, a coronária direita (Figuras 29.13 e 29.14).

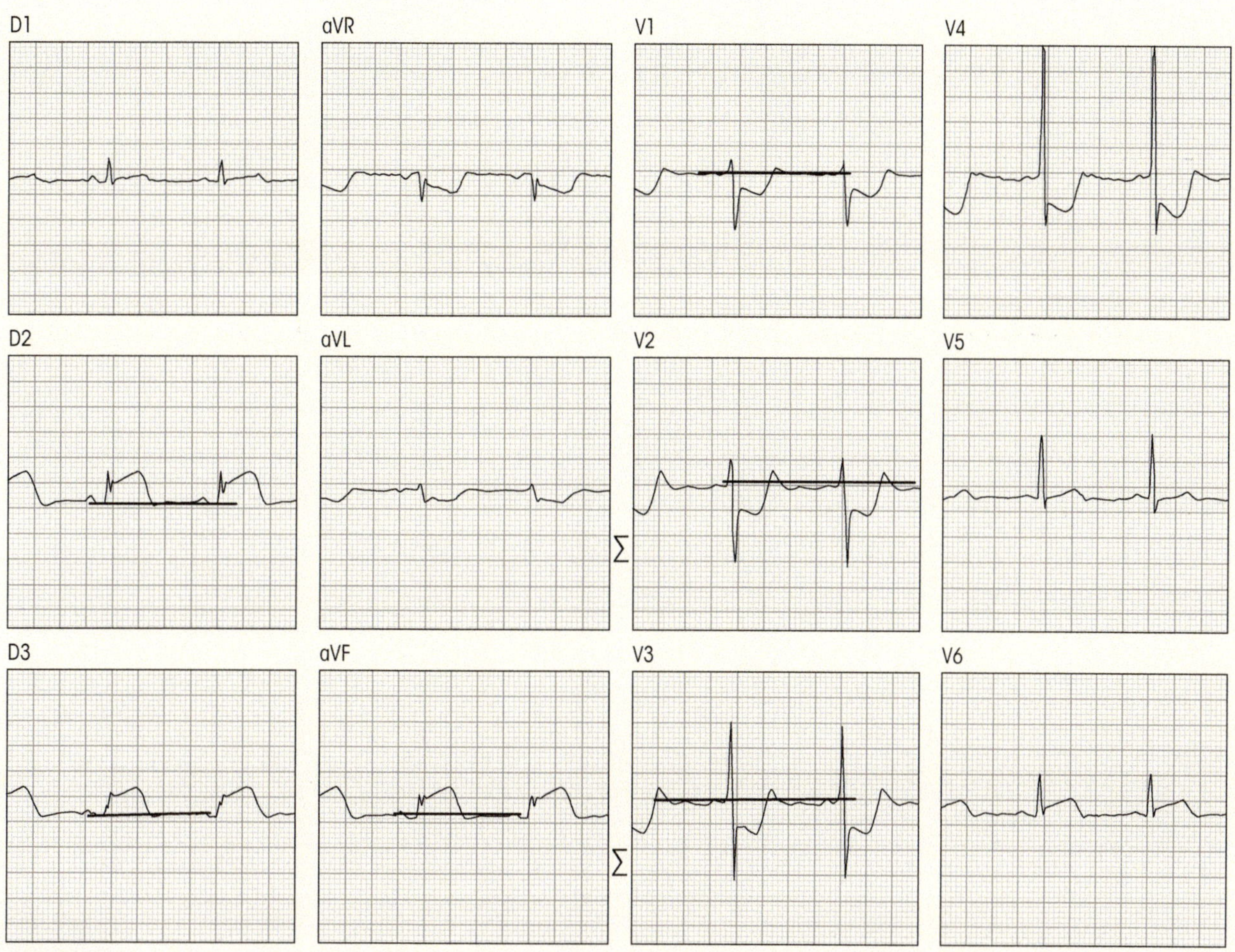

Figura 29.13 SCACSST de parede inferior com ST isoelétrico em D_1 e com supradesnível de ST de D_2 = D_3.

A $\sum V_1$-V_3/D_2, D_3, aVF > 1 correlacionando-se com oclusão de CX. SCACSST: síndrome coronária aguda com supradesnivelamento de ST; CX: circunflexa; $\sum$: soma de.

Fonte: Desenvolvido pela autoria.

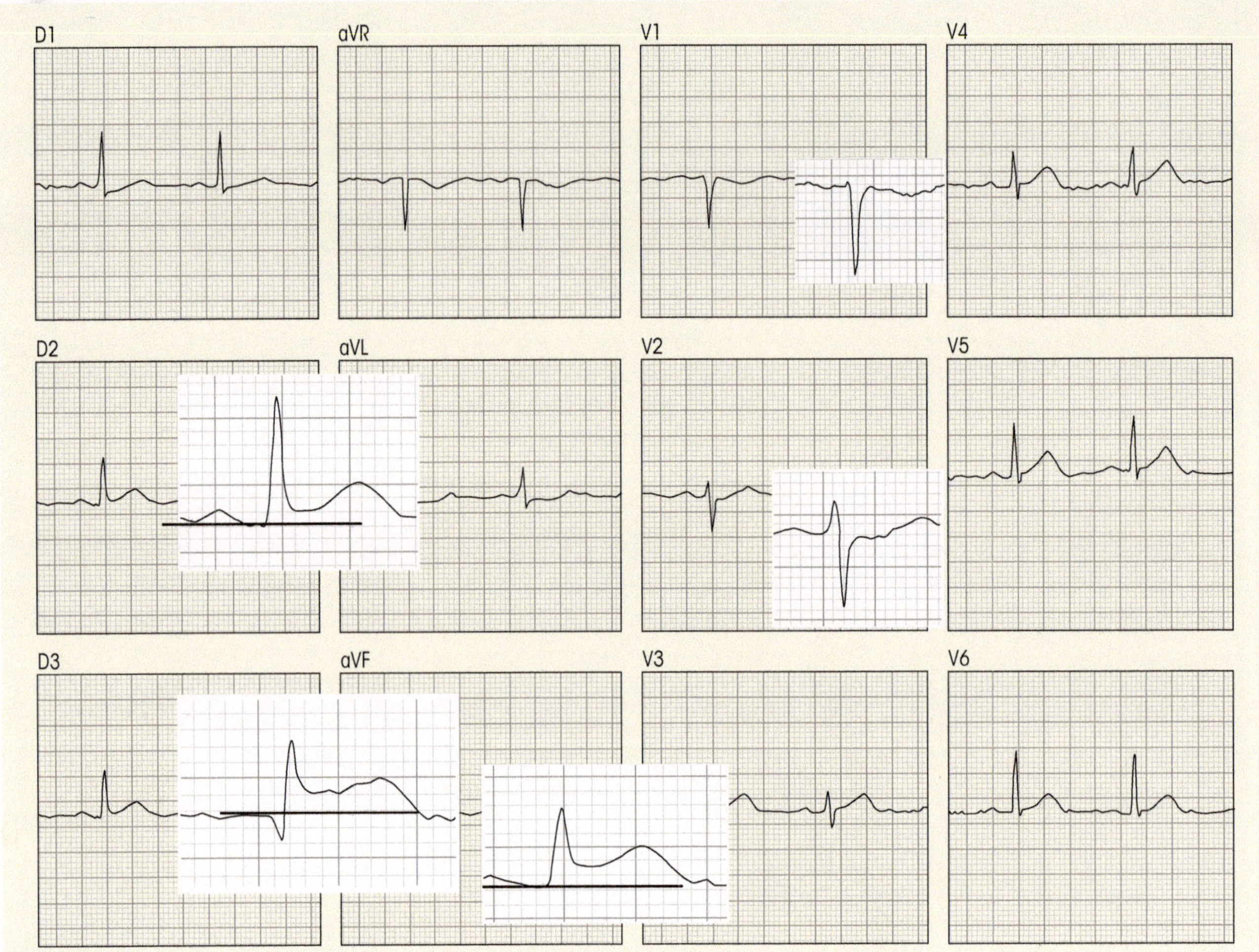

Figura 29.14 **SCACSST de parede inferior com imagem recíproca em V_1-V_2.**

ST isoelétrico em D_1 com supradesnível de ST de D_3 > supradesnível de D_2 e cuja $\sum V_1$-$V_3/\sum D_2$, D_3, aVF < 1 correlacionando-se com oclusão de CD. SCACSST: síndrome coronária aguda com supradesnivelamento de ST; CD: coronária direita; $\sum$: soma de.

Fonte: Desenvolvido pela autoria.

As oclusões da coronária direita antes do ramo ventricular direito, além do supradesnível de ST em parede inferior, produzem um ST discretamente supradesnivelado ou isoelétrico em V_1-V_2. Quando ocorre infradesnível de ST em V_1-V_2, deve-se proceder à análise da divisão da soma dos supradesnivelamentos do segmento ST da parede inferior e dos infradesníveis de ST em precordiais direitas. Se a relação for < 1, a obstrução localiza-se abaixo do ramo ventricular direito.

Cerca de 10% dos casos de SCA apresentam infradesnível de ST de V_1-V_4 predominante, sem alterações muito significativas em outras derivações. Esses casos têm sido identificados como SCASSST, mas, na realidade, podem constituir fases iniciais de uma SCACSST. Representam isquemia transmural ou isquemia subendocárdica anterior. O infradesnível de ST em V_1, acompanhado de ondas T negativas em V_1-V_2 ou mais além (Figura 29.15), indica lesão de circunflexa. Por outro lado, um infra de ST menos significativo que o caso anterior nas mesmas derivações, com porção terminal da onda T positiva, principalmente em V_2-V_4, indica lesão de descendente anterior (semelhante ao padrão T de Winter) (Figura 29.16).

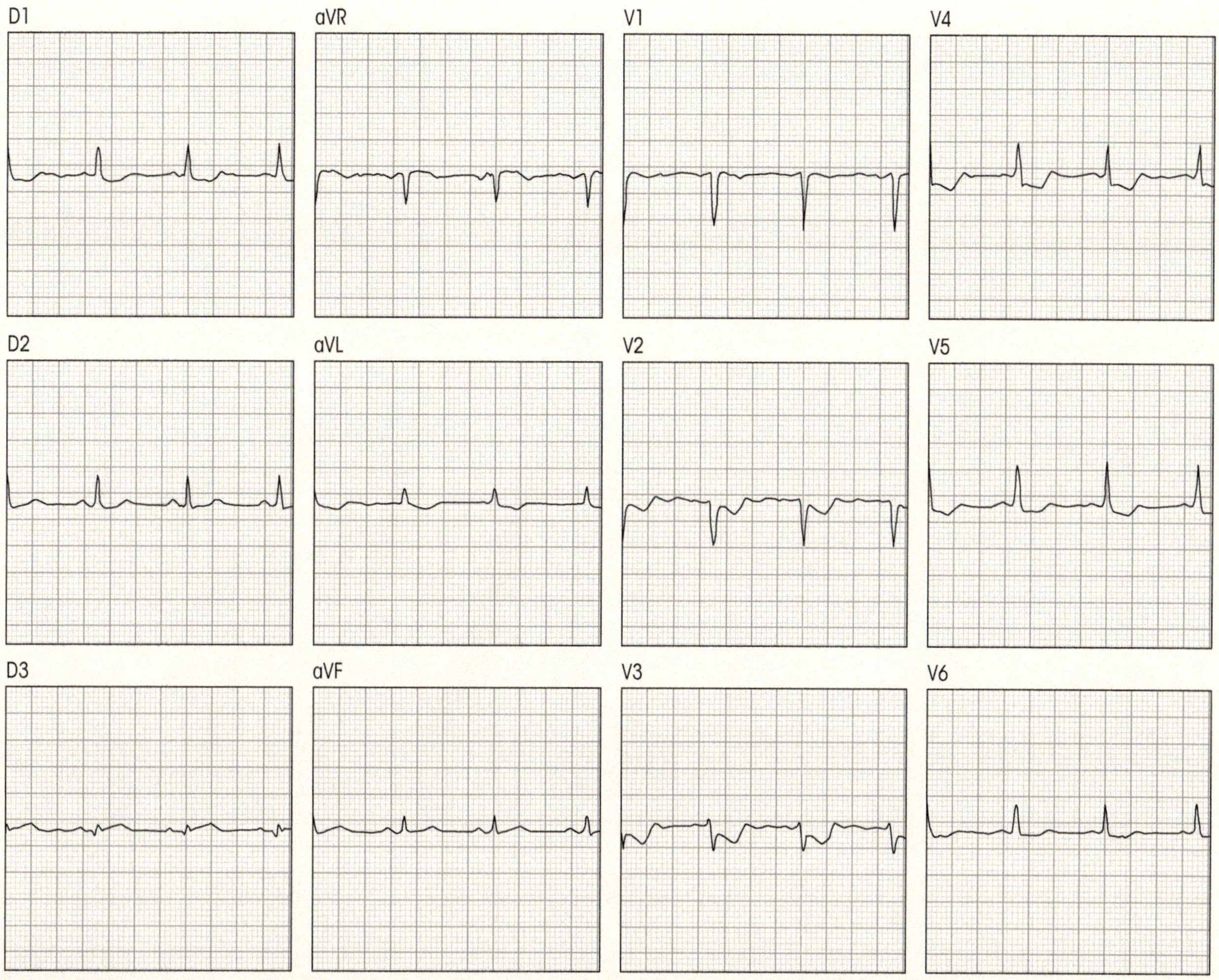

Figura 29.15 SCASSST com onda T negativa mais evidente de V_2 a V_4 por oclusão de CX.

SCACSST: síndrome coronária aguda com supradesnivelamento de ST; CX: circunflexa.

Fonte: Desenvolvido pela autoria.

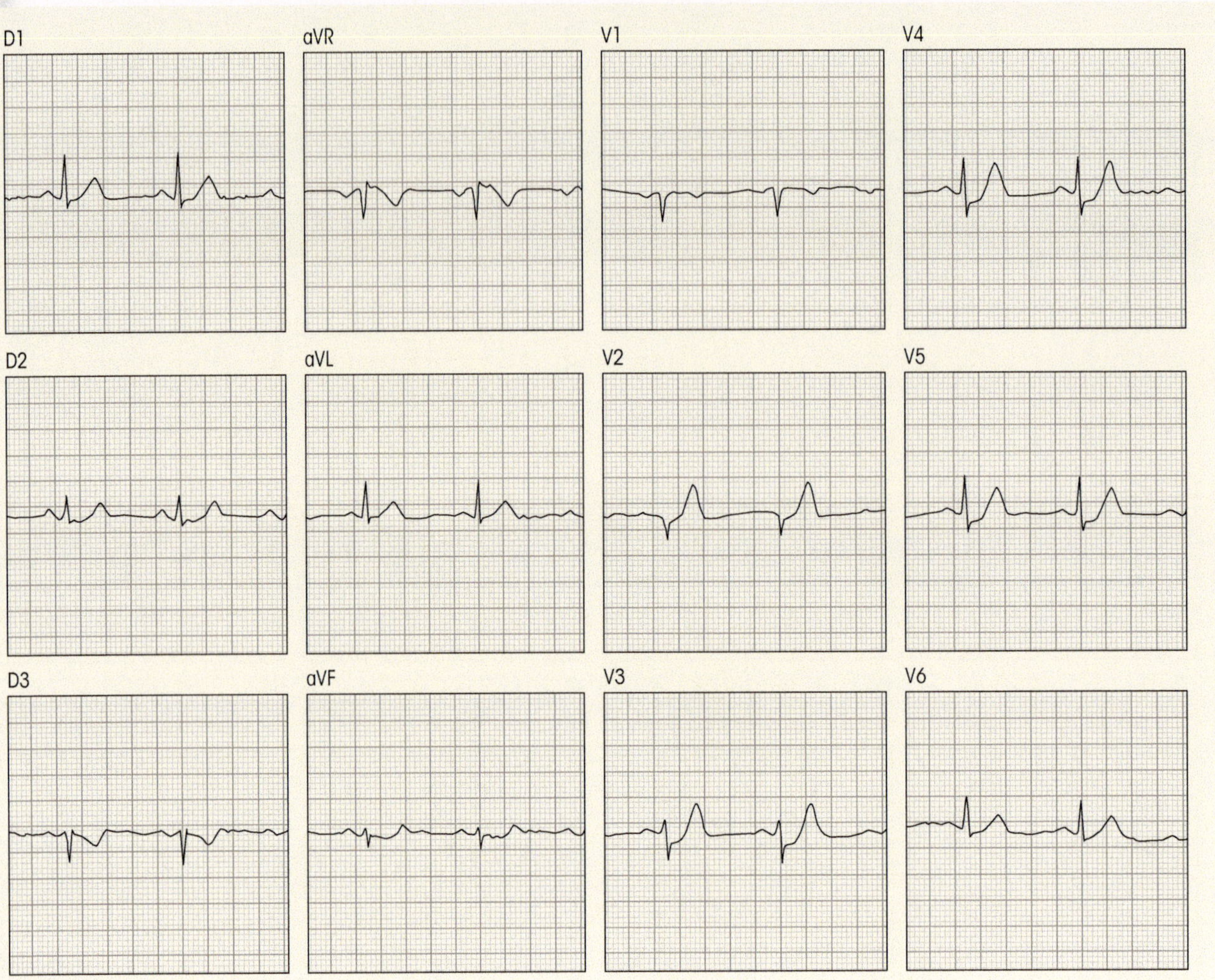

Figura 29.16 **SCASSST com infradesnível de ST de V_1 a V_5 por oclusão de DA.**

SCASSST: síndrome coronária aguda sem supradesnivelamento de ST; DA: descendente anterior.

Fonte: Desenvolvido pela autoria.

29.3 SCASSST x artéria culpada

Uma das correlações mais significativas com a artéria culpada é a da lesão importante ou da oclusão do tronco da coronária esquerda ou da descendente anterior proximal (acima de S1) com o aparecimento de supradesnivelamento do segmento ST em aVR > 0,5 mm, com sensibilidade de 81% e especificidade de 80%. Contudo, muitos autores consideram > 1 mm o valor mais adequado. Um supradesnivelamento do segmento ST ≥ 1 em aVR associa-se a um aumento de mortalidade hospitalar de seis a sete vezes; se for ≥ 1,5 mm, um aumento de mortalidade de duas vezes em um período de 30 dias. Os achados eletrocardiográficos típicos são infradesnivelamento de ST horizontal englobando a onda T em parede inferior e/ou V_4-V_6 e supra de ST em aVR > 0,5 mm. Resultam de isquemia circunferencial ou global e ocorrem em mais de seis derivações (Figura 29.17). As causas do supradesnivelamento do segmento ST em aVR incluem, além da já citada, a isquemia da porção basal do septo. Deve-se lembrar que o supradesnível de ST em aVR pode resultar não só de oclusão da descendente anterior proximal ou do troco de coronária esquerda mas também de doença triarterial, após ressuscitação de parada cardíaca, de lesões de ramos perfurantes septais da coronária direita que irrigam o septo interventricular, de cardiomiopatias e de sobrecarga ventricular esquerda com alterações de repolarização ventricular.

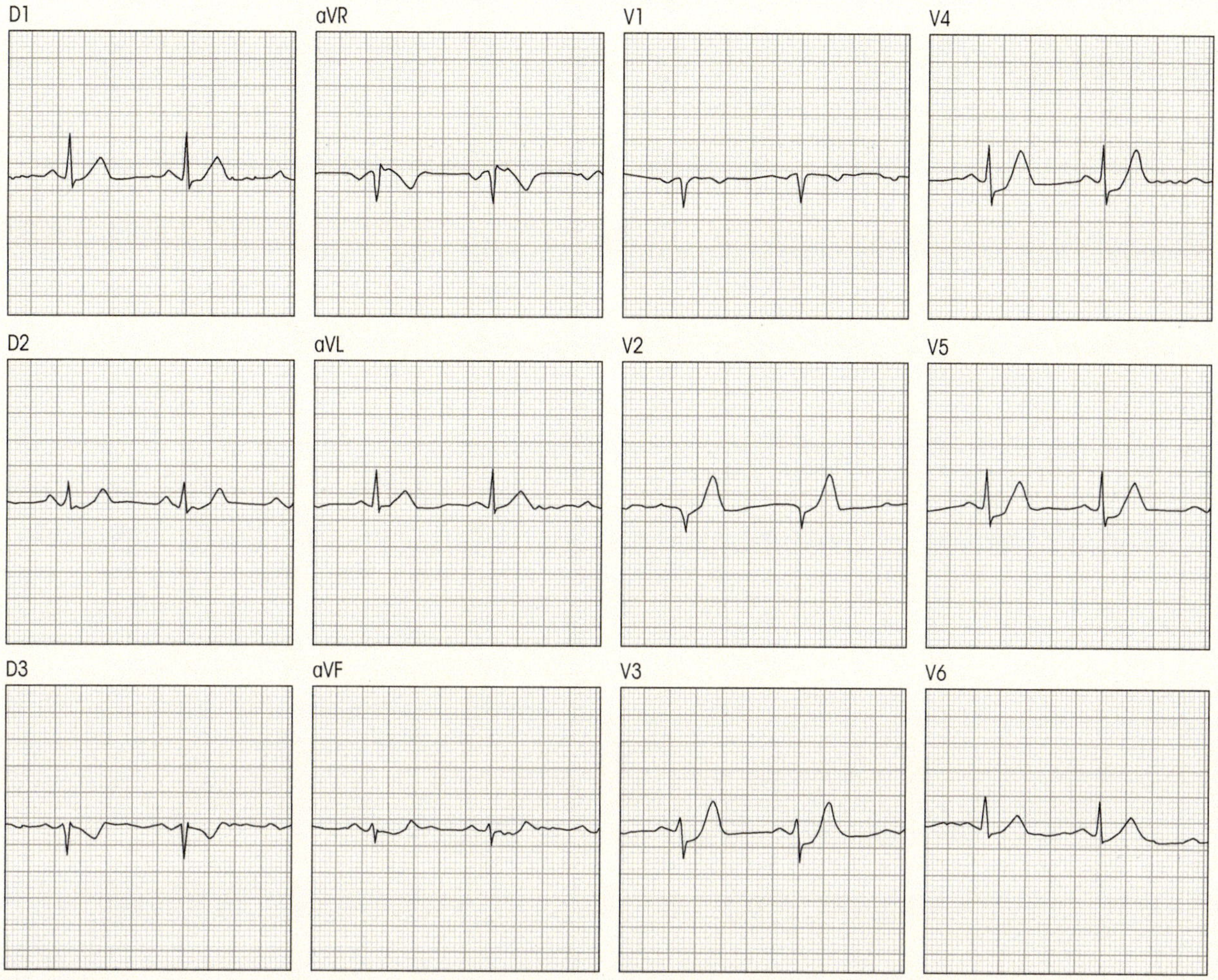

Figura 29.17 **SCASSST com supradesnível de aVR de 1,5 mm.**

Isquemia circunferencial. Artéria culpada: tronco de coronária esquerda; SCASSST: síndrome coronária aguda sem supradesnivelamento de ST.

Fonte: Desenvolvido pela autoria.

Infradesnivelamento de ST pouco significativo, entre 1 e 2 mm em menos de oito derivações com onda R preservada, correlaciona-se com lesão multivaso não proximal.

29.4 Onda T isquêmica

A isquemia subendocárdica é mais comum na fase hiperaguda das SCA. São positivas, simétricas, de amplitude aumentada, transitórias e geralmente com ST na linha de base ou sem evidência clara do ST indo do nadir da onda S ao pico da onda T. São mais frequentes em lesões de descendente anterior. Pode ocorrer infradesnível de ST em V_1-V_2 a V_4-V_6.

As ondas T podem ser primárias ou secundárias. As primeiras são simétricas e não dependem da despolarização ventricular. As secundárias estão relacionadas a uma despolarização anormal como ocorre em bloqueios de ramo, pré-excitação ventricular e sobrecargas ventriculares. As ondas T isquêmicas apresentam-se em geral achatadas ou negativas (isquemia subepicárdica ao ECG). As ondas T negativas diagnosticadas como isquemia subepicárdica representam fase pós-isquêmica e não isquemia aguda. A base desse conceito reside no fato de que a isquemia aguda nunca provoca o aparecimento de onda T negativa sem infradesnível de ST. Assim, uma onda T negativa aparece nas seguintes situações: a) involução do IAM não Q; b) após episódio de angina instável (manifestação de artéria aberta); c) fase evolutiva de SCASST; d) onda T achatada ou negativa na fase crônica da doença coronária; e) após trombólise. A persistência de onda T negativa depende da intensidade da isquemia prévia e da extensão do envolvimento transmural. Salienta-se que a onda T nunca fica negativa na presença de uma crise de angina ou no teste ergométrico, portanto corrobora o conceito de que a onda T negativa não pode ser considerada com isquemia aguda.

O acidente vascular encefálico do tipo hemorrágico pode produzir ondas T negativas amplas, que se assemelham às de isquemia subepicárdica, de configuração primária.

Portanto, processo isquêmico agudo é representado ao ECG por: a) infradesnivelamento do segmento ST, como no teste ergométrico; b) T hiperaguda; c) na pseudonormalização da onda T. O grau de amplitude de uma onda T negativa na evolução de uma SCACSST pode representar uma intensidade maior da isquemia prévia. Deve-se lembrar que uma onda T pós-isquêmica pode representar isquemia aguda por reobstrução de um vaso com lesão importante. Deve-se ressaltar que o aparecimento de uma nova onda T negativa pode resultar de isquemia dentro do contexto clínico.

29.5 O papel do QT corrigido (QTc)

A medida do intervalo QTc é de valor no diagnóstico inicial de uma SCA. Em geral, apresenta-se aumentado de forma precoce e até antes que as outras alterações eletrocardiográficas apareçam. O estudo de Rotherdam demonstrou que os pacientes com QTc prolongado tinham risco de morte súbita três vezes maior.

29.6 Reperfusão coronária

A disfunção ventricular esquerda e o risco de morte na evolução das SCA são consequências da falta de perfusão tecidual miocárdica. A reperfusão produzida por qualquer que seja o método terapêutico utilizado é sinal de bom prognóstico evolutivo e representado pela involução do supradesnivelamento do segmento ST. Em um tratamento trombolítico, se a involução do supradesnível de ST não ocorrer dentro de 90 minutos, deve-se proceder a uma angioplastia imediata. O comportamento da onda T também é importante na avaliação da reperfusão. Um dos sinais de reperfusão é a inversão da onda T nas primeiras horas, bem como a identificação de um ritmo idioventicular acelerado. Se a onda T torna-se negativa após quatro horas do início da reperfusão, ela é consequência da própria evolução do IAM.

29.7 Bloqueio de ramo associado ao IAM e uso de marcapasso

Os bloqueios divisionais e o bloqueio de ramo direito (BRD) quando associados ao IAM não constituem dificuldade maior ao seu diagnóstico topográfico. A avaliação mais difícil é na associação com bloqueio de ramo esquerdo (BRE); nas SCA o grau de desnível do ST é que pode trazer informações valiosas. Até a atualidade, os critérios mais utilizados são os de Sgarbossa, que usa um escore: a) supra de ST ≥ 1 mm em uma ou mais derivações no mesmo sentido do QRS (D_1, aVL, V_5-V_6) e derivações inferiores, especificidade de 92% e sensibilidade de 73% – 5 pontos; b) infra de ST ≥ 1 mm em ou mais derivações em que o QRS é predominante negativo (V_1-V_3), especificidade de 96% e sensibilidade de 25% – 3 pontos; c) supra de ST discordante do QRS (V_1-V_3) ≥ 5 mm, especificidade de 92% e sensibilidade de 31% – 2 pontos. Escore ≥ 3 tem especificidade de 98% e sensibilidade de 36% para o diagnóstico de SCASST com BRE. A American Heart Association e o American College of Cardiology recomendam que, na presença de dados clínicos compatíveis com uma SCA e associação com BRE supostamente novo, a abordagem seja como a de uma SCACSST (Figura 29.18).

O BRD associado ao IAM tem mortalidade de cerca de 12% e BRE persistente, de 36%.

A presença de marcapasso (MP) torna o diagnóstico eletrocardiográfico de IAM mais difícil. Os critérios de Sgarbossa utilizados na vigência de BRE podem ser úteis quando os pacientes têm marcapasso implantado. Embora haja dificuldade nessa identificação, tal recurso pode ser de ajuda. Na fase crônica da doença coronária, um critério altamente específico, porém pouco sensível, é o achado do padrão espícula-qR, principalmente em V_5-V_6.

29.8 Diagnóstico diferencial

O supra ou o infradesnivelamento do segmento ST podem produzir alterações semelhantes às de uma SCA em outras doenças, principalmente na SCASSST. A Tabela 29.5 mostra as causas mais frequentes de supradesnivelamento do segmento ST e a Tabela 29.6 as de infra de ST.

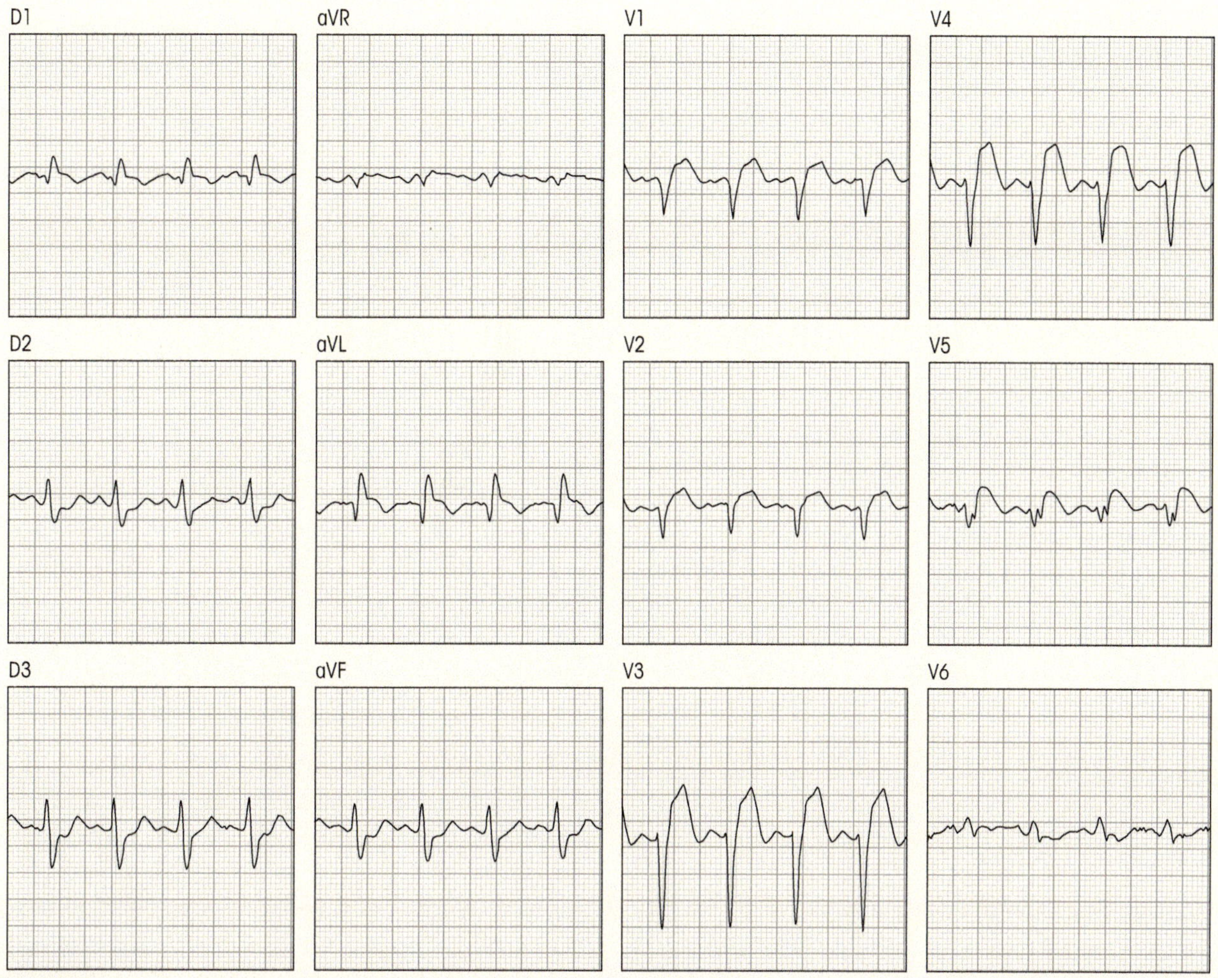

Figura 29.18 **SCACSST associada a BRE evidenciando corrente de lesão subepicárdica anterior extensa e área eletricamente inativa septal direita.**

SCACSST: síndrome coronária aguda com supradesnivelamento de ST; BRE: bloqueio de ramo esquerdo.

Fonte: Desenvolvido pela autoria.

Tabela 29.5 **Causas mais frequentes de supradesnivelamentos do segmento ST.**

1.	Variantes da normalidade e atletas: anomalias do tórax, repolarização precoce, padrão de ST discretamente supradesnivelado com onda T plus/minus em precordiais (parede anterior) dos atletas.
2.	Tromboembolismo pulmonar.
3.	Pericardites e, às vezes, miopericardites.
4.	Hipotermia.
5.	Hipercalemia (o QTc encurta e a insuficiência coronária aumenta).
6.	Síndromes de Brugada.
7.	Síndrome de Takotsubo.
8.	Sinais de ação medicamentosa de fármacos ou por drogas como a cocaína,
9.	Sobrecarga ventricular esquerda.
10.	Bloqueio de ramo esquerdo.

Fonte: Desenvolvido pela autoria.

Tabela 29.6 **Causas mais frequentes de infradesnivelamentos do segmento ST.**

1.	Variante da normalidade: simpaticotonia, hiperventilação.
2.	Hipocalemia.
3.	Bloqueios de ramo, sobrecargas ventriculares.
4.	Prolapso valvar mitral.
5.	Sinais de ação medicamentosa: digital, diuréticos.

Fonte: Desenvolvido pela autoria.

29.9 Tele-eletrocardiografia (Tele-ECG)

A telemedicina aplicada ao ECG propiciou uma mudança na identificação e na análise das SCA, já que estas constituem uma ameaça à vida se não tratadas precocemente. As unidades remotas de atendimento (URA) são constituídas por equipamentos e profissionais técnicos e médicos treinados. Os equipamentos são instalados em hospitais, Unidades Básicas de Saúde, UPAS, Unidades de Emergência e outras unidades de saúde. As grandes vantagens são a rapidez, a detecção das alterações eletrocardiográficas e a facilidade de repetições frequentes do exame, permitindo um diagnóstico preciso e o atendimento precoce. Essas características facilitam a adoção de condutas corretas com resultados melhores; isto não só para a fase inicial, com redução da mortalidade e melhor prognóstico, como para a evolução em longo prazo. Contudo, o resultado da correta identificação eletrocardiográfica da SCA depende fundamentalmente de uma equipe médica cardiológica bem treinada e com uniformidade nos diagnósticos.

29.9.1 Dinâmica do sistema Tele-ECG

O Instituto Dante Pazzanese de Cardiologia (IDPC) e a Fundação Adib Jatene desenvolveram um Sistema de Tele-ECG a partir de julho de 2007. O ECG é digitalizado, podendo ser enviado por telefonia celular ou utilizando a internet. Na central o exame é decodificado, analisado e diagnosticado. O caminho de volta é o mesmo. A central do Sistema Tele-ECG funciona com uma equipe médica formada por cardiologistas. O funcionamento é ininterrupto. São realizadas medições de todas as ondas eletrocardiográficas, inclusive intervalo QT corrigido para a frequência cardíaca e cálculos de SÂP, SÂQRS e SÂT. O pacote de dados ainda inclui a identificação do paciente, peso, altura, sexo, dados clínicos e medicamentos em uso.

Além da equipe médica treinada, o Tele-ECG depende fundamentalmente do outro lado, ou seja, onde está URA e quem a maneja.

A correta análise do ECG depende das informações fornecidas, e o papel de um técnico ou de outro profissional da área da saúde capacitado para a realização do exame, é um dos pontos cruciais. Podem ocorrer erros técnicos na realização do exame que resultam em dificuldades no diagnóstico correto, criando artefatos e outras alterações que se assemelham a uma SCA.

A maior vantagem do Sistema Tele-ECG é a detecção da SCA em unidades de saúde pública, muitas delas sem ter em seu quadro um especialista em Cardiologia. Destaque-se, ainda, a rapidez do diagnóstico. Outrora, casos de SCA atendidos em unidades ambulatoriais ou mesmo em unidades com atendimento de emergência, sem disponibilidade de um sistema de laudos eletrocardiográficos, poderiam passar despercebidos.

29.9.2 Síndrome coronária aguda com supradesnivelamento do segmento ST

A SCACSST é muito mais facilmente identificada. Quando o ST tem um supradesnivelamento duvidoso e que não preenche os critérios clássicos, é o ponto que requer maior atenção na análise pelo cardiologista que interpreta o Tele-ECG.

29.9.3 Síndrome coronária aguda sem supradesnivelamento do segmento ST

A SCASSST requer atenção ainda maior, pois sua identificação pode ser difícil, já que inúmeras situações apresentam infra de ST. Seu diagnóstico depende principalmente da apresentação do quadro de dor precordial, de outros sinais e sintomas compatíveis com SCA e da análise enzimática.

Quando detectado um ECG suspeito de SCA, a equipe médica aciona a central técnica do Tele-ECG, que informa sobre a alteração eletrocardiográfica e obtém, do ponto de origem, informações clínicas adicionais do paciente. Orienta ainda para notificar o médico plantonista sobre as alterações encontradas. A condução do caso é de responsabilidade do médico assistente ou plantonista que atende o paciente na origem. Não há interferência da Central do Tele-ECG sobre a conduta, porém em alguns casos pode haver troca de informações e eventual orientação, se solicitada pelo médico na outra ponta. Se o diagnóstico eletrocardiográfico de SCA gera dúvida quanto a um supradesnivelamento ou infradesnivelamento do segmento ST, solicita-se a repetição do exame após 10 minutos e depois de maneira seriada, até que exames enzimáticos tenham seus resultados. Por vezes, o ECG da SCASSST é típico, mas ocasionalmente apresenta-se de difícil interpretação. Nesses casos, deve-se realizar análise detalhada dos quadros clínico e enzimático. O tempo médio entre a realização do ECG e o recebimento do laudo é de cerca de 10 minutos.

Nos pacientes que apresentam supradesnivelamento do segmento ST em parede anterior, o padrão eletrocardiográfico pode gerar dúvidas se é realmente uma SCACSST ou um aneurisma de ventrículo esquerdo. O contato da equipe médica com o ponto remoto pode melhor avaliar a situação clínica do paciente para a decisão diagnóstica final. Nesses casos, o laudo aponta: *o padrão do ECG pode resultar de SCA em evolução ou de aneurisma de ventrículo esquerdo. Correlacionar com dados clínicos.* O padrão do desnível positivo do ST, por si só, não permite exclusão de uma ou das duas situações. Faz parte do sistema de laudos a inclusão dos diagnósticos de SCACSST e SCASSST. Embora não seja diagnóstico eletrocardiográfico e sim clínico, é importante frisá-lo para chamar a atenção do médico na outra ponta. No laudo eletrocardiográfico aparecerão ainda os achados encontrados:

a) corrente de lesão subepicárdica ou subendocárdica;
b) imagem em espelho, se houver;
c) área eletricamente inativa, se estiver presente;
d) isquemia subepicárdica ou subendocárdica.

Indicadores operacionais são extremamente importantes em um Sistema Tele-ECG e incluem:

a) tempo porta-ECG;
b) tempo porta-transmissão;
c) tempo primeiro contato médico (PCM)-diagnóstico de SCA;
d) tempo PCM-agulha (fibrinólise);
e) tempo entrada-saída (quando há transferência de paciente);
f) tempo PCM-segunda porta (para pacientes com SCA transferidos para local em que realiza intervenção coronária percutânea);
g) tempo PCM-balão; e
h) tempo de operação do equipamento.

A Figura 29.19 apresenta o fluxograma do Sistema Tele-ECG.

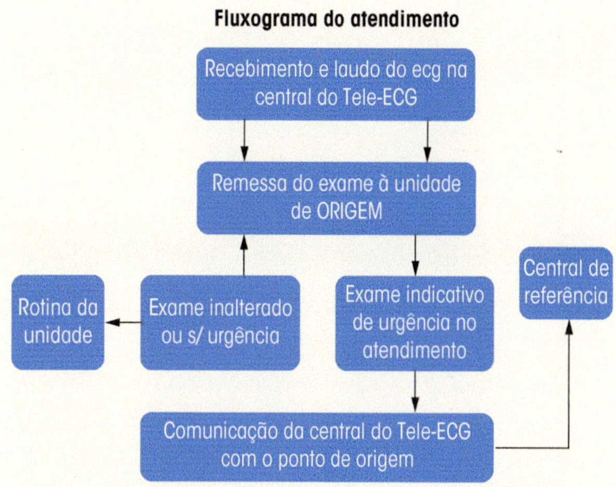

Fluxograma do atendimento do Tele-ECG. O exame é recebido e analisando na central de laudos e, em seguida, enviado à unidade de origem. Se o exame não apresenta alterações é seguida a rotina da unidade.
Se o exame é indicativo de urgência (SCACSST ou SCASSST), há comunicação da central de laudos com a unidade de origem. Essa unidade toma as providências necessárias para o atendimento seguindo a rotina de tratamento para o caso. Caso a unidade seja uma UBS ou equivalente, deve providenciar a remoção do paciente para uma central de referência com condições do atendimento adequado.

Figura 29.19 Fluxograma do atendimento.

Fonte: Desenvolvido pela autoria.

29.9.4 Casuística

No período de 1° de julho de 2007 a 31 de outubro de 2018 estão em operação 136 equipamentos, sendo 31% na grande São Paulo e 69% no interior; 57,55% estão instalados em unidades de emergência. Foram realizados 1.576.673 exames pelo Sistema Tele-ECG, tendo sido identificadas 2.625 SCA (0,16%) e sendo 63,8% do sexo masculino. Destas, 2.129 (81,1%) corresponderam a SCACSST. As idades variaram de 16 a 96 anos. A SCASSST ocorreu em 496 exames (18,9%) com idade variando de 32 a 97 anos. Em ambos os grupos a faixa etária de maior incidência de SCA foi entre 61 e 70 anos.

DICAS DO EDITOR

Referências bibliográficas

1. Anderson JL, Adams CD, Antman EM, et al. ACC/AHA UA/NSTEMI guideline revision. JACC; 2007;50(7):e1-157.
2. Barrabes JA, Figuera J, Moure C, et al J. Prognostic value of lead aVR in patients with a first non-ST segment elevation acute myocardial infarction. Circulation. 2003;108:814-9.
3. Bayés de Luna A, Zareba W, Fiol M, Nikus K, et al. Negative T wave in ischemic heart disease: a consensus article. Ann Non-invasive Electrocardiol. 2014;19(5):426-41.
4. Bayés de Luna A. Clinical electrocardiography. Willey-Blackwell. 4.ed; 2012.
5. Birnbaum Y, Bayés de Luna A, Fiol M, Nikus K, et al. Common pitfalls in the interpretation of electrocardiograms from patients with acute coronary syndromes with narrow QRS: a consensus report. J Electrocardiography. 2012;45:463-75.
6. Cannon CP, Brindis RG, Chaitman BR, et al. 2013 ACCF/AHA key data elements and definitions for measuring the clinical management and outcomes of patients with acute coronary syndromes and coronary artery disease. Circulation. 2013;127:1052-84.
7. França FFAC. A tele-eletrocardiografia: uma nova ferramenta no manejo das síndromes coronárias agudas. In: Timerman A, Sousa AGMR (eds.). Condutas terapêuticas do Instituto Dante Pazzanese de Cardiologia. 2.ed. São Paulo: Atheneu; 2015. p.229-39.
8. Knotts RJ, Wilson JM, Kim E, Huang HD, et al. Diffuse ST depression with ST elevation in aVR: is this patter specific for global ischemia due to left main coronary artery disease? J Electrocardiol. 2013;46:240-8.
9. Nicolau JC, Timerman A, Piegas LS, Marin-Neto JA, Rassi A Jr. Diretriz da Sociedade Brasileira de Cardiologia sobre angina instável e infarto do miocárdio sem supradesnivelamento do segmento ST. Arq Bras Cardiol. 2007;89(4)e89-e131.
10. Oliveira Jr MT, Canesin MF, Marcolino MS, et al. Diretriz de telecardiologia no cuidado de pacientes com síndrome coronariana aguda e outras doenças cardíacas. Arq Bras Cardiol. 2015 May;104(5):Supl.1.
11. Piegas LS, Feitosa G, Mattos LA, Nicolau JC, et al. IV Diretriz da Sociedade Brasileira de Cardiologia sobre tratamento do infarto agudo do miocárdio com supradesnivelamento do segmento ST. Arq Bras Cardiol. 2009;93(6 Supl.2):e179-e264.
12. Pinho C, Pinho JA, Pastore CA, et al. III Diretriz da Sociedade Brasileira de Cardiologia sobre análise e emissão de laudos eletrocardiográficos. Arq Bras Cardiol. 2016;106(4Supl.1):1-23.
13. Smith SW, Whitman W. Acute coronary syndromes. Emerg Med Clin N Am. 2006;24:53-89.
14. Strauss SM, Kors JA, De Bruin ML, et al. Prolonged QTc interval and risk of sudden cardiac death in a population of older adults. J Am Coll Cardiol. 2006;47(2):362-7.
15. Wong CK, Gao W, Stewart RA, et al. The prognostic meaning of the full spectrum of aVF ST-segment changes in acute mycardial infarction. Eur Heart J. 2012 Feb; 33(3):384-92.
16. Yamaji H, Iwasaki K, Kusachi S, et al. J Am Coll Cardiol. 2001;38:1348-54.

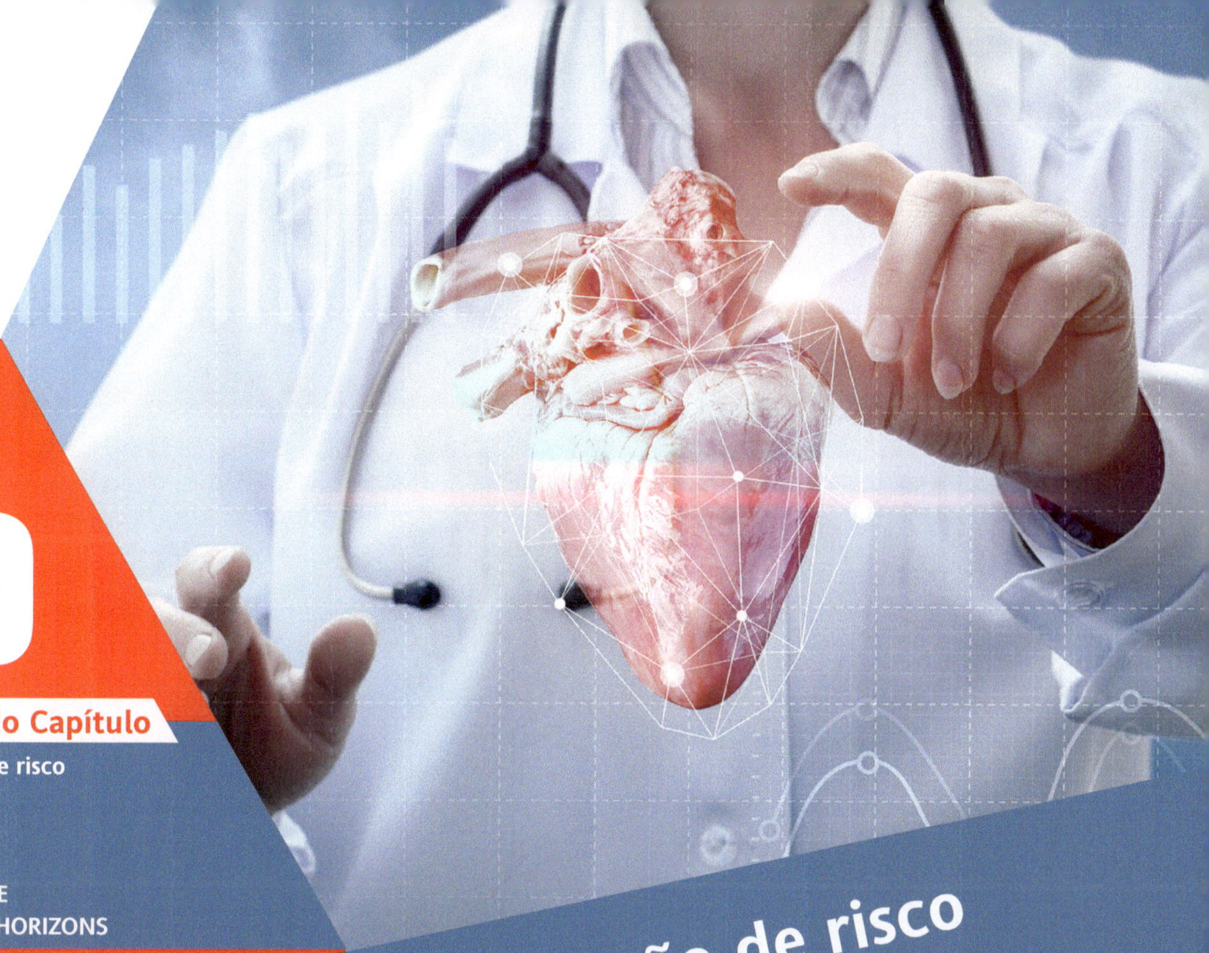

30

Destaques do Capítulo

- Estratificação de risco
- Escore TIMI
- Escore GRACE
- Escore HEART
- Escore CRUSADE
- Escore ACUITY-HORIZONS

Diagnóstico e estratificação de risco na síndrome coronária aguda sem supradesnivelamento do segmento ST

Louis Nakayama Ohe
Luis Augusto Souza de Carvalho
Franc Jorge Sampaio Santos Pereira

30.1 Introdução

A síndrome coronária aguda (SCA) sem supradesnivelamento do segmento ST (SCASST) é um termo que engloba duas entidades clínicas: a angina instável (AI) e o infarto agudo do miocárdio (IAM) sem supradesnivelamento do segmento ST (IAMSST). Ambas fazem parte do amplo espectro de diagnóstico diferencial da dor torácica no setor de emergência.

O correto diagnóstico, muitas vezes, constitui um grande desafio para o médico emergencista em função das diferentes formas de apresentação clínica. Por outro lado, considerando o potencial mau prognóstico dos pacientes com tais condições, a identificação de indivíduos em risco iminente de deterioração clínica e que precisam de rápida intervenção diagnóstica e terapêutica é fundamental.

Assim, depois de caracterizada a síndrome, faz-se necessário que ela seja estratificada quanto ao risco de desfechos desfavoráveis para, a partir de então, proceder ao correto manejo do paciente, bem como ao uso adequado da ampla gama de exames complementares atualmente disponíveis para diagnosticar e tratar.

30.2 Diagnóstico

A AI se caracteriza por sintomas típicos de isquemia miocárdica de início recente, com piora recente ou que se apresenta em repouso associados à ausência de elevação de marcadores de necrose miocárdica.

O termo "infarto do miocárdio", por sua vez, conforme a quarta definição universal publicada em 2018, deve ser utilizado quando se detecta elevação dos níveis séricos de troponina acima do percentil 99 com posterior queda, associada a pelo menos um dos critérios:

- Sintomas isquêmicos típicos.
- Nova alteração do eletrocardiograma (ECG), tais como:
  - supradesnivelamento do segmento ST em duas derivações contíguas (maior que 1 mm; se for nas derivações V_2 e V_3, até 2,5 mm, assim como nos homens com menos de 40 anos);
  - infradesnivelamento de ST típico em duas derivações (acima de 0,5 mm);
  - ondas T negativas (maior que 1 mm);
  - novo bloqueio completo de ramo esquerdo ou direito, não dependente da frequência cardíaca;
  - surgimento de ondas Q patológicas;
  - elevação isolada na derivação aVR (equivale ao supradesnivelamento de ST).
- Exame de imagem demonstrando disfunção segmentar miocárdica recente e com padrão isquêmico em ressonância.
- Trombose coronária evidenciada no cateterismo ou na necropsia.

Deve-se sempre estar atento às situações nas quais ocorra injúria miocárdica causando elevação de troponina, porém sem as demais condições que caracterizam o IAM, como insuficiência cardíaca descompensada, doença renal crônica, sepse, choque, síndrome de Takotsubo, politraumatismo, entre outras.

30.3 História e exame físico

A SCASST geralmente se apresenta com dor torácica. Esta é dita *definitivamente anginosa* ou *Tipo A* quando tem localização retroesternal ou precordial, é precipitada por esforço físico ou estresse emocional, podendo irradiar para ombro, face interna dos braços ou mandíbula, aliviada com repouso ou uso de nitrato. Quando a maioria dessas características está presente, é dita *provavelmente anginosa* ou *Tipo B*; quando tem poucas, é considerada *provavelmente não anginosa* ou *Tipo C*; quando não há nenhuma delas é caracterizada como *definitivamente não anginosa* ou dor torácica, *tipo D*.

De acordo com a Canadian Cardiovascular Society (CCS), a angina é graduada em quatro classes, de acordo com a gravidade da apresentação (Tabela 30.1), sendo classe I aquela que ocorre relacionada aos esforços físicos prolongados e intensos; classe II a desencadeada após caminhada equivalente a dois quarteirões planos ou subida de mais de um lance de escada, levando a limitação discreta para as atividades habituais; classe III a que ocorre após caminhada de um quarteirão plano ou subida de um lance de escada, levando a limitação para as atividades usuais; e classe IV a que impossibilita a realização de qualquer atividade habitual sem desconforto, estando presente até mesmo no repouso.

Tabela 30.1 Classificação da angina, conforme a Canadian Cardiovascular Society.

Classe I	Sem angina para as atividades habituais; atividade extenuante pode causar sintomas.
Classe II	Angina causa limitação discreta às atividades habituais.
Classe III	Angina causa limitação importante às atividades habituais.
Classe IV	Angina ocorre com qualquer atividade física, podendo ocorrer no repouso.

Fonte: Desenvolvido pela autoria.

Em alguns casos, a SCASST se apresenta com sintomas como dispneia, mal-estar, arritmias, palidez, edema pulmonar ou síncope, ditos *equivalentes isquêmicos*. Nessas situações, a suspeita clínica pelo médico que presta o atendimento precisa ser mais apurada, sendo importante considerar os fatores de risco para doença coronariana do indivíduo para que a hipótese de SCA seja aventada. Os fatores classicamente relacionados à doença coronariana são hipertensão arterial sistêmica, diabetes, tabagismo, dislipidemia e história familiar.

Mulheres, diabéticos, idosos, portadores de doença renal crônica e de síndrome demencial apresentam em maior frequência sintomas atípicos e equivalentes isquêmicos como manifestação de SCA.

O exame físico do paciente com SCASST, em geral, não traz incremento relevante para o diagnóstico ou para a estratificação de risco. Na verdade, a regra é que ele não apresente alterações expressivas. Frequentemente esses indivíduos são admitidos no setor de emergência com fácies de desconforto e ansiosos, em função da dor torácica. Na presença de achados como estertores pulmonares, hipotensão, presença de terceira bulha, taquidispneia, taquicardia ou novo sopro de regurgitação mitral, deve-se considerar a presença de complicações graves, como choque cardiogênico ou insuficiência mitral aguda por rotura de músculo papilar.

30.4 Eletrocardiograma

O ECG deve sempre ser realizado o mais rapidamente possível na suspeita de SCA, sendo recomendado que esteja disponível em até 10 minutos após a chegada do paciente no hospital.

No contexto da SCASST, o ECG pode se apresentar normal ou com alterações como depressão do segmento ST e ondas T invertidas ou pontiagudas. Tais achados, em vigência de dor torácica ou equivalente isquêmico, são indicativos de mau prognóstico.

Cerca de metade dos pacientes que recebem o diagnóstico de IAM apresenta ECG normais ou não diagnósticos à admissão no setor de emergência. Daí a importância de que o ECG seja repetido pelo menos uma vez em até 6 horas da apresentação do paciente com suspeita de SCA cujo ECG de entrada não foi diagnóstico.

Mais detalhes sobre a utilização desse importante método complementar nas SCA são discutidos no Capítulo 29.

30.5 Estratificação de risco

A estratificação de risco da SCASST é fundamental para a tomada de decisão a respeito da estratégia a ser utilizada no manejo do paciente, se invasiva ou conservadora. Por isso, deve sempre ser realizada em face de um cenário clínico de possível isquemia miocárdica.

Existem diversos escores de risco aplicáveis no contexto das SCA. Eles são amplamente utilizados, pois têm o poder de predizer a incidência de eventos desfavoráveis como morte, infarto e necessidade de revascularização na evolução dos pacientes. A Diretriz da Sociedade Brasileira de Cardiologia de 2013 orienta que todos pacientes admitidos com quadro de SCASST devem ser avaliados por mais de um método e classificados em alto, intermediário ou baixo risco de desenvolverem eventos cardíacos maiores.

Dentre os escores mais utilizados destacam-se o TIMI e o GRACE, ambos validados por estudos feitos em grandes populações (1.957 pacientes e 11.389 pacientes, respectivamente). Além destes, tem sido utilizado também o escore HEART, aplicado na avaliação do paciente com dor torácica, a principal manifestação clínica da SCASST.

30.5.1 Escore HEART

O escore HEART é útil na avaliação do paciente com dor torácica, pois permite identificar com segurança pacientes que possam ser liberados do setor de emergência para acompanhamento e investigação em nível ambulatorial. Esse escore, obtido a partir de cinco variáveis (história, ECG, idade, fatores de risco e troponina), foi desenvolvido em estudo com 122 pacientes, admitidos no setor de emergência com queixa de dor torácica e que foram seguidos por um tempo médio de 420 dias. Cada variável pode ser pontuada de 0 a 2, de acordo com a menor ou maior probabilidade de associação com SCASST (Tabela 30.2). Portanto, o escore varia de 0 a 10 pontos. Pacientes com 0 a 3 pontos têm uma probabilidade de 2,5% de apresentar um dos seguintes desfechos: IAM, necessidade de revascularização percutânea ou cirúrgica, ou morte.

Posteriormente, o escore foi validado em população de 2.440 pacientes e os achados do estudo original foram reproduzidos (1,7% de desfecho no grupo de baixo risco). Sendo assim, baixos escore HEART (0 a 3) excluem com mais de 98% de certeza eventos cardiovasculares maiores em curto prazo, e esses pacientes podem, com segurança, ter alta do setor de emergência. Por outro lado, pacientes com 7 a 10 pontos tiveram risco de 50% de apresentar eventos cardiovasculares maiores em curto prazo e devem ser considerados para estratificação precoce.

Referências bibliográficas

1. Amsterdam, et al. 2014 AHA/ACC Guideline for the Management of Patients With Non-ST-Elevation Acute Coronary Syndromes. Circulation. 2014;130:e344-e426.
2. Antman EM, Cohen M, Bernink PJLM, et al. The TIMI Risk Score for Unstable Angina/Non-ST Elevation MI: a method for prognostication and therapeutic decision making. JAMA. 2000;284(7):835-42.
3. Castini D, et al. Comparison of CRUSADE and ACUITY-HORIZONS bleeding risk scores in patients with acute coronary syndromes. Heart, Lung and Circulation. 2019 Apr;28(issue 4):567-74.
4. Eikelboom JW, Mehta SR, Anand SS, Xie C, Fox, KA, Yusuf S, et al. Adverse impact of bleeding on prognosis in patients with acute coronary syndromes. Circulation. 2006;114:774-82.
5. Fox KA, et al. Prediction of risk of death and myocardial infarction in the six months after presentation with acute coronary syndrome: prospective multinational observational study (GRACE). BMJ. 2006;333:1091.
6. Kristian Thygesen J, Alpert S, Jaffe AS, Chaitman BR, Bax JJ, Morrow DA, White HD; Executive Group on behalf of the Joint European Society of Cardiology (ESC)/American College of Cardiology (ACC)/American Heart Association (AHA)/World Heart Federation (WHF) Task Force for the Universal Definition of Myocardial Infarction. Journal of the American College of Cardiology. 2018 Aug;25285.
7. Ndrepepa G, Berger PB, Mehilli J, Seyfarth M, Neumann FJ, Schömig A, et al. Periprocedural bleeding and 1-year outcome after percutaneous coronary interventions: appropriateness of including bleeding as a component of a quadruple end point. Journal of the American College of Cardiology. 2008;51:690-7.
8. Nicolau JC, Timerman A, Marin-Neto JA, Piegas LS, Barbosa CJDG, Franci A. Sociedade Brasileira de Cardiologia. Diretrizes da Sociedade Brasileira de Cardiologia sobre Angina Instável e Infarto Agudo do Miocárdio sem Supradesnível do Segmento ST. Arq Bras Cardiol. 2014;102(3Supl.1):1-61.
9. Roffi M, P Carlo, et al. 2015 ESC Guidelines for the management of acute coronary syndromes in patients presenting without persistent ST-segment elevation. European Society of Cardiology. European Heart Journal. 2016 Jan 14;37(issue 3):267-315.
10. Pollack, et al. Application of the TIMI risk score for unstable angina and non-st elevation acute coronary syndrome to an unselected emergency department chest pain population. Society for Academic Emergency Medicine. 2006;13:13-8.

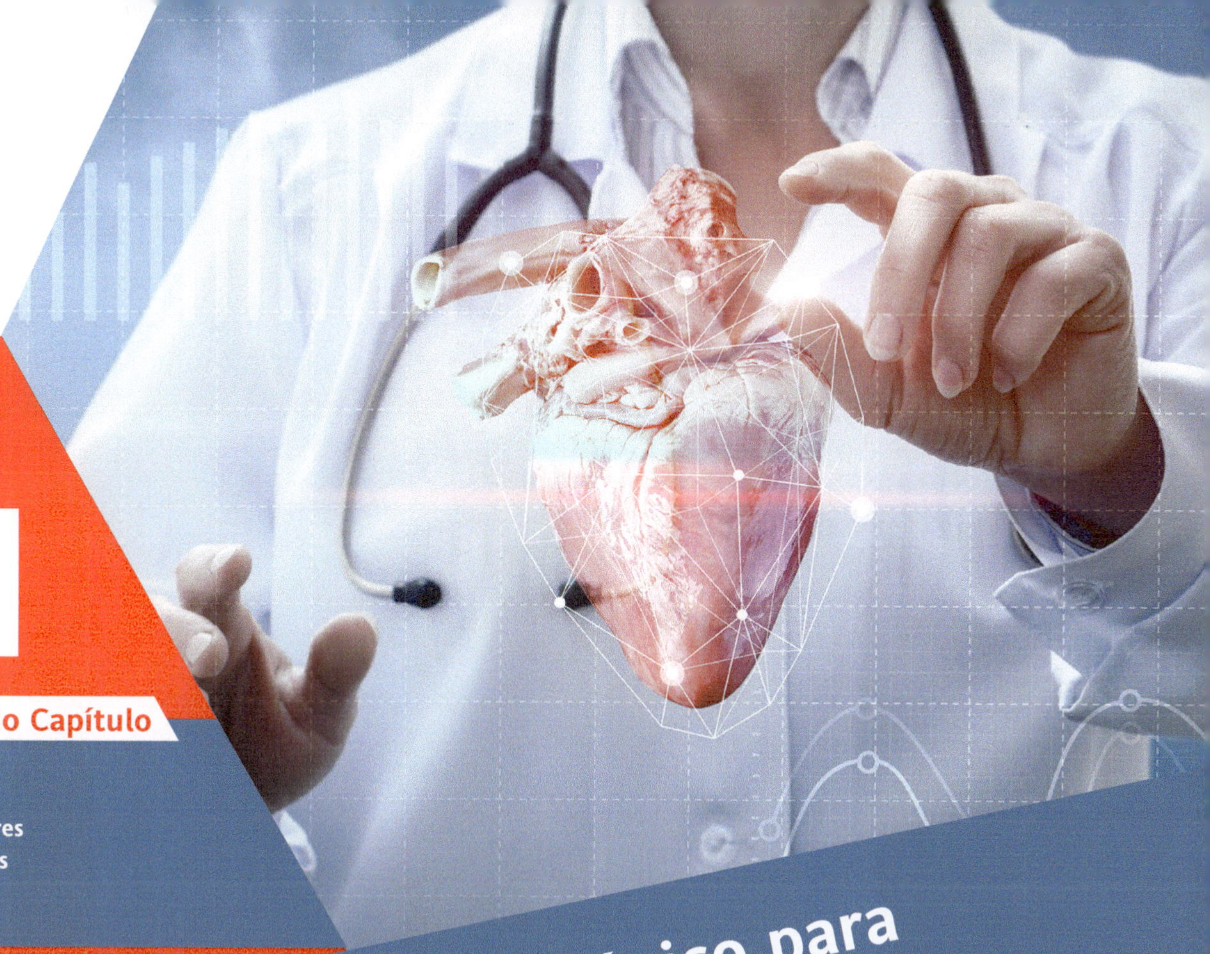

31

Destaques do Capítulo

- Nitratos,
- Morfina
- Betabloqueadores
- Antiplaquetários
- Estatinas
- Heparinas

Tratamento farmacológico para síndrome coronária aguda sem supradesnivelamento do segmento ST

Ari Timerman

Diandro Marinho Mota

31.1 Introdução

A erosão ou a rotura da placa aterosclerótica são os mecanismos essenciais que disparam os eventos fisiopatológicos que se exteriorizam clinicamente como angina instável e infarto agudo do miocárdio (IAM) com ou sem supradesnivelamento do segmento ST. Os elementos figurados do sangue, bem como os fatores de coagulação, são expostos ao contato com o material subendotelial. Isso leva à ativação, à adesão e à agregação plaquetárias, e à geração acelerada de trombina, como mecanismos essenciais da trombose subsequente.

Diferentemente da síndrome coronária aguda (SCA) com supradesnivelamento de ST, em que a abertura da artéria relacionada ao infarto por meio dos agentes fibrinolíticos ou de intervenção coronária percutânea (ICP) primária é o ponto básico da terapêutica, na SCA sem supradesnivelamento de ST são as medicações antitrombínicas e antiplaquetárias as prescrições essenciais em seu tratamento. Nessa situação, os agentes fibrinolíticos não têm indicação, pois podem transformar uma obstrução parcial da luz arterial em total, por eventual hemorragia intraplaca.

É fundamental a estratificação de risco desses pacientes, que tem finalidade prognóstica e terapêutica (ver Capítulo 30). As classificações de risco mais utilizadas são a de Braunwald, o escore de risco *Thrombolysis in Myocardial Infarction* (TIMI) e o escore de risco GRACE. A de Braunwald é pontual, isto é, basta ter um fator para colocá-la em situação de maior risco (por exemplo, idade acima de 75 anos), enquanto o TIMI é produto da soma de diferentes fatores. O escore GRACE, embora apresente excelente correlação clínica, necessita de uma equação própria para seu manuseio (www.outcomes.org/grace). A decisão final sobre a classificação de risco cabe ao médico assistente; indica-se adotar o pior cenário oferecido por qualquer das formas de classificação. A experiência clínica, somada às informações obtidas por meio das diferentes classificações de risco, permite a tomada da melhor decisão terapêutica diante do quadro clínico apresentado.

31.2 Tratamento

31.2.1 Medidas gerais

Todo paciente com dor torácica suspeita de SCA deve ficar em observação em unidade de tratamento intensivo, com monitorização contínua do eletrocardiograma (ECG), da pressão arterial e da saturação de oxigênio. Deve-se garantir acesso venoso com a canulação de uma veia. Devem ser obtidos história clínica e exame físico direcionados: fatores de risco para doença aterosclerótica devem ser analisados; avaliar as características da dor, exame cardiológico (sopros e bulhas acessórias), exame pulmonar (estertores) e palpação dos pulsos periféricos (diagnóstico diferencial com dissecção aguda da aorta). Deve-se obter ECG de 12 derivações (eventualmente com derivações acessórias, quando se suspeita de acometimento da parede dorsal ou do ventrículo direito). Devem ser coletadas amostras sanguíneas para avaliar o perfil de coagulação, a hemoglobina e as plaquetas, além de marcadores de necrose miocárdica. O ecocardiograma transtorácico deve ser realizado no diagnóstico diferencial com outras doenças, quando houver suspeita clínica de doenças de aorta, doenças do pericárdio, embolia pulmonar e valvopatias e nos casos de complicações decorrentes da SCA, como a descompensação cardíaca aguda, associada ou não à comunicação interventricular ou insuficiência mitral.

31.2.2 Oxigênio e nitratos

Na SCA, ocorre desequilíbrio entre a oferta e o consumo de oxigênio e de nutrientes nas células miocárdicas. O tratamento consiste em aumentar a oferta e/ou reduzir o consumo desses elementos, além de aliviar os sintomas (como a dor) e tentar evitar ou reduzir as complicações; quando estas estão instaladas, deve-se tratá-las. A administração suplementar de oxigênio a 100% por meio de cateter intranasal é prática rotineira durante episódios de dor isquêmica prolongada em repouso, mas é particularmente útil em pacientes com cianose, desconforto respiratório, estertores pulmonares importantes ou quando a saturação arterial de oxigênio estiver abaixo de 90%.

Os benefícios terapêuticos dos nitratos estão relacionados a seus efeitos na circulação periférica e coronária. Seu efeito vasodilatador periférico reduz o retorno venoso ao coração e o volume diastólico final do ventrículo esquerdo, reduzindo, com isso, o consumo de oxigênio pelo miocárdio. Promovem vasodilatação e aumento da circulação colateral coronária, e inibição da agregação plaquetária, além de aliviar a dor de origem isquêmica. Não existem estudos clínicos controlados que tenham testado os efeitos dos nitratos em desfechos clínicos e mortalidade na angina instável, embora seu uso seja universalmente aceito. Podem ser utilizados por via oral, transdérmica, sublingual e endovenosa, sendo as duas últimas vias as mais utilizadas. O tratamento é iniciado na sala de emergência, administrando-se o nitrato (mononitrato ou dinitrato de isossorbida) por via sublingual; caso não haja alívio rápido da dor, esses pacientes podem se beneficiar com a administração endovenosa de nitroglicerina. Os nitratos estão contraindicados na presença de hipotensão arterial importante (pressão arterial sistólica – PAS < 100 mmHg), infarto de ventrículo direito ou uso prévio de sildenafil ou similares nas últimas 24 horas. Devem ser também evitados em pacientes com significativas bradicardia ou taquicardia. O uso sublingual de nitroglicerina (0,4 mg/comprimido), dinitrato de isossorbida (5 mg/comprimido) ou mononitrato de isossorbida (5 mg/comprimido) não deve ultrapassar três comprimidos, separadas as administrações por intervalos de 5 minutos. A nitroglicerina por via endovenosa é empregada na dose de 10 µg/minuto com incrementos de 10 µg a cada 5 minutos, até obter-se melhora sintomática ou redução da PAS em 10% no normotenso ou de 30% no previamente hipertenso (PAS atingindo 110 mmHg), ou então aumento da frequência cardíaca (> 10% da basal). Para reduzir a tolerância que costuma ocorrer com esse medicamento, quando se estiver utilizando a via oral, podem ser empregadas doses menores e espaçadas (no mínimo 8 horas); já com a via endovenosa, será necessário o incremento periódico das doses administradas. O tratamento endovenoso deve ser mantido por 24 a 48 horas após o último episódio de dor, e sua suspensão deve ser feita de forma gradual (Tabela 31.1).

Tabela 31.1 **Nitratos e morfina na síndrome coronária aguda.**

Fármaco	Classe	Via	Dose	Observação
Nitroglicerina	Nitrato	Sublingual	0,4 mg até 3 vezes	
Dinitrato de isossorbida	Nitrato	Sublingual	5 mg até 3 vezes	
Mononitrato de isossorbida	Nitrato	Sublingual	5 mg até 3 vezes	
Nitroglicerina	Nitrato	Via endovenosa	10-200 mcg/ minuto	Nitroglicerina 5 mL (25 mg) + 245 mL soro fisiológico
Morfina	Analgésico opioide	Via endovenosa	1-5 mg	Morfina 1 mL (10 mg) + 9 mL água destilada

Fonte: Desenvolvido pela autoria.

31.2.3 Analgesia e sedação

A dor precordial e a ansiedade, costumeiramente associadas e presentes nas SCA, geralmente levam à hiperatividade do sistema nervoso simpático. Esse estado hiperadrenérgico, além de aumentar o consumo miocárdico de oxigênio, predispõe ao aparecimento de taquiarritmias atriais e ventriculares. Assim, recomenda-se a utilização de analgésicos potentes a pacientes com dor isquêmica, refratária à terapêutica antianginosa. O sulfato de morfina é considerado o analgésico de eleição, sendo administrado por via endovenosa, na dose de 1 a 5 mg, quando a dor não for aliviada com o uso de nitrato sublingual, ou nos casos de recorrência da dor, apesar da adequada terapêutica anti-isquêmica (Tabela 31.1). Essas doses, se necessárias, podem ser repetidas em intervalos de 5 a 30 minutos, monitorando-se a pressão arterial. A administração em pequenos incrementos tem por objetivo evitar efeitos adversos, como hipotensão e depressão respiratória. Devem-se evitar derivados da morfina, a não ser em casos de hipersensibilidade a esta, quando então ela poderá ser substituída pelo sulfato de meperidina em doses fracionadas de 20 a 50 mg por via endovenosa. O emprego de ansiolíticos não deve ser rotineiro, devendo ser reservado para situações especiais.

31.2.4 Betabloqueadores adrenérgicos

Os betabloqueadores inibem competitivamente os efeitos das catecolaminas circulantes. Na angina instável, seus benefícios estão relacionados à ação nos receptores beta-1. Diminuem a frequência cardíaca, a pressão arterial e a contratilidade miocárdica, provocando redução do consumo de oxigênio pelo miocárdio. Sua administração em pacientes com angina instável reduz a progressão para IAM. Recomenda-se o uso rotineiro de betabloqueador oral nos pacientes sem contraindicação, devendo-se iniciar sua utilização com o paciente estável, em doses pequenas, com aumento gradual no sentido de se manter a frequência cardíaca ao redor de 60 bpm. No caso de o paciente apresentar dor isquêmica persistente e/ou taquicardia (não compensatória de um quadro de insuficiência cardíaca), pode-se utilizar a formulação venosa. Os betabloqueadores mais utilizados são o metoprolol e o atenolol (Quadro 31.1).

Quadro 31.1 **Betabloqueadores e antagonistas dos canais de cálcio nas síndromes coronárias agudas.**

Fármaco	Classe	Via	Dose	Observação
Metoprolol	Betabloqueador	Via endovenosa	5 mg até 3 vezes, com intervalo de 5 minutos	Infusão em 2 minutos
Metoprolol	Betabloqueador	Via oral	25-100 mg a cada 12 horas	Iniciar 15 minutos após dose por via endovenosa
Atenolol	Betabloqueador	Via endovenosa	5 mg até 2 vezes, com intervalo de 5 minuto	Infusão em 2 minutos, a cada 5 minutos
Atenolol	Betabloqueador	Via oral	25-50 mg a cada 12 horas	Iniciar 15 minutos, após dose por via endovenosa
Diltiazem	Antagonista do cálcio	Via oral	60 mg a cada 6-8 horas	
Verapamil	Antagonista do cálcio	Via oral	80-120 mg a cada 8 horas	

Fonte: Desenvolvido pela autoria.

Não se deve administrar esses medicamentos a pacientes com frequência cardíaca abaixo de 50 bpm, PAS abaixo de 90 mmHg, bloqueio atrioventricular de alto grau, asma brônquica, insuficiência ventricular esquerda, presença de estertores crepitantes na ausculta pulmonar, angina vasoespástica e em usuários de cocaína. Durante a administração endovenosa, devem ser monitorados, cuidadosamente, a frequência cardíaca, a pressão arterial, o ECG e a ausculta pulmonar.

31.2.5 Antagonistas dos canais de cálcio

Os antagonistas dos canais de cálcio reduzem a contratilidade miocárdica e vascular, a velocidade de condução atrioventricular e a atividade do nó sinusal. Em pacientes com comprometimento da função ventricular esquerda e/ou alterações na condução atrioventricular, esses medicamentos devem geralmente ser evitados. Em casos de infarto do miocárdio sem supradesnivelamento do segmento ST, existem evidências de que o diltiazem e o verapamil possam ter efeito protetor. Podem ser usados para tentar controlar sintomas isquêmicos refratários em pacientes já em uso de nitratos e betabloqueadores em doses adequadas, ou em pacientes que não toleram o uso desses medicamentos (principalmente nos casos de contraindicação), ou ainda nos casos de angina vasoespástica. Utilizam-se o diltiazem, por via oral 60 mg, três a quatro vezes ao dia, e o verapamil 80 a 120 mg, três vezes ao dia. Não se deve utilizar a nifedipina isoladamente (em especial a de ação rápida), pois aumenta a frequência cardíaca e o consumo de oxigênio miocárdico; mas pode ser administrada na forma de ação prolongada, 10 a 20 mg três vezes ao dia, se o paciente já estiver fazendo uso de betabloqueador.

31.2.6 Agentes antiplaquetários

31.2.6.1 Ácido acetilsalicílico

A trombose coronária tem papel de destaque no desencadeamento e na progressão dos quadros de SCA, sendo essencial o emprego de antitrombóticos no tratamento desses pacientes com tais síndromes. O ácido acetilsalicílico (AAS) é o antiplaquetário de excelência, devendo ser sempre prescrito, com exceção dos casos de alergia (única contraindicação absoluta). Deve-se ter especial atenção nos casos de sangramento ativo, hemofilia e úlcera péptica ativa. O AAS bloqueia a formação de tromboxano A_2 (substância vasoconstritora e pró-trombótica), interferindo no metabolismo do ácido aracdônico e inibindo a formação da ciclo-oxigenase 1, enzima fundamental ao processo de agregação plaquetária. Sua utilização associa-se com redução de óbitos e/ou infartos não fatais. Com o emprego de doses baixas são raros os efeitos colaterais gastrintestinais. A dose inicial recomendada de 200 mg deve ser mastigada, sendo absorvida por intermédio da via sublingual, para que se obtenham rapidamente altos níveis sanguíneos de AAS; a dose de manutenção em longo prazo é de 100 mg ao dia, embora doses tão baixas quanto 75 mg ao dia sejam também consideradas efetivas (Quadro 31.2).

Quadro 31.2 Antiplaquetários.

Fármaco	Classe	Via	Dose	Observação
AAS	Antiplaquetário	Via oral	75-200 mg a cada 24 horas	Primeira dose: 200 mg
Clopidogrel	Antiplaquetário	Via oral	75 mg a cada 24 horas	Primeira dose: 300 mg 600 mg se angioplastia
Prasugrel	Antiplaquetário	Via oral	10 mg a cada 24 horas	Primeira dose: 60 mg
Ticagrelor	Antiplaquetário	Via oral	90 mg a cada 12 horas	Primeira dose: 180 mg
Abciximab	Inibidor da glicoproteína IIb/IIIa	Via endovenosa	Bólus: 0,25 mg/kg Infusão: 0,125 µg/kg por 12 horas	ICP planejada
Tirofiban	Inibidor da glicoproteína IIb/IIIa	Via endovenosa	0,4 µg/kg/minuto por 30 minutos Infusão: 0,1 µg/kg/minuto por 48-96 horas	

AAS: ácido acetilsalicílico; ICP: intervenção coronária percutânea.

Fonte: Desenvolvido pela autoria.

31.2.6.2 Derivados tienopiridínicos

A ticlopidina e o clopidogrel são antagonistas da ativação plaquetária mediada pela adenosina difosfato (ADP), que age sobre o receptor P2Y12 plaquetário. Reduzem o nível de fibrinogênio circulante e bloqueiam parcialmente os receptores de glicoproteína (GP) IIb/IIIa, dificultando sua ligação ao fibrinogênio e ao fator de von Willebrand. A ticlopidina tem início de ação entre 12 e 24 horas, na dose de 250 mg duas vezes ao dia e efeito pleno somente após alguns dias (o que limita seu uso no contexto da SCA), além de provocar mais efeitos colaterais (dores abdominais, náuseas, vômitos, neutropenia e/ou trombocitopenia) em comparação ao clopidogrel; atualmente não tem sido mais utilizada. A indicação inicial desses fármacos foi como substitutos preferenciais para o AAS, em casos de intolerância ou alergia a este. Entretanto, o maior benefício é a utilização em conjunto do clopidogrel com o AAS o mais precocemente possível nas SCA. Essa associação reduz a incidência de eventos (óbito cardiovascular, IAM e acidente vascular cerebral AVC). A dose recomendada de clopidogrel é de 300 mg como ataque e 75 mg ao dia como manutenção. Há evidências de que, para pacientes tratados com ICP, a dose de ataque de clopidogrel de 600 mg possa ser mais benéfica. Quando a cinecoronariografia definir a indicação de revascularização cirúrgica do miocárdio, o clopidogrel deve ser suspenso pelo menos 5 dias (e idealmente 7 dias) antes do procedimento para reduzir o risco de sangramento grave. Em condições de emergência, deve-se recorrer à transfusão de plaquetas.

O prasugrel é um pró-medicamento, que, como o clopidogrel, requer a conversão para um metabólito ativo antes de se ligar ao receptor P2Y12 plaquetário, para proporcionar atividade antiplaquetária. A ligação à plaqueta desses dois medicamentos é definitiva. O prasugrel inibe a agregação plaquetária induzida pela ADP mais rapidamente, mais consistentemente e em maior extensão que o clopidogrel. Sua dose de ataque é de 60 mg por via oral e a de manutenção de 10 mg ao dia associado ao AAS. Sua utilização promove redução de óbito cardiovascular, IAM não fatal ou AVC não fatal, quando comparado ao clopidogrel; entretanto, induz a mais sangramento. O benefício clínico líquido (eficácia e segurança) favorece o prasugrel menos em três subgrupos específicos de pacientes: aqueles que tiveram AVC ou ataque isquêmico transitório prévio; os com 75 anos ou mais; aqueles pesando menos de 60 kg. Tem indicação somente em cenário de ICP, devendo ser administrado na sala de hemodinâmica.

O ticagrelor é inibidor oral, reversível e de ação direta do receptor P2Y12 da ADP plaquetária, promovendo inibição plaquetária mais pronunciada e de início mais rápido que o clopidogrel. A dose de ataque de 180 mg seguida de 90 mg duas vezes ao dia, reduziu óbito cardiovascular, IAM ou AVC e trombose de *stent*, quando comparado com clopidogrel, sem aumentar as taxas de sangramento. Com o uso de ticagrelor, ocorre maior incidência de pausas ventriculares acima de 3 segundos, dispneia, aumento do ácido úrico e da creatinina sérica. Pode ser administrado na sala de hemodinâmica para ICP, mas também em pacientes com tratamento clínico.

31.2.6.3 Antagonistas dos receptores glicoproteicos IIb/IIIa

Esses medicamentos impedem a ligação do fibrinogênio aos receptores da GP IIb/IIIa ativados, que constituem a via final e obrigatória da ativação plaquetária. Com isso, ocorre o bloqueio da agregação plaquetária e da formação do trombo plaquetário. São utilizados em SCA de alto risco, pois reduzem eventos compostos de óbito, isquemia refratária e reinfarto do miocárdio. Quando se planeja ICP no paciente, dá-se preferência à administração do abciximab, um anticorpo monoclonal que atua como bloqueador não competitivo e irreversível dos receptores de GP IIb/IIIa. A dose recomendada é de 0,25 mg/kg em bolo, seguida da administração de 0,125 µg/kg durante 12 horas. O tirofiban é um derivado sintético, não peptídeo, de molécula pequena, que age competitivamente no receptor celular IIb/IIIa, impedindo sua ligação ao fibrinogênio. A dose recomendada é de 0,4 µg/kg/minuto por 30 minutos, seguida da dose de manutenção de 0,1 µg/kg/minuto, por 48 a 96 horas. Os bloqueadores GP IIb/IIIa tendem a aumentar o risco de hemorragia. A plaquetopenia é complicação rara, mas importante. Esses medicamentos devem ser utilizados conjuntamente com heparina não fracionada (HNF) ou com enoxaparina (Quadro 31.2). Sua utilização tem diminuído nos tempos atuais, praticamente sendo administrados em situações de grande carga trombótica constatada em estudo hemodinâmico.

31.2.7 Outras terapias

Os inibidores da enzima conversora da angiotensina (IECA) podem atenuar ou até mesmo prevenir o remodelamento ventricular por sua atuação favorável na otimização da atividade renínica e simpática, diminuindo a resistência vascular sistêmica. Reduzem a incidência posterior de insuficiência cardíaca e de mortalidade em pacientes com doença arterial coronária. Na SCA sem supradesnivelamento do segmento ST, apesar de não haver a comprovação desse benefício, são utilizados por seu possível efeito anti-isquêmico principalmente em pacientes de risco mais elevado, como nos com disfunção ventricular esquerda, hipertensão arterial ou diabetes melito. Os bloqueadores dos receptores da angiotensina podem ser utilizados em substituição aos IECA nessas situações (Quadro 31.3).

Quadro 31.3 Inibidores da enzima conversora da angiotensina (IECA) e bloqueadores dos receptores da angiotensina.

Fármaco	Classe	Via	Dose
Captopril	IECA	Oral	12,5-50 mg a cada 8 horas
Enalapril	IECA	Oral	2,5-20 mg a cada 12 horas
Valsartana	Bloqueador do receptor da angiotensina	Oral	80-320 mg a cada 24 horas
Losartana	Bloqueador do receptor da angiotensina	Oral	25-100 mg a cada 24 horas

Fonte: Desenvolvido pela autoria.

O uso precoce de estatinas nas SCA sem supradesnivelamento de ST demonstrou redução de eventos isquêmicos recorrentes. Elas podem promover a estabilização da placa pelos chamados efeitos pleiotrópicos, que incluem propriedades anti-inflamatórias, antioxidantes, antiproliferativas celulares e anticoagulantes. Não existe unanimidade sobre qual estatina pode ser utilizada, e, portanto, sinvastatina, atorvastatina e rosuvastatina podem ser igualmente contempladas (Quadro 31.4).

Quadro 31.4 Estatinas nas síndromes coronarianas agudas.

Fármaco	Classe	Via	Dose	Observação
Sinvastatina	Estatina	Oral	10-40 mg a cada 24 horas	À noite
Atorvastatina	Estatina	Oral	10-80 mg a cada 24 horas	Qualquer horário
Rosuvastatina	Estatina	Oral	10-40 mg a cada 24 horas	Qualquer horário

Fonte: Desenvolvido pela autoria.

31.2.7.1 Antitrombínicos

A erosão ou a rotura da placa aterosclerótica põe em contato os elementos figurados do sangue e os fatores de coagulação com o material subendotelial, levando à ativação, à adesão e à agregação plaquetária, além da geração acelerada de trombina, mecanismos essenciais da trombose subsequente localizada sobre a placa fendida. Esses dois mecanismos (plaquetário e trombínico) atuam de forma sinérgica, potenciando-se mutuamente para a manutenção e a ampliação do processo de trombose. Entre outros efeitos, a trombina (fator II ativado ou IIa) é um potente ativador plaquetário, além de, assim como o fator X ativado (Xa), ter importante participação na cascata de coagulação. Dessa forma, torna-se lógica a necessidade de, junto à terapêutica antiplaquetária, utilizar-se um medicamento antitrombínico, sendo a substância padrão dessa categoria a HNF. O efeito anticoagulante da HNF é dependente de sua ligação específica à antitrombina. O complexo heparina-antitrombina permite o acoplamento simultâneo tanto à trombina como ao fator Xa, ficando esses assim neutralizados. A relação entre a ação na inibição da trombina e do fator Xa é de 1:1. Na SCA sem supradesnivelamento de ST, a dose de ataque é de 60 U/kg (máximo de 4.000 U), e a dose de manutenção é de 12 U/kg/hora (máximo de 1.000 U/hora) no início da infusão, reajustada, quando necessário, para se manter um tempo de tromboplastina parcialmente ativada (TTPa) entre 50 e 70 segundos (ou 1,5 a 2 vezes o valor do controle laboratorial). Quando utilizada na SCA em associação com o AAS, reduz a incidência de óbito e IAM. Deve-se evitar sua utilização em pacientes que sofreram cirurgias cranianas, intraespinais ou oculares recentes, na presença de sangramento ativo, na plaquetopenia e na hipertensão arterial grave (Quadro 31.5).

A HNF pode ser despolimerizada por meio de vários processos físicos e químicos, de forma a se obterem compostos também heterogêneos, porém de mais baixo peso molecular, que recebem o nome genérico de heparinas de baixo peso molecular (HBPM). As HBPM têm como característica comum, embora em grau variável, a capacidade de ligar-se preferencialmente ao fator Xa (e menos ao fator IIa), inativando-o. Como a geração do fator Xa ocorre mais precocemente que a geração de trombina na cascata de coagulação, a inibição do fator Xa tem efeito mais profundo nas etapas mais tardias da coagulação, isto é, a inibição de pequenas quantidades de fator Xa pode prevenir a formação de trombina em escala muito maior. Essa característica confere-lhes a singular capacidade de exercer efeito antitrombótico sem alterar substancialmente (a não ser em altas doses) os testes de coagulação usualmente empregados para monitorar o efeito terapêutico da HNF. Outra diferença marcante deriva do fato de as HBPM não se ligarem às proteínas plasmáticas, nem às superfícies celulares (plaquetas, macrófagos e osteoblastos) e ao endotélio de forma tão intensa como a HNF. Dessa forma, a HBPM, quando administrada por via subcutânea, apresenta maior biodisponibilidade e meia-vida em relação à HNF, dispensando o controle de TTPa e induzindo menos plaquetopenia. Das HBPM, a enoxaparina tem o perfil mais adequado, com maior relação antifatores Xa/IIa comparada com as outras.

Quadro 31.5 Antitrombínicos nas síndromes conorárias agudas.

Fármaco	Classe	Via	Dose	Observação
Heparina não fracionada	Antitrombínico	Endovenosa	Bólus: 60 U/kg Infusão: 12 U/kg/hora	Corrigir pelo TTPa (alvo: 50-70 segundos)
Enoxaparina	Antitrombínico	Subcutânea	1 mg/kg, a cada 12 horas Idosos: 0,75 mg/kg, a cada 12 horas Insuficiência renal: 1,0 mg/kg, a cada 24 horas	Dose extra: 0,3 mg/kg por via intravenosa pré-ICP quando última dose > 8 horas
Fondaparinux	Antitrombínico	Subcutânea	2,5 mg, a cada 24 horas	Associar HNF quando ICP planejada

TTPa: tempo de tromboplastina parcial ativada; ICP: intervenção coronária percutânea; HNF: heparina não fracionada.

Fonte: Desenvolvido pela autoria.

Em ensaios clínicos em pacientes com SCA sem supradesnivelamento de ST de risco moderado, a enoxaparina foi a única a demonstrar superioridade em relação à HNF, com redução de óbito, IAM e recorrência de angina. A dose empregada é de 1 mg/kg de peso por dose, administrada por via subcutânea, duas vezes ao dia, por 3 dias. No estudo *Synergy*, com pacientes de risco elevado submetidos à ICP precoce, a enoxaparina não foi inferior à HNF, quando associada aos inibidores de GP IIb/IIIa. Quando a terapêutica foi consistente (utilizando apenas um tipo de heparina durante todo o estudo), houve benefício a favor da enoxaparina (redução das incidências de óbito ou de IAM aos 30 dias) com o mesmo nível de sangramento. Para minimizar o problema de sangramento, a enoxaparina deve ter sua dose de manutenção diminuída em 25% (0,75 mg/kg a cada 12 horas) em idosos, e em 50% em pacientes com *clearance* de creatinina < 30 (1,0 mg uma vez ao dia). Nos pacientes que receberam enoxaparina para tratamento de SCA sem supradesnivelamento de ST e que são enviados para ICP em até 8 horas após a última dose subcutânea, não há necessidade de anticoagulação adicional. Naqueles que vão à ICP entre 8 e 12 horas, uma dose adicional de 0,3 mg/kg por via endovenosa deve ser administrada imediatamente antes do procedimento. Recomenda-se, também, manter a heparina inicialmente utilizada durante todo o período de heparinização, evitando-se o uso de enoxaparina e HNF concomitante ou alternadamente.

O fondaparinux é um novo medicamento sintético que se liga seletivamente à antitrombina III, promovendo inibição do fator Xa. Na dose de 2,5 mg ao dia, é utilizado na SCA sem supradesnivelamento de ST com efeitos benéficos em óbito, IAM ou isquemia refratária semelhantes à enoxaparina, mas com menores taxas de sangramento, como foi demonstrado pelo estudo OASIS 5. Entretanto, nesse estudo não foram observados os critérios de redução de dose da enoxaparina nos pacientes idosos, o que pode ter contribuído para o aumento de sangramento nesse grupo de pacientes (a idade média do estudo foi de 66 anos). Além disso, na sala de hemodinâmica os pacientes receberam doses adicionais de HNF em ambos os grupos. De acordo com o estudo *Synergy*, a mistura de enoxaparina com HNF piora os resultados de eficácia e aumenta os sangramentos nos pacientes em uso de enoxaparina. Ademais, pacientes em uso de fondaparinux e submetidos à ICP devem receber dose suplementar de HNF, pois o fondaparinux isoladamente associa-se com mais trombos no cateter e piores resultados na ICP.

DICAS DO EDITOR

Referências bibliográficas

1. Califf RM, Roe MT. Overview of management of non-ST-elevation ACS (NSTE-ACS). In: Califf RM, Roe MT. ACS essentials. Sudbury: Physicians Press; 2010. p.67-73.
2. Cannon CP, Braunwald E. Unstable Angina and non-ST elevation myocardial infarction. In: Libby P, Bonow RO, Mann DL, et al. Braunwald's heart disease. 8.ed. Philadelphia: Saunders; 2008. p.1319-51.
3. Coelho OR, Marsaro EA, Rossi Neto JM. Tratamento das síndromes coronárias agudas sem supradesnivelamento do segmento ST: angina instável e infarto agudo do miocárdio sem supradesnivelamento do segmento ST. In: Serrano CV, Timerman A, Stefanini E. Tratado de cardiologia SOCESP. 2.ed. São Paulo: Manole; 2009. p.874-92.
4. Granger CB, Goldberg RJ, Dabbous O, et al. Predictors of hospital mortality in the global registry of acute coronary events. Arch Intern Med. 2003;163:2345-53.
5. Nicolau JC, Timerman A, Piegas LS, et al. Diretrizes da Sociedade Brasileira de Cardiologia sobre angina instável e infarto agudo do miocárdio sem supradesnível do segmento ST (II edição, 2007) – atualização 2013/1014. Rio de Janeiro: Sociedade Brasileira de Cardiologia; 2014. Disponível em: http://publicacoes.cardiol.br/consenso/2014/Diretriz_de_IAM.pdf.
6. Serrano Junior CV, Fenelon G, Soeiro AM, et al. Diretrizes brasileiras de antiagregantes plaquetários e anticoagulantes em cardiologia. Arq Bras Cardiol. 2013;101(Supl.3):1-93.
7. Synergy Trial Investigators. Enoxaparin vs unfractionated heparin in high risk patients with non ST-segment elevation acute coronary syndromes managed with an intended early invasive strategy: primary results of the synergy randomized trial. JAMA. 2004;229:45-54.
8. The fifth organization to assess strategies in acute ischemic syndromes investigators: comparison of fondaparinux and enoxaparin in acute coronary syndromes. N Engl J Med. 2006;354:1-13
9. Theroux P, Cairns JA. Non-ST segment elevation acute coronary syndromes: unstable angina and non-ST segment elevation myocardial infarction. In: Yusuf S, Cairns JA, Camm AJ, et al. Evidence-based cardiology. 3.ed. West Sussex UK: Wiley-Blackwell Chichester; 2010. p.409-43.
10. Timerman A. Síndrome coronária aguda sem supradenivelamento do segmento ST. In: Timerman A, Sousa AG. Condutas terapêuticas do Instituito Dante Pazzanese de Cardiologia. 2.ed. São Paulo: Atheneu; 2014.
11. Timerman A. Síndrome coronária aguda sem supradesnivelamento do segmento ST. Tratamento farmacológico. In: Timerman A, Santos ES, Sousa AGMR. Cardiologia: condutas terapêuticas. São Paulo: Atheneu; 2018. p.365.
12. Timerman A, Albuquerque DC. Tratamento farmacológico da síndrome coronária aguda sem supradesnível do segmento ST. In: Timerman A, Bertolami MC, Ferreira JF. Manual de cardiologia. 2.ed. São Paulo: Atheneu; 2012. p.291-7.
13. Timerman A, Paiva EF, Lichtenstein A. Heparina não fracionada e heparina de baixo peso molecular. In: Armaganijan D, Timerman A. Farmacologia cardiovascular. São Paulo: Atheneu; 2013. p.221-33.

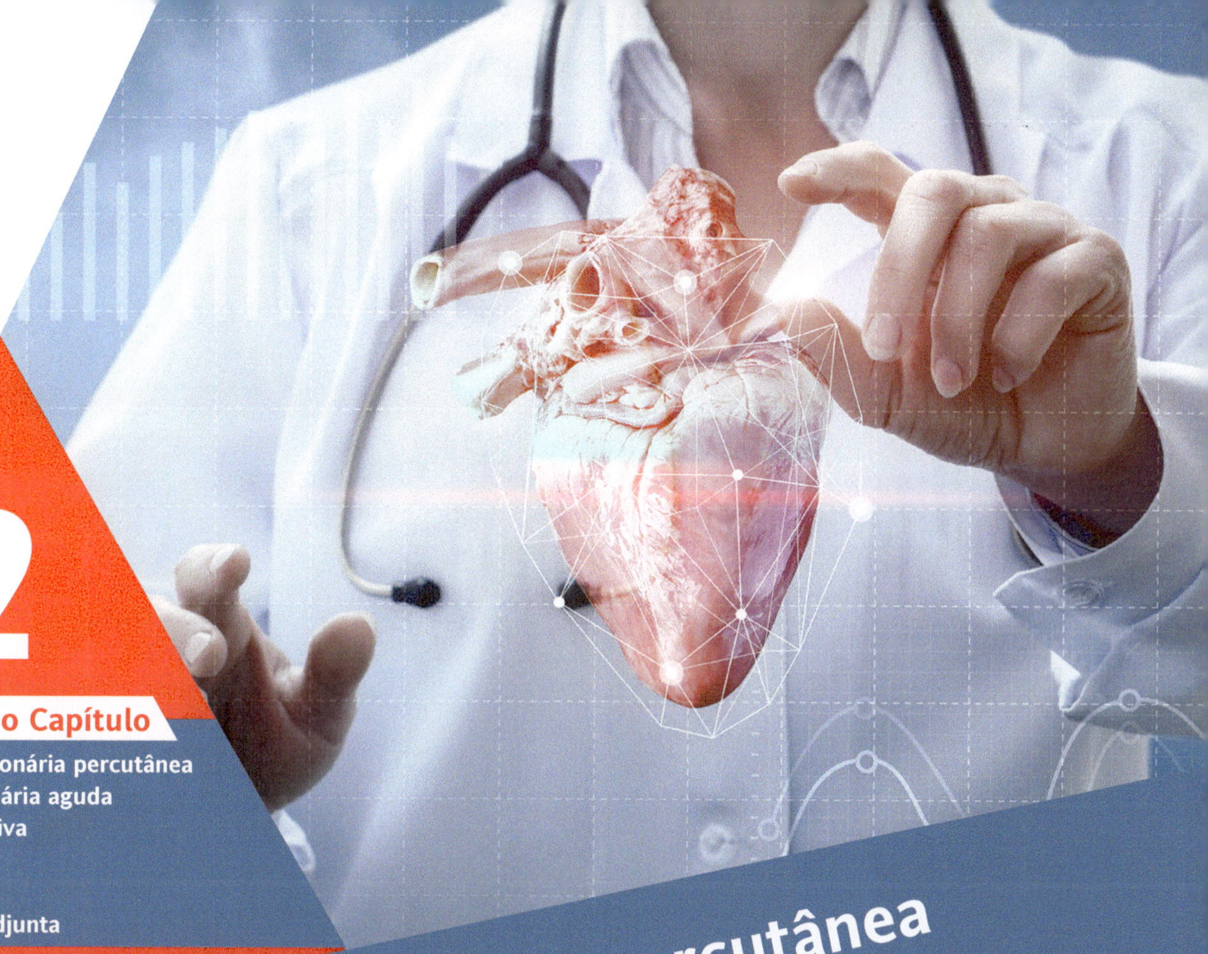

32

Destaques do Capítulo

- Intervenção coronária percutânea
- Síndrome coronária aguda
- Estratégia invasiva
- Lesão culpada
- Vias de acesso
- Farmacologia adjunta

Intervenção coronária percutânea na síndrome coronária aguda sem supradesnivelamento do segmento ST

Fausto Feres
Dimytri Alexandre de Alvim Siqueira

32.1 Introdução

A angina instável e o infarto do miocárdio sem supradesnivelamento do segmento ST, condições unificadas no diagnóstico de síndrome coronária aguda (SCA) sem supradesnivelamento de ST (SCASST), representam importantes causas de morbimortalidade cardiovascular em todo o mundo. Em sua abordagem diagnóstica e terapêutica, a utilização de algoritmos de estratificação de risco e a implementação de regimes antitrombóticos e antiplaquetários potentes desempenham papel fundamental. Nas últimas décadas, à medida que diversos estudos trouxeram novos conhecimentos a respeito da melhor estratégia de tratamento a ser oferecida a pacientes com SCASST, os benefícios da coronariografia e da intervenção coronária percutânea (ICP) tornaram-se ainda mais evidentes. A realização de coronariografia para a definição da anatomia coronária fornece relevante informação prognóstica, auxiliando na tomada da decisão terapêutica, e a ICP em pacientes de alto risco associa-se à redução de eventos cardíacos adversos.

32.2 A importância da coronariografia

A angina instável e o infarto do miocárdio sem supradesnivelamento de ST são entidades que abrangem amplo espectro de manifestações clínicas, associando-se a prognósticos distintos. Sabe-se que a fisiopatologia das SCA envolve a complexa interação de eventos, como instabilização e ruptura da placa aterosclerótica, ativação e agregação plaquetárias, presença de disfunção endotelial e ocorrência de espasmo coronário. O desbalanço entre oferta e consumo de oxigênio pelo miocárdio, determinado por causas secundárias como sepse, uso de anfetaminas, anemia, hipoxemia, hipertensão grave e outras, também pode resultar em isquemia em pacientes com lesões coronárias obstrutivas até então silentes. De fato, a diversidade clínica e prognóstica das SCA relaciona-se intimamente com a extensão e a gravidade da doença aterosclerótica obstrutiva, conforme observada à coronariografia.

Frequentemente, pacientes acometidos por SCASST apresentam pelo menos uma lesão *culpada* à coronariografia. Tal lesão se caracteriza angiograficamente pela presença de excentricidade ou por bordos irregulares, por vezes com sinais sugestivos de ulcerações ou com imagens de falha de enchimento luminal, indicativas de trombo local. O achado de outras lesões com aspecto *instável* não é infrequente e reflete a natureza sistêmica do processo inflamatório, que caracteriza a doença aterosclerótica. Ao contrário do infarto do miocárdio com supradesnivelamento de ST, na SCASST a artéria coronária *culpada* frequentemente encontra-se pérvia, com fluxo epicárdico normal ou reduzido; eventualmente, oclusão coronária com presença de colaterais pode ser observada. Em indivíduos com diagnóstico clínico de SCASST, a coronariografia revela artérias coronárias normais ou sem lesões obstrutivas em 10 a 20% dos casos, doença univascular em 30 a 35%, acometimento multiarterial (mais de um vaso acometido) em 40 a 50% dos pacientes e lesões de tronco em 5% a 10%. A associação entre a gravidade da doença aterosclerótica, e a ocorrência de eventos cardíacos maiores (óbito, infarto e angina recorrente) constitui um dos principais méritos do emprego da coronariografia nas SCASST, ou seja, a capacidade de identificar pacientes sob risco e que necessitam de revascularização miocárdica adicional, percutânea ou cirúrgica.

32.3 Indicações de estratégia invasiva em pacientes com síndromes coronárias agudas sem supradesnivelamento do segmento ST

Duas estratégias podem ser adotadas em pacientes com SCASST. Entende-se por estratégia invasiva a realização de coronariografia com o intuito planejado de revascularização miocárdica percutânea ou cirúrgica. Após o início de terapia farmacológica, procede-se rotineiramente ao cateterismo, usualmente entre 4 e 48 a 72 horas da admissão. A estratégia conservadora, por outro lado, implica a instituição de terapias anti-isquêmica, antitrombótica e antiplaquetária e o acompanhamento clínico evolutivo dos pacientes durante a mesma internação: a recorrência de sintomas ou a detecção de isquemia miocárdica residual, conforme métodos funcionais não invasivos, determinam a necessidade da coronariografia. Diversos estudos comparativos entre as duas estratégias já foram publicados, incluindo metanálises. O somatório das evidências disponíveis suporta a opção pela estratégia invasiva em pacientes com SCASST, em razão da maior redução de eventos cardíacos adversos quando comparada à estratégia conservadora. Deve ser ressaltado que, embora tenham sido historicamente investigadas como antagônicas nesses estudos clínicos, a estratégia invasiva nem sempre resulta em revascularização, e a estratégia conservadora (melhor denominada *invasiva seletiva*) usualmente requer a realização de coronariografia e revascularização. A identificação de pacientes que mais se beneficiem de uma ou de outra estratégia é imprescindível, devendo ser baseada em diversos aspectos.

O diagnóstico de SCASST requer, inicialmente, que os sintomas apresentados pelo paciente sejam realmente decorrentes de isquemia miocárdica. Na prática diária, contudo, frequentemente se depara com pacientes com dor atípica ou nos quais a natureza dos sintomas não pode ser facilmente esclarecida. Nessas situações, a ausência de fatores de risco para doença aterosclerótica, de alterações eletrocardiográficas e de marcadores de necrose favorece a escolha de estratégia não invasiva. Por sua vez, a observação de alterações ao eletrocardiograma (infradesnivelamento de ST, principalmente se dinâmico) ou a elevação de marcadores de necrose miocárdica indicam processo trombótico instalado ou em evolução, com isquemia miocárdica consequente. Nesses casos, a estratégia invasiva é reconhecidamente mais benéfica que a conduta conservadora. Assim, a estimativa de risco de eventos cardíacos constitui etapa fundamental na abordagem de pacientes com SCASST, definindo o tipo de estratégia a ser instituído. Diversos escores prognósticos são validados e úteis na identificação de pacientes que requerem a estratégia invasiva. Os escores *Thrombolysis in Myocardial Infarction* (TIMI), GRACE e PURSUIT demonstram boa acurácia para ocorrência de infarto e óbito, e têm sido utilizados no dia a dia, para diferenciação de indivíduos de alto risco. Em essência, a opção por uma ou outra estratégia deve ser sempre individualizada, levando-se em conta dados da história clínica e do exame físico, testes não invasivos, a preferência do paciente e a intensidade dos sintomas (Quadro 32.1).

Quadro 32.1 Parâmetros clínicos e laboratoriais valorizados para a escolha de estratégia em pacientes com síndrome coronária aguda sem supradesnivelamento do segmento ST.

Estratégia invasiva inicial	Estratégia conservadora (invasiva seletiva) inicial
Instabilidade hemodinâmica	Escore de risco baixo
Instabilidade elétrica	Preferência do paciente
Escore de risco alto (TIMI, GRACE, PURSUIT)	Dúvidas quanto à natureza dos sintomas
Elevação de marcadores de necrose miocárdica	
Alterações dinâmicas do segmento ST ao ECG	
Angina refratária a despeito de tratamento clínico	
ICP ou RVM prévias	
Disfunção ventricular esquerda (FE < 40%)	
Insuficiência mitral de grau importante	

TIMI: *Thrombolysis in Myocardial Infarction;* ECG: eletrocardiograma; ICP: intervenção coronária percutânea; RVM: revascularização miocárdica; FE: fração de ejeção.

Fonte: Desenvolvido pela autoria.

Em pacientes classificados como de alto risco, com base em dados clínicos e laboratoriais, ou mediante a aplicação de escores de risco específicos para SCASST (por exemplo, com idade avançada, doença coronária prévia, vários fatores de risco, depressão do segmento ST, elevação de marcadores de necrose, escore de risco TIMI maior que 3 etc.), recomenda-se a opção pela estratégia invasiva inicial.

Em indivíduos que não se caracterizam como de alto risco, uma estratégia conservadora pode ser adotada, com a realização de testes provocativos de isquemia 24 a 48 horas após os pacientes tornarem-se assintomáticos. A recorrência de sintomas, o surgimento de alterações dinâmicas ao eletrocardiograma ou a elevação posterior de marcadores de necrose durante a internação indicam a necessidade de mudança da estratégia inicial. Da mesma forma, a positivação de testes funcionais não invasivos (teste ergométrico, ecocardiograma de estresse ou cintilografia miocárdica) impõe a realização de coronariografia.

Em indivíduos com baixa probabilidade de doença coronária e ausência de marcadores de risco, uma estratégia invasiva não deve ser adotada.

Em pacientes com sérias comorbidades que afetem sobremaneira a sobrevida (neoplasias, insuficiência hepática ou respiratória crônica) ou que recusam quaisquer procedimentos de revascularização, a coronariografia não é recomendada.

32.4 Aspectos técnicos da intervenção coronária percutânea nas síndromes coronárias agudas sem supradesnivelamento do segmento ST

Objetivos e aspectos técnicos específicos caracterizam a ICP na SCASST, diferenciando-a da intervenção realizada em pacientes com síndromes estáveis. Considerações a respeito do melhor momento para realizar a intervenção, da utilização de fármacos adjuntos à ICP e sobre como prevenir a ocorrência de sangramentos e complicações vasculares associadas ao procedimento são indispensáveis.

32.5 Momento de realização da coronariografia e da intervenção coronária percutânea

Embora a implementação de estratégia invasiva em pacientes de alto risco esteja associada à redução de eventos cardíacos adversos, o melhor momento para realizar a coronariografia e a ICP não está bem estabelecido. Compreende-se que a realização da ICP após o período de *passivação* da placa aterosclerótica está associada a menores índices de complicações da intervenção, como embolização distal de conteúdo necrótico, distúrbios de fluxo, trombose aguda de *stent* e infarto do miocárdio. Assim, postergar a coronariografia, visando obter efeito pleno de fármacos antitrombóticos e antiplaquetários, tem como racional a prevenção de eventos isquêmicos peri e pós-procedimento. Por sua vez, postula-se que a implementação da estratégia invasiva precoce, ainda nas primeiras horas após a admissão, preveniria a oclusão do vaso culpado e/ou a isquemia miocárdica persistente, que podem ocorrer mesmo com tratamento farmacológico pleno e que se associam à desfavorável evolução para infarto do miocárdio com supradesnivelamento de ST, disfunção ventricular esquerda, arritmias e óbito.

Com base em diversos estudos, preconiza-se que, em pacientes com SCASST classificados como de alto risco (por exemplo, escore de risco GRACE maior que 140), a coronariografia pode ser realizada nas primeiras 12 a 24 horas de admissão. É importante ressaltar que pacientes com SCASST com instabilidade hemodinâmica ou choque cardiogênico, instabilidade elétrica ventricular e dor refratária à terapêutica clínica otimizada necessitam de revascularização de urgência. As recomendações quanto ao melhor momento para proceder à coronariografia e ICP encontram-se no Quadro 32.2.

Quadro 32.2 **Recomendações a respeito do momento de implementar a estratégia invasiva em pacientes com síndrome coronária aguda sem supradesnivelamento do segmento ST.**

Invasiva, urgente (< 120 minutos)	Angina refratária a despeito de terapia antianginosa e antitrombótica máximas (principalmente se associada a infradesnivelamento dinâmico de segmento ST > 2 mm).
	Instabilidade hemodinâmica (choque) ou disfunção ventricular esquerda de instalação aguda.
	Arritmias ventriculares sustentadas (taquicardia ventricular e fibrilação ventricular).
Invasiva, precoce (< 24 horas)	Indivíduos sem recorrência de dor após terapias antianginosa e antitrombótica iniciais, porém com indicadores de alto risco (por exemplo, escore de risco GRACE > 140).
Invasiva (< 48-72 horas)	Indivíduos de moderado ou alto risco, que não se enquadram nas definições anteriores, mas que têm indicação de coronariografia após SCASST. O momento ideal para a realização de coronariografia depende ainda de condições específicas locais do serviço de cardiologia intervencionista.

Fonte: Desenvolvido pela autoria.

32.6 Farmacologia adjunta à intervenção coronária percutânea

Os excelentes resultados da ICP no cenário das SCASST refletem a experiência técnica adquirida, a melhoria dos instrumentais utilizados e a instituição de terapias antitrombóticas e antiplaquetárias contemporâneas. Detalhada discussão a respeito do uso dos diferentes inibidores da P2Y12 e de antitrombóticos no contexto da SCASST é abordada nos Capítulos 31 e 94. A seguir, particularidades na utilização de antitrombínicos como fármacos adjuvantes no momento da ICP são ressaltadas.

32.7 Heparina não fracionada *versus* heparinas de baixo peso molecular

A heparina não fracionada (HNF), agente mais comumente utilizado durante a ICP, apresenta grande variabilidade interindividual de seus efeitos antitrombóticos, associando-se a maiores taxas de complicações hemorrágicas quando administrada em altas doses. Tal efeito é ainda mais pronunciado quando não se realiza ajuste de sua dose com o uso concomitante de inibidores de glicoproteína IIb/IIIa. As heparinas de baixo peso molecular (HBPM) foram desenvolvidas para suplantar as limitações de biodisponibilidade e da administração da HNF, e diversos estudos comprovaram sua segurança e eficácia nas SCASST. Em análise *post hoc* de um desses estudos, pacientes em que houve mistura das duas substâncias (*crossover*), com o uso de enoxaparina durante a fase de *passivação* e de HNF por ocasião da ICP, apresentaram maior incidência de sangramentos. Tal situação é comum na prática clínica, quando o paciente com SCASST é encaminhado para coronariografia após o uso de enoxaparina por via subcutânea.

A decisão pelo tipo de antitrombínico a ser administrado durante a ICP torna-se crítica para a prevenção de eventos isquêmicos e hemorrágicos. Embora a intervenção sem necessidade adicional de HBPM possa ser preconizada, com base nos achados do estudo citado, tal decisão deve ser tomada respeitando-se premissas a respeito da dose de enoxaparina previamente administrada, do intervalo decorrido entre a última dose e o momento da ICP, e do número de aplicações desde a internação (idealmente três ou mais para que níveis terapêuticos do fármaco sejam alcançados). No Instituto Dante Pazzanese de Cardiologia, a opção pela via de acesso radial nessas situações facilita a tomada de decisão, permitindo a administração de HNF para realização da ICP. O risco de sangramento com a mistura dessas substâncias parece restrito principalmente a pacientes submetidos à intervenção pela via femoral.

32.8 Fondaparinux e bivalirrudina

Fármacos antitrombóticos com maior perfil de segurança (menores índices de sangramentos) e eficácia comparável (expressa pela redução de eventos isquêmicos) à terapia padrão resultam na redução adicional nas taxas de eventos adversos, com melhora no prognóstico de pacientes acometidos por SCASST. Estudos demonstram que, nesse contexto, o fondaparinux, um inibidor do fator Xa, constitui fármaco não inferior à enoxaparina no que diz respeito à ocorrência de óbito, infarto ou isquemia refratária, associando-se ainda a menores taxas de sangramento maior.

A observação de trombos nos cateteres utilizados para ICP é mais frequente em pacientes submetidos ao tratamento com fondaparinux isoladamente. Dessa forma, a administração adicional de HNF durante o procedimento com fondaparinux é recomendada, reduzindo-se o risco de formação de trombos, sem comprometer as vantagens do fármaco.

Considerável interesse vem sendo dispensado também à bivalirrudina, inibidor da trombina ainda não disponível no Brasil. Ensaios clínicos com elevado número de pacientes tanto em situações de SCA com supradesnivelamento de ST como em SCASST demonstram que a bivalirudina oferece eficácia comparável à enoxaparina e à HNF, com menores taxas de sangramento maior.

32.9 Escolha da via de acesso

O tratamento otimizado de pacientes com SCASST e submetidos à ICP requer o equilíbrio entre a redução de eventos isquêmicos e o não incremento dos eventos hemorrágicos. Nesse cenário, no qual os regimes antiplaquetário e antitrombótico são requeridos, complicações vasculares e sangramentos no sítio de acesso femoral são mais comumente observados. Ensaios clínicos apontam para a ocorrência de sangramentos maiores em 3,2 a 9,1% dos pacientes. Estudos recentes apontam que o surgimento dessas complicações em pacientes com SCA e submetidos à ICP está relacionado a maiores taxas de eventos cardíacos adversos em curto e em longo prazos. Tal associação é gradativa, linear, de modo que, quanto maior a gravidade do sangramento, maior a taxa de eventos isquêmicos adversos.

As complicações relacionadas ao acesso femoral são responsáveis por significativa parcela dos eventos hemorrágicos ocorridos em pacientes com SCASST tratados com estratégia invasiva. Tais complicações, que incluem hematomas, pseudoaneurismas, fístulas arteriovenosas e hematomas retroperitoneais, são primordialmente influenciadas por variações anatômicas, idade do paciente e presença de obesidade (que são fatores não modificáveis), bem como pela técnica da punção. Dados referentes ao procedimento, como a utilização de introdutores arteriais de maior diâmetro, o uso concomitante de inibidores de glicoproteína IIb/IIIa e o tempo decorrido entre a ICP e a retirada do introdutor, são apontados como fatores prognósticos de sangramento intra-hospitalar após intervenção pela via femoral. Nos pacientes nos quais essa via é utilizada, a retirada do introdutor é usualmente realizada algumas horas após a intervenção, o que permite a dissipação dos efeitos da terapia antitrombótica periprocedimento. Em situações de necessidade de manutenção de antitrombóticos ou de inibidores de glicoproteína IIb/IIIa, a remoção do introdutor deve ser realizada mais precocemente. A utilização de dispositivos de reparo vascular permite a remoção imediata do introdutor; porém, metanálise recente de estudos randomizados não demonstra redução nas taxas de hemorragias e de complicações vasculares.

Diversos aspectos devem ser considerados para a prevenção de sangramentos em pacientes com SCASST submetidos à ICP (Quadro 32.3).

Quadro 32.3 **Medidas úteis que previnem a ocorrência de sangramentos em pacientes com síndrome coronária aguda sem supradesnivelamento do segmento ST submetidos à intervenção coronária percutânea (ICP).**

Estimar o risco de sangramento.
Individualizar o tratamento farmacológico.
Ajuste de doses de fármacos baseadas no peso, na idade e na presença de disfunção renal.
Acesso radial.
Retirada precoce do introdutor femoral.
Suspensão de antitrombóticos após o procedimento*.
Manter repouso no leito com membro inferior preferencialmente em extensão enquanto durar o regime antitrombótico e antiplaquetário com inibidor de glicoproteína IIb/IIIa pós-procedimento.
Vigilância quanto à ocorrência de sangramentos.
Suspensão judiciosa de antiplaquetários**.
Prescrição criteriosa (e não baseada apenas em valores numéricos) de hemoderivados.

*Exceto em situações específicas, como fibrilação atrial, trombo em ventrículo esquerdo etc. **Considerar a gravidade do sangramento *versus* o risco potencial de trombose de *stent versus* isquemia em outro território coronário, analisando características anatômicas, resultado angiográfico da intervenção e revascularização completa ou incompleta.

Fonte: Desenvolvido pela autoria.

A utilização da via transradial constitui um dos principais instrumentos do cardiologista intervencionista para a redução de sangramentos, sendo seus benefícios bem demonstrados. Evidências atuais apontam que a opção por essa via associa-se à redução significativa de eventos hemorrágicos e das complicações vasculares, e a menores custos hospitalares, permitindo ainda a deambulação precoce. Evidentemente, a técnica de coronariografia e de ICP por essa via requer habilidades específicas, estando associada a maior curva de aprendizado quando comparada à via femoral. Espasmos arteriais, insucesso na punção, variações anatômicas e tortuosidades vasculares são os principais obstáculos encontrados em sua realização. Com treinamento apropriado, contudo, taxas de sucesso comparáveis à via femoral podem ser alcançadas, inclusive em casos de maior complexidade (choque cardiogênico, bifurcações, oclusões e doença multivascular).

DICAS DO EDITOR

Referências bibliográficas

1. Anderson J, Adams C, Antman E, et al.; American College of Cardiology; American Heart Association Task Force on Practice Guidelines (Writing Committee to Revise the 2002 Guidelines for the Management of Patients With Unstable Angina/Non-ST-Elevation Myocardial Infarction); American College of Emergency Physicians; Society for Cardiovascular Angiography and Interventions; Society of Thoracic Surgeons; American Association of Cardiovascular and Pulmonary Rehabilitation; Society for Academic Emergency Medicine. ACC/AHA 2007 guidelines for the management of patients with unstable angina/non-ST-elevation myocardial infarction: a report of the American College of Cardiology/American Heart Association Task Force on Practice Guidelines (Writing Committee to revise the 2002 Guidelines for the Management of Patients with Unstable Angina/Non-ST-Elevation Myocardial Infarction): developed in collaboration with the American College of Emergency Physicians, American College or Physicians, Society for Academic Emergency Medicine, Society for Cardiovascular Angiography and Interventions, and Society of Thoracic Surgeons. J Am Coll Cardiol. 2007;50(7):e1-e157. Erratum in: J Am Coll Cardiol. 2008;51(9):974.
2. Antman EM, Cohen M, Bernink PJ, et al. The TIMI risk score for unstable angina/non-ST elevation MI: a method for prognostication and therapeutic decision making. JAMA. 2000;284(7):835-42.
3. Boersma E, Pieper KS, Steyerberg EW, et al. for the PURSUIT Investigators. Predictors of outcome in patients with acute coronary syndromes without persistent ST-segment elevation: results from an international trial of 9461 patients. Circulation. 2000;101(22);2557-67.
4. Ferguson JJ, Califf RM, Antman EM, et al.; SYNERGY Trial Investigators. Enoxaparin vs unfractionated heparin in high-risk patients with non-ST-segment elevation acute coronary syndromes managed with an intended early invasive strategy: primary results of the SYNERGY randomized trial. JAMA. 2004;292(1):45-54.
5. Fifth Organization to Assess Strategies in Acute Ischemic Syndromes Investigators, Yusuf S, Mehta SR. Comparison of fondaparinux and enoxaparin in acute coronary syndromes. N Engl J Med. 2006;354(14):1464-76.
6. Granger CB, Goldberg RJ, Dabbous O, et al.; Global Registry of Acute Coronary Events Investigators. Predictors of hospital mortality in the global registry of acute coronary events. Arch Intern Med. 2003;163(19):2345-53.
7. Jneid H, Anderson JL, Wright RS, et 2012 ACCF/AHA focused update of the guideline for the management of patients with unstable angina/non-ST-elevation myocardial infarction (updating the 2007 guideline and replacing the 2011 focused update): a report of the American College of Cardiology Foundation/American Heart Association Task Force on Practice Guidelines. J Am Coll Cardiol. 2012;60(7):645-81.
8. Jolly SS, Amlani S, MD, Hamon M, et al. Radial versus femoral access for coronary angiography or intervention and the impact on major bleeding and ischemic events: a systematic review and meta-analysis of randomized trials. Am Heart J. 2009;157(1):132-40.
9. Kerensky RA, Wade M, Deedwania P, et al.; Veterans Affairs Non-Q-Wave Infarction Stategies in-Hospital (VANQWISH) Trial Investigators, et al. Revisiting the culprit lesion in non-Q-wave myocardial infarction: results from the VANQWISH trial angiographic core laboratory. J Am Coll Cardiol. 2002;39(9):1456-63.

10. Mehta SR, Cannon CP, Fox KA, et al. Routine vs selective invasive strategies in patients with acute coronary syndromes: a collaborative meta-analysis of randomized trials. JAMA. 2005;293(23):2908-17.

11. Mehta SR, Granger CB, Boden WE, et al. Early versus delayed invasive intervention in acute coronary syndromes. N Engl J Med. 2009;360(21):2165-75.

12. Montalescot G, Cayla G, Collet JP, et al. Immediate vs delayed intervention for acute coronary syndromes: a randomized clinical trial. JAMA. 2009;302(9):947-54.

13. Nicolau JC, Timerman A, Piegas LS, et al. Guidelines for Unstable Angina and Non-ST-Segment Elevation Myocardial Infarction of the Brazilian Society of Cardiology (II Edition, 2007). Arq Bras Cardiol. 2007;89(4):e89-e131.

14. O'Donoghue M, Boden WE, Braunwald E, et al. Early invasive vs conservative treatment strategies in women and men with unstable angina and non-ST-segment elevation myocardial infarction. JAMA. 2008;300(1):71-80.

15. Stone GW, White HD, Ohman EM, et al.; Acute Catheterization and Urgent Intervention Triage strategY (ACUITY) Trial Investigators. Bivalirudin in patients with acute coronary syndromes undergoing percutaneous coronary intervention: a subgroup analysis from the Acute Catheterization and Urgent Intervention Triage strategy (ACUITY) trial. Lancet. 2007;369(9565):907-19.

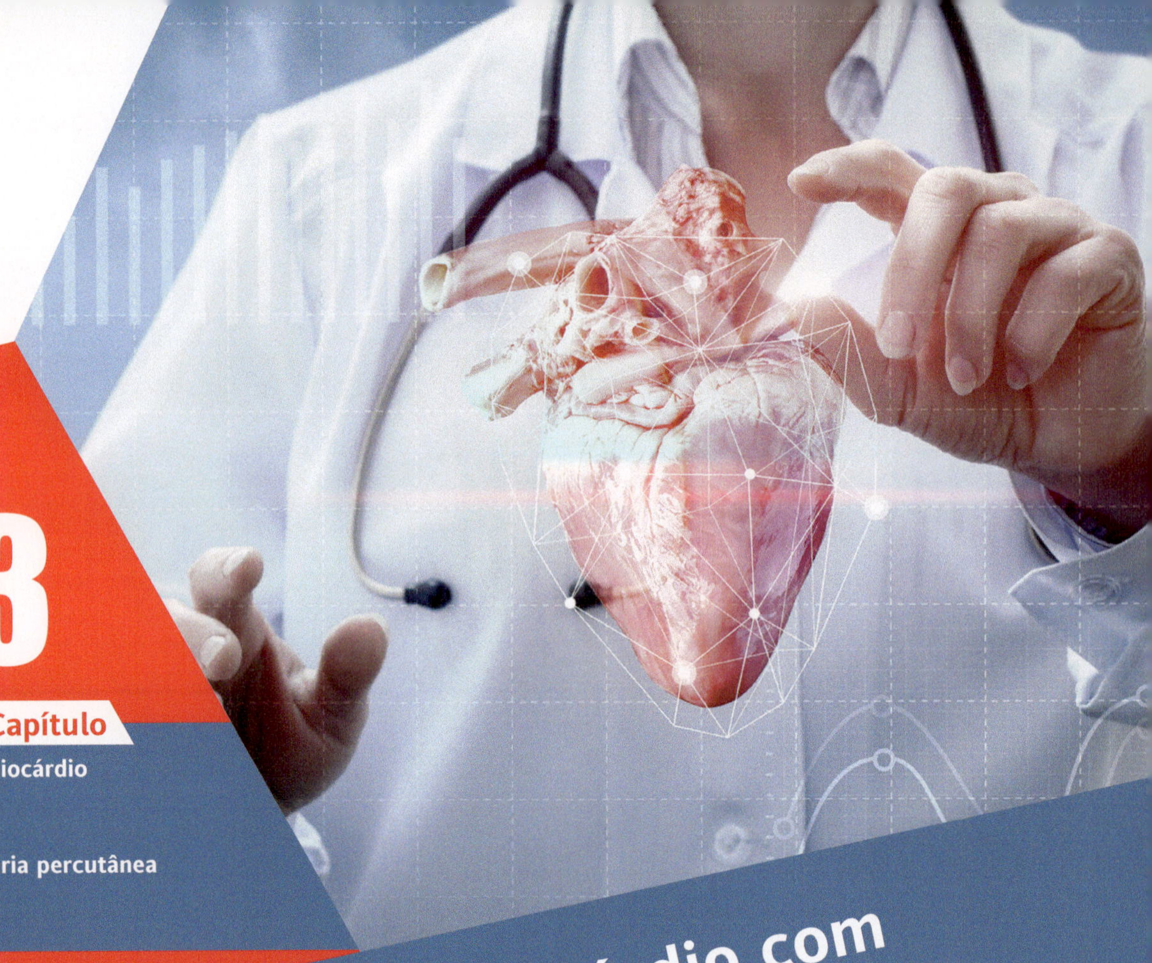

33

Destaques do Capítulo

- Infarto agudo do miocárdio
- Troponina
- Fibrinolíticos
- Intervenção coronária percutânea
- Anticoagulantes
- Antiplaquetários

Infarto agudo do miocárdio com supradesnivelamento do segmento ST: diagnóstico e tratamento imediato

Rui Fernando Ramos
Maria Daniela Carpio Toro

33.1 Introdução

O infarto agudo do miocárdio (IAM) com supradesnivelamento do segmento ST (IAMCSST) é um evento secundário à isquemia miocárdica, com evidência de lesão miocárdica ou de necrose. Por muitos anos seu diagnóstico foi estabelecido pelos critérios da Organização Mundial da Saúde de 1979, com caráter mais epidemiológico e específico.

O diagnóstico era confirmado pela presença de dois de três critérios: presença de dor típica prolongada, aparecimento de onda Q patológica no eletrocardiograma (ECG) e presença da curva de marcadores de necrose miocárdica (na época, CK-MB atividade).

Com o advento das troponinas, um marcador específico para lesão miocárdica, o diagnóstico tornou-se mais clínico, secundário à isquemia miocárdica levando à necrose do músculo cardíaco. O diagnóstico de IAMCSST atualmente é definido pela quarta definição universal de infarto de agosto 2018 como: detecção da elevação e/ou queda dos valores dos marcadores da lesão miocárdica, preferencialmente a troponina, com valor acima do percentil 99, em um teste com coeficiente de variação no máximo de 10% associado a sintomas e sinais de isquemia miocárdica; aparecimento de onda Q patológica no ECG; novas alterações do segmento ST/onda T compatíveis com isquemia miocárdica ou novo bloqueio completo de ramos esquerdo (BCRE) no ECG; identificação de trombo intracoronário na coronariografia ou na necropsia; evidência de perda de miocárdio viável ou nova anormalidade regional nos exames de imagem. Assim, o IAMCSST pode ser classificado em cinco diferentes tipos, como mostra o Quadro 33.1.

Quadro 33.1 **Classificação de infarto do miocárdio segundo a terceira redefinição universal.**

Tipo	Descrição
1	Infarto do miocárdio espontâneo (ruptura de placa, erosão ou dissecção).
2	Infarto do miocárdio secundário ao desequilíbrio isquêmico (espasmo, embolia, taquiarritmia, hipertensão e anemia).
3	Infarto do miocárdio resultando em morte, sem dosagem dos biomarcadores.
4a	Infarto do miocárdio relacionado à intervenção coronariana percutânea.
4b	Infarto do miocárdio relacionado a trombose de *stent*.
4c	Infarto do miocárdio em reestenose de *stent* ou da angioplastia.
5	Infarto do miocárdio relacionado a cirurgia de revascularização miocárdica.

Fonte: Desenvolvido pela autoria.

Quando o paciente é atendido com quadro de dor torácica com suspeita de síndrome coronária aguda (SCA), o ECG deve ser realizado no máximo em 10 minutos após o primeiro contato. O ECG é hoje o divisor da conduta médica nos pacientes admitidos com SCA. Se o ECG apresentar supradesnivelamento do segmento ST, o paciente recebe o diagnóstico de IAMCSST. Quando não há supradesnivelamento do segmento ST no ECG, o paciente é diagnosticado como IAM sem supradesnivelamento do segmento ST se os marcadores de lesão miocárdica (MLM) forem positivos ou como angina instável se os MLM forem negativos.

Serão discutidos neste capítulo o diagnóstico e o tratamento imediato do IAMCSST.

33.2 Quadro clínico

O sintoma clássico de IAMCSST é a dor retroesternal que se irradia para um ou ambos os braços, pescoço e dorso. A dor é persistente, prolongada (duração superior a 20 minutos), geralmente associada a sudorese, náusea, dispneia, síncope e que não se alivia com o repouso ou com o uso de nitratos. Vale salientar que cerca de 20% dos pacientes com IAMCSST apresentam sintomas atípicos e que, quanto mais idoso o paciente, maior a probabilidade de apresentação com dor atípica. O IAMCSST sem dor é mais comum em mulheres, diabéticos e idosos.

A história de um paciente com dor torácica com suspeita de IAM deve ser rápida e dirigida. Devem-se avaliar característica, duração, similaridade de episódios prévios, fatores desencadeantes, história prévia de doença coronária e fatores de risco para doença arterial coronária.

A presença de dor precordial típica é a apresentação mais frequente e demanda a realização precoce de um ECG em até 10 minutos da admissão. Com o ECG pode-se realizar o diagnóstico diferencial de IAMCSST ou outro tipo de SCA.

O exame físico geralmente é normal, mas muitas vezes permite o diagnóstico de suas complicações. A presença de taquicardia, estertores pulmonares, taquipneia e terceira bulha indica disfunção ventricular esquerda. A turgência de jugular (sinal de Kussmaul) e a hepatomegalia indicam acometimento do ventrículo direito associado ao IAMCSST.

33.3 Eletrocardiograma

O ECG em paciente admitido com suspeita de IAM deve ser realizado e interpretado em até 10 minutos de sua apresentação. O ECG é instrumento de fácil e de rápida realização e de baixo custo, o que o torna o principal exame complementar para o diagnóstico de SCA, pois permite diferenciar o IAMCSST da SCA sem supradesnivelamento do segmento ST.

Apesar de sua reduzida sensibilidade na admissão de 50%, sua especificidade é elevada (aproximadamente 94%), e a realização seriada aumenta sua especificidade para 95%. Quando o supradesnivelamento está acompanhado de sintomas clínicos sugestivos, o ECG apresenta especificidade de 91% e sensibilidade de 46% para diagnóstico de IAMCSST. Em casos de mudança no padrão da dor do paciente, recomenda-se a realização imediata de um novo ECG.

A suspeita clínica aliada à presença de supradesnivelamento do segmento ST igual ou superior a 1,0 mm em derivações contíguas no plano frontal e de V_4 a V_6, igual ou superior a 2,0 mm nas derivações V_2 a V_3 em homens com menos de 40 anos e igual ou superior a 2,5 mm em homens com 40 anos ou mais, confirma o diagnóstico. Em mulheres, a elevação do segmento ST igual ou superior a 1,5 mm confirma o diagnóstico de IAMCSST. As derivações com supradesnivelamento do segmento ST e sua correlação com a parede cardíaca acometida são mostradas na Figura 33.1.

A depressão do segmento ST nas derivações recíprocas estão presentes em todos os pacientes com acometimento da parede inferior e em 70% dos pacientes com IAMCSST de parede anterior.

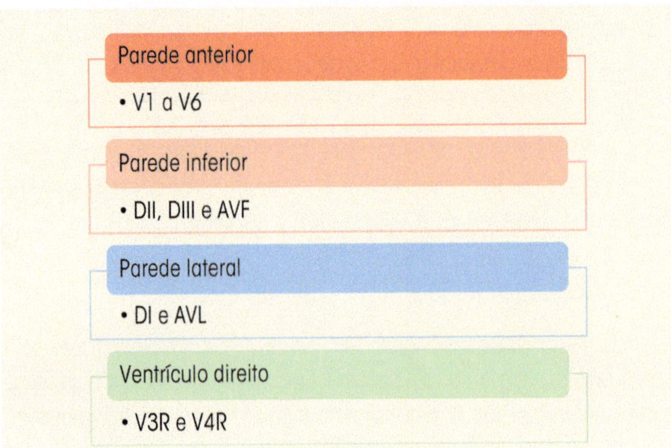

Figura 33.1 **Relação entre derivações no eletrocardiograma e parede acometida.**

Fonte: Desenvolvido pela autoria.

Cerca de 10 a 5% dos pacientes com supradesnivelamento do segmento ST não apresentam IAMCSST; pacientes com IAM prévio podem apresentar elevação crônica do segmento ST, principalmente aqueles com aneurisma de ventrículo esquerdo após infarto. A repolarização precoce apresenta elevação igual ou superior a 1 mm, sendo altamente prevalente em pacientes abaixo dos 40 anos de idade. A pericardite evolui com supradesnivelamento do segmento ST, sem infradesnivelamento recíproco, sendo o supradesnivelamento difuso, ocorrendo em várias derivações. Além dessas situações, o BCRE, a hipertrofia ventricular esquerda, a hipercalemia, a síndrome de pré-excitação, a síndrome de Takotsubo, a síndrome de Brugada e a miocardite são outras causas de supradesnivelamento do segmento ST.

Em pacientes admitidos em unidade coronária, recomenda-se a monitorização contínua de traçado eletrocardiográfico. Quando tal condição está indisponível, ECG diário deve ser realizado.

O BCRE novo associado a quadro clínico de IAM é considerado um equivalente de IAMCSST. No entanto, a incidência de pacientes com IAMCSST que se apresentam com BCRE novo é muito baixa. Assim, a presença de um BCRE novo ou presumivelmente novo, por si só, não aumenta o risco de IAMCSST. O aparecimento de BCRE novo e IAMCSST está relacionado à oclusão proximal da artéria descendente anterior antes do primeiro ramo septal, e o quadro clínico geralmente é de insuficiência cardíaca ou de choque cardiogênico associado. Os critérios de Sgarbossa et al. possuem sensibilidade de 36% e especificidade de 96% para o diagnóstico de IAMCSST em presença de BCRE.

Arritmias como fibrilação atrial, taquicardia ventricular ou fibrilação ventricular, embora não sejam marcadoras de IAMCSST, podem aumentar a suspeita de isquemia miocárdica em presença de dor torácica.

Além da informação diagnóstica, o ECG pode se correlacionar com o prognóstico. Quanto maior a elevação do segmento ST e o número de derivações com supradesnivelamento do segmento ST, pior o prognóstico do paciente.

Após a reperfusão coronária, o supradesnivelamento do segmento ST deve ter redução igual ou superior a 50% de sua altura em até 90 minutos do início do procedimento, para ser considerada um sucesso. A não diminuição do segmento ST está relacionada a disfunção microvascular persistente e se correlaciona com um pior prognóstico. Na ausência de reperfusão, o segmento ST retorna a linha basal gradualmente, em várias horas ou dias.

33.4 Marcadores de lesão miocárdica

Os MLM são importantes tanto no diagnóstico como no prognóstico de pacientes com SCA. Atualmente, os MLM, constituintes proteicos da célula muscular e sem função enzimática, têm sido utilizados para esse propósito por apresentarem maior acurácia diagnóstica e prognóstica.

Quando as células miocárdicas são irreversivelmente danificadas, suas membranas celulares perdem a integridade e as proteínas se difundem no interstício, indo para os linfáticos e os capilares. Após a lesão miocárdica, a cinética dos marcadores depende de diversos fatores: o volume do compartimento intracelular das proteínas, o tamanho e o peso das moléculas, o fluxo regional linfático e sanguíneo e a taxa de depuração do marcador. Esses fatores, conjuntamente com as características individuais de cada marcador, diferenciam seu desempenho diagnóstico no IAM.

Sabe-se que, pela cinética dos MLM, existe um intervalo de tempo desde o início da necrose miocárdica até sua detecção em sangue periférico (janela de detecção). No caso das troponinas contemporâneas e da creatinoquinase fração-MB (CK-MB), os marcadores mais utilizados na prática clínica, esse tempo médio é de 4 a 6 horas.

As troponina I e T são altamente específicas de lesão miocárdica, mas não de seu mecanismo fisiopatológico, e sua liberação pelo miocárdio pode ser decorrente do *turnover* das células miocárdicas, da apoptose do miócito, do aumento da permeabilidade dos miócitos, formação de *blebs* ou da necrose dos miócitos. Portanto, a elevação dos níveis de troponina, por si só, não confirmam o diagnóstico de IAM.

A necrose miocárdica secundária à isquemia miocárdica, com liberação de troponina, é definida como IAM. A detecção de uma curva com elevação e queda dos níveis é essencial para o diagnóstico de IAM, pois demonstra a ocorrência de um fenômeno agudo. A presença de uma curva é importante para o diagnóstico diferencial entre elevação aguda e crônica dos MLM.

É imprescindível ressaltar que não se deve aguardar o resultado dos MLM em um paciente admitido com dor torácica e que apresente supradesnivelamento do segmento ST no ECG. Esse paciente deve ser encaminhado imediatamente para uma estratégia de reperfusão miocárdica.

O pico do valor do MLM tem relação direta com o prognóstico do paciente. Quanto mais elevado esse valor, pior o prognóstico em curto, médio e longo prazos.

33.4.1 Curva ou alteração da troponina (*delta change*)

Com o uso de ensaios cada vez mais sensíveis para dosagem de troponinas, as mudanças absolutas e relativas de seus valores na fase aguda têm sido muito valorizadas para o diagnóstico correto de IAM. Alguns estudos demonstraram que incrementos relativos de 20 a 50% em relação aos valores basais são suficientes para detectar uma curva. Da mesma forma, incrementos absolutos (de uma vez o referencial de cada ensaio) também demonstraram acurácia melhor que a dosagem isolada das troponinas na admissão. Os estudos sugerem que mudanças absolutas sejam superiores a incrementos relativos. No entanto, não existe consenso sobre qual ponto de corte seja ideal para se considerar IAM; incrementos com as troponinas ultrassensíveis são muito sensíveis para o diagnóstico de lesão miocárdica, mas menos específicos para o diagnóstico do IAM.

Reinfarto é descrito como um IAM que ocorre dentro de 28 dias do infarto incidente. Se ocorrer após 28 dias, é considerado recorrente. Medidas seriadas de troponinas devem ser obtidas (no momento da dor e 3 a 6 horas depois), sendo considerado reinfarto um incremento relativo de 20% entre essas medidas com os testes contemporâneos.

As troponinas altamente sensíveis, método de excelência para a dosagem da troponina atualmente, aumentaram a sensibilidade diagnóstica para o IAM e diminuíram sua especificidade. São várias as causas cardíacas e não cardíacas que levam à lesão miocárdica e que elevam os níveis de troponinas, principalmente as altamente sensíveis.

O diagnóstico de IAM deve ser confirmado somente em pacientes com elevação dos níveis de troponina secundária à isquemia miocárdica. Atualmente, a elevação dos níveis de troponina acima do percentil 99 deve ser definida como injúria miocárdica. Essa injúria será aguda se houver uma curva, elevação e descenso dos níveis de troponina.

No Quadro 33.2 encontram-se listadas as causas isquêmicas e não isquêmicas de elevação dos níveis de troponina.

Quadro 33.2 Causas agudas de elevação de troponinas cardíacas.

Infarto agudo do miocárdio	Dano miocárdico não isquêmico agudo
Síndrome coronária aguda (IAM tipo 1)	Insuficiência cardíaca congestiva
Infarto do miocárdio com supra-ST	Infecção – miocardite
Infarto do miocárdio sem supra-ST	Endocardite
Desequilíbrio demanda/oferta (IAM tipo 2)	Inflamação
Hipertensão ou hipotensão grave	Miocardite
Taquiarritmia	Pericardite
Anemia grave	Neoplasia
Diminuição oferta aguda (síndrome coronária aguda sem ruptura de placa)	quimioterapia – antineoplásicos

(continua)

(continuação)

Quadro 33.2 Causas agudas de elevação de troponinas cardíacas.

Infarto agudo do miocárdio	Dano miocárdico não isquêmico agudo
Espasmo coronariano	Trauma
Embolização	Choque elétrico
Drogas	Doenças infiltrativas
Cocaína	Cardiomiopatia estresse (Takotsubo)
Anfetaminas/noradrenalina	Exercício extremo
Relacionada ao procedimento (IAM tipos 4 e 5)	Outras causas
Intervenção coronária percutânea	Embolia pulmonar ou hipertensão pulmonar
Cirurgia de revascularização	Sepse
	Insuficiência renal
	Acidente vascular cerebral
	Hemorragia subaracnoide

IAM: infarto agudo do miocárdio.

Fonte: Elaborado pela autoria.

33.5 Tratamento imediato

Todo paciente admitido em um pronto-socorro apresentando dor torácica compatível com isquemia miocárdica deve ser avaliado rapidamente, pois a restauração imediata do fluxo arterial coronário é essencial para a diminuição da área de lesão miocárdica e para a redução da mortalidade em curto e em longo prazos.

Nesses pacientes obtém-se uma história rápida, realiza-se um eletrocardiograma o mais rapidamente possível e solicitam-se exames laboratoriais como MLM, bioquímica e hemograma.

Todo paciente que é admitido com dor torácica isquêmica deve receber o ácido acetilsalicílico na dose de 200 a 300 mg por via oral, desde que não o tenha utilizado nas últimas 12 horas. Além disso, é prescrito também o nitrato sublingual na dosagem 5 mg, que pode ser repetido a cada 5 minutos, no máximo três comprimidos caso a dor não se resolva e realizado novo ECG para excluir a possibilidade de espasmo coronário.

33.5.1 Analgésicos

O alívio da dor é de suma importância nesses pacientes, pois a dor está associada com ativação simpática que causa vasoconstricção e aumenta a sobrecarga do coração. A morfina é o medicamento de eleição, sendo utilizada na dose de 2 a 4 mg por via endovenosa a cada 5 a 15 minutos até o alívio da dor, na dose máxima de 30 mg. Os efeitos colaterais incluem náusea, vômitos, hipotensão, bradicardia e depressão respiratória. A hipotensão e a bradicardia respondem à atropina e a depressão respiratória ao naloxane. Deve ser administrada com precaução em pacientes com infarto do ventrículo direito devido à diminuição do retorno venoso e ao risco de hipotensão grave, podendo levar esses pacientes ao choque cardiogênico.

33.5.2 Oxigênio

O oxigênio deve ser administrado, entre 2 a 4 L/minuto, nos pacientes com dispneia, hipóxia (saturação inferior a 94%) ou com insuficiência cardíaca. Atualmente, o uso em todos os pacientes de rotina não é mais recomendado, pois pode ser deletério.

33.5.3 Estratégia de reperfusão

A intervenção coronária percutânea (ICP) primária é a técnica de reperfusão coronária preferida. Diminui a incidência de óbito, de reinfarto e de acidente vascular cerebral hemorrágico e restaura o fluxo em mais de 90% dos casos.

A ICP primária é indicada em todos os pacientes com IAMCSST com até 12 horas de evolução, que podem ser tratados em até 60 a 90 minutos de sua apresentação. Além destes, pacientes com evolução superior a 12 horas admitidos com dor ou pacientes que apresentem novo BCRE também devem ser submetidos à ICP primária. Esses pacientes apresentam alto risco em curto e em longo prazos, e a reperfusão deve trazer algum benefício. As diretrizes classificam o procedimento nesse grupo pacientes como provavelmente benéficos.

Os pacientes em choque cardiogênico devem ser submetidos a ICP primária, independentemente do tempo de evolução do infarto.

Quando a ICP primária não puder ser realizada em até 90 minutos da admissão do paciente, a terapia fibrinolítica é indicada, exceto nos pacientes com alguma das seguintes contraindicações: sangramento atual, história de doença cerebrovascular, neoplasia intracerebral, hipertensão arterial sistêmica (pressão arterial superior a 160/100 mmHg). Vale lembrar que o ideal para o início da infusão da terapia fibrinolítica deve ocorrer em até 30 minutos do primeiro contato médico do paciente (ver Capítulo 34).

Diferentes fibrinolíticos já foram avaliados, e cada agente tem seu próprio regime de administração. A estreptoquinase é utilizada na dose de 1.500.000 UI infundida em 30 e 60 minutos. O t-PA deve ser administrado na dose de 100 mg infundidos em 90 minutos, sendo 15 mg em bolo, seguido de 0,75 mg/kg (máximo de 50 mg) em 30 minutos e então 0,50 mg/kg (máximo de 30 mg) em 60 minutos. A dose total não pode exceder 100 mg por aumentar a incidência de acidente vascular cerebral hemorrágico. O cálculo da dose do t-PA se aplica somente para pacientes abaixo de 67 kg; acima desse peso, pode-se fazer um bolo de 15 mg, seguido da infusão de 50 mg em 30 minutos e de 30 mg em 60 min. O tenecteplase é utilizado ajustando-se a dose ao peso do paciente. Em pacientes com idade igual ou superior a 75 anos a dose deve ser reduzida em 50% (Tabela 33.1).

Tabela 33.1 Doses dos fibrinolíticos.

Estreptoquinase	1.500.000 de unidades. EV em 30 a 60 minutos
Alteplase-TPa	15 mg EV em bolo 0,75 mg/kg em 30 min (máximo 50 mg) 0,5 mg/kg em 60 min (máximo 35 mg)
Tenecteplase – TNK-TPa	Dose EV única 30 mg se < 60 kg 35 mg se 60 a < 70 kg 40 mg se 70 a < 80 kg 45 mg se 80 a < 90 kg 50 mg se > 90kg Em pacientes ≥ 75 anos – metade da dose

EV: via endovenosa.

Fonte: Desenvolvido pela autoria.

33.5.4 Antiplaquetários

A terapia antiplaquetária dupla é recomendada em todos os pacientes admitidos com IAMCSST, e a aspirina, associada a um inibidor do receptor P2Y12 (clopidogrel, ticagrelor ou prasugrel) são as opções atuais de tratamento.

A aspirina na dose de ataque de 200 a 300 mg, seguida da dose de 75 a 100 mg/dia como dose de manutenção, deve ser mantida indefinidamente. A necessidade de mastigar a primeira dose da aspirina na emergência é utilizada, mas não existem dados que comprovem seu benefício ou que tenham avaliado essa conduta. A terapia antiplaquetária dupla deve ser mantida por 12 meses.

Tanto o prasugrel (na dose de ataque de 60 mg seguida de 10 mg uma vez ao dia) como o ticagrelor (na dose de ataque de 180 mg seguida de 90 mg a cada 12 horas) mostraram-se superiores em relação ao clopidogrel em pacientes com SCA e devem ser utilizados preferencialmente ao clopidogrel em pacientes com IAMCSST que se submetem à ICP primária, como recomendam as diferentes diretrizes. Quando o paciente recebe clopidogrel, a dose de ataque deve ser de 600 mg seguido de 75 mg/dia por um ano.

Em pacientes submetidos a terapia fibrinolítica, a terapia antiplaquetária dupla deve ser aspirina associada ao clopidogrel. A aspirina nas doses descritas, e o clopidogrel ajustado conforme a idade. Para pacientes abaixo de 75 anos, a dose de ataque é de 300 mg seguida de 75 mg/dia; em pacientes com idade igual ou superior a 75 anos, a dose de ataque não deve ser administrada.

Em pacientes não reperfundidos, deve-se prescrever a terapia antiplaquetária dupla com aspirina e clopidogrel, e sempre com a dose de ataque de clopidogrel, independentemente da idade.

33.5.5 Anticoagulantes

A heparina não fracionada (HNF) no IAMCSST está indicada nas seguintes situações: em associação com a terapia fibrinolítica, na prevenção de trombose mural, nos pacientes não reperfundidos e na ICP primária.

A HNF não é utilizada em associação com a estreptoquinase rotineiramente; somente é prescrita após a estreptoquinase quando existe a indicação de prevenção de trombose mural nos infartos de grande extensão. Deve ser iniciada 6 horas após o término da infusão da estreptoquinase monitorada por um coagulograma.

A HNF deve ser sempre associada aos fibrinolíticos fibrinoespecíficos, como o t-PA e o TNK-tPA, e mantida por 8 dias ou até a alta hospitalar. Nos pacientes com peso igual ou superior a 67 kg a HNF é administrada em bolo de 60 U/kg, máximo de 4.000 UI, seguido da infusão de 12 U/kg (máximo de 1.000 U/hora); nos pacientes abaixo desse peso administra-se um bolo de 3.000 UI com infusão inicial de 800 UI/h. A solução utilizada é de 495 mL de soro fisiológico acrescido de 5 mL de HNF (25.000 UI); assim, em cada 20 mL existem 1.000 U de heparina. Dosa-se o TTPa com 4 a 6 horas e 10 a 12 horas após o início da infusão. Se o TTPa com 4 a 6 horas atingir 100 segundos, deve-se desligar a heparina por 60 minutos e reinicia-se a infusão com um nível abaixo do anterior. O TTPa deve ser mantido entre 1,5 e 2 vezes o controle.

Embora não existam estudos randomizados da HNF na ICP primária, seu uso é amplamente aceito e recomendado. A HNF pode ser iniciada no pronto-socorro ou no laboratório de hemodinâmica na dose de 5.000 UI por via endovenosa, mantendo-se o TCA entre 250 e 300 segundos.

Nos pacientes de alto risco para formação de trombose mural, como aqueles com fibrilação atrial, com história de embolia prévia, infarto anterior extenso ou sabidamente portadores de trombo, a HNF é prescrita independente da terapia fibrinolítica, utilizada nas mesmas dosagens descritas, e deve ser mantida até a anticoagulação oral atingir a faixa terapêutica (INR entre 2 e 3 quando a varfarina é utilizada).

A heparina de baixo peso molecular, principalmente a enoxaparina, mostrou benefícios quando associada ao uso de fibrinolíticos, principalmente os fibrinolíticos fibrinoespecíficos, com superioridade em ralação à HNF e ao placebo. Em sua associação com terapia fibrinolítica, é utilizada a dose inicial em bolo de 30 mg por via endovenosa, seguida de 1 mg/kg via subcutânea a cada 12 horas. Deve-se ajustar a dose para os pacientes de com idade igual ou superior a 75 anos; nestes, não se deve administrar o bolo de 30 mg e administrar via subcutânea 0,75 mg/kg a cada 12 horas, de manutenção. As duas primeiras doses devem ser no máximo de 100 mg em pacientes com peso igual ou superior a 75 kg, independentemente da idade. Os pacientes com *clearance* de creatinina igual ou inferior a 30 mL/minuto devem receber dose única diária de 1 mg/kg.

Em relação ao seu uso na ICP primária, o estudo *Atoll*, que comparou a enoxaparina com a HNF, não apresentou superioridade em seu objetivo primário, é pequeno e não permite conclusões. Sua indicação na ICP primária é duvidosa e habitualmente não é utilizada na prática clínica. Em pacientes com indicação de anticoagulação como presença de trombo intraventricular ou fibrilação atrial, pode ser utilizada até o anticoagulante oral atingir a faixa de tratamento.

O fondaparinux pode ser utilizado associado a fibrinolíticos e em pacientes com IAMCSST que não submetidos à reperfusão coronária. O estudo OASIS-6 avaliou seus benefícios nesses pacientes, e o uso do fondaparinux foi superior à HNF ou ao placebo, sem aumentar o risco de sangramento. Em pacientes submetidos a ICP primária, o fondaparinux apresentou mais trombo em cateter, e seu uso isolado nesses pacientes não é recomendado, sendo indicado o uso associado de HNF na dose de 85 U/kg no laboratório de hemodinâmica. A primeira dose é de 2,5 mg por via endovenosa e após 2,5 mg /dia, por via subcutânea.

Os anticoagulantes devem ser mantidos até a revascularização miocárdica com cirurgia ou ICP ou até a alta hospitalar

No tratamento imediato do IAMCSST deve-se iniciar a reperfusão coronária o mais rapidamente possível e utilizar terapia antiplaquetária dupla e anticoagulante (Figuras 33.2 e 33.3).

I	IIa	IIb	III	
				Antiplaquetários
B				Aspirina 200 - 325 mg dose de ataque e após 81-100 mg/dia
B				Clopidogrel 600 mg dose de ataque e após 75 mg/dia por 12 meses
B				Prasugrel 60 mg dose de ataque e após 10 mg/dia por 12 meses
B				Ticagrelor 180 mg em bolus e após 90 mg 12/12 horas por 12 meses
				Anticoagulantes
C				HNF 60 UI/kg bolus + IGPIIb-IIIa ou 70-100 UI/kg bolus - conforme TTpa
			B	Fondaparinux não recomendado com anticoagulante isolado na ICPP

Figura 33.2 Terapia antiplaquetária e anticoagulante na intervenção coronária percutânea primária, e as recomendação conforme as diretrizes americanas (classes de recomendações I, IIa, IIb e III e níveis de evidência A, B e C).

Fonte: Desenvolvido pela autoria.

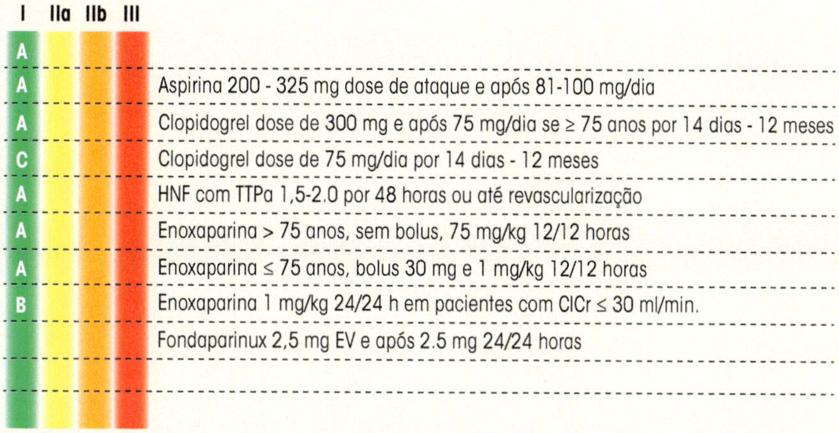

Figura 33.3 **Terapia antiplaquetária e anticoagulante na terapia fibrinolítica e as recomendações conforme as diretrizes americanas.**

Fonte: Desenvolvido pela autoria.

A medicação adjuvante com betabloqueador inibidor de enzima de conversão da angiotensina, bloqueadores dos receptores da angiotensina e estatinas deve ser iniciada após 12 a 24 horas de estabilização do paciente (ver Capítulo 36).

DICAS DO EDITOR

Referências bibliográficas

1. Hanna EB, Glancy DL. ST segment elevation: diferencial diagnosis, caveats. Cleveland Clinic Journal Medicine. 2015;82(6):373-83.
2. Ibanez B, et al. ESC Guidelines for the management of acutemyocardial infarction in patients presenting with ST-segment elevation. Eur Heart J. 2017;00:1-66.
3. O'Gara PT. ACC/AHA Guideline for the Management of ST: elevation myocardial infarction. JACC. 2013;61(4):78-140.
4. Piegas LS, et al. IV diretriz sobre tratamento do infarto agudo do miocárdio. Arq Bras Cardiol. 2009;93(6):(Supl. 2):e179-e264.
5. Thygesen K, et al. Fourth universal Definition of Myocardial Infarction. Writing Group on behalf of the Joint ESC/ACCF/AHA/WHF Task Force for the Universal Definition of Myocardial Infarction. Eur Heart J. 2019;40:237-69.

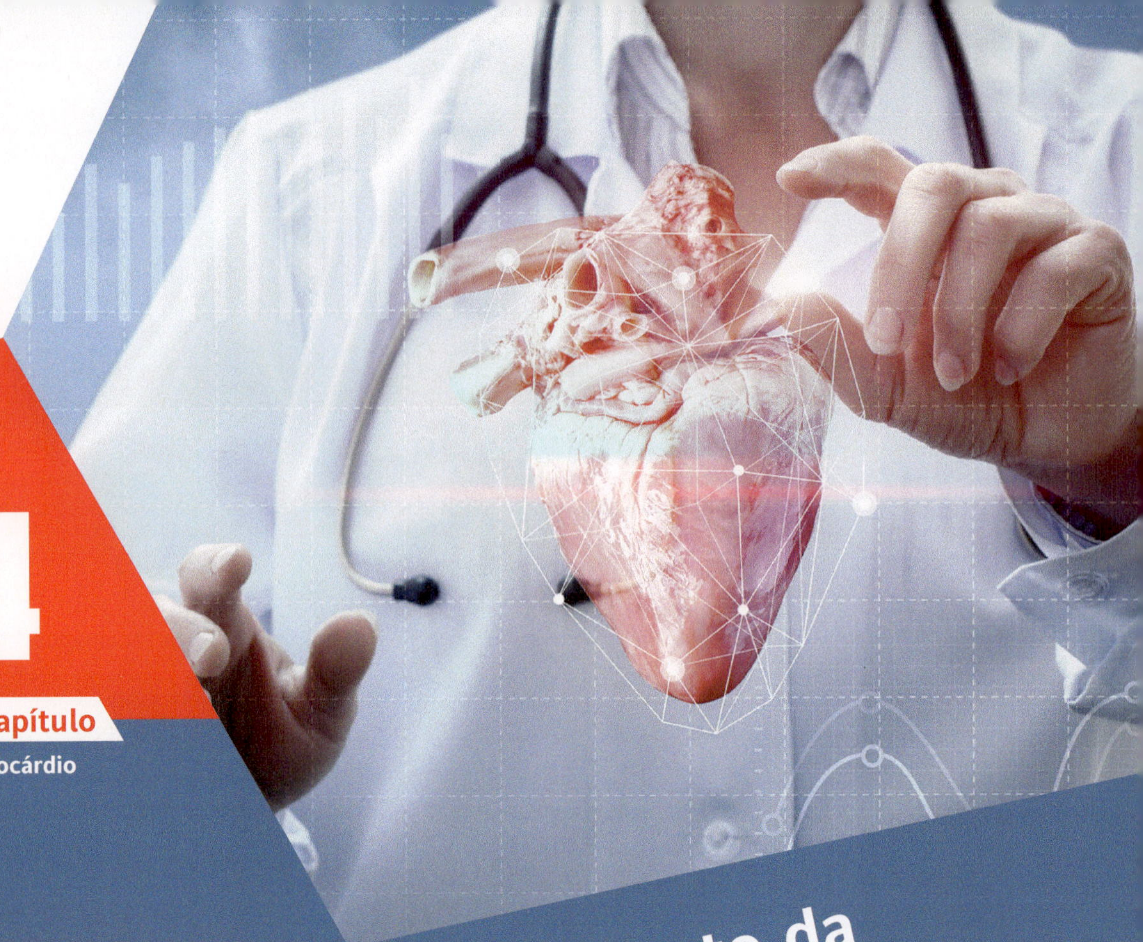

34

Destaques do Capítulo

- Infarto agudo do miocárdio
- Reperfusão
- Microcirculação
- Fluxo TIMI
- Fibrinolíticos
- Sangramentos

Fibrinolíticos no tratamento da síndrome coronária aguda com supradesnivelamento do segmento ST

Luiz Antonio Abdalla
Rui Fernando Ramos

34.1 Introdução

O infarto agudo do miocárdio (IAM) espontâneo, ou IAM tipo 1, representa um evento clínico decorrente de ruptura, ulceração, fissura ou erosão de uma placa aterosclerótica com consequente formação de trombo intraluminal superposto em determinada artéria coronária, promovendo a redução do fluxo sanguíneo miocárdico regional ou embolização plaquetária distal com subsequente necrose de cardiomiócitos.

Com os objetivos primordiais de salvamento do miocárdio sob risco de lesão irreversível e redução do risco de óbito, torna-se fundamental a rápida lise do trombo oclusivo para promover restauração completa e sustentada do fluxo coronário epicárdico, assim como na microcirculação miocárdica, como demonstrado na Figura 34.1. De fato, ao longo das últimas décadas, as taxas de letalidade precoce em pacientes com IAM com elevação do segmento ST (IAMCEST) foram reduzidas de modo significante (Figura 34.2), com maior disponibilidade e administração precoce dos agentes fibrinolíticos, principalmente para os pacientes atendidos com tempos mais curtos desde o início dos sintomas.

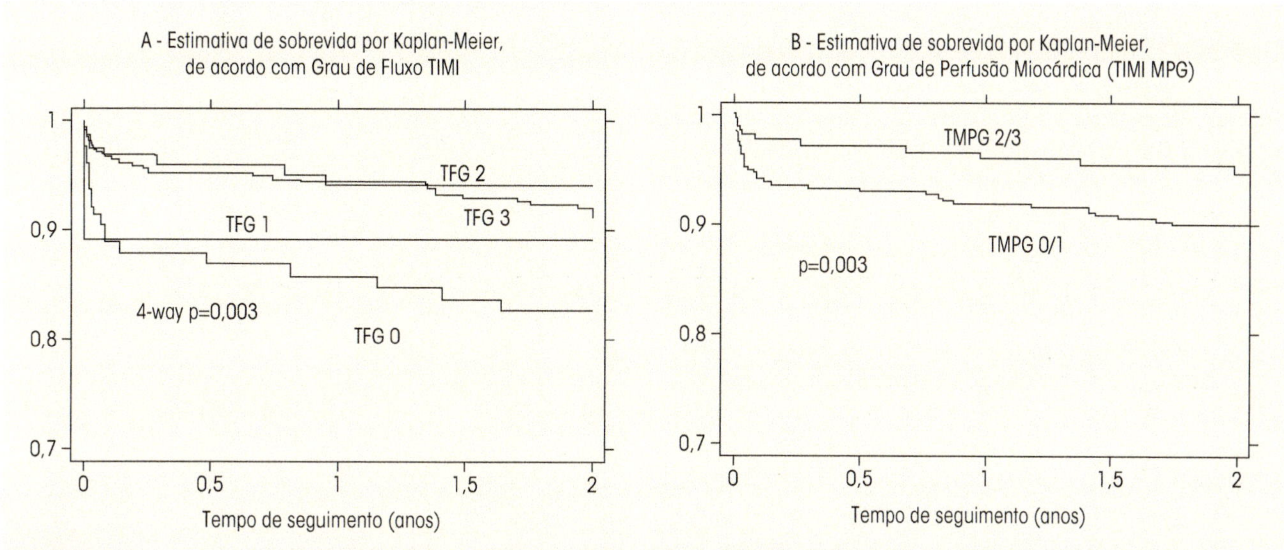

Figura 34.1 **(A e B) Correlações entre fluxo TIMI epicárdico e mortalidade.**

TFG 0: ausência de fluxo; TFG 3: fluxo adequado (A); e grau de perfusão miocárdica – TIMI MPG 0: ausência de perfusão em microcirculação; TIMI MPG 3: perfusão em microcirculação adequada – e mortalidade (B).

Fonte: Gibson CM, et al.

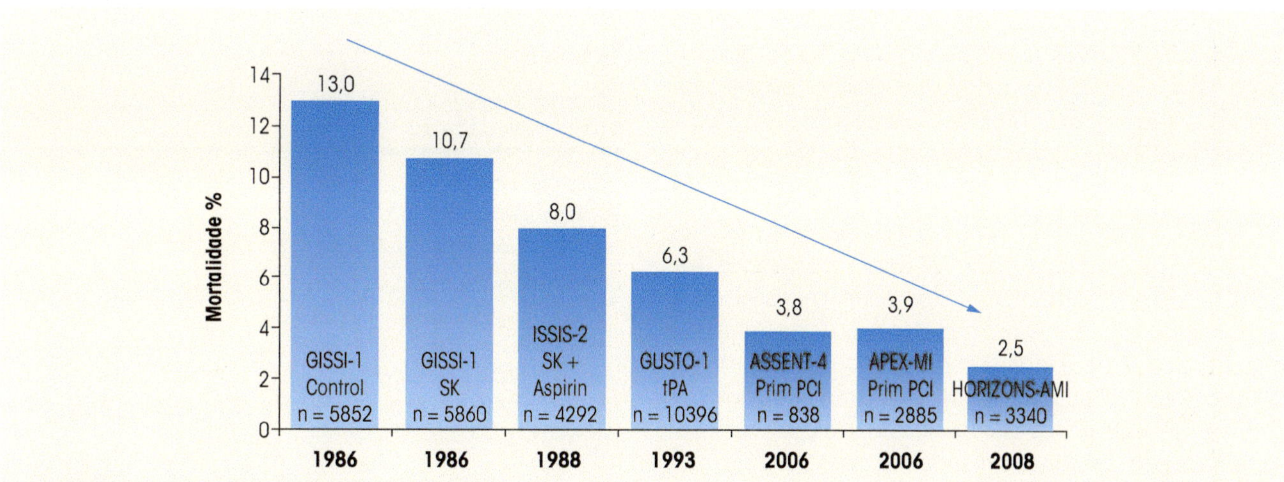

Figura 34.2 **Taxas de letalidade precoces em estudos clínicos randomizados em pacientes com infarto agudo do miocárdio com elevação do segmento ST.**

Fonte: Frans Van de Werf.

A utilização de agentes fibrinolíticos para a recanalização da artéria relacionada ao infarto é a estratégia de reperfusão mais utilizada para o tratamento do IAMCEST, marcando uma nova era na reperfusão, e está incorporada à prática clínica há anos. É o tratamento de escolha nos pacientes elegíveis, sempre quando a reperfusão mecânica não puder ser realizada em tempo hábil, isto é, dentro de 120 minutos do primeiro contato médico e, no cenário pré-hospitalar, nas primeiras horas dos sintomas, e quando o tempo para transporte for maior do que 30 minutos e equipe de atendimento pré--hospitalar for capacitada.

Na ausência de contraindicações, a terapêutica fibrinolítica é recomendada e benéfica (classe I, nível A) nos pacientes com IAM que possam ser tratados dentro das primeiras 12 horas após o início dos sintomas, e que apresentam no eletrocardiograma um supradesnivelamento do segmento ST > 0,1 mV em pelo menos duas derivações precordiais contíguas ou duas periféricas adjacentes ou bloqueio de ramo esquerdo (BRE) novo ou presumivelmente novo. Ficou amplamente demonstrado que o fibrinolítico preserva a função ventricular e promove redução da mortalidade e do tamanho do infarto, particularmente nos casos de maior risco. Uma grande metanálise (Fibrinolytic Therapy Trialists, FTT) demonstrou que, quanto mais precoce a administração do fibrinolítico, melhores os resultados obtidos. À medida que aumenta o tempo de evolução, reduzem-se os benefícios que deixam de ser significativos após 12 horas do início dos sintomas. Aproximadamente 30 mortes poderiam ser evitadas a cada 1.000 pacientes tratados; se o intervalo de tempo fosse entre 7 e 12 horas, esse número seria de 20 mortes evitadas por 1.000 pacientes tratados. Comparando-se o tratamento fibrinolítico na primeira hora, com 65 vidas salvas por 1.000 tratados, com aqueles entre 6 e 12 horas, com cerca de 10 vidas salvas por 1.000 pacientes tratados, verifica-se a necessidade de estratégias específicas para a administração mais precoce possível da terapia fibrinolítica. É razoável e admissível aplicar esse tratamento àqueles pacientes cujos sintomas têm duração entre 12 e 24 horas desde que continuem com sintomas de isquemia e elevação do segmento ST no eletrocardiograma.

A idade avançada (> 75 anos) não deve ser considerada contraindicação para a trombólise farmacológica; porém, a hipertensão arterial sistêmica grave e doenças associadas que aumentam o risco de hemorragia intracraniana precisam ser bem avaliadas antes de se decidir pelo tratamento fibrinolítico de pacientes idosos com suspeita de IAM (Tabela 34.1).

As principais contraindicações ao emprego de fibrinolíticos relacionam-se à possibilidade de precipitar hemorragias.

Entretanto, a relação risco-benefício é sempre favorável a seu emprego e nunca deverá ser motivo de não se reperfundir um infarto, a não ser na presença de contraindicação absoluta, quando então será necessário o encaminhamento para reperfusão mecânica, caso disponível.

Tabela 34.1 **Contraindicações relativas e absolutas dos fibrinolíticos no infarto agudo do miocárdio com elevação do segmento T.**

Contraindicações absolutas	Contraindicações relativas
História prévia de qualquer sangramento intracraniano	História de HA crônica grave e não controlada
Lesão vascular cerebral conhecida (p. ex.: malformação arteriovenosa)	PAS > 180 mmHg ou PAD > 111 mmHg
Neoplasia intracraniana maligna (primária ou metastática)	AVC isquêmico > 3 meses e outras doenças cerebrais não citadas nas contraindicações absolutas
AVC isquêmico < 3 meses (exceto os casos < 4,5 horas)	Demência
Traumatismo craniano ou facial significativo < 3 meses	Uso atual de antagonistas da vitamina K: quanto maior o INR, maior o risco de sangramento
Sangramento interno ativo (exceto menstruação)	Trauma recente ou cirurgia de grande porte nas últimas 3 semanas
Cirurgia intracraniana ou espinal dentro de 2 meses	Ressuscitação cardiopulmonar traumática ou prolongada (> 10 minutos)
Hipertensão severa não controlada (sem resposta à terapia de emergência)	Punção vascular não compressível
Suspeita de dissecção de aorta	Sangramento interno recente (dentro de 2 a 4 semanas)
(Para SK) Uso prévio de SK nos últimos 6 meses ou reação alérgica prévia	Úlcera péptica ativa
Redução da expectativa de vida (coma, sepse, neoplasia)	Gravidez

SK: estreptoquinase; AVC: acidente vascular cerebral; HA: hipertensão arterial; PAS: pressão arterial sistólica; PAD: pressão arterial diastólica; INR: razão normatizada internacional

Fonte: Desenvolvido pela autoria.

No Brasil, dispõe-se de três fibrinolíticos para uso no IAM: estreptoquinase (SK), alteplase (rt-PA) e tenecteplase (TNK-tPA).

Os fibrinolíticos mais modernos restabelecem o fluxo sanguíneo na artéria responsável pelo infarto em cerca de 60 a 65% dos casos. A patência arterial obtida varia na dependência do agente utilizado. É menor com os fibrinolíticos não fibrinoespecíficos (estreptoquinase) e maior com os fibrinoespecíficos (alteplase e tenecteplase).

A estreptoquinase é produzida pelo estreptococo beta-hemolítico e foi o primeiro fibrinolítico utilizado no tratamento do IAM. Tem como principal atributo seu baixo preço, sendo, por isso, o mais utilizado no momento no Brasil. Não é específico para o fibrinogênio e ativa o plasminogênio independentemente de sua associação com fibrina. Os pacientes podem desenvolver anticorpos antiestreptococo, e, por esse motivo, deve-se evitar sua reutilização após a primeira semana até cerca de dois anos (anticorpos neutralizam o efeito da nova infusão e aumentam o risco de reações alérgicas). Sua principal desvantagem é o baixo índice de recanalização obtido, situando-se em 32% de fluxo TIMI-3 (índice usado para hierarquizar os fluxos pós-reperfusão e que variam de 0 a 3 nessa escala).

A alteplase é fibrinoespecífico, tem meia-vida curta, necessita de infusão contínua em regime acelerado (90 minutos) e ajustada por peso. Deve ser combinada com heparina não fracionada por via endovenosa para aumentar a taxa de permeabilidade da artéria responsável pelo infarto e reduzir o risco de reoclusão. Como desvantagens, a alteplase tem custo superior ao da estreptoquinase, e leva a risco de hemorragia intracraniana discretamente maior.

A tenecteplase é um congênere da alteplase, considerado o mais moderno e eficaz fibrinolítico, por sua alta fibrinoespecificidade e pela forma de administração em bolo endovenoso único.

As complicações hemorrágicas, embora raras, podem ser de extrema gravidade, como quando localizadas no parênquima cerebral. São menos frequentes com a estreptoquinase do que com os fármacos fibrinoespecíficos.

Por serem agentes fibrinoespecíficos, a alteplase e a tenecteplase são mais eficazes em restabelecer a perfusão pós-infarto. A tenecteplase tem como vantagem a administração em bolo único, o que facilita seu uso no tratamento pré-hospitalar e diminui os erros de dosagem, mais frequentes com a alteplase, e que costumam levar a um aumento da morbimortalidade. O fluxo TIMI-3 alcançado situa-se em torno de 60 a 69% com ambos os agentes fibrinoespecíficos. A hemorragia intracerebral é um pouco mais frequente, porém sua incidência é inferior a 1%.

34.2 Conduta

- Assim que o diagnóstico de IAM é confirmado pelo quadro clínico e alterações eletrocardiográficas, o tratamento com reperfusão está indicado. Nunca esse tratamento deverá ser retardado para se aguardar a confirmação diagnóstica dada pelos marcadores bioquímicos de necrose.
- A administração do fibrinolítico está indicada naqueles hospitais que não dispõem de serviço de hemodinâmica e intervenção coronariana percutânea (hospitais de atendimento primário), bem como naqueles em que essas facilidades não estão disponíveis no momento do atendimento. O retardo máximo recomendado para se proceder a uma intervenção com cateter (tempo porta-balão) é de 90 minutos para os pacientes candidatos à reperfusão mecânica. Os melhores resultados com a administração intravenosa (tempo porta-agulha) de um fibrinolítico são obtidos quando usados dentro de 30 minutos. Independentemente da técnica de reperfusão empregada, quanto maior o retardo para o tratamento, pior será o resultado (maior extensão da necrose miocárdica, complicações e óbitos). Os benefícios com o emprego intravenoso são maximizados com o uso imediato, o restabelecimento de um fluxo adequado da artéria responsável e a perfusão do miocárdio na área do infarto.
- O fibrinolítico a ser utilizado dependerá da disponibilidade da farmácia hospitalar (Tabela 34.2). O de melhor perfil é a tenecteplase, por ser administrada em bolo e apresentar maior patência e menor taxa de hemorragias, seguida da alteplase e finalmente da estreptoquinase. As características dos fibrinolíticos estão listadas na Tabela 34.3.

Tabela 34.2 Modo de utilização dos fribinolíticos disponíveis no país.

Estreptoquinase (SK)	Dose total de 1.500.000 UI diluídas em 100 mL de soro fisiológico 0,9% infundidas IV, em 30 a 60 minutos.
Alteplase (rt-PA)	Bolo inicial de 15 mg, seguido de 0,75 mg/kg (máximo de 50 mg) em 30 minutos e, então, 0,50 mg/kg (máximo de 35 mg) em 60 minutos. A dose total não deve exceder 100 mg.
Tenecteplase (TNK-tPA)	Dose administrada em um único bolo IV baseado no peso: ■ 30 mg se < 60 kg ■ 35 mg entre 60-69 kg ■ 40 mg entre 70-79 kg ■ 45 mg entre 80-89 kg ■ 50 mg se ≥ 90 kg

IV: intravenoso.

Fonte: Desenvolvido pela autoria.

Tabela 34.3 Comparação de agentes fibrinolíticos aprovados no Brasil.

Agente fibrinolítico	Fibrinoespecificidade	Antigenicidade	Taxa de patência em 90 minutos (TIMI 2 ou 3)
Estreptoquinase (SK)	Não	Sim	60 a 68%
Alteplase (rt-PA)	Sim ++	Não	73 a 84%
Tenecteplase (TNK-tPA)	Sim ++++	Não	85%

Fonte: Desenvolvido pela autoria.

34.3 Readministração de fibrinolíticos

Se existir evidência de reoclusão (reinfarto com nova elevação do segmento ST), ou bloqueio de ramo ao ECG associado a quadro clínico compatível, nova administração de fibrinolíticos pode ser realizada, especificamente se a reperfusão mecânica não estiver disponível em tempo hábil. Nesses casos, entretanto, a estreptoquinase não deve ser repetida em um intervalo entre 5 dias e 10 anos a partir de sua última administração, pois a produção de anticorpos após exposição a produtos de estreptoquinase pode persistir por até 10 anos. Os agentes fibrinoespecíficos alteplase e tenecteplase não induzem a formação de anticorpos e, dessa forma, podem ser readministrados em caso de recorrência de obstrução independentemente do tempo de sua última dose. Vale ressaltar que a readministração de fibrinolíticos pode aumentar as complicações hemorrágicas, se realizada em período de tempo inferior a 24 horas entre as doses. Deve-se salientar que a readministração de fibrinolíticos em pacientes com falha de resposta clínica e de resolução do segmento ST não é recomendada, devido ao elevado risco de sangramento e à pouca possibilidade de reperfusão na segunda tentativa. Recomenda-se, portanto, a viabilização de intervenção coronária percutânea de resgate nesses pacientes.

34.4 Fibrinólise pré-hospitalar

Apesar de contraindicações relativamente frequentes, limitações em termos de efetividade observadas por taxas variáveis e baixas de reperfusão e risco inerente de sangramentos, a terapia fibrinolítica permanece como modalidade de reperfusão relevante, particularmente no ambiente pré-hospitalar, quando a reperfusão mecânica não for disponível em tempo adequado.

Vários estudos demonstraram que a utilização de fibrinolítico pré-hospitalar pode reduzir o intervalo de tempo do início dos sintomas até o tratamento específico, com ênfase no tratamento mais precocemente iniciado na hora-ouro para a reperfusão. Os pacientes tratados no cenário pré-hospitalar atingiram resolução do segmento ST mais rapidamente, além de menos desfechos clínicos adversos, incluindo menor mortalidade (Figura 34.3), quando comparados com aqueles que receberam terapia fibrinolítica no âmbito hospitalar.

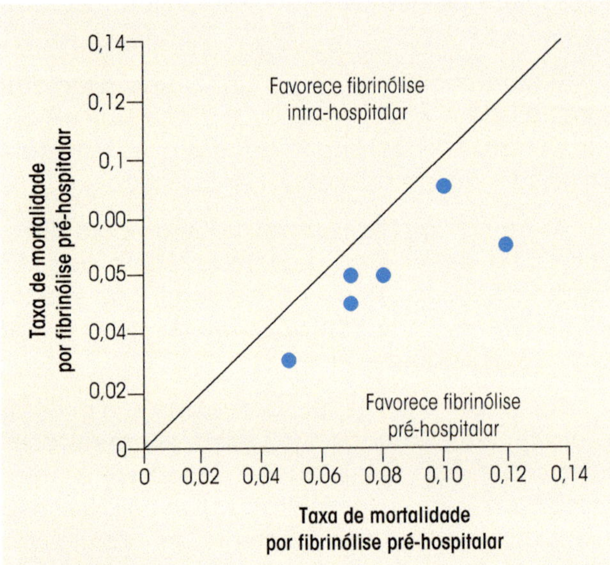

Figura 34.3 Benefícios em redução de mortalidade com a terapia fibrinolítica pré-hospitalar *versus* intra-hospitalar.

Fonte: Morrison LJ, et al.

A fibrinólise pré-hospitalar foi comparada com a intervenção coronária percutânea precoce em pacientes admitidos precocemente no estudo *STrategic Reperfusion Early After Myocardial infarction* (STREAM). A estratégia com tenecteplase e antitrombóticos baseados em recomendações de diretrizes vigentes (aspirina, clopidogrel e enoxaparina) resultou em eficácia similar à intervenção coronária percutânea em pacientes com três horas do início dos sintomas e que não puderam ser tratados com intervenção percutânea dentro de 60 minutos do primeiro atendimento médico. O desfecho combinado de óbito, choque, reinfarto e acidente vascular cerebral aos 30 dias foi menor, mas sem diferença estatística significante, no braço fármaco-invasivo. Esses resultados foram também respaldados pelo recente estudo FAST-MI (*French registry of Acute ST-elevation and non-ST-elevation Myocardial Infarction*), com menor mortalidade em cinco anos com uma abordagem fármaco-invasiva em comparação à intervenção percutânea clássica.

DICAS DO EDITOR

Referências bibliográficas

1. 2014 ESC/EACTS Guidelines on myocardial revascularization. The Task Force on Myocardial Revascularization of the European Society of Cardiology (ESC) and the European Association for Cardio-Thoracic Surgery (EACTS). Eur Heart J. 2014;35(37):2541-619.
2. Antman EM, Morrow DA, McCabe CH, et al. Enoxaparin versus unfractionated heparin with fibrinolysis for ST-elevation myocardial infarction. N Engl J Med. 2006;354:1477-8.
3. Armstrong PW, Gershlick AH, Goldstein P, et al. Fibrinolysis or primary PCI in ST-segment elevation myocardial infarction. N Engl J Med. 2013;368(15):1379-87.
4. Cannon CP, McCabe CH, Gibson CM, et al; TNK-tissue plasminogen activator in acute myocardial infarction: results of the Thrombolysis in Myocardial Infarction (TIMI) 10A dose-ranging trial. Circulation. 1997;95:351-6.
5. Chen ZM, Jiang LX, Chen YP, et al.; Addition of clopidogrel to aspirin in 45,852 patients with acute myocardial infarction: randomised placebo-controlled trial. Lancet. 2005;366:1607-21.
6. Gibson CM, Cannon CP, Murphy SA, et al. Relationship of TIMI myocardial perfusion grade to mortality after administration of thrombolytic drugs. Circulation. 2000;101(2):125-30.
7. Gibson CM, Cannon CP, Murphy SA, et al. Relationship of the TIMI myocardial perfusion grades, flow grades, frame count, and percutaneous coronary intervention to long-term outcomes after thrombolytic administration in acute myocardial infarction. Circulation. 2002;105(16):1909-13.
8. Kushner FG, Hand M, Smith SC, et al; 2009 focused updates: ACC/AHA guidelines for the management of patients with ST-elevation myocardial infarction (updating the 2004 guideline and 2007 focused update) and ACC/AHA/SCAI guidelines on percutaneous coronary intervention (updating the 2005 guideline and 2007 focused update): a report of the American College of Cardiology Foundation/American Heart Association Task Force on Practice Guidelines. J Am Coll Cardiol. 2009;54:2205-41.
9. Llevadot J, Giugliano RP, Antman EM. Bolus fibrinolytic therapy in acute myocardial infarction. JAMA. 2001;286:442-449.
10. Morrison LJ, Verbeek PR, McDonald AC, Sawadsky BV, Cook DJ. Mortality and prehospital thrombolysis for acute myocardial infarction: a meta-analysis. JAMA. 2000;283(20):2686-92.
11. O'Gara PT, Kushner FG, Ascheim DD, Casey DE, Chung MK, de Lemos JA, et al. 2013 ACCF/AHA Guideline for the Management of ST-Elevation Myocardial Infarction: executive summary: a report of the American College of Cardiology Foundation/American Heart Association Task Force on Practice Guidelines. J Am Coll Cardiol. 2013;61(4):485-510. doi:10.1016/j.jacc.2012.11.018.
12. Piegas LS, Timerman A, Feitosa GS, et al. V Diretriz da Sociedade Brasileira de Cardiologia sobre Tratamento do Infarto Agudo do Miocárdio com Supradesnível do Segmento ST. Arq Bras Cardiol. 2015;105(2):1-105.
13. Squire IB, Lawley W, Fletcher S, et al. Humoral and cellular immune responses up to 7.5 years after administration of streptokinase for acute myocardial infarction. Eur Heart J. 1999;20(17):1245-52.
14. Thygesen K, Alpert JS, Jaffe AS, et al. The Writing Group on behalf of the Joint ESC/ACCF/AHA/WHF Task Force for the Universal Definition of Myocardial Infarction. Third universal definition of myocardial infarction. Eur Heart J. 2012;33(20):2551-67.
15. Yusuf S, Mehta SR, Chrolavicius S, et al. Effects of fondaparinux on mortality and reinfarction in patients with acute ST-segment elevation myocardial infarction: the OASIS-6 randomized trial. JAMA. 2006;295:1519-30.

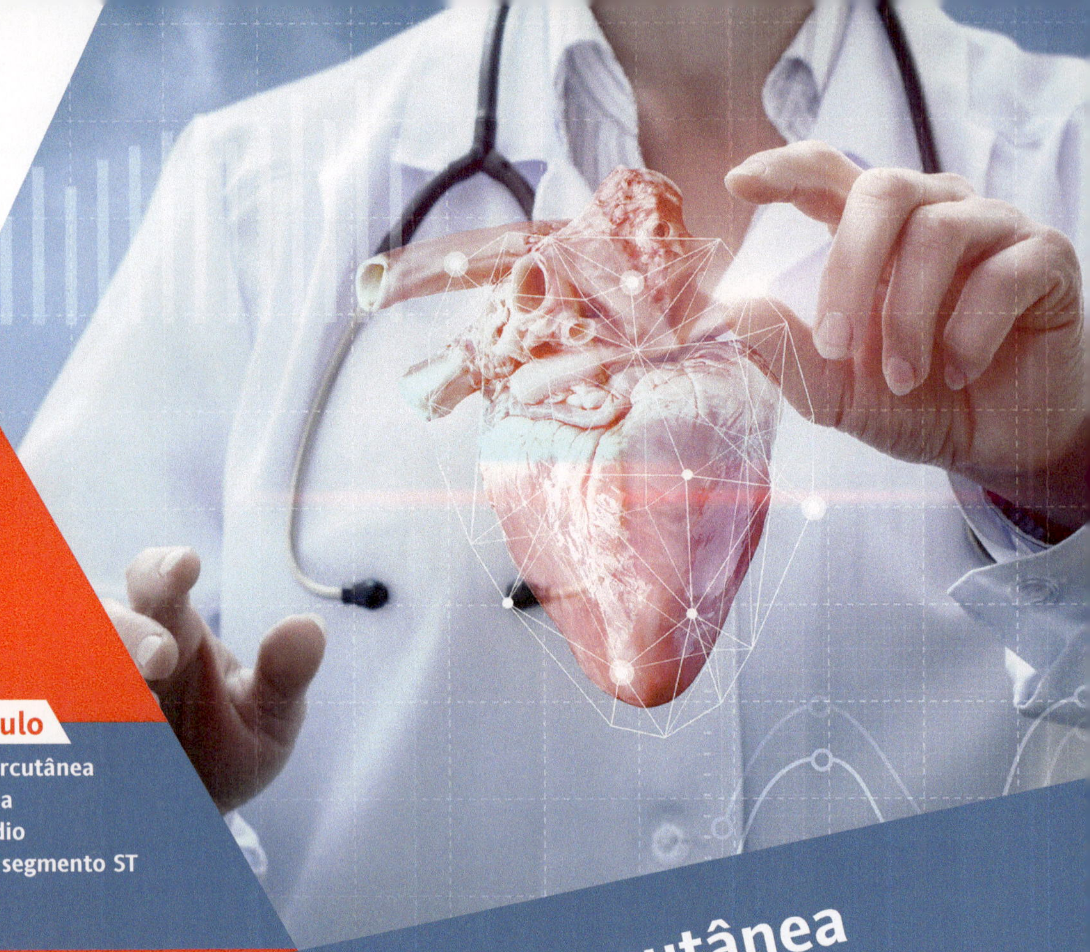

35

Destaques do Capítulo

- Intervenção coronária percutânea
- Síndrome coronária aguda
- Infarto agudo do miocárdio
- Supradesnivelamento do segmento ST
- *Stent* farmacológico
- *Stent* não farmacológico

Intervenção coronária percutânea na síndrome coronária aguda com supradesnivelamento do segmento ST

Ricardo Alves da Costa

35.1 Introdução

A reperfusão coronária de emergência está indicada nas primeiras horas após o diagnóstico de infarto agudo do miocárdio (IAM) com supradesnivelamento do segmento ST (IAMCSST), uma vez que impacta significativamente a sobrevida do paciente. A intervenção coronária percutânea (ICP), na vigência do IAMCSST, constitui a estratégia de reperfusão primária preferencial em comparação com a abordagem não invasiva com trombolítico, uma vez que o tratamento invasivo tem sido associado à maior taxa de recanalização do vaso-alvo e menores taxas de reoclusão e de sangramento, além da melhora na função ventricular e aumento da sobrevida, tanto na fase inicial como na tardia. De maneira geral, a ICP de emergência ou *primária* objetiva restabelecer de forma precoce (até 12 horas do início dos sintomas) o fluxo luminal anterógrado da artéria coronária identificada como culpada do evento agudo, por meio de desobstrução mecânica do vaso. A eficácia da ICP está diretamente relacionada ao intervalo entre o início dos sintomas/apresentação clínica e o momento da reperfusão bem-sucedida do vaso-alvo, sendo o maior benefício obtido nos primeiros 90 minutos a partir do início dos sintomas. Além da recanalização do vaso coronário, a normalização do fluxo epicárdico e da perfusão miocárdica também se faz necessária, pois impacta diretamente no sucesso do procedimento e no prognóstico clínico. No cenário de IAMCSST, a ICP também é considerada em diferentes abordagens terapêuticas, como a ICP de resgate e a estratégia fármaco-invasiva.

35.2 Impacto da reperfusão

De maneira geral, a intervenção primária está associada a maior eficácia na obtenção de fluxo TIMI 3 ao final do procedimento (acima de 90%) e a menor risco de hemorragia intracraniana em comparação à terapia fibrinolítica. Mesmo assim, muitos pacientes com IAMCSST apresentam-se tardiamente ao hospital. Em vários registros de mundo real, a demora entre o início dos sintomas e a chegada ao hospital foi relativamente comum. Um retardo importante pode ser observado em um terço em até metade dos casos, sendo os principais fatores identificados o sexo feminino, a idade avançada, o baixo nível socioeconômico e o início dos sintomas no período noturno.

A relação entre o tempo entre a apresentação clínica (ou atendimento médico inicial) e o início da reperfusão do vaso coronário, comumente chamado de tempo *porta-balão*, em pacientes com IAMCSST tem sido bem documentada, e é um importante fator prognóstico de mortalidade já na fase hospitalar. De acordo com os dados do *National Registry of Myocardial Infarction* dos Estados Unidos (NRMI) 3 e 4, entre 1999 e 2002, 29.222 pacientes com IAMCSST foram tratados com ICP primária com menos de 6 horas da apresentação inicial ao hospital. Longos tempos porta-balão foram significativamente associados a maior mortalidade nas fases hospitalares: 3%, 4,2%, 5,7% e 7,4% para tempo porta-balão com menos de 90 minutos, entre 91 e 120 minutos, entre 121 e 150 minutos, e acima de 150 minutos, respectivamente. No geral, pacientes com tempo porta-balão acima de 90 minutos tiveram aumento significativo da mortalidade quando comparados àqueles com tempo inferior a 90 minutos (OR = 1,42). De modo semelhante, em análise de 4.548 pacientes arrolados nos estudos *Controlled Abciximab and Device Investigation to Lower Late Angioplasty Complications* (CADILLAC) e *Harmonizing OuOCTmes with Revascularization and Stents in Acute Myocardial Infarction* (HORIZONS-AMI), o tempo porta-balão inferior a 90 minutos foi associado a taxa de mortalidade significativamente menor em 12 meses de acompanhamento, comparativamente ao tempo porta-balão mais longo (3,1% vs. 4,3%; HR = 0,72; IC 95% = 0,52-0,99). Já o impacto na mortalidade muito tardia foi evidenciado em um estudo de Terkelsen et al., no qual as taxas de mortalidade no acompanhamento de 3,4 anos foram: 15,4% para tempo porta-balão igual ou inferior a 60 minutos, 23,3% para 61 a 120 minutos, 28,1% para 121 a 180 minutos, e 30,8% para 181 a 360 minutos ($p < 0,001$).

35.3 Intervenção percutânea primária

Em metanálise envolvendo 2.606 pacientes tratados com ICP *versus* fibrinolítico, a ICP esteve associada a 34% de redução relativa na mortalidade aos 30 dias (4,4% vs. 6,5%; P = 0,02), assim como reduções significativas no desfecho combinado de morte e novo IAM não fatal (13,4% vs. 23,9%; P = 0,01) e acidente vascular cerebral (AVC) (0,7% vs. 2%, P = 0,007). Em 2003, outra metanálise envolvendo 7.739 pacientes incluídos em 23 estudos randomizados demonstrou que os pacientes tratados com ICP primária apresentaram melhor evolução quanto a mortalidade (5% vs. 7%; P = 0,0003), IAM recorrente não fatal (3% vs. 7%; $p < 0,0001$) e AVC (1% vs. 2%; P = 0,0004), sendo o benefício independente da classe do fibrinolítico utilizado.

Com relação à abordagem da ICP, o estudo Stent-PAMI *(Stent Primary Angioplasty in Myocardial Infarction)* comparou ICP primária com e sem implante de *stents* em 900 pacientes. Nesse estudo, o uso de *stents* reduziu de forma significativa tanto as taxas de reestenose como os índices de reoclusão do vaso aos 6 meses. No entanto, não houve diferenças significativas em termos de mortalidade, novo IAM ou AVC. Importante ressaltar que, nesse estudo, demonstrou-se que o implante primário de *stents* coronários foi seguro, eficaz e reduziu, de forma significativa, a necessidade de revascularização da lesão-alvo (RLA), comparativamente à angioplastia com balão. Em metanálise mais recente incluindo 13 estudos randomizados, os autores corroboraram tais resultados, sendo que o implante de *stent* esteve associado a menor mortalidade aos 30 dias (P = 0,02) e 12 meses (P = 0,03) quando comparada a angioplastia com balão em pacientes de alto risco, incluindo o choque cardiogênico.

O impacto dos *stents* farmacológicos (SF) *versus* os não farmacológicos (SNF) no IAMCSST foi avaliado em vários estudos. Em análise prévia envolvendo 3.605 pacientes incluídos em 11 estudos randomizados, não se observou diferença quanto a mortalidade (4,1% vs. 4,4%), reinfarto (3,1% vs. 3,4%) ou trombose do *stent* (1,6% vs. 2,2%) ao final de 2 anos; já a RLA foi significativamente reduzida com os SF de primeira geração (5,1% vs. 12%; RR = 0,36; IC 95% 0,28-0,47; p < 0,001). Similarmente, a ocorrência de RLA foi significativamente reduzida com o SF de primeira geração liberador de paclitaxel vs. SNF (4,5% vs. 7,4%; P = 0,003) no estudo HORIZONS -AMI. Tal benefício foi mais pronunciado na presença de fatores prognósticos de recorrência (diabetes, vaso de pequeno calibre e/ou lesões longas) (19,8% vs. 8,1%; P = 0,003). Ademais, metanálise recentemente reportada por Palmerini et al., incluindo 12.453 pacientes em 22 estudos randomizados, demonstrou resultados superiores com os SF vs. SNF na redução da RLA. Ademais, o SF de segunda geração liberador de everolimus esteve associado a menor ocorrência de morte/IAM (OR = 0,65; IC95%=0,46-0,90) e de morte cardíaca/IAM (OR=0,63; IC 95% = 0,42-0,92) aos 12 meses. No seguimento muito tardio (2 a 5 anos), observaram-se resultados semelhantes, além de reduções significativas nas taxas de trombose do *stent* com o SF de segunda geração liberador de everolimus vs. SNF e vs. SF de primeira geração Taxus, nas fases subaguda, tardia e muito tardia.

35.4 Transferência para ICP e estratégias fármaco-invasivas

Dados os potenciais benefícios da ICP primária, uma série de estudos avaliaram o potencial benefício de diferentes estratégias terapêuticas visando à abordagem percutânea mesmo naqueles pacientes com IAMCSST primariamente atendidos em centros sem serviço de cardiologia invasiva.

35.4.1 Transferência para ICP primária

O estudo *Primary Angioplasty After Transport of Patients from General Community Hospitals to Catheterization Units with/without Emergency Thrombolysis Infusion* (PRAGUE) foi o primeiro que mostrou vantagem significativa para pacientes que se apresentaram com menos de 6 horas do início dos sintomas (110 a 120 minutos) e foram transferidos para ICP primária em menos de 2 horas, quando comparada à terapia trombolítica isolada ou terapia trombolítica durante transporte para ICP, principalmente à custa da redução da incidência de reinfarto (1% vs. 10% vs. 7%, p < 0,03), o que impactou o desfecho combinado de morte, reinfarto ou AVC aos 30 dias (8% vs. 23% vs. 15%, p < 0,02, respectivamente). Já o estudo *Danish Multicenter Randomized Trial on Thrombolytic Therapy Versus Acute Coronary Angioplasty in Acute Myocardial Infarction* (DANAMI-2) foi interrompido prematuramente, com 1.550 pacientes com apresentação com menos de 12 horas (104 a 107 minutos) incluídos, em decorrência das vantagens observadas com a estratégia percutânea vs. a terapia fibrinolítica. Nesse estudo, a ICP primária, com transferência para centro com tratamento invasivo antes de 2 horas, teve 40% de redução do risco relativo no desfecho combinado de morte, reinfarto ou AVC, sobretudo pela redução significante de IAM recorrente, mas não houve vantagens em relação à mortalidade. O estudo PRAGUE-2, que comparou trombólise local vs. transferência para ICP (com menos de 2 horas), foi interrompido precocemente pela mortalidade excessiva observada nos pacientes tratados com trombolíticos com mais de 3 horas de evolução do IAM. No geral, o desfecho combinado de morte, IAM recorrente ou AVC aos 30 dias foi menor com a ICP (8,4% vs. 15,2%; p < 0,003). Nos pacientes com menos de 3 horas de início dos sintomas, as taxas de mortalidade foram semelhantes (7,3% vs. 7,4%); no entanto, considerando apenas os pacientes com 3 a 12 horas de evolução, foi evidenciada taxa de mortalidade de 15,3% no grupo trombólise e de 6% no grupo ICP (p < 0,02). De maneira geral, a análise dos estudos sobre o assunto mostra que a transferência dos pacientes para ICP primária é segura, porém a eficácia de tal estratégia parece ser dependente do tempo ideal para transporte. Mesmo assim, esses resultados sugerem que os pacientes que se apresentam dentro de 2 a 3 horas do início dos sintomas do IAM deveriam receber fibrinolíticos quando não há a possibilidade de transferência para ICP primária em até 120 minutos. De forma contrária, se o tempo de apresentação for superior a 3 horas a partir do início dos sintomas, a transferência se mostra benéfica, especialmente em pacientes de alto risco, como idosos, aqueles com IAM extensos ou com comprometimento hemodinâmico.

Já nos pacientes que se apresentam após 12 horas do início dos sintomas, a realização de rotina de ICP não está estabelecida. Mesmo assim, em um estudo comparativo, pacientes com IAM apresentando-se entre 12 e 48 horas que foram submetidos a estratégia invasiva tiveram redução significativa da extensão do infarto em comparação com pacientes tratados conservadoramente (8% vs. 13%; p < 0,001).

Em outra análise, em pacientes apresentando-se entre 12 e 24 horas e evoluindo de forma estável, a estratégia invasiva esteve associada a menor mortalidade aos 12 meses (9,3% vs. 17,9%, p < 0,0001).

35.4.2 Estratégias fármaco-invasivas

Denomina-se ICP facilitada a terapia farmacológica planejada antes da angioplastia primária (com até 2 horas), no intuito de manter a artéria coronária culpada patente na chegada ao laboratório de hemodinâmica. Estudos anteriores usaram fibrinolíticos, inibidores da glicoproteína IIb/IIIa, antitrombóticos ou a combinação desses. O maior estudo sobre o tema, o *Assessment of the Safety and Efficacy of a New Treatment Strategy with Percutaneous Coronary Intervention* (ASSENT-4 PCI), envolveu pacientes com IAMCSST com menos de 6 horas de duração e submetidos a ICP primária entre 1 e 3 horas da admissão hospitalar. Os pacientes receberam tenecteplase com dose completa ou placebo antes do cateterismo. A ICP facilitada foi associada a aumento significativo do desfecho primário de morte, insuficiência cardíaca ou choque cardiogênico dentro de 90 dias (19% vs. 13%; RR = 1,39; IC 95% = 1,11-1,74). Dessa forma, o estudo foi interrompido prematuramente, em decorrência do alto índice de mortalidade no grupo tenecteplase. Em 2006, uma metanálise incluiu seis estudos de ICP facilitada com terapia fibrinolítica, envolvendo cerca de 3.000 doentes. Quase a totalidade deles era dos estudos ASSENT-4 e *Plasminogen-activator Angioplasty Compatibility Trial* (PACT), e os resultados foram similares aos do ASSENT-4.

Outra estratégia de ICP facilitada é a administração combinada de inibidor da glicoproteína IIb/IIIa e fibrinolítico em dose reduzida. No entanto, dois estudos randomizados, *Facilitated Intervention with Enhanced Reperfusion Speed to Stop Events* (FINESSE) e *Bavarian Reperfusion Alternatives Evaluation* (BRAVE), não mostraram benefícios clínicos significativos. No FINESSE, 2.452 pacientes com IAMCSST foram randomizados para receber abciximab e metade da dose do reteplase antes da angioplastia. Todos os pacientes receberam heparina não fracionada (HNF) ou enoxaparina antes da ICP. Não houve diferença estatística no desfecho primário de mortalidade por todas as causas, fibrilação ventricular, choque cardiogênico ou insuficiência cardíaca. Além do mais, a terapia combinada foi associada a maior taxa de hemorragia intracraniana e aumento significante dos índices de sangramentos maior e menor. Dessa forma, com base nos estudos publicados, a ICP facilitada deveria ser evitada, em decorrência da elevação da incidência de eventos adversos, incluindo mortalidade.

Ao contrário da ICP facilitada, em que a cateterização é realizada dentro de 2 horas da fibrinólise, a ICP adjunta é realizada entre 2 e 24 horas, parecendo ser benéfica e segura. O *Trial of Routine ANgioplasty and Stenting after Fibrinolysis to Enhance Reperfusion in Acute Myocardial Infarction* (TRANSFER-AMI) foi um estudo que randomizou 1.059 pacientes com IAMCSST de alto risco, que se apresentaram ao hospital sem suporte de hemodinâmica e que foram tratados com tenecteplase dentro de 2 horas do início da dor precordial. Esses pacientes foram randomizados para transferência de urgência (dentro de 6 horas) para sala de cateterismo ou para cuidados padrão de unidade coronária. O tempo médio de cateterismo depois da fibrinólise foi de 3 horas para o grupo de transferência de urgência e de 33 horas, para o grupo de cuidados padrão. Aos 30 dias, o desfecho composto de morte, reinfarto, insuficiência cardíaca, isquemia recorrente grave ou choque foi menor para o grupo de ICP de urgência (11% vs. 17,2%; OR = 0,64; IC 95% = 0,47-0,87). Outros estudos, como o *NORwegian study on DIstrict treatment of ST-elevation myocardial infarction* (NORDISTEMI) e o *GRupo de Análisis de la Cardiopatía Isquémica Aguda* (GRACIA-1), mostraram algoritmo semelhante ao do TRANSFER-AMI, e seus resultados foram favoráveis ao grupo de ICP precoce.

Recentemente, o estudo *Strategic Reperfusion Early after Myocardial Infarction* (STREAM) avaliou 1.892 pacientes que se apresentam com IAMCSST com menos de 3 horas do início dos sintomas, mas com impossibilidade de submeter-se a ICP primária dentre 60 minutos após o primeiro contato médico, sendo randomizados para fibrinólise (tenecteplase) seguida de coronariografia entre 6 e 24 horas vs. ICP primária, de acordo com a prática local. Em caso de falência da fibrinólise, a ICP de resgate poderia ser realizada dentro de 90 minutos após a terapêutica fibrinolítica. A realização de coronariografia de urgência no grupo alocado inicialmente para fibrinólise era permitida a qualquer momento em casos de: instabilidade hemodinâmica ou elétrica, piora da isquemia, ou elevação do segmento ST sustentada ou progressiva no eletrocardiograma, necessitando de ICP imediata. O tempo entre o início dos sintomas e o início da terapia de reperfusão foi de 100 minutos no grupo fibrinólise vs. 178 minutos no grupo ICP primária (p < 0,001). No grupo fibrinólise, 36% pacientes necessitaram ICP de resgate ou de urgência, que foi realizada 2,2 horas após a terapia inicial; já o estudo angiográfico no restante dos pacientes (64%) foi realizado em torno de 17 horas após a terapia inicial. A taxas de fluxo TIMI 3 à coronariografia pré-ICP foram maiores no grupo fibrinólise (59% vs. 21%; p < 0,001), mas semelhantes ao final do procedimento (91% vs. 92%; P = 0,41). Aos 30 dias, o desfecho primário (morte, choque cardiogênico, insuficiência cardíaca ou reinfarto) foi similar nos dois grupos (12,4% vs. 14,3%; P = 0,21). No geral, o grupo fibrinólise teve mais AVC hemorrágico (1% vs. 0,2%; P = 0,04); entretanto, tal diferença desapareceu após o ajuste da dose de tenecteplase (50% da dose nominal) nos pacientes idosos (idade igual ou superior a 75 anos). Tais resultados sugerem que a estratégia fármaco-invasiva pode ser efetiva em pacientes que se apresentam dentro de 3 horas do início dos sintomas em serviços de saúde, sem acesso a revascularização percutânea primária em até 60 minutos.

35.4.3 Intervenção percutânea pós-fibrinólise

Existem várias circunstâncias em que a ICP pode suceder a fibrinólise: ICP de resgate, por aparente falha de terapia fibrinolítica; ICP de urgência, para tratar reoclusão ou instabilidade hemodinâmica pós-fibrinólise; ICP facilitada, na qual o fibrinolítico ou o inibidor da glicoproteína IIb/IIIa é administrado antes da ICP, de forma planejada; ICP adjunta, em que a intervenção é realizada em algumas horas após fibrinólise; e ICP eletiva precoce, quando a ICP é realizada dentro de poucos dias após fibrinólise, por isquemia recorrente ou por prova isquêmica positiva.

A falência primária da fibrinólise é definida como a oclusão persistente da artéria relacionada ao IAM (fluxo TIMI graus 0 ou 1) no estudo angiográfico realizado após 90 minutos. Como a angioplastia não é realizada rotineiramente após terapia fibrinolítica, a falência primária é mais suspeitada pela persistência dos sintomas clínicos, pela piora de dor precordial, pela instabilidade hemodinâmica ou pelos marcadores eletrocardiográficos de isquemia persistente. As diretrizes de manejo de IAMCSST da American College of Cardiology/American Heart Association (ACC/AHA) estabelecem a falha da fibrinólise quando não há redução do supradesnivelamento de ST no eletrocardiograma superior a 50% ao final de 90 minutos, sendo que tal procedimento tem-se mostrado benéfico no acompanhamento tardio.

Por último, a ICP também se mostrou benéfica em pacientes com contraindicação à fibrinólise apresentando-se com menos de 12 horas do início dos sintomas.

35.4.4 Tromboaspiração

A carga trombótica em pacientes com quadro clínico de IAMCSST submetidos à ICP primária ou de resgate é considerada um fator determinante de desfechos clínicos negativos. A embolização distal frequentemente decorre da manipulação mecânica no momento da intervenção percutânea, seja na insuflação do balão ou no implante do *stent*. Dessa forma, o uso de dispositivos de aspiração teoricamente reduziria o fenômeno de *no-reflow*, embolização de trombo e outras complicações trombóticas. Nos últimos anos, os cateteres de tromboaspiração manual se tornaram dispositivos muito comumente utilizados para trombectomia, uma vez que são fáceis de usar e demonstraram eficácia e segurança em estudos iniciais, com amostra relativamente reduzida de pacientes. Entretanto, o impacto clínico ao longo dos últimos anos mudou, considerando os resultados dos novos estudos multicêntricos em larga escala e randomizados, que não demonstraram benefício do uso rotineiro desses dispositivos durante a ICP primária.

Em relação à trombectomia mecânica, poucos estudos testaram o desempenho, a eficácia e a segurança desses dispositivos no tratamento do IAMCSST. O maior deles é o estudo *AngioJet Rheolytic Thrombectomy In Patients Undergoing Primary Angioplasty for Acute Myocardial Infarction* (AIMI), no qual 480 pacientes foram randomizados para ICP primária isolada ou para ICP primária com aspiração mecânica. Esse estudo não mostrou vantagem da tromboaspiração mecânica isolada. Além disso, houve incremento das taxas de mortalidade no grupo que utilizou o sistema AngioJet™ (Boston Scientific, Natick, Estados Unidos), seguido de ICP primária (4,6% vs. 0,8%; P = 0,02). Mais recentemente, esses dispositivos foram comparados com os cateteres de aspiração manual, em estudo prospectivo e randomizado com 201 pacientes com IAMCSST. Após 3 anos de acompanhamento, não houve diferença no desfecho combinado de morte de origem cardíaca, IAM recorrente ou revascularização do vaso-alvo (RVA) (22% com tromboaspiração mecânica vs. 18,6% com tromboaspiração manual; P = 0,35). Em metanálise que incluiu 26 estudos randomizados controlados (n = 11.780), não houve redução significativa em termos de mortalidade (RR = 0,86; IC 95% = 0,73-1,02), reinfarto (RR = 0,62; IC 95% = 0,31-1,32) ou RVA (RR = 0,89; IC 95% = 0,75-1,05) com a tromboaspiração manual comparativamente à ICP primária isolada em 12 a 24 meses.

O conceito de tromboaspiração ganhou novo impulso com a publicação do estudo *Thrombus Aspiration during Percutaneous coronary interven-*

tion in Acute myocardial infarction Study (TAPAS), um estudo de centro único, que envolveu 1.071 pacientes com IAMCSST submetidos à ICP primária com ou sem cateter de aspiração manual. Houve melhora na perfusão miocárdica e na redução de mortalidade após 12 meses de acompanhamento nos pacientes submetidos a tromboaspiração manual (3,6% vs. 6,7%; P = 0,02). Houve ainda redução do desfecho combinado de morte e IAM não fatal após tromboaspiração manual (5,6% vs. 9,9%; P = 0,009). Após o estudo TAPAS, foi publicado o estudo *Thrombus Aspiration in ST-Elevation Myocardial Infarction in Scandinavia* (TASTE), multicêntrico, randomizado e em larga escala, que envolveu 7.244 pacientes com IAMCSST submetidos à ICP primária, com ou sem tromboaspiração manual. O desfecho primário foi a mortalidade por todas as causas em 30 dias e ocorreu em 2,8% dos pacientes tratados com tromboaspiração e em 3% dos pacientes do outro grupo (RR = 0,94; IC 95% = 0,72-1,22; P = 0,63). Além disso, as taxas de internação por IAM recorrente em 30 dias foram de 0,5% e 0,9% (RR = 0,61; IC 95% = 0,34-1,07; P = 0,09), e as taxas de trombose de *stent* foram de 0,2 e 0,5% (RR = 0,47; IC 95% = 0,20-1,02; P = 0,06) nos grupos com ou sem tromboaspiração manual, respectivamente. No acompanhamento de 12 meses, o estudo TASTE evidenciou mortalidade de 5,3% no grupo de tromboaspiração e de 5,6% no grupo de ICP primária isolada (P = 0,57), reinternação por IAM de 2,7% nos dois grupos (P = 0,81), e trombose de *stent* de 0,7 e 0,9% (P = 0,51), respectivamente. A taxa de desfecho combinado envolvendo morte por qualquer causa, reinternação por IAM ou trombose de *stent* foi de 8 e 8,5% (RR = 0,94; IC 95% = 0,80-1,11; P = 0,48). Não houve diferença no tocante às taxas de AVC ou complicações neurológicas durante internação hospitalar. Uma grande crítica a esse estudo foi a baixa quantidade de eventos (abaixo do esperado), o que diminuiu o poder do estudo para detectar a redução da mortalidade. Mais recentemente, o *Randomized Trial of Routine Aspiration ThrOmbecTomy with PCI Versus PCI ALone in Patients with STEMI Undergoing Primary PCI* (TOTAL) trouxe uma resposta definitiva para o papel da tromboaspiração de rotina na prática diária dos pacientes com IAMCSST. Tratou-se de um estudo internacional, multicêntrico, controlado, randomizado, envolvendo 10.732 pacientes, cujo desfecho primário foi composto de morte de causa cardiovascular, IAM recorrente, choque cardiogênico e classe funcional IV da New York Heart Association (NYHA) em 180 dias. O desfecho de segurança foi AVC em 30 dias. O desfecho primário no estudo TOTAL ocorreu em 6,9% dos pacientes no grupo submetido a tromboaspiração e em 7% dos pacientes do outro grupo (RR = 0,99; IC 95% = 0,85-1,15; P = 0,86). As taxas de óbito cardiovascular (3,5% vs. 3,5%; RR = 0,90; IC 95% = 0,73-1,12; P = 0,34) e o desfecho primário mais trombose de *stent* ou RVA (9,9% vs. 9,8%; RR = 1,00; IC 95% = 0,89-1,14; P = 0,95) foram similares. AVC em 30 dias ocorreu em 33 pacientes (0,7%) no grupo submetido a tromboaspiração e em 16 pacientes (0,3%) no grupo controle (RR = 2,06; IC 95% = 1,13-3,75; P = 0,02). Dessa forma, a tromboaspiração de rotina após 30 dias resultou na não redução do risco de morte cardiovascular, IAM recorrente ou trombose de *stent*. Os resultados de 12 meses desse estudo foram publicados recentemente. A falta de benefício do procedimento de tromboaspiração persistiu após esse período, com o desfecho de segurança de AVC ocorrendo em 1,2% dos pacientes no grupo tromboaspiração e em 0,7% no grupo controle (RR = 1,66; IC 95% = 1,10-2,51; P = 0,015). Mesmo assim, a realização de tromboaspiração pode ser benéfica em casos selecionados, com elevada carga trombótica onde a recanalização do vaso mostra-se subótima ou falha.

35.4.5 Revascularização completa *versus* incompleta

Uma série de estudos avaliou o impacto da revascularização completa *versus* incompleta (artéria culpada apenas) na vigência do IAMCSST em pacientes multiarteriais submetidos à ICP primária. De maneira geral, a revascularização completa esteve associada a melhores resultados, principalmente pela menor necessidade de nova revascularização ao longo do seguimento clínico tardio. No estudo *Preventive Angioplasty in Acute Myocardial Infarction* (PRAMI), 465 pacientes foram randomizados após ICP com sucesso da lesão culpada para tratamento subsequente imediato das lesões com estenose superior a 50% *versus* sem tratamento adicional. Ao final de 23 meses, a revascularização completa esteve associada a melhores resultados em termos do desfecho combinado de morte cardíaca, reinfarto ou angina refratária (desfecho primário) (HR 0,35; IC 95% = 0,21-0,58; P < 0,001), morte cardíaca/IAM (HR = 0,36; IC 95% = 0,18-0,73; P = 0,004), IAM não fatal (HR = 0,32; IC 95% = 0,13-0,75; P = 0,009), angina refratária (HR = 0,35; IC 95% = 0,18-0,69; P = 0,002) e nova revascularização (HR = 0,30; IC 95% = 0,17-0,56; P < 0,001), mas sem diferença significativa em termos de morte cardíaca (HR = 0,34; IC 95% = 0,11-1,08; P = 0,07) e morte não cardíaca (HR = 1,10; IC 95% = 0,38-3,18; P = 0,86). A seguir, o estudo *Complete Versus Lesion-Only Primary PCI Trial* (CvLPRIT) avaliou o impacto da revascularização completa *versus* da lesão culpada apenas em 296 pacientes com estenoses não culpadas superiores a 70%. Seguindo o protocolo, o tratamento das lesões não culpadas nos pacientes randomizados para revascularização completa foi realizado no próprio procedimento índice (73%) ou em procedimento estagiado antes da alta hospitalar (27%), sendo que a mediana de tempo de internação foi de 3 dias. Ao final de 12 meses, o desfecho combinado primário (morte por todas as causas, infarto recorrente, falência cardíaca ou revascularização guiada por isquemia) foi significantemente reduzido com a revascularização completa (10% vs. 21,2%; HR = 0,45; IC 95% = 0,24-0,84; P = 0,009); entretanto, o estudo não tinha poder estatístico para mostrar diferenças significativas nos desfechos individuais. Mesmo assim, observou-se menores taxas de morte cardíaca (1,3% vs. 4,8%; P = 0,11), falência cardíaca (2,7% vs. 6,2%; P = 0,14) e nova revascularização, considerando tanto o primeiro evento adverso (4,7% vs. 8,2%; P = 0,20) como todos os eventos (5,3% vs. 11%; P = 0,07) no grupo submetido à revascularização completa. Já no estudo *Primary PCI in Patients With ST-elevation Myocardial Infarction and Multivessel Disease: Treatment of Culprit Lesion Only or Complete Revascularization* (DANAMI-3/PRIMULTI), 627 pacientes foram randomizados para ICP da lesão culpada apenas *versus* revascularização completa guiada por isquemia (através da reserva de fluxo fracionado – RFF). Pelo protocolo, todas lesões não culpadas com estenose superior a 50% em vasos com diâmetro igual ou superior a 2 mm eram avaliadas por RFF, em procedimento estagiado realizado aproximadamente 2 dias após o procedimento índice, antes da alta hospitalar, sendo a ICP indicada se a RFF era igual ou inferior a 0,80. Ao final de 27 meses, o desfecho primário (morte por todas as causas, IAM não fatal ou revascularização das artérias não culpadas guiada por isquemia) foi significativamente menor no grupo submetido a revascularização completa (13% vs. 22%; HR = 0,56; IC 95% = 0,38-0,83; P = 0,004), à custa principalmente da redução na revascularização guiada por isquemia (5% vs. 17%; HR = 0,31; IC 95% = 0,18-0,53; P < 0,0001). Por último, o estudo *Comparison Between FFR Guided Revascularization Versus Conventional Strategy in Acute STEMI Patients with MVD* (Compare-Acute) comparou as estratégias de revascularização completa guiada for RFF no procedimento índice *versus* revascularização da artéria culpada apenas em 885 pacientes. Ao final de 12 meses, o desfecho primário (morte por todas as causas, IAM, revascularização ou AVC) foi significativamente menor no grupo submetido à revascularização completa guiada por RFF (HR = 0,35; IC 95% = 0,22-0,55; P < 0,001), à custa principalmente das menores taxas de revascularização observadas (6,1% vs. 17,5%; HR = 0,32; IC 95% = 0,20-0,54). Metanálise incluindo sete estudos randomizados evidenciou menor taxa de eventos cardíacos maiores (RR = 0,61; IC 95% = 0,45-0,81; P < 0,001) com a estratégia de revascularização completa, devido à redução significativa na revascularização de urgência (RR = 0,46; IC 95% = 0,29-0,70; P < 0,001); entretanto, não se observou diferença significativa nos riscos de morte ou IAM (RR = 0,69; IC 95% = 0,42-1,12; P = 0,14), sangramento maior (RR = 0,83; IC 95% = 0,41-1,71; P = 0,62) e nefropatia induzida por contraste (RR = 0,94; IC 95% = 0,42-2,12; P = 0,82). Tais resultados sugerem o benefício clínico tardio da revascularização completa em pacientes submetidos a ICP primária com doença multiarterial e lesões não culpadas significativas/isquêmicas; entretanto, não existe consenso em relação ao tempo ideal para a realização da ICP dessas lesões não culpadas. Em um estudo de Politi et al., 263 pacientes submetidos à ICP primária com doença multiarterial (estenose das lesões culpadas superior a 70%) foram randomizados para ICP da artéria culpada apenas versus revascularização completa no mesmo procedimento *versus* revascularização completa em procedimento estagiado (aproximadamente 2 meses após o procedimento índice). No seguimento clínico tardio (2,5 anos), o grupo submetido a revascularização incompleta apresentou piores resultados em termos de eventos cardíacos adversos maiores e nova revascularização em comparação aos grupos submetidos a revascularização completa no mesmo procedimento ou em procedimento estagiado (50% vs. 20% vs. 23,1%; P < 0,001 e nova revascularização 33,3% vs. 12,3% vs. 9,2%; P < 0,001, respectivamente); no entanto, não se observou diferença significativa entre os grupos que realizaram revascularização completa em diferentes momentos (P = 0,82 e P = 0,47 para eventos cardíacos adversos maiores e nova revascularização, respectivamente).

35.4.6 Choque cardiogênico

A estratégia invasiva buscando a revascularização miocárdico do vaso culpado e, potencialmente, de vasos não culpados com doença coronária significativa, é recomendada nos casos de IAMCSST evoluindo com falência cardíaca e choque cardiogênico irrespectivamente do tempo de apresentação. Estudos prévios demonstraram os benefícios de tal estratégia em comparação ao tratamento conservador, com impacto significativo em termos de mortalidade. No entanto, a ICP de rotina no vaso culpado com mais de 24 horas após o início dos sintomas não é recomendada.

No Quadro 35.1 encontra-se as recomendações das Diretrizes da Sociedade Brasileira de Hemodinâmica e Cardiologia intervencionista para a terapia de reperfusão no IAMCSST.

DICAS DO EDITOR

Quadro 35.1 Recomendações das Diretrizes da Sociedade Brasileira de Hemodinâmica e Cardiologia Intervencionista.

Recomendações	Classe	Nível de evidência	Referências
A terapia de reperfusão é recomendada em todos os pacientes com início dos sintomas < 12 horas.	I	A	Keeley et al.
A ICP primária é a estratégia de reperfusão preferencial se realizada em tempo adequado.	I	A	Weaver et al., Keeley et al., Widimsky et al., Andersen et al., Widimsky et al.
A ICP primária deve ser realizada com tempo porta-balão < 90 minutos, mas idealmente < 60 minutos devido aos melhores resultados obtidos.	I	B	McNamara et al., Brodie et al., Terkelsen et al.
A ICP primária é a estratégia de reperfusão preferencial se a transferência para centro habilitado para ICP primária < 120 minutos.	I	A	Widimsky et al., Andersen et al., Widimsky et al.
A ICP primária pode ser considerada em pacientes com sintomas e/ou evidências de isquemia com apresentação entre 12 e 24 horas a partir do início dos sintomas.	IIa	B	Gierlotka et al.
A estratégia invasiva pode ser considerada em pacientes com IAMCSST com apresentação após 12 horas a partir do início dos sintomas.	IIb	B	Schomig et al., Gierlotka et al.
A ICP primária está indicada em pacientes com choque cardiogênico ou falência cardíaca aguda, independentemente do tempo de apresentação.	I	B	Hochman et al., Thune et al.
A ICP de rotina em vaso-alvo ocluído > 24 horas do início dos sintomas não está recomendada.	III	A	Hochman et al., Ioannidis et al., Menon et al.
A ICP de resgate é recomendada após fibrinólise sem sucesso (resolução do ST < 50% no eletrocardiograma de controle aos 90 minutos pós-tratamento, recorrência da dor) ou reoclusão.	I	B	Wijeysundera et al. Collet et al.
A ICP primária deve ser realizada em até 12 horas do início dos sintomas em pacientes com contraindicação para fibrinólise.	I	B	Grzybowski et al.[33], Zahn et al.[34]
A estratégia fármaco-invasiva pode ser considerada em pacientes com retardo < 3 horas do início dos sintomas e impossibilidade de realizar ICP primária em até 120 minutos, e o estudo invasivo deve ser realizado entre 6 e 24 horas após o início dos sintomas (ou 2 a 3 horas após a fibrinólise).	IIa	B	Armstrong et al.
Estudo angiográfico para possível tratamento de vaso culpado está indicado após a fibrinólise com sucesso.	I	A	Fernandez-Aviles et al., Cantor et al Bohmer et al., Armstrong et al.
O uso de *stent* é recomendado.	I	A	Grines et al., De Luca et al.
O uso de SF é preferencial.	I	A	Stone et al., De Luca et al., Palmerini et al., Urban et al.
A realização de aspiração manual de trombo de rotina não está recomendada.	III	A	Lagerqvist et al., Jolly et al., Kocka et al.
A realização de aspiração manual de trombo pode ser considerada em casos selecionados.	IIa	B	Vlaar et al., Kocka et al.
O tratamento multiarterial envolvendo lesões não culpadas pode ser considerado, preferencialmente em procedimentos estagiados nos dias ou semanas após a ICP primária.	I	A	Wald et al., Gershlick et al., Elgendy et al., Politi et al.
O tratamento multiarterial no procedimento índice pode ser considerado em casos de isquemia persistente e/ou instabilidade hemodinâmica.	IIa	B	Engstrom et al., Smits et al., Hochman et al., Thune et al.

IAMCSST: IAM com supradesnivelamento de ST; ICP: intervenção coronária percutânea; SF: *stent* farmacológico.

Fonte: Desenvolvido pela autoria.

Referências bibliográficas

1. Keeley EC, Boura JA and Grines CL. Primary angioplasty versus intravenous thrombolytic therapy for acute myocardial infarction: a quantitative review of 23 randomised trials. Lancet. 2003;361:13-20.
2. van't Hof AW, Liem A, Suryapranata H, Hoorntje JC, de Boer MJ, Zijlstra F. Angiographic assessment of myocardial reperfusion in patients treated with primary angioplasty for acute myocardial infarction: myocardial blush grade. Zwolle Myocardial Infarction Study Group. Circulation. 1998;97:2302-6.
3. van't Hof AW, Liem A, Suryapranata H, Hoorntje JC, de Boer MJ, Zijlstra F. Clinical presentation and outcome of patients with early, intermediate and late reperfusion therapy by primary coronary angioplasty for acute myocardial infarction. Eur Heart J. 1998;19:118-23.
4. Ribeiro S, Gaspar A, Rocha S, Nabais S, Azevedo P, Salgado A, et al. Predictors of pre-hospital delay in patients with ST-segment elevation myocardial infarction. Revista Portuguesa de Cardiologia: órgão oficial da Sociedade Portuguesa de Cardiologia = Portuguese Journal of Cardiology: an official journal of the Portuguese Society of Cardiology. 2010;29:1521-32.
5. McDermott K, Maynard C, Trivedi R, Lowy E, Fihn S. Factors associated with presenting >12 hours after symptom onset of acute myocardial infarction among Veteran men. BMC Cardiovascular Disorders. 2012;12:82.
6. Juarez-Herrera U, Jerjes-Sanchez C; Investigators RI. Risk factors, therapeutic approaches, and in-hospital outcomes in Mexicans with ST-elevation acute myocardial infarction: the RENASICA II multicenter registry. Clinical Cardiology. 2013;36:241-8.
7. Chandrasekhar J, Marley P, Allada C, McGill D, O'Connor S, Rahman M, Tan R, Hosseiny AD, Shadbolt B, Farshid A. Symptom-to-balloon time is a strong predictor of adverse events following primary percutaneous coronary intervention: results from the Australian Capital Territory PCI Registry. Heart, Lung & Circulation. 2016.
8. McNamara RL, Wang Y, Herrin J, Curtis JP, Bradley EH, Magid DJ, Peterson ED, Blaney M, Frederick PD, Krumholz HM; Investigators N. Effect of door-to-balloon time on mortality in patients with ST-segment elevation myocardial infarction. J Am Coll Cardiol. 2006;47:2180-6.
9. Brodie BR, Gersh BJ, Stuckey T, Witzenbichler B, Guagliumi G, Peruga JZ, et al. When is door-to-balloon time critical? Analysis from the HORIZONS-AMI (Harmonizing Outcomes with Revascularization and Stents in Acute Myocardial Infarction) and CADILLAC (Controlled Abciximab and Device Investigation to Lower Late Angioplasty Complications) trials. J Am Coll Cardiol. 2010;56:407-13.
10. Terkelsen CJ, Sorensen JT, Maeng M, Jensen LO, Tilsted HH, Trautner S, et al. System delay and mortality among patients with STEMI treated with primary percutaneous coronary intervention. JAMA. 2010;304:763-71.
11. Weaver WD, Simes RJ, Betriu A, Grines CL, Zijlstra F, Garcia E, et al. Comparison of primary coronary angioplasty and intravenous thrombolytic therapy for acute myocardial infarction: a quantitative review. JAMA. 1997;278:2093-8.
12. Grines CL, Cox DA, Stone GW, Garcia E, Mattos LA, Giambartolomei A, et al. Coronary angioplasty with or without stent implantation for acute myocardial infarction. Stent Primary Angioplasty in Myocardial Infarction Study Group. N Engl J Med. 1999;341:1949-56.
13. De Luca G, Suryapranata H, Stone GW, Antoniucci D, Biondi-Zoccai G, Kastrati A, et al. Coronary stenting versus balloon angioplasty for acute myocardial infarction: a meta-regression analysis of randomized trials. Int J Cardiol. 2008;126:37-44.
14. De Luca G, Stone GW, Suryapranata H, Laarman GJ, Menichelli M, Kaiser C, et al. Efficacy and safety of drug-eluting stents in ST-segment elevation myocardial infarction: a meta-analysis of randomized trials. Int J Cardiol. 2009;133:213-22.
15. Stone GW, Lansky AJ, Pocock SJ, Gersh BJ, Dangas G, Wong SC, et al.; Investigators H-AT. Paclitaxel-eluting stents versus bare-metal stents in acute myocardial infarction. The New England Journal of Medicine. 2009;360:1946-59.
16. Stone GW, Parise H, Witzenbichler B, Kirtane A, Guagliumi G, Peruga JZ, et al. Selection criteria for drug-eluting versus bare-metal stents and the impact of routine angiographic follow-up: 2-year insights from the HORIZONS-AMI (Harmonizing Outcomes With Revascularization and Stents in Acute Myocardial Infarction) trial. J Am Coll Cardiol. 2010;56:1597-604.
17. Palmerini T, Biondi-Zoccai G, Della Riva D, Mariani A, Sabate M, Valgimigli M, et al. Clinical outcomes with drug-eluting and bare-metal stents in patients with ST-segment elevation myocardial infarction: evidence from a comprehensive network meta-analysis. J Am Coll Cardiol. 2013;62:496-504.

18. Widimsky P, Groch L, Zelizko M, Aschermann M, Bednar F; Suryapranata H. Multicentre randomized trial comparing transport to primary angioplasty vs immediate thrombolysis vs combined strategy for patients with acute myocardial infarction presenting to a community hospital without a catheterization laboratory. The PRAGUE study. Eur Heart J. 2000;21:823-31.

19. Andersen HR, Nielsen TT, Rasmussen K, Thuesen L, Kelbaek H, Thayssen P, et al.; Investigators D. A comparison of coronary angioplasty with fibrinolytic therapy in acute myocardial infarction. N Engl J Med. 2003;349:733-42.

20. Widimsky P, Budesinsky T, Vorac D, Groch L, Zelizko M, Aschermann M, et al.; and Investigators PSG. Long distance transport for primary angioplasty vs immediate thrombolysis in acute myocardial infarction: final results of the randomized national multicentre trial – PRAGUE-2. Eur Heart J. 2003;24:94-104.

21. Schomig A, Mehilli J, Antoniucci D, Ndrepepa G, Markwardt C, Di Pede F, et al.; and Beyond 12 hours Reperfusion AlternatiVe Evaluation Trial I. Mechanical reperfusion in patients with acute myocardial infarction presenting more than 12 hours from symptom onset: a randomized controlled trial. JAMA. 2005;293:2865-72.

22. Gierlotka M, Gasior M, Wilczek K, Hawranek M, Szkodzinski J, Paczek P, et al. Reperfusion by primary percutaneous coronary intervention in patients with ST-segment elevation myocardial infarction within 12 to 24 hours of the onset of symptoms (from a prospective national observational study [PL-ACS]). The American Journal of Cardiology. 2011;107:501-8.

23. Assessment of the S and Efficacy of a New Treatment Strategy with Percutaneous Coronary Intervention i. Primary versus tenecteplase-facilitated percutaneous coronary intervention in patients with ST-segment elevation acute myocardial infarction (ASSENT-4 PCI): randomised trial. Lancet. 2006;367:569-78.

24. Collet JP, Montalescot G, Le May M, Borentain M and Gershlick A. Percutaneous coronary intervention after fibrinolysis: a multiple meta-analyses approach according to the type of strategy. J Am Coll Cardiol. 2006;48:1326-35.

25. Ellis SG, Tendera M, de Belder MA, van Boven AJ, Widimsky P, Janssens L, et al.; and Investigators F. Facilitated PCI in patients with ST-elevation myocardial infarction. N Engl J Med. 2008;358:2205-17.

26. Kastrati A, Mehilli J, Schlotterbeck K, Dotzer F, Dirschinger J, Schmitt C, et al.; and Bavarian Reperfusion Alternatives Evaluation Study I. Early administration of reteplase plus abciximab vs abciximab alone in patients with acute myocardial infarction referred for percutaneous coronary intervention: a randomized controlled trial. JAMA. 2004;291:947-54.

27. Cantor WJ, Fitchett D, Borgundvaag B, Ducas J, Heffernan M, Cohen EA, et al.; and Investigators T-AT. Routine early angioplasty after fibrinolysis for acute myocardial infarction. N Engl J Med. 2009;360:2705-18.

28. Bohmer E, Hoffmann P, Abdelnoor M, Arnesen H, and Halvorsen S. Efficacy and safety of immediate angioplasty versus ischemia-guided management after thrombolysis in acute myocardial infarction in areas with very long transfer distances results of the NORDISTEMI (NORwegian study on DIstrict treatment of ST-elevation myocardial infarction). J Am Coll Cardiol. 2010;55:102-10.

29. Fernandez-Aviles F, Alonso JJ, Castro-Beiras A, Vazquez N, Blanco J, Alonso-Briales J, et al.; and Group G. Routine invasive strategy within 24 hours of thrombolysis versus ischaemia-guided conservative approach for acute myocardial infarction with ST-segment elevation (GRACIA-1): a randomised controlled trial. Lancet. 2004;364:1045-53.

30. Armstrong PW, Gershlick AH, Goldstein P, Wilcox R, Danays T, Lambert Y, et al.; and Team SI. Fibrinolysis or primary PCI in ST-segment elevation myocardial infarction. N Engl J Med. 2013;368:1379-87.

31. American College of Emergency P, Society for Cardiovascular A, Interventions, O'Gara PT, Kushner FG, Ascheim DD, Casey DE, Jr., Chung MK, de Lemos JA, et al. 2013 ACCF/AHA guideline for the management of ST-elevation myocardial infarction: a report of the American College of Cardiology Foundation/American Heart Association Task Force on Practice Guidelines. Journal of the American College of Cardiology. 2013;61:e78-140.

32. Wijeysundera HC, Vijayaraghavan R, Nallamothu BK, Foody JM, Krumholz HM, Phillips CO, et al. Rescue angioplasty or repeat fibrinolysis after failed fibrinolytic therapy for ST-segment myocardial infarction: a meta-analysis of randomized trials. J Am Coll Cardiol. 2007;49:422-30.

33. Grzybowski M, Clements EA, Parsons L, Welch R, Tintinalli AT, Ross MA, Zalenski RJ. Mortality benefit of immediate revascularization of acute ST-segment elevation myocardial infarction in patients with contraindications to thrombolytic therapy: a propensity analysis. JAMA. 2003;290:1891-8.

34. Zahn R, Schuster S, Schiele R, Seidl K, Voigtlander T, Meyer J, et al. Comparison of primary angioplasty with conservative therapy in patients with acute myocardial infarction and contraindications for thrombolytic therapy. Maximal Individual Therapy in Acute Myocardial Infarction (MITRA) Study Group. Catheter Cardiovasc Interv. 1999;46:127-33.

35. Henriques JP, Zijlstra F, Ottervanger JP, de Boer MJ, van't Hof AW, Hoorntje JC, Suryapranata H. Incidence and clinical significance of distal embolization during primary angioplasty for acute myocardial infarction. Eur Heart J. 2002;23:1112-7.

36. De Luca G, Dudek D, Sardella G, Marino P, Chevalier B, Zijlstra F. Adjunctive manual thrombectomy improves myocardial perfusion and mortality in patients undergoing primary percutaneous coronary intervention for ST-elevation myocardial infarction: a meta-analysis of randomized trials. Eur Heart J. 2008;29:3002-10.

37. Fernandez-Rodriguez D, Alvarez-Contreras L, Martin-Yuste V, Brugaletta S, Ferreira I, De Antonio M, C, et al. Does manual thrombus aspiration help optimize stent implantation in ST-segment elevation myocardial infarction? World J Cardiol. 2014;6:1030-7.

38. Sardella G, Mancone M, Bucciarelli-Ducci C, Agati L, Scardala R, Carbone I, et al. Thrombus aspiration during primary percutaneous coronary intervention improves myocardial reperfusion and reduces infarct size: the EXPIRA (thrombectomy with export catheter in infarct-related artery during primary percutaneous coronary intervention) prospective, randomized trial. J Am Coll Cardiol. 2009;53:309-15.

39. Sardella G, Mancone M, Canali E, Di Roma A, Benedetti G, Stio R, et al. Impact of thrombectomy with EXPort Catheter in Infarct-Related Artery during Primary Percutaneous Coronary Intervention (EXPIRA Trial) on cardiac death. The American Journal of Cardiology. 2010;106:624-9.

40. Shehata M. Angiographic and clinical impact of successful manual thrombus aspiration in diabetic patients undergoing primary PCI. Int J Vasc Med. 2014;2014:263926.

41. Valente S, Lazzeri C, Mattesini A, Chiostri M, Giglioli C, Meucci F, et al. Thrombus aspiration in elderly STEMI patients: a single center experience. Int J Cardiol. 2013;168:3097-9.

42. Rochon B, Chami Y, Sachdeva R, Bissett JK, Willis N, Uretsky BF. Manual aspiration thrombectomy in acute ST elevation myocardial infarction: new gold standard. World J Cardiol. 2011;3:43-7.

43. Ali A, Cox D, Dib N, Brodie B, Berman D, Gupta N, et al. Rheolytic thrombectomy with percutaneous coronary intervention for infarct size reduction in acute myocardial infarction: 30-day results from a multicenter randomized study. J Am Coll Cardiol. 2006;48:244-52.

44. Vink MA, Patterson MS, van Etten J, Ijsselmuiden AJ, Dirksen MT, Amoroso G, et al. A randomized comparison of manual versus mechanical thrombus removal in primary percutaneous coronary intervention in the treatment of ST-segment elevation myocardial infarction (TREAT-MI). Catheter Cardiovasc Interv. 2011;78:14-9.

45. Deng SB, Wang J, Xiao J, Wu L, Jing XD, Yan YL, et al. Adjunctive manual thrombus aspiration during ST-segment elevation myocardial infarction: a meta-analysis of randomized controlled trials. PLoS One. 2014;9:e113481.

46. Svilaas T, Vlaar PJ, van der Horst IC, Diercks GF, de Smet BJ, van den Heuvel AF, et al. Thrombus aspiration during primary percutaneous coronary intervention. N Engl J Med. 2008;358:557-67.

47. Vlaar PJ, Svilaas T, van der Horst IC, Diercks GF, Fokkema ML, de Smet BJ, et al. Cardiac death and reinfarction after 1 year in the Thrombus Aspiration during Percutaneous coronary intervention in Acute myocardial infarction Study (TAPAS): a 1-year follow-up study. Lancet. 2008;371:1915-20.

48. Frobert O, Lagerqvist B, Olivecrona GK, Omerovic E, Gudnason T, Maeng M, et al. Thrombus aspiration during ST-segment elevation myocardial infarction. N Engl J Med. 2013;369:1587-97.

49. Lagerqvist B, Frobert O, Olivecrona GK, Gudnason T, Maeng M, Alstrom P, et al. Outcomes 1 year after thrombus aspiration for myocardial infarction. N Engl J Med. 2014;371:1111-20.

50. Jolly SS, Cairns JA, Yusuf S, Meeks B, Pogue J, Rokoss MJ, et al. Randomized trial of primary PCI with or without routine manual thrombectomy. N Engl J Med. 2015;372:1389-98.

51. Jolly SS, Cairns JA, Yusuf S, Rokoss MJ, Gao P, Meeks B, et al. Outcomes after thrombus aspiration for ST elevation myocardial infarction: 1-year follow-up of the prospective randomised TOTAL trial. Lancet. 2015.

52. Kocka V, Tousek P. Manual aspiration thrombectomy devices use in coronary interventions in 2016. Expert Rev Med Devices. 2016;13:243-51.

53. Wald DS, Morris JK, Wald NJ, Chase AJ, Edwards RJ, Hughes LO, Berry C, Oldroyd KG, and Investigators P. Randomized trial of preventive angioplasty in myocardial infarction. N Engl J Med. 2013;369:1115-23.

54. Gershlick AH, Khan JN, Kelly DJ, Greenwood JP, Sasikaran T, Curzen N, et al. Randomized trial of complete versus lesion-only revascularization in patients undergoing primary percutaneous coronary intervention for STEMI and multivessel disease: the CvLPRIT trial. J Am Coll Cardiol. 2015;65:963-72.

55. Engstrom T, Kelbaek H, Helqvist S, Hofsten DE, Klovgaard L, Holmvang L, et al.; and Investigators D-P. Complete revascularisation versus treatment of the culprit lesion only in patients with ST-segment elevation myocardial infarction and multivessel disease (DANAMI-3-PRIMULTI): an open-label, randomised controlled trial. Lancet. 2015;386:665-71.

56. Smits PC, Abdel-Wahab M, Neumann FJ, Boxma-de Klerk BM, Lunde K, Schotborgh CE, et al.; and Compare-Acute I. Fractional flow reserve-guided multivessel angioplasty in myocardial infarction. N Engl J Med. 2017;376:1234-44.

57. Elgendy IY, Wen X, Mahmoud A, Bavry AA. Complete Versus Culprit-Only Revascularization for Patients With Multi-Vessel Disease Undergoing Primary Percutaneous Coronary Intervention: an updated meta-analysis of randomized trials. Catheter Cardiovasc Interv. 2016;88:501-505.

58. Politi L, Sgura F, Rossi R, Monopoli D, Guerri E, Leuzzi C, et al. A randomised trial of target-vessel versus multi-vessel revascularisation in ST-elevation myocardial infarction: major adverse cardiac events during long-term follow-up. Heart. 2010;96:662-7.

59. Hochman JS, Sleeper LA, Webb JG, Sanborn TA, White HD, Talley JD, et al. Early revascularization in acute myocardial infarction complicated by cardiogenic shock. SHOCK Investigators. Should We Emergently Revascularize Occluded Coronaries for Cardiogenic Shock. The New England Journal of Medicine. 1999;341:625-34.

60. Hochman JS, Sleeper LA, Webb JG, Dzavik V, Buller CE, Aylward P, Col J, White HD, and Investigators S. Early revascularization and long-term survival in cardiogenic shock complicating acute myocardial infarction. Jama. 2006;295:2511-5.

61. Thune JJ, Hoefsten DE, Lindholm MG, Mortensen LS, Andersen HR, Nielsen TT, Kober L, Kelbaek H, and Danish Multicenter Randomized Study on Fibrinolytic Therapy Versus Acute Coronary Angioplasty in Acute Myocardial Infarction I: simple risk stratification at admission to identify patients with reduced mortality from primary angioplasty. Circulation. 2005;112:2017-21.

62. Hochman JS, Lamas GA, Buller CE, Dzavik V, Reynolds HR, Abramsky SJ, et al.; and Occluded Artery Trial I. Coronary intervention for persistent occlusion after myocardial infarction. N Engl J Med. 2006;355:2395-407.

63. Ioannidis JP, Katritsis DG. Percutaneous coronary intervention for late reperfusion after myocardial infarction in stable patients. Am Heart J. 2007;154:1065-71.

64. Menon V, Pearte CA, Buller CE, Steg PG, Forman SA, White HD, et al. Lack of benefit from percutaneous intervention of persistently occluded infarct arteries after the acute phase of myocardial infarction is time independent: insights from Occluded Artery Trial. Eur Heart J. 2009;30:183-91.

65. Urban P, Meredith IT, Abizaid A, Pocock SJ, Carrie D, Naber C, et al.; and Investigators LF. Polymer-free Drug-Coated Coronary Stents in Patients at High Bleeding Risk. N Engl J Med. 2015;373:2038-47.

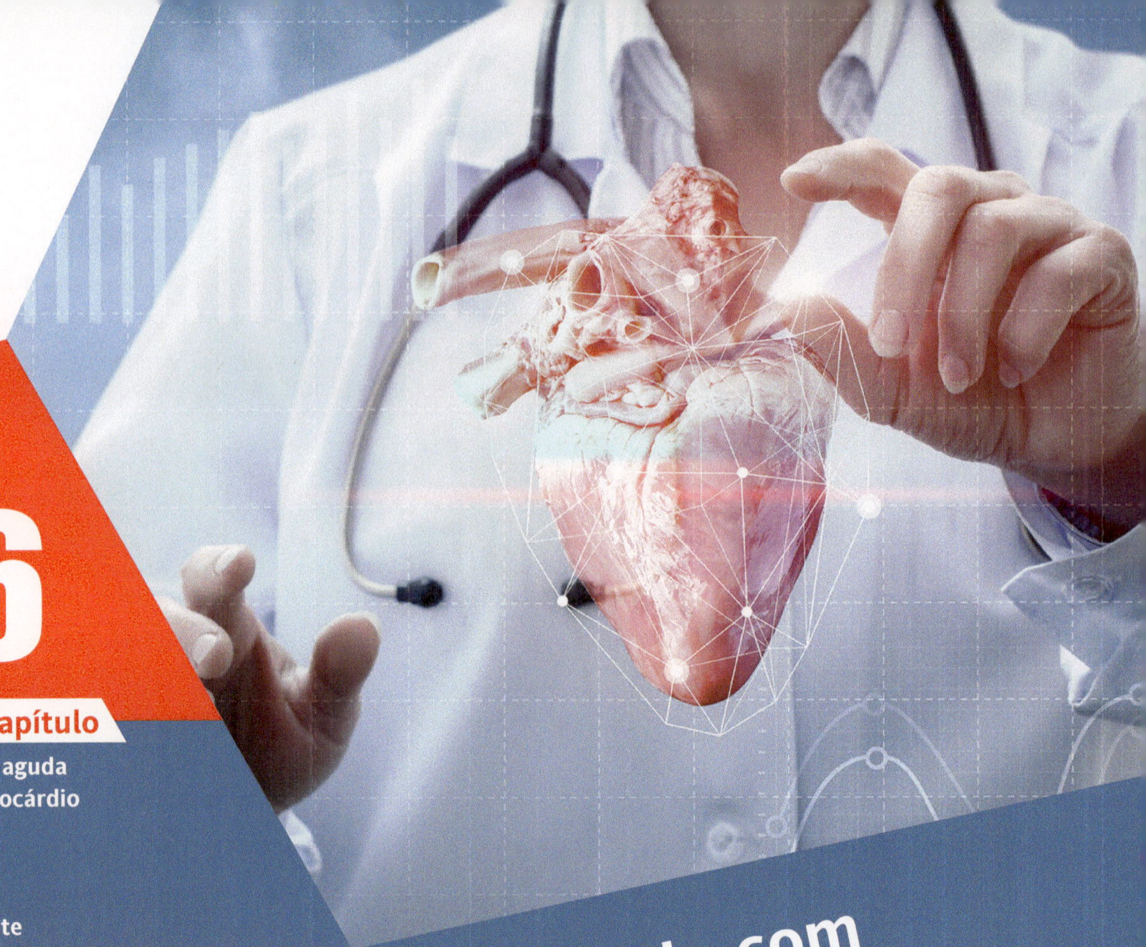

36

Destaques do Capítulo

- Síndrome coronária aguda
- Infarto agudo do miocárdio
- Antitrombóticos
- Anticoagulantes
- Antiplaquetários
- Tratamento adjuvante

Síndrome coronária aguda com supradesnivelamento do segmento ST: medicação antitrombótica e adjuvante

Gustavo Bernardes de Oliveira

36.1 Introdução

A fase mais precoce da evolução do infarto agudo do miocárdio (IAM), aguda até os primeiros 30 dias, particularmente no cenário clínico com supradesnivelamento do segmento ST (IAMCST), apresenta risco elevado de morte e de outras complicações não fatais, em decorrência do próprio evento trombótico agudo na artéria relacionada ao IAM ou em novo território coronário. Causas imediatas de morte incluem arritmia grave, choque cardiogênico na dependência da extensão de necrose miocárdica (grande área sob risco e baixa taxa de salvamento miocárdico) e consequente disfunção ventricular esquerda com insuficiência cardíaca pós-IAM, ou ocorrência de complicações mecânicas.

Estudos clínicos randomizados proporcionaram a base da evidência disponível nas últimas duas a três décadas com intervenções terapêuticas comprovadamente efetivas, promovendo impacto favorável no prognóstico, reduzindo o risco e as taxas de morbimortalidade de modo substancial. Além do efeito benéfico observado com a utilização precoce, a implementação desses fármacos durante a fase hospitalar aumenta as chances de adesão em curto e em longo prazos e, portanto, da obtenção dos benefícios clinicamente relevantes da prevenção secundária farmacológica otimizada e de modo sustentado.

36.2 Antiagregantes plaquetários

36.2.1 Ácido acetilsalicílico

Os benefícios estabelecidos em prevenção secundária conferem indicação de uso do ácido acetilsalicílico (aspirina) em todos os pacientes com IAMCST por tempo indeterminado. No grupo colaborativo de estudos de antitrombóticos, a metanálise recente envolvendo 16 estudos de prevenção secundária evidenciou que a utilização da aspirina conferiu grande redução absoluta nos eventos vasculares (6,7% vs. 8,2% por ano, $p < 0.0001$), com um aumento não significante no acidente vascular encefálico (AVE) hemorrágico, mas com reduções de cerca de 20% no AVE total (2,08% vs. 2,54% por ano, $p = 0.002$) e nos eventos coronários (4,3% vs. 5,3% por ano, $p < 0.0001$), com resultados agregados similares em homens e mulheres.

A dose diária recomendada é de 81 a 325 mg, com evidências que sugerem melhor relação eficácia/risco de sangramento com doses mais baixas (81-162 mg). Com relação às doses nos primeiros dias de tratamento, o estudo randomizado CURRENT/OASIS 7 (*Clopidogrel and Aspirin Optimal Dose Usage to Reduce Recurrent Events – Seventh Organization to Assess Strategies in Ischaemic Syndromes*) não demonstrou diferença significante nos desfechos primários quando comparadas doses menores (75-100 mg/dia) *versus* doses maiores (300-325 mg/dia), e menores taxas de sangramentos gastrointestinais foram observadas com as doses menores.

Está contraindicado em pacientes com documentada hipersensibilidade a salicilatos, hemorragia digestiva e diátese hemorrágica, e recebe contraindicação relativa em pacientes com gastrite ou úlcera gastroduodenal prévia, com recomendação de vigilância quanto a eventos adversos, particularmente hemorragias maiores e potencialmente fatais, além da utilização concomitante de medidas de proteção da mucosa gastroduodenal, especificamente com inibidores de bomba de prótons.

Pacientes com história de hipersensibilidade, entretanto, podem ser submetidos à dessensibilização e, após protocolo bem-sucedido, continuar o uso indefinidamente. Aqueles com documentada intolerância à aspirina podem ser tratados com clopidogrel (75 mg/dia) como prevenção secundária de longo prazo.

36.2.2 Inibidores P2Y12

Há pouca evidência sobre o momento de início do uso de inibidor P2Y12 em pacientes com IAMCST. O estudo ATLANTIC é o único a testar a segurança e a eficácia de momentos diferentes de início de uso de P2Y12 no cenário clínico do IAMCST. Pacientes foram alocados para receber ticagrelor durante a transferência para um centro com disponibilidade de intervenção coronária percutânea (ICP) primária ou imediatamente antes da angiografia coronária. A diferença mediana entre as duas estratégias foi de 31 minutos, e o estudo não demonstrou diferenças no desfecho primário em termos de resolução do segmento ST ou de fluxo TIMI antes da ICP, assim como em relação aos sangramentos maiores.

Os inibidores P2Y12 recomendados de preferência são o prasugrel ou o ticagrelor, em doses de ataques de 60 e 180 mg e de manutenção de 10 mg/dia e de 90 mg 12/12h, respectivamente. Esses dois fármacos apresentam início de ação mais rápido, maior potência, e superioridade comparados ao clopidogrel em eventos clínicos. Os inibidores P2Y12 devem ser usados com cautela em pacientes com risco elevado de sangramentos ou com anemia significante.

Prasugrel é contraindicado em casos com AVE ou acidente isquêmico transitório prévio, e seu uso não é recomendado em pacientes com idade igual ou superior a 75 anos, ou em casos com peso corporal baixo (inferior a 60 kg). Se for utilizado nesses casos, uma dose reduzida de 5 mg é recomendada.

Prasugrel e ticagrelor não devem ser utilizados em pacientes com AVE hemorrágico prévio, em pacientes usuários de anticoagulantes orais, ou em casos com hepatopatia moderada a grave.

Quando nenhum desses inibidores P2Y12 estiver disponível, ou se for contraindicado, o clopidogrel deverá ser administrado.

36.2.3 Inibidores da glicoproteína IIb/IIIa

O uso pré-hospitalar de rotina desses fármacos antes da ICP primária não foi associado com benefício clínico e, por outro lado, aumenta o risco de sangramento comparado com o uso indicado na sala de hemodinâmica. Sua utilização como terapia *bailout* (resgate) nas situações de grande carga trombótica, *slow-reflow* ou *no-reflow*, e outras complicações trombóticas parece razoável, embora essa abordagem não tenha sido avaliada em estudos clínicos randomizados. Portanto, não há evidência forte para recomendação do uso de rotina de inibidores da glicoproteína IIb/IIIa para ICP primária.

36.2.4 Duração da dupla antiagregação plaquetária e combinação antitrombótica após IAMCST

A combinação de aspirina e um inibidor P2Y12 (clopidogrel, prasugrel ou ticagrelor) está recomendada em pacientes que foram submetidos à ICP primária ou não primária por até um ano. Atualmente, ainda existe controvérsia sobre a duração da dupla antiagregação plaquetária em longo prazo após implante de *stent* farmacológico. Do ponto de vista de evidência disponível, a dupla antiagregação plaquetária está associada à redução do risco para ocorrência de trombose de *stent*, reinfarto e mortalidade cardiovascular, e agentes mais potentes estão associados a maiores benefícios após síndrome coronária aguda (SCA) de qualquer tipo.

Em pacientes tratados com terapia fibrinolítica, após os estudos COMMIT-CCS 2 e CLARITY-TIMI 28, a recomendação atual é de manter a dose diária de clopidogrel 75 mg/dia por cerca de duas a quatro semanas, duração de tratamento que foi avaliada em ambos estudos randomizados. O uso prolongado pós-hospitalar, por exemplo, por até um ano pós-IAM, apresenta grau de recomendação IIa, extrapolando-se da experiência e resultados positivos em pacientes com SCA sem elevação persistente do segmento ST e também naqueles que recebem ICP com implante de *stents*, visto não haver estudos clínicos com terapia antiplaquetária dupla prolongada com aspirina e clopidogrel no cenário de IAM com elevação persistente do segmento ST. Em relação ao ticagrelor em combinação com aspirina, a recomendação é de manter a dupla antiagregação plaquetária por um ano com base no grupo de IAMCST incluído no estudo PLATO.

36.3 Anticoagulantes parenterais

Os fármacos disponíveis no Brasil para uso em pacientes tratados com ICP primária são a heparina não fracionada (HNF) e a enoxaparina. A bivalirudina, um inibidor direto da trombina, ainda não se encontra comercializada no Brasil; tem indicação especialmente em pacientes com maior risco de sangramentos e em pacientes com trombocitopenia induzida por heparina. O pentassacarídeo fondaparinux, nesse contexto clínico de ICP primaria, não foi associado a benefício clínico.

Não há estudos controlados com placebo que tenham avaliado a HNF em ICP primária; porém, existe significativa experiência disponível na prática diária.

As doses devem ser utilizadas para ICP primária conforme recomendações clássicas, isto é, bolo inicial de 70-100 UI/kg. Não há dados suficientes para recomendar o uso de tempo de coagulação ativada para ajustes na dose ou para monitorar o efeito da HNF, mas, se for utilizado, não deve retardar a restauração do fluxo na artéria relacionada ao infarto.

A enoxaparina em bolo, por via endovenosa, de 0,5 mg/kg foi comparada com a HNF no estudo ATOLL em 910 pacientes com IAMCST. O desfecho composto primário de eficácia não foi reduzido de modo significante, mas houve redução no desfecho secundário composto por óbito, IAM ou SCA recorrentes, ou revascularização de urgência, e não foi observado excesso de sangramentos. Em uma metanálise de 23 estudos de ICP, enoxaparina foi associada à redução de mortalidade em comparação com HNF, com impacto mais significante no contexto de ICP primária e redução em sangramentos maiores. Desse modo, a enoxaparina deve ser considerada para uso em pacientes com IAMCST.

A manutenção da anticoagulação pós-procedimento não é recomendada após ICP primária, exceto quando há clara indicação clínica como fibrilação atrial, trombo intracardíaco ou persistência de grande carga trombótica residual ou complicações angiográficas pós-procedimento.

A duração do tratamento, portanto, deveria ser até a revascularização se realizada, ou por no mínimo 48 horas ou durante a hospitalização, até oito dias.

Fondaparinux foi associada a benefício clínico em relação à HNF ou placebo, em termos de mortalidade e reinfarto, particularmente no grupo de pacientes tratados com o fibrinolítico estreptoquinase, assim como em pacientes que não receberam terapia de reperfusão.

36.4 Anticoagulantes orais

Estudos iniciais não demonstraram, de forma global, que o uso de antagonistas da vitamina K (derivados cumarínicos) associados ao ácido acetilsalicílico fosse superior ao ácido acetilsalicílico isolado em relação à redução de eventos cardiovasculares pós-IAM. Mais recentemente, essa associação demonstrou eficácia em reduzir o desfecho composto de morte, reinfarto e AVE, entretanto, às custas de aumentos significativos das taxas de complicações hemorrágicas não fatais.

Desse modo, não existe recomendação formal sobre o uso rotineiro de anticoagulantes orais no contexto pós-IAM. A utilização desses fármacos está indicada para os pacientes de alto risco para ocorrência de tromboembolismo sistêmico, em que a anticoagulação pós-hospitalar prolongada é recomendada: trombo intracardíaco documentado ao ecocardiograma; fibrilação atrial; história de evento tromboembólico; grandes áreas discinéticas; extensas áreas de infarto, principalmente de parede anterior e disfunção ventricular esquerda grave com insuficiência cardíaca significante. Nesses casos, sugere-se o uso combinado de antagonista da vitamina K oral e dose baixa de ácido acetilsalicílico. Recomenda-se o nível terapêutico a ser alcançado e mantido, baseado no valor de *International Normalized Ratio* (INR) entre 2 e 3.

Nos pacientes com IAMCST que apresentam fibrilação atrial, nos quais há requerimento do uso de anticoagulação oral permanente após ICP primária baseado no escore CHADS2-VASC igual ou superior a 2, a tripla terapia com aspirina, um antagonista do receptor P2Y12 e um anticoagulante oral está recomendada para reduzir as complicações tromboembólicas associadas à fibrilação atrial e minimizar o risco de trombose do *stent*. Esta ainda é uma área de controvérsia, mas que necessita discussão e avaliação detalhada do perfil de risco/benefício na tomada de decisão, a fim de reduzir sangramentos potencialmente fatais.

36.5 Betabloqueadores

Vários estudos clínicos e metanálises realizadas em mais de 30.000 pacientes demonstraram, de forma inequívoca, a ação dos bloqueadores beta-adrenérgicos na redução dos eventos isquêmicos cardiovasculares, como a morte e o reinfarto. Esses estudos envolveram tanto fármacos tradicionais, como propranolol, timolol e metoprolol, quanto outros mais recentes, como carvedilol e bisoprolol com efeito predominante sobre os pacientes de médio e alto risco em termos de isquemia residual e disfunção ventricular esquerda, com ou sem terapêuticas de reperfusão miocárdica.

Os betabloqueadores devem ser utilizados de forma contínua em todos os pacientes com IAM, exceto na presença de contraindicações absolutas ou relativas (na dependência de uma análise individual), tais como: frequência cardíaca inferior a 60 bpm, intervalo PR superior a 0,24 segundos, pressão sistólica inferior a 100 mmHg, insuficiência cardíaca descompensada grave, bloqueio atrioventricular de 2º ou 3º graus, doença pulmonar obstrutiva crônica e doença arterial periférica com sintomatologia grave.

36.6 Inibidores da enzima conversora da angiotensina/bloqueadores de receptores de angiotensina

Existem evidências adequadamente baseadas em estudos clínicos controlados de larga escala de que os inibidores da enzima conversora da angiotensina (IECA) são benéficos nos pacientes pós-IAM, desde que tenham apresentado disfunção ventricular esquerda documentada por quadro clínico compatível com insuficiência cardíaca ou somente por fração de ejeção ventricular esquerda inferior a 40%, ou infartos extensos, especialmente de parede anterior. Esses fatos se baseiam em seus efeitos de atenuação do remodelamento ventricular e as consequentes reduções da dilatação cardíaca, prevenção da progressão para insuficiência cardíaca, melhora da capacidade funcional pela New York Heart Association e redução importante da mortalidade global.

Há argumentos também para seu uso em todos os pacientes após IAM, em função de sua atuação anti-isquêmica, antiaterosclerótica e da consequente diminuição da recorrência de eventos isquêmicos, já evidenciadas em vários estudos.

O uso rotineiro e por tempo indeterminado nos pacientes de maior risco, como portadores de IAM com disfunção do ventrículo esquerdo (fração de ejeção inferior a 40%) ou localização na parede anterior, nos hipertensos, na população diabética e nos portadores de nefropatia crônica estável, tem recomendação formal. Entre pacientes de mais baixo risco, ou seja, aqueles com fração de ejeção normal nos quais os fatores de risco cardiovascular estejam bem controlados e algum procedimento de revascularização tenha sido realizado, o uso de IECA pode trazer benefícios, sendo razoável sua utilização.

Em relação aos bloqueadores dos receptores AT1 da angiotensina II (BRA), o estudo VALIANT demonstrou claramente que o grupo tratado com valsartan apresentou curva de mortalidade equivalente ao grupo tratado com captopril, reproduzindo, portanto, o perfil de efeitos benéficos alcançados com captopril em pacientes com disfunção ventricular pós-IAM. Desse modo, os BRA representam terapêutica alternativa à utilização de IECA quando este não puder ser utilizado.

36.7 Hipolipemiantes

Os benefícios do uso de estatinas na prevenção secundária são comprovados de modo inequívoco, e estudos clínicos randomizados também demonstraram o benefício da utilização precoce e com estatina altamente potente. A metanálise recente dos estudos comparando terapias redutoras de LDL-colesterol mais *versus* menos intensas indicou que a primeira promoveu reduções significantes da mortalidade cardiovascular, IAM não fatal, AVE isquêmico e necessidade de revascularização miocárdica. Com o objetivo de intensificar a implementação do uso de estatinas para grupos de pacientes com benefício comprovado, a publicação em 2013 da Diretriz para manejo do colesterol ressalta o grupo de prevenção secundária de modo claro e independente de metas de LDL.

As estatinas são recomendadas em todos os pacientes com IAM, independentemente dos níveis de colesterol na admissão hospitalar. Vale ressaltar que sua utilização deve ser iniciada de modo precoce, isto é, nos primeiros um a quatro dias da hospitalização para o evento isquêmico índice (IAM), na forma de tratamento potente, sendo esses aspectos associados a maior adesão após alta hospitalar e maior benefício precoce e sustentado. As metas a serem atingidas pelas atuais recomendações de algumas diretrizes são uma redução de 50% no LDL-colesterol em relação ao nível basal e um nível absoluto inferior a 55 mg/dL.

Em situações de pacientes com elevado risco que não atingem alvos recomendados no perfil lipídico, terapias adicionais às estatinas devem ser adicionadas a despeito de estatinas já em uso correto em doses máximas toleradas.

36.8 Nitratos

Não existe evidência científica de que os nitratos interfiram no prognóstico dos pacientes após a fase aguda do infarto do miocárdio, apesar de atuarem favoravelmente no trabalho cardíaco e na relação oferta/consumo de oxigênio, mediante suas ações na pré-carga, na pós-carga e no aumento do fluxo coronário, principalmente nas áreas isquêmicas.

As principais indicações para sua utilização na alta hospitalar são a presença de angina ou de isquemia miocárdica persistentes e de insuficiência cardíaca já com terapêutica otimizada.

O uso de nitratos de rotina em pacientes com IAMCST não demonstrou benefício em um estudo randomizado controlado com placebo e, portanto, não deve ser recomendado. A forma intravenosa pode ser útil durante a fase aguda em casos com hipertensão arterial ou insuficiência cardíaca, exceto em contraindicações formais. A forma oral ainda pode trazer resultados positivos em termos de alívio sintomático em situações de angina por isquemia residual.

36.9 Antagonistas dos canais de cálcio

A evidência em relação a um possível benefício dos antagonistas de cálcio é muito menos consistente que a dos betabloqueadores. Estudos mais antigos com verapamil e diltiazem demonstraram que, além de promover vasodilatação coronária e periférica, atuam diminuindo o consumo de oxigênio miocárdico, sugerindo que esses fármacos poderiam reduzir as taxas de morte, angina recorrente e reinfarto, respectivamente, em pacientes com IAM com elevação persistente e sem elevação do segmento ST, desde que usados em pacientes na ausência de insuficiência ventricular esquerda.

Em relação aos di-hidropiridínicos, também não existem estudos que comprovem claro benefício para os pacientes pós-IAM. Metanálise de 17 estudos com antagonistas de cálcio na fase precoce do IAMCST não demonstrou benefício nas taxas de mortalidade ou reinfarto, com dados sugerindo maior mortalidade com o uso de nifedipina.

Portanto, os antagonistas de canais de cálcio não devem ser usados de rotina após IAM, sendo sugeridos como terapêutica em algumas situações, como alternativa aos betabloqueadores quando os pacientes não puderem utilizá-los em decorrência de doença pulmonar obstrutiva crônica, broncoespasmo ou doença arterial periférica com manifestações clínicas significantes. Nesses casos, verapamil e diltiazem são os preferidos, até por terem ações parcialmente similares às dos betabloqueadores.

Outras indicações seriam hipertensão arterial e angina não controladas com outros fármacos, podendo ser utilizados em associação com outros medicamentos anti-isquêmicos.

36.10 Antagonistas de aldosterona

No cenário de IAMCST, o estudo EPHESUS (*The Eplerenone Post-AMI Heart failure Efficacy and SUrvival Study*) incluiu 6.642 pacientes com disfunção sistólica ventricular esquerda (fração de ejeção inferior a 40%) e insuficiência cardíaca ou diabetes melito, e que foram alocados, do terceiro ao décimo quarto dia pós-IAM, de forma randomizada, para receber eplerenone, um bloqueador seletivo da aldosterona ou placebo. Todos os pacientes receberam terapia medicamentosa otimizada, com elevada utilização de IECA, aspirina, betabloqueador e estatina. Com um seguimento médio de 16 semanas, observou-se uma redução de mortalidade de 17% favorável ao eplerenone (RR 0,83; IC 95% 0,75-0,96; p = 0,008), além de redução relativa de 13% no composto de óbito e hospitalização por causas cardiovasculares. A recomendação para o uso deve levar em consideração a avaliação da função renal e do potássio sérico, com creatinina até 2,5 mg/dL em homens e até 2,0 mg/dL em mulheres, e com potássio até 5,0 mEq/L, enfatizando-se a necessidade de monitorização.

DICAS DO EDITOR

Referências bibliográficas

1. 2015 ACC/AHA/SCAI focused update on primary percutaneous coronary intervention for patients with ST-elevation myocardial infarction: an update of the 2011 ACCF/AHA/SCAI guideline for percutaneous coronary intervention and the 2013 ACCF/AHA guideline for the management of ST-elevation myocardial infarction: a report of the American College of Cardiology/American Heart Association Task Force on Clinical Practice Guidelines and the Society for Cardiovascular Angiography and Interventions. J Am Coll Cardiol. 2016;67:1235-50.
2. 2017 ESC Guidelines for the management of acute myocardial infarction in patients presenting with ST-segment elevation. The Task Force for the management of acute myocardial infarction in patients presenting with ST-segment elevation of the European Society of Cardiology (ESC). European Heart Journal (2018). 39:119-177.
3. 2019 ESC/EAS Guidelines for themanagement of dyslipidaemias: lipid modification to reduce cardiovascular risk. European Heart Journal (2019). 00:1-78.
4. V Diretriz da Sociedade Brasileira de Cardiologia sobre Tratamento do Infarto Agudo do Miocárdio com Supradesnível do Segmento ST. Arq Bras Cardiol. 2015;105(2):1-105.
5. ACE Inhibitor Myocardial Infarction Collaborative Group: indications for ACE inhibitors in the early treatment of acute myocardial infarction: systematic overview of individual data from 100,000 patients in randomized trials. Circulation. 1998;97(22):2202-2212.
6. Beygui F, Cayla G, Roule V, et al. ALBATROSS Investigators: early aldosterone blockade in acute myocardial infarction: the ALBATROSS Randomized Clinical Trial. J Am Coll Cardiol. 2016;67(16):1917-1927.
7. Bonow RO, et al. Braunwald's heart disease: a textbook of cardiovascular medicine. 9.ed.
8. Cannon CP, Braunwald E, McCabe CH, et al. Pravastatin or atorvastatin evaluation and infection therapy-thrombolysis in myocardial infarction 22 investigators: intensive versus moderate lipid lowering with statins after acute coronary syndromes. N Engl J Med. 2004;350(15):1495-1504.
9. Chen ZM, Jiang LX, Chen YP, et al. COMMIT (ClOpidogrel and Metoprolol in Myocardial Infarction Trial). Collaborative Group. Addition of clopidogrel to aspirin in 45,852 patients with acute myocardial infarction: randomised placebo-controlled trial. Lancet. 2005;366(9497):1607-1621.
10. Chen ZM, Pan HC, Chen YP, et al. COMMIT Collaborative Group. Early intravenous then oral metoprolol in 45,852 patients with acute myocardial infarction: randomised placebo controlled trial. Lancet. 2005;366(9497):1622-1632.
11. Dargie HJ. Effect of carvedilol on outcome after myocardial infarction in patients with left-ventricular dysfunction: the CAPRICORN randomised trial. Lancet. 2001;357(9266):1385-1390.
12. Friedland S, Eisenberg MJ, Shimony A. Meta-analysis of randomized controlled trials of intracoronary versus intravenous administration of glycoprotein IIb/IIIa inhibitors during percutaneous coronary intervention for acute coronary syndrome. Am J Cardiol. 2011;108(9):1244–1251.
13. Kober L, Torp-Pedersen C, Carlsen JE, et al. A clinical trial of the angiotensin converting-enzyme inhibitor trandolapril in patients with left ventricular dysfunction after myocardial infarction. Trandolapril Cardiac Evaluation (TRACE) Study Group. N Engl J Med. 1995;333(25):1670-1676.

14. Koul S, Smith JG, Schersten F, et al. Effect of upstream clopidogrel treatment in patients with ST-segment elevation myocardial infarction undergoing primary percutaneous coronary intervention. Eur Heart J. 2011;32(23):2989-2997.

15. Montalescot G, Pitt B, Lopez de Sa E, et al. REMINDER Investigators: early eplerenone treatment in patients with acute ST-elevation myocardial infarction without heart failure: the Randomized Double-Blind Reminder Study. Eur Heart J. 2014;35(34):2295-2302.

16. Montalescot G, Zeymer U, Silvain J, et al. ATOLL Investigators. Intravenous enoxaparin or unfractionated heparin in primary percutaneous coronary intervention for ST-elevation myocardial infarction: the international randomised open-label ATOLL trial. Lancet. 2011;378(9792):693-703.

17. Pfeffer MA, Braunwald E, Moye LA, et al. SAVE Investigators: effect of captopril on mortality and morbidity in patients with left ventricular dysfunction after myocardial infarction. Results of the survival and ventricular enlargement trial. The SAVE Investigators. N Engl J Med. 1992;327(10):669-677.

18. Pfeffer MA, McMurray JJ, Velazquez EJ, et al. Valsartan in acute myocardial infarction trial investigators: valsartan, captopril, or both in myocardial infarction complicated by heart failure, left ventricular dysfunction, or both. N Engl J Med. 2003;349(20):1893-1906.

19. Pitt B, Remme W, Zannad F, et al. Eplerenone post-acute myocardial infarction heart failure efficacy and survival study investigators: eplerenone, a selective aldosterone blocker, in patients with left ventricular dysfunction after myocardial infarction. N Engl J Med. 2003;348(14):1309-1321.

20. Sabatine MS, Cannon CP, Gibson CM, et al. CLARITY-TIMI 28 Investigators. Addition of clopidogrel to aspirin and fibrinolytic therapy for myocardial infarction with ST-segment elevation. N Engl J Med. 2005;352(12):1179-1189.

21. Stone GW, Witzenbichler B, Guagliumi G, et al. HORIZONS-AMI Trial Investigators. Bivalirudin during primary PCI in acute myocardial infarction. N Engl J Med. 2008;358(21):2218-2230.

22. The Acute Infarction Ramipril Efficacy (AIRE) Study Investigators: effect of ramipril on mortality and morbidity of survivors of acute myocardial infarction with clinical evidence of heart failure. Lancet. 1993;342(8875):821-828.

23. Wallentin L, Becker RC, Budaj A, et al. PLATO Investigators. Ticagrelor versus clopidogrel in patients with acute coronary syndromes. N Engl J Med. 2009;361(11):1045-1057.

24. Wiviott SD, Braunwald E, McCabe CH, et al. TRITON-TIMI 38 Investigators. Prasugrel versus clopidogrelin patients with acute coronary syndromes. N Engl J Med. 2007;357(20):2001-2015.

25. Yusuf S, Mehta SR, Chrolavicius S, et al. Effects of fondaparinux on mortality and reinfarction in patients with acute ST-segment elevation myocardial infarction: the OASIS-6 randomized trial. JAMA. 2006;295(13):1519-1530.

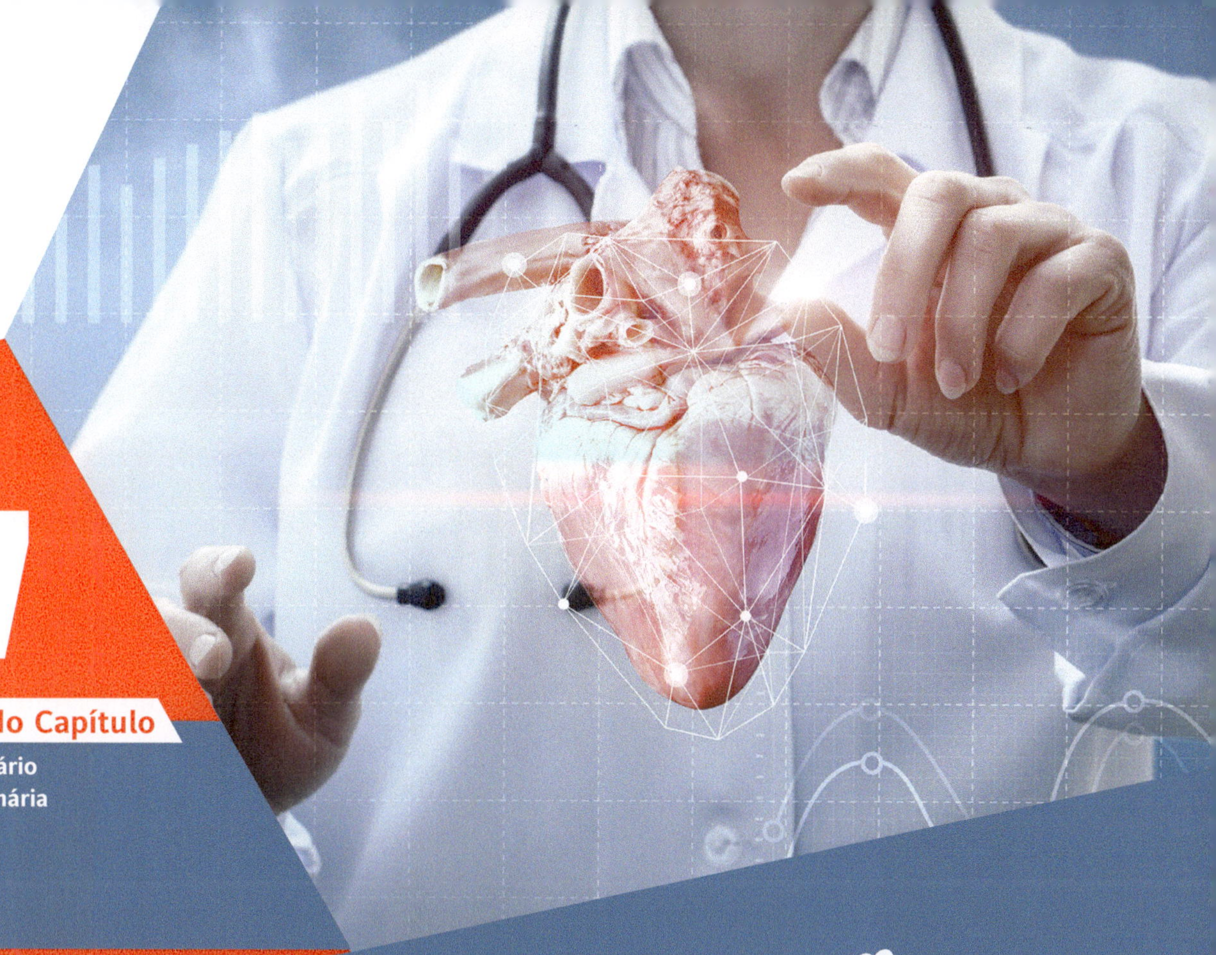

37

Destaques do Capítulo

- Espasmo coronário
- Dissecção coronária
- Embolia
- Cocaína
- Cardiomiopatia
- Takotsubo

Síndrome coronária aguda sem coronariopatia aterosclerótica

Rui Fernando Ramos
Ronald Brewer Pereira Freire
Tatiana Flores Herrera

37.1 Introdução

O infarto agudo do miocárdio (IAM) na ausência de doença coronária obstrutiva (MINOCA – *Myocardial Infarction in the Absence of Obstrutive Coronary Artery Disease*) ocorre entre 5 e 15% e depende da população estudada. As características clínicas e demográficas desses pacientes diferem das características dos pacientes com IAM portadores de doença coronária. Geralmente são mais jovens, mulheres, negros e hispânicos. Os fatores de risco tradicionais para doença arterial coronária, como dislipidemia, hipertensão arterial, *diabetes mellitus*, tabagismo e história familiar, são menos prevalentes nessa população, embora haja alguma diferença entre os estudos.

A definição de MINOCA deve ser utilizada em pacientes admitidos com quadro clínico de isquemia miocárdica, que apresentam ou não alterações isquêmicas no eletrocardiograma (ECG), com elevação e normalização dos níveis dos marcadores de lesão miocárdica (curva) e ausência de lesão coronária obstrutiva na coronariografia. Devem-se excluir causas não isquêmicas de elevação dos marcadores de lesão miocárdica, como a troponina.

37.2 Causas

O IAM sem obstrução coronária possui muitas causas, que podem envolver vasos epicárdicos ou a microcirculação coronária.

37.2.1 Espasmo da artéria coronária

O endotélio coronário exerce papel crucial no espasmo coronário, e sua disfunção permite a vasoconstrição. O óxido nítrico é a principal substância vasodilatadora, e a deficiência de sua atividade tem sido demonstrada em artérias com espasmo. O espasmo da artéria coronária pode ocorrer em segmentos localizados, em dois ou mais segmentos ou até mesmo espasmo multifocal da árvore coronária. Entre os pacientes com MINOCA, a prevalência do espasmo coronário varia de 3 a 95% nos estudos, e isso tem sido atribuído a diferentes estímulos e definições de espasmo. A ponte miocárdica é uma causa improvável de MINOCA, mas é uma predisposição ao espasmo de coronária. Em pacientes com ponte miocárdica na angiografia coronária e IAM, o espasmo deve ser pesquisado e o teste provocativo, considerado. Os nitratos e os bloqueadores de canais de cálcio são efetivos no tratamento do espasmo coronário, e os bloqueadores dos canais de cálcio comprovadamente diminuem a taxa de eventos cardíacos nesses pacientes. A angina vasoespástica se caracteriza pela recorrência de eventos ao repouso, que responde aos nitratos, especialmente se associado a alterações transitórias do ECG.

37.2.2 Trombose coronária

A formação de um trombo intracoronário pode causar obstrução responsável por um IAM, e a lise espontânea desse trombo pode explicar o angiograma normal. Distúrbios da coagulação causando hipercoagulabilidade, reposição de estrogênio, excesso de inibidor do plasminogênio plasmático e tabagismo podem levar à trombose coronária. As trombofilias hereditárias, como aumento da atividade do fator VII e do fator V de Leiden, deficiência de proteína S, de proteína C e de antitrombina, são mais prevalentes em pacientes com MINOCA. No entanto, parece que essas trombofilias, isoladamente, não são a causa de IAM, enquanto associadas à disfunção endotelial facilitariam o aparecimento do IAM.

O tabagismo ativa a hemostasia causando deficiência no sistema fibrinolítico endógeno, levando à lise insuficiente de um coágulo. Está associado à redução do ativador tecidual do plasminogênio, e inibe a liberação de óxido nítrico derivado das plaquetas e sua biodisponibilidade.

37.2.3 Embolia da artéria coronária

A embolização no sistema coronário pode levar a MINOCA, e, usualmente, os êmbolos estão localizados em ramos da coronária esquerda. O envolvimento mais comum da artéria coronária esquerda é devido ao fluxo preferencial para seu território, determinado pela morfologia da valva aórtica. Sua incidência é de 10 a 13% em estudos de autópsias.

A embolia coronária deve ser suspeitada também em portadores de doença valvar, fibrilação atrial, cardiomiopatia dilatada com trombo apical, endocardite infecciosa, mixoma atrial, endocardite, introdução de ar ou deslocamento de placa de cálcio durante cirurgia cardíaca.

Muitas placas ateroscleróticas se expandem para fora do vaso, ocorrendo o chamado *remodelamento positivo*, deixando a luz do vaso pérvia, sem obstrução visível na angiografia coronária. A ruptura e a trombose parcial dessas placas (ricas em colesterol), assim como a erosão endotelial, podem ser a causa da formação de coágulos e de êmbolos na luz coronária, com embolização distal. Embolia distal coronária também pode ocorrer em portadores de aneurisma coronário com a presença de trombo. O ultrassom intracoronário pode avaliar a presença de trombos no aneurisma. Nesses casos, a avaliação intraluminal do vaso pode confirmar o diagnóstico.

37.2.4 Microcirculação

A disfunção microvascular, também conhecida como *síndrome X* ou *angina com coronárias normais*, caracteriza-se pela presença de isquemia transitória com alteração eletrocardiográfica, na ausência de doença obstrutiva coronária e/ou de espasmo coronário. Em torno de 25% dos pacientes com síndrome coronária aguda e doença não obstrutiva coronária possuem evidência de doença microvascular, embora a elevação dos níveis de troponina seja infrequente nesses casos.

37.2.5 Dissecção espontânea da artéria coronária

Em pacientes com síndrome coronária aguda, a dissecção coronária ocorre em 3 a 4% quando avaliados pela tomografia de coerência óptica (TCO). Nas mulheres, a incidência aumenta e varia de 8,7 a 24%, principalmente na presença de IAM com supradesnivelamento do segmento ST. Antes da era dos exames intracoronários achava-se que a dissecção coronária tinha sua maior incidência no período periparto. Atualmente, sabe-se que a incidência da dissecção coronária no período periparto é baixa, cerca de 3% dos casos.

Exercícios intensos (particularmente os isométricos) e estresses emocionais podem desencadear a dissecção coronária. O quadro clínico é semelhante ao da síndrome coronária aguda ou do IAM.

A coronariografia é um exame inadequado para o diagnóstico da dissecção coronária, pois é bidimensional. É possível fazer o diagnóstico da dissecção coronária tipo I, mas esta não é a manifestação mais frequente na angiografia. O ultrassom intracoronário e a TCO são os exames de escolha para avaliar esses pacientes.

O tratamento clínico é o mais comum e inclui terapia antiplaquetária dupla, betabloqueadores, estatina (se o paciente apresentar dislipidemia) e inibidor de enzima de conversão da angiotensina, na presença de disfunção ventricular esquerda. A intervenção coronária percutânea em dissecções proximais pode ser uma opção, além da cirurgia de revascularização miocárdica, em casos de dissecção do tronco da coronária esquerda.

37.2.6 Drogas ilícitas

O uso de drogas ilícitas como cocaína ou metanfetaminas pode induzir ao espasmo coronário, causando IAM na ausência de lesões coronárias.

37.2.6.1 Cocaína

A cocaína é um alcaloide derivado das folhas da *Erythroxylum coca*, encontrada nos Andes, onde os habitantes costumam mascá-las para obter uma sensação de bem-estar. Além do incalculável dano pessoal e social causado por seu uso, os usuários de cocaína estão expostos a vários problemas: no sistema nervoso central, pulmonares, gastrointestinais e cardiovasculares, agudos ou crônicos, reversíveis ou não, que podem resultar na morte.

Seus efeitos deletérios no coração ocorrem de duas maneiras: devido à potencialização da ação das catecolaminas, pela diminuição de sua recaptação na terminação nervosa, resultando na elevação da frequência cardíaca, da pressão arterial, da contratilidade miocárdica e da vasoconstrição coronária; pela inibição dos canais de sódio, diminuindo a contratilidade miocárdica e a capacidade de relaxamento do miocárdio, com queda da fração de ejeção e vasodilatação arterial. Esses efeitos podem aparecer imediatamente após o consumo da droga.

A Figura 37.1 resume os efeitos da cocaína sobre os receptores dopaminérgicos e os canais de sódio.

Atualmente, a isquemia miocárdica e o IAM são as complicações cardíacas mais estudadas nos usuários de cocaína.

A isquemia miocárdica secundária à cocaína é resultante do aumento da demanda de oxigênio, da importante vasoconstrição das artérias coronárias, da disfunção endotelial, do aumento da agregação plaquetária e da formação de trombos. Os usuários de cocaína, que são portadores de doença arterial coronária e que também são dependentes do tabaco, têm maior risco de apresentar evento isquêmico agudo.

A dor torácica é responsável por 40% das visitas às unidades de emergência. Dados do estudo COCHPA (*COCaine Associated CHestPAin*) demonstraram que a incidência de IAM em indivíduos que procuraram o pronto atendimento com dor torácica, após o consumo de cocaína, foi de 6%. As queixas mais frequentemente relatadas foram: dor torácica Su esternal (76%), desconforto respiratório (62%), sensação de aperto/pressão (55%) e sudorese (48%).

O relatório do *Third National Health and Nutrition Examination Survey* (*NHAMES*), que avaliou 10.085 adultos com idade entre 18 e 45 anos, demonstrou que cerca de 25% dos IAM não fatais foram atribuídos ao uso frequente da cocaína. O risco de ocorrer um infarto é 24 vezes mais elevado nos primeiros 60 minutos após o consumo da droga. Não há correlação entre a quantidade, a via de administração ou a frequência do uso, com a ocorrência do IAM. O quadro clínico do IAM nesses pacientes não difere daquele secundário à aterosclerose em relação à localização, à intensidade e ao tempo de duração da dor, independentemente da presença de fatores de risco tradicionais para aterosclerose.

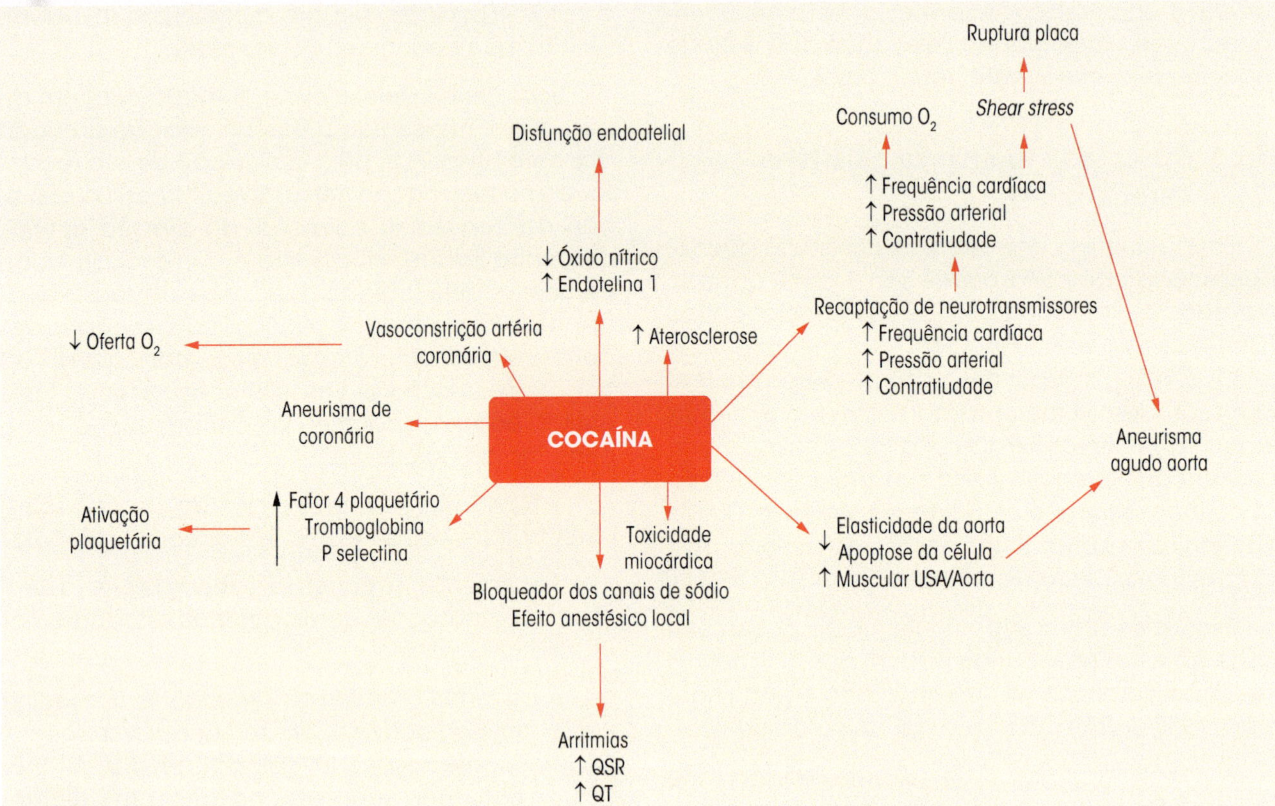

Figura 37.1 Efeitos da cocaína sobre os receptores dopaminérgicos e os canais de sódio.

Fonte: Desenvolvido pela autoria.

A cocaína atinge seu pico de ação dependendo da via de administração, como apresentado no Quadro 37.1.

Quadro 37.1 Pico de ação dependendo da via de administração da cocaína

Rota	Fórmula	Início de ação	Pico de efeito	Duração
Inalação	*Crack*	8 segundos	2-5 minutos	10-20 minutos
Intranasal	Cocaína HCl	2-5 minutos	5-10 minutos	30 minutos
Intravenoso	Cocaína HCl	2 segundos	2-5 minutos	10-20 minutos
Oral	Cocaína HCl	10 minutos	30-60minutos	60 minutos

Fonte: Desenvolvido pela autoria.

A maioria dos pacientes é jovem, tabagista, com história de uso repetido de cocaína. Cerca de 50% deles não apresentam lesão arterial coronária na cineangiocoronariografia.

Em jovens atendidos em serviço de emergência queixando-se de dor torácica não traumática, a pesquisa clínica e laboratorial da cocaína deve fazer parte da investigação. Os testes para identificação da cocaína e seus metabólitos podem ser realizados no sangue, na urina, no cabelo, na saliva, no mecônio ou no líquido amniótico. A identificação do metabólito benzoilecgonina na urina deve ser o teste inicial e pode ser positiva até 48 horas após o consumo da droga. Embora necessária, a pesquisa dos metabólitos da cocaína para o diagnóstico da intoxicação requer autorização do paciente.

O ECG encontra-se alterado em 56 a 84% dos indivíduos que se apresentam com dor torácica. Na avaliação inicial, em torno de 43% dos indivíduos apresentam supradesnivelamento do segmento ST e 41% têm inversão da onda T. A sensibilidade do ECG para o diagnóstico de IAM nesse grupo de pacientes é baixa (36%), a especificidade é de 90%, o valor preditivo positivo é de 18% e o valor preditivo negativo é de 96%. A limitação do ECG nessa população deve-se à alta incidência de repolarização ventricular precoce encontrada nos jovens e à presença de hipertrofia ventricular esquerda.

A creatinoquinase (CK) total, a mioglobina e a isoenzima MB da creatinoquinase (CKMB) não são os marcadores de lesão miocárdica ideais nesses pacientes, pois se encontram elevados em 50% dos usuários, mesmo na ausência de isquemia miocárdica, em razão da presença de rabdomiólise. O marcador de lesão miocárdica ideal para o diagnóstico do IAM é a troponina.

O tratamento desses pacientes difere um pouco do tratamento de pacientes com isquemia miocárdica aguda de outras causas.

Estudos realizados em cães intoxicados por cocaína demonstraram que a utilização prévia de benzodiazepínicos preveniu a elevação da pressão arterial sistêmica e da frequência cardíaca e o aparecimento de acidemia e de hipertermia. Por outro lado, quando comparada à utilização de benzodiazepínico, de nitroglicerina ou de ambos, a associação de lorazepam e nitroglicerina proporcionou maior alívio da dor torácica. Acredita-se que o benefício dos benzodiazepínicos seja secundário à redução da ansiedade. O diazepam pode ser administrado na dose de 5 mg intravenoso (IV) a cada 5 minutos ou lorazepam na dose de 1 mg IV a cada 5 a 10 minutos, até a sedação.

A nitroglicerina ou os nitratos aliviam a dor precordial em metade dos pacientes, por diminuírem a vasoconstrição coronária. A nitroglicerina sublingual pode ser utilizada a cada 5 minutos, no máximo de três doses. Se não houver resposta ao nitrato sublingual, o uso de nitroglicerina IV deve ser feito. O uso de verapamil em humanos e experimentalmente em cães atenuou os efeitos adrenérgicos da cocaína; porém, como não tem indicação no tratamento de IAM de outras causas, seu uso é limitado nesse grupo de pacientes.

A fentolamina, um antagonista alfa utilizado predominantemente no tratamento de crise hipertensiva em portadores de feocromocitoma, diminui a isquemia em usuários de cocaína. Por outro lado, por ter meia-vida curta e efeitos colaterais, seu uso é limitado. A fentolamina é administrada em bolo IV na dose de 1 mg a 2,5 mg, a cada 5 a 15 minutos, conforme necessário. Em estudo prospectivo, observacional, realizado em indivíduos adultos não usuários de cocaína, a dose de 2 mg/kg de cocaína foi administrada por via intranasal antes da realização de uma cinecoronariografia. A cocaína elevou a frequência cardíaca, a pressão arterial e a resistência vascular coronariana, além de ter reduzido o diâmetro da artéria coronária em 13%. O diâmetro da artéria coronária retornou à linha de base com a administração de fentolamina.

O uso de terapia antiplaquetária e anticoagulante não foi estudado nesse grupo específico de pacientes. Por se tratar de uma síndrome coronária aguda, deve ser prescrita da mesma maneira como o é no IAM de outras etiologias.

Os betabloqueadores têm papel bem definido em pacientes com isquemia aguda de outras causas. No entanto, em usuários de cocaína, podem levar à estimulação adrenérgica-alfa sem oposição e desencadear vasoconstrição arterial coronária, resultando em isquemia e IAM. Estudos em humanos com propranolol demonstraram exacerbação na vasoconstrição coronária, da mesma forma que o esmolol aumentou os níveis de pressão arterial. Embora o labetalol e o carvedilol bloqueiem tanto o receptor alfa como o beta, o labetolol não reverteu a vasoconstrição após o uso de cocaína e aumentou os níveis pressóricos em pacientes com feocromocitoma, assim como o carvedilol, na dose de 25 mg, aumentou os níveis pressóricos nesses pacientes. Por outro lado, na dose de 50 mg, houve redução dos níveis pressóricos e da frequência cardíaca. Em razão dos resultados conflitantes encontrados em diversos estudos, tem sido questionada a contraindicação de betabloqueadores. A maioria dos especialistas não recomenda a prescrição deles nesse grupo de pacientes e adverte para os possíveis malefícios da utilização concomitante de betabloqueadores e cocaína.

Outras medicações, como estatinas, inibidores de enzima de conversão e diuréticos, não foram estudadas, mas, aparentemente, não interagem com a droga, podendo ser utilizadas.

Complicações pós-infarto, como arritmias ventriculares, ocorrem em 4 a 43% dos pacientes hospitalizados, insuficiência cardíaca congestiva em 5 a 7% e óbito em 2%. A baixa incidência de complicações se dá pela idade dos pacientes, e a maioria delas ocorre nas primeiras 12 horas de internação. Cerca de 60% dos pacientes que recebem alta hospitalar retornam com novo episódio de dor torácica e continuam utilizando cocaína.

Está bem estabelecido que o consumo de cocaína associado ao etanol e/ou ao tabaco provoca maiores danos ao coração do que quando realizado de forma isolada. Estima-se que 75% dos indivíduos que consomem cocaína o fazem associado ao uso do álcool, e essa associação eleva o risco de morte súbita em até 25 vezes. Tal associação forma o composto cocaetileno, metabólito ativo da cocaína na presença de etanol. Tem efeitos mais potentes e mais prolongados sobre a frequência cardíaca e leva a alterações eletrocardiográficas mais proeminentes. O cigarro também induz a vasoconstrição das artérias coronárias e, dessa maneira, exacerba tal efeito da cocaína.

37.2.6.2 Metanfetaminas

As metanfetaminas (ou os estimulantes tipo anfetaminas) são substâncias sintéticas com atividade estimulante central e periférica. São utilizadas como anorexígeno, causam euforia e têm efeitos alucinógenos. Atualmente, existem em torno de 14 precursores metabólicos da anfetamina e metanfetaminas disponíveis no mercado. A anfetamina mais utilizada atualmente é o *ecstasy*, muito utilizado por jovens em festas prolongadas.

As anfetaminas são agonistas indiretos da monoaminoxidase, liberando norepinefrina, dopamina e serotonina dos terminais pré-sinápticos no sistema nervoso central e periférico. A metanfetamina é utilizada clinicamente para o tratamento da obesidade e do défice de atenção. São drogas psicoestimulantes, que produzem insônia e euforia; melhoram o humor, o estado de alerta, a fadiga e as tonturas; e aumentam o desejo sexual. No nível periférico, aumentam tanto os níveis pressóricos sistólicos como os diastólicos. O Quadro 37.2 apresenta seu pico de ação, dependendo da via de administração.

Quadro 37.2 **Pico de ação da metanfetamina, dependendo da via de administração.**

Rota	Início de ação	Pico de efeito	Duração
Inalação	Segundos	30 minutos	12-34 horas
Intranasal	5 minutos	30 minutos	12-34 horas
Intravenoso	Segundos	30 minutos	12-34 horas
Oral	20 minutos	2-3 horas	12-34 horas

Fonte: Desenvolvido pela autoria.

As anfetaminas agem no aparelho cardiovascular de maneira semelhante à cocaína. Quando utilizadas em altas doses, elevam a pressão arterial sistêmica e desencadeiam taquicardia sinusal e arritmias. A isquemia miocárdica, o IAM e as cardiomiopatias têm sidos diagnosticadas, tanto aguda como cronicamente. Estudo que avaliou, retrospectivamente, pacientes admitidos após o uso de metanfetamina na emergência mostrou que 25% apresentavam quadro compatível com síndrome coronária aguda. A intoxicação por metanfetamina está associada à morte súbita. O desenvolvimento de cardiomiopatia nos usuários ocorre de maneira independente da forma utilizada – seja por via oral, injetável ou inalatória. Pode ser irreversível e, geralmente, ocorre em jovens que a utilizam para tratamento da obesidade ou da depressão, acontecendo devido à fibrose e à necrose miocárdica. Os vasos coronários geralmente não apresentam lesões significativas, mas têm vasoespasmo. O tratamento da insuficiência cardíaca é o mesmo utilizado para aquela secundária a outras causas, e a interrupção da droga é obrigatória.

Na literatura, há poucos casos de IAM atribuídos ao uso de anfetaminas. O provável mecanismo do IAM é o vasoespasmo, devido ao excesso de catecolaminas. O tratamento desses pacientes é semelhante ao dos pacientes que apresentam IAM após o uso de cocaína.

A disfunção valvar pode ser secundária aos efeitos serotoninérgicos, e a dissecção aórtica pode ocorrer devido ao vasoespasmo e aos efeitos hipertensivos. O uso injetável predispõe ao aparecimento de endocardite.

A suspeita de intoxicação por anfetamina deve ser feita em todo indivíduo diaforético, hipertenso, taquicárdico, com agitação grave e com psicose. Esses pacientes devem ser sedados com diazepam, na dose de 5 a 10 mg IV, ou lorazepan, na dose de 4 mg IV. Essas doses podem ser repetidas a cada 10 minutos, até atingir a sedação; altas doses cumulativas podem ser necessárias. O droperidol (10 mg) ou o haloperidol (10 mg) podem ser associados aos benzodiazepínicos, quando estes não forem suficientes. Em presença de hipertensão arterial grave, refratária ao uso dos sedativos, deve ser prescrito nitroprussiato de sódio ou fentolamina. O uso de betabloqueadores deve ser evitado. O controle da hipertermia deve ser realizado com sedação agressiva, bloqueadores neuromusculares, infusão de volume e resfriamento. Antipiréticos não apresentam efeito nesses pacientes, pois a hipertermia é secundária à atividade muscular.

37.2.7 Cardiomiopatia de Takotsubo

A cardiomiopatia de Takotsubo foi descrita pela primeira vez em 1983, em um paciente internado no Japão, com o diagnóstico de IAM, que apresentava configuração sistólica ventricular esquerda semelhante à de um de tipo de armadilha usado para capturar polvos. A armadilha tem o fundo redondo e o pescoço estreito (Figura 37.2).

A cardiomiopatia de Takotsubo foi incorporada à classificação da American Heart Association como cardiomiopatia em 2006 e, na base de dados do National Center for Biotechnology Information, em 2008. Estudo utilizando o *Nationwide Inpatient Sample Discharge Records* em 2008 relatou a incidência de 0,02% de cardiomiopatia de Takotsubo em todas as hospitalizações nos Estados Unidos e de aproximadamente 2% dos casos de síndrome coronária aguda.

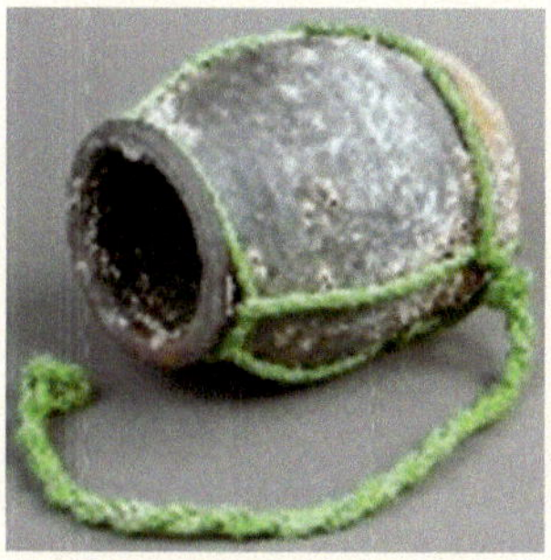

Figura 37.2 **Armadilha usada para a captura do polvo, que, por semelhança, dá nome à cardiomiopatia de Takotsubo.**

Fonte: Desenvolvido pela autoria.

O banco de dados da National Library of Medicine define cardiomiopatia de Takotsubo como como *uma disfunção apical transitória do ventrículo esquerdo ou balonamento, acompanhada de inversão de onda T no ECG.*

A cardiomiopatia de Takotsubo acomete preferencialmente as mulheres, que são responsáveis por 80 a 100% dos casos em algumas séries. Ocorre tipicamente no período pós-menopausa, com idade média variando de 62 a 76 anos, podendo também ser observada em mulheres abaixo dos 50 anos (5 a 11% dos casos) e na pré-menopausa. Devido à idade avançada dessas pacientes, a presença de comorbidades (hipertensão arterial sistêmica, dislipidemia e/ou tabagismo) é frequente.

A característica comum aos casos primários e secundários é o aumento de catecolaminas e da atividade simpática.

O papel das catecolaminas aparece como central na fisiopatologia da cardiomiopatia de Takotsubo. Isso tem levado alguns investigadores a renomear a cardiomiopatia de Takotsubo para *cardiomiopatia de estresse*, apoiada em evidências de estudos clínicos e de modelos animais.

Estudos clínicos têm demonstrado níveis extremamente elevados de catecolaminas nesses pacientes, sendo frequentemente identificado um evento emocionalmente estressante como desencadeador do quadro. As concentrações plasmáticas de adrenalina e noradrenalina são significativamente mais elevadas nesses pacientes em relação às observadas em pacientes com IAM grave.

A epinefrina em doses baixas e médias é um agente inotrópico positivo, mas, para as doses mais elevadas, torna-se um agente inotrópico negativo, por meio dos receptores β2AR. A ativação dos receptores β2AR e a subsequente ativação de uma via inotrópica negativa talvez funcionem como protetores do coração contra a sobrecarga de catecolaminas. Analisando a fisiopatologia, de acordo com as fases pré-clínica e clínica da doença, pode-se sugerir que a condição não é apenas uma hipocinesia apical estática que simplesmente aumenta, mas uma condição dinâmica que se altera com o evoluir da doença.

Os pacientes se apresentam com dor torácica de característica anginosa e dispneia de início súbito. O quadro pode evoluir com sinais e sintomas de falência ventricular esquerda, edema agudo de pulmão, choque cardiogênico, síncope, arritmias e até parada cardiorrespiratória.

A característica marcante dessa síndrome é a associação com um evento estressante identificável, que varia desde um evento de ordem emocional, sem componente físico, até um estresse físico intenso, como cirurgia de grande porte, trauma ortopédico, exacerbação de doença pulmonar obstrutiva crônica e infecções (Quadro 37.3).

Quadro 37.3 **Correlação entre características morfológicas, clínicas e de exclusão para cardiomiopatia de Takotsubo.**

Chave diagnóstica	Achados	Atenção
Anormalidade de mobilidade de paredes, em geral, estende-se além da alteração segmentar vista na SCA	Clássicos: hipocinesia apical e médio-apical ou discinesia com ou sem envolvimento de ventrículo direito. Variantes: apenas acometendo os segmentos médio-ventriculares e envolvendo segmentos basais (cardiomiopatia de Takotsubo reverso/invertido).	Esses padrões podem sugerir cardiomiopatia de Takotsubo, mas devem ser acompanhados por uma avaliação coronária, para excluir doença coronária multiarterial. Casos mais leves de cardiomiopatia de Takotsubo podem, ocasionalmente, encaixar-se em um território coronário, especialmente se houver limitação para aquisição da imagem de ventrículo esquerdo.

(continua)

(continuação)

Quadro 37.3 Correlação entre características morfológicas, clínicas e de exclusão para cardiomiopatia de Takotsubo.

Chave diagnóstica	Achados	Atenção
	Evidência de injúria miocárdica	
Elevação de biomarcador	Tipicamente, elevação discreta.	Magnitude similar vista no IAMSST.
Mudanças no ECG	Apresentação frequente: elevação de ST.	Deve ser tratada como SCA até comprovado o contrário, para exclusão de obstrução coronária por meio da angiografia.
	Padrão clássico: ondas T invertidas e simétricas em derivações anteriores com intervalo QT prolongado.	Esse padrão pode ser visto em lesão crítica de artéria coronária descendente anterior.
	Características clínicas	
Mulheres na pós-menopausa		O diagnóstico é feito em apenas 2% das mulheres na menopausa, que apresentam clínica de SCA, que se impõe como diagnóstico diferencial.
Presença de *fator estressor*		Acima de um terço dos casos de cardiomiopatia de Takotsubo não tem um fator estressor identificável, a SCA também pode ser precipitada pelos mesmos fatores estressores.
	Chaves de exclusão	
Obstrução coronária suficiente para explicar anormalidades de mobilidade de parede		Cardiomiopatia de Takotsubo e SCA têm sido relatadas juntas em alguns trabalhos. A chave para o diagnóstico de cardiomiopatia de Takotsubo é a incapacidade de explicar o grau das mudanças de anormalidade de parede baseadas na anatomia coronária.
Miocardite	Critérios de ressonância cardíaca podem ser úteis na diferenciação entre miocardites, cardiomiopatia de Takotsubo e SCA.	Além de miocardites, outras condições podem apresentar cardiomiopatia transitória (cardiomiopatia induzida por taquicardia, cardiomiopatia periparto e outras anormalidades endócrinas, como tireotoxicose, devem ser consideradas).
Feocromocitoma	Achados cardíacos indistinguíveis de cardiomiopatia de Takotsubo. O diagnóstico de feocromocitoma não deve ser esquecido. Níveis de catecolaminas devem ser mensurados em casos selecionados, nos quais não existe explicação para a anormalidade regional de mobilidade da parede – *cardiomiopatia de Takotsubo-like*.	

SCA: síndrome coronária aguda, IAMSST: infarto agudo do miocárdio sem supradesnivelamento do ST; ECG: eletrocardiograma.

Fonte: Desenvolvido pela autoria.

Na ausência de um teste diagnóstico único, os critérios da *Mayo Clinic* (Quadro 37.4) procuraram incorporar de forma sucinta as principais características que permitem diferenciar a cardiomiopatia de Takotsubo da síndrome coronária aguda, da miocardite e do feocromocitoma. Os critérios foram desenvolvidos para serem aplicados na admissão do paciente, mas é necessária a avaliação com exames de imagem seriados, para demonstrar a presença da disfunção ventricular esquerda transitória. A ausência de lesão arterial coronária em presença da anormalidade de mobilidade da parede ventricular esquerda torna a cardiomiopatia de Takotsubo, atualmente, um diagnóstico de exclusão.

A compreensão da fisiopatologia da cardiomiopatia de Takotsubo é limitada nesse momento, sendo tais critérios suscetíveis de mudanças e evolução ao longo do tempo.

Quadro 37.4 **Critérios diagnósticos da síndrome de Takotsubo da *Mayo Clinic*.**

Hipocinesia ou discinesia transitória dos segmentos médio-ventriculares com ou sem envolvimento apical. As anormalidades de mobilidade de parede se estendem além do território de um único vaso coronário. *Gatilho estressor* é frequente, mas nem sempre presente.
Ausência de doença coronária obstrutiva ou evidência angiográfica de ruptura aguda de placa*.
Novas anormalidades eletrocardiográficas (qualquer elevação do segmento ST e/ou inversão de onda T) ou discreta elevação da troponina cardíaca.
Ausência de feocromocitoma** e de miocardites**..

*É possível que um paciente com aterosclerose coronariana obstrutiva também possa desenvolver cardiomiopatia de Takotsubo. No entanto, isso é muito raro na literatura, talvez porque tais casos são diagnosticados como síndrome coronária aguda.

**Em ambas as circunstâncias, o diagnóstico de cardiomiopatia de Takotsubo deve ser realizado com cautela, e um gatilho estressor evidente deve ser procurado.

Fonte: Desenvolvido pela autoria.

O padrão eletrocardiográfico não é diagnóstico, mas é frequentemente caracterizado por mudanças evolutivas frequentes. Em uma série da *Mayo Clinic* com 105 pacientes com cardiomiopatia de Takotsubo, 33% deles apresentavam supradesnivelamento do segmento ST, 33% somente alterações da onda T e os outros não apresentavam alterações eletrocardiográficas importantes.

A alteração eletrocardiográfica nesses pacientes não guarda correlação com a função ventricular esquerda nem com o prognóstico. Não houve diferenças significativas em relação à apresentação clínica.

A presença de infradesnivelamento de ST em aVR na ausência de elevação do segmento ST em V1 identificava cardiomiopatia de Takotsubo com 91% de sensibilidade, 96% de especificidade e 95% de acurácia. A formação de ondas Q é incomum, e, quando elas aparecem, são transitórias.

Ainda que essas características eletrocardiográficas possam ajudar na diferenciação com síndrome coronária aguda, muitas delas estão também presentes nessa entidade e na síndrome de Wellens, denotando comprometimento proximal grave de artéria descendente anterior (Figuras 37.3 e 37.4).

Consistente com os achados eletrocardiográficos, a cardiomiopatia de Takotsubo está associada à elevação de marcadores de lesão miocárdica. O padrão de elevação da troponina difere consideravelmente nesses pacientes em relação aos pacientes com síndrome coronária aguda. Os níveis de pico são modestos – 60 vezes o limite superior de normalidade, oposto a 400 vezes esse limite na presença de síndrome coronária aguda com supradesnivelamento de ST, e similar ao encontrado no IAM sem supradesnivelamento de ST.

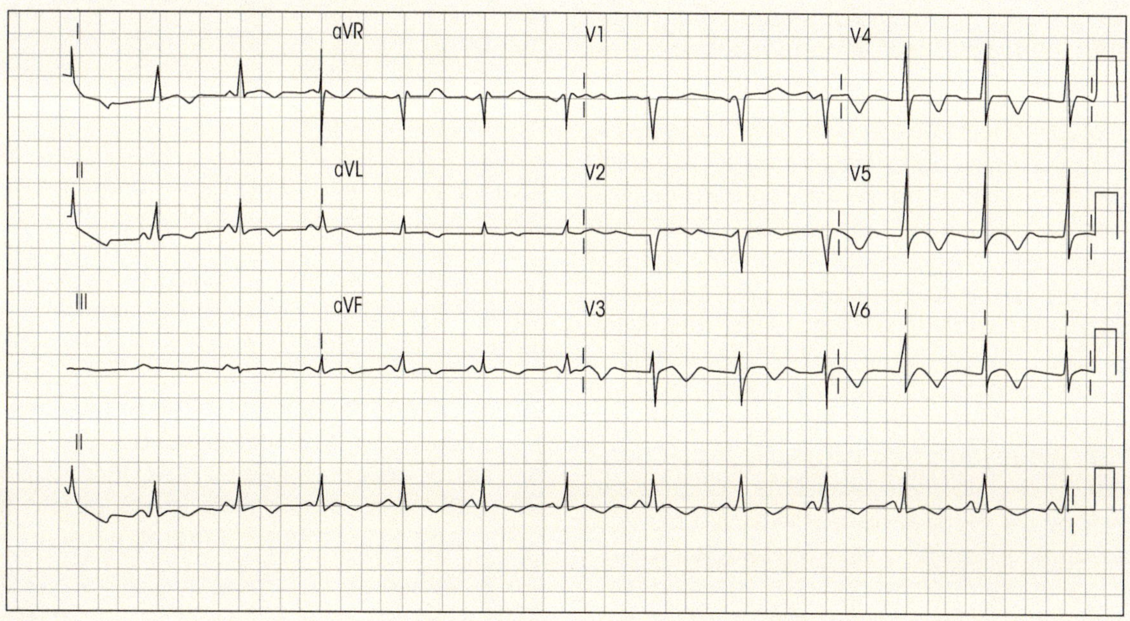

Figura 37.3 **Eletrocardiograma de entrada mostrando inversão difusa de onda T e discreto prolongamento do intervalo QT (QTc = 470 mseg) em paciente com síndrome de Takotsubo.**

Fonte: Desenvolvido pela autoria.

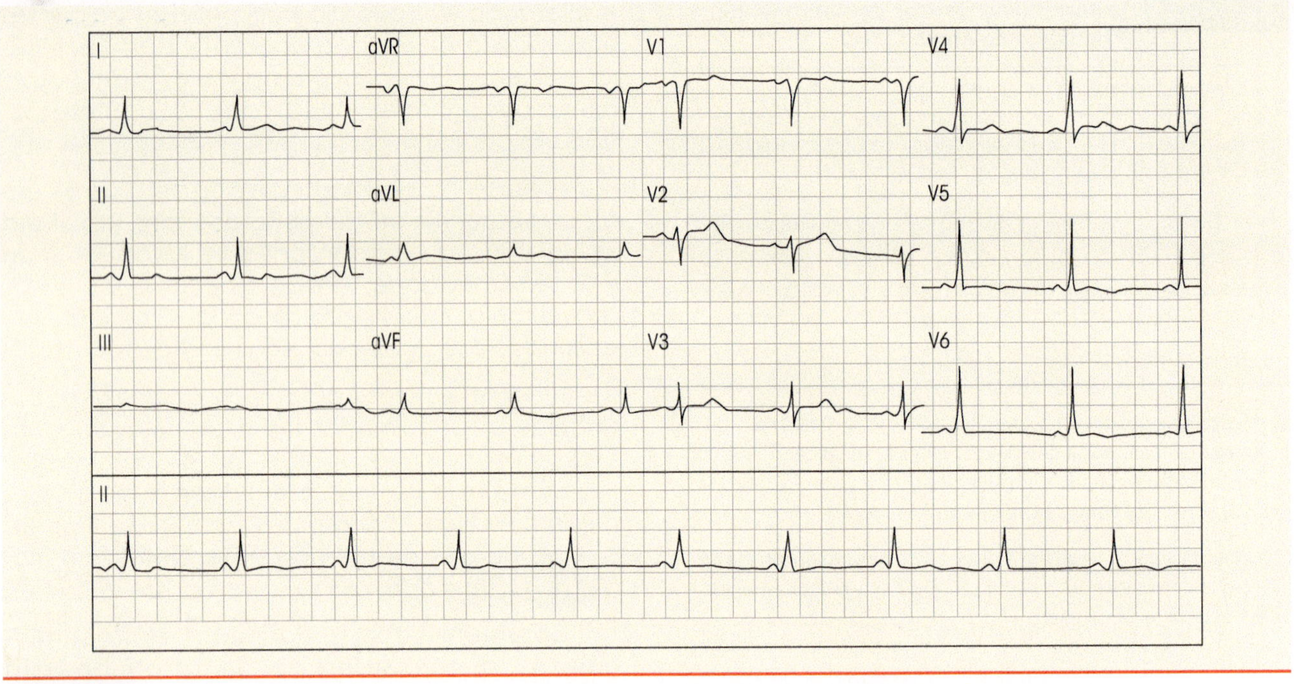

Figura 37.4 **Eletrocardiograma no 45° dia de evolução do mesmo paciente da Figura 37.3, mostrando normalização de T em D1, aVL, V1, V2 e V3 e melhora evidente em V4, V5 e V6.**

Fonte: Desenvolvido pela autoria.

Níveis de peptídeo natriurético cerebral (BNP) estão usualmente mais elevados na cardiomiopatia de Takotsubo do que na síndrome coronária aguda, e a relação de BNP para o pico de troponina pode diferenciar as duas entidades. Os níveis de BNP e pro-BNP podem se correlacionar com a extensão da disfunção miocárdica, mas não com os parâmetros hemodinâmicos, e podem permanecer elevados por meses depois do evento agudo.

As típicas anormalidades de mobilidade de parede na cardiomiopatia de Takotsubo são claramente demonstradas na ventriculografia esquerda. O padrão clássico de hipocinesia, acinesia ou discinesia apical e médio-apical dos segmentos estende-se além de uma única distribuição coronária epicárdica, sendo, talvez, a mais útil característica de diagnóstico. Embora este seja um aspecto importante da cardiomiopatia de Takotsubo, existem potenciais armadilhas. Por exemplo, a oclusão transitória ou persistente da artéria coronária descendente anterior dominante pode produzir um padrão de anormalidade de mobilidade regional, que mimetiza o *balonamento apical*. Assim, é essencial avaliar cuidadosamente a anormalidade de parede regional no território das três maiores artérias coronárias epicárdicas, para distinguir a forma clássica da cardiomiopatia de Takotsubo de um IAM de território da descendente anterior ou de um atordoamento. A presença de disfunção sistólica da parede lateral na projeção oblíqua da ventriculografia esquerda é uma característica útil de diferenciação entre cardiomiopatia de Takotsubo e IAM de parede anterior. A realização seriada do ecocardiograma é útil e recomendável, para demonstrar a recuperação da função ventricular esquerda, além de poder revelar obstrução da via de saída do ventrículo esquerdo, que pode ocorrer por função basal hiperdinâmica e mobilidade alterada da valva mitral (Figura 37.5).

O resultado direto do processo inflamatório é o aparecimento de edema, orientando, assim, a realização da biópsia endomiocárdica. A área de edema usualmente corresponde à área de anormalidade de mobilidade regional e não pode ser diferenciada de edema secundário a outras causas, como miocardite. Para fazer essa diferenciação, a utilização do realce tardio pelo gadolínio por meio da ressonância magnética cardíaca é recomendável, ainda que miocardite sem alteração de gadolínio possa ocorrer. Outro indicador do papel que a inflamação desempenha na cardiomiopatia de Takotsubo é a pequena associação entre edema de parede e derrame pericárdico.

A análise da anormalidade de mobilidade de parede na ressonância magnética por meio da sequência de cinecoronariografia é o componente crítico para o diagnóstico da cardiomiopatia de Takotsubo e seus diferentes subtipos. Isso é considerado essencial para o diagnóstico, porque o mais

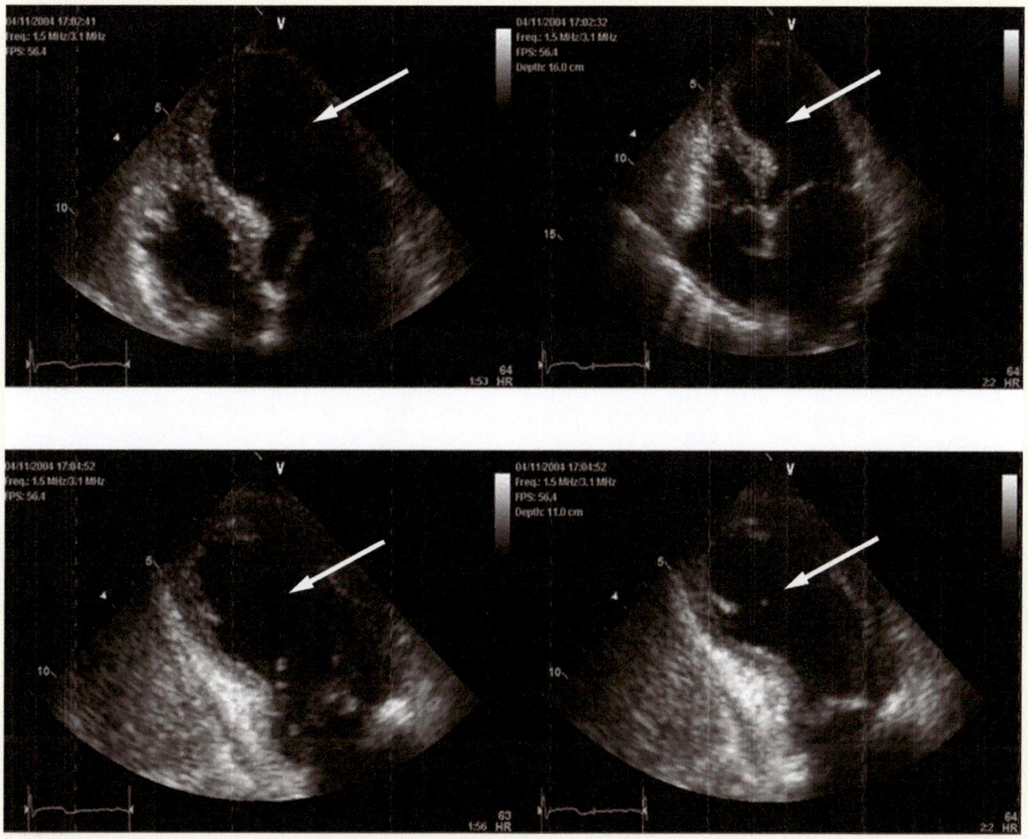

Figura 37.5 **Imagens ecocardiográficas de planos apicais quatro câmaras (acima) e duas câmaras (abaixo), ao final da diástole e da sístole. Observa-se anormalidade contrátil (setas) nos segmentos médio e apical (*balonamento*), característico da cardiomiopatia de Takotsubo.**

Fonte: Desenvolvido pela autoria.

relevante critério é o de reversibilidade das anormalidades da mobilidade regional de ventrículo esquerdo, que se estendem além de um território coronário. No que se refere à identificação dos diferentes subtipos, tem-se observado que os casos de cardiomiopatia de Takotsubo com acometimento dos segmentos médio-ventriculares têm mais sintomas de falência ventricular, provavelmente pela maior frequência de regurgitação mitral reversível nesses subgrupos, característica facilmente vista na cineangiocoronariografia.

A presença de realce tardio é provavelmente o aspecto mais estudado na área de ressonância magnética na cardiomiopatia de Takotsubo. Inicialmente, acreditava-se que a falta de realce tardio era condição necessária para o diagnóstico de cardiomiopatia de Takotsubo. Nos casos de IAM, o realce tardio está sempre presente em algum grau, e, na miocardite, 88% dos pacientes apresentam grau irregular de realce tardio.

Em concordância com esses achados de realce tardio em pacientes com cardiomiopatia de Takotsubo, Rolfet et al. realizaram múltiplas biópsias endomiocárdicas de áreas com anormalidades segmentares com e sem realce tardio, mostrando, de forma significativa, maior conteúdo de colágeno-1 na matriz extracelular em áreas com realce tardio em comparação a áreas sem realce tardio. Essas concentrações de colágeno se normalizavam após a recuperação funcional. Assim, o aumento da matriz extracelular, como um achado de fibrose transitória, pode ser responsável pelo realce tardio observado em pacientes com cardiomiopatia de Takotsubo (Figuras 37.6 e 37.7).

A realização de angiografia coronária na fase aguda, com elevação do segmento ST no ECG e sintomas sugestivos de síndrome coronária aguda, impõe-se para excluir oclusão coronária. A coronariografia pode ser completamente normal, mas a presença de doença arterial coronária não exclui o diagnóstico de cardiomiopatia de Takotsubo. Na verdade, o IAM tem sido proposto como fator de estresse para o desenvolvimento posterior de cardiomiopatia de Takotsubo. Entretanto, o diagnóstico de cardiomiopatia de Takotsubo na presença

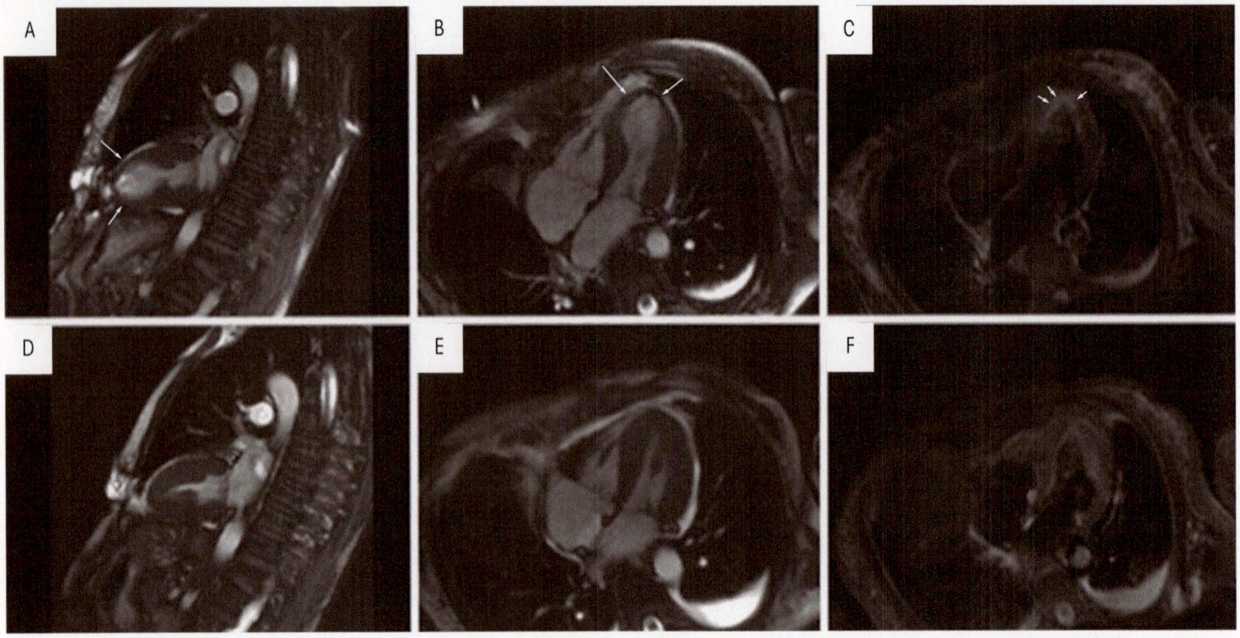

Figura 37.6 Ressonância magnética cardíaca de paciente com cardiomiopatia de Takotsubo, nas fases aguda (A, B, C) e no seguimento (D, E, F). Observa-se o *balonamento apical* (setas) tal como visibilizado durante a sístole nos eixos longo e curto, bem como o edema (ponta de seta). Imagens de seguimento mostram reversibilidade completa dos achados.

Fonte: Desenvolvido pela autoria.

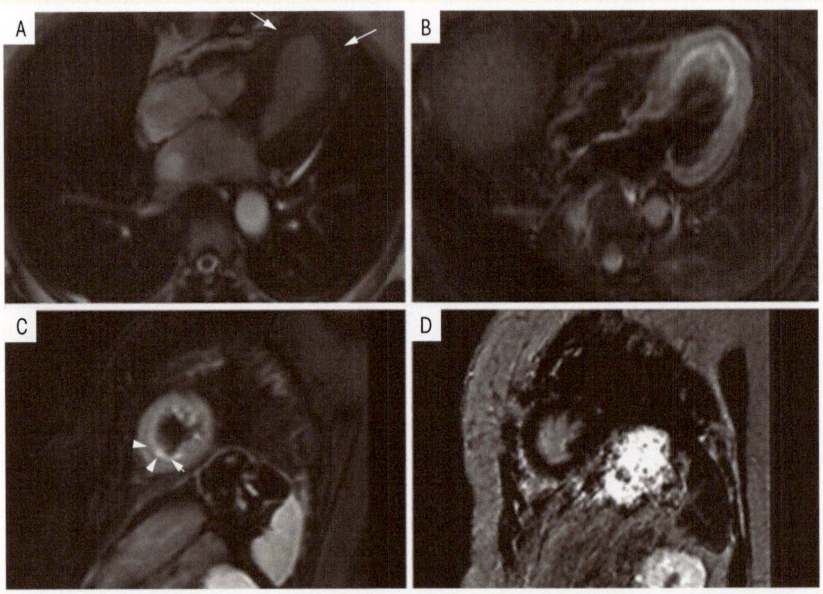

Figura 37.7 Achados típicos da cardiomiopatia de Takotsubo. Cinessequência (A) mostra balonamento apical durante a sístole (setas). Recuperação da inversão com T1 curto em sequência de quatro câmaras (B) em eixo curto. (C) Planos mostram edema de parede na mesma área (triângulos). Finalmente, sequência de inversão da recuperação em eixo curto (D) 10 minutos após injeção de gadolínio mostra ausência de realce tardio.

Fonte: Desenvolvido pela autoria.

de doença coronária significativa deve ser feito de forma cuidadosa e requer a integração do quadro clínico, da anatomia coronária e da imagem cardíaca. A recomendação é a que a anatomia coronária seja definida em pacientes com suspeita de cardiomiopatia de Takotsubo, usando angiografia não invasiva em casos em que o cateterismo não possa ser considerado seguro ou factível (Figuras 37.8 e 37.9).

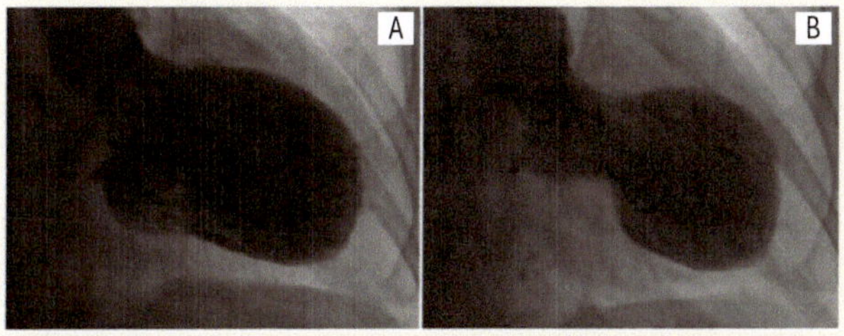

Figura 37.8 **Ventriculografia com *balonamento* apical, em diástole (A) e em sístole (B).**

Fonte: Desenvolvido pela autoria.

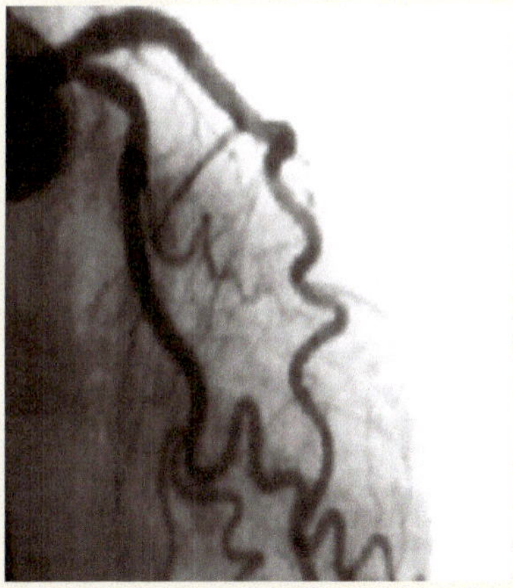

Figura 37.9 **Angiografia da artéria coronária esquerda do mesmo paciente da Figura 37.8, revelando padrão de normalidade.**

Fonte: Desenvolvido pela autoria.

Até o presente momento, não há terapias específicas para a cardiomiopatia de Takotsubo, mas a falha em reconhecer e tratar um de seus diagnósticos diferenciais pode ser potencialmente catastrófica. O tratamento se baseia em dar suporte às principais complicações, como a disfunção ventricular e o choque cardiogênico, lançando mão de todo um arsenal de medicamentos e, em casos selecionados, de suporte mecânico, aguardando a recuperação da função do ventrículo esquerdo.

37.3 Como diagnosticar MINOCA

O paciente apresenta quadro clínico compatível com IAM. O ECG pode ou não apresentar alterações isquêmicas, e os níveis de troponina estão elevados e apresentam uma curva. Deve-se fazer o diagnóstico diferencial com causas não isquêmicas de elevação de troponina. O estudo hemodinâmico não mostra lesão ou evidencia lesão coronária igual ou inferior a 50%, não obstrutiva. A ressonância nuclear magnética do coração é recomendada pela importância na confirmação diagnóstica, bem como no diagnóstico diferencial (miocardite, Takotsubo, miocardiopatias etc.). As causas isquêmicas de MINOCA são ruptura de placa não significativa, erosão endotelial, espasmo de coronária, disfunção da microcirculação, trombo intracoronário e dissecção espontânea da coronária

Para diagnosticar MINOCA, dois pontos importantes devem ser levados em conta: exclusão das doenças que mimetizam o infarto do miocárdio e identificação da causa da isquemia.

Além da ressonância nuclear magnética, o uso de ultrassom intracoronário, testes provocativos de espasmo, testes toxicológicos, exames hematológicos, podem identificar a causa e devem ser utilizados.

37.4 Tratamento

Confirmado o diagnóstico, o paciente deve receber terapia antiplaquetária dupla (aspirina e clopidogrel), estatinas, inibidor de enzima de conversão ou bloqueador do receptor da angiotensina e betabloqueadores. Em presença de espasmo da coronária, deve-se utilizar usar bloqueador dos canais de cálcio.

Embora não existam estudos que avaliaram o uso dessas medicações, o registro SWEDEHEART mostrou que, após quatro anos de seguimento, houve diminuição significativa de eventos com o uso das estatinas, inibidores da enzima de conversão de angiotensina e betabloqueadores. O uso de terapia antiplaquetária dupla não mostrou benefício.

O uso de determinadas medicações para situações específicas deve ser lembrado como bloqueador de canais de cálcio para o espasmo coronário, e medicações para microcirculação quando a disfunção for diagnosticada.

37.5 Prognóstico

O prognóstico desses pacientes depende da causa básica. Metanálise de oito estudos sugere mortalidade entre 0,95% (intervalo de confiança de 95% – IC 95% 0,5%-1,3%) e 4,7% (IC 95% 2,6%-6,9%) em 12 meses. O registro coreano de IAM mostra a mesma evolução para esses pacientes em relação àqueles com IAM com doença arterial coronária em uma ou duas artérias.

Aproximadamente 25% dos pacientes com MINOCA apresentaram angina em um ano de seguimento no registro coreano. No registro SWEDEHEART a mortalidade foi de 13,4%, 7,1% reinfartaram e 4,3% apresentaram acidente vascular encefálico, em quatro anos de seguimento.

DICAS DO EDITOR

Referências bibliográficas

1. Agewall S, Beltrame JF, Reynolds HR, et al.; WG on cardiovascular pharmacotherapy: ESC working group position paper on myocardial infarction with non-constructive coronary arteries. Eur H J. 2017;38(3):143-53.
2. A scientific statement from the American Heart Association. Circulation. 2019;139:e1e18.
3. Baylen CA, Rosemberg HA. Review of the acute subjective effects of MDMA/ecstasy. Addiction. 2006;101(7):933-47.
4. Bybee KA, Kara T, Prasad A, et al. Systematic review: transient left ventricular apical ballooning: a syndrome that mimics ST-segment elevation myocardial infarction. Ann Intern Med. 2004;141(11):858-65.
5. De Ferrari GM, Fox KAA, White JA, et al. Outcomes among non-ST-segment elevation acute coronary syndromes patients with no angiographically obstructive coronary artery disease: observations from 37101 patients. Eur Heart J. 2014;3(1):37-45.
6. Eitell BF, Schindler K, et al. Differential agnosis of suspected apical ballooning syndrome using contrast-enhanced Magnetic Resonance imaging. Eur Heart J. 2008;29(21):2651-9.
7. Finkel JB, Marhefka GD. Rethinking cocaine associated chest pain and acute coronary syndromes. Mayo Clin Proc. 2011;86(12)1198-07.
8. Frishman WH, Del Vechio A, Sanal S, et al. Cardiovascular manifestations of substance abuse part 1: cocaine. Heart Dis. 2003;5(3):187-200.
9. Gianni M, Dentali F, Grandi AM, et al. Apical ballooning syndrome or Takotsubo cardiomyopathy: a systematic review. Eur Heart J. 2006;27:1523-9.
10. Kardasz I, Caterina de R. Myocardial infarction with normal coronary arteries: aconundrun with multiple aetiologies and variable prognosis: na update. J Intern Med. 2007;261:330-48.
11. Kohan AA, Levy Yeyati E, De Stefano L, et al. Usefulness of MRI in takotsubo cardiomyopathy: a review of the literature. Cardiovasc Diagn Ther. 2014;4(2):138-46.
12. Lange RA, Hillis D. Cardiovascular complications of cocaine use. N Eng J Med. 2001;345(5):351-7. Erratum in: N Engl J Med. 2001;345(19):1432.
13. Leurent G, Larralde A, Boulmier D, et al. Cardiac MRI studies of transient left ventricular apical ballooning syndrome (Takotsubo cardiomyopathy): a systematic review. Int J Cardiol. 2009;135(2):146-9.
14. Lindahl B, Medical therapy for secondary prevention and long term outcome in patients with myocardial infarction with nonobstrutive coronary artery disease. Circulation. 2017;135:1481-9.
15. Lyon AR, Rees PS, Prasad S, et al. Stress (Takotsubo) cardiomyopathy: a novel pathophysiological hypothesis to explain catecholamine-induced acute myocardial stunning. Nat Clin Pract Cardiovasc Med. 2008;5(1):22-9.
16. Maron BJ, Towbin JA, Thiene G, et al.; American Heart Association; Council on Clinical Cardiology, Heart Failure and Transplantation Committee; Quality of Care and Outcomes Research and Functional Genomics and Translational Biology Interdisciplinary Working Groups; Council on Epidemiology and Prevention. Contemporary definitions and classification of the cardiomyopathies: an American Heart Association Scientific Statement from the Council on Clinical Cardiology, Heart Failure and Transplantation Committee; Quality of Care and Outcomes Research and Functional Genomics and Translational Biology Interdisciplinary Working Groups; and Council on Epidemiology and Prevention. Circulation. 2006;113(14):1807-16.

17. Mccord J, Jneid H, Hollander JE, et al.; American Heart Association Acute Cardiac Care Committee ofthe Council on ClinicalCardiology. Management of Cocaine Associated Chest Pain and Myocardial Infarction: a scientific statement from the American Heart Association Acute Care Committee of the Council on Clinical Cardiology. Circulation. 2008;117(14):1897-07.

18. Pasuphaty S, Air T, Dreyer RP, et al. Systematic review of patients presenting with suspected myocardial infarction and non obstructive coronary arteries. Circulation. 2015;131:8612-870.

19. Pilgrim TM, Wyss TR. Takotsubo cardiomyopathy or transient left ventricular apical ballooning syndrome: a systematic review. Int J Cardiol. 2008;124:283-92.

20. Prasad A, Dangas G, Srinivasan M, et al. Incidence and angiographic characteristics of patients with apical ballooning syndrome (Takotsubo/stress cardiomyopathy) in the HORIZONS-AMI trial: an analysis from a multicenter, international study of ST-elevation myocardial infarction. Catheter Cardiovasc Interv. 2014;83(3):343-8.

21. Scantlebury DC, Prasad A. Diagnosis of Takotsubo cardiomyopathy: Mayo clinic criteria. Circulation J. 2014;78(9):2129-39.

22. Schwartz BG, Rezkalla S, Kloner RA. Cardiovascular Effects of Cocaine. Circulation. 2010;122(24):2558-69.

23. Sharkey SW, Lesser JR, Menon M, et al. Spectrum and significance of electrocardiographic patterns, troponin levels, and thrombolysis in myocardial infarction frame count in patients with stress (Takotsubo) cardiomyopathy and comparison to those in patients with ST-elevation anterior wall myocardial infarction. Am J Cardiol. 2008;101(12):1723-8.

24. Sharkey SW, Windenburg DC, Lesser JR, et al. Natural history and expansive clinical profile of stress (Takotsubo) cardiomyopathy. J Am CollCardiol. 2010;55(4):333-41.

25. Tsuchihashi K, Ueshima K, Uchida T, et al.; angina pectoris-myocardial infarction investigations in Japan: transient left ventricular apical ballooning without coronary artery stenosis: a novel heart syndrome mimicking acute myocardial infarction: angina pectoris-myocardial infarction investigations in Japan. J Am Coll Cardiol. 2001;38(1):11-8.

26. Yip A, Saw J. Spontaneous coronary artery dissection: a review. Cardiovasc Diagn Ther. 2014;5(1):37-48.

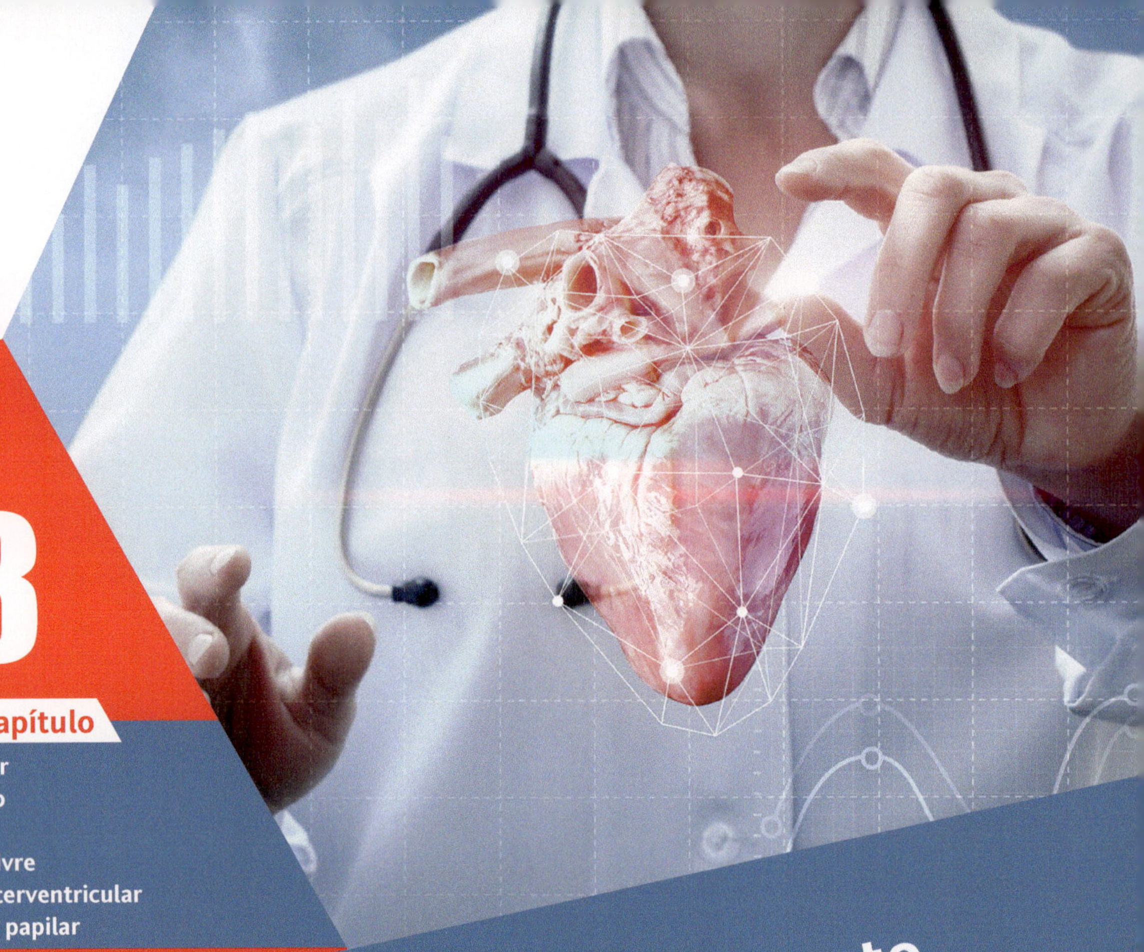

38

Destaques do Capítulo

- Fibrilação ventricular
- Choque cardiogênico
- Balão intra-aórtico
- Ruptura da parede livre
- Ruptura do septo interventricular
- Ruptura do músculo papilar

Complicações mecânicas do infarto agudo do miocárdio

Maria Teresa Cabrera Castillo
Bruno Mendonça Baccaro

O infarto agudo do miocárdio (IAM) é uma das principais causas de óbito no Brasil. Estatísticas do Sistema Único de Saúde revelam que cerca de 61.500 pessoas falecem primariamente por IAM. Aproximadamente 50 a 60% desses óbitos ocorrem na primeira hora após o início do evento isquêmico agudo, em sua maioria decorrentes de fibrilação ventricular.

A maioria dos óbitos intra-hospitalares relacionados ao IAM é causada por choque cardiogênico em decorrência de grave disfunção sistólica do ventrículo esquerdo (VE). As complicações mecânicas decorrentes do IAM são catastróficas e advêm de fissura ou ruptura aguda do miocárdio atrial e/ou ventricular. Os defeitos responsáveis por essas complicações incluem: parede livre ventricular (mais frequentemente o VE), septos interatrial e interventricular, músculos papilares, cordoalhas tendíneas e válvulas. Embora não haja consenso, as estimativas da prevalência dessas complicações variam entre 5 e 10% dos casos de IAM. O impacto na morbimortalidade se caracteriza pela progressiva deterioração hemodinâmica, com manifestações clínicas de insuficiência cardíaca, edema pulmonar, choque cardiogênico e, no caso da perfuração de parede livre ventricular, tamponamento cardíaco. A taxa global de mortalidade varia entre 50 e 80% durante a primeira semana, caso a terapêutica adequada não seja instituída de forma rápida e completa. De fato, essas complicações são responsáveis por cerca de 15 a 35% de todos os óbitos por IAM.

Uma série de grandes estudos randomizados da década de 1980 tem mostrado diminuição de mortalidade de pacientes com IAM tratados com terapia de reperfusão. No entanto, a instabilidade hemodinâmica continua sendo responsável por significativa parte das complicações apresentadas por pacientes submetidos à terapia fibrinolítica. A principal causa de instabilidade grave e rapidamente progressiva no IAM é a presença de defeito mecânico, e o mais dramático é a ruptura miocárdica, associada a altas taxas de morbidade e mortalidade.

São diversos os fatores que podem estar envolvidos com o aparecimento da ruptura, e, embora o mecanismo exato seja desconhecido, muitos acreditam que ela esteja relacionada a extensas áreas de necrose miocárdica com hemorragia local. A trombólise precoce reduz a incidência de ruptura; porém, se for implementada tardiamente, com mais de 14 horas, ou se for ineficaz, o risco é maior. O método de reperfusão também tem influência importante, pois a terapia fibrinolítica leva a maior hemorragia no local do infarto, maior injúria de reperfusão e menor patência do vaso acometido. Esses fatos poderiam explicar a maior incidência de ruptura encontrada com a terapia fibrinolítica, em relação à intervenção coronária percutânea primária.

De modo geral, quando o paciente com IAM apresenta súbita e progressiva deterioração hemodinâmica, com baixo débito cardíaco ou edema pulmonar, é necessário levantar a hipótese de defeito mecânico, pois o rápido diagnóstico e a correta orientação terapêutica são elementos básicos para melhorar a evolução e a sobrevida desses pacientes. Desde a publicação da diretriz do American College of Cardiology/American Heart Association (ACC/AHA) para IAM com supradesnivelamento do segmento ST, em 2004, a recomendação é de abordagem cirúrgica de urgência, associada à revascularização do miocárdico quando indicada, nos casos de ruptura miocárdica.

38.1 Incidência, fisiopatologia e diagnóstico

As complicações mecânicas estão relacionadas à quantidade de miocárdio suscetível ao processo necrótico. Pelo fato de a parede livre do ventrículo esquerdo representar a maior massa de miocárdio vulnerável, a perfuração desse segmento é a causa mais frequente de complicações mecânicas, ou seja, 3 a 10 vezes mais do que as outras complicações mecânicas. O septo interventricular representa a subsequente estrutura de massa miocárdica suscetível à necrose isquêmica e à perfuração. A ruptura de músculo papilar é menos frequente. Um sumário dos dados referentes à incidência das três complicações mecânicas maiores, associadas às principais características dos pacientes, do exame físico e dos dados angiográficos está demonstrado na Tabela 38.1. Os principais achados diagnósticos, incluindo mecanismos fisiopatológicos básicos, e taxas de mortalidade com tratamento clínico isolado ou intervenção cirúrgica, estão demonstrados na Tabela 38.2.

Tabela 38.1 Sumário das incidências e características clínicas das principais complicações mecânicas após infarto agudo do miocárdio.

Variáveis	Ruptura de parede livre ventricular	Ruptura de septo interventricular	Ruptura de músculo papilar
Incidência	0,8%-6,2%; a trombólise farmacológica não reduz o risco; dados sugerem redução de risco com angioplastia primária	1%-3% sem terapia de reperfusão; 0,2%-0,34%, na era trombolítica; 3,9% em casos de choque cardiogênico	< 1% (músculo posteromedial da valva mitral mais frequentemente acometido)
Idade média (anos)	69	63	65
IAM anterior	50%	66%	25%

(continua)

(continuação)

Tabela 38.1 Sumário das incidências e características clínicas das principais complicações mecânicas após infarto agudo do miocárdio.

Variáveis	Ruptura de parede livre ventricular	Ruptura de septo interventricular	Ruptura de músculo papilar
Evolução temporal	1-7 dias, sem terapia de reperfusão; 2-7 dias, com trombólise	3-7 dias, sem reperfusão; dentro de 24 horas, com trombólise	1-14 dias
Infarto prévio	25%	25%	30%
Extensão de DAC e grau de obstrução da artéria relacionada ao infarto	Doença uniarterial (mais provável); completa obstrução da artéria relacionada ao infarto	Doença multiarterial (mais provável); completa obstrução da artéria relacionada ao infarto	Doença uniarterial (mais provável); completa obstrução da artéria relacionada ao infarto
Sopro cardíaco (novo)	25%	90%, holossistólico, intenso	50%, protomeso/holossistólico, suave
Frêmito presente	Não	Sim	Raro

IAM: infarto agudo do miocárdio; DAC: doença arterial coronária.

Fonte: Adaptado de Braunwald E. Heart disease: a textbook of cardiovascular medicine. 6th ed. Philadelphia: W.B. Saunders, 2001, e de Birnbaum Y, et al. Ventricular septal rupture after myocardial infarction. N Engl J Med. 2002;347(18):1426-32.

Tabela 38.2 Sumário dos achados diagnósticos, mecanismos fisiopatológicos básicos e taxas de mortalidade com tratamentos clínico ou cirúrgico, referentes às principais complicações mecânicas no após infarto agudo do miocárdio.

Variáveis	Ruptura de parede livre ventricular	Ruptura de septo interventricular	Ruptura de músculo papilar
Ecodopplercardiografia	Derrame pericárdico; imagens hiperecogênicas no pericárdio; visibilização da ruptura; colapso diastólico do VD	Visibilização do defeito septal ventricular; *shunt* esquerda-direita através do septo interventricular; sobrecarga de VD	VE hiperfuncionante; músculo papilar ou corda tendínea rota; prolapso de folheto valvar; insuficiência mitral grave
Cateter de Swan-Ganz	Equalização das pressões diastólicas entre câmaras cardíacas	Aumento (*salto*) na saturação de oxigênio do átrio direito para o VD; ondas V gigantes	Ausência do *salto* na saturação de oxigênio do átrio direito para o VD; ondas C-V gigantes; níveis altos de pressão capilar pulmonar *em cunha*
Mortalidade clínica	90%	90%	90%
Mortalidade cirúrgica	Relatos de casos (11,8%-62%)	50%	40%-90%

VD: ventrículo direito; VE: ventrículo esquerdo.

Fonte: Adaptado de Braunwald E. Heart disease: a textbook of cardiovascular medicine. 6th ed. Philadelphia: W.B. Saunders, 2001, e de Birnbaum Y, et al. Ventricular septal rupture after myocardial infarction. N Engl J Med. 2002; 347(18):1426-32.

38.2 Terapêutica

Um sumário da terapêutica recomendada está descrito na Tabela 38.3.

38.3 Manejo clínico pré-cirúrgico

O tratamento definitivo é a correção cirúrgica dessas complicações mecânicas, obviamente quando passíveis de correção. A intervenção deve ser precoce nos casos de instabilidade hemodinâmica, apesar do uso de medicamentos inotrópicos e do balão de contrapulsação intra-aórtico (BIA). Nos casos de estabilização com as medidas clínico-farmacológicas (oxigenação, uso de medicamentos vasodilatadores e/ou inotrópicos) e suporte mecânico (BIA), o procedimento cirúrgico poderá ser efetuado algumas horas depois, porém o mais breve possível. As medidas de estabilização são consideradas apenas de suporte e não devem retardar a intervenção cirúrgica de lesões passíveis de correção. Cirurgias postergadas por períodos prolongados elevam a morbimortalidade decorrente de progressiva deterioração hemodinâmica, infecções, síndrome de angústia respiratória do adulto, extensão do infarto e insuficiência renal aguda.

Tabela 38.3 Sumário da terapêutica recomendada.

Manejo clínico pré-cirúrgico
Oxigênio: sob cateter nasal, 2-4 L/min; sob máscara, 6-8 L/min; CPAP, BPAP; intubação endotraqueal com ventilação mecânica.
Nitroglicerina: 50 mg diluídos em 250 mL de SF 0,9% ou SG 5%, iniciando com 10-20 µg/min via IV se PAS ≥ 100 mmHg, e titula-se com 10-20 µg/min a cada 5-10 min, conforme resposta clínica. Dose máxima: 500 mg/dia. Lembrar interação positiva com outros vasodilatadores, diuréticos, morfina e interação negativa com heparina não fracionada IV. Contraindicação absoluta se PAS < 90-100 mmHg, bradicardia acentuada (< 50 bpm), taquicardia (> 100 bpm), suspeita de infarto de VD e em casos de uso de citrato de sildenafil nas últimas 24 horas.
Nitroprussiato de sódio: 50 mg diluídos em 250 mL de SG 5%, iniciando com 0,5 µg/kg/min via IV e titula-se com aumentos a cada 5-10 min, conforme resposta clínica, até 10 µg/kg/min. Lembrar interação positiva com outros vasodilatadores, diuréticos e morfina. Evitar uso prolongado ou doses elevadas. Contraindicações absolutas são semelhantes às da nitroglicerina. Administração judiciosa em pacientes com insuficiência renal.
Sulfato de morfina: 10 mg diluídos em 10 mL de água destilada; iniciando com 1-2 mg via IV, administrados lentamente, com incrementos de 2 mg a cada 5-15 min. Dose máxima de 50 mg/dia.
Furosemida: 1-2 mg/kg de peso (adulto médio de 70 kg, ~3-4 ampolas), via IV. Após controle dos quadros de congestão/edema pulmonar, ajusta-se para comprimidos de 40 mg por via oral (VO), 2-3 vezes ao dia. Dose máxima de 160 mg/dia.
Captopril: se PAS ≥ 100 mmHg, função renal normal e estável, níveis séricos de potássio normais, ausência de hipersensibilidade a inibidores da ECA, inicia-se com 6,25-12,5 mg VO a cada 8 horas, titulando com aumentos gradativos até a máxima dose tolerada.
Dobutamina: se PAS entre 70-100 mmHg, sem sinais de choque, inicia-se com 2-5 µg/kg/min, via IV, titulando até 10-20 µg/kg/min, conforme resposta clínica, evolução dos parâmetros hemodinâmicos pelo cateter de Swan-Ganz e efeitos colaterais.
Dopamina: se PAS entre 70-100 mmHg, com sinais de choque, inicia-se com 2-5 µg/kg/min, via IV, titulando até 10-15 µg/kg/min, conforme reposta clínica, evolução dos parâmetros hemodinâmicos pelo cateter de Swan-Ganz e efeitos colaterais.
Norepinefrina: se PAS < 70 mmHg, com sinais de choque, inicia-se com 0,5 µg/min, via IV, titulando até 20-30 µg/min, conforme resposta clínica, evolução dos parâmetros hemodinâmicos pelo cateter de Swan-Ganz e efeitos colaterais.
BIA/cateter de Swan-Ganz/Monitorização da pressão sistêmica com cateter intra-arterial/Sinais vitais/Oximetria de pulso/Monitorização contínua do ritmo cardíaco/Balanço hídrico/Medidas adicionais conforme critério clínico.
Tratamento cirúrgico: reparo das lesões mecânicas, associado ou não à revascularização coronariana conforme indicação anatômica.

CPAP: pressão positiva contínua nas vias aéreas; BPAP: dois níveis de pressão positiva nas vias aéreas; PAS: pressão artéria sistólica; IV: intravenosa; VO: via oral; VD: ventrículo direito; IECA: inibidores da enzima conversora da angiotensina; SF: soro fisiológico; SG: soro glicosado; BIA: balão intra-aórtico.

Fonte: Desenvolvido pela autoria.

38.4 Manutenção adequada de oxigenação

Grande parte dos pacientes com diagnóstico clínico de complicação mecânica evolui com diferentes graus de congestão e de edema pulmonar. Nestes, a suplementação de oxigênio deve ser instituída rotineiramente, principalmente nos casos com taxas de saturação arterial (SaO_2) inferiores a 90%. Conforme a gravidade, deve-se administrar oxigênio por cateter nasal (2-4 L/minuto) ou máscara (6-8 L/minuto) oferecendo máxima fração inspirada de oxigênio (FiO_2). Havendo necessidade, deve-se utilizar pressão positiva contínua em vias aéreas (CPAP) ou pressão positiva em dois níveis em vias aéreas (BPAP). Nos casos com insuficiência respiratória grave e sinais iminentes de fadiga muscular respiratória, depressão do nível de consciência, pouca colaboração ou tolerabilidade à ventilação não invasiva, distúrbios metabólicos, hemorragia e/ou secreções em vias aéreas, instabilidade hemodinâmica não responsiva às medidas básicas e, nas situações em que não ocorrer restabelecimento e manutenção da SaO_2 acima de 90% ou rápida deterioração da insuficiência respiratória, o paciente deve ser sedado, intubado e ventilado apropriadamente.

38.5 Terapia farmacológica

Na ruptura do septo interventricular (*shunt* esquerda-direita com sobrecarga de volume ao ventrículo direito e hiperemia pulmonar ativa) e na ruptura do músculo papilar (regurgitação mitral aguda e hiperemia pulmonar passiva), o aumento da pressão venocapilar pulmonar pode evoluir para edema pulmonar.

O uso de vasodilatadores predominantemente venosos (nitroglicerina) ou mistos (nitroprussiato de sódio) depende dos níveis da pressão arterial sistêmica. A dilatação no território venoso reduz a pré-carga do ventrículo direito, diminuindo o volume de sangue direcionado aos pulmões. A dilatação no território arterial mediada predominantemente pelo nitroprussiato de sódio reduz a pós-carga do VE e o volume do fluxo regurgitante pela valva mitral rota, melhorando o débito cardíaco. Na ruptura do septo interventricular, a redução da pós-carga do VE diminui o *shunt* esquerda-direita.

O sulfato de morfina é o analgésico de escolha em pacientes com IAM: seda, alivia a dor e reduz o consumo de oxigênio pelo miocárdio. Por suas propriedades vasodilatadoras, está indicado em todos os pacientes com congestão pulmonar.

Os diuréticos de alça devem ser utilizados em todos os casos de congestão pulmonar decorrentes de falência ventricular esquerda ou complicações mecânicas. Deve-se iniciar com furosemida via endovenosa, ajustar as doses e manter com furosemida por via oral.

Os inibidores da enzima de conversão da angiotensina são indicados em pacientes com insuficiência cardíaca, inclusive naqueles com complicações mecânicas. Inicia-se com captopril na dose diária de 6,25 a 12,5 mg, por via oral, aumentando gradativamente a dose, de acordo com a tolerabilidade do paciente.

Os agentes inotrópicos e vasopressores estão indicados nos casos de hipotensão arterial sintomática, ou seja, quando associada a sinais de hipoperfusão tecidual (choque cardiogênico). A pressão arterial média alvo se situa ao redor de 70 a 75 mmHg. O aumento da pós-carga promovido por esses fármacos pode elevar significativamente a pressão intraventricular esquerda. Consequentemente, nas rupturas do septo interventricular e do músculo papilar pode haver aumento do *shunt* esquerda-direita e do volume regurgitante mitral, respectivamente, piorando as alterações hemodinâmicas preexistentes. Esses fármacos devem ser utilizados de forma criteriosa, em doses suficientes para obter resposta clínica adequada sem, contudo, aumentar os riscos de efeitos colaterais.

38.6 Avaliação hemodinâmica e angiográfica

Nos pacientes com hipotensão arterial grave, choque cardiogênico ou em uso de agentes vasopressores e/ou inotrópicos, a monitorização da pressão intra-arterial aumenta a acurácia na determinação dos níveis pressóricos sistêmicos. A suspeita clínica de complicação mecânica deve ser confirmada pela ecocardiografia, exame que permite melhor avaliação dos parâmetros hemodinâmicos.

Sempre que possível, deve-se realizar o cateterismo cardíaco. A angiografia coronariana e a ventriculografia esquerda permitem avaliar a extensão da doença coronariana, a função do VE, a gravidade da insuficiência mitral aguda e a localização da ruptura de septo interventricular (anteroapical, inferobasal ou posterobasal). O diagnóstico de ruptura do músculo papilar não pode ser feito pelo cateterismo cardíaco. Nesses casos, a ecocardiografia à beira do leito é fundamental como fonte das seguintes informações: anatomia detalhada das estruturas do aparelho valvar, gravidade da insuficiência valvar (mais comumente a mitral) e possíveis complicações mecânicas associadas (diagnóstico diferencial com a ruptura de septo interventricular). Nos casos de ruptura da parede livre ventricular, frequentemente associada a tamponamento cardíaco ou com deterioração hemodinâmica súbita e atividade elétrica sem pulso, não há tempo suficiente para a cateterização coronariana. Nessas situações, o diagnóstico clínico deve ser confirmado pela ecocardiografia, e a pericardiocentese deve ser realizada prontamente, visando à estabilização clínica, até a correção cirúrgica definitiva. Os falsos aneurismas podem ser identificados pelo cateterismo cardíaco.

38.7 Balão de contrapulsação intra-aórtico (BIA)

Uma das medidas de estabilização clínica inclui o uso do BIA, que reduz a pós-carga do VE, diminuindo o volume do *shunt* esquerda-direita e o volume de sangue regurgitante ao átrio esquerdo. Por outro lado, promove aumento da pressão diastólica final na raiz da aorta, propiciando elevação da pressão de perfusão coronariana. O resultado final é um incremento no débito cardíaco (20 a 30%), redução do consumo de oxigênio e melhora da função hemodinâmica global, contribuindo para a estabilização clínica do paciente durante o preparo para a cirurgia.

38.8 Tratamento cirúrgico

O tratamento cirúrgico é o tratamento definitivo das três complicações mecânicas mais graves no pós-IAM. A correção não deve ser postergada além do tempo mínimo suficiente para o preparo pré-operatório. A correção da ruptura de parede livre ventricular é feita pela infartectomia, e o fechamento do pertuito pela técnica de sutura direta ou através de uso de *patch* de pericárdio autólogo, heterólogo (bovino) ou de Dacron. A correção da ruptura de septo interventricular é feita através da área de miocárdio infartada, o que minimiza a disfunção ventricular pós-operatória. O material necrótico e friável das margens do septo e da parede ventricular é retirado para reduzir os riscos de deiscência de sutura, hemorragia pós-operatória e defeito septal residual. O fechamento da porção rota do septo e da parede ventricular é realizado com uso de *patch*, reduzindo a tensão nas bordas das suturas e preservando a geometria e a função cardíaca. A correção cirúrgica da insuficiência mitral aguda por ruptura de músculo papilar e/ou de cordoalha tendínea envolve plastia mitral, quando as condições anatômicas forem favoráveis, ou implante de prótese valvar mitral. Em todas as complicações mecânicas, o tratamento cirúrgico é realizado visando à correção das lesões mecânicas e à adequada proteção miocárdica. A circulação extracorpórea deverá ser com hipotermia moderada e cardioplegia com sangue frio. Nos pacientes com doença obstrutiva multiarterial ou com estenose do tronco da coronariana esquerda, a revascularização cirúrgica é realizada simultaneamente à correção das complicações mecânicas.

DICAS DO EDITOR

Referências bibliográficas

1. II Diretriz sobre Tratamento do Infarto Agudo do Miocárdio. Arq Bras Cardiol. 2000;74(Supl 2):1-46.
2. V Diretriz sobre Infarto Agudo do Miocárdio com Supradesnível do segmento ST. Arq Bras Cardiol. 2015;105(2):1-105.
3. ACC/AHA 2004 Guideline Update for Coronary Artery Bypass Graft Surgery: Summary Article: a report of the American College of Cardiology/American Heart Association Task Force on Practice Guidelines (Committee to Update the 1999 Guidelines for Coronary Artery Bypass Graft Surgery). Circulation. 2004;110:1168-76.
4. ACC/AHA Guidelines for the Management of Patients With ST-Elevation Myocardial Infarction. Executive Summary: a report of the American College of Cardiology/American Heart Association Task Force on Practice Guidelines (Writing Committee to Revise the 1999 Guidelines for the Management of Patients With Acute Myocardial Infarction). Circulation. 2004; 110:588-636.
5. Birnbaum Y, Fishbein MC, Blanche C, et al. Ventricular septal rupture after myocardial infarction. N Engl J Med. 2002; 347(18):1426-32.
6. Braunwald E. Heart disease: a textbook of cardiovascular medicine. 6.ed. Philadelphia: W.B. Saunders, 2001. p.1114-231.
7. Chevalier P, Burri H, Fahrat F, et al. Perioperative outcome and long-term survival of surgery for acute post-infarction mitral regurgitation. Eur J Cardiothorac Surg. 2004; 26:330-5.
8. Crenshaw BS, Granger CB, Birnbaum Y, et al. for the GUSTO-I Trial Investigators. Risk factors, angiographic patterns, and outcomes in patients with acute ventricular septal defect complicating acute myocardial infarction. Circulation. 2000;101:27-32.
9. DataSus, Ministério da Saúde. Estatísticas de mortalidade geral no Brasil. Disponível em: http://www.datasus.gov.br.
10. Davis N, Sistino JJ. Review of ventricular rupture: key concepts and diagnostic tools for success. Perfusion. 2002;17:63-7.
11. Iemura J, Oku H, Otaki M, et al. Surgical strategy for left ventricular free wall rupture after acute myocardial infarction. Ann Thorac Surg. 2001;71:201-4.
12. Kirklin JW, Barrott-Boyes BG. Cardiac surgery. 2.ed. New York: Churchill Livingstone, 1993. p.403-22.
13. Menon V, Webb JG, Hillis LD, et al. Outcome and profile of ventricular septal rupture with cardiogenic shock after myocardial infarction: a report from the Shock Trial Registry. J Am Coll Cardiol. 2000;36:1110-6.
14. Murday A. Optimal management of acute ventricular septal rupture. Heart. 2003;89:1462-6.
15. Slater J, Brown RJ, Antonelli TA, et al. Cardiogenic shock due to cardiac free-wall rupture or tamponade after acute myocardial infarction: a report from the Shock Trial Registry. J Am Coll Cardiol. 2000;36:1117-22.

Emergências Cardiovasculares

Parte VI

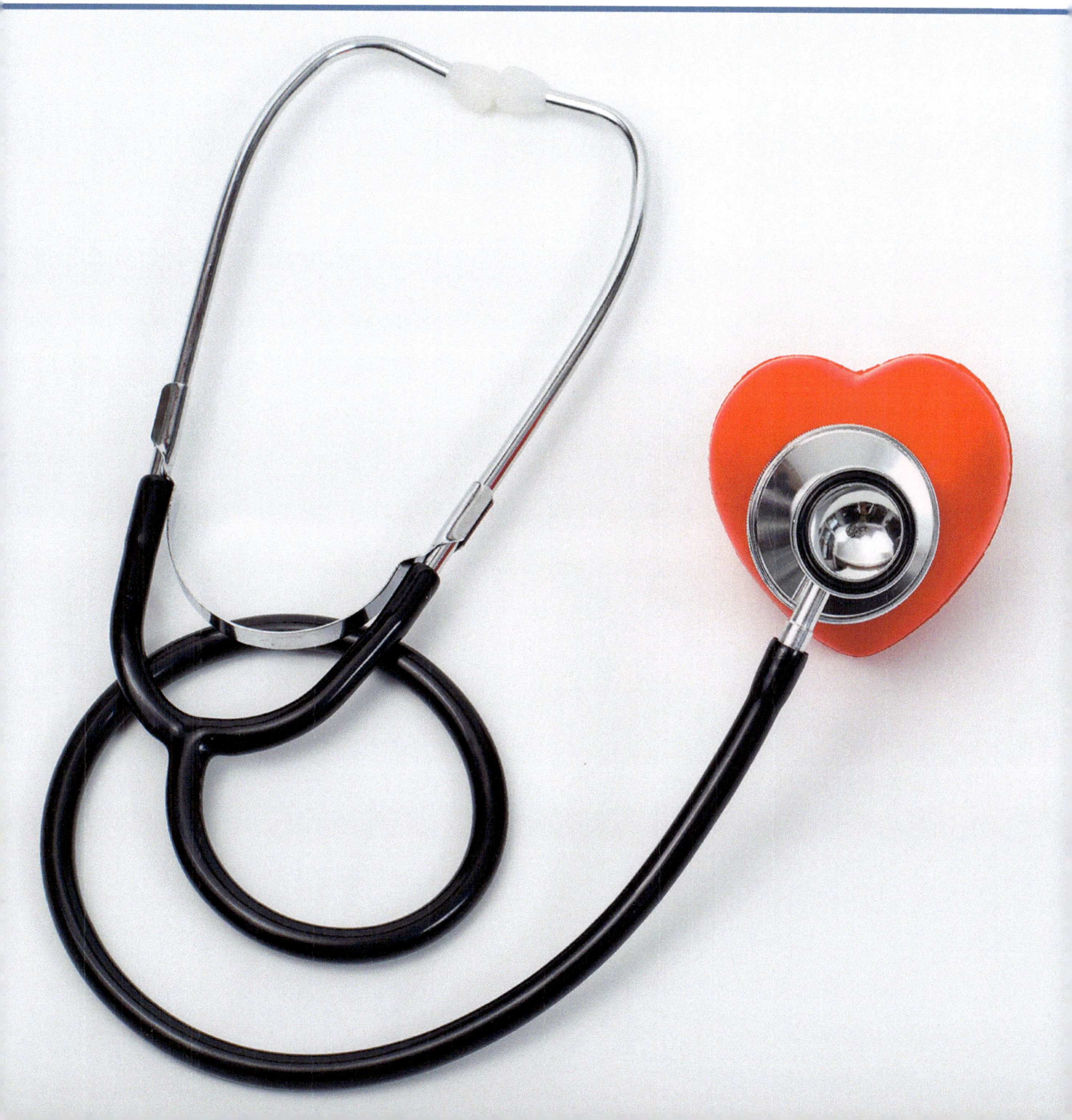

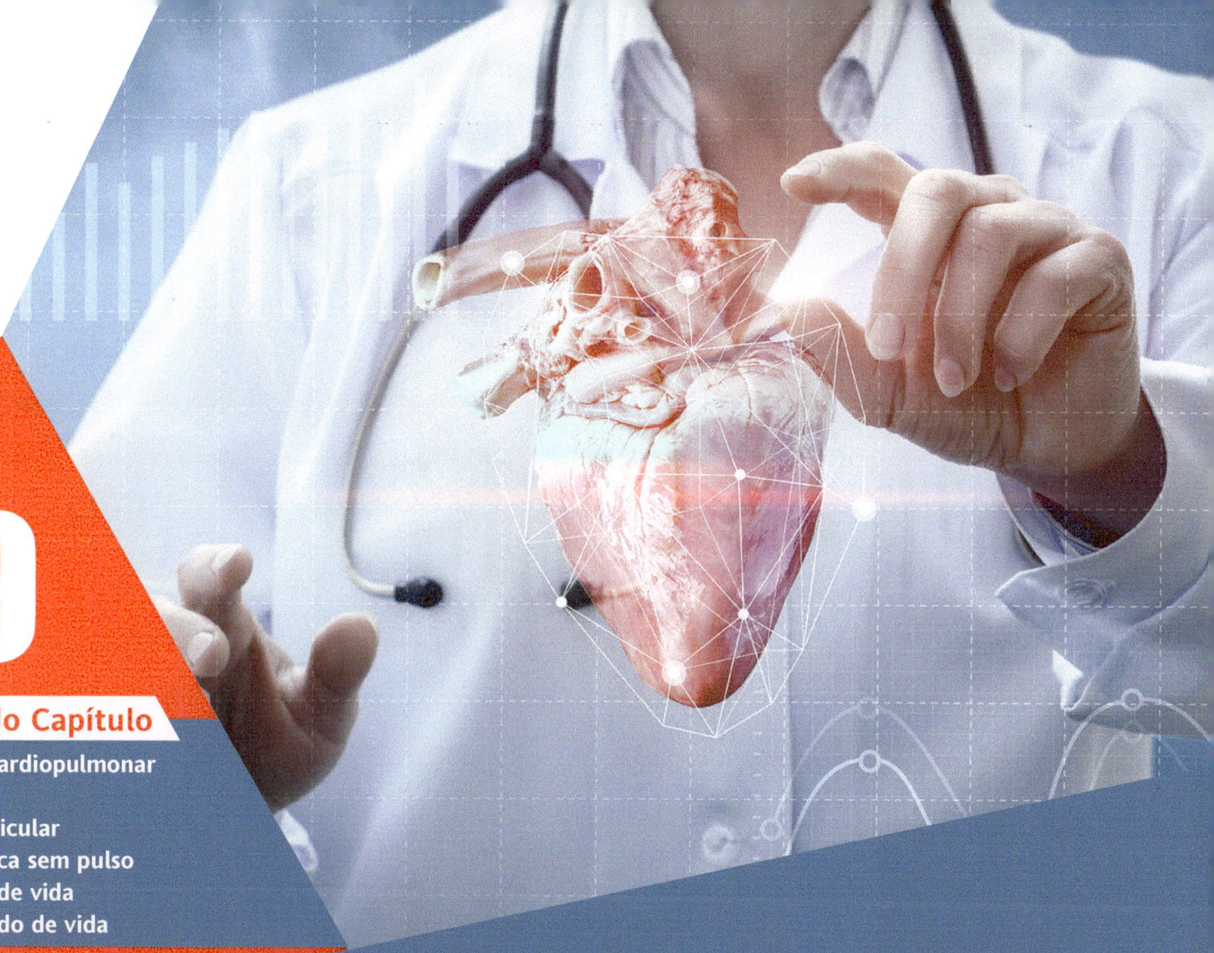

39

Destaques do Capítulo

- Ressuscitação cardiopulmonar
- Assistolia
- Fibrilação ventricular
- Atividade elétrica sem pulso
- Suporte básico de vida
- Suporte avançado de vida

Parada cardiorrespiratória

Rodrigo Marques Gonçalves
Antonio Tito Paladino Filho
Natália Marcusso Massoni

39.1 Introdução

A ressuscitação cardiopulmonar (RCP) é o procedimento mais crítico e urgente com o qual uma equipe de saúde pode se deparar. A criação de times de resposta rápida (TRR), o treinamento constante das equipes, a incorporação de tecnologias bem selecionadas e a adoção de protocolos bem estruturados e em conformidade com as diretrizes podem melhorar significativamente o desfecho das vítimas de parada cardiorrespiratória (PCR). O objetivo primário do atendimento à PCR é alcançar o retorno da circulação espontânea com a preservação do estado neurológico.

Os TTR são equipes dedicadas ao atendimento de pacientes em PCR (código azul) e pré-PCR (código amarelo). A abordagem direcionada desses times pode reduzir a ocorrência de PCR e a mortalidade intra-hospitalar. A realização de compressões torácicas de alta qualidade, bem como a desfibrilação precoce, quando indicada, estão associadas a importante redução de mortalidade.

39.2 Suporte básico de vida

As ações propostas no Suporte Básico de Vida (SBV) são as mais importantes durante o atendimento à PCR. Se o SBV não for adequadamente realizado, as intervenções avançadas não serão capazes de melhorar o prognóstico dos pacientes.

O primeiro passo para o atendimento é avaliar a segurança do local. Os profissionais de saúde devem empreender todos os esforços para salvamento; entretanto, esses esforços não podem colocar em risco a saúde ou a vida dos membros da equipe de emergência. Como esse capítulo trata de atendimento intra-hospitalar, os cuidados com segurança do local serão basicamente a utilização de equipamentos de proteção como luvas e óculos.

O algoritmo da Figura 39.1 mostra a melhor sequência para o atendimento de pacientes inconscientes.

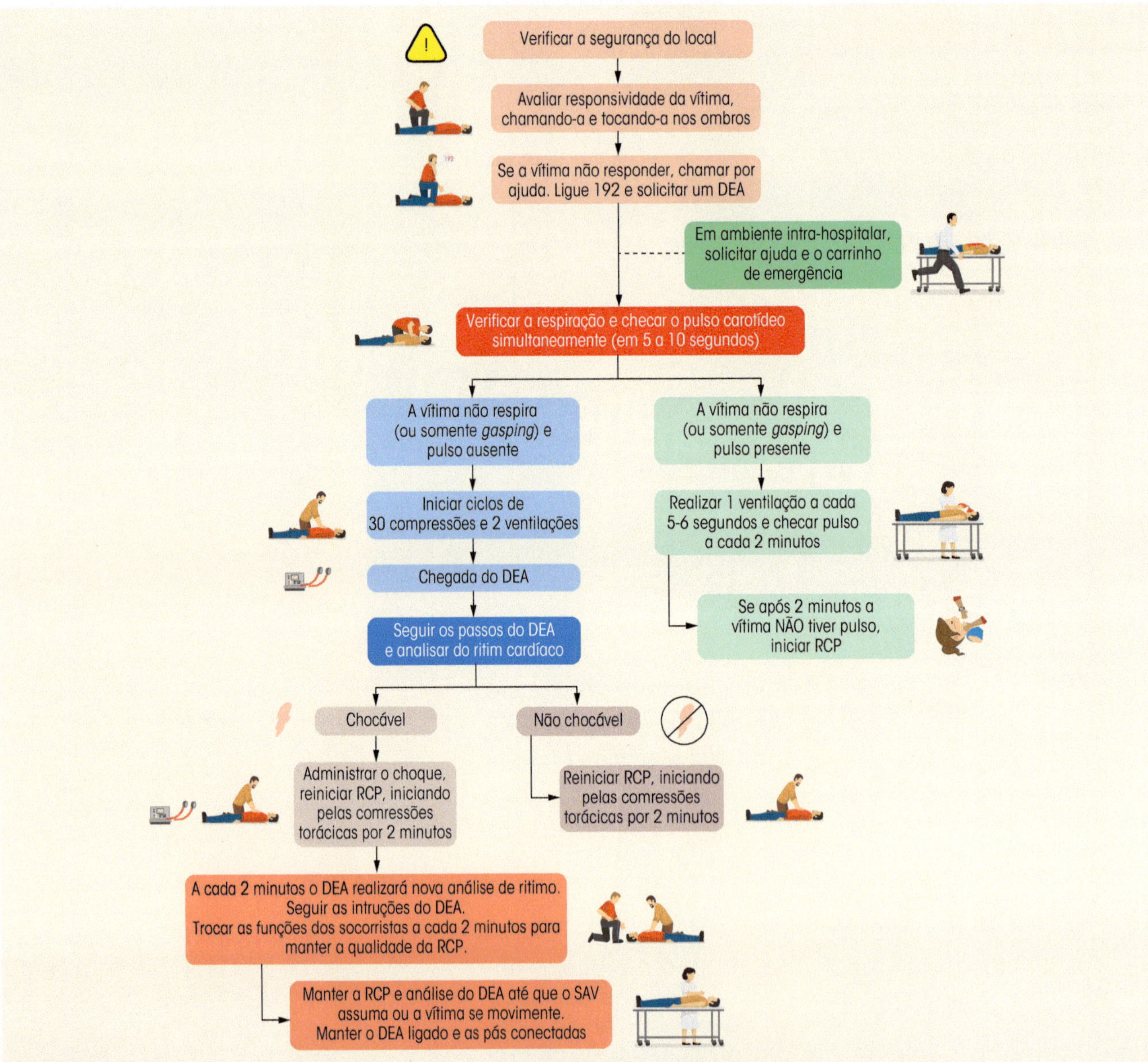

Figura 39.1 **Algoritmo de socorro básico de vida da diretriz de ressuscitação cardiopulmonar e cuidados cardiovasculares de emergência da Sociedade Brasileira de Cardiologia.**

DEA: desfibrilador externo automático; *Gasping*: respiração agônica (inglês); RCP: ressuscitação cardiopulmonar; SAV: socorro avançado de vida.

Fonte: Desenvolvido pela autoria/Adaptado de macrovector/Freepik.

Na avaliação inicial de um paciente inconsciente em ambiente hospitalar, o socorrista pode simultaneamente checar o nível de consciência e a presença de pulso e de respirações adequadas. Para isso, deve segurar com firmeza os ombros do paciente e chamar em voz alta. Se o paciente não responder, deve-se pedir ajuda, acionar o time de resposta rápida e solicitar um desfibrilador. Deve-se checar um pulso central (o pulso carotídeo é uma boa opção) por não menos que 5 e não mais que 10 segundos. Deve-se avaliar a presença de respiração adequada (*gasping* não deve ser considerado respiração). Se o paciente não apresentar pulso, iniciam-se as compressões torácicas, até a chegada do desfibrilador e da equipe de emergência.

Compressões torácicas de alta qualidade são essenciais para a manutenção da perfusão de órgãos vitais e devem ser as mais contínuas possíveis. As interrupções nas compressões devem se limitar a menos de 10 segundos, e somente para a execução de ações essenciais, como aplicação de desfibrilação.

A perfusão coronariana ocorre durante a diástole, e depende da pressão de perfusão coronariana (PPC). A PPC é a diferença entre a pressão diastólica na raiz da aorta e a pressão diastólica do átrio direito. As compressões torácicas aumentam as pressões sistólicas e diastólicas na raiz da aorta e pouco influenciam na pressão do átrio esquerdo. A diferença nas pressões faz com que ocorra perfusão das coronárias durante a RCP. Quando as compressões torácicas são contínuas, há um aumento da PPC, e, com a interrupção das compressões, ocorre redução importante do fluxo coronariano. Ao reiniciar as compressões, existe um retardo no aumento da PPC. As Figuras 39.2 e 39.3 mostram curvas de pressão intra-aórtica durante a realização de compressões torácicas. É possível notar que, quando as compressões são contínuas (Figura 39.2), a PPC aumenta. Quando as compressões são interrompidas por qualquer motivo, como para ventilação (Figura 39.3), a PPC se reduz bastante e demora algumas compressões para retomar o patamar mínimo a fim de manter um fluxo sanguíneo adequado.

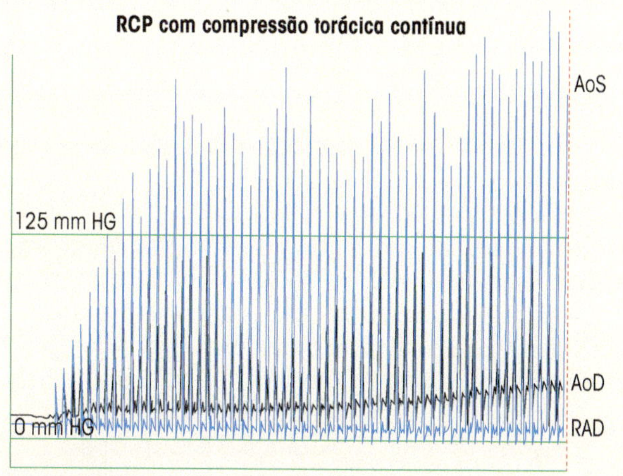

Figura 39.2 Relação entre compressões torácicas contínuas e pressão de perfusão coronariana.

RCP: ressuscitação cardiopulmonar; AoS: pressão sistólica em raiz de aorta; AoD: pressão diastólica em raiz de aorta; RAD: pressão diastólica em átrio direito.

Fonte: Desenvolvido pela autoria.

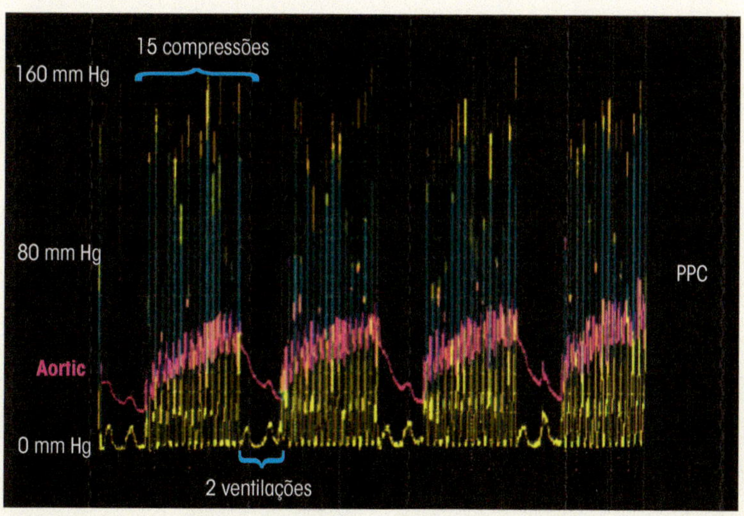

Figura 39.3 Ressuscitação cardiopulmonar com 15 compressões intercaladas com pausas para duas ventilações, quando a pressão de perfusão coronariana (PPC) cai a níveis próximos a zero.

Fonte: Desenvolvido pela autoria.

A manutenção de uma PPC mais elevada está relacionada a aumento do retorno da circulação espontânea. Indivíduos que apresentem PPC menor que 15 mmHg durante a reanimação provavelmente não irão sobreviver.

Permitir o completo retorno do tórax entre cada compressão reduz a pressão intratorácica e favorece maior retorno venoso. O retorno incompleto do tórax está associado a menores valores de PPC. Alguns estudos tentam relacionar a velocidade de descompressão do tórax a aumento da sobrevida, porém ainda sem comprovação.

A frequência recomendada para as compressões é de 100 a 120 por minuto. Compressões mais lentas que 100 por minuto não são capazes de manter o fluxo sanguíneo adequado. Em frequências maiores que 120 por minuto, o tempo para o enchimento cardíaco é reduzido, o que limita o volume ejetado em cada compressão e reduz o débito cardíaco. A Figura 39.4 mostra as taxas de sobrevida de pacientes em razão da frequência das compressões torácicas. Os pacientes que receberam compressões a uma frequência entre 100 e 120 por minuto foram os que apresentaram melhores taxas de retorno à circulação espontânea.

As compressões devem ser realizadas no terço inferior do esterno (linha intermamilar), com a região tenar e hipotenar das mãos, com os braços estendidos. O socorrista responsável pelas compressões deve estar em posição elevada em relação ao paciente para que utilize o peso do próprio tórax durante as manobras, evitando o cansaço precoce. A profundidade das compressões deve ser de pelo menos 5 centímetros para que sejam efetivas e no máximo 6 centímetros para evitar lesões. Os socorristas devem se revezar nas compressões a cada 2 minutos ou sempre que fatigarem.

Em resumo, as compressões de alta qualidade apresentam os seguintes parâmetros:

- Ser as mais contínuas possíveis.
- Frequência entre 100 e 120 compressões por minuto.
- Permitir o retorno completo do tórax entre cada compressão.
- Realizadas no terço inferior do esterno.
- Socorristas devem se revezar a cada 2 minutos ou em caso de fadiga.

Para garantir a qualidade da RCP é recomendado o uso de dispositivos de avaliação de compressões em tempo real. Esses dispositivos podem guiar a equipe para compressões de maior qualidade durante todo o atendimento.

As ventilações são outro ponto importante do atendimento inicial ao paciente em PCR. Há duas estratégias de ventilação durante a RCP: ventilação não invasiva e invasiva. Não há preferência entre as duas opções, e a escolha vai depender da experiência da equipe e da disponibilidade de

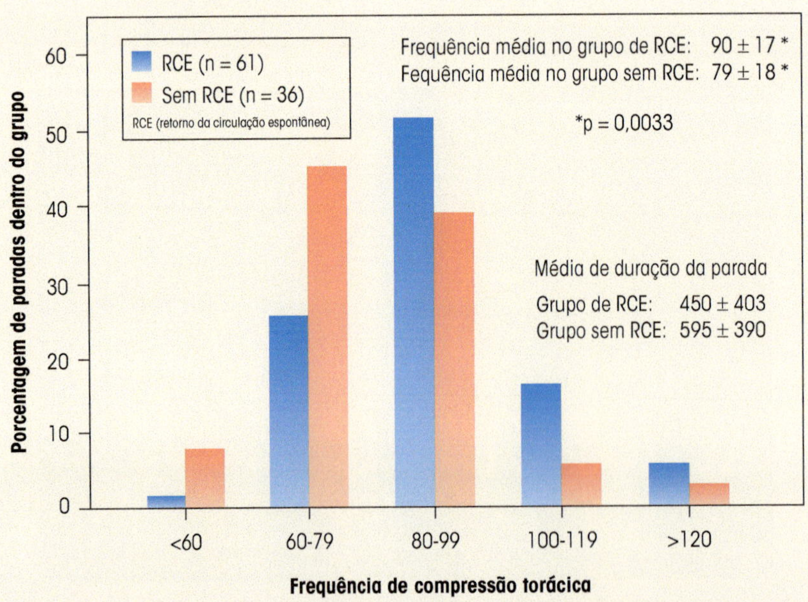

Figura 39.4 Relação entre frequência de compressões torácicas e retorno da circulação espontânea.

Fonte: Desenvolvido pela autoria.

equipamentos no local. O importante é que o pacientes esteja sendo ventilado adequadamente.

Para a ventilação não invasiva efetiva, os socorristas geralmente utilizam um ressuscitador manual (ou dispositivo bolsa-valva-máscara). O ressuscitador manual é um dispositivo autoinflável, que idealmente deve estar ligado a uma fonte de oxigênio e possuir um reservatório para que o paciente receba oxigênio a 100% (Figura 39.5).

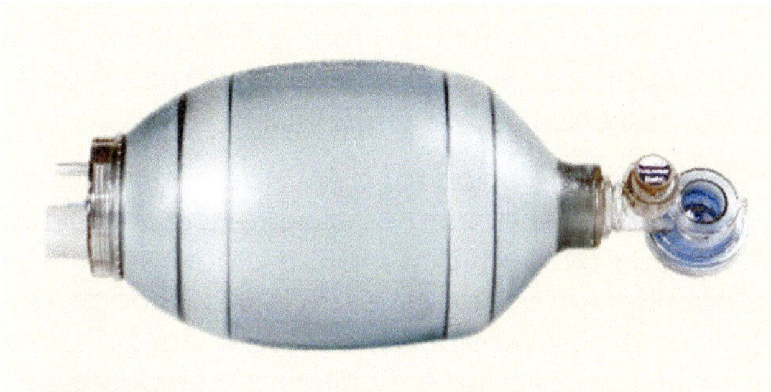

Figura 39.5 Ressuscitador manual, bolsa-valva-máscara.

Fonte: Foto de PawełCzerwiński on Unsplash.

Para pacientes com PCR prolongada ou em relação aos quais se suspeite de hipóxia como uma das causas da parada, a ventilação invasiva está bem indicada. A via aérea invasiva pode ser alcançada com dispositivos supraglóticos (máscara laríngea e tubo laríngeo) e endotraqueal (tubo naso ou orotraqueal) (Figura 39.6).

A ventilação invasiva tem a vantagem de permitir a monitorização do CO_2 expirado, reduzir as chances de aspiração e garantir uma oxigenação mais efetiva. Entretanto, pode retardar a desfibrilação e comprometer a qualidade das compressões torácicas, o que é extremamente deletério. As recomendações são para que as equipes que não executem a intubação orotraqueal com frequência optem por utilizar os dispositivos supraglóticos.

As ventilações devem ter a duração de aproximadamente um segundo cada e volume suficiente para que ocorra elevação visível do tórax. É importante não hiperventilar os pacientes. A hiperventilação aumenta a pressão intratoráxica, o que reduz o retorno venoso e diminui o débito cardíaco. A frequência recomendada é de 10 ventilações por minuto (uma a cada seis segundos).

A relação entre compressões e ventilações depende de o paciente estar recebendo ventilação invasiva ou não invasiva. Nos pacientes em ventilação não invasiva, recomenda-se a relação de 30 compressões para duas ventilações ou uma ventilação a cada seis segundos, sem sincronia com as compressões. Para pacientes com via aérea invasiva, as ventilações devem ser administradas uma a cada seis segundos, não sincronizadas com as compressões.

A RCP deve continuar até a chegada do desfibrilador, que deve ser utilizado assim que disponível. A análise do ritmo é uma ação prioritária para os pacientes em PCR. A avaliação do ritmo pode ser realizada por um desfibrilador externo automático (DEA), ou por um cardioversor/desfibrilador manual. O DEA pode ser utilizado por qualquer pessoa,

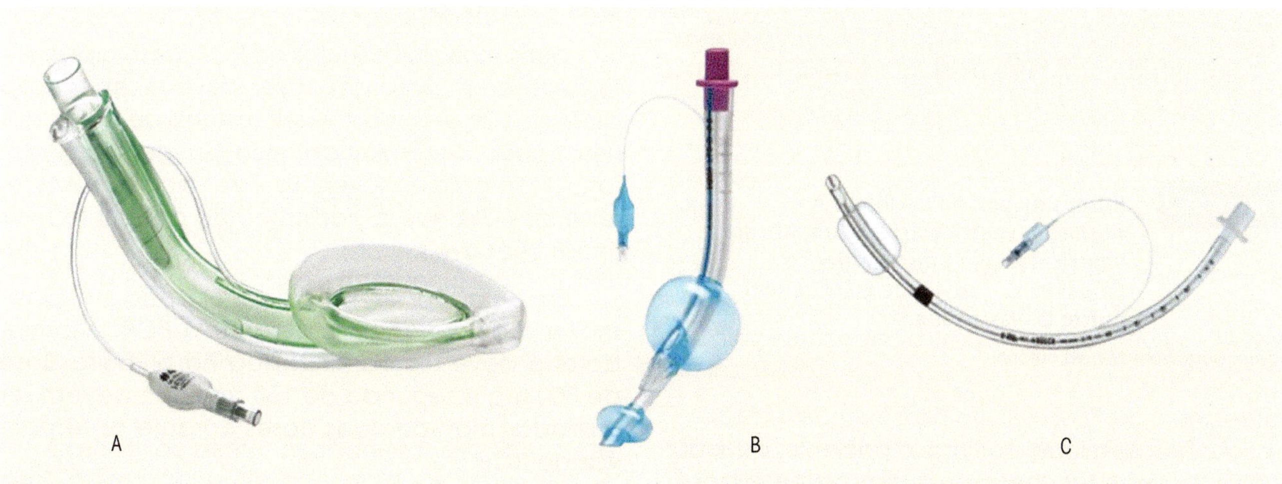

Figura 39.6 Dispositivos para obtenção invasiva de vias aéreas. A – máscara laríngea; B – tubo laríngeo; C – tubo orotraqueal.

Fonte: Desenvolvido pela autoria.

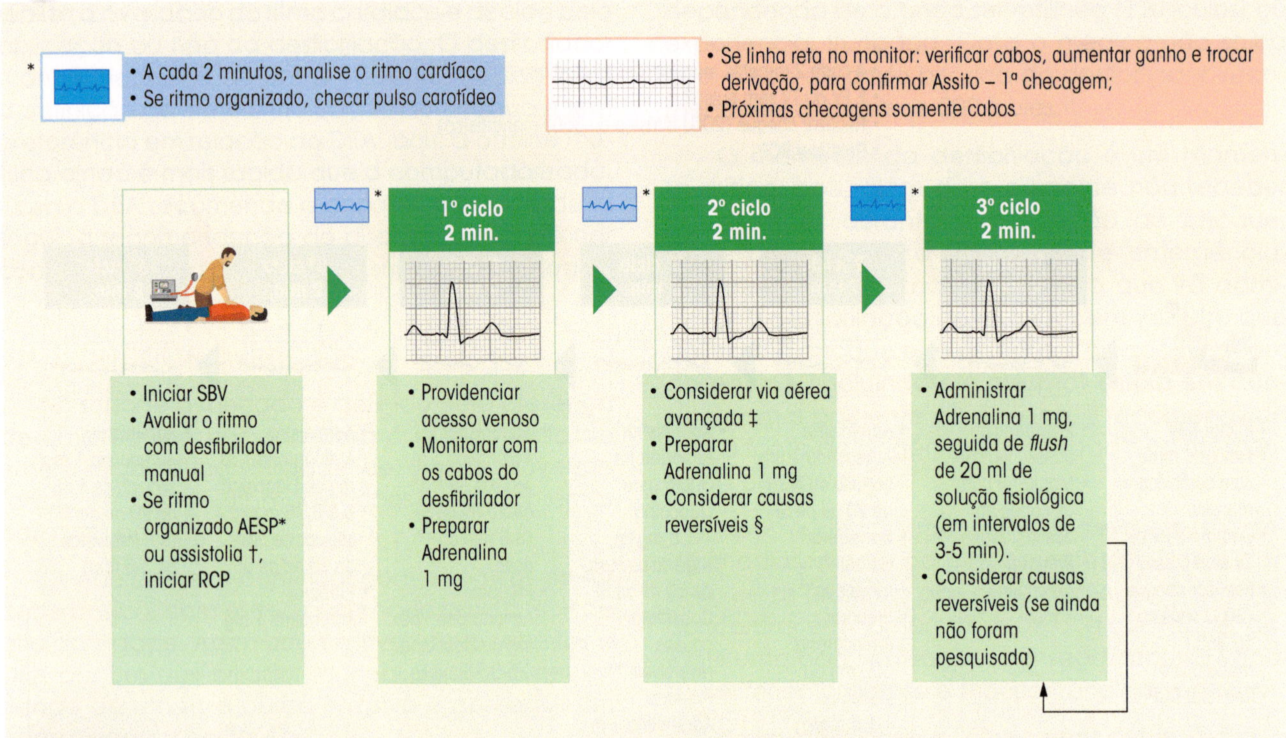

Figura 39.9 Algoritmo para assistolia e atividade elétrica sem pulso palpável.

SBV: socorro básico de vida; AESP: atividade elétrica sem pulso; RCP: ressuscitação cardiopulmonar; *Flush*: lavar (do inglês),

Fonte: Desenvolvido pela autoria.

Tabela 39.1 Possíveis causas potencialmente reversíveis da parada cardiorrespiratória. Os 5 Hs e os 5 Ts.

Hipóxia	Trombose coronariana
Hipovolêmia	Trombose pulmonar
H^+-acidose	Toxina
Hiper ou hipopotassemia	Tensão no tórax – pneumotórax hipertensivo
Hipotermia	Tamponamento cardíaco

H^+: íon hidrogênio (acidose); Trombose coronária: síndrome coronária aguda; Trombose pulmonar: embolia pulmonar.

Fonte: Desenvolvido pela autoria.

39.4 Cuidados pós-PCR

O objetivo dos cuidados pós-PCR é garantir a estabilidade hemodinâmica, as melhores condições para a recuperação neurológica, realizar o diagnóstico de causa da parada (principalmente as síndromes coronarianas agudas) e prevenir a disfunção sistêmica.

Os pacientes devem receber uma avaliação completa a fim de garantir as melhores condições clínicas para uma adequada recuperação neurológica. Os socorristas devem garantir via aérea pérvia e protegida contra aspiração e assegurar adequada ventilação e oxigenação. A avaliação hemodinâmica com pressão arterial, perfusão periférica e débito urinário deve ser realizada, e intervenções imediatas devem corrigir as alterações. Para manter uma pressão sistólica acima de 90 mmHg é possível a expansão com 1.000 a 2.000 mL de soro fisiológico, desde que o paciente não apresente sinais de congestão. Caso o apresente sinais de congestão ou não responda à expansão volêmica, recomenda-se a utilização de aminas vasoativas como a noradrenalina.

É importante a pesquisa ativa pela causa da PCR, principalmente causas coronarianas. Todos os pacientes devem realizar eletrocardiograma, e, em caso de supradesnivelamento do segmento ST ou suspeita de isquemia, devem ser encaminhados para a hemodinâmica. Outros exames importantes são gasometria arterial, função renal, íons, marcadores de necrose miocárdica, hemograma, coagulograma, radiografia de tórax e ecocardiograma.

Atenção especial deve ser dada em busca de isquemia miocárdica. Principalmente em pacientes que apresentaram ritmos chocáveis. Esses pacientes devem ser precocemente encaminhados para a realização de cineangiocoronariografia, pois a isquemia miocárdica é causa frequente de PCR.

Os pacientes que mantenham rebaixamento do nível de consciência (Glasgow igual ou inferior a 8) devem ser submetidos a controle direcionado de temperatura por 24 a 48 horas com temperatura central alvo entre 32° e 36°.

39.5 Monitorização do atendimento

Dispositivos de monitoramento permitem acompanhamento em tempo real da qualidade das compressões torácicas e das ventilações e permitem que os socorristas adéquem imediatamente a frequência, a profundidade e a liberação destas. O uso desses equipamentos é recomendado pelas atuais diretrizes e melhora o atendimento. Atualmente, os dispositivos disponíveis podem ser ligados ao cardioversor ou funcionar independentemente.

Outro dispositivo de monitorização altamente recomendado é a capnografia com forma de onda. A capnografia permite a avaliação do posicionamento do tubo orotraqueal e, principalmente, a avaliação da perfusão e consequentemente da qualidade das compressões torácicas.

Pacientes em PCR não apresentam CO_2 expirado, portanto a curva mostrará zero. Quando as compressões torácicas se iniciam, o CO_2 começara a aumentar. Quando a curva de capnografia apresenta valores inferiores a 10 mmHg, os socorristas devem melhorar a qualidade da RCP. Quanto maior o valor de CO_2 expirado, maiores as chances de o paciente alcançar o retorno da circulação espontânea. Se o paciente voltar a apresentar pulso, os valores da capnografia vão se elevar, geralmente acima de 50 mmHg. Para pacientes em cuidados pós-PCR recomenda-se a manutenção de níveis de CO_2 entre 40 e 45 mmHg.

39.6 Reunião pós-PCR

Após todo atendimento crítico, as equipes devem se reunir para avaliar os pontos bons e os de possível melhoria. Esses encontros devem ser direcionados a capacitar a equipe para atuar cada vez melhor. Idealmente a coordenação deve ser do membro mais experiente do time. O melhor momento é logo após o atendimento, e deve-se reunir toda a equipe. Essa abordagem permite rever todos os passos do atendimento, compartilhar as alegrias, as angústias e as dificuldades encontradas, dividir informações relevantes e apresentar sugestões de melhoria.

A realização rotineira de reuniões pós-PCR propicia a melhora constante dos times de emergência e permite maior sincronização das ações da equipe, o que promove um atendimento mais simples, padronizado, efetivo e recompensador.

A avaliação e o tratamento de pacientes vítimas de PCR é um momento extremamente crítico e que depende da ação de equipes muito bem treinadas e atualizadas para alcançar bons resultados.

DICAS DO EDITOR

Referências bibliográficas

1. Gonzalez MM, et al. I Guideline for Cardiopulmonary Resuscitation and Emergency Cardiovascular Care: Brazilian Society of Cardiology: Executive Summary. Arq. Bras. Cardiol. 2013;100:105-113.
2. Stiell IG, et al. Advanced cardiac life support in out-of-hospital cardiac arrest. N. Engl. J. Med. 2004;351:647-656.
3. Callans DJ. Out-of-hospital cardiac arrest: the solution is shocking. N. Engl. J. Med. 2004;351:632-634.
4. Bernoche C, et al. Atualização da Diretriz de Ressuscitação Cardiopulmonar e Cuidados Cardiovasculares de Emergência da Sociedade Brasileira de Cardiologia – 2019. Arq. Bras. Cardiol. (2019) doi:10.5935/abc.20190203.
5. Lubrano R, et al. Comparison of times of intervention during pediatric CPR maneuvers using ABC and CAB sequences: a randomized trial. Resuscitation. 2012;83;1473-7.
6. Kleinman ME, et al. Part 5: adult basic life support and cardiopulmonary resuscitation quality: 2015 American Heart Association Guidelines Update for Cardiopulmonary Resuscitation and Emergency Cardiovascular Care. Circulation. 2015;132:S414-S435.

7. Perkins GD, et al. European Resuscitation Council Guidelines for Resuscitation 2015. Resuscitation. 2015;95:81-99.

8. Ewy GA. Cardiocerebral resuscitation: the new cardiopulmonary resuscitation. Circulation. 2005;111:2134-42.

9. Paradis NA, et al. Coronary perfusion pressure and the return of spontaneous circulation in human cardiopulmonary resuscitation. JAMA. 1990;263:1106-13.

10. Yannopoulos D, et al. Effects of incomplete chest wall decompression during cardiopulmonary resuscitation on coronary and cerebral perfusion pressures in a porcine model of cardiac arrest. Resuscitation. 2005;64:363-72.

11. Abella BS. Quality of cardiopulmonary resuscitation during in-hospital cardiac arrest. JAMA. 2005;293:305.

12. Abella BS, et al. Chest compression rates during cardiopulmonary resuscitation are suboptimal: a prospective study during in-hospital cardiac arrest. Circulation.2005;111:428-34.

13. Idris AH, et al. Chest compression rates and survival following out-of-hospital cardiac arrest: Crit. Care Med. 2015;43:840-8.

14. Duff JP, et al. 2018 American Heart Association Focused Update on Pediatric Advanced Life Support: an update to the American Heart Association Guidelines for Cardiopulmonary Resuscitation and Emergency Cardiovascular Care. Circulation. 2018;138.

15. Nolan JP, et al. Part 1: executive summary. Resuscitation. 2018;81:e1-e25.

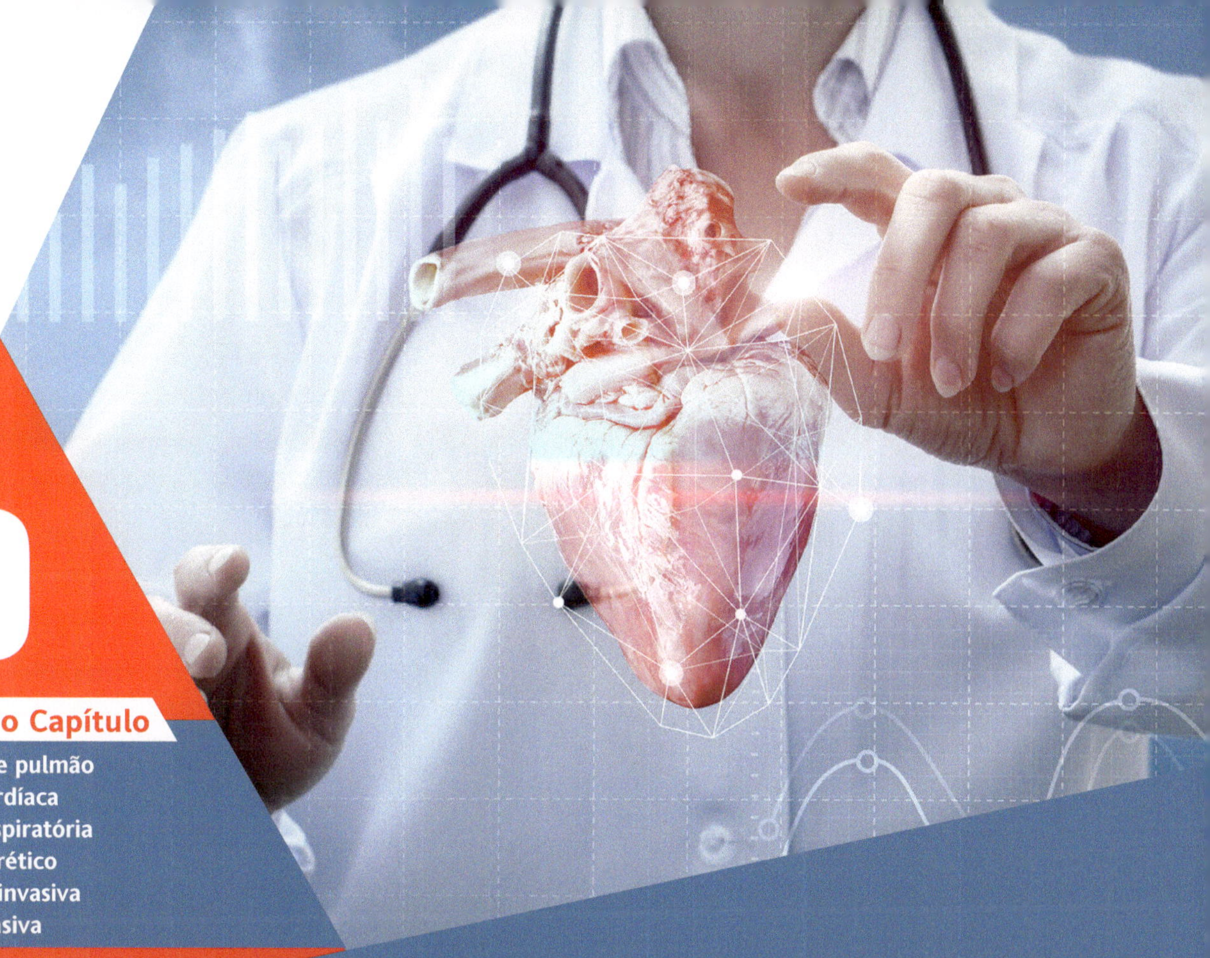

40

Destaques do Capítulo

- Edema agudo de pulmão
- Insuficiência cardíaca
- Insuficiência respiratória
- Peptídeo natriurético
- Ventilação não invasiva
- Ventilação invasiva

Edema agudo de pulmão

Antonio Tito Paladino Filho
Natália Marcusso Massoni

40.1 Introdução

O edema agudo de pulmão é uma entidade comum nos atendimentos de emergência. É uma situação clínica grave, que exige intervenção e tratamento precoces por apresentar risco iminente de vida. O edema leva à alteração no processo de difusão-perfusão pulmonar, com evolução fatal se nenhuma medida eficaz for estabelecida.

A taxa de mortalidade em um ano para pacientes admitidos em ambiente hospitalar com EAP é de até 40%. As causas mais comuns relacionadas são isquemia miocárdica, arritmias (por exemplo, fibrilação atrial) e disfunção valvar aguda (sobrecarga de volume). Outras etiologias incluem embolia pulmonar, anemia acentuada e estenose significativa das artérias renais.

40.2 Quadro clínico

Os sinais e sintomas mais comuns são dispneia intensa de início súbito e taquipneia, associadas à hipóxia. O paciente pode apresentar desorientação e algum quadro de agitação pela instabilidade hemodinâmica decorrente do quadro.

40.3 Fisiopatologia

O edema agudo de pulmão pode ser classificado em dois tipos: edema pulmonar cardiogênico (hidrostático ou hemodinâmico) e edema pulmonar não cardiogênico (permeabilidade aumentada, lesão pulmonar aguda ou síndrome do desconforto respiratório agudo). Diferenciá-los pode ser um desafio, devido às manifestações clínicas muito semelhantes. A definição do fator desencadeante influencia diretamente no tipo de tratamento, enfatizando a importância do diagnóstico da doença de base.

Para o diagnóstico de edema pulmonar cardiogênico, é necessário ter em mente a dinâmica da troca de fluidos no nível microvascular da circulação pulmonar. No pulmão normal, o vazamento de fluidos e proteínas ocorre através de pequenas lacunas entre as células endoteliais capilares. Fluidos e solutos que são filtrados da circulação para o espaço intersticial alveolar normalmente não entram nos alvéolos, porque o epitélio alveolar é composto de junções *efetivas*. O fluido filtrado entra no espaço intersticial alveolar e se move para o espaço peribroncovascular. Em indivíduos saudáveis, os vasos linfáticos são responsáveis por remover a maior parte desse fluido filtrado do interstício e devolver à circulação sistêmica. O movimento de proteínas plasmáticas *maiores* é restrito. A força hidrostática para filtração de fluido através da microcirculação pulmonar é aproximadamente igual à pressão hidrostática nos capilares pulmonares, que é parcialmente compensada por um gradiente de pressão osmótica proteica.

Um rápido aumento da pressão hidrostática nos capilares pulmonares, levando ao aumento da filtração do líquido transvascular, é processo fundamental para ocasionar edema agudo de origem cardiogênica ou sobrecarga de volume. A pressão hidrostática aumentada nos capilares pulmonares geralmente decorre de pressão venosa pulmonar elevada devido ao aumento da pressão diastólica final do ventrículo esquerdo e, consequentemente, da pressão atrial esquerda.

Grandes elevações da pressão do átrio esquerdo (18 a 25 mmHg) causam edema no espaço intersticial. À medida que a pressão atrial esquerda sobe (acima de 25 mmHg), o fluido do edema rompe o epitélio pulmonar, inundando os alvéolos com fluido pobre em proteínas.

Por outro lado, o edema pulmonar não cardiogênico é causado por um aumento na permeabilidade vascular do pulmão, resultando em fluxo aumentado de fluido e proteína para o interstício pulmonar e espaços aéreos. O edema pulmonar não cardiogênico tem um alto teor de proteína porque a membrana vascular é mais permeável ao movimento de saída das proteínas plasmáticas. A quantidade líquida de edema pulmonar acumulado é determinada pelo equilíbrio entre a taxa na qual o fluido é filtrado no pulmão e a taxa na qual o líquido é removido dos espaços aéreos e do interstício pulmonar.

40.4 Métodos diagnósticos

40.4.1 Exame físico

Embora os sintomas e sinais do exame do paciente (taquipneia, ortopneia) possam sugerir edema pulmonar, foi com a ausculta torácica e, posteriormente, o desenvolvimento do estetoscópio que o médico conseguiu mais objetivamente avaliar o edema pulmonar. Mesmo com a tecnologia atual, a ausculta torácica continua a ser uma ferramenta de diagnóstico altamente valorizada.

Inicialmente explorada por Hipócrates com a ausculta direta no tórax do paciente, até o desenvolvimento do primeiro estetoscópio pelo médico francês René Laënnec, no século XIX, a ausculta se mantém crucial na prática clínica.

As crepitações são a principal característica diagnóstica da ausculta no edema pulmonar. Estes são descontínuos, normalmente não auscultados durante inspiração. As crepitações finas são produzidas em pequenas vias aéreas frequentemente afetadas por edema intersticial, ao passo que crepitações grosseiras surgem de grandes brônquios. No edema pulmonar cardiogênico, crepitações ocorrem devido à abertura das pequenas vias aéreas estreitadas pelo edema peribrônquico. Elas são detectadas como sons de alta intensidade e de longa duração começando na inspiração tardia. Eles são tipicamente melhor analisados em regiões basais posteriores com os pacientes em posição supina.

O estetoscópio é uma ferramenta acessível e eficaz à beira-leito, com experiência de mais de um século. Suas limitações incluem ampla variabilidade interobservador, compreensão inadequada do mecanismo de produção do som em diferentes afecções, falha na detecção do acúmulo de água no pulmão em suas fases iniciais e incapacidade relativa para monitorar a progressão da doença. A perda auditiva de um clínico devido ao aumento da idade ou doença é uma limitação adicional desse método (Figura 40.1).

40.4.2 Raios X de tórax

Constitui um dos exames com melhor custo-benefício para avaliação inicial na suspeita de edema agudo de pulmão de qualquer causa. De acordo com a experiência do médico e do padrão apresentado aos raios X, podem-se sugerir algumas hipóteses:

a) Edema por pressão hidrostática aumentada

Duas fases patofisiológicas e radiológicas são reconhecidas no desenvolvimento de edema de pressão: edema intersticial e alagamento ou edema alveolar. Essas fases são praticamente idênticas para insuficiência cardíaca esquerda e sobrecarga hídrica (causas mais comuns). A intensidade e a duração de ambas as fases estão claramente relacionadas ao grau de aumento de pressão, que é determinado pela razão de pressão hidrostática/pressão oncótica. Os cateteres arteriais pulmonares, frequentemente utilizados para avaliar a pressão hidrostática em pacientes em terapia intensiva, refletem a pressão atrial esquerda e se correlacionam bem com as características radiológicas da insuficiência cardíaca congestiva e da hipertensão venosa pulmonar.

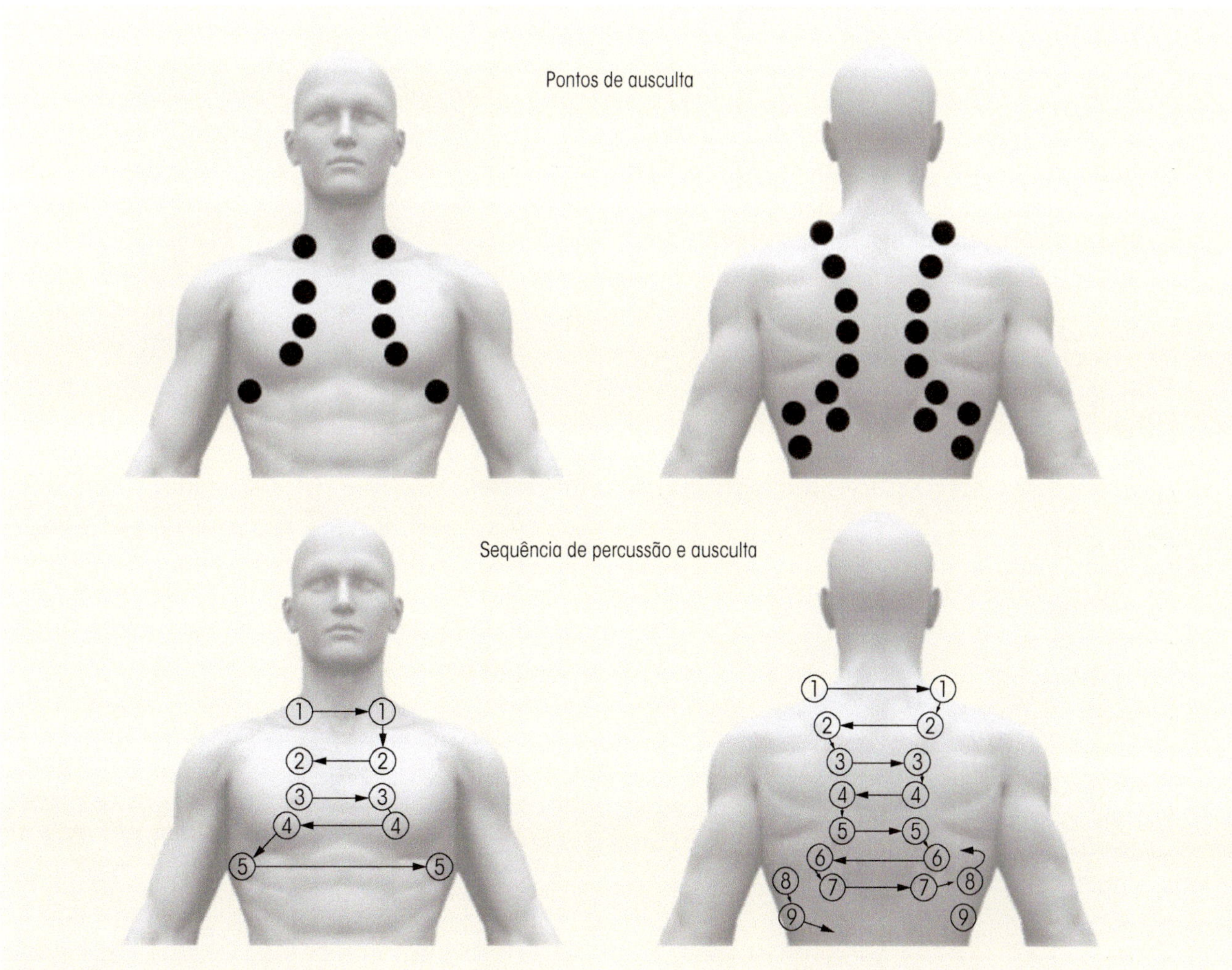

Figura 40.1 **Ausculta pulmonar.**

Fonte: Disponível em: https://multisaude.com.br/artigos/ausculta-pulmonar/. Acesso em: 18 mar. 2020.

Caracteriza-se pela perda precoce da definição de vasos subsegmentares e segmentares, aumento moderado dos espaços peribroncovasculares, aparecimento de linhas de Kerley e derrames subpleurais (Figura 40.2).

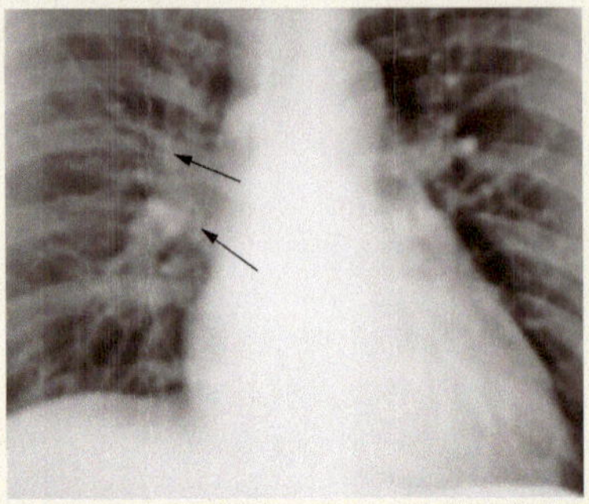

Figura 40.2 **Raio x de tórax demonstra aumento dos vasos lobares e engurgitamento peribrônquico (setas).**

Fonte: Gluecker T, Capasso P, Schnyder P, et al Radiographics. 1999 Nov-Dec;19(6):1507-31; discussion 1532-3. Clinical and radiologic features of pulmonary edema.

b) Edema em asas de morcego

Edema em *asas de morcego* refere-se a uma distribuição central e não generalizada do edema alveolar. É visto em menos de 10% dos casos de edema pulmonar e geralmente ocorre com insuficiência cardíaca grave de rápida instalação, como observado na insuficiência mitral aguda (ruptura do músculo papilar ou infarto maciço do miocárdio, por exemplo). No edema em *asas de morcego*, o córtex pulmonar está livre de fluido alveolar ou intersticial (Figura 40.3).

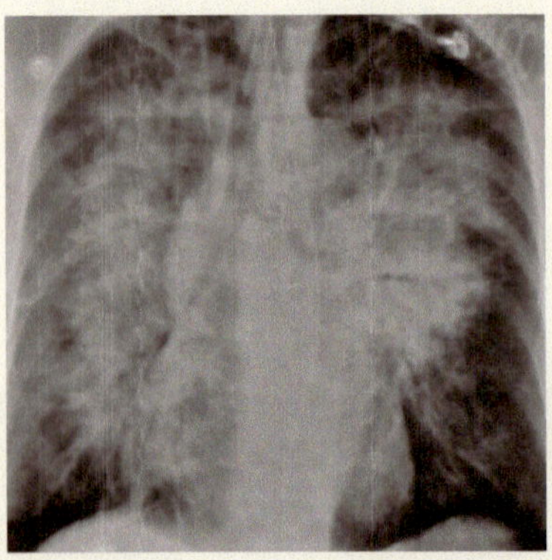

Figura 40.3 **Edema alveolar em *asas de morcego*.**

Fonte: Gluecker T, Capasso P, Schnyder P, et al. Radiographics. 1999 Nov-Dec;19(6):1507-31; discussion 1532-3.Clinical and radiologic features of pulmonary edema.

c) Distribuição assimétrica de edema por aumento de pressão

A causa mais frequente de distribuição assimétrica de edema de pressão são as alterações morfológicas do parênquima pulmonar na doença pulmonar obstrutiva crônica. Na insuficiência cardíaca, extenso enfisema pulmonar dos ápices (observado em fumantes pesados) ou acentuada fibrose (tuberculose terminal, sarcoidose ou asbestose) resultam em edema pulmonar, que predomina nas regiões menos afetadas por esses processos patológicos.

Alguns fatores hemodinâmicos também podem causar distribuição assimétrica do edema pulmonar. O edema associado à regurgitação mitral pode predominar no lobo superior direito em decorrência do comprometimento do fluxo causado pela corrente de refluxo que é direcionada para a veia pulmonar superior direita. (Figura 40.4)

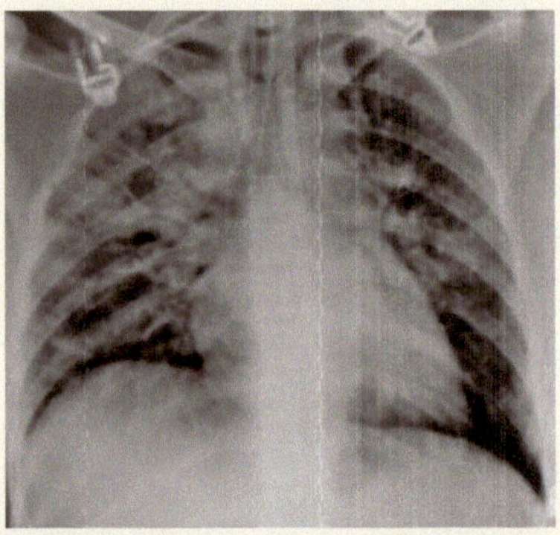

Figura 40.4 **Edema assimétrico.**

Fonte: Gluecker T, Capasso P, Schnyder P, et al. Radiographics. 1999 Nov-Dec;19(6):1507-31; discussion 1532-3. Clinical and radiologic features of pulmonary edema.

d) Edema na embolia pulmonar crônica e aguda

Nesse cenário, o edema pulmonar se manifesta como áreas de maior atenuação em *vidro fosco*. Áreas de atenuação em *vidro fosco* estão intimamente associadas a artérias pulmonares dilatadas em mais de 70% dos casos de embolia pulmonar crônica. A patogênese dessas áreas de edema pulmonar tem sido demonstrada com tomografia computadorizada e cintilografia pulmonar. A justaposição de áreas de atenuação em *vidro fosco* aumentada com áreas de hipoperfusão produz um padrão conhecido como *oligemia em mosaico*.

e) Edema pulmonar na altitude

As características radiológicas do edema pulmonar da altitude variam de acordo com o grau de hipoxemia presente. Geralmente essa condição se manifesta como edema intersticial central associado com *cuffing* peribrônquico, vasos mal definidos e um padrão desigual e frequentemente assimétrico de consolidação do espaço aéreo. Algumas linhas de Kerley também podem estar visíveis. No edema pulmonar de alta altitude, as consolidações do espaço aéreo podem ser sutis ou mesmo ausentes, com pouco ou nenhum envolvimento da periferia pulmonar. Em casos graves, eles tendem a se tornar confluentes e eventualmente envolvem todo o parênquima pulmonar

f) Edema pulmonar de reexpansão

O edema pulmonar de expansão é uma complicação iatrogênica incomum que ocorre após a rápida reexpansão de um pulmão colapsado após drenagem pleural por pneumotórax, hidrotórax ou hemotórax. O processo geralmente envolve todo o pulmão reexpandido, embora em raras ocasiões apenas um único lobo ou segmento possa estar comprometido.

40.4.3 Eletrocardiograma

O eletrocardiograma pode auxiliar no diagnóstico da causa de base do edema pulmonar de origem cardiogênica.

40.4.3.1 Insuficiência ventricular esquerda

- Baixa amplitude dos complexos QRS.
- Progressão lenta de onda R nas derivações precordiais.
- Bloqueio de ramo esquerdo.
- Alterações não específicas do segmento ST e da onda T.
- Arritmias (atriais e ventriculares).

40.4.3.2 Hipertrofia ventricular esquerda (critérios de *Sokolow* e *Lyon*)

- S em V1 mais R em V5 ou V6 (o que for maior) igual ou superior a 35 mm.
- R em aVL igual ou superior a 11 mm.
- Critérios de *Cornell*.

40.4.3.3 Hipertrofia ventricular esquerda: soma da onda R em aVL e na onda S na derivação V3

- S em V3 mais R em aVL maior que 28 mm (homens).
- S em V3 mais R em aVL maior que 20 mm (mulheres).

40.4.3.4 Infarto do miocárdio

Alterações do segmento ST e da onda T sugestivas de coronariopatia.

40.4.4 Exames laboratoriais

A insuficiência cardíaca congestiva é a principal causa de dispneia aguda em pacientes atendidos no pronto-socorro e está associada a alta morbimortalidade.

Para o diagnóstico de insuficiência cardíaca, os peptídeos natriuréticos, tanto o BNP quanto o proBNP biologicamente inativo, têm precisão semelhante. Os valores podem ser alterados previamente em população idosa e em pacientes com disfunção renal.

As principais atividades do BNP são: vasodilatação, promoção de natriurese e diurese, inibição do sistema nervoso simpático e do sistema renina-angiotensina-aldosterona, bem como de endotelinas, citocinas e vasopressina, inibição dos mecanismos fisiopatológicos responsáveis pela hipertrofia e remodelação ventricular e vascular e efeitos benéficos na disfunção endotelial secundária ao processo aterosclerótico, bem como inibição da ativação plaquetária.

O BNP é um fator prognóstico independente de aumento da pressão diastólica final do ventrículo esquerdo e da pressão capilar da artéria pulmonar. Ambas se correlacionam com a classificação da New York Heart Association (NYHA), com a gravidade da insuficiência cardíaca e inversamente com a fração de ejeção do ventrículo esquerdo.

Considerando como ponto de corte um valor de 100 pg/mL ou mais para o BNP, este se mostrou como o mais forte fator prognóstico independente de insuficiência cardíaca. O BNP foi mais preciso (83%) do que os critérios NHANES (67%) ou Framingham (73%), para diagnosticar insuficiência cardíaca congestiva. A precisão diagnóstica do BNP com um ponto de corte de 100 pg/mL foi de 83,4% com uma área sob a curva de 0,91. Além disso, o valor preditivo negativo desse limiar foi particularmente alto (98%).

O BNP/proBNP funciona como ferramenta diagnóstica importante no pronto-socorro em casos de dispneia. Entretanto, não se deve retardar o tratamento de EAP aguardando exames laboratoriais. Porém, em casos duvidosos, pode-se abrir mão da sensibilidade, da especificidade e do valor preditivo negativo do peptídeo natriurético para um diagnóstico mais acurado da causa de dispneia.

40.4.5 Ultrassonografia pulmonar

O diagnóstico diferencial de dispneia pode ser difícil em casos de obesidade, idade avançada, disfunção renal e em portadores de doença pulmonar crônica. Nesses casos, uma ferramenta cada vez mais utilizada é o ultrassom pulmonar. Das diversas técnicas, a mais usada é a de Volpicelli, que divide o tórax em oito regiões (duas anteriores e duas laterais – em cada lado do tórax). Considera-se positivo quando duas regiões em cada lado do tórax apresentam sinais de congestão pulmonar.

De maneira geral, procura-se congestão caracterizada pelas linhas B (radiologicamente chamadas de linhas de Kerley) (Figura 40.5). A linha B é constantemente um artefato vertical de cauda de cometa e surge da linha pleural. Move-se em sincronia com o deslizamento do pulmão (quando isso ocorre). Em geral, quando se encontram três ou mais linhas B, considera-se a presença de edema intersticial.

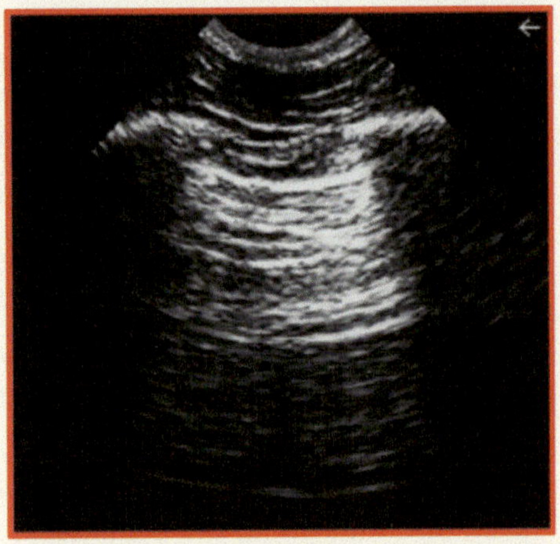

Linhas A

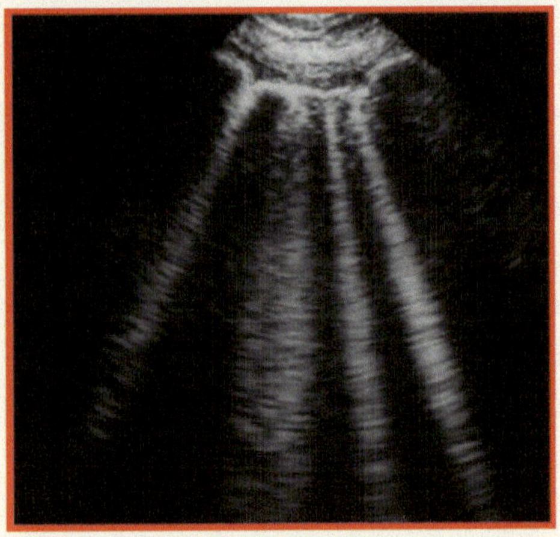

Linha pleural regular, linhas-B

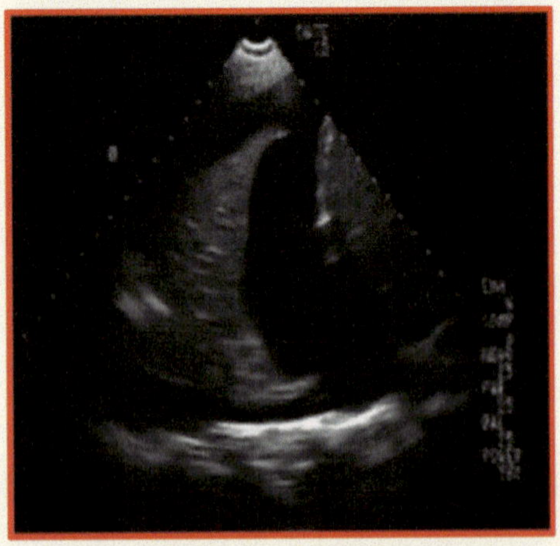

Grande derrame pleural, consolidação pulmonar

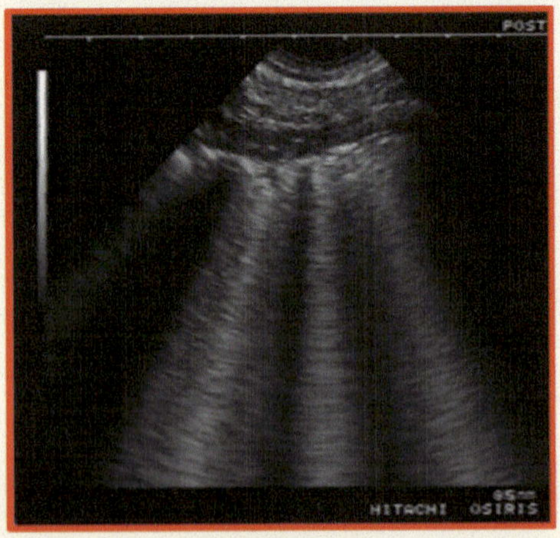

Linha pleural irregular, linhas-B

Figura 40.5 **Esquerda: derrame pleural. Direita: linhas B mostrando congestão pulmonar.**

Fonte: Picano E, Scali MC, Ciampi Q, et al. Lung ultrasound for the cardiologist. JACC Cardiovasc Imaging. 2018 Nov;11(11):1692-1705. doi:10.1016/j.jcmg.2018.06.023. Review.

40.5 Tratamento

Os objetivos do tratamento são fornecer alívio sintomático, melhorar a oxigenação e a perfusão pulmonares, manter o débito cardíaco e a perfusão de órgãos vitais, além de reduzir o excesso de líquido extracelular. Qualquer causa subjacente deve ser identificada e rapidamente revertida para o sucesso do tratamento.

Pacientes com edema pulmonar cardiogênico tipicamente são tratados com diuréticos e redução de pós-carga, embora a causa subjacente possa exigir outro tratamento, incluindo revascularização coronariana.

Pacientes com edema pulmonar não cardiogênico que necessitam de ventilação mecânica devem ser ventilados com um volume corrente baixo (6 mL) por quilograma de peso corporal previsto e uma pressão nas vias aéreas do patamar inferior a 30 cm de água. Essa estratégia de proteção pulmonar da ventilação reduz a mortalidade em pacientes com lesão pulmonar aguda.

O pronto diagnóstico da causa do edema pulmonar agudo com o uso de métodos não invasivos, suplementado por cateterização da artéria pulmonar quando há incerteza diagnóstica, facilita o tratamento mais precoce e adequado.

40.5.1 Opções terapêuticas

- Morfina. É utilizada em pacientes com edema agudo de pulmão devido a suas propriedades ansiolíticas e vasodilatadoras. Promove diminuição da pré-carga, da pós-carga, da frequência cardíaca e da sensação de dispneia. Deve-se ficar atento aos efeitos colaterais como depressão respiratória, rebaixamento do nível de consciência, hipotensão, bradicardia e sintomas gastrointestinais (náuseas e vômitos). A dose preconizada é de 2 a 4 mg endovenoso. Pode-se repetir em 15 a 30 minutos.
- Furosemida. Diurético de alça, inicia seu efeito de venodilatação em aproximadamente 5 minutos, com diminuição da pré-carga; após 35 minutos se inicia seu efeito diurético, com pico em 1 a 2 horas. Sua dose recomendada na admissão é de 1 mg/kg endovenoso, sendo repetido conforme a resposta do paciente.
- Vasodilatadores. O nitroprussiato de sódio é o medicamento de escolha. Deve ser administrado na dose de 0,3 a 0,5 μg/kg/min, com aumentos subsequentes de 0,25 a 0,5 μg/kg/min, a cada 3 a 5 minutos, para se atingir o efeito desejado. No caso de doença coronariana como causa do quadro, deve-se evitar seu uso.

A nitroglicerina tem ação predominantemente venodilatadora, promovendo diminuição da pré-carga. Outro efeito importante é sua ação no leito coronariano, promovendo dilatação e redução do consumo de oxigênio pelo miocárdio, com aumento do volume sistólico e do desempenho cardíaco. Deve-se evitar sua utilização em caso de hipotensão ou bradicardia importante. Em pacientes que fizeram uso de medicações para tratamento de disfunção erétil (sildenafil/tadalafil), deve-se aguardar 24 a 48 horas, respectivamente, antes de utilizá-la por efeito colateral grave, com hipotensão muitas vezes refratária.

40.5.2 Ventilação

O edema pulmonar cardiogênico está entre as causas mais comuns de insuficiência respiratória aguda e, geralmente, requer suporte ventilatório. Em pacientes com insuficiência respiratória aguda por edema pulmonar cardiogênico, a pressão positiva não invasiva nas vias aéreas pode diminuir o retorno venoso sistêmico e a pós-carga do ventrículo esquerdo, reduzindo a pressão de enchimento desse ventrículo, limitando o edema pulmonar.

Os objetivos da ventilação, invasiva ou não invasiva, são melhorar a oxigenação para reduzir o trabalho respiratório, realocar o líquido alveolar e intersticial nos capilares, reverter a acidose respiratória/hipercapnia e melhorar a perfusão tecidual. A terapia de ventilação não invasiva para pacientes com edema agudo de pulmão diminui a necessidade de ventilação mecânica invasiva e as complicações decorrentes. Pacientes com edema agudo de pulmão em uso de ventilação não invasiva precoce evoluem com menos fadiga respiratória, traduzida em menor taxa de intubação traqueal.

Ocorre a restauração da capacidade residual funcional por meio do recrutamento alveolar, atenuando a derivação intrapulmonar da direita para a esquerda, melhorando a oxigenação e a mecânica pulmonar.

DICAS DO EDITOR

Referências bibliográficas

1. Assaad S, Kratzert WB, Shelley B, Friedman MB, Perrino A Jr, J. Assessment of pulmonary edema: principles and practice. Cardiothorac Vasc Anesth. 2018 Apr;32(2):901-14. Epub 2017 Aug 19.
2. Bello G, De Santis P, Antonelli M. Non-invasive ventilation in cardiogenic pulmonary edema. Ann Transl Med. 2018 Sep;6(18):355. doi: 10.21037/atm.2018.04.39.
3. Chenevier-Gobeaux C, Claessens YE, Voyer S, Desmoulins D, Ekindjian OG. Influence of renal function on N-terminal pro-brain natriuretic peptide (NT-proBNP) in patients admitted for dyspnoea in the Emergency Department: comparison with brain natriuretic peptide (BNP). ClinChim Acta. 2005;361:167-75.
4. Chioncel O, Collins SP Ambrosy AP, Gheorghiade M, Filippatos G. Pulmonary oedema-therapeutic targets. Card Fail Rev. 2015 Apr;1(1):38-45. doi: 10.15420/CFR.2015.01.01.38.
5. Gluecker T, Capasso P, Schnyder P, Gudinchet F, Schaller MD, Revelly JP, Chiolero R, Vock P, Wicky S. Clinical and radiologic features of pulmonary edema. Radiographics. 1999 Nov-Dec;19(6):1507-31; discussion 1532-3.
6. Maisel AS, Krishnaswamy P, Nowak RM, McCord J, Hollander JE, Duc P, et al. Rapid measurement of B-type natriuretic peptide in the emergency diagnosis of heart failure. N Engl J Med. 2002;347:161-7.
7. Munzel T, Feil R, Mulsch A, et al. Physiology and pathophysiology of vascular signaling controlled by guanosine 3_,5_-cyclic monophosphate-dependent protein kinase. Circulation. 2003;108:2172-83.
8. Picano E, Scali MC, Ciampi Q, Lichtenstein D. lung ultrasound for the cardiologist. JACC Cardiovasc Imaging. 2018 Nov;11(11):1692-1705. doi:10.1016/j.jcmg.2018.06.023. Review.
9. Plaisance P, Pirracchio R, Berton C, et al. A randomized study of out-of-hospital continuous positive airway pressure for acute cardiogenic pulmonary oedema: physiological and clinical effects. Eur Heart J. 2007;28:2895.
10. Point-of-care ultrasonography for the diagnosis of acute cardiogenic pulmonary edema in patients presenting with acute dyspnea: a systematic review and meta-analysis. Acad Emerg Med. 2014 Aug;21(8):843-52. doi: 10.1111/acem.12435.
11. Purvey M, Allen G. Managing acute pulmonary oedema. Aust Prescr 2017 Apr 3;40:59-63.
12. Ray P, Delerme S, Jourdain P, Chenevier-Gobeaux C. Differential diagnosis of acute dyspnea: the value of B natriuretic peptides in the emergency department. QJM. 2008 Nov;101(11):831-43. doi: 10.1093/qjmed/hcn080. Epub 2008 Jul 29.
13. Solymosi EA, Kaestle-Gembard SM, Vadász I, et al. Chloride transport-driven alveolar fluid secretion is a major contributor to cardiogenic lung edema. Proc Natl Acad Sci U S A. 2013;110:E2308-16.
14. Vismara LA, Leaman DM, Zelis R. The effects of morphine on venous tone in patients with acute pulmonary oedema. Circulation. 1976;54:335.
15. Wang CS, FitzGerald JM, Schulzer M, Mak E, Ayas NT. Does this dyspneic patient in the emergency department have congestive heart failure? JAMA. 2005 Oct 19;294(15):1944-56.
16. Ware LB, Matthay MA. Clinical practice: acute pulmonary edema. N Engl J Med. 2005 Dec 29;353(26):2788-96.

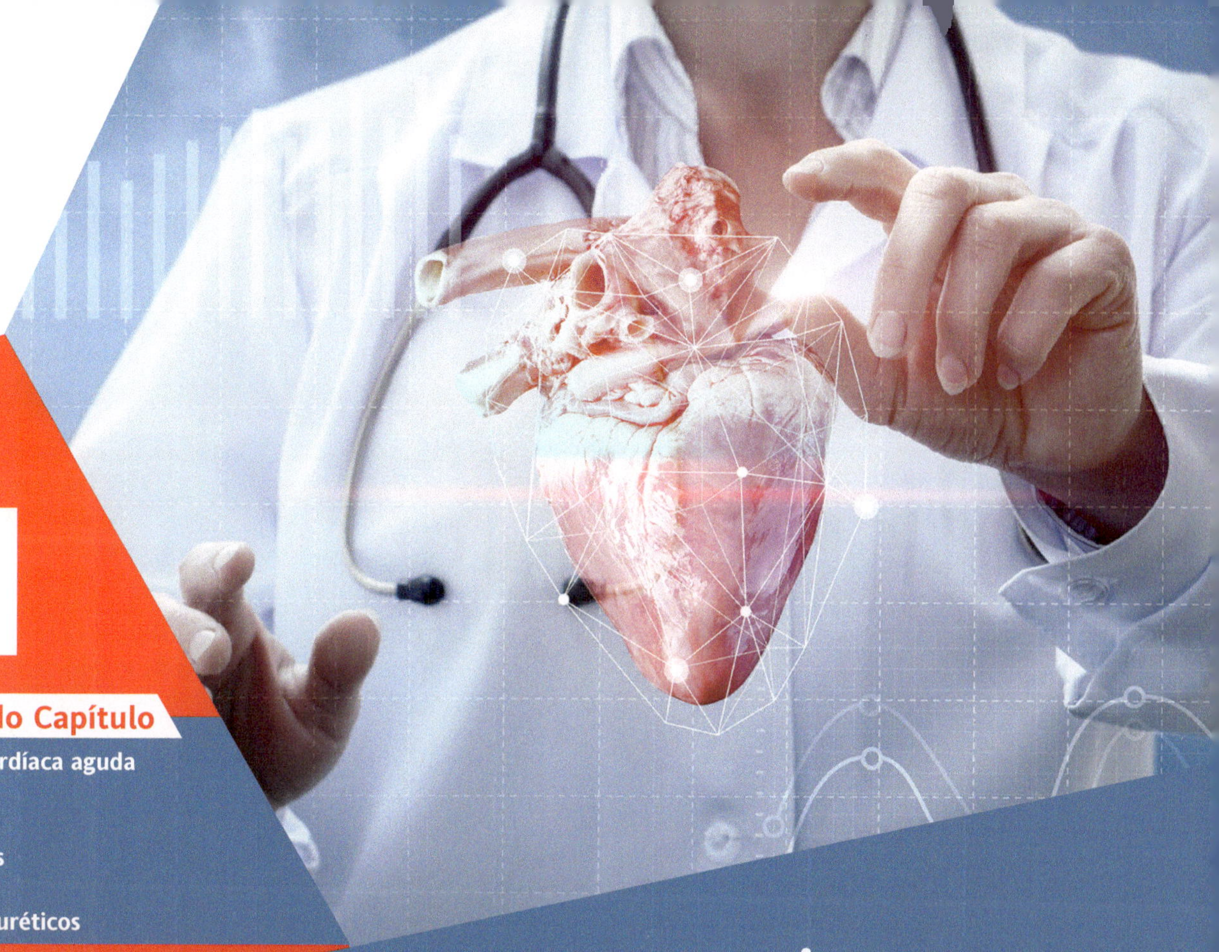

41

Destaques do Capítulo

- Insuficiência cardíaca aguda
- Hospitalização
- Diuréticos
- Vasodilatadores
- Inotrópicos
- Peptídeos natriuréticos

Tratamento da insuficiência cardíaca aguda

João Manoel Rossi Neto
Marco Aurelio Finger

41.1 Definição, incidência, etiologia e mortalidade hospitalar

Insuficiência cardíaca (IC) aguda pode ser definida como piora gradual ou rápida ou de início recente dos sinais e sintomas de IC que necessitam de terapia urgente.

Apesar dos avanços no tratamento da IC crônica, a incidência de internações por IC aguda está aumentando e é um grave problema de saúde pública, com altíssimo custo para o sistema de saúde. Em 2017, no Brasil, dados do DATASUS demonstram que, anualmente, cerca de 190 mil pacientes são internados por IC aguda.

O registro BREATHE (primeiro Registro Brasileiro de IC aguda) incluiu 1.263 pacientes em 51 centros de diferentes regiões do Brasil, com média de idade de 64 anos, 60% de pacientes do sexo feminino e 59% com fração de ejeção do ventrículo esquerdo reduzida. As principais etiologias foram isquêmica (30%), hipertensiva (20%), dilatada idiopática (15%), valvar (12%) e doença de Chagas (11%). Demonstrou-se alta taxa de mortalidade intra-hospitalar (13%) e baixa taxa de prescrição de medicamentos baseados em evidências. Essa taxa de mortalidade foi muito maior do que a taxa de 4% reportada nos registros internacionais de IC aguda.

41.2 Classificação

A IC aguda é classificada segundo quatro aspectos:

1. Síndrome clínica de apresentação: insuficiência ventricular esquerda, IC congestiva, choque cardiogênico, edema agudo de pulmão.
2. Tempo de evolução da doença: IC aguda nova ou crônica agudizada.
3. Tipo de disfunção ventricular: IC com fração de ejeção preservada considerada fração de ejeção do ventrículo esquerdo (FEVE) > 50%; IC com fração de ejeção intermediária, ou seja, com FEVE entre 40 e 50% e IC com fração de ejeção reduzida representada por FEVE < 40%.
4. Modelo clínico-hemodinâmico: por meio do exame clínico, avalia a presença de congestão ou de baixo débito cardíaco, classificando o paciente em quatro categorias (Figura 41.1):
   a) quente-congesto (sem baixo débito com congestão);
   b) quente-seco (sem baixo débito ou congestão);
   c) frio-congesto (baixo débito e congestão);
   d) frio-seco (com baixo débito e sem congestão).

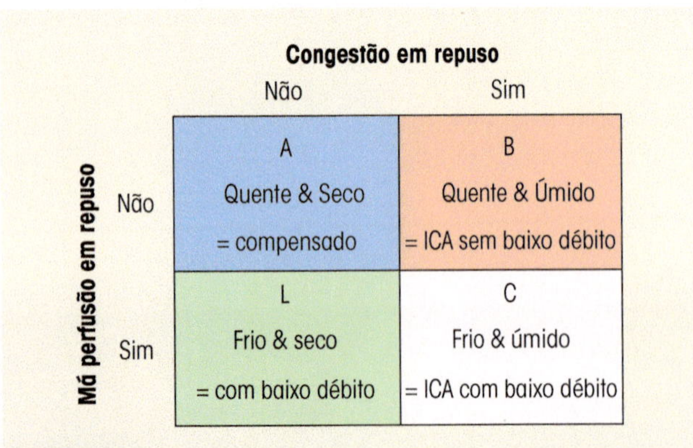

Figura 41.1 Perfis clínicos na IC aguda.

ICA: insuficiência cardíaca aguda.

Fonte: Desenvolvido pela autoria.

41.3 Abordagem inicial dos pacientes com suspeita de IC aguda na sala de emergência

A abordagem inicial deve ser realizada de forma sistemática, seguindo quatro etapas distintas de avaliação:

1. definição de risco imediato de vida;
2. diagnóstico de IC aguda;
3. perfil de risco prognóstico intra-hospitalar;
4. terapêutica admissional.

Essas quatro etapas da abordagem inicial sistematizada devem ser realizadas idealmente dentro dos primeiros 120 minutos de admissão, para estabelecer de forma rápida o tratamento da IC aguda, que terá como benefício melhor evolução intra-hospitalar.

41.3.1 Tratamento das condições de risco de vida

Na admissão de paciente com suspeita clínica de IC aguda, deve-se inicialmente identificar se o indivíduo se encontra em alto risco imediato de vida. Esse paciente deve ser identificado e tratado nos primeiros 30 minutos da admissão, por meio de fluxogramas terapêuticos específicos (Tabela 41.1).

Tabela 41.1 Identificação de presença de risco imediato de vida e abordagem terapêutica segundo a Diretriz de IC SBC (2018).

Atuações terapêuticas	
Presença de insuficiência respiratória aguda	Cateter de O2/VNI/TOT+SMV broncodilatadores
Infarto agudo do miocárdio com supra de ST	Angioplastia primária/trombolítico
Presença de choque cardiogênico	Inotrópicos/BIA/SMV
Sinais neurológicos de AVC ou confusão mental e desorientação	Avaliação neurológica/protocolo de AVC

(continua)

(continuação)

Tabela 41.1 **Identificação de presença de risco imediato de vida e abordagem terapêutica segundo a Diretriz de IC SBC (2018).**

Atuações terapêuticas	
Presença de taquiarritmia ou bradicardia grave	Cardioversão elétrica/marcapasso provisório transcutâneo
Emergência hipertensiva	NPS/NTG IV
Fator causal mecânico ou lesão valvular aguda	ETE/intervenção cirúrgica ou percutânea
Embolia pulmonar	Trombolítico
Comorbidades: sepse e DM descompensado	Protocolo de sepse; protocolo de diabetes

VNI: ventilação não invasiva; TOT: tubo orotraqueal; SMV: suporte mecânico ventilatório BIA: balão intra-aórtico; AVC: acidente vascular cerebral; NPS: nitroprussiato de sódio; NTG: nitroglicerina; IV: intravenoso; ETE: ecocardiograma transesofágico; DM: diabetes melito.

Fonte: Desenvolvido pela autoria.

41.4 Diagnóstico da IC aguda

O diagnóstico define não somente a presença ou não da IC aguda, mas fornece a etiologia, a fisiopatologia, o perfil hemodinâmico e o prognóstico da IC aguda. Deve ser realizado nas primeiras duas horas após a admissão na sala de emergência (Figura 41.2).

O diagnóstico estabelecido na avaliação admissional poderá ser alterado durante a internação, de acordo com os resultados dos exames complementares ou com a evolução clínica; portanto, se não deve ter visão diagnóstica estática e sim dinâmica da IC aguda, assim como da terapêutica estabelecida.

A IC aguda pode se instalar de forma:

a) progressiva ou aguda em pacientes com IC prévia que caracteriza *IC crônica agudizada* (diminuição da contratilidade com retenção de água e de sódio, levando a congestão com aumento global da volemia – hipervolêmico absoluto);

b) aguda em pacientes sem história prévia de IC ou de doença cardíaca estrutural, que são caracterizados como *IC aguda nova* (aumento da pós-carga e/ou disfunção diastólica do ventrículo esquerdo ou perda aguda da contração, levando a congestão por redistribuição da volemia da periferia para o pulmão – hipovolêmico periférico, mas hipervolêmico no pulmão).

A diferenciação entre essas duas formas de apresentação é de fundamental importância na definição da estratégia terapêutica e no entendimento dos mecanismos fisiopatológicos envolvidos na descompensação da IC.

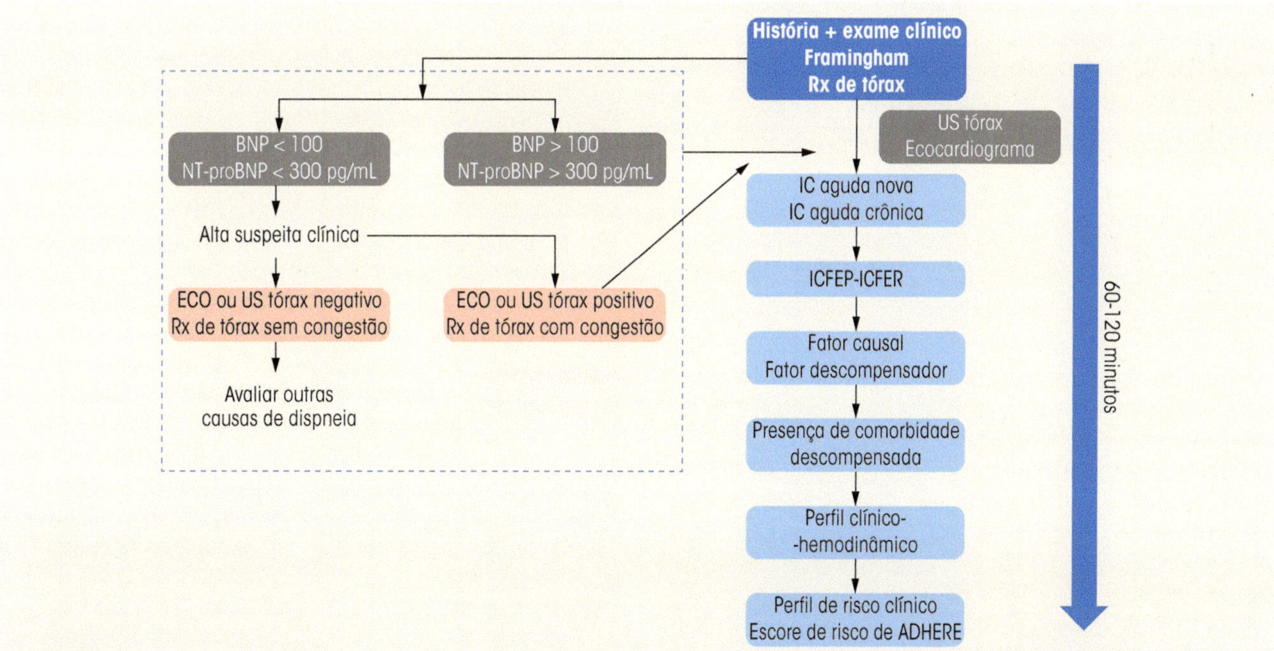

Figura 41.2 **Fluxograma de avaliação diagnóstica admissional da IC aguda de acordo com as diretrizes de IC da SBC (2018).**

BNP: *brain natriuretic peptide;* NT-proBNP: *N-terminal pro B-type natriuretic peptide*; ECO: ecocardiograma; Rx: radiografia; US: ultrassom; IC: insuficiência cardíaca; ICFEP: insuficiência cardíaca com fração de ejeção preservada; ICFER: insuficiência cardíaca com fração de ejeção reduzida.

Fonte: Desenvolvido pela autoria.

Nos pacientes em uso do medicamento sacubitril-valsartana, a inibição da neprilisina pelo sacubutril promove elevação nos níveis séricos do BNP, mas não do NT-proBNP, interferindo na acurácia diagnóstica do BNP. Nesses pacientes deve-se, portanto, utilizar o NT-proBNP.

O eletrocardiograma (ECG) permite suspeitar da etiologia da IC como também da causa da descompensação. A presença de ECG normal é incomum, próxima de 13%, e praticamente exclui a doença miocárdica crônica. Na admissão do paciente é necessária a avaliação através do monitor com confirmação posterior pelo ECG de taquiarritmias ou bradiarritmias, que demandem intervenção terapêutica imediata.

A radiografia de tórax deve ser realizada no leito e em pacientes de baixo risco, no gabinete em projeção posteroanterior e perfil. Permite avaliação da área cardíaca, de congestão pulmonar e ajuda na diferenciação de causas torácicas e pulmonares da dispneia. Porém, deve-se ter em mente que uma radiografia normal não afasta congestão pulmonar, principalmente em pacientes com IC crônica agudizada.

O ecocardiograma deve ser realizado em todos os pacientes dentro das primeiras 48 horas da admissão. A realização precoce do ecocardiograma apresenta particular importância nos pacientes com choque cardiogênico e *IC aguda nova*, nos quais a definição do fator etiológico, o grau de disfunção ventricular, a avaliação da congestão pulmonar e sistêmica e a identificação de fator mecânico são importantes para o direcionamento precoce da terapêutica admissional.

Cerca de 50% dos pacientes apresentam um fator clínico responsável pela descompensação ou agravamento da IC. Por vezes, o quadro clínico predominante poderá ser do fator descompensador e não da IC aguda. Sua identificação e seu tratamento são importantes, pois a persistência poderá significar refratariedade ao tratamento da IC aguda.

A detecção de comorbidades descompensadas não cardiovasculares e de seu controle terapêutico são parte integrante do tratamento da IC aguda, pois influenciam na resposta terapêutica e no prognóstico intra-hospitalar. Cerca de 75% dos pacientes apresentam ao menos uma comorbidade, sendo as mais comumente observadas: diabetes, doença pulmonar obstrutiva crônica, asma brônquica, hipotireoidismo, insuficiência renal crônica agudizada, ansiedade e depressão.

41.4.1 Perfil clínico-hemodinâmico

A avaliação clínica de sinais de congestão pulmonar ou sistêmica e da presença ou não de baixo débito cardíaco estabelecem quatro modelos clínico-hemodinâmicos (Figura 41.1):

- sendo o perfil de congestão associado a ausência de sinais de baixo débito cardíaco (*quente-congesto*) o mais frequentemente observado e o de melhor prognóstico, sendo manejo terapêutico efetuado com diuréticos e vasodilatadores;
- cerca de 20% dos pacientes apresentam o modelo de congestão associado a baixo débito cardíaco (*frio-congesto*); esses pacientes apresentam pior prognóstico e frequentemente necessitam de suporte inotrópico associado a diuréticos.

A utilização do ecocardiograma transtorácico ou do ultrassom torácico em conjunto com a avaliação clínica ajuda de forma significativa a estabelecer com maior certeza o modelo clínico-hemodinâmico do paciente. A monitorização invasiva com cateter de Swan-Ganz nos pacientes com IC aguda está indicada somente nas situações clínicas com instabilidade hemodinâmica sem definição da condição volêmica ou de débito cardíaco, para melhor definição da estratégia terapêutica.

41.4.2 Perfil de risco admissional e escore prognóstico

A estimativa do perfil de risco admissional do paciente de mortalidade intra-hospitalar deve ser estabelecida por meio do perfil de risco clínico, que avalia a apresentação clínica da IC aguda (Tabela 41.2), e pelo de escores de risco. Dentre eles, o mais validado é a escala de risco do registro ADHERE, que utiliza as variáveis de pressão arterial sistólica, ureia e creatinina sérica (Tabela 41.3). De acordo com o perfil de risco admissional, os pacientes serão alocados nos protocolos terapêuticos e na unidade de internação mais adequada (Figura 41.2).

Tabela 41.2 **Indicadores do perfil de risco clínico admissional da IC aguda de acordo com as Diretrizes de IC da SBC (2018).**

Baixo risco	Alto risco
▪ Ausência de fatores de risco imediato de vida ▪ Ausência de comorbidade descompensada ▪ IC aguda nova por crise hipertensiva ▪ IC crônica agudizada ▪ Perfil quente-congesto	▪ Presença de fatores de risco imediato de vida (Tabela 41.1) ▪ Presença de comorbidade descompensada ▪ IC aguda nova ▪ Perfil frio-congesto ▪ PAS < 90 mmHg ▪ FC >130 ppm ou < 40 bpm

(continua)

(continuação)

Tabela 41.2 **Indicadores do perfil de risco clínico admissional da IC aguda de acordo com as Diretrizes de IC da SBC (2018).**

Baixo risco	Alto risco
▪ PAS > 110 mmHg ▪ FC < 130 bpm ▪ FR < 32 irpm ▪ SaO_2 > 90% sem suporte de O_2 ▪ SaO_2 > 90% com suporte de O_2 sem esforço respiratório ▪ SaO_2 > 90% após VNI de até 90 minutos. ▪ Creatinina < 2,0 mg/dL ▪ Ureia < 92 mg/dL	▪ FR > 32 irpm com esforço respiratório ▪ SaO_2 < 90% com suporte de O_2 ▪ SaO_2 < 90% com suporte de O_2 após 90 minutos de VNI ▪ Necessidade de suporte inotrópico ou vasodilatador IV contínuo ▪ Disfunção orgânica acometendo > 2 órgãos ▪ Troponina I elevada ▪ Lactato > 2 mmol/dL ▪ Infecção ou inflamação aguda ▪ Agitação ou alteração do nível de consciência

PAS: pressão arterial sistólica; FC: frequência cardíaca; SaO2: saturação arterial de oxigênio; VNI: ventilação não invasiva.

Fonte: Desenvolvido pela autoria.

Tabela 41.3 **Escala de risco ADHERE de mortalidade intra-hospitalar.**

Perfil de risco	Ureia	PAS	Mortalidade
Baixo	< 43 mg/dL	> 115 mmHg	2,14%
Intermediário baixo	< 43 mg/dL	< 115 mmHg	5,49%
Intermediário médio	> 43 mg/dL	> 115 mmHg	6,4%
Intermediário alto	> 43 mg/dl (Cr < 2,7 mg/dL)	< 115 mmHg	12,28%
Alto	> 43 mg/dl (Cr > 2,7 mg/dL)	< 115 mmHg	21,9%

PAS: pressão arterial sistólica; Cr: creatinina.

Fonte: Desenvolvido pela autoria.

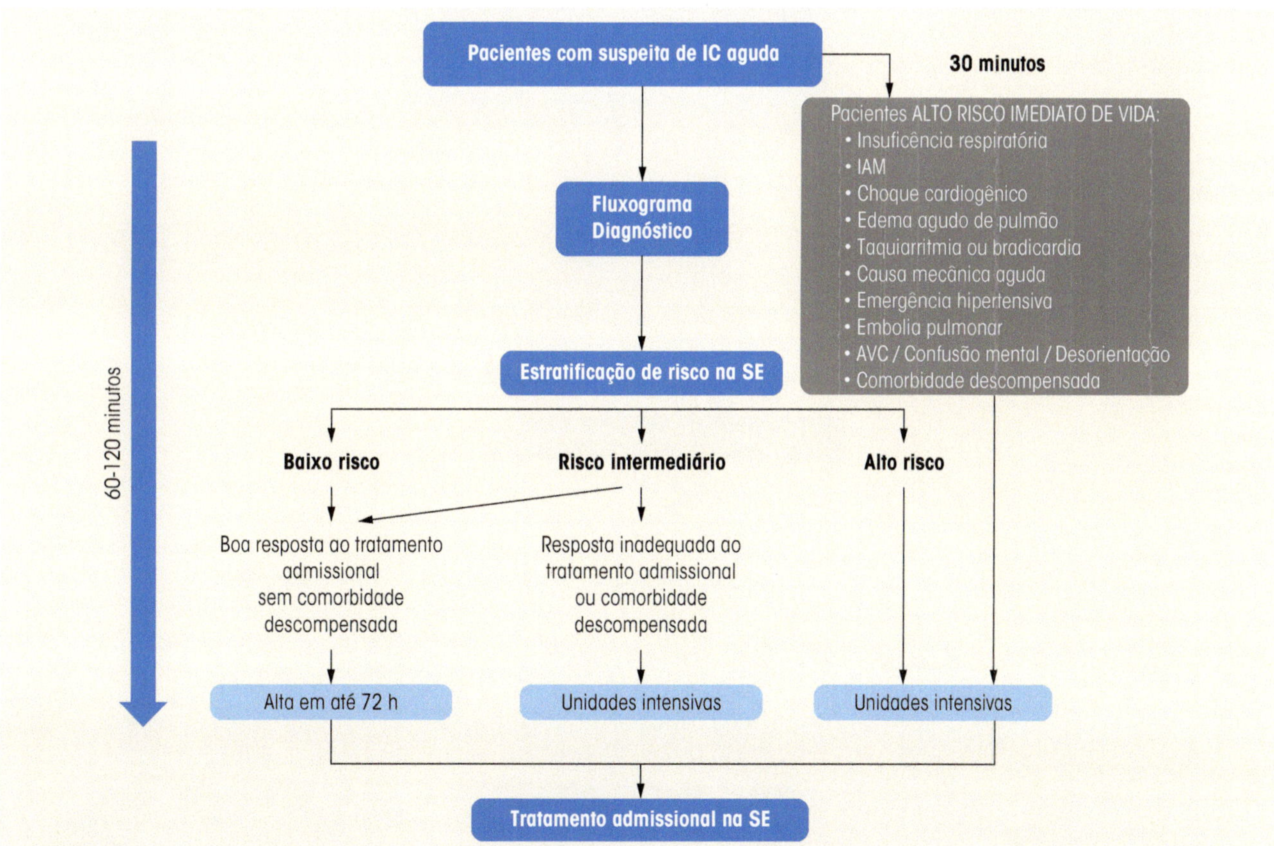

Figura 41.3 **Fluxograma de abordagem admissional da IC aguda na sala de emergências de acordo com as Diretrizes de IC da SBC (2018).**

AVC: acidente vascular cerebral; IAM: infarto agudo do miocárdio; SE: sala de emergência.

Fonte: Desenvolvido pela autoria.

41.5 Tratamento da IC aguda

O tratamento da IC aguda (Figuras 41.4 a 41.6) tem como objetivos a correção dos distúrbios cardiopulmonares reconhecidos por meio da avaliação sistemática do fluxograma diagnóstico para estabelecer a estratégia da abordagem terapêutica. Os principais distúrbios a serem identificados e corrigidos são:

1. Presença de situação clínica de risco imediato de vida.
2. Suporte respiratório.
3. Terapêutica para correção dos distúrbios clínicos e hemodinâmicos.
4. Tratamento dos fatores causais e desencadeantes.
5. Tratamento de comorbidades descompensadas associadas.

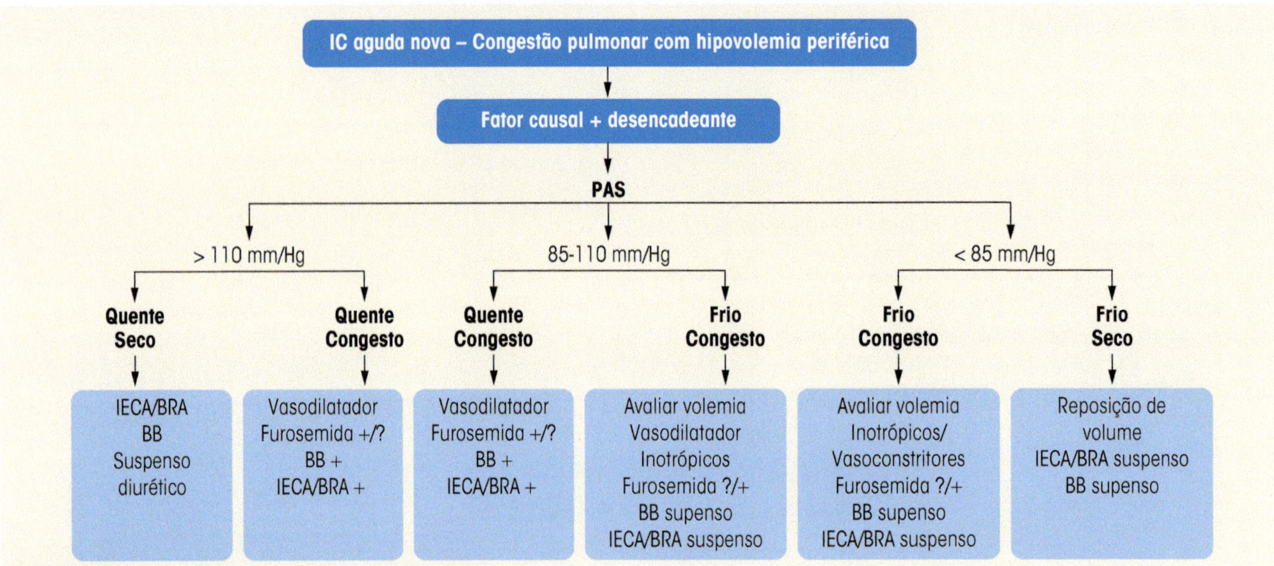

Figura 41.4 Fluxograma terapêutico da IC aguda nova de acordo com a diretriz de IC da SBC (2018).

BB: betabloqueador; BRA: bloqueador do receptor da angiotensina; IECA: inibidor da enzima de conversão; PAS: pressão arterial sistólica; IC: Insuficiência cardíaca.

Fonte: Desenvolvido pela autoria.

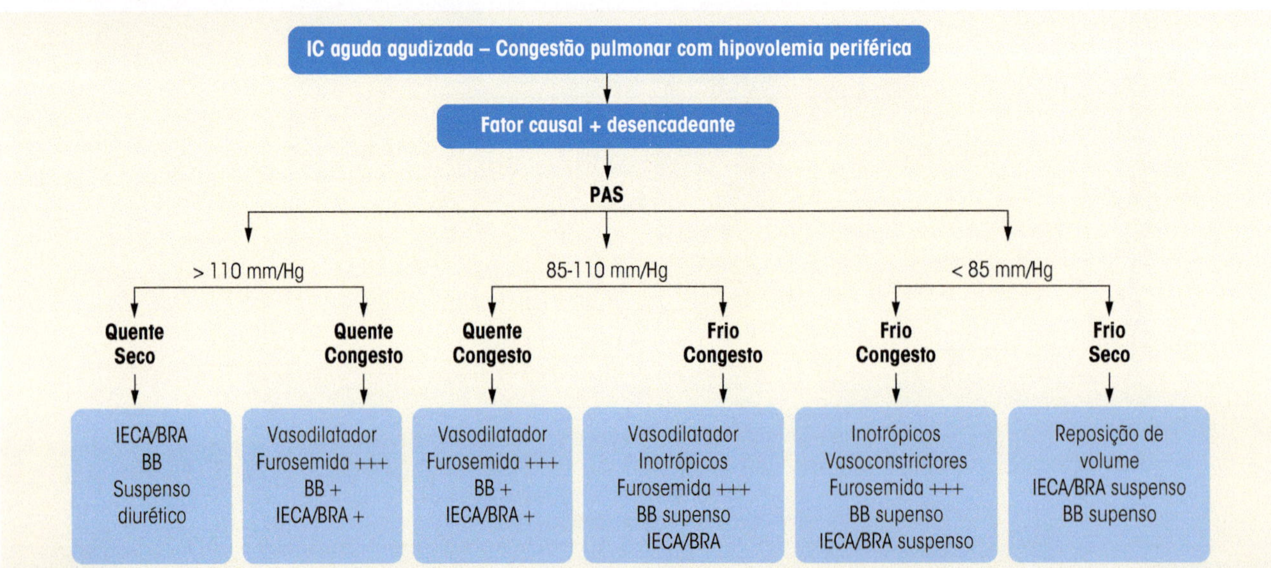

Figura 41.5 Fluxograma terapêutico da IC crônica agudizada de acordo com a diretriz de IC da SBC (2018).

BB: betabloqueador; BRA: bloqueador do receptor da angiotensina; IECA: inibidor da enzima de conversão; PAS: pressão arterial sistólica; IC: Insuficiência cardíaca.

Fonte: Desenvolvido pela autoria.

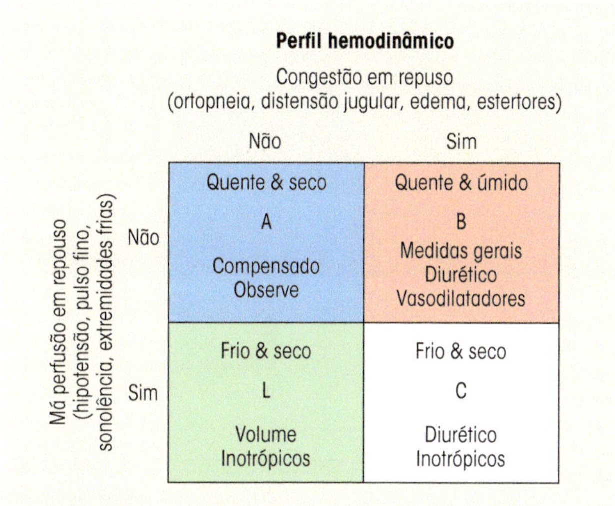

Figura 41.6 Tratamento da IC aguda de acordo com o Suporte Avançado de Vida na IC (SAVIC) da SBC.

Fonte: Desenvolvido pela autoria.

41.5.1 Diuréticos para controle da congestão

O alvo terapêutico principal na IC aguda é a redução da congestão, presente em cerca de 85% dos pacientes. A furosemida é o principal diurético utilizado, devendo ser empregado de forma intensa e com início precoce, para promover a descongestão de forma eficaz, com resultados de melhora clínica, redução do tempo de internação e de reinternação por IC.

A furosemida deve ser administrada por via intravenosa na dose inicial de 20 a 40 mg em bolo em pacientes que não vinham em uso prévio; em pacientes com uso crônico a dose deve ser no mínimo equivalente à de uso prévio. A posologia e o intervalo de administração dos diuréticos estão na Tabela 41.4.

Alvos clínicos com a terapêutica diurética de descongestão:

1. Diurese:
   a) 1 L nas primeiras seis horas;
   b) 1,5 a 2,5 mL/kg/hora.
2. Ausência de ortopneia e esforço respiratório em 24 horas.
3. Ausência de dispneia aos mínimos esforços em até 72 horas.
4. Saturação arterial de oxigênio (SaO_2) > 90% em ar ambiente.
5. Frequência cardíaca < 100 ppm.
6. Frequência respiratória < 22 irpm.
7. Pressão arterial sistólica 110-130 mmHg.

Tabela 41.4 Posologia e intervalo dos diuréticos.

Diuréticos	Via	Dose inicial (mg)	Intervalo (horas)	Dose máxima (mg)
Diuréticos de alça:				
▪ Furosemida	IV	20	4-4/6-6	240
▪ Bumetanida	IV	0,5-2,0	6-6	10
Tiazídicos:				
▪ Hidroclorotiazida	VO	25	24-24/12-12	100
▪ Clortalidona	VO	12,5	24-24/12-12	50
▪ Indapamida	VO	2,5	24-24	5,0
Poupadores de potássio:				
▪ Espilonolactona	VO	25	24-24/12-12	50
▪ Amilorida	VO	2,5	24-24	20
▪ Triantereno	VO	25	24-24	100

IV: intravenosa; VO: via oral.

Fonte: Desenvolvido pela autoria.

A resposta terapêutica da furosemida depende de vários fatores que influenciam em sua atuação, devendo ser identificados e corrigidos para potencialização de sua ação diurética (Tabela 41.5).

Tabela 41.5 Fatores determinantes de resistência à ação diurética da furosemida.

Fatores de resistência à ação da furosemida	Medidas terapêuticas
Hiponatremia	Reposição de sódio – solução hipertônica.
Hipotensão arterial	Suspensão de vasodilatadores e betabloqueadores; uso de inotrópicos.
Hipoalbuminemia	Reposição de albumina 1 hora antes.
Uso crônico prévio de diuréticos	Associação com diuréticos tiazídicos e espironolactona.
Baixo débito	Inotrópicos ou vasodilatadores.
Hipovolemia relativa	Solução hipertônica.
Insuficiência renal	Altas doses de diuréticos ou ultrafiltração ou diálise.

Fonte: Desenvolvido pela autoria.

O uso de doses maiores de diuréticos (2,5 vezes a dose oral em uso prévio) foi associado a maior alívio de dispneia, perda de peso e perda de volume apesar de piora transitória da função renal. Outros trabalhos também demonstraram que estratégia mais agressiva para remoção de fluidos resultou em piora transitória de função renal, porém com maiores taxas de sobrevida, exceto se a piora de função renal ocorresse em vigência de congestão persistente ou de deterioração clínica.

41.5.2 Síndrome cardiorrenal

Insuficiência renal e IC aguda são condições comuns e podem coexistir em até 40% dos pacientes, sendo definida como *síndrome cardiorrenal* e com pior prognóstico intra-hospitalar. Os maiores determinantes da *síndrome cardiorrenal* são a pressão venosa central, associada ou não a baixo fluxo ou hipotensão arterial e inflamação.

Na ausência de resposta adequada aos diuréticos, os pacientes necessitarão de métodos alternativos para remoção de fluido e redução de escórias nitrogenadas. Dentre os métodos alternativos que podem ser utilizados nesses pacientes refratários ao tratamento clínico, destacam-se a ultrafiltração e a diálise.

41.5.3 Vasodilatadores

A definição dos perfis clínico-hemodinâmicos à beira do leito é estratégia segura e amplamente utilizada para orientar o emprego das medicações vasodilatadoras e/ou agentes inotrópicos nos pacientes com IC aguda. Os vasodilatadores estão indicados nos pacientes com perfil hemodinâmico quente-congesto, na ausência de hipotensão arterial ou de choque cardiogênico, hipovolemia ou comorbidades como sepse.

Os benefícios clínicos comprovados dos vasodilatadores na IC aguda são no controle da pressão arterial nos pacientes com hipertensão arterial sistêmica e melhora da dispneia. Não foram observados benefícios na redução do tempo de internação, da mortalidade intra-hospitalar e da taxa de reinternação por IC.

A posologia e o ajustes de doses dos vasodilatadores intravenosos na IC aguda, bem como as recomendações de uso, encontram-se, respectivamente, nas Tabelas 41.6 e 41.7.

Tabela 41.6 Efeitos hemodinâmicos dos vasodilatadores intravenosos.

Vasodilatador	DC	PCP	PA	FC	Ação arterial – venosa
Nitroglicerina	↑	↓↓↓	↓↓	↑	6x mais venosa que arterial
Nitroprussiato de sódio	↑↑↑	↓↓↓	↓↓↓	↑	Mesma atuação

DC: débito cardíaco; FC: frequência cardíaca; PA: pressão arterial; PCP: pressão capilar pulmonar.

Fonte: Desenvolvido pela autoria.

Tabela 41.7 Vasodilatadores intravenosos: posologia e ajustes na IC aguda.

Vasodilatador	Posologia	Ajuste
Nitroglicerina	Início: 10-20 μg/min Máximo: 200 μg/min	A cada 15 min Aumento: 10-20 μg/min
Niprопrussiato de sódio	Início: 0,3 μg/kg/min Máximo: 5 μg/kg/min	A cada 15 min Aumento: 0,3-0,5 μg/kg/min

Fonte: Desenvolvido pela autoria.

41.5.4 Inotrópicos

A utilização de agentes inotrópicos ou vasoconstrictores se aplica aos pacientes com hipotensão arterial sintomática, baixo débito cardíaco com disfunção orgânica ou choque cardiogênico. Os inotrópicos têm como objetivos a melhora do débito cardíaco, a manutenção da pressão de perfusão e do fluxo adequado para os órgãos.

A dobutamina continua sendo o agente inotrópico mais utilizado. Produz melhora hemodinâmica com aumento do débito cardíaco dose-dependente e não causa hipotensão arterial. Pode ser associada à noradrenalina, em pacientes com choque cardiogênico. Apresenta como fatores limitantes o potencial arritmogênico e a redução de sua ação com o uso prolongado e em pacientes em uso de betabloqueadores. O uso concomitante com os betabloqueadores acarreta antagonismo competitivo dos efeitos da dobutamina, e doses mais elevadas (10-30 μg/kg/min) podem ser necessárias para atingir os efeitos hemodinâmicos desejados. Pode haver taquifilaxia após 48 horas. Os efeitos colaterais mais frequentes são taquiarritmias, aumento da resposta ventricular na fibrilação atrial e isquemia miocárdica.

A milrinona apresenta propriedades inodilatadoras, promove aumento do débito cardíaco e queda da resistência vascular pulmonar e sistêmica, sem aumentar o consumo miocárdico de oxigênio. Tem a possibilidade de ser utilizada em pacientes em uso prévio de betabloqueadores, mas apresenta potencial arritmogênico principalmente em pacientes isquêmicos.

A levosimendana apresenta efeito inotrópico positivo associado a vasodilatação arterial e vascular pulmonar. Tem como vantagem poder ser utilizada em pacientes em uso de betabloqueador. Porém, suas limitações incluem o efeito hipotensor e arritmogênico, não demonstrando superioridade quando comparada à dobutamina em desfecho de mortalidade. Apresenta, ainda, particularidade farmacológica, de infusão única de 24 horas, com ações hemodinâmicas prolongadas de até duas semanas.

A noradrenalina está indicada em pacientes com importante hipotensão arterial ou choque cardiogênico ou na presença de inflamação sistêmica associada ao quadro de IC aguda. Além da atuação de aumento do débito cardíaco, tem importante ação vasoconstritora para sustentação da pressão arterial e para modulação da vasoplegia arterial e venosa e na redistribuição do fluxo.

Os inotrópicos apresentam benefícios clínicos na melhora da dispneia e do baixo débito. Eles produzem melhora da perfusão dos órgãos, com consequente melhora da disfunção orgânica, assim como melhora da contratilidade e redução de pós-carga. Em contraposição aos benefícios clínicos, os inotrópicos apresentam paraefeitos como arritmias, agravamento de isquemia miocárdica, indução de hipotensão arterial; o uso prolongado ou de altas doses se associa a piora de disfunção orgânica e a aumento da mortalidade intra-hospitalar.

Na Tabela 41.8 encontram-se as posologias dos inotrópicos e dos vasoconstritores na IC aguda.

Tabela 41.8 **Posologias dos inotrópicos e dos vasoconstritores.**

Inotrópico	Posologia	Dose máxima
Dobutamina	2,5 µg/kg/min Avaliar ajuste a cada 10 min Efeito hemodinâmico em até duas horas.	10-20 µg/kg/min
Milrinone	Inicial: 0,375 µg/kg/min Ajuste a cada 4 horas.	0,75 µg/kg/min 0,5 µg/kg/min na presença de IRA
Levosimendana	Inicial: 0,05 µg/kg/min Ajuste a cada 4 horas de 0,05 µg/kg/min. Infusão por 24 horas.	0,15 µg/kg/min
Noradrenalina	Inicial: 0,1 a 0,2 µg/kg/min Ajuste a cada 15 min.	1,0 µ/kg/min

IRA: insuficiência renal aguda.

Fonte: Desenvolvido pela autoria.

41.6 Manutenção dos medicamentos orais

De acordo com a diretriz de IC da SBC (2018), são indicações classe I as seguintes recomendações das terapias orais baseadas em evidências na IC aguda:

41.6.1 Betabloqueador (BB)

Manter os BB nos pacientes sem evidência de hipotensão arterial sintomática ou de baixo débito cardíaco. Iniciar BB nos pacientes clínica e hemodinamicamente estáveis sem evidências de congestão. Reduzir a dose do BB em 50% ou suspender a admissão em pacientes com sinais de baixo débito cardíaco. Suspender os BB em pacientes com choque cardiogênico ou séptico, estenose aórtica crítica, asma brônquica descompensada ou bloqueio atrioventricular avançado.

41.6.2 Inibidores da enzima de conversão (IECA)/bloqueadores da angiotensina (BRA)

Iniciar ou manter IECA na ausência de hipotensão arterial sintomática e na ausência de outras contraindicações. Iniciar ou manter BRA na ausência de hipotensão arterial sintomática e na ausência de outras contraindicações.

41.6.3 Antagonista de aldosterona

Utilizar antagonista de aldosterona em IC com FEVE < 35% após o uso de diurético endovenoso e na ausência de contraindicações.

41.6.4 Indicações para anticoagulação

Uso de anticoagulação plena com heparina de baixo peso molecular (HBPM) ou heparina não fracionada (HNF) em pacientes com IC aguda, na presença de fibrilação atrial, trombo intracavitário ou prótese valvular mecânica, com ou sem disfunção ventricular.

Uso de anticoagulação plena com HBPM ou HNF associada com antiagregantes plaquetários em pacientes com IC aguda com síndrome coronária aguda.

Uso de anticoagulação com HBMP ou HNF em pacientes com cardiomiopatia periparto ou miocárdio não compactado com disfunção ventricular importante.

Profilaxia de trombose venosa profunda, com HNF em baixas doses ou HBPM, na ausência de anticoagulação plena.

Em pacientes com disfunção renal (*clearance* de creatinina < 30 mL/min), evitar o uso de HBPM, e utilizar preferencialmente HNF.

41.7 Período hospitalar e planejamento da alta hospitalar

O planejamento de alta e a transição de cuidados devem se iniciar antes do momento da alta propriamente dita. É importante aproveitar o tempo em que o paciente está internado para que sejam realizadas intervenções clínicas e multidisciplinares, garantindo, além da compensação da doença, a identificação e a correção de fatores de risco para readmissão. A hospitalização é o período ideal para ajustar as medicações e se possível adequar a terapia oral antes da alta. Há pouco tempo para a conversão da terapia intravenosa, instituição de terapias direcionadas por diretrizes, aconselhamento sobre adesão a medicamentos e triagem psicossocial. De fato, muitos pacientes ainda estão congestionados quando saem do hospital. Dadas todas as deficiências ao fornecer esses benefícios adicionais aos pacientes com IC, um dia adicional poderia realizar muitos desses objetivos. A intenção do dia adicional de internação hospitalar para os pacientes com IC seria melhorar seu estado de saúde antes da alta hospitalar.

Há algum tempo, as evidências mostram claramente que o tempo de permanência está inversamente relacionado às taxas de readmissão. Recentemente um estudo de reengenharia para alta hospitalar (RED) para IC utilizou 12 ações de reforço empregadas por uma equipe interdisciplinar durante todo o período de internação para transições mais efetivas na alta. Os componentes foram consultas médicas/laboratoriais de acompanhamento, acompanhamento de resultados pendentes de testes/estudos, organização de serviços e equipamentos pós-alta, identificação de medicamentos corretos e desenvolvimento de planos personalizados, conciliação do plano de alta com as diretrizes nacionais e orientação do paciente com lista de medicamentos, educação do paciente sobre o diagnóstico, avaliação da compreensão do paciente, transmissão do resumo da alta aos médicos, aconselhamento sobre medicação e reforço do plano de alta, mostraram uma redução significativa na mortalidade por todas as causas no grupo RED pós-projeto em comparação com pré-projeto (18% *versus* 41%, p = 0,04). Mais pacientes no grupo RED compareceram a uma consulta ambulatorial de atenção primária conforme recomendado pelas instruções pós-alta (40% *versus* 19%, p = 0,006).

O resto do mundo aprendeu que gastar mais tempo com pacientes hospitalizados com IC na educação, deambulação, fisioterapia e titulação de medicamentos pode trazer vantagens na transição e na permanência fora do hospital após a alta.

DICAS DO EDITOR

Referências bibliográficas

1. 2016 ESC Guidelines for the diagnosis and treatment of acute and chronic heart failure: the Task Force for the diagnosis and treatment of acute and chronic heart failure of the European Society of Cardiology (ESC). Developed with the special contribution of the Heart Failure Association (HFA) of the ESC. Eur Heart J. 2016 Jul 14;37(27):2129-200.
2. Comitê Coordenador da Diretriz de Insuficiência Cardíaca. Diretriz Brasileira de Insuficiência Cardíaca Crônica e Aguda. Arq Bras Cardiol. 2018; 111(3):436-539.
3. Hunter BR, Martindale J, Abdel-Hafez O, Pang PS. Approach to acute heart failure in the emergency department. Prog Cardiovasc Dis. 2017 Sep-Oct;60(2):178-86.
4. O'Connor CM. What's one more day? JACC Heart Fail. 2018 May;6(5):438.
5. Patel PH, Dickerson KW. Impact of the implementation of project re-engineered discharge for heart failure patients at a veterans affairs hospital at the Central Arkansas Veterans Healthcare System. Hosp Pharm. 2018 Jul;53(4):266-71.
6. SOCESP. Suporte Avançado de Vida em Insuficiência Cardíaca (SAVIC). 3.ed. São Paulo: Manole; 2014.
7. Zipes DP, Libby P, Bonow RO, Mann DL, Tomaselli GF, Braunwald E, orgs. Braunwald's heart disease: a textbook of cardiovascular medicine. 11.ed. International edition. Philadelphia: Elsevier; 2019.

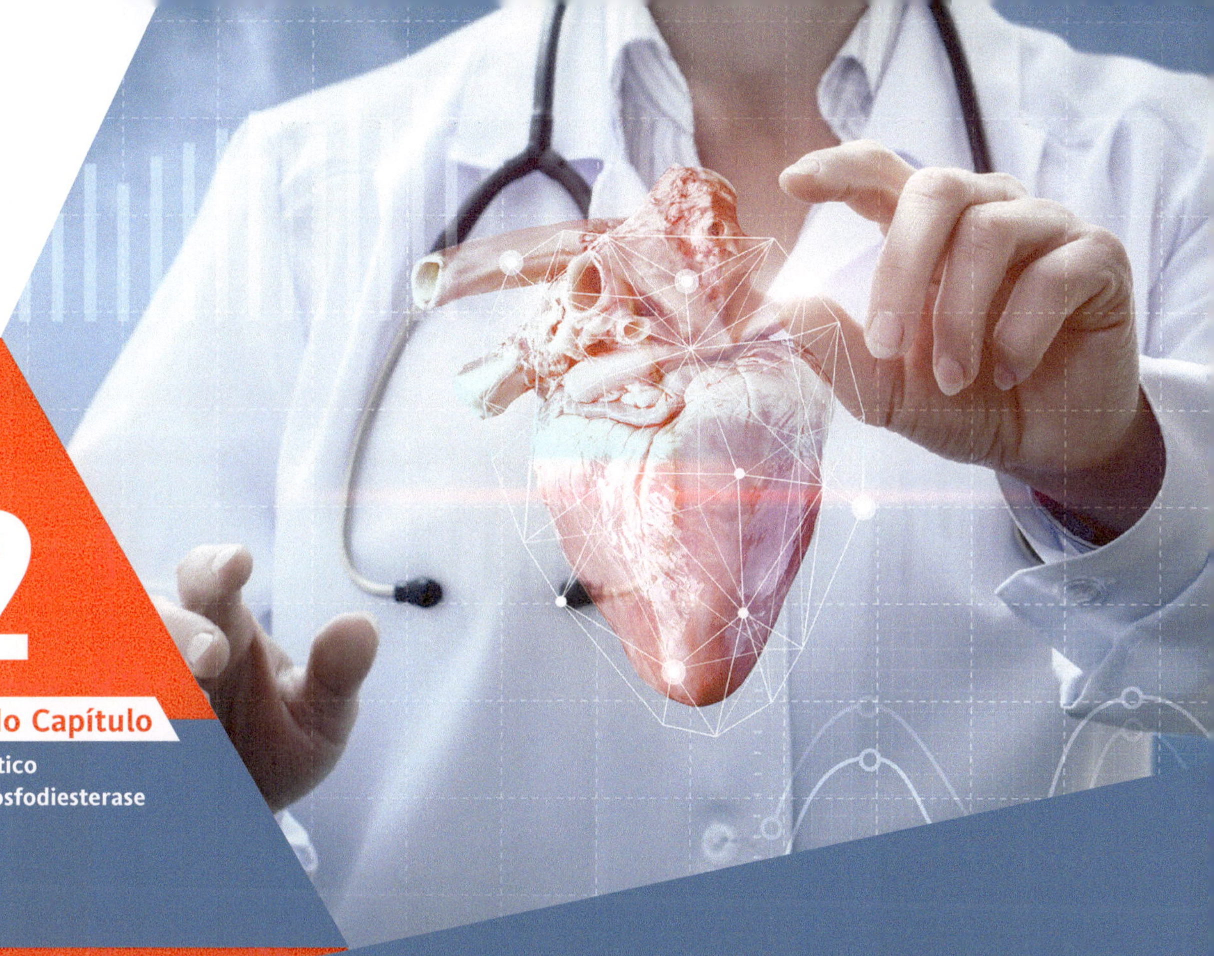

42

Destaques do Capítulo

- Balão intra-aórtico
- Inibidores da fosfodiesterase
- Adrenalina
- Noradrenalina
- Dobutamina
- Dopamina

Choque cardiogênico

Andre Feldman
Carlos Gun
Guilherme D'Andréa Saba Arruda

42.1 Definição

Choque cardiogênico, segundo a Sociedade Europeia de Cardiologia, é um estado de reduzida perfusão tissular causado pela incapacidade primária do coração para fornecer um débito adequado às necessidades metabólicas do organismo, excluindo-se os estados de redução de volume intravascular.

42.2 Etiologia

A principal causa do choque cardiogênico é o infarto agudo do miocárdio (IAM). Em pacientes com IAM grave, estudos de autópsia sugerem que em até 80% dos casos de choque cardiogênico existe extensa lesão de tecido miocárdico, geralmente acima de 40%. Causas menos frequentes (< 1% dos casos) incluem cardiomiopatia (dilatada ou hipertrófica), disfunção miocárdica secundária (hipertensiva, valvopatias), miocardite, lesão por agentes citotóxicos, tamponamento cardíaco, obstrução de via de saída do ventrículo esquerdo, lesão cardíaca traumática e arritmias. A Tabela 42.1 exibe as principais causas de choque cardiogênico.

Tabela 42.1 Causas de choque cardiogênico.

Infarto agudo do miocárdio
■ grande perda de miocárdio ventricular esquerdo (> 40%)
■ disfunção do ventrículo direito
■ aneurisma do ventrículo esquerdo
■ defeitos mecânicos:
  ■ ruptura ou disfunção dos músculos papilares
  ■ ruptura da parede livre do ventrículo esquerdo
  ■ ruptura do septo interventricular

Miocardite
Síndrome de Takotsubo
Tromboembolismo pulmonar
Tamponamento cardíaco
Estágio final de cardiomiopatias
Insuficiência valvar aguda
Cirurgia cardíaca
Contusão miocárdica
Obstrução da via de saída do ventrículo esquerdo ■ cardiomiopatia hipertrófica obstrutiva ■ estenose aórtica
Obstrução da via de entrada do ventrículo esquerdo ■ mixoma atrial esquerdo ■ estenose mitral

Fonte: Desenvolvido pela autoria.

42.3 Epidemiologia

O choque cardiogênico é uma complicação que ocorre em 5 a 10% dos pacientes com IAM com elevação do segmento ST. Cursa com elevada mortalidade, entre 70 e 80% nos pacientes sem terapia de reperfusão e entre 30 e 50% naqueles submetidos à reperfusão. A letalidade associa-se primariamente à disfunção orgânica múltipla desencadeada pelo déficit perfusional.

O estudo *GUSTO-I*, com 41.000 pacientes acometidos por IAM e tratados com terapia fibrinolítica, observou que o estado de choque estava presente em apenas 0,8% dos pacientes no momento da admissão hospitalar, ao passo que 5,3% dos pacientes o desenvolveram ao longo da internação. Observou-se que 50% dos pacientes que desenvolviam choque cardiogênico o faziam nas primeiras 24 horas após o infarto. Dentre os pacientes com infarto do miocárdio, no estudo *SHOCK*, 78,5% tinham falência ventricular esquerda, 6,9% regurgitação mitral, 3,9% ruptura do septo interventricular, 2,8% falência ventricular direita e 1,4% tamponamento cardíaco.

42.4 Fisiopatologia

A fisiopatologia do choque cardiogênico é complexa e não pode ser atribuída somente à perda da função do ventrículo esquerdo, sendo também resultante de alterações circulatórias gerais. A isquemia induz importante depressão da contratilidade miocárdica, com redução progressiva do índice cardíaco e queda da pressão arterial. Instala-se um círculo vicioso, com subsequente comprometimento da perfusão coronária e sistêmica, intensificação da disfunção miocárdica e da isquemia tissular, acidose láctica, e culmina com necrose tissular e morte.

Em suas fases iniciais ocorre vasoconstrição compensatória, seguida por vasodilatação patológica, ligada ao desenvolvimento de inflamação sistêmica, que também provocará alteração na permeabilidade vascular e extravasamento de fluidos para o interstício.

No estudo *SHOCK*, cerca de 20% dos pacientes com choque cardiogênico pós-IAM apresentaram características de inflamação sistêmica, como febre, leucocitose, padrão hiperdinâmico de circulação e baixa resistência vascular sistêmica. Tal condição, quando presente, está associada à maior gravidade e mortalidade.

42.5 Diagnóstico

42.5.1 Critérios clínicos

A monitorização hemodinâmica invasiva não é obrigatória para realizar o diagnóstico. Alguns parâmetros devem ser considerados:

- pressão arterial sistólica < 90 mmHg por um período superior a 30 minutos, ou necessidade de vasopressores para manter uma pressão arterial ≥ 90 mmHg;

- congestão pulmonar ou pressões de enchimento do ventrículo esquerdo elevadas;
- sinais de perfusão de órgãos com pelo menos um dos seguintes critérios: alteração do estado mental, pele fria e pegajosa, oligúria, aumento no lactato sérico (> 2 mmmol/L).

42.5.2 Critérios hemodinâmicos

Os critérios hemodinâmicos para estabelecer o diagnóstico de choque cardiogênico são representados pela associação de:

- índice cardíaco menor que 2,2 L/min/m^2, na ausência de terapia farmacológica;
- ou inferior a 1,8 L/min/m^2, na vigência de terapia inotrópica, associado a pressão capilar pulmonar ≥ 15 mmHg.

A inserção de cateter de Swan-Ganz e de cateter de monitorização invasiva da pressão arterial são procedimentos que podem ajudar no manejo dos pacientes com choque cardiogênico. Nas seguintes situações esses dispositivos podem ser úteis:

- Pacientes com hipotensão arterial sistêmica progressiva irresponsiva a administração de fluidos ou quando a administração de fluidos é contraindicada.
- Pacientes com suspeita de complicações mecânicas relacionadas ao IAM, caso não seja possível a realização de ecocardiograma.

É importante ressaltar que o critério de hipotensão não é obrigatório para o diagnóstico, sendo que os sinais de hipoperfusão periférica podem ser discretos.

42.5.3 Exame físico

Os achados físicos espelham:

- alterações morfofuncionais cardíacas: ritmo de galope com 3ª ou 4ª bulhas, taquicardia e sopros cardíacos;
- hipoperfusão sistêmica: pulsos finos, pele fria e pegajosa, perfusão capilar lentificada, hipotensão arterial e torpor;
- congestão sistêmica: edema periférico, edema escrotal e sacral, hepatomegalia, ascite e turgência jugular;
- congestão pulmonar: estertores pulmonares, taquipneia e edema agudo de pulmão.

42.5.4 Ecocardiograma

A ecocardiografia tornou-se exame de primeira linha no diagnóstico dos estados de choque, em especial de etiologia cardiogênica, permitindo ao cardiologista e ao intensivista realizar a exclusão de outras causas que podem confundir o diagnóstico clínico, bem como quantificar a disfunção ventricular e a possível etiologia.

O exame ultrassonográfico pode ser executado por acesso transtorácico e transesofágico, ambos de baixo risco e custo-efetivos, permitindo rápida impressão diagnóstica que direciona o tratamento do paciente.

Finalmente, o diagnóstico do choque cardiogênico inclui, além da análise da contratilidade miocárdica e dos parâmetros de função, a realização de cálculos hemodinâmicos que permitem estimar o índice cardíaco, a resistência vascular sistêmica e pulmonar, além de pressões de enchimento ventriculares, auxiliando assim na terapêutica médica.

Mueller e colaboradores demonstraram que a estimativa visual subjetiva da fração de ejeção do ventrículo esquerdo é uma boa alternativa para os métodos ecocardiográficos convencionais de avaliação da fração de ejeção. Esse método subjetivo permite que os médicos de cuidados intensivos avaliem rapidamente a função sistólica global do ventrículo esquerdo na UTI e determinem a necessidade de terapia inotrópica.

42.5.5 Cinecoronariografia e angioplastia

Representa mais que um procedimento diagnóstico, uma medida terapêutica visando à reperfusão, e deve ser realizada com brevidade, uma vez estabelecido o diagnóstico de choque cardiogênico de etiologia isquêmica.

O estudo *CULPRIT-SHOCK* mostrou importante benefício clínico quando apenas a lesão culpada foi abordada no primeiro momento, postergando a abordagem das demais lesões de forma estagiada. A via de preferência de acesso dever ser a radial, embora o nível de evidência seja menor no âmbito do diagnóstico de choque cardiogênico.

42.6 Estratificação de risco

O desenvolvimento de choque cardiogênico nos pacientes com IAM se relaciona com múltiplos fatores, como idade, infarto de parede anterior, hipertensão arterial, *diabetes mellitus*, doença vascular periférica, insuficiência renal, acidente vascular encefálico, infarto do miocárdio prévio, doença multiarterial arterial coronária, bloqueio de ramo esquerdo e parâmetros na admissão como pressão arterial sistólica, frequência cardíaca e classificação funcional de Killip.

42.6.1 Classificação de Killip

Sistema de classificação desenvolvido por Killip e Kimball em 1967. É o mais difundido para caracterizar os pacientes com insuficiência cardíaca após IAM (Tabela 42.2).

Tabela 42.2 Classificação de Killip-Kimball.

Grupo	Aspecto clínicos	Frequência	Mortalidade
I	Sem sinais de congestão pulmonar	40%-50%	6%
II	B3, estertores pulmonares bibasais	30%-40%	17%
III	Edema agudo de pulmão	10%-15%	38%
IV	Choque cardiogênico	5%-10%	81%

Fonte: Desenvolvido pela autoria.

42.6.2 Classificação Hemodinâmica de Forrester

Em 1970, Swan e colaboradores desenvolveram o cateter de artéria pulmonar, e o uso desse dispositivo se difundiu. Após período inicial de grande indicação e utilização, atualmente sua indicação tem sido pesada diante da ocorrência de efeitos indesejáveis, com expressiva redução em suas indicações. A monitorização hemodinâmica invasiva em pacientes com insuficiência cardíaca aguda é injustificada; contudo, seu uso no choque cardiogênico pode estar indicado em algumas situações clínicas.

Quadro 42.1 Recomendações para inserção de cateter de artéria pulmonar no choque cardiogênico.

Recomendação	Grau de evidência
Pacientes com hipotensão arterial sistêmica progressiva irresponsiva à administração de fluidos ou quando a administração de fluidos é contraindicada.	I
Pacientes com suspeita de complicações mecânicas relacionadas ao IAM caso não seja possível a realização de ecocardiograma.	I
Hipotensão arterial sistêmica em paciente com congestão pulmonar não responsiva inicialmente à administração de volume.	IIa

(continua)

(continuação)

Quadro 42.1 Recomendações para inserção de cateter de artéria pulmonar no choque cardiogênico.

Recomendação	Grau de evidência
Choque cardiogênico.	IIa
Insuficiência cardíaca grave ou progressiva e edema agudo de pulmão que não responde favoravelmente à terapia inicial adotada.	IIa
Sinais persistentes de hipoperfusão sem hipotensão ou congestão pulmonar.	IIa
Administração de vasopressores ou de agentes inotrópicos.	IIa

IAM: infarto agudo do miocárdio.

Fonte: Desenvolvido pela autoria.

Os critérios de Forrester avaliam a congestão pulmonar (oclusão da artéria pulmonar com pressão superior a 18 mmHg) e hipoperfusão sistêmica (índice cardíaco inferior 2,2 L/min/m^2), e, utilizando os dados obtidos, estratifica os pacientes em quatro grupos (Tabela 42.3).

Tabela 42.3 Classificação de Forrester.

Grupo	Características hemodinâmicas	Mortalidade
I	POAP < 18 mmHg e IC > 2,2 l/min/m^2	3%
II	POAP > 18 mmHg e IC > 2,2 l/min/m^2	9%
III	POAP < 18 mmHg e IC < 2,2 l/min/m^2	23%
IV	POAP > 18 mmHg e IC < 2,2 l/min/m^2	51%

POAP: pressão de oclusão de artéria pulmonar; IC: índice cardíaco.

Fonte: Desenvolvido pela autoria.

42.7 Tratamento

É inquestionável que o objetivo terapêutico principal no choque cardiogênico de origem isquêmica é a reperfusão coronária. Portanto, nada deverá retardar a tentativa de restabelecimento de um fluxo coronariano adequado.

42.7.1 Medidas iniciais

O paciente deve estar em uma unidade de terapia intensiva, pois o choque persistente poderá cursar com disfunção orgânica múltipla, sendo necessárias outras abordagens terapêuticas. Genericamente, a terapia é similar àquela instituída aos pacientes críticos e visa à manutenção de equilíbrio hemodinâmico, metabólico, acidobásico e hidroeletrolítico. Em última análise, o principal objetivo é estabilizar a oxigenação e a perfusão tissular.

Deverão ser administradas medicações direcionadas ao tratamento de síndrome coronária aguda, desde que não apresentem efeitos potenciais em intensificar o estado de choque e a hipotensão arterial.

Deve-se obter pressão arterial invasiva e buscar atingir níveis pressóricos adequados por meio do uso de inotrópicos e, se necessário, de vasopressores.

42.7.2 Adequação da volemia

Pacientes com terapia diurética ou com vômitos incoercíveis poderão requerer reposição de fluidos, que por sua vez, deverá ser monitorada pela aferição da pressão pulmonar capilar (PCP), saturação arterial de oxigênio (SaO_2), pressão arterial sistêmica e débito cardíaco. A utilização da PCP isoladamente apresenta-se muito limitada pela alteração da complacência ventricular esquerda, frequentemente presente em pacientes críticos. A PCP ideal deve ser individualizada e corresponde ao mais baixo valor que resulte em elevação no débito cardíaco, desde que mantida SaO_2 em valores superiores a 90%. Os valores em que usualmente se consegue esse objetivo no choque cardiogênico se encontram entre 18 e 24 mmHg.

Uma prova de volume pode ser feita antes da cateterização do coração direito, por meio da administração de 250 mL de solução salina isotônica nos pacientes sem sinais clínicos e radiológicos de congestão pulmonar e que não apresente quadro de desconforto respiratório.

Atualmente, o ecocardiograma à beira-leito tornou-se ferramenta importante, possibilitando a análise de variáveis com índice de colapsidade e índice de distensibilidade, o que orienta a responsividade a volume desses pacientes.

42.7.3 Revascularização

Na década de 1970, a mortalidade de choque cardiogênico era de 80 a 90%, tendo-se conseguido importante melhora após a instituição da reperfusão coronária, principalmente a intervenção coronária percutânea. Atualmente a mortalidade gira em torno de 30 a 48% nos pacientes submetidos a procedimentos de reperfusão.

A revascularização precoce foi a estratégia terapêutica mais importante no estudo *SHOCK*; contudo, não conseguiu demonstrar seu objetivo primário, ou seja, a superioridade da revascularização precoce sobre a terapia médica nos primeiros 30 dias. Redução significativa na mortalidade só foi identificada evolutivamente. É necessário que se tratem oito pacientes com revascularização precoce para que se salve uma vida.

Algumas considerações são fundamentais:

- A revascularização precoce é fortemente recomendada pela capacidade de aumentar a sobrevida em longo prazo. Contudo, suas taxas de realização na prática clínica diária são ainda insatisfatórias, variando entre 50 e 70% nos registros.
- Embora haja correlação direta entre a precocidade da revascularização e o prognóstico dos pacientes com choque cardiogênico, não há limitação de tempo para realização nos pacientes com choque cardiogênico. Contudo, há maior benefício quando a reperfusão é realizada mais precocemente.

Cerca de 70 a 80% dos pacientes com choque cardiogênico apresentam doença arterial coronária em múltiplos vasos e cursam com mortalidade mais elevada quando comparados aos portadores de lesão uniarterial. As diretrizes atuais recomendam a realização de angioplastia de múltiplos vasos em comparação à abordagem isolada da artéria culpada em pacientes com choque cardiogênico. Apesar dessa recomendação, a abordagem multiarterial é realizada em menos de 30% dos pacientes.

Estudos observacionais sugerem queda nos índices de mortalidade com o uso de *stent* na reperfusão primária de pacientes com choque cardiogênico (comparado com angioplastia isolada). Na prática clínica, a angioplastia primária com *stent* diminui a reestenose na artéria culpada. Dados comparativos entre *stents* não farmacológicos e *stents* farmacológicos, no choque cardiogênico, são escassos.

42.7.4 Terapia trombolítica

A terapia trombolítica, no IAM, comprovadamente salva vidas, reduz a área de infarto, preserva a função ventricular esquerda e reduz o risco da ocorrência de choque cardiogênico.

No choque cardiogênico, por sua vez, a terapia trombolítica associa-se a índices relativamente baixos de reperfusão, e há dúvidas sobre seu real benefício. O choque cardiogênico é um estado de intensa resistência a trombólise, devido a um ambiente bioquímico hostil e à dificuldade do agente lítico em penetrar no trombo, pela queda na pressão arterial e pelo colapso passivo da artéria relacionada à área infartada. Adicionalmente, a acidose que acompanha a hipóxia tissular inibe a conversão do plasminogênio em plasmina, antagonizando a ação trombolítica.

O Registro *SHOCK* demonstrou a relativa ineficácia da trombólise no choque cardiogênico, visto que os pacientes eleitos para receber trombolíticos tiveram mortalidade muito próxima daqueles que não receberam esse tratamento. Por essa limitação, o tratamento trombolítico estará indicado no choque cardiogênico, somente na indisponibilidade da terapia de reperfusão percutânea.

42.7.5 Inotrópicos e vasopressores

Inotrópicos e vasopressores são fármacos usados na tentativa de reverter a hipotensão arterial e de melhorar a perfusão tissular. Contudo, devem ser administrados nas menores doses possíveis, pois se associam com um aumento na mortalidade devido a efeitos tóxicos e hemodinâmicos adversos.

42.7.5.1 Norepinefrina

A norepinefrina atua sobre ambos os receptores alfa-1 e beta-1-adrenérgicos, produzindo potente vasoconstrição associada a um discreto aumento no débito cardíaco. É o vasopressor de primeira escolha no choque séptico e no choque cardiogênico com vasodilatação patológica.

O estudo *SOAP II* demonstrou, especificamente no subgrupo de pacientes com choque cardiogênico, que o tratamento com norepinefrina levou a taxa de sobrevivência significativamente melhor que a obtida nos pacientes tratados com dopamina.

42.7.5.2 Epinefrina

É um potente ativador dos receptores beta-1-adrenérgico e tem efeitos moderados sobre os receptores beta-2 e alfa-1-adrenérgicos. Em baixas doses, a epinefrina aumenta o débito cardíaco por meio de seus efeitos inotrópico e cronotrópico, mediados pelo receptor beta-1 adrenérgico. O resultado é um aumento no débito cardíaco, com diminuição na resistência vascular sistêmica e efeitos variáveis sobre a pressão arterial média. Em doses maiores, a epinefrina estimula predominantemente os receptores alfa-adrenérgicos, produzindo aumento na resistência vascular sistêmica, além de um aumento no débito cardíaco.

Pode ser associada à norepinefrina em pacientes com doses elevadas desta última e ainda hipotensos e hipoperfundidos. As desvantagens de seu uso incluem arritmias e vasoconstrição esplâncnica em grau maior.

42.7.5.3 Dopamina

É um precursor imediato da noradrenalina, possuindo a propriedade de interagir com os receptores dopaminérgicos e adrenérgicos. Usada em pacientes altamente selecionados, quando o risco de taquiarritimias é baixo, ou quando a bradicardia pode estar induzindo a hipotensão arterial.

No estudo *SOAP II* associou-se a aumento de mortalidade no subgrupo de pacientes com choque cardiogênico, quando comparada com a noradrenalina. Baixas doses, em geral 1 a 3 µg/kg/minuto (efeito protetor renal), não demonstraram nenhum benefício clínico no estudo *ROSE AHF*.

42.7.5.4 Dobutamina

A dobutamina é uma amina simpatomimética sintética com efeito inotrópico e vasodilatador periférico. Tem efeito predominantemente beta-1-adrenérgico, com aumento do inotropismo e do cronotropismo. Adicionalmente, possui efeitos mínimos em receptores alfa e beta-2 adrenérgicos, cuja resultante geralmente é vasodilatação por ação direta associada a efeito reflexo, secundário ao aumento no débito cardíaco. Portanto, o resultado de sua ação é aumento do débito cardíaco e diminuição da resistência vascular periférica, sem nenhum efeito ou com pequena redução na pressão arterial. Frequentemente, é associada à noradrenalina quando se requer maior efeito inotrópico no choque cardiogênico.

Em alguns cenários, com pacientes em choque e altas necessidades de aminas, a dobutamina pode ser substituída pela adrenalina em doses baixas, já que o efeito vasodilatador mediado pelos receptores beta-2 pode dificultar o manejo clínico desses pacientes.

42.7.5.5 Vasopressina

A vasopressina (hormônio antidiurético) age nos receptores V_1a (musculatura lisa vascular), V_1b (glândula pituitária) e V_2 (túbulos coletores renais), exercendo seu efeito vasopressor por mecanismo não adrenérgico por meio do estímulo nos receptores V_1a. É agente vasopressor de segunda escolha no choque refratário ou pouco responsivo às aminas simpatomiméticas, norepinefrina e epinefrina

Seu uso não altera a mortalidade dos pacientes com choque distributivo, porém se associa a menor exigência de noradrenalina no seu tratamento.

Os efeitos da vasopressina são dose-dependentes, ou seja, doses mais elevadas mostram-se mais eficazes. No choque cardiogênico refratário, aumenta a pressão arterial, sem outros efeitos adversos nos parâmetros hemodinâmicos. No entanto, em doses elevadas, superiores a 0,04 unidades/minuto, surgem efeitos adversos como isquemia miocárdica e mesentérica, necrose de pele, diminuição do volume sistólico e do débito cardíaco, vasoconstrição pulmonar e hiponatremia.

42.7.5.6 Inibidores da fosfodiesterase

Os inibidores da fosfodiesterase-3 são fármacos não adrenérgicos com efeito inotrópico e ação vasodilatadora. Em muitos aspectos, seus efeitos são semelhantes aos da dobutamina, mas com menor incidência de arritmias. Esse grupo de fármacos tem como representantes o inamrinone (anteriormente conhecido como amrinone) e o milrinone.

Os inibidores de fosdiesterase são utilizados no tratamento da insuficiência cardíaca refratária. Promovem rápida melhora no desempenho hemodinâmico; entretanto, têm o uso limitado devido a suas propriedades vasodilatadoras. Em pacientes com choque, em uso de altas doses, a dose de ataque não deverá ser administrada.

42.7.5.7 Levosimedan

O levosimedan tem propriedades vasodilatadoras mediadas pela ativação de canais de potássio (sensíveis ao ATP) na mitocôndria das células musculares lisas e sensibiliza o aparelho contrátil cardíaco ao cálcio, com consequente aumento na contratilidade. Atua sem provocar aumento no cálcio intracelular, o que evita a ocorrência de efeitos adversos como o aumento no consumo de oxigênio pelo miocárdio e a ocorrência de arritmias. Portanto, possui ação inotrópica positiva, propriedades vasodilatadoras com redução da pré-carga e pós-carga cardíacas, aumenta o fluxo sanguíneo coronariano e produz vasodilatação pulmonar. Observa-se resposta em 30 a 60 minutos após o início de sua administração, e seus efeitos persistem pelo período mínimo de 24 horas, podendo contudo prolongar-se por até nove dias. Em pacientes com altas doses de aminas, seu uso está contraindicado.

42.7.5.8 Vasodilatadores

Alguns pacientes apresentam pressão arterial limítrofe sem uso de vasopressores e podem tolerar o emprego de vasodilatadores que facilitem a ejeção ventricular por meio da redução da pós-carga. O principal problema relacionado ao uso dessas medicações é a hipotensão arterial sistêmica, que pode amplificar os mecanismos fisiopatológicos do choque.

Nitroprussiato de sódio

É um vasodilatador que atua na vasculatura arterial, reduzindo a resistência vascular sistêmica e pulmonar, levando à redução da pré-carga por meio da venodilatação. A dose recomendada é de 0,1 a 5 mcg/kg/min.

Nitroglicerina

É primeiramente um venodilatador que diminui a pressão arterial, reduzindo a pré-carga e as pressões de enchimento. A dose recomendada varia de 10 a 160 mcg/min.

42.7.6 Suporte circulatório mecânico

42.7.6.1 Balão intra-aórtico (BIA)

O BIA é o dispositivo mecânico mais utilizado como suporte circulatório. O efeito hemodinâmico é a melhora da pressão diastólica, gerando incremento da perfusão coronária e reduzindo a pressão diastólica final do ventrículo esquerdo, sem afetar a pressão arterial média.

No estudo *SHOCK* foi utilizado em aproximadamente 86% dos pacientes com choque cardiogênico e se associou a redução significativa na mortalidade hospitalar, de 72 para 50%. Contudo, uma metanálise, embora bastante heterogênea, demonstrou aumento na mortalidade dos pacientes que utilizaram o BIA no momento da reperfusão primária. No estudo *IABP-SHOCK II*, 600 pacientes com choque cardiogênico pós-IAM e submetidos a revascularização precoce foram randomizados para receber BIA ou tratamento convencional. A mortalidade em 30 dias (desfecho primário) foi similar em ambos os grupos (39,7% vs. 41,3%, p = 0,69). Nesse estudo, não houve diferença nos desfechos secundários, como lactato sérico, função renal, requerimento de catecolaminas ou tempo de permanência em unidade de terapia intensiva. Além disso, não se identificou nenhum subgrupo com vantagem potencial pelo suporte com BIA. No seguimento tardio, a análise no 12° mês de seguimento confirmou esses resultados, com mortalidade de 52% no grupo do BIA e 51% no grupo controle (p = 0,91).

Assim, a indicação para suporte com BIA em pacientes submetidos a reperfusão primária foi rebaixada do grau de recomendação I, para IIb (nivel de evidência B) nas diretrizes da Sociedade Europeia de Cardiologia em 2012, e para IIa (nivel de evidência B) nas Diretrizes Americanas (ACC/AHA) de 2013.

42.7.6.2 Dispositivos percutâneos de assistência ventricular

O uso de dispositivos percutâneos de assistência ventricular visa interromper o círculo vicioso entre isquemia, hipotensão e disfunção miocárdica. Os dispositivos percutâneos mais comumente utilizados incluem a *TandemHeart*, o *Impella 2.5* e o *Impella CP*.

O *Impella 2.5* e o *Impella CP* são colocados no ventrículo através da válvula aórtica usando-se um cateter arterial. Ambos os dispositivos têm um rotor de fluxo axial que retira sangue do ventrículo esquerdo e, através de um cateter (*pigtail*), ejeta na aorta ascendente, acima dos óstios coronarianos. O *Impella 2.5* fornece até 2,5 L de fluxo, enquanto o *Impella CP* pode fornecer 3,5 L de fluxo. O dispositivo *TandemHeart* retira sangue do átrio esquerdo através de uma cânula transeptal nele locada (acesso pela veia femoral). Esse sangue oxigenado retirado é impulsionado por uma bomba (fora do paciente) e devolvido na artéria femoral. O dispositivo é capaz de proporcionar 4 a 5 L de fluxo, e suas principais complicações são representadas por deslocamento do cateter, hemólise, sangramento e isquemia do membro no qual se realizou a punção.

42.7.6.3 Oxigenação por Membrana Extracorpórea (ECMO)

A máquina coração-pulmão artificial foi desenvolvida em 1937 por John Gibbon, e em muitas instituições é o dispositivo de escolha para uso no choque cardiogênico, devido à maior experiência e ao custo relativamente menor em comparação com dispositivos percutâneos.

Há, contudo, vantagens potenciais do uso de assistência ventricular percutânea sobre a *ECMO*:

- capacidade para descompressão das câmaras cardíacas;
- redução no estresse da parede ventricular e no consumo de oxigênio, visando à recuperação funcional do miocárdio;
- normalização de parâmetros hemodinâmicos como PCP e pressões de enchimento;
- imita fisiologicamente um dispositivo de assistência ventricular para uso prolongado, permitindo estimar uma resposta a seu uso.

Além disso, a *ECMO* cursa com um elevado número de complicações potenciais, tais como isquemia em membros inferiores, síndrome compartimental, amputação, acidente vascular encefálico, sangramento maior e infecção.

Nos dias atuais a *ECMO VA* é considerada a primeira linha para o tratamento de miocardite fulminante. Uma coorte francesa mostrou sobrevida de 68% para os pacientes (n = 41) que receberam a terapia.

No cenário da insuficiência mitral em estudo observacional, a *ECMO VA* foi associada a aumento de 33% na sobrevida em 30 dias quando comparada ao uso de BIA. O Quadro 42.2 compara alguns dispositivos mecânicos mais usados na prática clínica.

Quadro 42.2 **Dispositivos mecânicos mais utilizados na prática clínica.**

	IVACL 2l	TandemHeart	Impella 2.5	Impella CP	Impella 5.0	Heartmate PHP	VA-ECMO
Tamanho da cânula (F)	17	21 venoso; 12-19 arterial	12		21	13	19-25 venoso; 15-19 arterial
Fluxo (L/min)	Max 2,8	Max 4,0	Max 2,5	3,7-4,0	Max 5,0	4.0	Max 7,0
Rotações (rpm)	Pulsátil, 40ml/bpm	Max 7500	Max 51000	Max 51000	Max 33000	Max 20500	Max 5000
Inserção	Percutânea (artéria femoral)	Percutânea (artéria femoral + venoso para átrio esquerdo)	Percutânea (artéria femoral)	Percutânea (artéria femoral)	Cirúrgica (artéria femoral)	Percutânea (artéria femoral)	Percutânea (artéria femoral + veia)
Anticoagulação	+	+	+	+	+	+	+

(continua)

(continuação)

Quadro 42.2 **Dispositivos mecânicos mais utilizados na prática clínica.**

	IVACL 2l	TandemHeart	Impella 2.5	Impella CP	Impella 5.0	Heartmate PHP	VA-ECMO
Duração de uso	A ser determinado	2-3 semanas	7-10 dias	7-10 dias	2-3 semanas	A ser determinado	3-4 semanas
Custo relativo em relação ao BIA	++	+++++	++++	+++++	++++	+++++	++
FDA	+	+	+	+	+	+	+
CE	–	+	+	+	+	–	+

F: *French*; FDA: Food and Drug Administration; CE: Comunidade Europeia; BIA: balão intra-aórtico.

Fonte: Desenvolvido pela autoria.

42.8 Situações especiais

42.8.1 Infarto de ventrículo direito

Os ramos marginais que suprem o ventrículo direito normalmente se originam da artéria coronária direita, vaso culpado pela maioria dos infartos inferiores. O diagnóstico de infarto de ventrículo direito é, muitas vezes, difícil. A presença de supradesnivelamento de ST em V4R (derivação direita) tem sensibilidade de 88% e especificidade de 78%, respectivamente, para o diagnóstico.

O infarto de ventrículo direito é responsável pelo desenvolvimento de choque cardiogênico em 5% dos pacientes com IAM e cursa com elevada mortalidade. Os pacientes com infarto de ventrículo direito têm risco três vezes maior para o desenvolvimento de taquiarritmias ventriculares e bloqueio do nódulo atrioventricular, quando comparados com os portadores de infarto inferior sem o envolvimento do ventrículo direito.

O principal objetivo em seu tratamento é a manutenção de adequada pré-carga do ventrículo direito. Nitratos são contraindicados e diuréticos devem ser utilizados como medida de exceção. Nos pacientes hipotensos e com bradicardia significativa, deve-se implantar marcapasso provisório com o objetivo de aumentar a frequência cardíaca.

Os inotrópicos de eleição nesse cenário são a dobutamina e o milrinone. Esses fármacos possuem efeito inotrópico, associado a efeito vasodilatador, periférico e pulmonar. Nos casos com acentuada hipotensão arterial, o uso de vasopressor como a noradrenalina poderá ser necessário para manter a pressão de perfusão das artérias coronárias.

42.8.2 Distúrbios mecânicos

Os pacientes com complicação mecânica pós-IAM têm maior mortalidade. O advento da estratégia de revascularização diminuiu a incidência de complicações mecânicas para menos que 1%.

42.8.2.1 Insuficiência mitral aguda

A insuficiência mitral aguda pós-IAM cursa com elevada mortalidade. Os fatores de risco para seu desenvolvimento incluem idade avançada, sexo feminino, infarto na parede anterior e/ou posterior. O estudo *SHOCK* demonstrou que a presença de insuficiência mitral e a intensidade da regurgitação correlacionam-se com pior prognóstico. A incidência de insuficiência mitral aguda nesse estudo foi de 8%, e, apesar de os pacientes apresentarem fração de ejeção média de 38%, sua mortalidade hospitalar foi de 55%.

A terapia é focada no pronto reconhecimento clínico, na rápida confirmação ecocardiográfica, na redução da pós-carga com fármacos vasodilatadores arteriais (se possível) e/ou BIA, seguido por correção cirúrgica em caráter emergencial.

42.8.2.2 Comunicação interventricular

Ao contrário da ruptura de músculo papilar, os defeitos do septo ventricular ocorrem com maior frequência nos infartos localizados na parede anterior. Sua incidência é baixa e, na atualidade, acomete 0,2% dos pacientes com IAM. A mortalidade dos pacientes com comunicação intraventricular submetidos a tratamento médico é bastante elevada, ou seja, maior que 50%. A pronta correção cirúrgica confere uma sobrevida elevada aos 30 dias (71 a 100%).

42.2.8.3 Ruptura de parede livre

A ruptura da parede livre do ventrículo esquerdo apresenta evolução clínica dramática, cursando com tamponamento cardíaco ou parada cardíaca em atividade elétrica sem pulso. A ruptura da parede livre ocorre em menos de 3% dos pacientes com IAM, mas responde por mais de 10% da mortalidade dos pacientes com IAM. É achado necroscópico comum em pacientes com IAM e óbito, extra ou intra-hospitalar.

A ruptura da parede livre ocorre em torno do quinto dia de evolução do IAM. A complicação é mais frequente em idosos, no gênero feminino, nos infartos de transmurais de parede anterior e em pacientes nos quais ocorreu retardo na instituição do procedimento de reperfusão. O tratamento consiste em medidas de suporte clínico e hemodinâmico, e na instituição do procedimento cirúrgico corretivo em caráter emergencial.

42.9 Prognóstico

A mortalidade do quadro gira em torno 40 a 60% e até 80% nos casos diagnosticados com comunicação interventricular. Essa mortalidade, na fase pós-hospitalar, permanece alta naqueles pacientes que apresentaram choque quando comparados àqueles pacientes que não tiveram esse quadro.

DICAS DO EDITOR

Referências bibliográficas

1. Abbas AE, Fortuin FD, Schiller NB, Appleton CP, Moreno CA, Lester SJ. A simple method for noninvasive estimation of pulmonary vascular resistance. J Am Coll Cardiol. 2003 Mar 19;41(6):1021-7.
2. Capomolla S, Pinna GD, Febo O, et al. Echo-Doppler mitral flow monitoring: an operative tool to evaluate day-to-day tolerance to and effectiveness of beta-adrenergic blocking agent therapy in patients with chronic heart failure. J Am Coll Cardiol. 2001 Nov 15;38(6):1675-84.
3. Chambrun MP, Brechot N, Combes A. Mechanical circulatory devices in acute heart failure. Curr Opin Crit Care. 2018;24(0):1-8.
4. De Backer D, Biston P, Devriendt J, et al. Comparison of dopamine and norepinephrine in the treatment of shock. N Engl J Med. 2010;362(9):779-89.
5. De BD, Creteur J, Silva E, Vincent JL. Effects of dopamine, norepinephrine, and epinephrine on the splanchnic circulation in septic shock: which is best? Crit Care Med. 2003 Jun. 31(6):1659-67.
6. Chen HH, Anstrom KJ, Givertz MM, et al. Low-dose dopamine or low-dose nesiritide in acute heart failure with renal dysfunction: the ROSE acute heart failure randomized trial. JAMA. 2013 Dec 18;310(23):2533-43.
7. Ganem F, Nunes DBV. Choque cardiogênico. In: Schettino G, Cardosos LF, Mattar Jr J, Ganem F, eds. Paciente crítico: diagnóstico e tratamento. 2.ed. Barueri, 2006. p.327-34.
8. Hochman JS, Buller CE, Sleeper LA, et al. Cardiogenic shock complicating acute myocardial infarction: etiologies, management and outcome: a report from the SHOCK Trial Registry. SHould we emergently revascularize Occluded Coronaries for cardiogenic shocK? J Am Coll Cardiol. 2000 Sep;36(3 Suppl A):1063-70.
9. Hochman JS, Sleeper LA, Webb JG, et al. Early revascularization in acute myocardial infarction complicated by cardiogenic shock. SHOCK Investigators. Should We Emergently Revascularize Occluded Coronaries for Cardiogenic Shock. N Engl J Med. 1999 Aug 26;341(9):625-34.
10. Holmes DR, Jr., Bates ER, Kleiman NS, et al. Contemporary reperfusion therapy for cardiogenic shock: the GUSTO-I trial experience. The GUSTO-I Investigators. Global Utilization of Streptokinase and Tissue Plasminogen Activator for Occluded Coronary Arteries. J Am Coll Cardiol. 1995 Sep;26(3):668-74.
11. Knobel E, Knobem M, Souza JAM, Carvalho ACC. Choque cardiogênico. In: Knobel E, ed. Condutas no paciente grave. 3.ed. São Paulo: Atheneu; 2006. p.447-62.

12. Mebazzaa A, Combes A, Diepen S, et al. Management of cardiogenic shock complicating myocardial infarction. Intensive Care Med. 2018 May;44(6):760-73.

13. Mueller X, Stauffer JC, Jaussi A, Goy JJ, Kappenberger L. Subjective visual echocardiographic estimate of left ventricular ejection fraction as an alternative to conventional echocardiographic methods: comparison with contrast angiography. Clin Cardiol 1991 Nov. 14(11):898-902.

14. Ouweneel DM, Schotborgh JV, Limpens J, et al. Extracorporeal life support during cardiac arrest and cardiogenic shock: a systematic review and metanalysis. Intensive Care Med. 2016;42:1922-34.

15. Overgaard CB, Dzavik V. Inotropes and vasopressors: review of physiology and clinical use in cardiovascular disease. Circulation. 2008 Sep 2;118(10):1047-56.

16. Pancholy SB, et al. Impact of access site choice on outcomes of patients with cardiogenic shock undergoing percutaneous coronary intervention: a systematic review and meta-analysis. Am Heart J. 2015;170(2):353-61.

17. Petersen JW, Felker GM. Inotropes in the management of acute heart failure. Crit Care Med. 2008 Jan;36(1 Suppl):S106-S111.

18. Polito A, Parisini E, Ricci Z, Picardo S, Annane D. Vasopressin for treatment of vasodilatory shock: an ESICM systematic review and meta-analysis. Intensive Care Med. 2012 Jan;38(1):9-19.

19. Reynolds HR, Hochman JS. Cardiogenic shock: current concepts and improving outcomes. Circulation. 2008 Feb 5;117(5):686-97.

20. Shah P, Cowger JA. Cardiogenic shock. Crit Care Clin. 2014 Jul;30(3):391-412.

21. Souza JAM, Knobel E, Erlichman MR, Knobel M. Choque cardiogênico. In: Knobel E, Souza JAM, Andrei AM, eds. Terapia intensiva em cardiologia. 2 A.D., 65-75.

22. Spence N, Abbott JD. Coronary Revascularization in cardiogenic shock. Curr Treat Options Cardiovasc Med. 2016 Jan;18(1):1.

23. Thiele H, Ohman EM, Desch S, Eitel I, de WS. Management of cardiogenic shock. Eur Heart J. 2015 May 21;36(20):1223-30.

24. Thiele H, Zeymer U, Werdan K. Intraaortic balloon support for cardiogenic shock. N Engl J Med. 2013 Jan 3;368(1):81.

25. Torgersen C, Dunser MW, Wenzel V, et al. Comparing two different arginine vasopressin doses in advanced vasodilatory shock: a randomized, controlled, open-label trial. Intensive Care Med. 2010 Jan;36(1):57-65.

26. Uriel N, Morrison KA, Garan AR, et al. Development of a novel echocardiography ramp test for speed optimization and diagnosis of device thrombosis in continuous-flow left ventricular assist devices: the Columbia ramp study. J Am Coll Cardiol. 2012 Oct 30;60(18):1764-75.

27. Via G, Hussain A, Wells M, et al. International evidence-based recommendations for focused cardiac ultrasound. J Am Soc Echocardiogr. 2014 Jul;27(7):683.

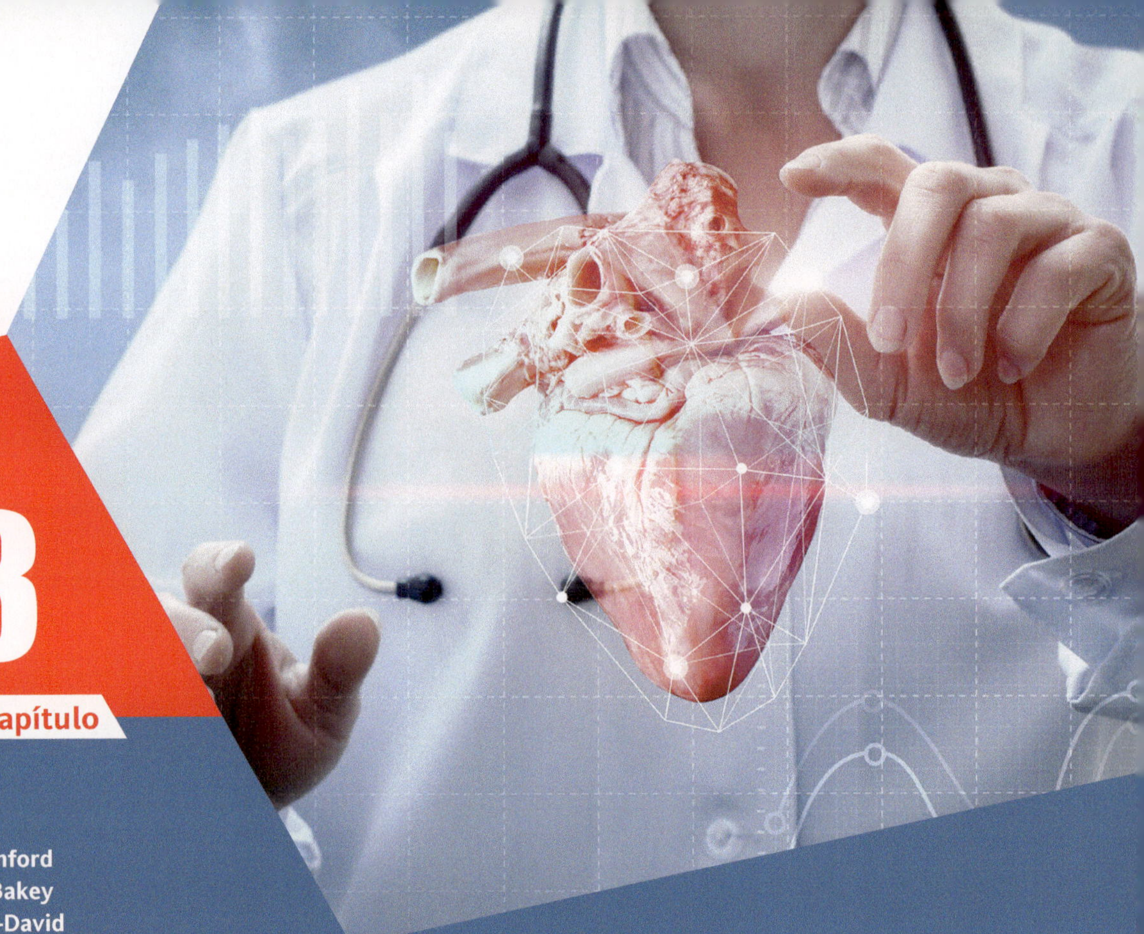

43

Destaques do Capítulo

- Doenças da aorta
- Hipertensão arterial
- Insuficiência aórtica
- Classificação de Stanford
- Classificação de DeBakey
- Operação de Tirone-David

Dissecção de aorta

Mario Issa
Daniel Dantas

O primeiro caso de dissecção aórtica descrito foi no exame do rei George II da Grã-Bretanha após sua morte, em 1760. A cirurgia para dissecção aórtica foi introduzida na década de 1950 por Michael E. DeBakey.

Em 1761 um anatomista italiano, Giovanni Battista Morgagni, descreveu os achados de um paciente com tamponamento cardíaco secundário a ruptura da aorta e René-Théophile-Hyacinthe Laennec, inventor do estetoscópio, utilizou em 1826 o termo "aneurisma dissecante de aorta" pela primeira vez.

43.1 Definição

As dissecções de aorta consistem na delaminação de sua parede no sentido longitudinal ao longo da camada média, e em quase todos os casos no seu terço externo, criando uma falsa luz, paralela à luz verdadeira. A aorta torna-se dilatada sem que suas três camadas sejam comprometidas.

43.2 Epidemiologia

Nos Estados Unidos da América, aproximadamente 15 mil pessoas ao ano são acometidas de aneurisma da aorta torácica. Adicionalmente, mais de 47 mil indivíduos por ano morrem vítimas de doenças da aorta; mais do que câncer de mama, SIDA, homicídios ou acidentes automobilísticos, fazendo da doença aórtica uma epidemia silenciosa.

O diagnóstico de doença da aorta é muitas vezes subestimado. Muitos diagnósticos inapropriados atribuem a causa do óbito a outras doenças, como infarto agudo do miocárdio, arritmias cardíacas, embolia pulmonar e isquemia mesentérica.

O número de óbitos devido à dissecção ou à ruptura da aorta torácica é duas vezes maior que aqueles atribuídos à ruptura da aorta abdominal.

43.3 Etiopatogenia

As dissecções estão associadas, muitas vezes, com hipertensão arterial sistêmica, presente em 80% dos casos, em várias séries. A hipertensão arterial crônica afeta a composição da parede arterial, causando espessamento da íntima, fibrose, calcificação e deposição extracelular de ácidos graxos. Em paralelo, a matriz extracelular sofre degradação acelerada, apoptose e elastólise com hialinização do colágeno. Ambos os mecanismos podem, eventualmente, levar ao rompimento da íntima, na maioria das vezes nas bordas das placas, como visto na placa coronária. O espessamento da íntima aumenta, o que compromete ainda mais o fornecimento de nutrientes e oxigênio para a parede arterial. A fibrose na adventícia pode obstruir os vasos que alimentam a parede arterial, bem como pequenos *vasa vasorum* intramural. Ambos resultam em necrose das células musculares lisas e em fibrose das estruturas elásticas da parede do vaso, o que leva à rigidez e à vulnerabilidade às forças pulsáteis, criando um substrato para aneurismas e dissecções.

Em sua etiopatogenia, dois fatores estão presentes: anormalidade vascular e alteração pressórica. Duas teorias são aceitas: a primeira, onde a lesão primária delas é a laceração da íntima, levando à dissecção intramedial; de acordo com a segunda teoria, ocorre a ruptura dos *vasa vasorum* aórticos, causando hemorragia intramedial e provocando a dissecção. Essas alterações explicam o hematoma intramural.

O hematoma intramural e a úlcera penetrante na parede da aorta são considerados lesões pré-dissecção de aorta.

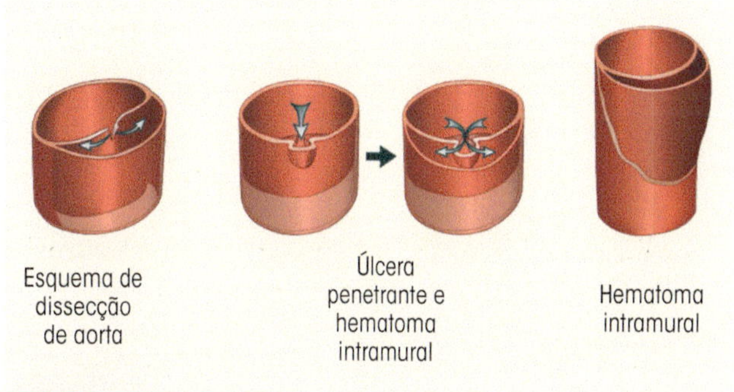

Figura 43.1 **Representação esquemática de dissecção de aorta e lesões pré-dissecção.**

Fonte: Desenvolvido pela autoria.

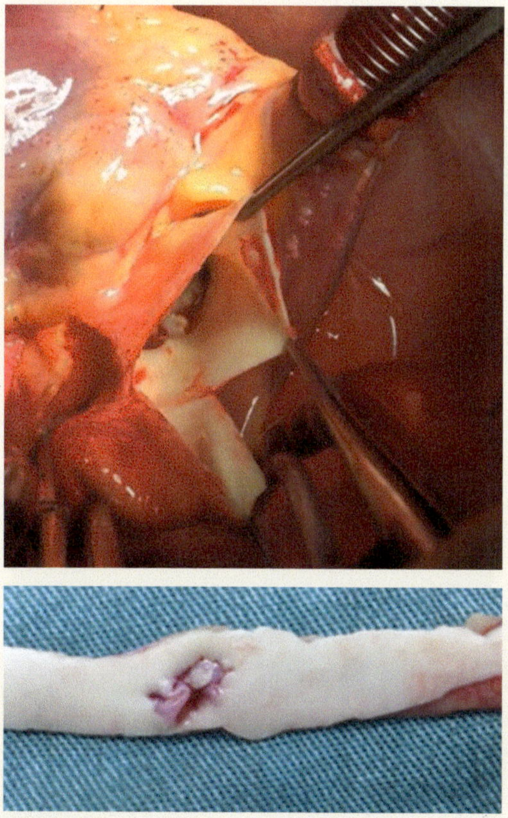

Figura 43.2 **Foto cirúrgica de uma úlcera penetrante em aorta ascendente.**

Fonte: Acervo da autoria.

43.4 Classificação

Existem vários tipos de classificações de dissecção de aorta. A anatômica e a temporal são as mais utilizadas, pois têm relevância clínica na conduta a ser adotada.

A classificação temporal é dividida em aguda e crônica.

- Aguda: até duas semanas do início dos sintomas.
- Crônica: após duas semanas do início dos sintomas.

As classificações anatômicas de DeBakey e Stanford são amplamente aceitas e utilizadas tanto nas agudas quanto nas crônicas.

A classificação de Stanford para dissecção de aorta faz a distinção entre os tipos A e B, como mostra a Figura 43.3. O tipo A significa que a dissecção envolve a aorta ascendente, o que não ocorre no tipo B. A classificação de DeBakey subdivide o processo de dissecção: a dissecção tipo I envolve toda a aorta. A dissecção tipo II envolve apenas a aorta ascendente, e a dissecção tipo III poupa a aorta ascendente e o arco aórtico.

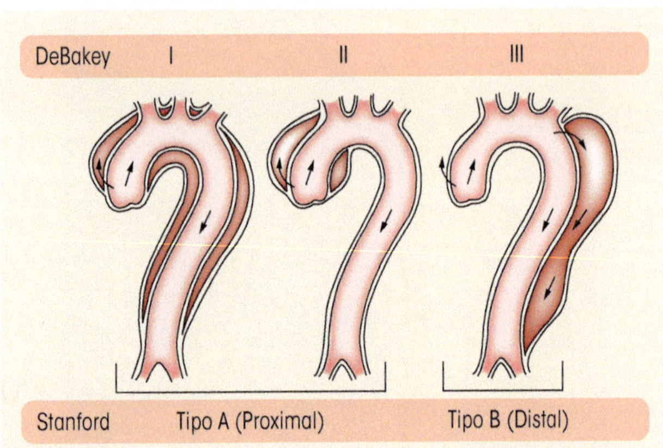

Figura 43.3 Classificação anatômica das dissecções de aorta.

Fonte: Desenvolvido pela autoria.

Segundo o IRAD (International Registry of Acute Aortic Dissection), 75% das dissecções agudas de aorta são do tipo A, sendo que 60% envolvem toda a aorta e 10 a 15% permanecem confinadas à aorta ascendente. As dissecções agudas tipo B são responsáveis por 25 a 30% dos casos.

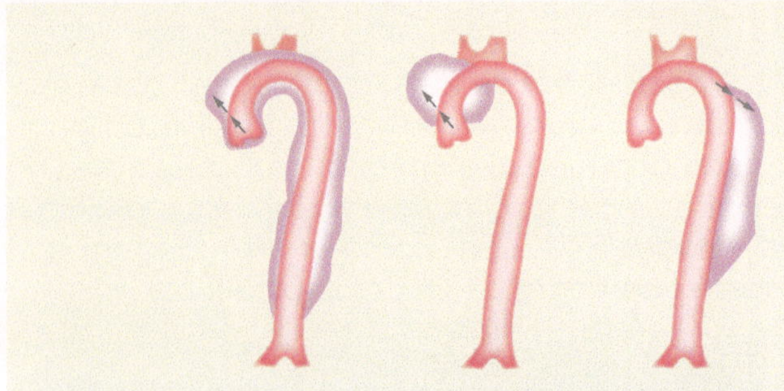

Porcentagem	60%	10-15%	25-30%
Tipo	DeBakey I	DeBakey II	DeBakey III
	Stanford A	Stanford A	Stanford B
	Proximal	Proximal	Distal

Figura 43.4 Classificação das dissecções de aorta.

Fonte: Desenvolvido pela autoria.

Enquanto a dissecção aguda de aorta tipo A se constitui em uma emergência cirúrgica, na dissecção tipo B o tratamento clínico é a primeira escolha, na forma não complicada. Na forma complicada, isto é, na presença de dor persistente ou recorrente, hipertensão de difícil controle apesar da medicação completa, sinais de expansão aórtica precoce, má perfusão e sinais de ruptura (hemotórax), a reparação endovascular é a primeira escolha.

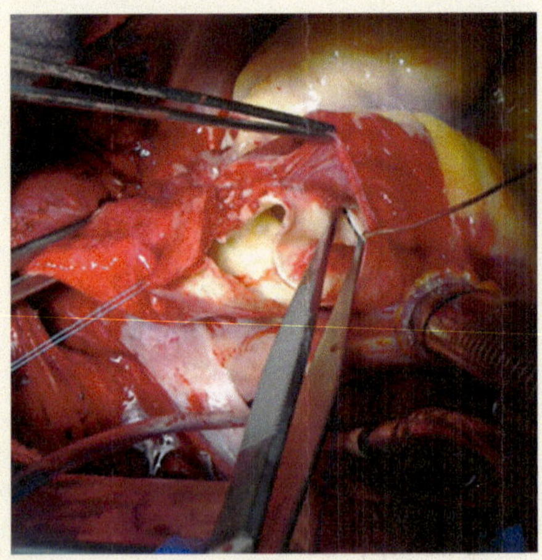

Figura 43.5 Dissecção aguda de aorta tipo A de Stanford, com desinserção da artéria coronária direita.

Fonte: Acervo da autoria.

43.5 Manifestações clínicas

Dor torácica, hiper ou hipotensão arterial, infarto do miocárdio, insuficiência aórtica e derrame pleural são as manifestações clínicas mais frequentes.

Cerca de 96% dos indivíduos com dissecção aórtica apresentam dor grave com início súbito. A dor pode ser descrita como uma sensação de rasgar ou punhalada; 17% dos indivíduos sentem a dor migrar quando a dissecção se estende, envolvendo outros segmentos da aorta. A localização da dor está associada à localização da dissecção. A dor torácica anterior está associada a dissecções envolvendo a aorta ascendente, enquanto a dor interescapular (na região dorsal) está associada a dissecções da aorta descendente. Se a dor é de natureza pleurítica, pode sugerir pericardite aguda causada por hemorragia no saco pericárdico. Essa é uma eventualidade particularmente perigosa, sugerindo que o tamponamento agudo do pericárdio pode ser iminente. O tamponamento pericárdico é a causa mais comum de morte por dissecção aórtica.

Embora a dor possa ser confundida com a dor de um infarto do miocárdio (ataque cardíaco), a dissecção aórtica geralmente não está associada a outros sinais que sugerem infarto do miocárdio, incluindo insuficiência cardíaca, alterações do ECG e não melhora ao repouso. Exceto naqueles casos em que algum óstio coronário esteja comprometido.

Os indivíduos com dissecção aórtica que não sentem dor apresentam dissecção crônica. A dor, se presente, pode ser expansão da aorta.

As complicações neurológicas da dissecção aórtica (acidente vascular cerebral e paralisia) são devidas ao envolvimento de uma ou mais artérias que nutrem o cérebro ou a medula espinhal.

Se a dissecção aórtica envolve a aorta abdominal, o comprometimento dos ramos da aorta abdominal é possível, como as artérias renais ou a isquemia mesentérica.

43.6 Hiper ou hipotensão arterial

Pessoas com dissecção de aorta muitas vezes têm história de hipertensão. Durante o evento agudo a pressão arterial é bastante variável, e tende a ser maior em indivíduos com dissecção distal.

A hipotensão severa na apresentação é um indicador de prognóstico grave. Pode estar associado com tamponamento pericárdico, insuficiência aórtica grave ou ruptura da aorta. A pseudo-hipotensão (medição falsa da pressão arterial) pode ocorrer devido ao envolvimento do tronco braquiocefálico (membro superior direito) ou da artéria subclávia esquerda (membro superior esquerdo).

43.7 Infarto agudo do miocárdio

A etiologia do infarto é o envolvimento das artérias coronárias, na dissecção. A artéria coronária direita é mais comumente envolvida do que a artéria coronária esquerda. Se o infarto do miocárdio é tratado com terapia trombolítica, a mortalidade aumenta para mais de 70%, principalmente devido ao sangramento no saco pericárdico causando tamponamento cardíaco.

O diagnóstico diferencial deve ser cuidadosamente realizado, pois a terapia para infarto pode ser letal para a dissecção de aorta.

43.8 Insuficiência aórtica

A insuficiência aórtica (IAo) ocorre em metade a dois terços das dissecções aórticas ascendentes, e o sopro de insuficiência aórtica é audível em cerca de 32% das dissecções proximais. A intensidade do sopro é dependente da pressão arterial e pode ser inaudível em caso de hipotensão.

Pode haver três mecanismos que provocam a regurgitação aórtica:

1. Dilatação do anel aórtico.
2. O avanço da dissecção até a raiz da aorta pode separar as cúspides da valva aórtica.
3. Uma ampla ruptura intimal pode promover seu prolapso na via de saída do ventrículo esquerdo, causando uma intussuscepção na valva aórtica.

43.9 Derrame pleural

Ocorre mais frequentemente no hemitórax esquerdo. E é devido a uma ruptura transitória da aorta ou a uma reação inflamatória em volta da aorta.

43.10 Causas

A hipertensão arterial está presente em 80% dos casos, mas distúrbios do tecido conjuntivo e trauma podem ocasionar uma dissecção de aorta.

A valva aórtica bicúspide pode estar associada em indivíduos com dissecção de aorta.

A síndrome de Marfan é observada em 5 a 9% dos indivíduos com dissecção de aorta. É um defeito genético da fibrilina, principal proteína constituinte das microfibrilas do sistema elástico. Entretanto, em muitos pacientes sem essa síndrome as causas da elastólise permanecem obscuras.

A dissecção de aorta também pode ser provocada por traumatismo fechado de tórax e por iatrogenia, cateterismo cardíaco ou balão intra-aórtico.

Pacientes com histórico de cirurgia cardíaca prévia podem apresentar dissecção de aorta, sobretudo aqueles nos quais foi realizada intervenção na valva aórtica. Porém, muitos pacientes com cirurgia de revascularização miocárdica prévia têm apresentado dissecção de aorta tardiamente.

43.11 Fisiopatologia

A aorta é composta de três camadas: a íntima, a média e a adventícia. A íntima está em contato direto com o sangue dentro do vaso, e consiste principalmente em uma camada de células endoteliais em uma membrana basal; a média contém tecidos conectivos e musculares, e o vaso é protegido no exterior pela adventícia, compreendendo o tecido conjuntivo.

Na dissecção de aorta, o sangue penetra a íntima e entra na camada de média. A pressão alta rasga o tecido do meio ao longo do plano laminado que divide os dois terços internos e o terço externo do meio de separação, podendo se propagar ao longo de toda a aorta para uma distância variável, anterógrada ou retrógrada. O orifício inicial está geralmente próximo à valva aórtica, podendo comprometer o pericárdio e causando um hemopericárdio. As dissecções anterógradas podem se propagar até a bifurcação ilíaca da aorta, podendo haver ruptura da aorta ou recanalizar na própria luz aórtica, levando a uma aorta de dupla luz, verdadeira e falsa. Dessa forma ela pode aliviar a pressão do fluxo sanguíneo, e reduz o risco de ruptura e isquemia dinâmica ou estática de outros órgãos. A ruptura provoca hemorragia em uma cavidade do corpo, e o prognóstico depende da área acometida.

O primeiro evento da dissecção da aorta é uma fenda em sua camada íntima. O sangue penetra na camada média no local dessa fenda, delaminando-a. Sua localização e extensão são variáveis.

A separação entre a luz verdadeira e a falsa ocasiona o *flap* intimal.

A localização mais frequente da origem da ruptura intimal ocorre na aorta ascendente (65%), depois na aorta descendente (20 a 25%) e por último no arco aórtico (5 a 10%)

À medida que o sangue flui pela falsa luz, pode causar orifícios secundários na íntima, e o fluxo sanguíneo voltar à luz verdadeira.

Em cerca de 13% das dissecções aórticas, não há evidência de ruptura intimal. Nesses casos, o evento inicial pode ser um hematoma intramural (causado por sangramento dentro da média, por ruptura dos *vasa vasorum*). O diagnóstico de hematoma intramural pela aortografia é difícil, e geralmente se faz por meio da angiotomografia de aorta.

O hematoma intramural, assim como as úlceras penetrantes da parede da aorta, são considerados lesões pré-dissecção, e devem ser tratados como tal.

43.12 Métodos diagnósticos

Uma história clínica bem colhida pode ser o suficiente para sugerir uma dissecção aguda de aorta, principalmente no que diz respeito à classificação temporal da doença. Entretanto, as bases anatômicas necessitam de exames de imagem, que habitualmente se complementam.

Um ecocardiograma, de preferência transesofágico, associado à angiotomografia computadorizada contrastada, fornece informações valiosas para a classificação anatômica da dissecção aórtica.

43.13 Raio X de tórax

A radiografia torácica pode mostrar um alargamento mediastinal, apresenta moderada sensibilidade e baixa especificidade na dissecção de aorta, pois várias outras condições clínicas podem causar aumento de mediastino.

Derrame pleural pode ser visibilizado, sobretudo à esquerda, caso a aorta descendente esteja envolvida.

Outros achados incluem obliteração do botão aórtico, depressão do brônquio fonte esquerdo, perda da tira paratraqueal e desvio traqueal.

Cerca de 12 a 20% dos indivíduos com dissecção de aorta apresentam uma radiografia de tórax "normal", portanto não excluem o diagnóstico. Se houver forte suspeita clínica, deve-se utilizar outros métodos de imagem para descartar ou confirmar o diagnóstico, tais como ecocardiograma, angiotomografia computadorizada contrastada de aorta ou ressonância nuclear magnética.

43.14 Dímero-D

Uma medida de dímero-D no sangue inferior a 500 ng/mL pode ser capaz de descartar o diagnóstico de dissecção aórtica, evitando a necessidade de imagens adicionais. Porém, parece aplicar-se apenas às pessoas de baixo risco e se o teste é feito nas primeiras 24 horas do início dos sintomas. A American Heart Association não aconselha usar esse teste para fazer o diagnóstico.

43.15 Ecocardiograma transesofágico

O ecocardiograma transesofágico (ETE) é um exame rápido, não invasivo, com sensibilidade de até 98% e especificidade de até 97%. É a modalidade de imagem preferida para a suspeita de dissecção aórtica. Avalia a o grau de regurgitação da valva aórtica, quando a aorta ascendente está envolvida, e pode determinar se os óstios das artérias coronárias estão envolvidos. Tem como desvantagem a dificuldade de visibilizar o arco aórtico proximal e a aorta descendente na região abdominal, além de ser um exame operador dependente, que requer experiência na interpretação das imagens.

43.16 Angiotomografia computadorizada de aorta

A angiotomografia computadorizada contrastada da aorta é um método diagnóstico por imagem rápido e não invasivo, que fornece imagens tridimensionais da aorta. São reproduzidas imagens tomando fatias rápidas e finas do tórax e do abdômen em cortes transversais. Para delinear a aorta com a precisão necessária para fazer o diagnóstico adequado, um contraste iodado é injetado em uma veia periférica. Tem uma sensibilidade de 96 a 100% e uma especificidade de 96 a 100%. As desvantagens incluem a necessidade de contraste iodado e a incapacidade de diagnosticar o local da fenda intimal.

43.17 Ressonância nuclear magnética (RNM)

Atualmente a RNM é o exame padrão-ouro para diagnóstico e avaliação da dissecção da aorta, com sensibilidade de 98% e especificidade de 98%. Um exame de RNM da aorta produz uma reconstrução tridimensional desta, permitindo que se determine a localização da fenda intimal e o envolvimento de ramos arteriais e que se localize quaisquer orifícios secundários. É um exame não invasivo, não requer o uso de contraste iodado e pode detectar e quantificar o grau de insuficiência aórtica.

Entre as desvantagens, tem pouca disponibilidade e está frequentemente localizada apenas em hospitais maiores; o tempo de realização do exame é longo. É contraindicado em indivíduos com qualquer implante metálico e com *clearance* de creatinina < 60 mL/min/1,73m^2. Além disso, muitos pacientes apresentam sensação claustrofóbica enquanto permanecem no tubo de varredura de ressonância magnética.

43.18 Aortografia

No passado, a aortografia era considerada o exame padrão-ouro para o diagnóstico de dissecção de aorta. Atualmente foi suprimido por outras técnicas menos invasivas e arriscadas, pois o cateter pode piorar a dissecção caso seja manipulado por profissionais menos experientes.

43.19 Tratamento

Na dissecção aguda, a escolha do tratamento depende de sua localização. Para a dissecção tipo A de Stanford, o tratamento cirúrgico se impõe, sendo superior ao tratamento médico. E deve ser realizado imediatamente após se estabelecer o diagnóstico, pois a mortalidade é de 1 a 2% se nada for feito. Para as dissecções não complicadas do tipo B Stanford, a terapêutica médica é a primeira escolha. Em sua forma complicada, com anatomia favorável, o tratamento de escolha é endovascular. Quando desfavorável, a cirurgia está indicada.

Para as dissecções crônicas tipo A de Stanford, deve ser considerado o diâmetro da aorta envolvida, assim como história familiar, presença de insuficiência valvar aórtica, acometimento dos vasos da base, síndromes genéticas associadas, expectativa de vida e experiência da equipe médica.

Nas dissecções crônicas tipo B de Stanford, com diâmetros ≥ 6 cm, deve-se intervir, por endoprótese ou cirurgia.

A terapêutica clínica deve ser iniciada imediatamente após o diagnóstico, independentemente da perspectiva intervencionista ou cirúrgica. A dissecção da aorta, na maioria dos casos, é emergência hipertensiva, e o controle rigoroso da pressão arterial torna-se prioridade. O objetivo é manter uma pressão arterial média (MAP) de 60 a 75 mmHg, ou a pressão arterial mais baixa tolerada. As diminuições iniciais devem ser de cerca de 20%.

A redução da força de cisalhamento (dP/dt) é outra medida a ser instituída.

Tanto na dissecção aguda como na crônica, os betabloqueadores são os medicamentos de primeira escolha, associados a potentes vasodilatadores endovenosos, devendo-se ter especial cuidado com a taquicardia reflexa, se utilizados isoladamente.

Os bloqueadores dos canais de cálcio também podem ser utilizados, sobretudo se existe alguma contraindicação para o uso de betabloqueadores.

Caso a hipertensão arterial sistêmica se mantenha refratária, mesmo na vigência de doses máximas de três diferentes classes de agentes anti-hipertensivos, o envolvimento das artérias renais no plano da dissecção da aorta deve ser considerado.

Risco de morte na dissecção aguda de aorta não tratada:

- 25% nas primeiras 24 horas;
- 50% nas primeiras 48 horas;
- 75% na primeira semana;
- 90% no primeiro mês.

43.20 Tratamento cirúrgico

O objetivo do tratamento cirúrgico se constitui na ressecção dos segmentos da aorta mais severamente destruídos e na obliteração da entrada de sangue na falsa luz (tanto na fenda intimal inicial como, eventualmente, em qualquer fenda secundária ao longo do vaso).

O tratamento específico utilizado depende da apresentação da doença, do segmento ou segmentos de aorta envolvidos, do refluxo aórtico, da idade do paciente e da experiência da equipe. Algumas opções de tratamentos cirúrgico são:

- Substituição da aorta ascendente dissecada por um enxerto de dacron (frequentemente feito de Dacron) quando não há danos à válvula aórtica.
- Operação de Bentall DeBono: enxerto de dacron valvulado (prótese mecânica ou biológica) com reimplante dos óstios coronários.
- Operação de Tirone-David: reimplante da valva aórtica no enxerto de dacron, com reimplante dos óstios coronários. Não se utiliza prótese valvar.

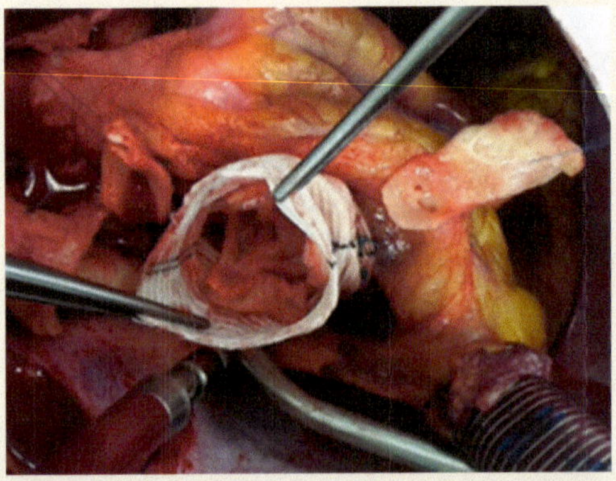

Figura 43.6 **Foto cirúrgica de operação de Tirone David.**

Fonte: Acervo da autoria.

A substituição do arco aórtico representa um desafio durante a cirurgia, com necessidade de hipotermia moderada (25 °C), associada a parada circulatória total e a perfusão cerebral seletiva, bilateral preferida pelo nosso grupo. Dependendo da apresentação da dissecção, optamos pela substituição parcial do arco pela técnica do hemiarco ou pela substituição total com reimplante dos vasos supra-aórticos e endoprótese na aorta descendente sob visão direta, aumentando a chance de trombose da falsa luz e diminuição de reintervenções.

O reparo endovascular da aorta torácica, um procedimento cirúrgico minimamente invasivo geralmente combinado com tratamento clínico otimizado, está restrito à aorta descendente, na maioria dos casos.

Uma série de comorbidades pode aumentar o risco cirúrgico de um procedimento na dissecção da aorta. Essas condições incluem:

- idade avançada;
- demora na avaliação pré-operatória (aumento do tempo antes da cirurgia);
- presença de doenças associadas (por exemplo, coronariopatias);
- ruptura da aorta;
- tamponamento cardíaco;
- choque.
- insuficiência renal aguda ou crônica;
- antecedentes de infarto do miocárdio ou acidente vascular cerebral.

De todos os indivíduos que apresentam dissecção aguda de aorta, 40% evoluem para o óbito sem nenhum tratamento instituído, devido à falta de acesso a um hospital em tempo hábil. As causas mais frequentes são: ruptura de aorta, insuficiência aórtica aguda, acidente vascular cerebral e infarto agudo do miocárdio.

Entre aqueles que conseguem chegar a um hospital, 1 a 2% morrem a cada hora, tornando uma prioridade o diagnóstico e o tratamento rápidos. Mesmo após o diagnóstico e a cirurgia, 5 a 20% morrem. Se a cirurgia para aorta ascendente não for indicada, 75% morrem dentro de 2 semanas.

43.21 Evolução tardia

O controle da hipertensão arterial sistêmica deve ser rigoroso, pois a maioria dos pacientes apresenta complicações da doença aórtica residual. Deve-se ter como alvo uma pressão arterial sistólica ≤ 130 mmHg.

O risco de morte é maior nos dois primeiros anos após o evento agudo. Aproximadamente 29% dos óbitos tardios após a cirurgia ocorrem devido à ruptura da aorta ainda doente ou de outro aneurisma.

Exames seriados de imagem devem ser realizados para controle. A RNM (ressonância nuclear magnética) é o exame de escolha, porém a angiotomografia contrastada de aorta pode ser utilizada.

DICAS DO EDITOR

Referências bibliográficas

1. Asha SE, Miers, JW. A systematic review and meta-analysis of D-dimer as a rule-out test for suspected acute aortic dissection. Annals of Emergency Medicine. 2015 March 21;66:368-78. doi:10.1016/j.annemergmed.2015.02.013. PMID 25805111.
2. Berretta P, Patel HJ, Gleason TG, et al. IRAD experience on surgical type A acute dissection patients: results and predictors of mortality. Ann Cardiothorac Surg. 2016;5(4):346-51.
3. Bossone E, Suzuki T, Eagle KA, Weinsaft JW. Diagnosis of acute aortic syndromes: imaging and beyond. Herz. 2013 May;38(3):269-76. doi:10.1007/s00059-012-3710-1. PMID 23263244.
4. Catholic Encyclopedia: René-Théophile-Hyacinthe Laennec
5. Crawford ES, Svensson LG, Coselli JS, Safi HJ, Hess KR. Surgical treatment of aneurysm and/or dissection of the ascending aorta, transverse aortic arch, and ascending aorta and transverse aortic arch: factors influencing survival in 717 patients. J Thorac Cardiovasc Surg. 1989;98:659.
6. Criado FJ (2011). Aortic dissection: a 250-year perspective. Tex Heart Inst J. 38 (6):694-700. PMC 3233335. PMID 22199439.
7. Daily PO, Trueblood HW, Stinson EB, et al. Management of acute aortic dissection. Am Thorac Surg. 1970;10:237-47.
8. Das M, Mahnken AH, Wildberger JE. Dual energy: CTA aorta. In: Seidensticker PR, Hofmann LK (eds.). Dual source CT imaging [permanent dead link]. Springer Medizin Verlag, Heidelberg, 2008. ISBN 978-3-540-77601-7.
9. DeBakey ME, Beall AC, Cooley DA, et al. Dissecting aneurysms of the aorta. Surg Clin North Am. 1966;46:1045-55.
10. Erbel R, Oelert H, Meyer J, et al. Effect of medical and surgical therapy on aortic dissection evaluated by transesophageal echocardiography: implication for prognosis and therapy (The European Cooperative Study Group on Echocardiography). Circulation. 1993;83:1604-15.
11. Estrera AL, Miller CC, Kaneko T, Lee TY, Walkes JC, Kaiser LR, Safi HJ. Outcomes of acute type a aortic dissection after previous cardiac surgery. Ann. Thorac. Surg. 2010;89(5):1467-74.
12. Gutierrez PS. Doenças da aorta torácica: alterações morfológicas e o papel das metaloproteinases na gênese dos aneurismas e dissecções. Rev Soc Cardiol Estado de São Paulo. 2011;21(1):46-53.
13. Hiratzka LF, Bakris GL, Beckman JA, Bersin RM, Carr VF, Casey Jr., et al. 2010 ACCF/AHA/AATS/ACR/ASA/SCA/SCAI/SIR/STS/SVM. Guidelines for the Diagnosis and Management of Patients with Thoracic Aortic Disease: a Report of the American College of Cardiology Foundation/American Heart Association Task Force on Practice Guidelines, American Association for Thoracic Surgery, American College of Radiology, American Stroke Association, Society of Cardiovascular Anesthesiologists, Society for Cardiovascular Angiography and Interventions, Society of Interventional Radiology, Society of Thoracic Surgeons, and Society for Vascular Medicine. Circulation. 2010 Apr. 6;121(13):e266-e369.
14. Isselbacher EM, Cigarroa JE, Eagle KA. Cardiac tamponade complicating proximal aortic dissection: is pericardiocentesis harmful?. Circulation. 1994;90:2375-8. doi:10.1161/01.CIR.90.5.2375. PMID 7955196.
15. Lansmann SL, McCullough JN, Nguyen KH, et al. Subtypes of acute aortic dissection. Ann Thorac Surg. 1999;67:1975-8.
16. Larson EW, Edwards WD. Risk factors for aortic dissection: a necropsy study of 161 cases. Am J Cardiol. 1984;53:849-55.
17. Nakai M, Shimamoto M, Yamasaki F, Fujita S, Masumoto H, Yamada T, et al. Surgical treatment of thoracic aortic aneurysm in patients with concomitant coronary artery disease. The Japanese Journal of Thoracic and Cardiovascular Surgery. 2005;53(2):84-7.

18. Nienaber CA, Fattori R, Mehta RH, Richartz BM, Evangelista E, Petzsch M, et l.; on behalf of the International Registry of Acute Aortic Dissection. Gender-related differences in acute aortic dissection. Circulation. 2004;109;3014-21.

19. Pape LA, et al. Aortic diameter > 5.5 cm is not a good predictor of type A aortic dissection observations from the International Registry of Acute Aortic Dissection (IRAD). Circulation. 2007;116:1120-7.

20. Richartz BM, Smith DE, Cooper JV, et al. New classification of aortic dissection with improved impact on prognosis. J Am Coll Cardiol. 2002;39:A 863.

21. Sheikh AS, Ali K, Mazhar. Acute aortic syndrome. Circulation. 2013 Sep 3;128(10):1122-7. doi:10.1161/circulationaha.112.000170. PMID 24002714.

22. Takagi H, Umemoto T. A meta-analysis of total arch replacement with frozen elephant trunk in acute type a aortic dissection. Vascular and Endovascular Surgery. 2016;50(1):33-46.

23. *The Gale encyclopedia of medicine*. 3.ed. Stamford, Conn: Gale; 2008.

24. Ueda T, Shimizu H, Shin H, Kashima I, Tsutsumi K, Iino Y, et al. Detection and management of concomitant coronary artery disease in patients undergoing thoracic aortic surgery. The Japanese Journal of Thoracic and Cardiovascular Surgery. 2001;49(7):424-30.

25. Von Kodolitsch Y, Aydin MA, Loose R, et al. Predictors of aneurysm formation after surgery of aortic coarctation. J Am Cardiol. 2002;39:617-24.

26. White A, Broder J, Mando-Vandrick J, Wendell J, Crowe J. Acute aortic emergencies: part 2: aortic dissections. Advanced Emergency Nursing Journal. 2013;35(1):28-52. doi:10.1097/tme.0b013e31827145d0. PMID 23364404.

27. Yang SM, Xu P, Li CX, et al. A modified total arch replacement combined with a stented elephant trunk implantation for acute type A dissection under deep hypothermic circulatory arrest and selective antegrade cerebral perfusion. J Cardiothorac Surg. 2014;9:140.

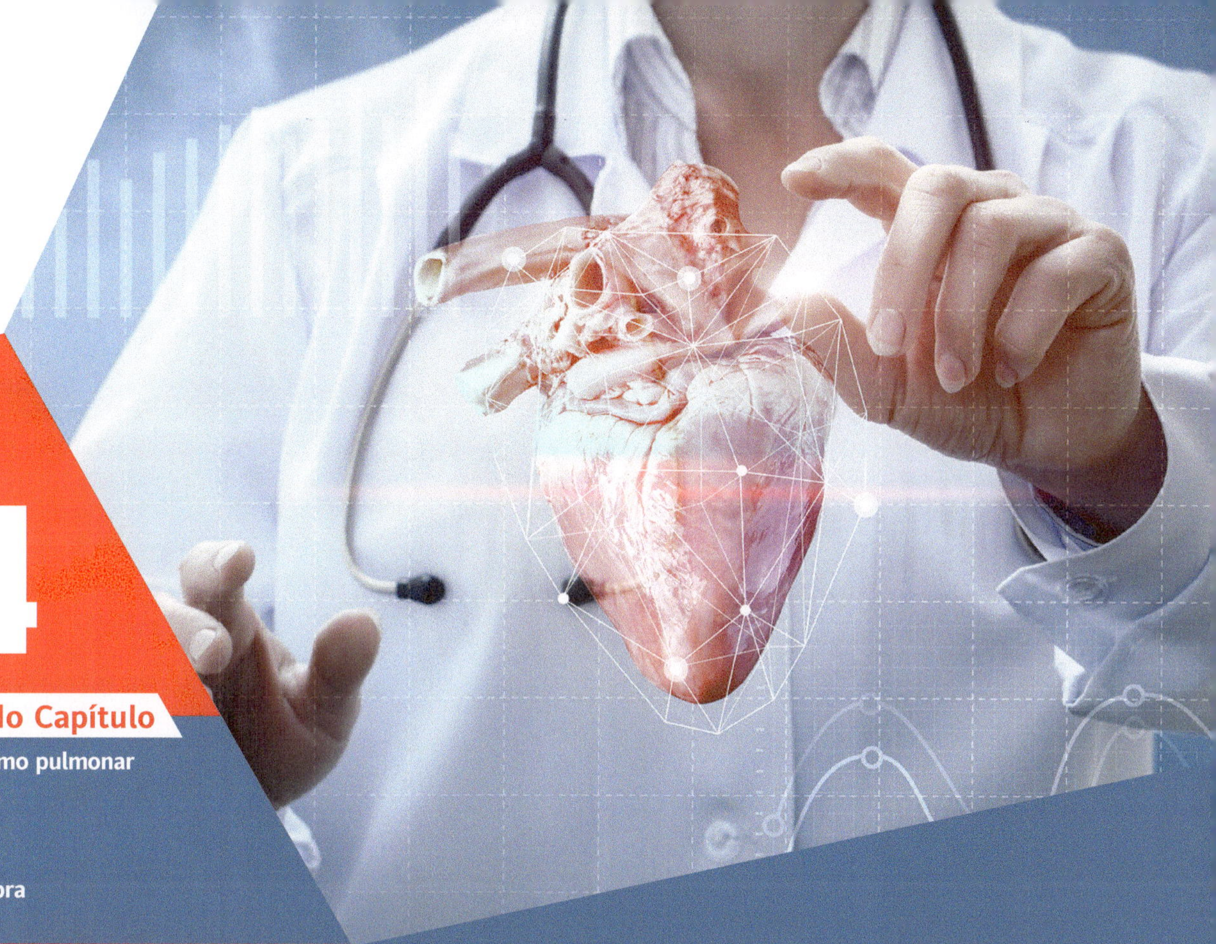

44

Destaques do Capítulo

- Tromboembolismo pulmonar
- Anticoagulantes
- Trombólise
- Escore de Wells
- Escore de Genebra
- Escore PESI

Embolia pulmonar

Bruno Baccaro
Louis Nakayama Ohe

44.1 Introdução

O tromboembolismo venoso (TEV) é a terceira mais frequente doença do sistema cardiovascular, contemplando duas manifestações distintas: trombose venosa profunda (TVP) e embolia pulmonar/tromboembolismo pulmonar (TEP/EP). A incidência média varia de 100 a 200 casos a cada 100.000 habitantes.

A manifestação mais letal da TEV é a EP aguda. A EP é precedida de TVP na maioria dos casos. A real epidemiologia do TEP é de difícil mensuração devido à quantidade de casos assintomáticos, diagnósticos acidentais e, em muitas vezes, à morte súbita como primeira manifestação.

Pacientes em regime de internação hospitalar são os maiores candidatos a manifestarem EP. Observa-se um importante aumento do risco em pacientes com mais de 40 anos. A cada década subsequente, praticamente dobra o risco quando comparado a pacientes jovens. Aproximadamente 20 mil óbitos por ano no Brasil são atribuídos à EP, e a taxa de letalidade pode variar de 60 a menos de 1%, dependendo da severidade do quadro clínico instalado.

44.2 Etiologia, fatores predisponentes e fisiopatologia

A formação de um trombo venoso depende da clássica tríade descrita em 1856 pelo patologista polonês Rudolf Ludwig Virchow: estase sanguínea, lesão endotelial e estado de hipercoagulabilidade. O trombo geralmente origina-se na cúspide da válvula em sua face superior do sistema venoso e pode romper-se conforme progride no sentido proximal. Resulta em um evento embólico quando o trombo desprendido impacta, a distância, em ramos de menor calibre do sistema vascular, levando à interrupção do fluxo sanguíneo.

A TEV geralmente é consequência da interação entre o risco intrínseco do paciente de desenvolver trombose, associado a fatores externos, que em geral são temporários (cirurgias, traumas, imobilizações, gravidez, uso de contraceptivo oral e terapias hormonais). Casos de TEP sem fatores "provocadores" também podem ocorrer, e sua ausência pode ser importante na decisão quanto à duração da anticoagulação de pacientes após o primeiro evento de EP.

Algumas condições são classicamente grandes fatores de risco para TEV: politraumas, cirurgias abdominais de grande porte, cirurgias ortopédicas com próteses de quadril ou joelho, fraturas de membros inferiores, paraplegia traumática e algumas neoplasias variando de acordo com o tipo (hematológicos, pulmonares, pancreáticos e cerebrais são os de maior risco).

Em mulheres férteis, destaca-se o uso de contraceptivo oral como fator de risco. Durante a gravidez, a TEV é a principal causa de mortalidade materna. O período de maior risco deriva entre o terceiro trimestre e 6 semanas pós-parto, chegando a 60 vezes mais risco quando comparado a mulheres não gestantes.

A TEV deve ser encarada como parte das doenças do sistema cardiovascular e compartilha os mesmos fatores de risco para aterosclerose, como: tabagismo, obesidade, hipercolesterolemia, hipertensão e *diabetes mellitus*. O infarto agudo do miocárdio (IAM) e a insuficiência cardíaca (IC) aumentam o risco de embolia pulmonar, assim como pacientes com TEV têm risco aumentado para IAM e acidente vascular cerebral (AVC) subsequentes.

Alguns pequenos estudos sugerem que aproximadamente 30% dos pacientes com TEP agudo não apresentam resolução completa após o tratamento e podem evoluir de maneira crônica. No entanto, apenas 1,5% evidenciaram hipertensão pulmonar após 24 meses do evento agudo.

A vasoconstrição induzida pela liberação de tromboxano A2 e serotonina durante um evento agudo de EP leva inicialmente ao abrupto aumento da resistência vascular pulmonar, resultando na dilatação do ventrículo direito (VD) e provocando alterações na contratilidade pelo mecanismo de Frank-Starling e pela ativação neuro-hormonal, que contribui para o aumento do inotropismo e do cronotropismo. Esses mecanismos, associados à vasoconstrição sistêmica, resultam em aumento da pressão na artéria pulmonar e do fluxo no território obstruído, gerando uma estabilização temporária de pressão arterial sistêmica (PAS). Esse processo adaptativo é limitado devido à incapacidade do VD para manejar pressões de artéria pulmonar maiores que 40 mmHg. A continuidade desse processo fisiopatológico resulta em redução do tempo diastólico do VD, dissincronia ventricular, abaulamento do septo interventricular, importante redução da pré-carga do VE, redução do enchimento rápido do VE e, enfim, queda no débito cardíaco, contribuindo para hipotensão e choque.

As trocas gasosas são prejudicadas pelo aumento do espaço morto alveolar decorrente da obstrução vascular, a hipoxemia agrava-se pela hipoventilação e há aumento do *shunt* brônquico. Ocorre também aumento da resistência das vias aéreas por broncoconstrição, redução da complacência pulmonar por edema, hemorragia e diminuição do surfactante.

44.3 Manifestação clínica

Os sinais clínicos e sintomas da EP são inespecíficos (Tabela 44.1), e na maioria das vezes são necessários exames objetivos para confirmação diagnóstica. Os sintomas que frequentemente tornam EP como suspeita são: dispneia, taquipneia (frequência respiratória > 20 ciclos/min), dor torácica, pré-síncope ou síncope e hemoptise. A EP pode também ser completamente assintomática. É comum o diagnóstico acidental durante a investigação de outras doenças ou autopsias.

Tabela 44.1 **Manifestações clínicas em departamento de emergência dos pacientes com EP confirmada.**

EP confirmada	
Dispneia	50%
Dor torácica pleurítica	39%
Tosse	23%
Dor torácica precordial	15%
Febre	10%
Hemoptise	8%
Síncope	6%
Dor unilateral na perna	6%
Sinais de TVP	24%

Fonte: Desenvolvido pela autoria.

Apesar de raros, a hipotensão e o choque são as manifestações clínicas com maior importância na classificação, em estratificação inicial, quanto à severidade do embolismo e seu prognóstico em curto prazo. Pacientes com suspeita de EP aguda que apresentam pressão arterial sistólica (PAS) < 90 mmHg ou queda > 40 mmHg mantidas por mais de 15 minutos são classificados como de alto risco para mortalidade precoce (intra-hospitalar ou em 30 dias) quando comparados a normotensos.

A dor torácica, mais frequentemente manifestada, é decorrente da irritação pleural ocasionada pelo infarto pulmonar periférico. A dor torácica central típica anginosa pode ocorrer pela isquemia do ventrículo direito e requer diagnóstico diferencial para síndrome coronariana aguda e dissecção de aorta.

A hipoxemia é considerada uma manifestação frequente. No entanto, mais de 40% dos pacientes possuem saturação arterial de oxigênio normal na gasometria arterial de admissão. A hipocapnia é um achado comum, decorrente do aumento da frequência respiratória.

44.4 Diagnóstico

O diagnóstico de EP pode ser dividido em dois algoritmos diferentes:

pacientes com apresentação inicial de alto risco com hipotensão ou choque (pressão arterial sistólica [PAS] < 90 mmHg ou queda > 40 mmHg mantidas por mais de 15 minutos) (Figura 44.1);

- pacientes com sintomas que levam a suspeita de EP, porém sem critérios para estratificação inicial de alto risco (Figura 44.2).

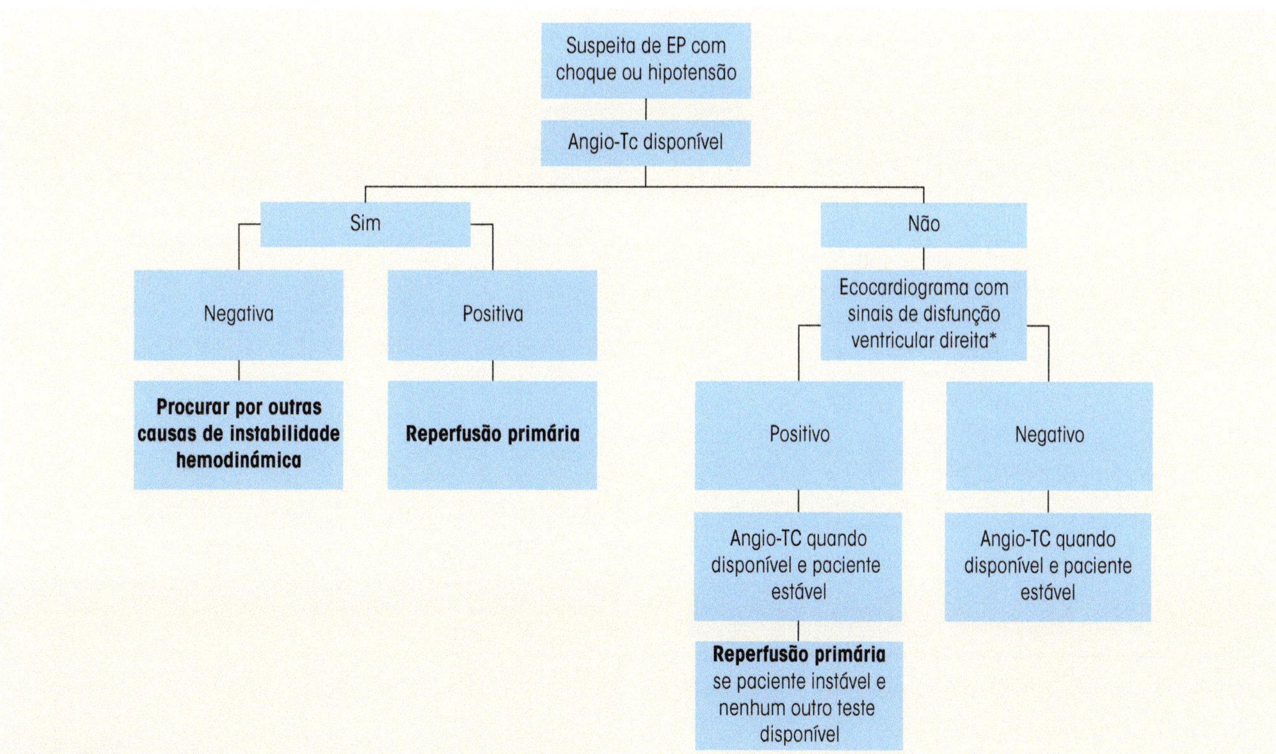

Figura 44.1 **Algoritmo diagnóstico proposto para pacientes em vigência de choque.**

*Sinais de disfunção ventricular direita e/ou visualização direta de trombo móvel no ventrículo direito.

Fonte: Desenvolvido pela autoria.

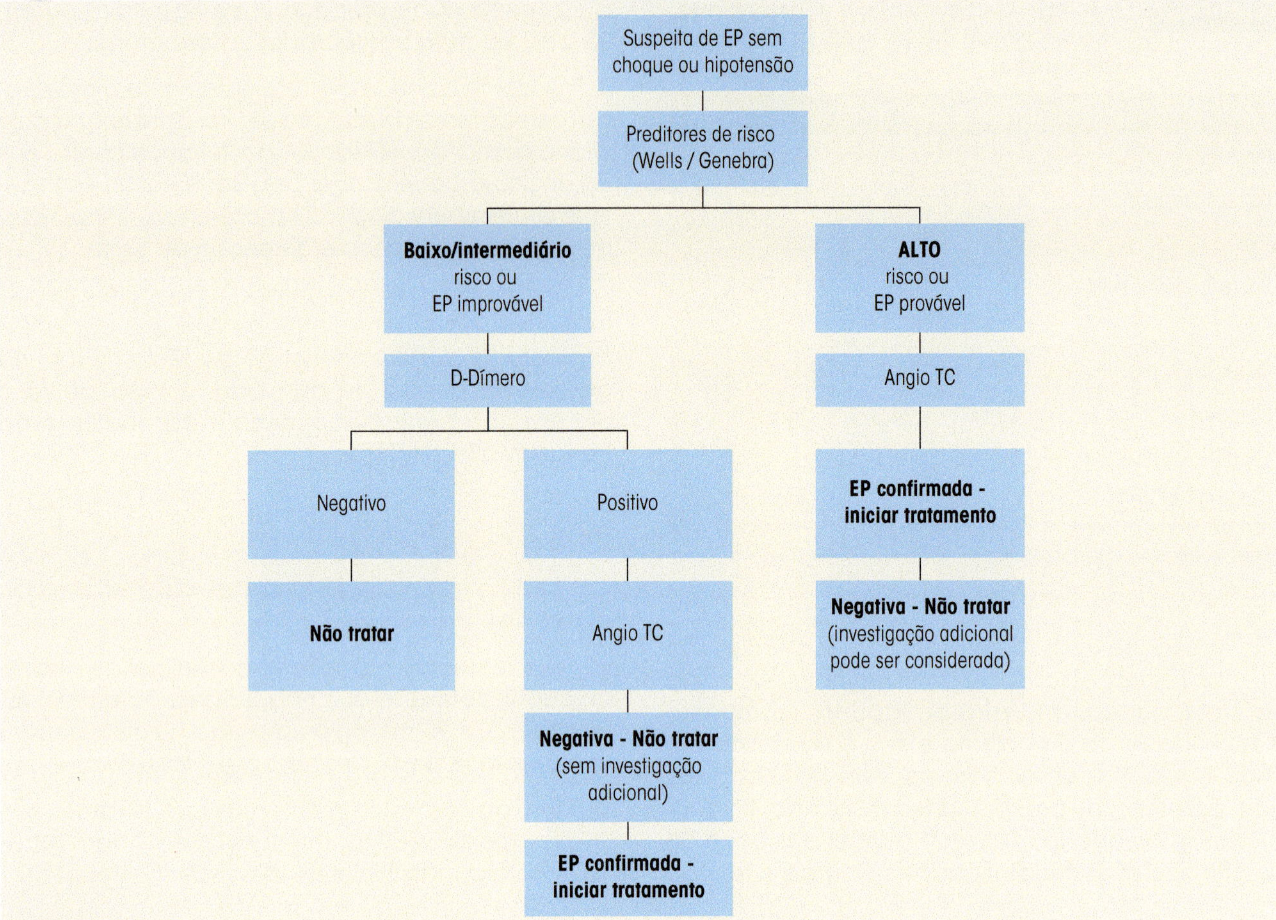

Figura 44.2 Algoritmo diagnóstico proposto para pacientes na ausência de choque ou hipotensão.

Fonte: Desenvolvido pela autoria.

A confirmação diagnóstica requer, além da suspeição clínica, o uso de ferramentas preditoras de risco, associada à complementação com algum método de imagem. Os escores mais utilizados e que possuem grande validação são os de Wells e Genebra, ambos com recentes atualizações simplificadas (Tabelas 44.2 e 44.3).

Exames laboratoriais para avaliação bioquímica podem evidenciar aumento da troponina, justificado por isquemia miocárdica do ventrículo direito, e estão diretamente relacionados à pior prognóstico (mortalidade hospitalar e choque cardiogênico). Os níveis de BNP correspondem a alterações cardíacas (pressões de enchimento elevadas), e seu aumento também está correlacionado a pior prognóstico (BNP > 50 pg/ml). Tanto o BNP como a troponina possuem alto valor preditivo negativo e alta sensibilidade com baixo valor preditivo positivo e moderada especificidade para mortalidade precoce.

Tabela 44.2 Escore de Wells.

	Original	Simplificado
TVP ou TEP prévios	1,5	1
Frequência cardíaca > 100/min	1,5	1
Cirurgia recente ou imobilização nas últimas 4 semanas	1,5	1
Sinais clínicos de TVP	3	1
Diagnóstico alternativo menos provável que EP	3	1
Hemoptise	1	1
Câncer em atividade	1	1
Em 3 níveis:		
Baixa probabilidade	0-1	
Probabilidade intermediária	2-6	
Alta probabilidade	>=7	
Em 2 níveis:		
EP improvável	0-4	0-1
EP provável	>=5	>=2

Fonte: Desenvolvido pela autoria.

Tabela 44.3 **Escore de Genebra.**

	Original	Simplificado
Dor a palpação venosa profunda do membro inferior e edema unilateral	4	1
EP ou TVP prévia	3	1
Frequência cardíaca: 75-94 batimentos por minuto (bpm) >= 95 bpm	 3 5	 1 2
Dor unilateral dos membros	3	1
Cirurgia ou fratura no último mês	2	1
Hemoptise	2	1
Câncer em atividade	2	1
Idade > 65 anos	1	1
Em 3 níveis:		
Baixa probabilidade	0-3	0-1
Probabilidade intermediária	4-10	2-4
Alta probabilidade	>= 11	>= 5
Em 2 níveis:		
EP improvável	0-5	0-2
EP provável	>= 6	>= 3

Fonte: Desenvolvido pela autoria.

A avaliação dos níveis séricos de dímero-D tem sido importante ferramenta no diagnóstico de EP; seu aumento é resultado da fibrinólise endógena e pode estar relacionado com qualquer processo que implique aumento na formação de fibrina e sua degradação (tumores, cirurgias, infecções, IAM etc.). Pacientes com dímero-D negativo tornam o diagnóstico de EP improvável com alta sensibilidade e valor preditivo negativo confiável. Valores positivos, no entanto, possuem pouco valor na confirmação do diagnóstico tendo em vista a muito baixa especificidade para EP.

Uma metanálise publicada em 2013 mostrou aumento na especificidade de 34 a 46%, mantendo-se a sensibilidade acima de 97% quando ajustado o valor de corte pela idade do paciente (idade em anos multiplicada por 10 para pacientes com mais de 50 anos – p. ex.: 64 anos: 64 x 10 = 640).

O eletrocardiograma possui como alteração mais comum a taquicardia sinusal. O padrão clássico da fase aguda S1-Q3-T3 é infrequente e mais facilmente encontrado nas EP em vasos de maior calibre. Os sinais de sobrecarga ventricular direita com desvio do eixo QRS para a direita e inversão da onda T nas precordiais direitas também se correlacionam com EP de maior repercussão hemodinâmica. Bloqueio de ramo direito parcial ou completo, onda P pulmonale, padrão Q3-T3 e taquiarritmias diversas também podem ser encontrados (principalmente fibrilação atrial).

A radiografia de tórax pode apresentar achados inespecíficos e pouco sensíveis de EP: derrame pleural, diminuição focal da trama vascular pulmonar, elevação do diafragma, atelectasia, dilatação da artéria pulmonar, consolidação e cardiomegalia. Seu principal papel na emergência é afastar outros diagnósticos diferenciais para dispneia súbita.

O ecocardiograma tem-se tornado cada dia mais facilmente acessível em salas de emergência. Somando-se seu baixo custo, praticidade e rapidez, é um importante exame no diagnóstico diferencial da dispneia no beira-leito. Achados de dilatação do ventrículo direito com hipocinesia da parede livre poupando a ponta (sinal de McConnell), refluxo tricúspide, desvio do septo interventricular da direita para a esquerda (efeito Boerheim inverso) e dilatação das artérias pulmonares podem sugerir fortemente EP. Os achados ecocardiográficos serão importantes na avaliação prognóstica do paciente.

A importante evolução no método de tomografia computadorizada e o advento das múltiplas fileiras de detectores (TC *multi-slice*) promoveram excelente resolução de imagem e rapidez em sua aquisição. Atualmente é o exame confirmatório mais utilizado, com alto VPN em pacientes de baixo risco e alto VPP em pacientes de risco intermediário e alto, considerado, assim, padrão ouro e exame substituto a angiografia pulmonar, na maioria dos casos. O ainda alto custo para a realidade brasileira, a necessidade de contraste iodado (em grande quantidade) e a exposição à radiação são suas principais limitações.

A cintilografia ventilação-perfusão pulmonar (V/Q *scan*) pode ser utilizada e possui como vantagens a menor radiação quando comparada à TC e o não uso de contraste iodado. Pacientes jovens (especialmente mulheres), grávidas, com histórico de anafilaxia ao contraste, portadores de doença renal crônica ou com mieloma e paraproteinemia podem beneficiar-se desse método. Os achados são descritos de três maneiras: cintilografia normal (afasta EP quando associada à baixa probabilidade clínica), alta probabilidade de EP (confirma o diagnóstico na maioria dos pacientes VPP: 88%) e não diagnóstica quando inconclusiva para firmar-se a hipótese de EP, requerendo outros exames complementares. A alta incidência de exames não diagnósticos gera criticismos sob esse método.

A angiorressonância magnética arterial de tórax, apesar de promissora, é alternativa diante da tomografia, mas ainda carece de evolução por baixa sensibilidade e alta proporção de exames inconclusivos. Na realidade hospitalar brasileira, a ressonância magnética ainda não é um recurso facilmente disponível nas situações de emergência, além de seu alto custo.

Os diagnósticos diferenciais são: pneumonia, pleurite, pericardite, DPOC, síndrome coronariana aguda, artropatias agudas, pneumotórax, AVE, hipertensão pulmonar primária, condroesternite e fratura de costela.

44.5 Prognóstico

O prognóstico da EP pode ser avaliado em diferentes momentos da evolução clínica do paciente. Na avaliação inicial de pacientes com suspeita de EP, a presença de hipotensão ou choque classifica imediatamente o paciente como de alto risco.

A definição de hipotensão ou choque é PAS < 90 mmHg ou queda da pressão sistólica > 40 mmHg por mais de 15 minutos (não ocasionados por arritmias, hipovolemia ou sepse). Esse achado implica maiores riscos de mortalidade precoce intra-hospitalar ou em 30 dias desde o *ictus* da EP.

Para os pacientes com estabilidade hemodinâmica e que já possuam a confirmação diagnóstica de EP, combinar as diferentes ferramentas prognósticas resultará em melhor entendimento quanto ao risco de mortalidade precoce.

Recomenda-se utilizar o escore de PESI (Tabela 44.4) para avaliação dos parâmetros clínicos e exames de imagem para checagem da função ventricular direita associado aos biomarcadores de necrose miocárdica/disfunção ventricular (Troponina, BNP, NT-proBNP) para complementar a impressão prognóstica (Tabela 44.5).

Tabela 44.4 PESI (*Pulmonary embolism severity index*).

	Versão original	Versão simplificada
Idade	Idade em anos	1 ponto (idade > 80 anos)
Sexo masculino	+10 pontos	–
Câncer	+30 pontos	1 ponto
ICC Doença pulmonar crônica	+10 pontos +10 pontos	1 ponto
FC > 110 bpm	+20 pontos	1 ponto
PAS < 100 mmHg	+30 pontos	1 ponto
FR > 30 incursões/minuto	+20 pontos	–
Temperatura < 36 °C	+20 pontos	–
Alteração mental	+60 pontos	–
SO2 < 90%	+20 pontos	1 ponto
Estratificação (mortalidade em 30 dias)	**Classe I**: < 65 pontos (mortalidade muito baixa 0%-1,6%) **Classe II**: 66-85 pontos (baixa mortalidade 1,7%-3,5%) **Classe III**: 86-105 pontos (mortalidade moderada 3,2%-7,1%) **Classe IV**: 106-125 pontos (alta mortalidade 4,0%-11,4%) **Classe V**: > 125 pontos (mortalidade muito alta 10%-24,5%)	**0 ponto**: mortalidade em 30 dias 1,0% (95% IC 0%-2,1%) **≥ 1 ponto(s)**: mortalidade em 30 dias 10,9% (95% IC 8,5%-13,2%)

Fonte: Desenvolvido pela autoria.

Tabela 44.5 Classificação de mortalidade precoce em paciente com EP.

Risco de mortalidade precoce		Parâmetros e escores			
		Choque ou hipotensão	PESI III-V ou PESIs ≥ 1	Disfunção de VD em exames de imagem	Aumento de biomarcadores cardíacos (BNP/troponina)
Alto		+	(+)*	+	(+)*
Intermediário	Alto	–	+	Ambos positivos	
	Baixo	–	+	Um ou nenhum positivo	
Baixo		–	–	Opcional – se solicitado, ambos negativos.**	

*Em paciente com choque ou hipotensão, não é necessário calcular o PESI ou dosagens laboratoriais para classificação em alto risco.

** PESI I e II ou PESIs = 0 com biomarcadores cardíacos aumentados ou sinais de disfunção do VD são classificados como intermediário-baixo risco.

Fonte: Desenvolvido pela autoria.

44.6 Tratamento

44.6.1 Suporte clínico inicial

A presença de choque ou hipotensão leva a hipoperfusão sistêmica e deve ser revertida de maneira imediata pelo risco iminente de morte. A expansão com cristaloide em *bolus* de 500 mL em 10 a 30 minutos pode ser testada, e a quantidade de volume a ser infundido será guiada pela resposta hemodinâmica. É necessário cautela, pois o uso de cristaloides em excesso pode levar a edema agudo de pulmão e ainda mais sobrecarga ao ventrículo direito.

O uso de vasopressores (p. ex.: noradrenalina) pode ser necessário na hipotensão persistente. A associação com dobutamina deve ser considerada para melhorar o inotropismo do ventrículo direito e consequentemente seu débito. Em caso de insuficiência respiratória aguda, a intubação orotraqueal seguida de ventilação mecânica devem ser realizadas. Medicamentos como fentanil, midazolam e propofol podem agravar o choque. Etomidato e quetamina são opções mais seguras para sedação nessa situação, seguido de succinilcolina ou rocurônio para bloqueio neuromuscular.

Na ventilação mecânica, idealmente deve-se ventilar com volume corrente baixo (6 mL/kg) e pressões de platô de no máximo 30 cmH_2O. O aumento nas pressões intratorácicas pode contribuir para o agravamento da instabilidade hemodinâmica.

44.6.2 Anticoagulação

A anticoagulação previne o aumento da extensão do êmbolo, reduzindo o risco de morte precoce e a recorrência dos eventos embólicos. Está indicada a todos os pacientes, com exceção dos que possuem contraindicação por elevado risco de sangramento grave (sangramento ativo, plaquetopenia, hipertensão grave, trauma importante e cirurgia recente).

Pacientes com probabilidade intermediária ou alta de EP pelos escores (Wells e Genebra) devem iniciar a anticoagulação imediata. Atualmente, com o advento dos novos anticoagulantes orais (NOAC) e de novas medicações parenterais, diferentes esquemas de anticoagulação podem ser individualizados diante da condição clínica do paciente e de comorbidades associadas (Tabela 44.6).

Tabela 44.6 Anticoagulação de fase aguda individualizada.

Condição clínica	Proposta terapêutica
Hipotensão ou choque	1ª escolha: HNF endovenosa Bolo: 80 UI/kg (até 4.000 ui) Manutenção: 18 UI/kg/hora e ajuste pelo TTPA
■ Paciente com disfunção renal grave (Cl creatinina < 30 mL/min) ■ Extremos de peso (obesidade severa ou baixo peso) ■ Pacientes muito idosos ■ Paciente com outras condições que aumentem o risco de sangramento	Preferir HNF pela possibilidade de rápida reversão com antídoto eficaz e rápido
Paciente estável hemodinamicamente **com** disfunção de VD e/ou biomarcadores aumentados	■ Preferir HBPM subcutânea (Tabela 44.7) – grupo de risco para evolução desfavorável com hipotensão e possível necessidade de trombólise ■ Fondaparinux – inibidor direto do fator Xa subcutâneo (não utilizar se ClCr < 30 mL/min*) Peso < 50 kg – 5 mg 1x/dia Peso 50 a 100 kg – 7,5 mg 1x/dia Peso > 100 kg – 10 mg 1x/dia
Paciente estável hemodinamicamente **sem** disfunção de VD e/ou biomarcadores aumentados	■ **Convencional:** HBPM ou fondaparinux por no mínimo 5 dias + warfarina oral – suspender anticoagulante parenteral após INR entre 2 e 3 durante dois dias. ■ **Parenteral + dabrigatan/endoxaban:** HBPM ou fondaparinux por 5 a 7 dias (monoterapia), seguido de NOAC (iniciar 2 horas antes da última dose parenteral). ■ **NOAC desde o início do tratamento:** Rivaroxabana 15 mg de 12/12 horas por 21 dias seguido de 20 mg 1x/dia (não utilizar se ClCr < 30 mL/min) ou Apixabana 10 mg de 12/12 horas por 7 dias seguido de 5 mg de 12/12 horas (não utilizar se ClCr < 25 mL/min ou creatinina sérica > 2,5 mg/dL)

HNF: heparina não fracionada; HBPM: heparina de baixo peso molecular; NOAC: novos anticoagulantes orais.

* Fondaparinux deve ser ajustado em 50% da dose se ClCr 30-50 mL/min.

Fonte: Desenvolvido pela autoria.

Tabela 44.7 **Heparina de baixo peso molecular (se *clearance* de creatinina > 30 mL/min).**

HBPM	Dose habitual
Enoxaparina	1,0 mg/kg de 12/12 horas ou 1,50mg/g uma vez ao dia* Dose máxima 150 mg/dose
Tinzaparina	175 UI/kg uma vez ao dia Dose máxima: 18.000 UI/dia
Dalteparina	100 UI/kg de 12/12 horas ou 200 UI/kg uma vez ao dia e 150 UI/kg uma vez ao dia após 30 dias** Dose máxima: 18.000 UI/dia
Nadroparina***	86 UI/kg de 12/12 horas ou 171 UI/kg uma vez ao dia Dose máxima: 17.100 UI/dia

* Dose aprovada nos Estados Unidos da América e em alguns países da Europa. ** Dalterparina 200 UI/kg uma vez ao dia e 150 UI/kg uma vez ao dia após 30 dias por 5 meses é o esquema preferível em pacientes oncológicos até 90 kg; acima de 90 kg preferir enoxaparina. *** Medicação aprovada para tratamento de EP em alguns países da Europa.

Fonte: Desenvolvido pela autoria.

A duração do tratamento também deve ser individualizada. Pacientes com EP de causa reversível já corrigida devem anticoagular por 3 meses (I/B); aqueles sem "fator provocador" identificado ou idiopático devem anticoagular por no mínimo 3 meses (I/A), e a continuidade por tempo indeterminado deve ser avaliada pelo risco-benefício individual (IIa/B); pacientes com EP/TEV recorrentes devem anticoagular por tempo indefinido (I/B). Pacientes com câncer ativo devem anticoagular com HBPM por 3 a 6 meses e enquanto houver atividade oncológica (IIa/C).

44.6.3 Trombólise

A terapia trombolítica restaura a perfusão pulmonar rapidamente e exerce efeitos benéficos nos parâmetros hemodinâmicos de forma eficaz. De maneira esperada, observa-se aumento na incidência de sangramentos em pacientes que receberam trombolíticos quando comparado aos que receberam tratamento apenas com esquemas de anticoagulação, por isso seu uso e indicações ainda envolvem algumas controvérsias, com necessidade de novos estudos randomizados.

A indicação de trombólise para pacientes instáveis hemodinamicamente e devidamente estratificados como de alto risco é contemplada pela maioria das diretrizes internacionais. No entanto, uma vez indicada, é fundamental avaliar as contraindicações (Tabela 44.8) antes de iniciar o tratamento. Os trombolíticos aprovados para tratamento de EP são alteplase, estreptoquinase, tenecteplase e uroquinase (Tabela 44.9).

O uso de trombolíticos possui resposta favorável (clínica e ecocardiográfica) em cerca de 90% dos pacientes entre as primeiras 36 horas da infusão. Os melhores benefícios foram observados quando o tratamento foi iniciado nas primeiras 48 horas do início dos sintomas. No entanto, para pacientes que permanecem sintomáticos, a janela pode ser estendida em até 6 a 14 dias.

Nos pacientes sem comprometimento hemodinâmico (risco intermediário), a trombólise permanece controversa. Uma metanálise publicada em 2014 (JAMA) que incluiu estudos com pacientes estáveis hemodinamicamente, porém com sinais de disfunção ventricular direita, mostrou redução de mortalidade quando comparado a anticoagulação convencional (2,17% vs. 3,89% RR 0,53 [0,32-0,88] NNT 59), porém houve importante aumento no risco de sangramento maior (9,24% vs. 3,42% RR 2,73 [1,91-3,91] NNH 18) e sangramento intracraniano (1,46% vs. 0,19% RR 4,63 [1,78-12,04] NNH 78). O risco de sangramento maior não foi significativo quando avaliados pacientes com menos de 65 anos. O estudo *Impact of Thromblytic Therapy on the Long-Term Outcome of Intermediate-Risk Pulmonary Embolism*, publicado em 2017, mostrou que, no seguimento de um terço dos pacientes do estudo PEITHO, o tratamento trombolítico não afetou as taxas de mortalidade em longo prazo (média de 37,8 meses de seguimento) e não pareceu reduzir a dispneia residual ou a disfunção do VD nesses pacientes.

A maioria dos especialistas, bem como a diretriz europeia (2014), recomendam que os pacientes de risco intermediário-alto continuem em vigilância clínica para rápida detecção de instabilidade hemodinâmica e precoce trombólise de resgate (I/B). Pacientes com menos de 65 anos, sem comorbidades que reduzam sua expectativa de vida, sem alto risco de sangramento e que apresentem extenso êmbolo pulmonar com grave disfunção aguda do VD podem ser trombolisados a despeito de choque ou hipotensão arterial (IIa/B).

Pacientes com contraindicação absoluta a trombólise devem ser encaminhados para embolectomia cirúrgica (I/C) ou terapia direcionada por cateter percutâneo (IIa/C). Estes são considerados procedimentos de exceção e necessitam de centros médicos de referência, frequentemente inacessíveis em muitos locais do Brasil. A embolectomia cirúrgica está associada a alta taxas de mortalidade (80%), valor diretamente relacionado à escolha de pacientes em situação de altíssima gravidade.

Tabela 44.8 **Contraindicações à trombólise na EP.**

Absoluta	AVC hemorrágico prévio AVC isquêmico nos últimos 6 meses Neoplasia ou lesão atual do SNC Politrauma, TCE ou cirurgia de grande porte nas últimas 3 semanas Sangramento digestivo nos últimos 30 dias Conhecida coagulopatia
Relativas	AIT nos últimos 6 meses Uso atual de anticoagulante oral Gravidez ou menos de 1 semana do parto Punção em sítio vascular não compressível Ressuscitação cardiorrespiratória traumática Doença hepática avançada Endocardite infecciosa Úlcera péptica ativa

Tabela 44.9 **Trombolíticos para EP.**

	Dose	Observação
Alteplase	100 mg EV BIC durante 2 horas Regime acelerado: 0,6 mg/kg em 15 minutos (dose max. 50 mg)	Menor chance de eventos adversos e hipotensão
Estreptoquinase	250.000 UI em 30 minutos seguido de 4.400 UI /kg/ hora por 12 a 24 horas Regime acelerado: 1.500.000 unidades EV BIC durante 2 horas	Maior chance de eventos adversos Suspender HNF durante a infusão e reiniciar após sem bolus
Tenecteplase	< 60 kg: 30 mg 60 a 69 kg: 35 mg 70 a 79 kg: 40 mg 80 a 89 kg: 45 mg 90 kg: 50 mg	Administrar em bolus endovenoso *Não aprovado para EP no FDA e órgãos reguladores da Europa

* Uroquinase também é aprovada, mas pouco disponível no Brasil.

Fonte: Desenvolvido pela autoria.

44.6.4 Filtro de veia cava

O uso de filtros de veia cava está restrito aos pacientes com contraindicação à anticoagulação plena (IIa/C) e embolias recorrentes em vigência da anticoagulação adequada (IIa/C). Habitualmente são implantados por via percutânea e colocados na porção infrarrenal da veia cava inferior. Alguns dispositivos são removíveis e podem ser retirados após semanas ou meses da implantação.

44.7 Alta precoce e tratamento ambulatorial

Diversos estudos respaldam a alta precoce e o tratamento ambulatorial de pacientes com baixo alto risco (PESI I e II), desde que preencham alguns pré-requisitos:

- bom suporte social e intelectual para compreensão da doença e da importância do tratamento;
- disponibilidade da medicação escolhida e de monitorização do INR em caso de warfarina sódica;
- baixo risco de sangramento (Clcr > 30 mL/min e sem outras comorbidades crônicas como DPOC, ICC e câncer).

DICAS DO EDITOR

Referências bibliográficas

1. 2014 ESC Guidelines on the diagnosis and management of acute pulmonary embolism: the Task Force for the Diagnosis and Management of Acute Pulmonary Embolism of the European Society of Cardiology (ESC). European Heart Journal. 2014 Nov 14;35(issue 43):3033-69k.
2. Agnelli G, Buller HR, et al. The AMPLIFY investigators: oral apixaban for the treatment of acute venous thromboembolism. N Eng J Med. 2013;369:799-808.
3. Büller HR, Prins MH, et al. The EINSTEIN-PE investigators: oral rivaroxaban for symptomatic pulmonary thromboembolism. N Engl J Med. 2012;366:1287-97.
4. Chatterjee S, et al. Thrombolysis for pulmonary embolism and risk of all-cause mortality, major bleeding, and intracranial hemorrhage: a meta-analysis. JAMA. 2014;311(23):2414–24-21. doi:10.1001/jama.2014.5990.
5. Kearon C, et al. Antithrombotic therapy for VTE disease: CHEST Guideline. CHEST. 2016.
6. Konstantinides SV, et al. PEITHO investigators. impact of thromblytic therapy on the long-term outcome of intermediate-risk pulmonary embolism. J Am Coll Cardiol. 2017 Mar 28;69()12:1536-44. doi: 10.1016/j.jacc.2016.12.039.
7. Meyer G, et al. PEITHO Investigators: fibrinolysis for patients with intermediate-risk pulmonary embolism. N Engl J Med. 2014;370(15):1402-11.
8. Righini M, et al. Age-adjusted D-dimer cutoff levels to rule out pulmonary embolism: the ADJUST-PE Study. JAMA. 2014;311(11):1117-24. doi:10.1001/jama.2014.2135.

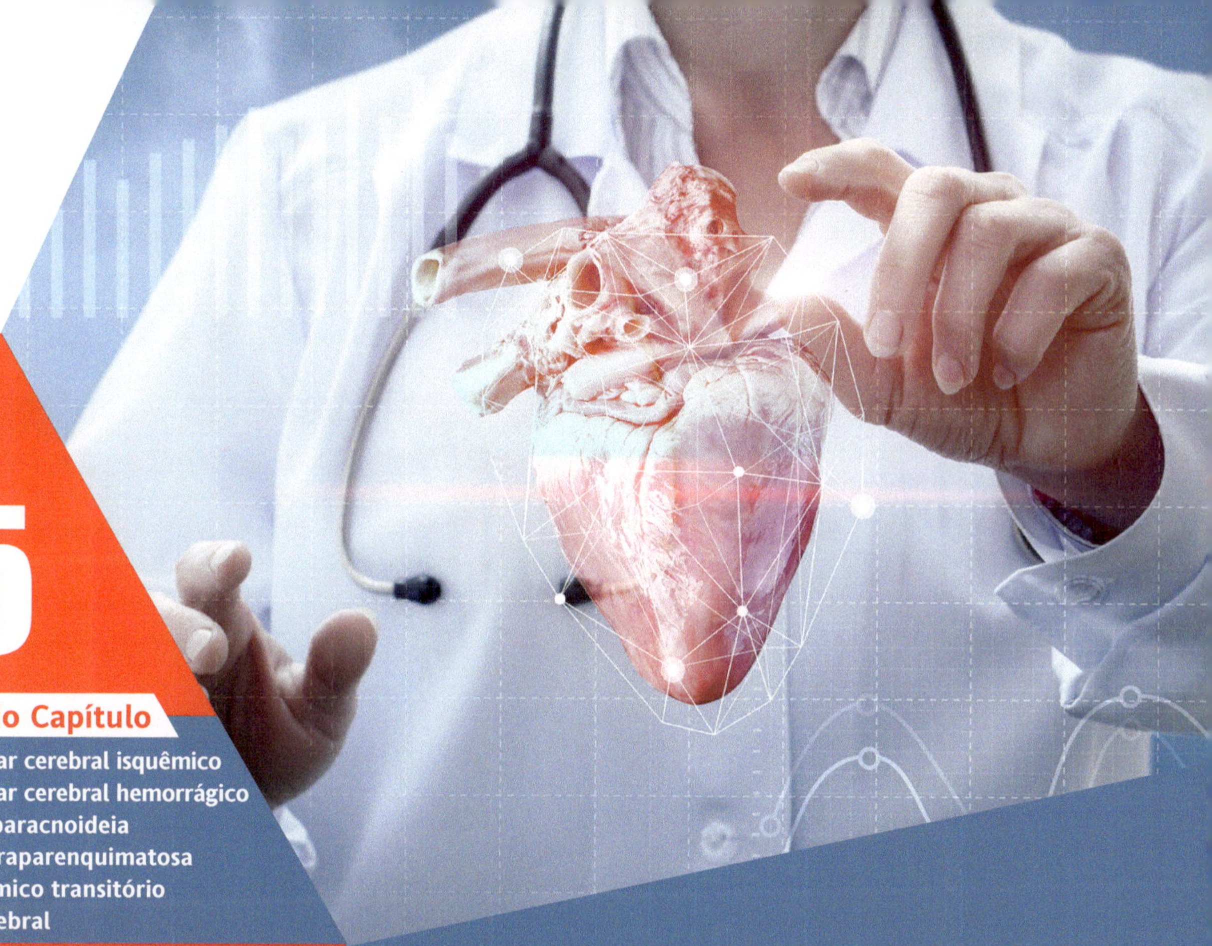

45

Destaques do Capítulo

- Acidente vascular cerebral isquêmico
- Acidente vascular cerebral hemorrágico
- Hemorragia subaracnoideia
- Hemorragia intraparenquimatosa
- Acidente isquêmico transitório
- Reperfusão cerebral

Acidente vascular cerebral

Alexandre Pieri

O acidente vascular cerebral (AVC) é uma doença comum com alto impacto socioeconômico. A cada seis segundos uma pessoa morre de AVC no mundo. Com o envelhecimento populacional, estima-se que uma em cada seis pessoas apresentará um AVC. No primeiro ano após um AVC, 90% dos pacientes acometidos não retornarão ao trabalho, 50% ficarão dependentes de cadeiras de rodas, 30% apresentarão uma alteração de linguagem e 60% terão depressão. O desenvolvimento de centros de atenção ao paciente com AVC com equipes capacitadas no atendimento da fase aguda, prevenção primária e secundária, reabilitação e protocolos de atenção pré-hospitalar é essencial na redução do impacto socioeconômico dessa doença.

45.1 Tipos de AVC

O AVC pode ser considerado o resultado final de diferentes doenças ou situações clínicas. O termo "acidente" não é muito correto, considerando que na maioria dos pacientes o mecanismo fisiopatológico que culminou no evento agudo começou muitos anos antes. O AVC é dividido em AVC isquêmico (AVCi) e AVC hemorrágico (AVCh), que se divide em hemorragia subaracnoidea (HSA) e hemorragia intraparenquimatosa cerebral (HIC). Em estudos recentes com novos fármacos anticoagulantes, o termo "AVCh" vem sendo usado como sinônimo de HIC. A transformação hemorrágica é um AVCh que por definição ocorre na área isquêmica acometida por um AVCi. Normalmente essa transformação hemorrágica do AVCi ocorre nas primeiras 48 horas. Quanto à frequência, cerca de 85% dos AVC são isquêmicos e 15% hemorrágicos. Dos 15% hemorrágicos, 10% são HIC e 5% são HSA. Outra definição importante é a de ataque isquêmico transitório (AIT), que é todo déficit neurológico focal que evolui com reversão completa do quadro sem deixar alterações no exame de imagem (tomografia e especialmente ressonância). Normalmente, o quadro tem duração de até uma hora, mas por definição pode durar até 24 horas. É importante ressaltar que, nos pacientes com reversão completa dos sinais e dos sintomas em até 24 horas, mas que apresentam lesão isquêmica aguda no exame de imagem em território arterial compatível, o diagnóstico de AIT é afastado e o de AVCi assumido. Nos pacientes com déficit persistente por mais de 24 horas o diagnóstico de AVCi pode ser assumido, mesmo na vigência de exame de imagem normal. Nesses casos é imprescindível afastar outros diagnósticos diferenciais de AVCi.

45.2 Acidente vascular cerebral isquêmico

45.2.1 Fisiopatologia

O fluxo sanguíneo cerebral normal é de 50 a 55 mL/100 g de cérebro por minuto. Com a diminuição da adequada perfusão cerebral, ocorrerá a ativação de um complexo mecanismo de alterações metabólicas e inflamatórias que poderá resultar em isquemia cerebral irreversível, com consequente perda tecidual. A resistência aos diferentes graus de redução do fluxo sanguíneo cerebral depende da tolerância individual do tecido nervoso à isquemia, situação sistêmica do paciente e eficiência da circulação colateral profunda (polígono de Willis) e superficial pelos ramos piais provenientes da circulação externa cerebral. Esses ramos piais atravessam a díploe óssea e têm um importante papel na manutenção da perfusão cerebral em casos de oclusão dos vasos profundos. Mais de 80% dos pacientes admitidos na fase hiperaguda do AVCi (até seis horas do início dos sinais e dos sintomas) apresentam oclusão arterial persistente. Caso os mecanismos de resistência à isquemia não sejam suficientes e a artéria permaneça ocluída, o sofrimento tecidual cerebral inicial progredirá para isquemia irreversível e o tecido isquêmico sofrerá com o aumento da resposta inflamatória, com consequente aumento do edema, predominantemente citotóxico, evoluindo com morte tecidual e posterior absorção desse tecido e substituição por liquor. O conceito de penumbra isquêmica é muito importante na compreensão do propósito da terapia trombolítica na fase aguda do AVCi. A área de penumbra isquêmica compreende uma região cerebral em que há redução da perfusão capaz de promover déficit neurológico clínico, porém reversível se a perfusão for restabelecida em tempo hábil. A transformação hemorrágica do AVCi ocorre mais frequentemente nos casos em que há reperfusão tardia espontânea ou com tratamento trombolítico da área de infarto cerebral. Nessa área, os vasos da microcirculação ficam lesados, levando ao maior risco de hemorragia. Esse quadro é mais comum nos AVCi cardioembólicos causados por fibrilação atrial (FA).

45.2.2 Fatores de risco cardiovasculares

Os fatores de risco cardiovasculares podem ser divididos em modificáveis e não modificáveis. Estes últimos compreendem idade, sexo, etnia e história familiar. A cada década após os 55 anos de idade o risco de ter um AVCi dobra. Homens têm mais AVC do que mulheres, mas após a menopausa o risco das mulheres tende a se igualar ao dos homens. Devido à esperança de vida maior das mulheres, a maioria dos AVCi após os 80 anos de idade ocorre em mulheres. As pessoas afro-brasileiras apresentam maior risco de AVCi. Quanto aos fatores de risco modificáveis, o estudo *INTERSTROKE* trouxe importante contribuição. Esse estudo mostrou que 90% dos AVC (AVCi e AVCh) estão associados a 10 fatores de risco cardiovasculares: hipertensão arterial sistêmica, diabetes, dislipidemia (em especial HDL baixo), dieta pobre em frutas e verduras, sedentarismo, razão cintura/quadril aumentada, tabagismo, etilismo excessivo, depressão e doenças cardíacas (FA e doença coronariana). Muitos pacientes apresentam uma combinação de mais de um desses fatores, e a identificação e o tratamento precoce são a melhor estratégia de prevenção do AVCi. Outros fatores de risco modificáveis, como nível socioeconômico cultural e síndrome da apneia/hipopneia obstrutiva do sono, são importantes. Todo centro de atendimento ao paciente com AVC deve ter um plano protocolado de prevenção neurocardiovascular.

45.2.3 Mecanismos etiológicos

A investigação do mecanismo etiológico é fundamental para a elaboração da estratégia de prevenção secundária. A classificação mais utilizada é a *ASCOD*, segundo a qual o diagnóstico etiológico do AVCi é dividido em cinco possibilidades:

1. doença aterosclerótica de grandes artérias;
2. doença de pequenos vasos;
3. cardioembolia;
4. outras causas (doença de Fabry, anemia falciforme, vasculites e trombofilias); e
5. dissecção arterial.

Quando a causa não pode ser estabelecida após investigação criteriosa, o AVCi é classificado como criptogênico.

45.2.4 Apresentação clínica

A apresentação clínica clássica e mais comum em um paciente com AVCi é a presença de um déficit neurológico focal de início súbito, com piora progressiva nas primeiras 24 horas. Porém, um paciente com AVCi pode apresentar um quadro insidioso de déficit neurológico, com flutuação dos sinais e dos sintomas. O diagnóstico clínico é de suma importância, considerando que muitos pacientes avaliados na fase hiperaguda podem apresentar tomografia normal.

A apresentação clínica pode ser dividida em quatro síndromes vasculares:

1. Síndrome da circulação anterior total, em que o paciente apresentará um conjunto de sinais e sintomas compatíveis com comprometimento carotídeo. Nesses casos, o paciente pode apresentar sonolência precoce, déficit motor completo e proporcionado, acompanhado de déficit sensitivo e afasia nos AVCi de hemisfério esquerdo e heminegligência nos de hemisfério direito.
2. Síndrome da circulação anterior parcial, em que o paciente apresentará os sinais e os sintomas da síndrome anterior, isolados ou em diferentes combinações. Normalmente, o déficit motor e sensitivo é desproporcionado. Nesses casos, há comprometimento de um ramo arterial do sistema circulatório anterior.
3. Síndrome da circulação posterior, em que o paciente pode apresentar uma síndrome cerebelar, síndrome visual caracterizada por hemianopsia homônima ou cegueira cortical. Diferentes graus de sonolência e até coma podem estar presentes. Uma apresentação clássica dessa síndrome é a síndrome alterna, na qual o paciente apresenta síndrome de nervos cranianos associada a déficit motor ou sensitivo contralateral. Diplopia e tontura são sinais de alerta nessa síndrome.
4. Síndrome lacunar, em que o paciente apresentará comprometimento da microcirculação – vasos perfurantes; as duas apresentações mais comuns são a hemiparesia e hemi-hipoestesia puras. Normalmente não há comprometimento importante do nível de consciência e afasia ou outros sinais, e sintomas de comprometimento cortical não devem estar presentes.

45.2.5 Exames de imagem

45.2.5.1 Fase aguda

Na fase aguda do AVC (início de sinais e sintomas em até 24 horas da admissão) é obrigatória a realização de um exame de imagem, que pode ser tomografia de crânio ou ressonância magnética de encéfalo. As técnicas multimodais, como tomografia com perfusão e angiotomografia ou ressonância com difusão, perfusão e angiorressonância, podem ajudar no diagnóstico e na conduta no atendimento emergencial do paciente com AVCi. Porém, para a imensa maioria dos pacientes, a tomografia de crânio sem contraste será suficiente para o diagnóstico e a conduta inicial, inclusive para estratificação de risco e benefício do tratamento trombolítico. É importante ressaltar que a tomografia na fase aguda do AVCi pode ser normal, considerando que hipodensidade associada à lesão isquêmica pode levar até 72 horas para ser bem identificada. O diagnóstico diferencial entre AVCi e AVCh só pode ser feito com segurança por meio do exame de imagem cerebral. A tomografia de crânio sem contraste, que é o exame de escolha na fase aguda, visa diferenciar AVCi de AVCh, afastar diagnósticos diferenciais de AVC e auxiliar na decisão terapêutica na fase aguda. O Doppler transcraniano é uma ferramenta prática e importante na avaliação e monitorização do paciente com AVCi na fase aguda. Não é essencial na decisão terapêutica, mas, quando disponível, é recomendado por auxiliar no acompanhamento da hemodinâmica arterial cerebral. Um estudo com Doppler transcraniano

seja disponibilizado antes da trombólise. Caso o coagulograma não fique pronto e o paciente seja candidato à trombólise, esta não deverá ser retardada, exceto nos pacientes em uso de anticoagulante. Nesse momento é aplicada a Escala de AVC do NIH (Tabela 45.1), um eletrocardiograma é realizado rapidamente e o paciente é encaminhado para a tomografia de crânio sem contraste. Após a realização da tomografia, a decisão de tratamento trombolítico é tomada pela análise dos critérios de inclusão e exclusão clínicos, laboratoriais e de imagem.

Quanto aos critérios de inclusão, destacam-se: clínica de AVCi em qualquer território arterial, persistência do déficit neurológico, tomografia de crânio sem evidência de hemorragia e início dos sinais e sintomas há menos de quatro horas e meia.

Os critérios de exclusão incluem: tomografia com hemorragia, diagnósticos diferenciais como tumor ou lesão inflamatória cerebral ou edema cerebral ou isquemia hiperaguda em mais de um terço do território da artéria cerebral média. Os achados sugestivos de isquemia hiperaguda são o apagamento de sulcos, perda da diferenciação entre a substância branca e a cinzenta e desvio de estruturas, como apagamento dos ventrículos. Os pacientes com hipodensidade bem delimitada na tomografia provavelmente não terão o benefício do tratamento trombolítico e agregam maior risco de transformação hemorrágica. Outros critérios de exclusão são:

Sintomas leves (escala de AVC do NIH < 4), exceto afasia e déficit incapacitante.

Melhora completa do déficit neurológico. Os pacientes com flutuação dos sinais e dos sintomas sem melhora completa são trombolisados.

- Suspeita clínica de HSA, apesar da tomografia de crânio normal.
- Sangramento ativo (gastrointestinal ou urinário nos últimos 21 dias).
- Distúrbios hemorrágicos conhecidos:
  - plaquetas < 100.000/mm^3;
  - TTPA > 2 vezes o limite superior.
- Uso recente de varfarina e elevação do tempo de protrombina (INR > 1,7).

Nos casos em que o paciente estiver em uso de novo anticoagulante, há contraindicação para o uso do trombolítico por via intravenosa. A dabigatrana pode ser uma exceção; alguns autores defendem que, na presença de TTPA e TT normais, em pacientes com seis horas da próxima tomada, a trombólise pode ser segura. Nos pacientes em uso de dabigatrana, a trombólise intravenosa será guiada pelo TTPA e pelo TT. Se esses exames estiverem alterados ou o paciente estiver em uso de outro anticoagulante, a trombólise intra-arterial será a opção. É importante ressaltar que a recomendação das recentes diretrizes é para excluir pacientes em uso desses fármacos.

- Realização de neurocirurgia, trauma craniano grave ou AVC nos últimos três meses (avaliar caso a caso).
- Cirurgia de grande porte ou trauma há 14 dias.
- Punção arterial recente em local não compressível.
- Punção lombar nos últimos sete dias.
- História de hemorragia intracraniana, malformação arteriovenosa ou aneurisma cerebral (avaliar caso a caso).
- Crise epiléptica presenciada no início do quadro (pode-se tratar esses pacientes, em especial quando não há antecedente de epilepsia).
- Infarto agudo do miocárdio recente (avaliar caso a caso).
- Glicemia < 50 mg/dL ou > 400 mg/dL (corrigir e tratar).
- Pressão arterial sistólica > 180 mmHg ou diastólica > 105 mmHg (corrigir e tratar).
- Aborto recente (nas últimas três semanas) e gravidez.
- Endocardite com êmbolo séptico diagnosticado.

45.2.12 Unidade de AVC

Na unidade de AVC (UTI ou sala de emergência na maioria dos serviços de saúde) é realizado o manejo clínico com o intuito de manter o paciente estável e evitar complicações neurológicas e sistêmicas do AVCi. Nesse ambiente também são iniciadas as estratégias de prevenção secundária e reabilitação.

As medidas mais importantes são: evitar medicações antitrombóticas nas primeiras 24 horas após o tratamento trombolítico no AVCi, evitar cateterização arterial ou punção venosa profunda nos trombolisados, evitar sonda vesical e nasogástrica, controle da temperatura e glicemia no mínimo de quatro em quatro horas, controle da pressão arterial de 15 em 15 minutos nas primeiras duas horas, de 30 em 30 minutos até seis horas e após, de hora em hora até 24 horas depois da trombólise, medidas físicas para prevenção de trombose venosa profunda, hidratação e nutrição adequada (protocolo de disfagia antes de alimentar por via oral), aplicar a escala de AVC do NIH (Tabela 45.1) de seis em seis horas ou sempre que houver flutuação dos sinais e sintomas. Em caso de piora clínica de quatro ou mais pontos na escala de AVC do NIH, uma tomografia de crânio é realizada imediatamente, e, se hemorragia for detectada, 8U de crioprecipitado ou 3U de plasma são infundidos e um neurocirurgião é acionado. Outras medidas importantes são: investigação etiológica, prevenção de pneumonia e infecção urinária (não utilizar antibiótico como terapia profilática), não administrar anticonvulsivantes profiláticos, e corticoesteroides são fortemente contraindicados, exceto nos casos em que a indicação for secundária à etiologia, como nas vasculites sistêmicas. Nos casos de edema cerebral maligno, as medidas de ponte como manitol e hiperventilação podem ser necessárias, mas devem ser mantidas por tempo maior que 24 horas. Nesses casos, o paciente deve ser selecionado para a craniectomia descompressiva extensa e precoce, pois esta tem impacto na redução de sequelas e morte. Nenhum neuroprotetor se mostrou eficaz, e não há recomendação para uso dessas medicações. A Figura 45.2 demonstra o fluxo de atendimento do paciente com AVCi.

Tabela 45.1 Escala de acidente vascular cerebral do NIH.

1a. Nível de consciência
0 = acordado
1 = sonolento; acorda com pequeno estímulo
2 = torpor; acorda com estímulo doloroso
3 = comatoso; respostas reflexas

1b. Questões mês e idade
0 = ambas corretas
1 = uma correta
2 = nenhuma correta

1c. Ordens
0 = ambas corretas
1 = uma correta
2 = nenhuma correta

2. Movimentação ocular
0 = normal
1 = paresia sem desvio forçado
2 = desvio forçado

3. Campos visuais
0 = normal
1 = quadrantopsia
2 = hemianopsia
3 = cegueira cortical

4. Paresia facial
0 = normal
1 = hemianopsia apagamento sulco nasolabial
2 = paresia de andar inferior face evidente
3 = paresia de andares inferior e superior

5. Membros superiores 45 graus deitado por 10s
0 = sem queda
1 = queda sem tocar o leito
2 = algum esforço contra a gravidade
3 = não vence a gravidade
4 = nenhum movimento

6. Membros inferiores
0 = sem queda
1 = queda sem tocar o leito
2 = algum esforço contra a gravidade
3 = não vence a gravidade
4 = nenhum movimento

7. Ataxia de membros
0 = ausente
1 = presente em 1 membro
2 = presente em 2 membros

8. Sensibilidade
0 = normal
1 = diminuição da sensibilidade
2 = não sente o toque

9. Melhor linguagem
0 = sem afasia
1 = afasia leve a moderada
2 = afasia grave

Fonte: Desenvolvido pela autoria.

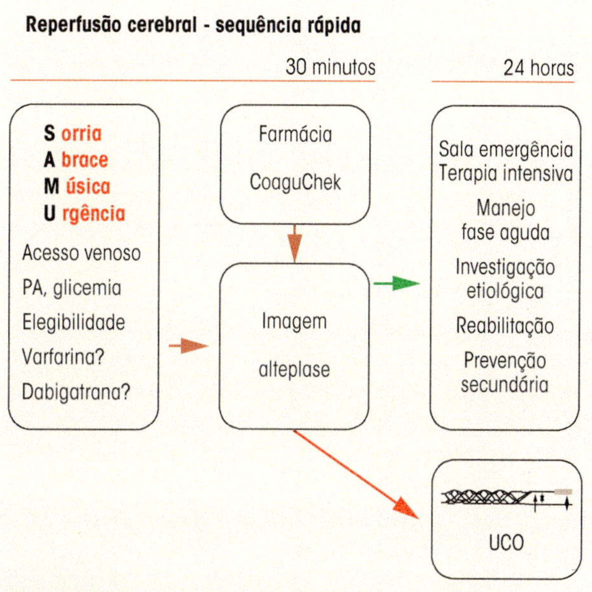

Figura 45.2 Fluxo de atendimento do paciente com acidente vascular cerebral isquêmico.

PA: pressão arterial; UCO: unidade coronária; CoaguCheck: sistema de mensuração da coagulação à beira do leito.

Fonte: Desenvolvido pela autoria.

45.2.13 Reabilitação

A reabilitação, com uma equipe interdisciplinar composta por enfermagem, fisioterapia, fonoaudiologia, terapia ocupacional, educador físico, nutrição e psicologia, deve ser iniciada o quanto antes. Um protocolo com metas diárias compartilhadas com o paciente e os familiares melhora significativamente o prognóstico. Medidas simples como mudança de decúbito de duas em duas horas, cuidados nutricionais, protocolo de disfagia e afasia, detecção e tratamento precoce de depressão, fisioterapia respiratória e motora e ações de terapia ocupacional têm impacto favorável na evolução. Esse grupo interdisciplinar pode ser coordenado por um médico fisiatra, e o plano de alta deve estar em sincronia com o seguimento ambulatorial. Os profissionais envolvidos no atendimento devem se empenhar em orientar o paciente, familiares e cuidadores nas estratégias de prevenção cardiovascular com foco em hábitos alimentares, ingesta excessiva de álcool, tabagismo, sedentarismo e estresse.

45.2.14 Prevenção secundária e seguimento ambulatorial

A prevenção secundária deve ser prontamente instituída. Considerando o AVCi o ponto final de diferentes doenças, o ideal é personalizar o tratamento na dependência da etiologia. Nos pacientes com doença de pequenos vasos, uma estratégia com estatina, tratamento do diabetes e da hipertensão arterial e ácido acetilsalicílico 100 mg é indicada para a maioria dos casos. Quando a etiologia for uma doença aterosclerótica de grandes artérias, a estratégia de prevenção é focada no controle dos fatores de risco cardiovasculares bem conhecidos e tratamento com antiagregantes plaquetários em mono ou dupla-terapia em casos bem selecionados, como alguns pacientes com estenose vascular intracraniana. Um estudo sugeriu não haver benefício com a utilização de *stent* intracraniano, e este não deve ser utilizado exceto em casos selecionados em que um grau importante de repercussão hemodinâmica é detectado. Nos pacientes com cardioembolia, em especial por FA, o uso de anticoagulante está sempre indicado em prevenção secundária, exceto nos raros casos em que o risco de sangramento for muito maior que o

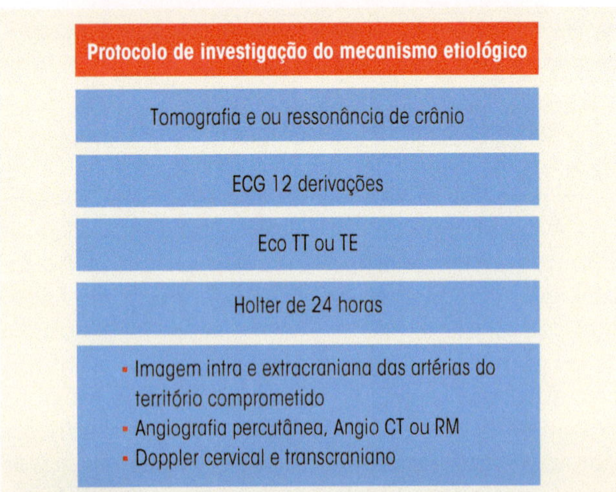

Figura 45.3 **Exames complementares realizados para definição do mecanismo etiológico do AVC.**

Eco TT: ecocardiograma transtorácico; TE: transesofágico; CT: tomografia computadorizada crânio; RM: ressonância magnética.

Fonte: Desenvolvido pela autoria.

benefício na redução do AVCi. Nos casos de forame oval patente, ácido acetilsalicílico está indicado após um primeiro evento e anticoagulação oral com varfarina em caso de recorrência. Fechamento cirúrgico ou endovascular do forame não mostrou benefício em estudo randomizado, e essa conduta deve ser reservada a casos muito bem selecionados. Pacientes com forame oval patente e AVCi devem ser exaustivamente investigados para outras etiologias e pesquisados quanto à presença de trombofilias e FA paroxística.

Um estudo com pacientes com AIT ou AVCi pequeno (com escala de AVC do NIH menor que 4) não cardioembólico mostrou menor taxa de recorrência de AIT e AVCi, após bolo de 300 mg de clopidogrel combinado com 100 mg de ácido acetilsalicílico e posterior dose de 75 mg de clopidogrel com 100 mg de ácido acetilsalicílico por 30 dias.

45.2.15 Indicadores de qualidade

Para melhorar a eficiência no atendimento dos pacientes com AVCi nos centros capacitados, é essencial que se monitorem indicadores de qualidade relacionados aos protocolos de atendimento. Esses indicadores devem ser medidos, analisados periodicamente e compartilhados com toda a equipe envolvida no atendimento para planos de melhoria contínua. Os indicadores mais usados mundialmente são os sugeridos pela International Joint Commission, que certifica centros de atendimento ao paciente com AVC. É importante que o centro de AVC crie indicadores próprios voltados para a necessidade específica de melhoria.

45.3 Acidente vascular cerebral hemorrágico (AVCh): hemorragia intraparenquimatosa cerebral (HIC)

A HIC é o subtipo de AVC que apresenta menor possibilidade de tratamento; porém, nos últimos anos vários estudos têm colaborando para um melhor conhecimento sobre essa doença e consequente desenvolvimento nas condutas de fase aguda.

45.3.1 Etiologia e fatores de risco cardiovasculares

As etiologias da HIC podem ser divididas em primárias e secundárias. As primárias são associadas à hipertensão arterial sistêmica (HAS) e doença amiloide, e as secundárias, associadas a tumores, coagulopatias, vasculopatias, aneurisma e malformações arteriovenosas e trombose de seios venosos. A principal causa secundária em nosso meio é o uso de medicações antitrombóticas (antiagregantes plaquetários e anticoagulantes). O uso excessivo de álcool é um fator que aumenta o risco para HIC primária e secundária. O estudo *INTERSTROKE* mostrou que os fatores de risco cardiovasculares modificáveis associados à ocorrência de AVCi também aumentaram os riscos de HIC, e o fator com maior impacto foi a HAS.

45.3.2 Localização

As HIC normalmente acometem a região dos gânglios da base, tálamo, ponte, cerebelo e região lobar.

A localização lobar em pacientes idosos não hipertensos aumenta a probabilidade de doença amiloide como etiologia.

45.3.3 Fisiopatologia

A fisiopatologia mais aceita atualmente envolve um processo inflamatório crônico de base, complexo, no qual há enfraquecimento da parede dos vasos da microcirculação encefálica que evolui para formação de microaneurismas. Os fatores de risco como a HAS estão associados ao risco de formação, aumento e ruptura dos microaneurismas e consequente HIC. A fisiopatologia da HIC pode ser dividida em duas fases conceituais. Na primeira fase, existe lesão celular imediata no núcleo da hemorragia seguida de expansão inicial. O volume hemorrágico final após o período de expansão hemorrágica e a localização da hemorragia constituem fortes fatores prognósticos de desfecho clínico. A segunda fase conceitual da HIC é a fase de hematoma persistente, caracterizada pela lesão progressiva do tecido peri-hematoma causada pelo efeito de massa, edema citotóxico e neurotoxicidade progressiva resultante da presença de ferro, trombina, produtos de degradação do sangue, formação de radicais livres, ativação de proteases livres e inflamação. Os modelos animais demonstram que a persistência do hematoma resulta em edema cerebral e distúrbios metabólicos locais que levam à incapacidade em longo prazo. Nos seres humanos, a remoção precoce da hemorragia do parênquima resultará na prevenção ou mitigação desses insultos secundários e pode resultar em recuperação neurológica.

45.3.4 Apresentação clínica

O quadro clínico mais comumente observado é o de um paciente com déficit neurológico focal súbito e progressivo de instalação gradual. A presença de vômitos e cefaleia com rebaixamento do nível de consciência precoce e níveis elevados de pressão arterial na admissão parecem ser mais comumente observados em pacientes com HIC quando comparados aos pacientes com AVCi. Como o quadro clínico pode ser exatamente igual ao apresentado pelos pacientes com AVCi, o exame de imagem é obrigatório na diferenciação entre HIC e AVCi.

45.3.5 Exame de imagem

O exame de imagem de escolha é a tomografia de crânio sem contraste. Normalmente é repetida em até 24 horas para avaliação da expansão do hematoma. A definição mais aceita atualmente é que a expansão do hematoma se caracteriza por um aumento de 33% ou mais no volume do hematoma, quando se compara a tomografia da admissão com a tomografia de controle. Esse achado no paciente na fase aguda é um dos maiores fatores prognósticos de mortalidade no paciente com HIC. Uma publicação demonstrou que, ao se realizar uma sequência de angiotomografia com contraste e subtração da imagem em alguns hematomas, há extravasamento de contraste. Esse sinal foi denominado *"sinal da mancha"* e foi associado, quando presente, a maior risco de expansão do hematoma.

45.3.6 Prognóstico

Classicamente, a HIC é uma doença associada a um prognóstico ruim com mortalidade de até 50%. Um método de avaliação do prognóstico é a aplicação do *ICH SCALE*. Nesse método de avaliação são ponderados: idade do paciente, escala de coma de Glasgow, volume do hematoma e presença de hemorragia intraventricular (Figura 45.4). O cálculo do volume do hematoma é obtido por meio da fórmula ABC/2. Nesse cálculo, A corresponde ao maior diâmetro da maior imagem identificada na tomografia de crânio. O maior diâmetro perpendicular ao A corresponde ao item B. O número de cortes em que o hematoma aparece corresponde ao item C. Atenção deve ser dada ao fato de que, dependendo do tamanho da imagem, será pontuado 1 (> 75% da maior imagem), 0,5 (25% a 75% da maior imagem) ou 0 (< 25% da maior imagem). No estudo que validou esse método, a mortalidade geral dos pacientes com HIC foi de 40%. Esta variou de 0 nos casos em que a pontuação foi 0 até 100% nos casos em que a pontuação foi 6. Tal ferramenta deve ser utilizada de rotina na prática clínica. A Tabela 45.2 e a Figura 45.4 demonstram a escala prognóstica de hemorragia intraparenquimatosa

Tabela 45.2 Escore ICH para hemorragia intracraniana.

Dado clínico	Achado	Pontos	Escore ICH	Mortalidade em 30 dias
Glasgow da admissão	3-4	2	0	0%
	5-12	1	1	13%
	13-15	0	2	26%
Idade	≥ 80 anos	1	3	72%
	< 80 anos	0	4	97%
Local do hematoma	Infratentorial	1	5	100%
	Supratentorial	0	6	100%
Volume do hematoma	≥ 30 mL	1		
	< 30 mL	0		
Hemoventrículo	Sim	1		
	Não	0		
Escore ICH		0-6		

Fonte: Adaptado de Hemphill et al., *Stroke* 2001.

Volume do hematoma

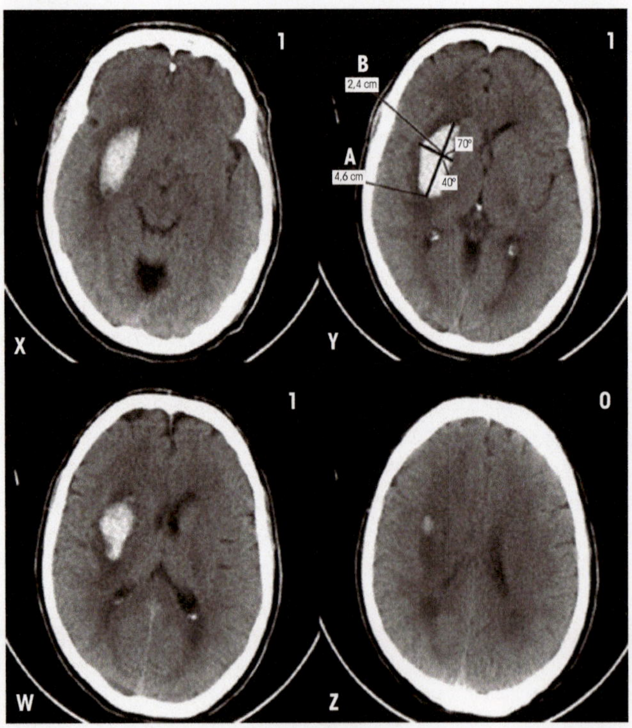

$C = 1 + 1 + 1 + 0 = 3$ $\quad \text{Volume} = \frac{A \times B \times C}{2} = \frac{4{,}6 \times 2{,}4 \times 3}{2} = 16{,}6\ cm^3$

ABC/2

Corte índice → 1

≥ 75% → 1

25% a 75% → 0,5

< 25% → não pontua

Arq. Neuro-Psiquiatr. Vol 67 2009

Figura 45.4 Cálculo do volume do hematoma. Ver descrição no texto.

Fonte: Desenvolvido pela autoria.

45.3.7 Tratamento

Os maiores avanços no tratamento estão relacionados ao manejo da pressão arterial na fase aguda. A hipertensão na fase aguda é quase uma regra nos pacientes com HIC. Em um estudo, 45% dos pacientes admitidos com HIC apresentavam pressão arterial sistólica maior que 200 mmHg. A hipertensão arterial na fase aguda é um importante fator determinante de expansão do hematoma, com consequente impacto no prognóstico. Estudos prévios demonstraram que, diferentemente do que ocorre no AVCi, não há penumbra isquêmica na HIC. Com isso, a maioria dos autores e as novas Diretrizes têm sugerido reduções agressivas na pressão arterial, especialmente sistólica, na fase aguda da HIC. Nos pacientes sem sinais de hipertensão intracraniana os níveis pressóricos são mantidos com alvo de 160 x 90 mmHg. O estudo *Interact* avaliou pacientes com HIC na fase aguda: dois grupos foram randomizados para tratamento convencional da pressão arterial e outro grupo com pressão sistólica alvo de 140 mmHg. O estudo demonstrou segurança na redução agressiva da pressão arterial. Não houve benefício no desfecho primário, mas alguns desfechos secundários favoreceram o tratamento agressivo da pressão arterial. Uma crítica ao estudo refere-se ao fato de que os pacientes do grupo controle também tiveram excelente controle da pressão arterial, o que não representou a prática clínica da maioria dos serviços de emergência. Assim, nos pacientes sem sinais de hipertensão intracraniana com hematomas não muito volumosos admitidos na fase hiperaguda, deve-se reduzir a pressão arterial de forma agressiva com alvo de 140 mmHg para pressão sistólica. No Brasil o medicamento de escolha é o nitroprussiato de sódio por via intravenosa. O estudo *ATACH II* está em andamento com nicardipina no tratamento agressivo da pressão arterial em pacientes com HIC.

45.3.8 Medicações hemostáticas

O estudo *FAST* avaliou pacientes com HIC na fase aguda que foram submetidos ao fator VII ativado. Esse estudo demonstrou redução da expansão do hematoma no grupo que recebeu a medicação, porém não houve melhora significativa no prognóstico. Além disso, houve maior número de complicações trombóticas nos pacientes submetidos ao fator VII ativado. Nenhuma medicação hemostática é recomendada nos casos de HIC.

45.3.9 HIC associada à medicação antitrombótica e trombolítica

Nos pacientes em uso de antiagregantes plaquetários é administrada aférese de plaquetas. Nos pacientes em uso de heparina, sulfato de protamina é administrado. Nos pacientes em uso de varfarina, administra-se vitamina K 10 mg por via intravenosa e 50 U/kg de peso de concentrado de complexo protrombínico. Esta última medicação deverá ser oferecida nos casos de HIC e de uso de novos medicamentos anticoagulantes. No caso da dabigatrana, carvão ativado por sonda nasogástrica em pacientes que tomaram a medicação há menos de duas horas pode reduzir a concentração da substância. A dabigatrana pode ser removida da circulação submetendo o paciente à hemodiálise (62% da medicação é removida do plasma em duas horas). Os pacientes com AVCi submetidos ao tratamento trombolítico que apresentam HIC deverão receber 3 U de plasma ou 8 U de crioprecipitado e um neurocirurgião é acionado. Não há estudos demonstrando que essas medidas hemostáticas têm influência no prognóstico dos pacientes com HIC por uso de antitrombóticos ou trombolíticos.

45.3.10 Medidas gerais

Os parâmetros de fase aguda devem ser mantidos estáveis. A glicemia é mantida entre 80 e 110 mg/Dl, e a temperatura menor que 37,5 graus. Medicamentos antiepilépticos, profiláticos e corticoides não devem ser utilizados.

Após 48 horas do início do quadro, deve-se iniciar heparina profilática, avaliando caso a caso. Medidas mecânicas de prevenção de trombose venosa profunda devem ser iniciadas precocemente. Prevenção de pneumonia e infecção urinária, bem como mudança de decúbito de duas em duas horas, devem seguir as mesmas recomendações realizadas nos pacientes com AVCi. Medidas para hipertensão intracraniana, como elevação da cabeceira a 30 graus, analgesia e sedação, intubação orotraqueal sempre que Glasgow < 9, manitol e solução salina 3% e hiperventilação ($PaCO_2$ 28 a 32 mmHg), podem ser utilizadas. Nenhuma dessas medidas para hipertensão intracraniana tem impacto comprovado no prognóstico.

45.3.11 Tratamento cirúrgico

O tratamento cirúrgico apresenta indicações clássicas como derivação ventricular nos casos de hemorragia intraventricular acompanhada de hidrocefalia e hematomas cerebelares maiores que 3 cm cúbicos associados à hidrocefalia, compressão de tronco cerebral ou sinais de herniação. Nos hematomas lobares o assunto é controverso e o benefício do tratamento cirúrgico mostrou-se restrito ao subgrupo caracterizado por pacientes jovens, com hematomas lobares volumosos, mas menores que 10 mm e com escala de coma de Glasgow entre 9 e 12. Porém, estudos estão em andamento. Resultados promissores foram demonstrados com trombolítico intraventricular nos pacientes com hidrocefalia secundária à HIC e trombolítico associado à cirurgia minimamente invasiva nos hematomas lobares.

DICAS DO EDITOR

Referências bibliográficas

1. Anderson CS, Heeley E, Huang Y, Wang J, Stapf C, Delcourt C, et al.; INTERACT2 Investigators. Rapid blood-pressure lowering in patients with acute intracerebral hemorrhage. N Engl J Med. 2013;368(25):2355-65.
2. Kernan WN, Ovbiagele B, Black HR, Bravata DM, Chimowitz MI, Ezekowitz MD, et al.; on Behalf of the American Heart Association Stroke Council, Council on Cardiovascular and Stroke Nursing, Council on Clinical Cardiology, and Council on Peripheral Vascular Disease: guidelines for the prevention of stroke in patients with stroke and transient ischemic attack: a guideline for healthcare professionals from the American Heart Association/American Stroke Association. Stroke. 2014 May 1. [Epub ahead of print]
3. Mayer SA, Brun NC, Begtrup K, Broderick J, Davis S, Diringer MN, et al.; FAST Trial Investigators. Efficacy and safety of recombinant activated factor VII for acute intracerebral hemorrhage. N Engl J Med. 2008;358(20):2127-37.
4. Mendelow AD, Gregson BA, Rowan EN, Murray GD, Gholkar A, Mitchell PM; STICH II Investigators. Early surgery versus initial conservative treatment in patients with spontaneous supratentorial lobar intracerebral haematomas (STICH II): a randomised trial. Lancet. 2013;382(9890):397-408.
5. Morgenstern LB, Hemphill JC 3rd, Anderson C, Becker K, Broderick JP, Connolly ES Jr, et al.; American Heart Association Stroke Council and Council on Cardiovascular Nursing. Guidelines for the management of spontaneous intracerebral hemorrhage: a guideline for healthcare professionals from the American Heart Association/American Stroke Association. Stroke. 2010;41(9):2108-29.
6. Mould WA, Carhuapoma JR, Muschelli J, Lane K, Morgan TC, McBee NA, e; MISTIE Investigators. Minimally invasive surgery plus recombinant tissue-type plasminogen activator for intracerebral hemorrhage evacuation decreases perihematomal edema. Stroke. 2013;44(3):627-34.
7. Powers WJ, Rabistein AA, Ackerson T, et al. 2018 Guidelines for the early management of patients with acute ischemic stroke: a guideline for healthcare professionals from the American Heart Association/American Stroke Association. Stroke. 2018;49(3) e46-e99.
8. Qureshi AI, Palesch YY. antihypertensive treatment of acute cerebral hemorrhage (ATACH) II: design, methods, and rationale. Neurocrit Care. 2011;15(3):559-76.
9. Valiente RA, de Miranda-Alves MA, Silva GS, Gomes DL, Brucki SM, Rocha MS, Massaro AR. Clinical features associated with early hospital arrival after acute intracerebral hemorrhage: challenges for new trials. Cerebrovasc Dis. 2008;26(4):404-8.
10. Webb AJ, Ullman NL, Mann S, Muschelli J, Awad IA, Hanley DF. Resolution of intraventricular hemorrhage varies by ventricular region and dose of intraventricular thrombolytic: the Clot Lysis: evaluating accelerated resolution of IVH (CLEAR IVH) program. Stroke. 2012;43(6):1666-8.

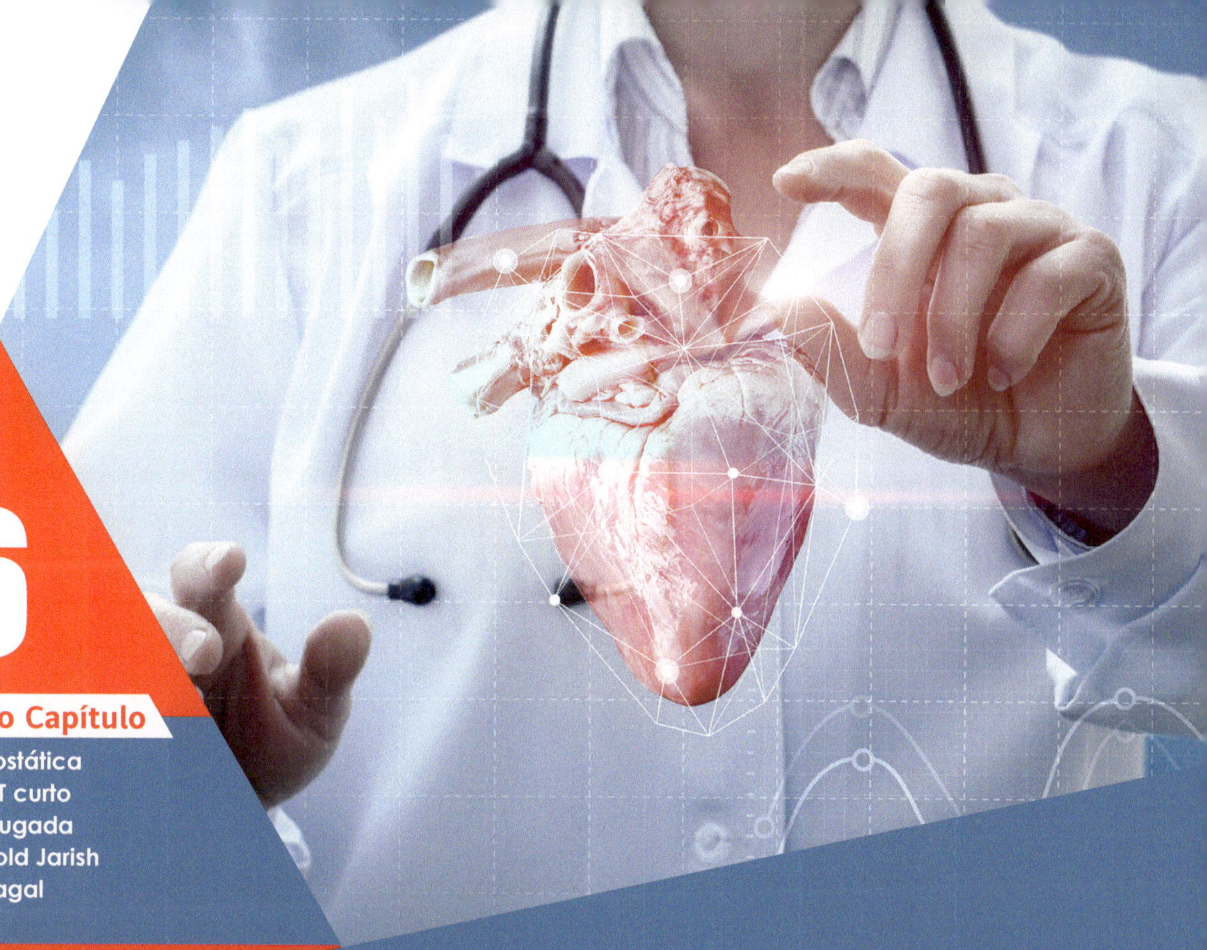

46

Destaques do Capítulo

- Hipotensão ortostática
- Síndrome do QT curto
- Síndrome de Brugada
- Reflexo de Bezold Jarish
- Síncope vasovagal
- *Tilt-test*

Síncope

Ricardo Garbe Habib

Síncope é definida como perda transitória da consciência, com impossibilidade de manter o tônus postural, seguida de recuperação espontânea, decorrente de uma hipoperfusão cerebral global e transitória.

Segundo o estudo de Framingham, que avaliou uma população com seguimento por 26 anos, a síncope ocorre pelo menos uma vez em 3% dos homens e em 3,5% das mulheres, e sua prevalência aumenta progressivamente com a idade.

Pode ser responsável por 3 a 5% das consultas em pronto-socorro e por 1 a 3% das admissões hospitalares.

Os mecanismos desencadeantes são múltiplos, podendo ser desde os mais benignos, como nas neuromediadas, até os de maior mortalidade (de 18 a 33%), que são os associados às cardiopatias estruturais ou arritmias cardíacas.

O diagnóstico diferencial é importante para aliviar a ansiedade dos pacientes e familiares, definir a estratégia terapêutica correta, a fim de melhorar a qualidade de vida e, conforme a causa, diminuir a mortalidade.

46.1 Classificação e causas de síncope

46.1.1 Síncopes reflexas (neuromediadas)

- Síncope vasovagal:
  - mediada por estresse ortostático;
  - mediada por estresse emocional (dor, medo, sensações desagradáveis).
- Síncope por hipersensibilidade do seio carotídeo.
- Síncope situacional:
  - tosse, espirro;
  - estimulação gastrointestinal (defecação, dor visceral, deglutição);
  - pós-miccional;
  - pós-exercício;
  - pós-prandial;
  - outras (tocar instrumento de sopro).
- Neuralgia do glossofaríngeo.

46.1.2 Hipotensão ortostática

- Falência autonômica (doença do sistema autonômico):
  - primária (falência autonômica pura, atrofia multissistêmica, doença de Parkinson com falência autonômica);
  - secundária (neuropatia diabética, neuropatia alcoólica, neuropatia por amiloidose);
  - pós-prandial.
- Idade (flacidez muscular de membros inferiores, medicações diuréticas e vasodilatadoras e álcool).
- Depressão volumétrica aguda:
  - hemorragia, diarreia, doença de Addison.

46.1.3 Arritmias cardíacas como causa primária

- Doença do nó sinusal (incluindo bradicardia e taquicardia).
- Doença do sistema de condução atrioventricular.
- Taquicardias paroxísticas supraventricular e ventricular.
- Síndromes hereditárias (por exemplo: síndrome do QT longo ou curto e síndrome de Brugada).
- Mau funcionamento de dispositivos implantáveis (CDI e marcapasso).
- Medicamentos induzindo pró-arritmias.

46.1.4 Cardiopatia estrutural ou doenças cardiopulmonares

- Doença cardíaca valvar obstrutiva.
- Isquemia/infarto agudo do miocárdio.
- Cardiomiopatia obstrutiva (estenose aórtica ou cardiomiopatia hipertrófica).
- Mixoma atrial.
- Dissecção aórtica aguda.
- Doença pericárdica/tamponamento.
- Embolia pulmonar/hipertensão pulmonar.

46.1.5 Síndrome do roubo da subclávia

- Estenose da artéria subclávia

Síncope vasovagal: é o tipo mais comum de síncope neuromediada. Sua ocorrência está relacionada a um reflexo exacerbado (reflexo de Besold-Jarisch) que provoca queda da pressão arterial devida à vasodilatação, com ou sem bradicardia importante. Esse reflexo é desencadeado por estresse ortostático ou emocional e, geralmente, é precedido de pródromos como: náuseas, palidez cutânea e sudorese. Tende a ter história clínica mais prolongada e a não estar associada a uma cardiopatia estrutural (Tabela 46.1).

Síncope cardíaca: está associada aos bloqueios atrioventriculares, taquiarritmias ou dificuldade do coração em aumentar o débito cardíaco em situações de maior demanda, como observado nos casos de miocardiopatia hipertrófica ou estenose aórtica. Geralmente tem início súbito e ausência de pródromos, podendo ocorrer em posição supina ou durante o exercício. Em alguns casos, a perda da consciência não é completa, podendo estar associada a sudorese, palpitações e dor precordial. A presença de cardiopatia estrutural, alterações eletrocardiográficas e história familiar de morte súbita podem sugerir sua ocorrência.

Síncope durante a realização de exercício também pode sugerir síncope cardíaca ou síncope desencadeada por arritmias (Tabela 46.1).

Hipotensão ortostática: é definida como queda na pressão arterial sistólica de pelo menos 20 mmHg, ou abaixo de 90 mmHg, e queda da pressão arterial diastólica de pelo menos 10 mmHg com o ortostatismo. Pode ser evidenciada quando realizado teste de inclinação ortostática ou em consulta aferindo a pressão arterial com paciente em decúbito e de pé. Pode ser causada por doença do sistema nervoso autônomo (disautonomia), que se caracteriza principalmente por déficit nos mecanismos de vasoconstrição ou, mais frequentemente, por medicações como vasodilatadores e diuréticos e depleção volumétrica. Pode ser sintomática ou não. Quando sintomática, os pacientes podem apresentar tontura, visão turva, fadiga, fraqueza, náuseas, palpitações, tremores, alteração cognitiva, estando em posição ortostática (Tabela 46.1).

Tabela 46.1 **Características clínicas da síncope.**

Achados de avaliação inicial sugestivos de síncope reflexa	Achados de avaliação inicial sugestivos de síncope cardíaca
História de longa duração, principalmente se pacientes com idade < 40 anos.	Durante exercício ou supino.
Após dor ou cheiros, som, visão desagradável.	Precedida imediatamente de palpitação súbita.
Período ortostático prolongado.	História familiar de morte súbita (jovens).
Após refeição.	Presença de doença cardíaca estrutural ou DAC.
Lugares quentes ou lotados.	Achados de avaliação inicial sugestivos de síncope por hipotensão postural
Precedido dos pródromos: náuseas, vômitos, sudorese, palidez cutânea.	Ao ortostatismo ou após, em ortostatismo prolongado ou em ortostatismo após exercício.
Rotação da cabeça em colarinho apertado, ato de barbear.	Hipotensão pós-prandial.
Ausência de doença cardíaca.	Relacionado ao uso de medicação hipotensora (vasodilatadores e diuréticos).
	Presença de neuropatia autonômica ou doença de Parkinson.

Fonte: 2018 ESC Guidelines for the diagnosis and management of syncope.

46.2 Diagnóstico

Em uma avaliação inicial, o diagnóstico baseia-se em história clínica, exame físico e eletrocardiograma de 12 derivações, incluindo aferição da pressão arterial deitado e, após três a cinco minutos, em pé, para diagnosticar hipotensão ortostática. Pacientes que nessa avaliação tiverem forte presunção diagnóstica de síncope neuromediada, com exame físico e eletrocardiograma normais, podem ser tratados e, em caso de dúvida, quando os episódios forem frequentes ou severos, solicitar avaliação com teste de inclinação ortostática e manobra do seio carotídeo. Se os episódios forem raros ou únicos, não necessitam de outras avaliações. Os pacientes que tiverem evidências de cardiopatia e/ou alterações eletrocardiográficas devem ser encaminhados para uma investigação cardiológica completa. No organograma da Figura 46.1 demonstra-se um resumo de avaliação diagnóstica e tratamento dos pacientes com síncope (Figura 46.1).

Eletrocardiograma: na avaliação de pacientes com síncope, deve-se ater a algumas alterações relevantes, como bradicardia sinusal assintomática (< 50 bpm), bloqueio sinoatrial ou pausa sinusal maior que três segundos, bloqueio bifascicular, outras anormalidades da condução intraventricular (duração do QRS ≥ 120 ms), bloqueio atrioventricular de segundo grau Mobitz II, bloqueio atrioventricular de grau avançado ou total, síndrome de QT longo, síndrome de QT curto, pré-excitação ventricular (Wolff-Parkinson-White), sinais de isquemia ou de infarto, síndrome de Brugada e sinais de displasia arritmogênica de ventrículo direito.

Teste de inclinação ortostática: no setor de eletrofisiologia do Instituto Dante Pazzanese de Cardiologia (IDPC), o teste de inclinação ortostática usado para adultos obedece a um protocolo curto com sensibilização. Inicia-se com cinco minutos em decúbito horizontal, para obtenção de pressão arterial e frequência cardíaca basal, com posterior inclinação em 70 graus por 45 minutos, realizando-se sensibilização com mononitrato de isossorbida 1,25 mg, sublingual, no trigésimo minuto de inclinação. Para os adolescentes e crianças, em virtude de a positividade do exame ser maior, realiza-se, inicialmente, o protocolo sem sensibilização,

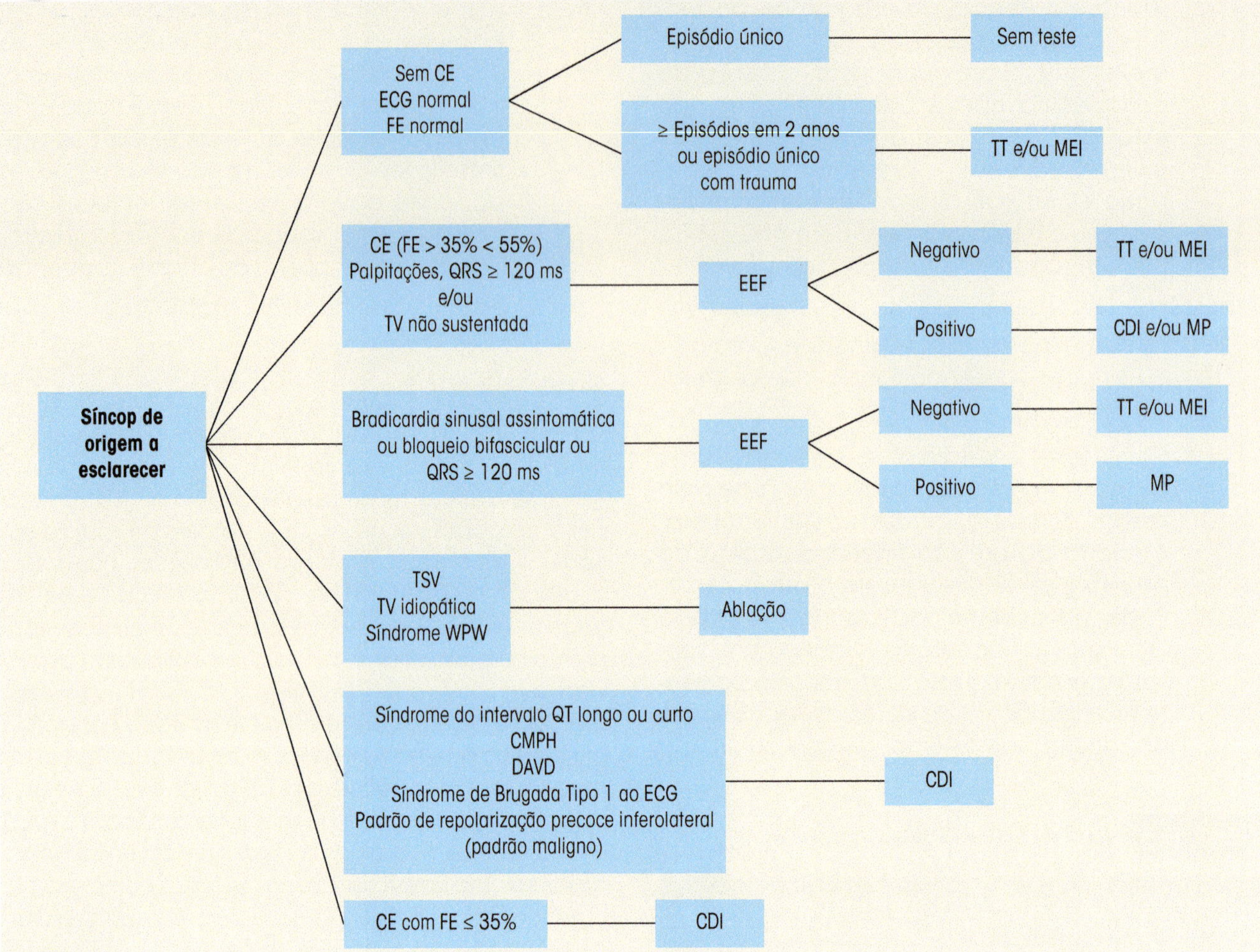

Figura 46.1 Esquema sequencial de avaliação diagnóstica e conduta terapêutica para pacientes com síncope.

CE: cardiopatia estrutural; CDI: cardiodesfibrilador implantável; CMPH: cardiomiopatia hipertrófica, DAVD: displasia arritmogênica de ventrículo direito; EEF: estudo eletrofisiológico; FE: fração de ejeção; MP: marcapasso; MEI: monitor de eventos implantável; TV: taquicardia ventricular; TT: *tilt test*.

Fonte: Salvatore Rosanio e cols. International Journal of Cardiology. 2013;162:149-57, modificado pelo autor.

com inclinação em 70 graus por 45 minutos. Deve-se ressaltar que o teste de inclinação nessa faixa etária se associa a maior número de resultados falso-positivos. O exame é considerado positivo mediante a provocação de síncope. Em geral, há queda significativa da pressão arterial, que é de maneira súbita nas respostas tipo vasovagal, que podem ser mistas, cardioinibitórias ou vasodepressoras, e queda lenta e gradual da pressão arterial na hipotensão postural. A queda da frequência cardíaca ocorre de maneira diferente conforme esses tipos de resposta (Figura 46.2).

Quanto ao teste de inclinação ortostática, é importante salientar que trabalhos que utilizaram o monitor de eventos para o diagnóstico de síncope em pacientes com história clínica sugestiva de síncope vasovagal, eletrocardiograma normal e com ausência de cardiopatia estrutural significativa demonstraram que na grande maioria o diagnóstico da síncope foi de síncope vasovagal, independentemente de, previamente, esses pacientes terem um teste de inclinação positivo ou negativo, sugerindo, dessa maneira, baixa sensibilidade do teste de inclinação para o diagnóstico de síncope vasovagal. Sendo assim, quanto a pacientes com as características previamente mencionadas e com teste de inclinação ortostática negativo não se exclui de maneira alguma o diagnóstico de síncope vasovagal.

Massagem do seio carotídeo: realizada em pacientes com idade maior que 40 anos, sem cardiopatia estrutural, diagnóstica hipersensibilidade do seio carotídeo, quando se observa pausa ventricular maior que três segundos ou queda na pressão arterial sistólica ≥ 50 mmHg medida até cinco segundos após a massagem. A manobra consiste em compressão unilateral da artéria carótida por 5 a 10 segundos, na margem anterior do músculo esternocleidomastoideo próximo

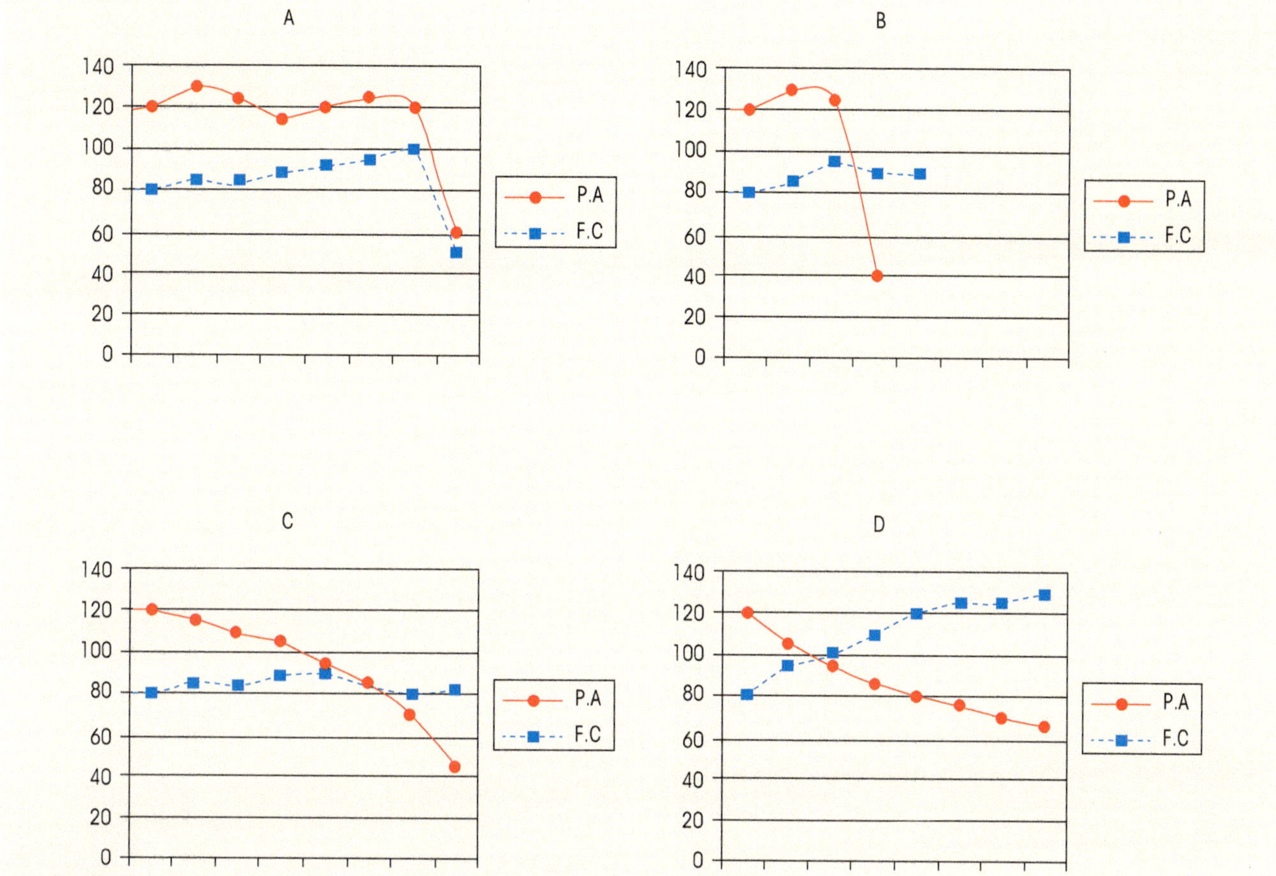

Figura 46.2 **Tipos de resposta ao teste de inclinação ortostática.**

A – Esquema do padrão de resposta da síncope neurocardiogênica do tipo mista. Na figura são apresentados os comportamentos da pressão arterial sistólica e da frequência cardíaca. Observar, à direita do gráfico, que ocorre subitamente queda significativa de ambas no decorrer do tempo de inclinação a 70 graus. B – Esquema do padrão de resposta da síncope neurocardiogênica do tipo vasodepressora. Observa-se, à esquerda do gráfico, queda súbita da pressão arterial, com discreta queda da frequência cardíaca. C – Esquema do padrão de resposta da hipotensão ortostática. Observa-se queda gradual e progressiva da pressão arterial durante a inclinação em 70 graus, sem alteração significativa da frequência cardíaca. D – Esquema do padrão de resposta do teste de mesa inclinada de taquicardia postural ortostática. Ocorre queda gradual e progressiva da pressão arterial em inclinação a 70 graus, com aumento da frequência cardíaca até 120 batimentos por minuto.

Fonte: Desenvolvido pela autoria.

da cartilagem cricoide. Massageia-se à direita e à esquerda com um a dois minutos de diferença, com o paciente em posição supina. O procedimento deve ser evitado na presença de sopro carotídeo ou doença aterosclerótica severa das artérias.

Ecocardiograma: exame útil para confirmar a presença ou não de cardiopatia estrutural.

Teste ergométrico: pode ser utilizado para descartar coronariopatia ou para identificar o mecanismo da síncope quando esta ocorre ao esforço, principalmente pela possibilidade de desencadear arritmias ventriculares esforço-dependentes tais como taquicardia ventricular polimórfica catecolaminérgica, na qual ao esforço temos o desencadeamento de taquicardia ventricular polimórfica. Outras patologias nas quais o teste ergométrico pode desencadear síncope são a miocardiopatia hipertrófica e a estenose aórtica, mas por motivos de segurança preferimos não realizar o teste ergométrico nesses pacientes.

Monitorização eletrocardiográfica está indicada para pacientes com história clínica ou alterações eletrocardiográficas que sugerem síncope de origem arrítmica. O tipo de monitorização deve ser escolhido conforme a gravidade do caso ou conforme a periodicidade da recorrência da síncope. É importante ressaltar que, em casos de maior gravidade, só se deve indicar monitorização domiciliar após excluir causas de síncope de alto risco, por exemplo: síndrome de Brugada, pacientes com doença coronária ou cardiopatia estrutural severa, pois esses pacientes devem ter avaliação em regime hospitalar. Pacientes com risco elevado devem ser internados para realização de exames em curto prazo (Tabela 46.1 diagnósticos compatíveis com síncope de alto risco).

Monitorização eletrocardiográfica hospitalar imediata: esta tem validade em pacientes de alto risco para arritmias cardíacas e que tiveram episódio recente de síncope. Nesses casos a monitorização hospitalar por telemetria ou por monitor cardíaco por alguns dias pode ser útil para o diagnóstico.

Holter 24 horas: baixa probabilidade de diagnóstico, pois geralmente os episódios de síncope são infrequentes. No entanto, pode orientar no sentido da presença de arritmias complexas em pacientes com cardiopatia.

Monitor de eventos externo geralmente é mais útil, pois permite diagnóstico eletrocardiográfico mediante a ativação pelo paciente. Em geral, orienta-se utilizar esse sistema de duas até quatro semanas. A limitação do exame é a dificuldade do paciente para ativar o gravador.

Monitor de eventos implantável: é utilizado quando a síncope é extremamente infrequente. Sua implantação é subcutânea, podendo registrar eventos por 12 a 18 meses, mediante a ativação pelo paciente ou familiar. O procedimento é invasivo e de maior custo, mas a eficácia diagnóstica chega a 90% em um ano.

Estudo eletrofisiológico: este exame é feito primariamente em pacientes visando à avaliação de bradiarritmias e à indução de taquiarritmias, principalmente ventriculares, em pacientes com cardiopatia estrutural ou alterações eletrocardiográficas.

Estratificação de risco: ao ser admitido em um pronto-socorro, é importante, na avaliação inicial, identificar quais são os pacientes com maior risco de mortalidade em curto prazo. Para tanto, avaliaram-se se alguns protocolos de estratificação de risco, considerado variáveis simples que, se presentes, estratificam o paciente como de alto risco em um ambiente de pronto-socorro, indicando sua internação. São chamados de regras ou regulamentos. Nessas regras de pronto-socorro, além do risco cardiovascular, deve-se estar atento a acidentes, traumas e sangramento de vísceras ocas, por exemplo, ruptura de baço ou fígado e dissecção aórtica. Para o consultório de cardiologia utilizam-se os escores de estratificação de risco, e nestes se avalia o prognóstico do paciente em longo prazo, priorizando principalmente a avaliação cardiovascular. Com o passar do tempo foram surgindo vários escores de estratificação de risco, e, embora eles sejam úteis para médicos com pouca experiência, esses escores têm sensibilidade e especificidade limitadas. Assim, julgamento da história clínica (Tabela 46.1) e a avaliação de doença cardíaca associada a síncope (Tabela 46.2) são fundamentais para o prognóstico da síncope. Devido à utilidade limitada dos escores de risco, as diretrizes americanas de síncope de 2017 e europeia de síncope de 2018 recomendam a utilização dos escores como 2b.

Na Tabela 46.3 mostramos o resumo de alguns trabalhos com estratificação de risco de curto prazo utilizados nos serviços de emergência.

Tabela 46.2 Síncope de alto risco requer internação hospitalar.

Arritmias cardíacas	Cardiopatias não arritmogênicas	Condições não cardíacas
TV sustentada ou sintomática	IC moderada a severa (disfunção ventricular)	Anemia severa/sangramento gastrointestinal
D. Sistema de condução sintomáticos ou BAV 2° g tipo 2, BAV 3° grau	DAC	
Pausas sinusais ou bradicardia sintomática não vasovagal	Insuficiência cardíaca aguda	Ferimentos maiores por trauma devido a síncope
TSV sintomática	CMPH	Alterações persistentes de sinais vitais
Disfunção de MP ou CDI	Embolia pulmonar	
Cardiopatias hereditárias arritmogênicas	Disfunção valvar	
	Dissecção aórtica	
	Tamponamento cardíaco	

TV: taquicardia ventricular; IC: insuficiência cardíaca; DAC: doença das artérias coronárias, BAV: bloqueio atrioventricular; CMPH: cardiomiopatia hipertrófica.

Fonte: 2017 ACC/AHA/HRS Syncope Guideline.

Tabela 46.3 Resumo de estudos de estratificação de risco de curto prazo em síncope para serviços de emergência.

Rule (regras)	Variáveis	Significado
BOSTON Seguimento 30 dias	I. Sinais e sintomas de síndrome coronária aguda. II. Antecedentes de doença cardíaca. III. História familiar de morte súbita. IV. Doença cardíaca valvar. V. Sinais de distúrbio de condução. VI. Depleção volumétrica. VII. Alteração de algum sinal vital por mais de 15 minutos sem necessidade de intervenção como: oxigenoterapia, drogas vasoativas, marcapasso temporário. VIII. Alteração sistema nervoso central.	Se uma dessas variáveis presentes – paciente de alto risco.
Rose Seguimento 30 dias	BNP ≥ 300 pg\mL ou bradicardia < 50 bpm, sangue oculto nas fezes ou sangramento gastrointestinal, hemoglobina ≤ 90g\L, dor precordial, ondas Q ao ECG (exceção DIII), saturação ≤ 94% em ar ambiente.	Se uma dessas variáveis presentes – paciente de alto risco.
SFSR *San Francisco Syncope Rule* Seguimento 7 dias Validação 30 dias	História de ICC, hematócrito < 30%, pressão arterial sistólica < 90 mmHg, dispneia, ECG alterado.	Se uma dessas variáveis presentes – paciente de alto risco.

Fonte: Desenvolvido pela autoria.

46.3 Tratamento

Síncope vasovagal: uma vez feito o diagnóstico, deve-se orientar o paciente sobre a benignidade do quadro, sendo relativamente frequente na população; as recidivas são infrequentes. Deve-se orientar para evitar situações desencadeadoras observadas na história clínica de cada paciente, por exemplo, permanecer em pé por períodos prolongados, evitar desidratação, modificação ou descontinuação de tratamento com medicamentos vasodilatadores e diuréticos, que podem ser gatilhos do episódio de síncope.

Deve-se esclarecer o paciente para o reconhecimento dos pródromos e, na ocorrência destes, a adoção da posição supina ou realização de manobras abortivas, as chamadas manobras de contrarresistência. Nestas, o paciente contrai os músculos dos braços e pernas, o que gera aumento do débito cardíaco, melhorando o fluxo cardíaco cerebral de modo a abortar a síncope. Essas medidas são suficientes para o tratamento da maioria dos pacientes.

Em casos em que a síncope é muito frequente, ou não está relacionada a pródromos (expondo o paciente a risco de lesão corporal), ou quando a síncope ocorre durante a realização de atividades de risco como dirigir, operar máquinas, praticar esportes, pilotar avião, deve-se adotar uma estratégia de tratamento mais agressiva. Essa estratégia inclui:

- Expansão volumétrica com aumento da ingestão de água (2 a 3 L/dia) e sal (150 a 250 mEq/dia).
- Programa com exercícios aeróbicos moderados. Estes ajudam a modular a função barorreceptora e aumentam o volume sanguíneo.
- *Tilt training:* o *Tilt training* é realizado no setor de eletrofisiologia do IDPC, mais frequentemente em pacientes com quadro clínico refratário, ou nos motivados. Consiste em um treinamento ortostático, mas a aderência ao tratamento é dificultada pela necessidade de ser realizado diariamente ou pelo menos em dias alternados, caso contrário implica recorrência da síncope. A metodologia usada consiste, inicialmente, em realizações diárias de inclinação intra-hospitalar (mesa de teste de inclinação em 70 graus), sendo sua duração no primeiro dia de 10 minutos, com acréscimo de 10 minutos ao dia até o quinto dia. Se ocorrer síncope, retorna-se imediatamente a mesa. Uma vez tolerados os 45 minutos de inclinação, o paciente é orientado a fazer sessões domiciliares, nas quais fica em pé com os ombros encostados na parede e tornozelos juntos à distância de 15 centímetros da parede. Esse treinamento deve ser feito em dias alternados por 30 minutos, em lugar seguro, protegido com almofadas e amparado por um familiar. Trabalhos para avaliar o *Tilt training* domiciliar não conseguiram demonstrar a mesma eficácia observada

com o *Tilt training* hospitalar devido à baixa aderência ao tratamento.

- Medicamentos: os mais utilizados foram os betabloqueadores, contudo trabalhos placebo-controlados não comprovaram a eficácia desses para o tratamento de síncope vasovagal. O maior deles, *The Prevention of Syncope Trial* (POST), avaliou a recorrência de síncope em um ano com o uso de metroprolol placebo-controlado em 208 pacientes. A recorrência de síncope foi semelhante nos dois grupos, contudo houve benefício em maior tempo de recorrência de síncope nos pacientes em uso de metroprolol com idade acima de 42 anos, sugerindo que o uso desse fármaco em pacientes com idade acima desse patamar pode ter alguma utilidade. Outros fármacos utilizados para o tratamento de síncope vasovagal são: fludrocortisona, paroxetina e midodrina (embora esta tenha efeitos mais comprovados, tem uso dificultado pelo custo e pelo fato de não estar disponível no Brasil) (Tabela 46.4).

  A fludrocortisona foi avaliada recentemente no *The Second Prevention of Syncope Trial* (POST II), que avaliou a recorrência de síncope em um ano com fludrocortisona placebo-controlado em 210 pacientes. Observou-se uma diminuição de recorrência de síncope não significativa (p = 0,066) avaliando os pacientes desde o início do estudo (intensão de tratar), porém, ao avaliar os pacientes após duas semanas de tratamento, com a dose do fármaco estabilizada em 0,2 mg/dia, após dose inicial de 0,1 mg/dia, observou se diminuição significativa da recorrência de síncope no grupo fludrocortisona (p = 0,029). Nesse grupo, porém, houve perda de seguimento de alguns pacientes e desistência do uso do fármaco por falta de tolerância a sua utilização. Sua indicação nas diretrizes atuais tem recomendação IIb.

  A paroxetina, em um único trabalho placebo-controlado com 68 pacientes, demonstrou recorrência de síncope de 53% com placebo e de 18% com paroxetina em tempo de evolução de 25±8 meses.

  A midrodrina é um fármaco agonista do receptor alfa-1 adrenérgico que apresentou, em alguns estudos clínicos, efeitos promissores. Assim, é a única droga relatada na diretriz americana de síncope para síncope vasovagal com indicação *IIa*. Está em seguimento o *The Prevention of Syncope Trial 4* (POST4), a fim de avaliar melhor o efeito desse fármaco em um estudo prospectivo randomizado.

  Para tratamento da síncope por hipotensão postural, a fludrocortisona e a midrodrina estão com nível de indicação IIa da Diretriz Europeia e Americana de Síncope.

- Marcapasso: pode ser benéfico em pacientes com síncopes neuromediadas com recorrência frequente, com componente cardioinibitório em registro espontâneo em pacientes com idade superior a 40 anos. É importante alertar extrema prudência para colocar marcapasso em pacientes jovens com síncope vasovagal, pois normalmente a síncope é transitória nesses pacientes e o marcapasso ficará implantado a longo prazo, sendo inconveniente ao paciente.

Tabela 46.4 Fármacos para tratamento de síncope vasovagal e hipotensão postural.

Fármaco	Grupo farmacológico\indicação	Dose	Mecanismo de ação	Colaterais/contraindicações
Fludrocortisona	Mineralocorticoide/SV e HP	▪ Dose inicial 0,1 alvo 0,2 mg/dia, evitar dose > 0,4 mg/dia	▪ Retenção sódio ▪ Aumento do volume plasmático	▪ Infecções fúngicas e sistêmicas ▪ HAS e ICC ▪ Hipocalemia e ▪ hipomagnesemia
Paroxetina	Inibidor da recaptação serotonina/SV	▪ Iniciar 10 mg/dia ▪ 10 a 60 mg/dia	Efeito não claro	Administração com inibidores da MAO
Midodrina	Agonista alfa$_1$-adrenérgico/SV e HP	▪ 2,5 a 10 mg, ▪ 3 a 4 vezes/dia	Aumento do tônus venoso	Hipertensão supina, doença renal aguda, tireotoxicose, feocromocitoma, cardiopatia severa

HAS: hipertensão arterial sistêmica; HP: hipotensão postural: ICC: insuficiência cardíaca congestiva; SV: síncope vasovagal.

Fonte: Desenvolvido pela autoria.

Hipotensão postural: em pacientes jovens, pode ser devida à disautonomia. Se não houver história de hipertensão arterial, deve-se recomendar o aumento da ingesta de água e sal, e o uso de midodrina ou fludrocortisona pode ser útil (Tabela 46.3). Nos pacientes idosos diabéticos, os níveis glicêmicos devem ser bem controlados. Deve-se reavaliar a medicação em uso pelo paciente, como vasodilatadores e diuréticos, que podem provocar hipotensão postural. Pode-se recomendar o uso de meias elásticas. Fludrocortisona e midodrina podem ser usadas, e, com esses medicamentos, a pressão arterial deverá ser monitorizada cuidadosamente em pacientes hipertensos.

Bradiarritmias: o uso de marcapasso geralmente é recomendado para bradiarritmias sintomáticas, desde que o paciente não esteja em uso de medicação bradicardizante (Figura 46.1).

Arritmias supraventriculares: quando estas desencadeiam síncope, principalmente em pacientes com WPW, indica-se ablação por radiofrequência (Figura 46.1).

Arritmias ventriculares: em pacientes com síncope e cardiopatia estrutural, uma possível causa pode ser taquiarritmia ventricular. A documentação de taquicardia ventricular ou de fibrilação ventricular, quer seja espontânea ou induzida ao estudo eletrofisiológico, em geral leva à indicação de cardioversor-desfibrilador implantável (CDI) (Figura 46.1). Em pacientes nos quais esse procedimento não é indicado, a terapia com amiodarona é uma opção. Deve-se sempre avaliar, antes da implantação de um CDI ou de medicação antiarrítmica, a possibilidade de correção da cardiopatia de base, tal como revascularização miocárdica em isquêmicos, aneurismectomia em pacientes com aneurisma ventricular, correção de estenose aórtica etc. Em pacientes com disfunção ventricular importante, os fármacos betabloqueadores e os inibidores da enzima conversora de angiotensina (IECA) são nível I de indicação.

DICAS DO EDITOR

Referências bibliográficas

1. 2017 ACC/AHA/HRS. Guideline for the evaluation and management of patients with syncope: a report of the American College of Cardiology/American Heart Association Task Force on Clinical Practice Guidelines and the Heart Rhythm Society. Circulation. 2017 Aug 1;136(5):e60-e122.
2. 2018 ESC Guidelines for the diagnosis and management of syncope. Eur Heart J. 2018 Jun 1;39(21):1883-948.
3. Benditt DG, Blanc J-J, Brignole M, Sutton R. The evaluation and treatment of syncope: a handbook for clinical practice. London: Futura/Blackwell; 2003.
4. Bloomfield DM. Introduction. A common faint: tailoring treatment for targeted groups of patients with vasovagal syncope. Am J Cardiol. 1999;84(8A):1Q-2Q.
5. Bloomfield DM. Strategy for the management of vasovagal syncope. Drugs Aging. 2002:179-202.
6. Connolly SJ, Sheldon R, Thorpe KE, et al. Pacemaker therapy for prevention of syncope in patients with recurrent severe vasovagal syncope: second ## (VPS II): a randomized trial. JAMA. 2003;289:2224-9.
7. Constantino G, Furlan R. Syncope risk stratification in the emergency departament. Cardiol Clin (2013);31:27-38.
8. Fludrocortisone for the prevention of vasovagal syncope a randomized, placebo controlled trial. Journal of the American College of Cardiology. 2016;(6):8, n. 1.
9. Guidelines for the diagnosis and management of syncope (version 2009). European Heart Journal. (2009);30:2631-71.
10. Klen GJ. Síncope. Clin Cardiol. 1997;2:165-341.
11. Moya A, Brignole M, Menozzi C, et al. Mechanism of syncope in patients with isolated syncope and in patients with tilt-positive syncope; on behalf of the International Study on Syncope of Uncertain Etiology (ISSUE) Investigators. Circulation. 2001;104:1261-7.
12. Raja SR, Coffina ST. Medical therapy and physical maneuvers in the treatment of the vasovagal syncope and orthostatic hypotension. Progress in Cardiovascular Diseases. (2013):425-33, Elsevier.
13. Rosanio S, Schwarz ER, Ware DL, Vitarelli A. Syncope in adults: systematic review and proposal of a diagnostic and therapeutic algorithm. Int J Cardiol. 2013 Jan 20;162(3):149-57.
14. Savage D, Corwin L, McGee DL, Kannel WB, Wolf PA. Epidemiologic features of isolated syncope: the Framingham study. Stroke. 1985;16:626-9.
15. Sheldon R, Connolly S, Rose S, et al. Prevention of syncope trial (POST): a randomized, placebo-controlled study of metoprolol in the prevention of vasovagal syncope. Circulation. 2006;113:1164-70.
16. van Dijk N, Quartieri F, Blanc J-J, at al. Effectiveness of physical counterpressure maneuvers in preventing vasovagal syncope the physical counterpressure manoeuvres trial (PC-Trial). Journal of the American College of Cardiology. 2006;48:8.

Parte VII

Cardiomiopatias e Doenças do Pericárdio

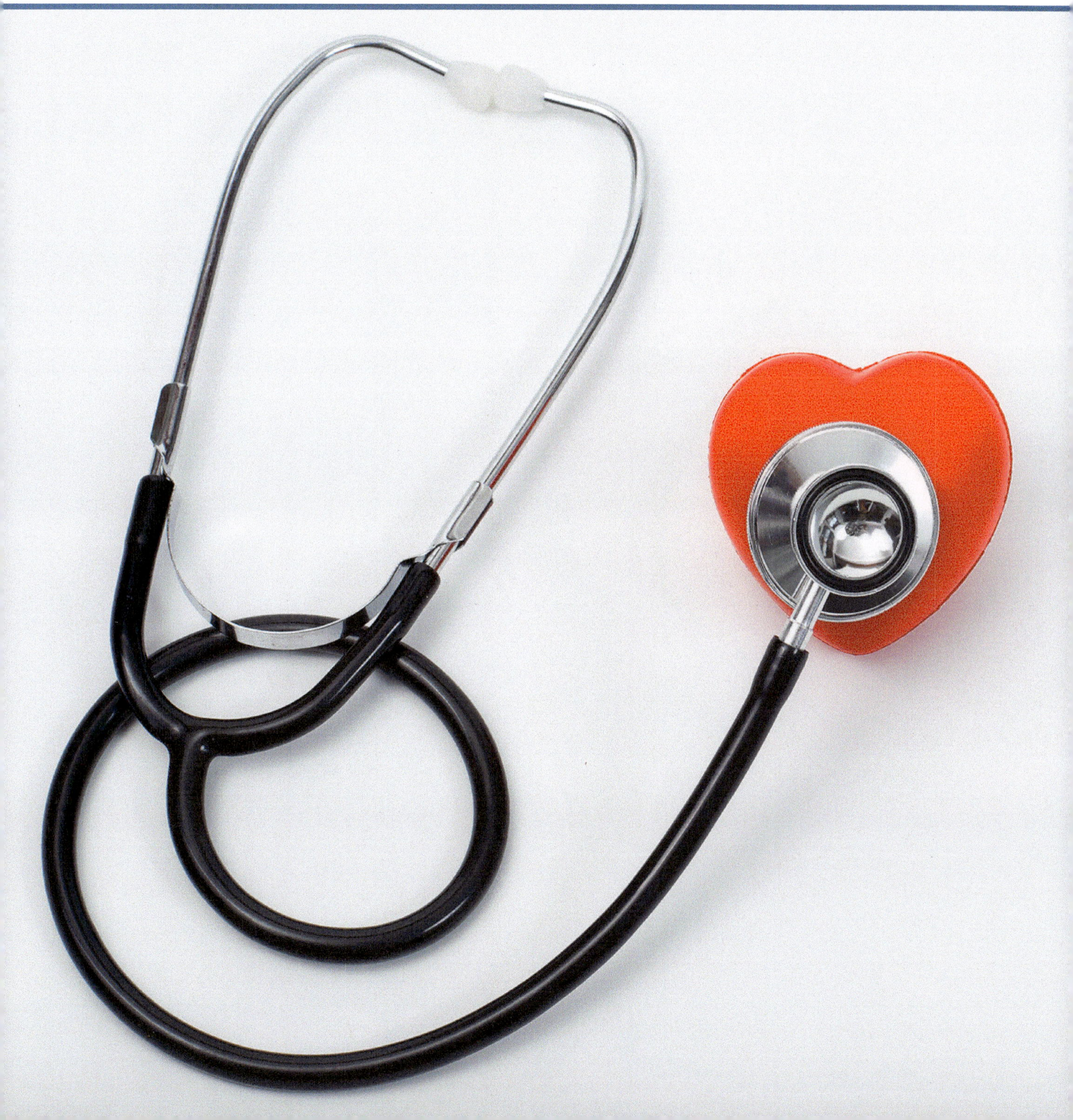

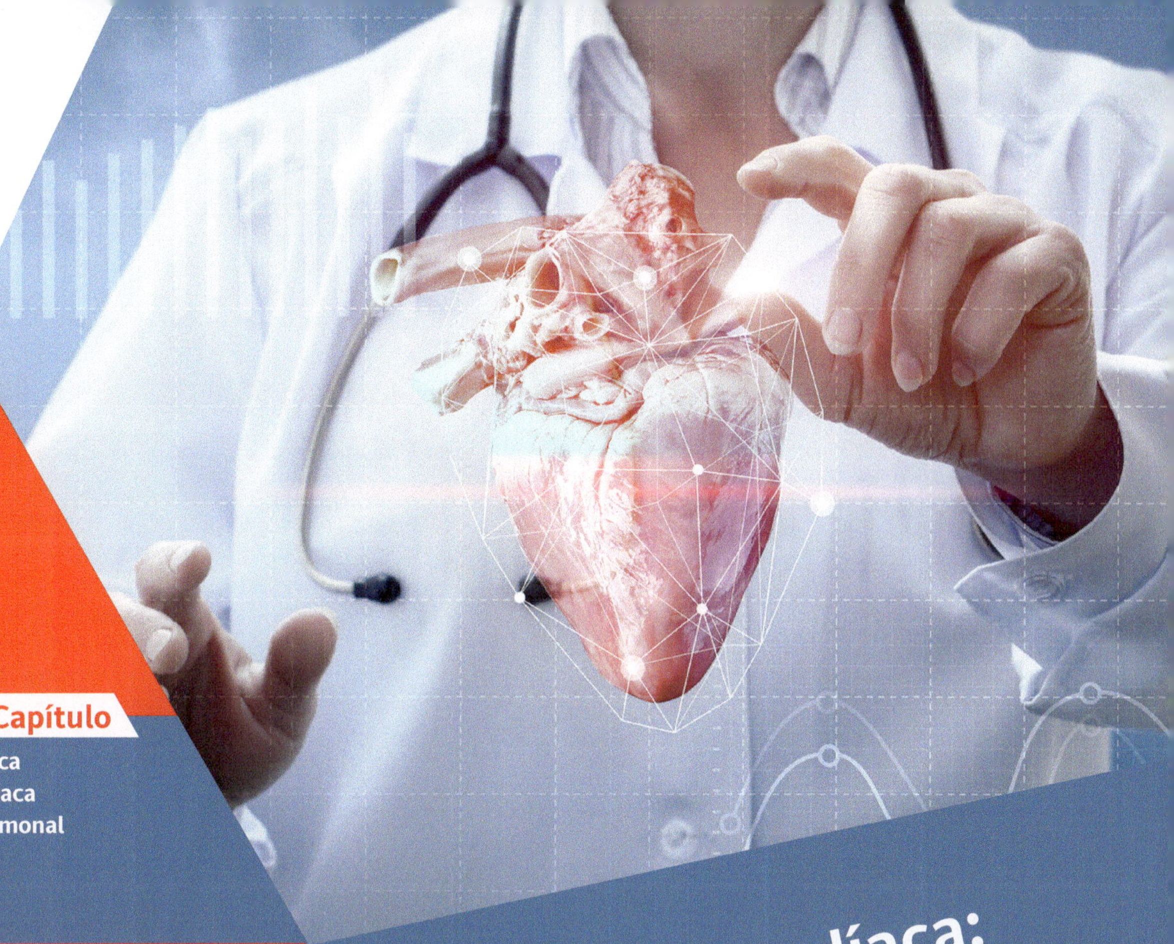

47

Destaques do Capítulo

- Insuficiência cardíaca
- Fisiopatologia cardíaca
- Ativação neuro-hormonal

Fisiopatologia da insuficiência cardíaca: ativação neuro-hormonal

Abilio Augusto Fragata Filho
Claudia da Silva Fragata

47.1 Introdução

Insuficiência cardíaca (IC) é uma síndrome definida como a incapacidade do coração para suprir as demandas de sangue e oxigênio dos tecidos necessárias para suas necessidades metabólicas ou fazê-lo à custa de altas pressões de enchimento ventricular.

No final do enchimento diastólico dos ventrículos as fibras miocárdicas estão em sua distensão máxima, sendo essa distensão determinada pela complacência miocárdica, pelo volume de enchimento e pelas forças de repouso. A força de distensão ou volume de enchimento que ocorre então é chamado de *pré-carga*. Durante a contração ventricular, o volume ejetado (que corresponde à fração de ejeção) é determinado pela resistência e capacidade da circulação periférica, correspondendo à *pós-carga*, que é determinada pela complacência aórtica, pelas ondas de reflexo e pela resistência dos pequenos vasos.

Dessa forma, os determinantes da função ventricular são: contração miocárdica, pré-carga e pós-carga.

Quando do desenvolvimento da IC, vários mecanismos compensatórios entram em cena, em macro e microestrutura celular e molecular, com o intuito de manter a função cardíaca adequada. Esses mecanismos incluem:

- aumento do estiramento da fibra miocárdica induzido pela pré-carga (mecanismo de Frank-Starling);
- ativação de diferentes vias neuro-hormonais;
- mudanças na arquitetura miocárdica.

47.2 Remodelamento cardíaco

O termo resume as modificações estruturais e funcionais que ocorrem no coração após injúria. Não nos deteremos aqui no chamado remodelamento fisiológico, que ocorre, por exemplo, no atleta. Independentemente da causa, o remodelamento envolve cardiomiócitos, fibroblastos, endotélio e interstício. As características principais do remodelamento envolvem hipertrofia e dilatação ventricular, aumento da tensão de parede ventricular e alterações na perfusão subendocárdica.

47.3 Remodelamento reverso

Refere-se à melhora funcional com a compensação da IC, com diminuição do volume e da esfericidade ventricular, melhora na adaptação dos receptores beta-adrenérgicos e diminuição de mediadores inflamatórios, como interleucina 1 e 8 e TNFα. Pode ocorrer também por ação medicamentosa (IECA/BRA; betabloqueadores, antagonistas da aldosterona), terapia de ressincronização cardíaca, dispositivos de assistência circulatória etc.

47.4 Ativação neuro-hormonal

O primeiro sistema a ser ativado na queda da função cardíaca é o sistema Neuro-hormonal (sistema nervoso simpático, eixo angiotensina-renina-aldosterona e peptídeos vasoativos).

Na IC, barorreceptores do seio carotídeo, arco aórtico e ventrículo são ativados, estimulando mecanismos simpáticos e hormonais, bem como a liberação de hormônio antidiurético e vasopressina pela porção posterior da hipófise. A ativação simpática dos rins, vasculatura periférica, musculatura esquelética e do próprio coração promovem a redistribuição da perfusão tecidual.

47.4.1 Sistema nervoso simpático

A ativação do sistema nervoso simpático cardíaco e periférico é o primeiro mecanismo adaptativo da IC. O sistema nervoso simpático é ativado por barorreceptores. Em condições normais, estímulos de alta pressão são controlados pelos barorreceptores do seio carotídeo e do arco aórtico, enquanto os de baixa pressão se localizam na parede das grandes veias e no átrio direito. Os quimiorreceptores periféricos ativam o simpático. Na presença de IC, esses mecanismos se descontrolam, fazendo que a inibição dos barorreceptores diminua e a estimulação aumente. A ativação simpática e consequente inibição parassimpática fazem que haja aumento da frequência cardíaca, da pressão arterial e da resistência periférica. Com isso há aumento da contratilidade e da frequência cardíaca, vasoconstrição periférica e vasodilatação central, permitindo a adequada perfusão dos órgãos vitais. Esse mecanismo ativa o sistema renina-angiotensina-aldosterona, que controla a volemia e a pressão arterial. Os receptores beta 1 adrenérgicos e alfa 1 também são ativados, resultando no aumento do tônus vascular periférico e do inotropismo.

A ativação do simpático pode representar prejuízos ao organismo, tais como:

- potencializar diferentes arritmias e piorar isquemia;
- ação tóxica sobre os miócitos, levando à hipertrofia e apoptose;
- a ativação dos receptores beta-1 induz taquicardia e potencializa arritmias ventriculares complexas;
- vasoconstrição regional exagerada, levando à falência funcional de órgãos, provocando insuficiência renal e hipertensão pulmonar, por exemplo.

A redução da atividade parassimpática resulta em uma modulação autonômica anormal, reduzindo a variabilidade da frequência cardíaca.

47.4.2 Sistema renina-angiotensina-aldosterona

A ativação do Sistema Renina-Angiotensina-Aldosterona (SRAA) é a pressão dependente que potencializa a conversão de pró-renina em renina e a liberação desta pelas células do aparelho justaglomerular dos rins. A renina plasmática estimula a transformação do decapeptídeo inativo angiotensinogênio em angiotensina I, que sofre a ação da enzima de conversão da angiotensina (ECA), liberada principalmente pelos capilares pulmonares, transformando-se em angiotensina II. A angiotensina II tem propriedades vasoativas, provocando vasoconstrição, que leva à hipertensão arterial, hipertrofia miocárdica, morte dos cardiomiócitos, fibrose miocárdica e estimula a liberação de aldosterona pelo córtex da suprarrenal, com consequente reabsorção de sódio e água pelos rins, aumentando a volemia. A angiotensina II pode ser sintetizada também através de vias independentes, com a conversão da calicreína e da catepsina C ou nos tecidos pela ativação das quinases.

47.4.2.1 Ações da angiotensina II

Vasoconstrição arteriolar, principalmente nas arteríolas eferentes do glomérulo.

Estimula a liberação da aldosterona, levando ao hiperaldosteronismo secundário.

Induz a liberação de noradrenalina pela inervação simpática terminal, inibindo o tônus vagal, ocasionando aumento da pressão intraglomerular e da filtração glomerular, o que leva ao aumento da pressão oncótica e consequente reabsorção de sódio e água pelos capilares peritubulares.

A ação inotrópica positiva e lusitrópica negativa aumenta a pós-carga, aumentando também o gasto energético do coração.

47.4.2.2 Metabólitos da angiotensina

- Angiotensina III: menor efeito pressórico induz a liberação de aldosterona.
- Angiotensina IV: ação semelhante à da angiotensina II, porém mais moderada.
- Angiotensina (1-7): efeitos se contrapõem aos da angiotensina II:
  - reversão da inflamação e da tendência à fibrose;
  - aumenta a captação de glicose;
  - estimula a lipólise, diminuindo a resistência à insulina e à dislipidemia;
  - inibe a proliferação celular e angiogênese (com promissoras ações anticâncer).

A ação da angiotensina II se dá através de dois receptores principais: receptor de angiotensina tipo 1 e tipo 2.

Receptor de angiotensina tipo 1:

- Vasculatura; rins; córtex adrenal; pulmão; cérebro.
- Vasoconstrição: proliferação da musculatura da parede vascular.
- Crescimento celular.
- Síntese e secreção de aldosterona.
- Secreção de vasopressina.
- Liberação de catecolaminas.

Receptor de angiotensina tipo 2:

- Fibroblasto e *matrix* extracelular.
- Vasodilatação.
- Natriurese.
- Liberação de bradicinina.
- Inibe o crescimento e a diferenciação celular.

47.4.3 Hormônio antidiurético (vasopressina)

Na IC, a concentração de hormônio antidiurético está elevada. Sua liberação se dá por estímulo no seio carotídeo e nos receptores do arco aórtico. Contribui para o aumento da pré e pós-carga, devido à reabsorção de líquido pelos túbulos coletores. A diminuição da eliminação de água e aumento em sua reabsorção leva à diminuição da concentração de sódio, sendo essa hiponatremia marcador de mau prognóstico. A vasopressina tem três receptores, V1A, V1B e V2:

V1A – células musculares dos vasos e cardiomiócitos: aumento da concentração intracelular de cálcio, resultando em vasoconstrição e inotropismo positivo, piorando a IC, muito embora potencializando a síntese de proteínas contráteis nas células musculares.

V2: aumento do volume circulante, incrementando o remodelamento e a disfunção cardíaca por aumento da tensão de parede na diástole.

47.4.4 Peptídeos natriuréticos

Na disfunção cardíaca há diminuição da concentração de vasodilatadores (óxido nítrico, bradicinina, peptídeos natriuréticos), com predomínio de vasoconstritores. Peptídeos natriuréticos são hormônios peptídicos endógenos liberados pelas câmaras cardíacas, como resposta ao aumento da tensão no miocárdio ocasionado pelo aumento da pré-carga. Eles causam natriurese e vasodilatação, diminuindo a tensão nas câmaras cardíacas por diminuição do retorno venoso e dificultando o remodelamento. Especificamente o peptídeo natriurético cerebral (BNP) inibe o SRAA e a ativação adrenérgica, sendo importante no diagnóstico, auxiliando na confirmação ou não de IC nos casos de dispneia e no prognóstico, sendo sombrio quando se mantém elevado independentemente do tratamento. O peptídeo natriurético atrial se eleva precocemente no desenvolvimento da IC, sendo ainda inicial sua utilização na disfunção ventricular assintomática. A desregulação dos peptídeos natriuréticos pode ocorrer em várias situações envolvendo ou não o coração:

BNP elevado com IC:

- cardiopatia isquêmica;
- cardiomiopatias;
- cardiopatia hipertensiva;
- hipertireoidismo;
- amiloidose cardíaca;
- miocardite.

BNP elevado sem IC:

- idosos;
- síndrome coronariana aguda;
- tromboembolismo pulmonar agudo;
- insuficiência respiratória de origem pulmonar;
- situações de alto débito;
- insuficiência renal;
- taquiarritmias atriais persistentes.

BNP baixo com IC:

- edema pulmonar;
- insuficiência mitral aguda;
- estenose mitral;
- tumores cardíacos de átrio e ventrículo esquerdo;
- pericardite constritiva;
- tamponamento cardíaco;
- obesidade.

BNP baixo sem IC:

- hipertensão pulmonar;
- aneurisma de aorta.

47.5 Imunomodulação

A ativação do sistema imunológico é responsável pela resposta inflamatória na IC.

47.5.1 Citocinas

A concentração de citocinas pró-inflamatórias está aumentada na IC, todavia seu significado ainda carece de maiores esclarecimentos. As principais são TNF a e interleucinas (1 e 6).

TNF α: sua ação na IC ainda não está totalmente esclarecida. Em condições fisiológicas, o coração não produz TNF a, porém, após agressão, ela se eleva significativamente. Sabe-se que há dois receptores celulares de TNF a: TNFR1 com expressões deletérias ao miocárdio e TNFR2, com expressões protetoras.

Interleucina 1: é produzida pelos fibroblastos e está aumentada na presença de hipóxia miocárdica, deprimindo sua função. Relaciona-se a hipertrofia e apoptose dos miócitos, além de potencializar arritmias cardíacas.

Interleucina 6: encontra-se aumentada na presença de IC e se correlaciona à classe funcional.

Proteína C reativa: estudos têm sugerido que a proteína C reativa é preditor de disfunção cardíaca e níveis séricos acima de 5 mg/L podem significar aumento no risco de IC.

Óxido nítrico (NO): no miocárdio o NO exerce ações com efeitos a curto prazo (alterações funcionais e energéticas) e a longo prazo (efeitos na estrutura). Ele modula a atividade de canais de cálcio envolvidos no acoplamento excitação- condução e também nas mitocôndrias, participando da respiração mitocondrial, que gera energia para o acoplamento excitação-contração. Na IC ocorre um desequilíbrio entre o aumento da produção de radicais livres e a diminuição da produção de NO

Bradicinina: são cininas vasoativas liberadas por precursores inativos chamados cininogênios por meio de enzimas proteolíticas (calicreínas). Têm ação vasodilatadora mediada por ligações a receptores B1 e B2, sendo que a maioria dessas ações se inicia pelo receptor B2, causando vasodilatação. O receptor B1 se liga aos metabólitos da bradicinina. A bradicinina é importante na regulação do tônus vascular na IC. A bradicinina é degradada pela ECA. Assim, essa enzima não só leva à formação de potente vasoconstritor (angiotensina II) como também degrada um vasodilatador (bradicinina).

47.6 Conclusões

Independentemente do mecanismo que leve à disfunção miocárdica, mecanismos celulares e moleculares são desencadeados com o intuito de preservar a perfusão tecidual. Esses mecanismos incluem principalmente a ativação neuro-hormonal e a arquitetura dos miócitos. Pacientes com disfunção miocárdica, sistólica ou diastólica, podem permanecer assintomáticos enquanto esses mecanismos continuarem eficazes ou apresentarem rápida e sintomática deterioração funcional, desencadeada por inúmeras situações. A compreensão dos mecanismos que levam à IC é de fundamental importância, principalmente no desenvolvimento de novas formas de terapêutica farmacológica ou não.

DICAS DO EDITOR

Referências bibliográficas

1. 2016 ESC Guidelines for the diagnosis and treatment of acute and chronic heart failure. The Task Force for the diagnosis and treatment of acute and chronic heart failure of the European Society of Cardiology (ESC). European Heart Journal Advance Access. 2016 May 20.
2. Atherton JJ, Sindone A, De Pasquale CG, et al. National Heart Foundation of Australia and Cardiac Society of Australia and New Zealand: Guidelines for the Prevention, Detection, and Management of Heart Failure in Australia 2018. Heart, Lung and Circulation (2018);27:1123-208.
3. Comitê Coordenador da Diretriz de Insuficiência Cardíaca. Diretriz Brasileira de Insuficiência Cardíaca Crônica e Aguda. Arq Bras Cardiol. 2018;111(3):436-539.
4. Hasenfuss G, Mann DL. Pathophysiology of heart failure. In: Braunwald, Zipes, Libby, Bonow, Mann, Tomaselli, eds. Heart disease. 11.ed. 2018. p.442-60.
5. Tanai E, Frantz S. Pathophysiology of heart failure. Compr Physiol. 2016;6:187-214.
6. Triposkiadis F, Karayannis G, Giamouzis G, et al. The sympathetic nervous system in heart failure physiology, pathophysiology, and clinical implications. J Am Coll Cardiol. 2009;54:1747-62.

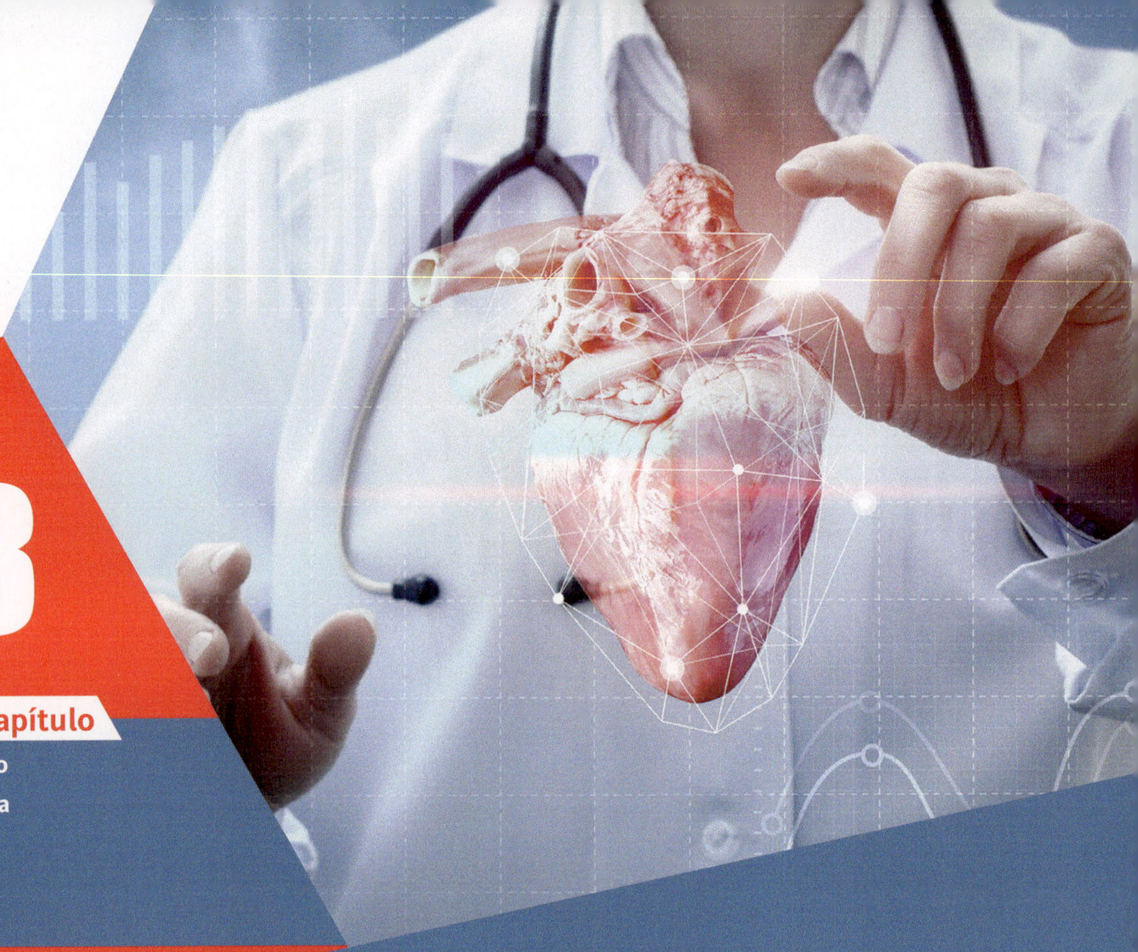

48

Destaques do Capítulo

- Peptídeo natriurético
- Insuficiência cardíaca
- Ecocardiograma
- Diagnóstico
- Fração de ejeção

Insuficiência cardíaca: conceito, diagnóstico e classificação

Edileide de Barros Correia

A insuficiência cardíaca (IC) é considerada um problema de saúde pública por sua alta prevalência, com, aproximadamente, 1 a 2% da população adulta em países desenvolvidos, aumentando para 10% ou até mais, em indivíduos com mais de 70 anos de idade.

48.1 Conceito

A IC pode ser definida como a incapacidade do coração para atender às demandas da perfusão tissular sistêmica, ou fazê-lo à custa de elevadas pressões de enchimento. É uma síndrome clínica caracterizada por sintomas de dispneia e cansaço que podem estar associados a sinais de sobrecarga de volume como turgência jugular, edema de membros inferiores e estertores pulmonares. É causada pela redução do débito cardíaco ou pela elevação das pressões intracavitárias em repouso e/ou ao esforço, que, por sua vez, ocorre por alteração funcional e/ou estrutural do coração (Figura 48.1).

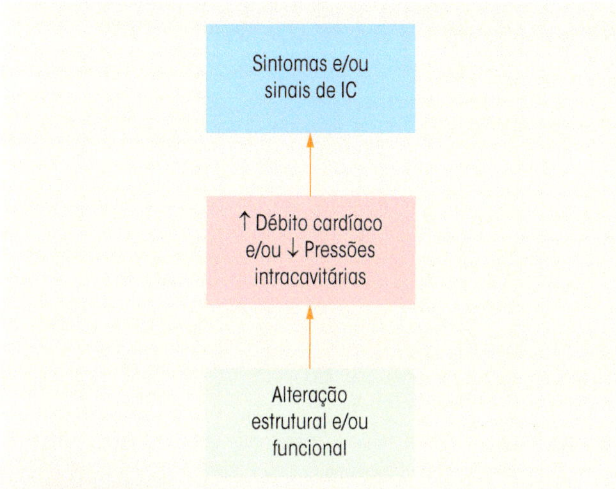

Figura 48.1 **Conceito de insuficiência cardíaca (IC).**

Fonte: Desenvolvido pela autoria.

Essa definição de IC, com o critério de presença de sintomas, contrasta com a classificação de estágios, que classifica a IC em estágio A e B, quando não há sintomas. O reconhecimento da IC nesses dois estágios é importante porque o início precoce do tratamento, quando ainda não há sintomas, está relacionado a aumento de sobrevida. Os sintomas também podem não estar presentes quando é grande a limitação física, ou quando ocorre negação da doença.

A identificação da alteração estrutural ou funcional é fundamental, por levar a estratégias terapêuticas diferentes. Podem ser causas de IC: disfunção diastólica, disfunção sistólica, alterações do pericárdio ou do endocárdio, alterações valvares, alterações do ritmo e do sistema de condução.

O diagnóstico da alteração estrutural da IC, em alguns casos, necessita ser feito rapidamente, por exemplo, na emergência, diante de derrame pericárdico volumoso com repercussão hemodinâmica, ou diante de quadro de tromboembolismo pulmonar e de edema agudo hipertensivo. A presença de um cardiologista clínico capaz de fazer o diagnóstico diferencial é fundamental para a boa evolução.

48.2 Diagnóstico

O diagnóstico de IC pode representar um grande desafio, visto que os sintomas não são específicos e podem ocorrer em uma série de outras doenças, como insuficiência renal crônica, obesidade e, principalmente, doença pulmonar obstrutiva crônica. Após o diagnóstico, é obrigatória a identificação da alteração estrutural ou funcional que determinou a IC. Em seguida, é necessário o reconhecimento de seu perfil hemodinâmico.

Uma história detalhada da doença atual deve ser obtida. A presença de comorbidades, como hipertensão arterial, diabetes melito e insuficiência coronária, é frequente. Rara é a apresentação de IC em pacientes sem nenhum antecedente mórbido.

48.3 Sintomas

Os sintomas de dispneia, ortopneia, edema de membros inferiores, dispneia paroxística noturna, nictúria e fatigabilidade são inespecíficos, sendo insuficientes para discriminar a IC de outras condições. Um sintoma de IC foi descrito em 2014, a *bendopneia*, que corresponde ao surgimento de dispneia 30 segundos após a inclinação do corpo para a frente. Foi descrita por Thibodeau, que estudou 102 pacientes que haviam sido encaminhados para realização de cateterismo direito. Nesse estudo observou-se tal sintoma em 28% dos pacientes com IC. Esses pacientes tinham maior frequência de turgência jugular patológica, pressões direitas mais elevadas, maior pressão capilar pulmonar e menor índice cardíaco. O reconhecimento desse novo sintoma pode ajudar na identificação do perfil hemodinâmico dos pacientes.

48.4 Sinais

Os sinais considerados mais específicos são turgência jugular patológica, hepatomegalia, refluxo hepatojugular, edema de membros inferiores, estertores pulmonares, terceira bulha e desvio do *ictus* para esquerda. A manobra de elevação de membros inferiores e a observação da turgência de veias jugulares e piora do padrão respiratório são uteis para a avaliação do estado volêmico. Recomenda-se um exame físico cuidadoso, com palpação abdominal criteriosa, observação de pletora facial ao deitar-se e do desconforto respiratório para assumir a posição supina.

Muitas vezes, o exame físico é muito limitado para o diagnóstico de IC. Isso ocorre nos pacientes obesos, nos pacientes muito idosos, nos que não conseguem se deitar para serem examinados por problemas ortopédicos ou neurológicos e, principalmente, nos pacientes com doença pulmonar obstrutiva crônica. Em cada consulta, torna-se necessária a reavaliação dos sintomas e do exame físico, com particular atenção aos sinais de congestão. É muito importante a anotação do peso corporal do paciente, que, em algumas circunstâncias, torna-se um único elemento para avaliação da mudança do estado volêmico e da resposta terapêutica. A resposta clínica, a melhora dos sintomas e o desaparecimento dos sinais de congestão definirão a estratégia terapêutica a ser empregada. Estando o paciente em perfil hemodinâmico A, sem sinais de hipervolemia, deve-se adequar o uso do betabloqueador, reduzir a dose do diurético de alça e otimizar seu tratamento medicamentoso. Persistindo os sintomas e não havendo sinais clínicos de hipervolemia e com terapêutica farmacológica otimizada, está indicada uma terapia adicional, como substituição de inibidor de enzima conversora da angiotensina por ARNI (sigla do inglês *angiotensin receptor neprilysin inhibitor*), valsartan/sacubitril; uso de ivabradina; ressincronização cardíaca se houver alargamento do QRS; uso de digital; ou ainda transplante cardíaco. Portanto, a monitoração clínica, com avaliação dos sinais e dos sintomas, é de fundamental importância.

48.5 Eletrocardiograma

O primeiro exame a ser realizado é o eletrocardiograma, que, em algumas circunstâncias, possibilita o diagnóstico da causa básica da IC. Sendo normal, torna menos provável o diagnóstico de IC, com alto valor preditivo negativo. São alterações eletrocardiográficas que podem descortinar a causa da IC: arritmias incessantes, grande densidade de extrassistolia ventricular, zonas inativas sugerindo infarto prévio. Algumas alterações eletrocardiográficas levam a mudanças de tratamento, como a presença de fibrilação atrial, com indicação de anticoagulação, e o padrão de bloqueio de ramo esquerdo, com indicação de terapia de ressincronização.

48.6 Radiografia e tomografia de tórax

São úteis nos cenários crônico e principalmente no agudo, com a identificação de derrame pericárdico, derrame pleural, edema intersticial ou alveolar, congestão venosa pulmonar, alterações pulmonares que podem ser causa da disfunção ventricular, como na sarcoidose, e também causas de descompensação, como infecções pulmonares.

48.7 Peptídeos natriuréticos (BNP e NT-pró-BNP)

Podem ser utilizados como um teste diagnóstico inicial. No entanto, níveis elevados não são diagnósticos e só tornam o diagnóstico provável; níveis normais em pacientes com suspeita de IC tornam o diagnóstico muito improvável (nos níveis de corte de BNP inferiores a 100 pg/mL e de NT-pró-BNP inferiores a 300 pg/mL no cenário agudo). No cenário crônico, os valores de corte são menores, em torno de 35 pg/Ml para o BNP e de 125 pg/mL para o NT-pró-BNP; valores abaixo destes excluem o diagnóstico de IC. Em média, os valores são menores para IC com fração de ejeção preservada do que na IC com fração de ejeção reduzida.

Os valores preditivos negativos são altos (0,94-0,98) nos cenários agudo e crônico. Já os valores preditivos positivos são muito baixos, tanto no cenário agudo como no crônico (0,66-0,67 agudo e 0,44-0,57 crônico). Portanto, os níveis de peptídeos natriuréticos devem ser utilizados para descartar IC e não para fazer o diagnóstico. Isso porque uma variedade de condições cardíacas e não cardíacas, além da IC, podem elevar esse marcador, como idade, fibrilação atrial, insuficiência renal (que são os principais fatores de aumento dos níveis) e obesidade (que os diminui) (Tabela 48.1).

Tabela 48.1 Causas de elevação dos níveis de peptídeos natriuréticos.

Causas cardíacas	Causas não cardíacas
Embolia pulmonar	Idade avançada
Hipertrofia miocárdica	Acidente vascular cerebral isquêmico
Infarto do miocárdio	Insuficiência renal
Pós-operatório de cirurgia cardíaca	Hemorragia subaracnoidea
Pós-cardioversão elétrica	Disfunção hepática
Miocardites	Doença pulmonar obstrutiva crônica
Síndrome coronária aguda	Síndrome paraneoplásica
Valvopatias	Infecção grave
Doença congênita	Queimadura
Hipertensão pulmonar	Anemia
Taquiarritmia atrial e ventricular (por exemplo, fibrilação atrial)	Alterações hormonais e metabólicas (por exemplo, cetoacidose diabética e tireotoxicose)
Contusão cardíaca	

Fonte: Desenvolvido pela autoria.

48.8 Ecocardiografia transtorácica

É o método diagnóstico de maior importância na IC e o método de escolha para a avaliação inicial. É útil para o diagnóstico de IC e para avaliar a alteração cardíaca estrutural e/ou funcional. A ecocardiografia tem apresentado novas perspectivas na avaliação e na monitoração hemodinâmica do paciente, dando informações sobre o estado volêmico, o débito cardíaco e a predição de resposta à infusão de volume. Nesse contexto da ecocardiografia hemodinâmica, a observação do tamanho e do grau de colapso da veia cava inferior com os movimentos inspiratórios é extremamente útil para a avaliação da pressão do átrio direito. Com outras medidas ecocardiográficas, pode-se também ter uma avaliação de pressões de outras câmaras, por exemplo, a relação E/e', estimando a pressão do átrio esquerdo. Pode-se, assim, estimar as pressões intracavitárias e fazer as mudanças terapêuticas cabíveis. A grande limitação para o uso da ecocardiografia hemodinâmica é o fato de ser necessária a realização do exame no dia ou dois dias antes da avaliação clínica. Dessa maneira, só se torna aplicável para os pacientes com IC aguda, hospitalizados, principalmente nos pacientes críticos.

48.9 Ressonância magnética de coração

É reconhecida como padrão ouro para medidas de volume, massa e fração de ejeção dos ventrículos esquerdo e direito. É o único método de imagem que avalia a presença, a distribuição e a intensidade de fibrose miocárdica. As principais indicações são: janela ecocardiográfica inadequada, doenças congênitas complexas, diagnóstico de doenças de depósito, miocardiopatia não compactada e, ainda, avaliação de isquemia (com o uso de dipiridamol) e confirmação de infarto prévio (pela caracterização do realce tardio). As principais limitações incluem: alto custo, disfunção renal (*clearance* menor que 30 mL/kg/min), claustrofobia, implantes metálicos e taquiarritmias.

48.10 Cintilografia miocárdica

É o método não invasivo de escolha para detecção de isquemia e viabilidade miocárdica. A cintilografia com dipiridamos pode também ser útil para detectar deposição de amiloide transtiretina.

48.11 Angiotomografia coronária

Recomendada para descartar doença coronária nos pacientes com risco baixo e intermediário para doença arterial coronária.

48.12 Coronariografia

É geralmente recomendada nos pacientes com angina refratária (na ausência de contraindicações para cirurgia de revascularização miocárdica), nos com história de parada cardíaca recuperada, de arritmias ventriculares sintomáticas, nos com alto risco de doença cardiovascular e também naqueles com cintilografia miocárdica positiva (Tabela 48.2).

Tabela 48.2 Indicações de coronariografia no paciente com insuficiência cardíaca.

Angina refratária na ausência de contraindicação de revascularização miocárdica.
Parada cardíaca recuperada.
Cintilografia positiva.
Pacientes de alto risco cardiovascular.
Arritmias ventriculares sintomáticas.

Fonte: Desenvolvido pela autoria.

48.13 Diagnóstico da insuficiência cardíaca com fração de ejeção reduzida

O diagnóstico da IC com fração de ejeção preservada é mais desafiador do que na IC com fração de ejeção reduzida, pela inespecificidade dos sintomas. O ecocardiograma tem papel central para o diagnóstico. Os critérios exigidos são: presença de sinais e sintomas de IC; fração de ejeção igual ou superior a 50%; níveis elevados de BNP (acima de 35 pg/mL) e de NT-pró-BNP (acima de 125 pg/mL); alterações da função diastólica (relação E/e' superior a 14, velocidade e' septal inferior a 7 cm/s ou velocidade e' lateral inferior a 10 cm/s, jato de regurgitação tricuspídea superior a 2,8 cm/s e volume indexado de átrio esquerdo superior a 34 mL/m^2), como preconiza a diretriz de disfunção diastólica da American Society of Echocardiography de 2016.

48.14 Classificação da insuficiência cardíaca

A IC pode ser classificada de acordo com o grau de disfunção sistólica, em IC com fração de ejeção reduzida (fração de ejeção inferior a 40%), IC com fração de ejeção preservada (fração de ejeção superior a 50%) e IC com fração de ejeção média (fração de ejeção entre 40 e 50%), terminologia introduzida na última diretriz da European Society of Cardiology de 2016 (Tabela 48.3).

Tabela 48.3 Classificação da insuficiência cardíaca conforme a fração de ejeção.

ICFER	ICFEM	ICFEP
FE < 40%	FE 40 a 49%	FE > 50%
	Peptídeos natriuréticos ↑ Alteração estrutural (HVE, ↑AE) Disfunção diastólica	Peptídeos natriuréticos ↑ Alteração estrutural (HVE, ↑AE) Disfunção diastólica

ICFER: IC com fração de ejeção reduzida; ICFEM: IC com fração de ejeção média; ICFEP: IC com fração de ejeção preservada; FE: fração de ejeção; HVE: hipertrofia ventricular esquerda; AE: átrio esquerdo.

Fonte: Desenvolvido pela autoria.

A IC crônica tem sido classificada com base na intensidade dos sintomas em quatro classes propostas pela New York Heart Association (Tabela 48.4). Essas classes estratificam o grau de limitação imposto pela doença para atividades cotidianas do indivíduo; portanto, essa classificação, além de ter caráter funcional, é também uma maneira de avaliar a qualidade de vida do paciente diante da doença e sua gravidade. As quatro classes propostas são:

- Classe I: ausência de sintomas durante atividades cotidianas. A limitação para esforços é semelhante à esperada em indivíduos normais.
- Classe II: sintomas desencadeados por atividades maiores, porém cotidianas, como subir um lance de escada.
- Classe III: sintomas desencadeados em atividades cotidianas de menor intensidade e pequenos esforços, por exemplo, tomar banho.
- Classe IV: sintomas em repouso.

Tabela 48.4 Classificação da insuficiência cardíaca conforme a classe funcional pela New York Heart Association (NYHA).

CF I	Sintomas aos esforços bem maiores que os habituais.
CF II	Sintomas aos esforços habituais de maior intensidade.
CF III	Sintomas aos esforços habituais de menor intensidade.
CF IV	Sintomas em repouso.

CF: classe funcional.

Fonte: Desenvolvido pela autoria.

A classificação da American College of Cardiology e da American Heart Association divide a IC em estágios:

- Estágio A: inclui pacientes sob risco de desenvolver IC, mas ainda sem doença estrutural perceptível e sem sintomas atribuíveis à insuficiência cardíaca.
- Estágio B: quando há disfunção sistólica assintomática.
- Estágio C: quando há disfunção e sintomas.
- Estágio D: quando há disfunção e os sintomas são graves e refratários ao tratamento habitual (Tabela 48.5).

Tabela 48.5 Classificação da insuficiência cardíaca conforme a progressão da doença – ACC/AHA.

Estágio A	Ausência de sintomas e de disfunção.
Estágio B	Ausência de sintomas e presença de disfunção.
Estágio C	Sintomas e disfunção grave.
Estágio D	Sintomas graves refratários e disfunção.

Fonte: Desenvolvido pela autoria.

A IC pode ainda ser classificada, conforme o tempo de início dos sintomas, em:

- IC aguda: quando os sintomas tiveram início recente e rápida evolução ou quando há exacerbação dos sintomas e/ou piora de sinais de IC crônica, quando também pode ser usado o termo "IC descompensada".
- IC crônica: quando os sintomas já estão presentes há algum tempo (Tabela 48.6).

Tabela 48.6 Classificação da insuficiência cardíaca conforme o estado clínico.

IC aguda	Início recente/piora dos sintomas crônicos.
IC crônica	Sintomas crônicos.

IC: insuficiência cardíaca.

Fonte: Desenvolvido pela autoria.

Na IC aguda, o diagnóstico do perfil clínico/hemodinâmico é importante para a definição da estratégia terapêutica. Os pacientes podem ser classificados de acordo com sinais e sintomas de congestão: *úmido* (com congestão pulmonar) ou *seco* (sem congestão pulmonar); bem como pela presença de hipoperfusão periférica: *quente* (perfusão adequada) ou *frio* (perfusão inadequada). Podem-se estabelecer quatro perfis, A, B, C ou L (Tabela 48.7):

- Perfil A: paciente quente e seco – 27%.
- Perfil B: paciente quente e úmido (congesto) – perfil mais prevalente – 49 a 67%.
- Perfil C: paciente frio e úmido (congesto) – 20 a 28%.
- Perfil L: paciente frio e seco – 3 a 5%.

Tabela 48.7 **Classificação da insuficiência cardíaca conforme o perfil clínico/hemodinâmico (insuficiência cardíaca aguda).**

Quente e seco A	Quente e úmido B
Frio e seco L	Frio e úmido C

Fonte: Desenvolvido pela autoria.

DICAS DO EDITOR

Referências bibliográficas

1. Ponikowski P, et al. The Task Force for the diagnosis and treatment of acute and chronic heart failure of the European Society of Cardiology (ESC). European Heart Journal (2016);37:2129-200.
2. Sherif F, et al. Recommendations for the evaluation of left ventricular diastolic function by echocardiography: an update from the American Society of Echocardiography and the European Association of Cardiovascular Imaging. J Am Soc Echocardiogr. 2016;29:277-314.
3. Thibodeau JT, Turer AT, Gualano SK, et al. Characterization of a novel symptom of advanced heart failure: bendopnea. JACC Heart Fail. 2014;2:24-31.
4. Yancy CW, et al. 2016 ACC/AHA/HFSA Focused Update on New Pharmacological Therapy for Heart Failure: an update of the 2013 ACCF/AHA Guideline for the Management of Heart Failure: a report of the American College of Cardiology/American Heart Association Task Force on Clinical Practice Guidelines and the Heart Failure Society of America. Circulation. 2016;134:e282-e293
5. Yancy CW, et al. 2013 ACCF/AHA Guideline for the Management of Heart Failure. Journal of the American College of Cardiology (2013). doi: 10/j.jacc.2013.05.019.

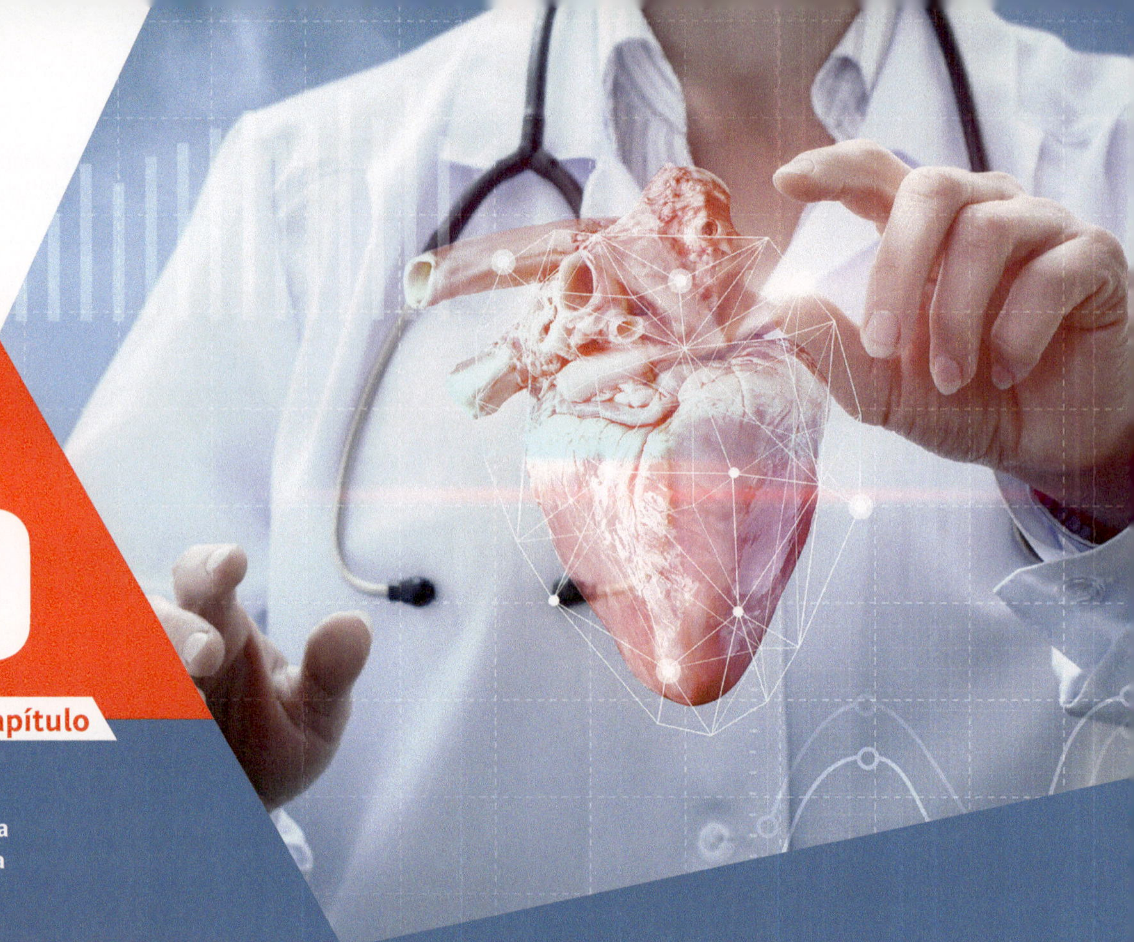

49

Destaques do Capítulo

- Doença de Chagas
- *Trypanosoma cruzi*
- Cardiopatia chagásica
- Insuficiência cardíaca
- Benzonidazol
- Nifurtimox

Doença de Chagas

Abílio Augusto Fragata Filho
Claudia da Silva Fragata

49.1 Introdução

A doença de Chagas foi descrita em 1909 por Carlos Chagas. Segundo dados da Organização Mundial da Saúde (OMS) de 2015, é a quarta causa mais frequente de doenças tropicais, ficando atrás de malária, tuberculose e esquistossomose. Compromete cerca de 6 a 7 milhões de indivíduos, sendo cerca de 1,2 milhão no Brasil.

É transmitida ao homem e demais mamíferos habitualmente por meio do contágio com as fezes do inseto vetor (do gênero *Triatominae*), nas quais se encontram as formas infectantes do parasita *Trypanosoma cruzi*, causador dessa enfermidade. No Brasil atual, esse mecanismo deixou de ser o mais importante na transmissão da doença. Outras possíveis formas de transmissão, igualmente com menor impacto epidemiológico nos dias de hoje, devem ser consideradas, tais como transfusão sanguínea, transmissão materno-fetal, transmissão acidental (profissionais que trabalham com culturas do parasita, por exemplo) e transplante de órgãos. Nas duas últimas décadas, a transmissão oral tem-se mostrado a mais prevalente entre nós, principalmente na região norte do país, pela ingestão de suco de açaí contaminado por fezes do inseto ou pela própria presença deste, moído juntamente com o fruto. É hoje, no Brasil, o principal mecanismo de transmissão.

Nestas últimas décadas muitos latinos migraram para outros continentes, levando consigo o *T. cruzi* e transmitindo-o principalmente por transfusão sanguínea ou transplante de órgãos. Dessa forma, a doença se espalhou pelo mundo, constituindo-se em sério problema de saúde pública na América do Norte, Europa (principalmente Espanha), Ásia e Oceania.

49.2 Diagnóstico

Na fase aguda o diagnóstico é feito pelo encontro do parasita no sangue periférico, quer por exame direto, gota espessa, micro-hematócrito, entre outros.

O diagnóstico na fase crônica baseia-se em dados epidemiológicos associadamente ao encontro de anticorpos em exame de soro. A OMS exige a positividade de dois ou mais exames realizados com técnicas diferentes (imunofluorescência, hemoaglutinação, ELISA etc.), para a confirmação diagnóstica. A procura pelo parasita no sangue periférico na fase crônica não deve ser feita para diagnóstico, haja vista a baixa parasitemia nessa fase, fazendo que esses exames tenham baixa sensibilidade, muito embora com altíssima sensibilidade. Quando em protocolos de pesquisa, a pesquisa pode ser realizada pela hemocultura, por xenodiagnóstico e por PCR (reação de polimerase em cadeia). Esses exames, ditos parasitológicos, têm valor somente quando positivos, ou seja, quando se encontra o parasita. O exame negativo não significa ausência do *T. cruzi*, pois ele está no sangue em suspensão, ou seja, qualquer volume desse sangue não é obrigatoriamente representativo de toda a volemia. Os anticorpos detectados pelas reações sorológicas estão na circulação em solução. Dessa forma, qualquer quantidade de sangue representa todo o seu volume.

49.3 Quadro clínico

A doença de Chagas se caracteriza por uma fase aguda, em que há alta parasitemia e inflamação, porém com pouca repercussão clínica, exceto quando acomete indivíduos em mau estado geral. Nessa situação ela pode ser grave e ocasionar a morte. Em pacientes imunodeprimidos pode ocorrer a forma nervosa, com menigoencefalite, condição esta de alta mortalidade. Na transmissão oral, provavelmente pela alta carga parasitária inoculada, a fase aguda se apresenta com manifestações clínicas mais importantes. Essa fase persiste por cerca de 8 a 10 semanas. A parasitemia e a inflamação diminuem progressivamente, mas não se extinguem. Mesmo após décadas de evolução é possível encontrar parasitas no sangue circulante, bem como processo inflamatório. À fase aguda segue-se a fase crônica, que perdurará por toda a vida do paciente. Nessa fase há um período sem sinais de comprometimento dos órgãos-alvo (coração, esôfago e cólon). A doença pode assim permanecer para sempre, o que ocorre em cerca de 60% dos casos (forma indeterminada). Conceitualmente, fala-se em forma indeterminada quando há exames do soro positivos para doença de Chagas, ausência de sintomas, eletrocardiograma, radiografia de tórax, esofagograma e enema opaco normais. Pacientes nessa forma requerem avaliação anual ou bianual, apenas com eletrocardiograma, pois, enquanto este se mantiver normal, o prognóstico se assemelhará aos não contaminados. Em cerca de 40% dos casos há evolução para as formas clínicas, megaesôfago, megacolo e cardiopatia, sendo esta última a que se reveste de maior morbimortalidade. Cabe salientar que a cardiopatia grave é observada em somente 10% dos enfermos. A associação de comprometimento cardíaco e digestivo pode ocorrer, se bem que menos frequentemente.

A Figura 49.1 esquematiza a classificação da doença de Chagas adotada pela Sociedade Brasileira de Cardiologia.

Nessa classificação, cabe salientar a divisão do estágio "B" em B1, no qual há alterações eletrocardiográficas, porém sem a presença de disfunção ventricular nem manifestações clínicas de insuficiência cardíaca. No estágio B2, além das alterações eletrocardiográficas já existe disfunção ventricular, mas sem manifestações clínicas dessa disfunção. Os demais estágios são semelhantes aos da classificação do American College e da American Heart Association. Na presença de cardiopatia, outros exames complementares são necessários para estabelecer conduta e prognóstico. A Figura 49.2 sugere a sequência de exames a serem realizados e sua relação com o prognóstico.

	Fase crônica				
Fase aguda	**Forma indeterminada**	**Forma cardíaca sem disfunção ventricular**	**Forma cardíaca com disfunção ventricular**		
	A	**B1**	**B2**	**C**	**D**
Pacientes com quadro compatível com doença de Chagas aguda	Pacientes sob risco de desenvolver ICC. Possuem sorologia positiva, não têm cardiopatia estrutural ou sintoma de ICC. Também não têm alterações digestivas	Pacientes com cardiopatia estrutural, evidenciada por alterações eletrocardiográficas ou ecocardiográficas, mas com função ventricular global normal e sem sinais e sintomas atuais ou prévios de ICC	Pacientes com cardiopatia estrutural, caracterizada por disfunção ventricular global, mas sem sinais e sintomas prévios ouatuais de ICC	Pacientes com disfunção ventricular e com sintomas prévios ou atuais de ICC (NYHA I, II, III ou IV)	Pacientes com sintomas refratários de ICC em repouso, aperar de tratamento clínico otimizado, necessitando intervensões especializadas

Figura 49.1 **Classificação da doença de Chagas adotada pela Sociedade Brasileira de Cardiologia.**

ICC: insuficiência cardíaca congestiva; NYHA: classificação da ICC pela *New York Heart Association.*

Fonte: Adaptado de Arq Bras Cardiol 2011; 97(2 supl.3):1-48.

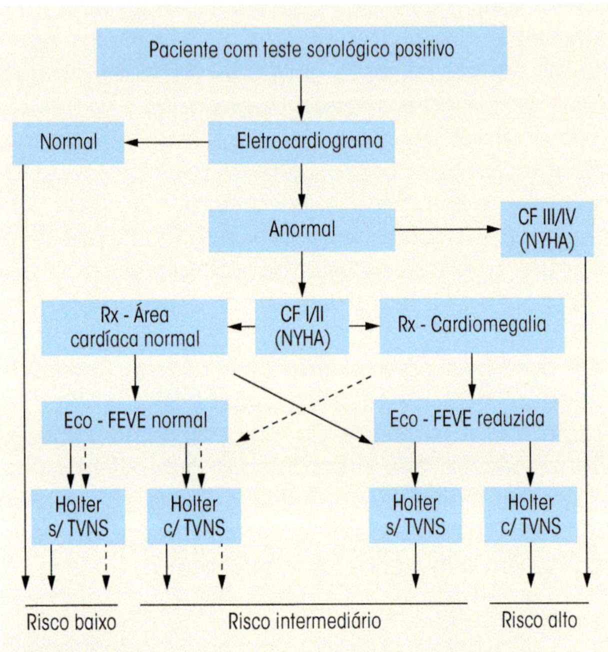

Figura 49.2 **Doença de Chagas - sequência de exames a serem realizados e sua relação com prognóstico.**

CF: classe funcional; NYHA: classificação da New York Heart Association; Eco: ecocardiograma; Rx: raios X; FEVE: fração de ejeção do ventrículo esquerdo; TVNS: taquicardia ventricular não sustentada; c/: com; s/: sem.

Fonte: Adaptado de Rassi A, Jr. Predictors of mortality in chronic Chagas disease. Circulation. 2007;115:1101-8.

Na presença de eletrocardiograma normal, é desnecessário qualquer outro exame, sendo esse paciente de baixo risco e podendo ser acompanhado anualmente. Quando há anormalidades eletrocardiográficas e grau funcional III – IV (NYHA), esse enfermo é de alto risco, necessitando de vigilância mais precoce. Se o eletrocardiograma é alterado, o grau funcional é baixo, a radiografia de tórax e a fração de ejeção são normais, não havendo no Holter arritmia ventricular importante. Esse paciente ainda será considerado de baixo risco. Quando há taquicardia ventricular não sustentada, o risco é intermediário. Ainda quando se tem baixo grau funcional, porém cardiomegalia, fração de ejeção rebaixada e Holter sem arritmia ventricular importante, o risco continua sendo intermediário. Quando a esse quadro se associa taquicardia ventricular não sustentada, o paciente já apresenta alto risco.

Quando está presente arritmia ventricular complexa, o tratamento com antiarrítmicos (preferencialmente amiodarona nas doses habituais) deverá ser avaliado, muito embora tal conduta não seja consensual. A associação de disfunção ventricular e arritmia ventricular complexa impõe o tratamento das duas situações, sendo essa condição um grande desafio, haja vista a falta de consenso entre os pesquisadores. Quando há necessidade da utilização de betabloqueador e amiodarona, em paciente com frequência cardíaca limítrofe, sem a proteção de marcapasso, as orientações não se baseiam em dados irrefutáveis, mas sim em opiniões de especialistas sobre qual medicamento deverá ser priorizado, ficando a decisão na avaliação do caso específico. Fala a favor dos betabloqueadores sua ação benéfica em outras etiologias, enquanto para priorizar amiodarona temos sua eficaz ação antiarrítmica e ação tripanosomicida atualmente comprovada, muito embora, até o presente, não se tenha demonstrado impacto na mortalidade. Em estudo *in vitro* demonstramos ação tripanosomicida da amiodarona semelhante à do Benzonidazol (medicamento padrão), o que abre uma perspectiva para maiores estudos a fim de avaliar os resultados *in vivo*.

Se a função ventricular se encontra deprimida, ocorre progressiva dilatação das cavidades ventriculares, com disfunção sistólica e manifestações de insuficiência cardíaca congestiva, nos mesmos moldes das demais miocardiopatias dilatadas. Em sua fase mais avançada, há predomínio de sinais e sintomas de insuficiência cardíaca direita, sendo o débito do ventrículo direito muito baixo, com pouca congestão venocapilar pulmonar.

Nas diretrizes de insuficiência cardíaca não há pacientes com doença de Chagas; quando há, o número destes é pequeno e sem análise particularizada. Devido ao número diminuto, essas observações devem ser encaradas com cautela. Recentemente, com a introdução do sacubitril/valsartan no arsenal terapêutico da insuficiência cardíaca, o estudo PARADIGM-HF randomizou um número pequeno de pacientes chagásicos para sacubitril/valsartan ou enalapril e houve comportamento semelhante aos não chagásicos, com melhor evolução no grupo sacubitril/valsartan. Assim sendo, o manuseio da insuficiência cardíaca no paciente com doença de Chagas deve seguir os mesmos critérios das outras etiologias, respeitando as indicações e contraindicações dos medicamentos.

Para se ter uma ideia do prognóstico desses pacientes, pode ser utilizado o escore de Rassi, que pontua classe funcional (NYHA), cardiomegalia na radiografia de tórax, disfunção sistólica do ventrículo esquerdo, presença de taquicardia ventricular não sustentada ao Holter de 24 horas, baixa voltagem do complexo QRS no eletrocardiograma convencional e o gênero masculino (Figura 49.3). Nesse escore, recebem pontuação 5 a classe funcional III e IV e a cardiomegalia à radiografia de tórax, 3 pontos, a disfunção ventricular e a taquicardia ventricular não sustentada e 2 pontos a baixa voltagem do QRS e o sexo masculino. Na soma de 0 a 6 pontos, o risco previsível é baixo, com mortalidade de 10% em 10 anos. De 7 a 11 o risco é intermediário, com previsão de 44% de morte igualmente em 10 anos. De 12 a 20 pontos o risco é alto e a probabilidade de morrer em 10 anos chega a 84%.

Escore de risco da morte nacardioatia chagásica	
Parâmetro	**Pontuação**
Classe funcional III ou IV (New York Heart Association)	5
Cardiomegalia na radiografia de tórax	5
Disfunção sistólica ventricular esquerda no ecocardiograma	3
Taquicardia ventricular não sustentada em Holter de 24 horas	3
Baixa vontagem de QRS	2
Sexo masculino	2

Grupo de risco		
Pontos	**Grau de risco**	**Mortalidade em dez anos**
0 a 6	Baixo	10%
7 a 11	Intermediário	44%
12 a 20	Alto	84%

Figura 49.3 **Escore de Risco de Morte na Cardiopatia Chagásica.**

Fonte: Adaptado de Rassi, Jr. N Engl J Med. 2006;355(8):799-808.

49.4 Arritmias e morte súbita

Extrassistolia ventricular é a arritmia mais comum na CCC e não necessariamente requer tratamento em pacientes com fração de ejeção ventricular preservada. O tratamento não é rotineiramente necessário também em portadores de arritmia ventricular complexa e TVNS assintomática quando a fração de ejeção ventricular é preservada. Em pacientes sintomáticos, betabloqueadores são uma boa opção de tratamento.

As recomendações para tratamento de arritmia ventricular em portadores de função ventricular deprimida ainda não são claras. Amiodarona, fármaco de escolha nesses pacientes, não é isenta de efeitos colaterais. Apesar de não se ter ainda evidências da redução da mortalidade, a amiodarona é efetiva na redução da densidade de arritmias nesses casos.

Portadores de CCC apresentam maior possibilidade de arritmias potencialmente fatais como taquicardia ventricular, fibrilação ventricular e morte súbita de origem cardíaca do que outras etiologias de cardiomiopatia. A morte súbita é a causa predominante de morte em pacientes com doença de Chagas, seguida pela insuficiência cardíaca. Estima-se mortalidade anual em torno de 0,2 a 19,2%, na dependência das populações analisadas. Na América Latina, as estimativas de morte súbita por doença de Chagas variam de 0,17 a 0,19% por ano.

Os Cardioversores Desfibriladores Implantáveis (CDI) são até o momento comumente indicados como prevenção secundária após taquicardia ventricular documentada, fibrilação ventricular ou morte súbita abortada. O grande benefício ocorre em pacientes com fração de ejeção ventricular esquerda abaixo de 40%. Há consenso de que pacientes com CCC recuperados de parada cardíaca, que tenham síncope secundária a taquicardia ventricular documentada ou que apresentem taquicardia ventricular sustentada induzida no estudo eletrofisiológico, devem recebem CDI, independentemente da fração de ejeção ventricular esquerda.

Amiodarona é também uma medicação importante no manejo dos portadores de CDI, para evitar terapias. Pacientes portadores de CCC podem ter terapias frequentes decorrentes de tempestades arrítmicas, e a grande densidade de terapias pode ser danosa, contribuir para a mortalidade e aumentar a disfunção ventricular. A combinação de amiodarona e betabloqueadores nesses casos costuma ser eficaz na redução do número de terapias.

Ablação da taquicardia ventricular, principalmente após falha na terapêutica medicamentosa, é opção para tratar portadores de CCC que apresentam taquicardias ventriculares recorrentes. A taquicardia ventricular nesses casos geralmente ocorre por mecanismo de reentrada, e o objetivo da ablação é identificar e interromper o circuito por meio de ablação dos istmos. Criterioso e extenso mapeamento é necessário, pois múltiplos circuitos arritmogênicos geralmente estão presentes. O foco mais comum de arritmias nesses indivíduos é a parede inferolateral basal do ventrículo esquerdo. Entretanto, um terço dos circuitos está localizado no epicárdico, requerendo mapeamento para uma ablação bem-sucedida.

A ablação das taquicardias ventriculares está recomendada por consenso de especialistas em quatro situações para portadores de CCC:

1. Taquicardia ventricular monomórfica sustentada recorrente apesar de tratamento medicamentoso, quando medicações antiarrítmicas não são bem toleradas ou não são desejadas.
2. Controle de taquicardia ventricular incessante ou tempestade arrítmica que não é resultado de causa reversível.
3. Taquicardia ventricular por reentrada ramo a ramo ou taquicardia ventricular fascicular.
4. Taquicardia ventricular polimórfica sustentada ou fibrilação ventricular que é refratária à terapêutica antiarrítmica ou em que se suspeita que se possa fazer ablação do gatilho da arritmia.

O estudo CHAGASICS (que avalia amiodarona vs. CDI na prevenção primária de morte súbita na CCC) está em andamento, e se espera que ele auxilie na conduta em relação à prevenção primária de morte súbita nesses indivíduos.

Fenômenos tromboembólicos ocorrem não raramente na cardiopatia chagásica crônica, estimando-se em 1 a 2% por ano, principalmente quando há insuficiência cardíaca. Preferencialmente, ocorre trombose no aneurisma da ponta do ventrículo esquerdo (99% em estudos necroscópicos) e trombose mural. A indicação de anticoagulantes deve obedecer aos mesmos critérios das demais etiologias, sendo que na presença de fibrilação atrial e disfunção sistólica é indicada a anticoagulação, independentemente do CHADS2 (Figura 49.4).

Estudos recentes utilizando a ressonância magnética têm demonstrado a importância da presença da fibrose no prognóstico desses pacientes. Quanto maior for a extensão da fibrose miocárdica, pior será a evolução desses pacientes.

Anticoagulação oral		
I	Fibrilação atrial – Com disfunção sistólica – Com CHADS2 ≥ 2	 C C
	Trombose mural	C
IIb	Acidente vascular encefálico embólico prévio Aneurisma da ponta do VE (sem trombose)	C C

Figura 49.4 Anticoagulação oral – classe de recomendação e nível de evidências.

VE: ventrículo esquerdo.

Fonte: Adaptado de Arq Bras Cardiol. 2011;97(2 supl.3):1-48.

49.5 Tratamento etiológico da doença de Chagas

O tratamento parasiticida da doença de Chagas é assunto controverso, principalmente quando em pacientes que se encontram na fase crônica da doença.

As indicações do tratamento parasiticida, de acordo com o Consenso Brasileiro em Doença de Chagas do Ministério da Saúde, encontram-se na Figura 49.5.

Dois medicamentos com ação tripanosomicida comprovada, Benzonidazol (atualmente produzido pelo laboratório da Universidade Federal de Pernambuco) e Nifurtimox (Bayer – Lampit®), estão disponíveis desde o final dos anos 1960. Benzonidazol é o mais utilizado entre nós, e o

Nifurtimox (não disponível mais no Brasil) é opção na falha terapêutica ou impossibilidade da prescrição do Benzonidazol.

O Nifurtimox é apresentado em comprimidos de 120 mg e deve ser prescrito na dose de 15 mg/kg/dia por 60 dias em casos agudos e crianças e de 8 a 10 mg/kg/dia por 60 dias em crônicos.

Evento	Clase de recomendação	Nível de evidência
Tratamento antiparasitário na fase aguda da doença de Chagas	I	B
Tratamento antiparasitário da doença de Chagas congênita	I	B
Tratamento antiparasitário na fase crônica da doença de Chagas em crianças até 12 anos de idade	I	A
Tratamento antiparasitário na fase crônica da doença de Chagas com infecção recente	IIa	C
Tratamento antiparasitário na fase crônica da doença de Chagas com infecção tardia naforma indeterminada	IIa	B
Tratamento antiparasitário na fase crônica da doença de Chagas com infecção tardia ecardiopatia sem doença avançada	IIb	C
Tratamento antiparasitário na fase crônica da doença de Chagas com a forma cardíaca avançada	III	B

Figura 49.5 **Indicações do tratamento específico na doença de Chagas.**

Fonte: Adaptado do Consenso Brasileiro em Doença de Chagas, 2015. Epidemiol. Serv. Saúde. 2016; Brasília, 25 (num. esp.):7-86.

O Benzonidazol é apresentado em comprimidos de 100 mg e suspensão de 12,5 mg/mL (visando à utilização em crianças). Sua posologia é de:

- casos agudos e crianças: 10 mg/kg/dia por 60 dias de tratamento;
- casos crônicos: 5 mg/kg/dia por 60 dias de tratamento.

Os efeitos colaterais desse fármaco são frequentes, porém com boa tolerabilidade. Em observações de vários grupos de pesquisadores, notou-se que doses diárias maiores que 300 mg se acompanham de maior prevalência de efeitos colaterais. Assim sendo, opta-se por manter a dose máxima diária de 300 mg e aumentar o número de dias de tratamento em pacientes acima de 60 kg. Do ponto de vista prático, prescreve-se Benzonidazol 100 mg 3x/dia pelo número de dias igual ao peso. Exemplificando, paciente com 70 kg deveria receber 5 mg/kg/dia por 60 dias (350 mg/dia/60 dias = 21.000 mg). Recebendo 300 mg/dia/70 dias, receberá a mesma dose final (300 mg/dia/70 dias = 21.000 mg). Do ponto de vista prático, para pacientes crônicos acima de 60 dias deve-se prescrever 1 comp. 3x/dia pelo número de dias igual ao peso.

Quanto aos efeitos colaterais, os principais são:

- Dermatite tipo urticariforme, difusa, pruriginosa, que ocorre precocemente (segunda semana) em um terço dos casos, independentemente da dose diária. Tem boa regressão com doses baixas de corticoide (prednisona 20 mg VO por 5 a 7 dias ou corticoide injetável de ação prolongada – dipropionato de betametasona, fosfato dissódico de betametasona em uma única aplicação intramuscular). Os casos de maior intensidade, com febre e adenomegalia, necessitam de suspensão do medicamento, mas felizmente são pouco frequentes.
- Polineuropatia periférica, caracterizada por "formigamento" e/ou dor nos membros inferiores. É pouco frequente (menos de 6% em nossa experiência) e ocorre tardiamente, respondendo pouco ao tratamento sintomático.
- Hepatite medicamentosa pode ocorrer, sendo rara, mas a dosagem de enzimas hepáticas (TGO e TGP) deve ser realizada antes de se iniciar o medicamento e nos meados do tratamento. A elevação significativa dessas enzimas impõe a suspensão do fármaco.
- Leucopenia é rara, todavia realizamos sistematicamente leucograma antes de iniciar o tratamento e cerca de um mês após. Caso o número de leucócitos caia abaixo de 3.500/mm^3, deve-se suspender a medicação.
- A ocorrência de agranulocitose e linfoma relacionados ao Benzonidazol está descrita, porém é excepcional.
- A suspensão do tratamento por efeitos colaterais deve seguir o critério da intensidade e do bom senso. Em nossa experiência, utilizando a dose máxima diária de 300 mg, temos registrado cerca de 10% de abandono do tratamento por efeito colateral.

A eficácia do tratamento etiológico na fase aguda da doença de Chagas e em crianças é inconteste, porém na fase crônica ainda há muito que estudar. O estudo BENEFIT, que analisou quase 3.000 pacientes cardiopatas chagásicos crônicos, com grau funcional de I a III (NYHA), por 5 anos, não notou diferenças significativas na evolução dos tratados com Benzonidazol e dos que receberam placebo. Muitas críticas são feitas a esse estudo que questionam seus resultados. Nossa experiência, em estudo retrospectivo de 310 pacientes com eletrocardiograma normal, tratados ou não com Benzonidazol, seguidos por duas décadas, mostrou manutenção do eletrocardiograma normal em 46,81% dos pacientes não tratados e 79,08% dos que receberam tratamento parasiticida. Em análise multivariada, o tratamento parasiticida foi variável independente na manutenção do eletrocardiograma normal, sugerindo, nesse estudo retrospectivo, que o tratamento em pacientes com eletrocardiograma normal possa ser benéfico.

Uma vez concluído o tratamento com Benzonidazol, o acompanhamento poderá ser anual, com a realização dos exames complementares que cada caso exigir. Não há indicação para exames visando ao encontro de parasitas, a não ser em protocolos de pesquisa. O acompanhamento por sorologia pode ser realizado, muito embora não haja evidências de que os títulos desse exame se correlacionem com o quadro clínico.

Para afirmar a cura da doença, há necessidade da persistência de sorologia negativa, todavia. Não se esperam modificações significativas dos títulos sorológicos antes de uma década do uso do medicamento parasiticida.

A doença de Chagas seguramente não está com seus dias contados e ainda se constitui em enfermidade com vasto terreno inexplorado, mecanismos fisiopatológicos não totalmente esclarecidos e questionamentos sobre os resultados do tratamento parasiticida na fase crônica.

Dessa forma, ao atendermos um paciente portador da doença de Chagas cabe:

1. definir se há indicação para tratamento etiológico ou não;
2. identificar o grau de comprometimento de órgãos-alvo e prognóstico da enfermidade;
3. proceder às intervenções nas condições clínicas presentes, utilizando os mesmos critérios usados para tratamento das demais etiologias.

A doença de Chagas não está extinta e não o será nos próximos 100 anos, com certeza, principalmente pela falta de controle da transmissão materno-fetal, haja vista a falta de programas institucionais que visem ao acompanhamento e à orientação de mulheres em idade fértil ou em pré-natal, portadoras da doença de Chagas.

DICAS DO EDITOR

Referências bibliográficas

1. I Diretriz Latino-Americana para o Diagnóstico e Tratamento da Cardiopatia Chagásica. Arq Bras Cardiol. 2011;97(2 Supl.3):1-48.
2. II Consenso Brasileiro em Doença de Chagas, 2015. Epidemiol. Serv. Saúde. 2016; Brasília, 25 (núm. esp.):7-86.
3. Coura JR. Epidemiology, control and surveillance of Chagas disease: 100 years after its discovery. Mem. Inst. Oswaldo Cruz. 2009;104(Suppl 1):31-40.
4. Fragata Filho AA. Tratamento parasiticida na forma indeterminada da doença de Chagas previne o aparecimento de cardiopatia. Rev Soc Cardiol Estado de São Paulo. 2005;15(5 Supl B):44.
5. Fragata Filho AA. Evaluation of parasiticide treatment with Benznidazol in the electrocardiographic, clinical, and serological evolution of Chagas disease: PLOS neglected tropical diseases. 2016 Mar 14. doi: 10.1371/journal.pntd.0004508.
6. Higuchi ML Correlation between T cruzi parasitism and myocardial inflammation in human chronic chagasic myocarditis: light microscopy and immunohistochemical findings. Cardiovasc Pathol. 1993;2(2):101-6.

7. Lourenço AM, Faccini CB, Costa CAJ, Mendes GB, Fragata Filho A. Evaluation of in vitro anti-Trypanosoma cruzi activity of medications benznidazole, amiodarone hydrochloride, and their combination. Rev Soc Bras Med Trop. Jan-Feb 2018;51(1). doi: 10.1590/0037-8682-0285-2017.

8. Martinelli Filho M. Guidelines for implantable electronic cardiac devices of the Brazilian Society of Cardiology. Arq Bras Cardiol. 2007;89 (6):e210-e238.

9. Morillo CA. Randomized trial of Benznidazole for Chronic Chagas' cardiomyopathy (BENEFIT). N Engl J Med. 2015 Sep(1);1-12.

10. Nunes MCP, Beaton A, Acquatella H, Bern C, Bolger AF, Echeverría LE, Dutra WO, et al.; Chagas Cardiomyopathy: an update of current clinical knowledge and management: a scientific statement from the American Heart Association. Circulation. 2018 Sep 18;138:e169-e209. doi: 10.1161/CIR.0000000000000599.

11. Rassi A, Jr. Development and validation of a risk score for predicting death in Chagas' heart disease. N Engl J Med. 2006;355(8):799-808.

12. Rassi A, Jr. Predictors of mortality in chronic Chagas disease. Circulation. 2007;115:1101-8.

13. Rassi, Jr. Chronic Chagas cardiomyopathy: a review of the main pathogenic mechanisms and the efficacy of aetiological treatment following the BENznidazole Evaluation for Interrupting Trypanosomiasis (BENEFIT) trial. Mem Inst Oswaldo Cruz, Rio de Janeiro. 2017 Mar;112(3):1-12.

14. Simões MV, Romano MMD, Schmidt A, Martins KSM, Marin-Neto JA. Cardiomiopatia da doença de Chagas [Disease cardiomyopathy]. International Journal of Cardiovascular Sciences. 2018;31(2):173-89.

15. Viotti R. Impact of aetiological treatment on conventional and multiplex serology in chronic Chagas disease. PLoS Negl Trop Dis. 2011;5(9):e1314.

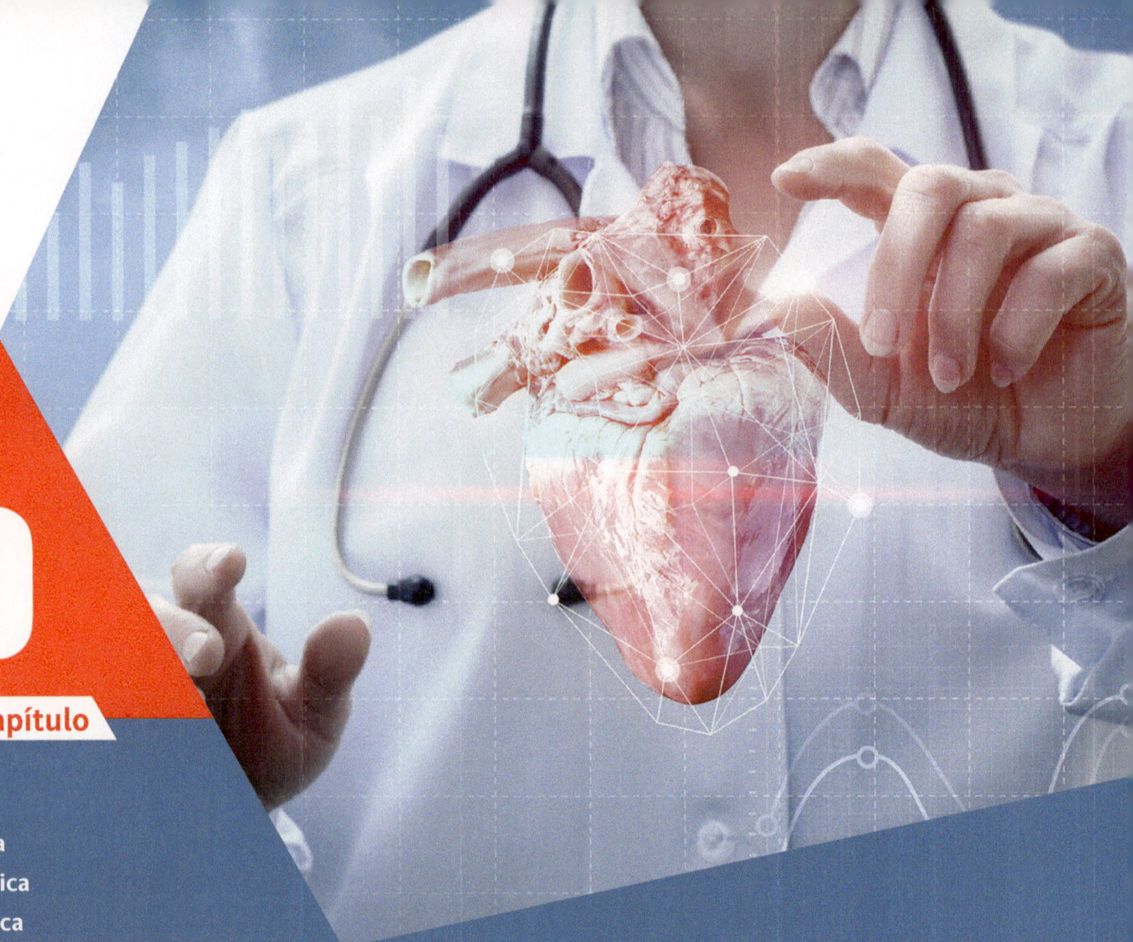

50

Destaques do Capítulo

- Cardiomiopatia
- Miocardite
- Insuficiência cardíaca
- Biópsia endomiocárdica
- Ressonância magnética

Cardiomiopatia dilatada

Edileide de Barros Correia

A cardiomiopatia dilatada pode ser definida como a afecção miocárdica que se caracteriza predominantemente por uma disfunção sistólica e anatomicamente pela dilatação das câmaras ventriculares, excluindo-se doenças que têm o potencial de afetar a função ventricular, como hipertensão arterial, cardiopatias congênitas, valvopatias, doença coronária, bem como pericardites.

50.1 Etiopatogenia

A lesão na fibra miocárdica pode ocorrer por uma série de agressões induzidas por grande número de mecanismos, que incluem ação tóxica direta, inflamatória, infecciosa, metabólica ou imunomediada. Dentre as etiologias mais frequentes, destacam-se a doença de Chagas, o abuso do álcool e de drogas ilícitas, as miocardites, as mutações genéticas, o uso de substâncias cardiotóxicas, como adriamicina, o hipertireoidismo, a cardiopatia grávido-puerperal e os fatores genéticos (Tabela 50.1). Apesar de serem conhecidos múltiplos agentes infecciosos e não infecciosos agressores ao músculo cardíaco, na grande maioria dos casos a etiologia permanece obscura. Com a identificação de defeitos genéticos em várias formas de cardiomiopatias, uma nova classificação foi proposta em 2006; no entanto, a definição e a classificação dessa doença são temas desafiadores e dificilmente satisfarão a todos os que lidam nessa área.

Cerca de 20 a 35% de pacientes com diagnóstico de cardiomiopatia dilatada sem etiologia determinada têm dois membros familiares de primeiro grau também acometidos, quando então se passa a reconhecer essa entidade como cardiomiopatia familiar; a cardiomiopatia por não compactação se inclui no contexto de cardiomiopatia familiar. Avanços tecnológicos que atualmente permitem genotipagem com custos mais baixos trarão o diagnóstico genético para a área clínica.

Tabela 50.1 Etiologias da cardiomiopatia dilatada.

Etiologias
Genética – cardiomiopatia familiar; não compactação; distrofias musculares
Doença de Chagas
Miocardites (por exemplo, viral, eosinofílica, de células gigantes e lúpus eritematoso)
Induzida por medicamentos – adriamicina, anabolizantes
Induzida por drogas – álcool, cocaína
Toxoplasmose
Taquicardiomiopatias
Hipertireoidismo
Hemocromatose
Cardiomiopatia por hipocalcemia
Idiopática (sem etiologia determinada)
Cardiomiopatia grávido-puerperal

Fonte: Desenvolvido pela autoria.

Deve ser dada muita ênfase à pesquisa de fatores etiológicos da disfunção ventricular que sejam passíveis de modificação e cujo tratamento implique melhor evolução clínica, por exemplo, na miocardite por toxoplasmose, na disfunção ventricular por hipertireoidismo e nas taquicardiomiopatias. São exames sugeridos na investigação etiológica inicial em pacientes com cardiomiopatia dilatada: sorologias para doença de Chagas, toxoplasmose, HIV, hepatite C, dosagem de cálcio ionizável, ferritina, saturação de transferrina, TSH, T4 livre, CPK e FAN.

Os pacientes podem se apresentar assintomáticos, com diagnóstico realizado casualmente por algum método de imagem; e pode também, como é mais frequente, desenvolver quadros graves de insuficiência cardíaca, distúrbios de condução elétrica ou arritmias ventriculares, sem ou com disfunção ventricular; ou, mais raramente, com fenômenos tromboembólicos. A apresentação mais comum é o quadro de insuficiência cardíaca associado a distúrbios da condução e do ritmo.

50.2 Tratamento

O tratamento deve se centrar na causa básica, quando esta é reconhecida e tratável, e na prevenção e no controle de cada uma das formas de apresentação clínica (insuficiência cardíaca, distúrbios de ritmo e de condução), bem como na prevenção do remodelamento ventricular.

Como a apresentação clínica mais comum é a insuficiência cardíaca, o tratamento deve seguir as recomendações de diretrizes, que incluem inibidor da enzima de conversão da angiotensina, betabloqueador e espironolactona, se estiver em classe funcional III ou IV, como detalhado no Capítulo 53.

A miocardite é causa frequente de cardiomiopatia dilatada e requer considerações específicas no que diz respeito ao diagnóstico e ao tratamento.

50.3 Miocardite

A miocardite, definida pela Organização Mundial da Saúde como doença inflamatória do músculo cardíaco, diagnosticada por critérios estabelecidos histológicos, imunológicos e imuno-histoquímicos, caracteriza-se por apresentar uma gama variada de etiologias e de manifestações clínicas, incluindo insuficiência cardíaca. Nos países ocidentais industrializados, os vírus são os agentes infecciosos mais frequentes, enquanto nos países em desenvolvimento podem predominar protozoários, bactérias e fungos. Outras etiologias incluem toxinas, medicamentos, agentes físicos e processos autoimunes. Acredita-se que as miocardites possam evoluir para cardiomiopatia dilatada, quando há resolução do processo inflamatório e intensa perda de fibras. Com o desenvolvimento de novas técnicas moleculares, como PCR e hibridização *in situ*, o espectro dos vírus mais frequentemente detectados mudou dos enterovírus e adenovírus clássicos para, principalmente, o parvovírus B19 (PVB19) e o herpesvírus humano 6.

Na estratégia diagnóstica, pode-se lançar mão da ressonância magnética, que é mais fortemente correlacionada ao diagnóstico, quando são encontrados os três critérios de *Lake Louise* (edema, realce precoce e realce tardio), e pouco menos, quando só é encontrado o realce tardio. A biópsia endomiocárdica está indicada para o diagnóstico: quando os sintomas são recentes (até três meses de duração); quando há falha de resposta ao tratamento convencional; e/ou quando surgem novos bloqueios de condução e arritmias e/ou há comprometimento hemodinâmico grave. Nessas condições, há a possibilidade de se ter encontrado causas específicas e tratáveis de miocardite.

O tratamento deve ser focado no controle da causa fisiopatológica, com efeitos bem demonstrados apenas em poucos estudos de causas específicas, como na sarcoidose e na miocardite de células gigantes. Pela alta incidência de disfunção ventricular, o tratamento da insuficiência cardíaca é obrigatório nesses pacientes, com a ressalva de não terem sido realizados estudos específicos de tratamento da insuficiência cardíaca em pacientes com miocardite.

50.3.1 Imunossupressão

Miocardites específicas, como a sarcoidose, a miocardite de células gigantes, a miocardite eosinofílica, com mecanismo autoimune bem reconhecido, são tratadas com imunossupressores. A miocardite linfocitária, que pode se seguir à miocardite viral, também com mecanismo autoimune, tem sido alvo de uma série de estudos em que são avaliados imunossupressores, imunomoduladores, anti-inflamatórios, medicamentos antivirais e imunoadsorção; porém, os resultados não foram suficientes para que qualquer uma dessas estratégias terapêuticas fosse incorporada ao tratamento da miocardite. Nenhum dos trabalhos publicados demonstrou benefício de sobrevida, com alguns demonstrando melhora da função ventricular e dos diâmetros cavitários, diminuição de carga viral e diminuição dos níveis de autoanticorpos.

50.3.2 Tratamento

50.3.2.1 Medidas não farmacológicas

A manutenção de peso corporal adequado, evitando-se caquexia e obesidade, o abandono do tabagismo, do consumo de álcool e de drogas ilícitas, são medidas fortemente indicadas. A vacinação contra *influenza* deve ser anual, e, contra pneumococos, a cada cinco anos, em duas doses (Tabela 50.2).

Tabela 50.2 Tratamento não farmacológico.

Tratamento não farmacológico
Manutenção do índice de massa corpórea (IMC) adequado.
Evitar o uso de anti-inflamatórios não hormonais.
Evitar tabagismo, álcool e drogas ilícitas.
Evitar exercícios físicos por 6 meses.
Vacinação anti-*influenza* e antipneumococos.
Restrição hídrica de 1.000 a 1.500 mL/dia se estiver em insuficiência cardíaca.
Dieta hipossódica (2 a 3 g/dia) se estiver em insuficiência cardíaca.

Fonte: Desenvolvido pela autoria.

50.3.2.2 Tratamento da insuficiência cardíaca

O bloqueio do sistema renina-angiotensina-aldosterona com o objetivo de aliviar os sintomas, interferir no remodelamento ventricular e diminuir a mortalidade está detalhado no Capítulo 53.

50.3.2.3 Imunossupressão

Está indicada nos casos específicos de miocardite, na sarcoidose, nas doenças autoimunes, como o lúpus eritematoso, na miocardite eosinofílica e na miocardite de células gigantes. Diante desses possíveis diagnósticos com tratamento estabelecido, é fundamental a realização de biópsia endomiocárdica, excetuando-se o lúpus, para fim de diagnóstico e controle do tratamento.

Na miocardite linfocitária a indicação é controversa, por não ter sido demonstrado benefício do tratamento imunossupressor na sobrevida. Recentes estudos que ampliaram a investigação da biópsia com pesquisa de genoma viral demonstraram benefícios do tratamento na classe funcional, na função ventricular, nos diâmetros cavitários, além da redução da inflamação, nos pacientes com diagnóstico de miocardite linfocitária e pesquisa viral negativa. Regressão espontânea da inflamação, critérios diagnósticos não uniformes e número pequeno de pacientes incluídos nos estudos clínicos são fatores que dificultam a análise de benefícios clínicos da terapêutica imunossupressora.

O esquema imunossupressor mais frequentemente utilizado é a associação de prednisona

(1 mg/kg/dia) com azatioprina (2 mg/kg/dia). Após o primeiro mês, recomenda-se a redução progressiva da dose de prednisona, com duração total do tratamento de seis meses.

50.3.2.4 Antivirais

Nos pacientes com pesquisa viral positiva por biologia molecular, a terapia antiviral tem a possibilidade de controlar infecção viral e de melhorar a evolução clínica. Em pacientes com cardiomiopatia dilatada e persistência viral, a infusão de interferon-β foi associada à eliminação do vírus e à melhora da capacidade funcional e da função ventricular.

Na cardiomiopatia dilatada, a infusão de imunoglobulina não demonstrou benefícios quando comparada a placebo; no entanto, nas miocardites virais, foi associada à redução da carga viral, à melhora clínica e à melhora da classe funcional e da inflamação.

50.3.2.5 Imunoadsorção

A remoção de autoanticorpos por meio de plasmaférese, associada à infusão de imunoglobinas, também já foi avaliada em pacientes com miocardite autorreativa, com resultados iniciais favoráveis (melhora clínica, da função ventricular e da sobrevida em cinco anos).

50.4 Conclusão

O tratamento da cardiomiopatia dilatada e das miocardites, na quase totalidade dos casos, limita-se ao tratamento da disfunção ventricular. Nos pacientes com início muito recente dos sintomas (até três meses), quando há má resposta ao tratamento convencional, ou quando surgem novas arritmias ou quadro hemodinâmico instável grave, há indicação de biópsia endomiocárdica, com a perspectiva de diagnóstico de quadros raros de inflamação miocárdica, como sarcoidose, miocardite de células gigantes ou miocardite eosinofílica, todas tratáveis. No entanto, o diagnóstico histológico mais frequente é o de miocardite linfocitária, para o qual não há tratamento bem estabelecido. É necessária, ao se cogitar tratamento, a identificação da presença ou não de vírus por técnicas de biologia molecular. Não se identificando vírus, pode-se aguardar melhora funcional, porém não de sobrevida, ao se indicar tratamento imunossupressor, geralmente com associação de prednisona e azatioprina. Havendo identificação de vírus, pode ser cogitado o tratamento com imunoglobulinas.

DICAS DO EDITOR

Referências bibliográficas

1. Kindermann, et al. Update on myocarditis. JACC. 2012 Feb 28;59(9):779-92.
2. Kühl U, Schultheiss H-P. Myocarditis. Dtsch Arztebl Int. 2012;109(20):361-8.
3. Maisch B, et al. Management of patients with suspected (peri-)myocarditis and inflammatory dilated cardiomyopathy. Herz. 2006;31:881-90.
4. Montera MW, et al. Sociedade Brasileira de Cardiologia. I Diretriz Brasileira de Miocardites e Pericardites. Arq Bras Cardiol. 2013;100(4 supl. 1):1-36.
5. The role of endomyocardial biopsy in the management of cardiovascular disease. A Scientific Statement from the American Heart Association, the American College of Cardiology, and the European Society of Cardiology Endorsed by the Heart Failure Society of America and the Heart Failure Association of the European Society of Cardiology. European Heart Journal (2007);28:3076-93.
6. Yancy, et al. 2013 ACCF/AHA Guideline for the Management of Heart Failure. JACC; 2013 Oct 15(62);16:e147-239.

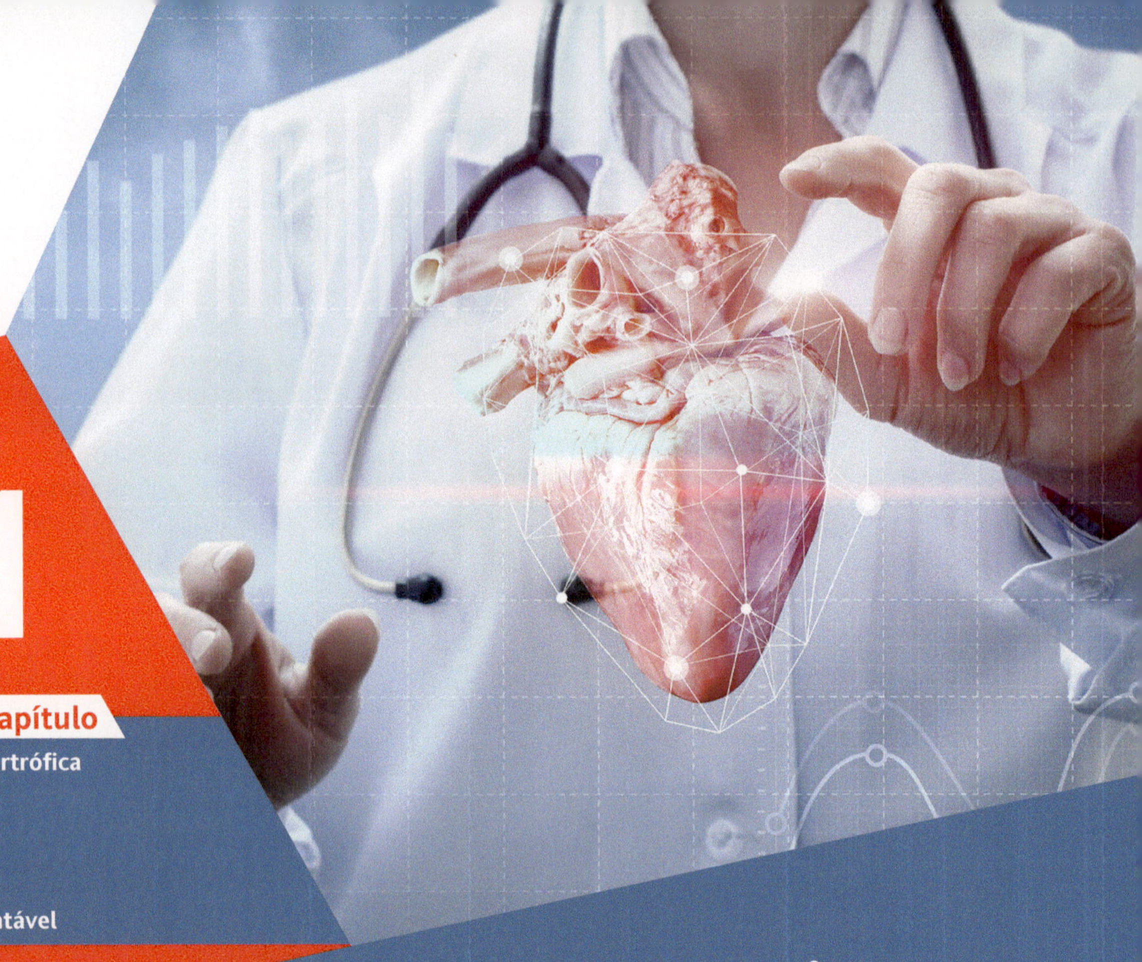

51

Destaques do Capítulo

- Cardiomiopatia hipertrófica
- Disfunção diastólica
- Doenças genéticas
- Morte súbita
- Desfibrilador implantável

Cardiomiopatia hipertrófica: tratamento clínico

Abilio Augusto Fragata Filho
Claudia da Silva Fragata

51.1 Conceituação e aspectos clínicos

A descrição clínica mais significativa da Miocardiopatia Hipertrófica (MCPH) data da década de 1960, no National Institutes of Health, por Braunwald e colaboradores, sendo então designada como estenose subaórtica hipertrófica idiopática. Hoje em dia é identificada em 122 países. Admite-se que sua prevalência seja de 1 para 500 na população geral. Todavia, com avaliação clínica e genética de familiares, essa prevalência passa a ser de 1 para 200.

Caracteriza-se no adulto pela presença de hipertrofia ventricular esquerda (identificada por qualquer exame de imagem:

ecocardiograma, tomografia computadorizada ou ressonância nuclear magnética), com espessura de qualquer parede, acima de 15 mm na diástole e na ausência de causas que justifiquem tal hipertrofia. Na criança essa espessura considerada é duas vezes o parâmetro normal. Trata-se de enfermidade subdiagnosticada (as estimativas no Estados Unidos são de 750.000 pessoas afetadas, mas somente 100.000 com diagnóstico confirmado), admitindo-se que haja 20 milhões de pessoas afetadas no mundo, comprometendo igualmente os sexos e as raças.

Histologicamente, a MCPH caracteriza-se por desarranjo miofibrilar típico e fisiopatologicamente por uma disfunção diastólica acompanhada de hipercontratilidade do ventrículo esquerdo. A MCPH é uma importante causa de incapacidade física e de morte em todas as faixas etárias, mas a morte súbita em jovens é o mais devastador componente da história natural dessa doença. É a cardiopatia de etiologia genética mais comum, acometendo 0,2% da população, com mortalidade estimada entre 3 e 4% ao ano. Mutação genética em proteínas do sarcômero parece ser a causa do aumento da força contrátil, com consequente aumento do consumo energético, que induz à hipertrofia miocárdica. Também a alta concentração de íons cálcio no intracelular poderia explicar a hipertrofia do coração e a disfunção diastólica do ventrículo esquerdo.

A CMPH é doença genética de transmissão autossômica dominante, com mutações em 11 ou mais genes, sendo as da betamiosina de cadeia pesada e a da miosina ligada à proteína C as mais prevalentes.

Testes genéticos mostram grande heterogeneidade, com mais de 2.000 mutações em sarcômeros já identificadas, sendo algumas com reconhecida patogenicidade e outras com patogenicidade incerta. Não há obrigatoriamente relação entre o genótipo e o fenótipo, e isso pode ser observado em membros de uma mesma família, na qual há os que apresentam quadro clínico grave e outros assintomáticos. A análise genética dos familiares pode mostrar membros sem mutações e aqueles com mutações que podem desenvolver a MCPH ou eventualmente nunca apresentar a doença, podendo, todavia, transmiti-la aos filhos. Mais recentemente têm sido encontradas mutações em indivíduos sem a presença de doença na família. Recomenda-se a realização de exame de imagem (ecocardiograma) em familiares de portadores de MCPH anualmente, até cerca do início da terceira década de vida, quando a hipertrofia costuma já ser definida. Outro papel importante dos exames genéticos é fazer o diagnóstico diferencial com outras doenças que cursam com hipertrofia ventricular, por exemplo, doença de Fabry e amilodose. A CMPH pode (ou não) se apresentar com a presença de obstrução da via de saída do ventrículo esquerdo, obstrução esta de caráter dinâmico e que pode se responsabilizar pelo fenótipo da doença.

A história familiar envolvendo morte súbita em jovens (< 40 anos), insuficiência cardíaca não explicada ou casos sabidos de MCPH auxiliam no diagnóstico dos casos limítrofes.

Muitos portadores da MCPH são assintomáticos e não terão eventos, sendo na maioria das vezes identificados por rastreamento familiar. Quando presentes, os sintomas mais relatados são: dispneia, precordialgia, palpitações, fadiga, tonturas e síncopes, sendo que a morte súbita pode ser a primeira manifestação dessa enfermidade.

O exame físico pode ser normal, porém, na presença de obstrução da via de saída do ventrículo esquerdo, pode haver sopro sistólico no bordo esternal esquerdo e na ponta, rude, com características de sopro ejetivo e frequentemente sopro regurgitativo ocasionado pela insuficiência mitral. O ECG é anormal em 90% dos casos, principalmente em decorrência da sobrecarga de ventrículo esquerdo. O raio x de tórax mostra pequenas alterações relacionadas ao aumento do ventrículo esquerdo e do átrio esquerdo. O ecocardiograma, por sua praticidade, é o exame de escolha para o diagnóstico e o prognóstico da MCPH, pois confirma a suspeita clínica, fornece o tipo anatômico (localização das paredes comprometidas) e identifica a presença ou não de gradiente de pressão na via de saída do ventrículo esquerdo, classificando-a em forma obstrutiva e não obstrutiva.

A ressonância magnética é importante na confirmação diagnóstica nos casos em que o ecocardiograma deixa dúvidas (por exemplo, na forma apical) e na identificação de fibrose (realce tardio), que se admite ser preditor independente de morte, taquicardia ventricular sustentada, fibrilação ventricular e choque apropriados de cardiodesfibrilador implantável. O Holter, identificando a presença de arritmia ventricular complexa ou fibrilação atrial paroxística, e o teste ergométrico mostrando o aparecimento de arritmias ventriculares no esforço e a não elevação da pressão sistólica em cargas subsequentes (pressão sistólica em platô), são importantes na estratificação do prognóstico e de risco para morte súbita.

Muito embora homens e mulheres não se diferenciem na mortalidade total (incluindo morte súbita), as mulheres geralmente apresentam sintomas de insuficiência cardíaca mais tardiamente.

Grande parte dos pacientes que apresentam manifestações de insuficiência cardíaca é portadora de obstrução da via de saída do ventrículo esquerdo (em repouso ou no exercício), o que leva a aumento da pressão diastólica final desse ventrículo, regurgitação mitral, hipertensão venocapilar pulmonar, disfunção diastólica e incapacidade de elevar o débito cardíaco no esforço.

51.2 Tratamento clínico

O tratamento na MCPH visa à diminuição dos sintomas de insuficiência cardíaca, dor precordial e prevenção de morte súbita. Nos pacientes assintomáticos, em classe funcional I e naqueles com baixo risco para morte súbita, não há consenso sobre a prescrição de medicamentos ou se devem manter acompanhamento ambulatorial sem tratamento medicamentoso.

Em pacientes sintomáticos, há que se considerar ainda a presença ou não de obstrução da via de saída do ventrículo esquerdo. Quando a obstrução está presente, podemos considerar medicamentos, cirurgia, ablação septal e marcapasso (estes três últimos serão discutidos em outro capítulo). Na ausência de obstrução, deve-se preocupar com o tratamento das arritmias, com o uso de medicamentos que diminuam a pressão diastólica final do ventrículo esquerdo e com o controle da angina. Esportes competitivos e atividades físicas intensas devem ser desaconselhados.

Os medicamentos mais utilizados no tratamento farmacológico da MCPH são: betabloqueadores, bloqueadores dos canais de cálcio, disopiramida e amiodarona

51.2.1 Betabloqueadores

Os betabloqueadores são os medicamentos mais utilizados no tratamento sintomático. Têm efeito inotrópico e cronotrópico negativo, promovem inibição ou atenuação da descarga simpática e melhoram a função diastólica. O propranolol foi o primeiro fármaco utilizado no tratamento da CMPH. Não atua no gradiente de repouso e há dados pouco consistentes que diminuam o gradiente de exercício. Atenolol e metoprolol têm sido também utilizados. Os efeitos benéficos são atribuídos à diminuição da frequência cardíaca, com prolongamento da diástole e relaxamento ventricular, levando a um aumento do enchimento ventricular passivo. A redução do consumo de oxigênio diminui as queixas de dor precordial e fadiga. Há melhora dos sintomas, com melhor tolerância ao exercício físico.

Os betabloqueadores podem ser utilizados tanto na forma obstrutiva como na não obstrutiva. A dose deve ser aquela que promova betabloqueio.

51.2.2 Bloqueadores dos canais de cálcio

Verapamil e diltiazem são os mais apropriados na CMPH, por serem inotrópico negativo e o menos vasodilatador periférico. Um dos efeitos do verapamil é a redução do consumo miocárdico de oxigênio, pela redução da frequência cardíaca, diminuição da pressão arterial e inotropismo negativo, levando à melhora da angina. Além de sua ação antiarrítmica, também melhora a capacidade para o exercício na maioria dos pacientes.

Verapamil pode ser utilizado quando há contraindicações para betabloqueadores ou em associação a estes. A dose inicial sugerida é de 40 mg 3x/dia, com o máximo de 480 mg/dia. Pacientes com obstrução importante ou aumento da pressão sistólica da artéria pulmonar devem ser observados mais cautelosamente, pois pode haver piora do gradiente e/ou edema pulmonar com o uso dessa medicação. Na impossibilidade do uso de verapamil, diltiazem pode ser utilizado na dose de 60 mg 3x/dia até o máximo de 360 mg/dia.

51.2.3 Disopiramida

Na presença de contraindicações para betabloqueadores e verapamil, ou em associação aos betabloqueadores, a disopiramida deve ser considerada. Apesar de não ser atualmente comercializada no Brasil, pode ser conseguida em importadoras diversas. A dose recomendada é de 400 a 600 mg/dia, geralmente em duas tomadas. É um antiarrítmico da classe IA da classificação de Vaugham-Williams, com ação inotrópica negativa intensa; esse efeito reduz o gradiente pressórico e melhora os sintomas nos pacientes com CMPH obstrutiva. Seus benefícios podem ser explicados também pelo prolongamento do tempo de relaxamento do ventrículo esquerdo e diminuição do efeito Venturi, que produz a movimentação sistólica do folheto anterior da valva mitral, diminuindo ou abolindo o contato entre o septo e a valva e reduzindo o gradiente pressórico. Os efeitos anticolinérgicos podem ser observados como secura na boca e olhos, retenção urinária e obstipação intestinal. Pode haver prolongamento do intervalo QTc, sendo que valores acima de 480 milissegundos indicam suspensão ou redução da dose. Deve ser evitada em pacientes com glaucoma, prostatismo ou em uso de outros medicamentos que prolonguem o intervalo QT, por exemplo, a amiodarona.

51.2.4 Amiodarona

Esse medicamento possui ação vasodilatadora coronariana, além da ação inotrópica e cronotrópica negativa, melhorando a função diastólica e os sintomas, principalmente diminuindo as queixas de angina e aumentando o tempo de exercício. Mas é por seu efeito antiarrítmico que a amiodarona é indicada na CMPH. É utilizada na reversão e na prevenção da fibrilação atrial e em arritmias ventriculares complexas, sendo discutível sua ação na prevenção da morte súbita. As doses são variáveis conforme o momento e a arritmia presente. Utilizam-se com frequência doses entre 200 e 400 mg/dia, geralmente associadas a outros medicamentos. Os efeitos colaterais estão relacionados com a dose e o uso prolongado, acometendo principalmente a tireoide, depósitos corneanos e menos frequentemente os pulmões.

51.3 Abordagem das formas clínicas

51.3.1 CMPH obstrutiva

Conceitualmente, a CMPH obstrutiva é definida pela presença de gradiente na via de saída do ventrículo esquerdo igual ou maior que 30 mmHg (para alguns autores maior que 50 mmHg) em repouso ou com esforço, muito embora se admita o limite de 50 mmHg para tratamento invasivo. Deve-se evitar situações que levem à hipovolemia, como desidratação, por exemplo, bem como as que elevem a frequência cardíaca, como exercícios, bebidas alcoólicas. Deve-se estimular a redução de peso. Medicamentos vasodilatadores venosos ou arteriais aumentam o gradiente, devendo ser evitados o máximo possível. A instalação da fibrilação atrial provoca queda no débito cardíaco, principalmente se houver alta resposta ventricular, pois na presença de hipertrofia ventricular esquerda o enchimento ventricular depende muito da sístole atrial abolida na fibrilação atrial. Para controle da frequência da fibrilação atrial não deve ser utilizado digital, haja vista sua ação inotrópica positiva.

Em pacientes assintomáticos não há consenso quanto à necessidade de medicação, porém, em jovens e naqueles com fatores de risco para morte súbita, a tendência é medicá-los.

A sequência sugerida no tratamento medicamentoso seria:

1. betabloqueador;
2. verapamil (diltiazem);
3. disopiramida (geralmente associada a betabloqueador, respeitando-se os cuidados e contraindicações).

Na presença de insuficiência cardíaca, doses cautelosas de diuréticos podem ser utilizadas, evitando-se desidratação. Betabloqueador, verapamil e disopiramida estão indicados, sendo que os inibidores da enzima de conversão da angiotensina ou bloqueadores dos receptores de angiotensina só devem ser utilizados (igualmente com cautela) em pacientes com disfunção sistólica concomitante.

51.3.2 CMPH não obstrutiva

Fala-se em forma não obstrutiva quando não há gradiente significativo na via de saída do ventrículo esquerdo demonstrável, em repouso ou em exercício. É sugerida a sequência de medicamentos para pacientes com dispneia de esforço e/ou dor precordial

1. betabloqueadores;
2. verapamil/diltiazem;
3. betabloqueadores + verapamil (discutível se há melhora na eficácia);
4. losartana potássica foi utilizada em estudos pequenos, com a finalidade de diminuir a hipertrofia ventricular esquerda e a pressão diastólica final do ventrículo esquerdo.

Quando da presença de insuficiência cardíaca, as indicações medicamentosas obedecem àquelas de outras etiologias. Cerca de 10% dos casos evoluem para quadro de insuficiência cardíaca refratária, podendo caminhar para transplante cardíaco.

51.3.3 Fibrilação atrial

A fibrilação atrial é a arritmia sustentada mais comum na MCPH, podendo ocorrer em cerca de 20% dos casos.

Aumento atrial e disfunção diastólica favorecem o aparecimento dessa arritmia, porém se admite a possível existência de miopatia atrial concomitante. Paroxismos de fibrilação atrial pioram a qualidade de vida, mas não há evidências de que aumente a morte súbita ou a insuficiência cardíaca. O medicamento mais utilizado na reversão ou prevenção desses paroxismos é a amiodarona, nas doses habituais, sendo que a transformação em fibrilação atrial permanente pode ocorrer em 25% dos casos. As medidas de anticoagulação, com antagonistas de vitamina K ou novos anticoagulantes e indicação de ablação, seguem os mesmos moldes das de outras etiologias.

A reversão para ritmo sinusal deve ser exaustivamente tentada.

51.4 Morte súbita

51.4.1 Morte súbita e cardiomiopatia hipertrófica

A estratificação de risco de morte súbita no portador de cardiomiopatia hipertrófica (MCPH) é de suma importância, pois ela é a principal causa de morte em jovens portadores dessa doença.

O risco de morte súbita transita entre 0,5 e 2% por ano em adultos com MCPH, sendo a principal causa de morte em adolescentes, principalmente atletas.

A causa mais frequente de morte súbita é a fibrilação ventricular, que não possui tratamento medicamentoso efetivo, mas pode ser tratada com implante de Cardioversor-Desfibrilador Implantável (CDI).

A literatura é unânime no sentido de que a estratificação deve ser baseada na história do paciente, histórico familiar, achados eletrocardiográficos e exames de imagem, como ecocardiograma e ressonância cardíaca.

Como portadores de MCPH de alto risco, consideramos os sobreviventes de parada cardíaca causada por fibrilação ventricular ou taquicardia ventricular sustentada (sendo o CDI indicado como prevenção secundária). São considerados de alto risco para indicação de implante de CDI como prevenção primária aqueles com síncope inexplicada, espessura do septo ventricular ou parede livre do VE acima de 30 mm, histórico familiar de morte súbita em um ou mais familiares de primeiro grau antes dos 40 anos ou morte súbita de familiar de primeiro grau sabidamente portador de MCPH em qualquer idade, múltiplos episódios de taquicardia ventricular não sustentada (TVNS) com frequência maior ou igual a 120 bpm.

Os fatores de risco para morte súbita nos portadores de MCPH são listados a seguir.

51.4.1.1 Fatores de risco maiores

- Episódio prévio de parada cardíaca recuperada (morte súbita abortada).
- História familiar de morte súbita (em mais de um membro da família).
- Síncopes recorrentes (causadas por arritmias).

51.4.1.2 Fatores de risco intermediários

- Hipertrofia ventricular severa.
- Extenso realce tardio com gadolíneo na ressonância cardíaca.

51.4.1.3 Fatores de risco questionáveis

Obstrução severa da via de saída de VE (gradiente acima de 80 mmHg).

- Severo desarranjo dos miócitos.
- Início dos sintomas em idade jovem.
- Presença de isquemia miocárdica.

A Sociedade Europeia de Cardiologia (ESC) introduziu em suas diretrizes sobre MCPH o uso de um escore de predição do risco de morte súbita que inclui dados como:

1. Idade.
2. Espessura máxima do ventrículo esquerdo pelo ecocardiograma transtorácico.
3. Tamanho do átrio esquerdo pelo ecocardiograma transtorácico.
4. Gradiente máximo da via de saída do ventrículo esquerdo em repouso ou com manobras provocativas usando Doppler pulsado ou contínuo.
5. História familiar de morte súbita em um ou mais familiares de primeiro grau antes dos 40 anos ou morte súbita de familiar de primeiro grau sabidamente portador de MCPH em qualquer idade.
6. Taquicardia ventricular não sustentada (três ou mais batimentos consecutivos com frequência maior ou igual a 120 bpm com menos de 30 segundos de duração).
7. História de síncope inexplicada.

O Consenso Europeu de 2014 sugere a avaliação do risco de morte súbita e indicação para CDI por meio de calculadora que pode ser consultada no site www.doc2do.com/hcm/webHCM.html. O resultado nos fornece a probabilidade de morte súbita em cinco anos, com a recomendação de conduta (Figuras 51.1 e 51.2).

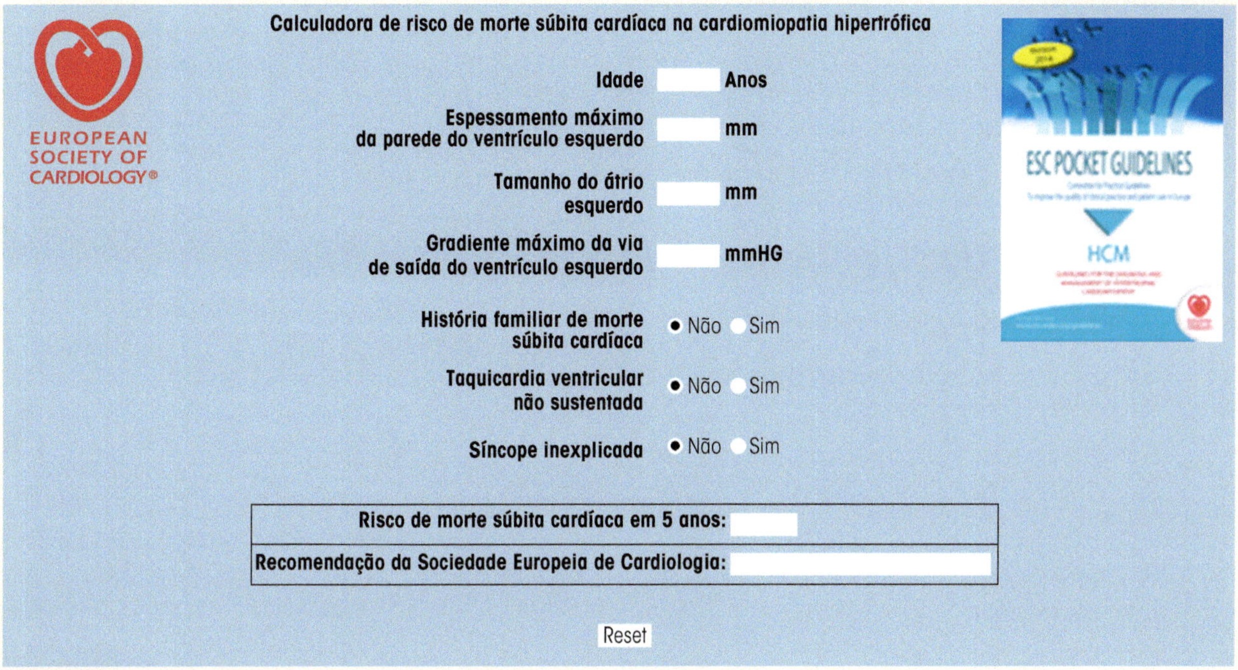

Figura 51.1 Calculadora de risco para morte súbita – ESC 2014.

Fonte: Adaptado de 2014 ESC Guidelines on Diagnosis and Management of Hypertrophic Cardiomyopathy (Eur Heart J 2014 – doi: 10.1093/eurheartj/ehu284). O'Mahony C et al Eur Heart J (2014) 35 (30): 2010-2020

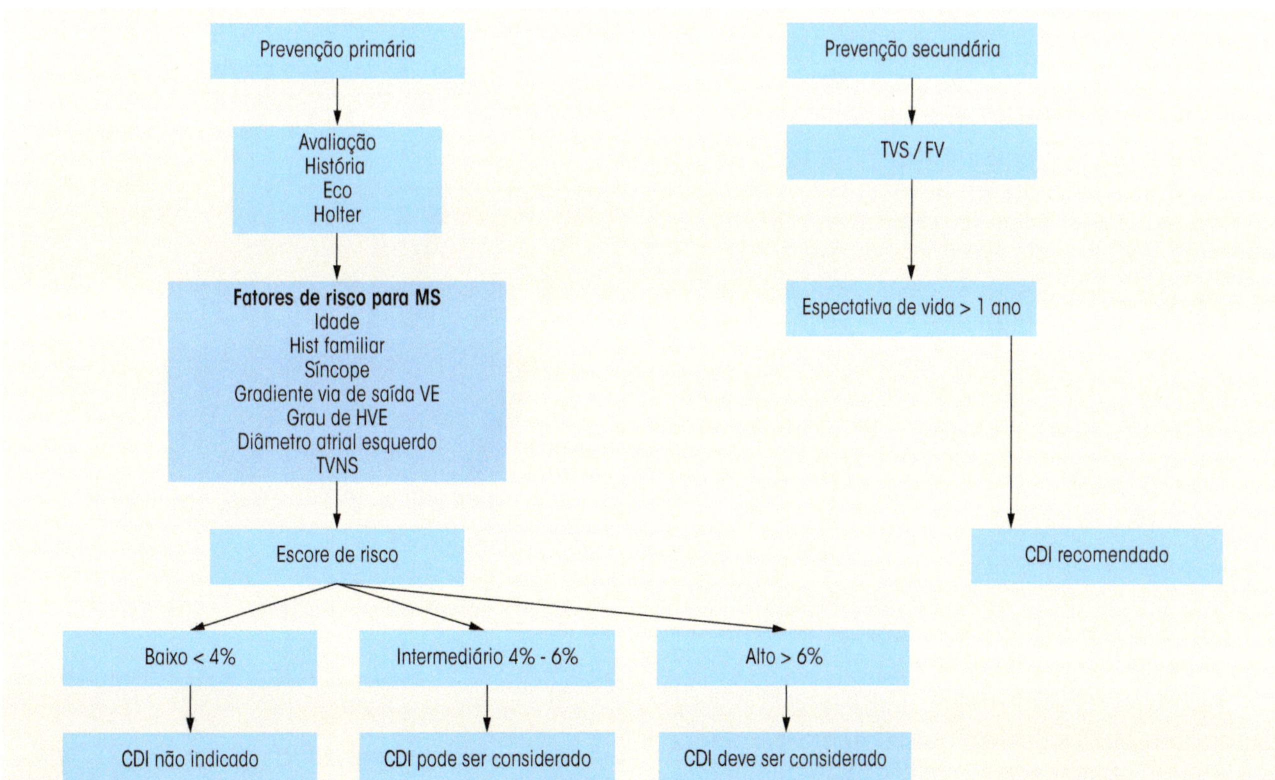

Figura 51.2 Fluxograma de indicação de CDI – ESC 2014.

VE: ventrículo esquerdo; HVE: hipertrofia ventricular esquerda; TVNS: taquicardia ventricular não sustentada; CDI: cardioversor-desfibrilador implantável; TVS: taquicardia ventricular sustentada; FV: fibrilação ventricular.

Fonte: Desenvolvido pela autoria.

Portadores de MCPH com alto risco de morte súbita pelo escore preditivo devem ser considerados para implante de Cardioversor-Desfibrilador Implantável (CDI), sendo que casos com menor escore de risco devem ser analisados individualmente.

O escore de predição de risco de morte súbita não deve ser utilizado nas seguintes situações:

1. Pacientes com menos de 16 anos.
2. Atletas competitivos ou de alto desempenho.
3. Portadores de MCPH associada a doenças metabólicas (como doença de Fabry) e síndromes (como Noonan).
4. Pacientes com indicação de prevenção secundária de morte súbita (sobreviventes de PCR por fibrilação ventricular ou taquicardia ventricular que possuem indicação de implante de CDI como prevenção secundária).

A prevenção de morte súbita nos indivíduos portadores de MCPH com múltiplas mutações nos genes da proteína dos sarcômeros ainda carece de maiores estudos.

Outros parâmetros, como *strain* global longitudinal e extensa área de fibrose pela ressonância cardíaca, são também sugeridos como fatores de risco para a morte súbita.

A presença de realce tardio do gadolíneo no ventrículo esquerdo na ressonância também é um fator de risco a ser considerado. Entretanto, a presença de realce tardio no ventrículo direito não demonstrou corresponder à fibrose e não é associada ao maior risco de eventos fatais.

Pacientes com grandes aneurismas de ápice de ventrículo esquerdo e com formação de trombos também apresentam maior risco de eventos como morte súbita, terapias inapropriadas do CDI, tromboembolismos, AVC, insuficiência cardíaca progressiva e morte.

A presença de QRS fragmentado ao eletrocardiograma pode ser um preditor de eventos arrítmicos ventriculares como taquicardias ventriculares não sustentadas e sustentadas.

Apesar de a MCPH frequentemente se apresentar com alterações do automatismo cardíaco, não existem ainda evidências sólidas de que alterações na variabilidade da frequência cardíaca em adultos com MCPH adicionem risco de morte súbita à estratificação de risco convencional. Entretanto, essa alteração parece ter significado prognóstico para estratificação de risco para morte súbita em crianças portadoras de MCPH.

Dessa forma, todo paciente portador de MCPH deve ser categorizado quanto aos critérios de risco de morte súbita, sendo que a conduta de implante de CDI deve ser criteriosamente indicada (Figura 51.3).

51.5 MCPH em situações especiais

51.5.1 Atividade física

Atividades físicas competitivas devem ser proibidas. Em pacientes com baixo risco de morte súbita, atividades de baixa intensidade podem ser consideradas.

51.5.2 Atividade sexual

Durante a atividade sexual há aumento da frequência cardíaca e da pressão arterial. É importante que os pacientes sintomáticos estejam devidamente medicados, evitando grande flutuações nesses parâmetros.

51.5.3 Gestação

O controle pressórico na gestação e as variações pressóricas e de frequência cardíaca no parto devem ser monitorizados cuidadosamente nessas gestantes, não havendo na grande maioria dos casos indicação para interromper a gravidez. Como se trata de doença genética de transmissão autossômica dominante, o casal deve ser informado a respeito da possibilidade de transmissão (50%) e da imprevisibilidade do fenótipo da criança.

51.6 Fluxograma da abordagem de pacientes

51.6.1 Suspeita clínica de MCPH

- eletrocardiograma;
- ecocardiograma;
- ressonância magnética;
- diagnóstico diferencial com outras hipertrofias.

51.6.2 Diagnóstico de MCPH confirmada

- Holter;
- teste ergométrico;
- avaliação genética (se possível);
- rastreamento familiar (pais, irmãos, filhos).

Assintomáticos:

- observação?
- medicação?

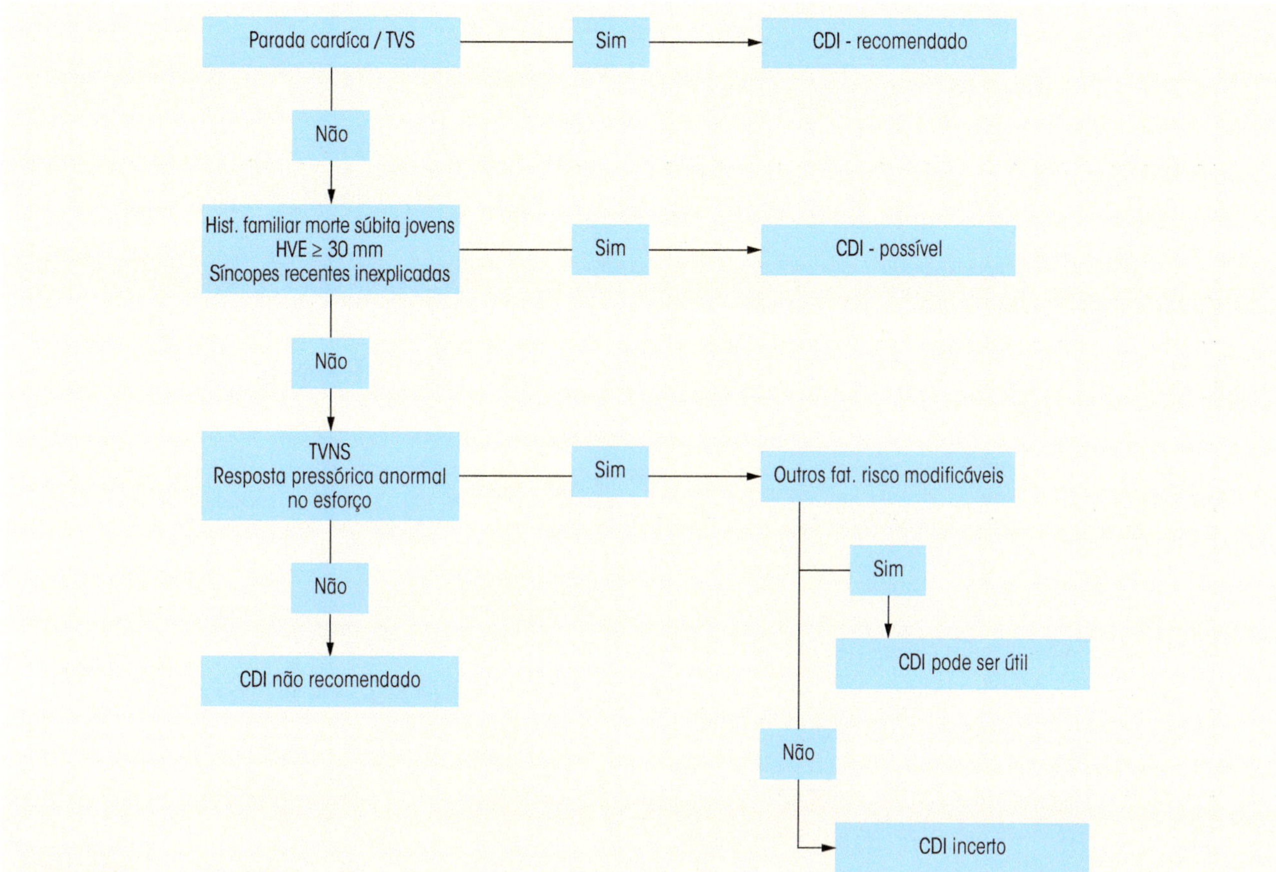

Figura 51.3 **Fluxograma de avaliação de morte súbita e indicação de CDI.**

TVS: taquicardia ventricular sustentada; HVE: hipertrofia ventricular esquerda; TVNS: taquicardia ventricular não sustentada; CDI: Cardioversor-desfibrilador implantável.

Fonte: Desenvolvido pela autoria.

Sintomáticos:

- Obstrutivos:
  - betabloqueadores;
  - bloqueadores dos canais de cálcio;
  - disopiramida;
  - tratamento invasivo;
  - transplante cardíaco.
- Não obstrutivos:
  - betabloqueadores;
  - bloqueadores dos canais de cálcio;
  - disopiramida;
  - losartana potássica?
  - transplante cardíaco.
- Congestão pulmonar:
  - diminuição da pressão diastólica final do ventrículo esquerdo;
  - uso de diurético (cauteloso – evitar desidratação).
- Fibrilação atrial:
  - anticoagulação;
  - reversão para ritmo sinusal;
  - amiodarona (prevenção);
  - ablação.

51.6.3 Todos os pacientes portadores de MCPH

- Avaliação dos riscos preditores de morte súbita.

DICAS DO EDITOR

Referências bibliográficas

1. 2011 ACCF/AHA Guideline for the Diagnosis and Treatment of Hypertrophic Cardiomyopathy: Executive summary. A report of the American College of Cardiology Foundation/American Heart Association Task Force on Practice Guidelines. Circulation. 2011;124:00-00.
2. 2014 ESC Guidelines on diagnosis and management of hypertrophic cardiomyopathy. European Heart Journal Advance Access. 2014 Aug 29.
3. Guidelines for Diagnosis and Treatment of Patients with Hypertrophic Cardiomyopathy (JCS 2012). Circulation Journal. 2016 Mar;80.
4. Maron BJ, McKenna WJ, Danielson GK, et al. Task Force on Clinical Expert Consensus Documents. American College of Cardiology; Committee for Practice Guidelines. European Society of Cardiology. American College of Cardiology/European Society of Cardiology clinical expert consensus document on hypertrophic cardiomyopathya: a report of the American College of Cardiology Foundation Task Force on Clinical Expert Consensus Documents and the European Society of Cardiology Committee for Practice Guidelines. J Am Coll Cardiol. 2003;42:1687-713. Review.
5. Maron BJ. Hypertrophic cardiomyopathy: a systematic review. JAMA. 2002;287:1308-20.
6. Revista da Sociedade de Cardiologia do Estado de São Paulo. 2000;10(4).
7. Silva MAD. Miocardiopatia hipertrófica. In: Silva MAD. Doenças do miocárdio. São Paulo: Sarvier; 1995. p.106-20.

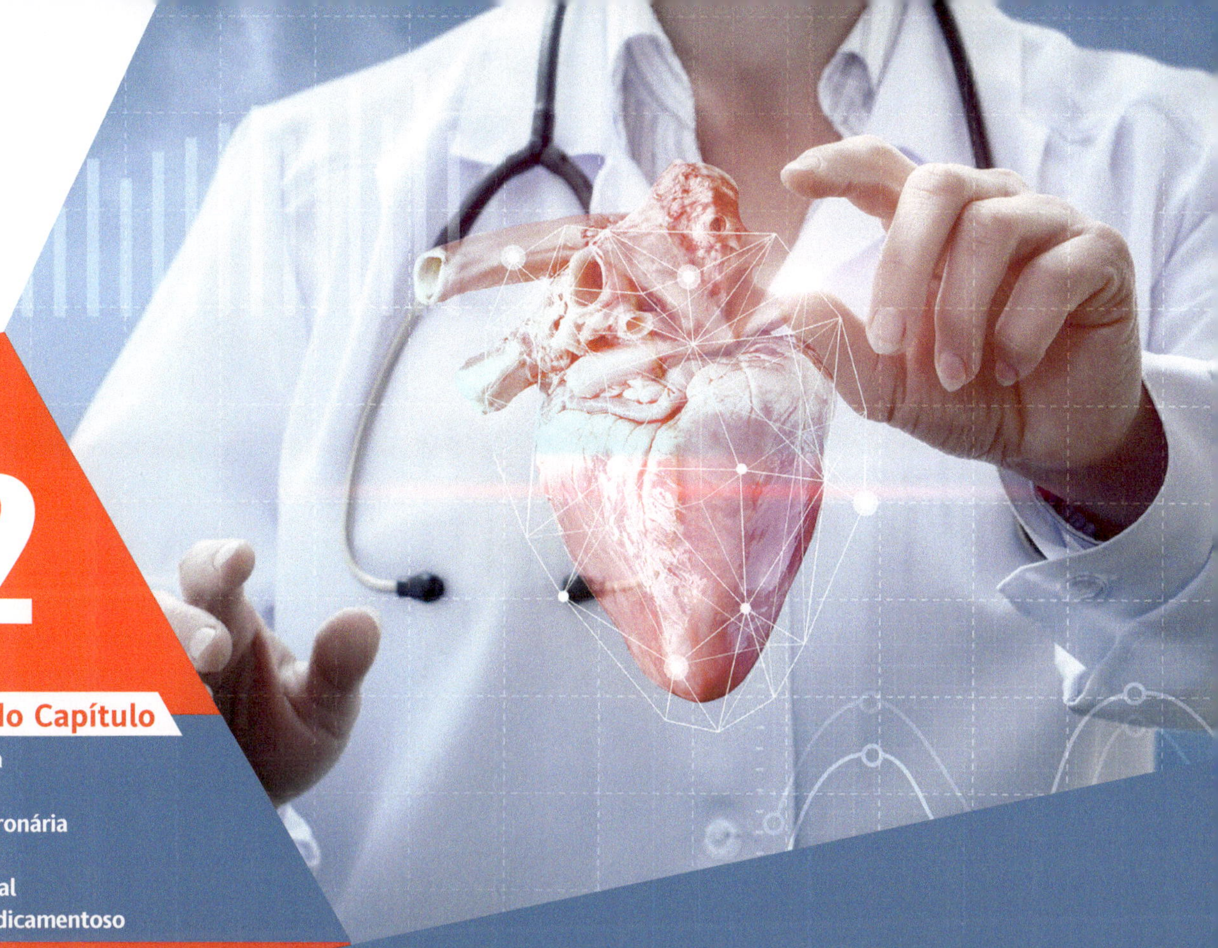

52

Destaques do Capítulo

- Radiofrequência
- Miectomia
- Alcoolização coronária
- Marcapasso
- Hipertrofia septal
- Tratamento medicamentoso

Cardiomiopatia hipertrófica: tratamento intervencionista

Bruno Valdigen
Edileide de Barros Correia
Paulo Chaccur

INTERVENÇÃO PERCUTÂNEA

52.1 Introdução

A cardiomiopatia hipertrófica obstrutiva é doença de origem genética que se associa a hipertrofia ventricular e fibrose miocárdica. A obstrução da via de saída de ventrículo esquerdo é dinâmica, pode causar sintomas e estar implicada em casos de morte súbita. O tratamento proposto para essa condição inclui implante de marcapasso bicameral, alcoolização de ramos septais de artéria coronária e miectomia cirúrgica. A aplicação localizada de radiofrequência por meio de cateter, ainda em fase inicial de estudos, tem se mostrado eficaz no alívio do gradiente intraventricular e possibilita melhor controle da extensão da lesão e mais precisa localização da região mais espessada do septo interventricular. Por meio de mapeamento eletroanatômico intracavitário, determina-se a região septal a ser abordada, como também o posicionamento do cateter, visando reduzir o risco de comprometimento do sistema de condução. Outros estudos recentes descrevem novas estratégias para abordagem septal com cateter, ainda com resultados variáveis.

Estima-se que 1 a cada 500 pessoas seja portadora de cardiomiopatia hipertrófica. O número real pode ser diferente dessa estimativa quando são incluídos os portadores de genótipo sem expressão fenotípica, ampliando a prevalência para 1 para cada 200 nascidos, e quando são excluídos alguns pacientes portadores de outras doenças com fenótipo relativamente semelhante, como amiloidose ou doença de Fabry. Hoje, o acesso a métodos de imagem, como ecocardiograma com *strain*, ressonância magnética nuclear cardíaca, cintilografia com pirofosfato e estudos genéticos, tem permitido o diagnóstico diferencial entre cardiomiopatia hipertrófica e outras doenças.

Cerca de 2/3 dos pacientes com cardiomiopatia hipertrófica apresentam algum grau de obstrução de via de saída de ventrículo esquerdo. O diagnóstico da obstrução é difícil, e a intensidade pode variar com situações muito comuns, como hidratação, uso de vasodilatadores ou de diuréticos. Foram descritas variações de gradiente máximo até 50 mmHg em um período de 24 horas com realização de ecocardiografia transtorácica seriada. A forma de mensuração do gradiente máximo é menos controversa e deve contemplar manobras provocativas. Estudos com nitroglicerina intravenosa, dobutamina, ecocardiograma durante esforço ou manobra de Valsalva demonstraram boa correlação, mas a utilização da dobutamina, pelo risco de complicações arrítmicas, tem sido desaconselhada.

A mensuração do gradiente por hemodinâmica, considerada padrão ouro, deve ser realizada com introdução de dois cateteres (um em aorta proximal, considerando não haver doença valvar coexistente e, outro introduzido em direção à ponta de ventrículo esquerdo). Outra opção é utilizar apenas um cateter introduzido até a ponta do ventrículo esquerdo e realizar sua tração gradual. A localização do gradiente, na grande maioria dos casos, é na via de saída de ventrículo esquerdo. Com menor frequência, a localização do gradiente pode ser médio-ventricular (mais afastados da via de saída de ventrículo esquerdo). A tração muito rápida do cateter ou partindo de posição inicial mais próximo da válvula pode levar à percepção errônea de baixo gradiente. O local do gradiente pode ser identificado pelo momento da variação da curva de pressão arterial.

O tratamento da obstrução deve ser inicialmente farmacológico, com betabloqueadores, devendo-se ir elevando a dose até a obtenção de frequência cardíaca inferior a 60 a 65 bpm. Bloqueadores de canais de cálcio não di-hidropiridínicos, como verapamil e diltiazem, são descritos como opção, mas devem ser evitados quando há gradientes intraventriculares muito elevados, pois sua ação vasodilatadora poder contribuir para aumento do gradiente.

A principal ação dos betabloqueadores nesses pacientes é a redução do gradiente de esforço, com pouca ação no gradiente de repouso. A disopiramida, antiarrítmico do grupo IA, pode reduzir o gradiente de repouso, diferentemente do betabloqueador. É utilizada há mais de 30 anos no mundo e tem indicação classe IIa no tratamento de obstrução sintomática em cardiomiopatia hipertrófica obstrutiva sintomática a despeito ou na impossibilidade do uso de betabloqueadores. A disopiramida não está sendo comercializada no Brasil, e sua utilização pode ser limitada por sintomas gastrointestinais e por xerostomia. A disopiramida acelera a condução atrioventricular e por esse motivo deve ser associada a betabloqueadores para reduzir a frequência cardíaca e reduzir riscos de resposta ventricular muito elevada na ocorrência de fibrilação ou de *flutter* atrial, arritmias muito frequentes na evolução de pacientes com essa doença.

O gradiente indicativo de intervenção é de 50 mmHg ou mais, seja ele provocado ou em repouso, na vigência de sintomas refratários à medicação. O objetivo da intervenção é a redução de sintomas que tenham relação provável com a obstrução. A estruturação de um time de médicos, um *Heart Team* com visão ampla no tratamento da cardiomiopatia hipertrófica obstrutiva, deve ser encorajada em hospitais que atendem esses pacientes com frequência.

A visão multifatorial dos sintomas é muito relevante, para não se indicar um procedimento desnecessário. Tem sido descrita, como exemplo, a possibilidade de ocorrência de sintomas mais graves em portadores de apneia do sono, com alívio dos sintomas e redução do gradiente com o tratamento da apneia. Os sintomas podem estar também mais relacionados à presença de arritmias atriais e ventriculares que, se corrigidas, tornarem o alívio da obstrução desnecessário por resolução dos sintomas. A fibrilação e o *flutter* atrial são causas muito frequentes de piora sintomática, porque a perda da contração atrial pode contribuir para piora significativa do débito cardíaco. O retorno ao ritmo sinusal é de importância crucial para a melhora da classe funcional, mesmo em pacientes com frequência controlada.

52.1.1 Avaliação pré-intervenção

As decisões relacionadas a portadores de cardiomiopatia hipertrófica devem ser tomadas por um time composto por clínicos, cardiologistas intervencionistas e cirurgiões, bem como eletrofisiologistas. As diretrizes sugerem uma avaliação escalonada da obstrução e de fatores associados que possam causar sintomas.

Deve-se ter em conta que, independentemente da diminuição do gradiente, o objetivo do tratamento deve ser alívio de sintomas. Assim, o paciente apto para intervenção é aquele cujos sintomas existem e não são adequadamente abolidos com o tratamento medicamentoso.

Quatro pontos devem ser analisados:

1. Existe uma explicação alternativa para os sintomas?

   Obesidade, pneumopatia, doença coronariana, anemia, hipotireoidismo, fibrilação atrial, efeitos colaterais de medicamentos, amiloidose, obstrução de via de saída de ventrículo direito, podem acentuar os sintomas.

2. Qual o mecanismo da obstrução?

   Deve-se relacionar ao movimento sistólico anterior da valva mitral (SAM) ou medioventricular, presença de membrana subaórtica, de papilar anômalo, de estenose valvar aórtica, entre outros.

3. Como são a anatomia e a função da válvula mitral?

   Deve-se avaliar se existe indicação para troca ou reparo da valva mitral, e diferenciá-la do efeito do SAM, e do prolapso valvar mitral.

4. Deve-se estabelecer a espessura do septo e onde está a maior espessura.

   Quando se estabelece o primeiro é possível avaliar a necessidade de intervenção. Com os outros fatores, pode-se definir o melhor tipo de intervenção para determinado paciente.

52.2 Alcoolização septal

A alcoolização septal é uma técnica realizada na sala de hemodinâmica, e que tem como objetivo causar infarto controlado de músculo irrigado pela primeira artéria septal, por meio da instilação nela de álcool etílico.

É uma técnica que pode ser atraente em centros sem experiência em miectomia cirúrgica e sem adequado atendimento de pós-operatório. A alcoolização deve ser utilizada apenas quando a anatomia é favorável, e quando há certeza de que a irrigação do ramo perfurante septal é restrita a uma área pequena e que não existem colaterais. Um centro ou um time são considerados experientes quando são realizados ao menos 10 procedimentos de alcoolização septal por ano.

A taxa de complicações, principalmente bloqueio atrioventricular total, varia de 7 a 20%. Em pacientes com bloqueio de ramo preexistente, a alcoolização septal apresenta taxa maior de bloqueio atrioventricular total, e o implante profilático de marcapasso pode ser utilizado como método para aumentar a segurança do procedimento.

O sucesso em grandes séries é reportado em até 80% quando a seleção do paciente é adequada (sucesso considerado redução de gradiente a números inferiores de 10 mmHg intraprocedimento).

Em septos com espessura igual ou inferior a 16 mm, existe maior probabilidade de comunicação interventricular como complicação resultante do procedimento, que, em última instância, é um infarto. A porcentagem de massa atingida pelo infarto em procedimentos usuais fica entre 5 e 10% da massa total de ventrículo esquerdo. Assim, as diretrizes de 2011 posicionam como classe III ablação em pacientes mais jovens que 21 anos de idade e consideram miectomia como técnica preferencial em pacientes abaixo de 40 anos de idade.

52.3 Implante de marcapasso definitivo

O implante de marcapasso definitivo para o tratamento dessa condição foi introduzido na prática clínica na década de 1970, com resultados controversos. Inicialmente foi considerada uma alternativa excepcional para portadores de obstrução com sintomas refratários que não eram candidatos a miectomia ou a alcoolização.

A proposta do implante é criar uma alteração na temporização da contração do ventrículo esquerdo, fazendo que a ponta de desse ventrículo se contraia primeiro, expulsando inicialmente parte do volume pré-sistólico, e que a base do ventrículo contraia após o esvaziamento parcial, reduzindo o gradiente e permitindo ejeção inicial durante o momento relaxado do septo.

O efeito da estimulação artificial é similar ao induzido pelo bloqueio de ramo esquerdo com dissincronismo da contração. Essa indicação de implante é uma das poucas situações nas quais o posicionamento do eletrodo ventricular direito é preferencialmente apical. Mesmo que a tendência mundial seja implante septal e até septal basal direito, na cardiomiopatia hipertrófica obstrutiva o objetivo é aumentar a duração do intervalo QRS a ponto de haver inclusive ativação apical preferencial.

A redução dos gradientes foi reportada por variar de 30 a 60 mmHg durante estimulação. O efeito em longo prazo foi debatido, pelo efeito placebo presente em diversos outros estudos envolvendo implantes de marcapasso contra medicamentos, e foi considerado classe IIb para pacientes que não são candidatos ou recusam alcoolização septal ou miectomia, e persistem com gradiente sintomático maior que 50 mmHg.

O implante em si não encerra o tratamento. O intervalo atrioventricular deve ser ajustado para garantir que a captura do ventrículo pelo estímulo seja máxima; assim, intervalos de cerca de 100 a 130 ms são utilizados. Intervalos dessa magnitude (curtos, causando pré-excitação ventricular) podem gerar sintomas semelhantes à síndrome do marcapasso em alguns pacientes, impedindo o esvaziamento completo do átrio esquerdo.

Em caso de impossibilidade de programação adequada, pode-se lançar mão de ablação do nó atrioventricular como adjuvante, que, se por um lado, tem o inconveniente de tornar o paciente dependente de estimulação, por outro lado permite maior flexibilidade na programação e menor uso de medicamentos.

52.4 Ablação septal por cateter de radiofrequência

Recentemente a aplicação localizada de radiofrequência por meio de cateter tem se mostrado eficaz, devido ao melhor controle da extensão da lesão e à mais precisa localização na região mais espessada do septo interventricular. Por meio de mapeamento eletroanatômico intracavitário, determina-se a região septal a ser abordada além do posicionamento do cateter, visando reduzir o risco de comprometimento do sistema de condução.

A ablação é realizada em sala de eletrofisiologia ou de hemodinâmica, com punções em artéria ou em veia femoral para acesso ao septo interventricular. Os cateteres utilizados em estudos prévios foram irrigados ou com ponta de 8 mm em adultos e em uma pequena série de casos, cateteres com ponta de 4 mm em crianças. Os resultados foram variados, principalmente pelas técnicas utilizadas para abordagem do gradiente. Alguns grupos utilizaram acesso via transeptal, outros retroaórtico; em um grupo, o acesso pelos dois lados do septo foi utilizado para maximizar o dano ao septo e otimizar resultados.

No Instituto Dante Pazzanese de Cardiologia, a ablação por radiofrequência se tornou a técnica intervencionista preferencial. A facilidade de acesso a gradientes basais e medioventriculares (e não limitada por anatomia coronariana) e a possibilidade de localização do ponto onde o gradiente se inicia, por meio de ecocardiografia transesofágica intraoperatória, permite atendimento a mais de um tipo de obstrução; o resultado evolui com melhora ao longo dos três primeiros meses, com casos em que o gradiente se reduz até o sexto mês. O procedimento tem duração de cerca de duas horas sob anestesia geral, e o pós-operatório é em unidade de terapia intensiva por 24 horas, com alta hospitalar em 48 horas.

O aumento de fibrose em imagens de ressonância magnética foi discreto (inferior a 1 g na primeira série de casos), com resultado obtido ao final do terceiro mês mantido até o final do primeiro ano. A redução do gradiente foi acompanhada de melhora de classe funcional; houve necessidade de reintervenção em três dos 27 pacientes *ablacionados* pela presença de gradiente residual.

52.5 Cauterização septal com agulha transtorácica

O primeiro estudo utilizando essa técnica foi realizado na China, foi apresentado no congresso da European Society of Cardiology em 2016, e posteriormente publicada a primeira série de casos em 2018. A série foi composta por 15 pacientes, portadores de obstrução de ventrículo esquerdo que foram submetidos à punção por agulha que libera radiofrequência no septo, guiado por ecocardiografia transtorácica. A agulha era avançada até 1,5 cm da válvula aórtica, por segurança, e tracionada até se obter redução do gradiente para menos de 30 mmHg ou quando a área septal apresentava lesão suficientemente extensa. Apesar da redução expressiva (gradiente máximo reduzido de 117 para 25 mmHg no esforço), e relativamente pouca complicação (derrame pericárdico em um paciente), o estudo é ainda de centro único, e não foi publicada tentativa de reprodução dele no Brasil.

52.6 Conclusão

O gradiente de via de saída de ventrículo esquerdo está implicado como causa de sintomas refratários, de difícil manejo clínico. Quando é igual ou superior a 50 mmHg, em repouso e/ou provocado, e o tratamento farmacológico está otimizado (a frequência cardíaca está igual ou inferior a 60), pode ser aliviado com cirurgia (miectomia cirúrgica e implante de marcapasso) ou procedimentos percutâneos.

A ablação com álcool tem sido associada com bons resultados em longo prazo; porém, exige anatomia coronária favorável e está associada à ocorrência de fibrose no local e arritmias ventriculares. A ablação por radiofrequência é uma alternativa para pacientes que permanecem sintomáticos.

A avaliação do gradiente deve ser realizada em mais de um momento, e em especial com manobra provocativa que reproduza os sintomas do paciente em casos de maior dúvida. Depois de afastadas outras causas para os sintomas do paciente, a discussão em grupo multidisciplinar deve ser encorajada.

A escolha da melhor abordagem para alívio da obstrução deve ser compartilhada com o paciente e depende de vários fatores, incluindo a experiência do serviço de referência, sempre considerando morbidade e perspectivas em longo prazo em pacientes mais jovens.

TRATAMENTO CIRÚRGICO

52.7 Introdução

A primeira descrição sobre Cardiomiopatia Hipertrófica (CMH) foi feita em 1957 pelo Dr. Brock, que se baseou em achados hemodinâmicos de cateterismo e de cirurgias cardíacas. Além dele, o Dr. Teare relatou em 1958 achados anatomopatológicos em vítimas de morte súbita e denominou essa enfermidade *hipertrofia assimétrica ou tumor benigno do coração*.

Ao longo dos anos e da observação dos casos, notou-se que essa doença pode acometer diversos perfis de pacientes, ou seja, desde pacientes assintomáticos até pacientes com insuficiência cardíaca. Dentro da população em geral, essa doença pode ocorrer em um universo de 1 entre 500 indivíduos, podendo este inclusive ser jovem, esportista, até pacientes sem resposta ao tratamento clínico ou mesmo aqueles acometidos por morte súbita.

Os indícios da CMH podem acometer pacientes de qualquer idade; entretanto, os sintomas costumam ocorrer entre os 20 e os 30 anos, dependentes da obstrução da via de saída do ventrículo esquerdo, da disfunção diastólica e da isquemia miocárdica. Pacientes que se tornam sintomáticos têm dispneia e angina e poucos apresentam síncope ou pré-síncope de causa ignorada, decorrentes de arritmias atriais ou ventriculares.

Nessa doença de causa genética, sem histórico de doenças cardíacas ou sistêmicas e sob condições clínicas normais, observa-se desorganização primária do miocárdio com visível hipertrofia do ventrículo esquerdo e, em menor proporção, do ventrículo direito, não havendo, inicialmente, dilatação do ventrículo esquerdo.

Na CMH obstrutiva idiopática há o grande receio de morte súbita, com índices anuais de 2 a 3% dentro de um universo de jovens, do sexo masculino e com histórico de família e de alto risco. A morte súbita torna-se, portanto, aparição inicial dessa enfermidade e representa cerca de 50% de todos os óbitos desse grupo de pacientes.

Configura-se nestes pacientes acentuada hipertrofia do septo interventricular que leva à obstrução dinâmica da via de saída do ventrículo esquerdo e à incompetência mitral por coaptação inapropriada dos folhetos ou inserção anômala dos músculos papilares, quando associada ao movimento anterior sistólico do folheto anterior da valva mitral, por efeito Venturi.

O mecanismo da obstrução ventricular é a oposição sistólica do septo ventricular hipertrófico ao folheto anterior da valva mitral. A obstrução é considerada importante e de pior prognóstico quando estiver associada a sintomas e mostrando o gradiente maior de 30 mmHg em repouso ou maior de 50 mmHg quando provocado.

Para os pacientes que se tornam refratários ao tratamento medicamentoso e evoluem em classe funcional III/IV da New York Heart Association (NYHA), estará indicado o tratamento invasivo com técnicas de redução septal tanto cirúrgica como percutânea. Essa situação está presente em 15 a 20% dos portadores da CMH sintomática.

Pelas diretrizes da American Heart Association publicadas em 2011 e da European Society of Cardiology publicadas em 2016, o tratamento invasivo é considerado classe I com nível de evidência C, considerando que a terapia de redução septal deverá ser realizada somente por operador experiente no contexto de um programa para tratamento amplo da CMH e indicado somente em pacientes refratários ao tratamento clínico e com obstrução na via de saída do ventrículo esquerdo. O operador é considerado experiente quando possui experiência acumulada de pelo menos 20 procedimentos, ou aquele que tem trabalhado com dedicação ao programa de CMH, com experiência acumulada de pelo menos 50 procedimentos.

A miectomia septal cirúrgica, quando realizada em centros experientes, tem sido considerada benéfica e é a primeira opção para a maioria dos pacientes com CMH refratários ao tratamento clínico e com obstrução na via de saída do ventrículo esquerdo, sendo considerada classe II e nível de evidência B. Em crianças com CMH sintomáticas e obstrução grave em repouso (gradiente acima de 50 mmHg) com falha de tratamento medicamentoso, a cirurgia tem sido recomendada como classe II e nível de evidência C.

Em pacientes com risco cirúrgico elevado decorrente de comorbidades e com idade avançada, a indicação para alcoolização septal é considerada classe II e nível de evidência B.

52.8 Tratamento cirúrgico

O primeiro tratamento cirúrgico para essa doença foi realizado por Morrow e descrito por ele como ventriculotomia subaórtica. Ao longo dos anos, a miectomia septal cirúrgica se consagrou como procedimento seguro e efetivo na redução da obstrução da via de saída do ventrículo esquerdo, com alívio dos sintomas e melhora da qualidade de vida de pacientes sintomáticos e que não respondem ao tratamento clínico otimizado. Com o passar do tempo, a ressecção miocárdica foi ampliada dos 3 cm inicialmente propostos por Morrow para 7 cm e hoje tem sido considerada como miectomia expandida. Resultados cirúrgicos melhoraram recentemente, e estão relacionados aos centros com grande experiência e particularmente interessados no manejo da CMH.

Na maioria dos casos, a insuficiência mitral ou as alterações do aparelho subvalvar podem ser corrigidas sem a necessidade de troca valvar mitral. É importante mencionar que a curva de aprendizado para tal procedimento é longa e requer acúmulo de experiência na adequada ressecção miocárdica e no alívio da obstrução da via de saída do ventrículo esquerdo, sem causar complicações como comunicação interventricular, lesão na valva aórtica e bloqueio atrioventricular total, e para realizar a plástica valvar mitral, quando necessária. Em pacientes mais complexos, a ressecção miocárdica avança pela porção média ventricular, podendo atingir a ponta do ventrículo esquerdo.

52.9 Técnica cirúrgica e suas etapas

Sob anestesia geral são realizadas a esternotomia e a pericardiotomia para exposição do coração. Com a introdução de cânula na aorta e na cava superior e inferior, a circulação extracorpórea poderá ser iniciada, estando o paciente heparinizado. Sob hipotermia a 32 °C, realiza-se o pinçamento da aorta e a infusão de solução de proteção na raiz da aorta, permitindo a correção por um período de uma a duas horas sem a necessidade de doses adicionais da solução de proteção miocárdica.

Realiza-se a abertura da aorta pouco abaixo da junção sinotubular em direção ao seio de Valsalva não coronário para exposição da valva aórtica e a porção subvalvar. Identificada a anatomia com visibilização da hipertrofia septal, é iniciada uma incisão 5 a 10 mm abaixo do *annulus* aórtico e estendida 4 cm em direção ao ápex. Uma segunda incisão é realizada, paralela à anterior e tendo como referência a comissura das válvulas coronária esquerda e direita. Ao final é feita uma incisão transversal unindo as duas incisões lineares, removendo a porção do septo.

Nos pacientes que apresentam insuficiência mitral moderada a importante, realiza-se a avaliação valvar por atriotomia esquerda para exposição da mitral. Procedimentos para a plastia valvar incluem a redução nas dimensões do anel posterior (cerclagem), ajustes no folheto anterior, fechamentos de subcomissuras do componente posterior relacionadas à degeneração mixomatosa ou até a duplificação do orifício mitral. Havendo envolvimento dos músculos papilares, técnicas de redução da hipertrofia e de correção do mau posicionamento poderão ser empregadas. A opção para plastia deverá prevalecer em relação à troca valvar mitral.

Fragmentos de músculos ressecados rotineiramente são enviados ao laboratório de anatomia patológica para serem pesados (normalmente de 5 ou mais gramas) e não somente para confirmar a histologia para a CMH, mas, também, para afastar o diagnóstico de doença de depósito que pode mimetizar a CMH (Figura 52.1).

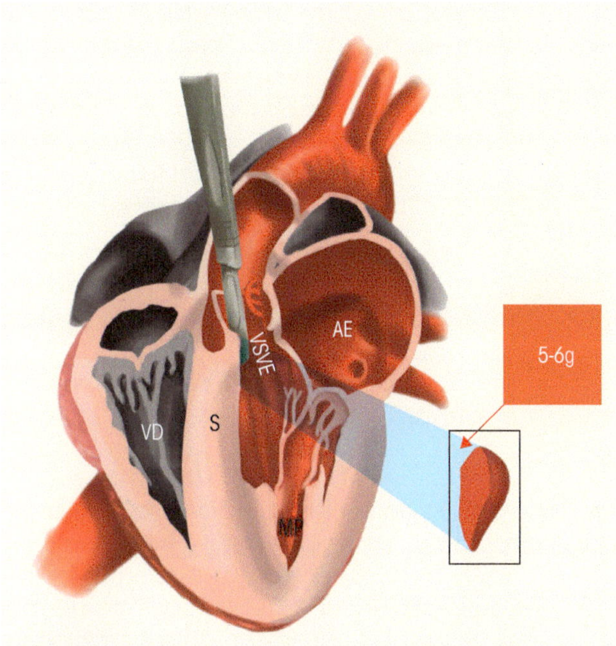

Figura 52.1 **Cirurgia de miectomia transaórtica com ressecção de fragmento do septo basal para expandir a via de saída do ventrículo esquerdo.**

VSVE: via de saída do ventrículo esquerdo; S: septo interventricular; MP: músculo papilar; AE: átrio esquerdo; VD: ventrículo direito.

Fonte: Modificado de Mayo Clinic. Disponível em: http://quizlet.com13107445/cardomyopathies-flash-cards.

No intraoperatório deve ocorrer a avaliação por ecocardiograma transesofágico tanto anterior como posterior ao tratamento cirúrgico, sendo de grande valia para identificar a adequada ressecção septal e possíveis complicações, como a comunicação interventricular, bem como informar o resultado da plástica valvar mitral. Quando identificada a perfuração do septo interventricular por ressecção septal excessiva (incidência de 1%), restabelece-se a circulação extracorpórea, e, novamente, sob proteção miocárdica, realiza-se a correção dessa perfuração com retalho de tecido biológico.

A cirurgia robótica ou minimamente invasiva poderá ser considerada como opção de tratamento cirúrgico por permitir uma excelente visibilização de todo o septo interventricular, desde a porção subvalvar aórtica até o ápice do ventrículo esquerdo, assim como na avaliação e no tratamento valvar mitral. Essa técnica está limitada aos centros que rotineiramente abordam o tratamento cirúrgico da valva mitral de forma minimamente invasiva, podendo agregar a esse tratamento a ressecção do septo interventricular em seu arsenal cirúrgico.

Recentemente, Gutermann et al. relataram a abordagem por atriotomia esquerda para tratamento de 12 pacientes com CMH obstrutiva com difuso comprometimento envolvendo os músculos papilares e abaixo destes. Essa abordagem realiza a desinserção do folheto anterior mitral, de comissura a comissura abordando a ressecção miocárdica e realizando os ajustes no aparelho valvar, com desaparecimento do refluxo e redução significativa dos gradientes na via de saída do ventrículo esquerdo. Os autores relataram um óbito por disfunção diastólica do ventrículo esquerdo.

52.10 Resultados

Milhares de pacientes portadores de CMH foram tratados, cirurgicamente, por miectomia septal nestas últimas quatro décadas em vários centros ao redor do mundo, promovendo a melhora dos sintomas de insuficiência cardíaca com o alívio da obstrução da via de saída do ventrículo esquerdo (e correção da regurgitação mitral) em repouso, restabelecendo a capacidade funcional e a qualidade de vida por muitos anos.

Woo et al. relataram a experiência cirúrgica do Toronto General Hospital, com o Dr. William G. Williams como cirurgião sênior, tendo sido tratados 338 pacientes adultos consecutivamente, em 25 anos de experiência; 98% dos seus pacientes não apresentavam gradiente significante pela via de saída em repouso em avaliações ecocardiográficas recentes (média de 5,5 anos e por 25 anos de pós-operatório). Acrescentam também que o tratamento cirúrgico é o único que permite visibilização anatômica direta, permitindo completo reparo e alívio da obstrução subaórtica, trazendo uma configuração adequada para a via de saída do ventrículo esquerdo nesses pacientes portadores de CMH com morfologia complexa do trato de saída. Em contraste, técnicas alternativas como a alcoolização septal são anatomicamente restritivas ao tamanho e à distribuição da artéria coronária perfurante septal. Woo relata sobrevida de 98, 96 e 87% em 1, 5 e 10 anos, respectivamente.

Em estudos retrospectivos (1998-2010), Panaich et al. relatam mortalidade geral de 5,9%, havendo associação entre idade e gravidade das comorbidades como responsáveis pelos altos índices de complicações e de mortalidade.

No estudo prospectivo observacional (1991-2012) para a análise da evolução tardia (8,3+6,1 anos) Vriesendorp et al. relatam sobrevida acumulada em 1 ano de 98%, em 5 anos de 92%, em 10 anos de 86% e em 15 anos de 83%, ressaltando ausência de mortalidade operatória.

Para determinar o impacto da miectomia septal cirúrgica, Ommen et al. analisaram a sobrevida de longo prazo em pacientes com CMH em revisão multicêntrica retrospectiva com 1.337 pacientes, distribuídos em três grupos: 289 tratados cirurgicamente; 228 tratados clinicamente e 820 pacientes com CMH não obstrutiva. A sobrevida em 1, 5 e 10 anos foi, respectivamente de 98, 96 e 83% no grupo tratado com cirurgia, sendo equivalente aos indivíduos saudáveis quanto à idade e ao sexo.

Em revisão recente e metanálise de 10 estudos envolvendo 1.824 pacientes avaliando a eficácia e a mortalidade imediata e tardia da miectomia cirúrgica (1.019) comparados com a alcoolização septal (805), Singh et al. não identificaram diferença significativa na melhora dos sintomas entre os dois procedimentos, e a morte de causa cardíaca foi semelhante, assim como a mortalidade precoce e tardia.

Fatores adicionais na escolha entre miectomia septal cirúrgica e ablação septal por álcool incluem:

- Tendo em vista a preocupação pelo potencial de que a indução de uma cicatriz miocárdica transmural no procedimento de ablação septal alcoólica pudesse aumentar os riscos futuros de arritmias ventriculares, a idade é uma variável importante na decisão entre os procedimentos. Especificamente, a ablação septal alcoólica não deve ser realizada em pacientes com menos de 21 anos de idade e deve ser desencorajada em pessoas com menos de 40 anos de idade, a menos que haja contraindicações significativas à cirurgia.
- Além disso, a anatomia da via de saída do ventrículo esquerdo pode ser ligeiramente diferente em cada paciente individualmente, uma vez que vários fatores morfológicos relevantes podem contribuir substancialmente (ou podem ser as razões predominantes) para a geração de obstrução ao fluxo, incluindo: o folheto alongado da válvula mitral; a inserção anômala do músculo papilar anterolateral diretamente na valva mitral; a hipertrofia maciça do ventrículo esquerdo; e os músculos papilares deslocados apicalmente. Como essas características não podem ser abordadas com abordagem percutânea com a ablação alcoólica ao septo, a identificação de uma ou mais dessas características pode influenciar a tomada de decisão em relação à miectomia cirúrgica.
- A presença de problemas cardíacos concomitantes (por exemplo, doença arterial coronária, valvopatia mitral e fibrilação atrial) pode justificar a abordagem cirúrgica, pois um procedimento adjuvante poderá ser necessário, além da miectomia septal cirúrgica (isto é, cirurgia de revascularização miocárdica, substituição valvar mitral ou procedimento tipo *labirinto*).
- A presença ou a ausência de *expertise* local em um ou em ambos os procedimentos pode ser um fator orientador na escolha do curso de tratamento ou no encaminhamento do paciente para outro centro para um tratamento específico.

No Brasil, Lisboa et al. relataram os resultados de longo prazo da miectomia septal no tratamento da CMH obstrutiva. Nessa série de 34 pacientes houve redução da insuficiência mitral, decorrente do movimento anterior sistólico, em 76,5% dos casos com a correção septal, com mortalidade imediata de 2,9%. Com seguimento médio de 9,6+8,4 anos (variação de 1 a 20 anos), a sobrevida foi de 87,9% e a sobrevida livre de eventos cardiovasculares (óbito, arritmia, acidente vascular cerebral e reoperação) após alta hospitalar foi de 77,7%. A classe funcional de insuficiência cardíaca (NYHA), que em média era de 3,1+0,8, passou para 1,4+0,5 e foi mantida no seguimento tardio ($p < 0{,}001$).

Baseando-se nessas publicações, existe consenso de que, para pacientes portadores de CMH obstrutiva que não respondem a tratamento clínico otimizado, o padrão ouro de tratamento é a correção cirúrgica, melhorando a qualidade de vida, permitindo remodelamento ventricular e os benefícios de longo prazo.

52.11 Resumo e recomendações

- A obstrução do trato de saída do ventrículo esquerdo na CMH se deve ao movimento sistólico anterior da valva mitral causado por altas velocidades sanguíneas da via de saída do ventrículo esquerdo que empurram o folheto da valva mitral em direção ao septo ventricular. Isso resulta no contato do folheto anterior da valva mitral com o septo e a impedância mecânica ao fluxo sanguíneo durante a sístole, o que produz um gradiente de pressão entre o ventrículo esquerdo e a aorta.
- A obstrução da via de saída do ventrículo esquerdo (com gradiente superior a 50 mmHg) é um determinante forte e independente de sintomas de insuficiência

cardíaca progressiva e morte por acidente vascular cerebral em pacientes com CMH.

- O tratamento inicial para a obstrução da via de saída do ventrículo esquerdo na maioria dos pacientes é a combinação de um ou de mais agentes farmacológicos.
- A principal indicação para a terapia de redução invasiva do septo em pacientes com CMH e obstrução da via de saída do ventrículo esquerdo sintomática é a presença de sintomas avançados de insuficiência cardíaca refratários à terapia medicamentosa máxima com gradiente de repouso ou de esforço acima de 50 mmHg.
- A miectomia septal cirúrgica alivia a obstrução da via de saída do ventrículo esquerdo pela remoção direta do músculo septal. Além disso, anormalidades da valva mitral e de seus músculos papilares podem ser abordadas no momento da miectomia septal.
- Ablação septal pelo álcool alivia a obstrução da via de saída do ventrículo esquerdo, criando um infarto do miocárdio localizado do músculo septal. Após a remodelação dessa área, a via de saída do ventrículo esquerdo é alargada, aliviando assim sua obstrução.
- A miectomia septal e a ablação septal alcoólica devem ser realizadas em centros com experiência extensa de tratamento da CMH com baixas taxas de mortalidade, uma vez que a seleção de pacientes, a experiência no tratamento, o ecocardiograma perioperatório e o manejo são componentes importantes de sucesso.
- Para pacientes nos quais a cirurgia é considerada de alto risco devido a comorbidades significativas, ou para pacientes que preferem evitar a cirurgia, a ablação septal com álcool pode ser realizada.

DICAS DO EDITOR

Referências bibliográficas

INTERVENÇÃO PERCUTÂNEA

1. Baudhuin LM, Kotzer KE, Kluge ML, Maleszewwski JJ. what is the true prevalence of hypertrophic cardiomyopathy? JACC; 2015 Oct 20;66(16): Letters, p.1842-8.
2. Duport G, Valeix B, Lefevre J, Nebunu J-C, Bouteau J-M, Garcia-Duport M, et al. Intérêt de la stimulation ventriculaire droite permanente dans la cardiomyopathie obstructive. Nouv Presse Med. 1978;32:2868-9.
3. Eleid MF, Konecny T, Orban M, et al. High prevalence of abnormal nocturnal oximetry in patients with hypertrophic cardiomyopathy. J Am Coll Cardiol. 2009;54:1805-9.
4. Elliot PM, Anastakis A, Borger MA, et al. 2014 ESC Guidelines on diagnosis and management of hypertrophic cardiomyopathy: the Task Force for the Diagnosis and Management of Hypertrophic Cardiomyopathy of the European Society of Cardiology (ESC). European Heart Journal. 2014 Oct 14;35(issue 39):2733-9.
5. Gersh BJ, Maron BJ, Bonow RO, Dearani JA, Fifer MA, Link MS. accf/aha guideline for the diagnosis and treatment of hypertrophic cardiomyopathy: a report of the American College of Cardiology Foundation/American Heart Association task force on practice guidelines. Developed in collaboration with the American Association for Thoracic Surgery, American Society of Echocardiography, American Society of Nuclear Cardiology, Heart Failure Society of America, Heart Rhythm Society, Society for Cardiovascular Angiography and Interventions, and Society of Thoracic Surgeons. J Am Coll Cardiol. 2011;58(25):e212–260. doi: 10.1016/j.jacc.2011.06.011.
6. Gersh BJ, Maron BJ, Bonow RO, et al. 2011 ACCF/AHA guideline for the diagnosis and treatment of hypertrophic cardiomyopathy: a report of the American College of Cardiology Foundation/American Heart Association Task Force on Practice Guidelines. Circulation. 2011;124:e783-831.

7. Gietzen FH, Leuner CJ, Raute-Kreinsen U, et al. Acute and long-term results after transcoronary ablation of septal hypertrophy (TASH). Catheter interventional treatment for hypertrophic obstructive cardiomyopathy. Eur Heart J. 1999;20:1342-54.

8. Hagègea AA, Desnos M. New trends in treatment of hypertrophic cardiomyopathy: avancées thérapeutiques dans la cardiomyopathie hypertrophique. Archives of Cardiovascular Disease (2009);102:441-7.

9. Hassenstein P, Storch HH, Schmitz W. Erfahrungen mit der schrittmacher dauerbehandlung bei patienten mit obstruktiver kardiomyopathie. Thoraxchirurgie. 1975;23:496-8.

10. Jeanrenaud X, Schlapfer J, Fromer M, Aebischer N, Kappenberger L. Dual chamber pacing in hypertrophic obstructive cardiomyopathy: beneficial effect of atrioventricular junction ablation for optimal left ventricular capture and filling. Pacing Clin Electrophysiol. 1997;20:293-300.

11. Kizilbash AM, Heinle SK, Grayburn PA. Spontaneous variability of left ventricular outflow tract gradient in hypertrophic obstructive cardiomyopathy. Circulation. 1998 Feb 10;97(5):461-6.

12. Krossen K, Jones M, Erikson C. Radiofrequency septal reduction in symptomatic hypertrophic obstructive cardiomyopathy. Heart Rhythm Journal. 2016; 13(9):1885-90.

13. Lawrenz T, Borchert B, Leuner C, et al. endocardial radiofrequency ablation for hypertrophic obstructive cardiomyopathy acute results and 6 months' follow-up in 19 patients. JACC. 2011;57(5):572-6.

14. Liu L, Li J, Zuo L, Zhang J, Zhou M, Xu B, et al. Percutaneous intramyocardial septal radiofrequency ablation for hypertrophic obstructive cardiomyopathy. Journal of the American College of Cardiology. 2018 Oct;72(16):1898-909. doi: 10.1016/j.jacc.2018.07.080.

15. Maron BJ, Yacoub M, Dearani JA. Benefits of surgery for obstructive hypertrophic cardiomyopathy: bring septal myectomy back for European patients. Eur Heart J. 2011;32:1055-8.

16. Sandín M, Marín F, Cambronero F, Climent V, Caro C, Martínez JG, et al. Does pacemaker implantation provide long-term benefits in severe obstructive hypertrophic cardiomyopathy? Rev Esp Cardiol. 2009;62(11):1233-9.

17. Semsarian C, Ingles J, Maron MS, Maron BJ. New perspectives on the prevalence of hypertrophic cardiomyopathy. J Am Coll Cardiol. 2015;65:1249-54.

18. Sengupta PP, Sorajja D, Eleid MF, et al. Hypertrophic obstructive cardiomyopathy and sleep-disordered breathing: an unfavorable combination. 2009;6:14-5.

19. Sorajja P. Alcohol septal ablation for obstructive hypertrophic cardiomyopathy: a word of balance. JACC. 2017 Jul 25;70(4): Alcohol Septal Ablation for HCM, p.489-94.

20. Topilski I, Sherez J, Keren G, Copperman I. Long-term effects of dual-chamber pacing with periodic echocardiographic evaluation of optimal atrioventricular delay in patients with hypertrophic cardiomyopathy: 50 years of age. Am J Cardiol. 2006;97:1769-75.

21. Towbin, et al. 2019 HRS Expert Consensus Statement on Evaluation, Risk Stratification, and Management of Arrhythmogenic Cardiomyopathy. Heart Rhythm. 2019 May 9. pii: S1547-5271(19)30438-2.

22. Valeti US, Nishimura RA, Holmes DR, et al. Comparison of surgical septal myectomy and alcohol septal ablation with cardiac magnetic resonance imaging in patients with hypertrophic obstructive cardiomyopathy. J Am Coll Cardiol. 2007;49:350-7.

23. Viesi HHZ, Nigro Neto C, Valdigem BP, Dornelles IM, Passos SC, Stahlschmidt A, et al. Anesthetic management during endocardial radiofrequency ablation of septal hypertrophy: a case report. Almanac of Clinical Medicine. 2019;47. doi: 10.18786/2072-0505-2019-47-011.

TRATAMENTO CIRÚRGICO

24. Bonow RO, Yancy CW. Procedural volumes, outcomes, and quality in hypertrophic cardiomyopathy. JAMA Cardiol. 2016;1:334.

25. Gersh BJ, Maron BJ, Bonow RO, et al. 2011 ACCF/AHA guideline for the diagnosis and treatment of hypertrophic cardiomyopathy: executive summary: a report of the American College of Cardiology Foundation/American Heart Association Task Force on Practice Guidelines. Circulation. 2011 Dec 13;124(24):2761-96. doi: 10.1161/CIR.0b013e318223e230. Epub 2011 Nov 8.

26. Giannini G, Grativvol PS, Vieira ML, Oliveira M, Lisboa LA, Oliveira SA. Intraoperative transesophageal echocardiography in septal hypertrophic cardiomyopathy. Arq Bras Cardiol. 2009;93(1):e8-e10.

27. Gutermann H, Pettinari M, Van Kerrebroeck C, et al. Myomectomy and mitral repair through the left atrium in hypertrophic obstructive cardiomyopathy: the preferred approach for contemporary surgical candidates? J Thorac Cardiovasc Surg. 2014 Jun; 147(6):1833-6.

28. Guy TS. Disponível em: https://roboticheartsuurgeon.com/hypertrophic-cardiomyopathy.

29. Kaple RK, Murphy RT, DiPaola LM, Houghtaling PL, Lever HM, Lytle BW, et al. Mitral valve abnormalities in hypertrophic cardiomyopathy: echocardiographic features and surgical outcomes. Ann Thorac Surg. 2008;85(5):1527-35.

30. Kim LK, Swaminathan RV, Looser P, et al. Hospital volume outcomes after septal myectomy and alcohol septal ablation for treatment of obstructive hypertrophic cardiomyopathy US nationwide inpatient database, 2003-2011. JAMA Cardiol. 2016;1:324.

31. Lisboa LAF, Dallan LAO, Pomerantzef PMA, e col. Resultados a longo prazo da miectomia septal no tratamento da cardiomiopatia hipertrófica. Rev Bras Cir Cardiovasc. 2011 Jan/Mar; 26(1):86-92.

32. Marian AJ. Contemporary treatment of hypertrophic cardiomyopathy. Tex Heart Inst J. 2009;36(3):194-204.

33. Maron BJ, Maron MS, Wigle ED, Braunwald E. The 50-year history, controversy, and clinical implications of left ventricular outflow tract obstruction in hypertrophic cardiomyopathy from idiopathic hypertrophic subaortic stenosis to hypertrophic cardiomyopathy: from idiopathic hypertrophic subaortic stenosis to hypertrophic cardiomyopathy. J Am Coll Cardiol. 2009;4(3):191-200.

34. Morrow AG. Hypertrophic subaortic stenosis: operative methods utilized to relieve left ventricular outflow obstruction. J Thorac Cardiovasc Surg. 1978;76:423-430. PubMed.

35. Ommen SR, Nishimura RA. Hypertriphic cardiomyopathy: one case per year. A Clarion call to do what is right. JAMA Cardiol. 2016;1:333.

36. Ommen SR, Maron BJ, Olivotto I, et al. Long-term effects of surgical septal myectomy on survival in patients with obstructive hypertrophic cardiomyopathy. J Am Coll Cardiol. 2005 Aug 2;46(3):470-6.

37. Panaich SS1, Badheka AO, Chothani A, et al. Results of ventricular septal myectomy and hypertrophic cardiomyopathy (from Nationwide Inpatient Sample [1998-2010]). Am J Cardiol. 2014 Nov 1;114(9):1390-5.

38. Singh K, Qutub M, Carson K, et al. A meta-analysis of current status of alcohol septal ablation and surgical myectomy for obstructive hypertrophic cardiomyopathy. J Cath and Cardiovascular Intervention. 2016 Jul 1;88(1):107-15.

39. Smedira NG, Lytle BW, Lever HM, Rajeswaran J, Krishnaswamy G, Kaple RK, et al. Current effectiveness and risks of isolated septal myectomy for hypertrophic obstructive cardiomyopathy. Ann Thorac Surg. 2008; 85(1):127-33.

40. Sorajja P, Nishimura RA, Gersh BJ, Dearani JA, Hodge DO, Wiste HJ, et al. Outcome of mildly symptomatic or asymptomatic obstructive hypertrophic cardiomyopathy: a long-term follow-up study. J Am Coll Cardiol. 2009; 54(3):234-41.

41. Vriesendorp PA, Schinkel AF, Soliman OI, et al. Long-term benefit of myectomy and anterior mitral leaflet extension in obstructive hypertrophic cardiomyopathy. Am J Cardiol. 2015 Mar 1;115(5):670-5.

42. Woo A, Williams WG, Choi R, et al. Clinical and echocardiographic determinants of long-term survival after surgical myectomy in obstructive hypertrophic cardiomyopathy. Circulation. 2005 Apr 26;111(16):2033-41.

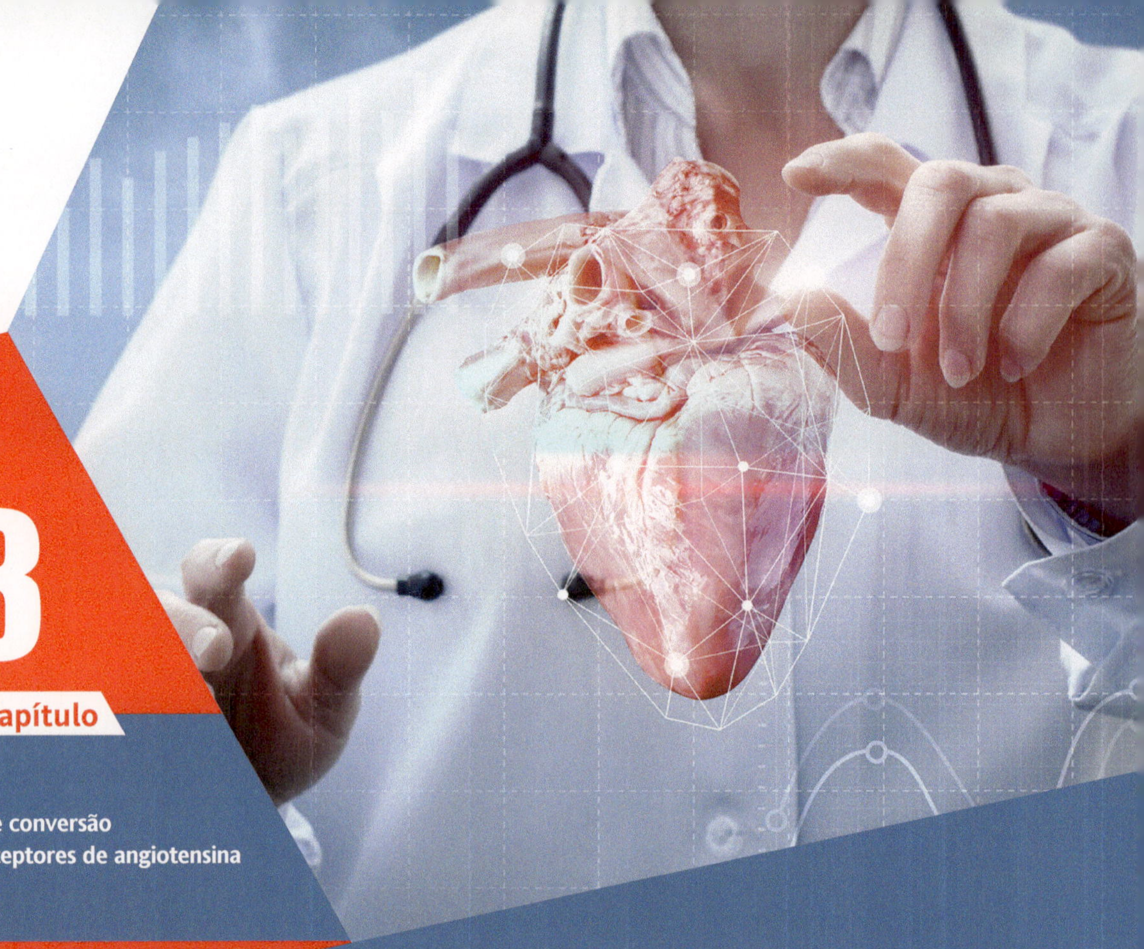

53

Destaques do Capítulo

- Betabloqueadores
- Fração de ejeção
- Inibidor de enzima de conversão
- Bloqueadores dos receptores de angiotensina
- Ivabradina
- Valsartana/sacubitril

Tratamento da insuficiência cardíaca crônica

Edileide de Barros Correia

A insuficiência cardíaca (IC) representa hoje um grave problema de saúde pública por sua morbidade, mortalidade e gastos para os serviços de saúde. Pode ser definida como a incapacidade do coração para atender às demandas metabólicas teciduais, ou fazê-lo à custa de elevadas pressões de enchimento. Após mais de uma década sem qualquer medicação ter sido incorporada no tratamento da IC, recentemente dois novos agentes farmacológicos foram introduzidos, o LCZ 696 e a ivabradina. Esses medicamentos foram aprovados pela Food and Drug Administration (FDA) dos Estados Unidos, o que determinou a necessidade da atualização das diretrizes de IC.

53.1 Tratamento

53.1.1 Recomendações gerais

Deve-se enfatizar a recomendação contra uso de álcool, de tabaco e drogas ilícitas, como cocaína, bem como evitar o uso crônico de anti-inflamatórios não hormonais, tiazolidínicos, antiarrítmicos, antagonistas de cálcio (exceto anlodipina) e cilostazol, que podem contribuir para a IC.

Atenção deve ser dada à manutenção do índice de massa corporal entre 20 e 25. A restrição de ingestão hídrica deve ser indicada apenas e quando houver sinais de retenção hídrica, quando, então, preconiza-se restrição hídrica de 500 a 1.000 mL/dia.

A quantidade de sal ideal na dieta desses pacientes ainda é questão polêmica. Dieta com sódio baixo (2 g) foi associada à redução de ingestão de proteína e de outros elementos, além de aumento da ativação neuro-hormonal. A dieta com teor normal de sódio foi associada à melhor evolução, e em vários estudos a restrição de sódio aumentou a mortalidade. Portanto, não está bem estabelecido o teor ideal de sódio a ser utilizado na dieta de pacientes com IC, que deve ser adaptado à situação clínica do paciente. Correção da hipervolemia crônica nos pacientes com insuficiência renal que estejam sob tratamento dialítico, tratamento da hipertensão arterial e da dislipidemia são medidas que podem prevenir IC.

53.1.2 Tratamento farmacológico

O tratamento farmacológico deve ser realizado precocemente, antes mesmo de a disfunção ventricular ocorrer, quando também deve ser instituído o controle dos fatores de risco para IC (estágio A) em virtude do grande impacto do tratamento no remodelamento e na sobrevida. As classes de medicamentos seguintes são utilizadas.

53.1.2.1 Diuréticos de alça

Têm indicação principal para o alívio dos sintomas; assim, podem ser dispensados no tratamento dos pacientes que se encontram assintomáticos, por não influírem na história natural da IC. Atuam diminuindo as pressões de enchimento ventricular e o estresse parietal, reduzindo a congestão venosa pulmonar e periférica.

Têm início de ação rápido e curta duração de efeitos (quatro a seis horas). Os efeitos adversos mais comuns incluem desidratação, insuficiência renal pré-renal, hipotensão arterial, hipopotassemia e hipomagnesemia. Ototoxicidade e alcalose metabólica são menos frequentes.

A dose de diurético a ser prescrita varia na dependência da intensidade da sobrecarga volêmica, adequando-se a dose à resposta apresentada pelo paciente.

53.1.2.2 Antagonistas da aldosterona (espironolactona e eplerenone)

Estão correlacionadas a grande impacto em sobrevida e são obrigatórios em pacientes com IC classes funcionais III e IV. O estudo EMPHASIS estendeu os benefícios do eplerenone para pacientes em classes funcionais mais baixas, com sintomas leves. O eplerenone ainda não está disponível no Brasil. Para minimizar o risco de hipercalemia, não se deve iniciar o uso desses medicamentos para pacientes com potássio sérico maior ou igual ou superior a 5 mEq/L, com *clearance* de creatinina inferior a 30 mL/min; deve-se descontinuar a reposição de potássio, bem como monitorar níveis séricos de potássio após três dias, uma semana e uma vez por mês, nos primeiros três meses.

53.1.2.3 Inibidores da enzima conversora da angiotensina

Estão associados à melhora dos sintomas e à diminuição de mortalidade e de hospitalizações. Esses efeitos independem dos níveis prévios de renina plasmática e são comuns a todos os fármacos integrantes da classe. Devem ser iniciados em doses menores, monitorizando-se pressão arterial, função renal e nível sérico de potássio, com aumentos progressivos até se atingir a dose equivalente a 20 mg de enalapril a cada 12 horas. As doses estão listadas na Tabela 53.1. São consideradas contraindicações ao uso dos inibidores da enzima conversora de angiotensina (IECA): creatinina sérica igual ou maior que 2,8 mg/dl, hipotensão sintomática nos mais jovens e pressão sistólica inferior a 90 mmHg nos mais idosos, estenose de artéria renal bilateral ou estenose em rim único, hipersensibilidade como angioedema relacionado ao uso prévio do IECA e gravidez. Elevações iniciais da creatinina são frequentes e não constituem razão para a suspensão do medicamento. São efeitos adversos do IECA: tosse seca irritativa, que quando intensa leva a considerar-se a troca do IECA por um antagonista do receptor AT1; piora transitória da função renal, que não constitui razão para a suspensão do medicamento; hipotensão arterial, sintomática principalmente nos pacientes que se encontram hipovolêmicos, em uso de diuréticos; hipercalemia; angioedema; erupção cutânea e prurido.

Tabela 53.1 Doses dos inibidores da enzima conversora da angiotensina (IECA) na insuficiência cardíaca.

IECA	Dose inicial	Dose-alvo	Monitorar
Captopril	6,25 mg 2 vezes/dia	50 mg 3 vezes/dia	Potássio e função renal
Enalapril	2,5-5 mg 2 vezes/dia	10-20 mg 2 vezes/dia	Potássio e função renal
Lisinopril	2,5-5 mg 1vez/dia	20-35 mg 1vez/dia	Potássio e função renal
Ramipril	1,25-2,5 mg 1 vez/dia	5 mg 2 vezes/dia	Potássio e função renal

Fonte: Desenvolvido pela autoria.

53.1.2.4 Bloqueadores beta-adrenérgicos

Induzem benefícios bem documentados na IC, independentemente da etiologia da disfunção ventricular, por vários mecanismos em todas as classes funcionais. Esses benefícios incluem melhora sintomática, diminuição da mortalidade, tanto por progressão da doença como por morte súbita, diminuição de reinternações, prevenção e reversão do remodelamento, aumento da sensibilidade dos betarreceptores, ação antiarrítmica e melhora da biologia dos miócitos. Parece não haver efeito de classe, como ocorre com os IECA. Os betabloqueadores que demonstraram serem benéficos em estudos clínicos randomizados foram o succinato de metoprolol, o carvedilol e o bisoprolol. As doses são listadas na Tabela 53.2. É possível ocorrer uma piora clínica inicial; por esse motivo são recomendadas doses iniciais pequenas, com incrementos progressivos quinzenais.

Tabela 53.2 Betabloqueadores na insuficiência cardíaca.

Betabloqueador	Dose inicial	Dose-alvo	Progressão
Carvedilol	3,125 mg 12/12 horas	25-50 mg 12/12 horas	3,125-6,5-12,5-25-50
Succinato de metoprolol (CR/XL)	25 mg 1 vez/dia	200 mg/dia 1vez/dia	25-50-100-200
Bisoprolol	1,25 mg 1 vez/dia	10 mg 1 vez/dia	1,25-2,5-3,75-5,0-7,5-10

Fonte: Desenvolvido pela autoria.

53.1.2.5 Bloqueadores dos receptores da angiotensina II

A ação farmacológica dessa classe de medicamentos é semelhante à dos IECA. São utilizados como alternativa quando há intolerância aos IECA, geralmente por tosse. Parece haver efeito de classe. A associação de bloqueadores dos receptores de angiotensina ao IECA (duplo bloqueio) foi avaliada em vários estudos randomizados, entre eles o Val -HeFT, o CHARM-Added, o VALIANT e o ONTARGET, que demonstraram resultados conflitantes. Nos dois últimos não foi observado benefício da associação, na redução do risco de morte ou de internações, e foi demonstrado risco aumentado de efeitos adversos, como hipercalemia, hipotensão arterial e insuficiência renal. A associação de um IECA a um bloqueador do receptor de angiotensina, portanto, não tem sido recomendada rotineiramente nos pacientes que persistem sintomáticos.

A dose ideal de cada um dos medicamentos citados ainda necessita ser mais bem estabelecida, desde que o estudo ATLAS e, posteriormente, o HEAAL demonstraram, para lisinopril e losartana, que doses maiores eram correlacionadas a melhores resultados. No caso da losartana, a dose de 150 mg/dia foi superior à de 50 mg/dia. As doses usuais desses medicamentos estão listadas na Tabela 53.3.

Tabela 53.3 Doses dos bloqueadores de receptores de angiotensina (BRA) II.

BRA	Dose inicial	Dose-alvo	Recomendações
Losartana	25 mg	100-150 mg	Monitorar potássio e função renal
Candesartan	8 mg	32 mg	Monitorar potássio e função renal
Valsartana	80 mg	320 mg	Monitorar potássio e função renal
Irbesartan	75 mg	300 mg	Monitorar potássio e função renal

Fonte: Desenvolvido pela autoria.

53.1.2.6 Inibidores do receptor de angiotensina/neprilisina (ARNI) LCZ696 valsartana/sacubitril

Recentemente foram introduzidos para o tratamento da IC, após o estudo Paradigm-HF, que comparou a eficácia e a segurança de uma nova classe de medicação, a LCZ696 com o enalapril em pacientes com IC e fração de ejeção reduzida. O LCZ696 é um medicamento composto por dois agentes farmacológicos, a valsartana, bloqueador do receptor da angiotensina II e o sacubitril, um inibidor da neprilisina, enzima responsável pela degradação de peptídeos endógenos vasodilatadores, como os peptídeos natriuréticos e a bradicinina, entre outros. O Paradigm-HF foi interrompido precocemente pelo grande impacto na redução de mortalidade alcançada com o uso do LCZ696. Também se observou redução do risco de hospitalizações. O LCZ696 foi superior ao enalapril na redução de mortalidade e de internações por IC. Esses resultados levaram o FDA a avaliar a aprovação do LCZ696 pela via rápida (*fast track*), utilizada em casos de novos medicamentos de resultados amplamente favoráveis para o tratamento de doenças de alta prevalência e já sendo comercializada nos Estados Unidos e no Brasil. As novas diretrizes de IC já recomendam o uso do ARNI substituindo o enalapril nos pacientes que persistem sintomáticos, têm fração de ejeção igual ou inferior a 35% e toleram vasodilatador.

53.1.2.7 Vasodilatadores

A associação de um vasodilatador arteriolar direto, como a hidralazina e um venodilatador, como o nitrato, quando comparada com placebo, demonstrou ser benéfica para o paciente com IC, porém com eficácia inferior quando comparada aos IECA. É uma terapia alternativa aos IECA quando há insuficiência renal crônica, com creatinina superior a 2,8 mg/dL e/ou hipercalemia. A associação desses dois vasodilatadores ao IECA foi testada em afro-americanos que permaneciam sintomáticos apesar do uso concomitante de IECA, betabloqueadores e antagonistas de aldosterona, e demonstrou benefício, com redução de mortalidade. A aderência a essa associação tem sido baixa, pelo grande número de comprimidos e pela posologia incômoda.

53.1.2.8 Anticoagulantes

Pacientes com IC estão sob risco aumentado de ocorrência de fenômenos tromboembólicos pelas condições hemodinâmicas e, talvez também, por atividade aumentada de fatores pró-coagulantes. Anticoagulantes são indicados para pacientes com IC e: fibrilação atrial permanente, persistente ou paroxística com ou sem outro fator de risco adicional para fenômenos tromboembólicos (como hipertensão arterial, diabetes melito, acidente vascular cerebral prévio ou ataque isquêmico transitório e idade superior ou igual a 75 anos); ou com fontes tromboembólicas, como presença de trombo intraventricular; e evento tromboembólico prévio. A seleção do anticoagulante, varfarina, dabigatran, apixaban, edoxaban ou rivaroxaban, deve ser individualizada, com base na preferência do paciente, no número de tomadas diárias, nos custos, na interação potencial de medicamentos e no tempo da *razão normatizada internacional* (RNI) na faixa com varfarina.

53.1.2.9 Ivabradina

A ivabradina é um agente redutor da frequência cardíaca, que age inibindo seletiva e especificamente a corrente I_f do nó sinusal, controlando a despolarização diastólica espontânea no nódulo sinusal e regulando a frequência cardíaca. Os efeitos cardíacos são específicos do nódulo sinusal, sem efeito sobre o restante do sistema de condução, ou sobre a função ventricular. O tratamento com ivabradina foi associado a uma redução média da frequência cardíaca de 15 bpm a partir do valor-base de 80 bpm. Parece atingir um platô e não induzir bradicardia significativa (abaixo de 40 bpm), apesar de aumentos da dose. O estudo SHIFT demonstrou redução de 18%, estatisticamente significativa, do risco relativo, na taxa de desfecho primário, composto de mortalidade cardiovascular e hospitalização por agravamento da IC, principalmente ou quase exclusivamente por redução de hospitalizações por IC. Várias questões foram levantadas após esse estudo. A primeira é o efeito ter sido basicamente por redução de internações por IC; a segunda é que, apesar de 89% dos pacientes estarem usando betabloqueadores, apenas 56% recebiam mais de 50% da dose-alvo; portanto, o benefício poderia não ser igual se estivessem recebendo dose maior. O efeito adverso mais comum da ivabradina é a queixa de fosfenos, que são descritos como aumentos transitórios da luminosidade em uma área limitada do campo visual. Esse efeito ocorre pelo fato de a ivabradina atuar nos canais I_h da retina, semelhante aos canais I_f, interferindo na resolução temporal da visão e reduzindo a resposta aos estímulos luminosos. É razoável a indicação do uso da ivabradina nos pacientes com IC, fração de ejeção igual ou inferior a 35% em ritmo sinusal, com frequência cardíaca superior a 70 bpm, que persistem sintomáticos apesar do tratamento com dose máxima tolerada de betabloqueador ou sejam intolerantes a betabloqueador, IECA ou bloqueador do receptor da angiotensina II, com o objetivo de redução do risco de internações.

53.1.2.10 Digitálicos

Induzem melhora dos sintomas com efeito neutro na mortalidade. Devem ser usados preferencialmente nos pacientes que persistem sintomáticos após ajuste medicamentoso e nos que permanecem com frequência cardíaca elevada. Reduzem o raio da cavidade ventricular, diminuindo a tensão parietal, fazendo o retorno à fase útil da curva de Frank-Starling, obtendo como resultado a melhora da função contrátil e a redução do consumo de oxigênio. A administração cautelosa possibilita a prevenção de intoxicação digitálica, que inclui monitorização dos níveis séricos de digoxina e de potássio, adequação da dose usada à função renal, não utilização na presença de arritmias complexas e individualização posológica.

53.1.2.11 Estatinas

Não têm benefício comprovado quando utilizadas apenas por IC, na ausência de outras indicações.

53.1.2.12 Inibidores diretos da renina

Os estudos iniciais que avaliaram a adição de um inibidor direto da renina (alisquireno) ao tratamento convencional de pacientes com IC com fração de ejeção reduzida não demonstraram benefício dessa associação na mortalidade, na ocorrência de infarto, de acidente vascular cerebral não fatal, na morte súbita ou nas internações nos primeiros seis meses. Aguardam-se os resultados de estudo que avalia possíveis benefícios com maior tempo de acompanhamento (quatro anos).

53.1.2.13 Tratamento da insuficiência cardíaca com função sistólica preservada

Estudos de medicamentos para tratamento da IC com função sistólica preservada têm sido desapontadores. O tratamento dessa condição, portanto, limita-se ao tratamento dos sintomas, das comorbidades e da correção dos fatores de risco. Controle rigoroso da pressão arterial, revascularização coronária quando indicada, diuréticos se houver sobrecarga de volume, betabloqueadores, IECA e bloqueadores dos receptores da angiotensina II, se houver hipertensão, são indicados.

53.1.2.14 Tratamento da apneia obstrutiva do sono

A pressão positiva de vias aéreas pode ser benéfica para aumentar a fração de ejeção e melhorar sintomas em pacientes com IC e apneia do sono.

53.1.3 Reabilitação cardiovascular

Treinamento físico ou atividade física regular são efetivos para melhorar sintomas e diminuir a mortalidade em pacientes com IC que estejam estáveis clinicamente.

53.1.4 Ressincronização ventricular

Há pouca dúvida na indicação de ressincronização para os pacientes em ritmo sinusal, com eletrocardiograma com morfologia de bloqueio de ramo esquerdo e duração do QRS maior que 150 milissegundos e que se encontram em classes funcionais III e IV ambulatorial, com fração de ejeção igual ou inferior a 35%, sem outras comorbidades que o coloquem com baixa expectativa de vida em um ano e que esteja com terapêutica otimizada. O objetivo da ressincronização é a redução de internações e de mortalidade. Nos pacientes nas mesmas condições, porém com duração do QRS entre 120 e 150 milissegundos, ou nos que não tenham bloqueio de ramo esquerdo, mas tenham duração do QRS maior que 150 milissegundos, também há evidências que apontam para benefícios da ressincronização.

53.1.5 Cardiodesfibrilador automático implantável

A prevenção da morte súbita em pacientes com IC é importante, já que cerca de metade das mortes ocorre subitamente e é inesperada. Antiarrítmicos não demonstraram benefício na prevenção dessas mortes, ao contrário dos cardiodesfibriladores, que demonstraram ser eficazes em reduzir mortes por arritmias ventriculares. São indicados preferencialmente nos pacientes que já apresentaram parada cardíaca por arritmia ventricular ou taquicardia ventricular acompanhada de síncope, independentemente da fração de ejeção e que tenham expectativa de vida superior a um ano. Para prevenção primária não há um marcador de risco confiável, além da fração de ejeção.

53.1.6 Antiarrítmicos

A prevalência de arritmias ventriculares complexas é muito elevada nos pacientes com IC. A melhor forma de tratamento é a otimização do tratamento com IECA, betabloqueadores e espironolactona. O uso rotineiro de amiodarona para tratamento de episódios não sustentados de taquicardia ventricular não tem sido recomendado, por sua baixa eficácia em prevenção de morte súbita e por estar associada a efeitos adversos importantes, como alteração da função tireoidiana, bradicardia e fibrose pulmonar. A amiodarona pode ser utilizada em situações especiais, como quando há sintomas importantes relacionados à arritmia, fibrilação atrial paroxística, para manutenção do ritmo sinusal após reversão da fibrilação atrial, nos pacientes com cardiodesfibrilador implantado que persistem com episódios sintomáticos de taquicardia ventricular ou com choques recorrentes apesar da reprogramação apropriada do dispositivo, e pode, ainda, ser considerada para os pacientes com taquicardia ventricular sintomática para os quais o implante de CDI não foi considerado apropriado.

A Tabela 53.4 esquematiza o tratamento mais adequado da IC.

Tabela 53.4 Tratamento racional da insuficiência cardíaca.

Estágio A	Estágio B	Estágio C	Estágio D
Frequência ventricular normal + fatores risco para IC	Cardiopatia estrutural Assintomático	Cardiopatia estrutural CF II, III e IV	Cardiopatia estrutural Sintomas refratários
Tratamento de HAS, DM e alcoolismo IECA ou BRA	Betabloqueadores IECA ou BRA	Diuréticos Betabloqueadores IECA ou BRA ou Nitrato+Hidralazina Espironolactona Ivabradina, Digital? Ressincronização ARNI	Diuréticos Betabloqueadores IECA ou BRA ou Nitrato+Hidralazina Espironolactona Ivabradina Digital? UF Inotrópicos Ressincronização, Dispos assist, ECMO, TX
Objetivo: prevenção do remodelamento	Objetivo: prevenção do remodelamento Diminuição de mortalidade	Objetivo: prevenção remodelamento Diminuição de mortalidade e sintomas	Prolongar sobrevida Terapias de resgate

HAS: hipertensão arterial sistêmica; DM: diabetes melito; IECA: inibidor da enzima conversora da angiotensina; BRA: bloqueador do receptor de angiotensina II; ARNI: inibidores do receptor de angiotensina/neprilisina; Dispos. assist: dispositivos de assistência ventricular; TX: transplante cardíaco; UF: ultrafiltração; ECMO: circulação extracorpórea; IC: insuficiência cardíaca.

Fonte: Desenvolvido pela autoria.

DICAS DO EDITOR

Referências bibliográficas

1. Bocchi EA, et al. Sociedade Brasileira de Cardiologia. Atualização da Diretriz Brasileira de Insuficiência Cardíaca Crônica – 2012. Arq Bras Cardiol. 2012:98(1 supl. 1):1-33.
2. Cohn JN, et al. A randomized trial of the angiotensin-receptor blocker valsartan in chronic heart failure. N Engl J Med. 2001 Dec 6;345:16667-75.
3. Gheorghiade M, et al. Effect of aliskiren on postdischarge mortality and heart failure readmissions among patients hospitalized for heart failure. The ASTRONAUT randomized trial. JAMA. 2013;309(11):1125-35.
4. Konstam MA, et al. Effects of high-dose versus low-dose losartan on clinical outcomes in patients with heart failure (HEAAL study): a randomized, double blind trail. Lance t.2009;374(9704):1840-8.
5. McMurray JJ, et al. Effects of candesartan in patients with chronic heart failure and reduced left-ventricular systolic function taking angiotensin-convertin-enzyme inhibitors: the CHARM-Added Trial. Lancet. 2003 Sep 6:362:767-71.
6. McMurray JJ, et al. ESC Guidelines for the diagnosis and treatment of acute and chronic heart failure 2012. European Heart Journal (2012);33:1787-47. doi:10.1093/eurheartj/ehs104.
7. Pitt B, et al. The effect of spironolactone on morbidity and mortality in patients with several heart failure: Randomize Aldactone Evaluation Study Investigators. N Engl J Med 1999 Sep 2;341(10);709-17.
8. Ponikowski P, et al. The Task Force for the diagnosis and treatment of acute and chronic heart failure of the European Society of Cardiology (ESC). European Heart Journal (2016);37:2129-200.
9. Swedberg K, et al. Ivabradine and outcomes in chronic heart failure (SHIFT): a randomised placebo-controle study. Lancet. 2010;376:875-85.
10. Yancy CW, et al. 2013 ACCF/AHA Guideline for the Management of Heart Failure. Journal of the American College of Cardiology (2013). doi:10/j.jacc.2013.05.019.
11. Zannad F, et al. Eplerenone in patients with systolic heart failure and mild syntoms. N Engl J Med. 2011;364:11-21.

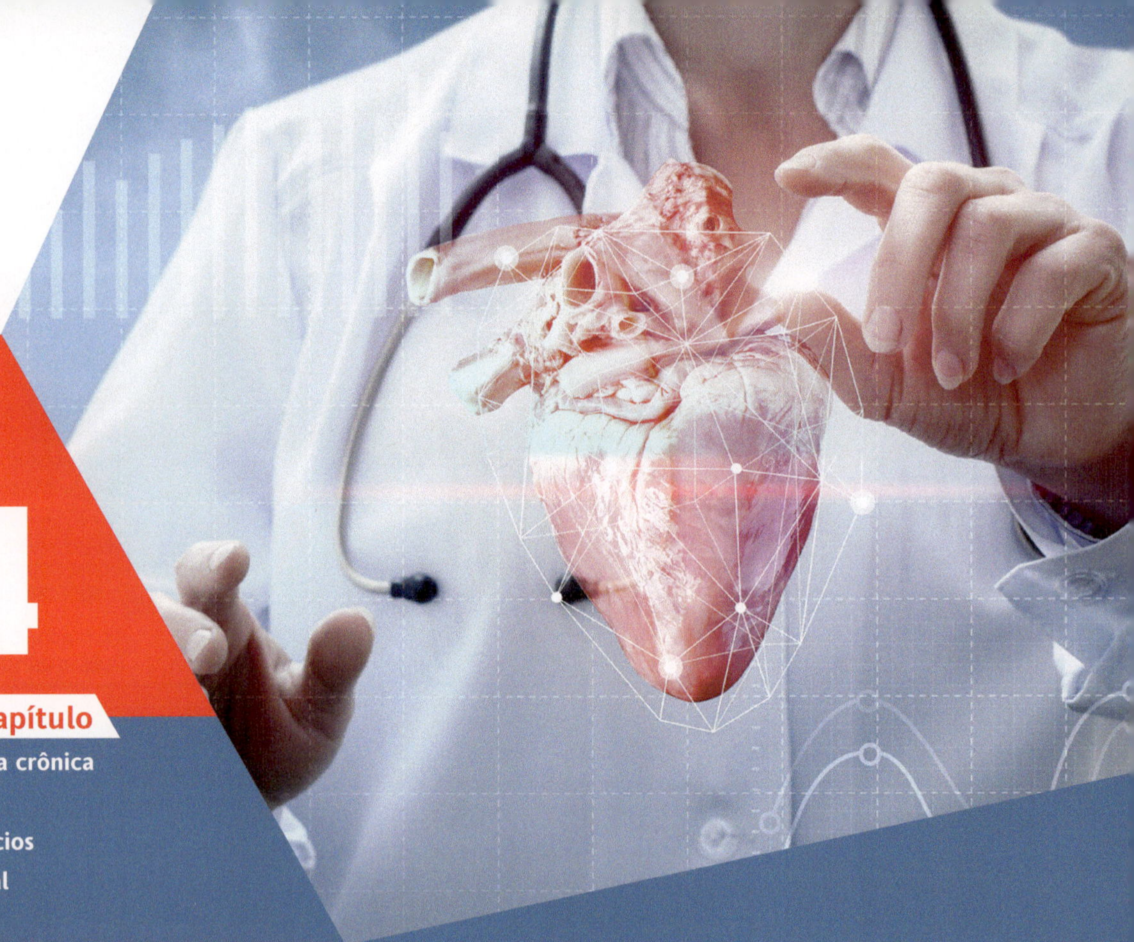

54

Destaques do Capítulo

- Insuficiência cardíaca crônica
- Treinamento físico
- Prescrição de exercícios
- Capacidade funcional

Prescrição de exercício na insuficiência cardíaca crônica

Almir Sérgio Ferraz
Rica Dodo Delmar Buchler

54.1 Introdução

Nas últimas décadas, tem ocorrido um declínio significativo da mortalidade por doença cardiovascular em ambos os sexos, particularmente nas Regiões Sul e Sudeste do Brasil, segundo o Sistema de Informações sobre Mortalidade do Ministério da Saúde. Esse fato decorre, principalmente, dos avanços nas estratégias clínicas e intervencionistas para abordagem da doença arterial coronariana (DAC). No entanto, esse fato tem sido acompanhado pela manutenção, em algumas regiões, e até aumento, em outras, da prevalência da insuficiência cardíaca crônica (ICC) em nosso país (Figura 54.1). Em parte, isso se deve ao aumento da longevidade da população, decorrente da maior sobrevida por DAC e do melhor manejo farmacológico da hipertensão arterial sistêmica e das dislipidemias, culminando em aumento da incidência de ICC – hoje a maior causa de internação no Brasil por doença cardiovascular. A ICC é considerada uma síndrome clínica com reflexos sistêmicos negativos, tanto centrais, diretamente na bomba cardíaca, como periféricos, envolvendo múltiplos sistemas. Estão bem documentadas as repercussões inflamatórias, musculoesqueléticas, endoteliais, neuro-humorais e ventilatórias. Tudo isso contribui para a redução da capacidade aeróbica (VO_2 pico), gerando intolerância ao exercício por dispneia e fadiga secundárias à redução da perfusão periférica e à sarcopenia, comprometendo a respiração celular em nível muscular.

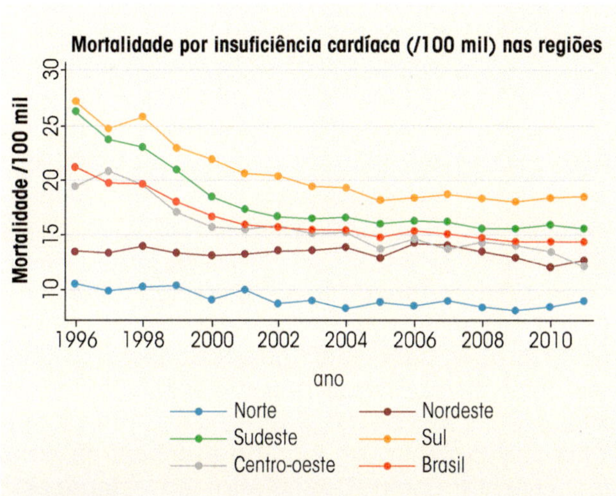

Figura 54.1 **Taxa de mortalidade por insuficiência cardíaca nas regiões do Brasil, de 1996 a 2011. Declínio até 2000 e estabilização ou aumento até 2011.**

Fonte: DATASUS 2014.

O treinamento físico regular é a mais importante ferramenta no tratamento não farmacológico da ICC, atenuando significativamente a dispneia, a fadiga e a fraqueza muscular, por ação direta na capacidade funcional, tendo indicação Classe I com Nível de Evidência A, segundo as últimas diretrizes brasileiras e internacionais de ICC, para a melhora da qualidade de vida desses pacientes. Além de ser seguro, o exercício físico está indicado para pacientes em todas as classes funcionais da New York Heart Association (NYHA), de I a IV, que estejam otimizados do ponto de vista farmacológico, mesmo aqueles com grandes disfunções ventriculares, secundárias a infartos do miocárdio extensos e os que estão em fila de espera para transplante cardíaco. São bem demonstrados, na literatura, os potenciais efeitos do exercício físico em melhorar a qualidade de vida, a capacidade funcional, o remodelamento ventricular e o perfil inflamatório de pacientes com graus variados de comprometimento da função ventricular esquerda. Existem, ainda, algumas controvérsias quanto ao tipo e à intensidade de exercício: contínuo ou intervalado, resistido ou aeróbico, alta ou baixa intensidade; mas existem, publicados na literatura, efeitos benéficos com todas as modalidades de programas, e ainda não há consenso universal quanto ao aumento da sobrevida. As diretrizes brasileiras estimulam programas que incorporem exercícios aeróbicos, resistidos e respiratórios nas sessões regulares (Figura 54.2).

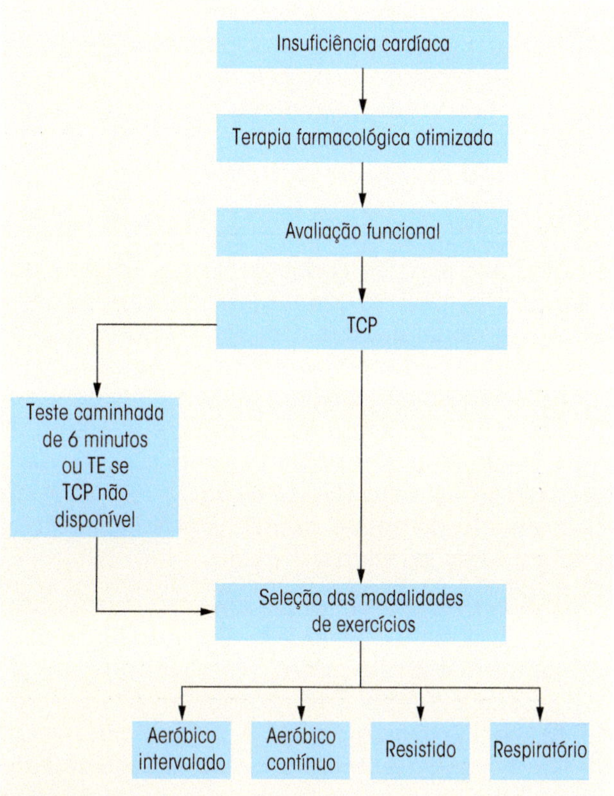

Figura 54.2 **Algoritmo para indicação de exercícios em pacientes com ICC.**

TCP: teste cardiopulmonar; TE: teste ergométrico.

Fonte: Desenvolvido pela autoria.

Os estudos sobre as modificações periféricas, decorrentes do treinamento físico na ICC, sugerem que os ganhos funcionais obtidos provêm, em grande parte, da recuperação da função do endotélio vascular, dos aumentos da densidade capilar e da atividade enzimática oxidativa da musculatura esquelética periférica. Na ICC, tão importante como aumentar a sobrevida é melhorar a qualidade de vida desses pacientes, que, em alguns casos, estão privados até mesmo de níveis mínimos de esforço, dada a intensidade dos sintomas. Metanálises de pequenos estudos unicêntricos, prospectivos e randomizados, e também um estudo com 10 anos de acompanhamento demonstram aumento da sobrevida com treinamento físico supervisionado.

54.2 Fisiologia do exercício na insuficiência cardíaca

Na insuficiência cardíaca, durante o exercício, a adaptação do débito cardíaco para aumentar a demanda de oxigênio periférico está lentificada. O fluxo sanguíneo para os músculos em atividade apresenta diminuição de perfusão e redução da capacidade oxidativa mitocondrial, levando os pacientes a reduzirem o nível de atividade física, por fadiga precoce principalmente dos membros inferiores. O comprometimento do débito cardíaco provoca redistribuição do fluxo sanguíneo mediada pelo sistema nervoso simpático e pela regulação vasomotora local, dependendo de fatores químicos e metabólicos. Esse mecanismo faz com que os tecidos, pelo fluxo lento, extraiam mais oxigênio por unidade de músculo perfundido e utilizem o metabolismo anaeróbico em maior proporção, particularmente durante o exercício, quando ocorre necessidade de maior extração de oxigênio, acentuando a diferença arteriovenosa de oxigênio. A redução do fluxo, nos pacientes com ICC, faz com que o limite de extração de oxigênio seja atingido rapidamente durante o exercício, limitando a tolerância ao esforço físico.

Outro mecanismo proposto para a redução da capacidade funcional é que os pacientes com ICC apresentam alterações da atividade enzimática muscular, decorrente do aumento das fibras de contração rápida do tipo II, particularmente as do tipo IIb, que dependem quase exclusivamente do metabolismo anaeróbico para produção de energia, além da redução das fibras de contração lenta do tipo I, que contêm alta concentração de enzimas oxidativas mitocondriais, indispensáveis para sustentar o metabolismo aeróbico durante o exercício. Adicionalmente, o menor fluxo sanguíneo periférico e a diminuição da massa muscular fazem com que se atinjam os limites metabólicos mais precocemente. Entre os mecanismos envolvidos na resposta da frequência cardíaca durante o exercício em pacientes com ICC, podem-se considerar uma alteração do *drive* simpático e a disfunção barorreflexa. Essas alterações afetam a variabilidade da frequência cardíaca e podem contribuir também como fator limitante da resposta funcional ao exercício. Na ICC avançada, o volume sistólico praticamente não se altera durante o exercício; dessa forma, o ajuste do débito cardíaco às necessidades da atividade física é feito, principalmente, pelo aumento da frequência cardíaca, limitando funcionalmente esse grupo de pacientes. Com relação a outro fator potencial, pode-se relacionar a dessensibilização de receptores beta-adrenérgicos pelo aumento de catecolaminas, que modificam a resposta cronotrópica ao exercício físico. Desse modo, o comportamento da frequência cardíaca em resposta ao exercício reflete a ativação neuro-hormonal simpática na ICC.

Papel importante também pode ser atribuído à hiperventilação pulmonar na ICC durante o exercício físico, que tem como fatores envolvidos o aumento do espaço morto, as alterações na dinâmica da perfusão pulmonar, a diminuição de complacência pulmonar e as modificações intrínsecas da musculatura esquelética pelos metabólitos derivados do trabalho muscular. Esses metabólitos geram acidose local, que promove hiperestimulação dos ergorreceptores musculares, que, por via aferente, perpetuam a hiperventilação característica dessa síndrome nas fases mais avançadas da doença. Essa é a base da *hipótese muscular* da ICC, e acredita-se que o exercício seja o recurso terapêutico mais importante para atenuar tal processo. Embora o aumento agudo nas pressões intrapulmonares possa ter papel na fisiopatologia da dispneia, está demonstrado não haver relação direta entre o consumo de oxigênio de pico (VO_2 pico) e a pressão capilar pulmonar, no exercício máximo, em pacientes com ICC, pois esta nem sempre está aumentada em pacientes limitados por dispneia, quando comparada àqueles limitados por fadiga. As modificações do espaço morto e da ventilação pulmonar estão relacionadas ao débito cardíaco diminuído e não ao aumento agudo da pressão capilar pulmonar.

54.3 Avaliação da capacidade física na insuficiência cardíaca

O teste cardiopulmonar (TCP) é utilizado para medir diretamente variáveis como consumo de oxigênio (VO_2), produção de dióxido de carbono (VCO_2) e ventilação pulmonar (VE), assim como a relação entre variáveis (VE/VO_2 e VE/CO_2), que auxiliam no manejo da ICC, propiciando informações diagnósticas e prognósticas valiosas, além de identificar pontos metabólicos como o limiar anaeróbico (LA) e o ponto de compensação respiratória (PCR) (Figura 54.3), que são úteis para prescrever o treinamento físico e avaliar a gravidade da doença.

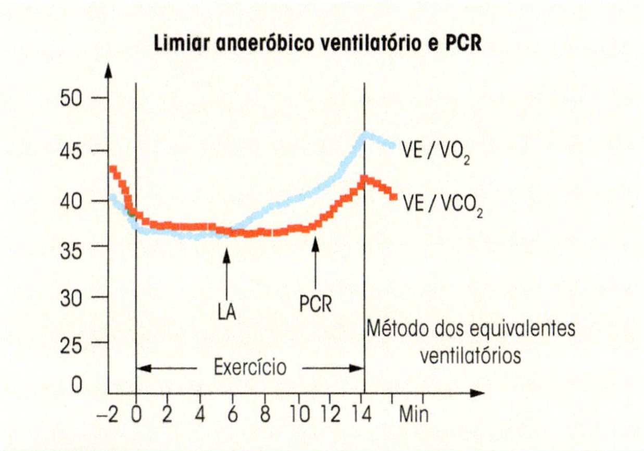

Figura 54.3 Representação gráfica do limiar anaeróbico (LA) e do ponto de compensação respiratória (PCR).

VE/VO_2: relação entre ventilação pulmonar e consumo de oxigênio; VE/VCO_2: relação entre ventilação pulmonar e produção de dióxido de carbono; $PETCO_2$: tempo em minutos. CVM: contração voluntária máxima.

Fonte: Divisão de reabilitação em insufeciência cardíaca da Seção dereabilitação cardiovascular do Instituto Dante Pazzanese de Cardiologia.

Para avaliar a capacidade funcional máxima, o TCP é considerado o padrão ouro. Os pacientes são orientados a dormir, no mínimo, oito horas na noite de véspera, não ingerir álcool por três dias, não fumar no dia do exame e manter toda a medicação regular. O TCP é feito preferencialmente no período matutino, iniciando pela espirometria de repouso, que é rotineiramente realizada no mesmo equipamento, para avaliar a função pulmonar e afastar doenças pulmonares subjacentes, além de fornecer a ventilação voluntária máxima, necessária ao cálculo da reserva ventilatória. Um dos protocolos de exercício em esteira utilizados é o de Naughton modificado com 12 etapas, tendo cada uma dois minutos de duração e VO_2 de 3,5 mL/kg/minutos, que corresponde a um equivalente metabólico (MET). Esse protocolo é indicado para os pacientes mais limitados funcionalmente (classes funcionais III e IV da NYHA). Já o protocolo de Bruce modificado, também com estágios de dois minutos e consumo médio de 2 MET por etapa, é indicado para aqueles em classes funcionais I e II. A percepção subjetiva do esforço é sempre orientada durante todo o TCP ou pela escala de Borg (Quadro 54.1) ou, de modo simplificado, por uma escala de três níveis, que o paciente sinaliza com os dedos da seguinte forma: um dedo, cansaço leve, dois dedos, cansaço médio e três dedos, cansaço intenso, a partir do qual o paciente pode interromper seu esforço, sinalizando com a mão quando desejar. Esta última escala, embora menos detalhada, é mais fácil e prática para o paciente que está com adaptador bucal ou máscara facial para a coleta de gases, que dificulta a comunicação verbal. Adicionalmente, a cada dois minutos, é aferida a pressão arterial e realizada a ausculta pulmonar, na busca de queda dos níveis sistólicos e do aparecimento de estertores pulmonares basais, respectivamente, sinais indicativos de disfunção aguda do ventrículo esquerdo induzida pelo esforço físico.

Quadro 54.1 Escala de Borg para avaliação subjetiva do esforço.

6.
7. Muito fácil
8.
9. Fácil
10.
11. Relativamente fácil
12.
13. Ligeiramente cansativo
14.
15. Cansativo
16.
17. Muito cansativo
18.
19. Exaustivo
20.

Fonte: Desenvolvido pela autoria.

No Instituto Dante Pazzanese de Cardiologia (IDPC) utilizam-se, também, classificações funcionais, que se norteiam pelo VO_2 máximo e pelo LA para avaliar a capacidade de exercício dos pacientes com ICC (Tabela 54.1).

Tabela 54.1 Classificação funcional, segundo Weber e Janicki.

Classe	Comprometimento funcional	VO_2 de pico (mL/kg/min)	LA (mL/kg/min)	IC máximo (L/min/m²)
A	Discreto/nenhum	> 20	> 14	> 8
B	Discreto/moderado	16-20	11-14	6-8
C	Moderado/grave	10-16	8-11	4-6
D	Grave	6-10	5-8	2-4
E	Muito grave	< 6	< 4	< 2

VO_2 de pico: consumo de oxigênio de pico; LA: limiar anaeróbico; IC: índice cardíaco.

Fonte: Desenvolvido pela autoria.

Uma forma alternativa de avaliação funcional, também utilizada no IDPC nos pacientes com ICC, é o Teste de Caminhada de Seis Minutos, que tem como uma de suas finalidades avaliar a capacidade funcional submáxima que representa os gastos energéticos da maior parte das atividades cotidianas. É um exame aplicado pela equipe de fisioterapia, que tem metodologia simples, é bem aceito pelos pacientes, com boa reprodutibilidade e que correlaciona a distância caminhada ao grau de comprometimento funcional. Alguns estudos têm atribuído a esse teste valor prognóstico, como fator independente de mortalidade e hospitalização por ICC, relacionando a distância caminhada em seis minutos à fração de ejeção e ao VO_2 de pico.

54.4 Avaliação da qualidade de vida

Para a avaliação da qualidade de vida dos pacientes no início e periodicamente durante o programa de treinamento, o IDPC utiliza um questionário elaborado pela Universidade de Minnesota denominado originalmente *Living with Heart Failure Questionnaire*. Esse questionário é utilizado no Brasil com tradução e validação para a língua portuguesa. É aplicado aos pacientes com ICC, inclui 21 perguntas que abordam os reflexos da ICC que dificultam o paciente a viver como ele gostaria, por restrições de ordem física, psíquica, social, econômica, laborativa e recreativa. A resposta pode ser graduada de zero (não afetou) até 5 (afetou demais). Se alguma pergunta lida pelo paciente não o afeta ou não tem certeza, ele deve circular o zero e seguir para a próxima. Se, por outro lado, a pergunta aplica-se ao paciente, ele deve tentar graduar de 1 a 5 a intensidade em que esse item o afeta, lembrando-se apenas do último mês. Todos os pacientes são orientados a ler e a pensar cuidadosamente sobre cada questão. A Tabela 54.2 mostra o questionário da Universidade de Minnesota.

Tabela 54.2 **Questionário de qualidade de vida de Minnesota, 1986.**

No último mês sua doença cardíaca o impediu de viver como queria por	Não	Muito pouco				Demais
1. Causar inchaço nos tornozelos, pernas etc.?	0	1	2	3	4	5
2. Obrigar você a sentar ou deitar para descansar durante o dia?	0	1	2	3	4	5
3. Tornar sua caminhada ou subida de escadas difícil?	0	1	2	3	4	5
4. Tornar seu trabalho doméstico difícil?	0	1	2	3	4	5
5. Tornar suas saídas de casa difíceis?	0	1	2	3	4	5
6. Tornar difícil dormir bem à noite?	0	1	2	3	4	5
7. Tornar difíceis seus relacionamentos ou atividades com familiares e amigos?	0	1	2	3	4	5
8. Tornar seu trabalho para ganhar a vida difícil?	0	1	2	3	4	5
9. Tornar seus passatempos, esportes ou diversão difíceis?	0	1	2	3	4	5
10. Tornar sua atividade sexual difícil?	0	1	2	3	4	5
11. Fazer você comer menos as comidas de que gosta?	0	1	2	3	4	5
12. Causar falta de ar?	0	1	2	3	4	5
13. Deixar você cansado, fatigado ou com pouca energia?	0	1	2	3	4	5
14. Obrigar você a ficar hospitalizado?	0	1	2	3	4	5
15. Fazer você gastar dinheiro com cuidados médicos?	0	1	2	3	4	5
16. Causar em você efeitos colaterais das medicações?	0	1	2	3	4	5
17. Fazer você sentir-se um peso para familiares ou amigos?	0	1	2	3	4	5
18. Fazer você sentir falta de autocontrole na sua vida?	0	1	2	3	4	5
19. Fazer você se preocupar?	0	1	2	3	4	5
20. Tornar difícil para você concentrar-se ou lembrar-se das coisas?	0	1	2	3	4	5
21. Fazer você sentir-se deprimido?	0	1	2	3	4	5

Todas as perguntas devem ser lidas preferencialmente pelo próprio paciente, que deve responder a todas e marcar com apenas um círculo o número de cada linha.

Fonte: Desenvolvido pela autoria.

54.5 Prescrição de atividade física na insuficiência cardíaca aguda

O exercício físico em pacientes com insuficiência cardíaca descompensada ainda é um capítulo à parte, está em nível de pesquisa clínica e não apresenta consenso na literatura. Permanece sem indicação pelas diretrizes.

Estudo prospectivo e randomizado, conduzido no IDPC por Oliveira et al., foi apresentado no Congresso do American College of Cardiology (ACC) de 2015. Foram incluídos 30 pacientes consecutivos internados com diagnóstico de insuficiência cardíaca aguda e randomizados para exercício de 20 minutos diários do segundo ao oitavo dia de internação em bicicleta adaptada ao leito, em adição ou não à ventilação não invasiva com pressão inspiratória positiva; incluiu, ainda, um terceiro grupo como controle, que foi submetido apenas ao tratamento farmacológico convencional. Os resultados demonstraram efeitos positivos mais expressivos, quanto ao tempo de internação, à capacidade funcional pelo Teste de Caminhada de Seis Minutos e à qualidade de vida avaliada pelo questionário de qualidade de vida de Minnesota, no grupo que se exercitou com ventilação positiva quando comparado aos grupos exercício isolado e controle. Esses dados preliminares são ainda insuficientes para mudar diretrizes, mas estimulam mais estudos nessa população especial.

54.6 Prescrição de atividade física na insuficiência cardíaca crônica estável

A abordagem dos pacientes com ICC no IDPC, do ponto de vista da atividade física, é iniciada durante a internação hospitalar, após estabilização clínica, de modo multiprofissional, com a assistência fisioterápica, incluindo mobilização passiva e ativa de modo gradual e que se estende até a fase ambulatorial. Na fase hospitalar, muitas vezes a atuação da fisioterapia se limita às condições respiratórias, com procedimentos específicos para melhorar a oxigenação, o desconforto respiratório e a força muscular respiratória. Sabe-se que não é rara a incidência de apneia do sono na ICC, e a adequada utilização da ventilação mecânica não invasiva exerce papel importante nesse quadro. Concomitantemente, um programa de atividades que ajudem na mobilização geral, evitando os efeitos deletérios do repouso prolongado no leito, além de orientação das atividades diárias de vida com menor gasto energético (técnicas de conservação de energia), também faz parte do plano de tratamento fisioterápico durante a internação. Para os pacientes que permanecem internados por um período maior, devem-se incluir alguns exercícios de fortalecimento muscular. Por meio de um plano educacional, o paciente é ainda conscientizado sobre a importância de aderir ao programa de reabilitação cardiovascular ambulatorial que a instituição oferece.

Na fase ambulatorial, o paciente passa por nova avaliação clínica e fisioterápica antes de iniciar o programa de reabilitação cardiovascular. São realizados, além da anamnese detalhada conforme os objetivos do programa, testes específicos, para verificar com exatidão qual o plano de tratamento mais adequado, que incluem: TCP, Teste de Caminhada de Seis Minutos, teste de sentar e levantar da cadeira em um minuto, teste de força muscular respiratória (pressão inspiratória máxima e expiratória máxima), teste de resistência muscular ou contração voluntária máxima (teste de 1 CVM) e questionário de qualidade de vida. Após discussão clínica, em que é feita a análise dos resultados das avaliações, decide-se sobre a inclusão ou não no grupo ambulatorial de treinamento físico e a prescrição a ser seguida. Há alguns anos, realizou-se, no IDPC, estudo randomizado e prospectivo, que incluiu, além de medidas da capacidade funcional máxima (VO_2 pico) e submáxima no LA, estudos de biópsia muscular periférica, neuro-hormônios, balanço autonômico, marcadores inflamatórios e qualidade de vida. Avaliaram-se todas essas informações em dois programas supervisionados de treinamento físico: um de alta intensidade (acima do LA), que correspondia à prescrição de treinamento a 88% do oxigênio pico, ou seja, em franca área de acidose metabólica, e outro de baixa intensidade (abaixo do LA), correspondendo a 67% do VO_2 pico, antes do início da acidose metabólica. Os programas tiveram duração de 24 semanas, com sessões de 45 minutos, três vezes por semana. A biópsia do músculo *vastus lateralis* mostrou que, em ambas as modalidades de treinamento, houve aumento da capacidade oxidativa da musculatura esquelética (Figura 54.4), assim como aumentos equivalentes do VO_2 de pico.

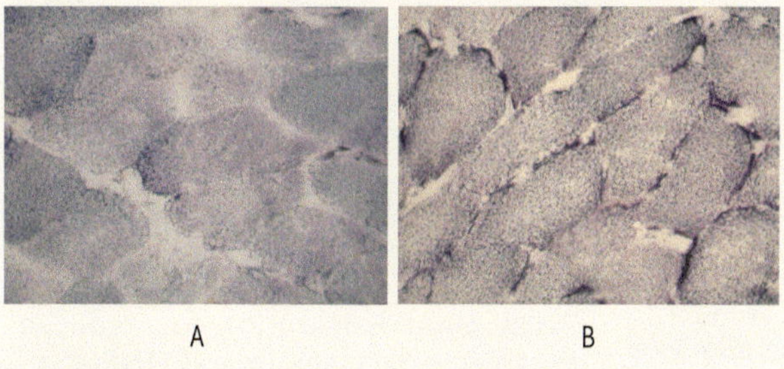

Figura 54.4 Microscopia óptica para histologia de fibras musculares coradas para atividade da enzima succinodesidrogenase (SDH).

(A) biópsia inicial e (B) após seis meses de treinamento físico em paciente com insuficiência cardíaca, na qual se observa aumento da enzima SDH, representado pelos emodulados nas fibras de coloração mais escura.

Fonte: Ferraz AS, Bocchi EA, Guimarães GV, et al.

Entretanto, somente no grupo de baixa intensidade ocorreu melhora estatisticamente significativa do escore de qualidade de vida de Minnesota, da variabilidade da frequência cardíaca (balanço autonômico), do peptídeo natriurético tipo B (BNP) e da proteína C-reativa ultrassensível (PCR-US). Quanto ao BNP, considera-se que sua secreção está relacionada à distensão da parede ventricular, e o exercício de baixa intensidade pode ter promovido menor estresse parietal no ventrículo esquerdo e melhor acomodação vascular periférica. Com base nesses dados e também em outros estudos mais recentes, as prescrições de treinamento no IDPC levam em consideração a frequência cardíaca de treinamento limitada pelo LA, ou seja, exercícios de intensidades inferiores à dos que promovem acidose metabólica.

Recente análise sistemática de quatro estudos prospectivos e randomizados internacionais, incluindo Austrália, Canadá, Noruega e Brasil, com dados do IDPC, demonstrou que, a partir de seis semanas de treinamento físico supervisionado, podem-se observar efeitos anti-inflamatórios por redução de marcadores como fator de necrose tumoral alfa (TNF-α) e interleucina-6 (IL-6), e aumento da capacidade funcional evidenciada pelo aumento do VO_2 pico (Figura 54.5).

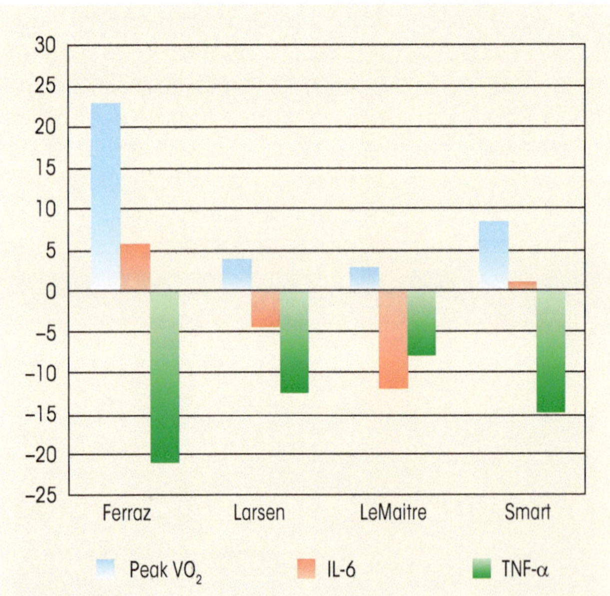

Figura 54.5 Efeitos anti-inflamatórios, com redução do fator de necrose tumoral (TNF-α) e da interleucina-6 (IL-6) e aumento da capacidade funcional pelo VO_2 pico (*Peak VO2*=VO_2 pico), a partir de seis semanas de treinamento físico supervisionado. Estudos prospectivos e randomizados.

Peak VO_2 = VO_2 pico.

Fonte: Desenvolvido pela autoria.

No início do programa de treinamento físico do IDPC, são adotadas frequências cardíacas de cerca de 80% dos limites prescritos, que progridem gradualmente de acordo com a tolerância individual de cada paciente.

Cada sessão é dividida em fase pré-aeróbica ou de aquecimento, por 15 minutos, com exercício de alongamento mais exercícios isodinâmicos com pequenos pesos e tração de faixas elásticas; fase aeróbica ou de estímulo, por 25 minutos, com exercícios de caminhada em ritmo regular ou pedaladas com carga programada na frequência cardíaca, e fase de esfriamento ou relaxamento por cinco a 10 minutos, incluindo alongamento, caminhadas lentas e respirações profundas (Tabela 54.3). Todas as sessões têm supervisão médica, com telemetria do eletrocardiograma e frequência cardíaca continuamente, sendo conduzidas por fisioterapeutas, que realizam registro da pressão arterial antes e após cada fase. São critérios de interrupção ou de redução da carga de trabalho na fase de estímulo: intolerância ao exercício, arritmias frequentes induzidas pelo esforço físico, dor muscular ou osteoarticular significativa e queda da pressão arterial sistólica. Para os pacientes que não podem frequentar o programa supervisionado, realizam-se as mesmas avaliações, e, após aprendizado e familiarização com a escala de percepção subjetiva do esforço (Borg), são prescritos exercícios domiciliares, incluindo caminhadas ou bicicleta, sempre respeitando os limites da frequência cardíaca do LA, assim como o nível 13 (ligeiramente cansativo) da escala de Borg.

Tabela 54.3 Reabilitação na insuficiência cardíaca crônica segundo programa do Instituto Dante Pazzanese de Cardiologia.

Exercício	Intensidade	Duração
Aquecimentoe alongamento	Leve	15 minutos
Exercício de resistência por grupos musculares	Entre 40%-60% da CVM	15 minutos
Exercício aeróbicoem bicicleta	Na frequência cardíaca do limiar anaeróbico	30 minutos
Relaxamento	Leve	5-10 minutos

CVM: contração voluntária máxima.

Fonte: Desenvolvido pela autoria.

54.7 Conclusão

Embora a terapia farmacológica seja a base inicial do tratamento da ICC, a prescrição regular de exercícios físicos moderados deve ser parte integrante do tratamento atual da ICC compensada, com início o mais precoce possível. Grande número de estudos randomizados e análises sistemáticas tem demonstrado que essa abordagem é segura, e tem efeitos comprovados na redução dos sintomas e reflexos positivos importantes na capacidade funcional, na qualidade de vida e redução nas reinternações. A combinação de adaptações cardíacas, hemodinâmicas e periféricas por ações neuro-humorais, autonômicas, anti-inflamatórias e antioxidantes endoteliais aumenta a capacidade funcional, e pode ter reflexos na mortalidade e nas hospitalizações, como têm sinalizado estudos prospectivos e randomizados, revisão sistemática recente incluindo 4.740 pacientes de 33 estudos e subanálise do grande estudo multicêntrico HF-ACTION, envolvendo os pacientes que atingiram metas propostas de intensidade e frequência de exercícios. Todos os esforços devem ser implementados para que a prescrição regular de exercícios seja definitivamente incorporada ao tratamento de longo prazo dos pacientes com disfunção ventricular esquerda crônica, independentemente da etiologia.

DICAS DO EDITOR

Referências bibliográficas

1. Belardinelli R, Georgiou D, Cianci G, et al. 10-years exercise training in chronic heart failure. J Am Coll Cardiol. 2012;60(16):1521-8.
2. Bocchi EA, Marcondes-Braga MG, Bacal F, et al. Atualização da Diretriz Brasileira de Insuficiência Cardíaca Crônica. Arq Bras Cardiol. 2012;98:1-33.
3. Ferraz AS. Efeitos do treinamento físico de alta e baixa intensidade em pacientes com insuficiência cardíaca. Tese [Doutorado em Cardiologia]. São Paulo: Faculdade de Medicina da USP; 2002.
4. Ferraz AS, Bocchi EA, Guimarães GV, et al. Low intensity is better than high intensity exercise training in chronic heart failure patients concerning pulmonary ventilation, brain natriuretic peptide, and quality of life evaluation: a prospective randomized study. J Am Coll Cardiol. 2003;41:182A.
5. Ferraz AS, Bocchi EA, Meneghello RS, et al. High sensitive C-reactive protein is reduced by exercise training in chronic heart failure patients: a prospective randomized controlled study. Circulation. 2004;17(Suppl):793-4.
6. Flynn KE, Piña IL, Whellan DJ, et al.; HF-ACTION Investigators effects of exercise training on health status in patients with chronic heart failure: HF-ACTION randomized controlled trial. JAMA. 2009;301(14):1451-9. Erratum in: JAMA. 2009;302(21):2322.
7. Hambrecht R, Fiehn E, Yu J, et al. Effects of endurance training on mitochondrial untrastructure and fiber type distribution in skeletal muscle of patients with stable chronic heart failure. J Am Coll Cardiol. 1997;29(5):1067-73.
8. Hambrecht R, Gielen S, Linke A, et al. Effects of exercise training on left ventricular function and peripheral resistance in patients with chronic heart failure: a randomized trial. JAMA. 2000;283(23):3095-101.
9. Oliveira MF, Santos RL, Ferraz AS, et al. Safety and efficacy of non-invasive ventilation during exercise training in patients with acute heart failure: a randomized prospective controlled study. AHA Scientific Sessions. Circulation 2015. A15821.
10. Piepoli MF, Davos C, Francis DP, et al.; ExTraMATCH Collaborative. Exercise training meta-analysis of trials in patients with chronic heart failure (ExTraMATCH). BMJ. 2004;328(7433):189.
11. Piepoli MF, Guazzi M, Boriani G, et al. Exercise intolerance in chronic heart failure: mechanisms and therapies. Part 1. Eur J Cardiovasc Prev Rehabil. 2010;17:637-42.
12. Piña IL, Apstein CS, Balady GJ, et al.; American Heart Association Committee on exercise, rehabilitation, and prevention: exercise and heart failure. A statement from the American Heart Association Committee on exercise, rehabilitation, and prevention. Circulation. 2003;107(8):1210-25.
13. Sagar VA, Davies EJ, Briscoe S, et al. Heart failure: systematic review and meta-analysis. Open Heart. 2015;2(1):e000163.

14. Taylor RS, Sagar VA, Davies EJ, et al. Exercise-based rehabilitation for heart failure. Cochrane Database Syst Rev. 2014;(4):CD003331.

15. Departamento de Informática do Sistema Único de Saúde (DATASUS). Sistema de informações sobre mortalidade do Ministério da Saúde do Brasil. Brasília, DF: Ministério da Saúde; 2014.

16. Smart NA, Larsen AI, Le Maitre JP, et al. Effect of exercise training on interleukin-6, tumour necrosis factor alpha and functional capacity in heart failure. Cardiol Res Pract. 2011;20:1-6.

17. Working Group on Cardiac Rehabilitation & Exercise Physiology and Working Group on Heart Failure of the European Society of Cardiology. Recommendations for exercise training in chronic heart failure patients. Eur Heart J. 2001;22(2):125-35.

18. Yancy CW, Jessup M, Bozkurt B, et al.; American College of Cardiology Foundation; American Heart Association Task Force on Practice Guidelines. 2013 ACCF/AHA guideline for the management of heart failure: a report of the American College of Cardiology Foundation/American Heart Association Task Force on Practice Guidelines. J Am Coll Cardiol. 2013;62(16):e147-239.

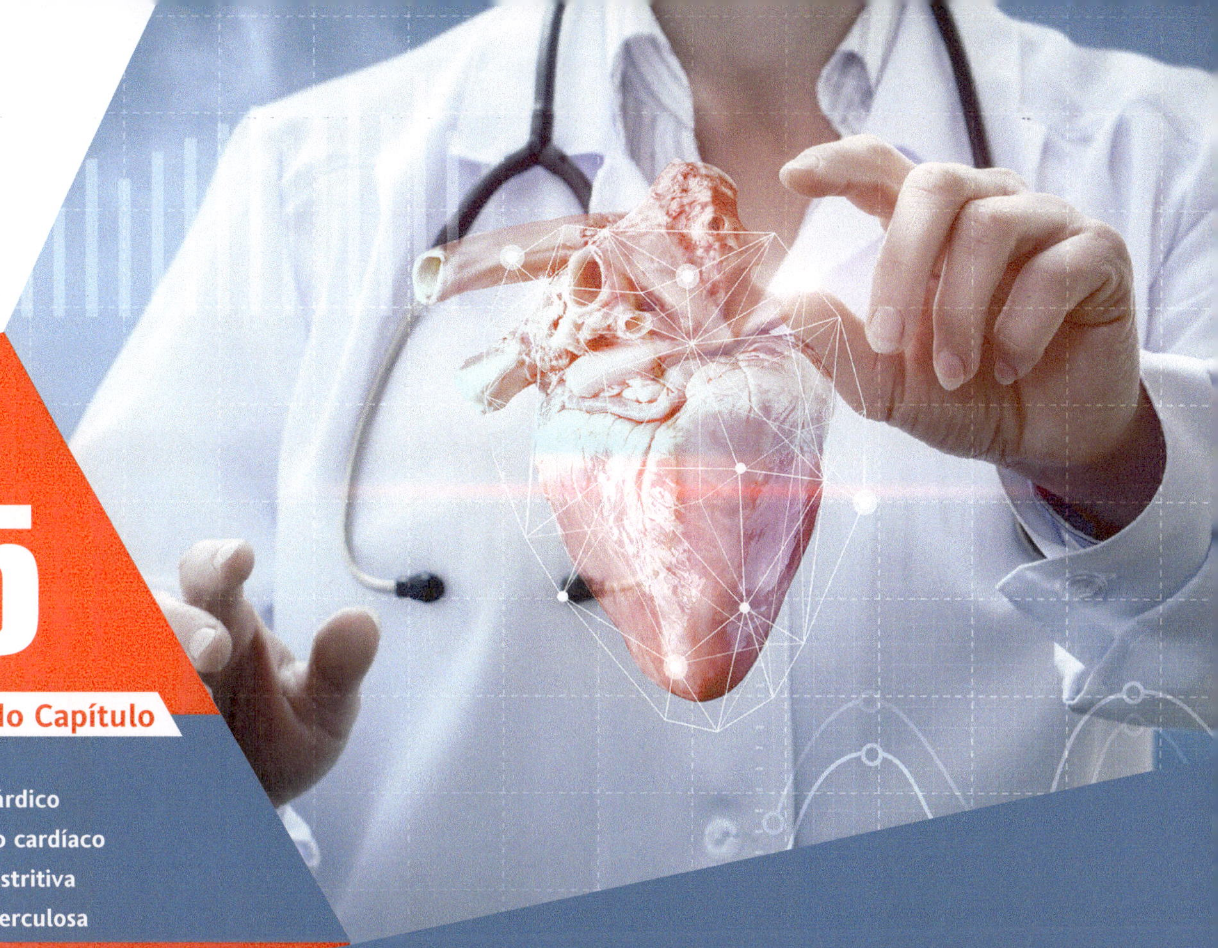

55

Destaques do Capítulo

- Pericardite
- Derrame pericárdico
- Tamponamento cardíaco
- Pericardite constritiva
- Pericardite tuberculosa

Pericardites

Renato Borges Filho

55.1 Introdução

Em virtude de sua posição anatômica, ao redor do coração, o pericárdio pode exercer profundos efeitos hemodinâmicos. Também é comum seu envolvimento em uma série de doenças sistêmicas, nas quais algumas vezes ocupa grau de destaque, com clínica exuberante, e outras vezes pode estar envolvido de forma obscura, com difícil diagnóstico.

Não existem dados epidemiológicos oficiais no Brasil referentes ao comprometimento do pericárdio. Dados europeus mostram que a incidência de pericardite aguda ocorre em 27,7 casos por 100.000 habitantes por ano. As pericardites são responsáveis por 0,1% de todas as internações hospitalares e por 5% das internações por dor torácica. Homens com idade entre 16 e 65 anos têm maior risco de desenvolver a doença quando comparados com mulheres na mesma faixa etária.

55.2 Etiologia

O pericárdio pode ser diretamente acometido ou seu envolvimento ser secundário a uma série de doenças sistêmicas (Tabela 55.1).

Tabela 55.1 Etiologia das pericardites.

Idiopáticas
Infecciosas Bacteriana: *Tuberculosa* *Purulenta*: cocos, bacilos grampositivos (*Proteus, E. coli Pseudomonas, Klebsiela*), *Neisseria, H. Influenzae.* Viral: *coxsackie B, Echo 8*, caxumba, gripe, mononucleose infecciosa, poliomielite, varicela, hepatite B Fúngica: histoplasmose, candidíase Parasitária: toxoplasmose, equinococose, *E. histolytica*
Iatrogênicas Medicamentos procainamida, hidralazina, isoniazida, penicilina, metisergida, danorrubicina, anticoagulantes Radiação Mecânico: cateterismo cardíaco, implante de marcapasso cardíaco.
Metabólicas Uremia, pericardite por colesterol, mixedema, quilopericárdio
Autoimunes Doenças do Conectivo: doença reumática, lúpus eritematoso sistêmico, artrite reumatoide, esclerodermia, poliarterites. Síndrome de Dressler Síndrome Pós-Pericardiotomia
Neoplásicas
Pós-Infarto do Miocárdio
Rotura de Aneurisma de Aorta
Traumática
Hereditária: síndrome de Mulibrey

Fonte: Desenvolvido pela autoria.

55.3 Definição e diagnóstico

Pericardite aguda pode ser definida como uma síndrome inflamatória, sendo o diagnóstico possível quando presentes pelo menos dois de quatro critérios: dor torácica, atrito pericárdico, alterações do eletrocardiograma, como elevação de ST e/ou depressão do PR, e derrame pericárdico.

A dor é o principal sintoma. Tem caráter agudo, forte intensidade, geralmente irradiada para o ombro (crista do trapézio), e frequentemente o paciente refere piora com a inspiração e melhora ao se sentar.

O atrito pericárdico, presente em alguns casos, caracteriza-se por um som rude (fricção) paraesternal esquerdo que não se irradia, podendo ter caráter intermitente ou transitório.

55.4 Exames complementares

Deve-se evitar avaliação extensa e dispendiosa. Uma avaliação laboratorial simples, incluindo dosagem de eletrólitos, função renal, hemograma completo, proteína C reativa (PCR) e hormônio estimulador da tireoide (TSH), além de eletrocardiograma e radiografia do tórax, esclarece a maioria dos casos. Uma avaliação mais extensa torna-se necessária dependendo da suspeita etiológica ou se o paciente não seguir o curso benigno esperado.

Os marcadores laboratoriais de necrose miocárdica têm seus níveis elevados nos pacientes com pericardite aguda, sendo a elevação da troponina I mais frequente que a da CKMB. Estudos mostram incidência de 27% de elevação da troponina I, com pico em geral no segundo dia após o início dos sintomas, mantendo-se elevados por mais tempo que a CKMB. Quanto aos marcadores de atividade inflamatória de fase aguda (velocidade de hemossedimentação, PCR e leucocitose), eles se encontram elevados em cerca de 75% dos casos de pericardite aguda, porém sua ausência na avaliação dos pacientes não afasta o diagnóstico. Eles tendem a se normalizar ao final de duas semanas; valores persistentemente elevados indicam maior chance de recorrência da doença e, por isso, requerem terapêutica anti-inflamatória mais potente e prolongada. O peptídeo natriurético cerebral (BNP) e o fragmento N-terminal pró-BNP (NT-pró-BNP) podem estar elevados nas doenças pericárdicas, porém não há evidências que justifiquem seu uso rotineiro para o diagnóstico de pericardite aguda. A Tabela 55.2 resume a indicação dos marcadores laboratoriais nas pericardites.

O eletrocardiograma é o principal exame, uma vez que guarda relação com a evolução da doença. Nas primeiras horas após o aparecimento da dor, um supradesnivelamento difuso do segmento ST aparece, mantendo as ondas T positivas. Com a evolução, o segmento ST tende à normalização e as ondas T tendem à negativação. Por fim, em uma fase mais tardia o segmento ST se normaliza totalmente e as ondas T tornam-se difusamente invertidas. O retorno das ondas T ao normal pode demorar semanas ou mesmo não ocorrer.

Tabela 55.2 Indicação da utilização dos marcadores laboratoriais no diagnóstico de pericardite.

Classe de recomendação	Indicações	Nível de evidência
Classe I	Dosagem de PCR para diagnóstico e seguimento de pericardite aguda.	B
Classe I	Dosagem de hormônios tireoidianos, autoanticorpos e avaliação de função renal na investigação etiológica de pericardite aguda.	C
Classe IIa	Dosagem de troponina para diagnóstico de pericardite aguda.	C
Classe IIb	Dosagem de CKMB para diagnóstico de pericardite aguda.	C
Classe IIb	Dosagem de BNP/NT pró-BNP para auxiliar no diagnóstico diferencial entre pericardite constritiva e cardiomiopatia restritiva.	C
Classe III	Dosagem de BNP/NT-pró-BNP para diagnóstico de pericardite aguda.	C

PCR: proteína C reativa; CKMB: isoenzima MB da cratino quinase; BNP: peptídeo natriurético cerebral; NT-pró-BNP: fragmento N-terminal do pró-BNP.

Fonte: I Diretriz da Sociedade Brasileira de Cardiologia sobre miocardites e pericardites. Arquivos Brasileiros de Cardiologia. 2013;100 4 (Supl.1):1-36.

A radiografia do tórax é obrigatória para a avaliação da área cardíaca e também dos campos pulmonares. A área cardíaca pode estar normal nos casos de pericardite sem derrame, e a área cardíaca aumentada sugere derrame pericárdico ou miocardiopatia associada. A análise dos campos pulmonares é importante para detecção de eventual doença pulmonar associada à etiologia da doença pericárdica, como tuberculose, neoplasias. Nos casos crônicos com constrição pericárdica, é possível visibilizar calcificação pericárdica.

O ecocardiograma é importante para avaliar a presença de derrame pericárdico, de calcificação e dimensão das câmaras cardíacas, bem como a função ventricular. Não raramente, a pericardite se associa à miocardite e vice-versa, ou o derrame pericárdico faz parte do quadro congestivo de insuficiência cardíaca descompensada.

A tomografia computadorizada do coração pode ser necessária nos casos de pericardite aguda, para detectar tanto espessamento como a presença de derrame pericárdico. Pode, também, fornecer dados sobre a etiologia da pericardite: líquido de baixa densidade sugere transudato e de alta densidade sugere exsudato; derrame pericárdico com septações e presença de gás no espaço pericárdico sugerem etiologia infecciosa; detecção de massas ou de infiltração de tecidos adjacentes e comprometimento das bordas ventriculares sugerem pericardite neoplásica. Nas pericardites constritivas, a tomografia pode detectar espessamento e/ou presença de calcificações no pericárdio.

A ressonância magnética permite identificar o grau de espessamento pericárdico e o derrame pericárdico, além de identificar os sinais de injúria inflamatória miopericárdica pela técnica do realce tardio.

A medicina nuclear tem indicação no diagnóstico não invasivo das pericardites, no caso de pacientes com dor torácica e alterações ao eletrocardiograma sem curva enzimática característica e em caso de pericardite tuberculosa com bacilo de Koch em atividade (uso de tomografia com emissão de pósitrons com FDG) ou ainda nos casos onde persista indefinição diagnóstica após investigação com ecocardiograma e ressonância magnética.

55.5 Tratamento

A Tabela 55.3 demonstra a classificação clínica das pericardites.

Tabela 55.3 Classificação clínica das pericardites.

A) Pericardite aguda
Sem derrame
Com derrame: sem tamponamento
Com tamponamento (com ou sem choque estabelecido)
B) Pericardite crônica
Derrame pericárdico crônico
Pericardite constrictiva
Pericardite efusivo-constrictiva
Pericardite recidivante

Fonte: Desenvolvido pela autoria.

Como medidas gerais, aplicáveis a todos os tipos de pericardites, a conduta pode ser esquematizada conforme a seguir.

55.5.1 Hospitalização e repouso

Justifica-se por: detectar e tratar de imediato os casos que evoluírem para tamponamento; detectar a instalação de miocardite com possibilidade de arritmias graves e instalação de baixo débito; excluir, pela observação clínica, os casos de insuficiência coronariana aguda.

55.5.2 Identificação e tratamento da causa

A identificação do agente etiológico, com instituição precoce do tratamento específico, é fundamental no manejo desses pacientes, principalmente levando em conta de que, em nosso meio, a tuberculose ainda é um agente frequente, e, quanto mais precoce o tratamento, melhor a evolução.

55.5.3 Terapêutica anti-inflamatória

Tem por objetivo principal o alívio dos sintomas, devendo-se dar preferência ao emprego dos não hormonais (Tabela 55.4). Em geral, qualquer anti-inflamatório não hormonal pode ser utilizado. No entanto, deve-se evitar a indometacina em pacientes adultos, pois ela reduz o fluxo coronariano e tem efeitos colaterais marcantes, ao contrário do ibuprofeno, que tem boa tolerabilidade e aumenta o fluxo coronariano. A colchicina associada a outros anti-inflamatórios pode ser efetiva tanto para o tratamento como para a prevenção de pericardites recorrentes.

A colchicina tem boa ação anti-inflamatória e, geralmente, apresenta poucos efeitos colaterais, sendo o mais comum a diarreia (8%). Deve, entretanto, ser lembrado que ela pode causar hepatotoxicidade, miotoxicidade e supressão da medula óssea, sendo contraindicada nos casos de insuficiência renal grave, disfunção hepática, discrasia sanguínea e distúrbios da motilidade gastrointestinal. O estudo ICAP mostrou que associar colchicina ao tratamento convencional em pacientes no primeiro episódio de pericardite aguda, além de controlar melhor os sintomas, diminuiu a taxa de recidiva em 18 meses (16,7% no grupo colchicina vs. 37,5% no grupo com anti-inflamatório apenas). O estudo CORP-1 mostrou que essa associação também diminui a recidiva quando utilizado em pacientes na primeira recidiva de pericardite (24% grupo colchicina vs. 55% no grupo com anti-inflamatório apenas), e o estudo CORP-2 analisou a associação da colchicina ao anti-inflamatório não hormonal em pacientes com múltiplas recidivas de pericardite, mostrando taxa menor de recidiva em 18 meses (21% vs. 42,5%).

Assim, o tratamento atual para as pericardites deve-se iniciar com um anti-inflamatório, de preferência não hormonal, nas doses descritas na Tabela 55.4, associado com colchicina na dose de 0,5 mg/dia em pacientes com menos de 70 kg ou 1 mg/dia para pacientes com mais de 70 kg; após 1 mês, suspende-se o anti-inflamatório e mantém-se a colchicina por 3 meses se foi um primeiro evento de pericardite, por 6 meses nas recidivas, e por até 12 a 24 meses nos casos mais graves e recorrentes, com retirada gradual.

Tabela 55.4 **Principais anti-inflamatórios não hormonais no tratamento de pericardites.**

Aspirina	
Adultos:	500 a 750 mg a cada 6 ou 8 horas
Crianças:	110 mg/kg/dia, em 4 tomadas (máximo 3 g/dia)
Indometacina	
Adultos:	75 a 150 mg/dia, em 3 tomadas
Crianças:	0,075 mg/kg/dia
Ibuprofeno:	400 a 800 mg a cada 6 ou 8 horas
Colchicina:	0,5 mg de 12/12 horas 0,5 mg/dia se peso < 70 kg

Em todos os casos iniciar com doses máximas e iniciar a redução gradual a partir do sétimo dia se o paciente estiver sem sintomas.

Fonte: Desenvolvido pela autoria.

O uso dos corticosteroides (Tabela 55.5) está indicado nas seguintes situações: quando a etiologia da pericardite for doença do tecido conectivo ou na pericardite urêmica; insucesso dos anti-inflamatórios não hormonais no controle dos sintomas e/ou da febre; em casos de pericardite tuberculosa, nos pacientes que já estejam em uso de terapêutica especifica, pois, nesses casos, acredita-se que o uso de um anti-inflamatório mais potente possa diminuir riscos futuros de espessamento e de constrição pericárdica.

O uso de corticoides por via intrapericárdica demonstrou melhora clínica acentuada e baixa incidência de recorrência ao final de 1 ano, sem os malefícios de seu uso sistêmico. O esquema recomendado é o uso da triancinolona na dose de 300 mg em dose única associada ao uso da colchicina via oral por 6 meses.

Tabela 55.5 **Tratamento da pericardite com anti-inflamatórios hormonais.**

Prednisona	
Adultos:	0,5 a 1 mg/kg/dia
Crianças:	1 mg/kg/dia

Uso em 3 a 4 tomadas ao dia. Iniciar a redução gradativa ao final da primeira ou segunda semana, conforme a resposta.

Fonte: Desenvolvido pela autoria.

Para se obter melhores resultados e também para maior segurança, quando da retirada gradativa dos corticoides, um anti-inflamatório não hormonal deverá ser introduzido e, nesse sentido, a colchicina tem possibilitado melhorar os resultados e facilitar o processo de desmame dos corticoides.

55.6 Pericardite aguda com derrame

Em geral, quando ao ecocardiograma modo M o derrame pericárdico for menor que 10 mm é considerado discreto, quando entre 10 e 20 mm moderado e, se maior que 20 mm, importante. A necessidade de drenagem do derrame vai depender da repercussão hemodinâmica e da necessidade de sua análise para o diagnóstico etiológico. A presença de derrame favorece a realização da biópsia por pericardioscopia e aumenta sua capacidade diagnóstica.

A Tabela 55.6 resume as indicações para pericardiocentese e para a biópsia pericárdica.

Tabela 55.6 **Indicações para pericardiocentese e biópsia pericárdica.**

Classe de recomendação	Indicações	Nível de evidência
Classe I	Na suspeita de tuberculose, neoplasia ou etiologia bacteriana ou fúngicas	B
Classe I	Associada à videopericardioscopia para aumentar a sensibilidade diagnóstica	B
Classe IIa	No diagnóstico de derrames pericárdicos importantes assintomáticos	B

Fonte: I Diretriz da Sociedade Brasileira de Cardiologia sobre miocardites e pericardites. Arquivos Brasileiros de Cardiologia. 2013;100(4 Supl.1):1-36.

55.6.1 Derrame pericárdico sem tamponamento

Nesses casos, a remoção do liquido pericárdico está indicada quando se julga relevante sua análise para fins diagnósticos: uma biópsia pericárdica poderá ser realizada simultaneamente por meio de toracotomia pela técnica de Marfan ou por meio de ressecção e drenagem toracoscópica assistida por vídeo, que permite ainda a remoção de trombos e de material fibrinoso, minimizando a probabilidade de recorrências.

Algumas situações especiais podem indicar drenagem, objetivando não apenas a análise do líquido para fins diagnósticos:

- derrames pericárdicos muito grandes sem tamponamento podem ter indicação de drenagem, para o alívio de sintomas devido à compressão do pulmão e de outras estruturas;
- doença pericárdica de evolução arrastada que persiste sem um diagnóstico etiológico definido, justifica a obtenção do líquido e/ou do tecido pericárdico cirurgicamente para elucidar o caso;
- havendo suspeita de pericardite purulenta, a drenagem contínua do pericárdio é obrigatória e a terapêutica antibiótica vigorosa deverá ser instituída, se o estado do paciente permitir, baseada na identificação do agente etiológico e de sua sensibilidade aos bactericidas. Caso não se disponha de antibiograma ou o estado geral do paciente não permita espera, recomenda-se o uso de uma cefalosporina com um aminoglicosídeo.

55.6.2 Derrame pericárdico com tamponamento

Por definição, o tamponamento ocorre quando o acúmulo, agudo ou crônico, de líquido no interior do saco pericárdico eleva a pressão intrapericárdica a ponto de comprometer o enchimento diastólico ventricular.

O desenvolvimento do tamponamento depende da velocidade de instalação, que está associada ao fator causal. Tamponamento agudo ocorre minutos após trauma, ruptura cardíaca e/ou da aorta e após procedimentos invasivos (biópsia endomiocárdica, estudo eletrofisiológico, cateterismo cardíaco etc.), resultando em quadro de choque que tem prognóstico reservado. O tamponamento subagudo pode levar dias ou semanas para se instalar, e geralmente se associa a piora dos sintomas. O tamponamento de baixa pressão (oculto) ocorre em pacientes hipovolêmicos, com consequente redução da pressão intracardíaca, favorecendo a compressão pelo derrame pericárdico. Finalmente, o tamponamento regional ocorre quando um derrame localizado ou um hematoma produz compressão regional em uma única câmara.

O tratamento definitivo é o rápido esvaziamento do espaço pericárdico. Porém, esse procedimento pode ser realizado em até 12 a 48 horas, dependendo do estado geral. Pacientes estáveis porem ser mais bem investigados e a drenagem ser realizada através de pericardioscopia com esvaziamento e realização de biópsia pericárdica dirigida, o que aumenta a chance de esclarecimento etiológico. A diretriz da European Society of Cardiology publicada em 2015 sugere um escore para orientar a urgência (Figura 55.1), levando em consideração dados etiológicos, apresentação clínica e exames de imagem. Com exceção das condições consideradas de urgência, um escore igual ou maior que 6 pontos orienta pericardiocentese de urgência, e um escore menor que 6 pontos pode protelar o procedimento por até 12 a 48 horas.

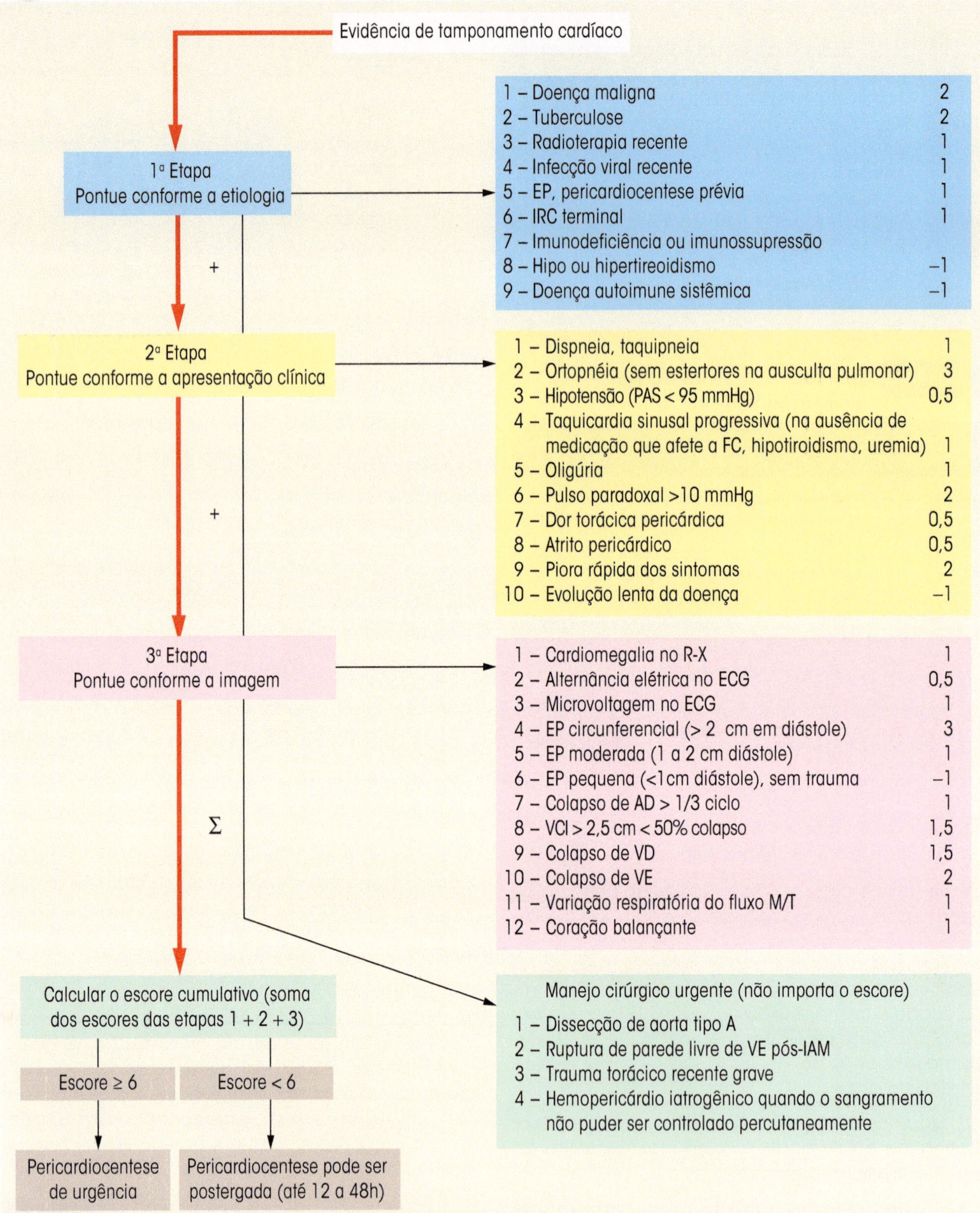

Figura 55.1 **Triagem do tamponamento cardíaco.**

EP: efusão pericárdica; VCI: veia cava inferior; IRC: insuficiência renal crônica; PAS: pressão arterial sistólica; FC: frequência cardíaca; ECG: eletrocardiograma; AD: átrio direito; VD: ventrículo direito; VE: ventrículo esquerdo; M: mitral; T: tricúspide; IAM: infarto agudo do miocárdio.

Fonte: Adaptado de ESC guidelines for the diagnosis and management of pericardeal diseases- Web addenda. *European Heart Journal*. doi: 10.1093/eurheart/ehv318.

Se uma drenagem imediata não está disponível, podem ser adotadas medidas para evitar ou retardar o choque e eventualmente permitir estiramento pericárdico adicional; essas medidas incluem o uso de isoproterenol, norepinefrina e dobutamina, para manter o fluxo sanguíneo e a pressão arterial. Deve-se também corrigir distúrbios metabólicos, principalmente a acidose, que acarreta depressão miocárdica e aumento da resposta às catecolaminas e o empregar, se possível, vasodilatadores, como o nitropussiato de sódio.

Quanto à forma de drenagem do líquido pericárdico, a pericardiotomia via micromediastinostomia subxifoide pela técnica de Marfan pode ser empregada nos casos de tamponamento sem choque. Nos casos em que houver risco de vida, a pericardiocentese percutânea por agulha pode ser inevitável.

Nos casos de sangramento pericárdico, como ocorre em ferimentos, ruptura de aneurisma ventricular ou hematoma de aorta dissecante, os coágulos tornam impossível o esvaziamento por agulha, e além disso o sangramento pode estar contido ou desacelerado pela pressão do tamponamento; nesses casos a drenagem cirúrgica eliminando a causa do sangramento é mais segura e confiável.

A pericardioscopia assistida por vídeo é outra opção à drenagem cirúrgica. Ela proporciona amplo campo visual, facilitando e aumentando a sensibilidade da biópsia pericárdica, tendo como único inconveniente a necessidade de colabar o pulmão, geralmente o esquerdo.

55.7 Pericardites crônicas

55.7.1 Derrame pericárdico crônico

Por definição, trata-se de um derrame pericárdico com seis ou mais meses de evolução. Pericardites de quaisquer etiologias podem evoluir para a cronicidade. O paciente pode ser assintomático, se a instalação do derrame for lenta.

A conduta se baseia em: terapêutica anti-inflamatória, de preferência não hormonal; a pericardiotomia pode estar indicada com finalidade diagnóstica; a pericardiectomia pode ser a conduta nos derrames persistentes (após 2 anos de terapêutica anti-inflamatória), bem como nos casos de importante repercussão hemodinâmica ou nos derrames recidivantes.

55.7.2 Pericardite constritiva

Processo cicatricial, geralmente simétrico, que produz restrição ao enchimento das câmaras cardíacas. O enchimento cardíaco reduzido se manifesta por redução nos volumes ventriculares, elevação da pressão diastólica ventricular e decréscimo da complacência; consequentemente, ocorrerá diminuição do débito cardíaco. As causas mais frequentes de evolução com constrição pericárdica são: tuberculose, insuficiência renal crônica dialítica, infiltração neoplásica, após irradiação do mediastino, cirurgia cardíaca ou implante de marcapasso cardíaco, doença viral, doenças do conectivo e trauma cardíaco. A importância do diagnóstico e do tratamento precoce reside no fato de se tratar de um fator removível de restrição miocárdica, que pode levar à cura definitiva da doença.

Em 80% dos casos pode-se registrar o espessamento pericárdico pelo ecocardiograma transtorácico (espessura maior que 3 mm fornece o diagnóstico com 95% de sensibilidade e 86% de especificidade). Para os 20% restantes recorre-se a outros métodos de imagem como a tomografia computadorizada ou a ressonância nuclear magnética. Os achados mais frequentes na presença de constrição pericárdica são: movimentação anômala do septo interventricular; aumento moderado biatrial de fluxo restrito; variação respiratória maior que 25% na velocidade do fluxo mitral (que ocorre também nas doenças respiratórias) e velocidade normal da onda *E´* septal ao Doppler tecidual (maior que 8 cm/segundo), que faz o diagnóstico diferencial com as síndromes restritivas.

Nessa afecção, a pericardiectomia está indicada, independentemente da causa. A cirurgia é tecnicamente mais fácil se realizada precocemente, antes da calcificação ou do comprometimento miocárdico. Embora a regurgitação pelas valvas atrioventriculares (principalmente a tricuspídea) seja comum na constrição, a regurgitação pós-operatória é considerada uma complicação. A manometria, ao evidenciar o aumento e a equalização das pressões diastólicas, permite o diagnóstico de síndrome restritiva e, se associada ao aumento na espessura pericárdica e/ou à clínica de insuficiência cardíaca, indica a remoção do pericárdio com brevidade.

A terapêutica preventiva depende do tratamento adequado e precoce da pericardite aguda e da drenagem das coleções significativas de pus ou de sangue. Os corticosteroides não previnem a constrição, e ainda não se sabe se a colchicina associada aos anti-inflamatórios não hormonais tem efeito preventivo.

55.7.3 Fisiopatologia da pericardite constritiva e do tamponamento

As semelhanças entre pericardite constritiva e tamponamento cardíaco são muitas e fundamentais para a compreensão das perturbações compressivas sob o coração.

No tamponamento cardíaco, a pressão intrapericárdica aumentada é exercida sobre o coração durante todo o ciclo cardíaco com pequeno alívio, apenas momentâneo, durante a ejeção ventricular quando a pressão intrapericárdica decresce um pouco enquanto diminui o volume cardíaco. O retorno venoso é interrompido na diástole quando o volume cardíaco e a pressão intrapericárdica são máximos; isso vai levar a maior dificuldade no enchimento cardíaco com possível colapso circulatório.

Na pericardite constritiva, o volume cardíaco é fixado pela fibrose pericárdica, e geralmente é atingido no terço final da diástole. Assim, a compressão cardíaca é insignificante no final da diástole com pouco impedimento ao retorno venoso.

55.7.3.1 Pericardite efusivo-constritiva

É uma variante da pericardite constritiva. Trata-se da ocorrência de um derrame pericárdico tenso na presença de espessamento ou de calcificação do pericárdio visceral, levando a constrição. A conduta se baseia no tratamento da doença de base, se possível, e a indicação de pericardiectomia segue os mesmos critérios para a pericardite constritiva.

55.8 Pericardite recidivante

É a ocorrência de quadros agudos de pericardite decorridos 6 meses de um quadro aparentemente resolvido. Estima-se que 15 a 30% dos casos de pericardite evoluam com recidivas, e esta aumenta em 50% após a primeira recidiva em pacientes não tratados com colchicina. A conduta nesses casos incorpora:

- administração prolongada de anti-inflamatórios, de preferência os não hormonais associados à colchicina nas doses habituais, reservando-se os corticoesteroides, no lugar da aspirina ou dos anti-inflamatórios não hormonais, para os casos com persistência dos sintomas, ou com frequência de recidivas incapacitantes para o paciente. Recomenda-se o uso de prednisona 1 a 1,5 mg/kg por 4 semanas, com retirada lenta (mais ou menos 3 meses);
- em casos que não respondem à associação de aspirina ou de outro anti-inflamatório não hormonal com colchicina, pode-se utilizar o esquema tríplice, com a inclusão ao esquema de corticoides em baixas doses (0,2 a 0,5 mg/kg/dia) se excluída a possibilidade de etiologia infecciosa;
- em casos de recorrência frequente, pode-se associar ao esquema a azatioprina na dose de 75 a 100 mg/dia ou a ciclofosfamida, além da colchicina.

A pericardiectomia está indicada nos casos resistentes à terapêutica hormonal prolongada.

55.8.1 Prognóstico

A evolução para tamponamento, constrição pericárdica ou doença miocárdica é rara.

DICAS DO EDITOR

Referências bibliográficas

1. I Diretriz Brasileira de miocardite e pericardites. Arq Bras Cardiol. 2013;100(Supl. 1);1-36.
2. 2015 ESC guidelines for the diagnosis and management of pericardeal diseases. Web addenda. European Heart Journal. doi: 10.1093/eurheart/ehv318.
3. Agner RC, Gallis HA. Pericarditis differential diagnostic considerations. Arch Intern Med. 1979;139:407-12.
4. Azevedo AC, Sekeff J. Doenças do pericárdio. In: Cardiologia. 3.ed. Cap. IX.
5. Colombo A, Olson AG, Egan J, et al. Etiology and prognostic implications of large pericardial effusion in men. Clin Cardiol. 1988;11:389-94.

6. COPE STUDY (colchicine for acute pericardites). Circulation. 2005;112-2012-6.

7. CORP-1 (colchicines for recorrente pericardites). Ann Intern Med. 2011 Oct 14;1555(7):409-14.

8. CORP-2 (colchicines of treatment of multiple recurrences of pericardites). The Lancet. 2014 Jun 28;383(9936):2212-37.

9. ICAP TRIAL (investigation on colchicine for acute pericardites). N England J Med. 2013 Oct 17;369:1522-8.

10. Imazio M, Brucato A, Maestroni S, Cumetti D, Dominelli A, Natae G, et al. Prevalence of C-reactive protein elevation and time course of normalization in acute pericarditis: implications for the diagnosis, therapy, and prognosis of pericardits. Circulation. 2011;123(10):1092-7.

11. Janos GG, Arjuman K, Meyer RA, et al. Differentiation of constrictive pericarditis and restrictive cardiomyipathy using digitized ecochardiography. J Am Coll Cardiol. 1983;1:541-9.

12. Lorrell BH, Braunwald B. Doença pericárdica. In: Tratado de medicina cardiovascular. São Paulo: Roca; 2000.

13. Mady C, Fernandes F, Arteaga E, Ramires FJ, Buck P de C, Salemi VM, et al. Serum NT pro-BNP: relation to systolic and diastolic function in cardiomyopathies and pericardiopathies. Arq Bras Cardiol. 2008;91(1):46-54.

14. Permanyer-Miranda G, Sanguista-Sauleda J, Soler-Soler J. Primary acute pericardial disease a prospective series of 231 consecutive patients. Am J. Cardiol. 1985;56:623-30.

15. Soler-Soler J, Permanyer-Miranda G, Saguista-Saleda J. Pericardial diseases: new insights and old dilemas. Deidrecht, Klumer Academic Publishers;1990. p.153-65.

16. Spodick DH. Arrhytmias during acute pericarditis: a prospective study of 100 cases. Jama. 1976;235:39.

17. Strog JIG, Gibson DG, Mitchison DA, et al. Controlled clinical trial of complete open surgical drainage and predinisolone in treatment of tuberculous pericardial effusion in transkei. Lancet. 1988;2:759-63.

18. Tomoda H, Hoshidi M, Furuya H, et al. Evaluation of pericardial effusion with computed tomography. Am Heart J. 1980;99:701-6.

Parte VIII

Valvopatias

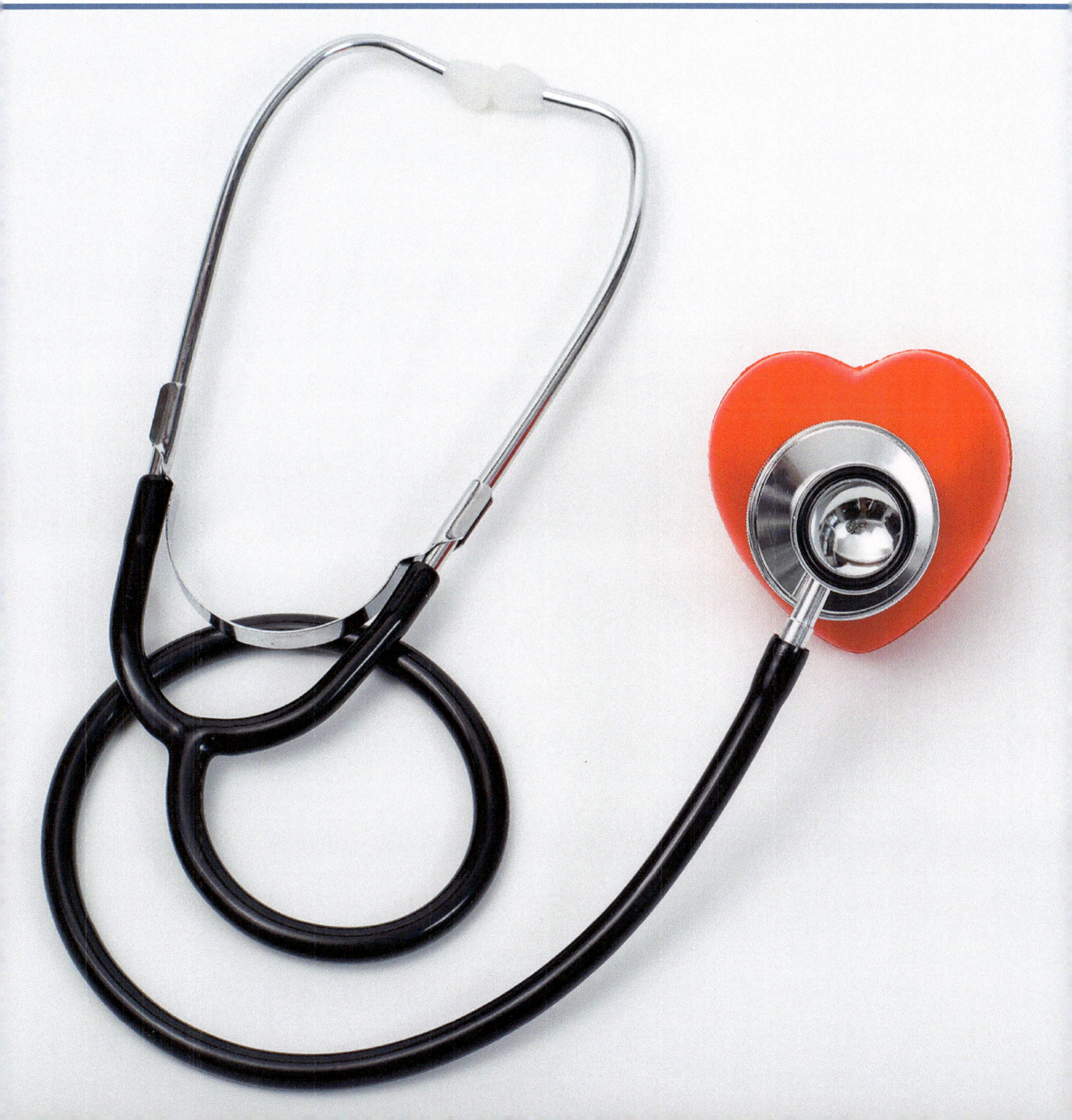

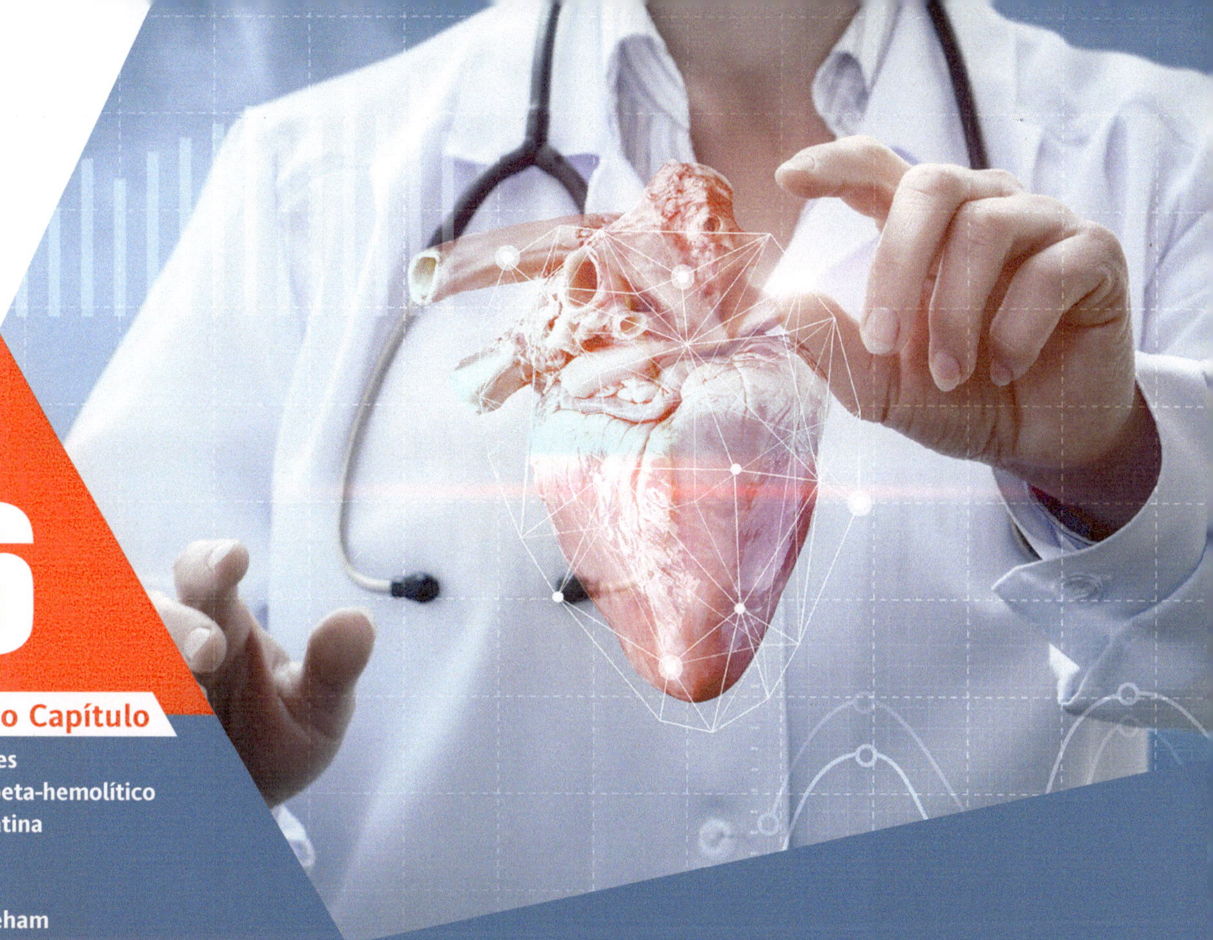

56

Destaques do Capítulo

- Critérios de Jones
- Estreptococco beta-hemolítico
- Penicilina benzatina
- Cardite
- Artrite
- Coreia de Syndeham

Febre reumática

Dorival Julio Della Togna
Roberto Tadeu Magro Kroll
Tiago Costa Bignoto

56.1 Introdução

A febre reumática é uma doença inflamatória aguda, multissistêmica, mediada imunologicamente, que ocorre poucas semanas após infecção das vias aéreas superiores pelos estreptococos do grupo A de Lancefield (β-hemolíticos). Geralmente a infecção corresponde a uma faringoamigdalite estreptocócica, e os produtos circulantes dessas bactérias causam uma reação nos tecidos conjuntivos chamada de inflamação reumática. O coração, a pele e as membranas sinoviais são as regiões mais frequentemente atingidas.

As faringoamigdalites estreptocócicas são altamente transmissíveis em situações de aglomerações humanas e condições socioeconômicas desfavoráveis. Porém, determinantes genéticos fazem que a suscetibilidade à manifestação da febre reumática esteja em torno de 0,3 a 3% dos indivíduos infectados pelo estreptococo.

Acomete em geral crianças e adolescentes de cinco a 15 anos de idade suscetíveis geneticamente à ocorrência de reação de hipersensibilidade induzida pelos estreptococos β-hemolíticos. A suscetibilidade genética está associada a diversos alelos HLA de classe II, sendo reconhecida a ligação com os alelos DR7 e DR53. Há produção de anticorpos contra as proteínas M existentes em algumas cepas de estreptococos, os quais causam reação cruzada com glicoproteínas teciduais no coração, nas articulações e em outros tecidos.

Se a infecção estreptocócica não for tratada a tempo ou adequadamente, as manifestações clínicas podem se iniciar de 10 dias até seis semanas após. Podem surgir nódulos subcutâneos, eritema marginado da pele, poliartrite migratória das grandes articulações, coreia de Sydenham (de surgimento tardio, um a seis meses após) e envolvimento cardíaco de quaisquer um de seus componentes (endocárdio, miocárdio e pericárdio).

A doença é recidivante, isto é, verifica-se a reativação da doença com infecções faríngeas subsequentes, e cada surto evolui através de um estágio ativo seguido de cura. Sendo assim, a profilaxia secundária representa fator de proteção para a progressão das lesões teciduais ocasionadas pelos surtos de inflamação reumática.

56.2 Histologia e fisiopatologia da cardite reumática

Na febre reumática aguda, há lesões inflamatórias nodulares, disseminadas ao redor dos vasos sanguíneos do miocárdio e dos feixes de tecido conjuntivo que entremeiam o miocárdio, denominadas *corpúsculos de Aschoff*. Estes são focos de degeneração fibrinoide, circundados por linfócitos T, plasmócitos e macrófagos arredondados conhecidos como *células de Anitschkow* (patognomônicas de febre reumática). A reação celular secundária ao processo, que leva à formação dos nódulos, inclui fagócitos e histiócitos que podem ser multinucleados (*células gigantes de Aschoff*).

A inflamação e os corpúsculos podem ser encontrados em qualquer camada do coração na fase aguda, o que justifica a ocorrência de uma pancardite. Na fase final de atividade do corpúsculo, as células fagocíticas se tornam menos numerosas e há uma proliferação de fibroblastos, levando ao surgimento de vários focos de fibrose como consequência final.

No pericárdio há derrame exsudativo serofibrinoso, em que se observa o depósito de partículas de fibrina por sobre as camadas serosa (epicárdica) e fibrosa do pericárdio visceral. O aspecto morfológico da pericardite é classicamente descrito como coração em *pão com manteiga*. Conforme a velocidade com que ocorre o depósito de líquido no saco pericárdico, pode ocorrer tamponamento cardíaco. Em geral não restam sequelas.

As valvas mitral (principalmente) e aórtica são mais frequentemente envolvidas, com raro envolvimento tricúspide e pulmonar. A principal alteração é o edema dos folhetos associado à infiltração leucocitária. Na linha de coaptação dos folhetos, pode haver erosão secundária, levando ao depósito local de fibrina – necrose fibrinoide. Na valva mitral, a lesão pode se expandir para as cordas tendíneas, causando o aparecimento de pequenas verrugas, ao longo da linha de coaptação e das cordoalhas. Nessa fase, entretanto, há deformidade valvar residual mínima. A valvulite reumática aguda é associada à miocardite reumática aguda, com consequente dilatação ventricular, insuficiência cardíaca e insuficiência valvar aguda associada. O jato regurgitante pode provocar o aparecimento de espessamentos irregulares no interior do átrio esquerdo, conhecidos como *placas de MacCallum*.

Na fase de cura, os depósitos de fibrina são substituídos por material fibroso por intermédio de fibroblastos, levando ao espessamento dos folhetos e das cordoalhas, que por sua vez podem apresentar retrações e aderências entre si. As comissuras da valva mitral fundem-se devido à formação de pontes fibrosas entre elas, criando o aspecto macroscópico classicamente conhecido como *boca de peixe*. A estrutura valvar sofre deformidade permanente, sendo a estenose mitral isolada a lesão mais frequente (até 70% dos casos) na cardiopatia reumática crônica. Na valva aórtica, quando atingida, ocorre espessamento fibroso ao longo da linha de coaptação dos folhetos, retração dos folhetos e fusão comissural, levando ao surgimento de valva bivalvular adquirida, que tende a ter dupla lesão (estenose e insuficiência) e ser mais predisposta à ocorrência futura de endocardite infecciosa.

56.3 Diagnóstico

O diagnóstico de febre reumática para o primeiro surto é baseado nos critérios de Jones modificados pela *American Heart Association* (AHA) em 1992 (Tabela 56.1) ou pelos critérios de Jones revisados pela OMS em 2004 (Tabela 56.2). O diagnóstico de recorrências se baseia nos critérios de Jones revisados pela OMS em 2004. A presença de dois critérios maiores, ou de um critério maior e dois critérios menores, associado à elevação dos níveis de antiestreptolisina O (ASLO), aumenta a especificidade dos critérios de Jones.

As evidências de infecção pelo estreptococo do grupo A são obtidas por: cultura de orofaringe, teste rápido para estreptococo β-hemolítico do grupo A (EBGA) e elevação dos títulos de anticorpos (ASLO).

O teste rápido é pouco sensível, porém bastante específico para a detecção do antígeno, e, na vigência de um quadro infeccioso de garganta, sendo o teste positivo, recomenda-se realizar a cultura de orofaringe.

A cultura de orofaringe positiva para EBGA representa o padrão-ouro para o diagnóstico de faringoamigdalite estreptocócica e só tem valor caso haja clínica sugestiva de infecção, pois muitas pessoas são portadoras da bactéria.

A elevação dos títulos de anticorpos contra o estreptococo (ASLO) indica que o paciente apresentou estreptococcia prévia e, isoladamente, não faz o diagnóstico de febre reumática. Seus títulos se elevam cerca de sete dias após a infecção estreptocócica, com pico nos valores de quatro a seis semanas após, mantendo-se elevados por até um ano.

Tabela 56.1 **Critérios de Jones modificados pela AHA (1992).**

Critérios maiores	Critérios menores
Artrite	Artralgia
Cardite	Febre
Coreia de Sydenham	Elevação dos marcadores de fase aguda (VHS; PCR)
Eritema marginado	ECG: intervalo PR prolongado
Nódulos subcutâneos	

VHS: velocidade de hemossedimentação; PCR: proteína C reativa; ECG: eletrocardiograma; PR.

Fonte: Desenvolvido pela autoria.

Tabela 56.2 **Critérios da OMS (2004) para o diagnóstico de febre reumática.**

Categorias diagnósticas	Critérios
1º surto de FR*	2 critérios maiores ou 1 critério maior e 2 menores + evidência de infecção estreptocócica anterior
Recorrência de FR em paciente sem CRC estabelecida	2 maiores ou 1 maior e 2 menores + evidência de infecção estreptocócica anterior
Recorrência de FR em paciente com CRC estabelecida	2 maiores + evidência de infecção estreptocócica anterior
Coreia de Sydenham	Não é exigida a presença de outra manifestação maior ou evidência de infecção estreptocócica anterior.
Lesões valvares crônicas da CRC: diagnóstico inicial de estenose mitral pura, ou dupla lesão de mitral e/ou doença na valva aórtica, com características de envolvimento reumático	Não há necessidade de critérios adicionais para o diagnóstico de CRC.

* Pacientes podem apresentar apenas poliartrite ou monoartrite + $\geq$ 3 sinais menores + evidência de infecção estreptocócica prévia. Esses casos devem ser considerados como febre reumática *provável*.

FR: febre reumática; CRC: cardiopatia reumática crônica.

Fonte: Desenvolvido pela autoria.

56.4 Manifestações clínicas

- Artrite: mais comum, presente em 75% dos casos. Autolimitada, sem sequelas. Em geral acomete grandes articulações de forma assimétrica e é migratória. Difere da artralgia, pois, além da dor, apresenta edema e possível limitação de movimentos. Apresenta boa resposta ao uso de anti-inflamatórios não esteroides (AINE). Pode ter apresentação atípica como artrite aditiva, em pequenas articulações ou até mesmo monoartrite.

A artrite reativa pós-estreptocócica apresenta envolvimento de mais de uma articulação, mas não preenche os critérios de Jones para diagnóstico de febre reumática. O intervalo de tempo entre a infecção de orofaringe e o início do quadro articular é de cerca de 10 dias, portanto, mais curto do que na artrite reumática. Tem caráter cumulativo e persistente, envolvendo grandes e/ou pequenas articulações, e não apresenta resposta satisfatória ao uso de AINES.

- Cardite: mais grave, podendo deixar sequelas e levar à morte. Ocorre em até 70% dos casos como pancardite, mas as lesões valvares são responsáveis pelo quadro clínico e pelo prognóstico. Pericardite pode ocorrer, mas em geral não é constritiva nem causa derrame ou tamponamento. O acometimento miocárdico pode ocorrer, mas a queda da fração de ejeção não é comum e os sinais de insuficiência cardíaca são, em geral, decorrentes das valvopatias. Estas últimas constituem a marca diagnóstica. Na fase aguda, as lesões tipo insuficiência são mais comuns. Ressaltam-se três tipos de sopros nesses pacientes: sopro sistólico da regurgitação mitral, o sopro de *Carey Coombs* (edema valvar levando a estenose mitral funcional) e o sopro regurgitativo aórtico. Ausência de sopro não afasta acometimento.

  Cardite recorrente é suspeitada no surgimento de novo sopro ou na intensificação de um já existente, bem como acometimento pericárdico ou queda da fração de ejeção. A gravidade varia de cardite subclínica (lesões valvares leves e PR aumentado no eletrocardiograma) até um quadro fulminante.

- Coreia de Sydenham: preferencialmente em crianças do sexo feminino em até 35%. Início insidioso associado à labilidade emocional e alguma fraqueza muscular. Desordem neurológica acompanhada de movimentos involuntários incoordenados que desaparecem no sono e pioram no estresse. Há relatos de disartria. Os quadros persistem, em geral, por três meses, mas podem se alongar por um ano. Quadros de coreia, em geral, se associam a cardite e raramente a artrite.
- Eritema marginatum: raro (3%), caracterizado por eritema de bordas nítidas, com centro claro. Múltiplas e indolores, não pruriginosas, podendo haver fusão levando a aspecto serpiginoso. Poupa a face e é fugaz. Está associada à cardite.
- Nódulos subcutâneos: raros (5%) e associados à cardite grave. Múltiplos, arredondados, firmes, móveis e indolores, medindo de 0,5 a 2 cm. Localizam-se sobre proeminências ósseas sem sinais inflamatórios.
- Febre: frequente e sem padrão característico.
- Exames: o intervalo PR no eletrocardiograma pode estar aumentado, mesmo na ausência de cardite. Marcadores de atividade inflamatória servem tanto para auxiliar no diagnóstico, porém mais importante no acompanhamento e na remissão dos sintomas. Em geral se solicitam VHS, PCR, alfa-1 glicoproteína e alfa-2-globulina (eletroforese de proteínas). Radiografia é solicitada para avaliar área cardíaca e congestão pulmonar. Ao ecocardiograma, lesões isoladas do lado direito do coração não devem ser classificadas como valvulite reumática aguda.

56.5 Tratamento

O objetivo do tratamento é suprimir o processo inflamatório, reduzindo as repercussões clínico-patológicas sobre coração, articulações e sistema nervoso central. Secundariamente, promove-se a erradicação do estreptococo da orofaringe e o alívio dos sintomas.

56.5.1 Fase aguda

- Medidas gerais (repouso, hospitalização de acordo com a gravidade, controle de temperatura).
- Erradicação do estreptococo: deve ocorrer mesmo na suspeita, com o objetivo de reduzir a exposição imunogênica e evitar a propagação de cepas reumatogênicas.
- Tratamento da artrite: o uso de AINES em geral é recomendado, sendo o ácido acetilsalicílico (AAS) o medicamento de escolha. Crianças recebem a dosagem de 80-100 mg/kg/dia em quatro tomadas por duas semanas, depois reduzido para 60 mg/kg/dia até a quarta semana. Adultos recebem a dose de 6-8 g/dia também em quatro tomadas por quatro semanas. Em caso de quadro viral nesse período, substituir o AAS por naproxeno, devido ao risco de *síndrome de Reye*. Artrites reativas pós-estreptocócicas respondem melhor a indometacina. A associação de analgésicos pode ser necessária. Em caso de cardite associada, o anti-inflamatório de escolha passa a ser o corticosteroide.
- Tratamento da cardite: baseado no controle do processo inflamatório, das arritmias e dos sintomas de insuficiência cardíaca. O uso de corticoide não tem comprovação na redução da incidência de valvopatias após

o evento, mas atuam reduzindo o tempo do quadro bem como do processo inflamatório. Quadros leves assintomáticos têm tratamento controverso, e alguns especialistas o dispensam. A dose de prednisona é de 1-2 mg/kg/dia até 80 mg/dia. O uso de dose plena de corticoide se dá por duas a três semanas com redução gradual da dosagem até a retirada após 12 semanas nos casos mais graves. Em casos muito graves ou refratários, pode-se lançar mão de pulsoterapia com metilprednisolona via endovenosa (30 mg/kg/dia). O tratamento da insuficiência cardíaca ocorre da forma tradicional com vasodilatadores, diuréticos e digital, quando necessário. Se ocorrer fibrilação atrial, anticoagulação oral deve ser considerada.

Quadros refratários e lesões valvares graves podem ter indicação de intervenção cirúrgica, principalmente em quadros de ruptura de cordoalha mitral ou perfuração das cúspides, mas o risco de complicações é maior nesses procedimentos.

- Tratamento da Coreia: manifestação tardia, benigna e autolimitada. O uso de benzodiazepínico e fenobarbital pode ter indicação, mas repouso com permanência em local calmo, em geral, apresenta bom resultado. Em casos graves, o uso de haloperidol (até 5 mg/dia), de ácido valproico (até 30 mg/kg/dia) ou de carbamazepina (até 20 mg/kg/dia) pode ser indicado. A utilização de corticoide, plasmaférese ou gamaglobulina venosa tem resultado incerto.

O controle do tratamento é feito pela melhora dos sintomas, acompanhamento de provas inflamatórias como PCR e VHS (a cada 15 dias) e ecocardiograma seriado. Radiografia e eletrocardiograma também são importantes no manejo desses pacientes.

56.6 Profilaxia

A profilaxia da febre reumática pode ser classificada em primária ou secundária.

A profilaxia primária consiste em reconhecer os pacientes portadores de infecção estreptocócica. Hiperemia e edema de orofaringe, que dificultam a deglutição, petéquias vistas no palato mole e úvula, exsudato purulento na orofaringe, linfonodomegalia cervical dolorosa à palpação, febre acima de 38 °C e mal-estar geral são manifestações comumente observadas nos pacientes portadores de faringoamigdalite estreptocócica. Nesses casos, é fundamental que seja introduzido o tratamento com antibióticos bactericidas, preferencialmente antes do décimo dia de infecção, de forma a evitar a ocorrência do primeiro surto de febre reumática, em se considerando um paciente suscetível.

O antibiótico de escolha é a penicilina G benzatina, que possui efeito bactericida, poucos efeitos colaterais, baixo índice de resistência do estreptococo à medicação e baixo custo. A Tabela 56.3 mostra o esquema de profilaxia primária da febre reumática.

Tabela 56.3 Profilaxia primária da febre reumática.

Medicação	Posologia	Tempo de uso
Penicilina G benzatina	600.000 UI IM se < 27 kg 1.200.000 UI IM se > 27kg	Dose única
Penicilina V	500.000UI VO 8/8h	10 dias
Amoxicilina	500 mg VO 8/8h	10 dias
Se alergia à penicilina		
Azitromicina	500 mg VO 1x/dia	5 dias
Estearato de eritromicina	250 mg VO 12/12h	10 dias
Clindamicina	300 a 600 mg VO 8/8 horas	10 dias
Claritromicina	500 mg VO 12/12h	10 dias

IM: intramuscular; VO: via oral.

Fonte: Desenvolvido pela autoria.

A profilaxia secundária é realizada nos pacientes que já foram diagnosticados com febre reumática e tem por objetivo prevenir a ocorrência de novos surtos. A Tabela 56.4 mostra o esquema de profilaxia secundária, e a Tabela 56.5. o tempo de duração da profilaxia, conforme o histórico do paciente.

Tabela 56.4 Profilaxia secundária da febre reumática.

Medicação	Posologia
Penicilina G benzatina	600.000 UI IM se < 27 kg 1.200.000 UI IM se > 27 kg – a cada 21 dias
Penicilina V	250.000 UI VO 12/12h
Sulfadiazina (alergia à penicilina)	500 mg VO 1x/dia se < 27 kg 1g VO 1x/dia de > 27 kg
Estearato de eritromicina (alergia à penicilina e à sulfa)	250 mg VO 12/12h

IM: intramuscular; VO: via oral.

Fonte: Desenvolvido pela autoria.

Tabela 56.5 **Duração da profilaxia secundária.**

Modalidade	Duração
Febre reumática sem cardite prévia	5 anos após o último surto ou até completar 18 anos (o que for maior)
Febre reumática com cardite prévia e sequela valvar discreta	10 anos após o último surto ou até completar 25 anos (o que for maior)
Febre reumática com cardite prévia e sequela valvar grave	Até 40 anos ou por toda a vida
Após cirurgia valvar	Por toda a vida

Fonte: Desenvolvido pela autoria.

56.7 Situações especiais

56.7.1 Cuidados na gestação

- Não há restrição ao uso de corticosteroide, de penicilina ou de eritromicina (estearato) na gestação.
- Durante a gestação, estão contraindicados: AINE, carbamazepina, haloperidol, ácido valproico, inibidores de enzima da conversão da angiotensina e bloqueadores de receptores de angiotensina II.
- Sulfadiazina não deve ser utilizada na gravidez, devido aos riscos potenciais para o feto (hiperbilirrubinemia fetal), devendo ser substituída por outro medicamento (III-C).
- Na coreia, benzodiazepínicos em doses baixas poderão ser utilizados.
- A profilaxia secundária deve continuar durante toda a vigência da gravidez para evitar a recorrência da febre reumática.

56.7.2 Profilaxia secundária e anticoagulação

Uso de anticoagulante oral não contraindica a profilaxia com penicilina benzatina. Em vigência de hematoma muscular, deve ser observada a faixa ideal de INR.

56.7.3 Estratégias para medidas preventivas

A febre reumática é uma doença passível de prevenção, que requer vigilância constante por parte do paciente, dos familiares e do serviço de saúde pública. Programas multidisciplinares de prevenção e de controle da doença devem ser desenvolvidos com o objetivo de promover uma perfeita adesão à profilaxia, o controle das lesões residuais e os cuidados relacionados ao bem-estar físico e mental desses pacientes.

DICAS DO EDITOR

Referências bibliográficas

1. American College of Cardiology Foundation, American Heart Association. Methodology Manual for ACCF/AHA Guideline Writing Committees: methodologies and policies from the ACCF/AHA task force on practice guidelines. 2009 Mar. Disponível em: www.americanheart.org/presenter.jhtml?identifier=3039683.
2. Atatoa-Carr P, Lennon D, Wilson N. Rheumatic fever diagnosis, management, and secondary prevention: a New Zealand guideline. N Z Med J. 2008 Apr 4;121(1271):59-69.
3. Carapetis JR, Steer AC, Mulholland EK, Weber M. The global burden of group A streptococcal diseases. Lancet InfectDis. 2005 Nov;5(11):685-94.
4. Gerber MA, Baltimore RS, Eaton CB, Gewitz M, Rowley AH, Shulman ST, et al. American Academy of Pediatrics. Prevention of rheumatic fever and diagnosis and treatment of acute streptococcal pharyngitis: a scientific statement from the American Heart Association Rheumatic Fever, Endocarditis, and Kawasaki Disease Committee of the Council on Cardiovascular Disease in the Young, the Interdisciplinary Council on Functional Genomics and Translational Biology, and the Interdisciplinary Council on Quality of Care and Outcomes Research. Circulation. 2009;119:1541.
5. Guilherme L, Ramasawmy R, Kalil J. Rheumatic fever and rheumatic heart disease: genetics and pathogenesis. Scand J Immunol. 2007 Aug-Sep;66(2-3):199-207.

6. Manyemba J, Mayosi BM. Intramuscular penicillin is more effective than oral penicillin in secondary prevention of rheumatic fever: a systematic review. S Afr Med J. 2003 Mar;93(3):212-8.

7. Martin WJ, Steer AC, Smeesters PR, et al. Postinfectious group A streptococcal autoimmune syndromes and the heart. Autoimmun Rev 2015;14:710–25.

8. Muller RE. Estudo longitudinal de pacientes portadores de cardiopatia reumática no Rio de Janeiro [Dissertação de Mestrado]. Rio de Janeiro: Ministério da Saúde/FIOCRUZ; 2008.

9. Nordet P, Lopez R, Duenas A, Sarmiento L. Prevention and control of rheumatic fever and rheumatic heart disease: the Cuban experience (1986-1996-2002). Cardiovasc J Afr. 2008 May-Jun;19 (3):135-40.

10. Rheumatic fever and rheumatic heart disease: report of a WHO expert consultation on rheumatic fever and rheumatic heart disease. World Health Organization. Geneva: 2001.

11. Saxena A, Kumar RK, Gera RP, Radhakrishnan S, Mishra S, Ahmed Z. Consensus guidelines on pediatric acute rheumatic fever and rheumatic heart disease. IndianPediatr. 2008 Jul;45(7):565-73.

12. Watkins DA, Beaton AZ, Carapetis JR, et al. Rheumatic Heart Disease Worldwide: JACC Scientific Expert Panel. J Am Coll Cardiol. 2018 Sep 18;72(12):1397-416.

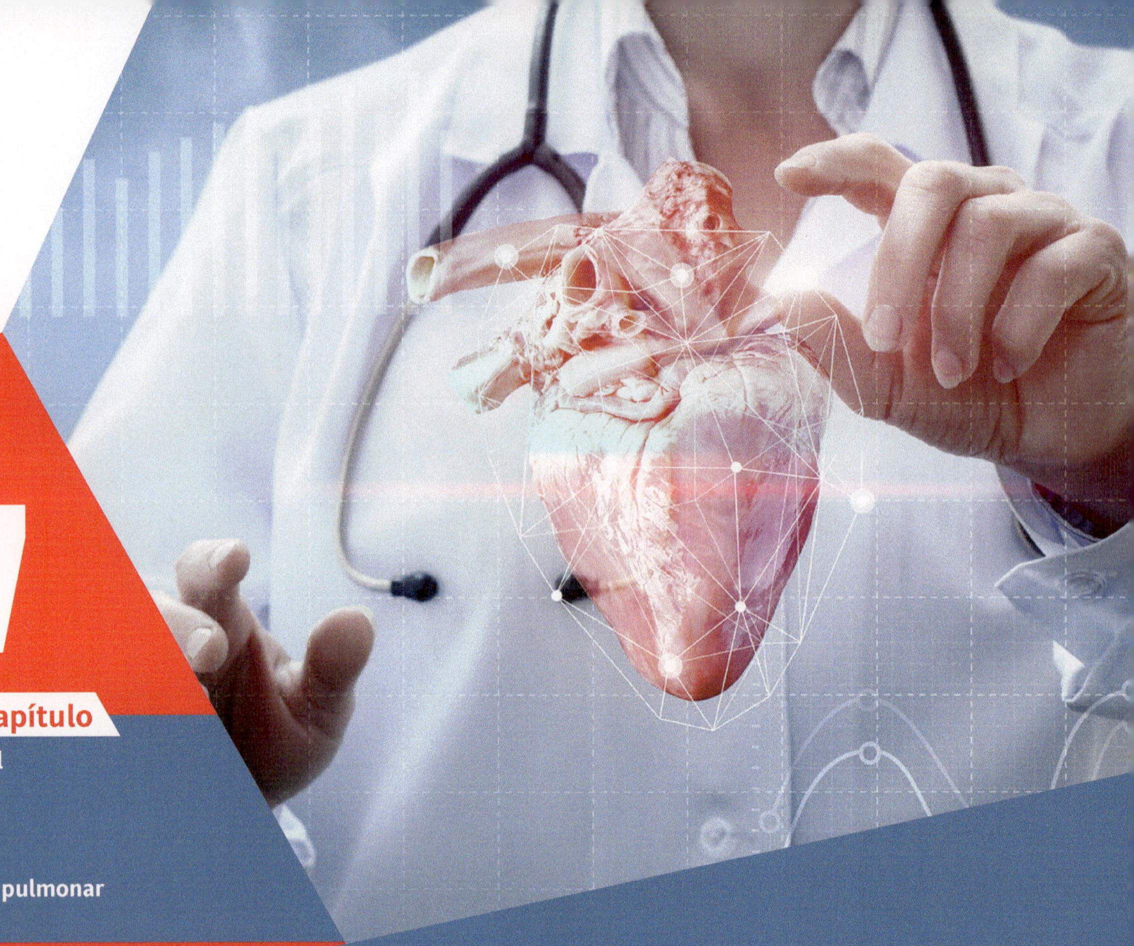

57

Destaques do Capítulo

- Doença valvar mitral
- Estenose mitral
- Insuficiência mitral
- Fibrilação atrial
- Hipertensão arterial pulmonar
- Escore de Wilkins

Controle ambulatorial das valvopatias mitrais

Auristela Isabel de Oliveira Ramos
Nisia Lyra Gomes
Tiago Costa Bignoto

57.1 Introdução

A estenose mitral (EM) pode ter como etiologia a degeneração calcífica, típica do envelhecimento e mais comumente, a febre reumática, ainda muito prevalente em nosso meio, que leva à fusão comissural, à fibrose e à calcificação das estruturas valvares, resultando em redução da mobilidade dos folhetos e espessamento e enrijecimento do aparato subvalvar com consequente redução da área valvar.

Os pacientes com diagnóstico de EM devem ser avaliados levando em consideração a história clínica, o exame físico e os exames complementares, visando indicar a correção valvar no momento ideal, evitando as complicações irreversíveis da doença

Para melhor compreensão anatômica e melhor estratégia na correção da valvopatia é necessário classificar a insuficiência mitral (IM) em primária ou secundária, como sugerido por Carpentier. Tipo I, a mobilidade dos folhetos é normal, a IM é secundária à dilatação do anel mitral (fibrilação atrial permanente) ou perfuração do folheto; Tipo II, há excessiva mobilidade de um ou de ambos os folhetos (degeneração mixomatosa ou ruptura de cordas); Tipo IIIa, há restrição da mobilidade dos folhetos (febre reumática); Tipo IIIb, a IM é secundária à dilatação do ventrículo esquerdo (VE), por miocardiopatia dilatada ou isquêmica.

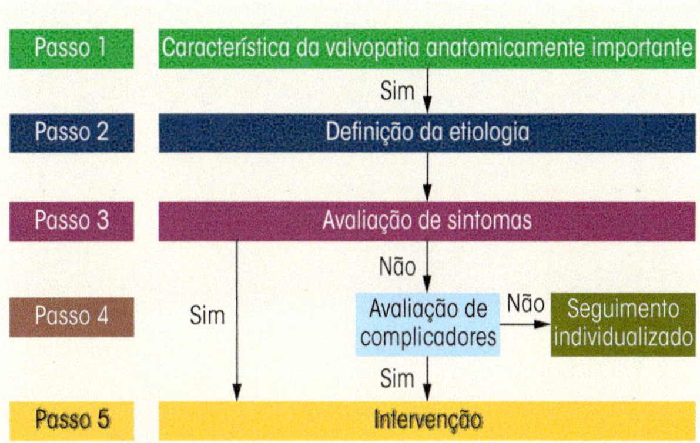

Figura 57.1 **Algoritmo com passos para diagnóstico anatômico, etiológico e funcional e definição de conduta.**

Fonte: Desenvolvido pela autoria.

57.2 Avaliação inicial das valvopatias

Os pacientes com doença valvar mitral deverão ser avaliados por meio de anamnese detalhada, estabelecendo o início dos sintomas e seu grau de gravidade. O exame físico é ser baseado na ausculta cardíaca e nos sinais de insuficiência cardíaca. O ecocardiograma deve avaliar o mecanismo da lesão e a dilatação das câmaras cardíacas. Outros exames de imagem (como a tomografia computadorizada de tórax ou a ressonância nuclear magnética) poderão ser utilizados em casos específicos. A radiografia de tórax avalia a presença de congestão pulmonar, dilatação das cavidades e sinais de hipertensão pulmonar. O eletrocardiograma servirá para avaliar alterações como isquemia miocárdica, sobrecarga de câmaras, bloqueios e arritmias.

Na Figura 57.1, extraída da Atualização da Diretriz Brasileira, podem-se observar os passos sequenciais que norteiam o diagnóstico anatômico, etiológico e funcional, definindo a conduta alinhada às melhores práticas, com o uso racional de recursos.

57.2.1 Estenose mitral

A estenose mitral pode ser classificada, segundo a ACC/AHA 2014, nos seguintes estágios:

A. Pacientes em risco: valva mitral com fusão comissural, abertura em cúpula, ausência de repercussão hemodinâmica significativa.

B. Pacientes com EM em progressão: valva mitral com abertura em cúpula, área valvar > 1,5 cm^2, fusão comissural, mobilidade reduzida, discreta dilatação do átrio esquerdo (AE) e pressão sistólica da artéria pulmonar (PSAP) normal.

C. Pacientes com EM importante, *assintomáticos*, área valvar ≤ 1,5 cm^2, dilatação AE e PSAP maior que 30 mmHg.

D. Pacientes com EM importante, *sintomáticos*, área valvar ≤ 1,5 cm^2, ou muito importante (≤ 1,0 cm^2).

Na classificação do paciente, deve-se dar mais valor à área valvar, pois o gradiente transvalvar sofre inúmeras influências hemodinâmicas, como estado volêmico, frequência cardíaca, e pressão diastólica do VE em descompensação clínica.

Os pacientes com EM discreta a moderada geralmente são assintomáticos, exceto em situações que levam a aumento do débito cardíaco, como na gestação, ou em situações que cursam com elevação da frequência cardíaca (anemia, infecção, hipertiroidismo), em que os sintomas de dispneia podem aparecer. Com a correção da doença associada, o paciente pode voltar a ser assintomático e continuar em acompanhamento clínico. A atividade física nessa fase é praticamente normal, com restrições apenas para atividades competitivas.

Por outro lado, os pacientes com EM importante (área valvar ≤ 1,5 cm^2), podem ser assintomáticos (estágio C da ACC/AHA) ou podem ter sintomas (estágio D – ACC/AHA) como dispneia e tosse, agravados com atividade física, gestação ou infecção, além de fibrilação axial paroxística, redução da capacidade física, dificuldade em ganhar peso ou presença de fenômeno embólico. O exame físico apresenta primeira bulha hiperfonética, sopro diastólico, em ruflar, segunda bulha hiperfonética nos casos de hipertensão arterial pulmonar (HAP), estalido de abertura e reforço pré-sistólico.

À medida que a EM se agrava e a valva mitral se calcifica, o estalido de abertura tende a ficar mais precoce ou até desaparece e o ruflar diminui.

57.3 Exames complementares

- Eletrocardiograma: pode ser normal nos casos de acometimento discreto/moderado. A fibrilação atrial é a arritmia mais comum; sinais de dilatação do AE; sinais de HAP como desvio do eixo para direita e ondas R amplas em V1, podem aparecer no decorrer da EM. *Radiografia de tórax:* na EM, área cardíaca normal ou aumentada à custa do AE. Retificação ou abaulamento do segundo arco, que corresponde à artéria pulmonar, presença de duplo contorno ou quarto arco (AE), sinal da bailarina (elevação do brônquio-fonte esquerdo), acentuação da silhueta do ventrículo direto.
- Ecocardiograma: na EM fornece a área valvar, o gradiente diastólico transmitral (AE-VE) e o *escore de Wilkins* (calcificação dos folhetos, aparato subvalvar, mobilidade dos folhetos e espessamento) como pode ser observado na Tabela 57.1. O ecocardiograma com dobutamina ou com exercício na esteira pode ser utilizado para avaliação da pressão arterial pulmonar e dos gradientes transvalvares durante o estresse, quan.do houver dúvida sobre a repercussão hemodinâmica. O ecocardiograma transesofágico complementa a avaliação transtorácica na investigação de presença de trombo intracavitário e de contraste espontâneo no AE.

Tabela 57.1 Escore de Wilkins.

	Mobilidade	Espessamento	Calcificação	Subvalvar
1	Reduzida só em borda	Espessamento normal ou leve	Sem sinais de cálcio	Espessamento junto à borda
2	Reduzida em borda e médio	Espessamento em bordas	Cálcio em bordas	Espessamento 1/3 corda
3	Posterior fixo; anterior móvel (cúpula)	Espessamento de todo o folheto	Cálcio em corpo do folheto	Espessamento de todas cordas
4	Posterior fixo; anterior reduzida	Espessamento de todo o folheto (> 10 mm)	Cálcio em todo folheto	Fusão de cordas e papilares

Fonte: Desenvolvido pela autoria.

- Teste de esforço: indicado para avaliação da capacidade funcional do paciente, nos casos de divergência entre os sintomas e a gravidade da lesão. O teste de esforço é contraindicado em pacientes sintomáticos. Pode ser associado ao Doppler-ecocardiograma para avaliação da PSAP, do gradiente transvalvar durante o esforço (na EM) e grau de regurgitação (na IM), quando houver dúvida quanto à repercussão hemodinâmica da lesão nos assintomáticos.
- Cateterismo cardíaco: está indicado quando houver discordância entre os achados clínicos e ecocardiográficos ou quando houver indicação cirúrgica em pacientes com idade maior que 40 anos, com o objetivo de avaliação das artérias coronárias. Em pacientes de baixo risco para doença arterial coronária a cinecoronariografia pode ser substituída pela angiotomografia de coronárias.

57.3.1 Manejo ambulatorial

Nos pacientes portadores de EM, o seguimento ambulatorial deve dar ênfase à sintomatologia, investigando-se possíveis complicações como fibrilação atrial, embolia, mudança nos parâmetros radiológicos, no eletrocardiograma e na avaliação ecocardiográfica, com o objetivo de indicar a correção no momento adequado, evitando as complicações irreversíveis.

A decisão entre manter o paciente em acompanhamento clínico ou encaminhá-lo para abertura da valva mitral depende, principalmente, de: gravidade da EM, repercussão hemodinâmica (diâmetro do AE, grau de HAP, surgimento de fibrilação atrial), classe funcional (pela NYHA), complicações tromboembólicas.

Pacientes com EM discreta/moderada, ou estágio A e B - ACC/AHA, podem ficar em acompanhamento clínico com exames complementares a cada dois a três anos.

Pacientes com EM importante, assintomáticos (estágio C) devem ficar em acompanhamento clínico anual, com radiografia de tórax, ecocardiograma transtorácico e eletrocardiograma. Nesse grupo de pacientes deve-se ficar atento às alterações que demonstrem desadaptação cardíaca, como dilatação do AE, fibrilação atrial paroxística, aumento da pressão arterial pulmonar e presença de insuficiência tricúspide.

Pacientes com EM importante, sintomáticos (estágio D) devem ser encaminhados para correção da EM, independentemente das alterações ecocardiográficas. Enquanto aguardam a intervenção valvar, o paciente deve ser medicado com diurético e betabloqueador para tratamento de insuficiência cardíaca e para controle de frequência cardíaca. A cardioversão com o intuito de se manter o paciente em ritmo sinusal, porém, só deve ser tentada após a correção da valvopatia.

Anticoagulação oral com antagonista da vitamina K está indicada nos pacientes com fibrilação atrial paroxística ou permanente, em pacientes com AE maior que 50 mm (volume indexado > 48 mL/m^2), na presença de trombo ou contraste espontâneo em átrio, ou se o paciente apresentar fenômeno embólico. Os novos anticoagulantes orais, até o presente momento, são contraindicados na EM moderada a grave, mas diferentes trabalhos estão em andamento para avaliar indicação nessa situação.

57.3.2 Insuficiência mitral

A IM deve ter a etiologia e o mecanismo da regurgitação definidos, se primária ou secundária e a gravidade da lesão classificada em discreta, moderada ou importante de acordo com os critérios ecocardiográfico demonstrados na Tabela 57.2 e de acordo com os estágios da doença.

Tabela 57.2 Classificação ecocardiográfica da IM.

	IM discreta	IM moderada	IM importante
Vena contracta	< 0,3 cm	0,3 a 0,69 cm	≥ 0,7 cm
Volume regurgitante	< 30 mL/bat	30 a 59 mL/bat	≥ 60 mL/bat
ERO	< 0,2 cm^2	0,2 a 0,39 cm^2	≥ 0,4 cm^2

ERO: área do orifício regurgitante.

Fonte: Desenvolvido pela autoria.

Alguns outros dados podem ser usados para auxiliar na classificação como a área do jato regurgitante, fração regurgitante e repercussões hemodinâmicas e anatômicas como medidas de AE e VE.

57.3.3 Estágios da IM segundo ACC/AHA 2014

A. Pacientes em risco: IM discreta ou ausente, sem repercussão hemodinâmica e ausência de sintomas.

B. Pacientes com IM em progressão: IM moderada podendo ter dilatação discreta de câmaras esquerdas, ausência de HAP e ausência de sintomas.

C. Paciente com IM importante, assintomáticos: moderada dilatação de câmaras esquerdas. Divide-se em C1 (fração de ejeção preservada – > 60%) e C2 (queda na fração de ejeção – < 60%).

D. Pacientes com IM importante, sintomáticos: moderada a importante dilatação de câmaras esquerdas e HAP. Redução da tolerância ao esforço.

A IM discreta a moderada permite que os pacientes tenham vida praticamente normal, cursando assintomáticos durante vários anos. À medida que a regurgitação se agrava e há repercussão hemodinâmica, aparecem os sintomas clássicos de insuficiência cardíaca. Os fenômenos embólicos são menos comuns que nos pacientes com EM. O uso de diuréticos e vasodilatadores com o intuito de postergar a abordagem cirúrgica não mostrou benefício. Pacientes com IM secundária (funcional) devem receber tratamento específico para a miocardiopatia de base (isquêmica, dilatada etc.). No entanto, pode-se notar uma primeira bulha hipofonética, sopro holossistólico ou mesotelessistólico com clique de abertura nos casos de prolapso da valva mitral.

Eletrocardiograma: na IM pode haver desvio do eixo para esquerda com sinais de sobrecarga de VE e de AE.

Radiografia de tórax: a área cardíaca pode ser normal ou aumentada à custa do AE. Retificação ou abaulamento do segundo arco, que corresponde à artéria pulmonar, presença de duplo contorno ou quarto arco (AE), sinal da bailarina (elevação do brônquio-fonte esquerdo), assim como dilatação de VE.

Ecocardiograma: deve fornecer dados quantitativos e qualitativos da regurgitação mitral como o volume regurgitante, área do orifício regurgitante (ERO), *vena contracta*, medidas do AE, diâmetro do VE, PSAP. O exame transtorácico deve dar informações importantes para que o clínico suspeite da etiologia e entenda o mecanismo da regurgitação (primária ou secundária). A complementação transesofágica ocorre para complementar a avaliação transtorácica insuficiente.

57.4 Manejo clínico

Nos pacientes portadores de IM, a decisão entre manter o paciente em acompanhamento clínico ou encaminhá-lo para intervenção valvar depende, principalmente, de: etiologia, gravidade da IM, repercussão hemodinâmica (diâmetro de câmaras esquerdas, grau de HAP, queda na fração de ejeção do VE, surgimento de fibrilação atrial), classe funcional (pela NYHA), e em menor grau, complicações tromboembólicas.

Os pacientes com IM discreta a moderada (Estágio A e B) podem ser acompanhados a cada dois a três anos com exame clínico, eletrocardiograma, ecocardiograma transtorácico e radiografia de tórax.

Os pacientes com IM primária importante assintomática (estágio C) devem ser acompanhados mais de perto com consultas semestrais ou anuais. Neste grupo deve-se prestar atenção aos dados ecocardiográficos que indiquem desadaptação do coração, entre eles: diâmetro sistólico final do VE, fração de ejeção, diâmetro e volume do AE e PSAP. Quando o diâmetro sistólico final do VE for maior ou igual a 40 mm, ou a fração de ejeção cair abaixo de 65%, ou a PSAP em repouso for > 50 mmHg, a intervenção cirúrgica pode ser indicada, mesmo em pacientes assintomáticos. Por outro lado, quando o mecanismo da IM for a degeneração mixomatosa, com prolapso da valva mitral e equipe cirúrgica com experiência em plástica mitral, a cirurgia pode ser indicada antes que ocorram os sinais ecocardiográficos descritos.

Uma vez que apareçam sintomas de insuficiência cardíaca, sinais de disfunção ou dilatação do VE ou hipertensão pulmonar (estágio D), os pacientes devem ser encaminhados para correção cirúrgica.

Pacientes com IM secundária só têm indicação de correção cirúrgica valvar em caso de outra cirurgia cardíaca concomitante já indicada, ou em casos refratários à terapia medicamentosa (NYHA classe III-IV), sendo ainda tema de grande divergência na literatura.

Mais recentemente, a correção da regurgitação mitral por meio de cateter tem sido largamente estudada e pode ser uma alternativa à cirurgia em pacientes sintomáticos de alto risco cirúrgico, após discussão com *Heart Team* da instituição.

O tratamento medicamentoso não substitui o tratamento cirúrgico nem deve atrasar sua indicação. No entanto, deve ser instituído nos pacientes sintomáticos, enquanto aguardam a cirurgia de troca valvar, ou naqueles que, por qualquer razão, não possam ser submetidos à cirurgia.

- Diuréticos: podem ser utilizados com cautela, nos pacientes com sinais e sintomas de congestão pulmonar ou sistêmica. Doses exageradas podem resultar em baixo débito e hipotensão.
- Fármacos hipotensores como inibidores da enzima de conversão da angiotensina e antagonistas dos canais de cálcio: podem ser administrados em pacientes com hipertensão arterial sistêmica, pois a vasodilatação periférica pode ser bem tolerada em um ventrículo já sobrecarregado por volume.
  - Betabloqueadores: é a classe de medicamento de escolha nos casos de estenose mitral por aumentar o tempo diastólico e assim reduzir os gradientes valvares. Em caso de disfunção do VE, também tem indicação em qualquer valvopatia mitral.
  - Digital: podem ser utilizados em casos de dificuldade de controle de frequência cardíaca em pacientes com fibrilação atrial e que já atingiram dose máxima de betabloqueadores ou naqueles intolerantes a essa classe de medicamento. Deve-se sempre estar atento à intoxicação digitálica.

As doses dessas medicações devem ser individualizadas e recomendadas de acordo com os sintomas e a gravidade da lesão valvar. Recomenda-se iniciar sempre com a menor dose e avaliar a necessidade de aumentar de acordo com o quadro clínico do paciente.

A profilaxia para endocardite não é classe I de indicação para nenhuma das valvopatias mitrais segundo a Diretriz de 2014 da AHA/ACC. Os pacientes devem ser orientados a manter uma boa saúde bucal com visitas regulares ao dentista. A prevenção da febre reumática deve ser mantida para todos os pacientes com acometimento mitral de etiologia reumática, com penicilina benzatina, a cada 21 dias, pelo menos até os 40 anos de idade.

As indicações cirúrgicas das valvopatias mitrais serão abordadas no Capítulo 59.

DICAS DO EDITOR

Referências bibliográficas

1. Braunwald E. Valvular heart disease. In: Heart disease: a textbook of cardiovascular medicine. 6.ed. Philadelphia: W.B. Saunders; 2001. p.1643-721.
2. Feldman T, Kar S, Elmariah S, et al. Randomized comparison of percutaneous repair and surgery for mitral regurgitation: 5-year results of EVEREST II. J Am Coll Cardiol. 2015 Dec 29;66(25):2844-54.
3. Joint Task Force on the Management of Valvular Heart Disease of the European Society of Cardiology (ESC). Guidelines on the management of valvular heart disease (version 2012). European Heart Journal (2012);33:2451-96.
4. Lancellotti P, Magne J. Stress testing for the evaluation of patients with mitral regurgitation. Curr Opin Cardiol. 2012;27:492-8.
5. Meneghelo ZM, Ramos AIO. Lesões das valvas cardíacas do diagnóstico ao tratamento. 1.ed. Abril; 2007.
6. Nishimura RA, Otto CM, Bonow RO, Carabello BA, Erwin JP III, Guyton RA, et al. Guidelines for the Management of Patients with Valvular Heart Disease. 2014 AHA/ACC. J Am Coll Cardiol. 2014.
7. Tarasoutchi F, Montera MW, Ramos AIO, et al. Atualização das Diretrizes Brasileiras de Valvopatias: abordagem das lesões anatomicamente importantes. Arq Bras Cardiol. 2017;109(6 suppl 2):1-34.

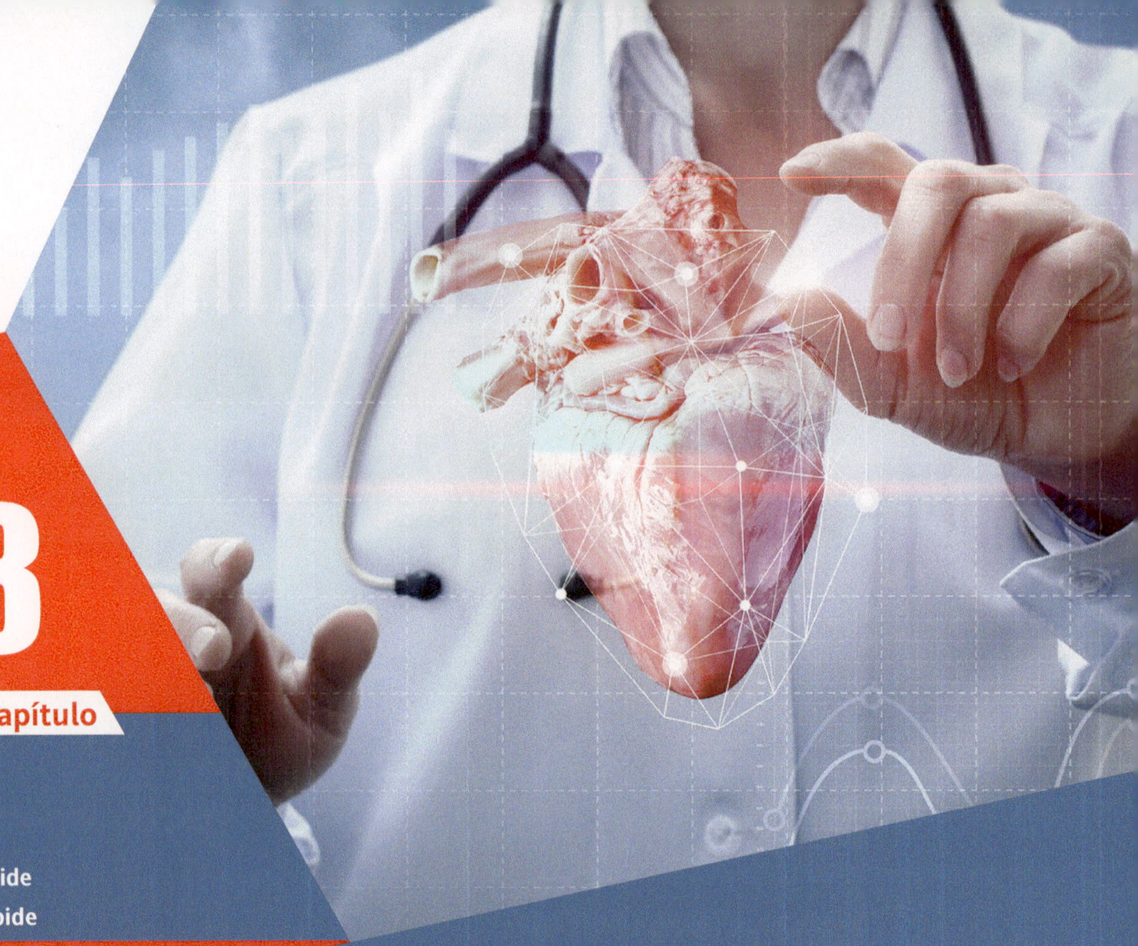

58

Destaques do Capítulo

- Valvopatias aórticas
- Estenose aórtica
- Insuficiência aórtica
- Valva aórtica bicúspide
- Valva aórtica tricúspide

Manejo clínico das valvopatias aórticas

Tiago Costa Bignoto
Luiz Minuzzo
Samira Kaissar Nasr Ghorayeb

58.1 Introdução

A Estenose Aórtica (EAo) é caracterizada pela obstrução da via de saída do ventrículo esquerdo (VE), associada ou não à fusão das válvulas da valva aórtica. Apresenta como principais etiologias a doença degenerativa, a congênita e a febre reumática. A degeneração calcífica é a doença valvar aórtica adquirida mais frequente e está presente em 4,5% da população acima de 75 anos. A tendência é que, com o envelhecimento populacional, aumente sua incidência nas próximas décadas. É considerada uma doença degenerativa com mecanismo similar ao que ocorre na aterosclerose. A estenose aórtica congênita (bicúspide, unicúspide etc.) pode estar associada a doenças da artéria aorta, como coartação ou aneurismas.

A EAo impõe uma sobrecarga pressórica durante a sístole que leva, de forma adaptativa, à hipertrofia concêntrica do VE, representada ecocardiograficamente como aumento da espessura das paredes ventriculares e aumento da massa do VE. A partir do momento em que há desproporção entre a hipertrofia e a pós-carga, o estresse sistólico eleva-se e a função ventricular esquerda se degenera. Em contrapartida, a hipertrofia do VE é responsável por manter sua função sistólica, mas, frequentemente, leva à disfunção diastólica. O aumento da pressão diastólica pode levar à congestão pulmonar ou determinar diminuição da perfusão coronariana, ocasionando isquemia sem necessariamente estar associada à coronariopatia obstrutiva e ao aparecimento de sintomas.

A progressão é mais rápida nos pacientes com doença degenerativa quando comparados com doença reumática ou congênita. A área valvar aórtica diminui de 0,1 a 0,3 cm^2/ano e o gradiente sistólico aumenta de 10 a 15 mmHg/ano. Os sintomas principais da estenose aórtica são dispneia, angina e síncope. Pode existir doença arterial coronariana associada com sintoma de angina em 50% dos pacientes com estenose aórtica. A doença permanece assintomática por longo período. Alguns estudos observaram a ocorrência de morte súbita sem sintomas prévios em aproximadamente 1% dos pacientes. Sabe-se que, após o início dos sintomas, a média de sobrevida é de cinco anos para a angina, de três para síncope e de 1,5 ano para insuficiência cardíaca.

A insuficiência aórtica (IAo) se caracteriza pela má coaptação dos folhetos valvares, provocando refluxo sanguíneo para o interior do VE, durante a diástole. As principais etiologias são: doença reumática, dilatação do anel valvar, hipertensão arterial sistêmica, dissecção da aorta acometendo porção ascendente, endocardite infecciosa, deformidades congênitas, síndrome de Marfan e aortite sifilítica.

Na IAo crônica, a sobrecarga de volume gera dilatação ventricular com consequente aumento da tensão superficial, equilibrada pela hipertrofia excêntrica. Consequentemente, há aumento do volume diastólico final com manutenção das pressões de enchimento ventricular. Esse volume diastólico final permite ao ventrículo esquerdo ejetar grande volume ventricular, sendo mantidos por algum tempo o volume anterógrado e a função ventricular normais. Com aumento da sobrecarga, o balanço entre o excesso de pós-carga e a hipertrofia esgota-se com desenvolvimento de disfunção ventricular. Na IAo aguda, grande volume regurgitante é imposto a um VE de tamanho normal, sem condições de acomodar a sobrecarga de volume, necessitando de tratamento cirúrgico imediato.

A taxa de progressão da doença para aparecimento de sintomas ou de disfunção sistólica é de 4,3% ao ano e a mortalidade média < 0,2% ao ano. O paciente com dispneia, angina e insuficiência cardíaca têm resultados piores, semelhantes aos daqueles com EAo sintomática. A lesão discreta pode ter progressão lenta e sobrevida semelhante à da população geral.

58.2 Avaliação inicial das valvopatias

As valvopatias deverão ser avaliadas através de anamnese apurada, estabelecendo o início dos sintomas e seu grau de gravidade. O exame físico é baseado principalmente na ausculta cardíaca, associado aos sinais relacionados à valvopatia em questão. A complementação é realizada com ecocardiograma transtorácico; em alguns casos em que a avaliação da valvopatia não se der por completo, poder-se-á realizar ecocardiograma transesofágico. Outros exames de imagem, como a tomografia computadorizada de tórax com ou sem contraste e a ressonância nuclear magnética, poderão ser utilizados em casos específicos. A radiografia de tórax poderá confirmar a presença de congestão pulmonar, e o eletrocardiograma servirá para avaliar alterações como isquemia miocárdica, sobrecarga de câmaras, bloqueios e arritmias.

Exames laboratoriais como troponina e BNP poderão evidenciar a presença de isquemia miocárdica e a elevação das pressões de enchimento em câmaras cardíacas, respectivamente.

Na Figura 58.1, extraída da Diretriz de 2017 da Sociedade Brasileira de Cardiologia de Valvopatias, podem ser observados os passos sequenciais que norteiam o diagnóstico anatômico, etiológico e funcional, definindo a conduta alinhada às melhores práticas, com uso racional de recursos.

Diante de um possível diagnóstico de doença valvar aórtica, os pacientes com lesões discretas a moderadas (estágio A e B) podem ser acompanhados a cada dois a três anos. A partir de lesões classificadas como importantes, a avaliação deve ser anual e, em casos mais específicos, semestral.

Na avaliação clínica dos pacientes idosos, deve-se considerar a presença de bradicardia, consequente à calcificação do sistema de condução, podendo levar a bloqueios ou a doença do nódulo sinusal. Nessa situação, os sintomas podem melhorar após o implante de marcapasso definitivo.

O perfil D3, em geral, caracteriza um paciente idoso, pequeno, com cavidade ventricular reduzida, hipertrofia concêntrica importante e disfunção diastólica, apresentando por isso baixo volume sistólico. Esse paciente se apresenta muito sintomático em caso de desidratação, por agravar o quadro, e sua conduta cirúrgica deve ser individualizada.

A IAo pode ser classificada em discreta, moderada ou importante segundo alguns critérios ecocardiográficos como os demonstrados na Tabela 58.2.

Tabela 58.2 Classificação ecocardiográfica da IAo.

	IAo discreta	IAo moderada	IAo importante
Vena contracta	< 0,3 cm	0,3-0,59 cm	≥ 0,6 cm
Volume regurgitante	< 30 mL/bat	30-59 mL/bat	≥ 60 mL/bat
ERO	< 0,1 cm²	0,1-0,29 cm²	≥ 0,3 cm²
PHT aórtico	> 400 ms	200-400 ms	≤ 200 ms

ERO: área do orifício regurgitante; PTH: *pressure half-time*.

Fonte: Desenvolvido pela autoria.

A presença de fluxo reverso diastólico na aorta abdominal é sinal de IAo importante, bem como de velocidade final de refluxo diastólico maior do que 18 cm/s na aorta ascendente.

58.4.2 Nova classificação, segundo ACC/AHA 2014

A. Pacientes em risco: presença de, no máximo, IAo discreta, sem presença de sintomas ou de repercussão hemodinâmica.

B. Pacientes com IAo em progressão: IAo discreta a moderada, discreta dilatação do VE. Paciente assintomático e com fração de ejeção preservada.

C. Pacientes com IAo importante, assintomáticos, com repercussão hemodinâmica moderada (dilatação do VE). Divide-se em C1 (fração de ejeção preservada) e C2 (queda na fração de ejeção).

D. Pacientes com IAo importante, sintomáticos, com repercussão hemodinâmica importante (dilatação do VE), podendo ter ou não queda da fração de ejeção do VE.

58.5 Manejo clínico

Pacientes assintomáticos que serão submetidos a períodos de estresse hemodinâmico, por exemplo, cirurgias não cardíacas, devem ser bem avaliados. Em caso de lesão aórtica importante (estágio C), a correção da lesão valvar deve ser considerada antes desses procedimentos. Já em lesões aórticas discreta ou moderada (estágios A e B), não há necessidade de correção valvar como pré-procedimento. Deve-se fazer avaliação clínica e ecocardiográfica, monitorização durante e após os procedimentos, profilaxia antibiótica e alívio da dor.

O tratamento medicamentoso não substitui o tratamento cirúrgico e nem deve atrasar sua indicação. No entanto, deve ser instituído nos pacientes sintomáticos, enquanto aguardam a cirurgia de troca valvar, ou naqueles que, por qualquer razão, não possam ser submetidos à cirurgia.

- Diuréticos: podem ser utilizados com cautela, nos pacientes com sinais e sintomas de congestão pulmonar ou sistêmica. A redução acentuada do volume ventricular diastólico pode piorar o quadro clínico de EAo importante, resultando em baixo débito e hipotensão.
- Fármacos hipotensores como inibidores da enzima de conversão da angiotensina e antagonistas dos canais de cálcio: podem ser administrados com cuidado, em pacientes com hipertensão arterial sistêmica, porque a vasodilatação periférica pode ser acompanhada de hipotensão diante de volume sistólico fixo na EAo.
- Betabloqueadores: devem ser evitados, na insuficiência por aumentarem o tempo diastólico e, por conseguinte, o volume regurgitante e na estenose, pois deprimem a contratilidade miocárdica, principal fator compensatório para a manutenção do débito cardíaco, e pelo risco de bradicardia.

As doses dessas medicações devem ser individualizadas e recomendadas de acordo com os sintomas e a gravidade da lesão valvar. Recomenda-se iniciar sempre com a menor dose e avaliar a necessidade de aumentar de acordo com o quadro clínico do paciente.

A profilaxia para endocardite não é classe I de indicação para nenhuma das valvopatias aórticas segundo a Diretriz de 2014 da AHA/ACC. A utilidade de estatina com o objetivo de adiar a progressão da EAo não foi comprovada; deve ser usada para tratamento das dislipidemias. Se a etiologia da lesão aórtica for a febre reumática, recomenda-se penicilina benzatina a cada 21 dias, pelo menos até os 40 anos de idade.

A indicação cirúrgica das valvopatias aórticas será abordada no Capítulo 59.

58.6 Conceito de *valve clinic* ou *heart team*: centros de excelência

É um conceito bastante defendido atualmente devido a algumas vantagens:

1. Equipe multidisciplinar.
2. Educação continuada.
3. Clínicos especializados em valvopatias.
4. Cirurgiões com experiência em troca de valvas cardíacas.
5. Ecocardiografistas (no pré, no trans e no pós-operatório).
6. Radiologistas (tomografia de tórax, ressonância nuclear magnética).
7. Consultas regulares com especialistas em doenças valvares (hospitais especializados).
8. Serviço de suporte – outros cardiologistas, cirurgiões, intensivistas e clínicos.
9. Revisão de dados: seguimento clínico, complicações, durabilidade das próteses, taxa de reoperações, taxas de mortalidade etc.
10. Resultados avaliados para revisão interna e externa.
11. Participação em banco de dados nacionais e internacionais.

DICAS DO EDITOR

Referências bibliográficas

1. Agmon Y, Khandheria BK, Miessner I, et al. Aortic valve sclerosis and aortic atherosclerosis: different manifestations of the same disease? Insights from a population-based study. J Am Coll Cardiol. 2001;38:827-34.
2. Amato MC, Moffa PJ, Werner KE, Ramires JA. Treatment decision in asymptomatic aortic valve stenosis: role of exercise testing. Heart. 2001;86:381-6.
3. Bonow RO, Lakatos E, Maron BJ, Epstein SE. Serial long-term assessment of natural history of asymptomatic patients with chronic aortic regurgitation and normal left ventricular systolic function. Circulation. 1991; 84:1625-35.
4. Cannon JD, Zile MR, Crawford FA, Carabello BA. Aortic valve resistance as an adjunct to the Gorlin formula in assessing the severity of aortic stenosis in symptomatic patients. J Am Cardiol. 1992;20:1517-23.
5. Carabello BA. Aortic stenosis. Lancet. 2009;373:956-66.
6. Carabello BA, Usher BW, Hendrix GH. Predictors of outcome in patients for aortic valve replacement in patients with aortic regurgitation and left ventricular dysfunction: a change in the measuring stick. [Abstract]. J Am Coll Cardiol. 1997;10:991.
7. Hachicha Z, Dumesmil JG, Bogaty P, Pibarot P. Paradoxical low-flow, low-gradient severe aortic stenosis despite preserved ejection fraction is associated with higher afterload and reduced survival. Circulation. 2007;115:2856-64.
8. Joint Task Force on the Management of Valvular Heart Disease of the European Society of Cardiology (ESC). Guidelines on the management of valvular heart disease (version 2012). European Heart Journal (2012);33:2451-96.
9. Monin JL, Monchi M, Gest V, et al. Aortic stenosis with severe left ventricular dysfunction and low transvalvular pressure gradients: risk stratification by low-dose dobutamine echocardiography. J Am Coll Cardiol. 2001;37:2101-7.
10. Nishimura RA, Otto CM, Bonow RO, Carabello BA, Erwin JP III, Guyton RA, O'Gara PT, Ruiz CE, Skubas NJ, Sorajja P, Sundt TM III, Thomas JD. Guidelines for the Management of Patients with Valvular Heart Disease. 2014 AHA/ACC. J Am Coll Cardiol 2014.
11. Otto CM, Burwash IG, Legget ME, et al. Prospective study of asymptomatic valvular aortic stenosis: clinical echocardiographic and exercise predictors of outcome. Circulation. 1997;95:2262-70.
12. Stewart BF, Siscovick D, Lind BK, et al. Clinical factors associated with calcific aortic valve disease. J Am Cardiol. 1997;29:630-4.
13. Tarasoutchi F, Grinberg M, Parga J, et al. Symptoms, left ventricular function, and the timing of valve replacement surgery in patients with aortic regurgitation. Am Heart J. 1999;138:477-85.
14. Tarasoutchi F, Montera MW, Ramos AIO, et al. Atualização das Diretrizes Brasileiras de Valvopatias: abordagem das lesões anatomicamente importantes. Arq Bras Cardiol. 2017;109(6 suppl 2):1-34.

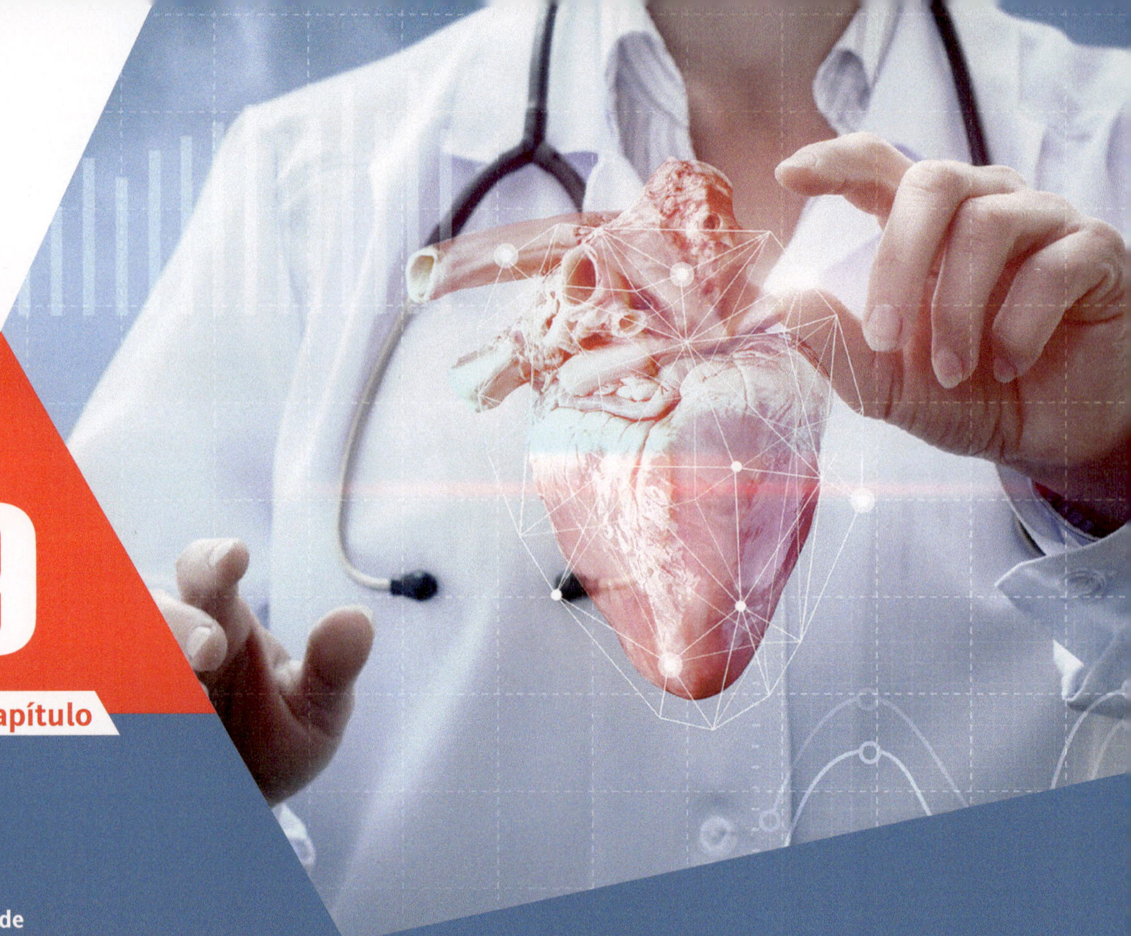

59

Destaques do Capítulo

- Cirurgia cardíaca
- Insuficiência mitral
- Estenose mitral
- Estenose aórtica
- Insuficiência aórtica
- Insuficiência tricúspide

Indicação cirúrgica nas valvopatias

Dorival Julio Della Togna
Roberto Tadeu Magro Kroll
Samira Kaissar Nasr Ghorayeb

As doenças valvares representam importante causa para a realização de cirurgias cardíacas em todo o mundo. Inúmeros critérios são utilizados para definir sua gravidade e indicação cirúrgica.

Podemos citar a presença de sintomas, a gravidade do acometimento valvar, a resposta dos ventrículos à sobrecarga de volume ou pressão ocasionada pela valvopatia, seus efeitos na circulação pulmonar ou sistêmica, bem como mudanças no ritmo cardíaco.

O diagnóstico preciso da gravidade e repercussão da valvopatia, o pleno conhecimento de sua fisiopatologia, história natural e os resultados dos tratamentos cirúrgico e percutâneo delineiam o período de indicação ideal de intervenção, antes que se estabeleça disfunção irreversível da função contrátil dos ventrículos esquerdo e direito ou redução da sobrevida.

De acordo com a AHA/ACC, as doenças valvares são descritas de acordo com seus estágios, conforme mostrado a seguir:

a. Pacientes sob risco de desenvolver doença valvar.
b. Pacientes assintomáticos e com doença discreta ou moderada.
c. Pacientes assintomáticos mas com doença grave:
   c1. com ventrículos ainda compensados;
   c2. com ventrículos exibindo sinais de descompensação.
d. Pacientes sintomáticos.

No texto a seguir, de forma resumida, estão expostas as principais valvopatias e suas respectivas indicações cirúrgicas.

59.1 Insuficiência aórtica

A insuficiência aórtica (IAo) é uma condição na qual a valva aórtica perde a capacidade de reter o volume sanguíneo no interior da aorta durante a diástole, levando a seu refluxo e tendo por consequências a sobrecarga de volume e pressão do ventrículo esquerdo (VE), além da diminuição da perfusão coronária.

Suas causas principais envolvem anormalidades da geometria da raiz da aorta, seios de Valsalva, junção sinotubular e aorta ascendente, doenças dos folhetos valvares (doenças primárias, degenerativas, reumáticas ou pós-endocardite infecciosa), desordens estruturais secundárias a traumas na caixa torácica e dissecção aguda da aorta envolvendo seu segmento proximal.

No Brasil, a principal causa de IAo crônica é a doença reumática, seguida por doença degenerativa e por dilatação idiopática da aorta. Nos Estados Unidos e em outros países desenvolvidos, as causas mais comuns são a valva aórtica bicúspide e a doença valvar aórtica calcificada.

A IAo leva ao aumento do volume e da massa do VE (sobrecarga de volume e pressão), bem como ao aumento do volume sistólico ejetado, resultando em elevação da pressão sistólica e aumento do consumo de O_2 pelo VE. A incompetência valvar aórtica reduz a pressão diastólica, prejudicando o enchimento das coronárias e reduzindo a oferta de O_2 ao miocárdio. Assim, somando-se o maior consumo de O_2 e a redução de sua oferta, o VE tem maior risco de sofrer isquemia, contribuindo em fase mais tardia para o surgimento de disfunção do VE.

Os pacientes com IAo crônica podem permanecer por longos períodos assintomáticos. Porém, os sintomas mais comuns, quando presentes, são a dispneia aos esforços e a ortopneia. Alguns pacientes podem apresentar evolução clínica mais rápida devido à disfunção ventricular e consequente insuficiência cardíaca. Os pacientes com dispneia, angina e insuficiência cardíaca (IC) apresentam pior prognóstico, com mortalidade maior do que 10% ao ano naqueles com angina e superior a 20% ao ano na presença de insuficiência cardíaca.

Na semiologia dos pacientes com IAo destacam-se: sopro diastólico em foco aórtico de alta frequência, aspirativo, em decrescendo. O sopro é mais evidente com o paciente em posição de cócoras ou sentado com flexão máxima do tronco. Quanto maior a sua duração, maior a gravidade da insuficiência.

O sopro de Austin-Flint é de baixa frequência, mesodiastólico, originado por fluxo direcionado por sobre a cúspide anterior da valva mitral, causando restrição de sua abertura, com efeito de estenose mitral (relativa).

A pressão arterial é divergente, o *ictus cordis* é hiperdinâmico e impulsivo, deslocado para baixo e para a esquerda. Os pulsos arteriais são amplos, conhecidos como pulso de Corrigan ou "martelo d'água" (ascensão rápida e de grande amplitude do pulso carotídeo). Há vários outros sinais semiológicos, descritos na sequência: "dança das artérias", sinal de Musset (balanço da cabeça), sinal de Müller (impulsões da úvula), sinal de Rosenbach (impulsões hepáticas), sinal de Gerhard (impulsões do baço), sinal de Traube (sopro sistólico e diastólico na artéria femoral), sinal de Duroziez (intensificação dos sopros na femoral quando se comprime esta com o estetoscópio), sinal de Hill (diferença de pressão sistólica entre o pulso femoral e o pulso braquial maior do que 40 mmHg) e sinal de Quincke (pulsação dos capilares subungueais).

O ecocardiograma é o método complementar considerado padrão ouro para avaliar a anatomia valvar e as alterações estruturais da aorta, o grau de refluxo diastólico, o mecanismo que leva ao refluxo, bem como se o VE está adaptado à sobrecarga de volume e de pressão. A avaliação do tamanho e função do VE na IAo significativa é importante para distinguir entre processo agudo e crônico, além de ajudar a determinar o momento oportuno de intervenção cirúrgica.

São parâmetros ecocardiográficos compatíveis com IAo grave:

a. Orifício efetivo regurgitante: ≥ 0,30 cm².
b. Fração regurgitante: ≥ 50%.
c. Volume regurgitante: ≥ 60 mL/batimento.
d. *Vena contracta*: > 0,6 cm.
e. Relação entre a largura do jato central e a largura da via de saída do VE (VSVE) ≥ 65%.
f. Relação entre a área do jato e a área da VSVE ≥ 60%.
g. PHT aórtico ≤ 200 ms.
h. Presença de fluxo reverso holodiastólico na aorta abdominal proximal.

Nos casos com indicação cirúrgica, a cineangiocoronariografia deve ser realizada para avaliação de doença arterial coronária (DAC) concomitante. A aortografia auxilia nos casos de dilatação da raiz da aorta, na quantificação da IAo e também na etiologia, principalmente quando se trata de valva aórtica bicúspide.

As principais indicações de cirurgia na IAo são:

a. Pacientes sintomáticos, independentemente do valor da FEVE.
b. Assintomáticos com FEVE ≤ 50%.
c. Assintomáticos com FEVE > 50% e diâmetro diastólico final do VE > 70 mm ou diâmetro sistólico final do VE > 50 mm (> 25 mm/m² nos pacientes com baixa superfície corpórea [< 1,68 m²]).
d. Indicada cirurgia valvar aórtica, caso a aorta tenha diâmetro ≥ 45 mm (raiz ou aorta ascendente), sua substituição deve ser considerada, principalmente quando a valva aórtica é bicúspide.

Independentemente do grau de refluxo valvar aórtico, a cirurgia deve ser considerada nas seguintes situações:

a. Diâmetro da aorta ascendente ≥ 55 mm.
b. Diâmetro da aorta ascendente ≥ 50 mm se associado a valva aórtica bicúspide ou presença de coarctação da aorta.
c. Diâmetro da aorta ascendente ≥ 45 mm em pacientes com síndrome de Marfan.

Conforme sumarizado nas últimas diretrizes de valvopatias da SBC, apresenta-se a seguir a Tabela 59.1, com as principais indicações de intervenção na IAo:

Tabela 59.1 Diretriz de Valvopatias da Sociedade Brasileira de Cardiologia. Intervenções na IAo.

Intervenção	Condição clínica	SBC	AHA	ESC
Cirurgia de troca valvar	Sintomático, independente da FEVE	I B	I B	I B
	Assintomáticos com FEVE < 50%	I B	I B	I B
	Diâmetros	IIa B Reumático, DDVE > 75 mm ou DSVE > 55 mm Não reumático, DDVE > 70 mm ou > 50 mm ou indexado > 25 mm/m²	IIa C DDVE > 70 mm ou DSVE > 50 mm ou indexado > 25 mm/m²	IIa B DDVE > 70 mm ou DSVE > 50 mm ou indexado > 25 mm/m²
TAVI	Sintomático, com expectativa de vida > 1 ano, com risco proibitivo à cirurgia convencional	IIb C	–	–

SBC: Sociedade Brasileira de Cardiologia; AHA: American Heart Association; ESC: European Society of Cardiology; FEVE: fração de ejeção do ventrículo esquerdo; DDVE: diâmetro diastólico do ventrículo esquerdo; DSVE: diâmetro sistólico do ventrículo esquerdo; TAVI: transcatheter aortic valve implantation.

Fonte: Desenvolvido pela autoria.

59.2 Estenose aórtica

Estenose aórtica (EAo) é a condição na qual a passagem do fluxo sanguíneo através da valva aórtica se encontra dificultada devido à redução na abertura e mobilidade de seus folhetos.

É considerada a doença valvar mais comum em países desenvolvidos, com prevalência de 2 a 5%

na população com mais de 65 anos, e aumenta com o envelhecimento.

Nos indivíduos com menos de 70 anos, a principal causa de EAo é a valvopatia bicúspide, com calcificação superposta. Acima dessa idade predomina a etiologia degenerativa. A etiologia reumática atinge pacientes mais jovens, entre a segunda e a quinta década de vida.

A EAo leva a um aumento da pressão sistólica do VE com consequente hipertrofia e aumento do consumo de O_2 pelo miocárdio. No entanto, devemos lembrar que a lei de Laplace justifica o aumento da espessura do VE como mecanismo compensatório para manter o estresse sistólico e sua capacidade de ejeção. Enquanto a hipertrofia for adequada às condições impostas pela elevação da pós-carga, o estresse sistólico é mantido e a função sistólica do VE é preservada. A partir do momento em que há desproporção entre a hipertrofia e a pós-carga, o estresse sistólico sobre as paredes do VE eleva-se e a função ventricular declina.

Além disso, há aumento no tempo de ejeção sistólica, aumento da pressão diastólica do VE e menor tempo de enchimento diastólico, causando diminuição da oferta de O_2 ao miocárdio e consequente isquemia miocárdica, contribuindo, em fase mais tardia, para o surgimento de disfunção do VE.

Os sintomas clássicos da EAo se relacionam diretamente com a sobrevida e são os pilares para a indicação cirúrgica. Os pacientes com angina apresentam sobrevida estimada de cinco anos, síncope de três anos e insuficiência cardíaca de dois anos.

O teste ergométrico é indicado nos pacientes assintomáticos, fisicamente ativos e com FEVE normal, objetivando desmascarar sintomas e para estratificação de risco. É contraindicado nos assintomáticos com GS médio ≥ 50 mmHg ou GS máximo ≥ 80 mmHg. São critérios de teste anormal e que podem ser considerados fatores complicadores:

a. Surgimento de sintomas em baixas cargas.
b. Déficit inotrópico (elevação da PAS ≤ 20 mmHg); comportamento em platô: ausência da elevação da PAS em três estágios consecutivos; hipotensão associada ao esforço (queda da PAS superior a 15 mmHg).
c. Depressão adicional do segmento ST ≥ 2 mm, horizontal ou descendente.
d. Documentação de arritmias ventriculares complexas

O ecocardiograma é a principal ferramenta diagnóstica, confirma a presença de EAo, avalia o grau de calcificação valvar, FEVE, espessura ventricular, contratilidade segmentar, doenças da aorta e outras valvopatias associadas.

Os dados abaixo fornecidos pelo ecocardiograma caracterizam a EAo grave:

a. Velocidade de pico sistólico ≥ 4 m/s.
b. Gradiente médio ≥ 40 mmHg.
c. Área valvar < 1 cm².
d. Área valvar indexada < 0,6 cm²/m².
e. Relação de velocidades (Vvsve/Vvao) < 0,25.

Na EAo anatomicamente importante são observados preditores de evolução desfavorável, descritos a seguir:

a. FEVE < 50%.
b. Velocidade de pico sistólico (Vpico) ≥ 5,5 m/s.
c. Taxa de aumento da Vpico ≥ 0,3 m/s ao ano.
d. Hipertensão pulmonar ≥ 60 mmHg, confirmado pela manometria.

A tomografia computadorizada é importante na avaliação de dilatação da aorta nos pacientes com evidência ou suspeita de doença da aorta pelo RX de tórax ou ecocardiografia e nos pacientes com valva aórtica bicúspide, na avaliação da calcificação valvar nos pacientes nos quais há dúvidas quanto à gravidade da doença valvar, em especial na EAo com baixo fluxo paradoxal. O escore de cálcio, quando superior a 2.000 em homens e 1.200 em mulheres, torna o diagnóstico de EAo aórtica mais provável. No entanto, quando inferior a 1.600 e 800 respectivamente, o diagnóstico de EAo é improvável. Também permite o diagnóstico de aorta em porcelana e o planejamento cirúrgico nos pacientes elegíveis para implante valvar transcateter (TAVI). Nesses pacientes, é o método de imagem preferido para avaliar a anatomia e as dimensões da raiz da aorta, tamanho e forma do anel valvar aórtico, distância do anel aos óstios coronários, padrão de distribuição da calcificação na aorta e análise da via de saída do VE, bem como permite avaliar as possíveis rotas de acesso do TAVI como a presença de trombos, aneurismas ou calcificações.

O cateterismo é indicado para o estudo angiográfico coronário antes da intervenção cirúrgica e quando houver discordância entre os achados clínicos e os exames de imagem.

A seguir, as principais indicações de intervenção cirúrgica convencional na EAo:

a. EAo estágio C2 e D (grave assintomáticos com FEVE < 50% e sintomáticos).

b. EAo estágio C1 (grave assintomáticos com FEVE ≥ 50%), mas com teste de esforço anormal.

c. EAo estágios B, C e D (moderada, grave assintomáticos e sintomáticos) que possuem indicação de correção concomitante de aorta ascendente ou de revascularização miocárdica.

O implante valvar aórtico transcateter está indicado:

a. Nos pacientes com elevado risco cirúrgico (STS ou Euroscore II ≥ 4% ou Euroscore I ≥ 10%).

b. Presença de "aorta em porcelana", fragilidade ou "tórax hostil".

Por fim, a valvotomia percutânea é indicada:

a. Como ponte para o tratamento cirúrgico ou TAVI em pacientes instáveis hemodinamicamente.

b. Em pacientes com EAo grave sintomática (estágio D) e que necessitem de cirurgia não cardíaca urgente.

Conforme sumarizado nas últimas diretrizes de valvopatias da SBC, a Tabela 59.2 apresenta as principais indicações de intervenção na EAo:

Tabela 59.2 Diretriz de Valvopatias da Sociedade Brasileira de Cardiologia. Intervenções na EAo.

Intervenção	Condição clínica	SBC	AHA	ESC
Cirurgia convencional	Sintomático (CF ≥ II), com risco cirúrgico baixo ou intermediário	I A	I A	I B
	Assintomático, em programação de outra cirurgia cardíaca concomitante	I C	I B	I C
	Assintomático, com FEVE < 50%	I B	I B	I C
	Assintomático sem reserva inotrópica no teste ergométrico e/ou baixa capacidade funcional	IIa B	IIa B	I C
	Assintomático com valvopatia crítica	IIa C	IIa B	IIa C
Cirurgia convencional	Situações especiais			
	EAo importante com baixo fluxo/ baixo gradiente e com reserva contrátil	IIa B	IIa B	I C
	EAo importante com baixo fluxo/ baixo gradiente e sem reserva contrátil	IIa C	-	IIa C
	Sintomático com EAo importante e baixo fluxo paradoxal	IIa C	IIa C	-
TAVI	Sintomático, com expectativa de > 1 ano e risco cirúrgico proibitivo	I A	I A	I B
	Sintomático, com expectativa de > 1 ano e alto risco cirúrgico	I A	I A	IIa B
	Sintomático, com expectativa de > 1 ano e risco cirúrgico intermediário	IIa A	IIa B	-
Valvoplastia aórtica por cateter balão	Pacientes sintomáticos, instáveis, sem possibilidade de cirurgia ou TAVI no momento	IIa C	IIb C	IIb C

(continua)

(continuação)

Tabela 59.2 Diretriz de Valvopatias da Sociedade Brasileira de Cardiologia. Intervenções na EAo.

SBC: Sociedade Brasileira de Cardiologia; AHA: American Heart Association; ESC: European Society of Cardiology; TAVI: transcatheter aortic valve implantation; FEVE: fração de ejeção do ventrículo esquerdo.

Fonte: Desenvolvido pela autoria.

59.3 Insuficiência mitral

A insuficiência mitral (IM), por definição, ocorre durante a sístole, ocasionando sobrecarga de volume nas cavidades cardíacas esquerdas, com consequente dilatação do átrio esquerdo (AE) e do VE conforme a doença valvar progride, levando a descompensação ventricular e a necessidade de cirurgia valvar mitral.

É uma doença valvar comum, com prevalência estimada nos Estados Unidos de dois a quatro milhões de pessoas e idade-dependente, afetando > 6% naqueles com idade > 65 anos.

Pode ser classificada em:

- primária ou orgânica, isto é, o refluxo valvar surge devido a doença estrutural do aparato valvar mitral (cúspides, cordas tendíneas, músculos papilares e anel mitral), como observado nas sequelas de cardite reumática e de endocardite infecciosa e no prolapso valvar mitral com degeneração mixomatosa;

- secundária ou funcional, ou seja, a valva é anatomicamente saudável, mas, devido a modificações na morfologia do ventrículo esquerdo, ocorre dilatação do anel mitral e também deslocamento de posição dos músculos papilares com consequente tração de suas cúspides e consequente falha de coaptação. O remodelamento ventricular pode ser visto em inúmeras situações, como nas cardiomiopatias dilatadas (doença de Chagas, alcoólica, idiopática etc.), cardiomiopatia hipertrófica e na cardiopatia isquêmica.

A hipertrofia excêntrica representa o mecanismo compensatório que evita o excessivo aumento do estresse sistólico da parede do VE, possibilitando que o paciente permaneça assintomático por longos períodos. Além disso, a dilatação progressiva do AE atenua o aumento de pressão em seu interior, minimizando o impacto da sobrecarga de volume atrial na circulação pulmonar.

A fase compensada e inicial da IM crônica grave é caracterizada por aumento da pré-carga, manutenção ou leve redução da pós-carga e contratilidade miocárdica do VE normal. No entanto, a valvopatia pode se tornar descompensada, com substancial aumento do VE, aumento da pós-carga e diminuição da fração de ejeção com redução da contratilidade. A transição da fase compensada para a descompensada é insidiosa, podendo durar vários anos e até décadas. Além disso, a manutenção da IM grave por longos períodos pode acarretar o surgimento de fibrilação atrial (FA) e hipertensão arterial pulmonar (HAP), sendo esses fatores reconhecido de pior prognóstico.

Os critérios ecocardiográficos que caracterizam IM importante estão sumarizados a seguir:

1. Jato central > 40% do AE.
2. Jato excêntrico holossistólico.
3. *Vena contracta* ≥ 0,7 cm.
4. Volume regurgitante ≥ 60 mL.
5. Fração regurgitante ≥ 50%.
6. Área do orifício regurgitante ≥ 0,40 cm^2.

O tratamento cirúrgico da IM inclui:

1. Troca valvar com manutenção parcial ou total do aparato subvalvar.
2. Troca valvar sem preservação do aparato subvalvar.
3. Plástica valvar mitral.

Pacientes assintomáticos (estágios C1) com FE > 60% e DSFVE < 40 mm ou com novos episódios de FA ou PSAP > 50 mmHg com baixa probabilidade de sucesso de plástica mitral deverão ser monitorizados periodicamente, assim como pacientes estágio B (IM crônica moderada).

Apesar de todo o conhecimento atual sobre a fisiopatologia e indicação cirúrgica, a maioria dos pacientes com IM crônica não são encaminhados para a cirurgia valvar. As principais razões incluem o alto risco cirúrgico devido a idade avançada e a presença de múltiplas comorbidades, além do benefício incerto na IM funcional com disfunção ventricular.

Segundo as últimas Diretrizes de Atualização em Valvopatias da SBC, os pilares de indicação cirúrgica na IM primária crônica estão fundamentados na etiologia e estadiamento da doença, na presença de sintomas e de complicadores (disfunção ventricular esquerda, FA e HAP) e na possibilidade de plástica valvar mitral com sucesso e durável em centros de excelência, como sumarizado na Tabela 59.3.

Tabela 59.3 **Diretriz de Valvopatias da Sociedade Brasileira de Cardiologia. Intervenções na IM.**

Intervenção	Condição clínica	SBC	AHA	ESC
Plástica (centros com experiência)	**Reumáticos**			
	■ Sintomático (CF ≥ II)	IIb C	IIb C	–
	■ Assintomático com complicadores:			–
	FE entre 30 e 60% e/ou DSVE ≥ 40 mm	IIb B	IIb B	
	PSAP ≥ 50 mmHg ou FA	IIb B		
	Assintomático e sem complicadores	III	–	–
	Não reumáticos			
	CF ≥ II, com anatomia favorável	I B	I B	I B
	Assintomático, com anatomia favorável e complicadores			
	FE entre 30 e 60% e/ou DSVE ≥ 40 mm	I B	I B	I B DSVE ≥ 45 mm
	PSAP ≥ 50 mmHg ou FA	IIa B	IIa B	IIa B
	Assintomático, IM por prolapso, com anatomia favorável e sem complicadores	IIa B	IIa B	IIa C AE ≥ 60 ml/m^2 e RS

(continua)

(continuação)

Tabela 59.3 Diretriz de Valvopatias da Sociedade Brasileira de Cardiologia. Intervenções na IM.

Intervenção	Condição clínica	SBC	AHA	ESC
Troca valvar	**Reumáticos**			
	Sintomático (CF ≥ II)	I B	–	–
	Assintomático, com complicadores			
	FE entre 30 e 60% e/ou DSVE ≥ 40 mm	I B	–	–
	PSAP ≥ 50 mmHg ou FA	IIa B	–	–
	Assintomático e sem complicadores	III	–	–
	Não reumáticos			
	CFII, com anatomia desfavorável à plástica valvar	I B	IB	I B
	Assintomático, com anatomia desfavorável à plástica valvar e complicadores:			
	FE entre 30 e 60% e DSVE ≥ 40 mm	I B	I B	I C DSVE ≥ 45 mm
	PSAP ≥ 50 mmHg ou FA	IIa C	IIa C	IIa B
Clipagem percutânea – MitraClip®	IM não reumática, com alto risco ou contraindicação a cirurgia e com sintomas refratários	IIa B*	IIb B	IIb C

* Em centros com *Heart Team*. SBC: Sociedade Brasileira de Cardiologia; AHA: American Heart Association; ESC: European Society of Cardiology; FE: fração de ejeção; DSVE: diâmetro sistólico do ventrículo esquerdo, FA: fibrilação atrial.

Fonte: Desenvolvido pela autoria.

A clipagem percutânea transcateter da valva mitral – MitraClip® pode ser considerada para os pacientes com IM crônica primária não reumática importante (estágio D) e muito sintomáticos (NYHA CF III ou IV) que têm anatomia favorável para o procedimento e razoável expectativa de vida, porém com risco cirúrgico proibitivo devido à presença de comorbidades e permanecem muito sintomáticos apesar da terapia otimizada para insuficiência cardíaca. Na IM secundária (etiologia isquêmica ou dilatada) a clipagem percutânea – MitraClip® – também pode ser considerada em pacientes com sintomas refratários (classe funcional ≥ III), com alto risco ou contraindicação a cirurgia e após avaliação do *Heart Team*.

59.4 Estenose mitral

A estenose mitral (EM) é uma das valvopatias mais frequentes em nosso país, sendo a febre reumática a principal etiologia. O intervalo entre o surto inicial da febre reumática e o surgimento dos sintomas é variável, sendo mais curto quanto maiores forem as recorrências dos surtos, observado principalmente nos pacientes não submetidos à profilaxia da febre reumática.

Nos países mais desenvolvidos a etiologia principal é a doença valvar degenerativa, na qual o processo de degeneração e calcificação se inicia no anel mitral e se estende em direção a suas cúspides, acometendo principalmente os idosos.

O principal sintoma relatado é a dispneia, de surgimento variável e insidioso. Pode ser desencadeada por eventos que elevam a pressão do AE, como exercício, FA, gestação, hipertireoidismo, anemia ou estresse. Palpitações e eventos embólicos podem ocorrer devido à instabilidade atrial e à presença de FA. Ocasionalmente o AE dilatado pode provocar disfagia e rouquidão por compressão do esôfago e do nervo laríngeo recorrente. Cansaço e fadiga ocorrem por queda do débito cardíaco e por HAP, e a hemoptise devido à congestão e ruptura de veias brônquicas. A área valvar mitral (AVM) normal varia entre 4 a 6 cm^2, e os sintomas geralmente surgem quando a AVM está abaixo de 2 cm^2.

O ecocardiograma transtorácico (ETT), além de confirmar o diagnóstico, sugere a etiologia e avalia a gravidade anatômica e funcional da estenose mitral. É de fundamental importância na seleção dos pacientes para valvotomia por cateter-balão (VMP), baseando-se no escore de Wilkins (EW) e nas características anatômicas e hemodinâmicas da valva.

O ecocardiograma transesofágico (ETE) está recomendado quando a avaliação pela janela transtorácica é inadequada, na suspeita de trombo atrial, nos pacientes com antecedentes embólicos e na análise do grau de IM em pacientes candidatos à valvotomia percutânea.

O teste ergométrico pode ser indicado em pacientes assintomáticos com lesão moderada a grave objetivando verificar realmente a ausência de sintomas e a classe funcional.

A cineangiocoronariografia deve ser realizada nos pacientes com suspeita de doença arterial coronária (DAC) e quando os testes não invasivos são inconclusivos ou quando há discrepância entre a clínica e os achados do ecocardiograma.

Há duas modalidades de intervenção: valvotomia mitral percutânea por cateter-balão (VMP) e a cirurgia (comissurotomia ou troca valvar).

59.4.1 Valvotomia mitral percutânea por cateter-balão (VMP)

A taxa de sucesso do procedimento é elevada (80 a 95%), sendo dependente da condição clínica do paciente, da anatomia valvar e da experiência da equipe médica. Os parâmetros de sucesso do procedimento são: AVM > 1,5 cm^2, pressão capilar pulmonar (PCP) < 18 mmHg e redução de 50% no gradiente médio transmitral. As principais complicações são: acidente vascular encefálico, tamponamento cardíaco, IM importante e morte.

Como contraindicações ao procedimento, podemos citar: anatomia valvar desfavorável (EW > 11 associado a calcificação e comprometimento do aparelho subvalvar), IM moderada a importante, trombo no AE, presença de outras valvopatias ou DAC com indicação de tratamento cirúrgico.

59.4.2 Cirurgia

Reservado para pacientes sintomáticos com contraindicações para a valvotomia mitral percutânea. Se o tratamento cirúrgico for necessário, pode-se optar preferencialmente pela comissurotomia a céu aberto ou troca valvar mitral, sendo a mortalidade deste último procedimento influenciada pela idade, classe funcional, HAP e presença de DAC concomitante.

Atualmente, os pilares de intervenção na EM estão baseados no estadiamento e etiologia da doença, na possibilidade de VMP com sucesso, na presença de sintomas e de complicadores como FA e HAP (≥ 50 mmHg em repouso ou ≥ 60 mmHg ao esforço).

Conforme sumarizado nas últimas diretrizes de valvopatias da SBC, a Tabela 59.4 apresenta as principais indicações de intervenção na EM:

Tabela 59.4 Diretriz de Valvopatias da Sociedade Brasileira de Cardiologia. Intervenções na EM.

Intervenção	Condição clínica	SBC	AHA	ESC
VMP	EM mitral reumática CF II-IV, na ausência de contraindicações	I A	I A	I B
	EM reumática assintomática, com fatores complicadores, na ausência de contraindicações	I C	IIb C (se FA)	IIa C (se alto risco tromboembólico ou de deterioração hemodinâmica)
Tratamento cirúrgico (comissurotomia/troca valvar)	EM reumática CF III-IV com contraindicações à VMP	I B	I B	I C
	EM reumática assintomática com fatores complicadores, não elegíveis para VMP	IIa C	IIb C (Embolia recorrente)	-
	EM degenerativa refratária ao tratamento clínico	IIb C*	-	-
	EM reumática assintomática em programação de outra cirurgia cardíaca	I C	I C	-
Implante valvar mitral transcateter	EM degenerativa refratária ao tratamento clínico, com contraindicação ou alto risco a tratamento cirúrgico	IIb C*	-	-

* Considerar discussão junto ao *Heart Team*. SBC: Sociedade Brasileira de Cardiologia; AHA: American Heart Association; ESC: European Society of Cardiology; VMP: valvuloplastia mitral por cateter-balão; EM: estenose mitral; CF: classe funcional pela NYHA; FA: fibrilação atrial.

Fonte: Desenvolvido pela autoria.

59.5 Insuficiência tricúspide

A insuficiência tricúspide (IT) em geral é funcional, isto é, secundária à sobrecarga de volume e/ou pressão do ventrículo direito (VD), com consequente remodelamento do VD, que leva à tração dos folhetos valvares, e também pela dilatação ventricular direita ou do anel tricúspide. A IT importante apresenta pior prognóstico independentemente da idade, da função ventricular direita ou esquerda e da dimensão do ventrículo direito.

As causas primárias (orgânicas) incluem a doença reumática, o prolapso, a endocardite infecciosa, o trauma de parede torácica, o implante de marca-passo ou desfibrilador e as doenças congênitas (com destaque para a anomalia de "Ebstein").

O ecocardiograma transtorácico (ETT) pode definir a etiologia da IT, avaliar outras valvopatias e a função ventricular direita e esquerda, além de estimar a pressão sistólica da artéria pulmonar. Nos casos de IT funcional, o ETT permite medir o diâmetro do anel tricúspide na visão apical quatro câmaras, existindo uma relação linear entre essa medida e o volume regurgitante. Um diâmetro do anel medido na diástole maior do que 40 mm (ou > 21 mm/m^2) indica dilatação importante e um risco aumentado de IT progressiva ou persistente após cirurgia valvar mitral isolada.

São parâmetros ecocardiográficos compatíveis com IT grave:

a. Orifício efetivo regurgitante: ≥ 0,40 cm^2.
b. Volume regurgitante: ≥ 45 mL/batimento.
c. *Vena contracta*: > 0,7 cm.
d. Fluxo sistólico reverso na veia hepática central.
e. Onda "E" de influxo tricúspide ≥ 1 m/s.
f. Raio da semicalota (zona de convergência do jato de refluxo) > 0,9 cm (considerando o limite de Nyquist entre 50-60 cm/s).

A cirurgia é indicada nas seguintes situações:

a. IT primária ou secundária grave, com cirurgia valvar esquerda concomitante.
b. IT discreta a moderada, com cirurgia valvar esquerda concomitante, na presença de dilatação do anel valvar tricúspide (≥ 40 mm ou ≥ 21 mm/m^2) ou com sinais clínicos de IC direita.
c. Cirurgia isolada na IT primária grave, em pacientes sintomáticos, ou assintomáticos com repercussão sobre o VD (dilatação ou diminuição de função).
d. Cirurgia isolada na IT secundária grave em pacientes sintomáticos, ou assintomáticos com repercussão sobre o VD (dilatação ou diminuição de função), desde que não haja disfunção grave de VE ou VD nem hipertensão pulmonar grave.

Conforme sumarizado nas últimas diretrizes de valvopatias da SBC, a Tabela 59.5 apresenta as principais indicações de intervenção na IT:

Tabela 59.5 **Diretriz de Valvopatias da Sociedade Brasileira de Cardiologia. Intervenções na IT.**

Intervenção	Condição clínica	SBC	AHA	ESC
Plastia tricúspide com anel protético	IT importante e abordagem de outra valvopatia	I C	I C	I C
	Anel ≥ 40 mm e abordagem de outra valvopatia	I C	IIa B	IIa C
	IT importante, abordagem de outra valvopatia e disfunção de VD	IIa C	IIa B	IIa C
	IT moderada/importante e/ou anel ≥ 40 mm, abordagem de outra valvopatia e PSAP ≥ 70 mmHg	IIa C	IIb C	IIa C
	IT importante e isolada refratária ao tratamento clínico	IIa C	IIa C	IIa C
	IT importante primária assintomática mas com dilatação ou disfunção de VD associada	IIb C	IIb C	IIa C

SBC: Sociedade Brasileira de Cardiologia; AHA: American Heart Association; ESC: European Society of Cardiology; IT: insuficiência tricúspide; VD: ventrículo direito.

Fonte: Desenvolvido pela autoria.

DICAS DO EDITOR

Referências bibliográficas

1. 2017 ESC/EACTS Guidelines for the management of valvular heart disease. European Heart Journal (2017);38:2739-86.
2. Iung B, Baron G, Butchart EG, Delahaye F, Gohlke-Barwolf C, et al. A prospective survey of patients with valvular heart disease in Europe: the Euro Heart Survey on Valvular Heart Disease. Eur Heart J. 2003;24(13):1231-43.
3. Nishimura RA, Otto CM, Bonow RO, et al. 2014 AHA/ACC guideline for the management of patients with valvular heart disease: a report of the American College of Cardiology/American Heart Association Task Force on Practice Guidelines. J Am Coll Cardiol. 2014;63:e57
4. Nishimura RA, Otto CM, Bonow RO, et al. 2017 AHA/ACC Focused Update of the 2014 AHA/ACC Guideline for the Management of Patients with Valvular Heart Disease: a report of the American College of Cardiology/American Heart Association Task Force on Clinical Practice Guidelines. J Am Coll Cardiol. 2017.
5. Nkomo VT, Gardin JM, Skelton TN, Gottdiener JS, Scott CG, Enriquez-Sarano M. Burden of valvular heart diseases: a population-based study. Lancet. 2006;368(9540):1005-11.
6. Pozzoli A, et al. Mitral valve repair – NCBI – National Institutes of Health. 2016 Jun 10: 10.12688/f1000research,7521.1.
7. Rosenhek R, Rader F, Klaar U, Gabriel H, Krejc M, Kalbeck D, et al. Outcome of watchful waiting in asymptomatic severe mitral regurgitation. Circulation. 2006;113(18):2238-44.
8. Tarasoutchi F, Montera MW, Grinberg M, Barbosa MR, Piñeiro DJ, Sánchez CRM, Barbosa MM, et al. Diretriz Brasileira de Valvopatias – SBC 2011/I Diretriz Interamericana de Valvopatias – SIAC 2011. Arq Bras Cardiol. 2011;97(5 supl. 1):1-67.
9. Tarasoutchi F, Montera MW, Ramos AIO, Sampaio RO, Rosa VEE, Accorsi TAD, et al. Atualização das Diretrizes Brasileiras de Valvopatias: abordagem das lesões anatomicamente importantes. Arq Bras Cardiol. 2017;109(6Supl.2):1-34.
10. Vahanian A, Baumgartner H, Bax J, Butchart E, Dion R, Filippatos G, et al. Guidelines on the management of valvular heart disease: the Task Force on the Management of Valvular Heart Disease of the European Society of Cardiology. Eur Heart J. 2007;28(2):230-68.

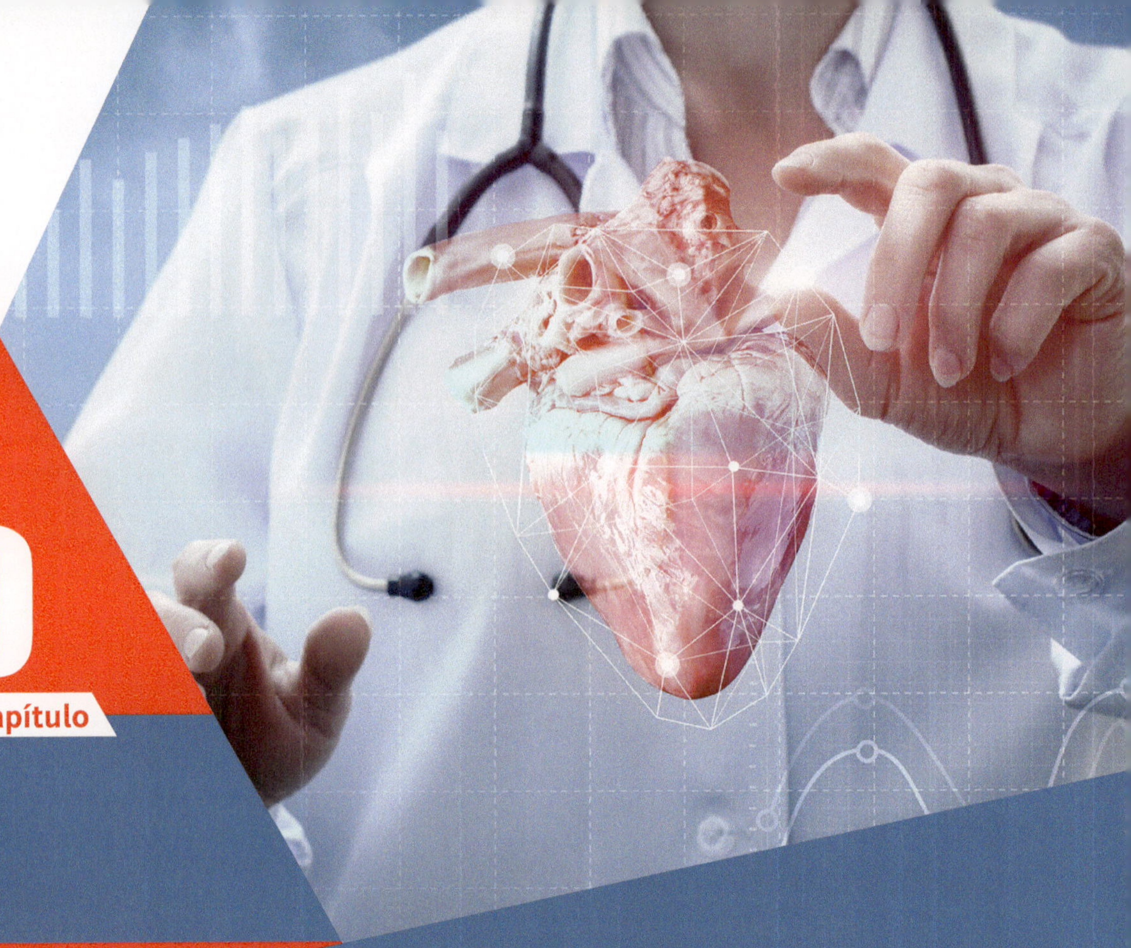

60

Destaques do Capítulo

- Próteses valvares
- Vegetação
- Manchas de Roth
- Nódulos de Osler
- Manchas de Janeway
- Profilaxia

Endocardite infecciosa nas valvopatias

Auristela Isabel Oliveira Ramos
Tiago Costa Bignoto

60.1 Introdução

Endocardite infecciosa (EI) é uma infecção ocasionada por microrganismos que aderem à superfície endotelial do coração, principalmente das valvas cardíacas nativas ou protéticas, podendo acometer as grandes artérias, a parede das cavidades cardíacas, os fios de marcapasso e os de desfibriladores implantáveis, bem como outros dispositivos outros intracavitários. A lesão característica da EI é uma massa amorfa de tamanho variado, denominada vegetação, composta de agregados de plaquetas, fibrina, microrganismos e células inflamatórias. Para que ocorra EI, é necessário que haja a formação de trombo secundário à lesão no endotélio vascular, decorrente de alguma alteração anatômica cardíaca ou da presença de material protético; a predisposição imunológica do hospedeiro à infecção e uma porta de entrada para um microrganismo com capacidade de aderir ao endotélio.

A abordagem multidisciplinar na EI com alguns médicos especialistas tem se mostrado importante no desfecho desses pacientes. Pelo fato de a EI ser doença com diversas manifestações, a avaliação conjunta por cardiologista, cirurgião cardíaco, infectologista e muitas vezes neurologista, reumatologista e ecocardiografista compõe o chamado *The Endocarditis Team*, que proporciona ao paciente diagnóstico mais rápido e intervenção eficiente, quando necessária. Dados atuais mostram que, com essa abordagem, ocorre importante redução da taxa de mortalidade de 18,5% para 8,2% em um ano.

De acordo com o grau de risco para desenvolver EI, os pacientes são classificados em:

- Alto risco: próteses valvares, EI prévia, cardiopatia congênita complexa (pós-correção paliativa, pós-correção com defeitos residuais, nos primeiros seis meses após implante de material protético, por via cirúrgica ou percutânea) e desenvolvimento de doença valvar após transplante cardíaco.
- Moderado risco: valvopatias adquiridas (lesões aórticas ou mitrais, estenóticas ou regurgitativas), prolapso de valva mitral incompetente ou com espessamento dos folhetos, miocardiopatia hipertrófica obstrutiva, cardiopatias congênitas de alto fluxo (comunicação interventricular, persistência do canal arterial, coartação de aorta).
- Baixo risco: sopros inocentes, comunicação interatrial, prolapso de valva mitral sem regurgitação mitral, doença arterial coronariana, marcapasso e desfibrilador implantável.

60.2 Diagnóstico

História clínica detalhada: deve-se interrogar sobre sintomas como calafrio, história de febre, perda de peso, dor articular, astenia, déficit motor, alteração visual, confusão mental, ou algo que sugira embolização.

Exame físico: deve-se pesquisar anemia, queda do estado geral, febre, manchas de *Roth* (hemorragia retiniana, com centro claro), nódulos de *Osler* (nódulos de 1 mm, dolorosos, eritematosos, encontrados na superfície dos dedos), manchas de *Janeway* (máculas hemorrágicas ou eritematosas, indolores na superfície palmar, plantar ou nas pontas dos dedos), petéquias, hemorragias conjuntivais e esplenomegalia. Deve-se avaliar a presença de novos sopros ou o agravamento de sopros antigos e sinais de insuficiência cardíaca congestiva.

Exames laboratoriais: os principais achados são: hemograma (anemia, leucocitose, plaquetopenia, VHS elevado), proteína C-reativa (PCR) alterada (em geral, acima de 10), urina I (hematúria e proteinúria), hemoculturas, fator reumatoide (positivo em 50% das EI subagudas).

Hemocultura: a técnica correta de coleta, que consiste em lavar as mãos antes da coleta, escolher uma veia para ser puncionada, garrotear o braço, fazer antissepsia com álcool a 70%, de forma circular de dentro para fora, aplicar solução de tintura de iodo a 1% ou PVPI 10%, deixar secar por um minuto antes de iniciar a coleta, realizar antissepsia com álcool a 70% nas tampas dos frascos; não há necessidade de trocar a agulha da coleta para passar para o frasco, colher duas a três amostras, em sítios venosos diferentes, com intervalo de 15 a 30 minutos. Repetir a coleta com intervalo de 12 horas nos pacientes estáveis (EI subaguda sem complicações). Nos pacientes com EI aguda ou pacientes com complicações, colher as amostras da forma descrita e iniciar antibioticoterapia. Não há necessidade de aguardar o pico febril. Não se deve colher sangue de cateteres e não há vantagem na punção arterial. Caso não tenha havido crescimento de microrganismos, deve-se colher mais duas amostras de sangue 12 a 24 horas após a primeira coleta. A causa mais comum (95%) de hemocultura negativa é o uso prévio de antibióticos; portanto, não se deve iniciar antibiótico aleatoriamente em paciente com suspeita de EI.

Ecocardiograma: valva nativa – iniciar a investigação com ecocardiograma transtorácico (ETT). Se o ETT não evidenciar vegetação e a suspeita diagnóstica de EI for forte, solicitar a complementação com ecocardiograma transesofágico (ETE). Nas próteses valvares, deve-se optar pela complementação transesofágica não só para o diagnóstico, mas para a avaliação de complicações locais como abscesso, deiscência de prótese etc.

A angiotomografia computadorizada pode ser indicada para avaliação da anatomia coronária em pacientes com indicação cirúrgica, oferecendo menor risco de embolização de vegetação. Além disso, pode dar informações valiosas sobre aneurisma, pseudoaneurisma e abscesso valvar. A ressonância magnética também foi recentemente incluída nos exames complementares, em razão de aumentar o diagnóstico de embolia cerebral, da mesma forma que a medicina nuclear aumenta a probabilidade diagnóstica de embolia periférica. Essas novas ferramentas devem ser utilizadas nos casos em que o diagnóstico de EI, segundo os *Critérios de Duke*, não é definitivo, porém o quadro clínico é altamente suspeito, com o objetivo de aumentar a sensibilidade para o diagnóstico de fenômenos embólicos neurológicos ou periféricos. Os critérios de Duke devem ser utilizados, rotineiramente, para o diagnóstico da EI (Tabela 60.1).

Tabela 60.1 Critérios de Duke para diagnóstico de EI.

Critérios maiores
Hemocultura positiva (germes típicos de EI – *E. viridans, E. bovis, HACEK**, E. aureus* e *Enterococcus* em pelo menos duas amostras; única hemocultura positiva para Coxiellaburnetti ou Ac com título > 1:800).
Ecocardiograma (presença de massa algodonosa, oscilante, mais comumente em face atrial de valvas atrioventriculares ou face ventricular das valvas ventrículo-arteriais; abscesso endomiocárdico ou paravalvar; deiscência de prótese; nova regurgitação). Medicina nuclear (atividade anormal ao redor do anel proteico). Tomografia computadorizada (lesão paravalvar).
Critérios menores
Condições predisponentes (grupos de alto e moderado risco).
Febre aferida (≥ 38 °C).
Fenômenos vasculares (embolia arterial, infarto séptico pulmonar, aneurisma micótico, hemorragia conjuntival, lesões de Janeway).
Fenômenos imunológicos (glomerulonefrite, nódulo de Osler, manchas de Roth, fator reumatoide positivo).
Hemoculturas positiva para germes não típicos ou que não preenche critério maior.
Ecocardiograma positivo, mas sem preencher critério maior.

* Grupo *HACEK: Haemophilus sp., Actinobacillus actinomycetemcomitans, Cardiobacterium hominis, Eikenella corrodens, Kingella Kingae.*

Fonte: Desenvolvido pela autoria.

O diagnóstico é definitivo quando reúne:

a. dois critérios maiores; ou um maior e três menores; ou cinco menores;
b. anatomia patológica compatível com vegetação;
c. cultura do material colhido durante a cirurgia positiva.

60.3 Tratamento

O tratamento inicial deve iniciar-se pelo suporte clínico:

- Internar o paciente.
- Paciente em bom estado geral, EI subaguda: não iniciar antibioticoterapia empírica, verificando diariamente se está havendo crescimento de microrganismo na hemocultura.
- Paciente em estado grave, EI aguda: iniciar tratamento empírico, após a coleta das hemoculturas.
- Tratar a insuficiência cardíaca de maneira habitual.
- Verificar a função renal e os eletrólitos pelo menos a cada dois dias. Realizar hemograma, VHS e PCR semanalmente.
- Manter anticoagulação oral nos pacientes que já fazem uso prévio de anticoagulante. Se o paciente estiver instável e com possibilidade de ser encaminhado para tratamento cirúrgico, substituir o anticoagulante oral por heparina subcutânea ou venosa.
- Repetir o ecocardiograma ao final do tratamento ou se houver sinais de complicações.
- Realizar ECG pelo menos duas vezes por semana, observando distúrbios do ritmo e da condução, que podem sugerir formação de abscesso, ou se houver algum sinal de instabilidade.
- Repetir hemoculturas se houver quadro de bacteremia persistente após sete dias de tratamento.

O tratamento específico para endocardite se divide entre duas possibilidades:

- Hemocultura positiva: antibióticos descritos na Tabela 60.2.
- Hemoculturas negativas: tentar identificar uma porta de entrada, averiguando se o paciente foi submetido a alguma intervenção (aparelho respiratório, geniturinário, gastrointestinal etc.). Uma vez identificada a porta de entrada, iniciar antibiótico que cubra a flora bacteriana mais comum do local do procedimento. Se não for possível identificar uma porta de entrada, utilizar o esquema (doses disponíveis na Tabela 60.2):

1. EI subaguda em valva nativa:

   Penicilina cristalina (quatro semanas) + gentamicina (quatro semanas)

2. EI subaguda em prótese com mais de um ano de implante:

   Penicilina cristalina (seis semanas) + gentamicina (seis semanas)

3. EI aguda em valva nativa:

   Oxacilina (quatro semanas) + gentamicina (duas semanas)

4. EI em prótese com menos de um ano de implante:

   Vancomicina (seis semanas) + gentamicina (duas semanas) + Rifampicina (seis semanas)

5. EI do lado direito:

   Oxacilina (duas a quatro semanas) + gentamicina (duas semanas)

6. Fungos (75 % por *Candida* sp.):

   Anfotericina, 1 mg/kg, (seis a oito semanas, seguida de tratamento cirúrgico). Se não for indicada a cirurgia, trocar anfotericina por fluconazol 400 a 800 mg/dia e manter ambulatorialmente por seis meses ou mais.

Tabela 60.2 **Tratamento proposto para hemocultura positiva.**

Patógeno	EI válvula nativa	EI prótese valvar
S. viridans, S. bovis e outros estreptococos com penicilina MIC < 0,1 ug/mL	Penicilina G 12 a 20milhões (4 a 6 doses, 4 semanas) ou Ceftriaxona 2 g (2 doses, 4 semanas)	Penicilina G 12 a 20milhões (4-6 semanas) + Gentamicina 1 mg/kg/dose (3 doses, 2 semanas)
Streptococcus, com sensibilidade intermediária a penicilina MIC > 0,1 a 0,5 ug/mL	Penicilina G 20 a 4 milhões (4 a 6 doses, 4 semanas) + Gentamicina 1 mg/kg/dose (2 semanas)	Penicilina G 20 a 24 milhões (4 a 6 semanas) + Gentamicina 1 mg/kg/dose (4 semanas)
Streptococcus resistentes a penicilina MIC > 0,5 mg/ml ou *enterococcus, abiotrophia**	Penicilina cristalina 18 a 30 milhões UI (4 a 6 doses, 4 semanas) ou Ampicilina 12 g (4 doses, 4 semanas) ou Vancomicina 15 mg/kg (2 doses, 4 semanas) + Gentamicina 1 mg/kg/dose (4 semanas)	Penicilina G 20 a 24 milhões ou ampicilina 12 g (4 semanas) + Gentamicina 1 mg/kg/dose (4 semanas)
Staphylococcus sensível à oxacilina	Oxacilina 8 a 12 g (4 doses, 4 semanas) + Gentamicina 1 mg/kg/dose (3 a 5 dias)	Oxacilina 8 a 12 g (4 doses, 4 semanas) + Gentamicina 1 mg/kg/dose (2 semanas), + Rifampicina (6 semanas); se o paciente evoluir mal
Staphylococcus resistente à oxacilina	Vancomicina 30 mg/kg/dia (2 doses, 4 semanas) + Gentamicina 1 mg/kg/dose 3-5 dias	Vancomicina + Gentamicina 1 mg/kg/dose (2 semanas) + Rifampicina (6 semanas), se o paciente evoluir mal
Grupo *HACEK*	Ceftriaxona 2 g (4 semanas)	Ceftriaxona 2 g (6 semanas)

* Tipo de estreptococo mais resistente à penicilina.

Fonte: Desenvolvido pela autoria.

60.4 Tratamento cirúrgico

Indicado nos casos de:

- Insuficiência cardíaca refratária ao tratamento clínico.
- Regurgitação mitral ou aórtica aguda e grave.
- EI por fungos, ou em próteses valvares, fios de marcapasso ou desfibrilador.
- Complicações mecânicas: abscesso, aneurisma ou fístulas.
- EI refratária ao tratamento clínico: febre, leucocitose, bacteremia persistentes, após sete dias de antibioticoterapia adequada.
- Fenômenos embólicos recorrentes, apesar da antibioticoterapia adequada.
- Vegetação móvel maior que 10 mm, encontrada ao final do tratamento, associada a graves regurgitações valvares, ou PCR persistentemente elevada.
- EI hospitalar em prótese.

60.5 Profilaxia

A profilaxia para EI sofreu restrição em suas indicações desde 2002, baseado numa relação risco-benefício, mas alguns casos devem ser individualizados. A casuística mundial mostrou que, após essa restrição, não houve acréscimo nos casos de ocorrência de EI segundo a diretriz da *National Institute for Health and Care* (NICE). Publicação recente demonstrou que, no grupo em que a orientação para prescrição antibiótica é bem estabelecida, a incidência de EI vem aumentando. Isso se deu porques médicos ao redor do mundo não vêm seguindo adequadamente a conduta mais agressiva em pacientes de alto risco, reduzindo a prescrição de antibióticos; fica assim evidente que a orientação para profilaxia nesse grupo de pacientes seria a mais adequada. Nos pacientes de moderado risco, houve um pequeno incremento na casuística.

Profilaxia é recomendada em pacientes de alto risco para EI:

1. A saúde bucal é mais importante do que antibioticoprofilaxia durante procedimentos dentários. Deve-se estimular os pacientes a procurar o dentista pelo menos duas vezes ao ano.
2. A profilaxia está indicada em procedimentos na cavidade oral, com manipulação da gengiva, da região periapical do dente ou de perfuração da mucosa oral, ou para qualquer paciente com saúde bucal comprometida: extração dentária, procedimentos endodônticos, periodontais, implante de dente (Tabela 60.3).
3. Em pacientes de moderado risco, não foi comprovada a eficácia da profilaxia, devendo ser, portanto, individualizada a prescrição, indicada de acordo com a saúde bucal de cada indivíduo.

Tabela 60.3 Profilaxia para procedimentos na cavidade oral.

Condição	Agente	Dose	Modo
Clássica	Amoxacilina	▪ Adulto – 2 g ▪ Criança – 50 mg/kg	VO 1 hora antes do procedimento
Paciente não apto a tomar medicamento VO	Ampicilina	▪ Adulto – 2 g ▪ Criança – 50 mg/kg	IM/IV 30 minutos antes do procedimento
Paciente alérgico à penicilina	Clindamicina ou Azitromicina	▪ Adulto – 600 mg ▪ Criança – 20 mg/kg ▪ Adulto – 500 mg ▪ Criança – 15 mg/kg	VO, 1 hora antes do procedimento
Paciente não apto à medicação VO e alérgico à penicilina	Clindamicina ou Cefazolina	▪ Adulto – 600 mg ▪ Criança – 20 mg/kg ▪ Adulto – 1 g ▪ Criança – 25 mg/kg	IV, 30 minutos antes do procedimento

VO: via oral; IM: intramuscular; IV: intravenoso.

Fonte: Desenvolvido pela autoria.

A profilaxia não é rotineiramente recomendada para procedimentos no trato respiratório, geniturinário e gastrointestinal, em pacientes sem evidência de infecção.

Tatuagens e *piercings* devem ser desencorajados, em razão da descrição de casos de EI após esses procedimentos. Quando realizados, devem obedecer às normas de esterilização do material e de assepsia e antissepsia. Não há recomendação de antibioticoprofilaxia.

DICAS DO EDITOR

Referências bibliográficas

1. ACC/AHA 2008 Guideline Update on Valvular Heart Disease: Focused Update on Infective Endocarditis: a report of the American College of Cardiology/American Heart Association Task Force on Practice Guidelines. Endorsed by the Society of Cardiovascular Anesthesiologists, Society for Cardiovascular Angiography and Interventions, and Society of Thoracic Surgeons. J Am Coll Cardiol. 2008;52:676-85.
2. Bayer A, Scheld M. Endocarditis and intravascular infections. In: Mandell G, Bennett J, Dolin R, eds. Principles and practice of infectious diseases. 5.ed. New York: Churchill Livingstone; 2000.
3. Botelho-Nevers E, Thuny F, Casalta JP, Richet H, Gouriet F, Collart F, et al. Dramatic reduction in infective endocarditis-related mortality with a management-based approach. Arch Intern Med. 2009;169:1290-8.
4. Guidelines on the management of valvular heart disease (version 2012). European Heart Journal (2012);33:2451-96.
5. Habib G, Lancellotti P, Antunes MJ, et al. 2015 ESC Guidelines for the management of infective endocarditis: The Task Force for the Management of Infective Endocarditis of the European Society of Cardiology (ESC). Endorsed by: European Association for Cardio-Thoracic Surgery (EACTS), the European Association of Nuclear Medicine (EANM). Eur Heart J. 2015 Nov 21;36:3075-128.
6. Horstkotte D, Follath F, Gutschik E, et al. Guidelines on prevention, diagnosis and treatment of infective endocarditis. Eur Heart J. 2004;25:267-76.
7. Li JS, Sexton DJ, Mick N, et al. Proposed modifications to the Duke criteria for the diagnosis of infective endocarditis. Clin Infect Dis. 2000;30:633-8.
8. Mylonakis E, Calderwood S.B. Infective endocarditis in adults. N Engl J Med. 2001; 345:1318-30.
9. Prophylaxis against infective endocarditis: antimicrobial prophylaxis against infective endocarditis in adults and children undergoing interventional procedures (CG64). National Institute for Health and Care Excellence (NICE). Disponível em: http://www.nice.org.uk/guidance/CG64.
10. Tarasoutchi F, Montera MW, Ramos AIO, et al. Atualização das Diretrizes Brasileiras de Valvopatias: abordagem das lesões anatomicamente importantes. Arq Bras Cardiol. 2017;109(6 suppl 2):1-34.
11. Thornhill MH, Gibson TB, Cutler E, et al. Antibiotic prophylaxis and incidence of endocarditis before and after the 2007 AHA Recommendations. J Am Coll Cardiol. 2018 Oct 30. pii:S0735-1097(18)38510-3.

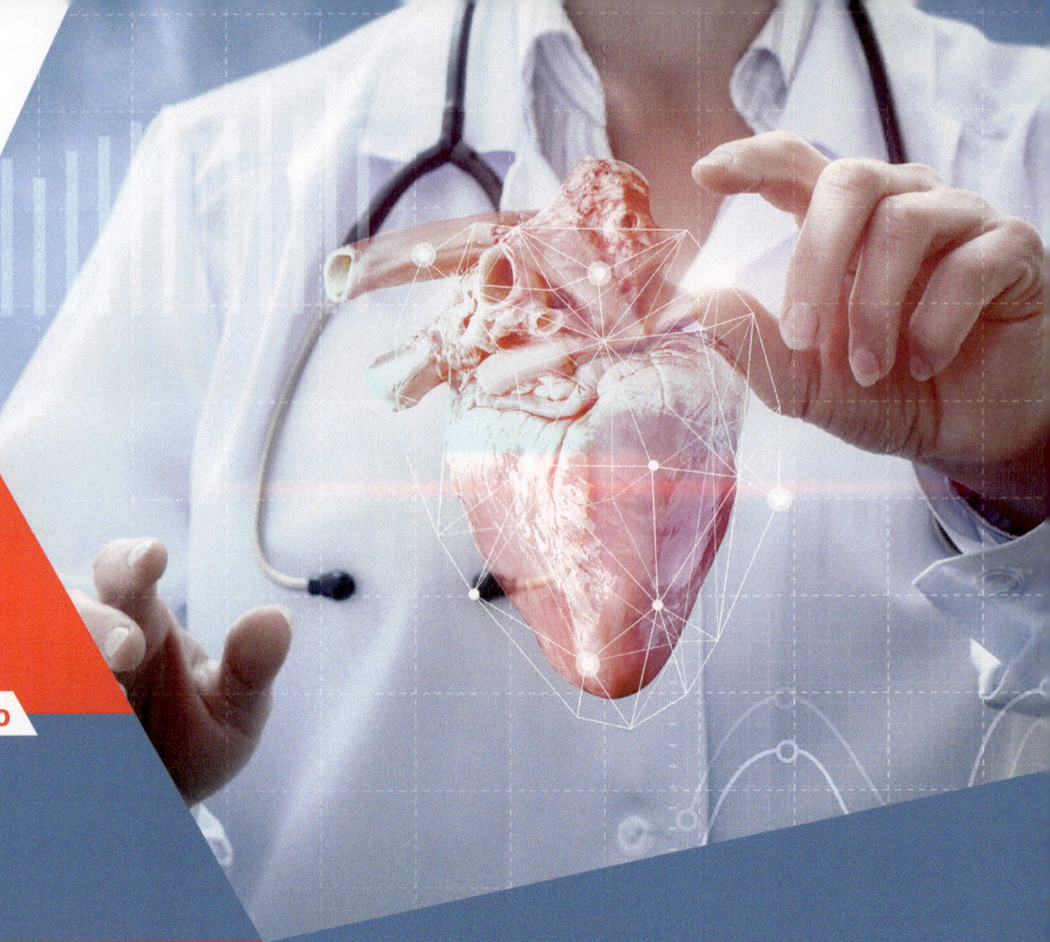

61

Destaques do Capítulo

- Trombose de prótese valvar
- Fibrinólise
- Cirurgia de troca valvar
- Anticoagulante
- Prótese mecânica
- Prótese biológica

Trombose de próteses

Rosa Elvira Ramos Veiga
Tiago Costa Bignoto

A trombose de prótese é caracterizada pela formação de trombo em alguma estrutura protética levando consequentemente à disfunção, podendo estar acompanhado de tromboembolismo ou não. A redução da mobilidade de algum folheto/elemento de uma prótese valvar é comum, porém a repercussão clínica é variável, de acordo com o material, biológico ou mecânico, e com a posição da prótese, bem como com as características trombóticas do paciente e o uso inadequado dos anticoagulantes orais.

Próteses mecânicas são mais trombogênicas e também mais duráveis. Já as próteses biológicas são menos trombogênicas, com perfil hemodinâmico mais fisiológico, mas apresentam durabilidade reduzida.

A disfunção da prótese pela trombose pode se manifestar como redução da mobilidade de algum folheto/elemento móvel, falha de coaptação ou espessamento destes, causando elevação dos gradientes e redução do orifício efetivo de fluxo ou refluxo protético central.

O risco de trombose de prótese é maior nas próteses mecânicas e na posição tricúspide, seguida pelas mitral e aórtica. A incidência nas mecânicas varia de 0,1 a 5,7%/paciente/ano, mas, por ser subdiagnosticado devido a alta prevalência de assintomáticos, algumas séries mostram taxas de até 9,4%. Nas biopróteses, a incidência varia de 0,03 a 0,38%/paciente/ano, podendo chegar a 1% nas de posição tricúspide, principalmente nos primeiros três meses após o implante.

A incidência de trombose em próteses transcateter ainda é incerta na literatura mundial. Dados de publicações recentes chegam a 0,61%/paciente/ano, com maior ocorrência também nos três primeiros meses.

61.1 Diagnóstico

História clínica: a apresentação da trombose varia desde pacientes assintomáticos a quadros de dispneia progressiva ou súbita, piora da classe funcional, história de episódios embólicos, sintomas sugestivos de baixo débito, insuficiência cardíaca, edema agudo de pulmão e óbito.

Ausculta cardíaca: diminuição ou alteração do ruído metálico da prótese, aparecimento de novos sopros ou intensificação de sopros preexistentes.

Ecocardiografia: o exame transtorácico pode identificar anormalidades na movimentação dos folhetos/elementos móveis, como também a presença de imagens sugestivas de trombo e suas características como tamanho, localização e mobilidade. O exame também avalia os gradientes pela prótese, o orifício efetivo de fluxo, a presença de refluxos e dados morfológicos como diâmetros das cavidades cardíacas e função ventricular. Quando a imagem transtorácica for inadequada ou deixar dúvida, deve-se proceder à complementação transesofágica, principalmente quando a suspeita recai sobre a prótese em posição mitral. O uso da modalidade 3D pode ajudar na diferenciação entre trombose, *pannus* ou vegetação.

Fluoroscopia: útil apenas em próteses mecânicas, analisa a restrição na mobilidade dos elementos móveis e o ângulo de abertura da prótese, formado entre o disco e o anel protético, principalmente nas próteses de duplo disco. O hemodinamicista deve ter o cuidado de definir uma incidência na qual os discos da prótese possam estar em perfil e perpendiculares ao anel desta, permitindo uma análise adequada dos discos e o cálculo do ângulo de abertura, formado entre os discos e o anel.

Tomografia computadorizada: em caso de dúvida diagnóstica após investigação com demais métodos, pode-se lançar mão desse exame complementar, que apresenta boa acurácia no diagnóstico de trombose de prótese.

61.2 tratamento

61.2.1 Trombose de prótese biológica

Em pacientes oligossintomáticos que apresentem diagnóstico de trombose parcial de prótese biológica, o tratamento inicial consiste em manter o INR dentro da faixa para aqueles que apresentavam um controle insatisfatório e após três meses reavaliar com ecocardiograma (Figura 61.1). Para aqueles que apresentaram trombose com INR na faixa, sugere-se associar AAS 100 mg/dia e reavaliar com ecocardiograma após três meses.

Pacientes com trombose de prótese biológica e sintomas devem ser internados. Anticoagulação com heparina via endovenosa deve ser iniciada e a prótese reavaliada; se não houver regressão do quadro clínico, deve-se indicar troca valvar. Se houver melhora do quadro clínico e da mobilidade dos folhetos, deve-se manter o paciente anticoagulado, com INR entre 2,5 e 3,5. No caso de próteses antigas, já com sinais de calcificação, deve-se indicar cirurgia.

61.2.2 Prótese mecânica

Pacientes com trombose de prótese mecânica, com ou sem sintomas, devem ser internados. Se o paciente estiver sintomático, trata-se de uma emergência cirúrgica.

Na trombose de prótese mitral ou aórtica, a indicação cirúrgica é o tratamento de escolha, principalmente se a prótese for de modelo antigo, tipo bola-gaiola ou disco único. Se o paciente estiver estável, ou, por outro lado, tiver risco cirúrgico elevado, a terapia fibrinolítica pode ser tentada, respeitando-se as contraindicações.

Na trombose da prótese tricúspide, o fibrinolítico é a primeira opção.

61.2.3 Contraindicação absoluta para fibrinolítico

- História prévia de acidente vascular cerebral (AVC) hemorrágico ou de retinopatia diabética hemorrágica.
- Hipertensão arterial sistêmica (> 200/120 mmHg).
- Presença de sangramento interno ativo.
- Endocardite infecciosa ativa.
- Trauma craniano recente ou neoplasia.

- Trombo móvel ou com dimensões maiores que 0,8 cm².
- Pacientes em classe funcional III-IV NYHA.
- Hipotensão ou choque.

61.2.4 Contraindicação relativa

- Sangramento gastrointestinal nos últimos 10 dias.
- AVC isquêmico recente (dois meses).
- Prévia exposição à terapêutica trombolítica (um ano) – quando foi utilizada estreptoquinase e se pretende usá-la novamente.
- Gravidez.

61.2.5 Dosagem e administração dos fibrinolíticos

Deve-se suspender a anticoagulação e aguardar até o INR ficar abaixo de 2,0.

Estreptoquinase:

Medicação cada vez com menor disponibilidade:

- 250.000 U, por via endovenosa, em bolo, durante 30 minutos.
- A seguir infusão de estreptoquinase na dose de 100.000 U/hora, no máximo em 72 horas.

Ativador do plasminogênio (t-PA):

- 100 mg via endovenosa em durante 2 horas.

  O controle do tratamento deve ser feito com fluoroscopia e/ou ecocardiografia a cada 24 horas após o início da infusão, máximo 72 horas.

  Deve-se iniciar heparinização plena e reintroduzir anticoagulação oral 24 horas após sua interrupção. Deve-se manter o TTPa entre 2,0-2,5 vezes o de base até INR alcançar a faixa proposta, 2,5 a 3,5. Em alguns casos está indicada a associação de 100 mg de AAS diário.

Se depois do tratamento fibrinolítico paciente não apresentar melhora e a trombose persistir, está indicada cirurgia de urgência após normalização do coagulograma.

DICAS DO EDITOR

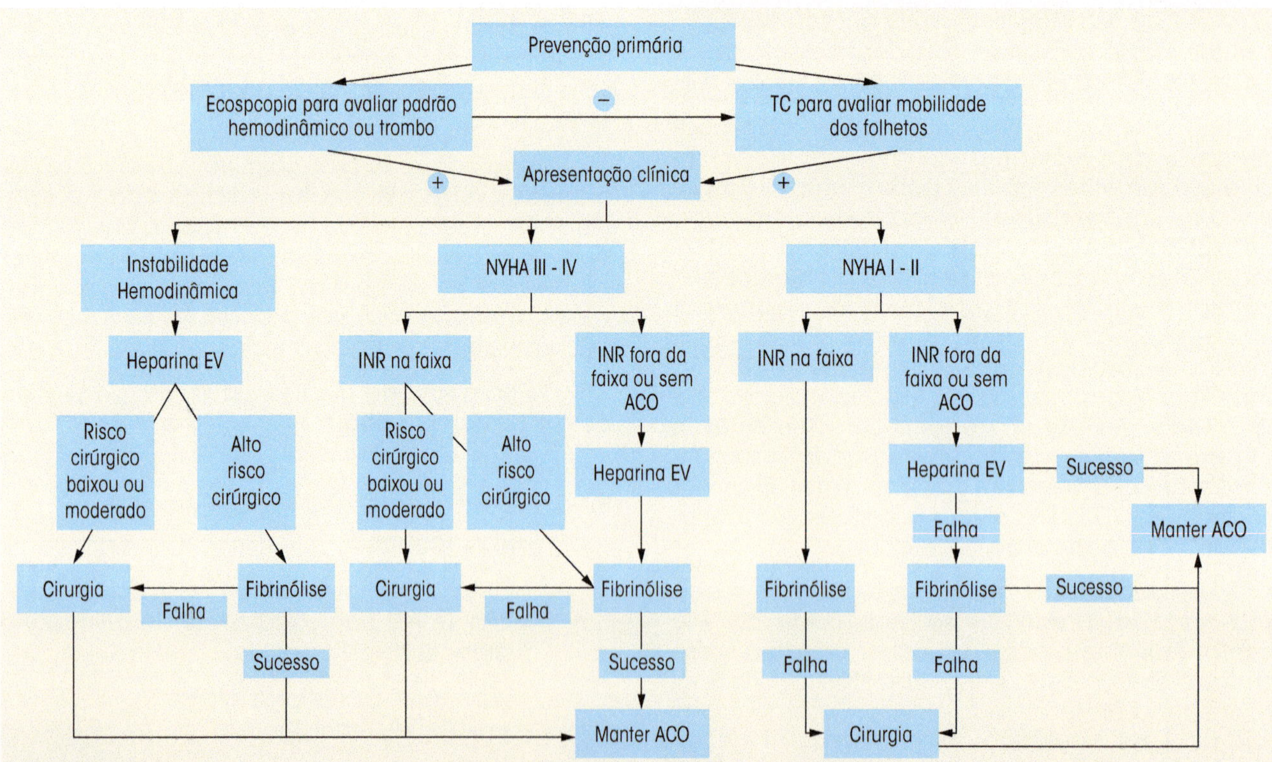

Figura 61.1 **Algoritmo de conduta na trombose de prótese valvar.**

TC: tomografia computadorizada, NYHA: classe funcional segundo a *New York Heart Association*, EV: via endovenosa, RNI: razão normatizada internacional, ACO: anticoagulação oral.

Fonte: Desenvolvido pela autoria.

Referências bibliográficas

1. Bonou M, Konstantinos L, Barbetseas J. Prosthetic heart valve obstruction: thrombolysis or surgical treatment? European Heart Journal: Acute Cardiovascular Care. 2012;1:122-7.
2. Dangas GD, Weitz JI, Giustino G, Makkar R, Mehran R. Prosthetic heart valve thrombosis. J Am Coll Cardiol. 2016 Dec 20;68(24):2670-89.
3. Egbe AC, Pislaru SV, Pellikka PA, et al. Bioprosthetic valve thrombosis versus structural failure: clinical and echocardiographic predictors. J Am Coll Cardiol. 2015;66:2285-94.
4. Mansur Filho J. Trombose de prótese valvular e tratamento trombolítico. Rev SOCERJ. 2001;XIV:88-94.
5. Nishimura RA, Otto CM, Bonow RO, et al. 2014 AHA/ACC Guideline for the Management of Patients with Valvular Heart Disease: executive summary: a report of the American College of Cardiology/American Heart Association Task Force on Practice Guidelines. J Am Coll Cardiol. 2014 Mar 3.pii S0735-1097(14)01280-7.
6. O'Gara PT. Prosthetic heart valves. In: Otto CN, Bonow RO. Valvular heart disease: a comparison to Braunwald's heart disease. Philadelphia, PA: Elsevier Saunders; 2014. p.420-38.
7. Ramos AI, Ramos R, Togna DJD, et al. Terapia fibrinolítica para trombose de próteses valvares cardíacas: resultados imediatos e tardios. Arq Bras Cardiol. 2003;81:387-92.
8. Tarasoutchi F, Montera MW, Ramos AIO, et al. Atualização das Diretrizes Brasileiras de Valvopatias: abordagem das lesões anatomicamente importantes. Arq Bras Cardiol. 2017;109(6 suppl 2):1-34.
9. Vahanian A, Alfieri O, Andreotti F, Antunes MJ, et al. Joint Task Force on the Management of Valvular Heart Disease of the European Society of Cardiology (ESC); European Association for Cardio-Thoracic Surgery (EACTS), Guidelines on the management of valvular heart disease (version 2012). Eur Heart J. 2012 Oct;33(19):2451-96.
10. Whitlock RP, Sun JC, Fremes SE, et al. Antithrombotic and thrombolytic therapy for valvular disease. Chest. 2012;141(Suppl2):e576S-e600S.

Cardiopatias Congênitas

Parte IX

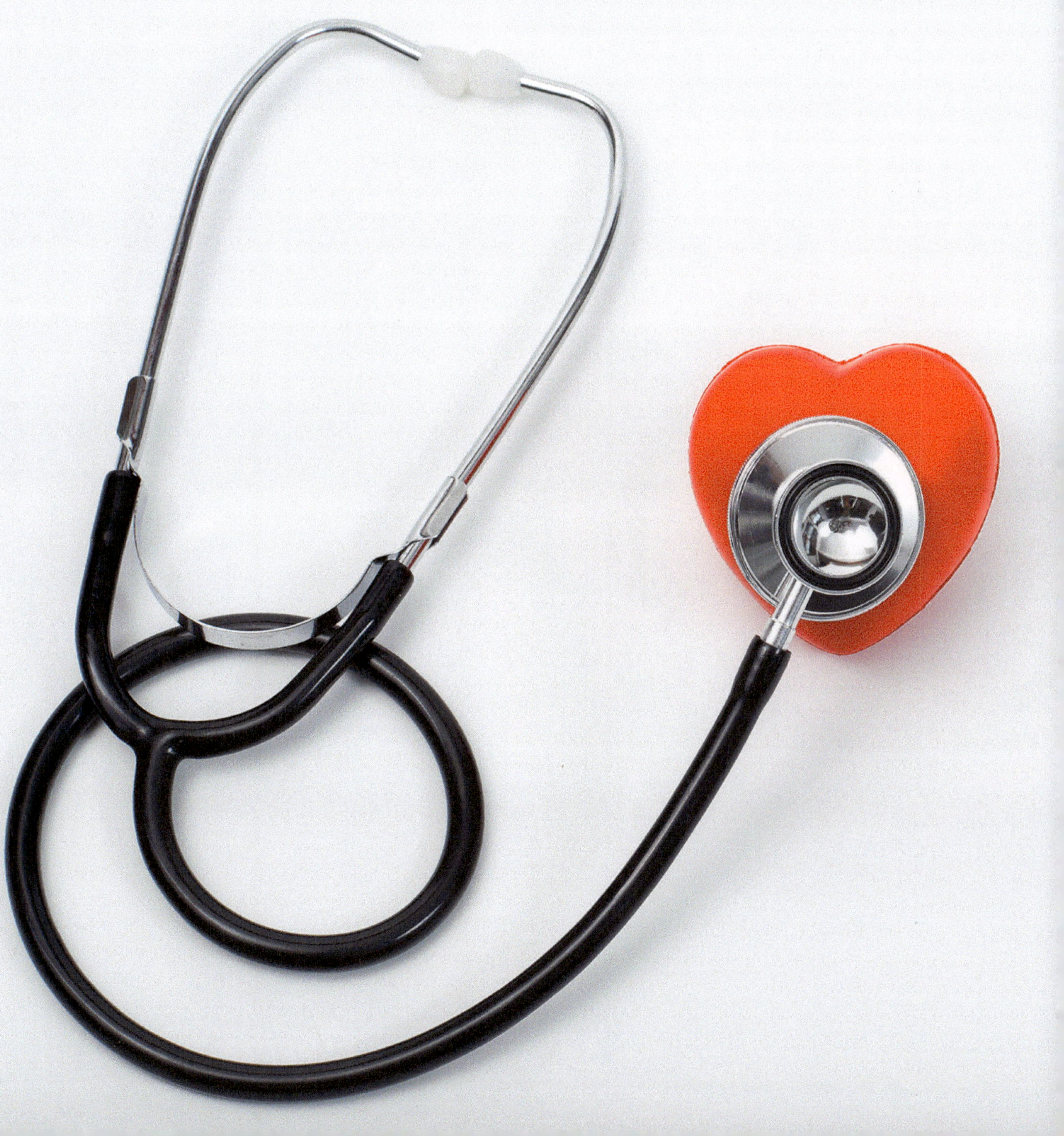

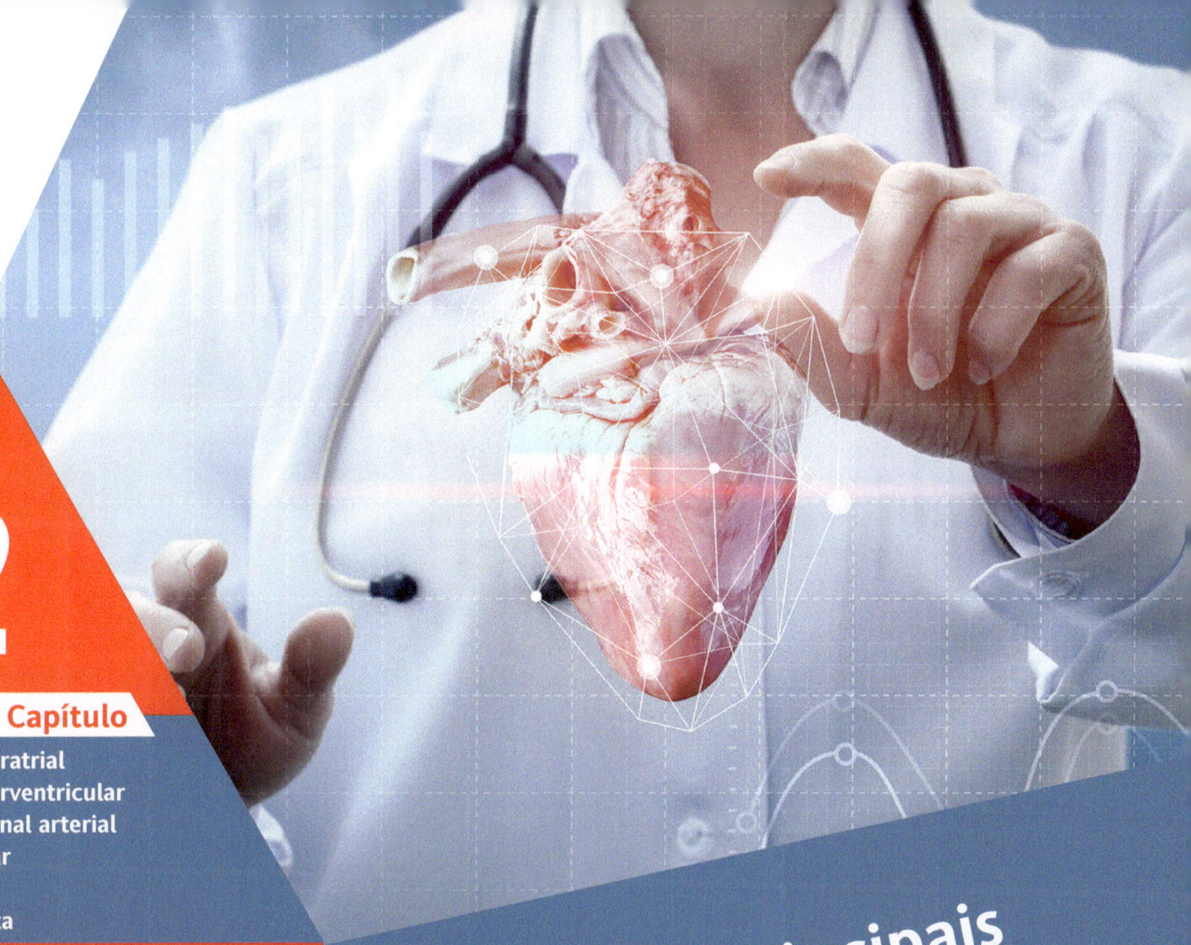

62

Destaques do Capítulo

- Comunicação interatrial
- Comunicação interventricular
- Persistência do canal arterial
- Estenose pulmonar
- Estenose aórtica
- Coartação da aorta

Diagnóstico e tratamento das principais cardiopatias congênitas acianogênicas

Maria Aparecida de Almeida e Silva

O grande progresso no diagnóstico e no tratamento das cardiopatias congênitas tem mudado drasticamente a história natural dessas pessoas. O conhecimento clínico das doenças, acrescido de novas técnicas diagnósticas disponíveis, tais como ecocardiografia bi, tridimensional e transesofágica, ressonância nuclear magnética, tomografia, angiotomografia e cateterismo diagnóstico e terapêutico, tem se revelado promissor.

A segurança e a experiência na prática da especialidade possibilitam montar estratégias de ação no consultório e no ambiente hospitalar, evitando-se assim as armadilhas do dia a dia, estreitando a relação médico-paciente e atuando, quando possível, preventivamente.

"Malformações cardíacas congênitas do coração são defeitos dinâmicos que se originam no embrião, evoluem durante a gestação e mudam consideravelmente durante o curso da vida extrauterina", afirma Joseph Perloff.

Abordar de maneira ótima implica reconhecer precocemente, diagnosticar precisamente, corrigir no momento ideal e realizar o seguimento pós-operatório cuidadoso. O conhecimento da história natural e modificada desses defeitos é fundamental, evitando-se inclusive procedimentos desnecessários. As cardiopatias congênitas acianogênicas são as mais frequentes e divididas em dois grandes grupos: as que cursam com obstrução à saída ventricular direita e/ou esquerda e as com pertuitos intercavitários, que estabelecem desvios de sangue da circulação sistêmica para a circulação pulmonar, em nível atrial, ventricular ou arterial.

Dentre as lesões obstrutivas do lado direito do coração, a mais representativa é a estenose pulmonar valvar, mas a subvalvar, a supravalvar e a das artérias pulmonares também podem ocorrer isoladas ou associadas a outros defeitos.

As lesões obstrutivas do lado esquerdo são: estenose aórtica valvar (90% por valva aórtica bivalvular), subvalvar ou supravalvar; coartação da aorta e interrupção do arco aórtico. Outros tipos mais raros são a estenose mitral congênita valvar e supravalvar, *cor triartiatum* e estenose das veias pulmonares.

Considerando as comunicações intercavitárias, figuram, além das comunicações interatriais e do retorno venoso pulmonar anômalo, as comunicações interventriculares, os defeitos do septo atrioventricular, o canal arterial persistente e as fístulas arteriovenosas.

62.1 Cardiopatias congênitas com desvio de sangue da esquerda para a direita

As alterações fisiopatológicas que vão determinar as manifestações clínicas dependem fundamentalmente da idade, do tamanho do defeito, da relação entre as resistências vascular pulmonar e sistêmica e da localização do defeito.

Os defeitos pré-tricuspídeos levam à sobrecarga volumétrica das cavidades direitas e dos póstricuspídeos (comunicação interventricular, canal arterial, janela aortopulmonar) à sobrecarga das cavidades esquerdas. Em geral, os defeitos no septo atrioventricular determinam aumento das quatro cavidades. Portanto, a principal complicação resultante é a insuficiência cardíaca, bem como as infecções respiratórias de repetição, hipodesenvolvimento físico e hipertensão pulmonar.

As manifestações clínicas são tanto mais precoces quanto mais grave a cardiopatia. Em defeitos pequenos, com fluxo pulmonar discretamente aumentado, o paciente pode ser assintomático e o diagnóstico suspeitado pela presença de sopro.

As comunicações interatriais podem ter ausculta muito sutil, com sopro ejetivo em foco pulmonar, tanto mais intenso quanto maior for a sobrecarga do ventrículo direito. A pista principal é o desdobramento largo e fixo da segunda bulha, com componente pulmonar da segunda bulha normal, aumentado na hipertensão pulmonar e diminuído quando se associa a estenose anatômica da valva pulmonar.

O diagnóstico da comunicação interventricular é mais fácil devido basicamente à ausculta que mostra um sopro holossistólico em terceiro e quarto espaços intercostais esquerdos, com irradiação para a direita e a ponta, acompanhado de frêmito, na maioria dos casos. A magnitude do sopro depende do tamanho da comunicação e da presença ou não de hipertensão pulmonar. Acidentes clínicos que surgem na evolução da comunicação interventricular podem ser suspeitados pelo exame clínico. São eles: surgimento de hipertensão pulmonar em que o sopro vai diminuindo ou até desaparece, a *fallotização* por desenvolvimento de estenose infundibular pulmonar, o prolapso das válvulas do seio coronário direito ou não coronário da valva aórtica, fazendo surgir insuficiência aórtica em graus variáveis e/ou aneurisma dos seios de Valsalva, que pode se romper em cavidades direitas (átrio ou ventrículo direitos), surgindo fístula aorta-cavidades direitas. Isso resulta em mudança na ausculta para sopro contínuo em borda esternal direita baixa e sinais sugestivos de fuga aórtica (pulsos amplos e pressão arterial diferencial alargada).

É importante lembrar a alta incidência de fechamento espontâneo das comunicações interventriculares, chegando a 70% no primeiro ano de vida, sobretudo as musculares. As comunicações do tipo via de entrada e mal alinhamento são mais difíceis de fechar espontaneamente.

Sopro contínuo em região infraclavicular esquerda é sugestivo de canal arterial persistente. A intensidade do sopro é variável conforme o tamanho do defeito e o grau da resistência vascular pulmonar. Concomitantemente, verificam-se pulsos amplos e pressão arterial diferencial alargada. Com o surgimento da hipertensão pulmonar, a ausculta se modifica, diminuindo ou desaparecendo o sopro diastólico e surgindo hiperfonese do componente pulmonar da segunda bulha.

Nos defeitos do septo atrioventricular, forma total, os sopros podem ser discretos, já que os defeitos são grandes, igualando as pressões entre as cavidades ventriculares, e a hipertensão pulmonar é precoce. Pode haver insuficiência da valva atrioventricular resultando sopro regurgitativo em foco tricúspide e ponta. A intensidade do componente pulmonar da segunda bulha acompanha a hipertensão pulmonar, que é precoce nessa doença, muito frequentemente associada à síndrome de Down.

Exames simples e fundamentais são o eletrocardiograma (ECG) e a radiografia de tórax. Na comunicação interatrial o ECG pode ser normal, mas em 90% dos casos se associa a distúrbio de condução pelo ramo direito do feixe de His, com complexos polifásicos nas precordiais direitas (rR' em V1 com S em precordiais esquerdas). Na comunicação tipo *ostium primum*, há desvio do eixo elétrico do QRS para a esquerda com rotação anti-horária, em 87% dos casos.

Nos defeitos pós-tricuspídeos com repercussão hemodinâmica, o ECG varia com a idade, o tamanho do defeito e o grau de resistência vascular pulmonar. Ao nascimento, predomina o ventrículo direito pelo padrão fetal. Caindo a resistência vascular pulmonar em torno de um a dois meses surgem potenciais de ventrículo esquerdo (sobrecarga biventricular) e com o crescimento, predomínio de ventrículo esquerdo. A volta do predomínio do ventrículo direito indica hipertensão pulmonar ou *fallotização* por surgimento de estenose infundibular.

À radiografia de tórax, a trama vascular pulmonar aumentada em graus variáveis e a cardiomegalia nos informa o grau de repercussão hemodinâmica. Nas comunicações interatriais há aumento das cavidades direitas (átrio e ventrículo direitos), bem como abaulamento do tronco pulmonar. Nas comunicações interventriculares, além do hiperfluxo, nota-se aumento das cavidades esquerdas. Em decorrência da fuga de sangue das cavidades esquerdas para as direitas, o baixo débito sistêmico faz que o botão aórtico seja pequeno.

Formulada a suspeita clínica, o ecocardiograma torna-se fundamental, e um recurso diagnóstico indispensável para o esclarecimento das manifestações clínicas atribuídas a anormalidades circulatórias, morfológicas e funcionais. Tal exame dá ao clínico o suporte para as decisões, acompanhamento e uso de medicamentos, ao cirurgião o caminho a seguir na correção, bem como é guia para o cardiologista intervencionista na decisão, na realização e no seguimento das diversas possibilidades de tratamento percutâneo (Figura 62.1).

O estudo hemodinâmico é solicitado quando persistem dúvidas em relação à anatomia, ao grau de resistência vascular pulmonar, aos defeitos associados; quando em adultos, deve-se afastar lesões coronárias. Ele se torna de grande importância quando assume caráter terapêutico.

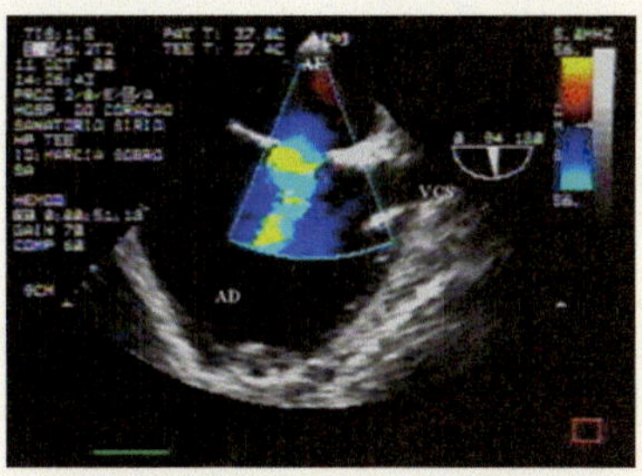

Ostium Secundum 60% a 75%

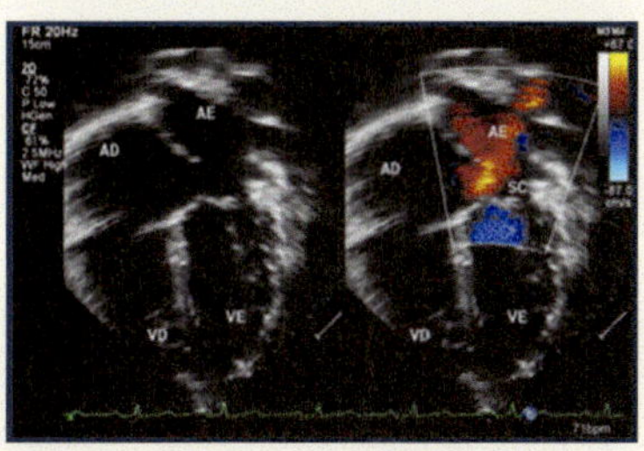

Seio coronário

Comunicações interatriais

- Sem repercussão hemodinâmica
  - < 5 mm
  - Bom desenvolvimento e sem sintomas
  - Acompanhamento clínico
- Com repercussão hemodinâmica
  - Qp:Qs > 1,5; ↑ câmaras direitas; Movimento paradoxal do SIV
  - Cirurgia ou oclusão percutânea após 2 anos de idade
  - Correção precoce se controle clínico difícil

Figura 62.1 Guia para indicação da correção das comunicações interatriais.

Qp: fluxo pulmonar; Qs: fluxo sistêmico; SIV: septo interventricular; VD: ventrículo direito; AE: átrio esquerdo; AD: átrio direito; SC: seio coronário; VE: ventrículo esquerdo.

Fonte: Acervo da autoria.

Para elucidação diagnóstica nos casos em que o ecocardiograma foi insuficiente, hoje é possível utilizar novas tecnologias não invasivas, que são a ressonância nuclear magnética e a tomografia cardiovascular. Produzem imagens de alta qualidade, com cortes em qualquer plano, reconstruções tridimensionais e informações funcionais.

62.2 Conduta nas comunicações interatriais

A comunicação interatrial é cardiopatia congênita comum, com incidência em torno de 8 a 10% do total, e 60% encontrada em mulheres. O fechamento espontâneo pode ser esperado até um a dois anos, principalmente as do tipo *ostium secundum* e as pequenas. Pode ser classificada em: *ostium secundum* (fossa oval); *ostium primum* (defeitos do septo atrioventricular parcial), que tem como defeito associado ao *cleft* do folheto anterior do componente esquerdo da valva atrioventricular esquerda, podendo ser incompetente em graus variáveis; seio venoso superior e inferior, que muito frequentemente vêm com retorno venoso pulmonar anômalo parcial associado; seio coronário e átrio único.

Há consenso de que, quando o defeito leva à dilatação das cavidades direitas, ele deveria ser fechado, e isso geralmente acontece em defeitos medindo acima de 8 a 10 milímetros. Em crianças menores, a repercussão pode surgir em defeitos menores. Outros detalhes também têm de ser considerados, como grau de aumento das cavidades direitas e defeitos associados. A mortalidade é de 1% na infância e de 15% até a terceira década. Em torno de 60 anos, é mais alta devido à ocorrência frequente de arritmias (60% com fibrilação ou *flutter* atriais), insuficiência cardíaca, infeções respiratórias, embolia paradoxal e hipertensão arterial pulmonar.

O tratamento pode ser cirúrgico ou percutâneo na dependência do tipo anatômico, do tamanho, da repercussão hemodinâmica e da disponibilidade de próteses. Quando houver comunicações pequenas sem repercussão hemodinâmica, bom desenvolvimento físico e sem sintomas, os pacientes permanecem em acompanhamento clínico. Quando há repercussão hemodinâmica denotada por sintomas, aumento de câmaras direitas, movimento paradoxal do septo interventricular e relação entre fluxo pulmonar/fluxo sistêmico (QP > QS) maior que 1,5 a 2, o fechamento é recomendado após dois anos de idade na maioria. Se o controle clínico é difícil, a indicação ocorre quando necessário (Figura 62.1).

O ecocardiograma transesofágico é fundamental na elegibilidade para tratamento percutâneo, que é feito em comunicações tipo *ostium secundum*, sendo favorável em 90% dos casos. Outros critérios têm de ser obedecidos: presença de repercussão hemodinâmica, diâmetro inferior a 35 mm; bordas acima de 5 mm com exceção da borda anterossuperior, que é insuficiente em 70% dos casos; ausência de hipertensão arterial pulmonar fixa.

As duas próteses mais utilizadas são a *Amplatzer* e a *Helex*, sendo a segunda capaz de fechar defeitos com até 20 mm de diâmetro. Na experiência do Instituto Dante Pazzanese, os *shunts* residuais ocorreram em 2,7% e considerados pequenos. Nos outros tipos anatômicos o tratamento deve ser cirúrgico. Na comunicação do tipo seio venoso, o remendo usado para fechamento precisa ser posicionado de forma a direcionar a veia pulmonar superior direita para o átrio esquerdo e permitir drenagem ampla da veia cava superior para o átrio direito. Sabendo-se que a comunicação tipo *ostium primum* vem com *cleft* no folheto anterior da valva mitral, há que se ter o cuidado de testar sua suficiência e tratar se necessário. Esses pacientes merecem controle rigoroso e constante em vista da possibilidade de disfunção valvar residual e progressiva (Figura 62.2).

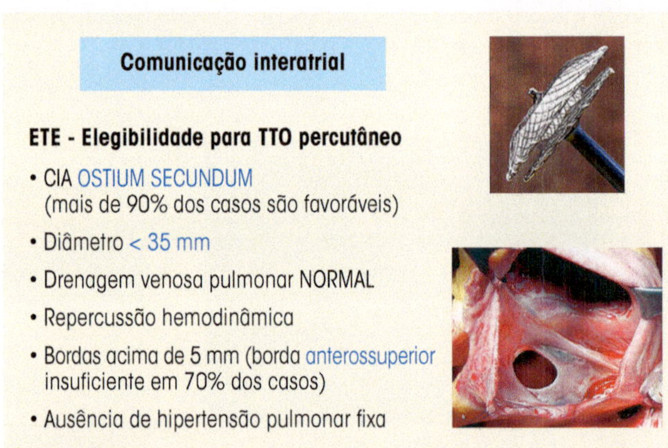

Figura 62.2 **Indicações para tratamento percutâneo da comunicação interatrial.**

TTO: tratamento; CIA: comunicação interatrial; ETE: ecocardiograma transesofágico.

Fonte: Desenvolvido pela autoria.

Vale ressaltar lembrar que a correção mais precoce evita a deterioração do ventrículo direito, dilatação atrial, causa de arritmias tardias, evolução de hipertensão arterial pulmonar e disfunção da valva mitral por degeneração mixomatosa, presente em 50% dos pacientes com idade superior a 15 anos.

O resultado do tratamento depende da idade, do tipo anatômico, do tamanho, do grau de hipertensão pulmonar e da disfunção ventricular direita. Pacientes operados até a segunda década em geral têm boa evolução. A correção em pessoas mais velhas resulta em aumento persistente das cavidades direitas. A partir dos 40 anos a correção implica melhora da qualidade de vida, mas com risco de arritmias e fenômenos tromboembólicos. Nos defeitos tipo *ostium primum*, a má-formação coexistente do componente esquerdo da valva atrioventricular gera lesões residuais, estenose ou insuficiência, necessitando de novas intervenções.

62.3 Conduta na persistência do canal arterial

A persistência do canal arterial é de fundamental importância na vida intrauterina e normalmente se fecha após o nascimento, nas primeiras horas até algumas semanas. Alterações estruturais na região do ducto, com camada média muito espessa, arranjo longitudinal das fibras musculares da camada interna e arranjo circular na média externa, fazem que haja contratura das fibras após o nascimento, com posterior proliferação da íntima e transformação em cordão fibroso após três meses.

Situação diferente se observa em prematuros ou neonatos pequenos para a idade gestacional, em que o fechamento é retardado e a repercussão hemodinâmica pode ser maior por imaturidade da circulação pulmonar. A insuficiência cardíaca pode ser grave, necessitando tratamento medicamentoso com indometacina ou ibuprofeno, que agem inibindo a ação da prostaglandina existente na circulação da criança, em quantidade tanto maior quanto mais precoce o nascimento. O fechamento espontâneo no prematuro pode ser um pouco mais tardio do que o da criança a termo.

Deve-se programar seu fechamento baseando-se em três pontos principais: baixo risco dos procedimentos cirúrgicos ou percutâneos; possibilidade de ocorrência de problemas futuros como insuficiência cardíaca, endocardite e hipertensão pulmonar; certeza da cura total do defeito, quando não há complicações prévias.

A indicação se baseia na repercussão hemodinâmica, e o método depende da disponibilidade e da anatomia do defeito. É indicado em todo canal com repercussão hemodinâmica, controverso em canais silenciosos e contraindicado quando há hipertensão pulmonar grave (síndrome de Eisenmenger). O tratamento percutâneo é feito na dependência da idade, do peso e da anatomia favorável. Os dispositivos mais usados são *coils de Gianturco, nit oclud, plug vascular* e *amplatzer*. O tratamento cirúrgico é feito em crianças de baixo peso, em prematuros e naqueles com anatomia desfavorável ao tratamento percutâneo (Figura 62.3).

Persistência do canal arterial

Correção é indicada em todo canal com repercussão hemodinâmica

Indicação controversa em canais silenciosos

Contraindicado em canais com HP GRAVE (Síndrome de EISEMENGER)

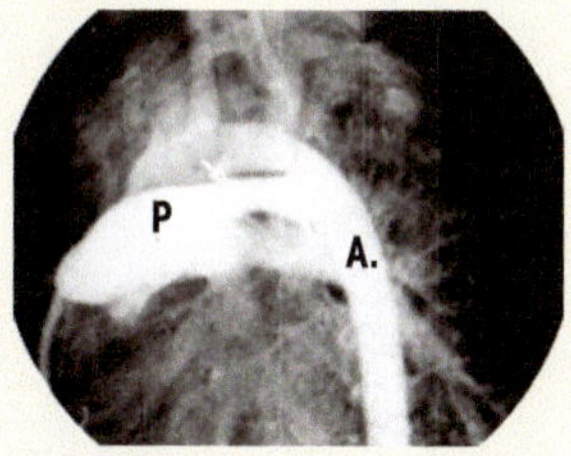

- Tratamento o percutâneo depende:
  Idade, Peso e favorável
  Coils de Gianturco Nit Oclud e Plug Vascular
- Tratamento Cirúrgico

Figura 62.3 **Condutas no canal arterial persistente.**

HP: hipertensão pulmonar; P: artéria pulmonar; A: artéria aorta.

Fonte: Desenvolvido pela autoria.

O risco é baixo, a evolução pós-operatória é rápida e ocorre cura na maioria dos casos. Pacientes operados têm expectativa de vida igual à da população geral, se não houver hipertensão pulmonar prévia ou disfunção do ventrículo esquerdo. Nesses casos os pacientes podem ser liberados do acompanhamento especializado.

62.4 Conduta na comunicação interventricular

Corresponde a 20% de todas as cardiopatias congênitas, e a indicação de correção e o momento ideal vão depender do tamanho e do tipo anatômico. É real a possibilidade de fechamento espontâneo, mais comum nas comunicações musculares e nas perimembranosas pequenas, em que o tecido da cúspide septal da valva tricúspide pode se sobrepor e ocluir a comunicação. Nos casos em evolução clínica, é importante o controle periódico a fim de detectar acidentes na evolução como a endocardite infecciosa.

Em pacientes portadores de comunicações grandes, evoluindo com insuficiência cardíaca, infecções pulmonares de repetição, hipodesenvolvimento físico e sinais de hipertensão pulmonar, a correção deve ser precoce, idealmente em torno de seis meses ou antes, se necessário. Em geral, as comunicações posteriores e as duplamente relacionadas não se fecham espontaneamente. Existe indicação imperativa nos casos em que surgem acidentes clínicos como prolapso das válvulas coronária direita e não coronária da valva aórtica, insuficiência aórtica, surgimento de banda anômala do ventrículo direito e estenose infundibular pulmonar (fallotização), situações que podem mudar a história natural do defeito. A morbidade decorrente desse tipo de operação relaciona-se às lesões ao sistema de condução (bloqueios atrioventriculares e bloqueio do ramo direito). Deve-se ter atenção especial para as comunicações interventriculares múltiplas, em que o acesso convencional pode resultar em lesões residuais. Nesses casos, pode ser necessária a abertura do ventrículo esquerdo, com risco de comprometer a função ventricular esquerda (Figuras 62.4 a 62.6).

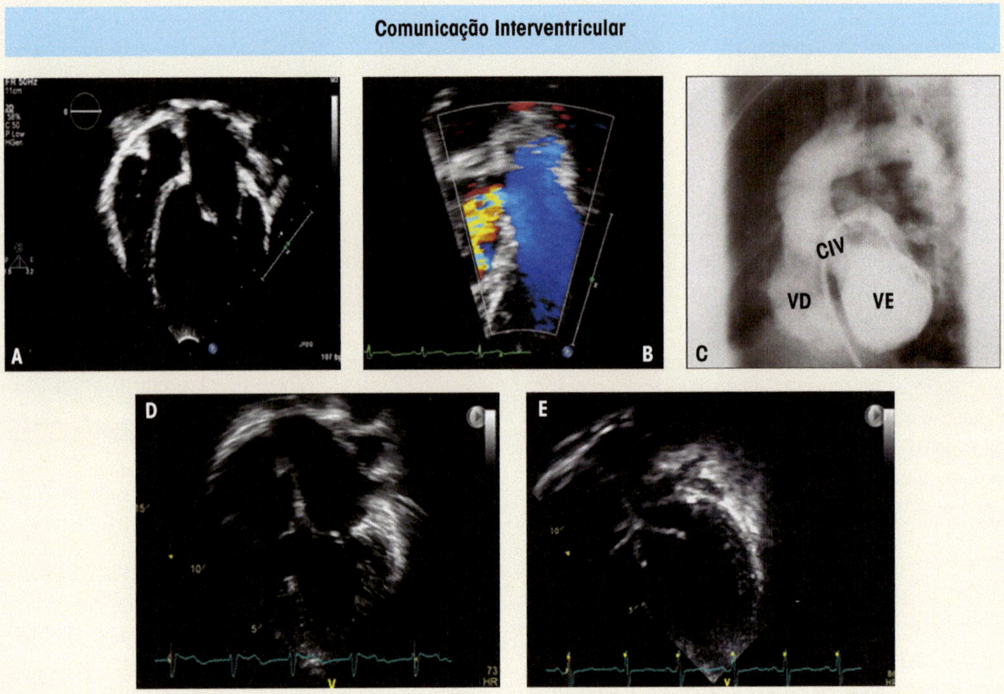

Figura 62.4 Diferentes aspectos das comunicações interventriculares (CIV).

VE: ventrículo esquerdo; VD: ventrículo direito. Em (A) aumento das cavidades esquerdas; (B) CIV perimembranosa; (C) CIV demonstrada no cateterismo cardíaco; (D) CIV posterior; (E) CIV muscular.

Fonte: Acervo da autoria.

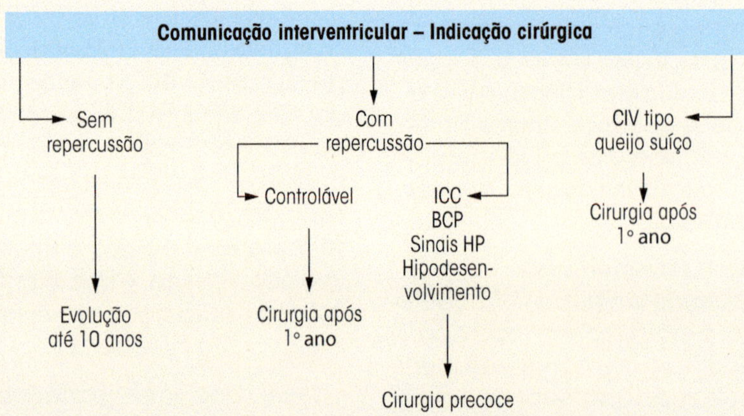

Figura 62.5 Condutas na comunicação interventricular (CIV).

ICC: insuficiência cardíaca congestiva; HP: hipertensão pulmonar; BCP: broncopneumonia.

Fonte: Desenvolvido pela autoria.

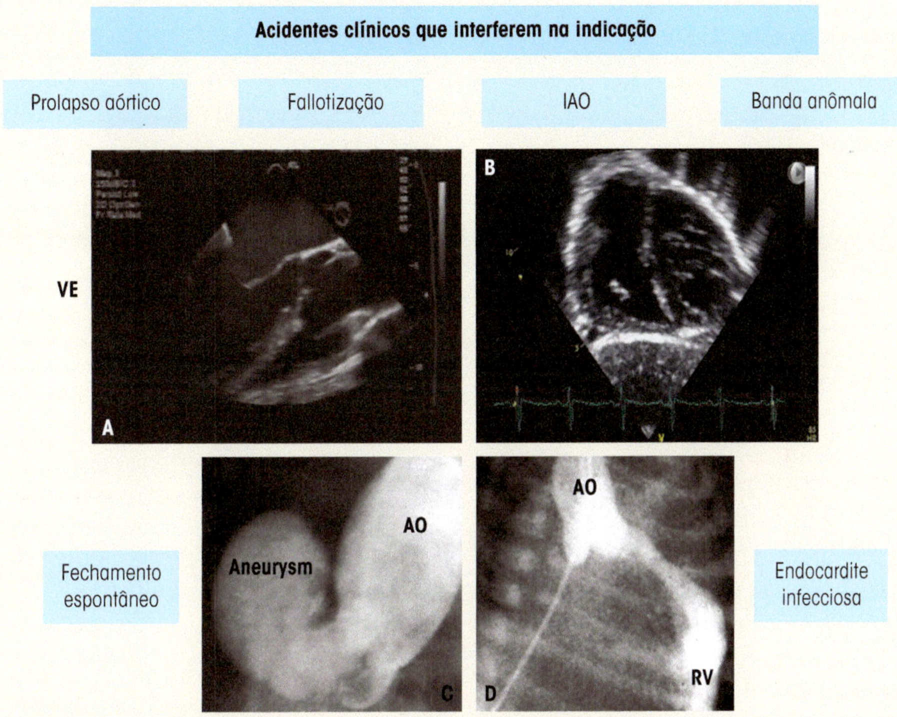

Figura 62.6 **Aspectos clínicos que interferem na indicação do tratamento da comunicação interventricular.**

IAO: insuficiência aórtica; AO: aorta; RV: ventrículo direito; VE: ventrículo esquerdo. (A) Prolapso da válvula coronária direita; (B) Banda anômala do ventrículo direito; (C) Aneurisma (*aneurysm*) da válvula coronária direita da valva aórtica; (D) Ruptura do aneurisma em ventrículo direito.

Fonte: Acervo da autoria.

As complicações tardias são: comunicações ventriculares residuais, insuficiência aórtica, insuficiência tricúspide, distúrbios de condução intraventriculares e bloqueios atrioventriculares em graus variáveis, disfunção ventricular esquerda e persistência ou progressão da hipertensão pulmonar. Pacientes operados precocemente são os que mais se beneficiam da correção e não necessitariam de acompanhamento especializado após três anos da correção. O bloqueio atrioventricular total tardio ocorre em menos de 1% dos casos.

62.5 Conduta nos defeitos do septo atrioventricular

Os defeitos do septo atrioventricular apresentam associação frequente com a síndrome de Down, o que, por alterações das vias aéreas e do próprio pulmão, levam à hipertensão arterial pulmonar precoce. Correspondem a um espectro de malformações com aspecto comum que pode ser caracterizado por ausência das estruturas septais atrioventriculares normais, levando a um canal atrioventricular comum. A valva atrioventricular comum pode ter orifício único ou separado em esquerda e direita, o que leva à denominação de defeitos completos ou parciais. As cavidades ventriculares podem ser balanceadas ou não, o que determina condutas diferenciadas. A passagem do fluxo através do defeito pode ser no átrio, no ventrículo ou nos dois (forma total).

Nos casos de defeitos totais, a repercussão hemodinâmica é grande, a hipertensão arterial pulmonar é precoce, sendo por isso indicada a correção em até seis meses de idade. As formas parciais são: comunicação interatrial *ostium primum*; comunicação interventricular posterior; átrio único; fístula ventrículo esquerdo-ventrículo direito e *cleft* isolado da valva atrioventricular esquerda. O momento ideal da correção depende da repercussão hemodinâmica (Figura 62.7).

Os problemas na evolução tardia se relacionam ao estado pré-operatório. Grau de hipertensão pulmonar, disfunção ventricular esquerda e/ou direita, anormalidades dos componentes esquerdo e direito da valva atrioventricular e lesões ao sistema de condução.

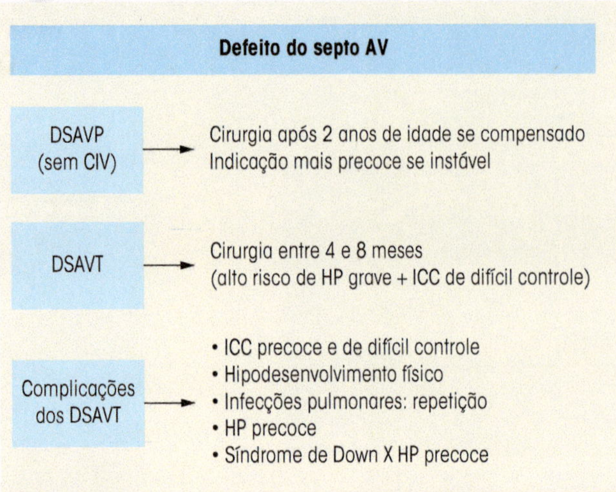

Figura 62.7 **Condutas nos defeitos do septo atrioventricular (AV).**

HP: hipertensão arterial pulmonar; ICC: insuficiência cardíaca congestiva; DSAVP: defeito do septo atrioventricular parcial; DSAVT: defeito do septo atrioventricular total; CIV: comunicação interventricular.

Fonte: Desenvolvido pela autoria.

62.6 Cardiopatias congênitas acianogênicas obstrutivas

Neste grupo serão abordadas as estenoses pulmonares, aórticas e a coartação da aorta. Dependendo da gravidade, podem apresentar-se precocemente e ser canal-dependentes.

Em geral, observa-se manutenção do fluxo sanguíneo anterógrado devido a mecanismos compensatórios representados principalmente pela hipertrofia miocárdica e pelo aumento da pressão sistólica aquém da obstrução. A falência ocorre quando sobrevém isquemia coronária relativa, fibrose, arritmias, insuficiência cardíaca e morte. Nos casos graves, outro mecanismo de descompensação súbita é o fechamento do canal arterial.

Os sintomas são ausentes nos defeitos discretos a moderados e se exteriorizam pela presença de sopro. Estão presentes nas formas graves com cansaço progressivo aos médios e pequenos esforços e, no caso da estenose pulmonar, resultam da abertura do forame oval e do surgimento de cianose. Quanto mais precoces as manifestações clínicas, mais graves são os defeitos: insuficiência cardíaca, baixo débito e morte precoce, após o fechamento do canal arterial.

Nas estenoses pulmonares o sopro é sistólico ejetivo, em geral de timbre rude e intensidade crescente conforme o grau da obstrução. Quando audível em foco pulmonar e fúrcula, orienta para as formas valvares; no mesocárdio, para estenoses subvalvares (infundibulares e na via de entrada do ventrículo direito). O componente pulmonar da segunda bulha é tanto mais retardado e hipofonético quanto maior a obstrução.

Nas estenoses aórticas os sopros são rudes e ejetivos, audíveis em focos aórtico e aórtico acessório, irradiando-se para fúrcula e carótidas. Na suspeita de coartação da aorta, deve-se procurar sopro ejetivo em região interescapulovertebral à esquerda ou sopro contínuo em dorso gerado pelas colaterais. O detalhe semiológico mais importante na coartação da aorta é a diferença de pulso e pressão arterial entre os membros superiores e inferiores e, ocasionalmente, entre os membros superiores, na dependência da localização da obstrução e da origem das artérias subclávias; à esquerda, saindo após a coartação e mais raramente à direita anômala saindo após a coartação e passando atrás do esôfago para irrigar o braço direito. Nesse caso, pode ocasionar sintomas relacionados à obstrução do esôfago (disfagia e vômitos frequentes).

Em relação aos exames complementares, deve-se ter especial atenção para o ECG e a radiografia de tórax. Na estenose pulmonar, o ECG pode apresentar dois padrões. Geralmente há dominância ventricular direita, com eixo do QRS desviado para a direita e graus variados de sobrecarga ventricular direita que acompanha claramente a hipertrofia do ventrículo direito e, portanto, o grau de obstrução. Nas estenoses críticas, em que há *shunt* direito-esquerdo pelo forame oval, pode ocorrer sobrecarga ventricular esquerda com eixo do QRS entre –10 e +100 graus. Essa situação pode gerar alguma preocupação quanto ao tamanho do ventrículo direito e da valva tricúspide. Quando a estenose é discreta, o ECG pode ser normal.

Nas obstruções à esquerda, pode haver padrão de sobrecarga ventricular direita nos primeiros seis meses de vida, devido ao retardo na queda da resistência vascular pulmonar secundária à hipertensão venocapilar pulmonar, transmitida das cavidades esquerdas. Em crianças maiores e defeitos graves surge sobrecarga ventricular esquerda. Alterações da onda T e/ou do segmento ST sugerem isquemia ou fibroelastose associada.

O estudo radiológico nas estenoses pulmonares graves, de apresentação precoce, mostra cardiomegalia, com grande proeminência da borda cardíaca direita e fluxo pulmonar reduzido. Em crianças maiores e lesões leves a moderadas, há dilatação do tronco pulmonar e da artéria pulmonar esquerda, mas o fluxo pulmonar pode ser normal por manutenção do débito ventricular direito.

Nas obstruções à esquerda de apresentação neonatal, o estudo radiológico revela aumento da área cardíaca e padrão pulmonar reticulado, denotando edema pulmonar. Em pacientes com apresentação tardia, pode haver cardiomegalia, e, nas valvares, dilatações progressivas da aorta ascendente. Em 90%, as estenoses aórticas valvares são bivalvares. Essa situação cursa com necrose cística da parede da aorta e dilatação progressiva desse vaso.

O estudo radiológico da coartação isolada da aorta mostra crescimento ventricular esquerdo, dilatação da aorta ascendente e da crossa da aorta, dilatação pós-estreitamento e corrosões costais (sinais de Roessler). Essas corrosões, provocadas pela dilatação das artérias intercostais, são mais tardias e nas bordas inferiores da terceira até a sétima costela, bilateralmente.

Em todas essas obstruções o ecocardiograma é fundamental e, na maioria das vezes, é capaz de fornecer todos os dados para decisão e conduta. A ressonância nuclear magnética e a tomografia são especialmente importantes sobretudo na coartação da aorta. Mostram grau e anatomia da obstrução, presença e importância das colaterais e presença de lesões associadas.

O estudo hemodinâmico complementa o diagnóstico e pode assumir caráter terapêutico. Pela manometria registra-se gradiente de pressão entre ventrículo direito e artéria pulmonar nas estenoses pulmonares valvares. Na subvalvar o gradiente é intraventricular, e, nas supravalvares, entre a região supravalvar e a origem das artérias pulmonares. O estudo angiográfico registra a hipertrofia do ventrículo direito, o local da obstrução e muitas vezes a hipertrofia infundibular reacional nas obstruções graves. No caso das estenoses aórticas a localização e a gravidade serão mostradas pela manometria e pelo estudo angiográfico. Na coartação da aorta, além de mostrar a anatomia do defeito pela angiografia, mostra a presença de colaterais, defeitos associados, origem dos vasos da base e dilatação da aorta ascendente. Este último dado está relacionado à hiperpressão na zona pré-coartação e também a alterações histológicas na parede da aorta devido à associação com valva aórtica bivalvular que ocorre em 80% das coartações.

62.7 Conduta nas obstruções à direita

A obstrução ao esvaziamento ventricular direito ocorre, na maioria das vezes, no plano valvar, que isoladamente corresponde a 7 a 10% de todas as cardiopatias congênitas. Na forma clássica os folhetos valvares são espessados com abertura em cúpula. Na forma displásica há hipoplasia do anel e deposição excessiva de mucopolissacarídeos nos folhetos, resultando fusão comissural. Esta última forma acontece mais em pacientes sindrômicos.

Na forma valvar o tratamento é preferencialmente percutâneo quando o gradiente pelo ecocardiograma é superior a 64 mmHg e pelo cateterismo acima de 50 mmHg. A indicação em gradientes menores pode ser feita quando houver sintomas, o que é raro, disfunção do ventrículo direito, arritmias ou cianose por *shunt* direita-esquerda por abertura do forame oval. Nas valvas displásicas, lesões supravalvares e subvalvares o tratamento deverá ser cirúrgico. Nas estenoses das artérias pulmonares prefere-se a angioplastia com ou sem implante de *stent*. As obstruções críticas (atresia pulmonar), dependentes do canal arterial, são cianogênicas e serão tratadas no Capítulo 63 (Figura 62.8).

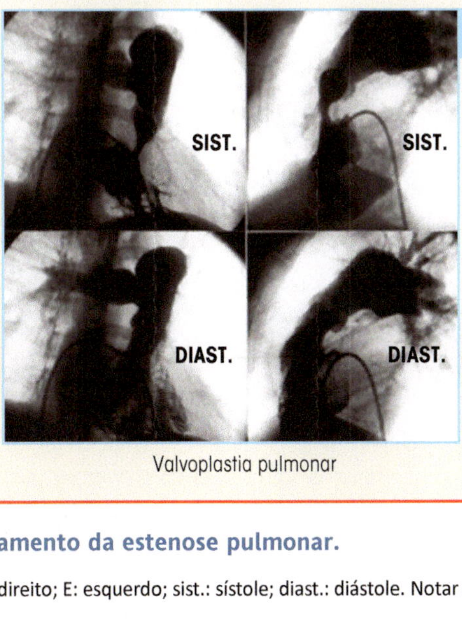

Tratamento da estenose pulmonar

Preferencialmente percutâneo

- Gradiente máximo pelo ecocardiograma acima de 64 mmHg e pelo cateterismo acima de 50 mmHg
- Gradientes menores se:
  - Sintomas
  - Disfunção VD
  - Arritmias
  - Cianose devido Shunt D → E

Figura 62.8 Tratamento da estenose pulmonar.

VD: ventrículo direito; D: direito; E: esquerdo; sist.: sístole; diast.: diástole. Notar a estenose pulmonar com reação infundibular (setas) (obstrução aumenta na sístole).

Fonte: Acervo da autoria.

As principais complicações após a correção (cirúrgica ou percutânea) são insuficiência pulmonar, estenose residual ou disfunção ventricular direita. Em trabalho publicado por Petersen e colaboradores, a insuficiência valvar ocorreu em 44% dos operados e 11% após a valvoplastia. Apesar disso, a evolução é benigna na grande maioria das vezes.

62.8 Conduta nas obstruções à ejeção ventricular esquerda

62.8.1 Conduta nas estenoses aórticas

Como doença isolada, corresponde a 2 a 6% do total das cardiopatias congênitas. Em 60% é valvar, subvalvar em 30% e supravalvar em 10%. O tipo subvalvar pode ser em membrana, túnel ou anel fibroso.

A estenose aórtica crítica de apresentação neonatal é cardiopatia em que o fluxo sistêmico é dependente do canal arterial. O fechamento progressivo após o nascimento leva à morte nas primeiras semanas de vida. Surgem sinais de insuficiência cardíaca grave ou colapso circulatório, desconforto respiratório, pulsos filiformes, hipotensão arterial e má perfusão periférica. Quando existem baixo débito e disfunção do ventrículo esquerdo, há redução paradoxal do gradiente transvalvar. Assim, deve ser iniciada imediatamente infusão de prostaglandina E1, com o objetivo de manter o canal aberto, assegurando o *shunt* direito-esquerdo, preservando o débito sistêmico e a perfusão renal. O uso de medicações vasoativas como dopamina, dobutamina e epinefrina faz-se necessário para otimizar o débito cardíaco. Diuréticos reduzem os fenômenos congestivos. Correção da acidose e suporte nutricional ajudam na evolução. Após a restauração parcial do débito cardíaco e a estabilização do quadro, encaminha-se o paciente para o tratamento corretivo.

A valvoplastia aórtica é método de eleição nas estenoses valvares graves e ventrículos desenvolvidos. A exceção a essa diretriz reside nos casos de valva única ou acomissurais. Vale ressaltar que nesta situação o gradiente transvalvar pode estar afetado por disfunção ventricular esquerda, insuficiência mitral, *shunt* esquerdo-direito pelo forame oval ou direito-esquerdo pelo canal arterial.

A dilatação está indicada nos casos de canal-dependentes e em neonatos assintomáticos com gradiente sistólico pelo ecocardiograma acima de 70 mmHg e pico a pico acima de 50 mmHg pelo cateterismo. Em gradientes mais baixos que deixam dúvidas da indicação, o ecocardiograma pode ser útil, mostrando a maior ou menor mobilidade da valva. A presença de fibroelastose é detalhe importante, pois é progressiva e com o tratamento pode regredir. Quando o ventrículo esquerdo é hipodesenvolvido (*borderline*), pode ser indicado tratamento híbrido e posteriormente tratamento biventricular. Em pacientes com ventrículos pequenos parte-se para correção univentricular.

Em pacientes com manifestação mais tardia, o pior prognóstico se relaciona ao surgimento dos sintomas. Em torno de 50% dos que apresentam angina morrem em cinco anos; 50% dos que cursam com síncope morrem em três anos; 50% dos que evoluem com insuficiência cardíaca morrem em dois anos. Em vista disso, a presença de sintomas é indicação de tratamento cirúrgico ou percutâneo.

São consideradas lesões graves quando o gradiente ventrículo esquerdo-aorta é maior que 40 mmHg e a área valvar menor que 1 cm^2. Indicação também em pacientes assintomáticos, mas com sintomas e comportamento anormal da pressão arterial ao teste ergométrico, disfunção ventricular esquerda ao ecocardiograma e aorta ascendente com diâmetro superior a 50 mm. Deve-se considerar também em gradientes menores que 40 mmHg, se houver alterações ao ECG ou interesse em gravidez ou prática de esportes (Figura 62.9).

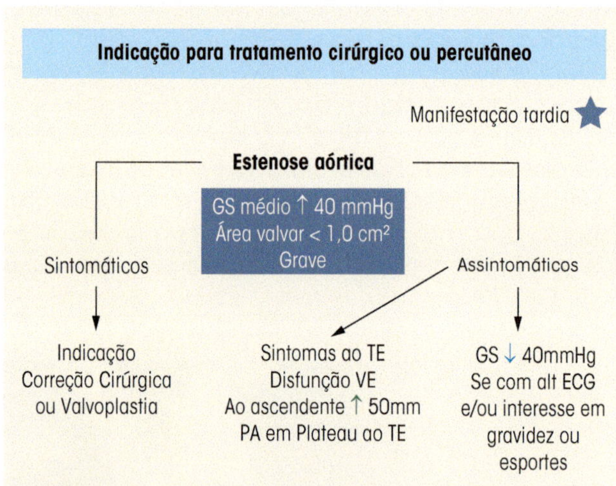

Figura 62.9 Condutas nas estenoses aórticas.

TE: teste ergométrico; VE: ventrículo esquerdo; GS: gradiente sistólico; ECG: eletrocardiograma; PA: pressão arterial; Ao: aorta; alt.: alteração.

Fonte: Desenvolvido pela autoria.

Essas indicações valem para as lesões subvalvares e supravalvares, com o detalhe que nessas formas o tratamento deve ser cirúrgico. Várias técnicas são utilizadas, e sua escolha vai depender da anatomia e da experiência do serviço.

O tratamento continua após a correção das estenoses aórticas. Têm mais tendência a espessamento, calcificação, com risco de reestenose, insuficiência progressiva e endocardite infecciosa. No Second Natural History Study, a média de sobrevida em 25 anos foi de 85% vs. 96% da população geral. Nessa série, 53% apresentavam estado funcional bom e 19% ruim. Dos pacientes submetidos a tratamento cirúrgico, 40% necessitaram de reoperação e a regurgitação estava presente em 47% dos casos. Após a valvoplastia, 25% a 50% apresentavam reestenoses, necessitando de repetidas reintervenções. A insuficiência aórtica é frequente, sendo grave em 20 a 30% dos casos.

Há risco elevado de endocardite infecciosa, chegando a 27,1 por 10.000 pacientes/ano. Com o passar do tempo há mais risco de reintervenções, sendo 2% em cinco anos, 19% em 15 anos e 44% em 22 anos. Síncopes e arritmias também preocupam, principalmente nos casos de lesões residuais e disfunção ventricular e geralmente induzidas pelo esforço. Há sempre a possibilidade de dilatação progressiva da aorta, sobretudo nas valvas aórticas bivalvulares.

As estenoses subvalvares têm alta incidência de reestenoses, chegando a 27% em 10 anos. A insuficiência aórtica, em 12 a 20%. Três fatores são relacionados à maior recorrência: gradiente pós-operatório imediato maior que 30 mmHg; lesões tipo túnel; e maiores gradientes pré-operatórios. As reoperações nas supravalvares chegam a 17 a 40% por progressivas disfunções aórticas.

62.9 Conduta nas coartações e interrupção do arco aórtico

A coartação da aorta representa 3,4 a 9,8% das cardiopatias congênitas, classificada em pré-ductal, justa-ductal e pós-ductal. A precocidade da apresentação vai depender da intensidade da obstrução, localização (pré e pós-ductal) e presença de defeitos associados. O tipo pré-ductal tem apresentação precoce, pois o canal permanecendo aberto no período embrionário inibe o desenvolvimento de circulação colateral. Após o nascimento o fechamento do canal transfere ao ventrículo esquerdo a responsabilidade de manter o débito sistêmico. Sendo obstrução grave (coartação crítica ou interrupção do arco aórtico), surge insuficiência cardíaca grave e baixo débito sistêmico, além de fibroelastose do ventrículo esquerdo. Muitas vezes há necessidade de administrar prostaglandina até que se possa providenciar a correção.

Nesse grupo de apresentação neonatal e nos primeiros meses a aortoplastia com balão oferece resultados paliativos e a desobstrução do obstáculo melhora as condições clínicas da criança. Apesar disso, a recoartação é elevada (30 a 50%), tendo como fatores prognósticos a presença do canal com tecido retrátil na região da coartação e a hipoplasia do istmo aórtico. O emprego de *stent* passou a ser utilizado como alternativa paliativa em bebês com insuficiência cardíaca e choque cardiogênico, como medida salvadora.

Em neonatos o tratamento cirúrgico é o mais indicado. Várias técnicas são utilizadas, sendo a mais difundida a anastomose terminoterminal, com ressecção da área coartada e principalmente retirando o tecido ductal, fator prognóstico de recoartação.

Em crianças maiores a decisão terapêutica depende das características da anatomia, e a opção por angioplastia ou cirurgia vai depender dos detalhes oferecidos pelo ecocardiograma, pela ressonância nuclear magnética ou pela tomografia.

A indicação para aortoplastia com ou sem *stent* é preferida quando a coartação é significante, localizada e sem defeitos associados. A presença de sintomas, hipertensão arterial em membros superiores, hipotensão em membros inferiores e hipertrofia ventricular esquerda são detalhes importantes na decisão (Figura 62.10).

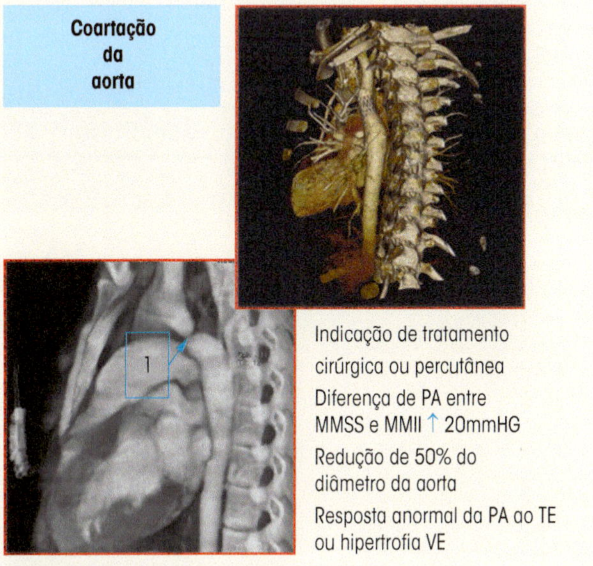

Figura 62.10 Tratamento da coartação de aorta. Em 1 (seta) – local da coartação.

PA: pressão arterial; MMSS: membros superiores; MMII: membros inferiores; TE: teste ergométrico; VE: ventrículo esquerdo.

Fonte: Acervo da autoria.

Na presença de defeitos associados como estenose aórtica, estenose mitral, comunicação interventricular ou persistência do canal arterial, a correção é preferentemente cirúrgica e de preferência em tempo único. Na interrupção do arco aórtico a apresentação é precoce e o tratamento, cirúrgico.

O seguimento em longo prazo mostra resíduos e sequelas que exigem seguimento indefinido. Os principais são: hipertensão arterial sistêmica persistente, coartação residual e recoartação, dilatação e aneurisma da aorta ascendente e descendente, lesões valvares aórticas associadas (estenose e insuficiência), doença arterial coronária prematura, endocardite e endarterite, ruptura da aorta ou de aneurisma do polígono de Willis e anormalidades do aparelho valvar mitral.

DICAS DO EDITOR

Referências bibliográficas

1. Fontes VF, Pedra CAC, Pedra SFR. Coartação da aorta. In: Santana, MVT. Cardiopatias congênitas no recém-nascido: diagnóstico e tratamento. 3.ed. Atheneu; 2015. p.393-403.
2. Marchi CA, Godoy MF, Sobrinho SH, Croti UA. In: Croti UA, Mattos SS, e cols. Cardiologia e cirurgia cardiovascular pediátrica. 2.ed. São Paulo: Rocca; 2013. p.401-22.
3. Perloff JK, Marelli AJ. Congenital aortic stenoses: congenital aortic regurgitation. In: Perloff's clinical recognition of congenital heart disease. 6.ed. 2012. p.74-100.
4. Rigby ML. Atrial septal defect. In: Gatzoulis MA, Webb GD, Daubeney PEF. Diagnosis and management of adult congenital heart disease. Churchill Livingstone; 2003. p.161-70.
5. Santana, MVT, Silva, MAA. Resultados tardios do tratamento cirúrgico e intervencionista das cardiopatias congênitas. In: Serrano JRCV, Timerman A, Stefanini E. Tratado de cardiologia Socesp. 2.ed. Barueri: Manole; 2009. p.2231-51.
6. Silva MAA. Terapêutica clínica nas cardiopatias congênitas. In: Timerman A, Bertolami M, Ferreira JFM. Manual de cardiologia. São Paulo: Atheneu; 2012. p.901-13.

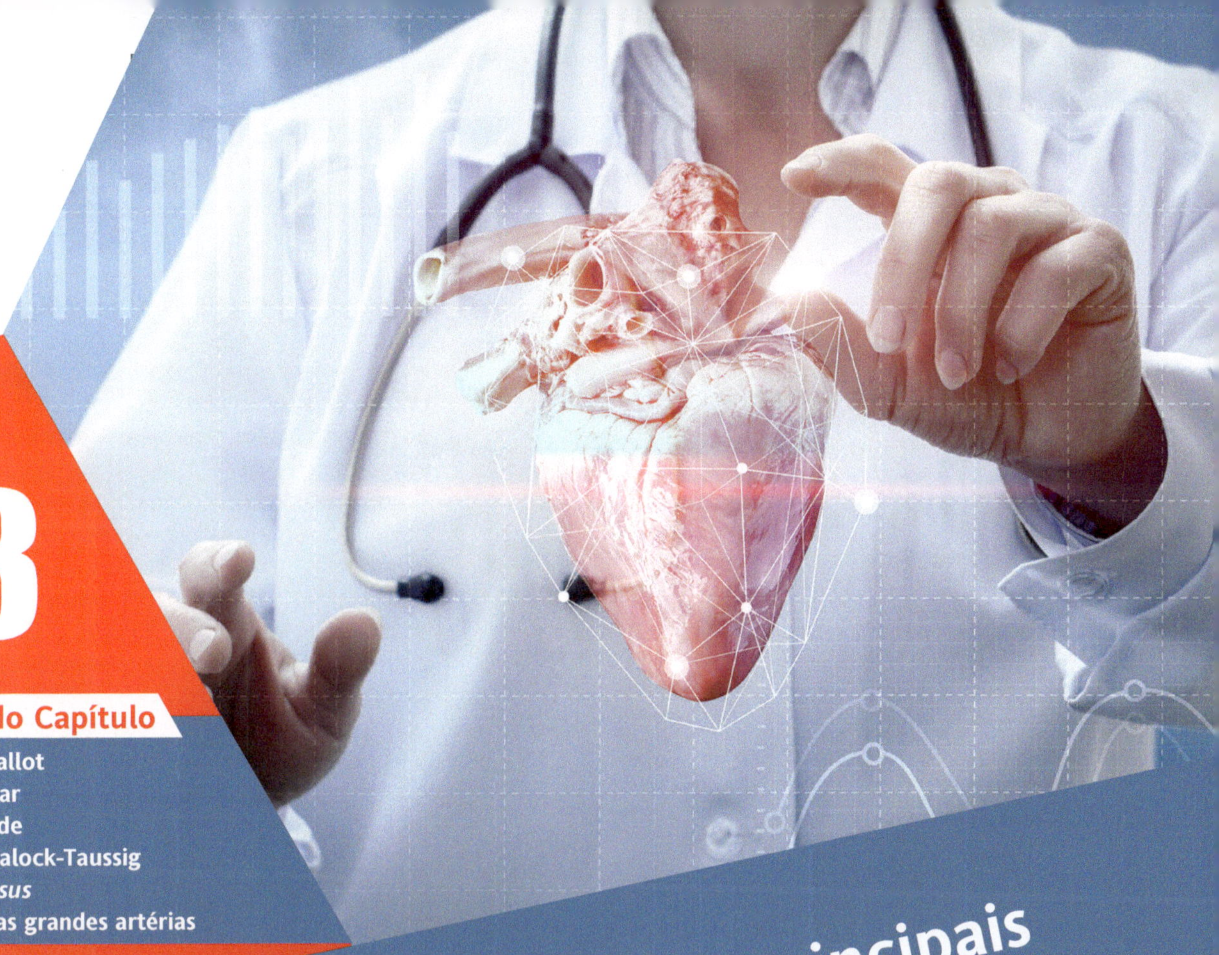

63

Destaques do Capítulo

- Tetralogia de Fallot
- Atresia pulmonar
- Atresia tricúspide
- Operação de Blalock-Taussig
- *Truncus arteriosus*
- Transposição das grandes artérias

Diagnóstico e tratamento das principais cardiopatias congênitas cianogênicas

Maria Virginia Tavares Santana

A incidência das malformações cardíacas congênitas é geralmente determinada pelo número de crianças com cardiopatias em cada 1.000 nascidos vivos. É consenso geral que, em cada 1.000 crianças vivas por ocasião do nascimento, oito apresentam cardiopatia. Extrapolando esse dado para a realidade brasileira, é possível que, por ano, nasçam aqui no Brasil cerca de 30.000 bebês com cardiopatias congênitas. Essa regra, entretanto, não leva em consideração o fato de que a incidência da doença cardíaca congênita é cerca de 10 vezes maior no feto que no recém-nascido, embora não existam ainda dados completamente confiáveis, uma vez que o diagnóstico de cardiopatia congênita depende da autópsia cuidadosa do feto, raramente realizada. A incidência das várias lesões cardíacas congênitas dependerá da fonte bibliográfica a que se recorra, e a variabilidade dos dados é proporcional à amostra considerada. Acrescente-se a isso o fato de que lesões sem repercussões passam despercebidas ao exame, ou mesmo, se reconhecidas, não são referidas ao cardiologista, explicando assim os diferentes percentuais relatados na literatura.

As malformações congênitas são consequências de defeitos estruturais presentes já ao nascimento ou detectadas ainda intraútero.

63.1 Tetralogia de Fallot (T4F)

Do ponto de vista anatômico, a T4F é um complexo de malformações, caracterizada por quatro alterações anatômicas: estenose pulmonar infundíbulo-valvar, comunicação interventricular (CIV), dextroposição da aorta e hipertrofia do ventrículo direito, consequente à obstrução da via de saída do ventrículo direito.

O traço anatômico marcante é o desvio anterior e cefálico do septo infundibular. Além de produzir estenose infundibular, esse desvio é responsável pelo aparecimento da comunicação interventricular e da dextroposição da aorta A intensidade da obstrução varia de discreta a grave estenose pulmonar, chegando, ao extremo do espectro, a provocar atresia pulmonar.

63.1.1 Quadro clínico

A apresentação clínica é determinada pelo grau de obstrução da via de saída do ventrículo direito. Quando a obstrução é importante, os sintomas estão presentes desde o nascimento. Cianose persistente pode ser encontrada nos primeiros dias de vida. Quando a insaturação arterial é marcada, a acidose metabólica se instala e é compensada pela taquipneia. Entretanto, a maioria das crianças com T4F é pouco cianótica ao nascimento, porque a obstrução da via de saída é de grau moderado e o aumento da cianose depende da progressão da estenose infundibular, e da maior demanda de oxigênio, o que costuma ocorrer entre o sexto e o 18º mês de vida. Além da cianose, outra característica dessa doença é a posição de cócoras, com o objetivo de aliviar a hipoxemia e a dispneia. Com essa postura aumenta-se a resistência periférica, pelo acotovelamento das artérias ilíacas, tornando mais fácil o sangue vencer a resistência oposta pela obstrução da via de saída do ventrículo direito do que ganhar a circulação sistêmica. Dessa forma, maior quantidade de sangue é oferecida aos pulmões para a hematose e menor a cianose. Um importante e dramático aspecto no quadro clínico de pacientes com T4F é o aparecimento de crises hipoxêmicas. Esses episódios são mais frequentes entre o sexto mês e o segundo ano de vida, sendo potencialmente perigoso e gerando risco de dano cerebral ou de morte. Ocorrem, em geral, pela manhã e são precipitados por choro, alimentação, exercícios ou banho. Caracterizam-se por hiperpneia progressiva, aumento da cianose, rigidez ou flacidez generalizada, com rotação do globo ocular para trás. O quadro neurológico que segue é variável, podendo ocorrer perda de consciência, convulsões, coma e progressão para êxito letal. A explicação para a ocorrência dessas crises é variada, havendo quem as atribua ao espasmo do infundíbulo do ventrículo direito ou, como sugerem outros, sendo devidas a alterações na sensibilidade do centro respiratório às mudanças impostas pelo aumento da PCO_2 e pela queda da PO_2 e do pH arterial, consequentes às situações que aumentam o consumo de oxigênio ou predisponham a maior *shunt* da direita para a esquerda.

Ao exame físico, além da cianose de intensidade variável, chama a atenção a presença de hipocratismo digital e unhas em vidro de relógio, dados esses apenas observados em crianças com mais de seis meses de idade. Na ausculta do precórdio o primeiro ruído é normal; o segundo, porém, é único e normofonético, uma vez que apenas o componente aórtico é percebido à ausculta. Sopro sistólico ejetivo, proto e mesossistólico são audíveis no foco pulmonar, sendo sua intensidade diretamente proporcional ao grau de obstrução.

63.1.2 Achados eletrocardiográficos

O achado mais frequente é o desvio do SÂQRS para a direita, em torno de +120º a +150º, com rotação horária e hipertrofia ventricular direita, traduzida por ondas R altas em V_4R e V_1 e ondas S dominantes em V_5 e V_6. Caracteristicamente, existe transição brusca da voltagem do QRS de V_1 para V_2, manifestada por complexos R puros ou Rs em V_1 para rS em V_2 e V_3 (Figura 63.1). Quando no plano frontal o SÂQRS desvia-se superiormente e anti-horário, deve-se suspeitar da presença de defeito septal atrioventricular (valva atrioventricular única), mormente em portadores da síndrome de Down.

63.1.3 Achados radiológicos

Os achados típicos são *situs solitus* torácico e abdominal com a ponta do coração para a esquerda. A configuração da área cardíaca é característica, a concavidade do arco médio corresponde a hipoplasia do tronco pulmonar e o aumento

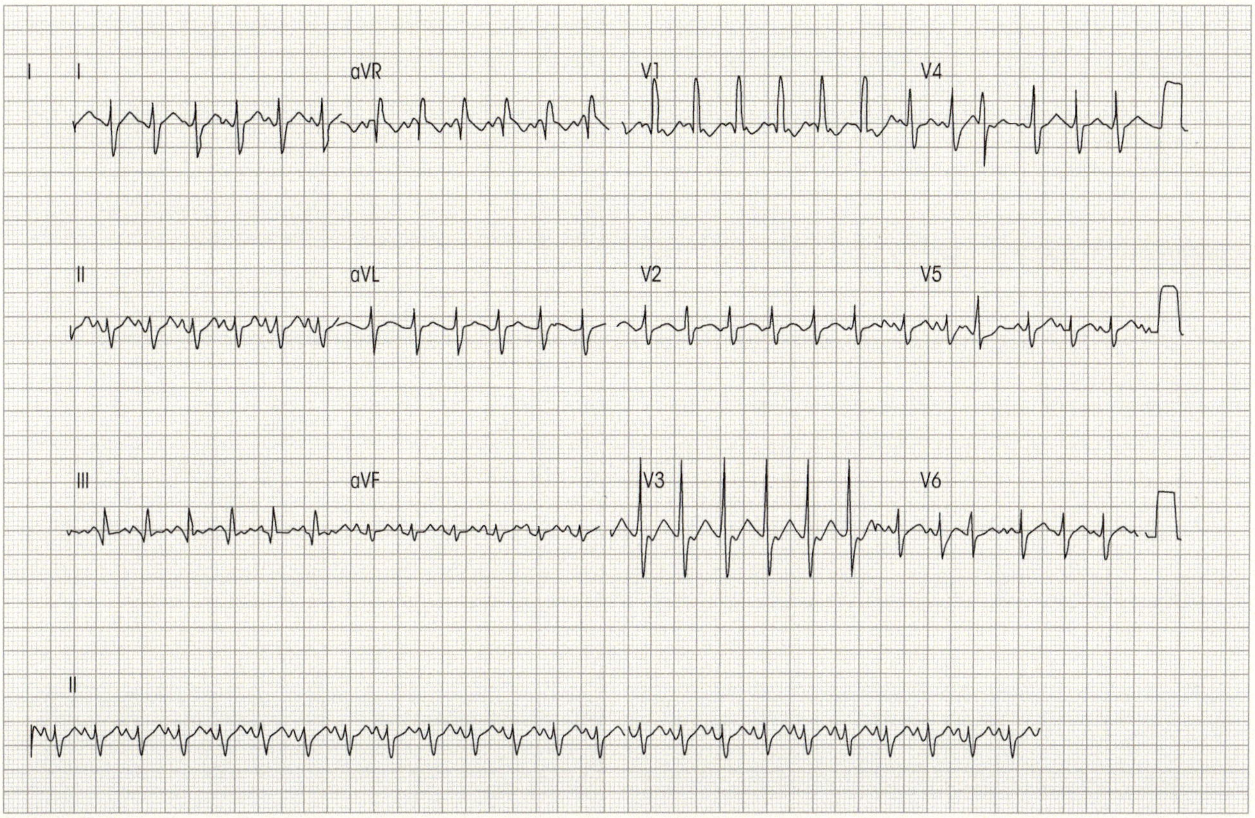

Figura 63.1 **Eletrocardiograma de um paciente com tetralogia de Fallot de má anatomia, evidenciando ondas R com transição brusca de V1 para V2 e ausência de potências de ventrículo esquerdo.**

Fonte: Desenvolvido pela autoria.

do ventrículo direito torna a ponta do coração proeminente e aguçada, dando-lhe a forma típica do tamanco holandês ou *coeur en sabot* dos franceses. O fluxo pulmonar diminuído se traduz na pobreza da circulação pulmonar. Em cerca de 30% dos casos o arco aórtico desce à direita, situação esta que pode ser suspeitada pela visibilização da veia cava superior deslocada pelo arco aórtico no contorno superior direito e pela ausência do botão aórtico no contorno superior esquerdo da silhueta cardíaca (Figura 63.2).

63.1.4 Ecocardiografia

Como em toda malformação cardíaca, a exploração se inicia colocando o transdutor na posição subcostal, para determinar o *situs* visceroatrial. Dessa forma se observa facilmente a comunicação interventricular e o cavalgamento da aorta. O corte apical de quatro e cinco câmaras corrobora os achados do corte subcostal, permitindo a medida do tamanho da CIV e o grau de dextroposição da aorta, o qual deve ser avaliado também e, principalmente, na projeção do eixo maior do ventrículo

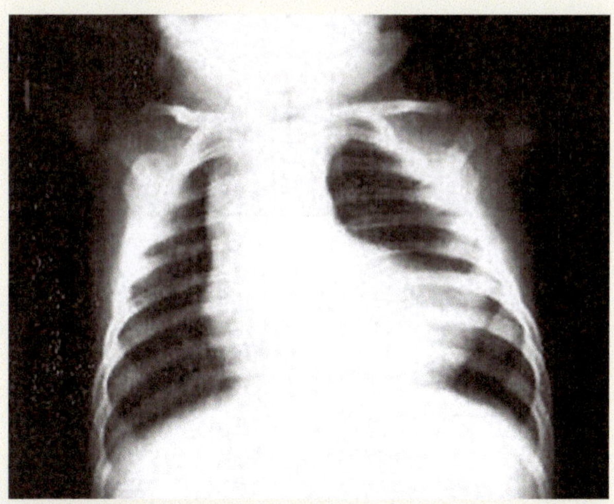

Figura 63.2 **Raios X de tórax em posteroanterior de recém-nascido portador de tetralogia de Fallot, com aspecto da área cardíaca em *tamanco holandês*, ponta levantada de ventrículo direito, arco médio escavado, pobreza da circulação pulmonar e arco aórtico para a direita.**

Fonte: Acervo da autoria.

direito (Figura 63.3). No corte do eixo curto se analisa o infundíbulo, a valva, o anel pulmonar, o tronco e as artérias pulmonares utilizando-se do mapeamento do fluxo a cores e do cálculo do gradiente transvalvar ou infundíbulo-valvar pelo Doppler, utilizando-se a equação de Bernouille. A confluência ou não das artérias pulmonares é mais bem visibilizada nos planos paraesternal alto em eixo curto e no supraesternal, mensurando-as antes da bifurcação lobar. Ainda na posição supraesternal, deve-se rodar o transdutor no sentido anti-horário para identificar o arco aórtico quando desce à esquerda. Se isso não ocorre, deve-se continuar a rotação anti-horária. A bifurcação do tronco braquiocefálico dirigido para a esquerda indica arco aórtico à direita.

63.1.5 Cateterismo cardíaco e angiocardiografia

A saturação arterial de oxigênio depende da intensidade da obstrução da via de saída do ventrículo direito. Quando é de moderada a grave, a PO_2 na aorta encontra-se diminuída, em geral abaixo de 70%.

A pressão nos átrios é normal e a do ventrículo direito encontra-se aumentada, geralmente igual à do ventrículo esquerdo. A pressão da artéria pulmonar é tipicamente abaixo do normal. Observa-se gradiente de pressão entre o ventrículo direito e o tronco pulmonar, configurando-se a estenose infundibular e anulovalvar. A injeção de contraste no ventrículo direito, com o paciente semissentado na posição oblíqua anterior direita a 10° ou a 20°, permite a visão da estenose da via de saída, da valva pulmonar e da anatomia das artérias pulmonares (Figura 63.4). A CIV é demonstrada com injeção de contraste no ventrículo esquerdo. De interesse também neste estudo é verificar o tipo de circulação coronária, definindo a origem e o curso das artérias.

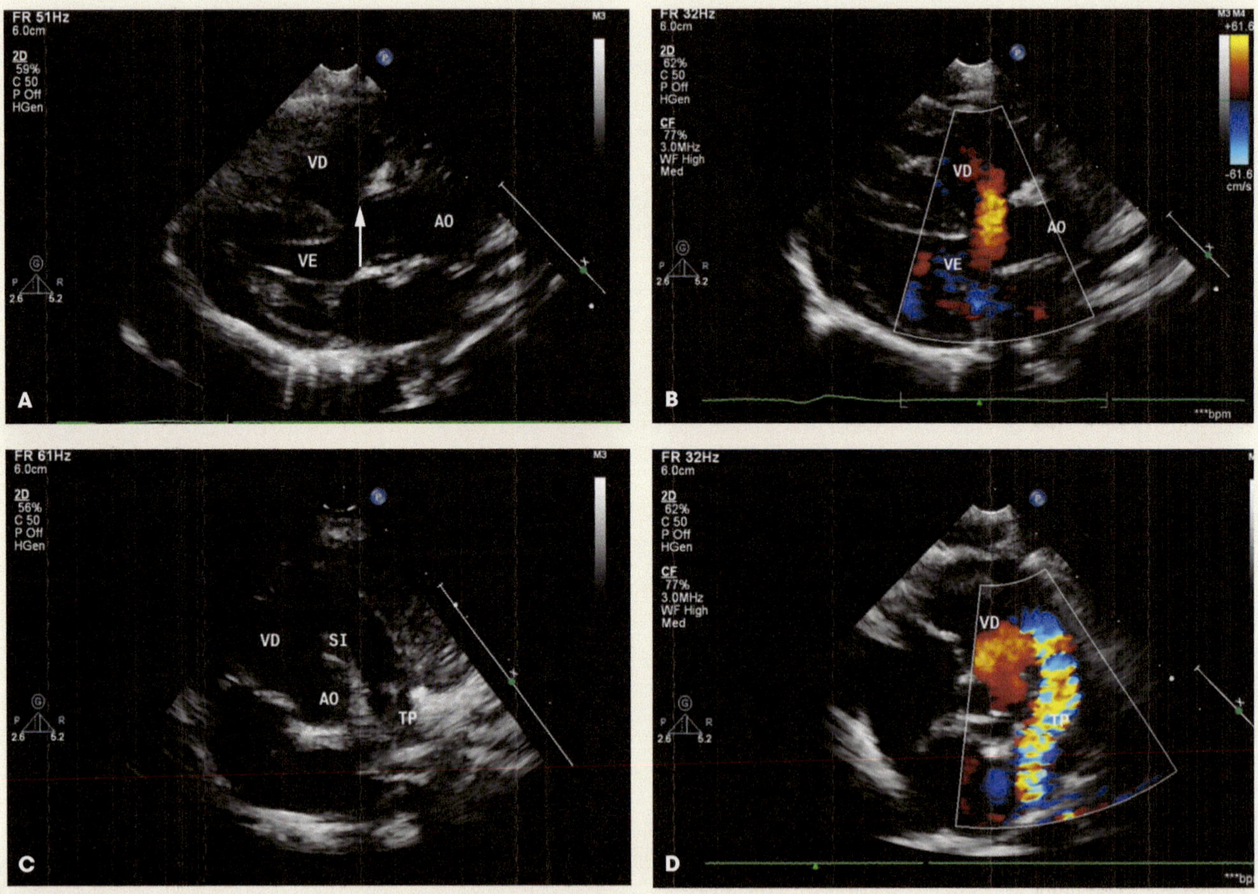

Figura 63.3 (A) Imagem ecocardiográfica em eixo longo, demonstrando a comunicação interventricular (seta) e o cavalgamento da aorta (AO). (B) Fluxo esquerdo-direito pela comunicação interventricular. (C) Desvio anterossuperior do septo infundibular (SI) e valva pulmonar espessada. (D) Fluxo turbulento pela valva pulmonar estenótica.

VE: ventrículo esquerdo; VD: ventrículo direito; TP: tronco pulmonar.

Fonte: Acervo da autoria.

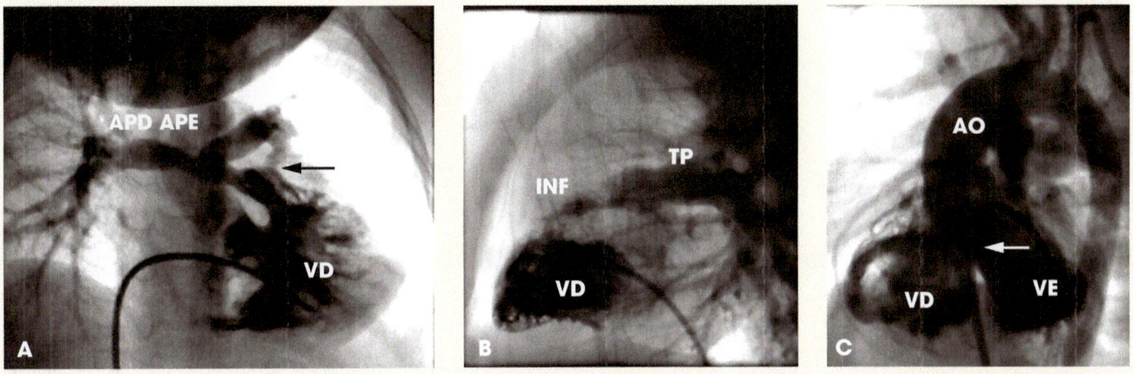

Figura 63.4 (A) Angiografia do ventrículo direito (VD) em projeção posteroanterior cranial evidenciando hipoplasia do anel pulmonar (seta) e do tronco pulmonar (TP) com artérias pulmonares hipoplásicas. (B) VD em perfil esquerdo com infundíbulo hipertrófico (INF). (C) Ventriculograma esquerdo em posição hepatoclavicular com opacificação do VD pela comunicação interventricular (seta) e da aorta (AO), que cavalga o septo interventricular em 30%.

APD: artéria pulmonar direita; APE: artéria pulmonar esquerda.

Fonte: Acervo da autoria.

63.1.6 Tratamento

Clínico

Formulada a hipótese diagnóstica de T4F, a confirmação dessa suspeita deve ser alicerçada pelo estudo ecocardiográfico. O paciente é mantido em controle clínico mensal, com especial cuidado na monitorização do hematócrito e da hemoglobina, evitando, a todo custo, quadros de anemia ou de hemoconcentrações deletérias. O hematócrito ideal é aquele mantido na faixa entre 50 e 56%. Concentrações de hemoglobina inferiores a 12 g% são prejudiciais, traduzindo, nesses pacientes, anemia relativa, que deve ser corrigida com ferro ou transfusões de concentrado globular, conforme o quadro clínico. Se sobrevierem as crises hipoxêmicas, além do tratamento imediato, que comporta sedação, posição genupeitoral, administração de oxigênio e correção do desequilíbrio hidroeletrolítico, cuidados adicionais dizem respeito às causas desencadeantes, tais como anemia, infecções, desidratação ou hemoconcentração excessiva (hematócrito superior a 65%).

Cirúrgico

Excluídas causas pediátricas desencadeadoras dessas crises e persistindo o quadro de hipóxia, a conduta é cirúrgica.

- Se o paciente tem menos de seis meses de idade, indica-se operação paliativa, tipo Blalock-Taussig, que consiste na anastomose da artéria subclávia direita ou esquerda com a artéria pulmonar ipsolateral, utilizando-se um tubo de gorotex. Entretanto, se as artérias pulmonares tiverem tamanho adequado a correção total pode ser feita a partir do terceiro mês de vida.
- Nas crianças com mais de seis meses de idade, com anatomia satisfatória, traduzida por tronco pulmonar e artérias pulmonares bem desenvolvidas, indica-se a correção total. Se a anatomia é desfavorável, com hipoplasia importante do anel pulmonar, do tronco e das artérias pulmonares, a opção é, também, pela cirurgia paliativa, postergando a correção total para após o primeiro ano de vida. A partir dessa idade, preferencialmente, é feita a correção cirúrgica total dos defeitos.
- Nas crianças que cursam sem crises hipoxêmicas, a conduta é o acompanhamento clínico mensal, com controle do hematócrito e da hemoglobina, programando a correção cirúrgica a partir do primeiro ano de vida, idade ideal, quando se consegue menor morbimortalidade.

63.2 Atresia pulmonar com comunicação interventricular

A atresia pulmonar com CIV se caracteriza pela presença de um coração biventricular com conexão atrioventricular concordante, grande defeito septal ventricular, via de saída única para a aorta e ausência de fluxo direto do ventrículo direito para as artérias pulmonares. O tronco pulmonar está ausente ou, quando presente, é hipoplásico e termina em fundo cego. Enquanto a anatomia intracardíaca e alguns aspectos da circulação pulmonar podem ser definidos pelo ecocardiograma bidimensional, o desafio nesses pacientes é estabelecer como o sangue supre o sistema arterial pulmonar. Representa o extremo do espectro da T4F. Quando a atresia é na junção do ventrículo direito com o tronco pulmonar, o infundíbulo é patente, porém muito estreito, resultante da hipertrofia acentuada das estruturas infundibulares. O tronco pulmonar pode estar presente e de tamanho razoável, ou, como é mais frequente, importantemente hipoplásico. Ocasionalmente, é representado por um cordão fibroso, sem luz, e em cerca de 5% dos pacientes está completamente ausente. As artérias pulmonares direita e esquerda são confluentes em 70 a 80% dos casos de atresia pulmonar com comunicação interventricular. Quando ocorre descontinuidade, é resultado da ausência da porção central da artéria pulmonar direita, esquerda ou de ambas. Quando confluentes, 10% apresentam estenose na origem e em 20% a estenose compromete somente a artéria pulmonar esquerda, sugerindo, nessa etiologia, o processo de fechamento do *ductus arteriosus*.

A suplência da circulação pulmonar pode ocorrer alternativamente por meio de colaterais com diferentes origens. A forma mais comum é representada por colaterais aortopulmonares, presentes em 2/3 dos pacientes com atresia pulmonar e CIV. Geralmente são de grande calibre, em número variável de uma a seis, originando-se da porção superior e média da aorta torácica. Na maioria dos pacientes, estenoses protegem o pulmão de hiperfluxo. Quando não é o caso, o hiperfluxo presente precocemente desde o nascimento leva à doença vascular pulmonar nos sobreviventes, já na infância. Em muitos pacientes com atresia pulmonar e CIV, principalmente naqueles com artérias confluentes, a circulação pulmonar é dependente do canal arterial. A comunicação interventricular é habitualmente não restritiva e do tipo mau alinhamento, consequência do desvio anterossuperior do septo infundibular. O grau de dextroposição da aorta pode variar de 15 a 50%. Quando ultrapassa 50%, essa entidade passa a ser considerada dupla via de saída do ventrículo direito.

63.2.1 Quadro clínico

É inteiramente dependente da quantidade de fluxo sanguíneo pulmonar e da fonte provedora. Se o fluxo pulmonar é totalmente dependente da persistência do canal arterial, os neonatos apresentam-se gravemente hipóxicos e com história de crises hipoxêmicas por provável constrição transitória do *ductus arteriosus*. Quando a suplência pulmonar é feita por grandes artérias colaterais, a estabilidade do fluxo pulmonar provido por elas permite que o início dos sintomas seja retardado, e a cianose pode se manifestar somente aos esforços. Cerca de 4,7% dos pacientes nessa situação têm excessivo fluxo pulmonar e desenvolvem insuficiência cardíaca. Os neonatos, em geral, apresentam-se cianóticos e cansados à alimentação e com dificuldade para ganhar peso. Alguns bebês, entretanto, têm fluxo pulmonar balanceado, com pouco ou nenhum sintoma e crescimento normal.

O precórdio é quieto, não se palpam frêmitos e o grau de hipertensão ventricular direita não é suficiente para produzir impulsão paraesternal. Nos pacientes com excessivo fluxo pulmonar o precórdio é hiperativo. O primeiro ruído cardíaco é seguido de um clique aórtico por dilatação da raiz aórtica. O segundo ruído é invariavelmente único. Sopros contínuos podem ser audíveis na região infraclavicular, produzidos pelo canal arterial. Quando difusos e audíveis no dorso, resultam de grandes colaterais aortopulmonares.

63.2.2 Achados eletrocardiográficos

Os achados frequentes são ritmo sinusal, eixo do QRS no plano frontal para a direita, geralmente entre +120° e +180°, com presença de sobrecarga atrial direita e hipertrofia ventricular direita. Em casos raros, pode o ECG mostrar padrão de sobrecarga biventricular ou mesmo franca hipertrofia ventricular esquerda, quando a circulação pulmonar é exuberante pelas colaterais, sobrecarregando volumetricamente o ventrículo esquerdo.

63.2.3 Achados radiológicos

A aparência do coração é característica a não ser que, nos recém-nascidos, a sombra tímica obscureça o contorno cardíaco. Essa aparência é determinada pela hipoplasia ou agenesia do tronco pulmonar, produzindo uma concavidade no contorno esquerdo médio da silhueta cardíaca. O arco aórtico à direita está presente em quase metade dos pacientes, sendo três vezes mais frequente do que na clássica T4F. A vasculatura pulmonar é desigual com áreas de hipofluxo, contrastando com áreas hiperperfundidas, pela distribuição irregular do fluxo pulmonar, promovido pela circulação colateral.

63.2.4 Achados ecocardiográficos

Deve-se avaliar a anatomia intracardíaca e a confluência das artérias pulmonares, a suplência da circulação pulmonar, a posição do arco aórtico e as anomalias da conexão venosa pulmonar. A anatomia intracardíaca é semelhante à dos pacientes com T4F, exceto pela via de saída do ventrículo direito (Figura 63.5A). Esta pode apresentar-se com atresia valvar com infundíbulo patente, com atresia de ambos (valva e infundíbulo) até ausência do tronco pulmonar. A confluência ou não das artérias pulmonares é mais bem visibilizada nos planos paraesternal alto eixo menor ou supraesternal, mensurando-as antes da bifurcação lobar. A artéria pulmonar direita, quando presente, é facilmente identificada por esse acesso, porém deve-se estar atento para não confundi-la com artérias colaterais do mediastino. A bifurcação do tronco braquiocefálico dirigido para a esquerda indica arco aórtico à direita.

A presença do canal arterial patente é facilmente identificável também no corte supraesternal, originando-se da curvatura do arco aórtico ou da base da artéria inominada. Deve-se pesquisar a possibilidade de *ductus* bilateral, usualmente presentes na interrupção das artérias pulmonares centrais. Em geral, quando as artérias pulmonares são menores de 2 a 3 mm, não é possível identificar a presença do canal arterial patente, devendo-se investigar colaterais aortopulmonares (Figura 63.5B). Na maioria dos casos, é necessária avaliação angiográfica no momento do diagnóstico.

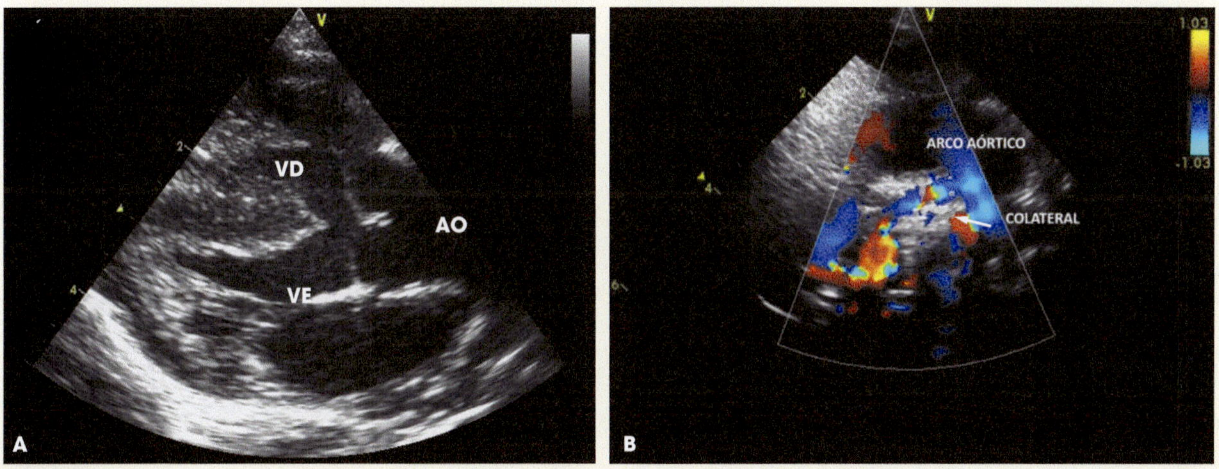

Figura 63.5 **(A) Eixo longo do coração em paciente com atresia pulmonar e comunicação interventricular, com a aorta (AO) cavalgando o septo interventricular em 50%. (B) Colaterais aortopulmonares emergindo da aorta descendente.**

VD: ventrículo direito; VE: ventrículo esquerdo.

Fonte: Acervo da autoria.

63.2.5 Investigação angiográfica e hemodinâmica

O estudo hemodinâmico é obrigatório na quase totalidade dos casos e, no primeiro ano, reservado para os casos em que não se identificam artérias pulmonares e o quadro clínico é de hipoxemia. A investigação completa é, portanto, uma questão que envolve os arranjos anatômicos e a suplência pulmonar e depende da clínica e das informações fornecidas pelo ecocardiograma. Numerosos angiogramas serão necessários para demonstrar cada detalhe anatômico. Isso pode envolver excesso de material de contraste e de raios x. O desejável é utilizar a ecocardiografia para definir a anatomia intracardíaca, reservando a angiografia para determinar a suplência sanguínea pulmonar. É realizada seletivamente nas colaterais sistêmico-pulmonares, na aorta torácica descendente ou por *cunha* nas veias pulmonares (Figura 63.6). O angiograma perfeito deve demonstrar o tipo de suplência colateral, a morfologia da árvore pulmonar e suas conexões, e a distribuição distal da vasculatura pulmonar.

63.2.6 Tratamento

Clínico

Os neonatos com circulação pulmonar canal-dependente devem ser tratados com prostaglandina E_1 endovenosa, enquanto esperam pela paliação cirúrgica. Isso permite melhora imediata da oxigenação arterial. Caso não ocorra, deve-se

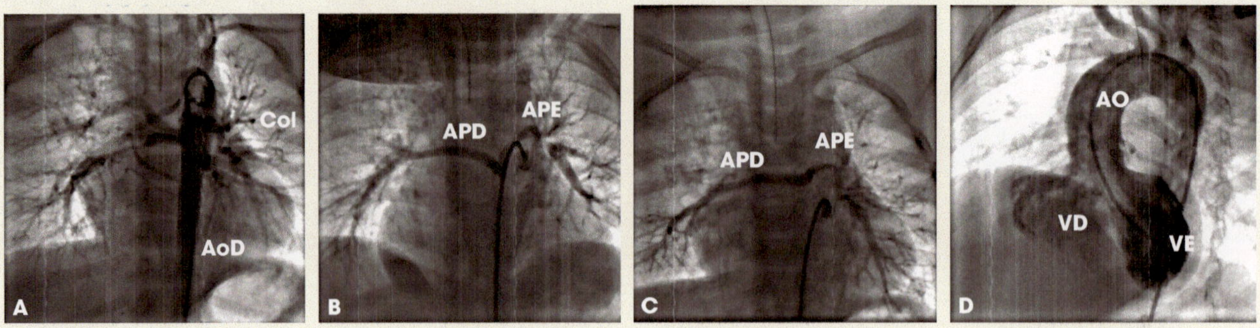

Figura 63.6 Exame angiográfico de atresia pulmonar e comunicação interventricular. (A) Injeção de contraste na aorta descendente (AoD) de onde se originam várias colaterais sistêmico-pulmonares com múltiplas estenoses. (B e C) Exemplos de artérias pulmonares hipoplásicas, contrastando pelas colaterais e pelo aspecto de *asa de gaivota*. (D) Ventriculograma esquerdo em posição hepatoclavicular.

Col: colaterais; APD: artéria pulmonar direita; APE: artéria pulmonar esquerda; AO: aorta; VD: ventrículo direito; VE: ventrículo esquerdo.

Fonte: Acervo da autoria.

questionar a presença ou o fechamento do canal arterial. Para os bebês com grandes artérias colaterais e hiperfluxo pulmonar, a terapia anticongestiva é benéfica.

Cirúrgico

Nos neonatos com atresia pulmonar e CIV com circulação pulmonar canal-dependente, a terapêutica cirúrgica inicial deve ser um *shunt* tipo Blalock-Taussig modificado, usando tubo de Gorotex de 3 a 4 mm. Isso permite fluxo pulmonar controlado. Esses pacientes são mantidos em evolução, e, quando do reparo completo, devem submeter-se a estudo hemodinâmico e avaliação angiográfica. Se houver necessidade de um segundo *shunt*, antes da correção definitiva, deve-se definir pela angiografia a circulação pulmonar.

Problema maior se reveste naqueles pacientes portadores de formas complexas do defeito com hipoplasia do leito vascular pulmonar, quando a abordagem estagiada é necessária para promover o crescimento das verdadeiras artérias pulmonares. Uma maneira de tratar esse problema foi proposta por Castañeda, com alívio da via de saída do ventrículo direito, nos casos com infundíbulo presente, deixando a CIV aberta, seguindo-se de cateterização intervencionista para dilatar estenoses periféricas das artérias pulmonares, ou para ocluir artérias colaterais redundantes com *coils*. Quando indicado, é feita a unifocalização, conectando as principais colaterais à verdadeira árvore pulmonar. Posteriormente, esses pacientes são reestudados angiograficamente para programar alívio da estenose pulmonar residual e fechamento da CIV. A interposição de conduto valvado entre o ventrículo direito e o tronco pulmonar é também defendida pelos mesmos autores, devendo ser realizada precocemente, no 1° ano de vida. Essa conduta não só estimula o crescimento das artérias pulmonares como permite o acesso para dilatar estenoses pulmonares periféricas. Os neonatos com circulação colateral aortopulmonar exuberante e acentuada falência cardíaca, representam um problema de difícil manejo. Eles podem requerer interrupção cirúrgica das colaterais que suprem segmentos pulmonares também nutridos pela circulação pulmonar nativa. Alguns, após a ligadura dessas colaterais, necessitam concomitantemente da criação de *shunt* sistêmico pulmonar.

63.3 Atresia pulmonar com septo interventricular íntegro

A atresia pulmonar com septo interventricular íntegro é malformação congênita complexa, com amplo espectro de anormalidades clínicas e morfológicas. Caracteriza-se pela ausência de continuidade entre o ventrículo direito e a artéria pulmonar, ausência de comunicação interventricular, valva tricúspide normal ou com variados graus de hipoplasia, existência de dois ventrículos bem diferenciados, apresentando o ventrículo direito comportamento variado no que se refere ao tamanho e à funcionalidade.

Embora bem reconhecida quanto aos aspectos morfológicos, clínicos e angiográficos, os resultados cirúrgicos, principalmente no grupo com hipoplasia importante da valva tricúspide e do ventrículo direito, continuam desapontadores. O objetivo primordial no manejo desses bebês é manter fluxo sanguíneo confiável, e, portanto, não dependente do canal arterial. Compreendem de 1 a 3% das lesões cardíacas congênitas. Estima-se que ocorra em 0,1 a 0,4 por 10.000 nascidos vivos.

A atresia pulmonar com septo interventricular íntegro provavelmente ocorre após a septação cardíaca. A maioria dos casos tem cúspides valvares pulmonares bem desenvolvidas e fusionadas com a típica aparência trirradiada. O diâmetro da artéria pulmonar é, na maioria dos casos, normal. Especula-se também que essa malformação reflita uma doença inflamatória pré-natal. A associação de obstrução da artéria pulmonar com a infecção pela rubéola reforça essa hipótese.

Os corações com atresia pulmonar e septo interventricular intacto situam-se no lado esquerdo do tórax, com conexão atrioventricular e ventriculoarterial concordante e arco aórtico para a esquerda. Geralmente o átrio direito é aumentado e dilatado. Nos bebês com maciça regurgitação tricúspide, o átrio direito pode ter paredes muito delgadas. Um defeito atrial tipo *ostium secundum* é visto em 20% dos bebês. Nos restantes, um forâmen oval patente, de formato oblíquo, é responsável pela manutenção do *shunt* obrigatório direito-esquerdo no plano atrial. O ventrículo direito nos corações normais é tripartido, apresentando via de entrada, porção apical trabecular e via de saída. Baseados nesse conceito, os corações com atresia pulmonar e septo interventricular íntegro foram classificados em três tipos: tripartido com via de entrada, porção trabecular e via de saída; bipartido com via de entrada e de saída; e unipartido, com via de entrada, faltando os demais componentes. Anormalidades das artérias coronárias são comuns e provavelmente contribuem para a alta mortalidade nessa malformação, mesmo que se restabeleça curso normal para o fluxo sanguíneo pulmonar. A anomalia mais frequente consiste em comunicações fistulosas entre o ventrículo direito e o sistema arterial coronário, uma regra quando o ventrículo direito é muito pequeno, sendo raras em corações cujo ventrículo direito tem tamanho normal. Ocasionalmente, há ausência completa da porção proximal das artérias coronárias, sendo o fluxo coronário completamente dependente do ventrículo direito, via conexões fistulosas. Essas conexões anormais podem envolver a artéria coronária direita, a artéria descendente anterior ou ambas, sendo o comprometimento da artéria circunflexa uma exceção. Há uma série de condições que tornam o fluxo coronário dependente da circulação sanguínea do ventrículo direito: ausência da conexão proximal das artérias coronárias com a aorta; estenose ou interrupção das artérias coronárias; roubo maciço de sangue das artérias coronárias para o ventrículo direito. A situação mais letal para os pacientes com atresia pulmonar e septo interventricular intacto com ventrículo direito pequeno e hipertensivo é a condição em que uma ou ambas as artérias coronárias não possuem a conexão proximal com a aorta. Nessa apresentação, o fluxo coronário é totalmente dependente do ventrículo direito. Ocasionalmente, há pacientes com roubo maciço de sangue da artéria coronária para o ventrículo direito, sendo necessário manter alta a pressão sistólica desse ventrículo, para evitar isquemia miocárdica. A desobstrução da via de saída do ventrículo direito nesses casos produz dramática queda na pressão intraventricular direita, roubando ainda mais o fluxo coronário, produzindo como consequência infarto do miocárdio e morte.

63.3.1 Quadro clínico

A maioria das crianças não tem retardo de crescimento intrauterino e nasce bem desenvolvida. Os sinais de cianose aparecem após algumas horas ou dias, na dependência do tamanho do canal arterial. A cianose pode ser intermitente, aparecendo com choro ou alimentação, ou pode ser súbita e grave, devida ao fechamento abrupto do canal. Quando isso ocorre, acompanha-se de acidose com movimentos respiratórios profundos para compensar a acidose metabólica, semelhante aos movimentos de hiperpneia. A presença de hipoxemia, acidemia ou hipoglicemia, isolados ou combinados, provoca tremores. Nos recém-nascidos sintomáticos há cianose profunda de mucosas e leito ungueal com palidez cutânea, secundária à diminuição do débito cardíaco e vasoconstricção periférica.

Os bebês com hipoplasia do ventrículo direito e da valva tricúspide apresentam impulsão discreta do ventrículo esquerdo. Ausculta-se sopro suave holossistólico na borda esternal esquerda baixa provocada pela insuficiência da valva tricúspide. O segundo ruído cardíaco é único, normo ou hipofonético. Naqueles recém-nascidos com insuficiência tricúspide maciça, os achados são consideravelmente diferentes; o precórdio pode ser abaulado mesmo no período neonatal, hipercinético, e um frêmito sistólico está presente, acompanhado de sopro holossistólico em bordo esternal esquerdo baixo. Sinais de falência miocárdica são habituais.

63.3.2 Achados eletrocardiográficos

O ECG é geralmente anormal e reflete as alterações morfológicas. O eixo de QRS no plano frontal é menos desviado para a direita que o habitual, situando-se entre +30 e +90°. A maioria dos recém-nascidos com esse defeito exibe padrão nas derivações precordiais semelhante àqueles encontrados em adultos normais, em vez da habitual hipertrofia ventricular direita. Infrequentemente, o padrão é de sobrecarga ventricular direita. Hipertrofia atrial direita com ondas P apiculadas é frequente, como também alterações do segmento ST e da onda T.

63.3.3 Achados radiológicos

O coração situa-se do lado esquerdo do tórax e em *situs solitus*. A cardiomegalia é discreta a moderada à custa do átrio direito; o arco aórtico situa-se à esquerda e os pulmões são hipovascularizados. Aqueles com insuficiência tricúspide importante exibem marcada cardiomegalia, produzindo considerável convexidade no bordo cardíaco direito, assemelhando-se àqueles corações com anomalia de Ebstein (Figura 63.7). A vasculatura pulmonar está diretamente proporcional ao tamanho e patência do *ductus arteriosus*, sendo na maioria dos casos muito diminuída.

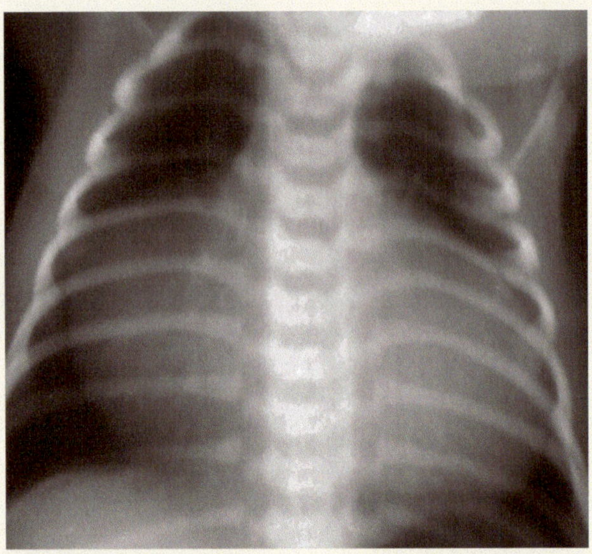

Figura 63.7 **Estudo radiológico de bebê com atresia pulmonar e septo interventricular íntegro. Chamam a atenção a grande cardiomegalia por dilatação do átrio direito, a consequente insuficiência tricúspide importante e o fluxo pulmonar muito diminuído.**

Fonte: Acervo da autoria.

63.3.4 Achados ecocardiográficos

O pobre prognóstico dos bebês com atresia pulmonar e septo ventricular íntegro relaciona-se diretamente à presença de comunicações coronário-cavitárias e com florida regurgitação tricuspídea. Essas duas variáveis são mutuamente excludentes. A identificação das comunicações (sinusoides) é uma das dificuldades no diagnóstico ecocardiográfico dessa entidade, e só serão visibilizados se forem grandes. Em virtude dessa limitação, a angiografia é essencial nos casos com grave hipoplasia do ventrículo direito, pela alta incidência dessas conexões, embora não invalide o ecocardiograma como a técnica não invasiva primária no diagnóstico.

Devem ser analisados: o tipo e o tamanho da comunicação interatrial, melhor identificada no corte subcostal, combinando a imagem com o *color-Doppler*; o tamanho e a morfologia da valva tricúspide, com particular atenção ao grau de refluxo e ao tamanho do anel tricúspide, determinado o valor Z por meio de nomogramas que expressam o diâmetro medido indexado à superfície corpórea. O tamanho do ventrículo direito é, geralmente, diretamente proporcional ao tamanho da valva tricúspide, e pode ser obtido pela combinação de cortes subcostal e apical (Figura 63.8). A hipoplasia pode envolver todos os componentes do ventrículo direito. O tamanho das artérias pulmonares é mais bem determinado pelo corte supraesternal, como também o tamanho do *ductus*, e a lateralidade do arco aórtico.

63.3.5 Achados hemodinâmicos e angiográficos

Para o diagnóstico da atresia pulmonar com septo interventricular intacto, embora seja possível pelos elementos clínicos e ecocardiográficos, a cateterização cardíaca e a angiografia permanecem essenciais nessa doença. Isso é particularmente verdadeiro nos casos com ventrículo direito pequeno e hipertensivo. Embora o ecocardiograma reconheça a presença de conexões coronário-cavitárias quando são de grande tamanho, essa técnica não permite a identificação de estenose ou de interrupções nessas artérias, situações que são bem documentadas pela angiografia. O angiograma ventricular direito mostra quase sempre os sinusoides que são largos e tortuosos, originando-se do ventrículo direito e conectando-se com o sistema arterial coronário (Figura 63.9). Outros canais podem terminar em fundo cego, perdendo-se no meio do miocárdio ventricular direito. O número de sinusoides opacificados depende do gradiente de pressão entre o ventrículo direito e a aorta. Quando a valva tricúspide é insuficiente e a pressão do ventrículo direito não é elevada, o número de sinusoides é pequeno ou ausente.

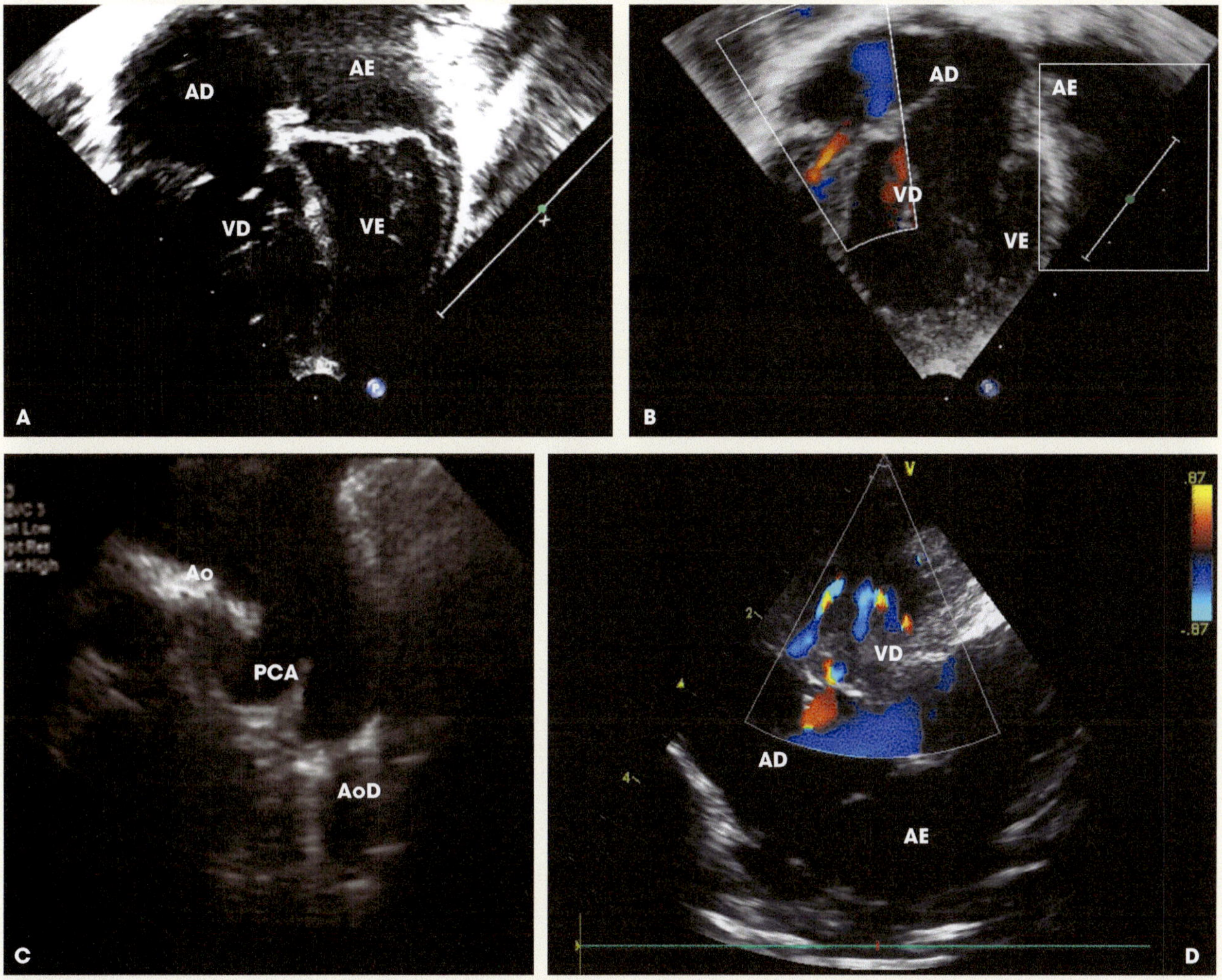

Figura 63.8 Ecocardiograma de bebê com atresia pulmonar e septo interventricular íntegro, mostrado em A e B mínimo fluxo pela valva tricúspide. (C) Persistência do canal arterial (PCA) suprindo a circulação pulmonar. (D) Demonstração das comunicações coronário-cavitárias.

AD: átrio direito; AE: átrio esquerdo; VD: ventrículo direito; VE: ventrículo esquerdo; AO: aorta; AoD: aorta descendente.

Fonte: Acervo da autoria.

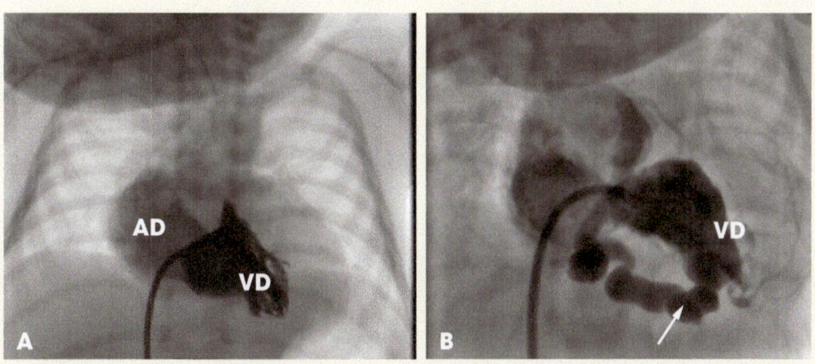

Figura 63.9 (A) Cineangiografia em projeção posteroanterior cranial, com ventrículo direito (VD) de tamanho reduzido, porém tripartido e refluxo pela valva tricúspide. (B) Grande fístula (seta) para o sistema coronário, VD-dependente.

AD: átrio direito.

Fonte: Acervo da autoria.

A valva pulmonar imperfurada pode apresentar dois diferentes tipos de aparência à angiografia, que refletem a morfologia da valva. No tipo *dome*, a valva move-se para a frente e para trás durante o ciclo cardíaco, com tamanhos variáveis do anel valvar. Na segunda variante, a valva é fixa, com aparência côncava e em fundo cego sem resquícios de cúspides. A investigação angiográfica dos pacientes com ventrículos direitos hipertensivos requer angiograma ventricular direito em projeções frontal e lateral pela cateterização da veia femoral. A imagem da circulação coronária pode ser obtida com o cateter avançando para o átrio esquerdo, o ventrículo esquerdo e daí para a aorta ascendente, utilizando a técnica de oclusão com balão. Rotineiramente, deve ser efetuada a atriosseptostomia com cateter-balão, para garantir boa mistura no plano atrial.

63.3.6 Tratamento

Clínico

O principal suporte clínico é a administração apropriada de prostaglandina E_1 para manter o canal arterial pérvio. Anormalidades da glicose, do cálcio ou de outros eletrólitos devem ser corrigidas.

Cirúrgico

Vários esquemas têm sido propostos para manejar os neonatos com atresia pulmonar e septo interventricular intacto, porém a maioria das séries contém pequeno número de pacientes, não representando o amplo espectro dessa desordem. Portanto, diferentes estratégias devem ser utilizadas, baseadas nas variações anatômicas. O objetivo inicial no manejo é manter os neonatos vivos, promovendo fluxo pulmonar confiável, que não seja canal-dependente. Na maioria dos pacientes, um *shunt* sistêmico-pulmonar é necessário para manter fluxo pulmonar adequado, mesmo quando a obstrução entre o ventrículo direito e o tronco pulmonar é aliviada. A razão para essa conduta está relacionada à inabilidade inicial do ventrículo direito hipertrofiado e com baixo volume, e da valva tricúspide hipoplásica, em manter débito cardíaco adequado para os pulmões. Outros grupos têm advogado a reconstrução da via de saída do ventrículo direito sem *shunt* concomitante, e inadequada saturação de oxigênio é tratada com infusão contínua de prostaglandina E_1 até que o ventrículo direito se torne apto a manter fluxo pulmonar adequado. Seguramente, há um pequeno número de pacientes, que têm volume ventricular direito normal, com valva tricúspide de tamanho e função normais, que podem ser candidatos ou à abertura da valva pulmonar por radiofrequência ou por *laser*, seguidos da dilatação da valva com balões sucessivamente de diâmetros maiores, ou à reconstrução da via de saída do ventrículo direito e fechamento do defeito septal atrial, sem necessidade de *shunt*.

Outro aspecto importante no manejo desses neonatos é evitar a descompressão do ventrículo direito, quando grande parte do miocárdio ventricular é dependente do fluxo dele proveniente como suplência para o sistema arterial coronário. Uma proporção significante de neonatos, com atresia pulmonar e septo ventricular intacto, apresenta segmentos coronários estenóticos ou atrésicos. Antes de efetuar a descompressão, é importante ter certeza de que essa conduta não resultará em significativa isquemia miocárdica. Como regra, se duas das grandes artérias estão envolvidas, com estenose ou interrupção da conexão com a aorta, a reconstrução da via de saída está contraindicada, indicando-se apenas a criação de um *shunt* sistêmico-pulmonar e futuramente a realização da operação cavopulmonar.

63.4 Atresia tricúspide

A atresia tricúspide é a terceira cardiopatia congênita cianogênica mais frequente e consiste na agenesia completa da valva tricúspide e ausência de comunicação direta entre o átrio direito e o ventrículo direito.

Foi descrita primeiramente por Kreysi em 1817 e, posteriormente, por Kunhe em 1906, o qual reconheceu dois tipos básicos: com conexão ventriculoarterial concordante e com conexão ventriculoarterial discordante. Em 1949, Edwards e Burchell enfatizaram esses dois subgrupos e descreveram dois subtipos em cada grupo. Peter Vlad ampliou a última descrição e incluiu sete tipos de atresia tricúspide no total (Tabela 63.1).

Tabela 63.1 Classificação da atresia tricúspide

Tipo	Descrição
I	Concordância ventriculoarterial.
I_A	Ausência de CIV; atresia pulmonar.
I_B	CIV restritiva; estenose pulmonar.
I_C	CIV não restritiva; ausência de estenose pulmonar.
II	Discordância ventriculoarterial (D-TGA).
II_A	CIV; atresia pulmonar.
II_B	CIV; estenose pulmonar.
II_C	CIV; ausência de estenose pulmonar.
III	Discordância atrioventricular e ventriculoarterial (L-TGA).

CIV: comunicação interventricular.

Fonte: Desenvolvido pela autoria.

É importante lembrar que a conexão ventriculoarterial também pode ser do tipo saída única da aorta (*truncus arteriosus*) ou dupla via de saída do ventrículo direito ou do ventrículo esquerdo.

Os dados publicados pelo *New England Regional Infant Cardiac Program* revelaram que a incidência da atresia tricúspide é de 0,057/1.000 nascidos vivos. A incidência clínica varia na literatura de 0,3 a 3,7% e nas séries de autópsia é de 2,9%.

Uma depressão é frequentemente observada no assoalho do átrio direito na posição em que habitualmente se situaria a valva tricúspide, e não existe comunicação potencial entre o átrio direito e o ventrículo direito, que é rudimentar. Essas duas cavidades são separadas pelo tecido do sulco atrioventricular, e a conexão atrioventricular é considerada ausente. Uma abertura no septo interatrial é obrigatória para permitir a saída do sangue do átrio direito, sendo, em 80% dos casos, do tipo forâmen oval patente ou *ostium secundum;* raramente é do tipo *ostium primum*. A comunicação interatrial pode ser restritiva ou torna-se restritiva durante a evolução do paciente. Quatro tipos diferentes de CIV podem estar associados à atresia tricúspide: 1) CIV perimembranosa, 2) CIV do tipo mau alinhamento, 3) CIV muscular, 4) CIV tipo canal atrioventricular. Cerca de 85% dos pacientes apresentam obstrução ao fluxo pulmonar, predominantemente infundibular ou em decorrência de CIV restritiva que limita a saída do sangue do ventrículo esquerdo para o ventrículo direito. A valva pulmonar é bicúspide em 20% dos casos, e, em geral, tanto a valva quanto o anel têm dimensões normais. O tronco pulmonar e suas artérias direita e esquerda são discretamente reduzidos e somente em 5% dos pacientes são gravemente hipoplásicas. O ventrículo direito é extremamente rudimentar. Em 15% dos casos apresentam-se sem estenose pulmonar, com CIV grande e ventrículo direito com hipoplasia moderada.

Quando a conexão ventriculoarterial é discordante (30 a 40% dos casos), a aorta origina-se do ventrículo direito e a artéria pulmonar, do esquerdo. A aorta situa-se anteriormente e à direita da artéria pulmonar (D-malposição), situação semelhante à que ocorre na D-transposição das grandes artérias, porém, infrequentemente, encontra-se em L-malposição. O ventrículo direito tem tamanho maior que o usual, e a CIV é geralmente subaórtica e não restritiva, embora possa diminuir com a evolução do paciente, produzindo estenose subaórtica.

63.4.1 Quadro clínico

O tempo de aparecimento dos sinais e dos sintomas e a apresentação clínica dependem das anomalias associadas e de sua gravidade. Os recém-nascidos com obstrução grave ao fluxo pulmonar com circulação para os pulmões canal-dependente apresentam-se cianóticos logo após o nascimento. A cianose progride à medida que o canal arterial apresenta restrição funcional e anatômica. Para os bebês com atresia tricúspide e transposição das grandes artérias, a cianose é relativamente discreta, refletindo o hiperfluxo pulmonar. Os sintomas principais são taquipneia, dispneia e dificuldade de se alimentar. Em contraste, os recém-nascidos com lesões balanceadas são saudáveis ao nascimento, acianóticos, sugerindo a possibilidade de CIV isolada.

O habitual nos pacientes com atresia tricúspide é obstrução pulmonar progressiva, com cianose e crises hipoxêmicas francas, indicando má evolução das lesões. Finalmente, aqueles bebês com lesões extremas, incluindo coartação da aorta ou interrupção do arco aórtico e/ou atresia valvar aórtica, apresentam-se em estado de colapso cardiovascular. Um quadro clínico similar é observado quando a comunicação interatrial é muito restritiva e o fluxo sistêmico inadequado. Sem correção cirúrgica, significativa doença vascular pulmonar obstrutiva ocorre nos pacientes sem restrição ao fluxo pulmonar (tipos IC e IIC).

À inspeção do paciente, a cianose é o sinal mais aparente, e sua intensidade depende do fluxo pulmonar e do tamanho da comunicação interatrial. Nos bebês com circulação pulmonar canal-dependente, a cianose é precoce e progressiva à medida que o canal arterial se fecha. As crianças que não apresentam estenose pulmonar têm fluxo pulmonar excessivo e são levemente cianóticas ou mesmo acianóticas. À palpação do precórdio, nota-se um *ictus cordis* propulsivo, devido à sobrecarga volumétrica, tornando o precórdio hiperativo com deslocamento da ponta para fora da linha medioclavicular esquerda. À ausculta do coração, a 1ª bulha é única e pode ter intensidade aumentada. A 2ª bulha pode ser única ou ter desdobramento fisiológico durante a inspiração. A intensidade da 2ª bulha é normal quando as grandes artérias estão normalmente relacionadas, com pressão pulmonar normal. Devido à proximidade da aorta com a parede anterior do tórax, nos casos com transposição, a segunda bulha é única e aumentada. Sopros estão presentes em 80% dos pacientes com atresia tricúspide. Um sopro holossistólico, de baixa frequência, ou, às vezes, em crescendo-decrescendo, pode ser produzido pelo fluxo sanguíneo através da CIV. Nos pacientes com estenose pulmonar o sopro é sistólico e ejetivo. Pacientes com atresia pulmonar não apresentam sopro ou, então, o que se ausculta é um sopro contínuo, suave, na região infraclavicular esquerda.

63.4.2 Achados eletrocardiográficos

O ritmo cardíaco é sinusal, com ondas P apiculadas, sugerindo crescimento atrial direito. Bloqueio atrioventricular de 1° grau ocorre em 15% dos casos. Em consequência da origem precoce do ramo esquerdo do feixe de His, o eixo do QRS no plano frontal desvia-se superiormente e para a esquerda (Figura 63.10)

Nos pacientes com concordância ventriculoarterial (tipo I) o SÂQRS situa-se entre 0° e –90° em cerca de 90% dos casos, enquanto a hipertrofia do ventrículo esquerdo é notada em praticamente todos. Com discordância ventriculoarterial (tipo II) o ECG pode mostrar desvio do SÂQRS para a esquerda, porém eixo de QRS normal entre 0° e +90° está presente em mais da metade dos casos. A hipertrofia do ventrículo esquerdo e o achado de forças elétricas indicativas da presença de ventrículo direito são dados habituais.

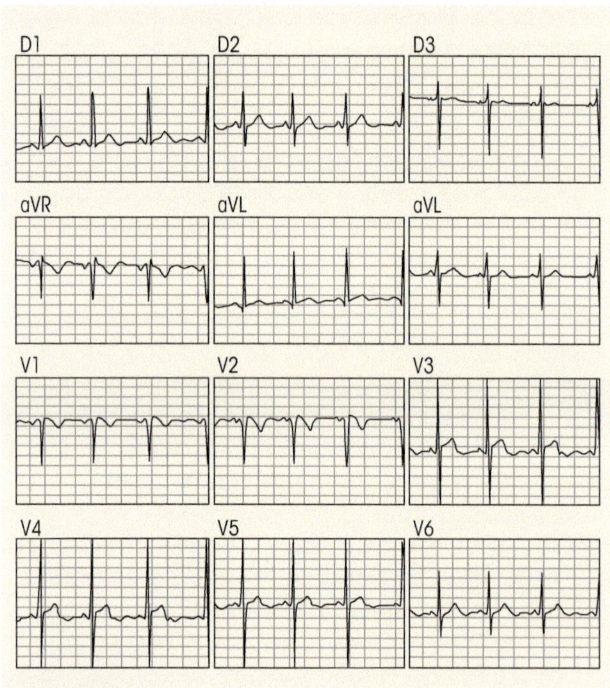

Figura 63.10 **Eletrocardiograma de recém-nascido com atresia tricúspide tipo IB, demonstrando ritmo sinusal, SÂQRS a –25° e padrão de sobrecarga ventricular esquerda.**

Fonte: Desenvolvido pela autoria.

63.4.3 Achados radiológicos

O coração encontra-se aumentado, e esse crescimento depende do fluxo pulmonar. A borda esternal direita é proeminente, refletindo o aumento do átrio direito. Nos pacientes com atresia tricúspide e concordância ventriculoarterial a característica é a redução do fluxo pulmonar e a hipoplasia do ventrículo direito (Figura 63-11). A vasculatura pulmonar e as sombras hilares estão diminuídas. A borda apical esquerda é arredondada e elevada. O pedículo vascular é estreito e o arco médio, escavado. Nos casos com discordância ventriculoarterial, há congestão pulmonar e cardiomegalia, com pedículo vascular estreito e contorno esquerdo de ventrículo esquerdo. Arco aórtico à direita ocorre em 3 a 8%.

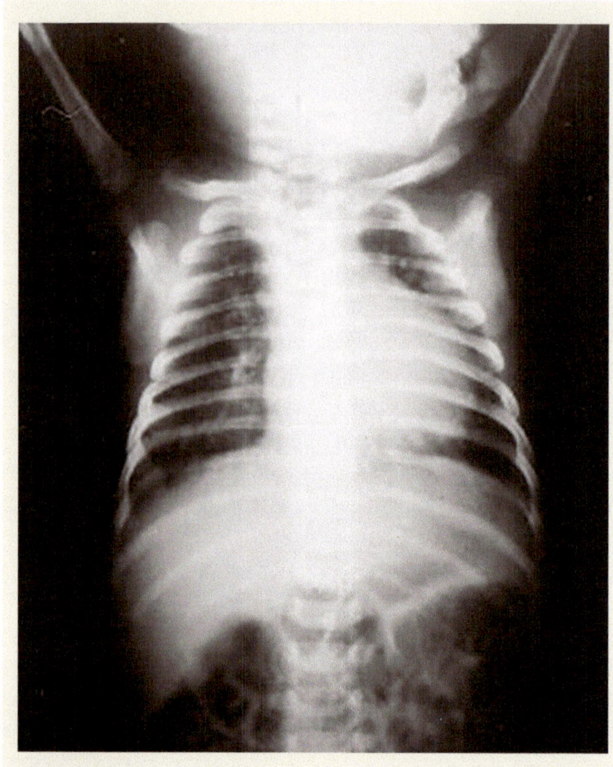

Figura 63.11 **Estudo radiológico de recém-nascido com atresia tricúspide tipo IB. Coração em *situs solitus*, ponta para a esquerda com morfologia que lembra ventrículo direito, porém se trata do ventrículo esquerdo, que, não encontrando apoio do ventrículo direito hipoplásico, levanta a ponta do coração. Trama vascular pulmonar normal.**

Fonte: Acervo da autoria.

63.4.4 Achados ecocardiográficos

A atresia tricúspide é uma lesão facilmente diagnosticada pelo ecocardiograma, que delineia os detalhes anatômicos e as anomalias associadas. A morfologia básica, o tamanho do defeito septal atrial e da CIV, a função ventricular, a relação das grandes artérias e a função valvar podem ser determinados usando o modo bidimensional e o mapeamento do fluxo a cores.

O tamanho da comunicação interatrial é muito importante, e é bem visibilizada no plano subcostal. Se for inadequada, a atriosseptostomia com cateter-balão pode ser realizada sob visão ecocardiográfica. A CIV é bem identificada pela combinação de incidências ecocardiográficas (subcostal, apical quatro câmaras e longitudinal eixo maior) (Figura 63.12). A estimativa do gradiente pressórico pela estenose subpulmonar ou subaórtica deve ser realizada utilizando o *Doppler*.

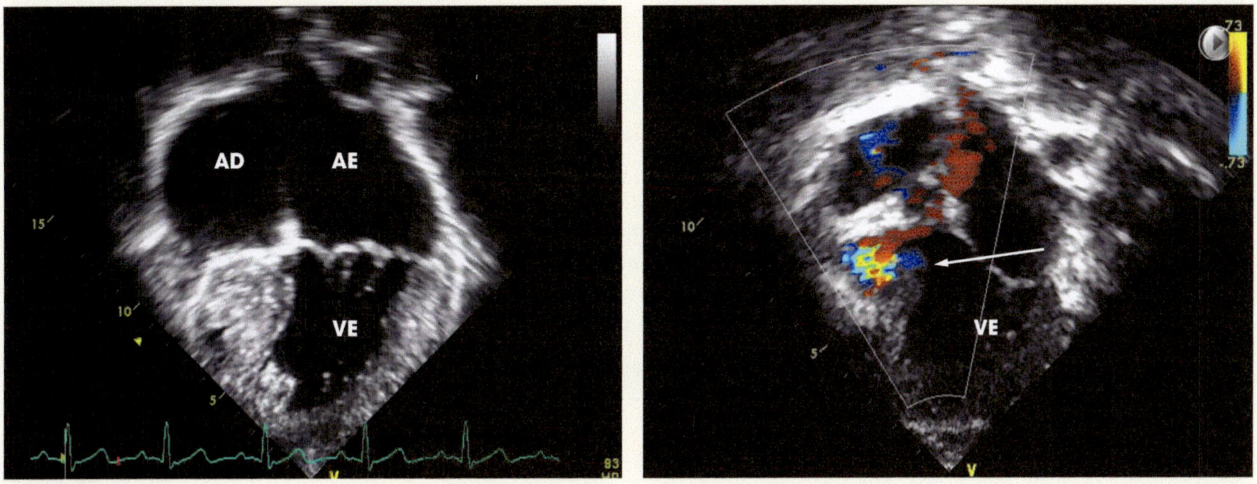

Figura 63.12 **Imagem ecocardiográfica de atresia tricúspide com ventrículo direito (VD) em A muito hipoplásico e sem comunicação interventricular (tipo IA) e em B com comunicação interventricular, portanto do tipo IB (seta).**

AD: átrio direito; AE: átrio esquerdo: VE: ventrículo esquerdo.

Fonte: Acervo da autoria.

Se existe discordância ventriculoarterial e o quadro clínico é de insuficiência cardíaca, o ecocardiografista deve sempre estar atento para a possibilidade de coartação de aorta e estenose subaórtica.

De posse dessas informações, a decisão cirúrgica pode ser feita de acordo com a necessidade da criação da anastomose sistêmico-pulmonar para aqueles casos com fluxo pulmonar diminuído, da bandagem da artéria pulmonar se o paciente cursa com concordância ventriculoarterial e CIV não restritiva ou a realização da operação de Damus na presença de discordância ventriculoarterial e CIV restritiva ou potencialmente restritiva.

63.4.5 Achados hemodinâmicos

O manejo básico desses pacientes deve ser decidido com os dados fornecidos pelo ecocardiograma, e a cateterização cardíaca no neonato somente é realizada se o diagnóstico é incerto, os achados anatômicos graves (coartação da aorta, interrupção do arco aórtico) ou caso seja necessária a atriosseptostomia com cateter-balão. Fica, portanto, reservado para crianças maiores, nas quais se faz necessária a programação para cirurgias mais complexas, como a operação de Glenn bidirecional e a cavopulmonar total. As pressões médias atriais são similares quando a comunicação interatrial é grande. Quando restritiva, ocorre gradiente de pressão atrial, com pressão maior no átrio direito e aumento da onda *"a"*, situação em que é obrigatória a realização da atriosseptostomia com cateter-balão. Se a conexão ventriculoarterial for concordante, as pressões sistólicas do ventrículo esquerdo e da aorta serão equivalentes, porque a presença de estenose subaórtica é extremamente incomum. Quando necessária a cateterização no neonato a administração de prostaglandina E_1 para manter o canal arterial permeável, aumenta a segurança do procedimento, quando o fluxo pulmonar está diminuído. A medida das pressões do tronco da artéria pulmonar pode ser obtida através do canal arterial persistente ou, indiretamente, pelo *wedge* pressórico das veias pulmonares. Na ausência de estenose pulmonar, é obrigatória a medida das pressões e das resistências pulmonares, como guia para a realização de bandagem da artéria pulmonar e para a programação da cirúrgica definitiva. Nos adolescentes e nos adultos, a cateterização cardíaca e a angiografia são utilizadas para definição de detalhes anatômicos, importantes no manejo cirúrgico (Figura 63.13). Se a opção for pela operação de Glenn, a presença de

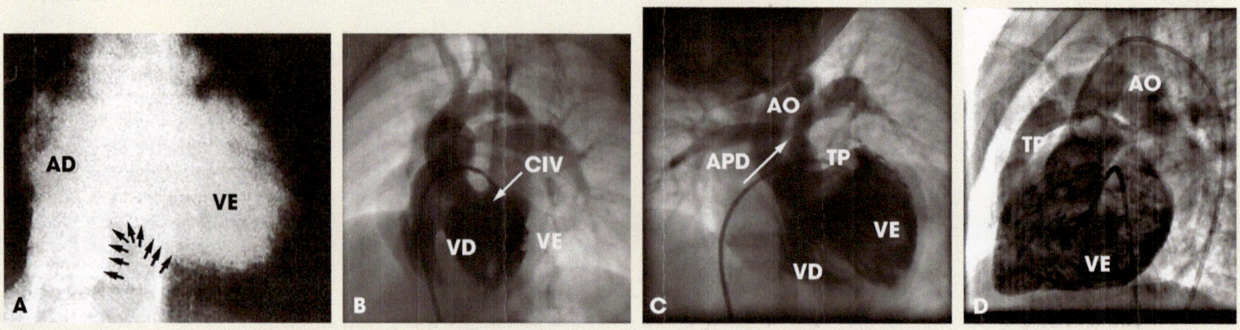

Figura 63.13 **Angiograma de paciente portadora de atresia tricúspide. Em A, nota-se a ausência de comunicação entre o átrio direito (AD) e o ventrículo direito (VD) (setas). (B) Ventriculograma esquerdo em posição hepatoclavicular com visibilização do VD hipoplásico e da comunicação interventricular (CIV) no tipo IB (seta). (C) Posição cranial em paciente com estenose na origem da artéria pulmonar direita (APD) (seta). (D) Ventriculograma esquerdo (VE) em perfil esquerdo mostrando conexão ventriculoarterial concordante e o espessamento da valva pulmonar.**

Ao: aorta; TP: tronco da artéria pulmonar; APE: artéria pulmonar esquerda.

Fonte: Acervo da autoria.

dupla cava superior deve ser pesquisada porque, nesses casos, a opção é pela realização da operação de Glenn bicaval bidirecional.

É necessária a realização de cateterismo cardíaco e de angiografia para a programação das operações de Glenn bidirecional e cavopulmonar total, a fim de obter as seguintes informações: tamanho e distribuição das artérias pulmonares e presença de distorções causadas por *shunts* prévios; resistência arteriolar pulmonar; função ventricular esquerda; presença e gravidade de obstrução subaórtica (especialmente em pacientes com discordância ventriculoarterial); incompetência da valva mitral; presença e localização de anomalias de drenagem das conexões venosas sistêmica e pulmonar; fístulas arteriovenosas pulmonares em pacientes com prévia operação de Glenn.

63.4.6 Tratamento

Clínico

O manejo das crianças com atresia tricúspide deve ter três objetivos: manipulação da quantidade do fluxo pulmonar com o objetivo de diminuir a hipoxemia e a policitemia pelo aumento do fluxo pulmonar ou, reduzindo-o, quando predomina insuficiência cardíaca; preservação da função miocárdica e da integridade do leito vascular pulmonar para otimizar as condições cirúrgicas; redução dos riscos de complicações cardiovasculares, como endocardite infecciosa e tromboembolismo.

Os recém-nascidos com grave hipoxemia devem ser tratados de imediato com infusão de prostaglandina E_1 para manter a patência do canal arterial e aumentar a perfusão. O *shunt* sistêmico-pulmonar, tipo Blalock-Taussig modificado, é a operação de escolha para esse grupo de pacientes, podendo ser realizada com as informações fornecidas pelo ecocardiograma, ou nos casos duvidosos, após cateterismo cardíaco e atriosseptostomia.

A operação de Glenn bidirecional fica reservada para crianças com idade superior a três meses e consiste na anastomose entre a veia cava superior, uni ou bilateral, com a artéria pulmonar ipsolateral, preservando a continuidade entre as artérias pulmonares direita e esquerda. A vantagem do Glenn bidirecional é que não provoca sobrecarga volumétrica do ventrículo esquerdo; porém tem a desvantagem de produzir fístulas arteriovenosas pulmonares, em cerca de 20a 50% dos pacientes.

As crianças com discordância ventriculoarterial sem restrição ao fluxo pulmonar têm sinais e sintomas de insuficiência cardíaca, beneficiando-se do tratamento com digital e diuréticos.

Os pacientes com vasos normorrelacionados, sem restrição ao fluxo pulmonar, costumam desenvolver estenose subpulmonar progressiva em torno do primeiro ano de vida, com melhora espontânea dos sintomas de insuficiência. A proteção do leito vascular pulmonar para as crianças sem restrição ao fluxo pulmonar é feita por meio da bandagem do tronco pulmonar. Infelizmente, essa prática nas crianças com discordância ventriculoarterial pode estar associada com o aceleramento da restrição da CIV, produzindo significativa obstrução subaórtica.

Cirúrgico

Choussat et al. desenvolveram 10 critérios como guia para uma operação de relativo baixo risco. Estes devem ser entendidos com cautela, porque a ausência de um ou mais deles não elimina a possibilidade da realização da operação. Alguns dos critérios foram modificados ou abolidos com a experiência que se foi adquirindo como a idade, por exemplo, sendo hoje realizada em crianças a partir dos dois anos. O nível da resistência arteriolar pulmonar, a pressão média do tronco da artéria pulmonar, de preferência até 15 mmHg, e a função ventricular são os critérios mais importantes, seguidos pelo tamanho das artérias pulmonares.

A maioria dos pacientes se sente bem após a anastomose cavopulmonar total, com melhora da tolerância aos esforços, porém alguns continuam tendo sintomas ou outros problemas, tais como retenção hídrica com ascite e edema periférico, enteropatia perdedora de proteínas, e raramente fibrose hepática. Embora alguns pacientes persistam com problemas pós-operatórios, na maioria das vezes a operação cavopulmonar melhora consideravelmente a história natural dessa malformação.

63.5 Transposição completa das grandes artérias

É uma cardiopatia congênita cianogênica na qual ambas as artérias se encontram transpostas em relação ao septo interventricular, estando a aorta à direita e o tronco pulmonar à esquerda, ou seja, concordância atrioventricular e discordância ventriculoarterial. A transposição das grandes artérias (TGA) é a cardiopatia congênita cianogênica mais frequente ao nascimento.

A incidência é de 0,2-0,8/1.000 nascidos vivos, sendo que 28,7% das crianças evoluem para óbito na primeira semana de vida, 51,6% no primeiro mês e 89,3% não sobrevivem até o primeiro ano caso não sejam abordadas cirurgicamente, ou não se efetue a atriosseptostomia com cateter -balão de Rashkind.

A anatomia patológica e as alterações hemodinâmicas da TGA foram ricamente descritas por Helen Taussig, sendo o achado fundamental a torção do septo aórtico (no período embrionário) de tal modo que a aorta se origina do ventrículo direito, recebendo o sangue sistêmico, e a artéria pulmonar do ventrículo esquerdo, manejando o sangue oxigenado. Dessa forma, ocorrem dois circuitos em paralelo, sendo incompatível com a vida, caso não ocorram comunicações entre eles, seja no plano atrial, ventricular ou arterial.

Normalmente, na maior parte dos casos, os átrios têm morfologia normal, e o forame oval permeável está presente na grande maioria dos pacientes, embora suas dimensões sejam diversas. Infrequentemente ocorre átrio único ou comunicação interatrial do tipo *ostium primum*. Na maioria dos casos, o ventrículo direito apresenta dilatação e hipertrofia. O posicionamento das grandes artérias e a relação com a CIV têm grande importância, porque determinam a evolução clínica e modificam a conduta cirúrgica e o prognóstico. Como as circulações sistêmica e pulmonar estão em paralelo, é imprescindível que ocorram comunicações para garantir a sobrevida do paciente, as quais podem se localizar nos planos atrial, ventricular ou arterial.

Cerca de 30% dos pacientes com TGA tendem a cursar com algum grau de obstrução ao trato de saída do ventrículo esquerdo. As artérias coronárias podem ter cursos e distribuições diferentes daqueles encontrados nos corações normais. Podem-se reconhecer dois tipos principais: o tipo I é o mais comum e corresponde a 60 a 65% dos casos. Ambas as artérias coronárias se originam dos seios de Valsava aórtico-septais, à direita do seio de Valsava aórtico posterodireito e à esquerda do seio de Valsava anteroesquerdo; a do tipo II é encontrado em 20% dos casos, a artéria circunflexa origina-se do sistema arterial direito, de tal modo que a coronária direita origina-se do seio de Valsava aórtico posterodireito e se coloca no sulco atrioventricular direito, e a descendente anterior tem origem do seio anteroesquerdo, aloja-se no sulco interventricular anterior e dirige-se para o ápex. A circunflexa tem origem no sistema coronário direito e cruza por trás do anel pulmonar. Nos 15% restantes observa-se grande variação anatômica e, na maioria dos casos, ocorre hipervascularização do ventrículo direito e hipoplasia da artéria circunflexa.

63.5.1 Quadro clínico

A hipóxia e a insuficiência cardíaca são as duas características clínicas da TGA. Os recém-nascidos portadores de TGA são predominantemente do sexo masculino (64%) e apresentam peso normal ao nascimento. Cerca de 90% dos bebês apresentam cianose no primeiro dia de vida. Nos casos com septo interatrial íntegro, a cianose é precoce, podendo ser evidente nas primeiras horas de vida de forma grave, se a comunicação interatrial é pequena ou restritiva. Quando a TGA é acompanhada de grande CIV ou canal arterial amplo, a cianose é menos intensa e se manifesta mais tardiamente, predominando nesses casos quadro clínico de insuficiência cardíaca de graus variáveis, podendo chegar a apresentar edema agudo de pulmão nos primeiros dias de vida, ainda mais se houver coartação da aorta.

Os casos de pior evolução clínica são aqueles em que a TGA apresenta comunicação interatrial restritiva, septo interventricular íntegro e ausência de canal arterial pérvio. As complicações mais observadas são: hipóxia, acidose metabólica, falência miocárdica e hipotermia. As crianças, além de cianóticas, podem se apresentar taquipneicas, o que dificulta a amamentação e faz que interrompam frequentemente as mamadas, requerendo um tempo muito maior que o habitual para a alimentação, provocando retardo no desenvolvimento físico. Após os seis meses de idade aparece hipocratismo digital, escoliose e deformidade torácica.

63.5.2 Achados eletrocardiográficos

Ao ECG o ritmo, em geral, é sinusal e a condução atrioventricular normal. O eixo do SÂQRS está desviado para a direita, especialmente nos casos de TGA com septo interventricular íntegro, associação em que também se verifica hipertrofia ventricular direita mais acentuada (Figura 63.14).

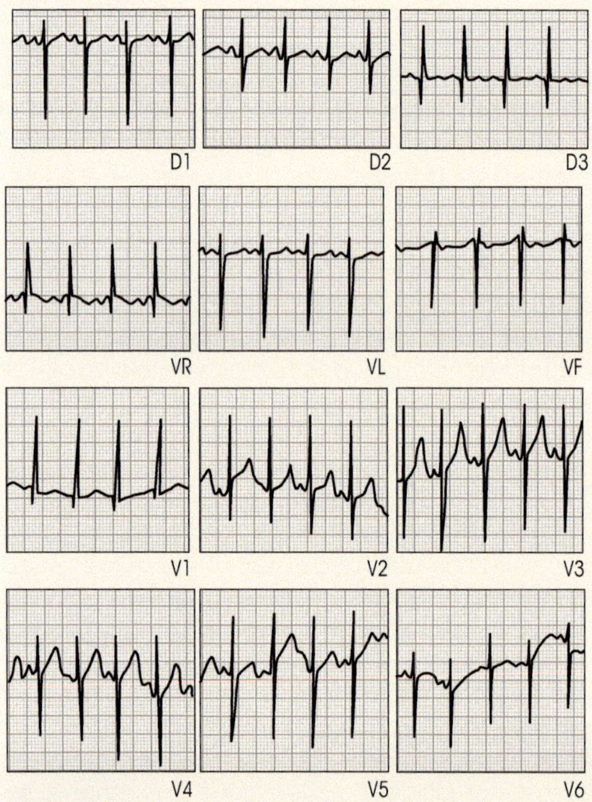

Figura 63.14 **Eletrocardiograma de um recém-nascido com transposição das grandes artérias e comunicação interatrial, caracterizado por SÂQRS +150° e sobrecarga ventricular direita.**

Fonte: Desenvolvido pela autoria.

Entretanto, se houver grande defeito do septo interventricular e baixa resistência pulmonar, o ECG mostra sinais de hipertrofia biventricular. Em casos em que se associam estenose pulmonar, o dominante é o encontro de hipertrofia ventricular direita.

63.5.3 Achados radiológicos

A radiografia de tórax pode ser normal nos primeiros dias de vida, mas depois a área cardíaca assume aspecto ovoide quando a resistência vascular pulmonar começa a diminuir e o fluxo sanguíneo pulmonar aumentar, naqueles sem obstáculo à ejeção do ventrículo esquerdo. O pedículo vascular é estreito pela posição anteroposterior das grandes artérias (Figura 63.15).

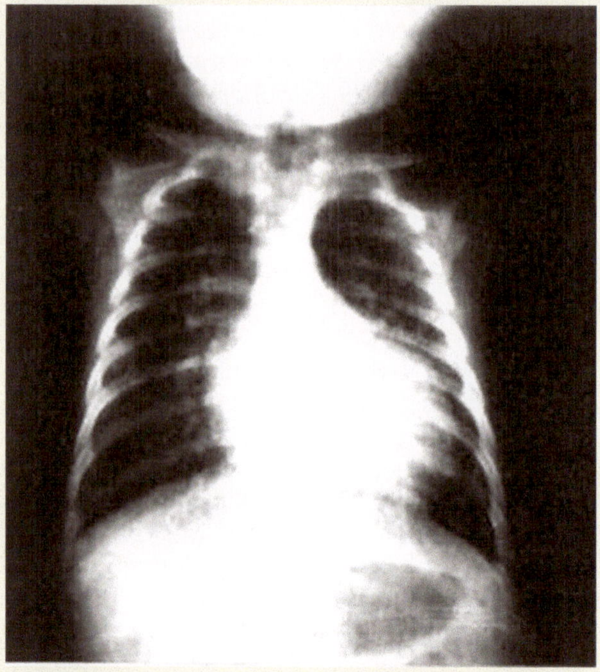

Figura 63.15 **Estudo radiológico de recém-nascido com transposição das grandes artérias com comunicação interatrial, mostrando área cardíaca ovoide e pedículo estreito, característicos da doença.**

Fonte: Acervo da autoria.

63.5.4 Achados ecocardiográficos

O diagnóstico no período neonatal é feito pela ecocardiografia, que oferece todas as condições diagnósticas, definindo os defeitos associados e a anatomia das artérias coronárias. O cateterismo cardíaco é reservado para os casos em que a atriosseptostomia de Rashkind é mandatória, ou seja, para os casos com forame oval patente ou comunicação interatrial restritiva. Logo após o nascimento, é sabido que as características do ventrículo esquerdo são semelhantes às do direito, que nessa doença desempenha o papel do ventrículo sistêmico. Dessa forma, a partir do momento em que a resistência pulmonar começa a diminuir e não há CIV, o ventrículo esquerdo passa a trabalhar em regime de pressão inferior à sistêmica e, portanto, perde a condição de funcionar como ventrículo sistêmico, limitando a indicação para a correção anatômica pela técnica de Jatene. O ecocardiograma bidimensional avalia precisamente as massas ventriculares, a espessura e a anatomia do septo interventricular, estabelecendo o tipo de ventrículo esquerdo: tipo I, tipo II ou tipo III, em que o septo está abaulado para a direita, retificado ou abaulado para a esquerda (*banana shape*), respectivamente. A demonstração de uma grande artéria posterior que se origina do ventrículo esquerdo e se bifurca em artérias pulmonares direita e esquerda define o diagnóstico. Quando a aorta é anterior e tem origem no ventrículo direito, confirma-se a doença (Figura 63.16).

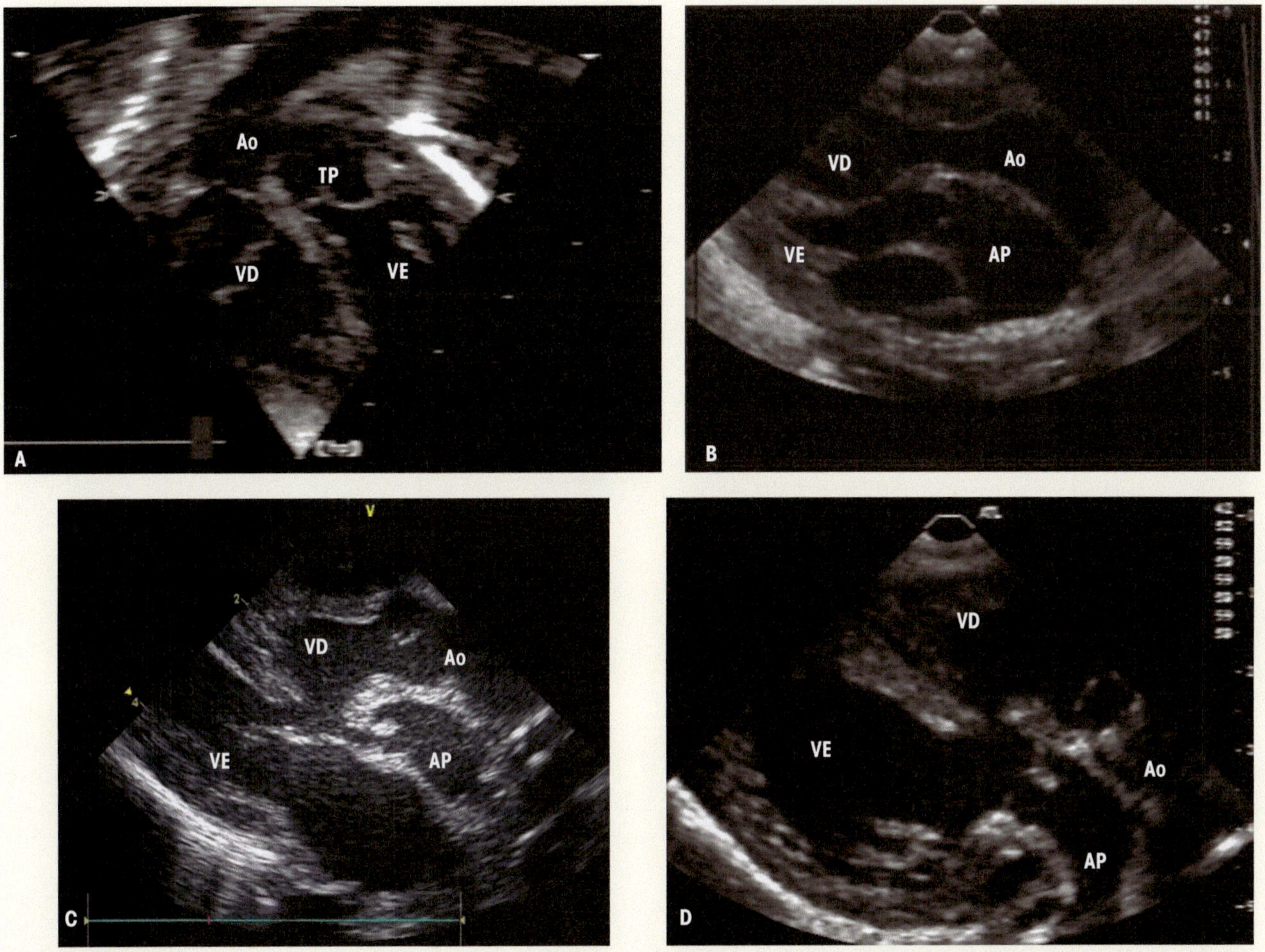

Figura 63.16 **Estudo ecocardiográfico comprovando o diagnóstico de D-TGA. Deve-se observar a discordância ventriculoarterial em todos os exemplos em diferentes bebês, na posição apical de quatro câmaras em A e em eixo longo em B a D, sem comunicação interventricular em B, com comunicação interventricular e estenose pulmonar em C e comunicação interventricular sem estenose pulmonar em D.**

AO: aorta; TP: tronco pulmonar; VD: ventrículo direito; VE: ventrículo esquerdo; AP: artéria pulmonar.

Fonte: Acervo da autoria.

63.5.5 Achados hemodinâmicos

A realização do cateterismo cardíaco deve ser reservada aos casos com comunicação interatrial pequena que evoluem com intensa cianose logo após o nascimento, ou quando o ecocardiograma bidimensional não esclarece adequadamente a anatomia ou a distribuição das artérias coronárias, dificultando a escolha da correção apropriada. Entretanto, nas situações em que há necessidade de ampliar a comunicação interatrial, a septostomia de Rashkind com cateter-balão deve ser efetuada precocemente, já que o septo interatrial torna-se mais resistente com a evolução clínica, diminuindo o sucesso do procedimento (Figura 63.17).

O tratamento ideal para os portadores de TGA requer a coordenação entre o centro de origem do recém-nascido, o serviço de transporte e o hospital referenciado. A prostaglandina E1 é administrada aos neonatos gravemente cianóticos, e, tão logo estejam estabilizados hemodinamicamente, são transferidos para o local onde serão adequadamente conduzidos. Muitas vezes a atriosseptostomia de Rashkind é o procedimento de escolha, mesmo antes de se usar a prostaglandina, já que aumenta o fluxo pulmonar e diminui a congestão, caso não haja comunicação adequada entre os átrios. Nos casos de TGA com CIV e insuficiência cardíaca congestiva, lança-se mão do uso de digital, de diuréticos, e, quando necessário, inibidores da enzima de conversão da angiotensina, antes que se possa realizar o tratamento cirúrgico mais recomendado para o caso.

De modo geral, todos os casos de TGA simples ou com CIV devem ser abordados no período neonatal, efetuando-se a correção pela técnica cirúrgica de Jatene. Os casos de TGA simples ou com CIV pequena devem ser preferencialmente operados nas duas primeiras semanas de vida, período em que o ventrículo esquerdo apresenta capacidade de suportar o fluxo sistêmico após a correção da anatomia. Nos neonatos que se apresentam após a segunda semana de vida para tratamento cirúrgico é necessário definir a relação entre as massas de ambos os ventrículos pela ecocardiografia. Nos casos em que o ventrículo esquerdo apresente massa igual ou superior à do ventrículo direito, em que o septo interventricular se mostra retificado ou abaulado para o ventrículo direito, procede-se à indicação da operação de Jatene. Naqueles em que a pressão do ventrículo esquerdo é menor que a do direito, caracterizada por septo interventricular abaulando para o ventrículo esquerdo, o que ocorre entre 21 e 30 dias de vida, a opção é pelo preparo rápido do ventrículo esquerdo. Consiste na bandagem do tronco da pulmonar, associado ou não ao *shunt* tipo Blalock-Taussig, seguido da operação de Jatene cerca de 7 a 10 dias após esse procedimento.

DICAS DO EDITOR

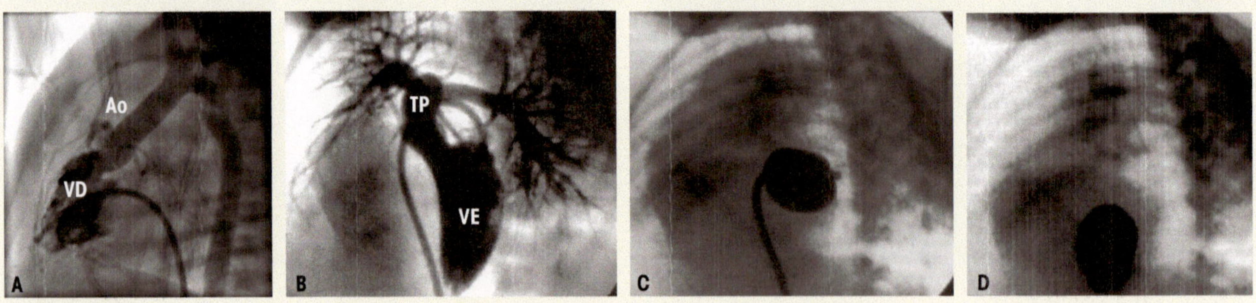

Figura 63.17 (A) Estudo angiográfico no ventrículo direito (VD) em perfil esquerdo, demonstrando a origem da aorta (AO) do VD. Observa-se, também, coartação ística da aorta. (B) Injeção de contraste no ventrículo esquerdo (VE), de onde se origina o tronco pulmonar (TP). (C e D) Atriosseptostomia com balão de Rashkind, para ampliação da comunicação interatrial.

Fonte: Acervo da autoria.

Referências bibliográficas

1. Alfieri O, Blackstone EH, Kirklin JW, Pacifico AD, Bargeron LM. Surgical treatment of tetralogy of Fallot with pulmonary atresia. J Thorac Cardiovasc Surg. 1978; 76(3): 321-35.

2. Anderson RH, Devine WA, Del Nido P. The surgical anatomy of tetralogy of Fallot with pulmonary atresia rather than pulmonary stenosis. J Card Surg. 1991;6(1):41-58.

3. Anderson RH, Wilkinson JL, Gerlis LM, Smith A, Becker AE. Atresia of the right atrioventricular orifice. Br Heart J. 1977;39(4):414-28.

4. Azzolina G, Eufrate S, Pensa P. Tricuspid atresia: experience in surgical management with a modified cavopulmonary anastomosis. Thorax. 1972;27(1):111-5.

5. Bonchek LI, Starr A, Sunderland CO, Menashe VD. Natural history of tetralogy of Fallot in infancy: clinical classification and therapeutic implications. Circulation. 1973;48(2):392-7.

6. Boucek DM, Qureshi AM, Goldstein BH, Petit CJ, Glatz AC. Blalock-Taussig shunt versus patent ductus arteriosus stent as first palliation for ductal-dependent pulmonary circulation lesions: a review of the literature. Congenit Heart Dis. 2019 Jan;14(1):105-09. doi: 10.1111/chd.12707.

7. Calder AL, Co EE, Sage MD. Coronary arterial abnormalities in pulmonary atresia with intact ventricular septum. Am J Cardiol. 1987; 59(5):436-42.

8. Castañeda AR, Mayer JE Jr, Lock JE. Tetralogy of Fallot, pulmonary atresia and diminutive pulmonary arteries. Prog Pediatr Cardiol. 1992;1:50-6.

9. Desai K, Rabinowitz EJ, Epstein S. Physiologic diagnosis of congenital heart disease in cyanotic neonates. Curr Opin Pediatr. 2019 Apr;31(2):274-83. doi: 10.1097/MOP.0000000000000742.PMID:30730315.

10. Freedom RM. The morphologic variations of pulmonary atresia with intact ventricular septum: guidelines for surgical intervention. Pediatr Cardiol. 1983;4(3):183-8.

11. Freedom RM, Patel RG, Bloom KR, Duckworth JW, Silver MM, Dische R, Rowe RD. Congenital absence of the pulmonary valve associated with imperforate membrane type of tricuspid atresia, right ventricular tensor apparatus and intact ventricular septum: a curious developmental complex. Eur J Cardiol. 1979;10(3):171-96.

12. Freedom RM, Wilson G, Trusler GA, Williams WG, Rowe RD. Pulmonary atresia and intact ventricular septum. Scand J Thorac Cardiovasc Surg. 1983;17(1):1-28.

13. Freedom RM, Benson L, Wilson GJ. The coronary circulation and myocardium in pulmonary and aortic atresia an intact ventricular septum. In: Marcelletti C, Anderson RH, Becker AE, Corno A, di Carlo D, Mazzera E. Paediatric cardiology. Edimburgh: Churchill Livingstone; 1986. v.6. p.78-96.

14. Godman MJ. Single element echocardiograph in the newborn. In: Godman MJ, Marquis RM (eds.). Pedriatic cardiology: heart disease in the newborn. Edimburgh: Churchill Livingstone; 1979. p.141-3.

15. Guntheroth WG, Morgan BC, Mullins GL. Physiologic studies of paroxysmal hyperpnea in cyanotic congenital heart disease. Circulation. 1965;31:70-6.

16. Hagler DJ, Tajik AJ, Seward JB, Mair DD, Ritter DG. Wide-angle two-dimensional echocardiographic profiles of conotruncal abnormalities. Mayo Clin Proc. 1980;55(2):73-82.

17. Haworth SG, Macartney FJ. Growth and development of pulmonary circulation in pulmonary atresia with ventricular septal defect and major aortopulmonary collateral arteries. Br Heart J. 1980;44(1):14-24.

18. Haworth SG. Collateral arteries in pulmonary atresia with ventricular septal defect: a precarious blood supply. Br Heart J. 1980;44(1):5-13.

19. Huhta JC, Piehler JM, Tajik AJ, Hagler DJ, Mair DD, Julsrud PR, Seward JB. Two dimensional echocardiographic detection and measurement of the right pulmonary artery in pulmonary atresia-ventricular septal defect: angiographic and surgical correlation. Am J Cardiol. 1982;49(5):1235-40.

20. Macartney F, Deverall P, Scott O. Haemodynamic characteristics of systemic arterial blood supply to the lungs. Br Heart J. 1973;35(1):28-37.

21. Maeno YV, Kamenir SA, Sinclair B, van der Velde ME, Smallhorn JF, Hornberger LK. Prenatal features of ductus arteriosus constriction and restrictive foramen ovale in d-transposition of the great arteries. Circulation. 1999;99:1209-14.

22. Mahle WT, Newbuerger JW, Matherne GP, Smith FC, Hoke TR, Koppel R, et al. Role of pulse oximetry in examining newborns for congenital heart disease: a scientific statement from the American Heart Association and American Academy os Pediatrics. Circulation. 2009;120:447-58.

23. Punn R, Silverman NH. Fetal predictors of urgent balloon atrial septostomy in neonates with complete transposition. J Am Soc Echocardiogr. 2011;24:425-30.

24. Report of the New England Regional Infant Cardiac Program. Pediatrics. 1980;65(2):375-461.

25. Seward JB, Tajik AJ, Hagler DJ, Ritter DG. Echocardiographic spectrum of tricuspid atresia. Mayo Clin Proc. 1978;53(2):100-12.

26. Smith CA, McCracken C, Thomas AS, Spector LG, St Louis JD, Oster ME, Moller JH, Kochilas L. Long-term outcomes of tetralogy of Fallot: a study from the pediatric cardiac care consortium. JAMA Cardiol. 2019 Jan 1;4(1):34-41. doi: 10.1001/jamacardio.2018.4255.PMID:30566184.

27. Tandon R, Edwards JE. Tricuspid atresia: a re-evaluation and classification. J Thorac Cardiovasc Surg. 1974;67(4):530-42.

28. Vlad P. Tricuspid atresia. In: Keith JD, Rowe RD, Vlad P. Heart disease in infancy and childhood. 3.ed. New York: Macmillan; 1978.

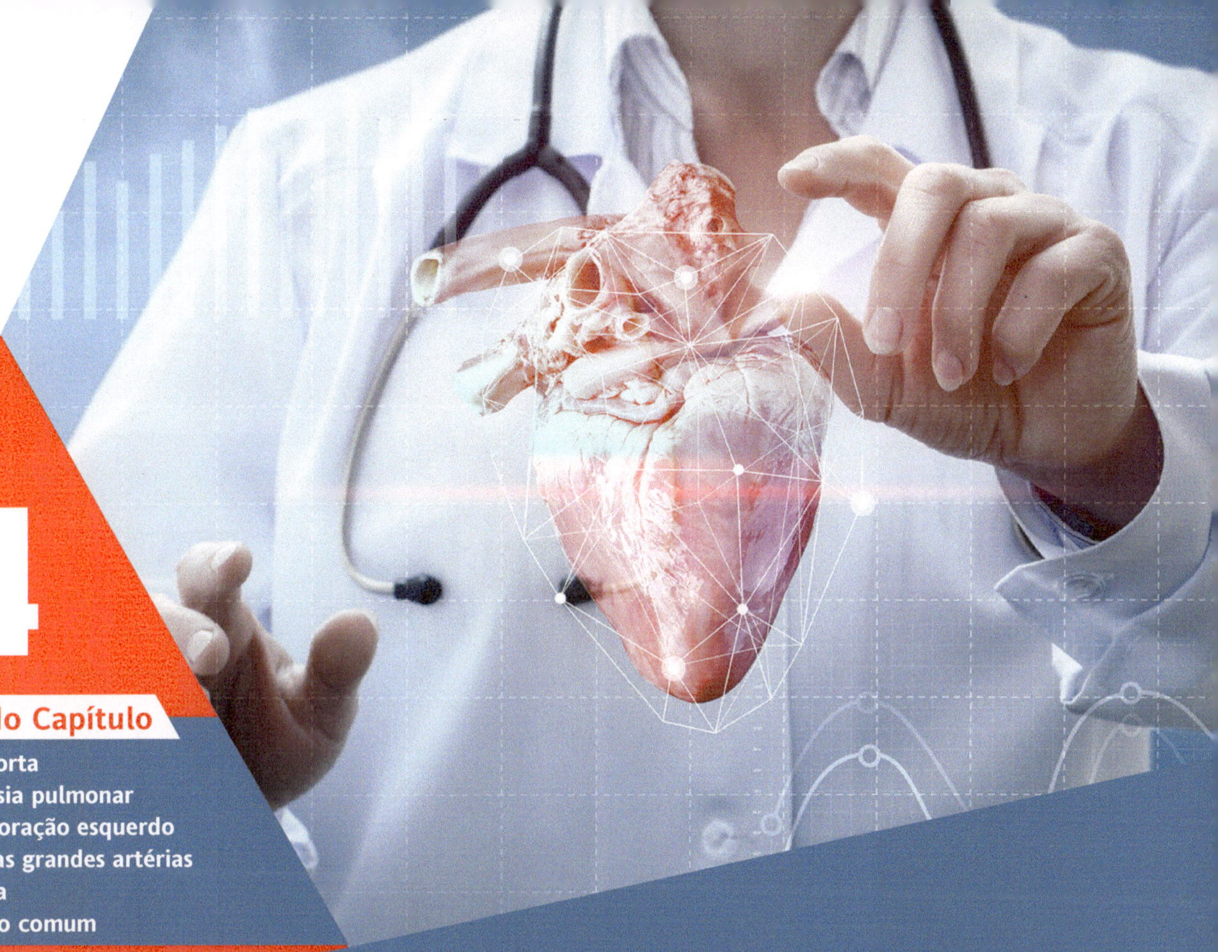

64

Destaques do Capítulo

- Coartação de aorta
- Estenose e atresia pulmonar
- Hipoplasia do coração esquerdo
- Transposição das grandes artérias
- Estenose aórtica
- Tronco arterioso comum

Cardiologia fetal

Simone Rolim Fernandes Fontes Pedra
Luciana de Menezes Martins
Silvia Gonçalves Villa Alvarez

64.1 Introdução

As cardiopatias congênitas são consideradas as malformações congênitas mais frequentes, tendo uma incidência de cinco a oito por 1.000 nascidos vivos e de 2,5% dos fetos. Cerca de 20% dos óbitos que ocorrem entre a vigésima semana de gestação e o primeiro ano de vida são decorrentes de malformações congênitas, sendo as cardiopatias responsáveis por um terço dos casos, com significativo impacto no índice de mortalidade infantil. Aproximadamente 50% das cardiopatias congênitas têm apresentação benigna e podem ser tratadas pelas técnicas terapêuticas disponíveis ao longo da vida da criança. A outra metade dos casos corresponde a anomalias complexas, que determinam significativa instabilidade hemodinâmica, necessitando tratamento apropriado e precoce, sob o risco de evolução para sequelas graves ou óbito.

O diagnóstico pré-natal de cardiopatias congênitas vem sendo realizado desde o final da década de 1970, tendo se tornado cada vez mais preciso com o passar dos anos. A possibilidade de reconhecer a anomalia ainda no coração em desenvolvimento, isto é, na vida intrauterina, ampliou significativamente o conhecimento da história natural das cardiopatias congênitas. Hoje se sabe que a estenose aórtica crítica fetal tem alto risco de evoluir para a síndrome de hipoplasia do coração esquerdo no pós-natal e que um ventrículo dilatado com 20 semanas de gestação pode ser pequeno ao nascimento. Foi exatamente essa observação que estimulou o desenvolvimento de programas de intervenções cardíacas fetais, que hoje são uma realidade em alguns centros ao redor do mundo.

Os principais benefícios do diagnóstico pré-natal de cardiopatias residem na possibilidade de tratamento medicamentoso ou intervencionista intraútero, mudando a história natural de anomalias extremamente complexas, e na programação do parto (local, via e idade gestacional), permitindo que cardiopatias que se apresentam clinicamente no período neonatal sejam prontamente tratadas. Já existem evidências de que o diagnóstico fetal tem impacto positivo na sobrevida, na redução da morbidade pré e pós-operatória e na redução do tempo de internação de neonatos portadores de anomalias graves. Além disso, observa-se, atualmente, mudança significativa na epidemiologia das doenças congênitas: enquanto na década de 1990 a síndrome de hipoplasia do coração esquerdo era uma doença rara e letal, hoje é, sem dúvida, a cardiopatia congênita mais frequentemente diagnosticada intraútero.

A principal ferramenta da cardiologia fetal é o ecocardiograma fetal, exame de ultrassom que permite avaliar o desenvolvimento, a função e a anatomia do coração do feto durante a gravidez, sendo isento de risco para a gestante e para o bebê.

64.2 O ecocardiograma fetal

O ecocardiograma fetal é um exame de ultrassom que avalia a posição, as dimensões, a anatomia, a função e o ritmo do coração do feto. Esse exame deve ser realizado pelo especialista em ecocardiografia pediátrica e fetal, que tem formação na área de cardiologia pediátrica e conhecimento na área de cardiologia fetal. Pode ser realizado desde a 14ª semana gestacional até o termo, sendo o período ideal entre 18 e 28 semanas de gravidez. Por definição, o rastreamento de cardiopatias congênitas está indicado em todas as gestações (rastreamento universal). Esse rastreamento deve ser realizado nos exames de ultrassom morfológico feitos no primeiro e segundo trimestres gestacionais, que avalia todos os órgãos e sistemas do feto na busca de malformações ou suspeita de cromossomopatias. O exame morfológico de primeiro trimestre é realizado entre 11 e 13 semanas de gestação e pela dificuldade de visibilização apropriada do coração, procurando marcadores de cardiopatia fetal. Os principais marcadores de cardiopatias são o aumento da translucência nucal (prega localizada na região da nuca do feto), a identificação de fluxo reverso no ducto venoso e a detecção de insuficiência holossistólica da valva tricúspide. A presença de um ou mais desses marcadores é geralmente seguida de aprofundamento da investigação, que compreende a ecocardiografia fetal precoce e, a depender da idade gestacional, opta-se pela via transvaginal ou transabdominal.

No ultrassom morfológico de segundo trimestre (realizado entre 20 e 24 semanas de gestação), o examinador deve analisar o próprio coração fetal, apreciando cuidadosamente as quatro câmaras cardíacas, a relação das grandes artérias com os ventrículos e as dimensões e a direção do fluxo nos grandes vasos. Qualquer suspeita de anormalidade deve referir a gestante para o especialista realizar o ecocardiograma fetal.

Algumas gestantes são consideradas de risco para cardiopatia congênita, independentemente do rastreamento geral. São condições maternas, familiares ou mesmo fetais que frequentemente se associam a anomalias cardíacas fetais. Estas correspondem às indicações da ecocardiografia fetal e estão expostas na Tabela 64.1.

Apesar de todos os avanços tecnológicos, esse método diagnóstico pode ser limitado pela posição fetal, pela janela acústica, pelo biotipo materno, pela gemelaridade, pela presença de oligo ou polidrâmnio, impedindo que anomalias menores sejam identificadas. Outro fato que deve ser explicado à família é que algumas cardiopatias só poderão ser diagnosticadas de forma fidedigna no período neonatal; os principais exemplos destas são a comunicação interatrial, as comunicações interventriculares pequenas, o canal arterial persistente, alguns casos menos graves de coartação da aorta e de anomalias parciais da drenagem venosa pulmonar.

Tabela 64.1 Fatores de risco para cardiopatia fetal.

Fatores maternos

- Cardiopatia congênita materna.
- Doenças metabólicas (diabetes *mellitus* e fenilcetonúria).
- Autoanticorpos maternos (colagenoses que cursam com anti-Ro +).
- Exposição a agentes teratogênicos:
  - Infecções (rubéola, citomegalovírus, toxoplasmose, parvovírus, adenovírus, coxsakie etc.).
  - Radiações ionizantes.
  - Uso de medicações (anticonvulsivantes, lítio, antidepressivos, quimioterápicos, anti-inflamatórios não hormonais).
  - Uso abusivo de álcool e drogas ilícitas.

Fatores familiares

- Cardiopatia congênita paterna.
- Filhos prévios afetados.
- Consanguinidade.
- História familiar de cardiomiopatias.

Fatores fetais/gestacionais

- Gestação gemelar.
- Cromossomopatias.
- Malformações extracardíacas.
- Artéria umbilical única.
- Fertilização *in vitro*.

Fonte: Desenvolvido pela autoria.

64.3 Intervenções terapêuticas na vida pré-natal

64.3.1 Tratamento medicamentoso

A taquiarritmia fetal é a principal indicação de tratamento medicamentoso intraútero. A frequência cardíaca fetal é considerada normal entre 110 e 180 batimentos por minuto (bpm), e as arritmias podem ser detectadas em 1-2% dos exames obstétricos de rotina. As taquiarritmias são mais comuns, sendo as mais frequentes no período pré-natal a taquicardia supraventricular e o *flutter* atrial. Essas anomalias de ritmo podem levar à insuficiência cardíaca e à hidropisia fetal e, por isso, quando sustentadas, necessitam de tratamento. Em geral se manifestam no segundo e terceiro trimestres gestacionais, e alguns raros casos podem estar associados a anomalias estruturais como a anomalia de Ebstein e a transposição corrigida das grandes artérias. As taquicardias juncionais e ventriculares são mais raras.

A taquicardia supraventricular sustentada se caracteriza por relação entre as contrações atriais e ventriculares de 1:1, com frequência cardíaca mantida acima de 200 bpm, sendo a principal causa de hidropisia fetal não imune. O principal mecanismo da taquicardia atrial fetal é a taquicardia por reentrada atrioventricular (AV). Taquicardias atriais ectópicas são bem menos frequentes. O *flutter* atrial é caracterizado por frequências atriais extremamente elevadas, em geral entre 300 e 500 bpm, com graus variáveis de bloqueio AV (2:1 ou mesmo 3:1).

Pelo risco de desenvolvimento de hidropisia e óbito fetal, a taquiarritmia sustentada deve ser tratada com medicação administrada para a mãe. No passado, o tratamento era realizado apenas no período pós-natal, e por essa razão antecipava-se o parto. Devido à alta mortalidade neonatal dos recém-nascidos prematuros com taquiarritmias, atualmente é consenso que, antes da 34ª semana, o tratamento medicamentoso transplacentário é a melhor opção. O tratamento depende de fatores como idade gestacional, duração da arritmia, grau de insuficiência cardíaca fetal, saúde materna e efeitos colaterais (maternos e fetais) das medicações. O objetivo do tratamento é a reversão para ritmo sinusal ou pelo menos redução até uma frequência cardíaca que não cause disfunção ventricular. Existem vários esquemas terapêuticos e ainda não há consenso sobre qual o melhor para o tratamento das arritmias fetais. A infusão direta de medicação no cordão umbilical raramente é necessária graças aos bons resultados do uso da medicação oral pela mãe. As principais medicações utilizadas são a digoxina, a flecainida, o sotalol e a amiodarona. Pela indisponibilidade da flecainida no Brasil, tem-se utilizado principalmente a digoxina e o sotalol. O esquema mais frequentemente utilizado é a administração de uma dose de ataque de digoxina bastante elevada nos três primeiros dias (1,5 a 2 mg/dia, o que corresponde a seis a oito comprimidos/dia), seguida de manutenção de 0,5 a 0,75 mg de acordo com o nível sérico. Este deve ser monitorado durante o período de ataque até que se atinja o nível sérico de 1,5 a 2 ng/mL. Na ausência de resposta, e havendo risco de hidropisia fetal, está indicada a associação de outra medicação, sempre com rigorosa monitorização do traçado eletrocardiográfico materno, lembrando que o tratamento não deve pôr em risco a segurança e a saúde da mãe. Por esse motivo, o período inicial do tratamento deve ser realizado dentro do ambiente hospitalar. Durante o tratamento, a aferição da frequência cardíaca fetal deve ser no mínimo diária, e o ecocardiograma fetal deve ser repetido de forma seriada para avaliar os efeitos da terapêutica e a condição hemodinâmica do feto, lembrando que algumas medicações podem ter efeitos proarrítmicos. A antecipação do parto deve ser considerada quando, apesar de toda a terapêutica, o feto continua em risco de óbito fetal ou após a 35ª semana gestacional. A Tabela 64.2 mostra as medicações e as doses mais frequentemente utilizadas para o tratamento das taquiarritmias fetais.

Tabela 64.2 Medicamentos antiarrítmicos para tratamento das taquiarritmias fetais.

Drogas antiarrítmicas		
Medicamentos	**Dose administrada**	**Nível terapêutico**
Digoxina	*Ataque:* 0,5 mg de 8/8h VO *Manutenção:* 0,25-0,75 mg/dia VO dividido a cada 8 ou 12h *Dose fetal IM:* 88 mcg/kg a cada 12h, repetir 2 vezes	0,7-2,0 ng/mL Náusea, fadiga, perda de apetite, bradicardia sinusal, bloqueio AV de primeiro grau, raramente bloqueio AV tipo Wenckebach
Flecainida	100-300 mg/dia VO a cada 8 ou 12h	0,2-1,0 mcg/mL Onda P estreita e QRS alargado, BAV de primeiro grau, QTc ≤ 480 ms, cefaleia
Sotalol	160-480 mg/dia VO a cada 8 ou 12h	Nível indeterminado Bradicardia, BAV de primeiro grau, P e QRS alargados, QTc ≤ 480 ms,
Amiodarona	*Ataque:* 1.800-2.400 mg/dia VO dividido a cada 6h por 48h; dose menor (800-1.200 mg VO) se terapêutica anterior *Manutenção:* 200-600 mg/dia VO Considerar suspensão ou troca para outra medicação antiarrítmica quando houver reversão do ritmo ou resolução da hidropisia.	0,7-2,8 mcg/mL Bradicardia sinusal materna/fetal, inapetência, BAV de primeiro grau, P e QRS alargados, QTc ≤ 480 ms
Propranolol	60-320 mg/dia VO dividido a cada 6h	25-140 ng/mL BAV de primeiro grau, bradicardia, aumento do tônus uterino
Lidocaína	*Ataque:* 1-1,5 mg/kg EV seguido de infusão de 1-4 mg/min	1,5-5 mcg/mL
Mexiletine	600-900 mg/dia VO a cada 8h	0,5-2,0 mcg/mL
Sulfato de magnésio	*Ataque:* 2-6g EV em 20 min seguido de 1-2 g/h Tratamento por tempo > 48h não é recomendado, mas uma nova dose deve ser considerada em caso de TV recorrente	<6 mEq/L Monitorizar reflexo patelar

EV: via endovenosa; VO: via oral, IM: via intramuscular, BAV: bloqueio atrioventricular; AV: atrioventricular, TV: taquicardia ventricular.

Fonte: Desenvolvido pela autoria.

Outra condição na qual se considera a introdução de terapêutica medicamentosa é o bloqueio atrioventricular total (BAVT), ocorrendo em aproximadamente 1 a cada 20.000 nascidos vivos. Essa cardiopatia pode se apresentar de duas formas: isolada, com coração estruturalmente normal, ou associada a cardiopatias estruturais. O isomerismo atrial esquerdo é a anomalia estrutural cardíaca que mais frequentemente cursa com BAVT intraútero, sendo que a apresentação mais comum é com defeito do septo atrioventricular. A transposição corrigida das grandes artérias é a segunda mais frequente anomalia que cursa com BAVT fetal. O BAVT isolado está frequentemente associado à passagem transplacentária de autoanticorpos maternos que têm tropismo pelo sistema de condução do coração fetal. O principal autoanticorpo relacionado a essa condição é o Anti-Ro, comumente observado em portadores de lúpus eritematoso sistêmico, dentre outras doenças do colágeno. Em geral, a mãe não tem a doença manifesta e acaba descobrindo ser portadora quando o feto se apresenta com BAVT.

Fetos com frequência ventricular abaixo de 55 bpm correm risco de evoluir para hidropisia e óbito fetal. Por esse motivo, medicamentos betaestimulantes como terbutalina ou salbutamol podem ser prescritos para a mãe. Pelo efeito taquicardizante desses medicamentos na mãe e consequentemente no feto, é possível obter aumento pequeno e muitas vezes suficiente da frequência cardíaca fetal que pode ser determinante para evitar a evolução para hidropisia.

O BAVT comprovadamente relacionado a autoanticorpos, embora controverso, pode ser tratado com corticoides. O uso de anti-inflamatórios hormonais está indicado para reduzir a agressão ao coração fetal pelos anticorpos, que, além de comprometerem o sistema de condução, podem levar a insultos diretamente ao miocárdio, culminando com cardiomiopatia dilatada. Essa terapêutica não é consenso, pois alguns autores questionam o risco de lesões no sistema nervoso central. A medicação normalmente utilizada para esse fim é a dexametasona (que atravessa a barreira placentária) na dose de 4 a 8 mg ao dia até o final da gestação.

64.3.2 Tratamento invasivo fetal

Os potenciais benefícios das intervenções terapêuticas no coração do feto começaram a ser salientados há alguns anos. A primeira tentativa de estimulação cardíaca empregando marca-passo em feto portador de BAVT data de 1986. Em 1989, um grupo liderado pelo Dr. Michael Tynan realizou a primeira valvoplastia aórtica intraútero; em 2000, Kohl et al. publicaram a experiência mundial com a valvoplastia aórtica fetal (12 casos), relatando sucesso técnico em sete casos e sobrevida neonatal em apenas um. Desde então, o grupo do Boston Children's Hospital iniciou um programa para terapêutica cardíaca fetal invasiva, acelerando o progresso nesse campo. Estimulados pelos resultados, alguns centros no mundo começaram a investir nessa área, entre eles o grupo do Instituto Dante Pazzanese de Cardiologia (IDPC), que realizou 72 procedimentos invasivos cardíacos fetais.

As principais justificativas para a realização desses procedimentos são impedir a progressão da doença e minimizar os riscos de óbito fetal ou neonatal precoce. Os resultados disponíveis na literatura até o momento sugerem que as intervenções cardíacas respeitam tais preceitos, provavelmente por beneficiarem o remodelamento miocárdico e vascular, proporcionando melhor oferta sanguínea para o músculo cardíaco em desenvolvimento.

As cardiopatias que particularmente se beneficiam da intervenção intraútero são a síndrome de hipoplasia do coração esquerdo, com grave restrição ao fluxo através do septo interatrial, a estenose valvar aórtica crítica com potencial de evolução para a hipoplasia ventricular esquerda e a atresia pulmonar com septo íntegro ou estenose pulmonar crítica e hipodesenvolvimento do ventrículo direito.

64.3.2.1 Técnica

O preparo materno para os procedimentos cardíacos fetais consiste na utilização de agente tocolítico (nifedipina 20 mg). Essa profilaxia é iniciada oito horas antes e mantida por 12 a 24 horas após a intervenção. Para conforto materno, o procedimento é realizado sob anestesia regional (raquianestesia).

O feto é posicionado por meio de delicada manipulação externa, guiada pela ultrassonografia para que o coração fique acessível por via transabdominal materna. A anestesia fetal é realizada depois desse passo, por via intramuscular ou endovenosa (cordocentese), com fentanil (15 μg/kg), pancurônio (0,2 mg/kg) e atropina (20 μg/kg) injetados através de agulha tipo *Chiba* de 20 G.

O acesso ao coração também é realizado com agulha fina tipo *Chiba* (17-19 G com 15 cm de comprimento), sob monitoração ultrassonográfica, por via transabdominal materna e transtorácica (ocasionalmente subcostal e trans-hepática) fetal.

No passo principal do procedimento, após a extremidade distal da agulha chegar à estrutura cardíaca desejada (septo atrial ou valvas aórtica e pulmonar), um cateter-balão de angioplastia coronária pré-montado e previamente marcado é avançado pela agulha até que o balão seja posicionado na estrutura a ser dilatada. O balão é insuflado sob pressões variáveis, considerando-se seu diâmetro e o da estrutura alvo de tratamento. Geralmente são necessárias três a quatro insuflações para que a abertura valvar (ou do septo interatrial em casos de síndrome de hipoplasia do coração esquerdo) seja efetiva e duradoura até o termo da gestação. Após total esvaziamento do balão, todo o conjunto (balão, cateter e agulha de punção) é retirado de uma só vez. Hemopericárdio e bradicardia podem ocorrer após a retirada do balão e podem ser tratados através de nova punção com agulha de 20 G. Geralmente, a retirada de 1 a 2 mL de sangue do pericárdio é suficiente para reversão do quadro. Caso a bradicardia não reverta apenas com a pericardiocentese, a injeção de adrenalina intracardíaca pode ser usada para ressuscitação. Ao final do procedimento e após a estabilização hemodinâmica do concepto, o ecocardiografista fetal examina o coração, principalmente com a finalidade de verificar se houve restabelecimento do fluxo valvar (ou pelo septo interatrial, nos casos de síndrome de hipoplasia do coração esquerdo).

Uma questão muito importante e que deve ser lembrada quando se deseja iniciar um programa de intervenções cardíacas fetais é que os procedimentos não são isentos de riscos, que envolvem a gestante e/ou o feto (Tabela 64.3). Os riscos maternos são extremamente baixos e atualmente minimizados graças à experiência crescente da cirurgia fetal para anomalias não cardíacas. A Tabela 64.4 mostra as principais indicações das intervenções cardíacas fetais.

Tabela 64.3 Possíveis complicações das intervenções cardíacas fetais.

Complicações
Maternas
▪ Rotura prematura de membranas.
▪ Infecção.
▪ Hemorragia.
▪ Descolamento placentário.
▪ Trabalho de parto prematuro.
Fetais
▪ Hemorragia.
▪ Anemia.
▪ Trombose.
▪ Bradicardia.
▪ Óbito fetal.

Fonte: Desenvolvido pela autoria.

Tabela 64.4 Principais indicações das intervenções cardíacas fetais

Indicações
Valvopatia aórtica Idade gestacional entre 22 e 30 semanas **Estenose aórtico critica com sinais de evolução para SHCE** ▪ Valva aórtica espessa e com pouca mobilidade ▪ Mínimo ou nenhum fluxo aórtico anterógrado ▪ Fluxo reverso no arco transverso ▪ Inversão de shunt no plano atrial (E→D) ▪ Enchimento do VE monofásico (Onda E única e de curta duração) ▪ Disfunção sistólica do VE moderada ou grave (análise subjetiva) **Estenose aórtica crítica com AE gigante** ▪ Mesmos critérios anteriores ▪ A função do VE pode não ser tão alterada devido a presença da IM maciça ▪ AE gigante
Valvoplastia pulmonar Idade gestacional entre 22 e 30 semanas **Artresia pulmonar com septo íntegro/Estenose pulmonar crítica** ▪ Valva pulmonar espessa e com pouca ou nenhuma mobilidade ▪ Mínimo ou nenhum fluxo pulmonar anterógrado ▪ Inversão de fluxo no ducto arterioso isto é Aorta→Pulmonar ▪ Enchimento monofásico do VD (onda E única e de curta duração) ▪ Algum grau de hipoplasia do VD ou ausência de crescimento do mesmo em 2 a 4 semanas de observação
Artiosseptostomia idade gestacional entre 28 e 33 semanas **SHCE ou variante com septo interatrial íntegro ou orifício mínimo** ▪ Mínimo ou nenhum fluxo no plano atrial ▪ AE e veias pulmonares dilatadas ▪ Fluxo bidirecional e bifásico observado ao traçado de Doppler da veia pulmonar

SHCE: síndrome de hipoplasia do coração esquerdo; E: esquerdo; D: direito; VE: ventrículo esquerdo; AE: átrio esquerdo; IM: insuficiência mitral; VD: ventrículo direito.
Fonte: Desenvolvido pela autoria.

64.3.2.2 Valvoplastia aórtica fetal

É a intervenção cardíaca fetal mais comum, sendo um procedimento que pode mudar a história natural de pacientes portadores de estenose aórtica crítica. Já se sabe que algumas características fisiopatológicas são preditivas de mau prognóstico nessa anomalia e que predizem a evolução para a síndrome de hipoplasia do coração esquerdo no terceiro trimestre gestacional. As características mais importantes são: dilatação e disfunção miocárdica grave do ventrículo esquerdo; fluxo monofásico de enchimento ventricular esquerdo; fluxo reverso no arco transverso e fluxo esquerdo-direito no plano atrial.

O procedimento deve ser realizado no segundo trimestre da gestação, entre 22 e 30 semanas. Na avaliação ecocardiográfica da estenose aórtica crítica fetal, são realizadas medidas do comprimento do ventrículo esquerdo e do diâmetro dos anéis valvares mitral e aórtico, estabelecendo-se seu escore Z (normograma levando-se em consideração a idade gestacional). A valvoplastia aórtica também pode ser realizada na tentativa de tratar a hidropisia fetal secundária à estenose aórtica. Esta está presente principalmente nos casos em que a valva mitral evolui com insuficiência importante.

64.3.2.3 Valvoplastia pulmonar fetal

A valvoplastia pulmonar fetal está indicada em fetos portadores de atresia pulmonar com septo interventricular íntegro ou estenose pulmonar crítica em que o ventrículo direito corre risco de evoluir para hipoplasia. A seleção dos candidatos para esse procedimento deve ser baseada na ausência de crescimento do ventrículo direito ao longo de três a quatro semanas de observação ou na vigência de hipoplasia ventricular direita iminente ou instalada em ventrículos com via de saída bem desenvolvidas e anel valvar pulmonar com escore Z maior que –3. Do ponto de vista técnico, essa intervenção é mais difícil e desafiadora que a valvoplastia aórtica. Devido às dimensões reduzidas do ventrículo direito, associadas a suas características anatômicas (via de saída localizada anteriormente e longe da via de entrada), o posicionamento da agulha abaixo da valva pulmonar requer grande habilidade e experiência do cirurgião fetal. Os estudos publicados e a experiência do IDPC têm evidenciado significativo aumento do comprimento do ventrículo direito e dos anéis das valvas tricúspide e pulmonar nos casos bem-sucedidos. Outro aspecto frequentemente observado após a intervenção é a melhora da insuficiência tricúspide, o que reduz os riscos de evolução para insuficiência cardíaca fetal.

64.3.2.4 Atriosseptostomia fetal

Embora a sobrevida do neonato com síndrome de hipoplasia do coração esquerdo continue a melhorar na maioria dos centros internacionais e nacionais, alguns aspectos anatomofuncionais no feto implicam pior evolução clínica pós-natal. A presença de septo interatrial intacto ou gravemente restritivo constitui um dos mais importantes fatores de risco para o óbito neonatal. É responsável por hipoxemia profunda após o nascimento e hipertensão pulmonar resultante da arterialização das veias pulmonares. Assim, a descompressão atrial esquerda fetal parece ser essencial para diminuir a gravidade do quadro clínico neonatal, provavelmente por permitir remodelamento no leito vascular pulmonar antes do nascimento. É importante ressaltar que a hipertensão pulmonar é muito deletéria e compromete totalmente a evolução das correções univentriculares. O principal marcador ecocardiográfico de restrição significativa do forame oval no feto é a presença de fluxo reverso e de alta velocidade no traçado de Doppler pulsátil das veias pulmonares, particularmente quando apresenta padrão bidirecional. Isso reflete o retorno sanguíneo para o pulmão durante a contração atrial. Atualmente, considera-se indispensável a avaliação do fluxo de, pelo menos, uma veia pulmonar durante o ecocardiograma do feto com síndrome de hipoplasia do coração esquerdo. O examinador deve ter em mente que essa informação pode mudar significativamente a evolução e as condutas pré e pós-natais. O momento ideal para realizar a atriosseptostomia fetal ainda é discutível. Pensando em prevenir o dano definitivo à circulação pulmonar, o ideal seria que a intervenção fosse realizada imediatamente após o diagnóstico. Entretanto, é pouco provável que um orifício criado no septo interatrial permaneça patente até o termo da gravidez. Hoje se tem considerado o período ideal entre 28 e 33 semanas. Nesse período, é possível o uso de balões maiores, que favorecem a abertura de orifícios mais amplos no septo. Orifícios medindo 3 mm ou mais parecem suficientes para prevenir a hipoxemia grave no neonato e afastar a necessidade de intervenção pós-natal urgente. Alguns centros vêm utilizando implante de *stents*, o que aumenta a chance de alívio da hipertensão atrial esquerda até o nascimento.

64.4 Conclusões

A cardiologia fetal se desenvolveu muito ao longo dos últimos 30 anos, sendo hoje uma subespecialidade de grande importância na área de cardiologia pediátrica. A última década foi marcada por grandes avanços na terapêutica cardíaca fetal, em particular nos procedimentos invasivos. Com muitas centenas de intervenções fetais realizadas ao redor do mundo e inúmeras publicações relacionadas a aspectos técnicos, indicações, fatores preditivos de sucesso e evolução pós-natal, é possível acreditar que a terapêutica cardíaca fetal invasiva veio para ficar. Com responsabilidade, criatividade e segurança, certamente os procedimentos têm permitido que muitas crianças anteriormente fadadas a vida pós-natal muito breve tenham chance de viver e ter qualidade de vida cada vez mais digna.

DICAS DO EDITOR

Referências bibliográficas

1. Arzt W, Wetaschnigg D, Veit I, et al. Intrauterine aortic valvuloplasty in fetuses with critical aortic stenosis: experience and results of 24 procedures. Ultr Obstet Gynecol. 2011;37:689-95.
2. Brook MM, Silverman NH, Villegas M. Cardiac ultrasonography in structural abnormalities and arrhythmias: recognition and treatment. West J Med. 1993;159(3):286-300.
3. Donofrio MT, Moon-Grady AJ, Hornberger LK, et al. Diagnosis and treatment of fetal cardiac disease: a scientific statement from the American Heart Association. Circulation. 2014; 129: 2183 -2242.
4. Freud LR, McElhinney DB, Marshall AC, et al. Fetal aortic valvuloplasty for evolving hypoplastic left heart syndrome: postnatal outcomes of the first 100 patients. Circulation. 2014;130(8):638-45.
5. Friedman AH, Kleinman CS, Copel JA. Diagnosis of cardiac defects: where we've been, where we are and where we're going. Prenat Diagn. 2002;22(4):280-4.

6. Hornberger LK, Barrea C. Diagnosis, natural history, and outcome of fetal heart disease. Semin Thorac Cardiovasc Surg Pediatr Card Surg Annu. 2001;4:229-43.

7. Hunter LE, Simpson JM. Atrioventricular block during fetal life. J Saudi Heart Assoc. July 2015;27:164-78.

8. Jaeggi ET, Carvalho JS, De Groot E, Api O, Clur SA, Rammeloo L, et al. Comparison of transplacental treatment of fetal supraventricular tachyarrhythmias with digoxin, flecainide, and sotalol: results of a nonrandomized multicenter study. Circulation. 2011;124(16):1747-54.

9. Kovalchin JP, Silverman NH. The impact of fetal echocardiography. Pediatr Cardiol. 2004;25(3):299-306.

10. Lee MY, Won H S. Technique os fetal echocardiography. Obstet Gynecol Sci. 2014 July;57(4):342.

11. McElhinney DB, Tworetzky W, Lock JE. Current status of fetal cardiac intervention. Circulation. 2010;121(10):1256-63.

12. Ortiz-Garrido A, Cuenca-Peiró V, Conejo-Muñoz L, et al. Fetal arrhythmias: diagnosis, treatment and perinatal outcome. Rev Esp Cardiol. 2015;68:817-9, v.68, n.9.

13. Pedra SR, Peralta CF, Crema L, Jatene IB, da Costa RN, Pedra CA. Fetal interventions for congenital heart disease in Brazil. Pediatr Cardiol. 2014;35(3):399-405.

14. Pedra SRF, Peralta CF, Pedra CAC. Future directions of fetal interventions in congenital heart disease. Interventional Cardiology Clinics. 2013;2:1-10.

15. Sharland G. Routine fetal cardiac screening: what are we doing and what should we do? Prenat Diagn. 2004;30;24(13):1123-9.

16. Tulzer G. Fetal cardiology. Curr Opin Pediatr. 2000;12(5):492-6.

17. Tworetzky W, Marshall AC. Fetal interventions for cardiac defects. Pediatr Clin North Am. 2004;51(6):1503-13.

18. Weber R, Stambach D, Jaeggi E. Diagnosis and management of common fetal arrhythmias. J Saudi Heart Ass. 2011; Apr 23(2):61-6.

19. Yagel S, Silverman N, Gembruch U. Fetal cardiology: embriology, genetics, physiology, echocardiographic evaluation, diagnosis and perinatal management of cardiac disease. 2.ed. Informa Healthcare USA, Inc.

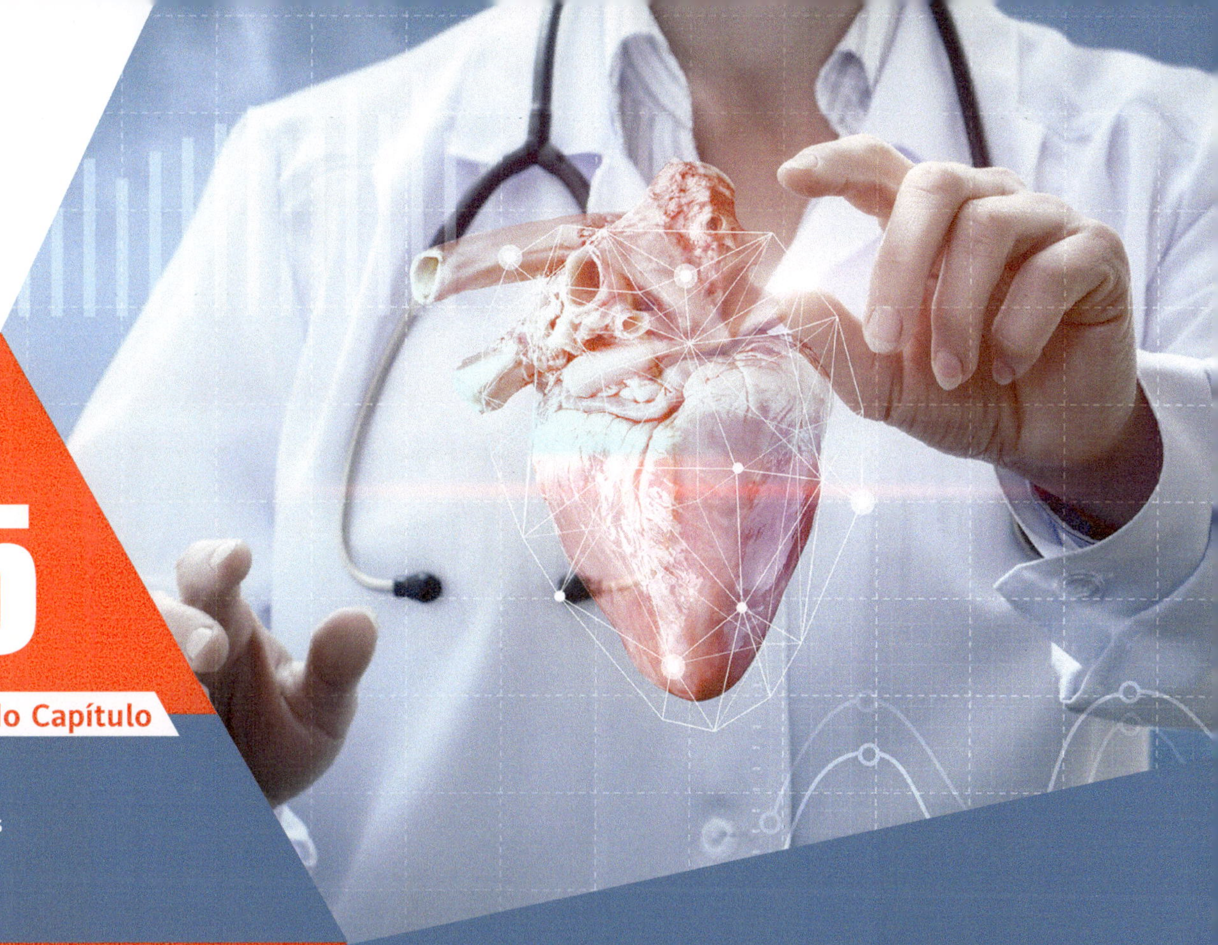

65

Destaques do Capítulo

- Inotrópicos
- Digitálicos
- Vasodilatadores
- Eritropoietina
- Milrinona
- Diuréticos

Insuficiência cardíaca em lactentes e crianças

Maria Aparecida de Almeida e Silva
Jaime da Conceição Padeiro Júnior

65.1 Introdução

A insuficiência cardíaca em crianças e lactentes constitui uma síndrome caracterizada por alta morbimortalidade, decorrente das peculiaridades associadas a alterações fisiológicas do desenvolvimento cardíaco.

Diferentemente do que ocorre nos adultos, nos quais a insuficiência é decorrente de injuria miocárdica, nas crianças é secundária a distúrbios circulatórios causados por sobrecarga volumétrica ou pressórica, necessitando precocemente de intervenções cirúrgicas ou percutâneas. Dessa forma, torna-se importante problema de saúde pública.

65.2 Insuficiência cardíaca

A insuficiência cardíaca é considerada uma emergência, incidindo em 90% dos casos no primeiro ano de vida e sendo responsável por alta letalidade principalmente nos primeiros seis meses após o nascimento. É uma síndrome clínica caracterizada pela incapacidade do coração de manter oferta sanguínea necessária às demandas metabólicas orgânicas basais e de crescimento, em repouso ou exercício. Pode ser resultado de desadaptação isolada ou combinada de fatores, congênitos ou adquiridos, com manifestação aguda e súbita de baixo débito, ou crônica insidiosa de congestão venosa. Dentre as causas, destacam-se:

- Sobrecargas volumétricas: comuns nas cardiopatias congênitas com *shunt* esquerdo-direito, que se manifestam concomitantemente à queda de resistência vascular pulmonar, podendo ser apresentadas em dois grandes grupos:
  - acianogênicas: comunicação interventricular, persistência do canal arterial, janela aortopulmonar, fístulas arteriovenosas sistêmicas e outras;
  - cianogênicas: conexão venosa pulmonar anômala total, *truncus arteriosus*, conexão atrioventricular univentricular sem estenose pulmonar e outras.
- Sobrecargas pressóricas: decorrentes de obstruções à ejeção ventricular esquerda (estenose aórtica e coartação da aorta importantes e interrupção do arco aórtico), à direita (estenose pulmonar grave e hipertensão pulmonar) ou obstrução na via de entrada ventricular (estenose mitral grave, *cor triatriatum* e outras).
- Alterações da contratilidade miocárdica: podem resultar de defeitos congênitos, como anomalia de origem das artérias coronárias, levando a miocardiopatia isquêmica, distúrbios metabólicos e eletrolíticos, processos infecciosos (miocardites), hipóxia (pós-operatório de cirurgia cardíaca) e cardiotoxicidade (antraciclinas).
- Alterações do enchimento ventricular (disfunção diastólica): são exemplos a miocardiopatia hipertrófica, a endomiocardiofibrose, a pericardite constritiva e outras. A pressão ventricular pode estar elevada, prejudicando o esvaziamento atrial, que dilata, predispondo a arritmias e fazendo surgir congestão venosa sistêmica e pulmonar.
- Distúrbios do ritmo: tanto as taquicardias como as bradicardias persistentes podem predispor a insuficiência cardíaca (Figuras 65.1 e 65.2).

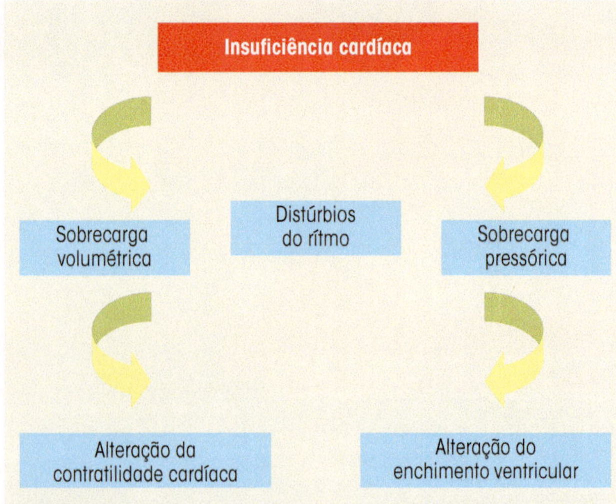

Figura 65.1 Insuficiência cardíaca no lactente e na criança.

Fonte: Desenvolvido pela autoria.

Causas de insuficiência cardíaca		
1 semana	**1 mês**	**Após**
▪ Estenose aórtica crítica ▪ SHCE ▪ Coartação critica ▪ DATVP ▪ Agenesia da valva pulmonar ▪ Anomalia de Ebstein ▪ Estenose pulmonar crítica ▪ Interrupção arco aórtico	▪ Atresia tricúspide tipo IC ▪ Coração univentricular sem estenose pulmonar ▪ Transposição dos grandes vasos com CIV grande ▪ *Truncus arteriosus* ▪ Fistulas arteriovenosas ▪ Cardiopatias com *shunt* esquerdo-direito	▪ Janela aortopulmonar ▪ Persistência do canal arterial ▪ Comunicação interventricular ▪ Átrio único ▪ Defeitos do septo atrioventricular ▪ Miocardiopatia ▪ Arritmia ▪ Anemia ▪ Doença de Kawasaki ▪ Doença do tecido conectivo

Figura 65.2 Causas da insuficiência cardíaca no lactente e na criança.

SHVE: síndrome da hipoplasia do coração esquerdo; DATVP: drenagem anômala total de veias pulmonares; IC: insuficiência cardíaca; CIV: comunicação interventricular.

Fonte: Desenvolvido pela autoria.

As alterações anatômicas e funcionais deflagram processos de compensação, responsáveis pelos sintomas e pelos sinais clínicos iniciais. Nesses processos se baseia o tratamento da insuficiência cardíaca.

Uma das primeiras respostas do coração é a utilização do mecanismo de Frank Starling, em que há alongamento das fibras, resultando aumento do volume diastólico e, secundariamente, do volume sistólico. O aumento do estresse de parede leva à hipertrofia ventricular (Figura 65.3).

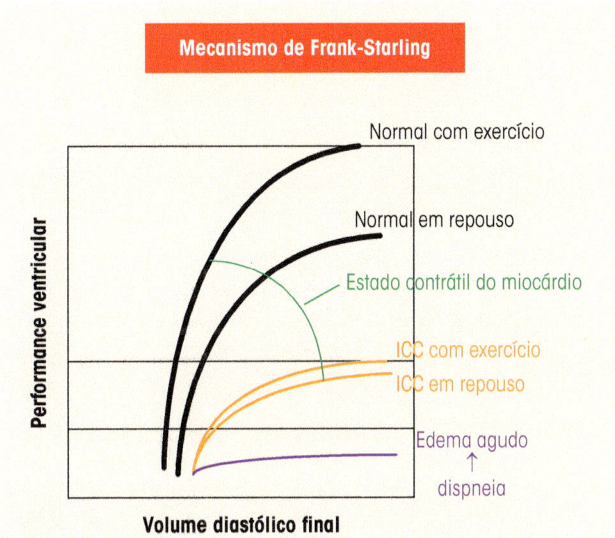

Figura 65.3 Mecanismo de Frank-Starling.

ICC: insuficiência cardíaca congestiva.

Fonte: Desenvolvido pela autoria.

Importante mecanismo compensatório, também precoce, é o aumento da atividade adrenérgica, por liberação de norepinefrina e epinefrina. Resulta em aumento da contratilidade e da frequência cardíaca e na redistribuição do débito cardíaco (ação alfa-adrenérgica), preservando a perfusão miocárdica e cerebral, mas levando à vasoconstrição renal, esplâncnica e cutânea. É desse mecanismo que resulta a primeira e principal manifestação da insuficiência cardíaca em crianças, que é a taquicardia. Os pulmões se adaptam removendo o excesso de líquidos intersticiais, aumentando o fluxo linfático. A falência progressiva desse mecanismo leva a outro sinal importante, que é a taquipneia.

O aumento do peptídeo atrial natriurético plasmático (ANP) pode ser detectado em pacientes assintomáticos e pode ser fator prognóstico de insuficiência cardíaca. Regula o volume e pressões sanguíneas, agindo na natriurese, na diurese e produzindo vasodilatação.

O mecanismo compensatório renal começa com a vasoconstrição das arteríolas aferentes renais, aumentando a resistência vascular renal, permitindo maior fração plasmática para filtração, mas com reduzido fluxo sanguíneo renal. Ocorre também ativação do sistema renina-angiotensina-aldosterona, resultando na retenção de sódio e água. A renina converte a angiotensina I em angiotensina II, que é potente vasoconstritor e serve de estímulo para a liberação de aldosterona. A angiotensina II e a aldosterona estimulam a hipertrofia miocárdica (Figura 65.4).

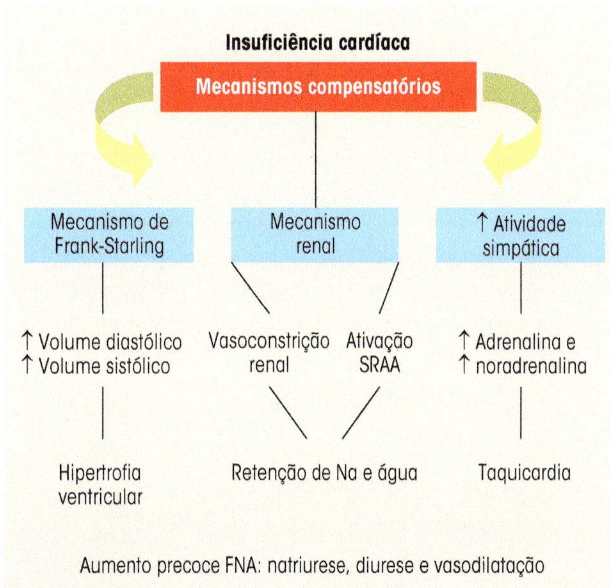

Figura 65.4 Mecanismos compensatórios da insuficiência cardíaca.

SRAA: sistema renina-angiotensina-aldosterona; Na: sódio; FNA: fator natriurético atrial.

Fonte: Desenvolvido pela autoria.

A taquicardia é um dos primeiros sinais da insuficiência cardíaca na criança. Frequências superiores a 160 bpm em neonatos e acima de 100 bpm em crianças maiores podem constituir sinal de alerta, refletindo aumento da liberação de catecolaminas, que também promove sudorese excessiva, palidez e cianose. Baixa tolerância aos esforços, irritabilidade e baixo ganho ponderal são comuns. Taquipneia, tosse, crepitações e sibilos pulmonares ocorrem quando há congestão venosa pulmonar. A hepatomegalia é o mais consistente sinal de congestão venosa sistêmica, mas o edema periférico é raro, presente nos casos de maior gravidade (Tabela 65.1).

Tabela 65.1 Classificação da insuficiência pela New York Heart Association.

I	Paciente cardiopata sem limitação da capacidade física, atividade habitual não causa fadiga, palpitação, dispneia ou angina.
II	Paciente cardiopata com discreta limitação da capacidade física, apresenta-se confortável no repouso, atividade habitual causa fadiga, palpitação, dispneia ou angina.
III	Paciente cardiopata com limitação importante da capacidade física, apresenta-se confortável no repouso, qualquer atividade causa fadiga, palpitação, dispneia ou angina.
IV	Paciente cardiopata incapaz de realizar alguma atividade, sintomática mesmo em repouso.

Fonte: Desenvolvido pela autoria.

65.3 Tratamento

O tratamento da insuficiência cardíaca tem por objetivos aliviar os sintomas da congestão circulatória, melhorar o desempenho cardíaco, bloquear a resposta adaptativa, atenuar o remodelamento miocárdico e, principalmente, identificar a etiologia, removendo a causa subjacente, por meio do tratamento cirúrgico ou percutâneo, no caso das cardiopatias congênitas. Detecção precoce e pronta intervenção são as chaves do sucesso. O tratamento compreende:

65.3.1 Medidas gerais

- Decúbito elevado a 30 graus.
- Oxigenioterapia por nebulização com 2-10 L/min ou ventilação mecânica, se necessário.
- Restrição hídrica nos casos mais avançados (70% do volume basal das 24 horas).
- Dieta com pouco sal, fracionada e hipercalórica; menores volumes em menor espaço de tempo.
- Manutenção da temperatura corpórea, corrigindo-se a febre com antitérmicos.
- Sedação nos casos sob ventilação mecânica com midazolan na dose de 0,05-0,3 mg/kg/dose via endovenosa (EV) ou intramuscular (IM) (1 ampola = 1 mL = 5 mg) ou fentanil na dose de 1-2 micrograma/kg/dose EV ou IM (1 ampola = 1 mL = 50 microgramas).
- Controle da anemia e dos níveis férricos. A anemia pode ser a causa da insuficiência cardíaca, mas frequentemente ocorre como consequência. A fisiopatologia da anemia nos pacientes com insuficiência cardíaca é complexa e tem sido motivo de diversos estudos. Entre os mecanismos envolvidos em sua gênese estão: deficiência na produção ou resistência à eritropoetina, hemodiluição, ativação neuro-humoral, estado pró-inflamatório (produção de citosinas – IL 1,6 e 18) e deficiência de ferro. Alguns fármacos utilizados no tratamento da insuficiência cardíaca podem também causar anemia, como os inibidores da enzima de conversora de angiotensina, os bloqueadores dos receptores de angiotensina I e o carvedilol, pois provocam inibição da produção de eritropoietina. Disfunção renal, diminuição do índice de massa corporal, idade avançada, sexo feminino e disfunção ventricular são fatores que estão relacionados com maior incidência da anemia.
- Diagnóstico precoce e controle das infecções com antibioticoterapia.
- Correção dos distúrbios metabólicos e acidobásicos com bicarbonato de sódio na dose habitual, obedecendo à fórmula de Astrup:

$$\text{mEq } NaHCO_3 = \text{Peso} \times \text{BE} \times 0{,}3$$

Onde: mEq = miliequivalentes; BE = excesso de base; $NaHCO_3$ = bicarbonato de sódio.

65.4 Tratamento não farmacológico

A terapia não farmacológica vem ganhando bastante destaque ultimamente, centrada na abordagem multidisciplinar. Busca de uma visão holística do paciente, incluindo abordagem especial da dieta, preconizando otimizar a ingestão calórica a despeito do aumento da demanda metabólica, oriunda da insuficiência cardíaca. Algumas crianças necessitam de oferta calórica superior a 120 mL/kg para o crescimento desejado. A fim de prover o aporte adequado, é necessário garantir uma via de administração segura e adequada, através de sonda nasogástrica ou gastrostomia.

A reabilitação cardiovascular com bastante destaque em adultos vem demonstrando melhora do suporte inotrópico em crianças submetidas a programas de treinamento físico. O desafio consiste em balancear uma rotina diária de atividade física com potenciais riscos induzidos pelo exercício; portanto, uma avaliação da capacidade física da criança, através de exames como teste cardiopulmonar, é fundamental.

65.5 Tratamento farmacológico

Além dos agentes inotrópicos digitálicos e não digitálicos e os diuréticos, que diminuem a congestão circulatória, outros medicamentos bloqueiam as respostas adaptativas, diminuindo a estimulação neuro-hormonal, a atividade simpática e intervindo na remodelação ventricular. Esses medicamentos previnem o aparecimento e a progressão da insuficiência cardíaca, melhorando a qualidade de vida e a capacidade funcional dos pacientes.

65.5.1 Agentes inotrópicos

A função principal dos agentes inotrópicos é melhorar a contratilidade, embora alguns apresentem também ações diversas, como vasodilatação associada.

Os glicosídeos digitálicos são fundamentais em cardiologia pediátrica, sobretudo a digoxina, o único medicamento de disponibilidade oral com eficácia e segurança comprovadas.

São medicamentos básicos para tratar a insuficiência cardíaca secundária a cardiopatias congênitas, a algumas miocardiopatias e a lesões valvares. Pode ser útil ou exercer efeito protetor no miocárdio em situações em que a função contrátil é normal, mas há sobrecarga hemodinâmica excessiva, como nas cardiopatias que cursam com hiperfluxo pulmonar. É fármaco de escolha para tratar a insuficiência cardíaca associada a arritmias supraventriculares, como a fibrilação atrial e a taquicardia supraventricular. Está contraindicado nas obstruções à ejeção ventricular direita, em que pode ser fator desencadeante das crises de hipóxia (tetralogia de Fallot e outras), em algumas obstruções à ejeção ventricular esquerda, como na miocardiopatia hipertrófica em sua forma obstrutiva e em bradiarritmias como bloqueios atrioventriculares de graus variáveis.

Seu mecanismo de ação principal é a inibição parcial do complexo enzimático sódio-potássio-ATPase, levando ao aumento do sódio intracelular, que será trocado pelo cálcio. Facilita também a entrada do cálcio pelos canais lentos da membrana, tornando-o disponível aos elementos contráteis. A ação inotrópica melhora a contratilidade e consequentemente a fração de ejeção, o débito cardíaco, diminuindo a pós-carga e fazendo regredir a congestão venosa pulmonar e sistêmica. A diminuição da frequência cardíaca promove economia bioenergética e melhora a perfusão miocárdica pelo aumento do tempo de diástole (Figura 65.5).

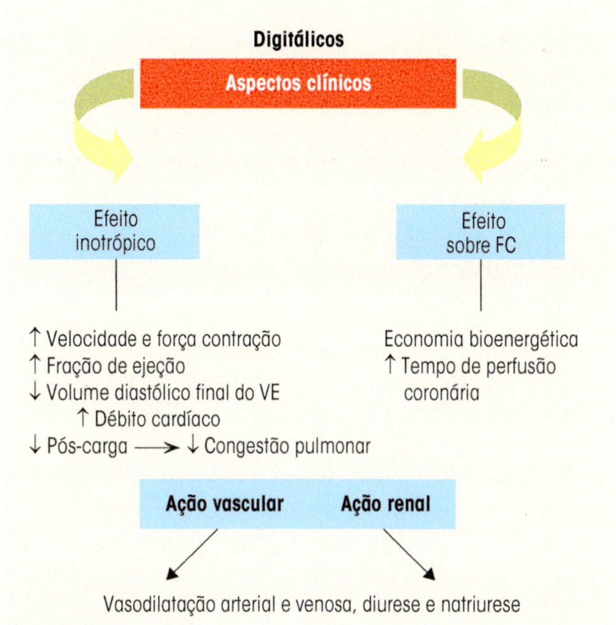

Figura 65.5 **Mecanismos de ação dos digitálicos.**

VE: ventrículo esquerdo; FC: frequência cardíaca.

Fonte: Desenvolvido pela autoria.

A dose da digoxina é, em média, 0,01 mg/kg/dia, dividida em duas doses diárias. As três apresentações são: solução oral (1 mL = 0,5 mg), elixir pediátrico (1 mL = 0,05 mg) e comprimidos de 0,125 e 0,25 mg. Recém-nascidos, prematuros ou não, necessitam de menores doses, por imaturidade renal. Os níveis ideais de manutenção são atingidos após dois a três dias, razão pela qual não se usam doses de ataque, evitando intoxicações.

Anorexia, vômitos, diarreia, cefaleia e distúrbios visuais como escotomas cintilantes são as manifestações clínicas mais comuns, que, quando associadas a alterações eletrocardiográficas e à digoxinemia, fazem o diagnóstico de intoxicação digitálica. Aumento do espaço PR, chegando a bloqueios atrioventriculares de graus variáveis, taquicardias juncionais, bi e trigeminismo podem ser detectados.

Os agentes simpaticomiméticos, inotrópicos não digitálic os, atuam aumentando os níveis do AMP cíclico, resultando em aumento dos níveis do cálcio intracelular, agente fundamental no mecanismo de contração miocárdica. Medicamentos de uso endovenoso, em situações mais graves de disfunção miocárdica e de baixo débito, exigem controle rigoroso das doses, sendo por isso utilizados em terapia intensiva. O mecanismo de ação é dose-dependente.

A principal representante é a dopamina, catecolamina endógena precursora da síntese de adrenalina e norepinefrina. Atua diretamente nos receptores adrenérgicos beta-1 e indiretamente pela liberação de noradrenalina no coração, promovendo efeito inotrópico positivo. Em doses intermediárias, aumenta a contratilidade, dilata o leito vascular renal, mantendo o fluxo renal. Em altas doses, atua sobre os receptores alfa-1 adrenérgicos, promovendo vasoconstrição, aumentando inclusive a resistência vascular pulmonar. Como complicações, podem surgir arritmias, em especial as taquicardias.

As doses variam dependendo da indicação: 1 a 2 microgramas/kg/min têm efeito dopaminérgico, natriurético, diurético e vasodilatador renal, cerebral, miocárdico, esplâncnico e mesentérico; entre 3,0 e 5,0 microgramas/kg/min, predomina ação beta-agonista, aumentando o inotropismo e a frequência cardíaca; entre 5,0 e 15 microgramas/kg/min aumenta a resistência vascular pulmonar e sistêmica com aumento da pressão arterial.

A dobutamina é uma catecolamina sintética com predominante efeito beta-1 adrenérgico. Tem ação direta na fibra miocárdica, aumentando o inotropismo, com pouca ação na pressão arterial e no fluxo renal e coronário. As doses variam de 2 a 10 microgramas/kg/min.

A noradrenalina é uma catecolamina endógena e tem como inconveniente diminuir a perfusão renal. Aumenta a resistência vascular sistêmica, a pressão arterial sistólica e diastólica e a frequência cardíaca, A indicação é restrita a pacientes hipotensos que não respondem à administração de volume e a outros agentes vasoativos. A dose utilizada varia de 0,05 a 1 micrograma/kg/min.

A adrenalina, potente catecolamina endógena, tem ação nos receptores alfa, beta-1 e beta-2, com respostas dependentes da dose. É agente de escolha na ressuscitação cardiopulmonar. Aumenta o inotropismo, a frequência cardíaca, a resistência vascular sistêmica e a pressão arterial. Em doses intermediárias tem efeito beta-2 adrenérgico, promovendo a broncodilatação. Os efeitos nocivos se relacionam a doses maiores por aumento do consumo de oxigênio, podendo levar a isquemia miocárdica, taquiarritmias e insuficiência renal. Conforme a situação, utilizam-se doses que variam de 0,05 a 0,5 microgramas/kg/min.

Os inibidores da fosfodiesterase inibem a ação da enzima responsável pela degradação do AMP cíclico, que é a fosfodiesterase III, presente no músculo cardíaco e na musculatura vascular. A elevação do AMP cíclico aumenta a contração através da regulação do cálcio por ativação da proteinoquinase, facilitando a entrada do cálcio pelos canais de cálcio e ativando seus estoques do retículo sarcoplasmático. Atuam principalmente promovendo o aumento do inotropismo e da contratilidade, vasodilatação arterial e venosa e aumento do relaxamento ventricular durante a diástole.

Os agentes disponíveis no mercado são a amrinona e a milrinona. A milrinona é mais potente, e seu uso é restrito à administração endovenosa. Apresenta também menos efeitos colaterais que a amrinona, que pode levar à hipotensão grave e à trombocitopenia. A dose recomendada em pacientes com função renal normal é de 50 microgramas/kg em 10 minutos, seguida de 0,25-0,75 microgramas/kg/min.

65.5.2 Diuréticos

De fundamental importância na população pediátrica, é medicamento de primeira linha para diminuir a sobrecarga de volume excessiva do coração, melhorando os sintomas da congestão venosa sistêmica e pulmonar. A tendência atual é classificá-los pelo seu principal mecanismo de ação, e três grupos se destacam para o uso pediátrico: diuréticos de alça, sendo o principal representante a furosemida, diuréticos poupadores de potássio (em especial a espironolactona) e tiazídicos.

Os diuréticos de alça são classificados como inibidores do transporte de sódio, potássio e cloro e têm início rápido de ação e grande potência quanto à excreção de sal e água. A furosemida é a principal representante desse grupo. Seu mecanismo de ação inclui inibição do transporte de sódio e cloro no ramo ascendente da alça de Henle e o estímulo intrarrenal para produção de prostaglandina, que, por seu efeito vasodilatador arterial e venoso, aumenta o ritmo de filtração glomerular, o fluxo renal e diminui a pré-carga, com melhora consequente do débito cardíaco. É agente de primeira escolha tanto nos estados congestivos como na presença de insuficiência renal. A diurese é significativa, eliminando 30% do filtrado glomerular, podendo levar a hipopotassemia, hiponatremia, desidratação, hipotensão e ototoxicidade. A depleção do potássio, que é comum no adulto, é rara no grupo pediátrico. As doses devem ser ajustadas em crianças com insuficiência renal e nos neonatos e prematuros, em decorrência da imaturidade renal. A dose por via oral varia de 1-6 mg/kg/dia, podendo chegar a 8 mg/kg/dia. Por via venosa, usa-se 1-2 mg/kg/dose (Figura 65.6).

Os diuréticos poupadores de potássio, também chamados de antagonistas dos receptores da aldosterona, aumentam a eliminação de sal e água e diminuem a excreção de potássio e cloro, principalmente em pacientes com níveis altos de aldosterona plasmática, como ocorre na insuficiência cardíaca.

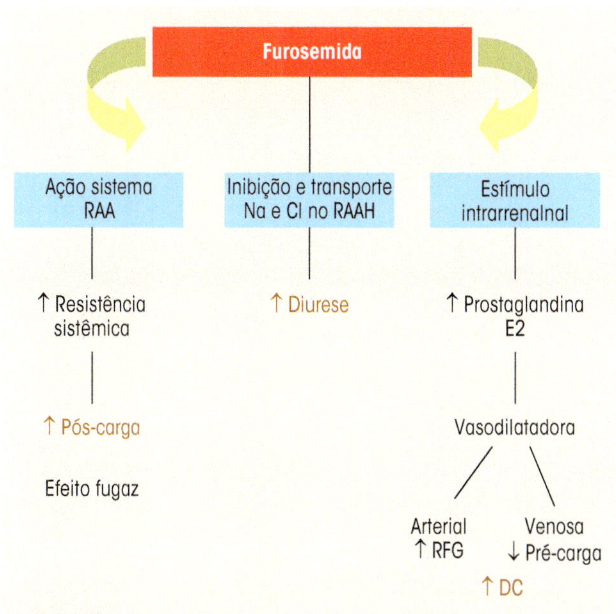

Figura 65.6 **Mecanismos de ação da furosemida.**

SRAA: sistema renina-angiotensina-aldosterona; Na: sódio; Cl: cloro; RAAH: ramo ascendente da alça de Henle; DC: débito cardíaco; RFG: ritmo de filtração glomerular.

Fonte: Desenvolvido pela autoria.

Potencializam a ação dos diuréticos de alça e são também indicados para tratar o hiperaldosteronismo primário, o secundário e a hipertensão arterial. Exigem cuidado nos casos de insuficiência renal e/ou hepática e quando associados ao uso dos inibidores da enzima conversora da angiotensina, pela possibilidade de hiperpotassemia. Sua administração é oral, na dose de 1-4 mg/kg/dia (Figura 65.7).

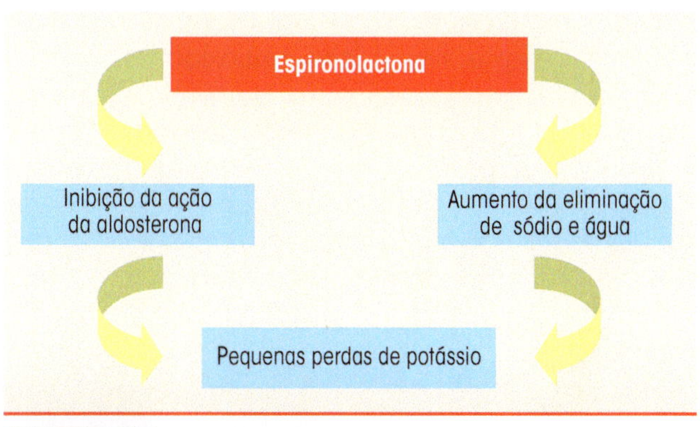

Figura 65.7 **Mecanismos de ação dos diuréticos poupadores de potássio.**

Fonte: Desenvolvido pela autoria.

Os diuréticos tiazídicos (hidroclorotiazida e clorotiazida) atuam como inibidores do cotransporte de sódio e cloro no túbulo contornado distal. Causam aumento da excreção de sódio e água, bem como de potássio, hidrogênio, magnésio e cálcio. São mais utilizados para tratamento de hipertensão arterial, cirrose e edema por nefropatia. São apresentados em comprimidos de 12,5-25 e 50 mg. A dose para neonatos e crianças menores de seis meses é de 2-3,3 mg/kg/dia; para maiores de seis meses de 2 mg/kg/dia dividida em duas doses diárias. Pode levar a alterações do balanço hidroeletrolítico, hipopotassemia, hipocloremia, hiperurecemia e hipotensão.

65.5.3 Medicamentos vasodilatadores

Desde 1987 vários trabalhos têm demonstrado os efeitos benéficos dos vasodilatadores na redução da mortalidade de pacientes com insuficiência cardíaca sistólica e também em pacientes assintomáticos com disfunção ventricular esquerda. Alguns medicamentos com ação principalmente vasodilatadora são conhecidos: inibidores da enzima conversora da angiotensina; bloqueadores dos canais de cálcio; nitroprussiato de sódio; óxido nítrico e outras.

Os inibidores da enzima conversora da angiotensina bloqueiam a conversão do peptídeo inativo angiotensina I para o peptídeo ativo angiotensina II, que é potente vasoconstritor e também estimula a produção da aldosterona. Reduzem a resistência vascular sistêmica e o hiperaldosteronismo secundário. Hemodinamicamente, atuam na pré e na pós-carga e diminuem a retenção de sal e água, por reduzirem a produção de aldosterona. Não alteram a frequência cardíaca e podem reduzir a remodelação miocárdica e vascular (Figura 65.8).

Pacientes portadores de cardiopatia congênita com *shunt* esquerdo-direito, em especial as grandes comunicações interventriculares, beneficiam-se com o uso dos inibidores da enzima conversora da angiotensina, principalmente por diminuir a resistência vascular sistêmica, com pouco ou nenhum efeito no leito vascular pulmonar. Resulta diminuição do *shunt* esquerdo-direito e diminuição da relação entre o fluxo pulmonar e sistêmico, diminuindo o fluxo sanguíneo pulmonar, o retorno venoso pulmonar e com isso a sobrecarga volumétrica do ventrículo esquerdo. Essa resposta é menor nos casos em que há hipertensão pulmonar.

Crianças com insuficiência cardíaca secundária à coartação da aorta grave ou interrupção do arco aórtico podem se beneficiar com o uso dos inibidores da enzima conversora da angiotensina porque, além de melhorarem a insuficiência cardíaca, controlam a hipertensão arterial cefálica e

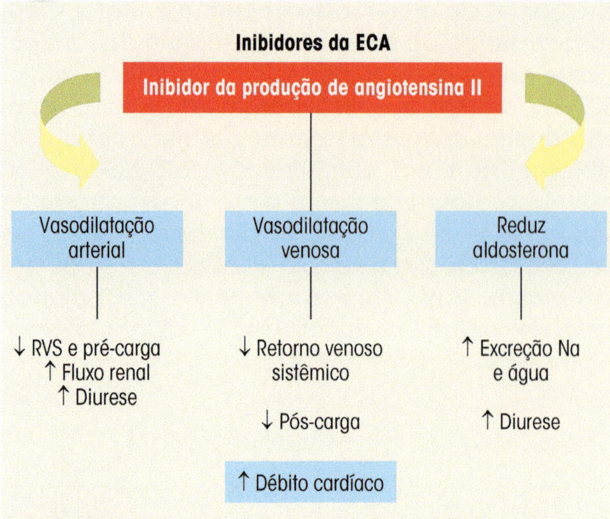

Figura 65.8 **Mecanismos de ação dos inibidores da enzima conversora da angiotensina (IECA).**

RVS: resistência vascular sistêmica; Na: sódio.

Fonte: Desenvolvido pela autoria.

nos membros superiores. Reduzem também a atividade da renina plasmática. Apesar disso, devem ser usados com cautela porque, em alguns casos, uma pressão elevada na zona pré-coartação pode ajudar a perfusão distal, mantendo o fluxo renal. Os dois fármacos principais representantes desse grupo são o captopril e o enalapril.

A maior experiência é com o uso do captopril, que só é disponível na apresentação oral (comprimidos de 12,5, 25-50 mg). A taxa de absorção pode ser reduzida pela presença de alimentos no estômago, devendo ser administrada uma hora antes das refeições. A dose varia de 0,5-4 mg/kg/dia, administrados a cada oito horas. Para adolescentes utilizam-se 6,25-12,5 mg a cada 8 a 12 horas. Neonatos, prematuros e pacientes com alguma disfunção renal necessitam de doses menores, e isso deve ser feito com monitoração da função renal e da potassemia, principalmente quando associados a diuréticos poupadores de potássio. A duração da ação é de oito horas. Os efeitos colaterais são hipotensão, hiperpotassemia, eritema cutâneo, neutropenia e proteinúria. A tosse é efeito colateral frequente, secundária ao aumento dos níveis de bradicinina e da estimulação das fibras C vagais. Casos de hipotensão e nefrotoxicidade exigem diminuição ou suspensão do medicamento.

O enalapril é disponível no mercado para uso oral e endovenoso, e tem meia-vida longa, de aproximadamente 30 horas, o que possibilita a administração em dose única diária ou a cada 12 horas. A dose é de 0,08 mg/kg/dia a 0,58 mg/kg/dia para crianças; para o adulto é de no máximo 40 mg/dia. Os efeitos adversos são menos frequentes.

65.5.4 Betabloqueadores

Os betabloqueadores têm múltiplas indicações em cardiologia pediátrica. Assim, tratamento de hipertensão arterial sistêmica de várias causas, inclusive secundária à coartação da aorta, nos períodos pré e pós-operatório; de algumas arritmias cardíacas ventriculares e supraventriculares; da insuficiência cardíaca refratária ao tratamento convencional; nas obstruções do trato de saída do ventrículo esquerdo, como miocardiopatia hipertrófica em sua forma obstrutiva; tratamento e prevenção das crises hipoxêmicas.

No tratamento da insuficiência cardíaca, seu uso se baseia na inibição da ativação simpática e na redução dos níveis plasmáticos de noradrenalina. Podem reduzir o débito cardíaco e o fluxo renal no início do tratamento, piorando a insuficiência cardíaca devido às ações inotrópica e cronotrópica negativas. Doses baixas iniciais e associação com outros fármacos minimizam esses efeitos adversos. Geralmente após seis a oito semanas, determinam melhora do débito cardíaco, com aumento do volume sistólico, redução da frequência cardíaca, diminuição da resistência vascular sistêmica e aumento do débito cardíaco. Resulta melhora dos sintomas e da qualidade de vida.

O carvedilol é o medicamento mais utilizado. Trata-se de betabloqueador não seletivo, atuando sobre os receptores beta-1, beta-2 e alfa-1. Atenua o remodelamento ventricular, exerce efeito vasodilatador pelo bloqueio alfa-1, diminui a estimulação neuro-humoral e tem efeito antioxidante. Encontrado em comprimidos para administração oral, nas doses de 3,125 mg, 6,25 mg, 12,5 mg e 25 mg. A dose inicial, de 0,1 mg/kg/dia, deve ser dividida em duas tomadas diárias, com aumentos semanais gradativos até 1 mg/kg/dia, dependendo da resposta individual e dos efeitos adversos como bradicardia, hipotensão, hipoglicemia ou piora clínica (Figura 65.9).

65.5.5 Outros medicamentos coadjuvantes específicos

A levosimedana, fármaco cálcio-sensibilizante, age aumentando a sensibilidade da troponina C ao cálcio e na abertura dos canais de potássio na musculatura lisa vascular, resultando em vasodilatação arterial, venosa e coronária. As respostas

Betabloqueadores	
Carvedilol	**Propranolol**
Bloqueadores não seletivos a) Beta-1 e 2 b) Alfa-1 (vasodilatação) c) Antioxidante - proteção dos miócitos ↑ volume sistólico ↓ RV sistêmica ↓ frequência cardíaca e ↑ fração ejeção	Usado para prevenção e tratamento das crises de hipóxia, arritmias ehipertensão arterial Dose 1 a 4 mg/kg/dia ÷ em 2 ou 3 doses Contraindicação: bradiarritmia broncoespasmo

Figura 65.9 Principais betabloqueadores de uso pediátrico.

RV: resistência vascular.

Fonte: Desenvolvido pela autoria.

hemodinâmicas são aumento do débito cardíaco (por diminuição da pré e da pós-carga), melhora da função sistólica e diastólica, sem aumento do consumo de oxigênio e com menor potencial arritmogênico, conforme demonstrado nos estudos LIDO e SURVIVE. A dose mais amplamente utilizada é o ataque de 6-12 mcg/kg, seguida de infusão contínua de 0,1-0,2 mcg/kg/min por 24 a 48 horas (Figura 65.10).

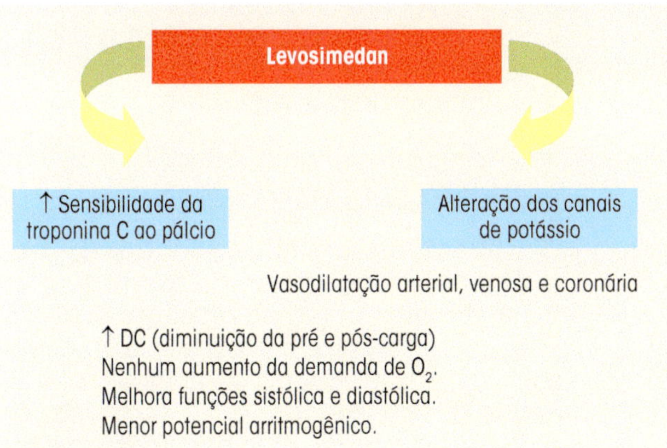

Figura 65.10 Efeitos do levosimendan.

DC: débito cardíaco.

Fonte: Desenvolvido pela autoria.

Os bloqueadores dos receptores da angiotensina bloqueiam a cascata hormonal do sistema renina-angiotensina-aldosterona e inibem a liberação da noreprinefrina e da aldosterona. Têm como vantagem sobre os inibidores da enzima conversora da angiotensina evitar a tosse por não alterar os níveis da bradicinina. Em crianças, são mais utilizados para tratar a hipertensão arterial, e têm sido estudados em crianças com disfunção renal. O mais utilizado é o losartan.

Situação peculiar é a das cardiopatias congênitas de apresentação neonatal que cursam com insuficiência cardíaca grave pelo fato de a circulação sistêmica ser dependente do canal arterial. A manutenção da permeabilidade pode ser responsável pela vida.

O uso das prostaglandinas estabiliza os quadros de insuficiência cardíaca e baixo débito, habituais nesse grupo de anormalidades. Destacam-se a síndrome de hipoplasia do coração esquerdo, a interrupção do arco aórtico, a estenose aórtica e mitral críticas e a coartação da aorta importante, em que a abertura do canal mantém o fluxo sistêmico e pulmonar. É importante acentuar que a utilização de substâncias vasoativas, como a dopamina e a dobutamina, mantém a pressão pulmonar elevada, melhorando a dinâmica circulatória.

A prostaglandina E1, usada desde 197,5,a revolucionou o manejo terapêutico do neonato com cardiopatias congênitas. Além de manter o canal aberto, é potente vasodilatador arterial e venoso. Seu uso prolongado diminui a musculatura arterial pulmonar, o que é benéfico nos casos de persistência do padrão fetal.

As prostaglandinas são encontradas em níveis altos no feto porque são produzidas pela placenta e pelas células do *ductus*. Seu nível sanguíneo vai diminuindo com a maturação fetal e após o nascimento devido à dequitação da placenta e ao catabolismo aumentado com o funcionamento dos pulmões. Seu uso é benéfico até três semanas de vida. A dose varia de 0,05 a 0,1 micrograma/kg/min, em infusão endovenosa contínua. Destacam-se como efeitos indesejáveis: apneia, hipotensão, hipertermia, eritema cutâneo e hiperbilirrubinemia (Figura 65.11).

Situação oposta é aquela em que há necessidade de fechamento do canal devido à repercussão hemodinâmica grave, em prematuros com grandes defeitos. A indometacina, anti-inflamatório não esteroide, potente inibidor da síntese das prostaglandinas, produz a constrição do canal arterial em recém-nascidos prematuros.

Especialmente útil nos casos com repercussão hemodinâmica, pode também ser utilizada em pacientes com muito baixo peso ou com complicações pulmonares como membrana hialina, mesmo que não haja insuficiência cardíaca significante.

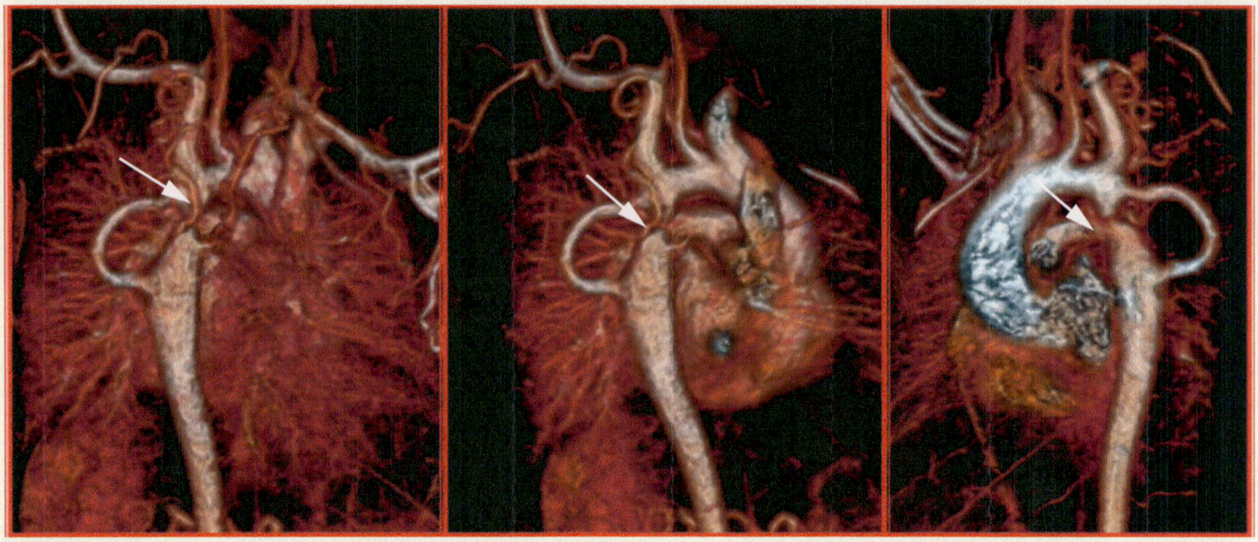

Figura 65.11 **Cardiopatia canal-dependente por restrição ao fluxo sistêmico. Interrupção do arco aórtico (setas) demonstrada em diferentes projeções anatômicas.**

Fonte: Acervo da autoria.

A melhor resposta se obtém quando administrada nas primeiras horas de vida, estendendo-se até três semanas, com efetividade de 70-80%. A dose é de 0,2 mg/kg a cada oito horas (três doses), podendo ser feita uma quarta dose de reforço; a administração é por via oral ou endovenosa. É contraindicada quando a ureia sérica é superior a 30 mg/dL, a creatinina acima de 1,8 mg/dL e o débito urinário menor que 0,5 mL/h. Não deve ser administrada quando o número de plaquetas é inferior a 60.000/mm^3, já que diminui a atividade plaquetária. Outras contraindicações são: hiperbilirrubinemia, enterite necrotizante e hemorragias, em especial as intracranianas.

Existe interação medicamentosa entre a indometacina e outros medicamentos utilizados no neonato. Os mais conhecidos são a furosemida e o digital. Diminui a ação da furosemida e aumenta a ação do digital.

O ibuprofeno é alternativa disponível para o fechamento farmacológico do canal, com resultados considerados superponíveis. Um ciclo de tratamento inclui três doses com intervalo de 24 horas. A primeira dose deve ser de 10 mg/kg, as demais de 5 mg/kg; a administração endovenosa é realizada em perfusão de 15 minutos, ou pode ser administrado por via oral. Esse ciclo pode ser repetido por uma a duas vezes, sendo o intervalo mínimo entre os ciclos de 48 horas. A taxa de sucesso foi de 57-80% (Tabela 65.2).

65.6 Assistência circulatória mecânica

Indicada nos casos refratários a terapia medicamentosa, sendo os principais mecanismos:

- Balão intra-aórtico:

  Balão expansível localizado na aorta descendente abaixo da artéria subclávia esquerda, na diástole insufla e otimiza a perfusão coronária, na sístole esvazia-se rapidamente criando um *vácuo* que diminui a pós-carga e a tensão da parede ventricular, melhorando o débito cardíaco.

  Deve ser locado através de cirurgia, e só é disponível em crianças acima de 18 kg, sendo as principais complicações dissecção, trombose e relacionadas a mau posicionamento do dispositivo.

- Dispositivos de assistência ventricular:

  Consistem em bombas mecânicas que exercem a função ventricular, restaurando a hemodinâmica normal com descompressão ventricular e fluxo sanguíneo pulsátil. Pode-se utilizar para ventrículo direito, esquerdo ou ambos, e a complicação mais frequente é relacionada a sangramento após a implantação.

- ECMO

  Circuito de assistência circulatória composto por bomba mecânica, oxigenador de membrana para trocas gasosas e trocador de calor, a canulação venosa permitindo que o sangue seja bombeado e oxigenado, retornando à circulação sistêmica através da canulação arterial

Tem como objetivo propiciar a recuperação da função ventricular em situação de pós-operatório imediato ou como ponte para transplante cardíaco, sendo as principais complicações decorrentes de distúrbio de coagulação e de infecção.

A insuficiência cardíaca constitui um importante problema de saúde pública, gerando elevados custos a um sistema de saúde, sendo responsável por elevado número de internações em enfermarias pediátricas.

A evolução da terapia medicamentosa associada aos avanços do acompanhamento clínico propiciam redução da morbimortalidade, possibilitando vislumbrar a correção cirúrgica no caso dos pacientes portadores de cardiopatias passíveis de correção ou então melhor qualidade de vida àqueles para os quais não há terapia definitiva, podendo usufruir dos dispositivos de assistência ventricular e da ECMO, propiciando uma ponte para o transplante cardíaco.

DICAS DO EDITOR

Tabela 65.2 Principais medicamentos utilizados na insuficiência cardíaca em cardiopediatria.

Medicamentos	Apresentação	Dose	Efeitos clínicos
Agentes digitálicos	Digoxina Sol. oral – 1 mL = 0,5 mg Elixir pediátrico: 1 mL = 0,05 mg Lanatosídio C: 1 ampola: 0,4 mg	RNPT = 0,005 mg/kg/dia RNT = 0,01 mg/kg/dia Em média: 0,01 mg/kg/dia Dividida em 2 doses	Inotropismo Débito cardíaco Diurese > RVS
Furosemida	Comprimido: 40 mg Ampola: 2 mL = 20 mg	Oral: 6 mg/kg/dia	Diurese < Pré-carga
Tiazídicos (clorotiazida e hidroclorotiazida)	Comprimido: 12,5-25 e 50 mg	Menores de 6 meses: 3,3 mg/kg/dia Maiores de 6 meses: 2 mg/kg/dia	Diurese Excreção de Na* e água
Espironolactona	Comprimido: 25-50 e 100 mg	4 mg/kg/dia	< Pré-carga Retém K < Fibrose/hipertrofia miocárdica
Captopril	Comprimido: 12,5-25 e 50 mg	4 mg/kg/dia Dividido em 3 doses diárias	Vasodilatador < RVS e pulmonar < PA < Pós-carga
Enalapril	Comprimido: 5-10 e 20 mg	0,08-0,58 mg/kg/dia Dividido em 2 doses	Vasodilatador < PA < Pós-carga
Carvedilol	Comprimido: 3,125; 6,25 e 12,5 mg	0,1 mg/kg/dia Dividido em 2 doses Aumentos semanais até 1 mg/kg/dia	< Atividade simpática < FC < PA
Propranolol	Comprimido: 10, 20, 40 e 80 mg Ampola: 1 mg/mL	5 mg/kg/dia Dividido em 2-3 doses	< FC Inotrópico negativo < PA < Consumo de O_2
Prostaglandina E	Ampola: 1 mL = 500 microgramas	0,1 microgr/kg/min Cardiopatias canal-dependentes, com obstrução ao fluxo sistêmico	Relaxa a musculatura do canal Sua permeabilidade < RVS < RVP
Ibuprofeno	Comprimido: 200 mg Solução: 50 mg/mL	3 doses c/ intervalo de 24 horas 1ª dose: 10 mg/kg 2ª dose e a 3ª dose: 5 mg/kg	Fechamento do canal em prematuros com repercussão
Indometacina	Comprimido: 25, 50 mg Ampola: 1 mg/mL Solução: 25 mg/5 mL	2 mg/kg EV 3 doses c/ intervalo 12-24 horas de acordo com idade pós-natal	Fechamento do canal em prematuros com repercussão

RNPT: recém-nascido pré-termo; RNT: recém-nascido a termo; RVS: resistência vascular sistêmica; Na: sódio; K: potássio; PA: pressão arterial; FC: frequência cardíaca; O_2: oxigênio; RVP: resistência vascular pulmonar.

Fonte: Desenvolvido pela autoria.

Referências bibliográficas

1. Abellan DM, Gimenez SC. Insuficiência cardíaca congestiva: diagnóstico e tratamento. In: Santana MVT (ed.). Cardiopatias congênitas no recém-nascido: diagnóstico e tratamento. 2.ed. São Paulo: Atheneu; 2005. p.103-15.
2. Ferreira WP, Cassar R. Insuficiência cardíaca no lactente e na criança. In: Piegas LS, Armaganijan D, Timerman A (eds.). Condutas terapêuticas do Instituto Dante Pazzanese de Cardiologia. São Paulo: Atheneu; 2006. p.625-35.
3. Moffett BS, Chang AC. Future pharmacologic agents for treatment of heart failure in children. Pediatr Cardiol. 2006;27(5):533-51.
4. Ranetti CVL, Foronda G. Terapêutica clínica nas cardiopatias congênitas. In: Stefanini E, Timerman A, Serrano Jr CV (eds.). Tratado de cardiologia SOCESP. 2.ed. Barueri: Manole; 2009. p.2131-47.
5. Rosenthal D, Chrisant MRK, Edens E, et al. International Society for Heart and Lung Transplantation: practice guidelines for management of heart failure in children. J Heart Lung Transplant. 2004;23(12):1313-33.
6. Santana MVT. Cardiopatia congênitas no recém-nascido: diagnóstico e tratamento. São Paulo: Atheneu; 2015. p.139-53.
7. Silva MAP, Almeida GMAL. Terapêutica cardiovascular pediátrica. In: Batlouni M, Ramires JF. Farmacologia e terapêutica cardiovascular. 2.ed. São Paulo: Atheneu; 2004. p.43-54.
8. Silva MAP. Terapêutica clínica nas cardiopatias congênitas. In: Timerman A, Bertolami M, Ferreira JFM. Manual de cardiologia. São Paulo: Atheneu, 2012. p.901-13.
9. Sing RK, Sing TP. Management of heart failure in infants and children. 2013 Dec. Disponível em: www.uptodate.com.
10. Takemoto CK. Pediatric dosage handbook with international trade names index. 19.ed. [on line] Lexi-comp; 2012.

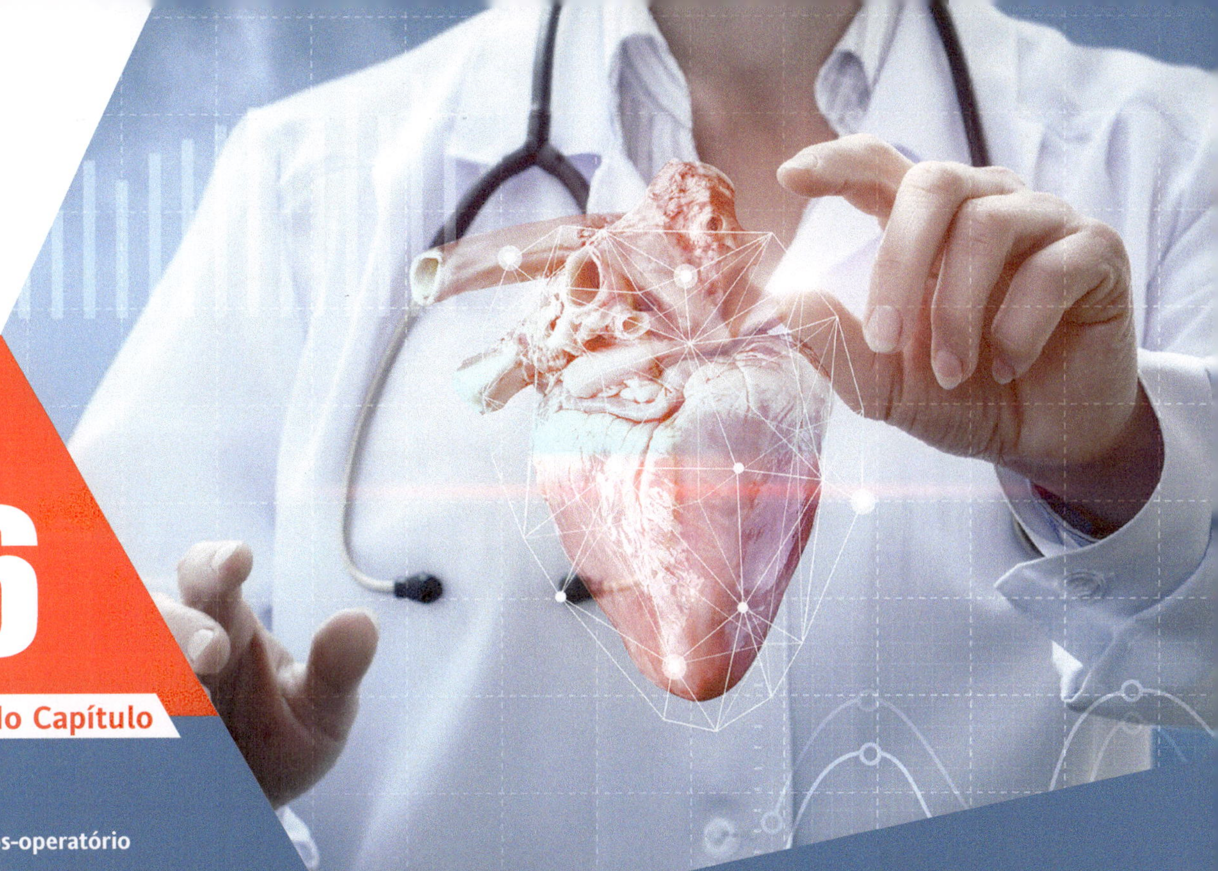

66

Destaques do Capítulo

- Taquicardias
- Bradicardias
- Arritmias no pós-operatório
- Arritmias em crianças
- Arritmias em cardiopatias congênitas

Arritmias cardíacas na infância

Rogério Braga Andalaft
Bruno Pereira Valdigem

Para compreender e tratar as arritmias cardíacas na infância, é fundamental o diagnóstico eletrocardiográfico correto, que possibilita, na maioria das vezes, não só fornecer um nome à doença, mas também um tratamento adequado em curto e em longo prazo. Na população pediátrica, as variações anatômicas que podem ser oriundas das diversas cardiopatias congênitas, assim como as arritmias que ocorrem no pós-operatório, fornecem condição especial a esse grupo de pacientes.

As arritmias cardíacas podem ser classificadas em taquicardias e bradicardias, baseadas na análise da frequência cardíaca. As taquicardias, por sua vez, podem ser subdivididas de acordo com a duração dos complexos QRS em taquicardias de complexos QRS largos ou estreitos. Deve-se recordar que as crianças, de forma geral, apresentam complexos QRS mais estreitos que os adultos; assim, algumas situações com durações superiores a 90 ou 100 ms podem ser consideradas de complexos QRS alargados. As taquicardias de complexos QRS alargados envolvem na infância cinco diagnósticos possíveis: taquicardia ventricular, taquicardia supraventricular aberrante, taquicardia supraventricular com bloqueio de ramo preexistente, taquicardia por reentrada atrioventricular (AV) antidrômica e fibrilação atrial associada à síndrome de Wolf-Parkinson-White. As taquicardias de complexos QRS estreitos envolvem as taquicardias supraventriculares em sua forma clássica e uma forma específica de taquicardia ventricular, denominada taquicardia ventricular fascicular (que possui complexos QRS relativamente estreitos). As taquicardias fasciculares mais frequentes possuem morfologia tipo bloqueio de ramo direito (BRD) e hiperdesvio à esquerda, tipo bloqueio da divisão anterossuperior esquerda do feixe de His, e são responsivas ao tratamento com bloqueadores de canal de cálcio. As taquicardias supraventriculares devem ser investigadas quanto a sua regularidade de forma mais profunda, principalmente quando o médico se depara com um paciente em crise na sala de emergência. Quando se caracteriza uma arritmia como irregular, constata-se que o nó AV não participa do circuito da arritmia, estando apenas recebendo estímulos que vêm de um território superior. Nessas formas de arritmias, o nó AV pode ser denominado *expectador* da arritmia, o que significa que para tratar essa arritmia pode-se controlar o ritmo, retornando o paciente ao ritmo sinusal, ou controlar a resposta ventricular, reduzindo a frequência cardíaca.

Quando se depara com uma taquicardia regular de complexos QRS estreitos, a dúvida que naturalmente surge é: *ela é realmente regular?* Assim, nessas taquicardias, pode-se lançar mão de manobras ou de fármacos como a adenosina, na tentativa de *irregularizar* a taquicardia. Quando se realiza uma manobra vagal ou se utiliza adenosina e se interrompe a taquicardia, retornando o paciente ao ritmo sinusal, sabemos que essa arritmia era *estritamente regular* e, então, pode-se afirmar que o nó AV participava do circuito. Nos casos onde o nó AV participa do circuito, deve-se cardioverter o paciente ao ritmo sinusal com manobras mecânicas, químicas ou elétricas.

Em algumas situações nas taquicardias de complexos QRS estreitos e regulares, a aplicação de manobras vagais ou mesmo a adenosina *irregulariza* a taquicardia sem a interromper. Nesse caso, a *irregularização* da taquicardia informa que o nó AV é um *espectador* da arritmia, isto é, não participa diretamente do circuito arritmogênico. Nesses casos, a *irregularização* da arritmia permite que se visualize o território supraventricular com maior facilidade, possibilitando o diagnóstico.

Como o nó AV não participa do circuito nessa arritmia, do ponto de vista terapêutico, pode-se controlar o ritmo, retornando o paciente ao ritmo sinusal, ou controlar a frequência ou a resposta ventricular, utilizando fármacos que aumentem o grau de bloqueio do nó AV e, consequentemente, reduzam a frequência cardíaca.

66.1 Métodos diagnósticos não invasivos

66.1.1 Eletrocardiograma

A análise do eletrocardiograma na população pediátrica tem peculiaridades diagnósticas em relação aos adultos. Em suas diversas fases até o início da adolescência, a criança tem um predomínio do tônus simpático, o que lhe proporciona maior frequência cardíaca. A labilidade da onda T e a maior incidência de distúrbios pelo ramo direito, além de falsas morfologias de distúrbios de condução, nas quais não há atraso final maior que 30 ms, podem confundir o médico assistente, principalmente se a criança se apresentar ao consultório com quadro de palpitação, precordialgia ou síncope. Neste momento, deve-se lembrar de que as crianças, de forma geral, apresentam complexos QRS mais estreitos que os adultos, e, em algumas situações, durações superiores a 90 ou 100 ms podem ser consideradas como complexos QRS alargados. Flagrar a crise de taquicardia ou documentar o episódio de bradicardia são essenciais ao médico para determinar a conduta. Entretanto, nem sempre é possível o registro com os aparelhos de eletrocardiograma convencionais, que registram apenas poucos segundos. Outra dificuldade diagnóstica é a exiguidade de sintomas entre os jovens e a baixa preocupação do pediatra com eventuais cardiopatias na infância, quando não se manifestam com quadros de extrema gravidade.

Tabela 66.1 Valores de referência para frequência cardíaca (FC), intervalo PR e duração de QRS em crianças de diferentes idades.

	0-1 dia	1-3 dias	3-7 dias	7-30 dias	1-3 meses	3-6 meses
FC (bpm):	94 155	91 158	90 166	106 182	120 179	105 185
PR DII (mseg)	0,08 0,20	0,08 0,14	0,07 0,15	0,07 0,14	0,07 0,13	0,07 0,15
QRS V5 (mseg)	0,02 0,10	0,02 0,07	0,02 0,07	0,02 0,08	0,02 0,08	0,02 0,08

Fonte: Desenvolvido pela autoria.

66.1.2 Monitor de eventos sintomáticos

A busca constante da correlação entre sintomas e alterações eletrocardiográficas também é uma constante no manejo do paciente pediátrico. Nesse sentido, a utilização do monitor de eventos (*looper*) poderia colaborar de forma significativa. Pacientes com crises de perda de fôlego podem evidenciar ao *looper* pausas sinusais prolongadas, fruto do reflexo vagal gerado pela manobra de Valsalva, que se estabelece nesses episódios. Assim, a mãe pode ativar o aparelho nos momentos das crises, possibilitando a perfeita correlação clínico-eletrocardiográfica e identificando o exato mecanismo da síncope. Da mesma forma, pacientes com quadros de palpitações, dores torácicas e abdominais, muitas vezes frequentes e inespecíficas, podem ter seu benefício quando se apresentam com periodicidade até mensal.

66.1.3 Holter

Fornece uma gravação continua em 24 ou 48 horas e, com os aparelhos atuais, até em 7 dias, com o intuito de avaliar de forma dinâmica o comportamento da frequência cardíaca e do ritmo, em situações do cotidiano do paciente, assim como correlacionar dados do traçado com sintomas ou atividades do paciente descritas em um relatório, ou ativadas pelo botão de eventos que existe na grande maioria dos sistemas. Quando se analisa um exame de Holter, tem-se a oportunidade de observar, como um filme, o comportamento do eletrocardiograma em 24 horas. Ao mesmo tempo que se ganha em duração, os sistemas convencionais de três canais dispostos em derivações bipolares não fornecem dados morfológicos correlatos com o eletrocardiograma de 12 derivações. O Holter permite quantificar a densidade de eventos arrítmicos e acompanhar fenômenos eletrocardiográficos com maior facilidade, observando-se o início e o final de uma taquicardia.

Tabela 66.2 **Valores da frequência cardíaca (FC) do nascimento à adolescência.**

Idade	Min	5%	Média	95%	Max	DP
0-24 horas	85	94	119	145	145	16,1
1-7 dias	100	100	133	175	175	22,3
8-30 dias	115	115	163	190	190	19,9
1-3 meses	115	124	154	190	205	18,6
3-6 meses	115	111	140	179	205	21,0
6-12 meses	115	112	140	177	175	18,7
1-3 anos	100	98	126	163	190	19,8
3-5 anos	55	65	98	132	145	18,0
5-8 anos	70	70	96	115	145	16,1
8-12 anos	55	55	79	107	115	15,0
12-16 anos	55	55	75	102	115	13,5

Min: mínima; Max: máxima; DP: desvio-padrão.

Fonte: Desenvolvido pela autoria.

66.1.4 Teste ergométrico

A utilização do teste de esforço tem sido continuamente aprimorada e aplicada à prática pediátrica. Esteiras com barras de adaptação e equipes treinadas permitem a realização do exame em criança cada vez de menor idade (até 3 anos de vida). Sua utilidade é inquestionável nas palpitações relacionadas aos esforços (assim como o Holter) e pode ser utilizado para diagnóstico de arritmias dependentes de catecolaminas ou na avaliação da resposta cronotrópica de pacientes portadores de bloqueio AV total congênito ou disfunção sinusal. Outra utilização possível na infância ocorre nos casos de pré-excitação ventricular. O desaparecimento abrupto da onda delta pode denotar período refratário longo da via acessória.

66.1.5 Cardioestimulação transesofágica

O uso do estudo eletrofisiológico transesofágico ganha particular importância na população pediátrica, por permitir, de forma não invasiva, o diagnóstico de arritmias supraventriculares mantidas por reentrada, que são particularmente frequentes na infância. O princípio do exame se assemelha ao estudo eletrofisiológico invasivo, fornecendo extraestímulos com acoplamentos variáveis na tentativa de determinar a presença de comportamento duplo da junção AV ou mesmo desencadear taquicardias. Apresenta boa tolerabilidade entre os jovens e também permite a avaliação de recorrências entre pacientes que se submeteram à ablação.

66.2 Aplicando algoritmos diagnósticos para as taquicardias

O primeiro passo para o tratamento efetivo é diagnosticar o evento com precisão. As Figuras 66.1 e 66.2 mostram algoritmos que facilitam o diagnóstico e o tratamento das principais taquiarritmias.

Deve-se inicialmente determinar a largura dos complexos, com base nos valores referenciais na infância. Segundo a diretriz de 2010 da American Heart Association (AHA), taquicardias com duração superior a 0,09 segundo na infância devem ser consideradas como de complexos QRS alargados.

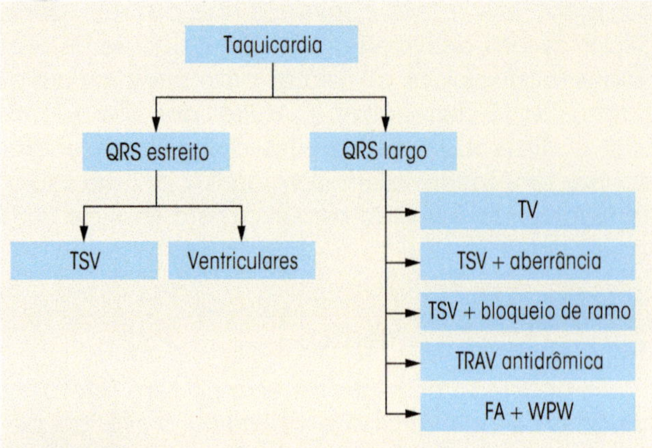

Figura 66.1 Diagnóstico diferencial das taquicardias na infância.

TSV: taquicardia supraventricular; TV: taquicardia ventricular; TRAV: taquicardia por reentrada atrioventricular; FA: fibrilação atrial; WPW: síndrome de Wolf-Parkinson-White.

Fonte: Desenvolvido pela autoria.

Diante de uma taquicardia de complexos QRS estreitos, deve-se observar se há morfologia tipo BRD associada a desvio do eixo para esquerda, que indica a possibilidade de taquicardia ventricular de origem fascicular (verapamil-sensível) (Figura 66.2).

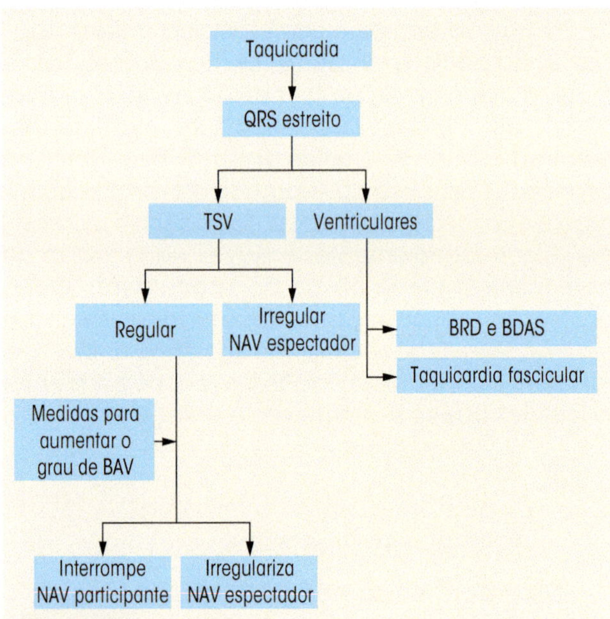

Figura 66.2 Algoritmo diagnóstico das taquicardias de complexos QRS estreitos. Observa-se a presença das taquicardias fasciculares (de origem ventricular) como importante diagnóstico diferencial.

TSV: taquicardia supraventricular; NAV: nó atrioventricular; BRD: bloqueio de ramo de direito; BDAS: bloqueio da divisão anterossuperior esquerda do feixe de His; BAV: bloqueio atrioventricular.

Fonte: Desenvolvido pela autoria.

Segundo a AHA, deve-se ter o cuidado com o diagnóstico entre taquicardias sinusais e taquicardias supraventriculares, que podem ser confundidas na infância, devido à frequência cardíaca mais elevada do ritmo sinusal nos pequenos pacientes (Quadro 66.1).

Quadro 66.1 Diagnóstico diferencial entre taquicardia sinusal e taquicardia de origem supraventricular.

	Taquicardia sinusal	Taquicardia supraventricular
Apresentação	**Início gradual**	**Início ou término abruptos**
Exame físico	Causas de TS (p. ex., febre, hipovolemia, anemia).	Sinais de ICC (sobretudo em bebês): crepitações, hepatomegalia, edema.
Frequência cardíaca	Apresenta variabilidade diante das alterações de atividade ou estresse (choro). ■ < 220 bpm em bebês ■ <180 bpm em crianças	Ausência de variabilidade com atividade. - ≥ 220 bpm em bebês - ≥ 180 bpm em crianças
Ondas P	Presentes/normais.	Ausentes ou anormais (podem estar presentes após o complexo QRS).
Intervalo P-R	Duração constante e normal.	Como as ondas P geralmente, estão ausentes, o intervalo P-R não pode ser determinado; na taquicardia atrial/auricular ectópica, pode-se observar PR curto.
Intervalo R-R	Variável	Constante
Complexo QRS	Estreito (< 0,09 segundo)	Normalmente estreito.

TS: taquicardia sinusal; ICC: insuficiência cardíaca congestiva.

Fonte: Adaptado do livro de provedores da AHA (Pediatric Advanced Life Support).

Os principais mecanismos encontrados nas taquicardias na infância são:

- Hiperautomaticidade: representa a ativação acelerada de células que podem ter função automática, gerando despolarizações espontâneas. Essa hiperatividade pode ser primaria ou mesmo ser secundária a alterações no sistema nervoso autônomo ou desbalanços clínicos e metabólicos, como febre, quadros de choque, acidose ou endocrinopatias como o hipertiroidismo. Em situações de normalidade, as despolarizações espontâneas na fase 4 do potencial de ação não ocorrem.

- Atividade deflagrada: são alterações que ocorrem por variações no potencial de membrana que geram novos potenciais de ação e, consequentemente, eventos arrítmicos. A atividade deflagrada habitualmente ocorre por variações nas fases 2 e 3 do potencial de ação (pós-potenciais precoces) ou mesmo após o término do processo de repolarização, como ocorre nos pós-potenciais tardios. Dessa forma, os pós-potenciais precoces podem ser o resultado de uma diminuição do efluxo iônico na célula ou mesmo aumento de influxo de íons positivos, gerando novos potenciais. Outra possibilidade é a presença de combinação desses dois mecanismos, gerando os pós-potenciais precoces. Quanto aos pós-potenciais tardios que ocorrem durante o processo final de repolarização, existe uma corrente transitória de influxo, não canal de cátion-específica, ativada por um acúmulo de cálcio intracelular.
- Reentrada: existem condições básicas para que um circuito de reentrada ocorra. Esses fatores envolvem a presença de um circuito com duas vias e um obstáculo anatômico e/ou funcional. Envolve também a presença de um bloqueio unidirecional nas vias do circuito. Essas vias também possuem peculiaridades para que o circuito de reentrada ocorra; elas têm de apresentar diferentes velocidades de condução, assim como diferentes períodos refratários (Quadro 66.2).

Quando se diagnostica a presença de uma taquicardia de origem supraventricular estritamente regular (na qual o nó AV é participante no circuito, isto é, responde à adenosina e/ou à manobra vagal), pode-se realizar o diagnóstico diferencial entre as duas principais formas de taquicardia por reentrada: taquicardia por reentrada nodal ou taquicardia por reentrada AV (via acessória) (Quadro 66.3).

Com o diagnóstico estabelecido, combinado à avaliação clínica do paciente, pode-se determinar a melhor conduta a ser seguida nos setores de urgência e nas unidades ambulatoriais especializadas no período intercrise.

Na sala de emergência, é fundamental estabelecer a presença de repercussão hemodinâmica ou não da taquicardia. No Quadro 66.4 são descritos os sinais potencialmente agravantes de um quadro taquicárdico supraventricular ou ventricular com pulso.

Quadro 66.2 Diagnóstico e mecanismos das taquicardias na infância.

Arritmia	Mecanismo	Local	Eletrocardiograma	Comportamento do nó atrioventricular na arritmia	PR < RP
Sinusal	A ou R	Nó sinusal	Onda P positiva em D1, V6 e negativa em aVR	Espectador	Sim
Atrial	A ou R	Átrio	Morfologia diferente da P sinusal	Espectador	Sim
Juncional	A ou R	Junção atrioventricular	Ausência de P ou pseudo-R em V1 e pseudo-S D2. Na JET pode haver dissociação AV	Participante do circuito	Não ou dissociado
TRAV	R	Via acessória	P retrógrada a mais de 70 ms do início do QRS	Participante do circuito	Não
Flutter atrial	Macro-R intra-atrial	Átrio	Ondas F negativas ou positivas na parede inferior. Ausência de linha isoelétrica	Espectador	Não se aplica
Fibrilação atrial	Múltiplas micro-R intra-atriais	Átrio	Atividade elétrica desorganizada e RR irregular	Espectador	Não se aplica
Taquicardia ventricular	R ou A ventricular	Ventrículo	Critérios de Brugada podem falhar na infância.	Dissociação AV 50% dos casos	Não se aplica

A: automatismo ou atividade deflagrada; R: reentrada.

Fonte: Desenvolvido pela autoria.

Quadro 66.3 **Características diagnósticas diferenciais entre taquicardia por reentrada nodal e taquicardia com participação de via acessória.**

	Taquicardia por reentrada nodal AV	Taquicardia por reentrada AV por feixe de condução retrógrada exclusiva	Síndrome de WPW
Idade mais comum	Mulheres adultas	Jovens	Jovens
ECG basal	Pode apresentar comportamento dual da junção.	Normal.	Intervalo PR curto Onda delta e alteração da repolarização.
Sintoma característico	Pulsação cervical.	-	-
Tipos de taquicardia	QRS estreito.	QRS estreito.	QRS estreito (ortodrômica) QRS largo.
FC da taquicardia	Mais lenta, ao redor de 180 a 200 bpm.	Rápida, pode chegar a 300 bpm.	Rápida, pode chegar a 300 bpm.
Presença de onda P retrógrada visível	80% dos casos no pseudo-R em V1 ou pseudo-S em D2 (15%). Antes do complexo QRS 5%.	No segmento ST em 95% dos casos.	No segmento ST em 95% dos casos Difícil visibilização nas taquicardias antidrômicas.
RP	Menor que 70 ms.	Maior que 70 ms.	Maior que 70 ms.
Infradesnivelamento de ST > 2 mm em V5 e V6	Ausente.	Pode estar presente.	Pode estar presente.

AV: atrioventricular; WPW: síndrome de Wolf-Parkinson-White; ECG: eletrocardiograma; FC: frequência cardíaca.

Fonte: Desenvolvido pela autoria.

Quadro 66.4 **Sinais de agravo nas taquicardias com pulso.**

A – Vias aéreas	–
B – Respiração	Apneia, aumento significativo do esforço respiratório, bradipneia.
C – Circulação	Perfusão inadequada, hipotensão.
D – Disfunção	Incapacidade de responder, redução do nível de consciência.
E – Exposição	Hipotermia significativa.

Fonte: Desenvolvido pela autoria.

Na presença dos sinais descritos no Quadro 66.4, o profissional de saúde deve imediatamente proceder à cardioversão elétrica sincronizada com os seguintes passos:

1. Ligar o desfibrilador.
2. Configurar o seletor de derivação como *pás manuais*.
3. Aplicar gel nas pás e verificar se os cabos estão conectados ao desfibrilador.
4. Avaliar a sedação (opcional dependendo do estado hemodinâmico) (Quadro 66.5).
5. Selecionar o modo *sincronizado*.
6. Procurar os marcadores nas ondas R que indiquem que o sincronizador (SINC) está ativo.
7. Selecionar a carga de energia:
   - inicial: 0,5 a1,0 J/kg;
   - subsequentes: 2 J/kg.
8. Carregar o desfibrilador e anunciar em voz alta, para que todos se afastem.
9. Após a confirmação de que todos estão afastados, pressionar o botão de descarga das duas pás simultaneamente.
10. Verificar o monitor. Se a taquicardia persistir, aumentar a carga e preparar uma nova cardioversão.
11. Redefinir sempre o modo sincronizado após cada cardioversão. Caso ocorra fibrilação ventricular, aplicar um choque não sincronizado e iniciar ressuscitação cardiopulmonar imediatamente.

Se o paciente estiver hemodinamicamente estável, pode-se optar por manobras vagais (gelo na face ou manobra de Valsalva). Deve-se evitar a compressão do seio carotídeo, pela fragilidade das partes moles, assim como está contraindicada a compressão do globo ocular ou a promoção do reflexo de vômito, pelos riscos potenciais de descolamento de retina e de broncoaspiração, respectivamente. Se as manobras vagais não forem efetivas, deve-se administrar idealmente adenosina seguida de *flush* de soro fisiológico e elevação do membro superior. No Quadro 66.6 estão descritos os principais fármacos antiarrítmicos e suas principais características farmacológicas.

Quadro 66.5 Fármacos utilizados para sedação e analgesia em pediatria.

Sedativo	Dose	Vantagens	Principais efeitos colaterais
Midazolam	0,1 a 1,3 mg/kg	Amnésia	Hipotensão
Quetamina	1 a 2 mg/kg	Ação broncodilatadora Menor instabilidade hemodinâmica	Hipertensão Taquicardia Aumento da pressão intracraniana
Propofol	1 a 2 mg/kg	Efeito rápido	Hipotensão Apneia
Fentanil	1 a 5mcg/kg	Efeito rápido	Rigidez muscular
Etomidato	0,2 a 0,4 mg/kg	Efeito rápido	Mioclonia, supressão suprarrenal

Fonte: Desenvolvido pela autoria.

Quadro 66.6 Fármacos antiarrítmicos utilizados em pediatria.

Agentes	Doses agudas EV	Dose manutenção EV	Dose VO	Ajuste renal	Ajuste hepático	Efeitos adversos mais comuns
Adenosina	1ª dose: 0,1mg/kg (máximo 6 mg) 2ª dose: 0,2 mg/kg (máximo 12 mg)	Não	Não	Não	Não	Rubor, dispneia e pressão torácica. Reduzir dose se acesso central.
Verapamil	0,1 a 0,3 mg/kg/dose	Não	4-10 mg/kg/dia a cada 8 horas	Não	Sim	Hipotensão. Não utilizar abaixo de 2 anos.
Amiodarona	5 mg/kg	5-10 mg/kg/dia	RN e criança: 2,5 a 5 mg/kg/dia Adolescentes: 200-400 mg/dia	Não	Não	Hipotensão. Pneumonite. Tireoidopatia.
Procainamida	RN: 7 a 10 mg/kg Criança e adolescente: 15 mg/kg	20-80 mcg/kg/min (máximo 2 g/d)	15-50 mg/kg/d A cada 8 horas	Sim	Sim	Hipotensão. Alteração do TGI.
Propafenona	1 a 2 mg/kg	Não	Crianças: 150 a 200 mg/m²/dia Adolescentes: 450 a 900 mg/dia	Sim	Sim	Tontura. Náusea. Broncoespasmo.
Flecainida	1 a 2 mg/kg	Não	RN: 2 mg/kg/dia Crianças: 1 a 3 mg/kg/dia Adolescentes: 100 a 400 mg/dia	Sim	Não	Arritmias.
Atenolol	Não	Não	0,5 a 2 mg/kg/dia	Não	Não	Bloqueio AV. Bradicardia sinusal Broncoespasmo.
Propranolol	Não	Não	RN: 0,25 mg/kg/dose a cada 6 ou 8 horas Crianças: 2 a 4 mg/kg/dia Adolescentes: 40 a 320 mg/dia	Não	Não	Bloqueio AV. Bradicardia sinusal. Broncoespasmo.
Metoprolol	Não	Não	Crianças: 1 a 2 mg/kg/dia Adolescentes: 50 a 100 mg/dia	Não	Não	Bloqueio AV. Bradicardia sinusal. Broncoespasmo.
Digoxina	Não	Não	RN e crianças: 5 a 10 mcg/kg/dia Adolescentes: 0,125 a 0,5 mg/dia	Sim	Não	Cefaleia. Náusea. Vômitos. Bloqueio AV.
Sotalol	Não	Não	RN e crianças: 30 mg/m²/dose 3vezes ao dia Adolescentes: 160 a 320 mg/dia	Sim	Não	Arritmias.

EV: endovenoso; VO: via oral; RN: recém-nascido; TGI: trato gastrointestinal; AV: atrioventricular.

Fonte: Desenvolvido pela autoria.

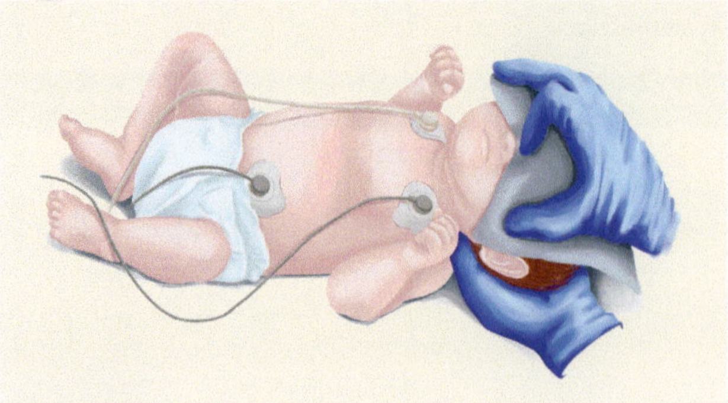

Figura 66.3 **Imagem demonstrando manobra vagal. Deve-se ter o cuidado para que a bolsa de água e gelo não cubra o nariz e a boca, a fim de não obstruir a ventilação.**

Fonte: Adaptado de Carvalho P, Korb C, Dewes D, et al. Suporte avançado de vida em pediatria. American Heart Association. 2012.

Quanto ao tratamento invasivo, a chegada da técnica de crioablação (introduzida no país em 2014, com o primeiro uso pediátrico em 2015) possibilitou o tratamento de arritmias próximas ao sistema normal de condução ou taquicardias em crianças de menor peso, com baixos índices de complicações e elevada segurança. Ainda que não disponível em todo o país, é opção segura à radiofrequência, com potencial superioridade no quesito segurança, para o tratamento de vias acessórias de localização para-hissiana (Figura 66.4).

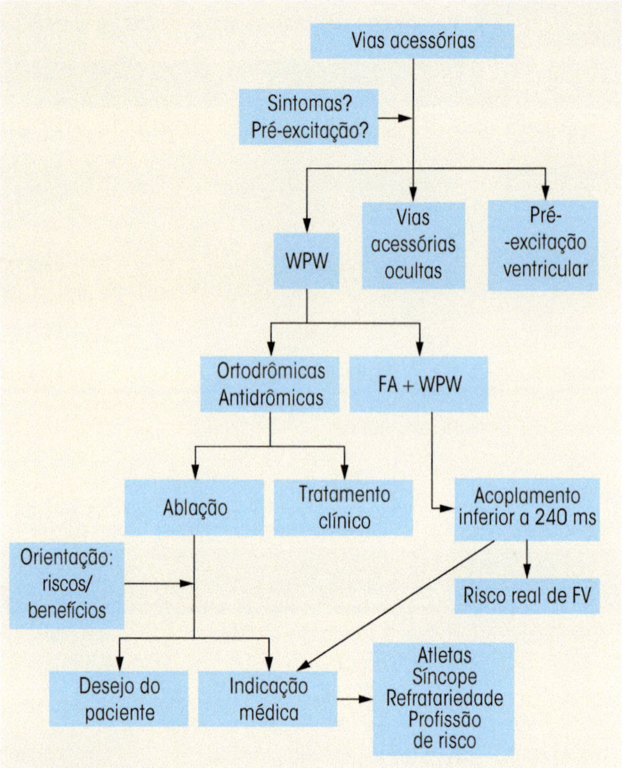

Figura 66.4 **Algoritmo para decisão do tratamento em pacientes com taquicardia mediadas por via acessória.**

WPW: síndrome de Wolf-Parkinson-White; FA: fibrilação atrial; FV: fibrilação ventricular.

Fonte: Desenvolvido pela autoria.

66.3 Orientações gerais para a abordagem terapêutica das taquicardias supraventriculares na infância

Para os casos de pré-excitação ventricular associada à presença de eventos arrítmicos (síndrome de Wolf-Parkinson-White), opta-se por:

1. Não utilizar bloqueadores de canais de cálcio ou digital.
2. Nos primeiros 6 meses, deve-se proteger também a via acessória, pois, em razão da presença de maior massa crítica atrial pela hipertensão arterial pulmonar remanescente do período perinatal, existem maiores riscos de arritmias atriais, fibrilação atrial e *flutter* perinatal. Assim, o uso de propafenona ou amiodarona estará recomendado.
3. Em pacientes em que o risco de fibrilação atrial é baixo e se deseja evitar o uso crônico de amiodarona, ou seja, pacientes fora da fase perinatal e abaixo de 9 anos com coração estruturalmente normal, o uso de propafenona combinado a betabloqueador ou mesmo betabloqueador isoladamente será possível.
4. É aconselhável, em crianças, combinar propafenona nas doses de 10 a 15 mg/kg com betabloqueador em doses baixas para evitar o efeito pró-arrítmico, que poderá tornar a arritmia supraventricular incessante.
5. A ablação por radiofrequência está indicada em pacientes menores que 5 anos, apenas nos casos de refratariedade ao tratamento clínico, síncope, fibrilação atrial pré-excitada, efeitos colaterais graves dos fármacos ou intolerância a estes. Nos demais casos, é conduta no serviço do Instituto Dante Pazzanese de Cardiologia (IDPC), esgotar as possibilidades do desaparecimento espontâneo da via acessória e, somente após os 7 ou 8 anos, propor à família o tratamento não farmacológico (ablação por radiofrequência). Para a realização dos procedimentos eletivos, sempre os pais

e também o jovem são orientados, desde que se mostrem capazes de compreender as informações básicas. Acredita-se que o jovem deva participar ativamente do tratamento, assim como a decisão terapêutica deverá ser realizada sob a supervisão atenta dos pais e do profissional de saúde.

6. Na pré-adolescência e adolescência, utilizar novamente medicações que façam o bloqueio da via acessória, tais como: amiodarona ou propafenona, pelo risco de fibrilação atrial pré-excitada e morte, como ponte para o tratamento invasivo da arritmia; evitar propafenona se houver cardiopatia congênita com acometimento da estrutura ventricular e nos casos de câmara direita sistêmica.
7. Nos casos assintomáticos (pré-excitação apenas), é prudente realizar a estratificação da via acessória com teste ergométrico, cardioestimulação transesofágica ou estudo eletrofisiológico transvenoso. Vias acessórias com período refratário inferior a 240 milissegundos apresentam elevado risco de eventos e morte súbita.
8. Nos casos de via acessória de condução retrógrada exclusiva, a terapia com betabloqueador é a primeira escolha e, de modo habitual, é altamente eficaz.

No período perinatal, o principal diagnóstico diferencial para taquicardias por reentrada atrioventricular são os quadros de arritmias atriais (taquicardia atrial e *flutter* atrial).

Nos casos de taquicardia atrial na infância, no ambulatório de eletrofisiologia clínica e arritmias cardíacas do IDPC, procede-se da seguinte maneira:

1. Na quase totalidade dos casos, como estratégia inicial de tratamento, opta-se por manter o ritmo sinusal para evitar casos de taquicardiomiopatia.
2. Os fármacos habitualmente utilizados para manutenção do ritmo sinusal são a amiodarona e a propafenona. As medicações adjuvantes aos dois fármacos com melhor resultado de combinação para a amiodarona são os bloqueadores de canais de cálcio e, para a propafenona, os betabloqueadores.
3. Nos casos de taquicardia atrial comprovada, a reversão com cardioversão elétrica é pouco efetiva e não deverá ser tentada, exceto nos casos nos quais há repercussão hemodinâmica.
4. Em casos em que se falha na tentativa de controle do ritmo, pode-se optar pelo controle da resposta ventricular com betabloqueador ou bloqueador de canais de cálcio, sempre relembrando suas contraindicações e seus efeitos colaterais.
5. A monitorização ambulatorial desses pacientes deverá ser feita em intervalos curtos, no máximo mensalmente, nos casos de arritmias sustentadas em que existe maior risco de taquicardiomiopatia.
6. Nos casos de taquicardia atrial, a terapia invasiva com ablação fica restrita aos casos de disfunção ventricular, refratariedade ao tratamento clínico, efeitos colaterais graves ou intolerância ao fármaco.

Pacientes com grande densidade de ectopias supraventriculares, sem taquicardias e sem sintomas, podem receber apenas monitorização clínica com o intuito de detectar precocemente a modificação do padrão eletrocardiográfico (taquicardias), dilatação de câmaras ou sintomas que merecem tratamento da arritmia.

Nos pacientes com diagnóstico sugestivo de *flutter* atrial, que ocorre predominantemente em portadores de cardiopatia congênita ou em corações normais no período perinatal, sugere-se:

1. Documentar o episódio com a realização do eletrocardiograma; se possível, registrar também o eletrocardiograma durante a administração de adenosina ou a realização de manobra vagal.
2. Nos casos de *flutter* atrial perinatal, a conduta de escolha será a cardioversão elétrica sincronizada.
3. Após a reversão, não há evidências de que a utilização de fármacos no período perinatal esteja relacionada à prevenção de recorrência no primeiro ano de vida.

Dentre os adolescentes, cresce a importância das taquicardias por reentrada, geradas por dupla via nodal (taquicardias por reentrada nodal AV). Ao diagnosticar esses casos no ambulatório especializado, deve-se seguir as seguintes premissas:

1. Orientar a família sobre a benignidade do quadro.

2. Orientar o paciente sobre como realizar a manobra de Valsalva.
3. Deixar uma carta ao paciente para que, se este apresentar crises, procurar o pronto atendimento e receber tratamento adequado.
4. Para acompanhamento ambulatorial, utilizar betabloqueadores ou bloqueadores de canais de cálcio.

Para pacientes em que os responsáveis desejem a ablação, esta poderá ser realizada, desde que seja respeitada a idade dos pacientes e sejam realizadas todas as etapas necessárias para o procedimento. Pacientes com idade inferior a 5 anos possuem risco consideravelmente maior que crianças de maior idade, independentemente do peso. A dificuldade de acesso vascular e a menor espessura e diâmetro das cavidades associada à baixa oferta de materiais específicos à população pediátrica são os principais obstáculos. Entretanto, em casos refratários à terapêutica farmacológica ou com eventos de alta gravidade, o tratamento invasivo deve ser considerado. No IDPC, para casos eletivos, tem-se indicado o procedimento curativo ao final da infância e início da adolescência, sempre individualizando o tratamento.

66.4 Pacientes portadores de cardiopatias congênitas

Nesses pacientes, os eventos arrítmicos habitualmente agravam a evolução do pós-operatório. Em alguns casos, como ocorre em pacientes no pós-operatório de correção de tetralogia de Fallot e nos pacientes com miocardiopatia hipertrófica, os eventos arrítmicos podem representar risco real de morte súbita representando o sinal de alerta de um miocárdio doente (Quadros 66.7 e 66.8).

Quadro 66.7 **Principais fatores de risco de eventos arrítmicos em crianças com cardiopatia.**

Condição clínica	Substrato	Arritmias pré ou pós-operatórias	Comentários
Comunicação interatrial	■ Dilatação do átrio direito (pré-operatório). ■ Atriotomia e manipulação atrial (pós-operatório).	■ Taquicardia atrial (pré e pós). ■ *Flutter* atrial (pré e pós). ■ Fibrilação atrial (pré e pós). ■ Lesão mecânica pós-operatória do sistema elétrico do coração (pós).	Fibrilação e *flutter* atrial e taquicardia atrial geralmente surgem na evolução tardia.
Comunicação interventricular	■ Lesão cirúrgica do sistema de condução ou processo inflamatório pós-CEC.	■ Bloqueios atrioventriculares (pós). ■ Taquicardia juncional (pós). ■ Taquicardias ventriculares (pré e pós com disfunção miocárdica).	Episódios de taquicardia juncional ocorrem predominantemente nos primeiros dias de pós-operatório.
Transposição corrigida de grandes artérias (L-TGA)	■ Distorção do sistema de condução pela inversão ventricular, lesão cirúrgica.	■ Bloqueios atrioventriculares até BAVT.	Pode ocorrer espontaneamente ou no pós-operatório de ventriculosseptoplastia, por exemplo.
Isomerismo atrial	■ Esquerdo: ausência de nó sinusal. ■ Direito: dois nós sinusais. ■ Presença de dois nós atrioventriculares (possível).	■ Arritmias atriais (ritmos atriais ectópicos, taquicardia atrial multifocal). ■ Taquicardia por reentrada atrioventricular por feixes acessórios ou por dois NAV.	Pode ter diversas arritmias atriais primárias ou secundárias a procedimentos cirúrgicos.
Tetralogia de Fallot	■ Disfunção e dilatação do VD. ■ Lesão pós-operatória.	■ Arritmias ventriculares (simples ou complexas). ■ Maior risco quanto mais tardio o pós-operatório e maior idade na correção cirúrgica.	Risco de morte súbita e arritmias malignas quando QRS maior que 180 ms, insuficiência pulmonar importante e disfunção de VD.
Anomalia de Ebstein	■ Dilatação atrial e feixes anômalos.	■ Arritmias atriais (*flutter* e fibrilação atrial). ■ WPW.	Maior incidência de feixes anômalos que a população geral. Normalmente feixes à direita.
Miocardiopatia hipertrófica	■ Feixes acessórios. ■ Mecanismos de reentrada na musculatura ventricular.	■ TPSV por macrorreentrada atrioventricular. ■ Arritmias ventriculares (simples ou complexas).	Septo maior que 30 mm, síncope, TVNS, TVS, comportamento anormal da PA no teste ergométrico e história familiar de morte súbita, são critérios de gravidade.

CEC: circulação extracorpórea; BVAT: bloqueio atrioventricular total; L-TGA: transposição das grandes artérias; NAV: nó atrioventricular; VD: ventrículo direito; WPW: síndrome de Wolf-Parkinson-White; TPSV: taquicardia paroxística supraventricular; TVNS: taquicardia ventricular não sustentada; TVS: taquicardia ventricular sustentada; PA: pressão arterial.

Fonte: Desenvolvido pela autoria.

Quadro 66.8 **Resumo dos principais eventos arrítmicos na infância e como abordá-los.**

Arritmia	Controlar o ritmo?	Controlar a resposta ventricular?	Medicamentos e medidas clínicas
Taquicardia sinusal	Sim	Sim	▪ Identificar a causa geradora. Nos casos de taquicardia inapropriada, utilizar betabloqueadores.
Taquicardia atrial	Sim	Sim	▪ CVE habitualmente ineficaz. ▪ Controle do ritmo: amiodarona, propafenona, sotalol. ▪ Controle da resposta ventricular: betabloqueadores, bloqueadores de canais de cálcio, digitálicos.
Flutter atrial (comum no período perinatal)	Sim	Sim	▪ Cardioversão elétrica sincronizada. ▪ Manutenção: somente nos primeiros meses.
Fibrilação atrial (raro em não cardiopatas)	Sim	Sim	▪ CVE ou controle do ritmo: amiodarona, propafenona. ▪ Controle da resposta ventricular: betabloqueadores, bloqueadores de canais de cálcio, digitálicos. ▪ Cuidados com anticoagulação.
Taquicardia juncional – JET (arritmia característica do pós-operatório de cardiopatias congênitas – relacionada ao tempo de CEC e não necessariamente à manipulação da junção atrioventricular)	Sim	Não	▪ Sedação. ▪ Hipotermia 33 a 35 graus. ▪ Sulfato de magnésio. ▪ *Overdrive* com *pace* atrial. ▪ Após as medidas acima, amiodarona ou procainamida contínua.
Taquicardia juncional – TRN	Sim	Não	▪ Na crise: adenosina, manobra vagal ou CVE. ▪ Manutenção: betabloqueadores, bloqueadores de canais de cálcio, digitálicos.
Taquicardia reentrada atrioventricular por via acessória de condução retrógrada exclusiva	Sim	Não	▪ Na crise: adenosina, manobra vagal ou CVE ▪ Manutenção: betabloqueadores e em alguns casos associação com propafenona ou amiodarona ▪ Não utilizar bloqueadores de canais de cálcio
Taquicardia por reentrada atrioventricular na síndrome de WPW	Sim	Não	▪ Na crise: adenosina, manobra vagal ou CVE. ▪ Manutenção: propafenona ou amiodarona e em alguns casos associação com betabloqueadores. ▪ Não utilizar bloqueadores de canais de cálcio ou digitálicos.
Fibrilação atrial associada ao WPW (fibrilação atrial pré-excitada)	Sim	Sim (na transição para bloqueio farmacológico da via acessória)	▪ CVE, por vezes necessária desfibrilação. ▪ Reversão é possível com procainamida ou amiodarona. Ablação para evitar risco de morte.
Taquicardia de Coumel	Sim	Não	▪ Taquicardia reentrante. Tratamento ablação por radiofrequência.
Arritmias do VD	Sim	Não se aplica	▪ Na crise estável hemodinamicamente: tentar adenosina. Se instável, CVE. ▪ Manutenção: betabloqueadores e em alguns casos associação com propafenona ou amiodarona ou mesmo sotalol. Ablação habitualmente curativa.
Taquicardia fascicular	Sim	Não se aplica	▪ Arritmia verapamil-sensível. ▪ Não administrar bloqueador de canal de cálcio em crianças abaixo de 1 ano pelo risco de dissociação eletromecânica (AESP). Cuidado abaixo de 2 anos de idade.

CVE: cardioversão elétrica; JET: taquicardia juncional no pós-operatório; CEC: circulação extracorpórea; TRN: taquicardia por reentrada nodal; WPW: síndrome de Wolf-Parkinson-White; VD: ventrículo direito; AESP: atividade elétrica sem pulso.

Fonte: Desenvolvido pela autoria.

66.5 Bradicardias

As bradicardias são mais raras na infância e se encontram relacionadas a duas situações principais: no pós-operatório de cirurgia cardíaca e no período perinatal, relacionado à positividade de anticorpos anti-Ro e anti-La como manifestação do lúpus gestacional (BAVT congênito e suas variantes).

Os casos de bradicardia sinusal raramente são devidos a disfunção intrínseca do nó sinusal na infância. Os casos de bradicardia sinusal ocorrem frequentemente no pós-operatório de cirurgia cardíaca por lesão direta do nó sinusal ou mesmo por efeito extrínseco de sedativos. No Quadro 66.9 descrevem-se as principais bradiarritmias e bloqueios que podem afetar os jovens e seu tratamento.

Quadro 66.9 Sumário dos principais eventos bradicárdicos na infância e como abordá-los.

Diagnóstico	Eletrocardiograma	Causas infância (principais)	Tratamento urgência	Tratamento definitivo (descartadas causa reversíveis): indicações principais
Bradicardia sinusal	▪ P sinusal abaixo da FC para idade.	▪ PO de cirurgia cardíaca (lesão nó sinusal) sedativos e analgésicos. ▪ Doença intrínseca do nó sinusal.	▪ Remoção da causa de base, suporte com agentes cronotrópicos positivos e em alguns casos, suporte com MP provisório.	▪ Bradicardia sintomática. ▪ Déficit cronotrópico ao esforço sintomático. ▪ Bradicardia com uso de medicação cronotrópica negativa essencial. ▪ Paciente com FC menor que 40 ou pausas maiores que 3 segundos.
Bloqueio AV de primeiro grau	▪ Alongamento do intervalo PR.	▪ Febre reumática. ▪ Antiarrítmicos. ▪ Miocardites. ▪ Espectro lúpus gestacional. ▪ Lesão cirúrgica. ▪ Dupla via nodal.	▪ Raramente são sintomáticas.	▪ Quase nunca necessitarão de suporte de MP.
Bloqueio AV de segundo grau tipo I	▪ Alongamento progressivo do intervalo PR. ▪ Maior número de P do que de complexos QRS.	▪ Vagotonia ▪ Efeito de sedativos na UTI ▪ Utilização de fármacos que atual no nó AV ▪ Espectro lúpus gestacional	▪ Raramente sintomáticos. ▪ Raramente necessitam de suporte. ▪ Na ausência de bloqueio de ramo associado, respondem à atropina.	▪ Quase nunca necessitarão de suporte de MP.
Bloqueio AV de segundo grau tipo II	▪ Maior número de P do que de complexos QRS sem alargamento do intervalo PR.	▪ Doença do sistema de condução ou lesão cirúrgica da junção AV	▪ Se sintomáticos, suporte com MP provisório.	▪ No pós-operatório pelo risco de bloqueio AV avançado ou total; necessitam de suporte com MP.
Bloqueio AV total	▪ Frequência atrial maior que a frequência ventricular com intervalos RR regulares.	▪ Espectro lúpus gestacional (útil dosar anticorpos) ▪ Doença do sistema de condução ou lesão cirúrgica da junção AV ▪ Raramente efeito farmacológico	▪ Se sintomáticos, suporte com MP provisório.	▪ MP definitivo no pós-operatório quando: lesão conhecida e confirmada no pós-operatório; bloqueio AV total por mais de 7 dias no PO; ▪ FC inferior a 70 bpm; ritmo de escape com QRS largo. ▪ MP definitivo no bloqueio AV congênito: FC menor 55 bpm no período neonatal. ▪ Bradicardia; sintomática ou escape com QRS largo; foco de escape instável.

FC: frequência cardíaca; PO: pós-operatório; MP: marcapasso; AV: atrioventricular; UTI: unidade de terapia intensiva.

Fonte: Desenvolvido pela autoria.

66.6 Arritmias ventriculares na infância

As arritmias ventriculares podem ser classificadas, quanto à localização, em arritmias de ventrículo direito e arritmias de ventrículo esquerdo. De forma geral, nas arritmias do ventrículo direito observam-se complexos QRS negativos em V1 com morfologia tipo bloqueio de ramo esquerdo (BRE), e nas arritmias originadas do ventrículo esquerdo observam-se complexos QRS positivos em V1 (morfologia tipo BRD).

Na infância, as arritmias idiopáticas do ventrículo direito, principalmente as originadas em sua via de saída, ganham importância. Sua benignidade quanto ao risco de morte súbita leva o médico a utilizar predominantemente medicações betabloqueadoras apenas para o tratamento dos sintomas. As arritmias se originam do ventrículo direito, geralmente em sua via de saída (extrassístoles ventriculares negativas em V1 e positivas na parede inferior –D2, D3 e aVF), e o diagnóstico necessita de uma busca ativa da doença, com a finalidade de identificar precocemente os casos.

A investigação deve ser repetida em diversos momentos da vida da criança e do adolescente. Podem-se utilizar o eletrocardiograma de superfície, o eletrocardiograma de alta resolução, o teste ergométrico e o Holter, além dos exames de imagem, tais como a ecocardiografia bi e tridimensional e a ressonância magnética do coração.

Para o clínico, a análise pormenorizada do eletrocardiograma busca a presença de ondas T negativas de V1 a V3 fora da infância e empastamento da porção terminal dos complexos QRS (nadir do S final do QRS superior a 55 milissegundos, presente em 95% dos casos adultos de displasia arritmogênica do ventrículo direito), que são sinais específicos. A presença de onda épsilon (tradução eletrocardiográfica de superfície dos potenciais tardios do eletrocardiograma de alta resolução) é considerada um sinal específico de grande importância clínica.

Alterações de magnitude nas câmaras direitas nos exames de imagem (dilatação ou disfunção importantes do ventrículo direito) constituem sinais clínicos de peso no diagnóstico dessa doença. Raramente, existe acometimento do ventrículo esquerdo, mas, quando isso ocorre, está associado à pior evolução.

As taquicardias de ventrículo esquerdo em pacientes jovens e com coração estruturalmente normal na grande maioria das vezes apresentam padrões fasciculares.

A taquicardia ventricular fascicular é uma taquicardia de complexos QRS normais que apresenta, na grande maioria dos casos, complexos QRS relativamente estreitos (diagnóstico diferencial com taquicardias supraventriculares). O eletrocardiograma apresenta ritmo taquicárdico com complexos QRS positivos em V1 (morfologia tipo BRD) e negatividade na parede inferior, simulando um bloqueio divisional anterossuperior esquerdo. O foco de origem dessa arritmia é, na maioria das vezes, o fascículo posteroinferior (justificando a morfologia da taquicardia). Essa taquicardia é altamente sensível à reversão com bloqueadores de canais de cálcio, principalmente o verapamil. Esses fármacos não devem ser utilizados em crianças abaixo de 1 ano de vida, e seu uso deve ser cauteloso abaixo dos 2 anos. Após a reversão dessa arritmia, o paciente pode apresentar, com alta frequência, um padrão de memória ventricular que gera onda T com características que, muitas vezes, podem lembrar isquemia. Especificamente para esse tipo de arritmia, a atenção para o padrão eletrocardiográfico da taquicardia por si só (morfologia tipo BRD associado a bloqueio da divisão anterossuperior esquerda, que desaparece após a reversão) fornece toda a condição ao pediatra e ao clínico de tratar a arritmia de forma eficiente (Figuras 66.5 a 66.7).

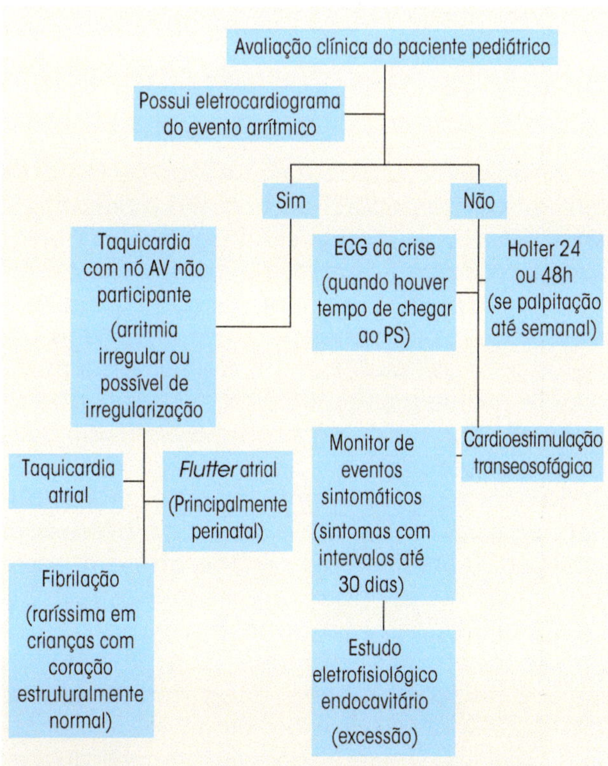

Figura 66.5 **Avaliação do paciente pediátrico com arritmia.**

ECG: eletrocardiograma; AV: atrioventricular; PS: pronto-socorro.

Fonte: Desenvolvido pela autoria.

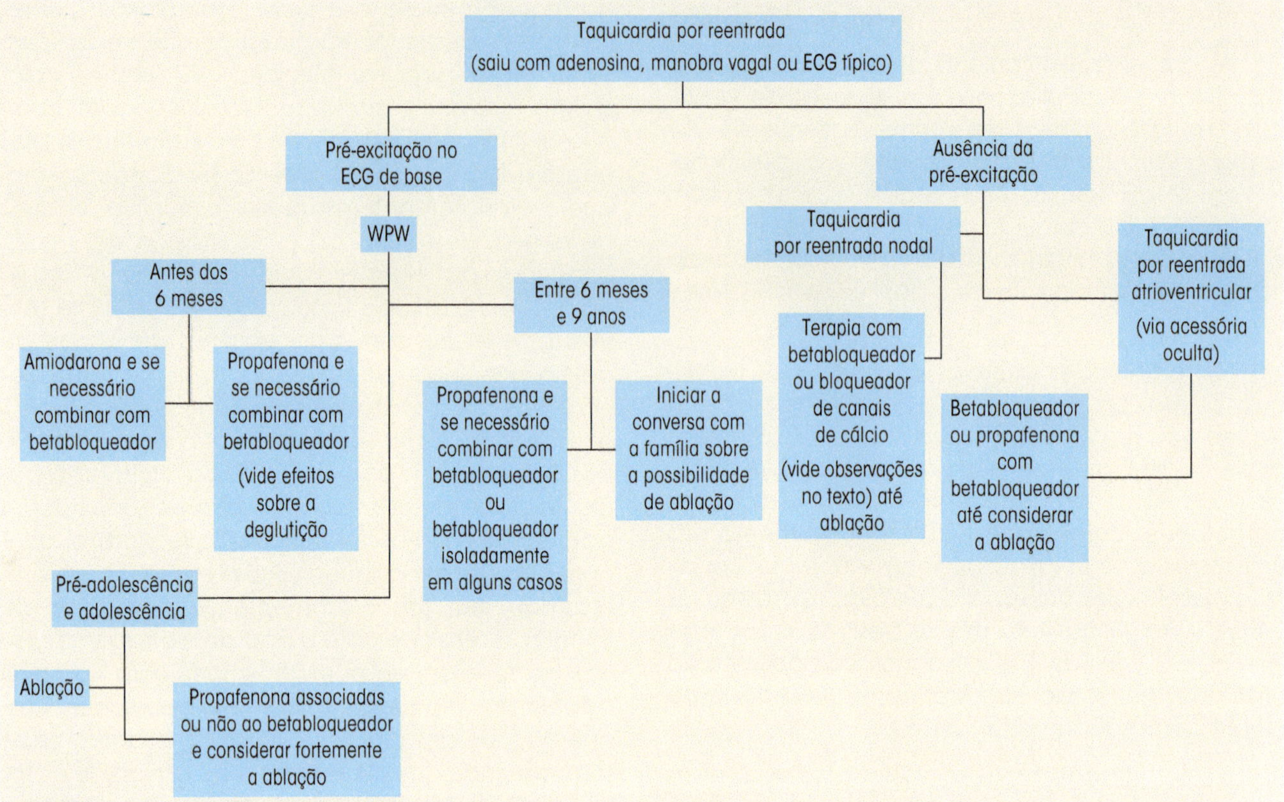

Figura 66.6 Algoritmo diagnóstico e terapêutico para crianças com taquicardia por via acessória.

ECG: eletrocardiograma; WPW: síndrome de Wolf-Parkinson-White.

Fonte: Desenvolvido pela autoria.

66.7 Arritmias no período perinatal

As arritmias cardíacas no período perinatal se apresentam como fator de angústia e preocupação para pais e pediatras. Apesar de sua benignidade e caráter transitório na maioria dos casos, as arritmias prolongam a internação periparto e intensificam os cuidados pediátricos nos dois primeiros anos de vida. Assim, o atendimento multidisciplinar e de multiespecialidades, englobando o eletrofisiologista pediátrico ou o eletrofisiologista com experiência em crianças, assume papel fundamental no tratamento ou no acompanhamento desses jovens. O diagnóstico diferencial dos eventos arrítmicos no período perinatal e em lactentes passa obrigatoriamente pelo registro do evento arrítmico com o eletrocardiograma de 12 derivações ou, mais raramente, com uma fita em única derivação quando o eletrocardiograma não está disponível. Em caso de dúvidas diagnósticas, nas taquicardias estáveis hemodinamicamente, mesmo que de complexos QRS alargados (que de forma geral na infância são complexos maiores que 90 milissegundos de duração), o uso da adenosina é de fundamental importância. Estudos sugerem a incidência de aproximadamente 24 eventos arrítmicos a cada 100.000 nascimentos, sendo predominantes os eventos taquicárdicos. Dentre as taquicardias, destaca-se a taquicardia por reentrada AV, com 16,3 eventos para cada 100 mil nascidos, e o *flutter* atrial, com 2,1 eventos para cada 100 mil nascidos vivos. Quanto às bradicardias, destaca-se o bloqueio AV total congênito, com 2,1 eventos para cada 100 mil nascidos (Figuras 66.8 e 66.9).

66.8 Arritmias em neonatos e lactentes com coração estruturalmente normal ou cardiopatias sem repercussão clínica ou hemodinâmica

66.8.1 Princípios básicos da interpretação do eletrocardiograma em neonatos e lactentes

A interpretação adequada do eletrocardiograma é fundamental para o tratamento de diversas condições cardiovasculares que podem se

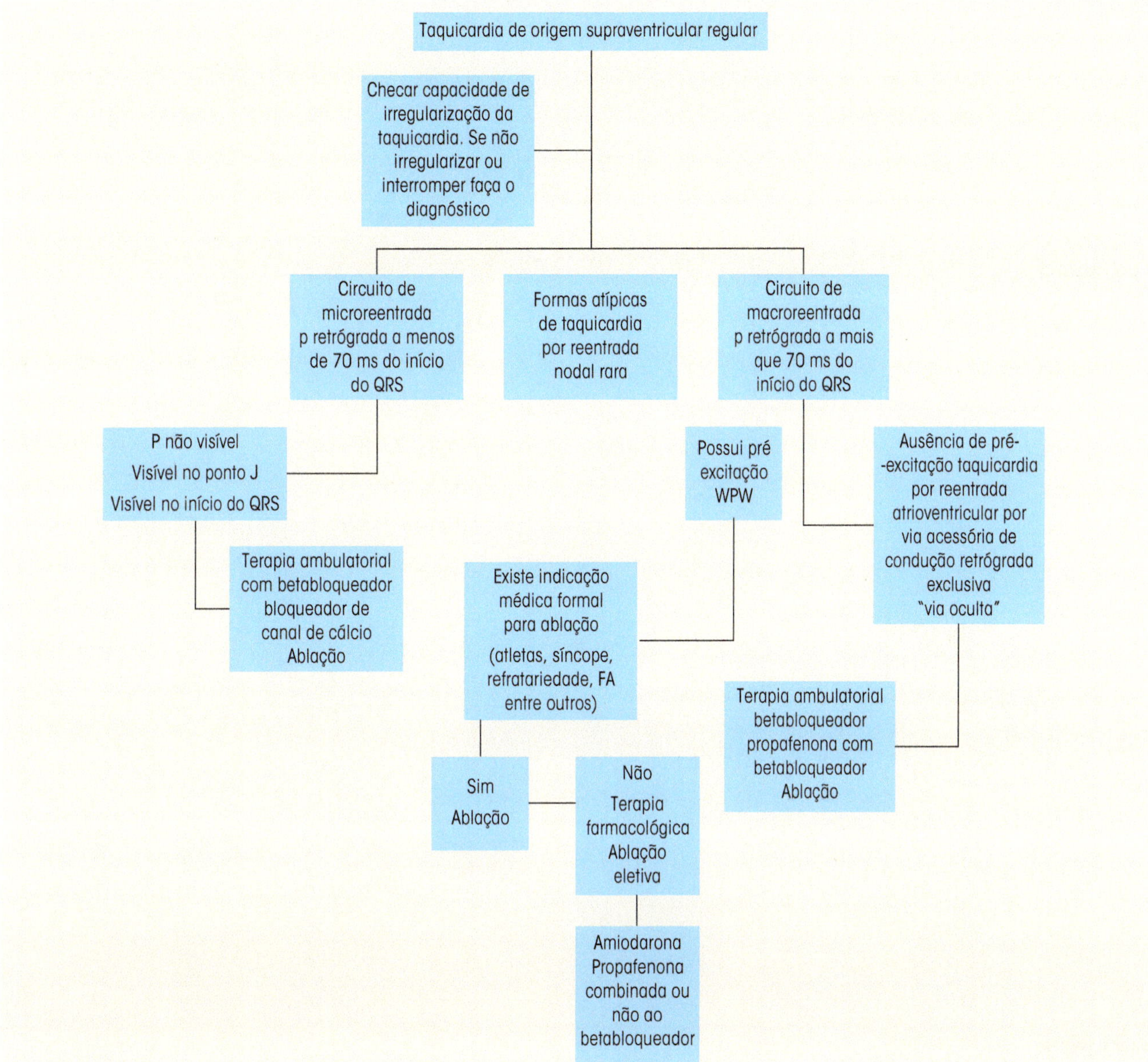

Figura 66.7 **Algoritmo diagnóstico e terapêutico das taquicardias supraventriculares com RR regular.**

WPW: síndrome de Wolf-Parkinson-White; FA: fibrilação atrial.

Fonte: Desenvolvido pela autoria.

estabelecer na criança. Devem-se observar algumas condições:

- Verificar a frequência cardíaca (observar os valores de normalidade para a idade conforme a Tabela 66.1 e a Figura 66.8).
- Verificar a largura do QRS. A princípio, valores maiores que 0,09 segundo para o QRS evidenciam que estão alargados.
- Verificar o ritmo pela presença ou ausência de ondas P.
- Observar a relação entre ondas P e complexos QRS para as arritmias. Se o PR for menor que o RP, significa que, provavelmente, a onda P gerou o QRS. O raciocínio contrário é válido para as chamadas ondas P retrógradas.
- Caso não existam taquicardias ou bradicardias, avaliar a possibilidade de bloqueios AV, bloqueios de ramo, zona inativa ou alterações da repolarização.

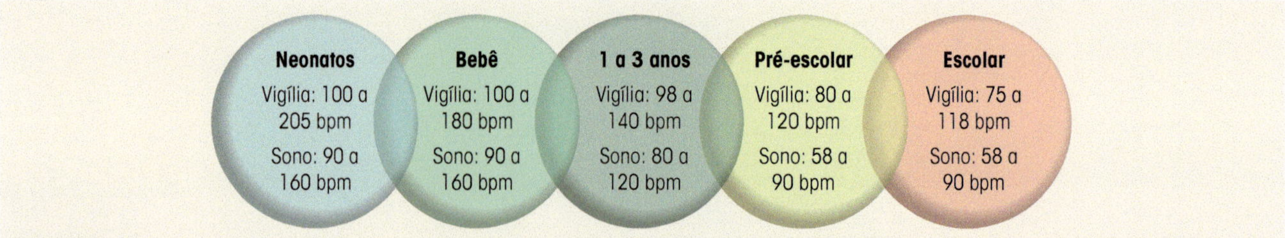

Figura 66.8 Valores de frequência cardíaca nas diferentes idades.

Fonte: Guimarães HP, Andalaft RB, Carvalho P, et al. Suporte avançado de vida em pediatria: manual do profissional (edição em português). American Heart Association; 2017.

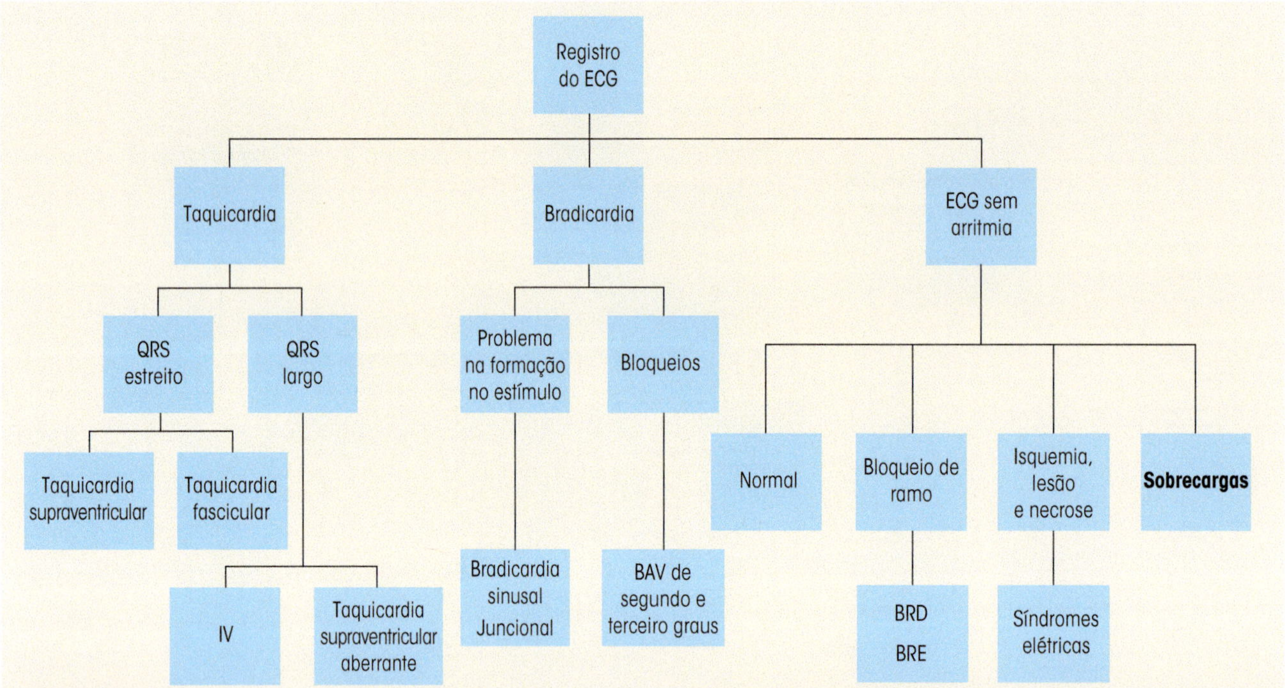

Figura 66.9 Esquema diagnóstico das arritmias possíveis em neonatos e lactentes.

ECG: eletrocardiograma; TV: taquicardia ventricular; BAV: bloqueio atrioventricular; BRD: bloqueio de ramo direito; BRE: bloqueio de ramo esquerdo.

Fonte: Desenvolvido pela autoria.

As características gerais das taquicardias por reentrada AV que devem ser observadas pelo médico assistente do neonato ou do lactente são:

- frequência cardíaca elevada (próxima a 300 bpm);
- infradesnivelamento de ST maior que 2 mm em V5 e V6;
- alternância elétrica;
- presença de onda P retrograda há mais de 70 milissegundos do início do complexo QRS (RP' maior que 70 milissegundos);
- nas taquicardias por reentrada nodal (muito mais raras neste período); em 80% dos casos não se visibiliza a onda P, em 15% dos casos se encontra no ponto J e em somente 5% dos casos aparece antes do QRS. Se existir RP' mensurável, este se encontra a menos de 70 milissegundos do início do complexo QRS.

O principal diagnóstico diferencial das taquicardias rápidas com frequência cardíaca próxima a 300 bpm no período perinatal ocorre entre *flutter* atrial e taquicardia por reentrada AV. Muitas vezes, o diagnóstico com eletrocardiograma de superfície é impossível, ressaltando a importância da administração de adenosina ou da manobra vagal. Essas manobras devem ser preferencialmente tentadas, desde que não exista repercussão hemodinâmica ou não retarde de forma significativa a terapia elétrica nos casos em que exista repercussão hemodinâmica. Ao contrário do que ocorre em adultos, o *flutter* atrial perinatal não possui caráter crônico.

66.8.2 Disfunção do nó sinusal, bradicardia sinusal e outros ritmos bradicárdicos com onda P

O diagnóstico de bradicardia sinusal deve levar em conta a tabela de referência da frequência cardíaca para cada faixa etária. Habitualmente, os casos de bradicardia sinusal são secundários a influências externas ou compõem evento agravante ou final de determinada condição clínica. Toda criança com frequência cardíaca inferior a 60 bpm com repercussão hemodinâmica corresponde a um quadro potencialmente fatal e deve ser tratado com manobras de ressuscitação cardiopulmonar, devendo-se atentar para causas reversíveis.

Nos quadros de disfunção do nó sinusal, podem ocorrer como suplência ritmos atriais ectópicos (morfologia de onda P diferente da onda P sinusal) e ritmos juncionais, nos quais as ondas P podem vir dissociadas e em alguns casos podem simular extrassístoles atriais, fato conhecido como fenômeno escape- captura (Figuras 66.10 e 66.11).

66.9 Bloqueio atrioventricular total congênito

O bloqueio AV congênito se estabelece ao nível do nó AV, habitualmente gerado pela presença de anticorpos gerados pela mãe (anti-RO e anti-La) no quadro de lúpus gestacional. Estudo publicado em 2002 evidencia maior mortalidade (até 43%) no grupo com diagnóstico ainda na fase fetal. Apesar de o lúpus gestacional ser a causa principal, 5% dos pacientes com diagnóstico fetal permanecem sem diagnóstico. A presença de fibroelastose, hidropsia e parto antes de 32 semanas foram os principais fatores associados à mortalidade. A presença de frequência cardíaca atrial elevada e de frequência ventricular limítrofe também está associada a maior risco de mortalidade súbita (Figura 66.12).

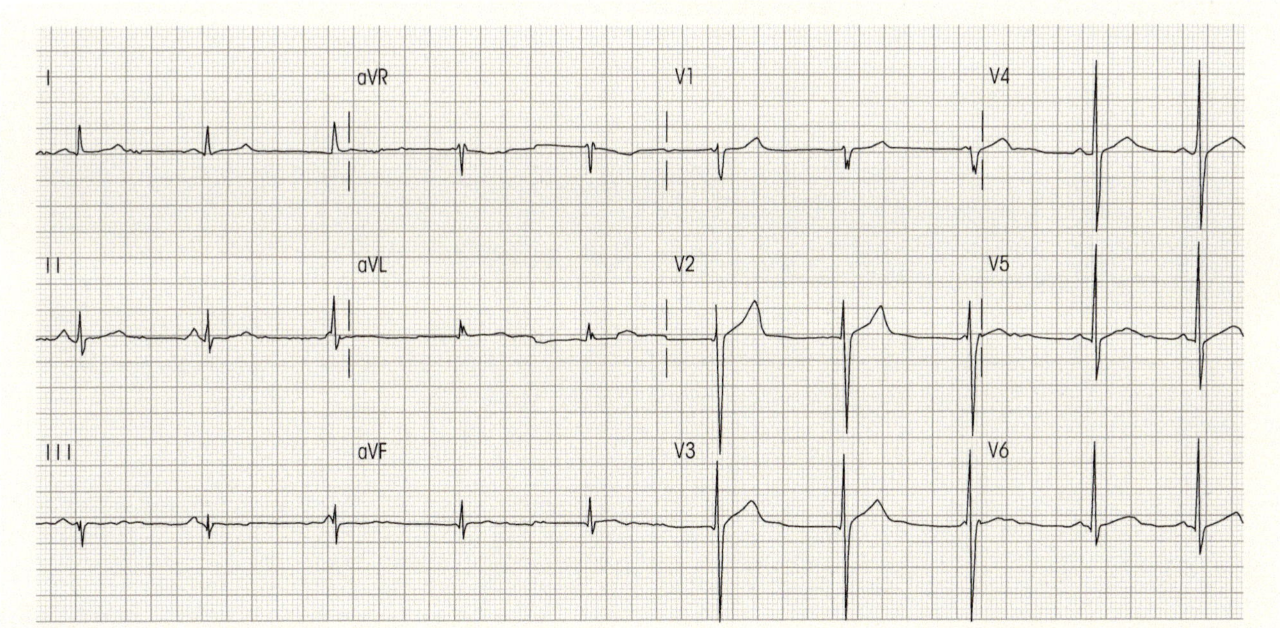

Figura 66.10 Eletrocardiograma evidenciando bradicardia sinusal com períodos de escape juncional, como se observa nas derivações precordiais de V1 a V3.

Fonte: Desenvolvido pela autoria.

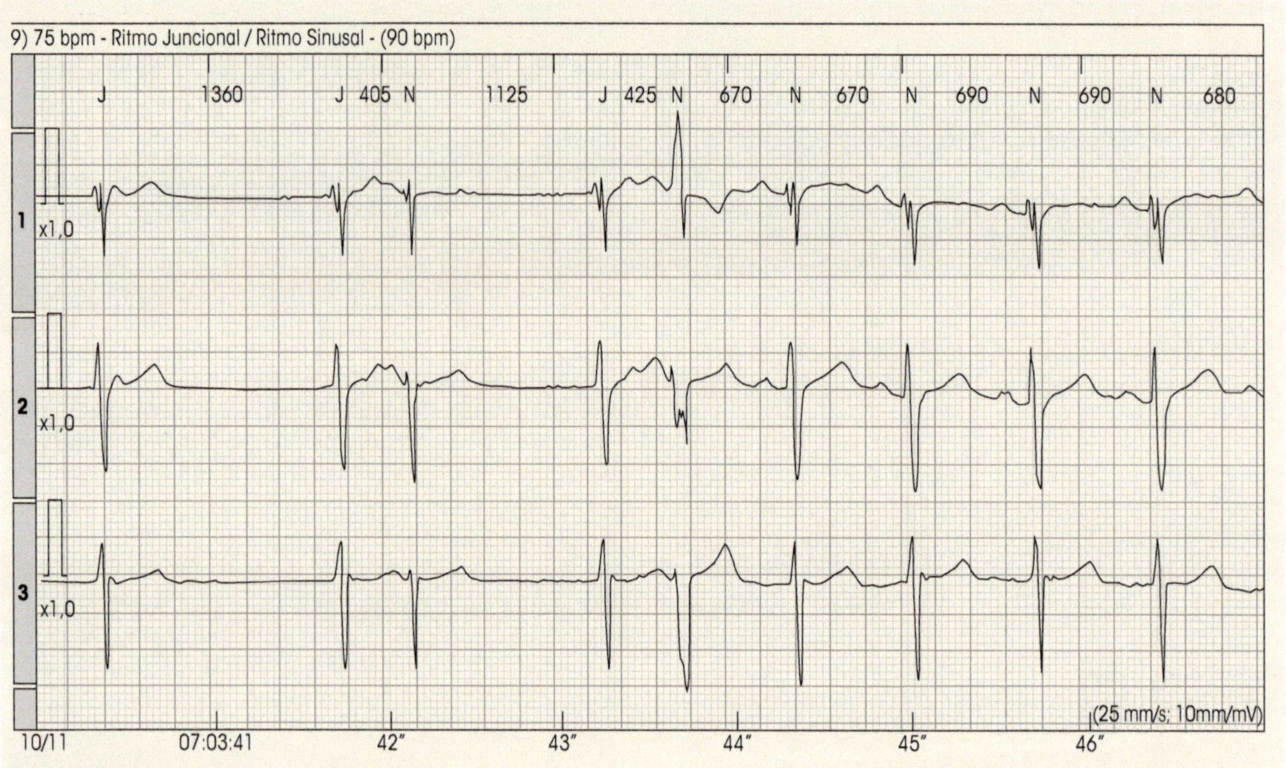

Figura 66.11 Imagem de Holter de paciente com disfunção do nó sinusal com escape juncional e fenômeno escape-captura.

Fonte: Desenvolvido pela autoria.

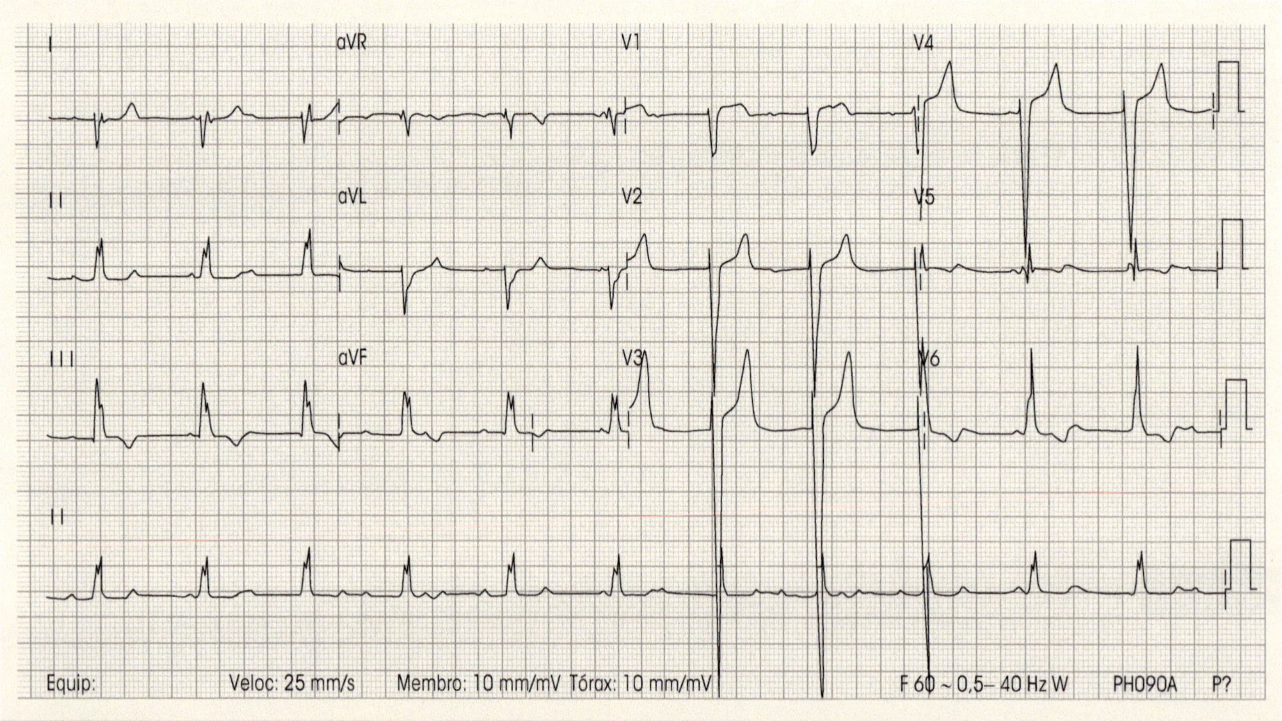

Figura 66.12 Eletrocardiograma mostrando bloqueio atrioventricular total; a frequência atrial é maior que a ventricular e os intervalos RR são regulares.

Fonte: Desenvolvido pela autoria.

66.10 Síndromes elétricas no período perinatal e nos lactentes

A síndrome do QT longo congênito é a causa mais frequente de eventos em neonatos e lactentes. A prevalência de síndrome do QT longo é de aproximadamente um para cada 2.000 nascidos.

Deve-se aferir o intervalo QTc pela fórmula de Bazzet ou equivalente, e os valores de normalidade podem ser avaliados pela tabela de Davignon. Valores de QTc de crianças acima de 470 são sempre considerados alterados.

Dismorfismo facial, surdez congênita ou malformações dos membros podem estar associados a formas graves de síndrome do QT longo congênito, ligadas à morte súbita no berço. Para diagnóstico da síndrome do QT longo congênito é necessária a aplicação dos critérios de Schwartz, modificados em 2011. A diferenciação morfológica pelo eletrocardiograma dos três principais tipos de síndrome do QT longo congênito, apesar de poder respeitar padrões, pode não se confirmar no acompanhamento clínico e na triagem genética.

DICAS DO EDITOR

Referências bibliográficas

1. Andalaft R. Arritmias cardíacas em crianças e adolescentes. In: Jatene I, Freitas E. Como tratar: v.4 – Cardiologia pediátrica e cardiogeriatria. Barueri: Manole; 2010. capítulo 7.
2. Andalaft R, Lopez A, Habib R. Arritmias no pós-operatório de cardiopatias congênitas: diagnóstico e evolução a curto prazo. Rev Soc Cardiol Estado de São Paulo. 2007;17(2):67.
3. Andalaft R, Lima D, Habib R, Luize C, Lima C, Pêgas F, et al. Cardioestimulação transesofágica na infância e adolescência: papel do exame na investigação de palpitações taquicárdicas. XXX Congresso da SOCESP. 2009 May 1-3. São Paulo. Rev Soc Cardiol Estado de São Paulo. 2009;19(2):70.
4. Andalaft R, Rubayo E. Arritmias cardíacas na infância. In: Piegas L, Armaganijan D, Timerman A. Condutas terapêuticas do Instituto Dante Pazzanese de Cardiologia. São Paulo: Atheneu; 2006; p.637-46.
5. Andalaft R, Moreira D, Habib R. Taquicardias por reentrada atrioventricular na infância e adolescência: análise de uma série de casos. XXVIII Congresso da SOCESP. 2007 Apr. 28-30; São Paulo. Soc Cardiol Estado de São Paulo. 2007;17(2):89.
6. Andalaft R. Utilização dos métodos não invasivos em diagnósticos das arritmias na infância. Relampa. 2012; 25(1): 20-31
7. Andalaft RB, Valdigem BP, Carneiro NJ. et al. Ablação de taquicardias supraventriculares com vias para-hissianas e taquicardia por reentrada nodal em jovens utilizando crioablação: experiência inicial no Brasil. Arq Bras Cardiol. 2016;107(5 Supl.2):1-42.
8. Carvalho P, Korb C, Dewes D, et al. Suporte avançado de vida em pediatria. American Heart Association. 2012.
9. Fragata C, Moreira DA, Andalaft R, Habib R, Khader H, Vargas de Saboya P. Síndrome de Timothy: relato de caso. Relampa. 2014;27(4):264-7.
10. Fragata C, Moreira DA, Andalaft R, Habib R, Mizzaci C, Serafim K, et al. Síndrome do QT longo congênito: o que sabemos até o momento? Relampa. 2016;29(1):16-23.
11. Garson A, Gillette P, McNamara D. Supraventricular tachycardia in children: clinical features, response to treatment, and long-term follow up in 217 patients. J Pediatr. 1981;98:875-82.
12. Gillette P, Garson A. Pediatric arrythmias: eletrophysiology and pacing. N Engl J Med. 1991;325:1045-50.
13. Guimarães, HP, Andalaft RB, Carvalho P, Costa FA, Correa DC, Caldeira P e cols. Suporte avançado de vida em pediatria: manual do profissional (edição em português). American Heart Association; 2017.
14. Lopes LM, Tavares GMP, Damiano AP, Lopes MAB, Aiello VD, Schultz R, Zugaib M. Perinatal outcome of fetal atrioventricular block: one hundred-sixteen cases from a single institution. Circulation. 2008;118:1268-75.
15. Magalhães LP, Guimarães ICB, Melo SL, Mateo EIP, Andalaft RB, Xavier LFR, et al. Diretriz de Arritmias Cardíacas em Crianças e Cardiopatias Congênitas SOBRAC e DCC – CP. Arq Bras Cardiol. 2016;107(1 Supl.3):1-58.
16. Melo S, Sosa E, Scanavacca M. Ablação por cateter na população pediátrica: indicações, cuidados e resultados. Revista Latino-Americana de Marcapasso e Arritmia. 2012;25(1):49-54.
17. Moreira DA, Habib R, Andalaft R. Mecanismos eletrofisiológicos das arritmias cardíacas. In: Armaganijan D, Timerman A. Farmacologia cardiovascular com suas aplicações terapêuticas. Atheneu. 2013;275-91.

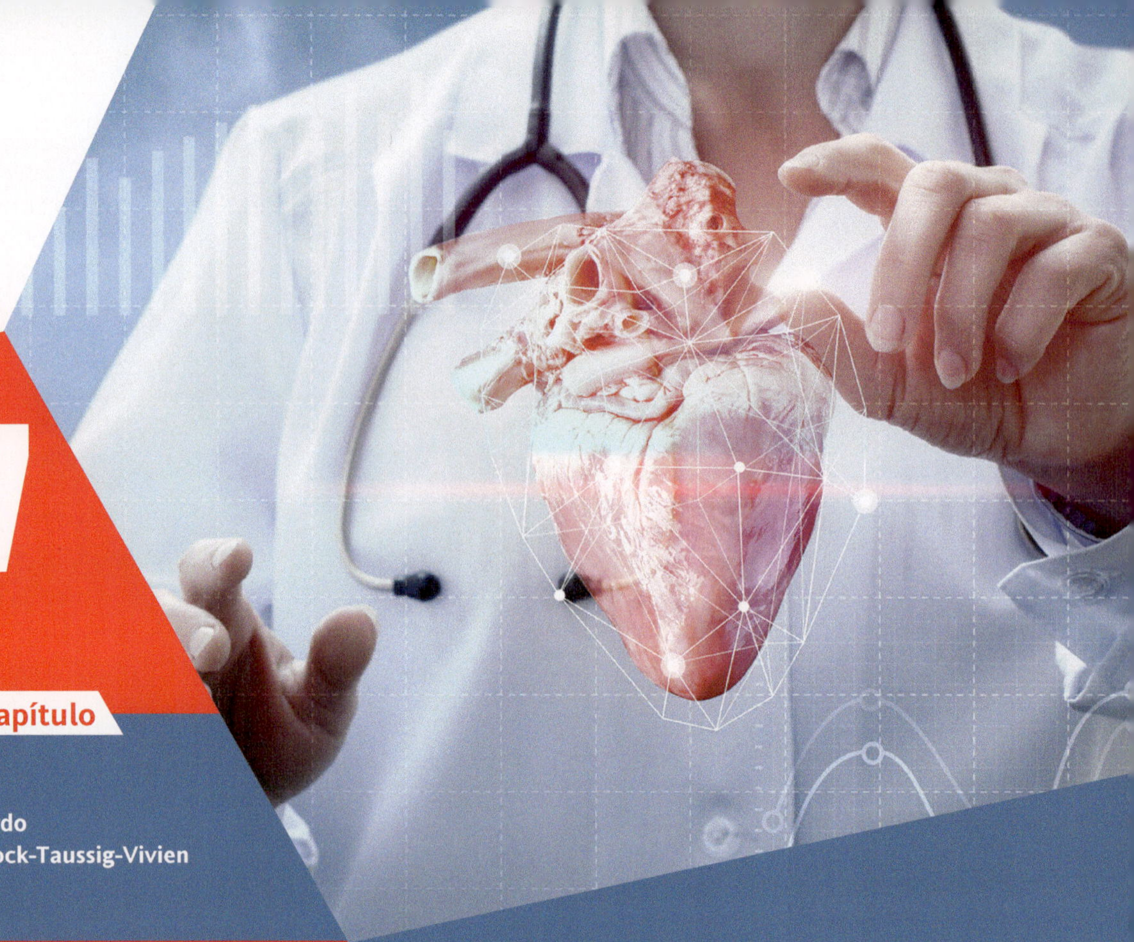

67

Destaques do Capítulo

- Cianose
- Hipoxemia
- *Shunt* direito-esquerdo
- Anastomose de Blalock-Taussig-Vivien
- Atriosseptostomia
- Prostaglandina

Crises hipoxêmicas

Maria Aparecida de Almeida e Silva

67.1 Introdução

A crise hipoxêmica é uma emergência clínica cada vez mais rara devido à precocidade do diagnóstico em decorrência dos cuidados obstétricos e pediátricos, possibilitando a correção mais precoce de defeitos complexos. A taxa de diagnóstico pré-natal das cardiopatias congênitas varia de 19,2 a 88% na dependência do centro considerado.

Nos últimos 30 anos o prognóstico das cardiopatias congênitas melhorou também devido às novas técnicas diagnósticas e terapêuticas, e o reconhecimento precoce é fator determinante na morbimortalidade. Nos casos de cardiopatias críticas de manifestação precoce, o ecocardiograma fetal é fundamental, possibilitando ao cardiologista estabelecer metas a seguir, principalmente naqueles que cursam com hipóxia resultando morte precoce se não tratadas prontamente.

As cardiopatias congênitas se manifestam basicamente de quatro formas isoladas ou em associação: sopros, arritmias, insuficiência cardíaca e cianose. Em geral, quanto mais precoce a apresentação, mais grave a cardiopatia, principalmente quando surge cianose e/ou insuficiência cardíaca, necessitando suporte medicamentoso, cirurgia ou tratamento percutâneo já no período neonatal.

Alterações circulatórias que ocorrem após o nascimento, como fechamento da comunicação interatrial e do canal e queda da resistência vascular pulmonar, têm efeito marcante na apresentação clínica e no curso da doença no período neonatal. Obstruções importantes aos fluxos pulmonar ou sistêmico podem ser mascaradas nos primeiros dias de vida pela persistência do canal arterial.

67.2 Fisiopatologia

O conhecimento dos mecanismos fisiopatológicos no surgimento e na manutenção das crises hipoxêmicas é importante para estabelecer o tratamento, reverter o quadro e desencadear o processo de correção da doença de base.

Um desequilíbrio importante entre a demanda e a oferta de oxigênio resulta em diminuição do pH, diminuição da pressão parcial de oxigênio (PaO_2) e aumento da pressão parcial de dióxido de carbono ($PaCO_2$), o que perpetua um fenômeno cíclico, que se traduz em crise hipoxêmica.

Qual o fator principal iniciante? Quais os arranjos anatômicos encontrados? As respostas a essas perguntas são dadas conhecendo-se a fisiopatologia, com várias teorias.

A alteração fisiopatológica básica é a diminuição do fluxo sanguíneo pulmonar associado ao *shunt* direito-esquerdo. A obstrução ao fluxo pulmonar pode ocorrer em diversos níveis: via de saída do ventrículo direito (região valvar, subvalvar ou supravalvar), valva tricúspide ou mesmo no leito vascular pulmonar, como na hipertensão pulmonar idiopática ou secundária a cardiopatias congênitas (síndrome de Eisenmenger). A mistura de sangue pode ocorrer no plano intracardíaco (comunicação interatrial ou ventricular), extracardíaco (persistência do canal arterial) ou ainda na microcirculação pulmonar. São três as principais teorias para explicar as crises (Figura 67.1)

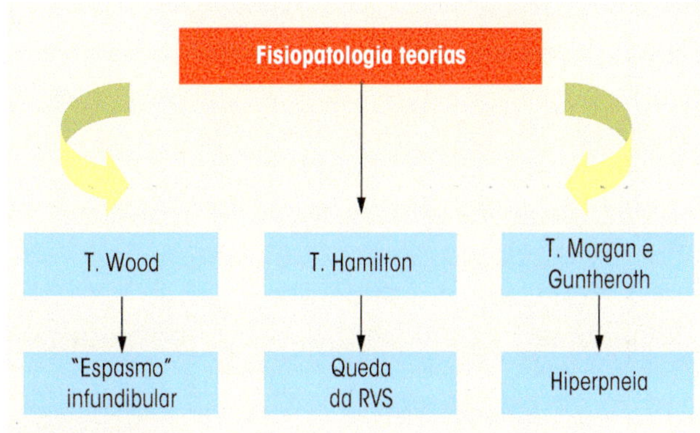

Figura 67.1 **Teorias (T) das crises hipoxêmicas.**

RVS: resistência vascular sistêmica.

Fonte: Desenvolvido pela autoria.

Para Wood, o principal evento anatomofuncional é o *espasmo* do infundíbulo. A favor de Wood está o fato de o sopro diminuir durante a crise, de esta ocorrer mais frequentemente nos casos com infundíbulo hiperdinâmico, ser precipitada com o uso de medicamentos inotrópicos como o digital e ser tratada com boa resposta com o uso de betabloqueadores. Contra Wood existe o fato de ocorrer nas atresias pulmonares, havendo também controvérsias sobre o papel do espasmo, uma vez que a estenose infundibular consiste em fibras musculares que não são reativas por serem intercaladas desordenadamente com tecido fibroso.

Para Hamilton, a diminuição da resistência vascular sistêmica seria o fator iniciante. Isso facilitaria o *shunt* direito-esquerdo, levando à insaturação arterial sistêmica. A favor dessa teoria estão os fatores desencadeantes conhecidos como febre, exercícios físicos, medicamentos vasodilatadores que cursam com a queda da resistência vascular sistêmica. Outro detalhe é a melhora e até a reversão da crise com a posição de cócoras e a flexão do joelho sobre o abdômen, levando ao aumento da resistência vascular sistêmica.

Morgan e Guntheroth são os autores da teoria mais aceita. Sabe-se que a hiperpneia é o evento crucial na manutenção das crises, independentemente do fator iniciante. No indivíduo normal, a hiperpneia causa aumento da resistência vascular sistêmica por diminuir a pressão intratorácica, aumentando o débito dos dois ventrículos. No cardiopata, por exemplo, nos portadores de tetralogia de Fallot, o aumento do fluxo pulmonar é inadequado em vista do obstáculo fixo, pela obstrução. Resulta aumento do *shunt* direito-esquerdo, diminuição do pH e da PaO_2 e aumento da $PaCO_2$.

A hiperpneia também aumenta o consumo de oxigênio pelo aumento do trabalho respiratório. A hipóxia diminui a resistência vascular sistêmica. O mecanismo iniciante envolve alterações na composição arterial e na sensibilidade do centro respiratório, especialmente suscetível no período da manhã, período do dia em que ocorrem com mais frequência. Esse ciclo se perpetua sendo interrompido pela sedação e pela correção do desequilíbrio acidobásico, e é nesse ponto que se baseia o tratamento (Figura 67.2).

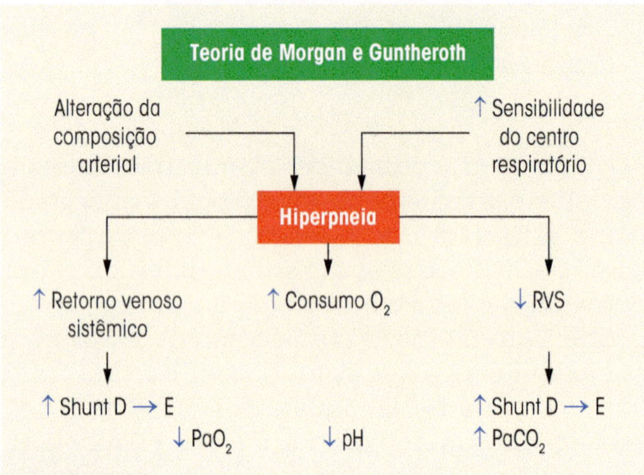

Figura 67.2 **Teoria de Morgan Gunteroth da crise hipoxêmica.**

D: direita; E: esquerda; O_2: oxigênio; RVS: resistência vascular sistêmica.

Fonte: Desenvolvido pela autoria.

Entre os fatores desencadeantes destacam-se:

a. *Contração infundibular*, causada muitas vezes pelo aumento das catecolaminas circulantes, como ocorre em situações de estresse e choro intenso.

b. Aumento do consumo de oxigênio pelo esforço físico e hiperpneia.

c. Problemas pediátricos como desidratação, anemia, febre, infecções e situações que aumentam a liberação de catecolaminas circulantes.

d. Uso indiscriminado de substâncias inotrópicas como digital, que aumenta o obstáculo, e vasodilatadoras como o captopril, que, ao diminuir a resistência vascular sistêmica, faz o sangue ir preferencialmente para a aorta, aumentando a hipóxia (Figura 67.3).

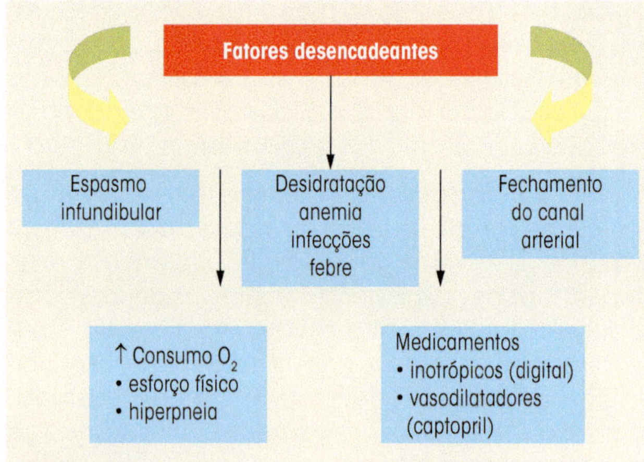

Figura 67.3 **Fatores desencadeantes das crises hipoxêmicas.**

Fonte: Desenvolvido pela autoria.

67.3 Quadro clínico

A apresentação clínica é variável e depende do arranjo anatômico e da precocidade dos sintomas. A cianose pode ser detectada já na sala de parto ou logo nas primeiras mamadas.

As crises hipoxêmicas, também chamadas de hiperpneia paroxística, crises de cianose ou de hipóxia, constituem complicação frequente no curso natural de determinadas cardiopatias, sobretudo naquelas que cursam com obstrução ao fluxo sanguíneo pulmonar, associada a defeitos intracardíacos como a tetralogia de Fallot, ou quando há decréscimo no fluxo pulmonar efetivo, nas circulações em paralelo das transposições das grandes artérias.

São, portanto, características das cardiopatias que se manifestam com hipoxemia, resultando em cianose quando o nível de hemoglobina desoxigenada atinge 5 g/dL. Essa exteriorização depende do nível da hemoglobina no sangue, do pH sanguíneo, da temperatura ambiente e do nível do 2-3 difosfoglicerato, que é a enzima que libera o oxigênio aos tecidos.

As situações de hipoxemia e acidemia graves devem ser reconhecidas e tratadas com precisão, a fim de evitar complicações sérias como dano cerebral e morte.

O aparecimento de crises de hipóxia precocemente, já no período neonatal, é emergência clínica porque na maioria das vezes está relacionada a doenças complexas canal-dependentes. Passado o período neonatal, as crises são mais comuns entre 3 e 12 meses de idade, coincidindo com a progressão da obstrução e também com o crescimento da criança, que aumenta sua atividade. Caracteriza-se por um período de paroxismo de hiperpneia, irritabilidade, choro constante, agitação, aumento da cianose, taquicardia, palidez, sudorese, podendo evoluir para crise convulsiva. Resulta em acidose metabólica grave e em ciclo vicioso que deve ser prontamente interrompido.

As crises surgem de maneira súbita e dramática em situações de grave hipoxemia e acidemia, geralmente quando há crítica diminuição do oxigênio sanguíneo (menor que 35 mmHg), quando, dependendo da capacidade individual de compensação renal e pulmonar, o metabolismo aeróbico passa a anaeróbico, levando a acidose lática grave, com deterioração das funções renal, cerebral e miocárdica (Figura 67.4)

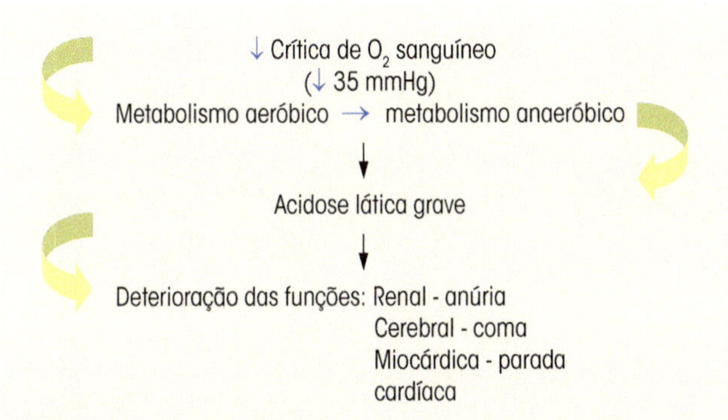

Figura 67.4 **Mecanismos desencadeantes de crises anóxicas.**

Fonte: Desenvolvido pela autoria.

Os ataques, em sua primeira fase, caracterizam-se por taquipneia, aumento progressivo da cianose, agitação e perda do tônus muscular. Abandonados a sua evolução natural, podem resultar em sofrimento cerebral, movimentos oculares desordenados, obnubilação e na última fase coma cerebral, metabólico e morte (Figura 67.5).

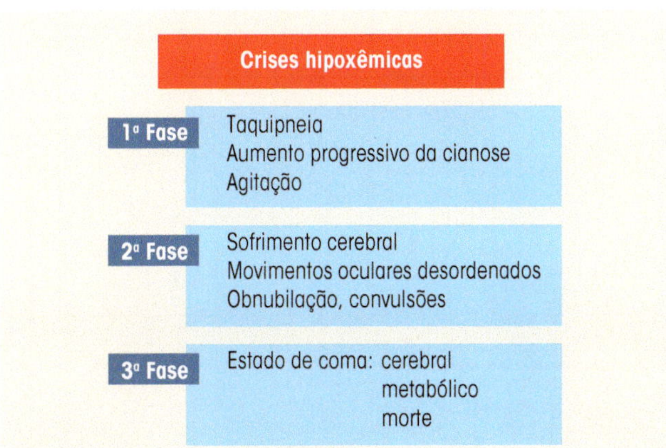

Figura 67.5 **Fases da crise de hipóxia.**

Fonte: Desenvolvido pela autoria.

67.4 Diagnóstico

O diagnóstico se baseia na presença de cianose, na apresentação clínica e na história de crises de hipóxia, que, na maioria das vezes, é típica, começando com irritabilidade e taquidispneia.

Muitas vezes ocorrem dúvidas quanto à presença de cianose. Em crianças negras e anêmicas, as dificuldades são maiores. A confirmação da hipóxia e/ou de cianose deve ser feita pela medida da saturação arterial de oxigênio, pelo oxímetro de pulso e pela dosagem do hematócrito e da hemoglobina sanguíneos, que em geral estão aumentados. Isso acontece porque a hipóxia estimula a medula, aumentando a eritropoiese.

Se a dificuldade persiste, realiza-se o teste da hiperóxia com a administração de oxigênio a 100% por 5 a 10 minutos. Se a PaO_2 se mantiver, a cianose é por causa cardíaca. Caso aumente em 30 mmHg, pode ser problema respiratório. Esse recurso é cada vez menos utilizado porque outros dados do exame clínico, eletrocardiograma e raio x de tórax, na maioria das vezes, esclarece o diagnóstico.

Nas cardiopatias canal-dependentes, as crises costumam ocorrer precocemente no período neonatal, a partir do início da claudicação do canal. As principais cardiopatias são atresia pulmonar com septo ventricular fechado, em que a vida depende da permeabilidade do canal arterial e da presença de comunicação interatrial, e as atresias pulmonares com septo ventricular aberto ou associadas a outras cardiopatias complexas.

Destaca-se também pela frequência e pela gravidade, a transposição das grandes artérias com comunicação interatrial restritiva e septo ventricular fechado, em que o canal arterial representa um fator adicional na mistura entre as duas circulações.

Em lactentes, os diagnósticos mais frequentes são a tetralogia de Fallot e a estenose pulmonar associada a outras cardiopatias mais complexas como dupla via de saída do ventrículo direito, conexões atrioventriculares univentriculares, atresias tricúspides e outras.

Nas cardiopatias que cursam com obstrução ao fluxo pulmonar, as alterações fisiopatológicas dependem do grau da obstrução, da resistência vascular sistêmica e do tamanho da comunicação (Figura 67.6).

O exemplo principal é a tetralogia de Fallot. De fácil diagnóstico clínico, apresenta-se com cianose em graus variáveis, sopro sistólico em área pulmonar, que é tanto maior quanto melhor a anatomia. A sobrecarga ventricular direita é a regra e tem também relação com o grau da obstrução. A pista

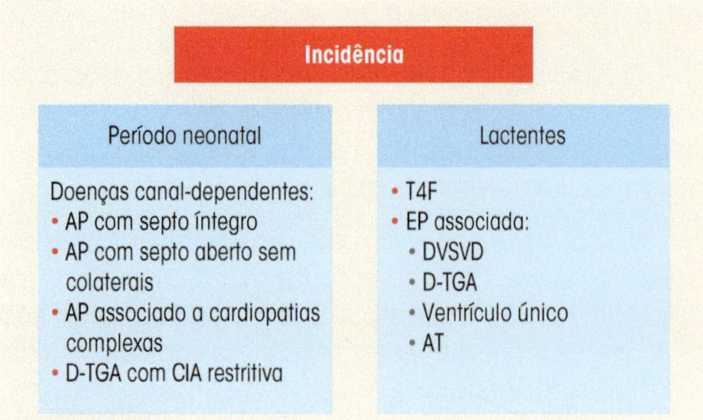

Figura 67.6 **Incidência das crises hipoxêmica.**

AP: atresia pulmonar; DVSVD: dupla via de saída do ventrículo direito; AT: atresia tricúspide; D-TGA: transposição das grandes artérias; CIA: comunicação interatrial; EP: estenose pulmonar; T4F: tetralogia de Fallot.

Fonte: Desenvolvido pela autoria.

principal é o aspecto radiológico, coração em *bota* ou *tamanco holandês* devido à ponta arredondada e levantada do ventrículo direito, arco médio escavado, aorta evidente e hipofluxo pulmonar. Em 30% dos casos o arco aórtico está à direita (Figuras 67.7 a 67.9).

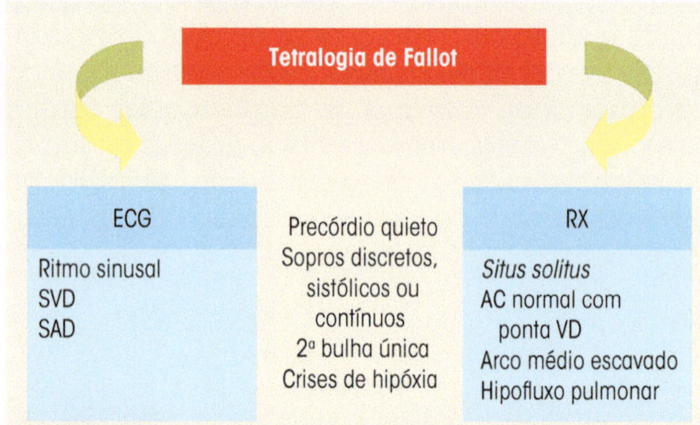

Figura 67.7 **Características da tetralogia de Fallot.**

ECG: eletrocardiograma; SVD: sobrecarga ventricular direita; SAD: sobrecarga atrial direita; AC: área cardíaca; VD: ventrículo direito.

Fonte: Desenvolvido pela autoria.

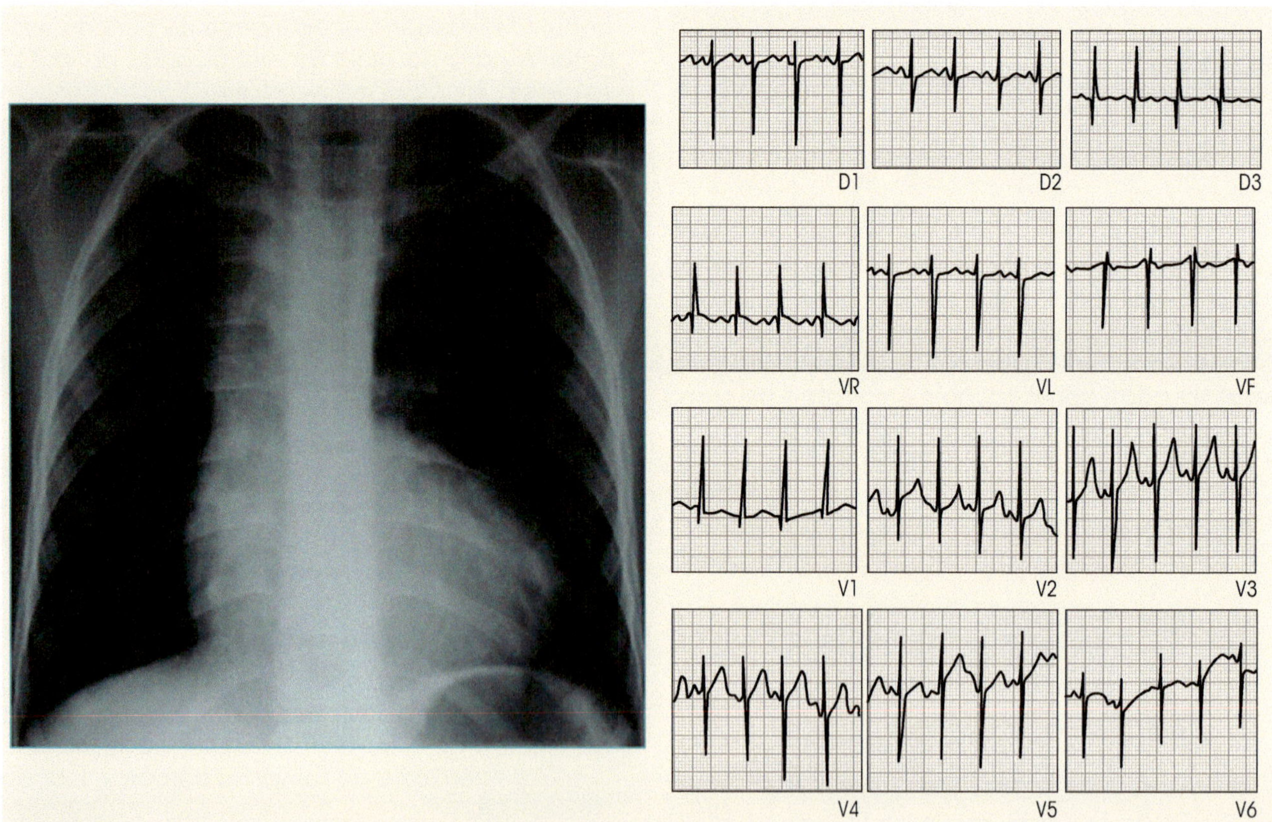

Figura 67.8 **Aspecto radiológico e eletrocardiográfico da tetralogia de Fallot.**

Fonte: Acervo da autoria.

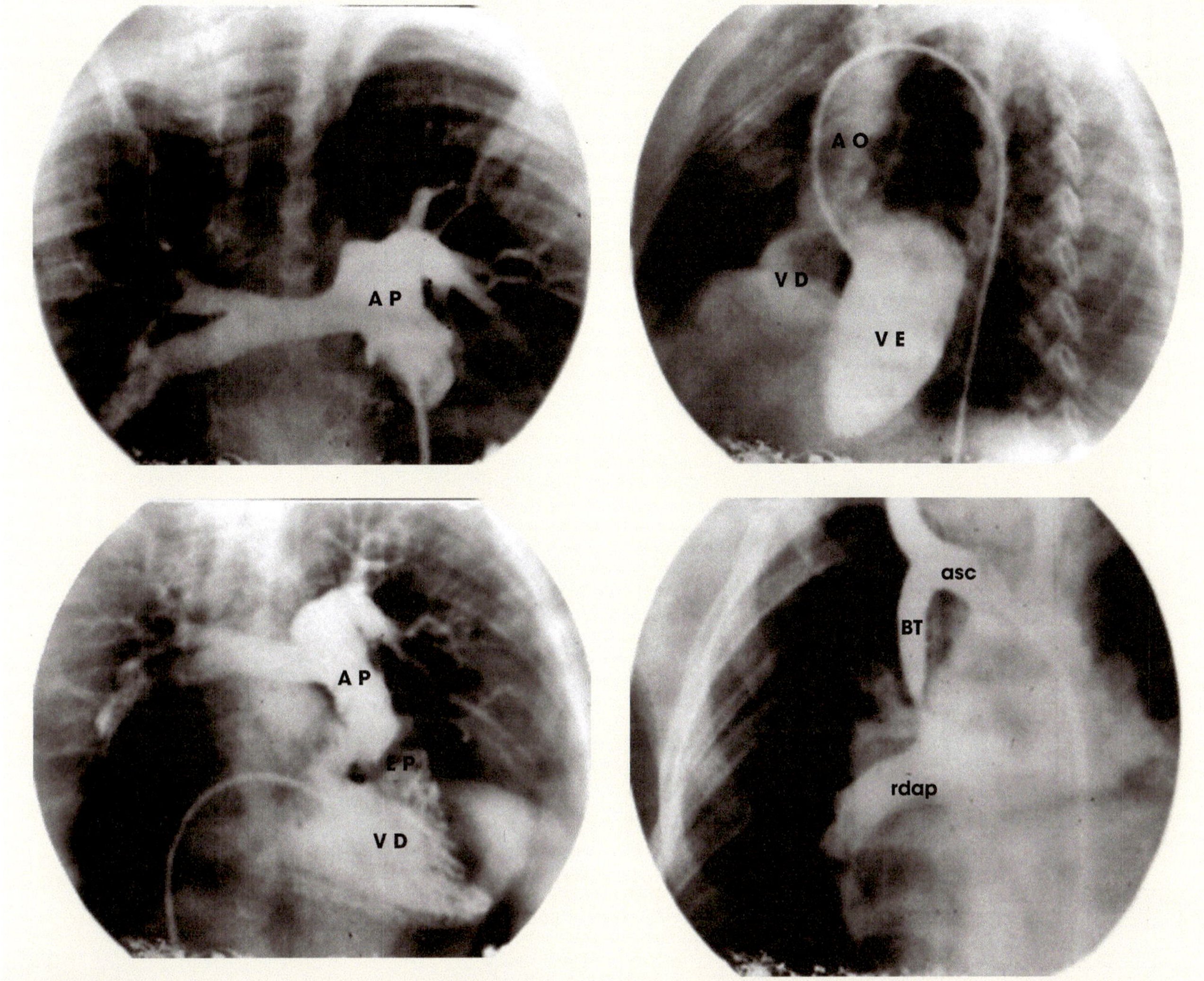

Figura 67.9 **Estudo hemodinâmico na tetralogia de Fallot.**

AP: artéria pulmonar; AO: aorta; VD: ventrículo direito; VE: ventrículo esquerdo; EP: estenose pulmonar; asc: artéria subclávia; BT: anastomose de Blalock Taussig; rdap: ramo direito da artéria pulmonar.

Fonte: Acervo da autoria.

Quando a alteração é por problema de mistura, o exemplo principal é a transposição das grandes artérias, com comunicação interatrial restritiva. O eletrocardiograma mostra sobrecarga ventricular direita, e o raio x de tórax é também típico, com coração ovoide, ausência da imagem tímica, pedículo estreito e fluxo-dependente da mistura intracardíaca. Em todas essas situações um exame clínico cuidadoso e a análise do eletrocardiograma e do raio x de tórax são fundamentais no sentido de direcionar a conduta, que deve ser precoce e precisa (Figuras 67.10 e 67.11).

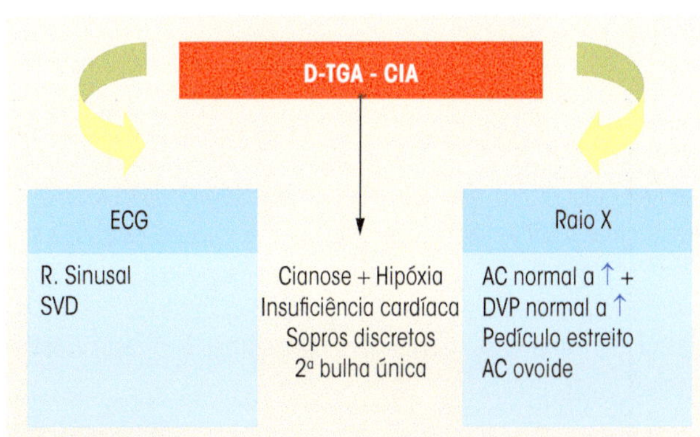

Figura 67.10 **Características da transposição das grandes artérias (D-TGA).**

SVD: sobrecarga ventricular direita; DVP: desenho vascular pulmonar; CIA: comunicação interatrial; ECG: eletrocardiograma; AC: área cardíaca.

Fonte: Desenvolvido pela autoria.

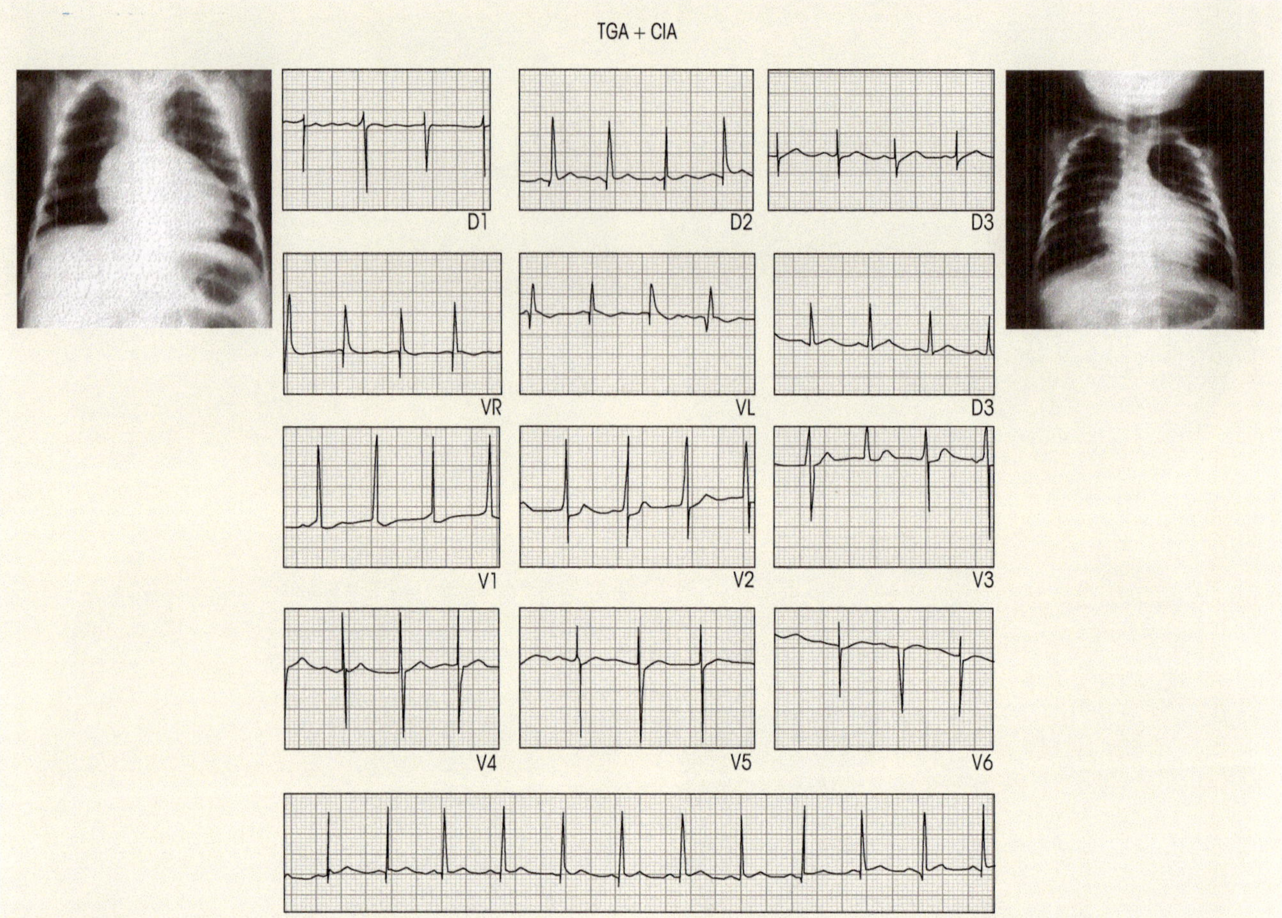

Figura 67.11 Aspecto radiológico e eletrocardiográfico da transposição das grandes artérias (D-TGA).

CIA: comunicação interatrial.

Fonte: Desenvolvido pela autoria.

O diagnóstico laboratorial implica a dosagem de glicemia, eletrólitos, hemograma e função renal. Dependendo da situação clínica, acrescentam-se os exames necessários. Ressalta-se a importância do ecocardiograma, imprescindível na decisão da conduta.

67.5 Tratamento

As crises devem ser tratadas com presteza devido à gravidade das consequências que elas acarretam. É sinal de alerta, constituindo elemento suficiente para indicação cirúrgica mais precoce, principalmente em se tratando de tetralogia de Fallot.

67.6 Medidas gerais

Como primeira providência, a criança deve ser transferida para um centro de referência e encaminhada para unidade de terapia intensiva. Não devem ser esquecidos os benefícios da posição genupeitoral e a instalação de linha venosa para hidratação e infusão de medicamentos. A posição genupeitoral aumenta a resistência vascular sistêmica, diminuindo o *shunt* direito-esquerdo, priorizando o fluxo sanguíneo ao cérebro, além de diminuir a chegada de sangue insaturado ao coração, proveniente da parte inferior do corpo. A instalação de linha venosa é importante também para correção de anemia, hipoglicemia e desidratação.

Deve-se realizar assistência ventilatória, quando necessária, bem como o diagnóstico e o tratamento de processos infecciosos, responsáveis por precipitar e desencadear as crises de hipóxia. Corrigir a anemia é fundamental, sendo que o hematócrito deve ser mantido acima de 45% em neonatos com cardiopatias congênitas cianogênicas.

A administração de oxigênio é controvertida quando não se tem a certeza dos dados anatômicos, pois pode agravar o quadro nas cardiopatias canal-dependentes, em que o oxigênio acelera o fechamento do canal (Figura 67.12).

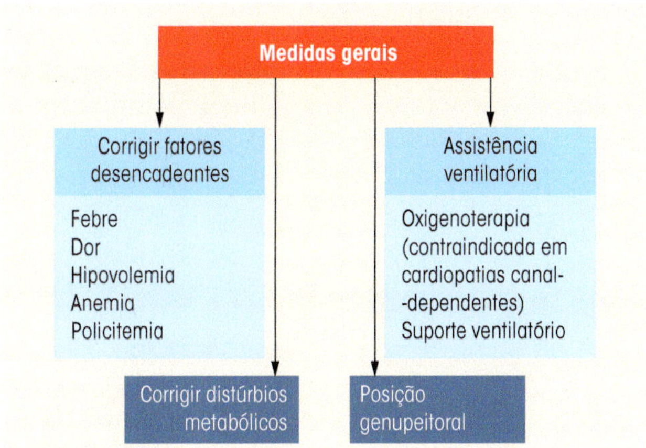

Figura 67.12 Tratamento das crises hipoxêmicas.

Fonte: Desenvolvido pela autoria.

67.7 Medidas específicas

67.7.1 Correção dos distúrbios metabólicos

Utiliza-se bicarbonato de sódio, na dose de 1 mEq/kg, em administração venosa. Pode ser repetida 10 a 15 minutos depois da primeira infusão. Após a gasometria, a administração obedece à fórmula de Astrup:

$$mEq = \frac{peso \times base\ excess \times 0{,}3}{2}$$

Essa providência é fundamental, uma vez que a acidose leva à vasoconstrição no território pulmonar e vasodilatação sistêmica, condições que facilitam o *shunt* direito-esquerdo, estimulando também o centro respiratório, levando à hiperpneia. O bicarbonato de sódio deve ser diluído 1:1 em água destilada e infundido lentamente, evitando alterações bruscas da osmolaridade sérica.

67.7.2 Sedação

A sedação tem como finalidade interromper o ciclo vicioso, ao cessar a hiperpneia e relaxar o infundíbulo, diminuindo o obstáculo ao fluxo pulmonar. Pode ser realizada com:

- Morfina: dose de 0,1-0,2 mg/kg/dose via subcutânea, intramuscular ou endovenosa. O frasco tem 10 mg em 1 mL.

  A dose máxima ao dia é de 10 mg.
- Meperidina: administra-se 1 mg/kg/dose até o máximo de 6 mg/kg/dia, intramuscular ou endovenosa. Relaxa a musculatura infundibular e diminui a resistência vascular sistêmica.
- Anestesia geral: em crises não responsivas ao tratamento inicial. A medicação mais utilizada é a ketamina em dose média de 2 mg/kg (variando de 1-3 mg/kg), em infusão endovenosa lentamente (Figura 67.13).

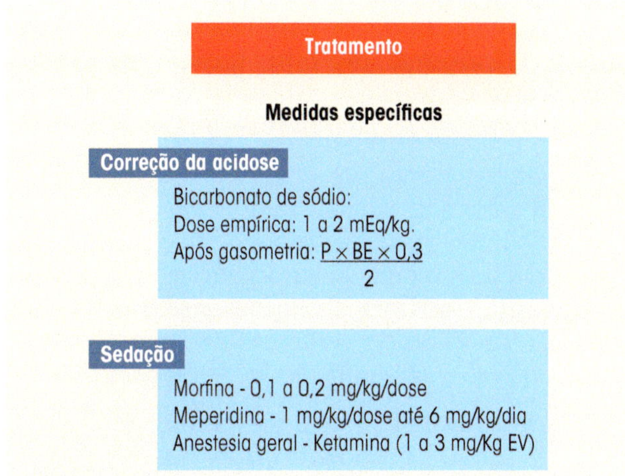

Figura 67.13 Tratamento das crises hipoxêmicas: medidas específicas.

BE: *base excess;* EV: via endovenosa.

Fonte: Desenvolvido pela autoria.

67.7.3 Betabloqueadores

Atuam em três pontos fundamentais: relaxamento infundibular, melhorando o fluxo pulmonar e consequentemente a hipóxia; diminuindo a frequência cardíaca, aumentando o enchimento ventricular; aumentando a resistência sistêmica.

A medicação mais utilizada é o propranolol endovenoso na dose de 0,01-0,25 mg/kg, diluído em 10 mL de água destilada, aplicando-se metade da dose em bolo e o restante lentamente. Vale lembrar que seu uso endovenoso é medida de exceção, já que as medidas iniciais geralmente levam a bons resultados.

As crises podem ser prevenidas com utilização de propranolol oral, na dose de 0,5-4 mg/kg/dia, até o máximo de 6 mg/kg/dia, dividida em duas a três tomadas diárias. Essa conduta é tomada durante a espera do momento ideal para correção cirúrgica. É contraindicado em crianças com história de broncoespasmo e em algumas arritmias, como bradicardia e bloqueios atrioventriculares de graus variáveis.

67.7.4 Prostaglandinas

As prostaglandinas (PG), em especial a PG E1, têm como ação fundamental manter o canal arterial aberto, mas também atuar relaxando a musculatura vascular pulmonar na hipertensão pulmonar e na persistência do padrão fetal. São especialmente úteis no tratamento das cardiopatias neonatais que cursam com hipoxemia ou com insuficiência cardíaca grave. Isso ocorre nas cardiopatias canal-dependentes e nos problemas de mistura.

Sua utilização, desde a década de 1970, mudou a história natural das cardiopatias, aliviando a acidose e a hipoxemia, até o transporte para centros de referência e também melhorando as condições clínicas para cirurgia ou tratamento percutâneo.

Especificamente nas crises de hipóxia, seu uso se faz em cardiopatias com restrição ao fluxo pulmonar, como atresia pulmonar ou estenose pulmonar crítica, isolada ou associada a cardiopatias complexas (tetralogia de Fallot, atresia tricúspide, dupla via de saída do ventrículo direito e corações com conexão atrioventricular univentricular).

Quando o problema é de mistura, o exemplo principal é a D-transposição das grandes artérias com comunicação interatrial restritiva, quando se instala uma circulação em paralelo, em que a vida vai depender do aumento do fluxo efetivo pulmonar. A abertura do canal arterial mantém a vida até a possibilidade de solução definitiva.

A PG E1 é apresentada em frascos de 500 mg, sendo a dose de 0,01 a 0,5 mg/kg/minuto por via endovenosa. Seus efeitos colaterais e adversos são: hipotensão devido à vasodilatação, febre, apneia, bradicardia, convulsão e rigidez muscular (Figura 67.14).

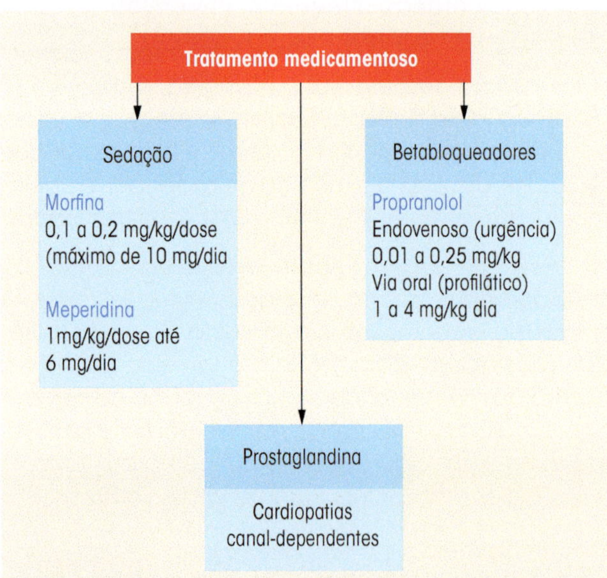

Figura 67.14 Tratamento medicamentoso das crises hipoxêmicas.

Fonte: Desenvolvido pela autoria.

67.8 Tratamento intervencionista

Pode ser cirúrgico ou percutâneo, paliativo ou definitivo. Nos últimos anos, o cateterismo cardíaco deixou de ser apenas diagnóstico para ser também terapêutico, resultando muitas vezes em solução definitiva.

67.8.1 Atriosseptostomia

A abertura do septo atrial com balão, introduzida por Rashkind e Miller em 1966, já salvou e salva milhares de vidas. Está indicada nos casos de D-transposição das grandes artérias com comunicação interatrial ausente ou restritiva, aumentando a mistura e melhorando a acidose e a hipoxemia. Outras indicações incluem atresia pulmonar com septo ventricular íntegro, conexão venosa pulmonar anômala total, em que a comunicação interatrial, sendo pequena, resulta em insuficiência cardíaca grave e baixo débito, uma vez que todo o retorno venoso, pulmonar e sistêmico, faz-se no átrio direito. As atresias tricúspides e mitrais, associadas ou não a outros defeitos, também precisam de ampla comunicação interatrial para sobrevivência.

É procedimento eficaz até 30 dias de vida. A partir dessa idade, o septo em geral fica espesso, havendo necessidade de abri-lo inicialmente com lâmina, seguindo-se o procedimento com balão (Figura 67.15).

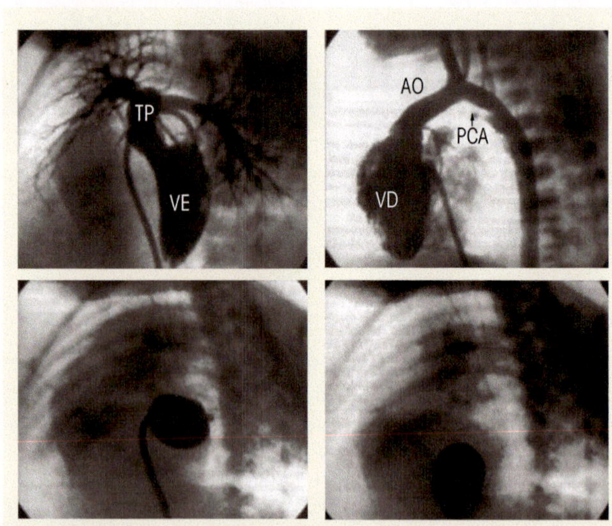

Figura 67.15 Atriosseptostomia com balão.

TP: tronco da artéria pulmonar; VE: ventrículo esquerdo; VD: ventrículo direito; AO: aorta; PCA: persistência do canal arterial. Nas duas figuras, o balão está posicionado para realização da atriosseptostomia.

Fonte: Acervo da autoria.

As complicações são: lesões das valvas atrioventriculares, perfuração do coração, embolização de fragmentos do balão após eventuais rupturas, lesões das veias pulmonares e/ou sistêmicas e alterações do ritmo cardíaco.

67.8.2 Valvoplastia pulmonar

A *valvoplastia pulmonar* por cateter balão iniciou-se em 1982 por Kan et al., tornando-se técnica de escolha para tratar a estenose pulmonar em crianças maiores. Casos com manifestação precoce, neonatal, como a estenose pulmonar crítica ou a atresia pulmonar com septo ventricular íntegro, também se beneficiam da técnica, que é salvadora por se tratar de doenças canal-dependentes.

É procedimento invasivo, em crianças de alto risco, em estado crítico, exigindo suporte clínico e medicamentoso. Assim que confirmado o diagnóstico, a instalação de PG E1 se impõe, e deve ser mantida no pré, durante e após o procedimento.

Em geral, essas valvas são muito estreitas e até mesmo atrésicas, tornando necessário o uso de cateter de angioplastia inicialmente ou, nos casos de valva imperfurada, sua abertura com radiofrequência ou *laser*. Em seguida, utiliza-se o balão para complementar o procedimento.

As complicações mais graves são perfuração do ventrículo direito, arritmias, sangramento no local da punção e ruptura do balão.

Mais raramente, pacientes com tetralogia de Fallot podem se beneficiar da valvoplastia pulmonar, quando a estenose pulmonar é predominantemente valvar, nos pacientes em situações clínicas ruins ou em centros sem condições de realizar a correção total no período neonatal, evitando-se assim operações paliativas, como *shunts* sistêmico-pulmonares (Figura 67.16).

67.8.3 Terapêutica cirúrgica

Crises prolongadas que evoluem com acidose persistente e refratária a medidas adequadas de tratamento devem ser encaminhadas para operação de emergência.

67.8.3.1 Anastomose sistêmico-pulmonar

O tipo de anastomose mais utilizado é o Blalock-Taussig-Vivien, modificado, que conecta, direta ou indiretamente através de tubo, a artéria subclávia à circulação pulmonar. Esse procedimento visa aumentar o fluxo pulmonar fazendo regredir a hipóxia. Tem o inconveniente de poder distorcer as artérias pulmonares, além de incorrer em risco não desprezível.

67.8.3.2 Atriosseptectomia

A abertura cirúrgica do septo atrial, técnica conhecida como Blalock-Hanlon, descomprime os átrios direito ou esquerdo, nas atresias mitral e tricúspide, e aumenta a mistura de sangue nas transposições das grandes artérias, com comunicação interatrial restritiva.

67.8.3.3 Valvotomia pulmonar

A valvotomia pulmonar, também conhecida como operação de Brock ou comissurotomia pulmonar a céu fechado, está indicada nos casos de insucesso no tratamento percutâneo. Tem a função de descomprimir o ventrículo direito, aumentar o fluxo pulmonar, fazendo crescer o ventrículo direito,

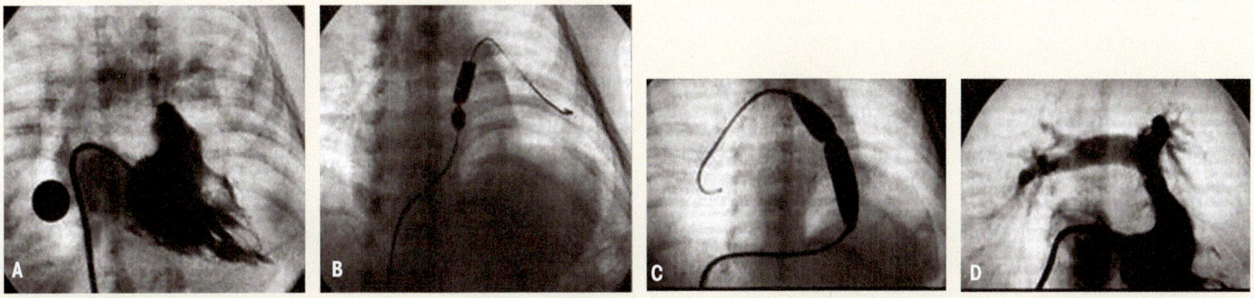

Figura 67.16 **Valvoplastia pulmonar em estenosa pulmonar valvar crítica.**

Em A, angiograma evidenciando estenose crítica da artéria pulmonar. B: balão posicionado. C: balão insuflado. D: resultado da valvoplastia, promovendo boa abertura da valva pulmonar.

Fonte: Acervo da autoria.

obedecendo à regra de que a função faz o órgão. Estabiliza-se o paciente pela melhora na situação de hipóxia e acidose.

Esses procedimentos de urgência apresentam alta mortalidade, exigindo integração de uma equipe multidisciplinar. Deve-se reconhecer a crise hipoxêmica precocemente e realizar transporte rápido e seguro, diagnóstico preciso, tratamento clínico, cirúrgico ou percutâneo apropriados (Figura 67.17).

DICAS DO EDITOR

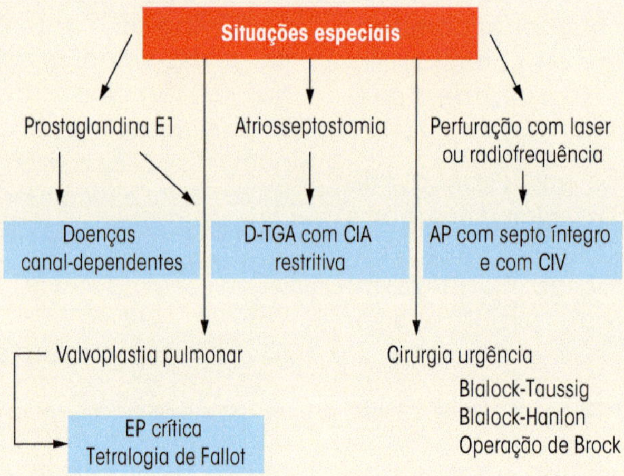

Figura 67.17 **Procedimentos em situações especiais.**

AP: atresia pulmonar; EP: estenose pulmonar; D-TGA: transposição das grandes artérias; CIA: comunicação interatrial; CIV: comunicação interventricular.

Fonte: Desenvolvido pela autoria.

Referências bibliográficas

1. Gama AELL, Marques AEBS. Crises hipoxêmicas. In: Figueira F. Pediatria. Rio de Janeiro: Medbook; 2011. p.167-71.
2. Neches WH, Park SC, Ettedgui JA. Tetralogy of Fallot and tetralogy of Fallot whit pulmonary atresia. In: Brooksgujr AG, Thimothy Bricker J, McNamara DG, eds. The science and practice of pediatric cardiology. Philadelphia: Lea & Febiger; 1990. p.1073-100.
3. Perloff JK, Marelli AJ. Ventricular septal defect whit pulmonary stenoses. In: Perloff's clinical recognition of congenital heart disease. 6.ed. p.316-46.
4. Salermo LMVO. Crises hipoxêmicas. In: Santana MVT, eds. Cardiopatias congênitas no récem-nascido: diagnóstico e tratamento. São Paulo: Atheneu; 2015. p.155-67.
5. Santin JC, Miaira MA. Crises hipoxêmicas. In: Piegas LS, Armaganijan D, Timerman A, eds. Condutas terapêuticas do Instituto Dante Pazzanese de Cardiologia. São Paulo: Atheneu; 2006. p.647-51.

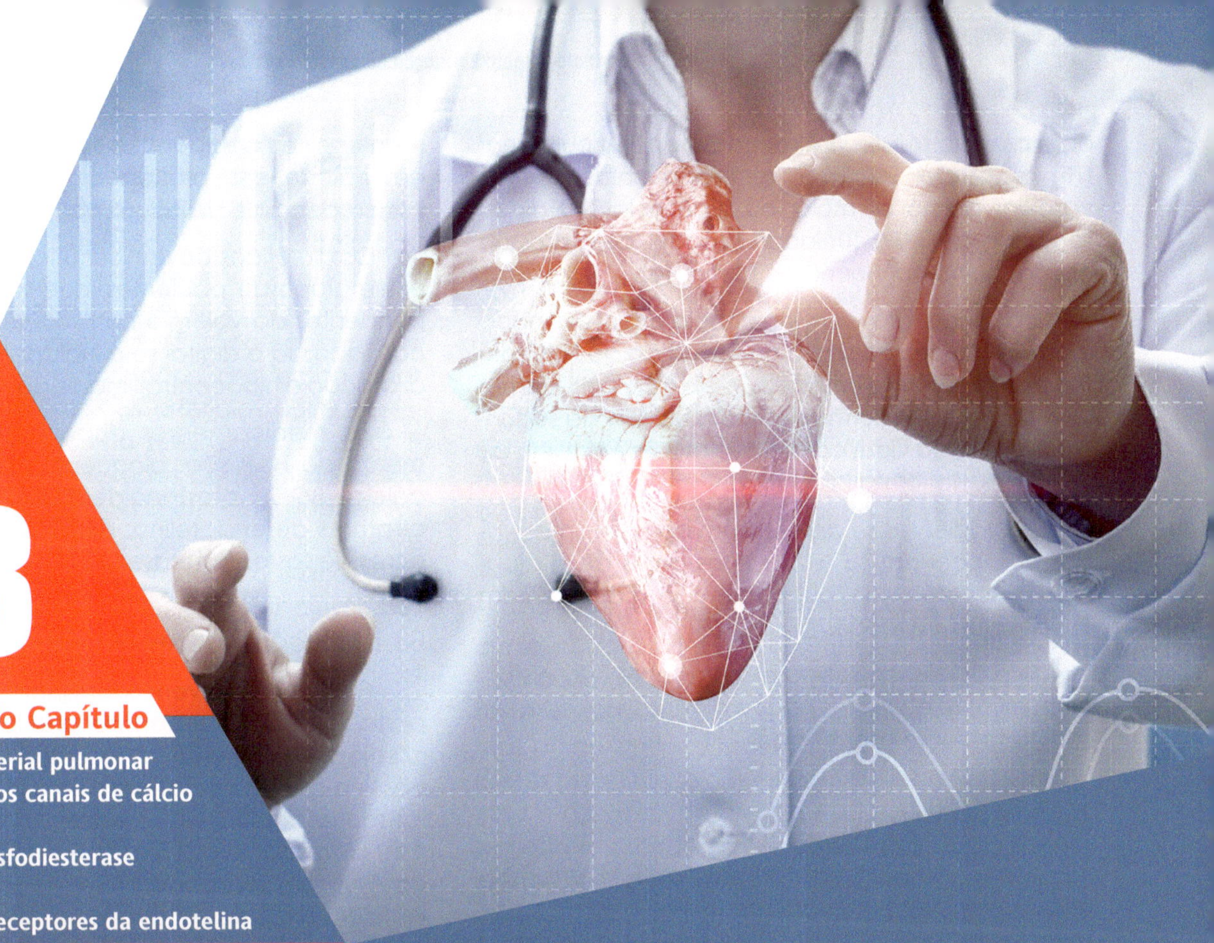

68

Destaques do Capítulo

- Hipertensão arterial pulmonar
- Bloqueadores dos canais de cálcio
- Óxido nítrico
- Inibidores da fosfodiesterase
- Prostanoides
- Inibidores dos receptores da endotelina

Tratamento da hipertensão arterial pulmonar

Maria Virginia Tavares Santana
Ricardo Fonseca Martins

A hipertensão arterial pulmonar (HAP), enfermidade que envolve o coração e os pulmões, caracteriza-se pela elevação da pressão nas artérias pulmonares, resultando em arteriopatia pulmonar, sobrecarga e disfunção ventricular direita e culminando em óbito.

Atualmente se reconhece que a obstrução arterial pulmonar por proliferação e remodelamento vascular é a chave da patogênese da HAP.

A HAP foi redefinida no 6° Congresso Mundial em hipertensão pulmonar, que aconteceu em Nice, França, em 2018, passando a serem consideradas portadoras de HAP pessoas diminuído no plasma e nos tecidos pulmonares dos pacientes com HAP.

O algoritmo de tratamento dos pacientes com HAP está exposto na Figura 68.1.

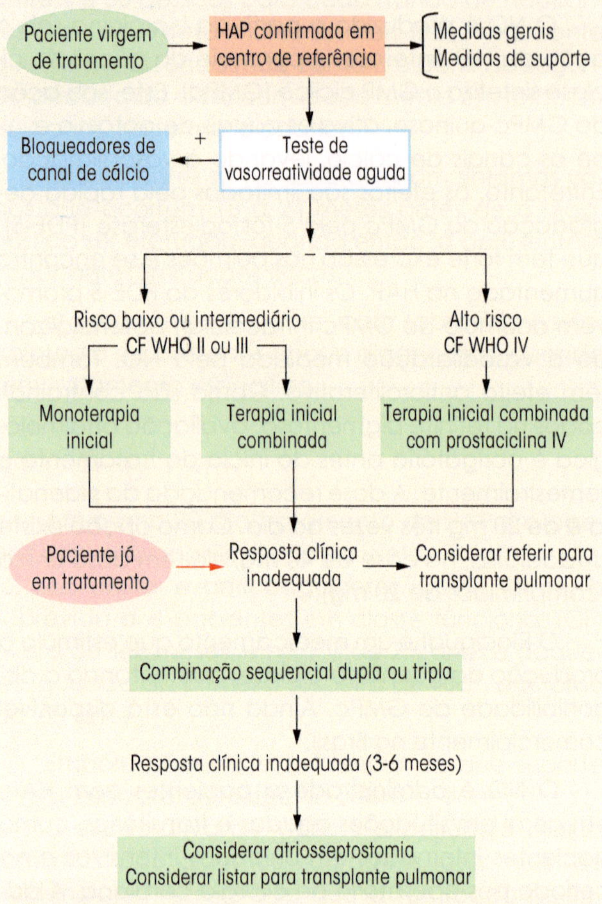

Figura 68.1 **Algoritmo do manejo de pacientes com hipertensão arterial pulmonar (HAP).**

CF: classe funcional; WHO: World Health Organization; IV: intravenoso.

Fonte: Adaptado de 2015 ESC/ERS Guidelines for the diagnosis and treatment of pulmonary hypertension.

Os objetivos do tratamento da HAP incluem melhores condições pessoais, tornando-os aptos para uma vida mais independente, aumento da sobrevida, teste de caminhada dos seis minutos superior a 440 m e volume de oxigênio (VO_2) máximo acima de 15 mL/kg/min.

A abertura do septo interatrial e o transplante pulmonar (ou cardiopulmonar) são procedimentos indicados para pacientes com formas avançadas de HAP, que não apresentam resposta satisfatória ou que evoluem de maneira desfavorável diante da terapêutica medicamentosa instituída. A abertura do septo atrial é um procedimento que envolve riscos e só pode ser executada em instituições com profissionais experientes. O orifício inicial criado, em geral, tem dimensões reduzidas. A abertura é gradual, iniciando-se com um orifício mínimo (5 mm), sendo ampliada de tal forma que a saturação arterial de oxigênio não se situe em níveis inferiores a 82%. Ainda assim, a mortalidade relacionada à atriosseptostomia está ao redor de 13% mesmo em equipes experientes. Está contraindicada quando a saturação de oxigênio basal for menor que 90% ou a pressão do átrio direito maior que 20 mmHg.

O transplante pulmonar ou cardiopulmonar também representa uma opção de tratamento para pacientes com HAP. Entretanto, o nível de evidência para esse tipo de indicação terapêutica ainda é baixo, com sobrevida estimada em cinco anos em 50%. A indicação se restringe a casos de falha ao tratamento medicamentoso instituído (entendendo-se esse tratamento com medicamentos com nível A de evidência) e nos pacientes em classe funcional III/IV que permanecem em situação clínica precária. Há controvérsia em relação ao tipo de procedimento a ser empregado, sendo cogitado o transplante pulmonar bilateral para pacientes com HAP e o transplante cardiopulmonar para indivíduos com HAP associada a cardiopatias congênitas complexas. Em ambas as situações, o nível de evidência ainda é considerado baixo e o nível de recomendação oscila entre B e C.

Apesar de todo o progresso que tem sido conseguido no campo terapêutico, a HAP, em suas várias formas de apresentação, ainda continua sendo uma doença grave e sem cura. A sobrevida histórica em pacientes com HAP idiopática, isto é, não considerando intervenções terapêuticas específicas, é de cerca de 2,8 anos após o diagnóstico. A sobrevida em um, três e cinco anos é de 68%, 48% e 34%, respectivamente. Com o novo arsenal terapêutico, a sobrevida tem triplicado e o avanço da doença, retardado. A expectativa de vida na síndrome de Eisenmenger é a melhor dentre todas as etiologias, com sobrevida de 60% aos 50 anos de vida. Dentre todas as formas de HAP, a que se reveste de pior prognóstico, com sobrevida somente comparável às neoplasias, é a vasculopatia pulmonar associada à esclerodermia (esclerose sistêmica progressiva).

Diversos fatores exercem impacto sobre o prognóstico de pacientes com HAP, e alguns desses fatores, notadamente os de ordem terapêutica, têm modificado substancialmente a expectativa de vida desses indivíduos. A Tabela 68.1 mostra a avaliação de risco na HAP.

Tabela 68.1 Avaliação do risco na hipertensão arterial pulmonar.

Determinantes de prognóstico (mortalidade estimada em 1 ano)	Baixo risco < 5%	Risco intermediário 5-10%	Alto risco > 10%
Sinais clínicos de insuficiência cardíaca direita	Ausente	Ausente	Presente
Progressão dos sintomas	Não	Lenta	Rápida
Síncope	Não	Ocasional	Frequente
Classe funcional OMS (WHO)	I, II	III	IV
Teste de caminhada de 6 minutos	> 440 m	165-440 m	< 165 m
Teste cardiopulmonar	▪ VO_2 pico > 15 mL/kg/min (> 65% predito) ▪ VE/VCO_2 *slope* < 36	▪ VO_2 pico 11-15 mL/kg/min (35-65% predito) ▪ VE/VCO_2 *slope* 36-44,9	▪ VO_2 pico 11 mL/kg/min (< 35% predito) ▪ VE/VCO_2 *slope* > 45
Níveis plasmáticos de NT-Pró-BNP	▪ BNP < 50 ng/mL ▪ NT-pró-BNP < 300 ng/mL	▪ BNP 50-300 ng/mL ▪ NT-pró-BNP 300-1.400 ng/mL	▪ BNP > 300 ng/mL ▪ NT-pró-BNP > 1.400 ng/mL
Exames de imagem (ecocardiograma/RNM)	▪ Área do AD < 18 cm^2 ▪ Sem derrame pericárdico	▪ Área do AD 18-26 cm^2 ▪ Sem ou mínimo derrame pericárdico	▪ Área do AD > 25 cm^2 ▪ Com derrame pericárdico
Hemodinâmica	▪ Pressão atrial direita < 8 mmHg ▪ Índice cardíaco > 2,5 L/min/m^2 ▪ SvO_2 > 65%	▪ Pressão atrial direita 8-14 mmHg ▪ Índice cardíaco 2,0-2,4 L/min/m^2 ▪ SvO_2 60%-65%	▪ Pressão atrial direita > 14 mmHg ▪ Índice cardíaco < 2,0 L/min/m^2 ▪ SvO_2 < 60%

OMS: Organização Mundial da Saúde; WHO: World Health Organization; VO_2: volume de oxigênio; VE/VCO_2 *slope*: inclinação da curva de relação de ventilação com produção de dióxido de carbono no teste cardiopulmonar (normal até 35); BNP: peptídeo natriurético cerebral; NT-pró-BNT: porção N-terminal do pró-hormônio do BNP; RNM: ressonância nuclear magnética; AD: átrio direito, SvO_2: saturação venosa mista.

Fonte: Adaptado de 2015 ESC/ERS Guidelines for the diagnosis and treatment of pulmonary hypertension.

Assim, qualquer que seja a forma de apresentação, o sucesso do tratamento e as perspectivas do paciente dependem do estabelecimento do diagnóstico o mais precocemente possível. As pesquisas sobre a etiopatogenia dessa doença, o mecanismo de ação dos diferentes medicamentos, as novas formas de tratamento utilizando substâncias antiproliferativas e, no futuro, a terapia gênica representam a esperança de que se consigam melhores resultados no manejo da HAP.

DICAS DO EDITOR

Referências bibliográficas

1. Badesch BD, Feldman J, Keogh A, et al. ARIES-3: ambrisentan therapy in a diverse population of patients with pulmonary hypertension. Cardiovasc Ther. 2012;30:93-9.
2. Dardi F, Manes A, Palazzini M, et al. Combining bosentan and sildenafil in pulmonary arterial hypertension patients failing monotherapy: real-world insights. Eur Respir J. 2015;46:414-21.
3. Galiè N (ESC Chairperson), Humbert M (ERS Chairperson), Vachiery J-L, Gibbs S, Lang I, Torbicki A, et al. 2015 ESC/ERS Guidelines for the diagnosis and treatment of pulmonary hypertension. Eur Respir J. 2015;46:903-75.

4. Galiè N, Manes A. New treatment strategies for pulmonary arterial hypertension: hopes or hypes? J Am Coll Cardiol. 2013;62:1101-2.

5. Kemp K, Savale L, O'Callaghan DS, et al. Usefulness of first-line combination therapy with epoprostenol and bosentan in pulmonary arterial hypertension: an observational study. J Heart Lung Transplant. 2012;31:150-8.

6. McLaughlin V, Channick RN, Ghofrani HA, et al. Bosentan added to sildenafil therapy in patients with pulmonary arterial hypertension. Eur Respir J. 2015;46:405-13.

7. Provencher S, Sitbon O, Humbert M, et al. Long-term outcome with first-line bosentan therapy in idiopathic pulmonary arterial hypertension. Eur Heart J. 2006;27:589-95.

8. Sandoval J, Gaspar J, Pulido T, et al. Graded balloon dilation atrial septostomy in severe primary pulmonary hypertension: a therapeutic alternative for patients nonresponsive to vasodilator treatment. J Am Coll Cardiol. 1998;32:297-304.

9. Simonneau S, Montani D, Celermayer DS, Denton CP, Gatzoulis MA, Krowka M, et al. Hemodynamis definition and updated clinical classification of pulmonary hypertension: proceedings of the 6th World Symposium of Pulmonary Hypertension. Eur Respir J. 2019;53:1801913.

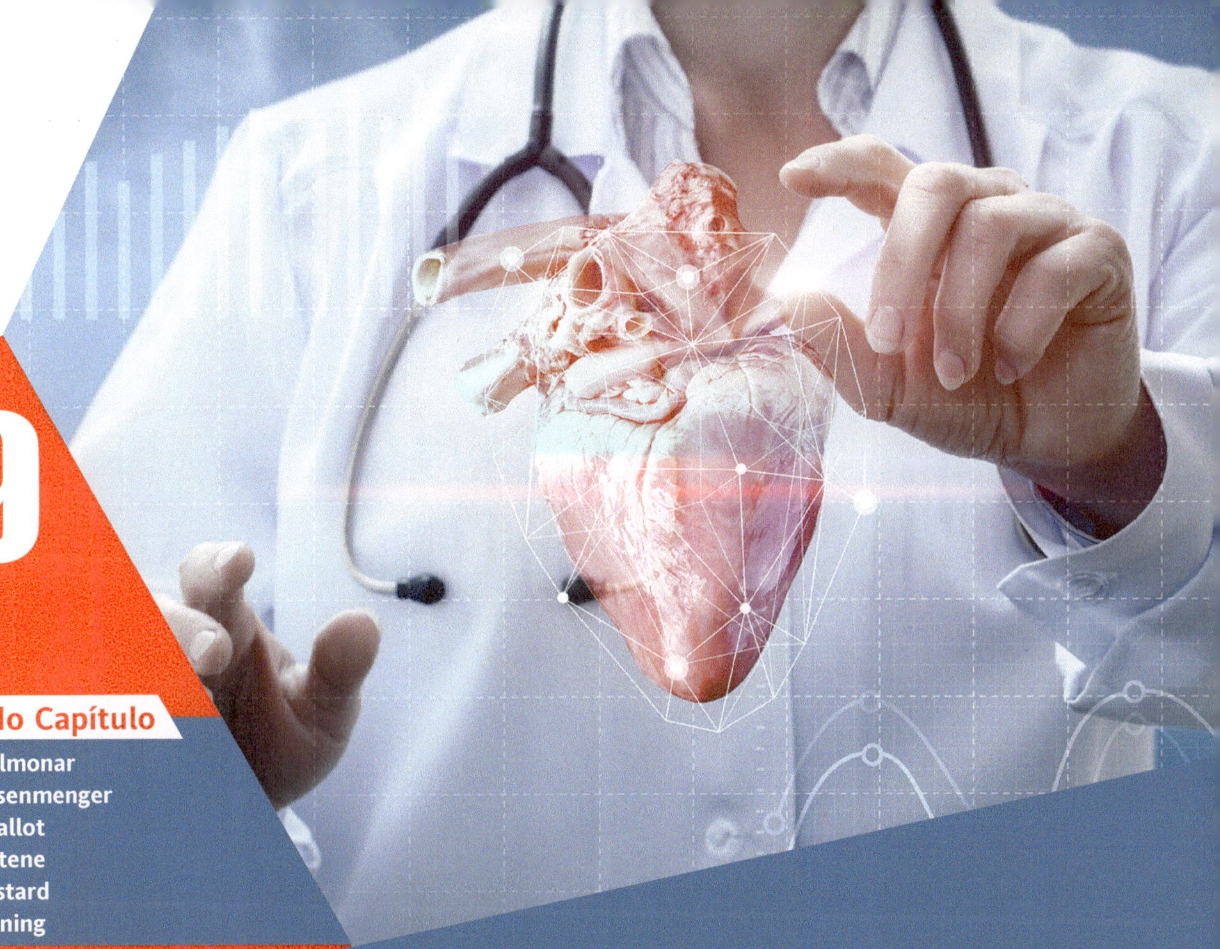

69

Destaques do Capítulo

- Hipertensão pulmonar
- Síndrome de Eisenmenger
- Tetralogia de Fallot
- Operação de Jatene
- Cirurgia de Mustard
- Cirurgia de Senning

Cardiopatia congênita no adulto

Nadja Arraes de Alencar Carneiro de França
Maria Aparecida de Almeida e Silva

69.1 Introdução

As cardiopatias congênitas são responsáveis pela maior parte das anomalias que se apresentam ao nascimento; 0,8% dos nascidos vivos são portadores de defeitos cardíacos. Na atualidade, aproximadamente 85% dessas crianças têm sua história natural modificada e sobrevivem até a idade adulta. Isso decorre do grande avanço, nas últimas décadas, no manejo desses pacientes, nos métodos de diagnóstico e do surgimento de novas técnicas cirúrgicas, percutâneas e híbridas.

Aproximadamente 80% dos pacientes com cardiopatias congênitas atingem os 40 anos de idade. Diante da constante mudança nas opções de abordagem desses pacientes, eles apresentam características bastante variáveis, o que dificulta seu manejo.

A mortalidade dessa população entre 20 e 70 anos é duas a sete vezes maior do que na população geral. Surgem também complicações inerentes ao processo do envelhecimento. A doença aterosclerótica e em especial a doença arterial coronária constitui um desafio quanto ao controle precoce dos fatores de risco. A obesidade é um importante problema de saúde pública decorrente de hábitos alimentares nocivos e do sedentarismo. A hipertensão arterial sistêmica nesses pacientes precisa ser considerada com os aspectos fisiopatológicos da cardiopatia. Os adultos com cardiopatia congênita precisam ser inseridos no contexto de uma qualidade de vida saudável, mas com muita cautela e responsabilidade, o que demanda conhecimento profundo de nuances complexas das inúmeras doenças envolvidas.

Os adolescentes e os adultos com cardiopatias congênitas são mundialmente conhecidos com a sigla GUCH (*Growing up congenital heart disease*), inicialmente sugerida pela Dra. Jane Summerville, pioneira no estudo desses pacientes. No entanto, a última diretriz da Sociedade Americana de Cardiologia já valoriza os adultos mais velhos com suas comorbidades.

69.2 Principais problemas clínicos

Os principais problemas clínicos evidenciados nesses pacientes estão enumerados na Tabela 69.1.

Tabela 69.1 **Principais problemas clínicos dos pacientes adultos com cardiopatia congênita.**

Insuficiência cardíaca
Cianose – hemoconcentração
Arritmias
Hipertensão arterial pulmonar
Endocardite infecciosa
Alterações da função renal
Alterações da função hepática
Complicações neurológicas

Fonte: Desenvolvido pela autoria.

69.3 Diagnóstico

Pacientes com doença cardíaca congênita, particularmente aqueles com maior gravidade, têm menor mortalidade quando avaliados e seguidos por especialistas. Embora a prática clínica seja muito útil, muitas decisões requerem experiência, frequentemente envolvendo múltiplos profissionais. Complexas alterações anatômicas e funcionais congênitas podem necessitar de abordagem diagnóstica e terapêutica diferente de pacientes adultos com outras doenças cardiológicas. Igual importância deve ser dada aos exames complementares realizados por profissionais com conhecimentos específicos na área, diminuindo assim a mortalidade e aumentando a sobrevida.

69.3.1 História clínica

É fundamental para o diagnóstico uma rigorosa anamnese, com análise detalhada dos sintomas relacionados aos problemas clínicos citados na Tabela 69.1.

69.3.2 Exame físico

Um minucioso exame físico tem papel importante no diagnóstico inicial e evolutivo desses pacientes no que se refere a mudanças nas características dos sopros e de bulhas.

69.3.3 Exames complementares

69.3.3.1 Eletrocardiograma (ECG) e raio x de tórax

Realizados de rotina, em sequências que variam de acordo com a gravidade do caso, esses exames fornecem elementos importantes tanto para o diagnóstico como para o controle evolutivo. O ECG é fundamental nas seguintes condições:

- Identificação de ritmo juncional e de bradicardia em pacientes com risco de evoluir com doenças do nó sinusal em pós-operatório da cirurgia de Mustard, de Senning e de correções univentriculares.
- Risco de evolução com bloqueios atrioventriculares em pacientes não operados como na transposição corrigida das grandes artérias ou em pós-operatórios de outras malformações.
- Diagnóstico de Wolf-Parkinson-White, como na anomalia de Ebstein e na atresia tricúspide.
- Avaliação do ritmo de marcapasso.
- Na suspeita de insuficiência coronária.
- Medida da duração do QRS em pós-operatório de tetralogia de Fallot, parte

importante no acompanhamento evolutivo da disfunção do ventrículo direito.

69.3.3.2 Ecocardiografia

O advento da ecocardiografia representou um marco importante na história das cardiopatias congênitas. É o exame complementar mais importante na confirmação da hipótese diagnóstica formulada. Trata-se de exame não invasivo, que fornece detalhes anatômicos e funcionais fundamentais para o manejo dos pacientes. No adulto, e em especial nos que possuem janela subcostal limitada, frequentemente é necessária a realização do ecocardiograma transesofágico. A ecocardiografia tridimensional tem dado importante contribuição à avaliação de detalhes anatômicos. Os padrões de *strain* têm sido cada vez mais utilizados no estudo das disfunções ventriculares.

A análise funcional do ventrículo direito e dos corações univentriculares, assim como o esclarecimento de detalhes anatômicos concernentes aos retornos venosos sistêmico e pulmonar, das coartações da aorta e das artérias pulmonares, podem requerer outros exames de imagem.

69.3.3.3 Ressonância Nuclear Magnética (RNM)

A RNM vem desempenhando um papel cada vez mais importante no diagnóstico e no acompanhamento das cardiopatias congênitas, quando a ecocardiografia traz dúvidas quanto a detalhes anatômicos e/ou funcionais (Tabela 69.2).

Tabela 69.2 **Principais aplicações da ressonância magnética nas cardiopatias congênitas.**

Quantificação volumétrica e análise funcional do ventrículo direito e de corações univentriculares.
Quantificação das massas ventriculares.
Avaliação anatômica da via de saída do ventrículo direito e de tubos ventrículo direito/tronco pulmonar e a proximidade com o esterno nas reoperações.
Quantificação das regurgitações pulmonares.
Anatomia das artérias pulmonares e da aorta.
Avaliação das conexões venosas sistêmicas e pulmonares.
Avaliação de vasos colaterais.
Anomalias de artérias coronárias ou doença aterosclerótica associada.
Avaliação de massas intracardíacas.
Detecção e quantificação de áreas de realce tardio, revelando fibrose miocárdica.
Análise tecidual (doenças de depósito).

Fonte: Desenvolvido pela autoria.

69.3.3.4 Tomografia Computadorizada (TC)

A TC tem papel fundamental na investigação das cardiopatias congênitas. É um método mais disponível do que a RNM e em algumas situações fornece imagens mais detalhadas, por exemplo, na avaliação de vasos colaterais, de massas intracardíacas, anomalias de artérias coronárias ou doença aterosclerótica associada. O fator limitante desse exame é a alta dose de radiação ionizante, em especial naqueles casos que necessitam de repetições. Novos equipamentos, no entanto, têm diminuído cada vez mais esse risco. A angiotomografia das artérias coronárias pode ser uma alternativa ao cateterismo em avaliações pré-operatórias e em outras condições na evolução desses pacientes.

69.3.3.5 Teste cardiopulmonar

Fornece dados objetivos da real capacidade funcional, cronotrópica e comportamento da pressão arterial sistêmica ao esforço físico, além de avaliar a indução de arritmias, mostrando boa correlação com a morbimortalidade. Tem sido cada vez mais utilizado no manejo das cardiopatias congênitas, em especial na população adulta. Tem sido muito importante na avaliação da capacidade de esforço e nas decisões de reoperações, na liberação para atividade física recreativa e profissional e na liberação para gravidez em pacientes operados ou não.

69.3.3.6 Cateterismo cardíaco

O estudo hemodinâmico, na atualidade, vem sendo realizado cada vez mais com finalidades terapêuticas por meio dos procedimentos intervencionistas e/ou híbridos. As indicações diagnósticas estão resumidas na Tabela 69.3.

Tabela 69.3 **Principais indicações da realização do estudo hemodinâmico diagnóstico nas cardiopatias congênitas.**

Estudo das pressões, dos fluxos e das resistências sistêmicas e pulmonares nos casos que cursam com hipertensão arterial pulmonar, para decisão de conduta, ou no pré-operatório de cirurgias tipo Fontan.
Avaliação das funções ventriculares, gradientes e quantificações de *shunts* quando os outros métodos não invasivos de diagnóstico suscitam dúvidas.
Avaliação de vasos extracardíacos não claramente visibilizados em outros métodos.
Realização de cinecoronariografia em pré-operatório de pacientes do sexo masculino acima de 40 anos de idade e mulheres pós-menopausa, assim como em pacientes com fatores de risco para doença arterial coronária.*

* Na prática clínica, a angiotomografia das artérias coronárias, juntamente com o escore de cálcio, tem evitado a realização da cinecoronariografia em pacientes considerados de baixo risco para aterosclerose.

Fonte: Desenvolvido pela autoria.

69.4 Grupos de pacientes

Os adultos com cardiopatia congênita podem ser separados em dois grandes grupos:

- os que sobreviveram sem cirurgia, porque dela não necessitaram, por indicação cirúrgica protelada, ou os inoperáveis;
- os que foram operados ou submetidos a procedimentos percutâneos, curativos, reparativos, paliativos ou a reoperações

69.5 Principais cardiopatias

69.5.1 Comunicações interatriais (CIA)

Aproximadamente 40% das cardiopatias congênitas acianogênicas diagnosticadas na idade adulta são CIA. Esses defeitos são classificados de acordo com sua localização no septo interatrial, sendo em 70% dos casos na região da fossa oval (*Ostium Secundum*). Os demais são tipo seio venoso superior (associação com drenagem anômala parcial de veias pulmonares) inferior, seio coronário ou *Ostium Primum*, que faz parte dos defeitos do septo atrioventricular.

Os achados clínicos dos portadores de CIA são sutis, fazendo que muitos pacientes sejam diagnosticados na idade adulta quando da realização de uma avaliação cardiológica de rotina. Após a quarta década de vida, é comum o aparecimento de arritmias supraventriculares e em especial a fibrilação atrial. Deve-se enfatizar a importância da ecocardiografia transesofágica no diagnóstico desses pacientes.

Na Tabela 69.4 são enumeradas as indicações de fechamento das CIA.

Tabela 69.4 **Indicações do fechamento das comunicações interatriais (CIA).**

	Nível de evidência
Pacientes com *shunt* significativo (sinais de sobrecarga de câmaras direitas), resistência vascular pulmonar < 5 UW, independentemente de sintomas.	I
Fechamento percutâneo é o procedimento de escolha nas CIA *Ostium Secundum*, com anatomia favorável. Adultos com CIA *Ostium Primum*, *Sinus Venosus* ou tipo seio coronário com repercussão hemodinâmica e sem hipertensão pulmonar devem ser operados.	I
Embolia paradoxal (independentemente do tamanho do defeito).	I
Resistência vascular pulmonar ≥ 5 UW mas pressão de artéria pulmonar < 2/3 da sistêmica (basal ou com vasodilatador como o óxido nítrico) ou após terapia para hipertensão arterial pulmonar e evidência de nítido *shunt* esquerda-direita com QP/QS ≥ 1,5.	IIb
Obs.: contraindicação total em pacientes com Eisenmenger.	III

Fonte: Desenvolvido pela autoria.

Embora a indicação de fechamento dos defeitos com repercussão deva ser feita na infância, adultos com idade inferior a 25 anos têm bom prognóstico. Pacientes com *flutter* ou fibrilação atrial devem realizar ablação concomitante.

69.5.2 Comunicações interventriculares

As comunicações interventriculares constituem cardiopatia congênita frequente e com soprologia exuberante, sendo geralmente diagnosticadas na infância, salientando-se a possibilidade de fechamento espontâneo.

A Tabela 69.5 demonstra os tipos de comunicações interventriculares e suas formas de manejo.

Tabela 69.5 **Manejo das comunicações interventriculares.**

	Nível de evidência
Defeitos pequenos, sem repercussão – acompanhamento clínico.	I
Defeitos pequenos com antecedente de endocardite infecciosa, desenvolvimento de obstrução na via de saída do VD, prolapso de cúspide aórtica – indicação cirúrgica.	I
Defeitos com repercussão, mas sem HAP importante – indicação cirúrgica. Se a pressão sistólica da AP é menor do que 50% da sistêmica e a resistência vascular pulmonar é menor do que um terço da sistêmica.	I
Defeitos corrigidos anteriormente e sem problemas residuais – acompanhamento clínico.	I
Defeitos residuais – avaliar necessidade de reoperação.	
Defeitos com HAP importante e inversão de *shunt* (D-E) – cirurgia contraindicada.	III

VD: ventrículo direito; HAP: hipertensão arterial pulmonar; D-E: direito-esquerdo; AP: artéria pulmonar.

Fonte: Desenvolvido pela autoria.

69.5.3 Defeitos do septo atrioventricular

Anomalia do coxim endocárdico, caracterizada pela ausência do septo atrioventricular, resultando em valvas atrioventriculares no mesmo plano e com um único anel. Constituem espectro de anomalias, desde formas parciais, com as valvas atrioventriculares bem diferenciadas, até a forma total, com uma única valva atrioventricular e cinco folhetos. É frequente na síndrome de Down.

A forma total tem repercussão hemodinâmica precoce, exigindo abordagem cirúrgica. Os casos não operados geralmente desenvolvem hipertensão arterial pulmonar importante (síndrome de Eisenmenger) e raramente chegam à idade adulta. As formas parciais, em especial a CIA *Ostium Primum*, acompanhada ou não de fenda na valva mitral, podem sobreviver até a idade adulta e ter sua indicação cirúrgica nessa faixa etária.

Os pacientes portadores de defeitos do septo atrioventricular operados que atingem a idade adulta podem apresentar graus variáveis de regurgitação, em especial da valva atrioventricular esquerda, e podem necessitar de reoperações.

69.5.4 Persistência do canal arterial

Diante da precocidade de seus sintomas e da intensidade do sopro característico dessa doença, o diagnóstico é habitualmente precoce, sendo raro na idade adulta. Os casos operados habitualmente não exibem sequelas.

O encontro em adultos pode ser por terem apresentados pouca repercussão (canais silenciosos) ou em casos de hipertensão pulmonar grave, constituindo a síndrome de Eisenmenger. É recomendado estudo hemodinâmico em caso de dúvidas quanto à operabilidade.

69.5.5 Lesões na via de saída do ventrículo esquerdo: valvares, supravalvares, subvalvares e coartação da aorta

A valva aórtica bivalvular é um defeito congênito comum, podendo levar a graus variáveis de estenose e de insuficiência aórtica e estar associada à medionecrose cística da aorta, com aneurisma da aorta ascendente.

As lesões na via de saída do ventrículo esquerdo abrangem uma gama de doenças que podem ser subdivididas em dois grandes grupos: obstrutivas e regurgitativas. São lesões que podem permanecer assintomáticas por longo tempo, apresentando-se no adulto como lesões nativas ou residuais após procedimentos percutâneos e/ou cirúrgicos.

As estenoses aórticas supravalvares são formas raras de estenose aórtica e existem em graus e formas variáveis. Podem ocorrer como um diafragma fibroso distal aos óstios das artérias coronárias ou mais comumente como um estreitamento em forma de ampulheta. Têm relação frequente com a síndrome de William-Beuren, somando-se a estenoses de artérias pulmonares, hipoplasia de outros segmentos aórticos e estenoses de artérias renais. A cirurgia é o tratamento de escolha. As indicações são mais precoces diante da possibilidade de comprometimento das coronárias. A maioria dos pacientes chega à idade adulta já operada, com lesões residuais variadas, cujo manejo deve ser individualizado.

As estenoses aórticas subvalvares (excluindo-se a cardiomiopatia hipertrófica) estão presentes em duas formas: como tecido fibroso, formando uma crista (membrana) na via de saída do ventrículo esquerdo, próxima à valva aórtica, ou como um estreitamento fibromuscular em túnel. Podem fazer parte da síndrome de Shone, na qual coexistem valva aórtica bivalvular e/ou coartação de aorta ou valva mitral em paraquedas.

As estenoses aórticas subvalvares são muitas vezes diagnosticadas tardiamente e têm índice de recidiva elevado, em torno de 30% em cinco anos de evolução pós-operatória, e surgem também em longo prazo após correções cirúrgicas de outras doenças, tais como comunicações interventriculares e defeitos do septo atrioventricular. A presença de estenose aórtica subvalvar pode levar a graus variáveis de regurgitação valvar aórtica por lesão de jato. Trata-se, portanto, de um grupo de doenças de interesse na população adulta, cujos critérios de intervenção estão enumerados na Tabela 69.6.

Tabela 69.6 Critérios para intervenções nas estenoses aórticas.

	Nível de evidência
Pacientes sintomáticos com gradiente médio ao Doppler ≥ 30 mmHg.	I
Pacientes assintomáticos: ▪ Gradiente médio maior ≥ 40 mmHg. ▪ Fração de ejeção < 50% (gradiente médio < 40 mmHg devido ao baixo fluxo). ▪ Gradiente médio ≥ 30 mmHg e hipertrofia importante do VE. ▪ Gradiente médio ≥ 30 mmHg e resposta anormal da pressão arterial ao teste ergométrico (*plateau*).	I
Progressão da insuficiência aórtica para prevenir danos futuros.	IIb

VE: ventrículo esquerdo.

Fonte: Desenvolvido pela autoria.

A coartação da aorta é uma cardiopatia congênita de diagnóstico clínico relativamente fácil, pois depende da constatação de pulsos ausentes ou diminuídos em membros inferiores, hipertensão arterial em membros superiores, com diferença de pressão maior que 20 mmHg em relação aos membros inferiores. Paradoxalmente, é comum o diagnóstico tardio dessa cardiopatia pela falta de um exame físico bem-feito. A valva aórtica bivalvular está presente em aproximadamente 85%

dos casos, e a parede da aorta pode apresentar fragmentação de suas fibras, compatível com medionecrose cística, levando à formação de aneurismas. Se não tratados, menos de 20% sobrevivem até a idade adulta. Pacientes nessa faixa etária podem apresentar também complicações ou lesões residuais de intervenções passadas. Na coartação de aorta nativa ou nas recoartações com anatomia favorável, a colocação de *stent* tem sido o tratamento de escolha, e *stents* biodegradáveis estão sendo desenvolvidos. As indicações para intervenções nas coartações de aorta estão resumidas na Tabela 69.7.

Tabela 69.7 **Indicações de intervenções na coartação de aorta.**

Indicações
Pacientes com diferença de pressão MMSS/MMII > 20 mmHg e com HAS em MMSS, resposta hipertensiva ao teste ergométrico ou hipertrofia do VE.
Independentemente do gradiente de pressão, redução ≥ 50% do diâmetro no estreitamento aórtico em relação ao diâmetro ao nível do diafragma em exames de imagem. A correção pode ser cirúrgica e, em casos anatomicamente favoráveis, por angioplastia com balão, com ou sem *stents*.

MMSS: membros superiores; MMII: membros inferiores; VE: ventrículo esquerdo; HAS: hipertensão arterial sistêmica.

Fonte: Desenvolvido pela autoria.

Alguns pacientes podem apresentar aneurisma do polígono de Willis.

69.5.6 Obstruções na via de saída do ventrículo direito

As obstruções na via de saída do ventrículo direito são subdivididas em valvares (80% dos casos), subvalvares e supravalvares. Constituem um grupo de cardiopatias cujo diagnóstico e manejo são realizados na infância através de procedimentos percutâneos, híbridos ou cirúrgicos, sendo raros os casos que atingem e necessitam conduta na idade adulta. Se a lesão for valvar, indica-se valvoplastia com balão se o gradiente for superior a 50 mmHg.

69.5.7 Anomalia de Ebstein

É uma cardiopatia congênita que se caracteriza por uma anomalia dos folhetos da valva tricúspide, com deslocamento do orifício tricúspide efetivo em direção à ponta do ventrículo direito. O anel tricúspide se localiza em sua posição normal. O folheto anterior é um grande folheto, algo solto, enquanto os folhetos septal e posterior são aderidos ao endocárdio e deslocados em direção ao ápex. Como consequência, há uma porção do ventrículo direito que assume a função de átrio direito, ocorrendo regurgitação valvar tricúspide. Existem graus variáveis de deslocamento do orifício efetivo da valva tricúspide, levando a um espectro de variações anatômicas e funcionais (Figura 69.1).

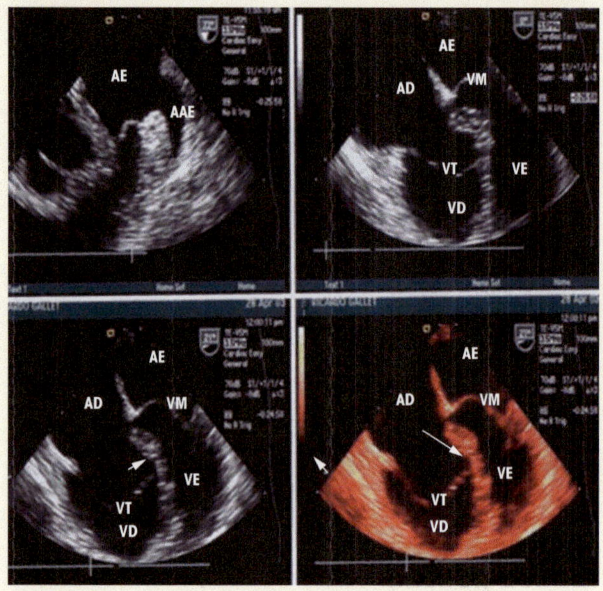

Figura 69.1 **Ecocardiograma bidimensional: anomalia de Ebstein. As setas indicam o folheto posterior da VT colado à parede septal do VD; uma porção do VD é incorporada ao AD, ocorrendo insuficiência tricúspide.**

AE: átrio esquerdo; AD: átrio direito; VT: valva tricúspide; VD: ventrículo direito; VE: ventrículo esquerdo; VM: valva mitral.

Fonte: Acervo da autoria.

A história natural da doença de Ebstein demonstra que aproximadamente 50% dos pacientes atingem os 30 anos de idade, e 5% os 50 anos. Arritmias são frequentes; 10% dos pacientes têm síndrome de Wolff-Parkinson-White associada. É comum a presença de uma CIA ou forame oval pérvio; por isso, pode ocorrer embolia paradoxal. As indicações para intervenções nessa doença estão resumidas na Tabela 69.8.

Existem várias opções de plastia de valva tricúspide preconizadas para essa doença, e a escolha depende da experiência de cada cirurgião. Aproximadamente 73% dos pacientes submetidos à cirurgia estão livres de reoperações em 15 anos, e 56% em 20 anos. Atualmente, há uma tendência à realização da técnica de reconstrução do Cone com resultados animadores.

Tabela 69.8 Indicações para intervenção na anomalia de Ebstein.

Indicações cirúrgicas:
Insuficiência tricúspide moderada em pacientes com sintomas em classe funcional acima de II ou deterioração da capacidade de exercício ao teste cardiopulmonar.
Progressiva dilatação do VD ou redução de sua função sistólica e/ou cardiomegalia progressiva ao RX de tórax.
Cianose – hemoconcentração.
Indicações de procedimentos intervencionistas:
Pacientes com arritmias relevantes devem realizar estudo eletrofisiológico e ablação. Se existe indicação cirúrgica concomitante, os procedimentos podem ser combinados.
Nos casos com embolia sistêmica comprovada, causada por embolia paradoxal, nos pacientes que não exibem outros critérios para indicação cirúrgica, está indicado o fechamento percutâneo da CIA ou do FOP.
A presença de cianose é um dos critérios para indicação cirúrgica, mas em casos excepcionais, quando não existem outros fatores, o fechamento percutâneo da CIA/FOP pode ser considerado.
Operação de Glenn no momento do reparo da anomalia de Ebstein pode ser considerada quando há grave disfunção ou dilatação do VD, mas com função de VE preservada e pressões não elevadas no átrio esquerdo e final diastólica do VE.

VD: ventrículo direito; CIA: comunicação interatrial; FOP: forame oval patente; VE: ventrículo esquerdo.

Fonte: Desenvolvido pela autoria.

69.5.8 Tetralogia de Fallot

A tetralogia de Fallot é a cardiopatia congênita cianótica mais comum após o primeiro ano de vida, com incidência aproximada de 10% entre todas as cardiopatias congênitas. Consiste em um desvio anterocefálico do septo de saída, levando à presença de obstruções em graus e níveis variáveis da via de saída do ventrículo direito, comunicação interventricular tipo mau alinhamento e aorta, cavalgando o septo interventricular em menos de 50%.

A história natural da tetralogia de Fallot evidencia mortalidade de 50% até os três anos de idade e de 89% até os 20 anos, mostrando que a grande maioria dos casos que chegam à idade adulta foi operada.

A correção cirúrgica consiste no fechamento da comunicação interventricular com *patch*, alinhando a aorta com o ventrículo esquerdo, e na ampliação da via de saída do ventrículo direito. Essa ampliação pode ocorrer em vários níveis dessa via de saída na dependência das variações anatômicas, sendo comum a necessidade de um *patch* transanular (com ou sem monocúspide) para ampliação do anel pulmonar. Pode ser necessária a abordagem do tronco e das artérias pulmonares.

A sobrevida no pós-operatório em longo prazo é boa, de aproximadamente 85% em 35 anos; no entanto, quanto mais longo o tempo de seguimento desses pacientes, maiores são as chances de complicações, como arritmias graves, e necessidade de reintervenções (cerca de 10% em 20 anos). As indicações para reintervenção no pós-operatório da tetralogia de Fallot estão enumeradas na Tabela 69.9.

Tabela 69.9 Indicações de reintervenções na tetralogia de Fallot.

CIV residual com *shunt* E – D >1, 5:1.
Estenoses na via de saída do VD que elevem a pressão do VD a mais de 2/3 em relação ao VE.
Dilatação aneurismática da VSVD.
Regurgitação aórtica importante.
Regurgitação pulmonar importante .
Associações de defeitos.

CIV: comunicação interventricular; E-D: esquerdo-direito; VSVD: via de saída do ventrículo direito; VD: ventrículo direito; VE: ventrículo esquerdo.

Fonte: Desenvolvido pela autoria.

A maioria dos pacientes que necessitam de reintervenção é portadora de regurgitação pulmonar importante como consequência da colocação do *patch* transanular na via de saída do ventrículo direito. Essa sobrecarga ao ventrículo direito em longo prazo tem-se mostrado deletéria e relacionada a arritmias graves. O momento ideal para reabordagem precisa ser bem avaliado e tem sido objeto de alguns estudos. Esse momento deve ser precoce o suficiente para preservar o ventrículo direito e prevenir morte súbita, mas com a noção da possibilidade de reintervenções subsequentes, já que não existe uma prótese ideal. Nas Tabelas 69.10 e 69.11 estão enumerados os critérios clássicos utilizados, segundo Gatzoulis et al. Entretanto, existe na literatura a tendência a intervenções mais precoces.

Tabela 69.10 Fatores maiores para indicação de implante de prótese na regurgitação pulmonar.

Sintomas, especialmente diminuição de tolerância ao esforço e fadiga.
Arritmias atriais, ventriculares ou síncopes.
Diminuição da tolerância ao esforço documentada.
Dilatação seriada e ou evidência de queda da função do VD.
Aparecimento de regurgitação tricúspide refletindo dilatação do VD.
Duração do QRS maior ou igual a 0,18 ms ou aumento progressivo da duração do QRS (> 3,5 ms/ano).

VD: ventrículo direito.

Fonte: Desenvolvido pela autoria.

Quando houver regurgitação pulmonar importante, indica-se o implante de prótese quando houver um dos fatores discriminados na Tabela 69.10 ou dois dos fatores da Tabela 69.11.

Tabela 69.11 Fatores menores para indicação de implante de prótese na regurgitação pulmonar.

Relação volume do VD/volume do VE > 2:1
Volume diastólico final do VD indexado para superfície corpórea > 140 ou 150 mL/m^2 (pela ressonância magnética).
Algum grau de estenose residual associada.
Lesões combinadas que isoladamente não teriam indicação.
Perspectiva de gravidez.

VD: ventrículo direito; VE: ventrículo esquerdo.

Fonte: Desenvolvido pela autoria.

Alguns aspectos adicionais também devem ser considerados na decisão cirúrgica, como a presença de áreas acinéticas, áreas de fibrose e cicatrizes, relações dos volumes sistólicos finais indexados do ventrículo direito em relação ao ventrículo esquerdo, disfunção autonômica do sistema nervoso e ativações neuro-hormonais (Figuras 69.2 e 69.3).

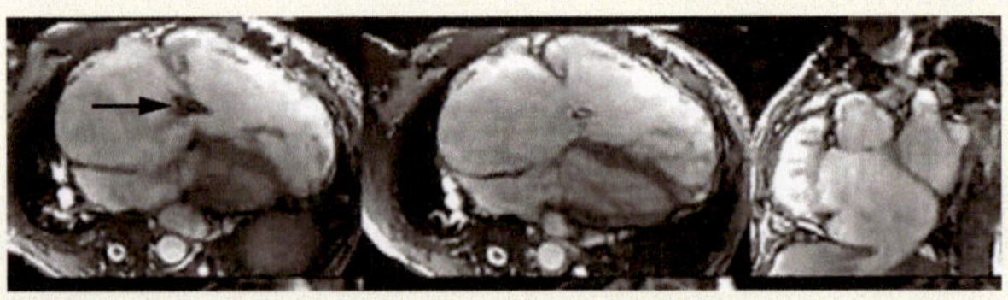

Figura 69.2 Angiorressonância magnética no pós-operatório tardio de correção de tetralogia de Fallot, com regurgitação pulmonar grave, regurgitação tricúspide moderada (seta), e dilatação importante do ventrículo direito.

Fonte: Acervo da autoria.

Habitualmente, a opção é por implante cirúrgico de prótese biológica. No entanto, estudos com implante percutâneo de novas valvas já estão em andamento, o que implicaria novos critérios de indicação.

69.5.8.1 Tetralogia de Fallot com atresia pulmonar

Os casos mais graves de tetralogia de Fallot cursam com atresia valvar pulmonar, muitas vezes

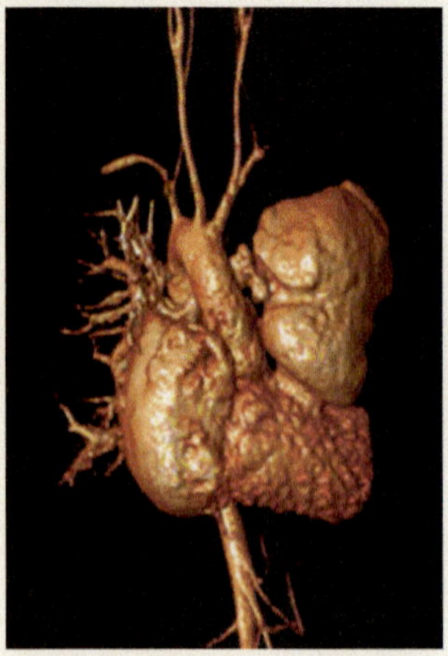

Figura 69.3 Imagem tridimensional de angiorressonância magnética em pós-operatório tardio de tetralogia de Fallot com aneurisma gigante do *patch* na via de saída do ventrículo direito.

Fonte: Acervo da autoria.

com ausência da formação do tronco pulmonar; isso ocorre como consequência de um extremo desvio anterocefálico do septo de saída. No período neonatal, o fluxo pulmonar pode ser mantido pela persistência do canal arterial, mas em poucos dias o canal tende a fechar, e esses pacientes necessitam de intervenções médicas (como o uso de prostaglandina) para manutenção da patência do canal, seguida de procedimento cirúrgico; em alguns casos, no entanto, o tronco e as artérias pulmonares não são formados e há o desenvolvimento intraútero de artérias colaterais para o suprimento e o desenvolvimento dos pulmões. Esses pacientes podem atingir a idade adulta e, na dependência das características das colaterais, procedimentos percutâneos são indicados na tentativa de dilatações (na estenose de colaterais) embolizações (nas colaterais com hiperfluxo), devendo cada caso ser minuciosamente individualizado. Uma parte desses pacientes desenvolve hipertensão arterial pulmonar irreversível, tornando-os inoperáveis.

69.5.9 Transposição das grandes artérias

A transposição das grandes artérias se caracteriza pela discordância ventriculoarterial, ou seja, o ventrículo direito dá origem à aorta e o ventrículo esquerdo, à artéria pulmonar. Sua história natural evidencia 95% de mortalidade no primeiro ano de vida, na dependência dos defeitos associados

Adultos com transposição das grandes artérias são habitualmente pós-operados; a evolução tardia depende das variações anatômicas e das técnicas cirúrgicas adotadas.

69.5.9.1 Cirurgias em plano atrial

Os pacientes mais antigos foram submetidos às cirurgias de Senning (1958) ou de Mustard (1964), englobadas como cirurgias no plano atrial, ou seja, redirecionamento dos fluxos sanguíneos por entre os átrios, de tal forma que o sangue oxigenado, que chega ao átrio esquerdo, dirige-se para a valva tricúspide, o ventrículo direito e a aorta, e o sangue venoso, que chega ao átrio direito, dirige-se para a valva mitral, ventrículo esquerdo e artéria pulmonar.

A sobrevida desses pacientes é de cerca de 80% em 28 anos, sendo que 76% destes estão em classe funcional I. O principal problema é que o ventrículo direito passa a funcionar como ventrículo sistêmico, e desenvolve graus variáveis de disfunção e insuficiência cardíaca, podendo necessitar de transplante cardíaco ao longo do tempo. As cirurgias no plano atrial abordam a junção da veia cava superior com o átrio direito, na proximidade do nó sinusal, o que pode acarretar bradicardias e taquiarritmias atriais, fatores prognósticos de morte súbita. Os enxertos utilizados na infância para o redirecionamento dos fluxos podem acarretar graus variáveis de obstruções.

69.5.9.2 Operação de Jatene

A cirurgia de Jatene, também conhecida como *switch* arterial ou correção no plano arterial, consiste na translocação da aorta e do tronco pulmonar acima das artérias coronárias, com o objetivo de restabelecer as conexões anatômicas normais e a fisiologia normal do coração. Foi primeiramente realizada em 1975, portanto os adultos mais jovens já foram preferencialmente submetidos a esse tipo de cirurgia.

A sobrevida em 10 anos é de aproximadamente 90%, sendo que 99% dos pacientes não usam medicações e 96% não apresentam sintomas.

Podem ocorrer distorções anatômicas das grandes artérias, com estenoses supravalvares residuais, principalmente no local da anastomose do tronco pulmonar com a raiz aórtica; no entanto, esses casos são habitualmente resolvidos na população pediátrica e muitas vezes por meio de procedimentos percutâneos. Dilatação do anel e insuficiência da valva *neoaórtica* (antiga valva pulmonar) podem requerer, tardiamente, substituição valvar em um pequeno porcentual de casos.

Pacientes submetidos à cirurgia de Jatene formam uma população em crescimento e estão atingindo a idade adulta; sua evolução em longo prazo, em especial no que diz respeito ao manejo das artérias coronárias, vem continuamente sendo observada.

69.5.9.3 Operação de Rastelli

A cirurgia de Rastelli é indicada nos casos de transposição das grandes artérias com comunicação interventricular e estenose pulmonar. Consiste no direcionamento intracardíaco do fluxo do ventrículo esquerdo para a aorta pela comunicação interventricular, com a colocação de um *patch* e da conexão do ventrículo direito com o tronco pulmonar através de um tubo extracardíaco. As complicações mais comuns nesses pacientes em evolução tardia são estenose do tubo, comunicação interventricular residual, regurgitação tricúspide e regurgitação aórtica. O manejo dessas complicações é individualizado.

69.5.10 Transposição congenitamente corrigida das grandes artérias

Constitui menos de 1% das cardiopatias congênitas e se caracteriza por dupla discordância: atrioventricular e ventrículo-arterial, havendo, portanto, inversão ventricular. O sangue venoso chega ao átrio direito conectado ao ventrículo esquerdo e este ao tronco pulmonar. O sangue oxigenado chega ao átrio esquerdo conectado ao ventrículo direito e este à aorta. O fluxo sanguíneo é, portanto, naturalmente corrigido. Podem ocorrer posições anormais do coração, além de lesões associadas, principalmente comunicação interventricular e estenose pulmonar; alguns casos apresentam alteração na valva tricúspide semelhante à anomalia de Ebstein (Figura 69.4).

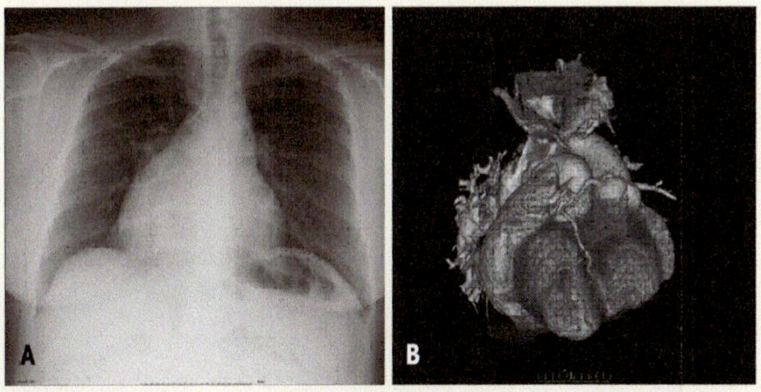

Figura 69.4 Raio X de tórax em A e tomografia computadorizada em B: transposição congenitamente corrigida das grandes artérias. *Situs solitus* – mesocardia.

Fonte: Acervo da autoria.

Pacientes sem outros defeitos costumam atingir a idade adulta assintomáticos e, em torno da quarta década, passam a apresentar dispneia e intolerância aos esforços, sendo algumas vezes diagnosticados erroneamente como portadores de cardiomiopatia. O ventrículo direito entra em falência por funcionar como ventrículo sistêmico ao longo do tempo. É comum a ocorrência de graus variáveis de bloqueios atrioventriculares, inclusive bloqueio atrioventricular total, diante da anatomia alterada do sistema de condução, podendo inclusive coexistir dois nós atrioventriculares.

Na existência de insuficiência valvar tricúspide importante, a troca valvar está indicada (a plastia é improvável) antes que haja deterioração da função do ventrículo direito, com fração de ejeção inferior a 45%. Alguns pacientes têm indicação para implante de marcapasso.

Atualmente tem sido sugerida a realização da técnica cirúrgica denominada *Double Switch*, que consiste na combinação da cirurgia de Senning com a cirurgia de Jatene, corrigindo, portanto, a dupla discordância característica da doença. Os casos devem ser bem selecionados e indicados na infância, não havendo ainda seguimento tardio desses pacientes.

Tem sido sugerida também a realização de bandagem do tronco pulmonar, com o objetivo de melhorar indiretamente a função do ventrículo direito e a regurgitação tricúspide, pela ação da bandagem no ventrículo esquerdo com desvio do septo para o ventrículo direito. Essa indicação, no entanto, é controversa.

69.5.11 Adultos com fisiologia univentricular (cirurgia de Fontan)

Atualmente, atingem a idade adulta alguns pacientes com ventrículos funcionalmente únicos, com ausência ou hipoplasia de uma das câmaras ventriculares, ausência ou hipoplasia de uma das valvas atrioventriculares e outros casos complexos sem possibilidade de correção intracardíaca ou biventricular. Isso ocorre graças às técnicas cirúrgicas denominadas tipo Fontan, iniciadas em 1968 e com nuances modificadas ao longo dos anos. Atualmente, essa operação consiste na anastomose da veia cava superior (desconectada do átrio direito) com a artéria pulmonar do mesmo lado (essa etapa denomina-se Glenn bidirecional) e colocação de um tubo extracardíaco conectando a veia cava inferior com a mesma artéria pulmonar. Esse tubo, em alguns casos, conforme os parâmetros hemodinâmicos exibidos, pode ser fenestrado (comunicando-se com o átrio direito) na tentativa de evitar hipertensão venosa sistêmica no pós-operatório. O sangue venoso chega diretamente aos pulmões, e o coração passa a funcionar como bomba sistêmica.

A hipertensão venosa sistêmica crônica, consequente à falta de um ventrículo subpulmonar, resulta em várias complicações ao longo do seguimento desses pacientes, tais como insuficiência cardíaca, insuficiência venosa, disfunção hepática, arritmias atriais, enteropatia perdedora de proteína e bronquite plástica. Estima-se que 87% dos pacientes estejam vivos em 15 anos, 83% em 20 anos e 70% em 25 anos. Nesses pacientes, pelas características da dinâmica circulatória, há predisposição a fenômenos tromboembólicos, sendo a anticoagulação indicada, embora não seja uma conduta universal. A indicação formal de anticoagulação é feita quando há evidências de trombos, arritmias atriais ou eventos tromboembólicos, assim como na presença de fenestração. Quando não é possível a anticoagulação, por falta de adesão ou contraindicações, utilizam-se antiagregantes plaquetários.

69.5.12 Síndrome de Eisenmenger

Essa síndrome se caracteriza pela presença de hipertensão arterial pulmonar grave como reposta a grandes hiperfluxos pulmonares em cardiopatias com *shunts* não tratados na idade correta. Grande proporção de adultos com cardiopatias congênitas desenvolve a síndrome de Eisenmenger. São inoperáveis e seus aspectos são discutidos com detalhes no Capítulo 68.

69.6 Aspectos terapêuticos gerais dos pacientes cianóticos

Adultos com cardiopatias congênitas inoperáveis se apresentam, em grande parte, com cianose e necessitam de seguimento clínico minucioso.

A cianose leva a mecanismos de adaptação, com o objetivo de melhorar o transporte de oxigênio aos tecidos. Ocorrem eritrocitose, desvio para a direita da curva de dissociação da oxiemoglobina e aumento do débito cardíaco. Consequentemente, há aumento da viscosidade sanguínea, alterações da hemostasia, hiperuricemia, formação de cálculos biliares, disfunção endotelial comprometendo a microcirculação e alterações de múltiplos tecidos, incluindo o próprio miocárdio

A indicação de hemodiluição só deve ser feita em pacientes sintomáticos, que não responderam à hidratação. É importante a avaliação do perfil de ferro, pois nesses pacientes o volume corpuscular médio não reflete a realidade. Dados limitados evidenciam que a suplementação de ferro deve ser feita quando a saturação da transferrina for menor que 20%.

69.7 Considerações finais

A população de adultos com cardiopatia congênita vem aumentando de forma considerável. Ocorre a junção da história natural e modificada da cardiopatia, com doenças adquiridas ao longo da vida e inerentes ao processo de envelhecimento. Procedimentos percutâneos, cirúrgicos e híbridos surgiram ao longo das últimas décadas, trazendo novas perspectivas. O manejo do adulto com cardiopatia congênita é extremamente complexo. Requer conhecimento detalhado das diversas doenças, com suas consequências cardiovasculares e sistêmicas. Implica a atuação de uma equipe multidisciplinar cujos membros devem executar suas funções de maneira dedicada, sincronizada e harmônica.

DICAS DO EDITOR

Referências bibliográficas

1. Baumgartner H, Bonhoeffer P, De Groot NMS, et al. ESC Guidelines for the Management of Grown-up Congenital Heart Disease (new version 2010). Eur Heart J (2010);31:2915-57.
2. Bhatt AB, Foster E, Kuehl K, Alpert J, et al. Congenital heart disease in the older adults: a scientific statement from The American Heart Association. Circulation. 2015;131:1884-931.
3. Gatzoulis MA, Webb GD, Broberg CS, Hideki U. Cases in adult congenital heart disease. Churchill Livingstone Elsevier; 2010.
4. Gatzoulis MA, Webb GD, Daubeney PEF. Diagnosis and management of adult congenital heart disease. 2.ed. Elsevier Saunders; 2011.
5. Perloff JK, Child JS, Aboulhosn J. Congenital heart disease in adults. 3.ed. Saunders Elsevier; 2009.
6. Rhodes JF, et al. Pathophysiology of congenital heart disease in the adult. Part II: Simple obstructive lesions. Circulation. 2008;117:1228-37.
7. Sommer RJ, et al. Pathophysiology of congenital heart disease in the adult. Part I: Shuns lesions. Circulation. 2008;117:1090-9.
8. Sommer RJ, et al. Pathophysiology of congenital heart disease in the adult. Part III: Complex congenital heart disease. Circulation. 2008;117:1340-50.
9. Stout KK, et al. AHA/ACC Guideline for the Management of Adults with Congenital Heart Disease. 2018 JACC. 2018.

Cardiopatia e Gravidez

Parte X

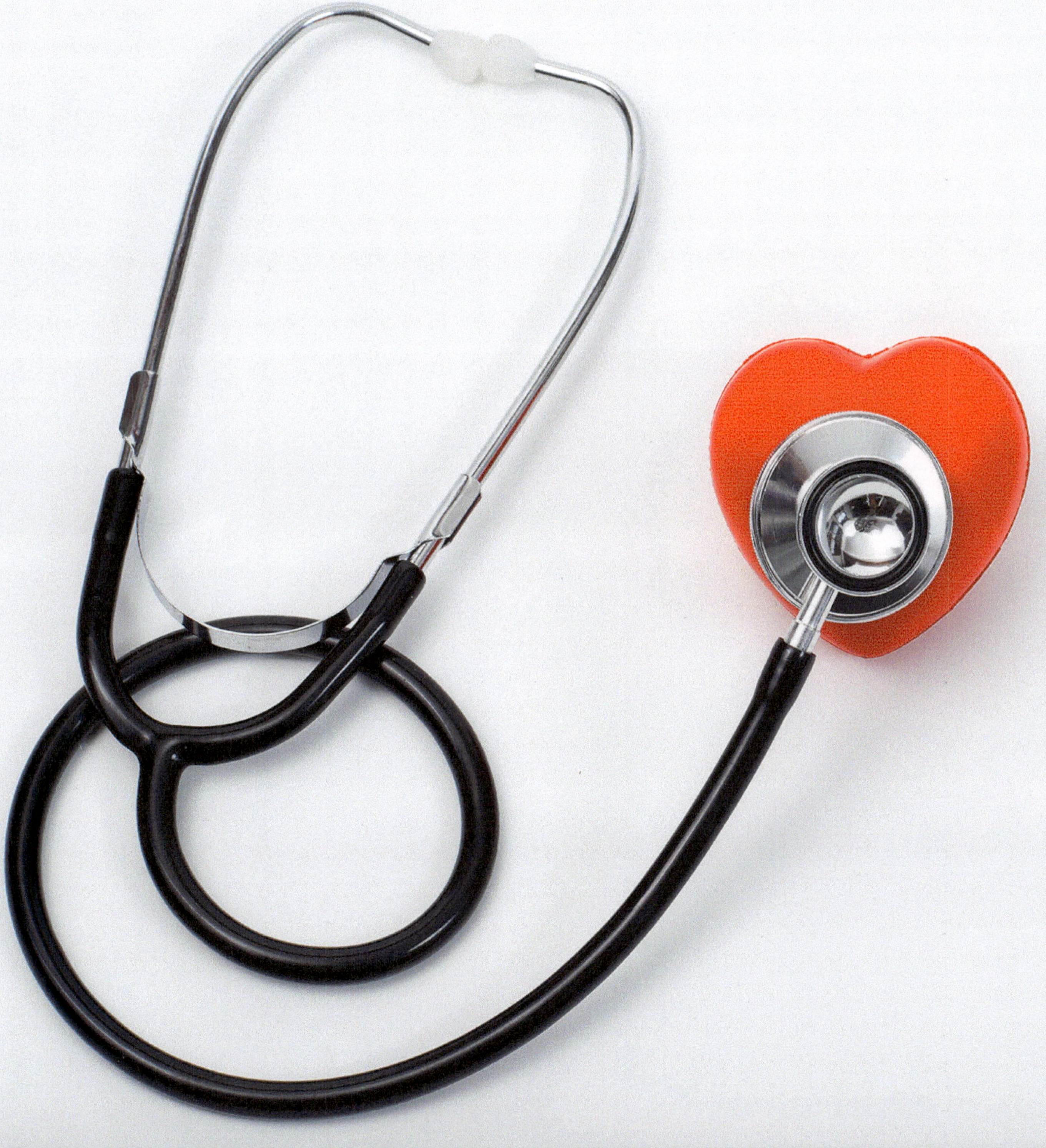

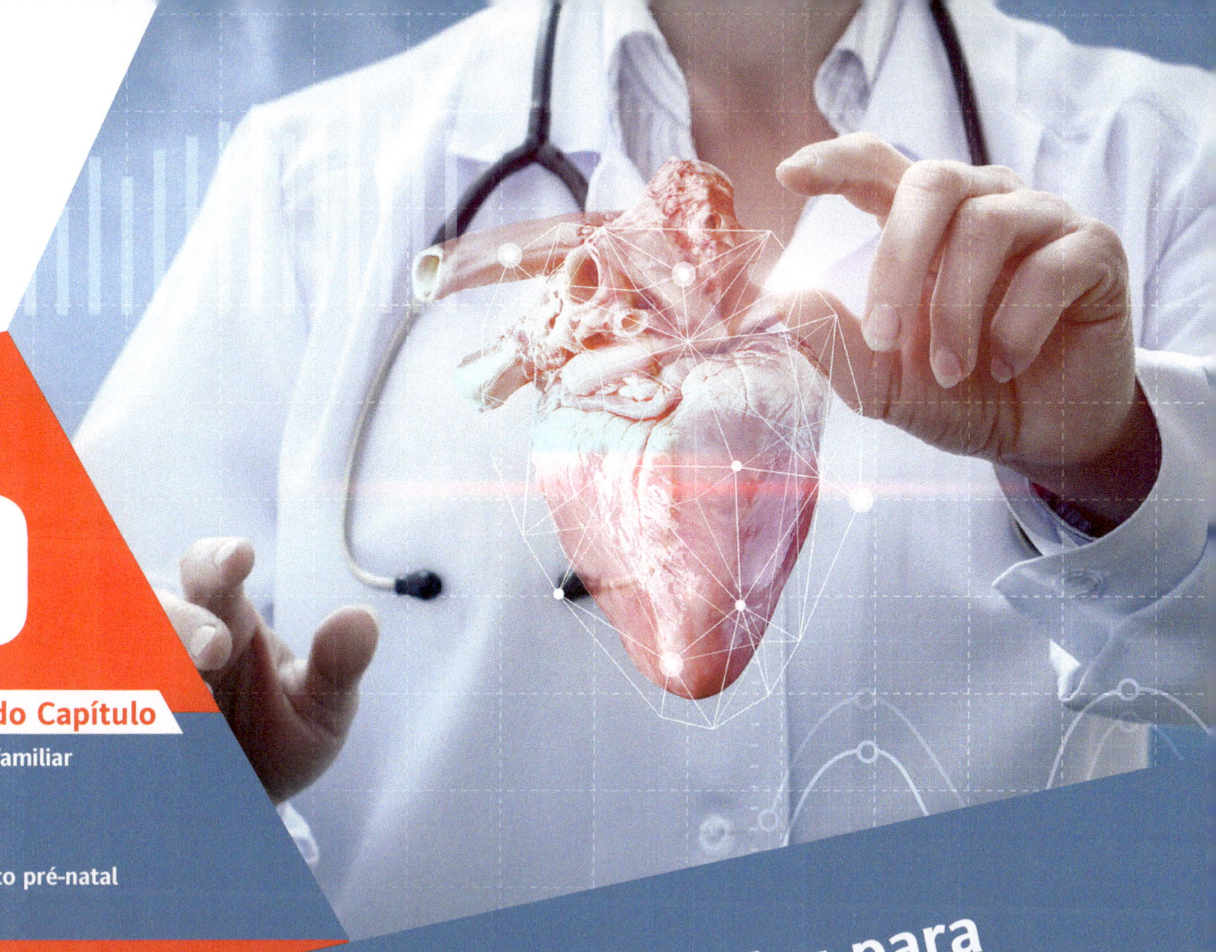

70

Destaques do Capítulo

- Planejamento familiar
- Gestação
- Risco gravídico
- Aconselhamento pré-natal
- Anticoncepção

Aconselhamento sobre gravidez para mulheres com cardiopatia

Fabio Bruno da Silva

Atualmente, de 0,2 a 4% das gestações são complicadas por doença cardiovascular, sendo esta a principal causa de mortalidade na gravidez. Assim, o aconselhamento pré-concepção é essencial para a mulher cardiopata, e uma avaliação cardiológica e ginecológica em conjunto deve ser realizada logo na menarca, visando determinar, de forma individual, o risco de uma gestação e, mesmo, do melhor método anticoncepcional.

No Instituto Dante Pazzanese de Cardiologia (IDPC), de 2008 a 2017, de 1.187 gestantes cardiopatas assistidas no setor de Cardiopatia e Gravidez, 30,33% tinham doença cardíaca reumática, 34,20% doença cardíaca congênita e 35% outras cardiopatias, incluindo hipertensão arterial sistêmica (HAS), miocardiopatias, arritmias. A mortalidade foi de 1,4% e a morbidade de 15,6%

O Registro Mundial de Gravidez e Doença Cardíaca (ROPAC) incluiu 2.742 mulheres grávidas. A idade média ± desvio padrão foi de 29,2±5,5 anos. Em pacientes de países desenvolvidos, as cardiopatias congênitas foram mais prevalentes (70%), enquanto nos países em desenvolvimento a cardiopatia valvular foi mais comum (55%); 20,6% das gestantes tiveram algum evento cardíaco durante a gestação.

Visando reduzir os riscos maternos e fetais, é importante que seja realizada uma estratificação de risco gravídico da paciente cardiopata em idade reprodutiva, permitindo que o casal decida se deseja a gravidez e qual o melhor momento. Uma vez decidido pela não gravidez, deve-se avaliar qual o método anticoncepcional ideal para o casal.

70.1 Estratificação de risco gravídico

Deve ser realizada desde o início da idade reprodutiva. Antes da gravidez, auxilia no planejamento familiar, na avaliação de contraindicação à gravidez, na revisão dos medicamentos em uso e permite sugerir cirurgia antes da gestação. Durante a gravidez, permite avaliar o risco de complicações, o ajuste medicamentoso, o planejamento do número de consultas e do parto, bem como a necessidade de serviço especializado.

Muitos são os escores de risco que têm surgido visando a essa estratificação. No IDPC utilizam-se dois métodos de estratificação em conjunto: o CARPREG e a Classificação de Risco da Organização Mundial de Saúde (OMS) modificada.

O escore de risco CARPREG foi adequadamente validado, porém tem algumas limitações. Fatores de risco importantes, incluindo hipertensão arterial pulmonar (HAP) e aorta dilatada, não foram identificados, porque estavam sub-representados nesse estudo (Tabela 70.1).

Tabela 70.1 **Escore de risco CARPREG (*Cardiac Disease in Pregnancy*).**

Escore de risco CARPREG
Evento cardíaco prévio (insuficiência cardíaca, acidente vascular cerebral e arritmia).
Classe funcional > II ou cianose
Obstrução coração esquerdo (AV mitral < 2 cm^2, AV aórtica < 1,5 cm^2, gradiente via saída VE > 30 mmHg pelo ecocardiograma).
Redução da função sistólica do ventrículo sistêmico (FE< 40%).

É dado 1 ponto para cada fator prognóstico presente.

Estimativa de risco de complicações cardiovasculares maternas: 0 pontos – 5%; 1 ponto – 27%; > 1 pontos – 75%; AV: área valvar; VE: ventrículo esquerdo; FE: fração de ejeção.

Fonte: Desenvolvido pela autoria.

Em função dessa limitação, as diretrizes, de modo geral, recomendam a utilização da classificação de risco de acordo com a OMS modificada (Tabela 70.2).

Tabela 70.2 **Classificação de risco da Organização Mundial de Saúde modificada.**

Classe	Condições
Classe de risco I: sem aumento da mortalidade materna, discreto aumento de morbidade.	Estenose pulmonar. Persistência de canal arterial. Prolapso de valva mitral. PO de lesões simples (CIA, CIV, PCA, drenagem anômala de veias pulmonares). Batimentos ectópicos atriais ou ventriculares isolados.
Classe de risco II: pequeno aumento de mortalidade materna e moderado aumento de morbidade.	CIA e CIV não operados. PO de T4F sem lesão residual. A maioria das arritmias.
Classe de risco II/III: moderado aumento de mortalidade materna e de morbidade.	Disfunção ventricular leve a moderada. Cardiomiopatia hipertrófica. Doença de válvula nativa não considerada classe I ou IV. Síndrome de Marfan sem dilatação de aorta. Valva aórtica bivalvular com diâmetro de aorta < 45 mm. PO coartação de aorta sem lesão residual.
Classe de risco III: significante aumento da mortalidade e de morbidade materna. Necessidade de serviço especializado.	Prótese valvar mecânica. Ventrículo direito sistêmico. Circulação de Fontan ou de Mustard. Cardiopatia congênita cianogênica não operada. Outras cardiopatias congênitas complexas. Dilatação de aorta. Síndrome de Marfan – diâmetro de aorta de 40 a 45 mm. Valva aórtica bivalvular – diâmetro de aorta de 45 a 50 mm.
Classe de risco IV: muito alto risco de mortalidade e morbidade materna (50 a 70%). Gravidez contraindicada, e deve ser oferecida a possibilidade de interrupção da gestação.	Hipertensão pulmonar de qualquer etiologia. Disfunção importante do ventrículo sistêmico (FE < 30%, NYHA III-IV). Miocardiopatia periparto com qualquer lesão residual. Estenose mitral grave*, estenose aórtica grave sintomática. Coarctação de aorta não operada. Dilatação de aorta. Síndrome de Marfan – diâmetro de aorta > 45 mm. Valva aórtica bivalvular – diâmetro de aorta a 50 mm.

* Diretriz Brasileira classifica como classe III. Devido ao sucesso da valvotomia percutânea. PO: pós-operatório; CIA: comunicação interatrial; CIV: comunicação interventricular; PCA: persistência do canal arterial; TF4: tetralogia de Fallot; FE: fração de ejeção; NYHA: New York Heart Association.

Fonte: Desenvolvido pela autoria.

Segundo estudo europeu de 2016, que objetivou validar a classificação de risco da OMS modificada, esta foi mais efetiva para estratificação de risco gravídico em mulheres de países desenvolvidos que em países emergentes. Presença de insuficiência cardíaca e de fibrilação atrial antes da gravidez foram fatores de risco adicionais independentes.

Outro fato importante a considerar no aconselhamento pré-natal é a recorrência das cardiopatias congênitas, que pode variar de 3 a 50%; a recorrência de algumas doenças, como a miocardiopatia periparto, que, em pacientes que não recuperam função e tamanho de cavidade em seis meses, têm recorrência de mais de 50%; pacientes que tiveram pré-eclâmpsia, mesmo que normotensos após o parto, têm maior risco de novo episódio em gestações futuras.

70.2 Contracepção e cardiopatia

Embora a anticoncepção, sabidamente, tenha algum risco, muitas vezes ela é mais segura que a gestação. Por isso, deve-se sempre considerar o risco da gestação ao indicar métodos contraceptivos e permitir que o casal participe da escolha. Uma gestação não planejada tem maior risco de complicações relacionadas à doença em si e ao uso de medicamentos, que podem trazer algum risco durante a gravidez e que às vezes podem ser substituídos quando se planeja a gestação.

O planejamento familiar deve ser iniciado na menarca ou quando a paciente manifesta interesse. É muito importante que o médico que acompanha a criança cardiopata deixe claros para os pais os riscos da gestação e a necessidade do planejamento. No Brasil, o início da vida sexual ativa se dá, em média, aos 15 anos de idade, um período em que a paciente muitas vezes está sem acompanhamento médico correto; não sabe se deve procurar um cardiopediatra ou um cardiologista de adulto. É necessário que o médico sempre pergunte e mostre abertura. O primeiro médico a sugerir a anticoncepção, na maioria das vezes, não é o ginecologista.

O cenário atual da anticoncepção ainda é decepcionante. O estudo ROPAC de 2013 mostra que 38% de 1.321 grávidas eram de alto risco para gravidez e 4% tinham contraindicação absoluta; 35% não foram orientadas para a anticoncepção; 30% receberam orientação inapropriada; 54% das mulheres cardiopatas tiveram gravidez não planejada; 56 a 79% das mulheres usavam anticoncepção classe III (com falha 18 a 28%/ano) ou não faziam anticoncepção. Muitas usavam estrógenos, a despeito das contraindicações conhecidas.

Os métodos anticoncepcionais são divididos em três grupos de acordo com sua eficácia:

- **Grupo I:** *baixa eficácia* – 18 ou mais gestações/100 mulheres em um ano.

  Inclui: tabelinha (24%), espermicida (28%), camisinha (*condom*) tanto masculina (18%) como feminina (21%), esponjas (24%) e coito interrompido (22%).
- **Grupo II:** *moderada eficácia* – 6 a 12 gestações/100 mulheres em um ano.

  Inclui: injetáveis (6%), pílulas (9%), *patch* (9%), anel (9%) e diafragma (até 24%).
- **Grupo III:** *alta eficácia* – menos de uma gestação/100 mulheres em um ano. Podem ser: reversíveis – implantes (0,05%), dispositivo intrauterino (DIU) de cobre (0,8%) e DIU liberador de progesterona (0,2%); irreversíveis – esterilização masculina (vasectomia) (0,15%), esterilização feminina, seja por laparoscopia ou por histeroscopia. (0,5%).

A OMS publicou em 2015 os critérios de elegibilidade para os diversos métodos anticoncepcionais de acordo com as doenças e os fatores de risco:

1. Uso sem restrições.
2. Benefícios superam riscos teóricos ou comprovados.
3. Riscos teóricos ou comprovados superam os benefícios.
4. Uso não recomendado.

No IDPC, para definir o melhor método anticoncepcional, são confrontados a classificação de risco OMS modificada, a classificação quanto à eficácia e os critérios de elegibilidade.

Para as pacientes de alto risco gravídico (III e IV), dá-se preferência a métodos de *alta eficácia* (grupo III). Contudo, diante das limitações financeiras e da disponibilidade do sistema público de saúde, muitas vezes se opta por métodos do grupo II (injetáveis ou pílulas) associados a preservativo, sempre buscando eficácia, segurança, tolerabilidade e continuidade de uso.

70.3 Métodos anticoncepcionais

70.3.1 Métodos de barreira e naturais

São ineficazes (acima de 18% de falha) e têm alta descontinuidade. Os preservativos (*condom*) oferecem proteção contra doenças sexualmente transmissíveis e podem ser utilizados como método adicional.

70.3.2 Contraceptivos combinados

Compostos de etinilestradiol ou valerato de estradiol mais progesterona. São classificados de acordo com a dose de estrógeno e o tipo de progesterona. A apresentação pode ser por pílulas, anel ou óvulos vaginais, injetáveis ou *patch* transdérmico. Inibem a ovulação, o espessamento do muco cervical e promovem alteração da receptividade do endométrio. São os mais utilizados no mundo todo e são eficazes, porém dependentes do uso correto.

O componente estrogênico sabidamente aumenta eventos trombóticos, independentemente do tipo de progesterona, em duas a sete vezes. Contudo, o risco em número absoluto é pequeno: 8-10/10.000 mulheres expostas por ano.

Os estrogênios sintéticos podem determinar elevação da renina, intolerância à glicose, resistência insulínica, aumento da atividade dos fatores VII e X, aumento da atividade fibrinolítica, aumento dos níveis de plasminogênio e de fibrinogênio além da redução da atividade da antitrombina e do tempo de agregação plaquetária, com consequente aumento do risco de trombose e de hipertensão arterial. São considerados classes 3 e 4 de elegibilidade da OMS para cardiopatas com risco de eventos trombóticos, doença cardíaca isquêmica e hipertensão arterial. Têm metabolismo aumentado e eficácia reduzida pela bosentana. Têm efeitos não contraceptivos interessantes, como a regularização dos ciclos menstruais, a redução das perdas sanguíneas e das cólicas, além do tratamento de ovário policístico, da acne e do hirsutismo.

70.3.3 Contraceptivos de progesterona

A ação é pelo espessamento do muco cervical e pela redução da receptividade do endométrio; em altas doses inibe a ovulação. As minipílulas têm limitada eficácia contraceptiva e não devem ser utilizadas em cardiopata de risco moderado ou alto.

O desogestrel é o único que inibe efetivamente a ovulação e tem uma janela de segurança (12 horas) e efetividade contraceptiva similar aos contraceptivos orais combinados. É classes 1 e 2 de elegibilidade pela OMS para todas as pacientes cardiopatas.

70.3.4 Acetato de medroxiprogesterona

Deve ser administrado por via intramuscular a cada três meses. Tem classes 1 e 2 de elegibilidade pela OMS para todas as pacientes cardiopatas em todas as idades. Ocorre amenorreia com mais de um ano de uso, ganho de peso, perda óssea e atraso no retorno da fertilidade.

70.3.5 Implante subdérmico

Etonorgestrel ou levonorgestrel com eficácia por três a cinco anos. São altamente efetivos com falha menor que 0,05%. Podem ser utilizados em todas as idades. Ocorre amenorreia em 22% das mulheres. Classes 1 e 2 de elegibilidade pela OMS para todas as pacientes cardiopatas.

70.3.6 Sistema intrauterino de liberação de levonorgestrel

É altamente efetivo, sendo superior à esterilização. Ocorre atrofia endometrial e alteração do muco cervical, promovendo contracepção por cinco anos, podendo ser utilizado em mulheres de todas as idades e nas nulíparas. Podem ser implantados no consultório; reduz a perda menstrual e não necessita de profilaxia para endocardite. É classes 1 e 2 de elegibilidade pela OMS para todas as pacientes cardiopatas.

As diretrizes atuais não recomendam profilaxia para endocardite quando do implante do DIU, baseadas em metanálise na qual se realizou a profilaxia com doxiciclina ou azitromicina comparada com placebo, e não demonstrou benefício adicional (OR 0,89, 95% CI 0,53-1,51).

70.4 Métodos contraceptivos nas principais complicações das cardiopatias

70.4.1 Disfunção ventricular

A gravidez é considerada de alto risco se a fração de ejeção é menor que 45% (classe III pela OMS modificada), sendo a gravidez contraindicada se a fração de ejeção for inferior a 35% (classe IV pela OMS modificada)

A contracepção é essencial e não há contraindicação absoluta para qualquer método. Deve-se considerar o risco de tromboembolismo, o uso de anticoagulação e a ocorrência de arritmias. Embora possa ocorrer alguma retenção de líquidos, não há evidências de que os contraceptivos hormonais agravem a insuficiência cardíaca.

Os contraceptivos orais combinados são contraindicados se houver disfunção ventricular após infarto do miocárdio e na presença de tabagismo, hipertensão arterial sistêmica e fibrilação atrial.

70.4.2 Anticoagulação

É realizada nos pacientes com prótese valvar mecânica, circulação de Fontan e hipertensão pulmonar. O risco de eventos cardiovasculares e trombogênicos de uma gravidez não planejada pode ser maior que o risco da anticoncepção. As mulheres anticoaguladas têm maior risco de sangramento menstrual intenso, intermenstrual pós-coito e cisto hemorrágico.

Tanto os estrógenos como a progesterona podem potencializar o efeito dos cumarínicos, necessitando de reavaliação do tempo de protrombina após o início da anticoagulação.

Os contraceptivos orais combinados estão contraindicados (OMS classe IV), apesar da adequada anticoagulação: em mulheres com história de trombose, válvula cardíaca (particularmente as válvulas de folheto único, como a Bjork Shiley ou a Starr Edwards), pós-operada de cirurgia de Fontan, doença cardíaca cianogênica, hipertensão pulmonar, doença coronária ou fibrilação atrial.

Para mulheres anticoaguladas, o ideal seria um contraceptivo confiável, sem aumento do risco trombótico, que reduz a perda sanguínea menstrual e inibe a ovulação: métodos apenas com progesterona, especialmente os anticoncepcionais reversíveis de longa duração (implante subdérmico, DIU e pílula de levonogestrel). A progesterona Injetável tem maior risco de hematoma local da injeção.

70.4.3 Arritmias

Não há evidência de que a contracepção de qualquer tipo desencadeie arritmias. Os anticoncepcionais contendo estrógeno podem levar a pequeno aumento da frequência cardíaca.

Nas arritmias isoladas (extrassístoles supraventriculares ou ventriculares isoladas, taquicardia ventricular não sustentada ou taquicardia ventricular na síndrome do QT longo), os contraceptivos combinados podem ser utilizados.

No *flutter* ou na fibrilação atrial, paroxísticos ou permanentes, deve-se ter cautela na utilização de contraceptivos hormonais devido ao elevado risco de tromboembolismo.

DICAS DO EDITOR

Referências bibliográficas

1. Brickner ME, Cardiovascular management in pregnancy congenital heart disease. Circulation. 2014;130:273-82.
2. Drenthen W, Boersma E, Balci A, Moons P, Roos-Hesselink JW, Mulder BJM, et al., Pieper on behalf of the ZAHARA Investigators. Predictors of pregnancy complications in women with congenital heart disease. European Heart Journal (2010);31:2124-32.
3. Grandi G, Xholli A, Napolitano A, Piacenti I, Bellafronte M, Cagnacci A. Prospective measurement of blood pressure and heart rate over 24 h in women using combined oral contraceptives with estradiol. Contraception. 2014 Nov;90(5):529-34.
4. Lindley KJ, Conner SN, Cahill AG, Madden T. Contraception and pregnancy planning in women with congenital heart disease. Curr Treat Options Cardio Med (2015);17:50.
5. Mohan AR, Nelson-Piercy C. Drugs and therapeutics, including contraception, for women with heart disease. Best Pract ResClin Obstet Gynaecol. 2014;28:471-82.
6. Regitz-Zagrosek V, Roos-Hesselink JW, Bauersachs J, Blomström-Lundqvist C, Cífková R, De Bonis M, et al. ESC Guidelines for the management of cardiovascular diseases during pregnancy, 2018; European Heart Journal (2018);00:1-83.
7. Roos-Hesselink JW, Ruys TP, Stein JI, Thilen U, Webb GD, Niwa K, et al. Outcome of pregnancy in patients with structural or ischaemic heart disease: results of a registry of the European Society of Cardiology. Eur Heart J. 2013;34:657-65.
8. Roos-Hesselink JW, Cornette J, Sliwa K, Pieper PG, Veldtman GR, Johnson MR. Contraception and cardiovascular disease. Eur Heart J (2015);36(27):1728-34.
9. Tedoldi CL, Freire CMV, Bub TF, et al. Sociedade Brasileira de Cardiologia. Diretriz da Sociedade Brasileira de Cardiologia para Gravidez na Mulher Portadora de Cardiopatia. Arq Bras Cardiol. 2009;93(6 Supl.1):e110-e178.
10. Uri Elkayam, MD. How to predict pregnancy risk in an individual woman with heart disease. 2018; ACC;71, n.21:2431-3.
11. Zagrosek VR, Roos-Hesselink JW, Bauersachs J, et al. ESC Guidelines on the management of cardiovascular diseases during pregnancy: the Task Force on the Management of Cardiovascular Diseases during Pregnancy of the European Society of Cardiology (ESC). Eur Heart J. 2018;00:1-83.

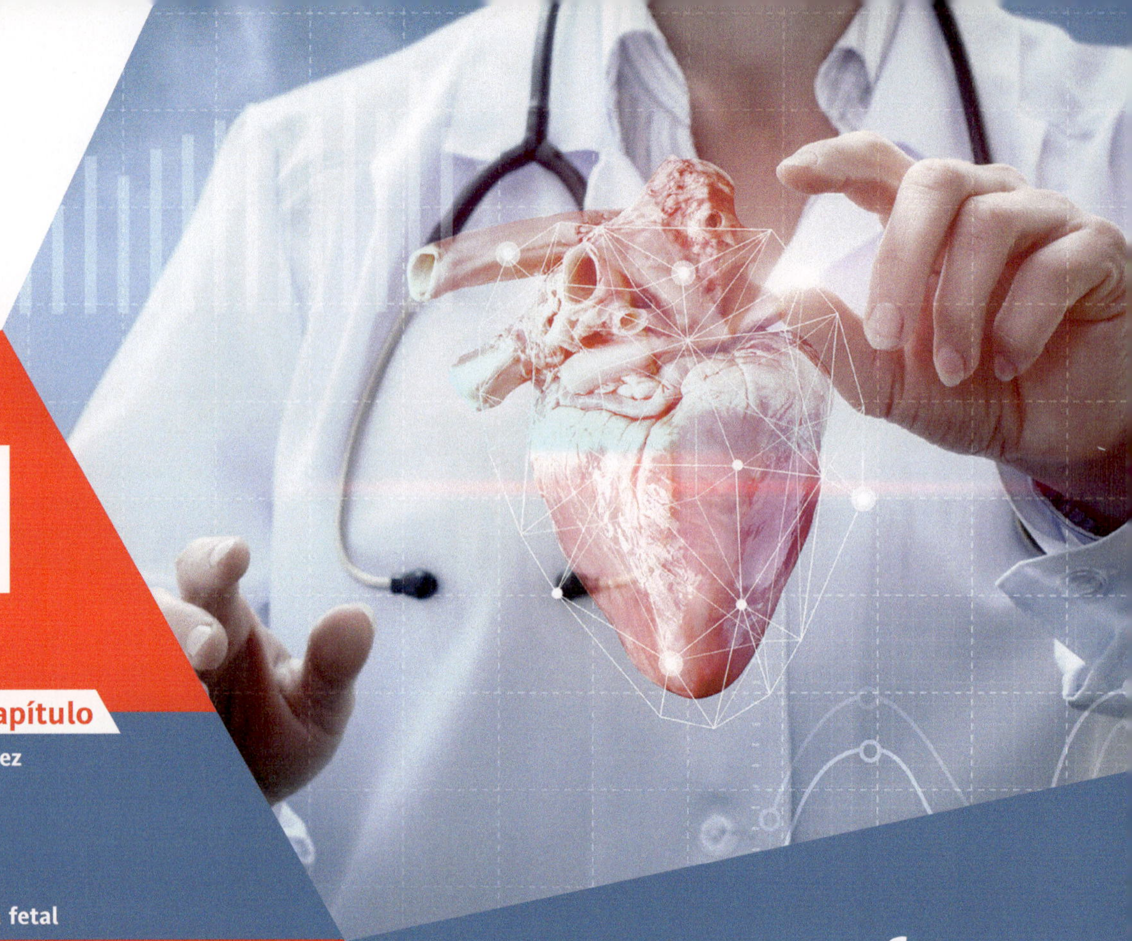

71

Destaques do Capítulo

- Valvopatia na gravidez
- Estenose valvar
- Insuficiência valvar
- Prótese valvar
- Síndrome varfarínica fetal

Condutas em gestantes portadoras de valvopatias

Fábio Bruno da Silva

A manutenção da gestação em mulheres portadoras de valvopatia é desafiadora, e, a despeito dos avanços no diagnóstico, na terapia clínica, cirúrgica e intervencionista, no curso e após a gestação podem ocorrer eventos adversos para mãe e o feto. Muitas dessas gestantes não têm conhecimento da sua doença até que, pelas adaptações fisiológicas da gestação (aumento da volemia, da frequência cardíaca e outros), ocorrem sinais e sintomas de descompensação cardíaca.

As valvopatias em pacientes gestantes podem ser resultado de doenças congênitas ou adquiridas e representam causas importantes de morbidade e mortalidade tanto para a gestante como para o concepto.

As acentuadas alterações hemodinâmicas e o estado de hipercoagulabilidade observados no ciclo gravídico-puerperal tornam imprescindível a abordagem precoce e multidisciplinar da doença, envolvendo tanto o cardiologista como o obstetra. Além das adaptações fisiológicas cardiovasculares e hemodinâmicas próprias desse período, algumas alterações ocorrem nas valvas cardíacas durante a gestação, como aumento do tamanho do anel valvar mitral, tricúspide e pulmonar, com algum grau de insuficiência.

Dados recentes do ROPAC (*Registry of Pregnancy and Cardiac Disease*), que compila dados de 77 centros em 33 países, mostram que 25,5% das gestantes avaliadas apresentavam valvopatias. A cardiopatia reumática ainda é um importante problema em países em desenvolvimento como o Brasil, e estatísticas mostram que 90% dos casos de doença valvar em gestantes têm essa causa. Um estudo observacional brasileiro que fez o acompanhamento de 1.000 pacientes gestantes no período de 10 anos relatou que 55,7% de sua coorte era composta por gestantes com cardiopatia reumática. Em países desenvolvidos, prevalece a etiologia congênita. No Instituto Dante Pazzanese de Cardiologia (IDPC), no período de 2008 a 2017, de 1.187 gestantes cardiopatas, 30,33% tinham doença cardíaca reumática, 34,20% doença cardíaca congênita e 35,0% outras cardiopatias (incluindo hipertensão arterial, miocardiopatias, arritmias e outras), com mortalidade de 1,4% e morbidade de 15,6%.

De modo geral, as lesões valvares tipo insuficiência são mais bem toleradas na gestação. Nas lesões estenóticas, o aumento fisiológico do débito cardíaco leva a aumento de até 50% do gradiente transvalvar, principalmente entre o primeiro e o segundo trimestre, acarretando maior morbimortalidade materna e fetal.

71.1 Avaliação pré-concepcional

As mulheres com doença valvar em idade reprodutiva e que manifestem desejo de gestação devem ser avaliadas previamente e aconselhadas quanto aos riscos. A avaliação deve envolver: histórico pessoal e familiar detalhado, exame físico minucioso, incluindo rastreamento para doenças do tecido conjuntivo (como a síndrome de Marfan), eletrocardiograma, ecocardiograma transtorácico e teste ergométrico.

Como algumas valvopatias envolvem a necessidade de anticoagulação, os riscos inerentes a essa condição também devem ser abordados.

As pacientes devem ser orientadas quanto ao aumento no risco de abortamentos, de partos prematuros, de recém-nascidos com peso abaixo do esperado para a idade gestacional, além da probabilidade de defeitos cardíacos congênitos que tenham potencial de herança genética; assim, nas pacientes com lesões congênitas, está indicada a avaliação do coração do concepto no segundo trimestre por meio de ecocardiograma fetal.

O American College of Cardiology/American Heart Association (ACC/AHA) em 2008 e a diretriz da European Society of Cardiology (ESC) em 2011 classificaram as lesões valvares e alguns acometimentos clínicos de acordo com o risco materno e fetal, conforme a Tabela 71.1.

Tabela 71.1 Classificação de risco materno e fetal em gestantes com valvopatias.

Baixo risco	Alto risco
Estenose aórtica com FE > 50% e gradiente médio < 25%, assintomática.	Estenose aórtica grave, independente dos sintomas.
Regurgitação aórtica ou mitral, assintomática ou com sintomas moderados.	Regurgitação aórtica ou mitral com CF NYHA III-IV.
Prolapso de valva mitral com regurgitação leve a moderada e FE > 50%.	Disfunção ventricular esquerda grave com FE < 40%.
Estenose mitral leve sem hipertensão pulmonar.	Estenose mitral sintomática, CF NYHA II-IV.
Estenose pulmonar leve a moderada.	Hipertensão pulmonar grave (pressão de artéria pulmonar > 75% da pressão sistêmica).
	Síndrome de Marfan.
	Prótese valvar mecânica.

FE: fração de ejeção; CF: classe funcional; NYHA: New York Heart Association.

Fonte: Desenvolvido pela autoria.

71.2 Incidência

De acordo com dados do ROPAC, a estenose e/ou regurgitação mitral são as lesões valvares mais relatadas (63%), seguidas de doenças da valva aórtica (23%).

As pacientes com problemas valvares foram as que apresentaram maior incidência de internação hospitalar dentre todas as cardiopatias (38%), sendo a insuficiência cardíaca a complicação mais evidenciada (18%). Arritmias (3%) e hemorragia pós-parto (5,1%) também ocorreram nesse grupo de pacientes. O uso de anticoagulantes estava presente em 58% das pacientes que tiveram hemorragia pós-parto, mostrando a importância do manejo cuidadoso desses medicamentos.

71.3 Lesões valvares

71.3.1 Estenose mitral

A estenose mitral é a valvopatia mais comum na gestação e quase sempre é consequência da doença reumática. Essa lesão pode ser assintomática até a gestação, sendo que muitas pacientes só têm o diagnóstico firmado após as alterações hemodinâmicas da gravidez tornarem os sintomas manifestos.

Pode ser classificada como: *leve*, com gradiente médio até 5 mmHg e área valvar de 1,5-2 cm^2; *moderada, com* gradiente médio de 5-10 mmHg e área valvar de 1-1,5 cm^2; e *grave*, com gradiente médio > 10 mmHg e área valvar < 1cm^2.

Os desfechos desfavoráveis associados a essa condição estão ligados principalmente ao fluxo diminuído do átrio para o ventrículo esquerdo durante a diástole. A hipervolemia fisiológica e o aumento da frequência cardíaca próprios da gestação podem aumentar significativamente o gradiente pressórico transmitral, causando sintomas ou agravando um quadro já previamente instalado. A pressão aumentada no átrio esquerdo é transmitida retrogradamente para a vasculatura pulmonar, levando a edema e, em casos graves, causando hipertensão pulmonar. Além disso, pode ocorrer remodelamento cardíaco e dilatação das câmaras, com aparecimento de arritmias (a taquicardia supraventricular não é incomum), bem como aumento do risco de formação de trombos intracavitários.

Pacientes com estenose mitral que apresentem desejo de engravidar devem receber aconselhamento pré-concepcional minucioso, já que, em alguns casos, há benefício na abordagem cirúrgica do problema antes da gestação. Pacientes com estenose moderada ou grave ou que apresentem hipertensão pulmonar significativa (pressão sistólica da artéria pulmonar maior que 50 mmHg) devem ser submetidas à intervenção. A valvoplastia percutânea com balão é o procedimento de escolha na maior parte das vezes. O manejo de pacientes assintomáticas é controverso. A diretriz da ACC/AHA não encoraja a abordagem cirúrgica de pacientes assintomáticas antes da gestação, porém o consenso europeu defende que a gravidez deva ser postergada até a realização da valvotomia.

Depois de identificada a gravidez, o tratamento medicamentoso deve ser otimizado para reduzir os sintomas. Os mais utilizados são os betabloqueadores, para prevenir taquicardia e aumentar o tempo de enchimento diastólico; os diuréticos, que atuam no tratamento de edema pulmonar e devem ser usados com parcimônia pelo risco de acometimento fetal; os antiarrítmicos e os anticoagulantes, reservados para os casos de arritmias com início recente.

Se for necessária, a abordagem cirúrgica pode ser realizada durante o curso da gestação, preferencialmente até a vigésima semana, e a dose de radiação deve ser a mínima possível.

Durante o trabalho de parto, é imprescindível controlar a frequência cardíaca da parturiente. A realização de analgesia de parto deve ser precoce, e o uso de medicamentos como betabloqueadores pode ser necessário. Além disso, a fim de evitar a manobra de Valsalva, o uso de fórcipe ou vácuo-extrator para abreviar o período expulsivo pode ser indicado.

A puérpera deve ser monitorizada com retornos precoces e cuidados clínicos até seis semanas pós-parto. Nesse período, procedimentos invasivos devem ser evitados pelo risco tromboembólico aumentado.

71.3.2 Estenose aórtica

A estenose aórtica isolada é uma complicação rara da doença reumática, porém é observada em pacientes com acometimento de múltiplas valvas. Pode ser decorrente de anomalias congênitas, como a valva aórtica bicúspide (presente em 2% da população geral).

Essa condição dificulta a saída de sangue do ventrículo esquerdo para a aorta, tornando o débito cardíaco relativamente fixo e inteiramente dependente da pré-carga, dificultando adaptações em algumas situações em que haja demanda de alto débito, como na gestação. Pelo risco inerente à condição, as diretrizes atuais indicam inclusive que a gestação seja postergada até a correção cirúrgica da valvopatia em casos graves (com fração de ejeção inferior a 40%).

Pode ser classificada como: *leve*, se o gradiente médio for de até 25 mmHg e a área valvar de 1,5-2 cm^2; *moderada*, com gradiente médio de 25-40 mmHg e área valvar de 1-1,5 cm^2; e grave, se o gradiente médio for maior que 40 mmHg e a área valvar < 1 cm^2.

Complicações graves podem ocorrer nessas pacientes, como angina, síncope e insuficiência cardíaca congestiva. Além disso, pacientes com valva aórtica bicúspide podem ter também dilatação da aorta ascendente. Se o diâmetro da raiz aórtica for maior do que 40 mm ou se houver mudança no tamanho durante a gestação (o consenso da ACC/AHA de 2010 indica ecocardiogramas para medidas mensais ou bimensais nesses casos), há aumento do risco de dissecção.

O uso de betabloqueadores é indicado para mulheres que tenham dilatação da raiz aórtica (> 40 mmHg), bem como as atividades físicas devem ser limitadas. Os procedimentos cirúrgicos devem ser evitados durante a gravidez, tanto pela ineficiência (valvotomia por balão presente em alguns centros) como pelo risco (troca valvar – risco de morte fetal durante a circulação extracorpórea).

Durante o parto, a paciente deve contar com equipe especializada e deve ser mantida em monitorização contínua, pois situações comuns que podem causar hipotensão, bem como anestesia regional (raquidiana), hemorragias e manobras de Valsalva prolongadas, devem ser evitadas. Na maior parte dos casos, a anestesia geral é indicada.

71.3.3 Insuficiência aórtica ou mitral

As insuficiências aórticas ou mitrais geralmente são bem toleradas na gravidez, principalmente em mulheres com classe funcional I ou II da New York Heart Association. Isso é possível devido às próprias alterações fisiológicas da gestação: a diminuição da resistência vascular periférica melhora o fluxo anterógrado de sangue pelo coração. Além disso, a frequência cardíaca aumentada encurta o período diastólico e alivia a regurgitação aórtica.

Geralmente, a abordagem dessas pacientes consiste em realizar a propedêutica cardíaca com os exames mencionados e manter seguimento durante o pré-natal. Pode haver necessidade de intervenção medicamentosa se houver dilatação de ventrículo esquerdo (com deterioração da função sistólica), dilatação de átrio esquerdo com risco de arritmias (principalmente em pacientes com doença de longa data) ou cardiomiopatia.

71.3.4 Lesões de valvas direitas

As valvopatias de valvas tricúspide ou pulmonar geralmente são atribuídas a problemas congênitos ou adquiridos, como endocardite infecciosa ou síndrome carcinoide. Essas lesões, no geral, são bem toleradas nas gestantes, devido à baixa resistência vascular pulmonar típica dessa fase. No caso das anomalias congênitas mais graves, como a doença de Ebstein, a correção, em geral, ocorre nos primeiros anos da infância. Em trabalho realizado no IDPC, foram avaliados os desfechos de 11 gestações em sete pacientes com Ebstein não corrigidas. Nove gestações tiveram desfecho favorável e houve um aborto. Uma das pacientes teve indicação de interrupção da gestação por piora da função cardíaca (a paciente apresentava também comunicação interatrial não corrigida). A literatura é concisa em indicar que a gestação é mais segura tanto para a gestante como para o feto no caso de correção prévia da condição.

As complicações mais graves evidenciadas nessas pacientes são arritmias e insuficiência cardíaca, presente naquelas que apresentam obstrução ao fluxo à direita, com gradiente pressórico maior do que 60 mmHg ou pressão sistólica de ventrículo direito maior que 75% da pressão sistêmica.

71.3.5 Próteses valvares

A troca de valvas cardíacas é considerada no caso de falha de tratamento medicamentoso em pacientes com sintomas graves e piora da qualidade de vida. Essa abordagem deve ser discutida em pacientes em idade reprodutiva e que manifestem desejo de engravidar, pois essa perspectiva pode alterar o tipo de valva a ser utilizada (biológica ou mecânica). Além disso, pacientes já submetidas à troca e que estejam bem clinicamente devem ser encorajadas a não postergar a gestação pois se sabe que o risco de complicações (falha da valva protética, tromboembolismo, infecção, insuficiência cardíaca) é maior quanto maior o tempo pós-operatório.

As valvas biológicas protéticas, principalmente as heterólogas (de origem não humana), tendem a maior índice de falha em 10 a 15 anos da implantação, especialmente na posição mitral, o que pode levar à necessidade de cirurgia para nova troca. Porém, ao contrário das próteses mecânicas, na maioria das vezes a anticoagulação não é requerida durante a gestação, o que torna o manejo dessas próteses mais fácil durante esse período, diminuindo também as complicações maternas e fetais inerentes ao uso desses medicamentos. Sendo assim, as próteses biológicas, em geral, são mais atrativas para mulheres em idade reprodutiva e que manifestem desejo de engravidar.

71.3.6 Anticoagulação

As valvas protéticas mecânicas, apesar de terem melhor desempenho hemodinâmico e maior durabilidade, necessitam de anticoagulação terapêutica contínua durante toda a gestação e o puerpério. A própria gestação aumenta o risco tromboembólico, e isso pode ser exacerbado se houver outros fatores de risco associados, como eventos tromboembólicos prévios, trombofilias adquiridas ou hereditárias, fibrilação atrial, obesidade, idade materna avançada etc. As pacientes devem ser informadas do risco inerente à anticoagulação durante o período gestacional.

A varfarina é o anticoagulante de escolha para manejo de valvas protéticas mecânicas fora da gestação. Durante esse período, no entanto, seu uso inspira alguns cuidados específicos. Em uma revisão sistemática com 1.234 gestações em 976 mulheres com valvas mecânicas, o uso de varfarina foi o menos associado a eventos tromboembólicos durante a gestação, em comparação com o uso combinado com heparina não fracionada (HNF) ou com a HNF isoladamente (3,9% x 9,2% x 25%, respectivamente). Esse anticoagulante, no entanto, possui risco potencial para o feto se administrado no período da embriogênese (entre a sexta e a décima segunda semana). A síndrome varfarínica fetal, a forma mais grave de acometimento fetal pela medicação, conta com alterações como hipoplasia de osso nasal, cardiopatia congênita, agenesia de corpo caloso, ventriculomegalia e displasia das epífises ósseas (condroplasia *puctata*). Essa alteração foi descrita em 5 a 30% das gestantes avaliadas em diversos estudos. Como a varfarina atravessa a placenta, há também risco de hemorragias fetais, com sequelas e morte fetal tardia. O risco de complicações é dose-dependente.

Tanto a HNF quanto a heparina de baixo peso molecular (HBPM) não atravessam a barreira hematoplacentária, e, portanto, não oferecem riscos teratogênicos ou hemorrágicos ao feto. O principal desafio no uso dessas medicações concerne em ajustar a dose de forma que o risco tromboembólico seja o menor possível para a gestante. O uso de HBPM tem sido preferido em relação à HNF por suas características farmacocinéticas, biodisponibilidade e menores efeitos colaterais. Além disso, quando é realizado o ajuste terapêutico com base na dosagem sérica periódica de fator anti-Xa, o risco de tromboembolismo é menor do que 5%. Na prática atual, a HNF é reservada para administração intravenosa nos casos em que a reversão terapêutica rápida pode ser requerida, como no período intraparto ou para quando não houver disponibilidade de HBPM (Tabelas 71.2 e 71.3 e Figura 71.1).

A estratégia terapêutica deve ser individualizada e discutida com o casal.

Tabela 71.2 **Recomendações de anticoagulação na gestante segundo a diretriz europeia de cardiopatia da gestação de 2018.**

Recomendação	Classe	Nível de evidência
É recomendado que gestantes portadoras de prótese metálica sejam acompanhadas em centros especializados.	I	C
É recomendado parto cesárea se o trabalho de parto se iniciar enquanto em uso de varfarina ou com menos de 2 semanas de suspensão desta.	I	C
É recomendado descontinuar varfarina e iniciar HNF (TTPA ≥ 2x o controle) ou HBPM (anti-Xa 0,8-1,2 U/l 4 a 6 h após a dose) com 36 semanas de gestação.	I	C
Em grávidas em uso de HNF ou HBPM, recomenda-se a realização de monitorização semanal do nível anti-Xa ou monitorização do TTPa com ajuste de dose (dentro de 36 h).	I	C
Em grávidas em uso de varfarina, recomenda-se a monitorização do INR semanalmente ou a cada 2 semanas.	I	C
Em grávidas com HBPM, recomenda-se atingir os níveis de 0,8-1,2 U/l (prótese valvular aórtica) ou 1,0-1,2 UI/mL (próteses valvar mitral ou direitas), com sangue colhido 4-6 horas após a dose.	I	C
Recomenda-se substituir a HBPM por HNF intravenosa (TTPa ≥ 2x controle) pelo menos 36 h antes do parto. Deve ser continuado até 4-6 h antes do parto planejado e reiniciado 4-6 h após o parto, se não houver sangramento e complicações.	I	C
Varfarina é recomendada durante o segundo e terceiro trimestres, até a 36ª semana, em mulheres que precisam de dose baixa.	I	C
As biopróteses devem ser consideradas em mulheres jovens que contemplam a gravidez.	IIa	C
Varfarina deve ser considerada, durante o segundo e o terceiro trimestres até a 36ª semana, em mulheres que necessitam de alta dose.	IIa	C
A continuação da varfarina deve ser considerada durante o primeiro trimestre se a dose de varfarina necessária para anticoagulação terapêutica for < 5 mg/dia, após a informação e o consentimento da paciente.	IIa	C
Descontinuação da varfarina entre 6 e 12 semanas e substituição por HNF intravenosa de dose ajustada (TTPa > 2x controle) ou HBPM, 2x/dia, (níveis de anti-Xa 0,8-1,2 U/l (prótese valvular aórtica) ou 1,0-1,2 UI/mL (próteses valvar mitral e direitas), colhido 4-6 horas após a dose, deve ser considerado em doentes com uma dose de varfarina > 5 mg/dia.	IIa	C
Após a informação e o consentimento do casal, pode ser considerado manter HBPM (com monitorização do nível anti-Xa e ajuste da dose), durante o segundo e o terceiro trimestre, em mulheres que precisam de uma dose alta de varfarina.	IIb	C
A HBPM não é recomendada quando o monitoramento semanal do nível anti-Xa e o ajuste da dose não estão disponíveis.	III	C

HNF: heparina não fracionada; HBPM: heparina de baixo peso molecular; TTPa: tempo de tromboplastina parcial ativado; INR: razão normatizada internacional.

Fonte: Desenvolvido pela autoria.

Steinberg, em metanálise de 2017, demonstrou que, considerando-se os riscos maternos e fetais, as melhores opções de anticoagulação para gestantes com prótese metálica foram: varfarina em baixa dose – 20% de risco; heparina de baixo peso molecular (monitoramento semanal do nível anti-Xa e o ajuste da dose) – 25% de risco; heparina de baixo peso molecular + varfarina – 30% de risco e varfarina dose alta e heparina não fracionada + varfarina – ambas com 40% de risco.

O uso de aspirina em baixas doses (75 a 100 mg/dia) deve ser considerado em pacientes com valvas protéticas recebendo anticoagulação, pois alguns estudos demonstram redução de risco tromboembólico em pacientes com essas valvas fora da gestação. Estudos em grupos de gestantes ainda devem ser realizados para confirmar o benefício.

Os novos anticoagulantes orais, até o momento, são proscritos na gravidez.

Tabela 71.3 **Regimes terapêuticos de anticoagulação.**

Medicação	Dose	Monitorização	Complicações
Varfarina	2-10 mg VO diariamente	INR entre 2,5-3,5	▪ Síndrome varfarínica fetal ▪ Hemorragia fetal ▪ Morte fetal tardia
Heparina não fracionada	> 10.000U SC a cada 12h 17.500-20.000 U IV	TTPa 6h após a dose, meta de 2x acima do valor de controle	▪ Diminuição da densidade mineral óssea ▪ Trombocitopenia ▪ Hemorragias
Heparina de baixo peso molecular	1 mg/kg a cada 12h SC	Anti-Xa 4-6h após a dose, meta de 1-1,2 U/mL	

OviVO: via oral; SC: via subcutânea; INR: razão normatizada internacional; TTPa: tempo de tromboplastina parcial ativado.

Fonte: Desenvolvido pela autoria.

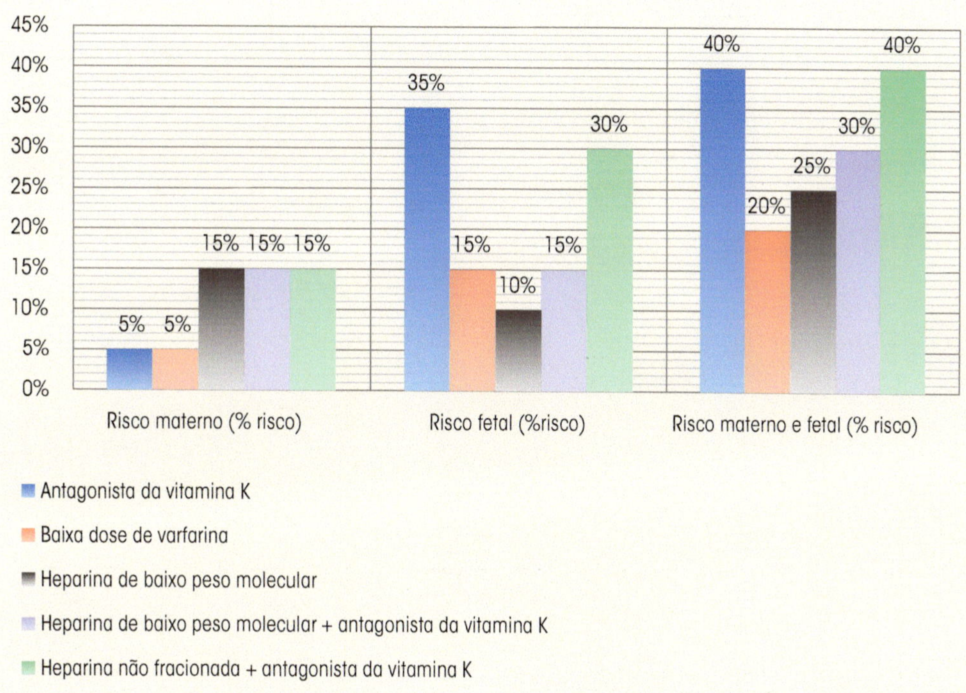

Figura 71.1 **Estratégias de anticoagulação em gestantes com prótese valvar mecânica.**

Fonte: Adaptado de Steinberg ZL, et al. J Am Coll Cardiol. 2017;69(22):2681-91.

DICAS DO EDITOR

Referências bibliográficas

1. Baumgartner H, Falk V, Bax JJ, et al. The Task Force for the Management of Valvular Heart Disease of the European Society of Cardiology (ESC) and the European Association for Cardio-Thoracic Surgery (EACTS); European Heart Journal (2017);38:2739-91.
2. Bonow RO, Carabello BA, Chatterjee K, et al. Focused update incorporated into the ACC/AHA 2006 guidelines for the management of patients with valvular heart disease: a report of the American College of Cardiology/American Heart Association Task Force on Practice Guidelines (Writing Committee to Revise the 1998 Guidelines for the Management of Patients with Valvular Heart Disease): endorsed by the Society of Cardiovascular Anesthesiologists, Society for Cardiovascular Angiography and Interventions, and Society of Thoracic Surgeons. Circulation. 2008;118:e523-e661.
3. Lawley CM, Lain SJ, Algert CS, et al. Prosthetic heart valves in pregnancy outcomes for women and their babies: a systematic review and meta-analysis. BJOG. 2015;122:1446-55.
4. Nanna M, Stergiopoulus K. Pregnancy complicated by valvular heart disease: an update. Journal of the American Heart Association. 2014;3:e1-17.
5. Steinberg ZL, et AL. Maternal and fetal outcomes of anticoagulation in pregnant women with mechanical heart valves. J Am Coll Cardiol. 2017;69(22):2681-91.
6. Zagrosek VR, Roos-Hesselink JW, Bauersachs J, et al. ESC Guidelines on the management of cardiovascular diseases during pregnancy: the Task Force on the Management of Cardiovascular Diseases during Pregnancy of the European Society of Cardiology (ESC). Eur Heart J. 2018;00:1-83.

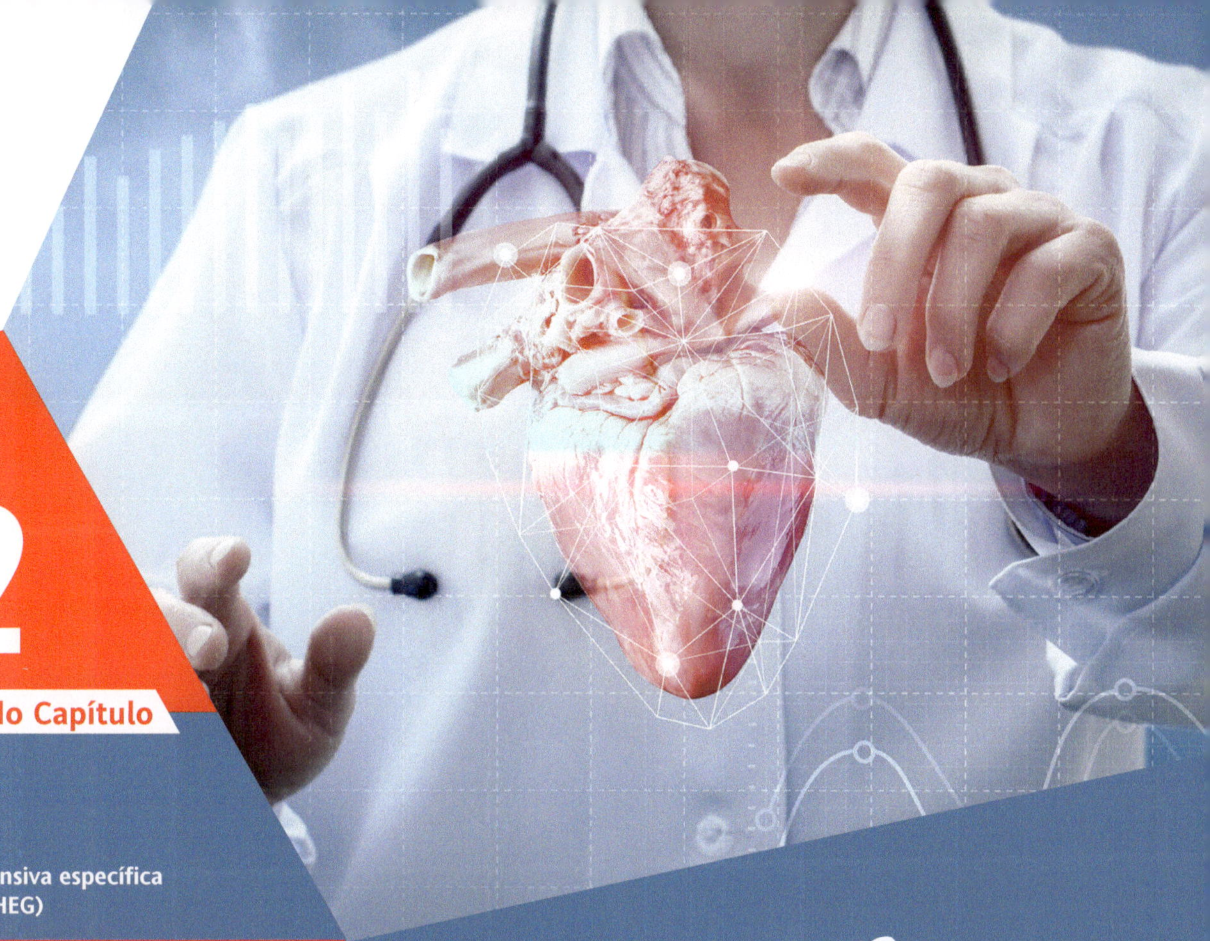

72

Destaques do Capítulo

- Hipertensão
- Eclâmpsia
- Pré-eclâmpsia
- Doença hipertensiva específica da gravidez (DHEG)

Controle da gestante portadora de hipertensão arterial

Fábio Bruno da Silva

A hipertensão arterial é uma condição clínica multifatorial caracterizada por níveis elevados e sustentados de pressão arterial. Sua incidência tem aumentado significativamente nos últimos anos, devido a comorbidades como obesidade, diabetes melito, sedentarismo, tabagismo e idade materna avançada.

Cerca de 5 a 10% de todas as gestações se tornarão complicadas devido à hipertensão arterial. Dentre as mortes maternas por eclâmpsia, 45% ocorrem em pacientes com antecedente de hipertensão arterial. Assim, permanece, ainda, como a primeira causa de morte materna direta no Brasil (37%).

As complicações maternas mais comuns incluem descolamento prematuro da placenta, acidente vascular cerebral, falência de órgãos e coagulação intravascular disseminada. Nos casos de pré-eclâmpsia, o feto está sob alto risco de retardo de crescimento intrauterino (25%), de pré-maturidade (27%) e de morte intrauterina (4%).

Durante a gestação a hipertensão é classificada em: hipertensão arterial crônica; doença hipertensiva específica da gestação (DHEG) que inclui pré-eclâmpsia e eclâmpsia (que são abordadas no Capítulo 73); e pré-eclâmpsia superajuntada

A monitorização do bem-estar fetal (vitalidade fetal) por meio da cardiotocografia e de padrões ultrassonográficos como o perfil biofísico fetal e a *dopplervelocimetria* uteroplacentária e fetoplacentária deve ser avaliada periodicamente, como recurso para o acompanhamento das gestações de alto risco.

O diagnóstico precoce, o tratamento adequado e o acompanhamento rigoroso da gestante têm fundamental importância no prognóstico materno fetal e na redução da mortalidade materna e perinatal.

72.1 Hipertensão arterial crônica

A hipertensão arterial crônica é definida pela aferição da pressão arterial sistólica maior ou igual a 140 mmHg ou pressão arterial diastólica maior ou igual a 90 mmHg, ou ambas, em pelo menos duas medidas com intervalo de quatro horas, sendo confirmada previamente à gravidez ou estabelecida antes das 20 semanas gestacionais, ou ainda persistente após 12 semanas de puerpério. A hipertensão primária representa a principal causa de hipertensão crônica na gestação.

O diagnóstico pode ser definido com história clínica, hipertensão em gestação anterior, hipertensão sem edema, sem proteinúria ou sem hiperuricemia. Alterações em exames como fundo de olho, eletrocardiograma, ecocardiograma e função renal podem contribuir para o diagnóstico de uma doença preexistente. Em alguns casos, a realização da monitorização ambulatorial da pressão arterial pode auxiliar no diagnóstico.

O seguimento deve ser realizado com exames laboratoriais trimestrais: ureia, creatinina, hemograma completo, urina tipo I, proteinúria de 24 horas e ácido úrico.

72.1.1 Tratamento

No pré-natal de alto risco as consultas devem ser periódicas; mensais até 28 semanas, quinzenais até 34 semanas e depois semanais. A proteinúria de fita nas consultas pode ajudar no seguimento.

A avaliação *dopplervelocimétrica* das artérias umbilicais deve ser realizada com 20, 26, 32 e 36 semanas, e o perfil biofísico fetal a partir de 28 semanas.

A dieta hipossódica com 2 a 3 g de sal por dia é recomendada para essas pacientes; porém, o repouso não modifica o curso da doença.

A terapia anti-hipertensiva deve ser iniciada quando a pressão diastólica for maior ou igual a 90 mmHg, sempre buscando doses eficazes, porém evitando hipotensão e hipoperfusão placentária. A terapêutica deve ser iniciada em doses baixas, com reavaliação e aumento progressivo conforme a necessidade, devendo-se sempre atingir a dose máxima de cada medicação para posterior introdução de outra.

Os medicamentos mais comumente utilizados são metildopa, betabloqueador como metoprolol e labetalol, antagonistas do canal de cálcio e hidralazina.

Os diuréticos tiazídicos e a furosemida podem ser mantidos nas pacientes que os estavam usando; porém, deve-se ter cuidado com a depleção excessiva do intravascular e do líquido amniótico (Tabela 72.1).

Tabela 72.1 Tratamento medicamentoso da gestante com hipertensão arterial.

Medicamento	Dose	Comentários
Metildopa	0,5-2,0 g/dia	1ª linha: comprimidos de 250 e 500 mg
Nifedipina	30-120 mg/dia	2ª linha: comprimidos de liberação lenta: 10 e 20 mg (12h); comprimidos de liberação ultralenta: 30 e 60 mg (24h).
Besilato de anlodipina	2,5-10 mg/dia	Pela FEBRASGO: 1ª linha: comprimidos de 2,5; 5 e 10 mg (24h) (no IDPC apenas se mantém quando a paciente está em uso).
Verapamil	120-320 mg/dia	2ª linha: comprimidos de 80 mg (8-10h); comprimidos de ação prolongada: 120 e 240 mg (12-24h).
Pindolol	5-30 mg/dia	2ª linha: comprimidos de 5 e 10 mg.
Metoprolol	50-200 mg/dia	Comprimidos com ação de 6-12h; comprimidos de ação prolongada (24h).
Labetalol (não disponível no Brasil)	200-1.200 mg/dia	1ª e 2ª linhas: comprimidos com ação de 8-12h: 200 mg.
Hidralazina	50-200 mg/dia	2ª ou 3ª linhas em uso crônico 1ª linha: emergências hipertensivas.

Fonte: Desenvolvido pela autoria.

A espironalactona está contraindicada por causar feminilização de fetos masculinos. Os inibidores da enzima conversora de angiotensina devem ser substituídos devido ao risco teratogênico.

Pacientes com antecedentes de formas graves de DHEG, como HELLP (*hemolysis, elevated liver enzymes, low platelets*) anterior e prematuridade antes de 34 semanas por DHEG, têm sido beneficiadas com o uso de aspirina em baixa dose (80 a 100 mg/dia) a partir do final do primeiro trimestre de gestação, como profilaxia de pré-eclâmpsia superajuntada.

A conduta obstétrica é manter a gestação até 40 semanas se o controle for satisfatório. Em casos de gravidade e de pré-eclâmpsia superajuntada a interrupção deve ser realizada com 37 semanas. A via de parto deve ser obstétrica.

72.2 Hipertensão arterial crônica com pré-eclâmpsia superajuntada

A definição de pré-eclâmpsia superajuntada é baseada no aumento dos níveis pressóricos durante a gestação, associados ao quadro clínico de edema de mãos e de face e/ou quadro laboratorial de proteinúria (≥ 300mg/urina de 24h) ou aumento do ácido úrico (> 6mg/dL) em pacientes já com antecedente de hipertensão arterial.

Seu diagnóstico é definidor de doença grave que merece internação hospitalar. Os exames laboratoriais da forma grave de hipertensão devem ser solicitados semanalmente, e a vitalidade fetal duas vezes por semana.

O parto deve ser realizado com 37 semanas, e a via é a critério do obstetra. Em casos de trabalho de parto, ou seja, na presença de contrações, a sulfatação para profilaxia da convulsão deve ser realizada.

72.3 Urgências e emergências hipertensivas

Na gestação, a emergência hipertensiva se estabelece quando a pressão arterial sistólica se encontra igual ou maior a 160 e/ou a diastólica ou igual maior que 110 mmHg, acompanhada de sintomas como cefaleia, alterações visuais e epigastralgia, ou ainda com quadro clínico de edema agudo de pulmão ou de coronariopatia.

O tratamento visa redução da pressão em 20 a 30% dos níveis tensionais, utilizando-se hidralazina endovenosa. Uma alternativa é o uso de nitroprussiato de sódio em bomba de infusão, devendo-se ter cuidado com a queda abrupta de pressão com consequente hipofluxo placentário e sofrimento fetal (Tabela 72.2).

Tabela 72.2 **Tratamento das emergências hipertensivas.**

Medicamento	Dose	Comentários
Hidralazina	5 mg IV a cada 15 minutos Máxima de 30 mg	(1 ampola de hidralazina = 1mL = 20 mg, diluir em água destilada 19 mL)
Nitroprussiato	0,25 a 10 µg/kg/min IV contínuo	Uso por menor período possível (cianeto)
Nifedipino	5 a 10 mg VO	Manter 10 a 20 mg a cada 4 a 6h
Nitroglicerina	5-100 µg/min IV contínuo	Boa opção na vigência de edema agudo de pulmão

IV: via endovenosa; VO: via oral.

Fonte: Desenvolvido pela autoria.

DICAS DO EDITOR

Referências bibliográficas

1. Acharya A. Promising biomarkers for superimposed pre-eclampsia in pregnant women with established hypertension and chronic kidney disease. Kidney International. 2016;89:738-52.

2. American College of Obstetricians and Gynecologists; Task Force on Hypertension in Pregnancy. Hypertension in Pregnancy. Report of the American College of Obstetricians and Gynecologists' Task Force on Hypertension in Pregnancy. Obstet Gynecol. 2013;122(5):1122-31.

3. Condutas terapêuticas do Instituto Dante Pazzanese de Cardiologia 2006.

4. Federação Brasileira das Associações de Ginecologia e Obstetrícia – FEBRASGO. Manual de gestação de alto risco. S. I. FEBRASGO – Casa Leitura Médica, 2011. Cap. 2 – Hipertensão arterial crônica. p.39-45.

5. James PR, Nelson-Piercy C. Manegement of hypertension before, during, and after pregnancy. Heart. 2004;90:1499-504.

6. Mancia G, Fagard R, et al. ESH/ESC Guidelines for the management of arterial hypertension. European Heart Journal. 2013;34;2159-219.

7. Olson-Chen C, Seligman NS. Hypertensive emergencies on pregnancy. Crit Care Clin. 2016; 32: 29-41.

8. Protocolos assistenciais clínica obstétrica FMUSP. 5.ed. 2015.

9. Sibai BM. Hypertensive emergencies. In: Foley MR, Strong TH, Garite TJ, eds. Obstetric intensive care manual. 4.ed. New York: McGraw-Hill Education; 2014. p.55-66.

10. Ramos JGL, Sass N, Sergio Hofmeister Martins Costa SHM. Pre-eclampsia nos seus diversos aspectos. Serie orientações e recomendações. FEBRASGO. n. 8, 2017.

11. Tedoldi CL, Freire CMV, Bub TF, et al. Sociedade Brasileira de Cardiologia. Diretriz da Sociedade Brasileira de Cardiologia para Gravidez na Mulher Portadora de Cardiopatia. Arq Bras Cardiol. 2009;93(6 supl.1):e110-e178.

12. Webster LM, Conti-Ramsden F, Seed PT, et al. Impact of antihypertensive treatment on maternal and perinatal outcomes in pregnancy complicated by chronic hypertension: a systematic review and meta-analysis. J Am Heart Assoc. 2017;6:e005526. DOI: 0.1161/JAHA.117.005526.

13. Zagrosek VR, Roos-Hesselink JW, Bauersachs J, et al. ESC Guidelines on the management of cardiovascular diseases during pregnancy: the Task Force on the Management of Cardiovascular Diseases during Pregnancy of the European Society of Cardiology (ESC). Eur Heart J. 2018;00:1-83.

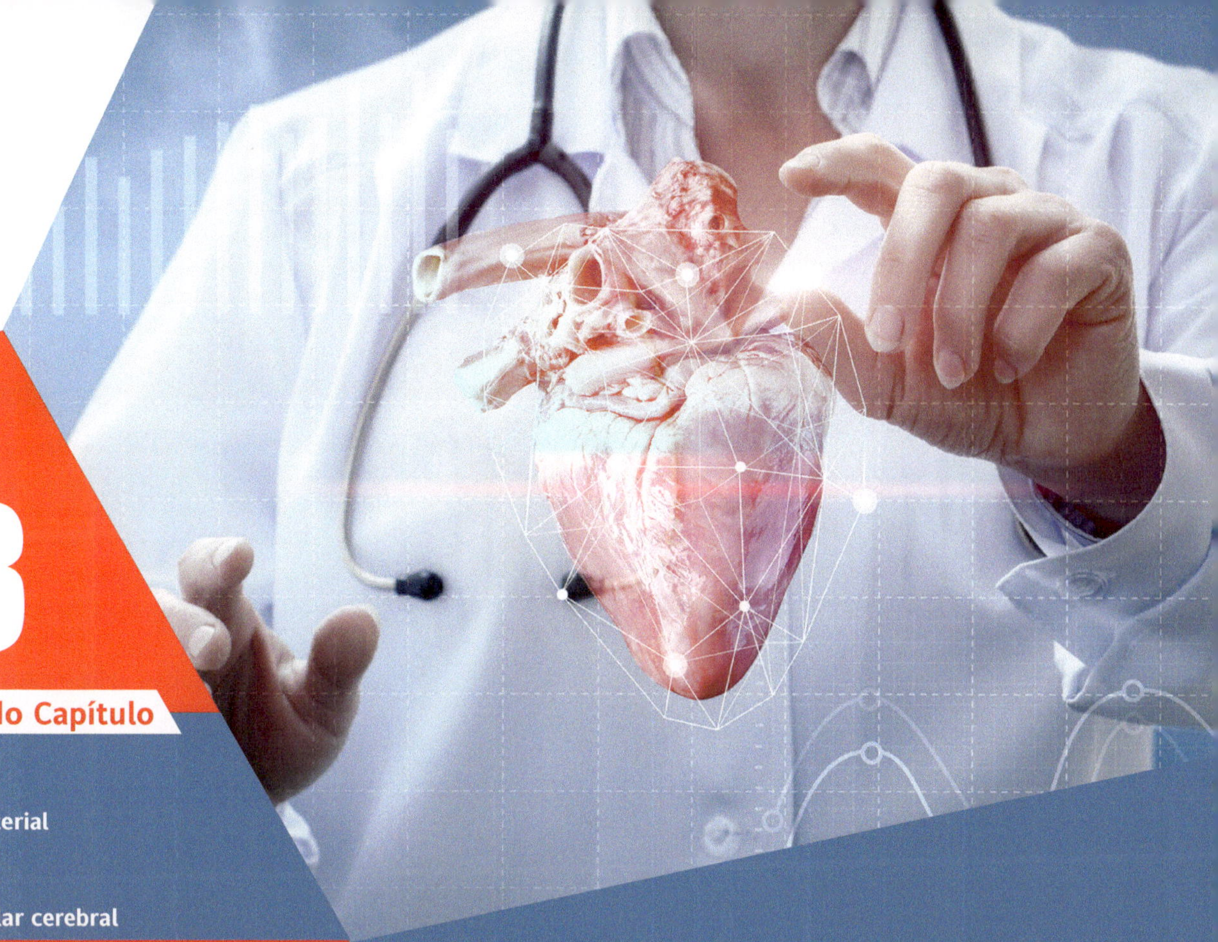

73

Destaques do Capítulo

- Pré-eclâmpsia
- Eclâmpsia
- Hipertensão arterial
- Convulsão
- Gravidez
- Acidente vascular cerebral

Pré-eclâmpsia e eclâmpsia

Fábio Bruno da Silva

A pré-eclâmpsia é caracterizada pelo aparecimento de hipertensão arterial e proteinúria (acima de 300 mg nas 24 horas) ou hipertensão e disfunção de órgãos-alvo significativa, com ou sem proteinúria, após 20 semanas de gestação em mulher previamente normotensa. Pode também se desenvolver no pós-parto.

Em uma revisão sistemática, 4,6% (IC 95% 2,7-8,2) das gestações em todo o mundo foram complicadas por pré-eclâmpsia.

A eclâmpsia corresponde à ocorrência de convulsões tônico-clônicas de início recente generalizadas ou coma, em uma mulher com pré-eclâmpsia.

73.1 Critérios diagnósticos

A pré-eclâmpsia se caracteriza na gestante com pressão sistólica igual ou superior a 140 mmHg ou pressão diastólica igual ou acima de 90 mmHg medida em duas ocasiões com intervalo mínimo de quatro horas entre elas (se a pressão sistólica for igual ou superior a 160 mmHg ou a pressão diastólica igual ou superior a 110 mmHg, o intervalo de minutos é suficiente), iniciada após 20 semanas de gestação em mulheres previamente normotensas e um novo início de um ou mais dos seguintes marcadores:

- Proteinúria de 24 horas igual ou maior que 0,3 g ou proteína/creatinina igual ou maior que 0,3 mg/mg em amostra isolada de urina ou igual ou maior que uma + em teste de fitas.
- Plaquetas inferiores a 100.000.
- Creatinina sérica maior que 1,1 mg/dL ou aumento igual ou maior que duas vezes o nível basal na ausência de doença renal.
- Aumento das transaminases em igual ou maior que duas vezes o nível basal.
- Congestão pulmonar.
- Sintomas cerebrais ou visuais.

Em mulher com hipertensão crônica preexistente, os critérios para pré-eclâmpsia sobreposta são novos sintomas de proteinúria, disfunção de órgãos-alvo significativa ou ambos após 20 semanas de gestação. Para mulheres com hipertensão crônica preexistente que apresentam proteinúria antes ou no início da gravidez, a pré-eclâmpsia sobreposta é definida por agravamento ou por hipertensão resistente (especialmente aguda) na última metade da gestação ou desenvolvimento de sinais e sintomas de doença grave.

73.2 Fisiopatologia

Algumas evidências apoiam a hipótese do envolvimento do sistema imunológico materno na doença. Uma inadequada adaptação imunológica ao trofoblasto acarreta perfusão deficitária do trofoblasto e consequente hipóxia. Ocorre então, uma série de fenômenos locais de hipóxia e reoxigenação que ampliam os efeitos locais, tais como a formação de espécies reativas de oxigênio com ativação do sistema inflamatório materno. Há uma aceleração de processos de apoptose celular que limita o estabelecimento da placentação normal e o desequilíbrio entre fatores pró-angiogênicos, como VEGF e PLGF, e fatores solúveis antiangiogênicos, como o sFLT-1, com predomínio destes últimos resultando no conjunto em ativação generalizada do sistema inflamatório materno, disfunção endotelial difusa e limitação na vascularização placentária.

73.3 Prevenção

Existe algum grau de efetividade para prevenção de pré-eclâmpsia com o uso de pequenas doses diárias (50-150 mg) de aspirina e a suplementação com cálcio (carbonato de cálcio, 1.000-2.000 mg/dia), apenas em pacientes de risco.

Os principais fatores prognósticos de alto risco de pré-eclâmpsia são: doença hipertensiva durante gravidez anterior; doença renal crônica; doença autoimune, como lúpus eritematosos sistêmico ou síndrome antifosfolípide; diabetes tipos 1 ou tipo 2; e hipertensão crônica.

Para se classificar com risco moderado de pré-eclâmpsia, devem-se incluir mais de um dos seguintes fatores: primeira gravidez; idade igual ou superior a 40 anos; intervalo de gravidez de mais de 10 anos; índice de massa corpórea igual ou superior a 35 kg/m^2 na primeira consulta; história familiar de pré-eclâmpsia; e gravidez múltipla.

73.4 Conduta na pré-eclâmpsia

Independentemente da gravidade do quadro clínico, toda paciente com diagnóstico de pré-eclâmpsia deve ser hospitalizada para acompanhamento em unidade de gestação de alto risco. Qualquer paciente com pré-eclâmpsia, aparentemente com quadro benigno, pode subitamente desenvolver complicações graves que podem resultar em óbito materno e/ou fetal.

Fetos de mães com pré-eclâmpsia que permanecem internadas têm risco de morte reduzido pela metade em comparação com os fetos das mães que não são internadas no hospital. Além disso, as pacientes com pré-eclâmpsia em regime hospitalar têm recém-nascidos com idade gestacional mais avançada no parto e com maior peso ao nascer.

73.4.1 Avaliação laboratorial de rotina

Mulheres grávidas com suspeita de pré-eclâmpsia devem ter hemograma completo, nível de creatinina, bioquímica do fígado, ácido úrico e determinação da proteína urinária (relação proteína/creatinina ou proteína urinária de 24 horas). Os estudos de coagulação (tempo de protrombina, tempo de tromboplastina parcial, fibrinogênio) não são rotineiramente solicitados, mas são indicados em pacientes com complicações adicionais, como descolamento da placenta, sangramento grave ou disfunção hepática.

73.4.2 Avaliação do estado fetal

O perfil biofísico deve ser realizado. O ultrassom é indicado para avaliar o volume de líquido amniótico e estimar o peso fetal, dado o aumento do risco de oligodrâmnio e a restrição do crescimento fetal; o *doppler* é utilizado na avaliação da circulação uterina e fetal.

73.4.3 Medição de fatores angiogênicos

A medição de fatores antiangiogênicos urinários ou plasmáticos, como a tirosina-quinase-1 (sFlt-1) solúvel e os fatores angiogênicos, como o fator de crescimento placentário (PIGF) ou suas razões, podem ser úteis para diferenciar pré-eclâmpsia de outros distúrbios hipertensivo-proteinúricos.

Uma relação sFlt-1/fator de crescimento placentário (sFlt1/PIGF) igual ou inferior a 38 pode ser utilizada para excluir o desenvolvimento de pré-eclâmpsia na semana seguinte, quando houver suspeita clínica.

73.4.4 Terapia anti-hipertensiva na pré-eclâmpsia

Hipertensão sistólica grave é fator prognóstico independente para acidente vascular cerebral na gestação. O objetivo do tratamento anti-hipertensivo é proteger a gestante dos acidentes vasculares (como acidente vascular cerebral e ruptura de hematoma hepático).

O estudo CHIPS demonstrou que o controle rigoroso da hipertensão arterial com o início do tratamento anti-hipertensivo a partir de níveis de 140/90 mmHg melhora o peso fetal, diminui as taxas de prematuridade, o diagnóstico de hipertensão arterial grave e os casos de plaquetopenia e de transfusão.

73.4.5 Tratamento da hipertensão arterial aguda (pressão arterial igual ou superior a 160/110 mmHg)

Deve-se posicionar a paciente em decúbito lateral esquerdo e instalar soro glicosado a 5% em veia periférica. Administra-se nifedipina 10 mg via oral e repete-se a dose a cada 30 minutos, se necessário. Se a resposta for inadequada, administra-se hidralazina 5 mg por via endovenosa, e, se não se consegue controlar a pressão arterial, repetir 5 a 10 mg a cada 20 minutos.

Deve-se verificar a pressão arterial a cada 5 minutos, por 20 minutos após a medicação; deve-se avaliar a frequência cardiofetal (pela cardiotocografia) pelo menos 20 minutos após a medicação. Se a pressão arterial persistir acima de 155/105 mmHg, deve-se repetir a medicação até a dose máxima de 30 mg para cada medicamento.

Procura-se manter a pressão arterial abaixo de 160/110 mmHg e acima de 135/85 mmHg.

Podem também ser utilizados por via endovenosa:

- nitroprussiato de sódio 0,25 μg (kg/min) até o máximo de 4 μg (kg/min), não devendo ser administrado por mais de 4 horas;
- labetalol 20 mg em bolo; se necessário, pode ser novamente administrado na dose de 40 mg em 10 minutos e até mais doses de 80 mg a cada 10 minutos com a dose máxima de 220 mg.

73.4.6 Prevenção de convulsão

O medicamento de escolha para prevenção da eclampsia é o sulfato de magnésio ($MgSO_4$), único fármaco com efeitos preventivos comprovados em relação às convulsões eclâmpticas. Deve ser utilizado durante o trabalho de parto, previamente à cesariana ou sempre que existirem sinais/sintomas compatíveis com iminência de eclâmpsia; deve ser utilizado por até 24 horas após o parto nos casos de eclâmpsia e pré-eclâmpsia graves.

Dose de ataque: 4 g de $MgSO^4$ (8 mL de $MgSO^4$ $7H^2O$ a 50% diluído em 12 mL de água destilada) via endovenosa em 5-10 minutos.

Dose de manutenção endovenosa: 0,6-2 g/h via endovenosa (deve-se diluir 10 mL de $MgSO^4$ $7H^2O$ a 50% em 240 ml de soro fisiológico e infundir em bomba, na velocidade de 50 mL/h (1 g/hora) ou 100 mL/h (2 g/hora) continuamente. A cada 120 minutos, deve-se verificar se a diurese está preservada (maior que 25 mL/hora) e se os reflexos tendinosos estão presentes.

Dose de manutenção intramuscular: 10 mL a 50% no quadrante superior externo da nádega a cada 4 horas (alternando as nádegas). É necessário avaliar a diurese (deve ser de mais de 25 mL/hora) e os reflexos patelares antes de cada aplicação.

Terapia com sulfato de magnésio – situações especiais:

- Se houver lapso igual ou superior a 6 horas entre as doses de manutenção e a diurese for igual ou maior que 25 mL/hora, deve-se reiniciar o tratamento com dose de ataque.

- Se a função renal estiver comprometida (creatinina sérica igual ou superior a 1,3 mg/dL), deve-se aplicar metade da dose de manutenção e medir o nível sérico de magnésio antes de cada nova dose. Os níveis terapêuticos são atingidos com a dose de 4 a 7 mEq/L; com a dose de 8 a10 mEq/L pode ocorrer inibição dos reflexos tendinosos, e com doses superiores a 10 mEq/L existe o risco de parada cardiorrespiratória.
- Comprometimento da função respiratória. Se ocorrer depressão respiratória deve ser administrado 1 g de gliconato de cálcio via endovenosa e oxigenioterapia. Caso haja parada respiratória, realiza-se intubação endotraqueal e ventilação assistida.

73.4.7 Conduta na gestação com idade gestacional inferior a 24 semanas

A presença de pré-eclâmpsia grave no segundo trimestre, especialmente abaixo de 25 semanas, está associada a altos índices de mortalidade perinatal (até 83%) e complicações maternas (27 a 71%), incluindo morte materna. O manejo ideal nesses casos ainda não está bem estabelecido. Alguns autores recomendam, nesses casos, a interrupção da gestação após discussão com o casal e obtenção de registro escrito de consentimento informado. Quando a opção for por conduta expectante, a avaliação materno-fetal deverá ser diária, controlada em centros com médicos obstetras, neonatologistas e intensivistas com experiência em obstetrícia de alto risco.

73.4.8 Conduta na gestação com idade gestacional inferior a 33 semanas

Em gestantes com idade gestacional inferior a 33 semanas e condição materno-fetal estável, pode-se optar por conduta conservadora com manejo assíduo de todos os parâmetros de bem-estar materno-fetal.

73.4.9 Conduta na gestação com idade gestacional superior a 36 semanas ou com maturidade pulmonar fetal comprovada

A cura da pré-eclâmpsia só ocorre após a retirada da placenta. Assim, a conduta clínica depende basicamente de um balanço entre a gravidade da doença e a idade gestacional. Além disso, o parto antes das 37 semanas é um fator independente para proteger a paciente da recorrência de pré-eclâmpsia na gestação seguinte.

Portanto, toda gestante com feto maduro (idade gestacional igual ou superior a 36 semanas) e com pré-eclâmpsia (mesmo na forma leve) deve ser internada em centro obstétrico para tratamento dos episódios de hipertensão arterial aguda, prevenção das convulsões com $MgSO_4$ nas formas graves, avaliação do grau de comprometimento materno-fetal e interrupção da gestação, preferencialmente por indução do trabalho de parto.

73.4.10 Síndrome HELLP (*hemolysis, elevated liver enzymes, low platelets*)

Pacientes com síndrome hipertensiva em sua forma grave podem apresentar um quadro caracterizado por hemólise, aumento das enzimas hepáticas e plaquetopenia. O diagnóstico é laboratorial, e sua investigação é obrigatória em pacientes com aumento da pressão arterial nas suas formas graves e/ou quadro de dor epigástrica e no hipocôndrio direito, náuseas, cefaleia e distúrbios visuais.

73.4.10.1 Diagnóstico laboratorial

A bilirrubina total tem valores iguais ou superiores a 1,2 mg, o DHL acima de 600 UI, AST e ALT acima de 70 UI/l e plaquetas abaixo de 100.000/mm^3.

O quadro é grave e exige internação hospitalar e controle adequado da pressão arterial, da vitalidade fetal diária, exames laboratoriais a cada 6 horas até a normalização e atenção para o acometimento de órgãos em suas complicações como coagulação intravascular disseminada, insuficiência renal e rotura hepática.

A gestação com mais de 34 semanas (ou peso fetal maior do que 1.500 g) deve ser interrompida. Nos casos que não apresentem esses critérios, a conduta é controle clínico e laboratorial rigoroso. A interrupção deve ser realizada também em casos de sofrimento fetal e quando o número de plaquetas for menor que 50.000 mm^3 ou em outras formas de complicações da síndrome e evolução desfavorável.

O parto vaginal é preferível em casos de colo favorável. Em caso de parto cesáreo, deve ser realizada hemostasia rigorosa, sendo possível a necessidade de transfusão plaquetária prévia.

DICAS DO EDITOR

Referências bibliográficas

1. Abalos E, Cuesta C, Grosso AL, et al. Global and regional estimates of preeclampsia and eclampsia: a systematic review. Eur J Obstet Gynecol Reprod Biol. 2013 Sep;170(1):1-7.

2. Federação Brasileira das Associações de Ginecologia e Obstetrícia – FEBRASGO. Manual de gestação de alto risco. S. l. FEBRASGO-Casa Leitura Médica, 2011. Cap.2 – Hipertensão arterial crônica. p.39-45.

3. James PR, Nelson-Piercy C. Manageent of hypertension before, during, and after pregnancy. Heart. 2004;90:1499-504.

4. Ramos JGL, Sass N, Sergio Hofmeister Martins Costa SHM. Pré-eclâmpsia nos seus diversos aspectos Série orientações e recomendações FEBRASGO. n.8, 2017.

5. Report of the National High Blood Pressure Education Program Working Group on High Blood Pressure in Pregnancy. Am J Obstet Gynecol. 200;183(1) s1-s22.

6. Webster LM, Conti-Ramsden F, Seed PT, et al. Impact of antihypertensive treatment on maternal and perinatal outcomes in pregnancy complicated by chronic hypertension: a systematic review and meta-analysis. J Am Heart Assoc. 2017;6: e005526. DOI: 0.1161/JAHA.117.005526.

7. Zagrosek VR, Roos-Hesselink JW, Bauersachs J, et al. ESC Guidelines on the management of cardiovascular diseases during pregnancy: the Task Force on the Management of Cardiovascular Diseases during Pregnancy of the European Society of Cardiology (ESC). Eur Heart J. 2018;00:1-83.

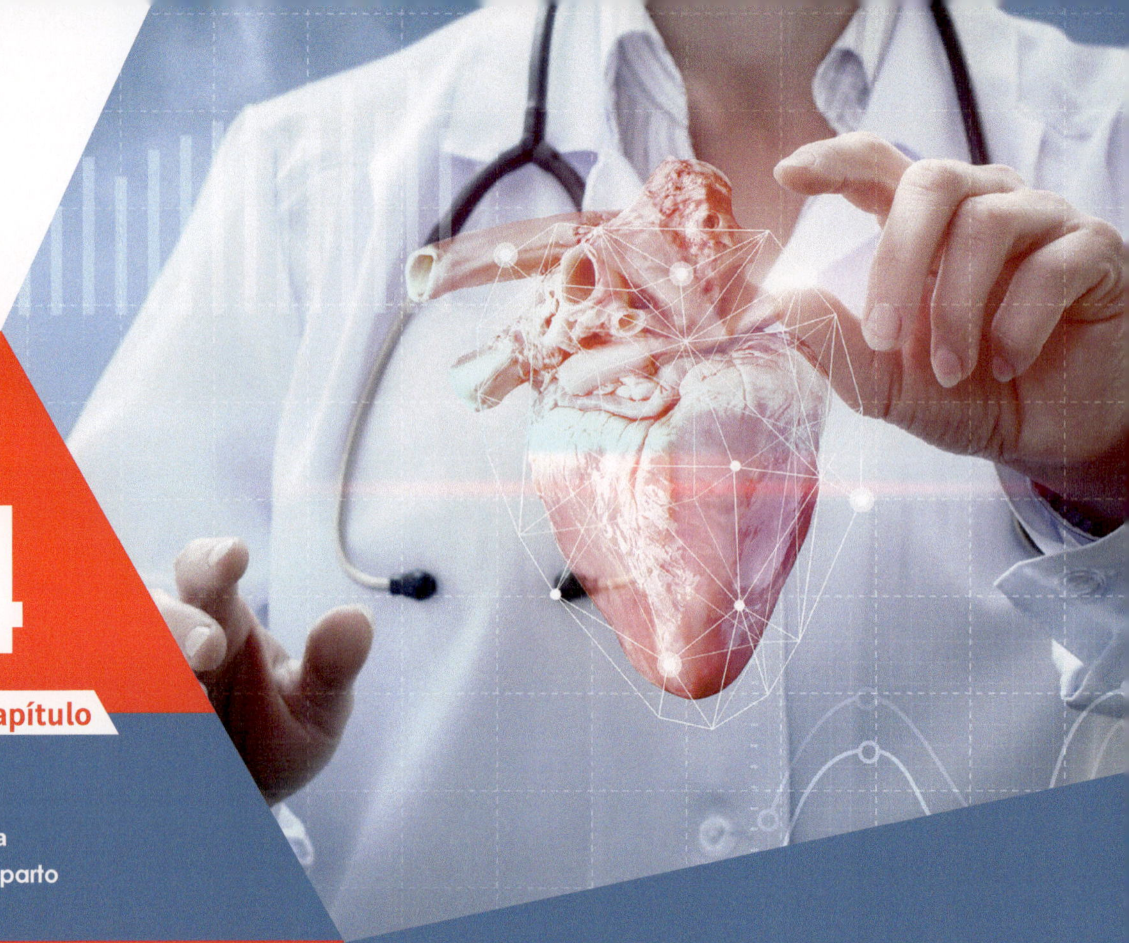

74

Destaques do Capítulo

- Gravidez
- Gestação
- Insuficiência cardíaca
- Miocardiopatia periparto

Miocardiopatia periparto

Fábio Bruno da Silva

Embora conhecida desde os anos 1800, a miocardiopatia periparto teve os critérios diagnósticos refinados pelo Instituto Nacional do Coração, Pulmão e Sangue e Escritório de Doenças Raras dos EUA em 2006 e modificados pela Associação de Insuficiência Cardíaca da Sociedade Europeia em 2010.

A miocardiopatia periparto é uma cardiomiopatia idiopática com as seguintes características: desenvolvimento de insuficiência cardíaca no final da gravidez ou nos 5 meses seguintes ao parto; ausência de outra causa identificável para insuficiência cardíaca; disfunção sistólica do ventrículo esquerdo com fração de ejeção do ventrículo esquerdo inferior a 45%; o ventrículo esquerdo pode ou não estar dilatado.

As taxas de incidência variam muito dependendo da localização geográfica. Incidências publicadas de miocardiopatia periparto variam de 1:20.000 nascidos vivos no Japão até 1:100 em Zaria, Nigéria.

74.1 Etilologia

A etilogia permanece desconhecida e pode ser multifatorial. Como possíveis causas, incluem-se desequilíbrio angiogênico, processamento alterado de prolactina, fatores genéticos, inflamatórios, hormonais, hemodinâmicos e autoimunes. Pesquisas experimentais sugerem que esses múltiplos fatores resultam em uma via final comum que compreende o aumento do estresse oxidativo, a clivagem de prolactina para um fragmento de prolactina N-terminal 16 kDA angiostático e o crescimento vascular endotelial comprometido.

74.2 Fatores de risco

Embora a etiologia permaneça incerta, alguns fatores estão associados ao aumento do risco de miocardiopatia periparto: idade maior que 30 anos; ascendência africana; gravidez com múltiplos fetos; história de pré-eclâmpsia, de eclâmpsia ou de hipertensão pós-parto; abuso de cocaína; terapia tocolítica oral em longo prazo (acima de 4 semanas) com agonistas beta-adrenérgicos como a terbutalina.

74.3 Diagnóstico

O diagnóstico de miocardiopatia periparto é baseado em quatro critérios clínicos:

1. Desenvolvimento de insuficiência cardíaca no último mês de gravidez ou até 5 meses após o parto.
2. Ausência de uma causa identificável para a insuficiência cardíaca.
3. Ausência de doença cardíaca reconhecível antes do último mês de gravidez.
4. Disfunção sistólica do ventrículo esquerdo (por exemplo, fração de ejeção inferior a 45% ou fração de encurtamento reduzida). Este último critério é para evitar a inclusão de pacientes com hipertensão acelerada, disfunção diastólica, infecção sistêmica, embolia pulmonar ou complicações da própria gravidez tardia (por exemplo, pré-eclâmpsia ou embolia do líquido amniótico) que podem mimetizar insuficiência cardíaca. Eletrocardiograma, ecocardiograma, dosagem de peptídeo natriurético atrial ou o NT-pró-BNP devem ser realizados em pacientes com suspeita clínica. Cateterismo cardíaco, radiografia de tórax, biópsia endomiocárdica e sorologias virais podem ser considerados em casos selecionados.

74.4 Tratamento

O tratamento da insuficiência cardíaca na gestação deve seguir as diretrizes para a população geral. Entretanto, devem ser feitas adaptações, considerando possíveis riscos para o feto durante a gestação e para o recém-nascido quando na amamentação (Figuras 74.1 e 74.2):

- Os inibidores da enzima de conversão da angiotensina e os bloqueadores dos receptores da angiotensina não devem sem utilizados durante a gestação; porém, podem

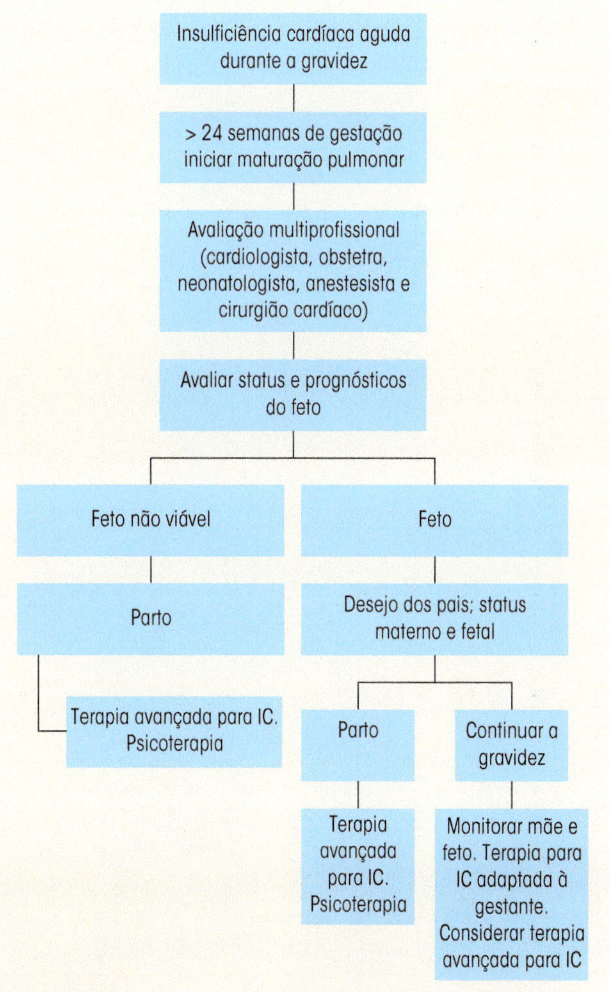

Figura 74.1 **Manejo da insuficiência cardíaca aguda durante a gestação.**

IC: insuficiência cardíaca.
Fonte: Modificado de Bauersachs et al.

sem utilizados durante a amamentação (preferencialmente enalapril e captopril). Durante a gestação, devem ser substituídos por nitrato e hidralazina.

- A espironolactona não deve ser utilizada durante a gravidez devido ao efeito antiandrogênico.
- Diuréticos de alça são a opção de primeira escolha. Deve-se, entretanto, ter cuidado com possível hipofluxo placentário.
- Os betabloqueadores, com exceção do atenolol, são seguros na gestação.
- A anticoagulação deve ser considerada em pacientes com fração de ejeção muito baixa e/ou com dilatação importante de câmaras cardíacas. O tipo de anticoagulante depende do período da gestação. Os novos anticoagulantes orais não devem sem utilizados na gestação.
- A bromocriptina 2,5 mg duas vezes ao dia por 2 semanas, depois 2,5 mg uma vez ao dia por 6 semanas, deve ser sempre acompanhada de anticoagulação com heparina (não fracionada ou de baixo peso molecular), pelo menos em dosagens profiláticas.

DICAS DO EDITOR

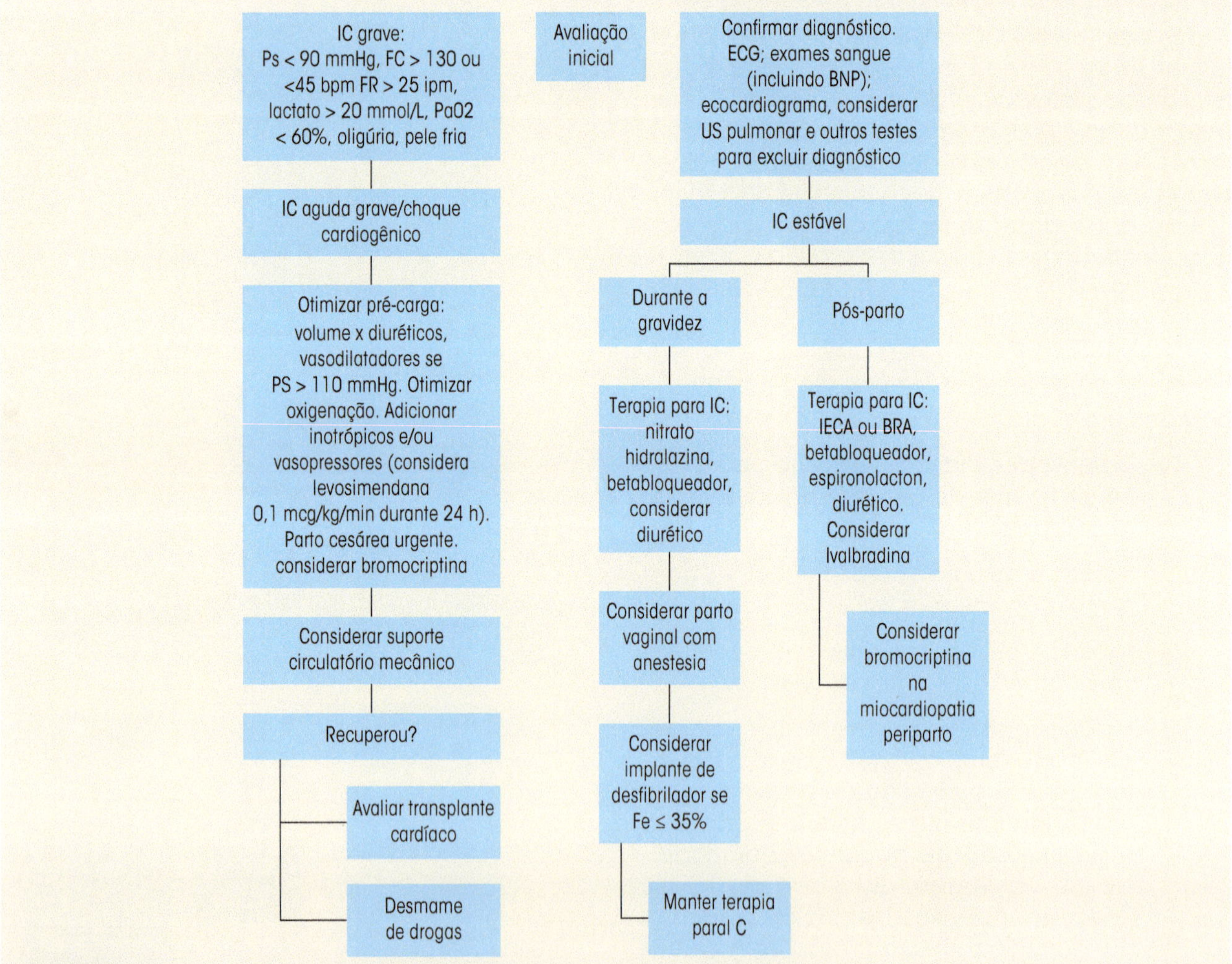

Figura 74.2 Manejo da insuficiência cardíaca aguda durante e após a gestação.

IC: insuficiência cardíaca; FC: frequência cardíaca; PS: pressão arterial sistólica; FR: frequência respiratória; PaO_2: pressão parcial de oxigênio; ECG: eletrocardiograma; US: ultrassom; IECA: inibidor da enzima de conversão da angiotensina; BRA: bloqueador do receptor da angiotensina; Fe: fração de ejeção.

Fonte: Modificado de Bauersachs et al.

Referências bibliográficas

1. Bauersachs J, Arrigo M, Hilfiker-Kleiner D, et al. Current management of patients with severe acute peripartum cardiomyopathy: practical guidance from the Heart Failure Association of the European Society of Cardiology Study Group on peripartum cardiomyopathy. Eur J Heart Fail. 2016;18:1096-105.
2. Blauwet LA, Delgado-Montero A, Ryo K, Marek JJ, Alharethi R, Mather PJ, et al. Right ventricular function in peripartum cardiomyopathy at presentation is associated with subsequent left ventricular recovery and clinical outcomes. Circ Heart Fail. 2016;9:e002756.
3. Haghikia A, Rontgen P, Vogel-Claussen J, Schwab J, Westenfeld R, Ehlermann P, et al. Prognostic implication of right ventricular involvement in peripartum cardiomyopathy: a cardiovascular magnetic resonance study. ESC Heart Fail. 2015;2:139-49.
4. Lindley KJ, MD, Verma AK, Blauwet LA, Peripartum cardiomyopathy progress in understanding the etiology, management, and prognosis. Heart Failure Clin 2019;15:29-39.
5. Libhaber E, Sliwa K, Bachelier K, Lamont K, Bohm M. Low systolic blood pressure and high resting heart rate as predictors of outcome in patients with peripartum cardiomyopathy. Int J Cardiol. 2015;190:376-82.
6. Zagrosek VR, Roos-Hesselink JW, Bauersachs J, et al. ESC Guidelines on the management of cardiovascular diseases during pregnancy: the Task Force on the Management of Cardiovascular Diseases during Pregnancy of the European Society of Cardiology (ESC). Eur Heart J. 2018;00:1-83.

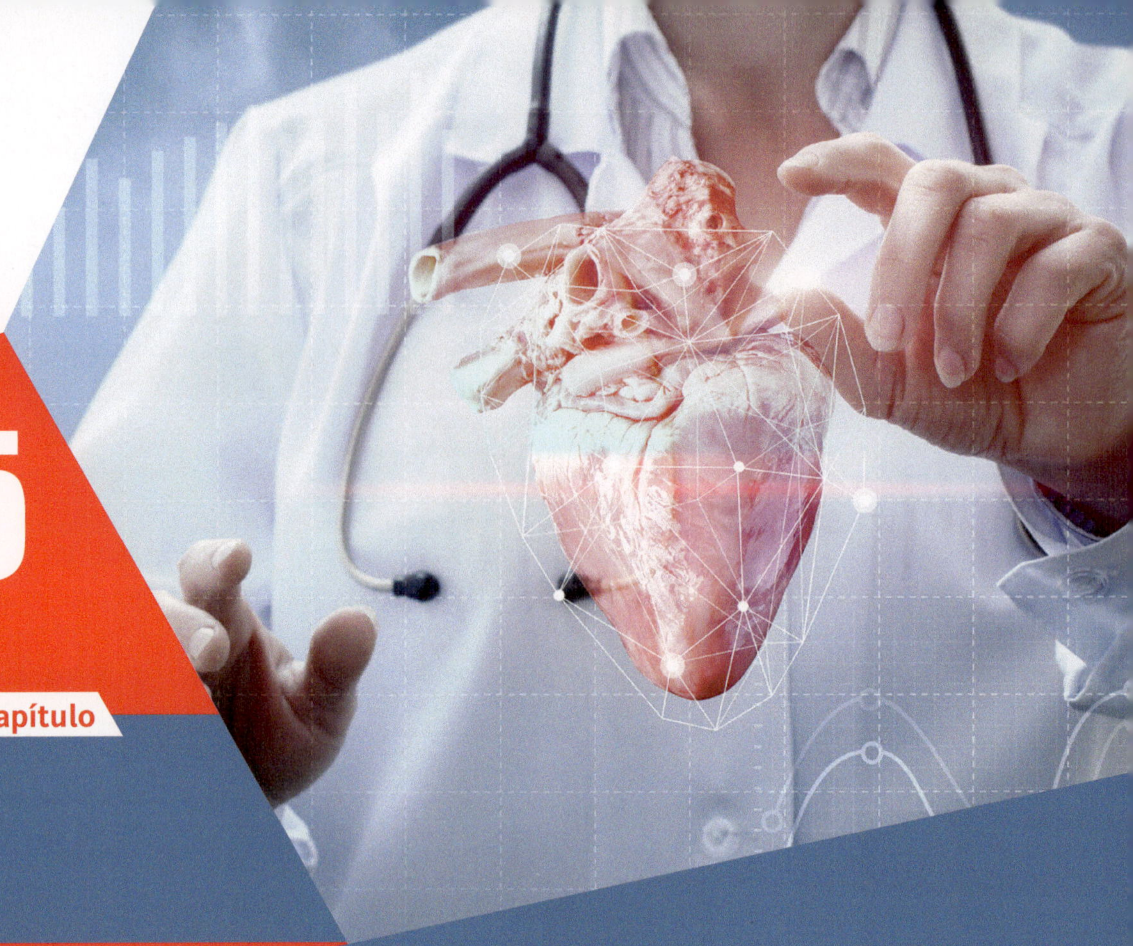

75

Destaques do Capítulo

- Antiarrítmicos
- Anti-hipertensivos
- Hipolipemiantes
- Anticoagulantes
- Antiplaquetários
- Fibrinolíticos

Medicamentos na gestante cardiopata

Fábio Bruno da Silva

A prescrição de medicamentos durante o ciclo gravídico puerperal é comum, e para alguns grupos de mulheres é essencial para a manutenção da saúde materna e fetal. Contudo, é consenso geral o alto potencial de efeitos adversos que os fármacos podem provocar durante a gravidez, principalmente se usados no primeiro trimestre (o chamando período de embriogênese).

Apesar disso, a prescrição de fármacos na gravidez vem aumentando nas últimas décadas. Um estudo americano avaliou o uso de medicamentos nos dois meses anteriores à gestação e durante esta, excluindo o uso de vitaminas e medicações tópicas (exceto vaginal). Verificou-se aumento de mais de 60% de uso de medicamentos no primeiro trimestre, no período de 1976 a 2008. Em 2008, 93,3% das gestantes tomavam algum tipo de medicação em qualquer momento da gravidez e 82,3% o faziam no primeiro trimestre. O registro europeu ROPAC de 2014 constatou a prescrição de medicamentos cardiovasculares em 34% das gestantes; 22% usaram betabloqueadores, 8% antiplaquetários, 7% diuréticos, 2,8% inibidores da enzima de conversão da angiotensina e 0,5% estatinas. Nessa casuística verificou-se que havia duas vezes mais risco de eventos adversos fetais nas mulheres que tomavam medicação. Um estudo americano prospectivo, com 9.546 nulíparas, observou que 97,1% usaram ao menos um medicamento na gravidez e 95,7% o fizeram no primeiro trimestre da gestação.

Ao prescrever a uma gestante, é primordial avaliar o risco-benefício, sempre objetivando dose terapêutica eficaz com o mínimo de toxicidade fetal possível. Isso às vezes é um desafio, devido à escassez de informações confiáveis e às alterações na farmacocinética das drogas durante a gestação.

75.1 Adaptações fisiológicas na gravidez

As adaptações fisiológicas da gestação interferem direta ou indiretamente na farmacocinética dos medicamentos. Elas iniciam no primeiro trimestre e atingem picos, na maioria das vezes, durante o terceiro trimestre, alterando a absorção, a distribuição e a eliminação dos produtos. Além disso, a maioria dos fármacos atravessa a barreira feto-placentária.

75.1.1 Absorção

O que mais comumente interfere na absorção dos medicamentos são a náusea e os vômitos associados com a gravidez.

O esvaziamento gástrico e a motilidade do intestino delgado estão reduzidos durante a gravidez devido à elevação da progesterona. Isso pode aumentar o tempo de pico da concentração plasmática (Tmáx) e reduzir a concentração plasmática máxima (Cmáx) do fármaco. Contudo, seu efeito na biodisponibilidade final pode ser relativamente pequeno.

O aumento do pH gástrico devido à redução na secreção de hidrogênio e o aumento na produção de muco podem aumentar a ionização dos ácidos fracos, o que tende a reduzir sua absorção mais do que a das bases fracas. É improvável que tal efeito seja importante durante a administração de doses repetidas. No entanto, pode reduzir a eficácia de um medicamento de dose única por via oral para o qual o Tmáx e a Cmáx são problemas importantes.

A absorção de fármacos administrados por via inalatória pode estar aumentada devido ao aumento do débito cardíaco e do volume de captação alveolar. Por exemplo, a gestante requer dose reduzida de agentes anestésicos voláteis, tais como halotano.

A absorção do fármaco intramuscular está geralmente aumentada, devido à melhor perfusão tecidual secundária à vasodilatação.

75.1.2 Distribuição

Durante a gravidez, ocorre expansão do volume de água intravascular (plasma volume) e extravascular (mamas, útero, edema periférico). Assim, a água corporal total aumenta em até 8 litros, criando maior volume de distribuição para as medicações hidrofílicas. Como resultado dessa diluição, a Cmáx de muitos fármacos hidrofílicos está reduzida. Devido à hemodiluição e à subsequente queda da concentração plasmática de albumina, a concentração plasmática total dos medicamentos ligados à albumina diminui. Assim, há um aumento na concentração de produto livre ativo, compensando o efeito clínico da redução da Cmáx.

A gordura corporal aumenta por cerca de 4 kg, levando a maior volume de distribuição para os fármacos lipofílicos, mas isso tem pouca importância prática.

75.1.3 Metabolismo

Algumas enzimas do sistema hepático, como o citocromo P-450, são induzidas pelo estrógeno e pela progesterona, resultando em aumento da taxa de metabolismo e, portanto, na eliminação de fármacos metabolizados por essa via, enquanto outras isoenzimas são inibidas competitivamente pela progesterona e pelo estradiol, levando à diminuição no metabolismo e eliminação de medicamentos que empregam essas vias.

A depuração dos fármacos secretados via sistema biliar pode estar atenuada devido à propriedade colestática de estrogênio.

Algumas enzimas extra-hepáticas, tais como a colinesterase, têm atividade diminuída durante a gravidez.

75.1.4 Eliminação

O fluxo sanguíneo renal está aumentado em 60 a 80% durante a gravidez, e a taxa de filtração glomerular aumenta em 50%, levando à melhor eliminação de fármacos que são normalmente excretados por essa via. Isso leva a ligeira diminuição da concentração plasmática, embora raramente seja necessário o aumento da dose.

75.1.5 Unidade feto-placentária

A transferência das medicações da mãe para o feto ocorre principalmente via difusão através da placenta, favorecendo o movimento de agentes lipofílicos. Fármacos ligados às proteínas e os de grande peso molecular não atravessam a placenta. Tanto o fígado fetal como a placenta podem metabolizar medicamentos. No entanto, a atividade metabólica enzimática de ambos é baixa e somada ao fato de que 50% da circulação fetal proveniente da veia umbilical não passa pelo fígado, pode contribuir para o acúmulo de fármacos no feto.

A eliminação fetal para o compartimento materno também se dá por difusão. Como a maioria dos restos metabólicos é polar, a eliminação de medicamentos fica prejudicada, favorecendo seu acúmulo no feto.

Essas mudanças na farmacocinética das medicações são muito complexas. De modo geral, na gestação há aumento do volume de distribuição e do *clearance* dos fármacos, tendendo à redução de sua concentração plasmática. Tais mudanças, geralmente, são discretas e não trazem grandes interferências na prática clínica. Atenção especial deve ser dada a fármacos com baixo índice terapêutico (razão entre a dose terapêutica e a dose tóxica), nos quais pequenas mudanças podem ser catastróficas.

Outra fonte de preocupação é a transferência de fármacos para o leite materno e, consequentemente, para o recém-nascido. Isso é dependente das características físicas do composto. Geralmente, apenas 1 a 2% da dose materna aparece no leite. Exceto para alguns fármacos que são claramente contraindicados, não há provas suficientes para permitir ou proibir o aleitamento materno.

O acompanhamento mais atento do bebê relacionado à observação de efeitos adversos ou de toxicidade de fármacos administrados à mãe é necessário para garantir a segurança na amamentação.

Assim, determinar a segurança da medicação na gravidez e lactação é desafiador. Objetivando fornecer informações mais claras e fáceis, suportadas pelos dados da literatura atual auxiliando no aconselhamento e na prescrição de medicação na gravidez, a Food and Drug Administration (FDA) desde junho de 2015 aboliu a classificação de risco fetal por classe (A, B, C, D e X) para medicamentos aprovados após 2001. Dessa forma, a classificação anterior foi trocada por textos resumidos com as seguintes informações:

- Informações sobre gravidez: esta seção contém uma declaração geral sobre o risco de uso de medicação na gravidez. Essa seção tem subseções sobre lactação e sobre o potencial reprodutivo de homens e mulheres, incluindo informações sobre testes de gravidez e uso de anticoncepcionais. Se um registro de gravidez estiver disponível, a informação será incluída nessa seção.
- Resumo de risco: é obrigatório, com informações se a medicação é absorvida sistemicamente na gravidez. Apresenta dados de estudos em humanos, animais e farmacológicos que descrevam o risco de desfechos fetais adversos.
- Considerações clínicas: essa seção apresenta informações relevantes para que os médicos possam utilizar quando aconselharem ou prescreverem medicamentos durante a gestação. Informação incluída nessa seção pode conter ajustes de dose durante a gravidez e o pós-parto, reações adversas (maternas e fetais) e efeitos da medicação no trabalho de parto e no parto.
- Dados: essa seção inclui informações de estudos em animais e humanos que suportam as declarações de risco apresentadas anteriormente.

75.1.6 Princípios para prescrever na gravidez

- Somente prescrever quando houver indicação clara e quando os benefícios superarem os potenciais riscos.
- Sempre que possível, evitar qualquer medicação no primeiro trimestre da gestação.
- Usar medicamentos na menor dose possível, desde que efetiva e pelo menor tempo possível.
- Prescrever medicamentos que já sejam amplamente utilizados na gestação e que tenham bons dados de segurança.
- A maioria das substâncias com peso molecular menor que 1.500 Da pode atravessar a placenta e potencialmente afetar o feto.
- Estimular o aconselhamento pré-concepção para todas as mulheres que fazem uso crônico de medicamentos.

75.2 Fármacos cardiovasculares mais comumente utilizados no ciclo gravídico puerperal

75.2.1 Anti-hipertensivos.

- Inibidores da enzima de conversão, bloqueadores dos receptores de angiotensina e inibidores diretos da renina são contraindicados durante a gestação.
- Metildopa, labetalol (não disponível no Brasil), succinato de metoprolol são medicamentos de primeira escolha.
- Nifedipina, outros bloqueadores de cálcio e hidralazina são medicamentos de segunda escolha.
- Diuréticos não são recomendados.
- Filhos de mães que usaram betabloqueadores devem ter a glicemia e frequência cardíaca monitorados, ao menos por 48 a 72 horas (Tabela 75.1).

Tabela 75.1 **Medicamentos anti-hipertensivos mais utilizados na gravidez.**

Medicamento	Pode ser usado na gravidez	Observações e efeitos materno-fetais	Lactação
Inibidores da enzima de conversão da angiotensina. Bloqueadores dos receptores da angiotensina	Não	Hipoperfusão fetal, disginesia e insuficiência renal. Malformação congênita cardiovascular e neurológica.	(captopril, enalapril, losartana) Compatível
Amlodipina	Sim, dados limitados	Não teratogênico. Dados limitados em humanos.	Provavelmente compatível
Atenolol	Evitar	É o betabloqueador mais associado a baixo peso ao nascer e retardo de crescimento intrauterino. Bradicardia e hipoglicemia fetal.	Compatível – cautela (opções mais seguras)
Pindolol	Sim	Baixo peso ao nascer e retardo de crescimento intrauterino. Bradicardia e hipoglicemia fetal.	Compatível – cautela (betabloqueio do recém-nascido)
Succinato de metoprolol	Sim	Baixo peso ao nascer e retardo de crescimento intrauterino. Bradicardia e hipoglicemia fetal.	Compatível – cautela (betabloqueio do recém-nascido)
Nifedipina	Sim	Parece ser de baixo risco em qualquer fase da gestação.	Compatível
Metildopa	Sim (1ª escolha)	Parece ser de baixo risco em qualquer fase da gestação.	Compatível
Clonidina	Sim	Parece ser de baixo risco em qualquer fase da gestação.	Compatível
Verapamil	Sim	Parece ser de baixo risco em qualquer fase da gestação.	Compatível
Nitroprussiato de sódio	Sim – avaliar benefício e risco do cianeto	Não descrita malformação congênita. Acúmulo de cianeto.	Não compatível
Furosemida	Sim	Pode reduzir líquido amniótico.	Compatível*
Hidroclorotiazida	Sim	Nenhuma evidência de teratogenicidade. Risco de hipovolemia.	Compatível*
Hidralazina	Sim	Trombocitopenia neonatal e síndrome *lupus like.*	Compatível
Clortalidona	Sim	Nenhuma evidência de teratogenicidade. Risco de hipovolemia.	Compatível*
Espironolactona	Não (ação antiandrogênica)	Nenhuma evidência de teratogenicidade. Ação andiandrogênica (feminilização de feto masculino).	Compatível*
Eplerenona	Não	Sem evidência em gestação humana, sem toxicidade em animais. Alteração da fertilidade masculina.	Não
Amilorida	Sim	Nenhuma evidência de teratogenicidade. Risco de hipovolemia.	Compatível*

* Diuréticos podem levar à redução do leite materno.

Fonte: Desenvolvido pela autoria.

75.2.2 Antiarrítmicos

Na taquicardia supraventricular a adenosina é o medicamento de primeira escolha para tentativa de cardioversão, sendo os betabloqueadores endovenosos a segunda opção. A digoxina, o metoprolol e o propranolol são a primeira opção para manutenção do ritmo, seguidos de sotalol e verapamil. A propafenona pode ser utilizada em caso de falha das medicações anteriores.

Na taquicardia ventricular, a cardioversão elétrica é a primeira opção quando a taquicardia ventricular é sustentada. Se a taquicardia é hemodinamicamente estável, o sotalol ou o procainamida (não disponível no Brasil) por via endovenosa podem ser utilizados. Os betabloqueadores e o verapamil são a primeira escolha para manutenção do ritmo, seguidos de sotalol e propafenona. A amiodarona só deve ser utilizada em arritmia graves não responsivas às alternativas anteriores (Tabela 75.2).

Tabela 75.2 Principais medicamentos antiarrítmicos utilizados na gravidez.

Medicamento	Pode ser usado na gravidez	Observações e efeitos materno-fetais	Lactação
Quinidina	Sim	Baixo risco fetal, altas doses efeito ocitócito, podendo levar a aborto,	Compatível
Lidocaína	Sim	Não teratogênico, altas dose descrito depressão respiratória e acidose feta.	Compatível
Propafenona	Sim	Não tem dados 1º trimestre, sem complicações demais trimestres.	Provavelmente compatível
Propranolol	Sim	Baixo peso ao nascer e retardo de crescimento intrauterino. Bradicardia e hipoglicemia fetal.	Compatível – cautela (betabloqueio do recém-nascido)
Sotalol	Sim	Mesmos riscos que os betabloqueadores. Torsade de Pointes quando associado a hipomagnesemia.	Compatível
Amiodarona	Não (risco / benefício)	Hipo e hipertireoidismo fetal. Baixo peso ao nascer. QT longo.	Não

Fonte: Desenvolvido pela autoria.

75.2.3 Hipolipemiantes

Evidências atuais sugerem que o uso de estatina na gravidez é de baixo risco; contudo, os dados são insuficientes para garantir a segurança na gestação. Uma revisão de 2012 não encontrou teratogenicidade, mas, se possível, deve-se evitar seu uso na gestação (Tabela 75.3).

Tabela 75.3 Medicamentos hipolipemiantes e seus efeitos na grávida.

Medicamento	Pode ser usado na gravidez	Observações e efeitos materno-fetais	Lactação
Estatinas	Não	Baixo risco de teratogenicidade e toxicidade.	Não
Fibratos	Não	Teratogenicidade em animais, sem evidência em humanos.	Não
Ezetimibe	Não	Embora de baixo risco em animais, evidências atuais não suportam o uso na gestação.	Não
Alirocumab	Não	Embora de baixo risco em animais, evidências atuais não suportam o uso na gestação.	Não
Colestiramina	Sim	Possível redução na absorção de vitaminas.	Provavelmente compatível

Fonte: Desenvolvido pela autoria.

75.3 Medicação na insuficiência cardíaca

Medicamentos como os inibidores da enzima de conversão e os bloqueadores dos receptores de angiotensina são contraindicados em mulheres durante a gravidez, devendo ser substituídos por hidralazina associada a nitrato.

Os betabloqueadores e a dopamina podem ser utilizados, como em mulheres não grávidas.

Nos casos de hipervolemia, pode-se utilizar a furosemida, mas deve-se evitar a espironolactona (Tabela 75.4).

75.4 Medicamentos antiplaquetários

A aspirina em baixas doses é segura em qualquer fase da gestação.

Quanto aos inibidores da P2Y12, deve-se dar preferência ao clopidogrel, em função da maior experiência com sua utilização, quando comparado aos outros medicamentos dessa classe. Não foram descritos efeitos de teratogenicidade, porém complicações como sangramento materno e fetal podem ocorrer (Tabela 75.5).

Tabela 75.4 Medicamentos utilizados no tratamento de insuficiência cardíaca e sua relação com mulheres grávidas.

Medicamento	Pode ser usado na gravidez	Observações e efeitos materno-fetais	Lactação
Mononitrato de isosorbida	Sim	Cefaleia, hipotensão, não teratogênico.	Compatível
Hidralazina	Sim	Trombocitopenia neonatal e síndrome *lupus like.*	Compatível
Carvedilol	Sim	Baixo peso ao nascer e retardo de crescimento intrauterino. Bradicardia e hipoglicemia fetal.	Compatível
Succinato de metoprolol	Sim	Baixo peso ao nascer e retardo de crescimento intrauterino. Bradicardia e hipoglicemia fetal.	Compatível – cautela (betabloqueio do recém-nascido)
Bisoprolol	Não (?) Risco/ benefício	Baixo peso ao nascer e retardo de crescimento intrauterino. Bradicardia e hipoglicemia fetal.	Provavelmente compatível (betabloqueio do recém-nascido)
Digoxina	Sim	Não teratogênico.	Compatível
Dobutamina	Sim	Não teratogênico em animais.	Provavelmente compatível
Milrinone	Não Risco/ benefício	Risco em animais. Sem evidência em humanos.	Provavelmente compatível
Sacubutril/ Valsartana	Não	Idem aos bloqueadores dos receptores de angiotensina; Sacubutril dados inadequados.	Não
Ivabradina	Não	Defeitos cardíacos em animais. Retardo de crescimento intrauterino. Bradicardia no recém-nascido.	Não

Fonte: Desenvolvido pela autoria.

Tabela 75.5 Medicamentos antiplaquetários e sua utilização na gravidez.

Medicamento	Pode ser usado na gravidez	Observações e efeitos materno-fetais	Lactação
Aspirina	Sim	Hemorragia	Compatível
Clopidogrel	Sim (benefício maior que risco)	Hemorragia	Provavelmente compatível
Prasugrel	Não Risco/benefício	Sem evidência em humanos	Provavelmente compatível
Ticagrelor	Não Risco/benefício	Sem evidência em humanos	Provavelmente compatível
Ticlopidina	Não	Trombocitopenia, neutropenia	Não
Tirofiban	Sim (benefício maior que risco)	Hemorragia	Compatível
Abciximab	Sim (benefício maior que risco)	Hemorragia	Compatível
Epifibatide	Sim (benefício maior que risco)	Hemorragia	Compatível

Fonte: Desenvolvido pela autoria.

75.5 Medicações trombolíticas

Nas gestantes acometidas por infarto agudo do miocárdio com supradesnivelamento do segmento ST, a angioplastia coronária é preferível ao uso de fibrinolíticos.

A gestação é uma contraindicação relativa para trombólise; entretanto, não deve deixar de ser feita quando a angioplastia não estiver disponível em tempo hábil (Tabela 75.6).

Tabela 75.6 Medicamentos fibrinolíticos e sua utilização na mulher grávida.

Medicamento	Pode ser usado na gravidez	Observações e efeitos materno-fetais	Lactação
Estreptoquinase	Sim (benefício maior que risco)	Risco hemorragia	Compatível
Tenecteplase	Sim (benefício maior que risco)	Risco hemorragia	Compatível
Alteplase	Sim (benefício maior que risco)	Risco hemorragia	Compatível
Uroquinase	Sim	Inibidores de proteinase da placenta inativam uroquinase	Compatível

Fonte: Desenvolvido pela autoria.

75.6 Medicações anticoagulantes

Qualquer esquema de anticoagulação na mulher grávida está relacionado a complicações fetais; se possível, deve-se evitar a utilização de varfarina no primeiro trimestre de gestação.

A anticoagulação deve ser realizada com a menor dose possível, mas ainda sendo eficaz: no controle do tempo de protrombina, o RNI deve se situar em torno ou algo maior que 2; o TTPa, duas vezes o valor basal; e o antifator Xa entre 0,6 e 1,2 IU/mL. Deve-se utilizar heparina de baixo peso molecular somente com o controle do antifator Xa (Tabela 75.7).

DICAS DO EDITOR

Tabela 75.7 **Anticoagulantes na gestação.**

Medicamento	Pode ser usado na gravidez	Observações e efeitos materno-fetais	Lactação
Varfarina	Não (risco/benefício)	Síndrome varfarínica no 1° trimestre; outras anomalias congênitas e neurológicas nos demais trimestres.	Compatível
Heparina	Sim	Trombocitopenia.	Compatível
Enoxaparina	Sim		Compatível
Fondaparinux	Sim	Algumas revisões sugerem segurança durante a gravidez.	Compatível
Apixabana	Não	Baixo risco em animais. Evidências não suportam a segurança em humanos.	Não
Dabigatrana	Não	Moderado risco em animais. Evidências não suportam a segurança em humanos.	Não
Rivaroxibana	Não	Moderado risco em animais. Evidências não suportam a segurança em humanos.	Não

Fonte: Desenvolvido pela autoria.

Referências bibliográficas

1. Boch AE, et al. Use and impact of cardiac medication during pregnancy. Future Cardiol. 11(1):89-100.
2. Briggs Gerald G, Freeman RK, Yaffe SJ. Drugs in pregnancy and lactation: a reference guide to fetal and neonatal risk. 10.ed.
3. Canobbio MM. Management of pregnancy in patients with complex congenital heart disease: a scientific statement for healthcare professionals from the American Heart Association. Disponível em: http://circ.ahajournals.org/ by guest on Jan 13, 2017.
4. Committee on Drugs, American Academy of Pediatrics. The transfer of drugs and other chemicals into human milk. Pediatrics. 2001;108:776-89.
5. Content and format of labeling for human prescription drug and biological products, requirements for pregnancy and lactation labeling (79 FR 72063, December 4, 2014). Disponível em: https://www.gpo.gov/fdsys/granule/FR-2014-12-04/2014-28241 (2014).
6. De Carolis S et al. Fondaparinux in pregnancy: could it be a safe option? A revew of literature. J Thromres. 2015;135:1049-51.
7. Drugs@FDA: FDA Approved Drug Products. Disponível em: https://www.accessdata.fda.gov/scripts/cder/daf/index.cfm.
8. El Shamy T, Tamizian O. Principles of prescribing in pregnancy, obstetrics, gynaecology and reproductive medicine (2018). Disponível em: https://doi.org/10.1016/j.ogrm.2018.03.005.

9. Food and Drug Administration (FDA) (2008). Content and format of labelling for human prescription drug and biological products; requirements for pregnancy and lactation labeling. Federal Register 73(104):30831-68. Disponível em: www.gpo.gov/fdsys/pkg/FR-2008-05-29/pdf/E8-11806.pdf.

10. Frishman WH, et al. Cardiovascular drugs in pregnancy. Cardiol Clin. 2012;30:463-91.

11. Haas DM, et al. Prescription and other medication use in pregnancy. Obstet Gynecol. 2018;131:789-98.

12. http://www.safefetus.com.

13. Labeling requirements for new and more recently approved prescription drug products. 21 CFR 201.56 (d)(1) and 21 CFR 201.57(b)(9). Disponível em: https://www.gpo.gov/ fdsys/pkg/CFR-2015-title21-vol4/pdf/CFR-2015-title21-vol4-chapl.pdf (2015).

14. Pieper PG. Use of medication for cardiovascular disease during pregnancy. Nat. Rev. Cardiol. 2015;12:718-29.

15. Regitz-Zagrosek V, et al. ESC Guidelines on the management of cardiovascular diseases during pregnancy: the Task Force on the Management of Cardiovascular Diseases during Pregnancy of the European Society of Cardiology (ESC). Eur Heart J. 2011;32:3147-197.

16. Roos-Hesselink JW, et al. Outcome of pregnancy in patients with structural or ischaemic heart disease: results of a registry of the European Society of Cardiology. Eur Heart J. 2013;34:657-65.

17. Ruys TP, et. al. Cardiac medication during pregnancy, data from the ROPAC. Ijcard. 2014;177:124-8.

18. Tedoldi CL, Freire CMV, Bub TF, et al. Sociedade Brasileira de Cardiologia. Diretriz da Sociedade Brasileira de Cardiologia para Gravidez na Mulher Portadora de Cardiopatia. Arq Bras Cardiol. 2009;93(6 supl.1):e110-e178.

19. Yarrington CD, et al. Cardiovascular management in pregnancy antithrombotic agents and antiplatelet agents. Disponível em: http://circ.ahajournals.org/ by guest on April19, 2018.

20. Walker JE, et al. The inhibition by plasma of urokinase and tissue activator induced fibrinolysis in pregnancy and the puerperium. Thromb Haemost. 1983;49:21-3.

21. Zagrosek VR, Roos-Hesselink JW, Bauersachs J, et al. ESC Guidelines on the management of cardiovascular diseases during pregnancy: the Task Force on the Management of Cardiovascular Diseases during Pregnancy of the European Society of Cardiology (ESC). Eur Heart J. 2018;00:1-83.

Parte XI

Cardiogeriatria

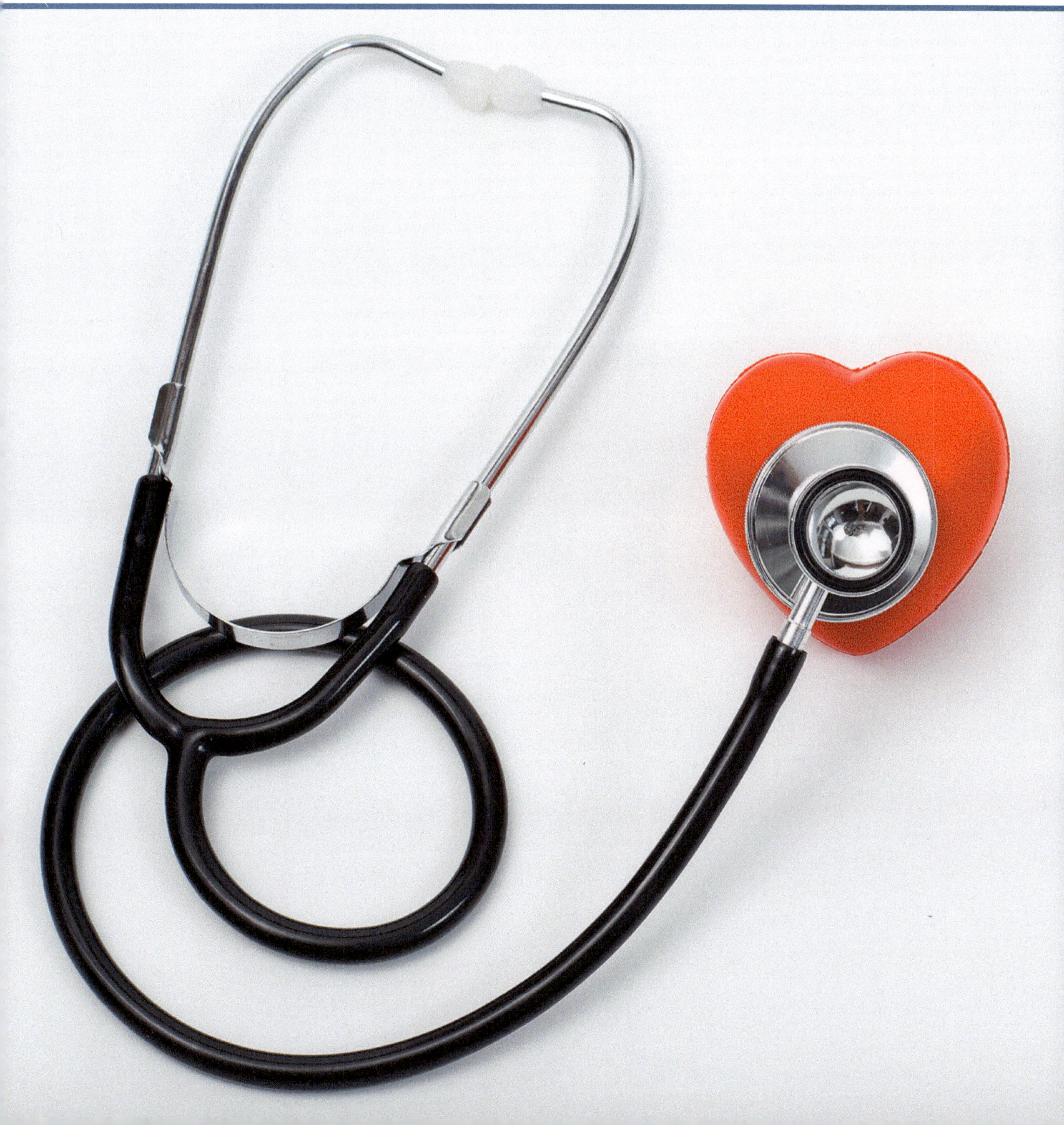

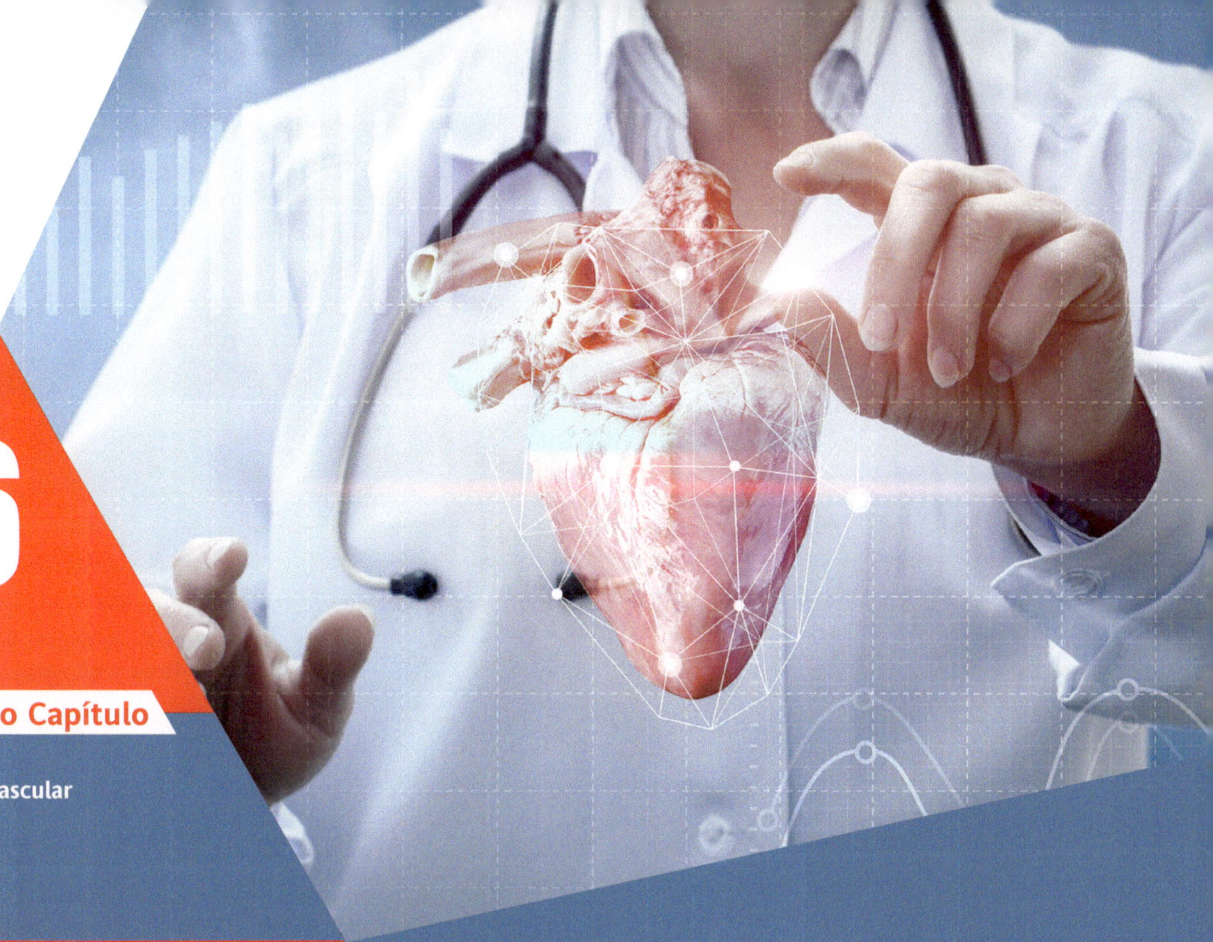

76

Destaques do Capítulo

- Envelhecimento
- Sistema cardiovascular
- Idoso
- Coração
- Idade avançada
- Geriatria

Características do processo de envelhecimento

Felício Savioli Neto
Filippo Aragão Savioli
Felício Aragão Savioli

76.1 Introdução

A baixa expectativa de vida dos brasileiros em relação aos países desenvolvidos, a idade atual da aposentadoria e os relatos da literatura têm sustentado 60 anos como a idade-limite para idosos no Brasil. Tendo em vista que a expectativa de vida média dos brasileiros aumentou cerca de 2 anos em menos de duas décadas, de 70,5 anos em 2000 para 72 anos em 2016, recentemente tem sido proposto considerar 65 anos a idade de corte para idosos no Brasil. Atualmente,

17 milhões (9%) de brasileiros têm idade igual ou superior a 65 anos; projeta-se alcançar 54 milhões em 2040, representando mais de 17% da população. A prevalência de doenças cardiovasculares (DCV) aumenta progressivamente com a idade, com os idosos representando mais da metade de todas as internações e procedimentos cardiovasculares, bem como aproximadamente 80% de todas as mortes por essas doenças. Não obstante indivíduos com 75 anos ou mais representem apenas 6% da população total, mais de 50% das mortes cardiovasculares ocorrem nessa faixa etária. Atualmente, um em cada dois pacientes na sala de espera do cardiologista tem 65 anos ou mais e, da mesma forma, um em cada dois idosos na sala de espera do geriatra tem alguma DCV. Com o avançar da idade, a doença arterial coronariana, a hipertensão arterial, o acidente vascular cerebral, a fibrilação atrial, a insuficiência cardíaca e a doença valvar aórtica tornam-se cada vez mais comuns. Ademais, a multimorbidade – concomitância de duas ou mais doenças – está presente na grande maioria dos idosos, responsável por elevada ocorrência de resultados adversos, incluindo readmissão hospitalar, incapacidade funcional e morte.

O envelhecimento está associado a importantes alterações estruturais e funcionais observadas no sistema cardiovascular. O entendimento de tais modificações é fundamental na orientação do raciocínio clínico, na interpretação diagnóstica, na formulação da estratégia e no monitoramento da terapêutica instituída em idosos com DCV. O objetivo deste capítulo é descrever, de forma sucinta, as principais alterações cardiovasculares associadas ao processo de envelhecimento, e suas possíveis implicações na prática clínica.

76.2 Alterações vasculares

Com o avançar da idade, a progressiva perda de tecido elástico, o acúmulo de tecido conjuntivo, o depósito de cálcio e a diminuição da elastina nas camadas íntima e média das paredes das grandes artérias tornam-nas mais rígidas, mais espessas, mais alongadas e dilatadas. Consequentemente, as artérias, em especial a aorta, perdem sua habitual elasticidade parietal, tornam-se menos complacentes, proporcionando aumento na velocidade de propagação do pulso da onda, elevando-se os níveis sistólicos da pressão arterial, a impedância aórtica e a pós-carga (Figura 76.1). Macroscopicamente, a aorta ascendente torna-se alongada e seu diâmetro aumenta na ordem de 9% por década, com volume quatro vezes maior entre as idades de 30 e 80 anos. Em alguns casos, a angulação aguda do botão aórtico pode alterar a forma do septo interventricular, observado no ecocardiograma sob a forma sinuosa (*septo sigmoide*).

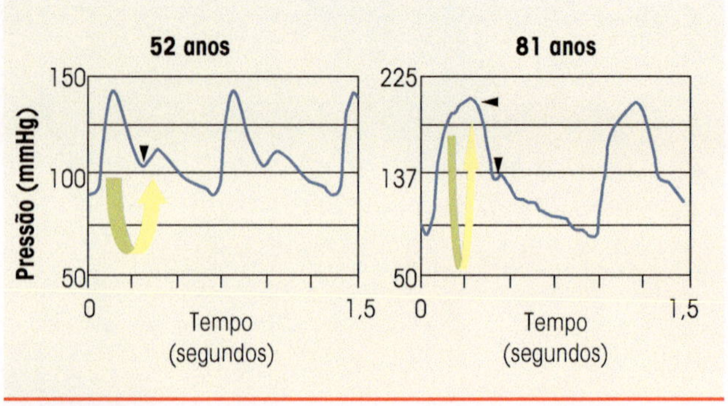

Figura 76.1 **Características do pulso da onda, nas idades de 52 e 82 anos.**

Fonte: Lakata EG. Circulation. 2003;107(2):346-54.

Na prática clínica, o aumento da rigidez e a diminuição da distensibilidade arterial resultam no aumento da pressão arterial sistólica, diminuição da diastólica e alargamento da pressão de pulso, condições que dificultam o tratamento da hipertensão sistólica isolada. A ampliação da pressão de pulso é prejudicial aos órgãos-alvo, aumentando o risco de doença renal, demência, infarto do miocárdio, acidente vascular cerebral, insuficiência cardíaca, fibrilação atrial e mortalidade. Ademais, com a diminuição da complacência das artérias centrais, pequenas alterações no volume intravascular proporcionam grandes alterações na pressão arterial. Assim, a menor capacidade das artérias em amortecer as pulsações cardíacas é determinante para aumentar a pós-carga, desenvolver hipertrofia ventricular esquerda, reduzir a perfusão coronariana e aumentar a pressão de pulso. Entre as idades de 20 e 80 anos, acresce-se anualmente cerca de 1 mmHg aos níveis sistólicos da pressão arterial, com níveis 30% maiores na oitava década de vida. Por outro lado, os níveis diastólicos não são modificados com o envelhecimento (Figura 76.2).

O endotélio vascular desempenha papel fundamental na manutenção do tônus vascular com a secreção de substâncias vasodilatadoras, como óxido nítrico e prostaciclinas, e de vasoconstritoras, como endotelina 1, tromboxane A2 e angiotensina II. Além disso, o endotélio tem importante papel na regulação do crescimento celular, dos processos reológicos, inflamatórios e oxidativos. Em parte, o enrijecimento da parede arterial observado com o envelhecimento pode ser atribuído ao declínio da produção endotelial de óxido nítrico, responsável por efeitos na camada muscular desses vasos, com subsequente vasodilatação. Assim, as respostas vasodilatadoras mediadas pelo óxido nítrico são atenuadas em todos os níveis da rede arterial,

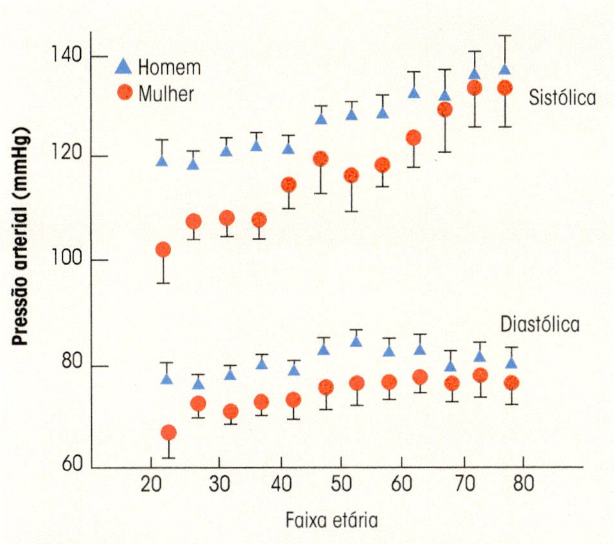

Figura 76.2 Níveis de pressão arterial de acordo com a faixa etária e o gênero.

Fonte: Pearson JD, et al J Gerontol Med Sci. 1997.

da microcirculação coronariana às artérias coronárias epicárdicas e circulação periférica, implicando menor capacidade reguladora do fluxo sanguíneo e maior suscetibilidade para aterosclerose e trombose. Nas idades avançadas, a quantidade de óxido nítrico produzida pelo endotélio vascular é 85% menor que a produzida nos mais jovens (Figura 76.3).

As alterações observadas na rede arterial incluem o espessamento e o enrijecimento parietal, o alargamento do lúmen, a fratura da lâmina elástica, a deposição de cálcio e de colágeno e o aumento do número e a hipertrofia das células da camada muscular. Funcionalmente, o envelhecimento vascular está associado à disfunção endotelial, principalmente por deficiência do óxido nítrico, com consequente aumento da rigidez mediada pela musculatura lisa dos vasos menores e das arteríolas.

76.3 Alterações cardíacas

A partir da quarta década de vida nota-se progressiva perda de miócitos ventriculares, com contingente 30% menor na idade de 80 anos em comparação com a de 20. Esse fenômeno é atribuído a processos de apoptose, de necrose e/ou de autofagia, além da limitada capacidade regenerativa das células miocárdicas. Além disso, observa-se acentuada proliferação de fibroblastos cardíacos, células que produzem matriz extracelular, colágeno e depósitos amiloides. Estruturalmente, o envelhecimento se associa a aumento significativo da espessura miocárdica decorrente do aumento no tamanho da fibra miocárdica. Essa hipertrofia ocorre de forma assimétrica, com maior espessura no septo interventricular em relação à parede ventricular, modificando a silhueta cardíaca normalmente de formato elíptico para esférico. Tais alterações, tanto na espessura como na forma, são associadas a importantes alterações funcionais no estresse da parede cardíaca e na eficiência contrátil. Assim, com o avançar da idade, nota-se acúmulo de colágeno, com consequente fibrose intersticial nos átrios, no nó sinusal e nos ventrículos. Na Figura 76.4 são mostradas as principais alterações cardiovasculares associadas ao processo natural de envelhecimento.

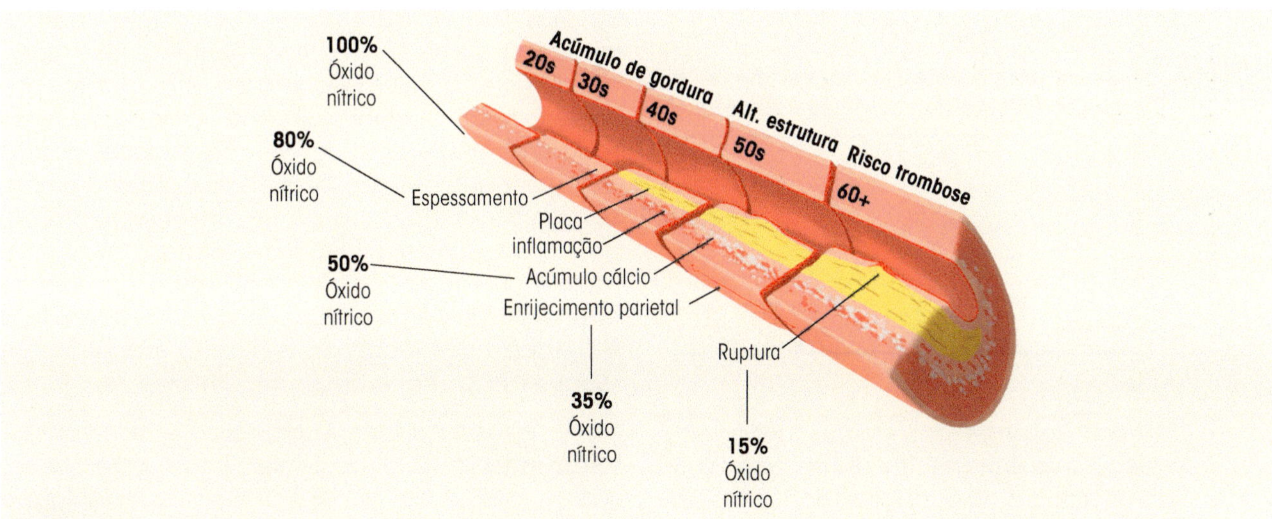

Figura 76.3 Declínio da produção endotelial de óxido nítrico e alterações na parede arterial nas diferentes décadas da vida.

Fonte: Adaptado de Gerhardt et al. Hypertension. 1996.

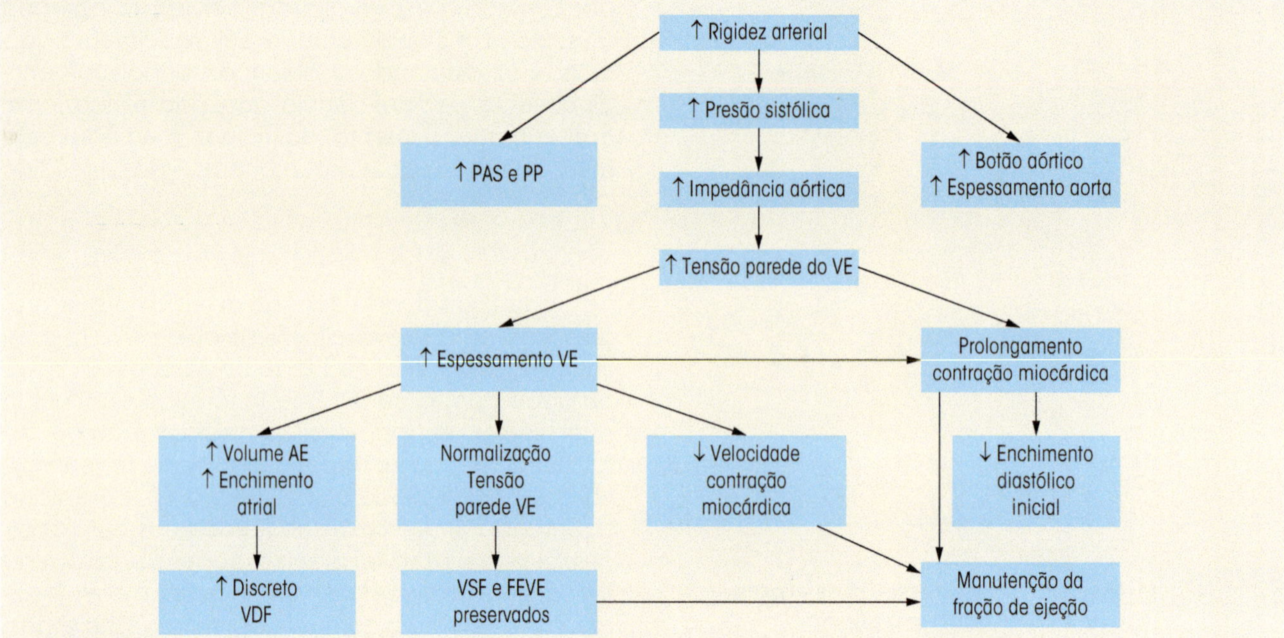

Figura 76.4 Principais alterações cardiovasculares associadas ao processo natural de envelhecimento.

PAS: pressão arterial sistólica; PP: pressão de pulso; VE: ventrículo esquerdo; AE: átrio esquerdo; VDF: volume diastólico final; VSF: volume sistólico final; FEVE fração de ejeção do ventrículo esquerdo.

Fonte: Adaptado de Strait JB, Lakatta EG. Heart Fail Clin. 2012 Jan;8(1):143-64.

Não obstante, o envelhecimento não compromete a função sistólica do ventrículo esquerdo, preservando o desempenho do coração como bomba graças a importantes mecanismos adaptativos que incluem moderada hipertrofia ventricular esquerda, sístole e diástole prolongadas, mecanismo de Frank-Starling, aumento do átrio esquerdo e de sua contribuição no enchimento ventricular (Tabela 76.1).

Tabela 76.1 Mecanismos adaptativos para preservar a função sistólica do ventrículo esquerdo.

Hipertrofia ventricular esquerda.
Prolongamento da sístole.
Prolongamento do relaxamento isovolumétrico.
Importância do mecanismo de Frank-Starling.
Aumento e hipertrofia do átrio esquerdo.
Eficiência da contração atrial.

Ao contrário do observado com a função sistólica em repouso, o envelhecimento se associa a substanciais alterações na fase diastólica do ciclo cardíaco (lusitrópicas). A partir da sexta década de vida, a velocidade do enchimento ventricular esquerdo na fase inicial da diástole declina acentuadamente (cerca de 50%) entre os 20 e os 80 anos devido ao acúmulo de material fibrótico no ventrículo esquerdo e ao atraso na ativação do cálcio na fase precedente à sístole. Em contrapartida, ocorre aumento compensatório do enchimento diastólico final graças à maior contribuição da contração atrial esquerda, preservando o enchimento ventricular. Além disso, o tempo de enchimento do ventrículo esquerdo durante a fase inicial da diástole aumenta em cerca de 50% entre as idades de 20 e 80 anos. Enquanto a taxa de enchimento ventricular diminui e aumenta a importância da fase tardia da diástole, o volume diastólico final permanece inalterado ou aumenta discretamente no repouso e durante o exercício de leve intensidade, graças ao menor aumento da frequência cardíaca e consequente maior tempo de enchimento diastólico; em consequência, a função sistólica global permanece inalterada. Apesar do aumento da pressão arterial sistólica com a idade, o volume sistólico final e a fração de ejeção do ventrículo esquerdo, em repouso, não se alteram significativamente.

O estudo da função diastólica é realizado de forma indireta, geralmente pelo ecodopplercardiograma bidimensional com análise da velocidade do fluxo transmitral. A relação tempo-velocidade do enchimento ventricular inicial (E) e final (A) é significativamente menor nos idosos quando comparada com os mais jovens. No idoso, o tempo de relaxamento isovolumétrico é prolongado em cerca de 40%, tornando a fase inicial mais lenta do que nos mais jovens. A fase final do enchimento ventricular torna-se mais importante, com maior participação da contração atrial. Assim, o átrio esquerdo se hipertrofia e tem seu volume aumentado. No sistema condutor, ocorre redução do número de células automáticas do nó sinusal e depósito de tecido conjuntivo no sistema His Purkinje, responsáveis pela elevada prevalência de bradicardia, de bloqueios cardíacos e de arritmias cardíacas nessa população. O intervalo P-R, representação eletrocardiográfica da condução atrioventricular, aumenta de 159 ms nas idades entre 20 e 35 para 172 ms nas acima de 60 anos. O eixo elétrico do coração (QRS) desloca-se para a esquerda, possivelmente devido ao aumento da espessura do ventrículo esquerdo. Com o avançar da idade, as amplitudes das ondas R e S declinam, e as alterações inespecíficas no segmento ST-T tornam-se mais frequentes. Nas idades superiores a 75 anos, a prevalência de espessamento dos folhetos da valva aórtica é superior a 40%, e na grande maioria dos casos, por não se associarem a obstrução do fluxo sanguíneo, não são considerados processos patológicos.

76.4 Alterações autonômicas

As principais modificações autonômicas associadas ao envelhecimento estão na Tabela 76.2. Os efeitos do envelhecimento no sistema cardiovascular são evidenciados durante o exercício máximo. Nessa condição, a modulação simpática do sistema cardiovascular é essencial para aumentar a frequência cardíaca, a contratilidade e o relaxamento miocárdico, diminuir a pós-carga e redistribuir o sangue para o trabalho muscular e dissipar calor pela pele. Os níveis plasmáticos de adrenalina e noradrenalina aumentam com a idade. A hiperatividade simpática promove progressiva dessensibilização dos receptores β-adrenérgicos, cardíacos e vasculares, comprometendo os mecanismos contrarregulatórios.

Tabela 76.2 Modificações autonômicas associadas ao envelhecimento.

Modificações autonômicas
↑ Níveis plasmáticos de catecolaminas
↓ Resposta β-adrenérgica
↓ Número de β-receptores
↓ Afinidade β_1-receptor
Atividade α-adrenérgica inalterada

Fonte: Desenvolvido pela autoria.

Assim, a estimulação simpática do receptor β_1-adrenérgico determina aumentos tanto na frequência cardíaca como na fração de ejeção, porém com menores intensidades nos idosos do que nos jovens. Do mesmo modo, a menor resposta do receptor β_2 adrenérgico limita a subsequente vasodilatação, que, associada à maior rigidez vascular, eleva a pós-carga. O aumento da frequência cardíaca pela administração em bolo de agonistas beta-adrenérgicos, como isoproterenol, diminui com a idade. De outra parte, a administração de dose igual de propranolol a adultos jovens e idosos, embora resulte em níveis plasmáticos maiores nestes, provoca menor redução da frequência cardíaca durante exercício físico, no idoso. Tanto a dilatação arterial como a venosa declinam também com o envelhecimento, em resposta à estimulação beta -adrenérgica do sistema cardiovascular durante o exercício. O declínio da dilatação arterial durante o exercício, associado a alterações estruturais dos grandes vasos relacionados à idade, pode contribuir para o aumento da impedância vascular. Ademais, a diminuição da eficiência da modulação beta-adrenérgica dos mecanismos de acoplamento excitação-contração pode explicar, em parte, a redução da reserva miocárdica com a idade avançada.

As alterações cardiovasculares associadas ao envelhecimento não afetam a função cardíaca na condição de repouso, mesmo nas idades mais avançadas. Entretanto, quando associadas a processos patológicos (por exemplo, isquemia, hipertensão arterial, taquicardia e infecções) ou a estresse fisiológico (atividade física), condições comumente bem toleradas por indivíduos jovens, podem comprometer a função cardíaca no paciente idoso. Enfim, o processo de envelhecimento está associado a importantes modificações cardiovasculares, que, quando combinadas com processos patológicos e com o estilo de vida sedentário, alteram as apresentações clínicas, dificultam o diagnóstico, complicam o tratamento e pioram o prognóstico das doenças cardiovasculares. Nas Tabelas 76.3 e 76.4 estão relacionadas as principais implicações clínicas associadas ao processo natural de envelhecimento.

Tabela 76.3 Implicações clínicas do envelhecimento cardiovascular.

Implicações clínicas do envelhecimento cardiovascular
↑ Pressão sistólica
↑ Prevalência de fibrilação atrial
↑ Prevalência de insuficiência cardíaca
↑ Prevalência de arritmias
↑ Prevalência de hipotensão postural
↑ Risco de síncopes
↓ Resposta cardiovascular no estresse
Pioram o prognóstico das doenças cardiovasculares.

Fonte: Desenvolvido pela autoria.

Tabela 76.4 **Principais alterações cardiovasculares associadas ao envelhecimento e suas consequências na prática clínica.**

Estrutura	Alterações funcionais	Consequências fisiológicas	Consequências clínicas
Artérias elásticas	Espessamento/enrijecimento parietal.	Hipertensão. ↑ Pressão pulso.	AVC. Isquemia coronariana. Declínio cognitivo.
Artérias musculares e arteríolas	↓ Função endotelial. ↑ Resistência periférica.	↑ Pós-carga. ↓ Perfusão coronária.	HVE. IC. Fragilidade.
Circulação cerebrovascular	Alongamento, tortuosidades. Espessamento. Estreitamento luz.	↑ Suscetibilidade para isquemia cerebral.	AVC. Disfunção cognitiva.
Miocárdio	↓ Miócitos. Hipertrofia. Deposição de colágeno. ↓ Células nó sinusal. Fibrose sistema condução. ↓ Sensibilidade β-adrenérgica.	HVE. Disfunção diastólica. ↓ FC máxima no exercício.	↓ Capacidade aeróbia. ↑ Risco arritmias atriais. ↑ Risco bloqueios de condução. IC. Fragilidade.

AVC: acidente vascular cerebral; HVE: hipertrofia ventricular esquerda; IC: insuficiência cardíaca; FC: frequência cardíaca.

Fonte: Desenvolvido pela autoria.

76.5 Conclusão

O envelhecimento está associado a importantes alterações cardiovasculares que, na ausência de processos patológicos, não comprometem a função cardíaca como bomba. Tais alterações incluem: enrijecimento arterial, disfunção endotelial, elevação dos níveis sistólicos da pressão arterial, pressão de pulso ampliada, espessamento parietal do ventrículo esquerdo, dilatação e hipertrofia do átrio esquerdo, redução do enchimento diastólico inicial, prolongamento do relaxamento isovolumétrico e menor sensibilidade ao estímulo beta-adrenérgico

DICAS DO EDITOR

Referências bibliográficas

1. Celermajer DS, Sorensen KE, Spiegelhalter DJ, et al. Aging is associated with endothelial dysfunction in healthy men years before the age-related decline in women. J Am Coll Cardiol. 1994;24:471-6.
2. Correia LCL, Lakatta EG, O'Connor FC, et al. Attenuated cardiovascular reserve during prolonged submaximal cycle exercise in healthy older subjects. J Am Coll Cardiol. 2002;40:1290-7.
3. Dai X, Hummel SL, Salazar JB, Taffet GE, Zieman S, Schwartz JB. Cardiovascular physiology in the older adults. Journal of Geriatric Cardiology. 2015;12:196-201.
4. Frishman WH, Cheng-Lai A, Aronow WS. Cardiovascular drug therapy in the elderly. In: Aronow WS, Fleg JL, Rich MW. Cardiovascular disease in the elderly. 5.ed. Boca Raton: CRC Press; 2014. p.67-103.
5. Furberg CD, Manolio TA, Psaty BM, Bild DE, et al. Major electrocardiographic abnormalities in persons aged 65 years and older (the Cardiovascular Health Study). The American Journal of Cardiology. 1992 May 15:1329-35.

6. Gerhard M, Roddy MA, Creager SJ, Creager MA. Aging progressively impairs endothelium-dependent vasodilation in forearm resistance vessels of humans. Hypertension. 1996 Apr;27(4):849-53.

7. Gerstenblith G, ed. Cardiovascular disease in the elderly. Totawa, NJ: Humana Press; 2005.

8. Jackson CF, Wenger NK. Cardiovascular disease in the elderly. Rev Esp Cardiol. 2011;64(8):697-712.

9. Kitzman D, Taffet G. Effects of aging on cardiovascular structure and function. In: Hazzard's geriatric medicine and gerontology. 6.ed. New York: McGraw-Hill, 2009. p.883-96.

10. Lakatta EG, Levy D. Arterial and cardiac aging: major shareholders in cardiovascular disease enterprises. Part II: the aging heart in health: links to heart disease. Circulation. 2003;107(2):346-54.

11. Strait JB, Lakatta EG. Aging-associated cardiovascular changes and their relationship to heart failure. Heart Failure Clin (2012);8:143-64.

12. Strait JB, Lakatta EG. Aging progressively impairs endothelium-dependent vasodilation in forearm resistance vessels of humans. Heart Fail Clin. 2012 Jan;8(1):143-64.

13. Steenman M, Lande G. Cardiac aging and heart disease in humans. Biophys Rev (2017);9:131-7.

14. Wei JI. Age and the cardiovascular system. NEJM. 1992;327:1735-9.

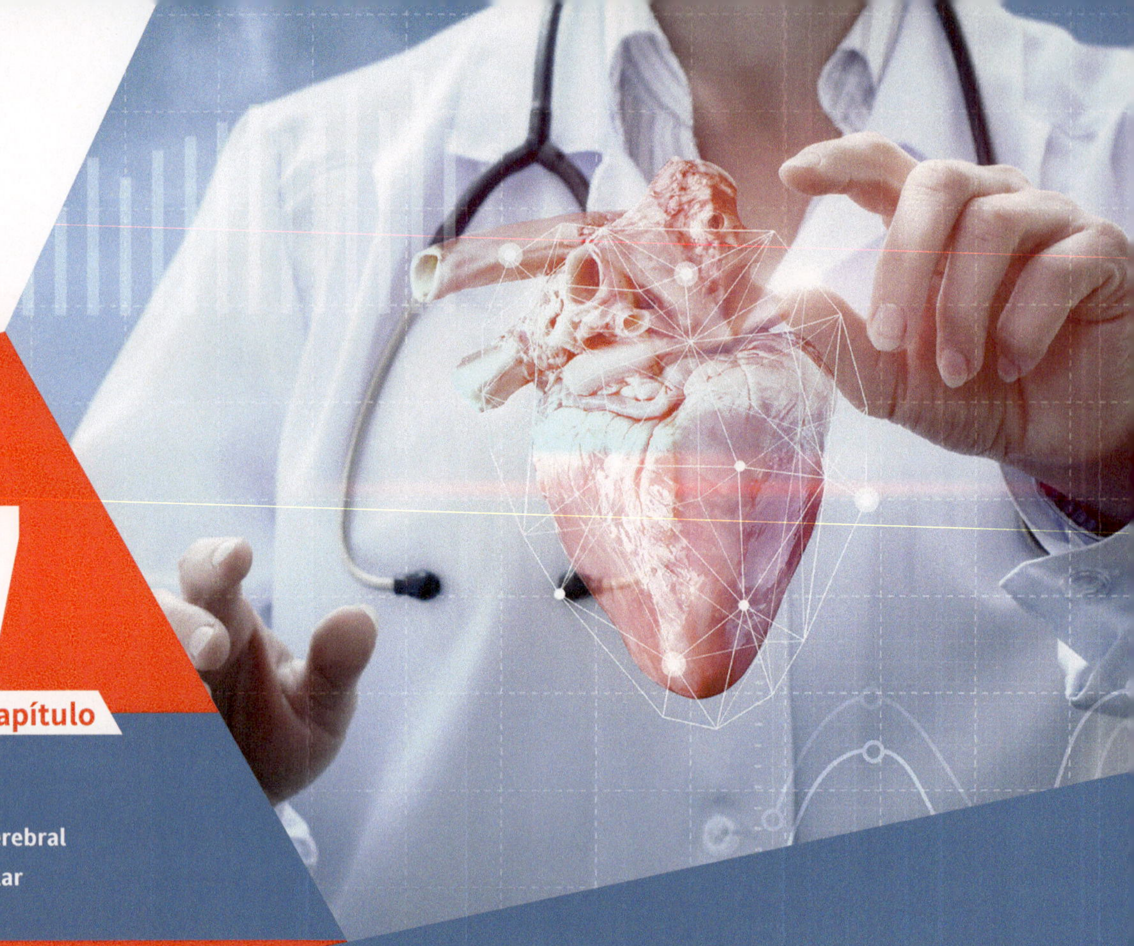

77

Destaques do Capítulo

- Hipertensão arterial
- Idosos
- Acidente vascular cerebral
- Doença cardiovascular
- Demência

Hipertensão arterial em idosos

Neire Niara Ferreira de Araújo
Ana Gabriela de Souza Caldas

A Organização Mundial da Saúde (OMS) alerta para o crescimento acelerado da população com 60 anos ou mais, que vai passar de 841 milhões para 2 bilhões em 2050. Consequentemente, haverá maior tempo de exposição aos fatores de risco e aumento nas taxas de mortalidade por doenças cardiovasculares (DCV), que em 2015 registrou 56,4 milhões de mortes no mundo.

O Instituto Brasileiro de Geografia e Estatística divulgou, em abril de 2018, uma estimativa de crescimento da população com 60 anos ou mais, baseada no levantamento do Censo de 2010. Atualmente, para os 208 milhões de brasileiros, estima-se o dobro do crescimento da população idosa em 2060, podendo, inclusive, ultrapassar o número de crianças com menos de 14 anos. Isso constitui um grande desafio para as autoridades governamentais, que deverão instituir programas de saúde e suporte previdenciário, voltados para os idosos, bem como incentivar a prevenção de DCV na população mais jovem.

A hipertensão arterial sistêmica (HAS) é a doença crônica não transmissível mais predominante entre os idosos e constitui o principal fator de risco modificável para as doenças cardiovasculares. O estudo de Framingham constatou que, após os 55 anos, cerca de 90% das pessoas normotensas passarão a desenvolver hipertensão arterial.

A idade acima de 60 anos constitui um fator de risco independente e importante para DCV. Apesar da queda de mortalidade por doença hipertensiva registrada entre 2002 e 2009, as taxas de internação continuam expressivas, segundo dados do Sistema Único de Saúde.

A pressão arterial sistólica registra crescimento linear com o aumento da idade, enquanto a pressão arterial diastólica começa a declinar, caracterizando a hipertensão sistólica isolada, considerada um fator de risco independente para eventos coronarianos e cerebrovasculares, como também para insuficiência cardíaca e doença renal crônica em estádio terminal.

77.1 Fisiopatologia

A hipertensão arterial na população idosa está diretamente relacionada às alterações vasculares fisiológicas do envelhecimento. Com o aumento da idade, ocorrem modificações em todo o território arterial, principalmente nas paredes das grandes artérias, tais como perda de elastina, aumento de colágeno e de cálcio, espessamento das camadas média e íntima, menor disponibilidade de óxido nítrico, que é um importante fator de relaxamento vascular, maior liberação de substâncias vasoativas pelo endotélio, contribuindo para aumento progressivo da rigidez arterial, da velocidade da onda de pulso e, consequentemente, elevação da pressão sistólica. Esses fatores levam à redução do débito cardíaco e do volume intravascular, comprometendo o fluxo renal, a atividade da renina plasmática e a capacidade de vasodilatação mediada por receptores beta-adrenérgicos. O aumento na resistência vascular periférica ocasionado pela elevação da pressão arterial sistólica leva ao remodelamento do miocárdio, que inclui aumento de sua espessura, hipertrofia ventricular esquerda, prolongamento da atividade contrátil, diminuição do tempo de enchimento diastólico inicial e prolongamento do tempo de enchimento diastólico final, resultando em sobrecarga atrial esquerda. As artérias de capacitância e a aorta, uma vez enrijecidas, perdem, gradativamente, a capacidade de expandir-se na sístole, levando à queda na pressão arterial diastólica e redução no fluxo sanguíneo coronariano. Outras consequências são o aumento da velocidade de onda de pulso e da pressão de pulso.

Além dessas alterações, como resultado do envelhecimento, os barorreceptores e o sistema venoso também são comprometidos, aumentando o risco de hipotensão ortostática e pós-prandial, eventos cardiovasculares, como infarto agudo do miocárdio e acidente vascular cerebral, síncopes e quedas, podendo ocasionar fraturas e suas consequências.

77.2 Diagnóstico

O diagnóstico de HAS deve ser confirmado, não apenas por uma medida de pressão arterial no consultório, mas também fora dele, por meio de medidas residenciais da pressão arterial ou até mesmo utilizando a monitorização ambulatorial da pressão arterial (MAPA). Uma vez confirmada a HAS, deve ser iniciada acurada investigação de possíveis causas, história familiar, doenças associadas, lesões de órgão-alvo, avaliação do risco cardiovascular, seguida de exame físico e investigação laboratorial.

A classificação atual da pressão arterial segue os parâmetros da VII Diretriz Brasileira de Hipertensão, descrita no Quadro 77.1.

Quadro 77.1 Classificação da pressão arterial.

Classificação	PAS (mm Hg)	PAD (mm Hg)
Normal	≤ 120	≤ 80
Pré-hipertensão	121-139	81-89
Hipertensão estágio 1	140-159	90-99
Hipertensão estágio 2	160-179	100-109
Hipertensão estágio 3	≥ 180	≥ 110

PAS: pressão arterial sistólica; PAD: Pressão arterial diastólica. Quando a PAS e a PAD situam-se em categorias diferentes, a maior deve ser utilizada para classificação da pressão arterial. Considera-se hipertensão sistólica isolada se PAS ≥ 140 mmHg e PAD < 90 mmHg, devendo ser classificada em estágios 1, 2 e 3.

Fonte: Adaptado da VII Diretriz Brasileira de Hipertensão Arterial.

77.3 Abordagem clínica do idoso hipertenso

A idade acima de 60 anos constitui um fator de risco independente e importante para DCV. Os principais fatores de risco cardiovasculares devem ser identificados durante a história clínica de todo paciente hipertenso, tais como tabagismo, história familiar positiva para DCV, dislipidemia e diabetes.

A abordagem do paciente idoso tem peculiaridades que o diferenciam do adulto jovem hipertenso, uma vez que o envelhecimento patológico geralmente vem acompanhado por uma série de doenças, como as degenerativas osteoarticulares, neurológicas, hormonais, imunológicas, psiquiátricas e outras que tanto podem mascarar o quadro clínico principal como motivar a prescrição de fármacos, cujos efeitos adversos costumam envolver o aparelho cardiovascular. A rigorosa investigação do uso de medicamentos, em especial os anti-inflamatórios não hormonais, os corticosteroides e os fitomedicamentos, bem como a prática da automedicação, são fundamentais para afastar hipertensão secundária, refratariedade ou a má adesão ao tratamento, além de facilitar a escolha do melhor agente terapêutico.

O exame do idoso hipertenso deve incluir testes de cognição, aferição do peso e altura, cálculo do índice de massa corporal, que no idoso é considerado normal entre 23-27 kg/m², circunferência abdominal, pesquisa de sopros carotídeos, palpação de pulsos periféricos e de massa pulsátil abdominal, além de exames laboratoriais apropriados (hemograma, glicemia, hemoglobina glicosilada A1C, colesterol total e frações, triglicérides, ácido úrico, ureia, creatinina, eletrólitos, TSH, T4 livre e urina tipo I), eletrocardiograma, radiografia de tórax, ecocardiograma e, em condições especiais, teste ergométrico, medida residencial da pressão arterial, MAPA e ultrassonografia de abdome. Essas recomendações visam pesquisar lesões de órgãos-alvo, como doença aterosclerótica coronária, cerebrovascular e/ou periférica, hipertrofia ventricular esquerda, insuficiência cardíaca, retinopatia hipertensiva e doença renal.

As recomendações da II Diretriz Brasileira de Cardiogeriatria para a aferição da pressão arterial no idoso salientam os cuidados para evitar os equívocos no diagnóstico de HAS. As medidas devem ser confirmadas, no mínimo, em duas visitas a profissionais de saúde devidamente treinados, obtendo-se pelo menos três medidas em cada uma delas. Recomenda-se, na primeira consulta, a aferição da pressão arterial nos dois membros superiores a fim de descartar doenças arteriais, devendo ser considerada a maior medida. Também deve ser avaliada nas posições deitada ou sentada e em pé, após três minutos, pois alterações ateroscleróticas na região dos seios carotídeos podem reduzir a sensibilidade dos barorreceptores, levando a variabilidades e à redução dos reflexos posturais, o que predispõe à hipotensão ortostática – definida como a queda da pressão arterial sistólica igual ou maior que 20 mmHg e da pressão arterial diastólica igual ou maior que 10 mmHg. A insuficiência vascular cerebral, o diabetes e o uso de fármacos como diuréticos, antidepressivos, vasodilatadores e betabloqueadores também podem levar à hipotensão postural, presente em aproximadamente 30% dos idosos.

Particularmente nos idosos, a medida da pressão arterial sistólica pode ser subestimada, e a da pressão arterial diastólica superestimada, devido ao chamado hiato auscultatório, uma situação em, que após a ausculta do primeiro som (fase I de Korotkoff), ocorre desaparecimento dos ruídos, que podem reaparecer somente após decréscimo de até 40 mmHg da pressão arterial. A pseudo-hipertensão é outra condição peculiar nos idosos, causada pela arteriosclerose e pela calcificação da parede arterial, que leva ao enrijecimento dos vasos. Para evitar o falso diagnóstico de hipertensão, utiliza-se a manobra descrita por Osler, que consiste em inflar o manguito do aparelho até níveis acima da pressão sistólica e, concomitantemente, palpar a artéria radial. A persistência da palpabilidade indica que o índice obtido pela ausculta não reflete a verdadeira pressão arterial sistólica. Pode-se suspeitar de pseudo-hipertensão quando a pressão arterial sistólica está elevada, porém o paciente não apresenta lesão em órgãos-alvo. A hipertensão do avental branco ou de consultório é a condição em que a pressão se eleva no consultório, porém se mantém normal durante as atividades rotineiras. Na hipertensão mascarada, a pressão se mantém alta nas atividades rotineiras e normal no consultório. A monitorização residencial da pressão arterial ou a MAPA são métodos complementares indicados para o diagnóstico diferencial dos diferentes tipos de HAS. O resumo das recomendações atuais na abordagem do paciente adulto hipertenso pode ser aplicado na população idosa (Quadro 77.2).

Quadro 77.2 Resumo das recomendações para hipertensão arterial.

Recomendações	Grau de recomendação	Nível de evidência
Triagem e diagnóstico de HA com PA medida no consultório.	I	B
Diagnóstico da HAS baseado em pelo menos duas medições de PA por visita, em pelo menos duas visitas.	I	C
PA fora do consultório deve ser considerada para confirmar o diagnóstico de HAS, identificar o tipo de HAS, detectar episódios de hipotensão e maximizar a previsão do risco CV.	IIa	B
PA fora do consultório, MAPA ou medidas residenciais podem ser consideradas, dependendo da indicação, disponibilidade, facilidade, custo de utilização e, se for o caso, preferência do paciente.	IIb	C

HA: hipertensão arterial; HAS: hipertensão arterial sistêmica; PA: pressão arterial; CV: cardiovascular; MAPA: monitorização ambulatorial da pressão arterial.

Fonte: VII Diretriz Brasileira de Hipertensão Arterial.

77.4 Hipertensão secundária

A hipertensão secundária é rara no idoso, mas deve ser investigada, principalmente, em casos refratários ao tratamento convencional, pois, ao ser confirmado o diagnóstico e instituído o tratamento da causa, pode vir a ser curada. Situações comuns nos idosos como obesidade, uso de fármacos que aumentam a pressão arterial, alterações funcionais da tireoide e outras mais raras como feocromocitoma, doença de Cushing, doença de Conne, síndrome da apneia e hipopneia obstrutiva do sono podem ser algumas das causas. A hipertensão secundária à doença renovascular no idoso é geralmente causada por aterosclerose, calcificação e estenose da artéria renal, devendo ser investigada quando há necessidade de mais de três fármacos para o controle da pressão arterial, quando houve perda no controle dos níveis pressóricos nos últimos quatro a seis meses e naqueles com diagnóstico recente de HAS.

77.5 Hipertensão e função cognitiva

Apesar das grandes conquistas no controle e no tratamento, a HAS ainda constitui a principal causa de acidente vascular cerebral e do declínio cognitivo.

Aproximadamente 45% dos casos de demência vascular são decorrentes de múltiplos infartos cerebrais que ocorrem ao longo da vida, muitos deles não diagnosticados. Pequenos e grandes vasos cerebrais são alvos da HAS, resultando em alterações da parede vascular, comprometimento da resposta hemodinâmica que regula a perfusão cerebral e a distribuição da permeabilidade da barreira hematoencefálica. Tais alterações aumentam a suscetibilidade para isquemia em regiões vulneráveis do cérebro (substância branca) e podem contribuir para a doença de Alzheimer.

No estudo HYVET-COG houve redução não significante do déficit cognitivo com o tratamento. Apesar disso, uma metanálise de quatro estudos randomizados e placebo-controlados (SHEP, Syst-Eur, PROGRESS e HYVET-COG) mostrou redução de 13% na incidência de demência nos pacientes tratados (p = 0,045).

O tratamento da HAS tem o potencial de preservar a cognição por meio de múltiplos mecanismos. Pressões arteriais muito baixas, especialmente pressão diastólica inferior a 65 mmHg, podem piorar a função cognitiva; entretanto, nos pacientes que já apresentaram quadro prévio de acidente vascular cerebral e possuem HAS estágio 2, os estudos têm demonstrado benefício do tratamento intensivo.

77.5.1 Recomendações e metas para o tratamento da HAS

O VIII *Joint* norte-americano atualizou as recomendações para o tratamento da HAS, destacando que, na população com idade igual ou superior a 60 anos, o tratamento farmacológico para reduzir a pressão arterial deve ser iniciado, quando pressão arterial sistólica for igual ou maior que 150 mmHg ou a diastólica igual ou maior que 90 mmHg, visando atingir valores abaixo de 150 x 90 mmHg. Se, nessa população, a pressão sistólica for inferior a 140 mmHg e for bem tolerada, não haverá necessidade de ajuste terapêutico. As diretrizes canadenses e as europeias sugerem que, nos indivíduos muito idosos (acima de 80 anos), o tratamento farmacológico deve ser iniciado a partir de pressão arterial sistólica acima de 160 mmHg. A VII Diretriz brasileira considera o tratamento anti-hipertensivo em idosos com menos de 80 anos quando a pressão arterial sistólica for igual ou superior a 140 mmHg, para uma meta de pressão arterial sistólica inferior a 140 mmHg, se o idoso apresentar boa condição clínica e tolerância ao tratamento (IIb; nível de evidência C). Com relação aos muito idosos (acima de 80 anos), o tratamento farmacológico deve ser iniciado quando a pressão arterial sistólica for igual ou superior a 160 mmHg para uma meta de pressão arterial sistólica menor que 150 mmHg, única condição em que os estudos mostram evidências de benefícios (I; nível de evidência A).

Não há estudos avaliando o impacto da terapia anti-hipertensiva em octogenários com pressão arterial sistólica basal entre 140 e 159 mmHg, deixando um hiato de evidência. O estudo HYVET recomendou meta pressórica de 150 x 90 mmHg, com redução no risco de acidente vascular cerebral e insuficiência cardíaca.

O estudo SPRINT de 2015, controlado e randomizado, incluiu 9.361 pacientes a partir de 55 anos, com pressão arterial sistólica entre 130 e 180 mmHg e considerados de alto risco cardiovascular, com exclusão dos diabéticos. O objetivo foi avaliar se o tratamento mais intensivo (meta de pressão arterial sistólica abaixo de 120 mmHg vs. a meta padrão pressão arterial sistólica abaixo de 140 mmHg) reduziria eventos clínicos; o estudo foi interrompido precocemente pelos benefícios do tratamento intensivo. Houve redução do risco relativo em 25% dos desfechos primários (infarto do miocárdio ou outras síndromes coronárias agudas, acidente vascular cerebral, insuficiência cardíaca e morte por causas cardiovasculares). Entretanto, os efeitos colaterais apresentados foram considerados muito prejudiciais na população idosa, tais como síncope, distúrbios hidroeletrolíticos, necessidade de diálise, entre outros, além de questões como a polifarmácia e a chamada prescrição em cascata que o acréscimo de um novo fármaco pode acarretar.

Certamente, as condições dos participantes da maioria dos ensaios não podem ser extrapoladas para a população idosa em países não desenvolvidos ou em desenvolvimento, até pelas doenças associadas, qualidade de vida e de assistência à saúde, a que apenas a minoria possui acesso. Metas pressóricas rígidas são impraticáveis no mundo real, até porque cada estudo apresenta limitações: alguns incluíram idosos mais saudáveis (HYVET), outros excluíram diabéticos (SPRINT). Assim, vale o critério universal do bom senso e de individualização do tratamento.

77.6 Tratamento não farmacológico

As modificações no estilo de vida devem ser estimuladas em todos os indivíduos como medidas de promoção de saúde e são recomendadas na abordagem de qualquer indivíduo hipertenso ou com pressão arterial limítrofe. Recomenda-se, sempre que possível, o envolvimento de equipe multidisciplinar e dos familiares do idoso, a fim de aumentar a adesão.

Algumas dessas modificações têm impacto importante no controle da pressão arterial, independentemente da idade, tais como diminuição da ingesta de sódio, cessação do tabagismo, perda de peso, aumento na ingestão de potássio, redução no consumo de álcool e prática de exercício físico regular.

77.7 Tratamento farmacológico

O tratamento medicamentoso visa diminuir a morbidade e a mortalidade cardiovascular.

A escolha do anti-hipertensivo deve ser individualizada e considerar as alterações decorrentes do envelhecimento que podem afetar a distribuição, a metabolização, a eliminação, o efeito e a ação dos fármacos, segundo as II Diretrizes em Cardiogeriatria.

São princípios gerais de tratamento do idoso: o medicamento ser bem tolerado e eficaz por via oral; permitir o menor número possível de tomadas diárias, com preferência para dose única diária; ser iniciado com a menor dose efetiva diária para cada situação clínica, podendo haver ajuste de dose, levando em consideração efeitos colaterais dose-dependentes; não ser obtido por meio de manipulação; respeitar o período mínimo de quatro semanas para aumento da dose, substituição da monoterapia ou mudança das associações, salvo em situações especiais; instruir o paciente quanto à doença, os efeitos colaterais e os objetivos da terapêutica; e considerar as condições socioeconômicas.

77.7.1 Diuréticos

Inicialmente, recomendam-se diuréticos tiazídicos (hidroclorotiazida e clortalidona), em doses baixas (12,5 mg/dia até 25 mg/dia), por serem bem tolerados, de fácil absorção e com poucos efeitos colaterais. Em relação ao diurético hidroclorotiazida, dois estudos fármaco-epidemiológicos demonstraram associação cumulativa dose-dependente, tanto para câncer de pele não melanoma como para câncer de lábio, possivelmente, pela ação fotossensibilizadora da hidroclorotiazida.

Os diuréticos de alça são mais potentes, de meia-vida mais curta e reservados para hipertensão associada à insuficiência cardíaca e/ou à insuficiência renal com *clearance* menor que 25-30 mL/min.

A espironolactona pode ser utilizada em associação com outros fármacos em casos de hipertensão refratária.

Efeitos colaterais comumente associados a esses fármacos são: hipocalemia, hiperuricemia, intolerância à glicose, aumento transitório dos níveis séricos de triglicérides, em geral, dependentes da dose.

77.7.2 Inibidores de enzima de conversão da angiotensina

Os inibidores da enzima conversora da angiotensina (captopril e enalapril) são indicados, especialmente, em coronariopatas pós-infarto do miocárdio, pacientes com insuficiência cardíaca e nefroesclerose em diabéticos, com impacto na redução da morbidade e da mortalidade.

São contraindicados na insuficiência renal grave (creatinina superior a 2,5 a 3 mg/dL), na hiperpotassemia, na estenose bilateral das artérias renais ou lesões equivalentes, na hipotensão preexistente, na estenose aórtica grave ou na miocardiopatia obstrutiva. Os efeitos colaterais principais são tosse seca, alteração do paladar e reações de hipersensibilidade.

77.7.3 Bloqueadores dos receptores de angiotensina II

As indicações ao uso de bloqueadores dos receptores da angitensina (losartana, valsartana e olmesartana) são semelhantes ao dos inibidores da enzima de conversão da angiotensina. São eficazes como monoterapia, têm boa tolerabilidade e pouco efeito colateral. Geralmente, são utilizadas quando há intolerância aos inibidores da enzima conversora da angiotensina.

77.7.4 Antagonista dos canais de cálcio

Os antagonistas de canais de cálcio provaram reduzir a morbidade e a mortalidade em grandes ensaios clínicos envolvendo idosos, tais como: SYST-EUR (nifedipina), TOMHS (anlodipina), STOP-2 (felodipina ou isradipipina), INSIGHT (nifedipina), NORDIC (diltiazem) e ALLHAT (anlodipina). São fármacos muito bem tolerados pela população idosa, especialmente por serem neutros em relação aos efeitos metabólicos.

Estão indicados no controle da pressão arterial como alternativa aos diuréticos, na hipertensão sistólica isolada do idoso, na insuficiência coronariana crônica e na angina vasoespástica, quando os betabloqueadores são contraindicados, nas taquiarritmias supraventriculares (verapamil e diltiazem), na doença vascular periférica, quando houver fenômeno de Raynaud, na hipertensão pulmonar primária, na insuficiência cardíaca com função sistólica preservada (verapamil e diltiazem) e na insuficiência cardíaca por disfunção sistólica (anlodipino ou felodipino).

Os efeitos adversos mais evidentes na população idosa são obstipação intestinal, edema de membros inferiores e aumento do volume urinário.

77.7.5 Betabloqueadores

Os betabloqueadores agem diminuindo a frequência cardíaca e reduzem a secreção de renina, a readaptação dos barorreceptores e as catecolaminas nas sinapses nervosas.

Os mais utilizados são os cardiosseletivos (atenolol, carvedilol, metoprolol e bisoprolol) por evitarem efeitos adversos que envolvem o sistema nervoso central (depressão, confusão mental e distúrbios do sono), a musculatura brônquica e a circulação periférica.

Estão indicados na insuficiência cardíaca, nas arritmias e na insuficiência coronariana. Nos idosos hipertensos e com antecedentes de infarto do miocárdio, os betabloqueadores são fármacos de primeira escolha, na ausência de contraindicações.

São consideradas contraindicações absolutas a pneumopatia obstrutiva, o bloqueio atrioventricular e a bradicardia; e contraindicações relativas a depressão, a doença vascular periférica e o diabetes.

77.7.6 Outras classes

Alguns medicamentos têm seu uso restrito na população idosa pelos efeitos colaterais graves como sonolência, depressão, alucinações, déficit de memória e hipotensão ortostática. O alfabloqueador doxazosina é amplamente utilizado na urologia para casos de hipertrofia prostática benigna sintomática e requer maiores cuidados, especialmente quando associado a outros fármacos hipotensores. A associação de hidralazina com nitrato está indicada nos casos de hipertensão refratária associada à insuficiência cardíaca e com contraindicação aos inibidores da enzima conversora de angiotensina e aos bloqueadores dos receptores da angiotensina. A Tabela 77.1 apresenta os anti-hipertensivos mais utilizados na prática ambulatorial.

Tabela 77.1 **Anti-hipertensivos mais utilizados na prática ambulatorial.**

Medicamentos	Posologia (mg)		Número de tomadas/dia
	Mínima	Máxima	
Antagonista de cálcio			
Diltiazem	30	180	2-3
Verapamil	80	240	2-3
Anlodipino	2,5	10	1-2
Nifedipino Retard	20	60	2-3
Felodipino	5	20	1-2

(continua)

(*continuação*)

Tabela 77.1 Anti-hipertensivos mais utilizados na prática ambulatorial.

Medicamentos	Posologia (mg)		Número de tomadas/dia
	Mínima	Máxima	
Inibidores da ECA			
Captopril	25	150	2-3
Enalapril	5	40	1-2
Lisinopril	5	20	1
Ramipril	2,5	10	1
BRA			
Losartana	25	100	1-2
Valsartana	80	320	1
Olmesartana	20	40	1
Diuréticos			
Clortalidona	12,5	25	1
Hidroclorotiazida	12,5	25	1
Furosemida	20		1-2
Espironolactona	25	100	1-2
Betabloqueadores			
Atenolol	25	100	1-2
Bisoprolol	2,5	10	1-2
Carvedilol	3,125	50	1-2
Metoprolol	50	200	1-2
Propranolol	40	160	2-3
Vasodilatadores diretos			
Hidralazina	50	150	2-3

ECA: enzima conversora da angiotensina; BRA: bloqueadores dos receptores da angiotensina.

Fonte: Desenvolvido pela autoria.

A Diretriz Americana para o Tratamento da Hipertensão em Idosos propõe o fluxograma apresentado na Figura 77.1.

Meta de controle da pressão arterial sistólica:
$\leq$ 140 mmHg até os 79 anos
140 até 145 mmHg em $\geq$ 80 anos (se bem tolerados)

↓

Mudança no estilo de vida

↓

Não atingiu metas

↓

Iniciar tratamento medicamentoso

↓

Sem indicações específicas	Com indicações específicas
Estágio 1 IECA, BRA, AC, diurético Ou combinação Estágio 2 Combinações preferenciais: IECA ou BRA com AC ou diuréticos	Insuficiência cardíaca IECA, BRA, BB, AC, ANT-ALD, Tiazídico Diabetes IECA, BRA, AC, BB, tiazídico Doença renal crônica IECA, BRA Doença arterial coronária IECA, AC, BB, tiazídico

Figura 77.1 Fluxograma para tratamento da hipertensão no idoso.

IECA: Inibidores da enzima conversora de angitensina; BRA: bloqueador do receptor de angiotensina; AC: antagonista de cálcio; BB: betabloqueador; ANT-ALD: antagonista da aldosterona.

Fonte: Desenvolvido pela autoria.

77.8 Conclusão

A hipertensão arterial sistêmica é a doença crônica não transmissível mais predominante entre os idosos, especialmente a hipertensão sistólica isolada. O diagnóstico da HAS deve ser confirmado por meio de três medidas diferentes da pressão arterial, em duas ou mais consultas. Recomenda-se a aferição em ambos os membros superiores na primeira consulta e sempre em duas posições nas demais.

O tratamento não medicamentoso está indicado para todos os pacientes hipertensos. Deve ser estimulada a cessação de tabagismo, a redução de peso, da ingestão de sal e de bebidas alcoólicas e a atividade física regular.

O tratamento medicamentoso está recomendado nos pacientes que não atingiram as metas apenas com as mudanças no estilo de vida. A medicação anti-hipertensiva deve ser individualizada, levando em conta as alterações na distribuição e na biodisponibilidade dos fármacos, bem como as outras comorbidades. Recomenda-se iniciar o tratamento em baixa dose e aumentar gradualmente, de acordo com a resposta pressórica.

A meta de pressão arterial sistólica adequada para a maioria dos pacientes com idade até 79 anos é inferior a 140 mmHg. Para os pacientes com 80 anos ou mais podem ser tolerados níveis de pressão arterial sistólica até 150 mmHg.

DICAS DO EDITOR

Referências bibliográficas

1. Aronow WS, Fleg JL, Pepine CJ, et al. Expert consensus document on hypertension in the elderly: a report of the American College of Cardiology Foundation Task Force on Clinical Expert Consensus Documents. In: AACF/AHA, 2011. Circulation. 2011;123(21):2434-506.
2. Borges JL. Manual de cardiogeriatria. São Paulo: LIBBS; 2012.
3. Faraco G, Iadecola C. Hypertension: a harbinger of stroke and dementia. Journal of the American Heart Association. Hypertension. 2013;62:810-7.
4. Freitas EV, Brandão AA, Campana EM, Magalhães ME, Pozzan R, Brandão AP. Hipertensão arterial no idoso. In: Tratado de geriatria e gerontologia. 3.ed. Rio de Janeiro: Guanabara Koogan; 2011. p.436-454.
5. Gravina CF, et al. Sociedade Brasileira de Cardiologia. II Diretrizes em Cardiogeriatria da Sociedade Brasileira de Cardiologia. Arq Bras Cardiol. 2010;95(3 supl.2): -112.
6. Liberman A, Freitas EV, Savioli Neto F, Gravina CF. Diagnóstico e tratamento em cardiologia geriátrica. Barueri: Manole; 2005;(11):177-8.
7. Sociedade Brasileira de Cardiologia, Sociedade Brasileira de Hipertensão, Sociedade Brasileira de Nefrologia. VI Diretrizes Brasileiras de Hipertensão. Arq Bras Cardiol. 2010(1):1-51.
8. Souza WS, Jardim TV, Carneiro SB, Jardim PC. Epidemiologia e orientações para o tratamento não farmacológico e farmacológico da hipertensão arterial em idosos. Rev Bras Hipertens. 2012;19(3):65-9.
9. Pedersen, et al. O uso de hidroclorotiazida e o risco de câncer de pele não melanoma: um estudo de caso-controle nacional dinamarquês. J Am Acad Dermatol. 2018;78:673-81.
10. Pottegard A, Hallas J, Olesen M, Svendsen MT, Habel LA, Friedman GD, Friis S. Uso de hidroclorotiazida é fortemente associado com o risco de câncer de lábio. J Intern Med. 2017;282:322-31.

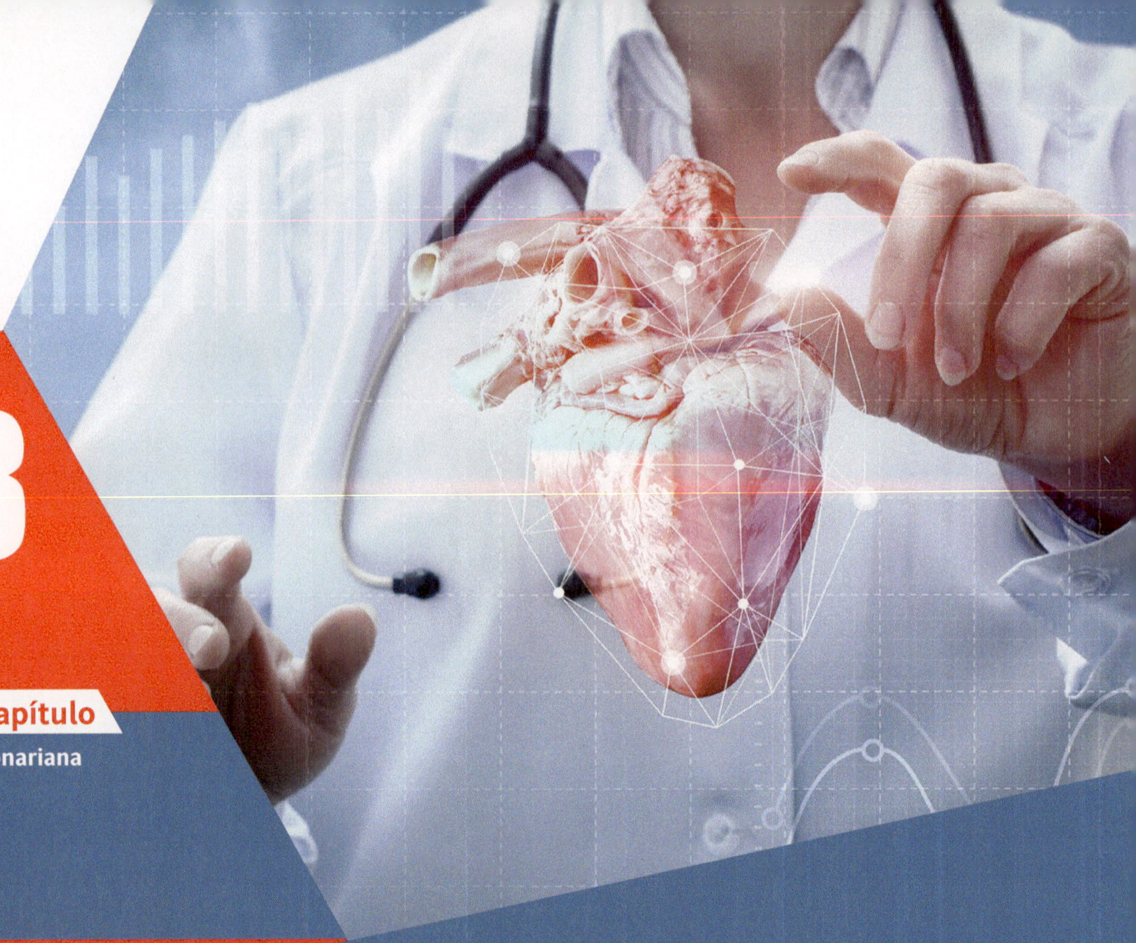

78

Destaques do Capítulo

- Doença arterial coronariana
- Idoso
- Angina do peito
- Cardiopata idoso

Angina crônica no idoso

Claudia Felicia Gravina Taddei
Carolina Maria Nogueira Pinto
Felicio Savioli Neto

78.1 Introdução

O envelhecimento da população é observado em países industrializados e nos emergentes. O Brasil, segundo projeções feitas pelo Ministério da Saúde, em 2025 terá a sexta maior população mundial de idosos, com crescimento mais acentuado na faixa etária acima de 80 anos.

As doenças cardiovasculares, em especial a doença arterial coronariana (DAC), representam a principal causa de mortalidade, morbidade e incapacidade funcional na população idosa (indivíduos com idade igual ou superior a 65 anos). Peculiaridades que diferenciam o manejo da DAC nos idosos quando comparadas com os mais jovens incluem: maior dificuldade no diagnóstico clínico, com consequente atraso no tratamento; presença de vários fatores de risco e de comorbidades; prática frequente da polifarmácia, com subsequentes interações medicamentosas e reações adversas; e menor aderência terapêutica. Alem disso, as alterações fisiológicas e as modificações nas propriedades farmacocinéticas e farmacodinâmicas associadas ao processo natural de envelhecimento, quando não observadas, representam importantes causas de iatrogenia.

78.2 Epidemiologia

A incidência e a prevalência da DAC aumentam progressivamente com o avançar da idade em ambos os sexos (Figura 78.1). Aproximadamente metade de todas as mortes de indivíduos com idade igual ou superior a 65 anos decorre da DAC, com os idosos representando 80% de todas as mortes dela decorrentes. Assim, a ocorrência da angina estável, principal manifestação clínica da DAC, aumenta progressivamente com o avançar da idade, com pico entre 55 e 65 anos. A aterosclerose coronariana é mais frequente na população geriátrica, observada, em estudos de necropsia, em mais de 70% de pessoas com idade igual ou superior a 70 anos, sem DAC clinicamente manifesta durante a vida. Tais achados comprovam a elevada proporção de pacientes com a forma silenciosa da doença ao longo da vida, com apenas 20 a 30% dos idosos com DAC clinicamente manifesta.

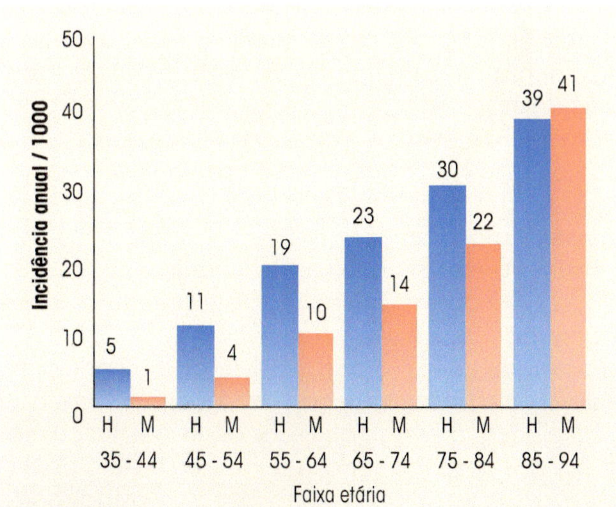

Figura 78.1 **Incidência da DAC entre homens e mulheres, segundo a faixa etária.**

Fonte: Estudo de Framingham.

78.3 Quadro clínico

A angina, geralmente, é causada pelo processo de aterosclerose coronariana, responsável pela isquemia decorrente da desproporção entre oferta e consumo de oxigênio pelo miocárdio. Os episódios de isquemia miocárdica podem ocorrer por diminuição primária do fluxo coronariano (angina primária) ou por aumento isolado do consumo miocárdico de oxigênio (angina secundária); porém, na maior parte dos episódios isquêmicos observa-se uma contribuição desses dois mecanismos fisiopatológicos.

A angina do peito associada aos esforços físicos é a mais comum manifestação da DAC nos adultos jovens de meia-idade. Devido às típicas características clínicas, sua caracterização é usualmente fácil. Entretanto, nos idosos, diferentes condições associadas podem dificultar sua identificação e resultar em erro diagnóstico. Tais condições incluem sedentarismo, limitação física, processos articulares degenerativos, gastrite, hérnia de hiato, refluxo gastroesofágico, confusão mental etc. Além disso, nos idosos, equivalentes anginosos são comuns, incluindo dispneia, arritmias cardíacas, síncopes, edema agudo de pulmão e, nos casos mais graves, morte súbita.

Quando ocorre manifestação de dor precordial, em geral é referida na região subesternal, nos ombros ou na região dorsal e, em alguns casos, em forma de queimação epigástrica. De modo geral, nos idosos, os episódios anginosos apresentam intensidade mais fraca e duração mais curta do que nos mais jovens. Frequentemente não são associados aos esforços físicos, devido às limitações funcionais e/ou sedentarismo, mas podem ser desencadeados por fatores emocionais e por depressão. A dispneia de esforço é manifestação mais comum do que dor precordial na população idosa, sendo considerada equivalente anginoso, podendo confundir o diagnóstico e, assim, retardar o início do tratamento e, com isso, aumentar a mortalidade cardiovascular. Nestes casos, a dispneia costuma ser de esforço e está relacionada a aumento transitório da pressão diastólica final do ventrículo esquerdo, causada por isquemia sobreposta à complacência reduzida do ventrículo esquerdo.

Arritmias cardíacas, particularmente arritmias ventriculares complexas, podem representar a manifestação clínica da DAC nos pacientes idosos. De acordo com Tresch et al., as arritmias cardíacas podem representar a primeira manifestação da DAC em 14% dos pacientes idosos. A morte súbita pode também ser a forma inicial da doença, ocorrendo em 15% dos homens e 12% das mulheres com idades entre 65 e 94 anos.

Por outro lado, a isquemia miocárdica silenciosa ou assintomática é frequente entre os idosos com DAC, prevalente em 15% dos casos, detectada pelo teste de esforço ou pela eletrocardiografia dinâmica em avaliações pré-operatórias. A ausência de angina do peito nesses pacientes ainda não está totalmente esclarecida. Entre as possíveis explicações incluem-se: deterioração mental associada à inabilidade de verbalizar a sensação dolorosa; circulação colateral miocárdica mais desenvolvida devido ao gradual e progressivo estreitamento arterial; e redução da sensibilidade dolorosa decorrente das alterações do envelhecimento.

Portanto, mesmo sendo muito prevalente na população geriátrica, a DAC é frequentemente subdiagnosticada ou erroneamente diagnosticada. Dificulta o diagnóstico o fato de grande parte dos idosos apresentar diferentes manifestações clínicas da doença com relação aos mais jovens. Tais diferenças decorrem do grau de acometimento da doença e da superposição das alterações fisiológicas associadas ao envelhecimento normal, combinadas com a presença de comorbidades e, assim, dificultar o diagnóstico clínico da DAC.

78.4 Exames complementares

Com o objetivo de identificar e tratar condições que podem desencadear episódios anginosos ou piorar o quadro clínico, na avaliação inicial de idosos com angina estável devem ser incluídas as dosagens de glicemia de jejum, hemoglobina glicada, hemograma completo, sódio, potássio, ureia, creatinina, colesterol total e frações, triglicérides, ácido úrico, enzimas hepáticas e TSH.

78.4.1 Eletrocardiograma

O eletrocardiograma (ECG) de repouso, embora tenha baixa precisão, é recomendado a todo paciente com suspeita de DAC. Na presença de quadro sugestivo de angina estável é útil para identificar infarto do miocárdio prévio, alterações no segmento ST e na onda T sugestivas de isquemia miocárdica, e arritmias ventriculares graves. Nos idosos, sua interpretação pode ser dificultada pela presença de alterações na repolarização ventricular associadas a distúrbios hidroeletrolíticos, hipertrofia ventricular esquerda, bloqueio completo do ramo esquerdo, ou por efeitos de agentes cardioativos. Ademais, a presença de ECG normal não exclui o diagnóstico de DAC, pois aproximadamente 50% dos pacientes com a doença apresentam exame sem anormalidades.

78.4.2 Radiografia de tórax

Na angina estável, esse exame não propicia informações específicas quanto ao diagnóstico; no entanto, facilita o diagnóstico diferencial, com pneumotórax, pneumopatias, fraturas de costelas e infecções pulmonares agudas. Avalia também a área cardíaca, a presença da aorta alongada, calcificada ou aneurismática.

78.4.3 Eletrocardiograma ambulatorial (Holter)

O Holter é exame útil na detecção de arritmias e de isquemias transitórias, condições altamente prevalentes em idosos com DAC. No Holter, alterações eletrocardiográficas no segmento ST e na onda T são correlacionadas a anormalidades transitórias na perfusão miocárdica e na disfunção ventricular. Tais alterações podem estar associadas a sintomas ou, na forma silenciosa, ser assintomáticas. Aronow et al. avaliaram os achados observados no Holter de pacientes idosos com doença cardiovascular conhecida e compararam com os de idosos sem doença cardiovascular. A prevalência de isquemia miocárdica silenciosa foi, respectivamente, 21%, e 5%. Além disso, a associação de isquemia miocárdica silenciosa com taquicardia ventricular e arritmias ventriculares complexas é frequente em idosos com DAC. Nos idosos submetidos a cirurgia não cardíaca, o Holter tem importância relevante na avaliação pré-operatória de pacientes com incapacidade de realizar o teste de esforço.

78.4.4 Teste ergométrico

O teste ergométrico é considerado o exame de escolha para o diagnóstico da angina estável. Apresenta maior sensibilidade (84%) e menor especificidade (70%) nos idosos, quando comparados com os mais jovens. Os protocolos com baixa carga são os mais indicados. O teste ergométrico fornece importantes informações decorrentes da variabilidade hemodinâmica durante o esforço físico, tais como a presença da dor precordial, elevação ou depressão do segmento ST, presença de arritmias cardíacas, comportamento da pressão arterial e da frequência cardíaca, e nível de tolerância ao esforço. Na população geriátrica, há preocupação em relação a eventuais riscos de lesões articulares e quedas desencadeadas durante o teste ergométrico, além de outros problemas como instabilidade postural, incapacidade cognitiva, pouca familiaridade com a esteira, medo, ansiedade e falta de motivação. Nessas situações os exames de imagens são os mais indicados.

78.4.5 Ecocardiograma

O ecocardiograma transtorácico de repouso é um exame seguro, de baixo custo e frequentemente disponível, que deve ser realizado tanto na suspeita diagnóstica da DAC como na estratificação de risco dos pacientes com doença já conhecida. Fornece importantes informações, tais como: identificação de alterações regionais da motilidade ventricular esquerda; identificação de outras causas de precordialgia, como pericardite e estenose aórtica; avaliação da função ventricular pela análise da fração de ejeção; identificação de aumento do átrio esquerdo ou de hipertrofia ventricular.

O ecocardiograma com estresse, associado a esforço físico, a fármacos vasodilatadores (dipiridamol) ou a estimulantes adrenérgicas (dobutamina), possui maior precisão na detecção de isquemia miocárdica. É indicado em idosos com limitações ao esforço físico e naqueles com contraindicação à cintilografia miocárdica como doença arterial carotídea significativa ou doença pulmonar.

78.4.6 Cintilografia miocárdica

O estudo da perfusão coronariana em repouso ou no estresse por meio da cintilografia miocárdica é exame seguro e não invasivo, com alta precisão no diagnóstico de DAC tanto nos idosos como nos mais jovens. A adição das imagens cintilográficas perfusionais ao teste ergométrico aumenta a sensibilidade para detecção de DAC para 90%, com especificidade de 80%. Os vasodilatadores coronarianos utilizados na cintilografia miocárdica associada ao estresse farmacológico são a adenosina e o dipiridamol. Na presença de contraindicações para esses agentes, como hipotensão arterial importante, bloqueio atrioventricular avançado, broncoespasmo e doença arterial carotídea significativa, o fármaco utilizado é a dobutamina. Esse agente possui ação inotrópica e cronotrópica positiva, promovendo vasodilatação coronariana secundária ao aumento do consumo miocárdico de oxigênio. Entretanto, a elevada prevalência de fibrilação atrial e de extrassistolias ventriculares deve ser considerada antes do emprego da dobutamina em pacientes idosos.

78.4.7 Ressonância magnética cardíaca

A ressonância magnética cardíaca associada ao estresse farmacológico, com dobutamina ou dipiridamol, é indicada nos pacientes incapazes de fazer exercício devido a incapacidades físicas, neurológicas ou ortopédicas. Avalia a função cardíaca global e regional, detecta e quantifica as áreas acometidas por infarto agudo do miocárdio e a viabilidade miocárdica. Durante a perfusão miocárdica, a injeção do contraste de gadolínio permite a aquisição de imagens ultrarrápidas. Regiões com retardo da chegada do contraste são identificadas como defeitos de perfusão. É importante lembrar que os compostos de gadolínio, base dos contrastes da ressonância miocárdica, são contraindicados em pacientes com redução importante da função renal, pois podem desencadear fibrose nefrogênica sistêmica, uma doença rara, com evolução grave e sem tratamento estabelecido. Ademais, idosos portadores de marcapasso e de outros aparelhos implantados não podem submeter-se à ressonância magnética cardíaca.

78.4.8 Angiotomografia de artérias coronárias

É um exame que permite a avaliação anatômica, útil para excluir a presença de doença coronariana e com elevado valor preditivo negativo. Está indicada nos pacientes com testes funcionais conflitantes e probabilidade intermediária de DAC, ou ainda em pacientes com baixa probabilidade de DAC e teste funcional positivo. O escore de cálcio é um marcador de risco para ocorrência de DAC; quanto maior o índice de cálcio, maior o risco de DAC. Esse índice não diagnostica obstrução, mas é útil na estratificação de risco em pacientes oligossintomáticos ou assintomáticos, com risco intermediário de eventos cardiovasculares, com fatores de risco tradicionais ou com história familiar precoce de DAC. Nas idades mais avançadas, a indicação da angiotomografia é limitada, visto que a calcificação coronariana que acompanha o processo de envelhecimento dificulta a visibilização da luz vascular, diminuindo a sensibilidade e a especificidade do método. Entretanto, o exame tem sua utilidade quando os métodos não invasivos apresentam resultados discordantes, ou para pacientes que possuem comorbidades limitadoras da realização de outros exames indutores de isquemia. No paciente idoso, é frequente a disfunção renal, o que pode impedir o uso de contraste iodado.

78.4.9 Cinecoronariografia

É um exame capaz de mostrar a anatomia coronariana do paciente, identificando e quantificando lesões obstrutivas. Nas idades mais avançadas, octogenários e nonagenários, está associado a maior risco de complicações, motivo pelo qual sua indicação deve ser criteriosamente avaliada. De modo geral, as principais indicações da cinecoronariografia incluem: quando exames não invasivos sugerirem ser o paciente de alto risco para lesão de tronco da coronária esquerda ou doença multiarterial; em pacientes com angina estável classe III ou IV, refratária ao tratamento clínico otimizado; nos pacientes com insuficiência cardíaca e angina progressiva; nos pacientes com angina estável que sofreram parada cardíaca recuperada ou taquicardia ventricular sustentada; nos pacientes em pré-operatório de cirurgia de troca valvar; e nos pacientes com angina estável ou equivalentes anginosos recorrentes após intervenção coronária percutânea.

As complicações mais frequentes da cinecoronariografia nos pacientes idosos são a nefropatia por contraste, especialmente naqueles com 75 anos ou mais, e maior risco de sangramentos por complicações vasculares durante e após o exame. Estudos recentes demonstraram menor risco de sangramento com o exame realizado por via radial em comparação com a femoral. No paciente idoso é imperiosa a avaliação da função renal antes da cinecoronariografia com base no cálculo do *clearance* de creatinina.

78.5 Tratamento

O tratamento da angina crônica estável tem como objetivos alívio dos sintomas, melhora da capacidade funcional, diminuição da isquemia miocárdica, prevenção do infarto do miocárdio e prevenção de morte súbita. O tratamento deve sempre incluir as intervenções não farmacológica e farmacológica e, quando indicada, a intervenção invasiva. Qualidade e quantidade de vida é o binômio que rege os princípios terapêuticos; nas idades mais avançadas, a qualidade de vida é preponderante.

78.5.1 Tratamento não farmacológico

As intervenções no estilo de vida, assim como nos mais jovens, devem ser estimuladas nos idosos antes de iniciar o tratamento farmacológico. Alguns fatores desencadeantes de angina, como febre, taquicardia, tireotoxicose, anemia, policitemia, hipoxemia ou doença valvar, devem ser controlados e, quando possível, tratados. O controle dos fatores de risco e a modificação do estilo de vida são essenciais no tratamento da DAC. Diabetes, dislipidemia, obesidade, tabagismo, sedentarismo e hipertensão arterial devem ser tratados e controlados.

A diabetes é doença prevalente no idoso, e seu diagnóstico clínico pode ser dificultado pela sintomatologia atípica (cansaço, queda, tontura, confusão mental, mialgia e infecção urinária). As metas para a glicemia de jejum e para a hemoglobina glicada devem ser individualizadas com base na expectativa de vida e na fragilidade. De modo geral, é recomendada hemoglobina glicada inferior a 7% para idosos com idade inferior a 80 anos e de 8% para idosos com 80 anos ou mais. Contudo, é importante lembrar que a hipoglicemia é mais frequente e mais grave nessa população, aumentando o risco de disfunção cognitiva e de morte.

A eficácia e a segurança das estatinas no tratamento da hipercolesterolemia em idosos foram demonstradas em estudos de prevenção secundária em pacientes de até 85 anos de idade. Nos pacientes idosos considerados de alto risco, com múltiplos fatores de risco, o nível sérico recomendado para LDL-colesterol é igual ou inferior a 100 mg/dL, e igual ou inferior a 150 mg/dL para os triglicérides. Nos pacientes com risco muito alto (diabéticos, tabagistas e na síndrome coronariana aguda), a meta de LDL-colesterol é igual ou inferior a 70 mg/dL.

Os índices utilizados para a classificação de sobrepeso – índice de massa corpórea, relação cintura-quadril e circunferência abdominal – derivam de estudos com populações jovens e de meia-idade. Em relação ao índice de massa corpórea, os critérios recomendados para os idosos são: normal: 18,5-26,9 kg/m^2; sobrepeso: 27-29,9 kg/m^2; e obesidade igual ou superior a 30 kg/m^2.

O tabagismo permanece como fator de risco em idosos e deve ser suspenso, pois sua interrupção reduz o risco cardiovascular mesmo nas idades mais avançadas. Em comparação com hipertensão arterial, tabagismo e dislipidemia, o sedentarismo apresenta risco relativo para DAC nos idosos. Entretanto, os idosos devem ser estimulados à prática de exercícios de resistência, embora devam evitar a atividade física no frio e no período após as refeições, fatores que podem desencadear angina.

78.5.2 Tratamento farmacológico

A terapêutica farmacológica da DAC no idoso é similar à dos pacientes mais jovens, com algumas peculiaridades inerentes à faixa etária: a diminuição da massa muscular e o aumento do tecido adiposo modificam o volume de distribuição dos medicamentos; redução do fluxo sanguíneo e da fase de oxidação hepáticos (fase de reação) com manutenção da fase de conjugação; declínio da taxa de filtração glomerular (10% por década a partir dos 40 anos de idade).

Assim, os idosos, em especial os frágeis e os muito idosos, costumam tolerar menos as doses-padrão, sobretudo as doses máximas recomendadas pelos grandes ensaios clínicos. Além disso, as alterações farmacocinéticas e farmacodinâmicas associadas ao envelhecimento, interagindo com outros processos patológicos e seus respectivos tratamentos, aumentam a probabilidade de interações medicamentosas e predispõem os idosos a eventos adversos mais frequentes. Quando da prescrição medicamentosa aos pacientes idosos vale o axioma iniciar com doses baixas e aumentar progressivamente até a dose preconizada ou tolerada.

Os agentes recomendados no tratamento da DAC são eficazes no controle dos sintomas, interferindo nos fatores desencadeantes de episódios anginosos. As classes terapêuticas comumente empregadas incluem nitratos, betabloqueadores, antagonistas dos canais de cálcio e agentes antiplaquetários.

78.5.3 Agentes antiplaquetários

Na ausência de contraindicações, todos os pacientes devem ser tratados com ácido acetilsalicílico (AAS). Tal agente, na dose de 75 a 325 mg/dia reduz a mortalidade em 33% dos pacientes com DAC. Doses maiores aumentam consideravelmente o risco de efeitos colaterais gastrointestinais e de sangramentos. Nos pacientes com histórico de sangramento gastrointestinal, recomenda-se dose de 81 mg/dia associada a inibidores da bomba de prótons. A ticlopidina e o clopidogrel podem substituir a aspirina nos pacientes com hipersensibilidade ou intolerância à aspirina. Entretanto, a ticlopidina, por apresentar maior potencial de toxicidade, deve ser evitada em idosos.

78.5.4 Nitratos

Os nitratos são fármacos que não apresentam impacto na mortalidade. Entretanto, reduzem a intensidade e a frequência dos episódios dolorosos e promovem melhores índices de qualidade de vida. Os nitratos possuem importante ação vasodilatadora tanto no território arterial como no venoso, onde predomina. A diminuição do tônus venoso reduz o retorno de sangue ao coração, com consequente diminuição da pré-carga e do volume ventricular, determinantes na redução do consumo miocárdico de oxigênio.

Em geral, os nitratos são bem tolerados pelos idosos, embora a hipotensão e a cefaleia possam tornar difíceis seu uso em alguns pacientes, bem como o desenvolvimento de tolerância à medicação. A hipotensão pode ser amenizada pela redução da dose, correção da hipovolemia e cuidados posturais ao se levantar. A cefaleia, apesar de relativamente frequente, tende a desaparecer após a primeira semana. A tolerância observada com a utilização crônica desses agentes se deve à impregnação dos radicais sulfidrila e, para evitá-la, deve-se utilizar doses baixas e manter intervalo livre de administração da substância de pelo menos 12 horas. Os nitratos estão contraindicados em pacientes com pressão arterial sistólica menor que 90 mmHg, bradicardia, taquicardia e no infarto de ventrículo direito. Alem disso, devem ser evitados nos episódios anginosos associados à estenose aórtica e à cardiomiopatia hipertrófica obstrutiva. A interação medicamentosa entre os nitratos e determinados medicamentos empregados na disfunção erétil (sidenafila, tadalafila, vardenafila e udenafila) podem causar hipotensão grave, prolongada, e algumas vezes até letal.

78.5.5 Betabloqueadores

Os betabloqueadores, por reduzirem a frequência cardíaca e a contratilidade, diminuem o consumo de oxigênio pelo miocárdio e, consequentemente, aliviam os sintomas anginosos. Nos idosos sem contraindicações, os betabloqueadores são recomendados como agentes de primeira escolha no tratamento da DAC, particularmente em pacientes com infarto do miocárdio prévio. Ademais, apresentam propriedades antiarrítmicas e atuam na reversão do remodelamento ventricular, com efeitos importantes em pacientes com disfunção ventricular. O tratamento deve ser iniciado com baixas doses, com aumento progressivo da posologia. Efeitos adversos importantes podem ser observados, incluindo letargia, insônia, piora da claudicação, má tolerância ao exercício, fadiga, impotência sexual, depressão, alterações de humor e alterações do sono; a bradicardia e o broncoespasmo são os mais temidos. Na presença de bradicardia ou de disfunção do nó sinoatrial, são contraindicados (exceto se implantado marcapasso). Devem ser empregados com cautela em diabéticos, em portadores de doença vascular periférica grave e de depressão e em pacientes com asma ou doença pulmonar obstrutiva crônica. Embora tais condições não sejam contraindicações absolutas, é aconselhável o uso de betabloqueadores cardiosseletivos. Os betabloqueadores não devem ser iniciados em pacientes com insuficiência cardíaca descompensada, assim como nos pacientes com vasoespasmo ou angina variante (Prinzmetal).

78.5.6 Antagonistas dos canais de cálcio

Esses agentes atuam na musculatura cardíaca e na musculatura lisa das artérias, reduzindo o fluxo de cálcio do compartimento extracelular para o intracelular, diminuindo a contração e o tônus arterial.

As evidências não comprovam a redução da mortalidade e do infarto do miocárdio em idosos com a utilização de antagonistas dos canais de cálcio. Entretanto, são indicados como terapia inicial nos casos em que houver contraindicação aos betabloqueadores, como coadjuvante para o controle clínico da dor anginosa recorrente, ou quando a hipertensão arterial estiver associada. Os di-hidropiridínicos, como a anlodipina e a nitrendipina, por apresentarem menor efeito inotrópico negativo e não inibirem o nó sinoatrial e a condução atrioventricular, podem ser utilizados em associação com betabloqueadores, quando estes forem ineficazes como monoterapia. Os di-hidropiridínicos de curta duração, como a nifedipina, apresentam efeito vasodilatador coronariano e periférico importante, o que pode agravar os sintomas isquêmicos devidos ao fenômeno do *roubo coronariano* e à taquicardia reflexa, por isso não devem ser utilizados no tratamento da insuficiência coronariana.

O verapamil e o diltiazem são potentes inibidores do nódulo sinoatrial e da condução atrioventricular, além de vasodilatadores periféricos e inotrópicos negativos. Podem ser usados em idosos com boa função ventricular, mas contraindicados na vigência de disfunção sistólica do ventrículo esquerdo, disfunção do nódulo sinoatrial e bloqueios atrioventriculares. Quando associados com betabloqueadores, devem ser utilizados com extrema cautela.

Os principais efeitos adversos dos antagonistas dos canais de cálcio incluem hipotensão, edema periférico por redistribuição de volume no espaço intersticial, piora da insuficiência cardíaca, cefaleia, rubor e tontura. O diltiazem e o verapamil, por sua vez, podem se associar a bradicardia e bloqueio atrioventricular. O verapamil, menos utilizado em idosos, possui maior associação com constipação intestinal.

78.5.7 Inibidores da enzima de conversão da angiotensina (ECA) e bloqueadores dos receptores da angiotensina II

Estudos clínicos demonstram que os inibidores da enzima conversora da angiotensina (ECA) são benéficos no tratamento da doença coronariana, não só reduzindo a mortalidade mas também prevenindo eventos coronarianos, incluindo novo infarto do miocárdio. Ademais, reduzem a progressão da aterosclerose, previnem a ruptura da placa coronariana e a trombose e influenciam positivamente na função vasomotora endotelial coronariana. Não provocam efeitos significativos no sistema nervoso central (como fadiga e alterações do sono) e não exercem influências adversas no metabolismo lipídico. São renoprotetores e melhoram a resistência a insulina, tanto no diabetes tipo I como no tipo II. Podem ser administrados aos idosos com broncoespasmo, diabetes, insuficiência cardíaca e/ou renal, gota, cardiopatia isquêmica, dislipidemia e vasculopatia periférica. São bem tolerados e têm incidência relativamente baixa de reações adversas, entre as quais se incluem hipotensão, tontura, anorexia, hipercalemia e tosse irritativa. Este último é o efeito adverso mais comum (até 20% dos casos), decorrente do acúmulo de bradicinina e de prostaglandinas, e desaparece com a interrupção do medicamento. Em alguns casos, pode se associar no início, ao aumento da creatinina sérica, que se normaliza após semanas de tratamento. Assim, o nível sérico de creatinina deve ser monitorado quando da introdução desse agente. Nos casos de aumentos substanciais dos níveis séricos da creatinina (acima de 3 mg/dL), de hipercalemia (superior a 5,5 mEq/L) e suspeita de estenose das artérias renais bilaterais, o uso de inibidores da ECA é contraindicado.

Os bloqueadores dos receptores da angiotensina II apresentam as vantagens dos inibidores da ECA, sem as reações adversas classe-específicas desses medicamentos, como tosse, angioedema e reações cutâneas, e são bem tolerados em idosos.

78.5.8 Estatinas

As estatinas são fármacos considerados de primeira escolha na terapêutica da hipercolesterolemia, pela segurança e pela eficácia já comprovadas. Ensaios clínicos de prevenção primária e secundária sugerem que a redução expressiva do LDL-colesterol em idosos diminui de modo significativo a morbidade e a mortalidade. O estudo 4S demonstrou redução do risco relativo para mortalidade total e cardiovascular em pacientes com DAC e idades entre 65 e 70 anos. O estudo HPS (*Heart Protection Study*) mostrou redução na mortalidade e na incidência de primeiro infarto do miocárdio e de acidente vascular cerebral, em todas as faixas etárias, incluindo octogenários em uso de estatina para prevenção primária e secundária.

Os riscos de miopatia e rabdomiólise associados às estatinas não parecem ser maiores em idosos. Tais reações adversas costumam resultar de interações medicamentosas, sobretudo com inibidores da CYP3A4. As estatinas não metabolizadas por essa isoenzima são menos suscetíveis de provocar lesão muscular.

78.5.9 Trimetazidina

É um agente com efeitos anti-isquêmicos, de ação exclusivamente metabólica durante e após isquemia, por meio da transferência do metabolismo do ácido graxo para o da glicose. Reduz a ocorrência de angina, aumenta a tolerância ao exercício e melhora a contratilidade miocárdica, sem alterar a frequência cardíaca e a pressão arterial. É indicada como terapêutica adjuvante ao tratamento de primeira linha para pacientes sintomáticos com angina estável.

78.5.10 Ivabradina

É um agente com ação seletiva nos canais *f* das células do nó sinoatrial, que reduz a frequência cardíaca sem efeito inotrópico negativo. Indicada em pacientes com angina estável e em ritmo sinusal regular, associada a frequência cardíaca elevada mesmo em uso de betabloqueador e naqueles com contraindicações a esses agentes, em pacientes que não foram controlados com dose otimizada de betabloqueadores e com frequência cardíaca maior que 70 bpm.

A redução seletiva da frequência cardíaca sem efeito inotrópico negativo pode melhorar a isquemia, aumentando o tempo de perfusão diastólica do miocárdio. Com essa redução, os episódios anginosos diminuem e ocorre melhora da qualidade de vida

Apresenta como efeito colaterais distúrbios visuais, tontura, bradicardia e bloqueio atrioventricular. Está contraindicada em pacientes com bradicardia, arritmias e doença hepática grave. Deve ser administrada com cautela em pacientes com mais de 75 anos e em pacientes com doença renal grave.

78.5.11 Ranolazina

É um derivado da piperazina. Semelhante à trimetazidina, também protege da isquemia por aumentar o metabolismo da glicose em relação aos ácidos graxos; porém, seu maior efeito parece ser a inibição da corrente tardia de sódio. Essa corrente é ativada em situação de isquemia, levando à sobrecarga de cálcio intracelular no tecido isquêmico e ao consequente aumento da rigidez da parede ventricular, à redução da complacência e à compressão dos capilares. Dessa forma, a inibição dessa corrente pela ranolazina durante o insulto isquêmico melhora a função miocárdica.

A dose inicial é de 500 mg duas vezes ao dia. Em pacientes que permanecem sintomáticos, pode-se utilizar 1.000 mg duas vezes ao dia.

A ranolazina é contraindicada em pacientes com intervalo QT prolongado ou com doença hepática, pois a metabolização ocorre no fígado (citocromo CYP3A4). Recomenda-se atenção a risco de potenciais interações medicamentosas com sinvastatina, diltiazem, verapamil e digoxina, entre outros.

78.5.12 Vacina contra *influenza*

Idosos com doença coronariana isquêmica estável devem receber vacinação anual contra *influenza*, exceto em casos de contraindicações, tais como histórico de alergia a ovo de galinha ou a outros componentes da vacina. A vacinação deve ser adiada se o idoso apresentar estado febril ou infecção aguda. Os pacientes imunodeprimidos, ou sob terapêutica com corticoide, com quimioterápicos ou com qualquer outro tratamento que afete o sistema imunológico, devem ser criteriosamente avaliados antes da vacinação.

78.6 Tratamento intervencionista

Na escolha entre cirurgia de revascularização miocárdica e intervenção coronariana percutânea em idosos, devem ser consideradas a sintomatologia clínica, a anatomia coronariana, a função ventricular esquerda, as comorbidades, a idade biológica, a fragilidade e a preferência ou a vontade do paciente

A Tabela 78.1 mostra alguns estudos intervencionistas que incluíram idosos.

Tabela 78.1 Principais estudos que avaliaram os efeitos da revascularização miocárdica e o número de idosos incluídos.

Estudo	Objetivo	PTES	Idade	> 75 anos
CASS	Cir-Med	780	<65	0
VA	Cir-Med	686	-	0
European	Cir-Med	767	< 65	0
RITA	Cir-ATC	1.011	-	22
EAST	Cir-ATC	392	-	36
GABI	Cir-ATC	359	< 75	0
CABRI	Cir-ATC	1.054	< 75	0
BARI	Cir-ATC	1.829	< 80	109
ACME	ATC-Med	212	-	N/A
APPROACH	Cir-ATC-Med	20.590	-	
TIME	Interv-Med	301	> 75	301
COURAGE	Interv-Med	2.287	62	

Cir: cirurgia de revascularização miocárdica; Med: tratamento medicamentoso; ATC: intervenção percutânea coronariana; Interv: intervenção (Cir ou ATC); N/A: não avaliado; PTES: pacientes.

Fonte: Desenvolvido pela autoria.

Dois estudos que avaliaram, em pacientes com mais de 75 anos, os efeitos da terapêutica medicamentosa comparada à invasiva se destacam; o estudo APPROACH e o estudo TIME. Ambos evidenciaram a superioridade do tratamento intervencionista em comparação com o tratamento medicamentoso em pacientes nessa faixa etária.

O APPROACH foi um estudo observacional, que comparou os efeitos do tratamento medicamentoso, da intervenção coronária percutânea e da cirurgia de revascularização miocárdica, em 6.000 pacientes com DAC. Os pacientes foram divididos em três grupos: com menos de 70 anos, de 70 a 80 anos e com mais de 80 anos.

Quando se compararam os pacientes segundo a idade e a escolha de tratamento, verificou-se que, independentemente da idade, aqueles submetidos a tratamento clínico evoluíram pior do que aqueles submetidos à intervenção coronária percutânea. Os idosos submetidos à cirurgia de revascularização miocárdica apresentavam maior sobrevida nas três faixas etárias. Isso pode ser justificado pelo fato de que, por ser um estudo observacional, os médicos indicavam cirurgia para os pacientes em melhor estado, seguida pela intervenção coronária percutânea. Os pacientes com mais comorbidades, ou mais debilitados, ou sem condições anatômicas favoráveis, eram mantidos em tratamento clínico.

Entretanto, quando se comparou o número necessário para reduzir eventos em idosos submetidos à intervenção percutânea ou à cirurgia, de acordo com as três faixas etárias, verificou-se que, quanto mais velho o idoso, menor era o número necessário para reduzir eventos (Tabela 78.2), ou seja, maior a eficácia do tratamento intervencionista nos pacientes mais idosos comparados ao idosos mais jovens. Isso se justifica pelo fato de que, quanto mais velho o idoso, maior o risco e, consequentemente, maior o benefício com a conduta mais intervencionista.

Os autores concluíram que idosos com DAC apresentam pior prognóstico com o tratamento medicamentoso, e essa tendência parece piorar com o avançar da idade.

Tabela 78.2 **Sobrevida em quatro anos de acordo com o tipo de tratamento e a faixa etária no estudo APPROACH.**

	Sobrevida %			RRA% (vc TM)		NNT	
	TM	IPC	CRM	IPC	CRM	IPC	CRM
< 70	90,8	93,8	95	3,0	4,2	33,1	23,4
70-79	79,1	83,9	87,3	4,9	8,2	20,6	12,1
> 80	60,3	71,6	77,4	11,3	17,0	8,9	5,9

RRA: redução risco absoluto; NNT: número necessário para tratar para evitar 1 morte em 4 anos. TM: tratamento medicamentoso; ICP: intervenção coronária percutânea; CRM: cirurgia de revascularização miocárdica.

Fonte: Desenvolvido pela autoria.

O estudo TIME foi, até o momento, o único estudo clínico randomizado realizado em pacientes de 75 a 91 anos. Foi analisada, além da redução de eventos maiores (morte, infarto do miocárdio não fatal e hospitalização), também a qualidade de vida.

Foram avaliados, prospectivamente, 305 pacientes com idade igual ou superior a 75 anos com angina do peito refratária a pelo menos dois agentes antianginosos. Cerca de 150 deles foram randomizados para tratamento medicamentoso otimizado isolado e 155 pacientes a tratamento invasivo associado (54% com intervenção percutânea e 20% com cirurgia de revascularização). Esse grupo era mais representativo dos pacientes encontrados na prática clínica diária do que os pacientes incluídos nos estudos anteriores: apresentavam diversos fatores de risco, 42% eram mulheres, 42% e 50% apresentavam eventos prévios e 60% tinham comorbidades.

Nos primeiros seis meses, o tratamento invasivo foi melhor, com alívio precoce de angina e melhora da qualidade de vida, mas com tendência a maior mortalidade (sem significância estatística). Após um ano, os tratamentos se equiparavam em qualidade de vida e eventos maiores, porém à custa de cruzamento de tratamento: um terço dos pacientes tratados somente com terapêutica medicamentosa teve de ser submetido a revascularização coronária por apresentar sintomas incontroláveis.

Após quatro anos de seguimento, verificou-se que o tratamento invasivo e o clínico se equiparavam quanto à mortalidade. Entretanto, apresentavam significativa diferença, com melhor evolução dos idosos submetidos a tratamento intervencionista, em relação a eventos cardíacos não fatais ($p < 0{,}0001$), hospitalização ($p < 0{,}0001$) e liberdade de eventos maiores ($p < 0{,}0001$).

78.6.1 Intervenção coronária percutânea

A intervenção coronária percutânea era, inicialmente, restrita a casos simples, do ponto de vista clínico e angiográfico, e preferencialmente em pacientes mais jovens. Atualmente, independentemente da faixa etária, as indicações da intervenção coronária percutânea incluem lesões complexas na rede natural, em enxertos venosos, na doença multiarterial, em lesões no tronco da coronária esquerda e nas síndromes isquêmicas agudas.

O número de idosos submetidos a intervenção percutânea tem aumentado progressivamente nos últimos anos, com mais da metade delas realizada em pacientes com idade igual ou superior a 65 anos. Assim, a cada cinco pacientes submetidos à intervenção coronária percutânea, pelo menos um tem idade igual ou maior que 80 anos. Com o aprimoramento da técnica, o advento dos *stents* (especialmente os revestidos), os novos agentes terapêuticos adjuvantes e a adoção do acesso transradial, a intervenção coronária percutânea tem proporcionado melhores resultados e menores riscos de complicações, mesmo nas idades mais avançadas.

Rajani et al., ao compararem as características das lesões coronarianas em pacientes submetidos a intervenção percutânea com idade inferior a 80 anos com aqueles com 80 anos ou mais, observaram que o grupo mais velho apresentava maior prevalência de lesões calcificadas (46%), tortuosas, ostiais, doença multiarteriais e estenose no tronco da coronária esquerda.

A complicação não cardíaca mais comum em pacientes submetidos a intervenção percutânea é a hemorragia. A idade é um fator de risco independente, provavelmente devido à maior incidência de comorbidades, como diabetes, hipertensão, insuficiência renal e aterosclerose mais extensa. Em estudo recente, Spoon et al. observaram, nas últimas duas décadas, mudança temporal nas causas de morte após intervenção coronária percutânea, de predominantemente cardíaca a causas não cardíacas. Essa tendência foi observada em todas as faixas etárias, na doença uni e multiarterial e se a intervenção percutânea foi realizada para angina estável ou para síndrome coronariana aguda. A diminuição da mortalidade cardíaca foi observada independentemente das características clínicas basais, e o aumento da mortalidade não cardíaca foi associado ao maior número de comorbidades não cardíacas.

78.6.2 Cirurgia de revascularização miocárdica

Os fatores prognósticos independentes de mortalidade na cirurgia de revascularização miocárdica são: idade, sexo, cirurgia de revascularização miocárdica prévia, doença vascular, doença pulmonar obstrutiva crônica, acidente vascular cerebral prévio, história prévia de insuficiência cardíaca congestiva, fração de ejeção do ventrículo esquerdo diminuída e insuficiência renal. Como essas comorbidades são mais frequentes em idosos, deve ser considerado o progressivo aumento da morbimortalidade intraoperatória e hospitalar com a idade. Assim, ao serem comparados aos mais jovens, os idosos apresentam taxas maiores de mortalidade intraoperatória e de morbidade intra-hospitalar, com maior incidência de insuficiência renal e acidente vascular cerebral, assim como maior tempo de hospitalização.

A presença de placas ateromatosas na aorta ascendente, no arco aórtico e nas carótidas constitui importante fator de risco para acidente vascular cerebral nos idosos submetidos à circulação extracorpórea. A incidência de lesões neurológicas graves é de 6% e de déficit cognitivo leve de 57%, ocasionados por hipoperfusão cerebral durante a circulação extracorpórea ou a fenômenos embólicos (Figura 78.2).

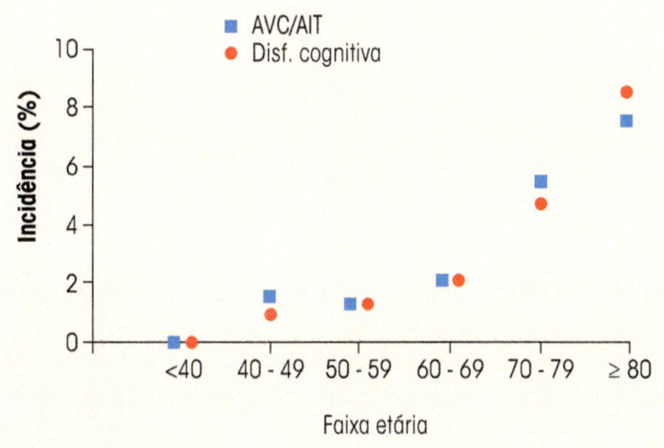

Figura 78.2 **Complicações neurológicas na cirurgia de revascularização miocárdica de acordo com a faixa etária**

AVC: acidente vascular cerebral; AIT: ataque isquêmico transitório; DISF: disfunção.

Fonte: Desenvolvido pela autoria.

Entretanto, devido ao aprimoramento da técnica cirúrgica, melhorias na proteção miocárdica, na perfusão extracorpórea, no manejo anestésico e nos cuidados pós-operatórios, a cirurgia de revascularização em idosos tem se tornado mais segura e eficiente. A cirurgia sem circulação extracorpórea é conhecida por ser menos invasiva, com menos complicações pós-operatórias, e menor período de recuperação pós-operatória; entretanto, a mortalidade intraoperatória não se mostrou estatisticamente diferente da cirurgia convencional.

A mortalidade em octogenários após cirurgia de revascularização miocárdica varia de 8 a 24%. Em idosos sem comorbidades significativas, assemelha-se aos mais jovens, com taxa estimada em 4,2%. Nos idosos com comorbidades significativas, a mortalidade operatória varia de 5 a 20%, com maiores taxas relacionadas a maior número de condições associadas. Dessa forma, a indicação para realização de cirurgia de revascularização miocárdica em idosos deve ser individualizada, considerando a gravidade da doença (coronariopatia difusa, oclusão arterial total crônica com grande área de miocárdio viável, disfunção ventricular esquerda), valvopatia associada, diabetes, presença de comorbidades, idade biológica/fragilidade, e finalmente, a preferência do idoso.

DICAS DO EDITOR

Referências bibliográficas

1. Alexander KP, Anstrom KJ, Muhlbaier LH, et al. Outcomes of cardiac surgery in patients > or = 80 years: results from the national cardiovascular network. J Am Coll Cardiol. 2000;35(3):731-8
2. Aronow WS. Diagnosis and management of coronary artery disease. In: Tallis RC, Fillit HM. brocklehurst's textbook of geriatric medicine and gerontology. 7.ed. Philadelphia: Sauders Elsevier; 2010.
3. Borges DR, et al. Atualização terapêutica de Prado, Ramos e Valle: diagnóstico e tratamento 2012/13. 24.ed. São Paulo: Artes Médicas; 2012.
4. Bridges CR, Edwards FH, Peterson ED, et al. Cardiac surgery in nonagenarians and centenarians. J Am Coll Surg. 2003;197(3):347-56.
5. Conaway DG, House J, Bandt K, Hayden L, Borkon AM, Spertus JA. The elderly: health status benefits and recovery of function one year after coronary artery bypass surgery. J Am Coll Cardiol. 2003;42(8):1421-6.
6. De Winter O, Van de Veire N, Gemmel F, et al. Myocardial perfusion imaging in the elderly: a review. Nucl Med Commun. 2006;27(6):529-34
7. Ferreira AG, Filho CD, Lourenço RA, et al. A doença arterial coronariana e o envelhecimento populacional: como enfrentar esse desafio? Revista HUPE. 2013;12(Supl 1):13-24.
8. Fox K, Ford I, Steg PG, et al.; BEAUTIFUL Investigators. Ivabradine for patients with stable coronary artery disease and left-ventricular systolic dysfunction (BEAUTIFUL): a randomised, double-blind, placebo-controlled trial. Lancet. 2008;372(9641):807-16
9. Fox K, Ford I, Steg PG, et al.; BEAUTIFUL Investigators. Relationship between ivabradine treatment and cardiovascular outcomes in patients with stable coronary disease and left ventricular systolic dysfunction with limiting angina: a subgroup analysis of the randomized, controlled BEAUTIFUL trial. European Heart Journal. 2009;30(19);2337-45.
10. Graham MM, Ghali WA, Faris PD, et al.; Alberta Provincial Project for Outcomes Assessment in Coronary Heart Disease (APPROACH) Investigators. Survival after coronary revascularization in the elderly. Circulation. 2002;105(20):2378-84.
11. Gravina CF, Franken R, Wenger N, et al.; Sociedade Brasileira de Cardiologia. II Diretrizes em Cardiogeriatria. Arq Bras Cardiol. 2010;95(3 Suppl.2):e16-76.
12. Heiat A, Vaccarino V, Krumholz HM. An evidence-based assessment of Federal Guidelines for overweight and obesity as they apply to elderly persons. Arch Intern Med. 2001;161(9):1194-203.
13. LaCroix AZ, Lang J, Scherr P, et al. Smoking and mortality among older men and women in three communities. N Eng J Med. 1991;324(23):1619-25.
14. Liberman A, Wajngarten M. Doença coronariana crônica no idoso. In: Paola AAV, Barbosa MM, Guimarães JI, eds. Livro-texto da Sociedade Brasileira de Cardiologia. São Paulo: Manole; 2012. p.1565-72.
15. Nussbacher A. Revascularização miocárdica: cirurgia ou angioplastia. In: Freitas EV, Py L. Tratado de geriatria e gerontologia. 3.ed. Rio de Janeiro: Guanabara Koogan; 2011. p.529-37.
16. Pivatto Júnior F, et al. Morbimortalidade em octogenários submetidos à cirurgia de revascularização miocárdica. Arq. Bras Cardiol. 2010;95(1).
17. Roso D, et al. Novos medicamentos: trimetazidina, ivabradina, rimonabanto, vareniclina e alisquireno. Revista da Sociedade de Cardiologia do Rio Grande do Sul. 2008;XVI(13):1-13.
18. Siqueira BJ, Markman BF, Silva OB. Teste ergométrico em idosos. Geriatria & Gerontologia. 2011;5(1):40-5.
19. Spoon DB, Psaltis PJ, Singh M, et al. Trends in cause of death after percutaneous coronary intervention. Circulation. 2014;129(12):1286-94.
20. Szwed H, Hradec J, Préda I. Anti-ischaemic efficacy and tolerability of trimetazidine in elderly patients with angina pectoris: a sub-study from Trimpol-1. Coron Artery Dis. 2001;(12 Suppl.1):S25-8
21. Vitale C, Wajngaten M, Sposato B, et al. Trimetazidine improves left ventricular function and quality of life in elderly patients with coronary artery disease. European Heart Journal. 2004;25(20):1814-21.

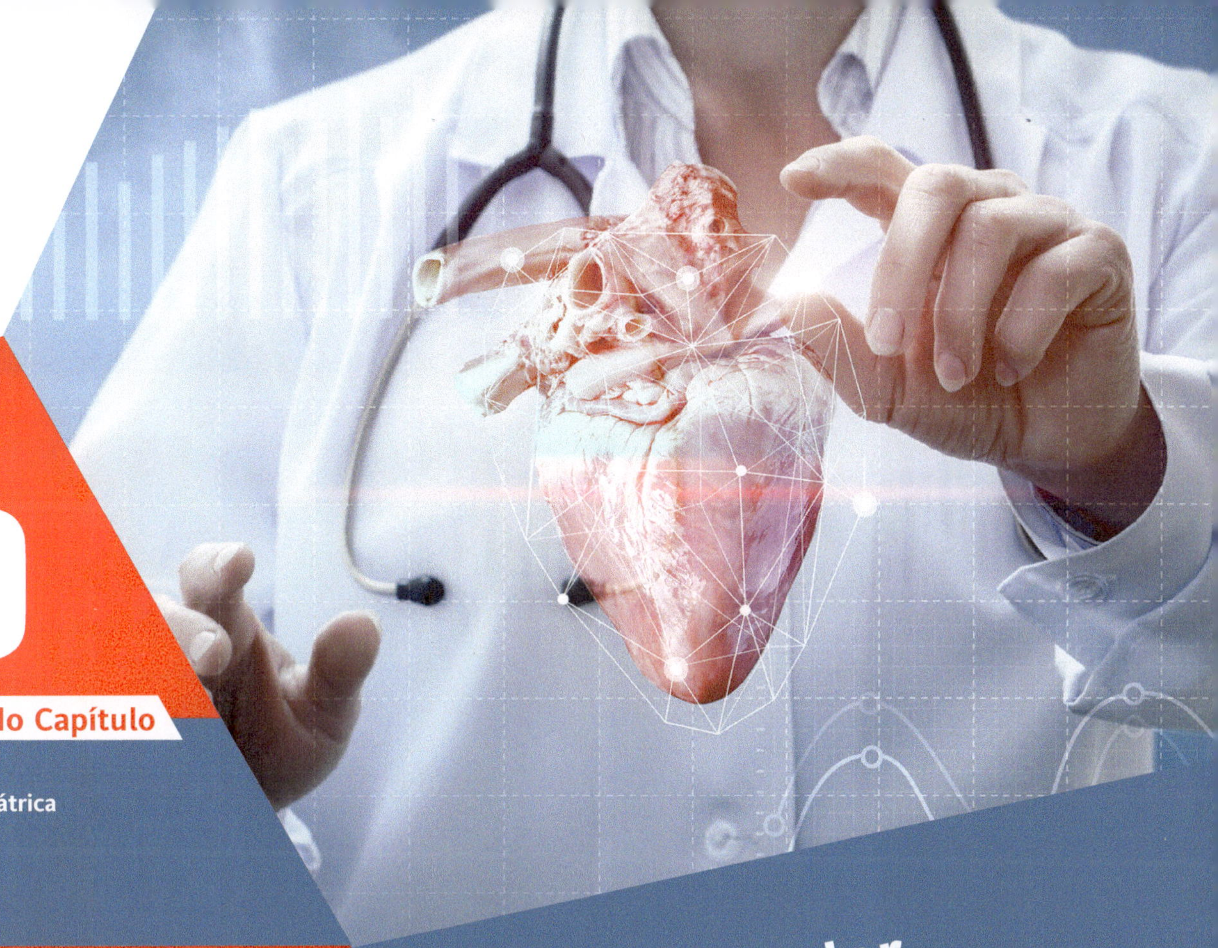

79

Destaques do Capítulo

- Cardiogeriatria
- Psiquiatria geriátrica
- Psicotrópicos
- Iatrogenia
- Geriatria

Terapêutica não cardiovascular de suporte para o idoso

Newton Luiz Callegari
Roseli Aparecida Pegorel Lopes

Dentre as doenças mais frequentes no idoso, destacam-se as relacionadas à esfera neuropsiquiátrica, que, junto às cardiovasculares e às osteoarticulares, compõem os principais focos de atenção no cuidado à saúde dessa faixa etária.

Com frequência, o cardiologista que atende a essa população se depara com pacientes em uso de medicações neuropsiquiátricas, com significativos efeitos na esfera cardiovascular, por vezes perigosos e muitas vezes desconhecidos desse profissional, uma vez que habitualmente são prescritas por psiquiatras, neurologistas e geriatras.

O objetivo deste artigo é trazer orientação prática para o cardiologista quanto aos principais cuidados que devem ser tomados ao se deparar com idosos que, com frequência cada vez maior, fazem uso de tais medicações prescritas para depressão, ansiedade, demência etc., uma vez que sintomas na esfera neuropsiquiátrica, causados por medicações cardiovasculares, são mais conhecidos e estudados.

79.1 Ansiolíticos e hipnóticos

Utilizados principalmente para o tratamento dos transtornos de ansiedade, do pânico e do sono, são muito úteis também como anticonvulsivantes e relaxantes musculares.

Os benzodiazepínicos são os principais representantes dessa classe de medicamentos (Tabela 79.1), sendo considerados medicamentos seguros, do ponto de vista cardiovascular.

Atuando no eixo hipotálamo-hipófise-adrenal, diminuem o nível de cortisol sérico, sendo utilizados com frequência como tratamento coadjuvante do infarto agudo do miocárdio na sala de emergência. Deve-se estar atento, no entanto, para a possibilidade da diminuição da função respiratória em pacientes com doença pulmonar obstrutiva crônica e hipercapnia.

Apesar da segurança cardiovascular e da eficácia em quadros agudos, deve-se destacar seu frequente mau uso em situações crônicas, principalmente em idosos, levados pela satisfação com seu efeito inicial e pela facilidade de prescrição pelos clínicos em geral. Tal fato decorre do fenômeno da dependência, caracterizado pela tolerância (aumento progressivo da dose) e pela síndrome de abstinência (sintomas advindos de sua interrupção), levando ao uso inadequado ou abusivo dessas substâncias.

O uso crônico dos benzodiazepínicos não apresenta embasamento em diferentes estudos. Um estudo epidemiológico da Universidade de Rotterdam de 2008 concluiu que idosos em precário estado físico e mental tiveram aumento do risco no uso crônico desses medicamentos. Além disso, existe grande relutância dos idosos usuários crônicos em diminuir ou interromper o uso inadequado da medicação, muitas vezes prescrita durante e após uma hospitalização. Foi demonstrado que usuários de longo tempo apresentam declínio cognitivo em todos os domínios estudados.

Desse modo, embora sejam medicamentos seguros, cardiologistas devem ter grande cautela para que sua prescrição não se torne crônica e, nos usuários crônicos, informá-los sobre malefícios e estimulá-los a buscar opções mais adequadas.

Tabela 79.1 Principais benzodiazepínicos e hipnóticos comercializados no Brasil.

Substância	Nome comercial	Meia-vida
Alprazolam	Frontal	Curta
Bromazepam	Somalium, Lexotam	Curta
Buspirona	Buspar	Curta
Clonazepam	Rivotril	Curta
Clordiazepóxido	Tensil, Limbitrol, Psicosedin	Longa
Diazepam	Dienpax, Valium	Longa
Estazolam	Noctal	Curta
Flurazepam	Dalmadorm	Longa
Flunitrazepam	Rohypnol	Curta
Lorazepam	Lorax, Loriun, Mesmerim	Curta
Midazolam	Dormonid	Curta
Nitrazepam	Sonebon	Curta
Triazolam	Halcion	Curta
Zopidem	Stilnox, Lioram	Curta
Zopiclone	Imovane	Curta
Oxazolam	Olcadil	Curta

Fonte: Gorenstein C, Pompeia S. Psiquiatria básica. Artmed; 2007.

79.2 Antidepressivos

Utilizados para tratar vários transtornos além da depressão, tais como ansiedade, transtorno obsessivo-compulsivo, compulsões, pânico etc., essa classe de medicamentos tem uso crescente na população geriátrica.

São divididos em: inibidores da monoaminoxidase (MAO), tricíclicos, inibidores seletivos da recaptação da serotonina e os novos antidepressivos multimodais.

79.2.1 Inibidores da MAO

Foram os primeiros a serem desenvolvidos, e, devido a seus efeitos colaterais, são prescritos como última linha no tratamento da depressão, em casos resistentes e refratários a outros antidepressivos. Agem inibindo a MAO, enzima que metaboliza catecolaminas.

Seu principal efeito colateral cardiovascular ocorre pela inibição da MAO-A na mucosa intestinal, responsável pela inativação da tiramina contida em diversos alimentos. Sem essa ativação, a tiramina alcança a circulação sanguínea em altas concentrações, provocando a liberação de noradrenalina, que pode levar a crises hipertensivas.

79.2.2 Tricíclicos

Agem inibindo a recaptação de noradrenalina, da serotonina e da dopamina na fenda sináptica, aumentando também a concentração de monoaminas nessa região. Pouco seletivos, bloqueiam também receptores serotoninérgicos, alfa-adrenérgicos, histamínicos e muscarínicos, ações responsáveis por vários efeitos colaterais.

Possuem propriedades antiarrítmicas semelhantes aos antiarrítmicos do grupo Ia, lentificando a condução cardíaca, diminuindo a irritabilidade ventricular e suprimindo a atividade ectópica. Por isso, seu uso deve ser evitado no bloqueio atrioventricular de segundo grau, na doença do nó sinusal, nos bloqueios de ramo, no aumento do QT, ou em associação com antiarrítmicos do grupo Ia e Ic.

Além desse efeito antiarrítmico, apresentam também propriedades arritmogênicas devido ao aumento do QT, por bloqueio de canais iônicos e aumento do tônus simpático, por bloqueio de transportadores da depuração da noradrenalina. Podem desencadear arritmias atriais e ventriculares, principalmente em indivíduos predispostos, como aqueles com doença isquêmica, infarto do miocárdio recente, instabilidade elétrica e síndrome do QT longo.

Devido a seu efeito anticolinérgico, aumentam a frequência cardíaca e, devido a seu efeito alfa-adrenérgico, podem levar à hipotensão ortostática, com taquicardia reflexa, aumentando o risco de desencadear síndrome coronária aguda, hipofluxo cerebral e quedas, principalmente em idosos com depleção de volume e uso concomitante de anti-hipertensivos. Potencializam ainda o efeito anti-hipertensivo do prazozin e dos nitratos.

São medicamentos de segunda linha, que devem ser evitados em idosos, principalmente nos portadores de doença cardíaca.

Dentro dessa classe destaca-se a nortripitilina, pela menor incidência de efeitos colaterais e, portanto, com melhor perfil de segurança.

79.2.3 Inibidores seletivos da recaptação da serotonina

Devido a sua tolerabilidade e segurança, são os medicamentos de primeira escolha no tratamento da depressão em cardiopatas.

Inibindo a receptação da serotonina, com pouca afinidade por outros receptores, sem evidência de efeitos colaterais na contratilidade ou na condução miocárdica, não são cardiotóxicos e apresentam poucos efeitos anticolinérgicos. Seu uso é seguro, mesmo em cardiopatias graves, podendo alterar apenas levemente a frequência cardíaca, a pressão arterial e levar a alterações da atividade elétrica cardíaca como prolongamento do QRS e do intervalo QTc. Podem ainda exercer, em raros casos, um efeito vasoconstritor direto, levando a angina de Prinzmetal. Até o momento, existe somente o relato na literatura de duas mortes por *overdose*, uma atribuída à fluoxetina e outra ao citalopram.

Por outro lado, por sua ação na serotonina plaquetária, tais medicamentos diminuem sua ativação e a agregação, diminuindo o risco de evento isquêmico, independentemente daquele relacionado à diminuição da depressão e da ansiedade.

Pelo fato de inibirem as isoenzimas hepáticas do citocromo P450, podem interagir com medicamentos de ação cardiovascular (Tabela 79.2), tais como varfarina e digoxina. Além disso, podem deslocar outras medicações de ligação proteica, aumentando a toxicidade destas.

A sertralina e o escitalopram são consideradas as mais seguras dessa classe, do ponto de vista geral e cardiovascular.

79.2.4 Novos antidepressivos (multimodais)

79.2.4.1 Inibidores da recaptação da serotonina e noradrenalina (duais)

São representantes dessa classe a venlafaxina, a desvenlafaxina e a duloxetina. São seguros, com poucos efeitos cardiovasculares ou no eletrocardiograma. Não inibem o citocromo P450, mas em doses elevadas podem aumentar a pressão arterial.

Diferentemente dos inibidores seletivos da recaptação da serotonina, não inibem as isoenzimas do citocromo P450, fato este que pode ser útil para pacientes polimedicados,

79.2.4.2 Inibidores da recaptação da dopamina e da noradrenalina

Representados pela bupropiona, são seguros do ponto de vista cardiovascular, mas também podem aumentar a pressão arterial em doses elevadas.

Não afetam a frequência cardíaca, a condução ou a contratilidade miocárdica e não induzem a bloqueios ou a arritmias.

Tabela 79.2 Inibição do citocromo P450 e possibilidade de interação medicamentosa.

	Citocromo P450 1A2	Citocromo P450 2C9/2C19	Citocromo P450 2D6	Citocromo P450 3A4	Potencial de interação medicamentosa
Citalopram	+	0	+	0	Baixo
Escitalopram	+	0	+	0	Baixo
Sertralina	+	+	+	+	Baixo
Paroxetina	+	+	+++	+	Moderado
Fluoxetina	+	++	+++	++	Alto
Fluvoxamina	+++	+++	+	++	Alto
Mirtazapina	0	0	0	+	Baixo
Venlafaxina	0	0	0	0	Baixo
Duloxetina	0	0	+	0	Moderado

Fonte: Hototian SR, Duailibi K. Psicofarmacologia geriátrica. 2009.

79.2.4.3 Novos antidepressivos como a mirtazapina e a trazodona

São relativamente seguros, porém, podem causar hipotensão ortostática, efeito este sempre perigoso no idoso, principalmente quando associados a anti-hipertensivos.

79.2.4.4 Agomelatina

Representa uma nova opção através de seu modo de ação original, produzindo seu efeito por modulação de receptores melatoninérgicos.

Como têm menos efeitos colaterais gerais e praticamente sem efeitos colaterais cardiovasculares, parecem exercer efeito protetor nessa área, por sua ação na fisiologia no sono.

79.3 Antipsicóticos (neurolépticos)

Além da indicação clássica para tratamento da esquizofrenia e de psicoses orgânicas, os antipsicóticos são também utilizados nas alterações do humor com comportamentos psicóticos, e em geriatria, nos quadros de agitação, confusão, excitação e comportamentos de desinibição, comuns nos quadros demenciais e no *delirium* (Tabela 79.3).

São divididos em típicos, que são os mais antigos e atípicos, mais recentes e com melhor relação eficácia/efeito colateral.

O efeito antipsicótico dos neurolépticos ocorre através do bloqueio de receptores dopaminérgicos (sistema nervoso central e periférico) e/ou serotoninérgicos. No entanto, muitos deles bloqueiam também receptores colinérgicos, adrenérgicos e histaminérgicos, causando uma variedade de efeitos colaterais.

Seus principais efeitos colaterais cardiovasculares são relacionados a alterações da condução e do ritmo cardíaco, além da possibilidade de provocar hipotensão ortostática, principalmente em idosos, devido às alterações dos reflexos posturais associadas ao envelhecimento.

Taquicardia, outro efeito adverso observado, parece ocorrer primariamente como resultado das propriedades anticolinérgicas dos antipsicóticos.

Com propriedades semelhantes às da quinidina, podem prolongar os intervalos PR e QT e alterar a onda T, produzindo arritmias e bloqueios. Tais efeitos tornam-se significativos quando associados ao uso de antiarrítmicos da classe I e na hipocalemia, quando pode ocorrer atraso significativo na condução elétrica.

Estudos epidemiológicos associam o uso de antipsicóticos ao aumento do risco de morte súbita, principalmente relacionado à ocorrência de arritmias ventriculares induzidas pelo aumento do intervalo QT (Figura 79.1).

Paradoxalmente, antipsicóticos mais potentes, como o haloperidol, produzem poucos efeitos colaterais cardiovasculares, podendo então ser utilizados em quadros agudos, como no *delirium* agitado, na presença de doença cardiovascular ou no pós-operatório de cirurgia cardíaca, por exemplo. No entanto, seu uso agressivo endovenoso se associa ao aumento do intervalo QT, com suas consequências.

O uso de antipsicóticos atípicos foi também relacionado ao desenvolvimento de síndrome metabólica. Tais medicamentos podem levar à desregulação da glicose, independentemente do ganho de peso, diminuindo a sensibilidade à insulina e aumentando a produção hepática de glicose. A clozapina e a olanzapina parecem ser os mais relacionados ao desenvolvimento da síndrome metabólica, enquanto a risperidona e a quetiapina, apesar de também produzirem aumento de peso, têm menor efeito na desregulação glicêmica.

O Food and Drug Administration relacionou a risperidona, a olanzapina e a quetiapina ao aumento do risco de acidente vascular cerebral e à diabetes, enquanto a tioridazida, a pimozida e a ziprazidona, ao risco do desenvolvimento de arritmias e de morte súbita.

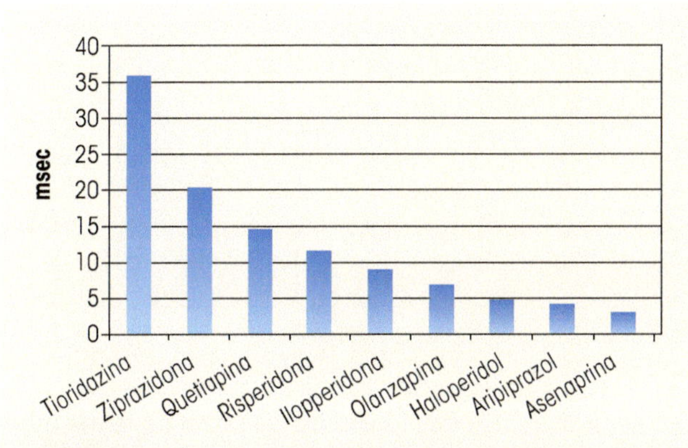

Figura 79.1 **Prolongamento do QTC entre os antipsicóticos.**

Fonte: Goldberg J. Side effects of psychotropic medications. 2013.

Tabela 79.3 **Principais antipsicóticos disponíveis no Brasil, dose usual em adultos, faixa terapêutica e equivalência.**

	Dose usual (mg/dia)	Faixa terapêutica (mg/dia)	Equivalência (mg)
1ª geração			
Clorpromazina	400-800	25-1200	100
Levomepromazina	100-400	25-600	50
Propericiazina	10-20	5-60	
Tioridazina	100-300	50-600	100
Trifluorperazina	10-20	5-40	5
Flufenazina	5-10	1-30	2
Pimozide	4-8	1-12	
Penfluridol*	20*	20-60*	
Haloperidol	5-10	1-30	2

(continua)

(continuação)

Tabela 79.3 **Principais antipsicóticos disponíveis no Brasil, dose usual em adultos, faixa terapêutica e equivalência.**

	Dose usual (mg/dia)	Faixa terapêutica (mg/dia)	Equivalência (mg)
2ª geração			
Risperidona	4-6	2-16	2
Clozapina	300-500	50-900	
Olanzapina	10-20	5-30	5
Quetiapina	400-600	100-800	75
Amisulprida	200-600	50-800	
Ziprasidona	80-160	40-160	60
Aripiprazol	15-30	10-30	7,5
Paliperidona	6	3-12	

* Dose semanal.

Fonte: Hototian SR, Duailibi K. Psicofarmacologia geriátrica. 2009.

79.4 Estabilizadores do humor e anticonvulsivantes

79.4.1 Lítio

Utilizado há mais de 40 anos, é ainda a primeira escolha no tratamento do transtorno afetivo bipolar, assim como da mania aguda e da mania secundária.

É seguro do ponto de vista cardiovascular se a dose for titulada de modo gradual, sendo igualmente eficaz em idosos, podendo ser seguro e bem tolerado, mesmo em uma população acima de 80 anos.

Os efeitos colaterais gerais mais comuns são ganho de peso, poliúria, tremor e hipotireoidismo. Na área cardiovascular, são comuns as alterações da onda T, porém sem significado clínico. Outros efeitos colaterais raros são disfunção do nó sinusal e instabilidade elétrica ventricular. Quando associado aos bloqueadores de dos canais de cálcio verapamil e diltiazem, podem produzir efeito bradicardizante.

Os diuréticos podem aumentar o nível sérico de lítio, e, desse modo, sua administração deve ser reduzida.

Outras causas de aumento de litemia são a deficiência dietética de sódio, o uso de inibidores da enzima conversora da angiotensina e o uso prolongado de anti-inflamatórios não hormonais.

79.4.2 Anticonvulsivantes

Utilizados não só nas epilepsias, mas também no transtorno bipolar do humor, nas manias secundarias e nas síndromes desinibitórias, são relativamente seguros do ponto de vista cardiovascular (Tabela 79.4).

Divalproato, carbamazepina e fenitoína podem levar a alterações da condução elétrica cardíaca e ao aparecimento de bloqueios, quando em doses altas, principalmente em indivíduos suscetíveis, com doença isquêmica ou em associação com antiarrítmicos do grupo I.

Enquanto o topiramato é raramente utilizado em idosos, a gabapentina e a lamotrigina são mais seguros nessa população, com poucos efeitos cardiovasculares, sendo mais bem tolerados que as outras medicações dessa classe.

Tabela 79.4 **Farmacocinética das medicações antiepiléticas em idosos.**

Droga	Dose inicial (dose/dia ou mg/kg/dia)	Ligação Proteínas (%)	Eliminação Metabolização
Carbamazepina	100 mg (4-6)	75-85	Hepática CYP 3A4/5
Fenobarbital	50 mg (2)	50	Hepática/renal
Fenitoína	100 mg (3)	80-83	Hepática
Lamotrigina	25 mg/dia	55	Renal
Levetircetam*	500 mg	< 10	Renal
Gabapentina	300 mg	< 10	Renal
Oxcarbazepina	150 mg/dia	40	
Topiramato	25 mg/dia	7-19	Hepática/renal
Valproato	250 mg (5-10)	87-95	Hepática (glucorinização e betaoxidação)

CYP: citocromo P450. * Não disponível no Brasil.

Fonte: Modificado de Leppik I, Birnbaun AK (2008).

79.4.3 Anticolinesterásicos e memantina

Os anticolinesterásicos são usados no tratamento da demência de Alzheimer e em alguns outros tipos de demência. Existem atualmente três medicamentos aprovados para o tratamento dessa condição: donepezil, rivastigmina e galantamina. Atuam na fenda sináptica inibindo a degradação de acetilcolina. O aumento dos níveis de acetilcolina estimula os receptores inibidores gabaérgicos, desencadeando a neurotransmissão vagal e desse modo a atividade vagal via receptores muscarínicos, levando à diminuição da frequência cardíaca. Podem induzir bradicardia sinusal, bloqueio sinoatrial, agravar bloqueios atrioventriculares prévios e doença do nó sinusal preexistente.

Existem evidências de que a terapia com os inibidores da acetilcolina está associada a um pequeno, mas significativo, aumento do risco de bradicardia e síncope. Existem ainda pequenos relatos de que esses medicamentos podem ocasionar aumento do intervalo QT e consequentemente a possibilidade de arritmias ventriculares.

Apesar de estarem associadas a raros casos de bloqueios cardíacos e de bradicardia sinusal com sérias consequências potenciais, tais medicamentos são em geral bem toleradas e não existem evidências para a necessidade de realização de avaliação cardiovascular para utilizá-las.

Deve-se ter atenção especial com pacientes portadores de doenças cardiovasculares preexistentes, como bloqueios ou doença do nó sinusal, e com o uso concomitante de medicamentos com efeitos bradicardizantes e anticolinérgicos. Deve-se considerar sempre a realização de eletrocardiograma prévio e durante o tratamento.

A memantina, antagonista glutamatérgico de moderada potência, é indicada para as fases mais avançadas da demência de Alzheimer. Pouco se conhece sobre seus efeitos cardiovasculares ,e, embora venha se mostrando segura e não haja relatos de efeitos significativos nessa área, foi descrito algum efeito bradicardizante.

79.5 Considerações finais

Os clínicos devem estar atentos para o aparecimento de efeitos adversos cardiovasculares com o uso de medicações psicotrópicas, em particular com a combinação destas ou com a utilização concomitante de medicamentos para tratar as diversas condições em cardiologia.

Dois grupos de medicamentos requerem atenção especial pelo risco potencial sobre o sistema cardiovascular. Os antidepressivos tricíclicos, cujo potencial de risco se baseia nas alterações da eletrofisiologia cardíaca, predispondo a arritmias, a bloqueios e a alterações da frequência cardíaca e da pressão arterial, principalmente pela possibilidade da ocorrência de hipotensões posturais; e o grupo dos neurolépticos, com efeitos também potencialmente perigosos relacionados à eletrofisiologia, à pressão arterial e à frequência cardíaca. Soma-se a estes o risco relacionado ao desenvolvimento da síndrome metabólica provocada pelos neurolépticos atípicos.

Os inibidores da MAO praticamente não são mais utilizados. Os inibidores seletivos da recaptação da serotonina são seguros e benéficos do ponto de vista cardiovascular, ressaltando-se o cuidado relativo às interações medicamentosas (Tabela 79.2), cuja ocorrência é menor com os novos antidepressivos duais, nos quais a preocupação recai sobre seus possíveis efeitos hipertensivos.

Os ansiolíticos úteis e seguros em cardiologia requerem sua atenção no fenômeno da indução de tolerância e dependência.

Quanto ao lítio, o principal cuidado refere-se à possibilidade de importante interação com tiazídicos, com inibidores da enzima conversora da angiotensina e com bloqueadores dos canais de cálcio.

Medicamentos estabilizadores do humor e anticolinesterásicos são também seguros do ponto de vista cardiovascular, e os cuidados devem recair sobre alterações da eletrofisiologia cardíaca, quando utilizados em altas doses ou em indivíduos predispostos (Tabela 79.5).

São sugestões para o cardiologista no manejo dos medicamentos neuropsiquiátricos: monitorar medicamentos com risco de hipotensão ortostática, principalmente em idosos, relacionada ao risco de queda; na doença isquêmica estável, observar a possibilidade de instabilização por taquicardia e hipotensão postural; devido ao fato de que as principais complicações cardiovasculares das medicações neuropsiquiátricas estão relacionadas com alterações da eletrofisiologia cardíaca, deve-se ficar atento a fatores de risco relacionados à

Tabela 79.5 **Segurança dos medicamentos psicotrópicos nas doenças cardiovasculares.**

	Baixo risco	Risco moderado	Alto risco
Antipsicóticos	Amisulpirida Butirofenonas Flupenthixol Quetiapina Sulpirida	Clozapina Loxapina Fenotiazinas Risperidona Zotepine Olanzapina	Pimozide Tioridazina
Antidepressivos	Mianserina Mirtazapina ISRS Trazodona Triptofano Viloxazine	Moclobemida Nafazodona Reboxetina Venlafaxina	
Anticonvulsivantes	Benzodiazepinicos Gabapentina Lamotrigina Valproato Vigabatrina	Carbamazepina Fenitoina Tiagabina Topiramato	
Ansiolíticos e hipnóticos	Benzodiazepinicos Buspirona Zopiclone	Betabloqueadores Cloral Clometiazole Zolpidem	
Outros	Acamprozato Lítio	Anticolinérgicos Dexanfetamina Donepezil Modafinila Paraldeido Rivastigmina	Dissulfram

ISRS: inibidores seletivos da recaptação da serotonina.

Fonte: Shah SU, White S, White A, et al. Heart and mind. Postgrad Med J. 2005.

instabilização elétrica, tais como antecedentes familiares ou pessoais de síncope ou de morte súbita, arritmias prévias no eletrocardiograma ou no Holter, QTc alterado (congênito ou adquirido) (Tabela 79.6), desequilíbrio metabólico e hidroeletrolítico, uso concomitante de antiarrítmicos, principalmente os da classe I, desnutrição, fragilidade, disfunção renal e hepática, material de ressuscitação disponível quando se utilizam medicamentos de risco de uso endovenoso.

Tabela 79.6 Medicações psicotrópicas conhecidas por prolongar o intervalo QT.

Antipsicóticos	Antidepressivos	Outros
Tioridazida	Amitritilina	Lítio
Sultopride	Maprotilina	
Aloperidol	Doxepina	
Sertindole		
Clorpromazina		
Pimozide		
Perfenazina		
Trifluoperazina		

Fonte: Shah SU, White S, White A, et al. Heart and mind. PostgradMed J. 2005.

DICAS DO EDITOR

Referências bibliográficas

1. Goldberg J, Side effects of psychotropic medications. 2013.
2. Gorenstein C, Pompeia S. Psiquiatria básica. Artmed; 2007.
3. Hogan DB. Long-term efficacy and toxicity of cholinesterase inhibitors in the treatment of Alzheimer disease. Can J Psychiatry. 2014.
4. Hototian SR, Duailibi K. Psicofarmacologia geriátrica. Artes Médicas; 2009.
5. Mari JJ, Kieling C. Psiquiatria na prática clínica. Barueri: Manole; 2013.
6. Marono G, Traversi G, Romagnoli E, Catalano V, Lotrionte M, et al. Cardiologic side effects of psychotropic drugs. Journal of Geriatric Cardiology. 2011.
7. Raj SR, Stein CM, Saavedra PJ, Rden DM. Cardiovascular effects of noncardiovascular drugs. Circulation. 2009.
8. Ray et al. Atypical antipsychotic drugs and the risk of sudden cardiac death. Nejm. 2009.
9. Rowland JP, Cardiovascular monitoring with acetylcholinesterase inhibitors: a clinical protocol. Advances in Psychiatric Treatment. 2007.
10. Shah SU, White A, White S, Littler WA. Heart and mind: (1) relationship between cardiovascular and psychiatric conditions. Postgrad Med J. 2004.
11. Shah SU, White A, White S, Littler WA. Heart and mind: (2) relationship between cardiovascular and psychiatric conditions. Postgrad Med J. 2005.
12. Stahl SM, Psicofarmacologia. 3.ed. Guanabara Koogan; 2010.

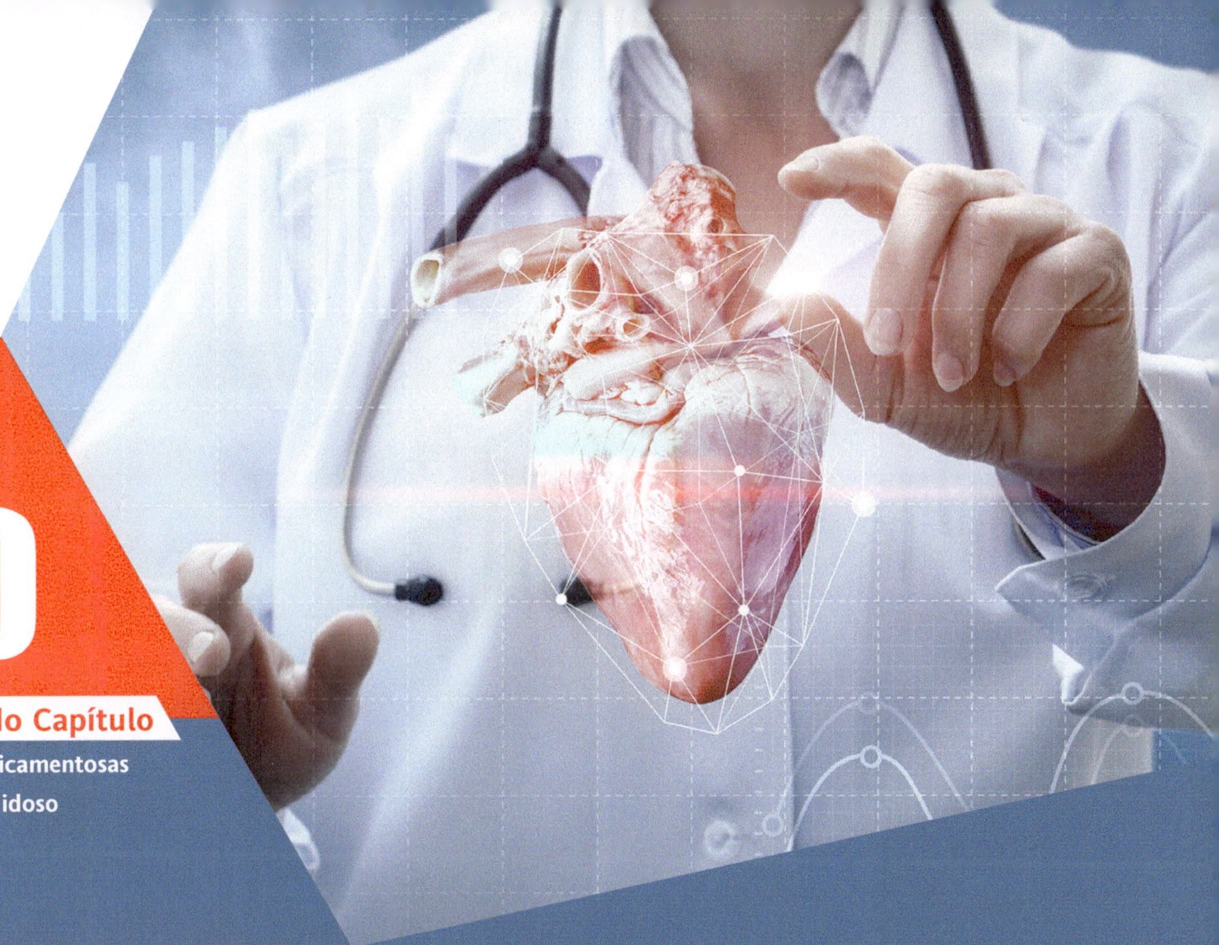

80

Destaques do Capítulo

- Interações medicamentosas
- Terapêutica no idoso
- Geriatria
- Polifarmácia

Interações medicamentosas no idoso

Felicio Savioli Neto
Felicio Aragão Savioli
Filippo Aragão Savioli

80.1 Introdução

A população geriátrica, que engloba indivíduos com 65 anos ou mais, representa o segmento de mais rápido crescimento. As doenças cardiovasculares, que constituem a principal causa de morbidade e mortalidade no idoso, têm prevalência aumentada exponencialmente com a idade. Os idosos requerem cuidados médicos e terapêuticos mais frequentes e consomem proporcionalmente cerca de três vezes mais medicamentos que indivíduos mais jovens, sendo os fármacos cardiovasculares (digoxina, diuréticos, anti-hipertensivos, anti-isquêmicos, antiarrítmicos, antiplaquetários e anticoagulantes) os mais comumente prescritos. O envelhecimento está associado a alterações farmacocinéticas e farmacodinâmicas que, associadas à presença de múltiplas comorbidades e consequente polifarmácia, aumentam o risco de interações medicamentosas.

A interação medicamentosa pode ocorrer quando os efeitos de um fármaco são alterados pela presença de outro fármaco, de alimento, de álcool, de fitoterápico ou, no caso dos idosos, pelo processo de envelhecimento. Tais condições podem aumentar ou atenuar os efeitos farmacológicos dos agentes e promover maior risco de toxicidade ou menor eficácia. Embora as interações medicamentosas, em sua maioria, repercutam negativamente no estado clínico do paciente, elas podem ser benéficas, por exemplo, o emprego de diuréticos associados a outros anti-hipertensivos no controle da pressão arterial. Os idosos, devido ao maior número de doenças associadas e, em consequência, ao consumo de vários tipos de medicamentos, representam maior risco para interações medicamentosas. Além disso, o envelhecimento está associado a inúmeras alterações farmacodinâmicas e farmacocinéticas que elevam ainda mais esse risco. A população geriátrica, contingente correspondente a 12% da população geral, consome cerca de um terço do total de medicações dispensadas. Prescrições com mais de cinco medicamentos são frequentemente dispensadas a mais da metade dos idosos. Além disso, o consumo de medicamentos não prescritos e de fitoterápicos é, respectivamente, 60 e 30%. Assim, a associação entre polifarmácia, múltiplas comorbidades e alterações farmacocinéticas e farmacodinâmicas associadas ao envelhecimento aumentam o risco de interações medicamentosas e de eventos adversos (Tabela 80.1).

Tabela 80.1 Medicamentos e implicações clínicas associadas ao envelhecimento.

Agente	Alteração
Benzodiazepínico	↑ Propriedades sedativas e efeitos no equilíbrio
Varfarina	↑ Efeito anticoagulante
Betabloqueador	↓ Elevação da FC durante o estresse
Beta-agonista	↓ Efeitos na FC
Vasodilatador	↓ Efeitos na FC.
Bloqueador de canais de cálcio	↑ Sensibilidade para BAV. ↑ Efeito hipotensão.
Anticolinérgicos	↑ Efeitos da retenção urinária. Constipação intestinal.
Furosemida	↓ Efeito diurético

FC: frequência cardíaca; BAV: bloqueio atrioventricular.

Fonte: Desenvolvido pela autoria.

Tais eventos contribuem com aproximadamente 10% das hospitalizações de idosos, e representam importante causa de internação prolongada e de mortalidade. Devido ao fato de a idade avançada ser o fator de risco mais importante para a doença cardiovascular, o aumento da longevidade é associado a maior incidência de idosos com doenças cardiovasculares e, consequentemente, maior consumo de medicamentos cardioativos. Portanto, ao serem comparados com outras classes terapêuticas, os agentes cardiovasculares são responsáveis pela maioria das interações medicamentosas observadas no cardiopata idoso. Os principais tipos de interações medicamentosas observadas na prática diária estão expostos na Tabela 80.2.

Tabela 80.2 Interações medicamentosas na prática clínica.

Tipos de interação
Fármaco-envelhecimento
Fármaco-nutriente
Fármaco-fitoterápico
Fármaco-álcool
Fármaco-fármaco

Fonte: Desenvolvido pela autoria.

80.2 Interação fármaco--envelhecimento

O envelhecimento está associado a importantes modificações nas propriedades farmacocinéticas e farmacodinâmicas dos medicamentos, alterando seus efeitos e induzindo a maior variação interindividual das doses requeridas para determinado efeito.

As alterações farmacocinéticas resultam de modificações da composição corpórea e da função dos órgãos envolvidos da eliminação dos fármacos (Tabela 80.3).

80.3 Absorção

Idosos podem apresentar hipocloridria e aumento do pH gástrico, redução da motilidade gastrointestinal, do fluxo sanguíneo esplâncnico e mesentérico, do número de células de absorção, bem como dos sistemas de transporte ativo através do epitélio gastrointestinal. Seria de esperar que essas alterações relacionadas à idade diminuíssem a absorção gastrointestinal dos fármacos; entretanto, a menor motilidade do trato gastrointestinal resulta

Tabela 80.3 Alterações farmacocinéticas associadas ao envelhecimento e implicações na prática clínica.

Processo farmacológico	Alterações observadas	Efeito farmacocinético	Fármaco afetado
Absorção	↓ Número de células absortivas ↑ pH gástrico ↓ Motilidade intestinal ↓ Trânsito intestinal	Insignificante	Insignificante
Distribuição	↑ Massa de gordura ↓ Massa muscular ↓ Volume de água ↓ Albumina sérica	↑ Vd agentes lipossolúveis ↓ Vd agentes hidrossolúveis ↑ Fração livre de agentes ligados à albumina	Betabloqueadores, alfa-agonistas de ação central, digoxina, inibidores da ECA, disopiramida, varfarina, lidocaína
Metabolismo	↓ Número de hepatócitos ↓ Fluxo sanguíneo hepático ↓ Atividade enzímica	↓ Metabolismo de fármacos fluxo-dependentes ↓ Metabolismo oxidativo	Varfarina, mexiletine, propranolol, labetalol, nitratos, diltiazem, verapamil lidocaína
Excreção	↓ Número de néfrons ↓ Fluxo sanguíneo renal ↓ Taxa filtração glomerular ↓ Função tubular renal	Acúmulo de agentes excretados pelos rins	Digoxina, inibidores da ECA antiarrítmicos, sotalol, nadolol

ECA: enzima conversora da angiotensina; vd: volume de distribuição.

Fonte: Desenvolvido pela autoria.

em maior tempo para a absorção, explicando por que a absorção oral de medicamento não é quantitativamente afetada pelo envelhecimento.

80.4 Distribuição

Alterações na constituição corpórea que ocorrem com o envelhecimento podem influenciar a distribuição dos fármacos. A água corpórea total, tanto em termos absolutos como em percentagem do peso corpóreo, reduz-se de 10 a 15% entre os 20 e os 80 anos, e o volume plasmático também declina. A massa muscular e a massa celular média diminuem, enquanto a proporção de gordura aumenta com a idade. A massa muscular constitui cerca de 82% do peso corpóreo ideal em adultos jovens e cerca de 64% no paciente geriátrico típico. A proporção de tecido adiposo aumenta, com o envelhecimento, de 18% para 36% no homem e de 33% para 45% na mulher.

A concentração da albumina plasmática em idosos reduz-se de 15 a 20% em comparação com indivíduos abaixo dos 40 anos. Além da redução primária da albumina, a hipoalbuminemia nos idosos pode resultar de causas secundárias, como hepatopatia crônica, infecções, infarto do miocárdio, redução da síntese e/ou aumento do catabolismo proteico e eliminação excessiva de proteínas. A redução das concentrações plasmáticas de albumina e de outras proteínas determina aumento da fração livre do fármaco em qualquer dose administrada.

80.5 Metabolismo

Medicamentos são eliminados do organismo por dois mecanismos principais: metabolismo e excreção renal. Embora alguns sejam excretados quase completamente inalterados, a maioria sofre transformação metabólica mais ou menos acentuada, principalmente no fígado. O envelhecimento pode comprometer a atividade metabólica hepática em consequência da redução do fluxo sanguíneo, do volume e da massa, além da atividade enzimática. O fluxo sanguíneo hepático, importante determinante do *clearance* para muitos fármacos, diminui com a idade (cerca de 40% dos 25 aos 70 anos). Em consequência, compostos com elevado *clearance* hepático e perfil de eliminação fluxo-dependente, como propranolol, verapamil e lidocaína, têm depuração reduzida em idosos, e permanecem por mais tempo na circulação sem sofrer biotransformação.

A massa hepática e o número de células funcionantes diminuem a partir da quinta ou sexta décadas da vida. Porém, como o fígado tem grande reserva de massa celular e de função, é pouco provável que essa alteração influencie o metabolismo de medicamentos de forma clinicamente significante. Ademais, a atividade dos sistemas enzimáticos responsáveis pelo metabolismo de fármacos, especialmente isoenzimas microssomais do sistema citocromo P450, declina no idoso. Os mecanismos de conjugação se mantêm relativamente inalterados.

As alterações do fluxo sanguíneo e da atividade enzimática hepática, isoladamente ou em associação, resultam habitualmente em aumento da meia-vida plasmática e podem retardar a velocidade de eliminação de medicamentos lipofílicos do organismo. Entre os agentes cardiovasculares eliminados predominantemente por metabolismo hepático incluem-se: lidocaína, quinidina, propranolol, metoprolol, pindolol e labetalol, hidralazina, prazosim, minoxidil, metildopa, clonidina, captopril, verapamil, diltiazem, nifedipina, nitroglicerina, dinitrato de isossorbida, varfarina e outros cumarínicos.

80.6 Excreção

O rim constitui a principal ou única via de eliminação para a maioria dos fármacos. Alterações da estrutura e da função renais ocorrem com o envelhecimento, mesmo na ausência de nefropatia. Entre a quarta e a oitava décadas, os rins perdem cerca de 20 a 25% de sua massa, com maior comprometimento do córtex do que da medula. O número de glomérulos e de células tubulares também declina com a idade, com grandes variações individuais. Alterações glomerulares fibróticas e tubulares degenerativas, além de vasculares, podem ocorrer após os 70 anos. O fluxo sanguíneo renal declina progressivamente após os 50 anos, em parte devido à redução e à redistribuição do débito cardíaco. A velocidade de filtração glomerular também reduz-se gradativamente com a idade: de 100 mL a 120 mL/min aos 40 anos para 60 mL a 70 mL/min aos 85 anos. Paralelamente, diminui a capacidade excretora tubular. Alterações da função renal relacionadas à idade representam provavelmente o principal fator responsável pela elevação dos níveis plasmáticos dos medicamentos e seu acúmulo no idoso, especialmente se mais de 60% da dose é excretada pelos rins. Isoladamente, tais alterações podem antecipar a necessidade de redução das doses em 30% ou mais na população geriátrica, sobretudo dos compostos eliminados primariamente pelos rins.

80.7 Alterações farmacodinâmicas

A função cardiovascular global, na maioria dos indivíduos idosos sadios, é adequada para satisfazer as necessidades corpóreas de pressão e de fluxo em repouso. A frequência cardíaca em repouso não se altera com a idade, porém a pressão arterial sistólica aumenta moderadamente, dentro dos limites normais para a faixa etária. Essa alteração de pressão ocorre no final da sístole e é causada por aumento da rigidez arterial e da impedância (pós-carga). A espessura parietal ventricular esquerda aumenta discretamente com a idade, devido ao aumento do tamanho dos miócitos. Essa hipertrofia modesta é processo adaptativo eficaz para manter o volume cardíaco e a função de bomba normais. A velocidade do enchimento ventricular esquerdo no início da diástole declina acentuadamente entre os 20 e os 80 anos. Entretanto, ocorre o aumento compensatório do enchimento diastólico tardio em idosos, devido sobretudo à maior contribuição da contração atrial esquerda para manter o enchimento ventricular; em consequência, a função diastólica global pode permanecer inalterada. Apesar do aumento da pressão arterial sistólica com a idade, o volume sistólico final e a fração de ejeção do ventrículo esquerdo, em repouso, não se alteram significativamente.

As alterações farmacodinâmicas cardiovasculares mais consistentemente estabelecidas no idoso (Tabela 80.4) relacionam-se ao sistema nervoso autônomo, com diminuição da resposta ao estímulo beta-adrenérgico. Assim, o aumento da frequência cardíaca pela administração em bolo de agonistas beta-adrenérgicos, como isoproterenol, diminui com a idade.

Tabela 80.4 **Alterações farmacodinâmicas associadas ao envelhecimento e implicações na prática clínica.**

Alteração	Possibilidades
↓ Reserva cardíaca	↑ Risco de insuficiência cardíaca com betabloqueadores, verapamil ou diltiazem.
↓ Complacência VE/hipertrofia VE ↑ Viscosidade sanguínea ↑ Resistência periférica	↓ Débito cardíaco com betabloqueadores e diuréticos de alça.
ä Sensibilidade barorreceptor	Tendência a hipotensão postural com vasodilatadores.
↓ Resposta cardiovascular aos betabloqueadores	↓ Sensibilidade aos agentes betabloqueadores.
↑ Sensibilidade aos anticoagulantes	↑ Efeitos da varfarina.
Comorbidades e polifarmácia	↑ Ocorrência de interações entre fármacos.
Disfunção sinusal	↑ Risco de bloqueios AV com betabloqueadores, verapamil ou diltiazem.

VE: ventrículo esquerdo; AV: atrioventricular.

Fonte: Desenvolvido pela autoria.

De outra parte, a administração de dose igual de propranolol a adultos jovens e idosos, embora resulte em níveis plasmáticos maiores nestes, provoca menor redução da frequência cardíaca durante exercício físico, no idoso. Tanto a dilatação arterial como a venosa declinam também com o envelhecimento, em resposta à estimulação beta-adrenérgica do sistema cardiovascular durante o exercício. O declínio da dilatação arterial durante o exercício, associado a alterações estruturais dos grandes vasos relacionados à idade, pode contribuir para o aumento da impedância vascular. Ademais, a diminuição da eficiência da modulação beta-adrenérgica dos mecanismos de acoplamento excitação-contração pode explicar, em parte, a redução da reserva miocárdica com a idade avançada.

A sensibilidade dos barorreceptores, que também envolve o sistema nervoso simpático, encontra-se deprimida nos idosos, aumentando a potencialidade de hipotensão ortostática. O retardo no início da taquicardia e na vasoconstrição reflexa em resposta à redução brusca da pressão arterial pode causar tontura, lipotimia, síncope e quedas, e acentuar os efeitos da hipotensão ortostática induzida por agentes anti-hipertensivos. A atividade do sistema renina-angiotensina encontra-se atenuada nos idosos, observando-se níveis plasmáticos baixos de angiotensinogênio, de renina e de angiotensina I. Em contraste, os níveis miocárdicos do RNA do angiotensinogênio e da enzima de conversão da angiotensina encontram-se regulados superiormente no ventrículo esquerdo. As alterações regulatórias associadas ao envelhecimento estão resumidas na Tabela 80.5.

Tabela 80.5 **Mecanismos regulatórios e homeostáticos associados ao envelhecimento.**

Mecanismos fisiológicos	Alterações
Resposta barorreflexa	↓
Frequência cardíaca intrínseca	↓
Frequência cardíaca no esforço e no estresse	↓
Função diastólica	↓
Ectopia atrial e ventricular	↑
Tempo de condução atrioventricular	↑
Tempo de repolarização	↑
Elasticidade da aorta e grandes artérias	↓
Função endotelial	↓

Fonte: Desenvolvido pela autoria.

80.8 Interação fármaco-nutriente

A interação fármaco-nutriente pode surgir na absorção gastrointestinal, na distribuição, na metabolização e na excreção. O trato gastrointestinal é o principal local desse tipo de interação, uma vez que o processo de absorção de ambos ocorre por mecanismos semelhantes, e podem ser competitivos. Na Tabela 80.6 encontram-se relacionados os efeitos dos alimentos na absorção dos principais agentes cardiovasculares.

Tabela 80.6 **Efeitos dos alimentos na absorção dos fármacos.**

Interferem na absorção	Não interferem na absorção
Felodipina sotalol	Alopurinol espironolactona
Perindopril verapamil	Amiodarona ticlopidina
Captopril diltiazem	Carvedilol cloreto de potássio
Cilostazol nitratos	Pentoxifilina procamide
Atenolol nifedipina	Aspirina anlodipina
	Hidroclorotiazida bisoprolol

Fonte: Desenvolvido pela autoria.

O pomelo (*grapefruit*) e alguns sucos cítricos que contêm substâncias flavonoides, como naringena e naringenina, ou furanocoumarinas, como di-hidroxibergamotina, inibem a atividade da enzima intestinal CYP3A4 e aumentam as concentrações séricas de fármacos como amiodarona, anlodipina, nifedipina, atorvastatina e sinvastatina, elevando o risco de toxicidade.

80.9 Interação fármaco-fitoterápico

Os medicamentos fitoterápicos, produtos derivados de plantas ou de substratos, representam grande parte dos medicamentos não prescritos consumidos na prática clínica, em especial entre os idosos. Os fitoterápicos mais consumidos em nosso meio, possíveis indicações e principais interações encontram-se na Tabela 80.7.

Apesar da eficácia não comprovada, são frequentemente prescritos com propósitos preventivos e terapêuticos. Devido ao fato de serem catalogados como produtos alimentícios, não são submetidos a escrutínios rigorosos como os medicamentos tradicionais e, embora considerados naturais, podem interagir com fármacos prescritos e desencadear efeitos adversos graves.

Tabela 80.7 Principais interações fármaco-fitoterápicos.

Possíveis indicações	Possíveis indicações	Interações	Consequências
Erva de São João *Hypericum perforatum*	Depressão, ansiedade, insônia.	Aumenta o metabolismo oxidativo hepático, reduzindo a biodisponibilidade de vários agentes cardiovasculares.	↓ Efeito: ciclosporina, anticoagulantes orais, digoxina. ↑ Ação de hipoglicemiantes.
Ginseng *Panax ginseng*	Estimulante imunológico, aumento do vigor físico e sexual.	Reduz o tempo de protombina.	↑ Risco de sangramento com varfarina.
Ginko biloba *Ginkgo biloba*	Insuficiência vascular periférica, disfunção erétil, disfunção cognitiva e estresse.	Uso concomitante com antiplaquetários e fibrinolíticos.	↑ Risco de sangramentos.
Alho *Allium sativum*	Aumento da imunidade, redução do colesterol.	Inibe agregação plaquetária induzida pelo colágeno.	↑ Risco de sangramento com anticoagulantes e antiplaquetários.
Suco de pomelo *Grapefruit*	Redução do peso, melhora da função cardiovascular.	Inibe a enzima CYP3A4 das células intestinais, aumentando níveis séricos de fármacos.	Bloqueadores dos canais de cálcio, ciclosporina, estatina.
Saw Palmetto *Serenoa repens*	Tratamento de hipertrofia benigna da próstata.	Inibe a ciclo-oxigenase.	↑ Sangramento com varfarina.
Yoimbina	Disfunção erétil.	Ação antagonista dos receptores alfa-2.	↑ Pressão arterial.

Fonte: Desenvolvido pela autoria.

80.10 Interação fármaco-álcool

A ingestão de bebidas alcoólicas, apesar da baixa incidência de alcoolismo entre os idosos, deve fazer parte da investigação clínica. O álcool acentua o efeito vasodilatador dos nitratos causando hipotensão grave e consequente aumento do risco de queda. Por outro lado, a ingestão de álcool pode diminuir o metabolismo da varfarina e aumentar o risco de sangramento (Tabela 80.8). Fármacos como aspirina e ranitidina, por inibirem o metabolismo do álcool, aumentam sua concentração sanguínea.

Tabela 80.8 Principais interações farmacológicas com o álcool.

Fármaco	Possíveis efeitos
Inibidores da ECA	Hipotensão arterial
Nitratos	Hipotensão arterial
Varfarina	↑ Atividade anticoagulante (intoxicação aguda) ↓ Atividade anticoagulante (intoxicação crônica)

ECA: enzima conversora da angiotensina.

Fonte: Desenvolvido pela autoria.

80.11 Interação fármaco-fármaco

A administração sucessiva ou simultânea de dois ou mais agentes farmacológicos pode potencializar ou atenuar seus efeitos terapêuticos e promover, respectivamente, maior risco de toxicidade ou menor eficácia. Nos idosos, a elevada prevalência de comorbidades associadas ao inevitável emprego de múltiplos agentes terapêuticos aumenta o risco de interações medicamentosas. Estima-se que 80% dos pacientes idosos tomam pelo menos uma medicação, com 50% tomando cinco ou mais medicamentos. A interação entre fármacos, por apresentar maior risco de morbimortalidade, é a mais temida na prática clínica, em especial entre os idosos. O risco de sua ocorrência e gravidade depende do número de medicações prescritas, da duração do tratamento, da idade do paciente e da gravidade da doença (Figura 80.1).

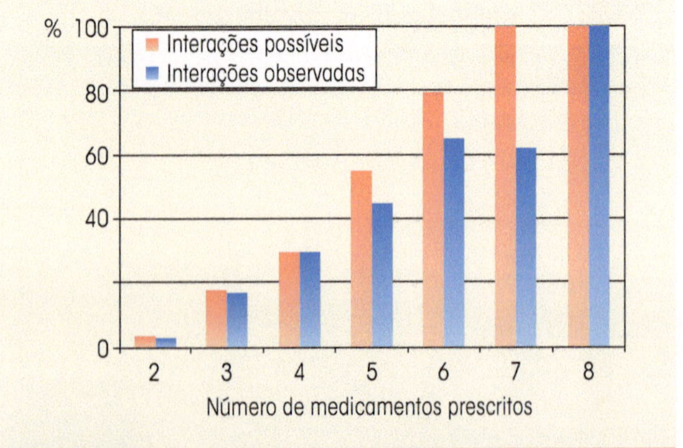

Figura 80.1 Número de medicamentos prescritos e interações medicamentosas fármaco-fármaco.

Fonte: Desenvolvido pela autoria.

Pacientes idosos que requerem grande número de fármacos por longo tempo de tratamento e com doenças em estado avançado são considerados de alto risco para interações medicamentosas graves (Tabela 80.9).

Na Tabela 80.10 estão relacionadas as principais interações entre fármacos com ação cardiovascular observadas na prática clínica.

Tabela 80.9 Fatores prognósticos de interações medicamentosas fármaco-fármaco.

Fatores prognósticos
Idade avançada
Fragilidade
Hospitalizações prolongadas
Presença de múltiplas comorbidades
Polifarmácia
Assistência médica múltipla

Fonte: Desenvolvido pela autoria.

Tabela 80.10 Principais interações entre fármacos observadas na prática cardiológica.

Agente	Associação	Mecanismo	Consequência
Aspirina	Tiazídico	↓ Excreção de urato	Hiperuricemia
Amiodarona	Ciclosporina	↑ Efeitos da ciclosporina	↑ Efeito imunossupressor
Betabloqueadores	Verapamil Diltiazem Indometacina Cimetidina	Inibe prostaglandinas ↓ Metabolismo	Hipotensão, bradicardia, ↑ Efeito inotrópico negativo ↓ Efeito anti-hipertensivo ↑ Efeitos
Bloqueadores dos canais de cálcio	AINH Cimetidina	↓ Efeito anti-hipertensivo ↓ Metabolismo	Hipotensão, bradicardia, ↑ Efeito inotrópico negativo ↓ Efeito anti-hipertensivo ↑ Efeitos
Ciclosporina	Diltiazem	↓ Efeito da ciclosporina	↓ Efeitos imunossupressores
Cilostazol	Varfarina AAS AINH	↑ Efeitos	Risco de sangramento Risco de sangramento Risco de sangramento
Clopidogrel	Omeprazol, lansoprazol, pantoprazol, esomeprazol AAS AINH	↓ Biotransformação	↓ Efeito do clopidrogel Risco de sangramento Risco de sangramento
Digoxina	Quinidina, verapamil, nitrendipina, propafenona, amiodarona	↑ Níveis séricos da digoxina	Intoxicação digitálica
Estatinas	Fibrato Ciclosporina Digoxina Varfarina Amiodarona Sildenafil	↑ Concentrações da estatina	Rabdomiólise
Inibidores da ECA	Diuréticos poupadores de potássio	–	Hipercalemia
Varfarina	Aspirina Cimetidina Quinidina Colestiramina	↑ Sangramento ↓ Degradação da varfarina Interação hepática ↓ Absorção	Risco de sangramento Risco de sangramento Risco de sangramento ↓ Efeito da varfarina
Nitratos	Sildenafil	Sinergismo	Hipotensão
Diltiazem	Cimetidina	↑ Efeitos do diltiazem	Hipotensão, bradicardia

AINH: anti-inflamatórios não hormonais; AAS: ácido acetilsalicílico; ECA: enzima conversora da angiotensina.

Fonte: Desenvolvido pela autoria.

80.12 Considerações finais

A avaliação geriátrica ampla e criteriosa deve buscar o equilíbrio entre os riscos e os benefícios das diversas opções terapêuticas e, assim, diminuir a ocorrência de interações medicamentosas não desejáveis. Na avaliação do cardiopata idoso, a possibilidade de eventos adversos decorrentes dessas interações deve ser considerada e incluída nos diagnósticos diferenciais. Na Tabela 80.11 estão relacionados os medicamentos cardiovasculares que devem ser evitados no paciente idoso, e na Tabela 80.12 são expostas algumas sugestões para evitar interações medicamentosas na prática clínica.

Tabela 80.11 Medicações que devem ser evitadas no paciente idoso.

Medicação	Razões
Disopiramida	Potente inotrópico negativo Potente anticolinérgico
Digoxina	Devido ↓ *clearance* renal as doses devem ser ↓ para 0,125mg/dia.
Alfametildopa	Pode desencadear bradicardia e exacerbar depressão
Ticlopidona	Ação não superior à da aspirina e mais tóxica.

Fonte: Desenvolvido pela autoria.

Tabela 80.12 Sugestões para evitar interações medicamentosas fármaco-fármaco.

Questões	
Há indicação para o medicamento?	A orientação ao paciente é prática?
O medicamento é eficaz?	Interações com outros medicamentos?
A dose é adequada?	Interações com outras doenças?
O paciente foi adequadamente orientado?	Há duplicidade terapêutica?

Fonte: Desenvolvido pela autoria.

DICAS DO EDITOR

Referências bibliográficas

1. Alexandre RF, Bagatini F, Simões CMO. Interações entre fármacos e medicamentos fitoterápicos à base de ginkgo ou ginseng. Revista Brasileira de Farmacognosia Brazilian Journal of Pharmacognosy. 2008 Jan/Mar;18(1):117-26.
2. Batlouni M, Savioli Neto F, Magalhães HM. Alterações farmacocinéticas e farmacodinâmicas relacionadas à idade. In: Batlouni M, Ramires JAF. Farmacologia e terapêutica cardiovascular. 2.ed. São Paulo: Atheneu; 2004. p.55-72.
3. Dunn SP, Holmes DR, Moliterno DJ. Drug-drug interactions in cardiovascular catheterizations and interventions. J Am Coll Cardiol Intv. 2012;5:1195-208.
4. Fleg JL, et al. Nat Rev Cardiol (2011);8:13-28; published online 2010 Oct 26.
5. Kanji S, Seely D, Yazdi F, et al. Interactions of commonly used dietary supplements with cardiovascular drugs: a systematic review. Systematic Reviews. 2012;1:26.
6. Mallet L, Spinewine A, Huang A. The challenge of managing drug interactions in elderly people. Lancet. 2007;370:185-91.
7. Merel SE, Paauw DS. Common drug side effects and drug-drug interactions in elderly adults in primary care. J Am Geriatr Soc. 2017;65:1578-85.
8. Nutescu E, Chuatrisorn I, Hellenbart E. Drug and dietary interactions of warfarin and novel oral anticoagulants: an update. J Thromb Thrombolysis. 2011;31:326-43.
9. Odeh-Ramadan RM, Remington T. Pharmacological management of the older patients. In: Aging, heart disease, and its management: facts and controversies. Ed. Edwards NW, Maurer SM, Wellner RB. Totowa, NJ: Humana Press Inc.; 2003. p.45-65.
10. Savioli Neto F, Gravina CF. Farmacologia: aspectos peculiares no idoso. In: Armaganijan D, Timerman A. Farmacologia cardiovascular: com suas aplicações terapêuticas. São Paulo: Atheneu; 2013. p.41-56.
11. Schmidt M, Johansen MD, Robertson DJ, et al. Use of clopidogrel and calcium channel blockers and risk of major adverse cardiovascular events. Eur J Clin Invest. 2012;42:266-74.
12. Tachjian A, Maria V, Jahangir A. Use of herbal products and potential interactions in patients with cardiovascular diseases. J Am Coll Cardiol. 2010;55:515-25.

Arritmias

Parte XI

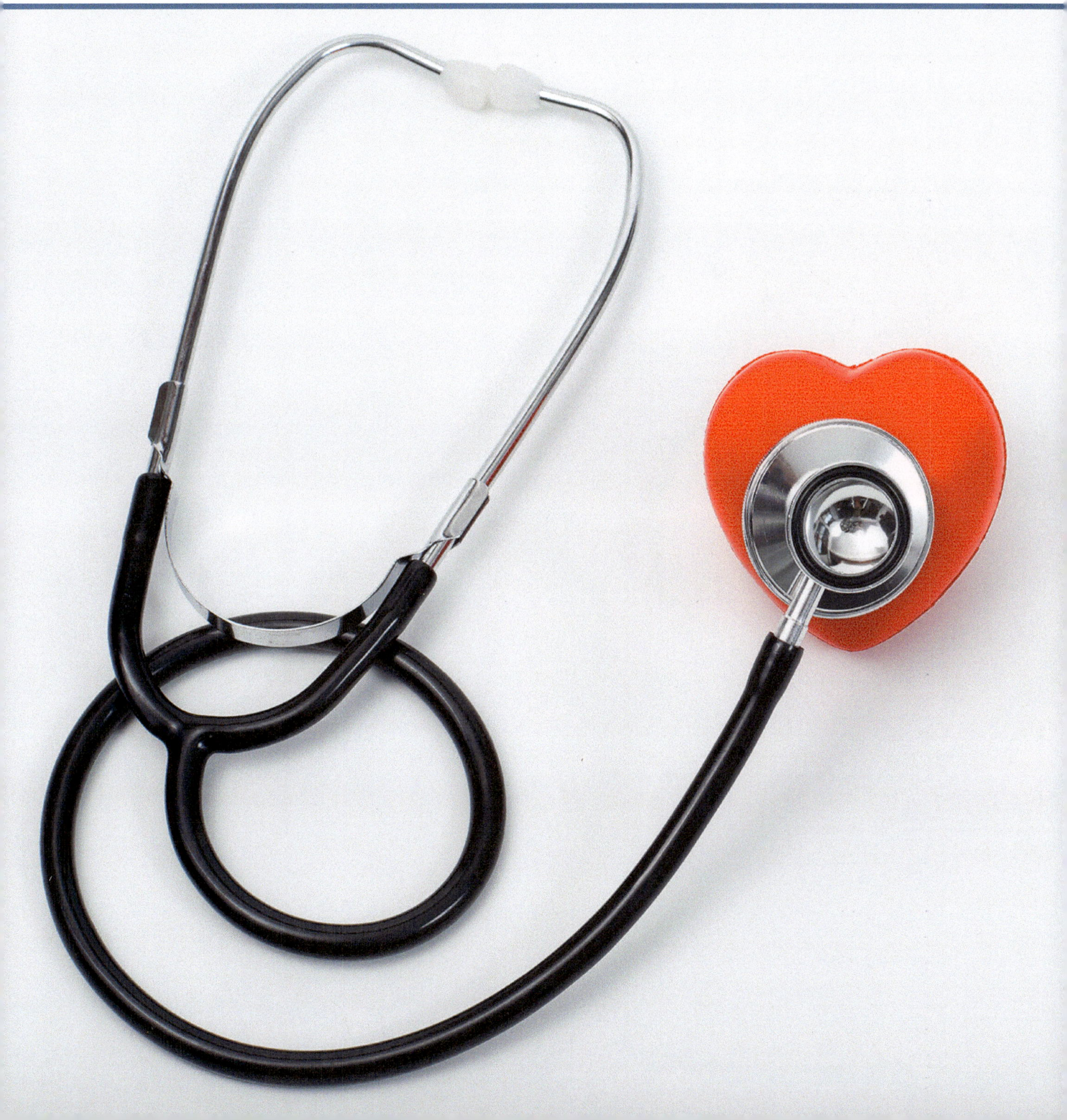

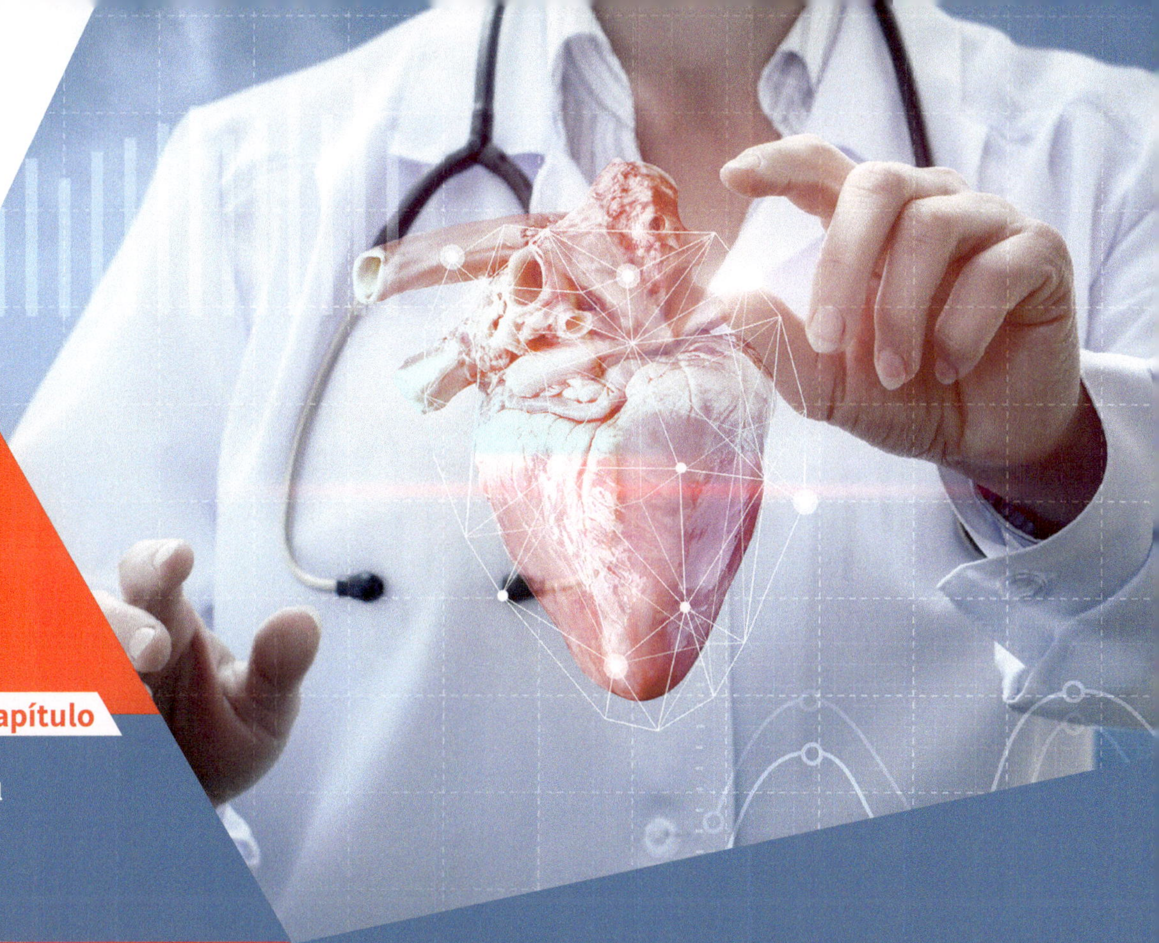

81

Destaques do Capítulo

- Bradiarritmias
- Doença do nó sinusal
- Bloqueio sinoatrial
- Pausa sinusal
- Fibrilação atrial
- Holter

Doença do nódulo sinusal

Dalmo Antonio Ribeiro Moreira
Claudia da Silva Fragata
Paulo Alexandre Costa

A doença do nódulo sinusal é causada por um defeito na elaboração ou condução dos impulsos sinusais aos átrios. A prevalência dessa doença na população geral não é conhecida, porém um estudo relata sua frequência em 0,17% de indivíduos acima de 50 anos. A incidência é semelhante em homens e mulheres, aumenta com a idade, o que sugere que o envelhecimento, a doença aterosclerótica, outros tipos de cardiopatias, além do uso de medicamentos para o tratamento de outras doenças comuns na idade avançada, podem estar relacionados com a disfunção nodal.

A doença do nódulo sinusal pode ser secundária a causas extrínsecas e intrínsecas, conforme descrito na Tabela 81.1. As influências extrínsecas acometem geralmente indivíduos com coração normal e correspondem de 40 a 59% dos casos avaliados durante estudo eletrofisiológico. São alterações transitórias, ao contrário da forma intrínseca. Quase todos os agentes antiarrítmicos causam alguma depressão da função sinusal, principalmente os betabloqueadores sem atividade simpaticomimética intrínseca (atenolol, propranolol, metoprolol, sotalol), a amiodarona, o verapamil e o diltiazem. A propafenona, devido a sua ação betabloqueadora, deprime a frequência sinusal e pode desencadear disfunção sinusal em pacientes predispostos. A digoxina tem ação controvertida, exerce efeito indireto por aumento da atividade parassimpática, causando bradicardia. Quando associada à amiodarona, à propafenona, aos betabloqueadores ou ao verapamil, pode desencadear bradicardia intensa e pausa sinusal em pacientes com disfunção sinusal latente. A clonidina, a reserpina e a guanetidina, além da alfametildopa, causam depressão da função sinusal por suas propriedades simpaticolíticas e suas ações sobre o sistema nervoso central.

Bradicardias mediadas pelo sistema parassimpático em idosos podem ocorrer concomitantemente a disfunções esofagianas, urinárias, doença arterial coronária e distúrbios gastrointestinais, podendo ainda ser responsáveis pela síncope que ocorre com deglutição, micção e hipersensibilidade do seio carotídeo.

Na forma intrínseca o nódulo sinoatrial pode ser parcial ou totalmente preenchido por fibras colágenas secundariamente ao envelhecimento. Esse processo pode ser agravado por redução da perfusão sanguínea nodal pela aterosclerose coronária. A degeneração idiopática é a causa mais comum de doença do nódulo sinusal, sendo mais frequente em idosos.

A insuficiência coronária é o achado mais frequente em indivíduos com doença do nódulo sinusal. Não há, entretanto, relação direta entre disfunção sinusal e grau de obstrução arterial coronária. Bradicardia sinusal e bloqueio atrioventricular podem ocorrer na vigência do infarto do miocárdio de região inferior, sendo mais frequente quando a artéria relacionada ao infarto é a coronária direita e, mais raramente, a artéria circunflexa. Nas obstruções de coronária direita, a disfunção sinusal é transitória, e, na maioria das vezes, a bradicardia ou a pausa sinusal é secundária à atividade reflexa vagal intensa, mais do que lesão nodal propriamente.

A cardiomiopatia chagásica é causa comum de doença sinusal. O dano inflamatório tecidual associado à lesão do sistema nervoso autônomo local são os responsáveis pela disfunção sinusal nessa cardiopatia. Muitos pacientes acometidos apresentam bradicardia, bloqueio ou pausas sinusais sem qualquer sintomatologia associada.

Doenças infiltrativas (amiloidose), pericardites, doença reumática, miocardite viral, doenças do colágeno, distrofias musculares (Duchene), ataxia de Friedreich e doenças autoimunes podem também ser causas extrínsecas de doença sinusal. No pós-operatório de cardiopatias congênitas e, dentre estas, a cirurgia de Mustard para correção de transposição das grandes artérias, a disfunção sinusal pode se manifestar na forma de bradicardia e de pausas sinusais, sendo complicações permanentes secundárias ao dano sinusal por sutura, à lesão da artéria do nódulo, à interrupção dos tratos internodais, à canulação das cavas, à má preservação miocárdica e à atriotomia. No pós-operatório de comunicação interatrial, a doença sinusal é manifestação tardia, podendo ser encontrada em até 50% dos casos.

Doenças genéticas de canais iônicos, particularmente relacionadas ao gene SCN5A, envolvendo canais de sódio, responsável pela síndrome de Brugada e intervalo QT longo tipo 3, também podem causar disfunção sinusal. Na síndrome de Brugada, a presença de bradicardia é um marcador maior de risco para fibrilação ventricular e morte súbita. Nessa condição, é necessária avaliação rigorosa dos pacientes, particularmente quando acompanhada de alterações eletrocardiográficas típicas de síndrome de Brugada (padrões tipos 1 ou 2). Na síndrome do intervalo QT longo tipo 3, tipicamente esses pacientes evoluem com bradicardia sinusal, sendo o único perfil dessa síndrome na qual o betabloqueador pode piorar a evolução clínica.

Em pacientes que se submeteram a transplante cardíaco, tempo prolongado de isquemia, trauma cirúrgico, liberação de adenosina endógena e uso de fármacos antiarrítmicos são causas de disfunção sinusal em até 45% dos casos (Tabela 81.1).

Tabela 81.1 Causas de doença do nódulo sinusal.

Extrínsecas
■ *Influência de medicamentos*
Antiarrítmicos
■ Amiodarona
■ Sotalol
■ Propafenona
■ Verapamil
■ Betabloqueadores
■ Digoxina

(continua)

(continuação)

Tabela 81.1 Causas de doença do nódulo sinusal.

Anti-hipertensivos
■ Alfametildopa
■ Guanetidina
■ Clonidina
Outros
■ Cimetidina
■ Carbamazepina
■ *Influências do sistema nervoso autônomo*
■ *Hipotireoidismo*
■ *Hipotermia*
■ *Hipercalemia*
■ *Hipoxemia*
■ *Hipercapnia*
Intrínsecas
■ *Fibrose, doença degenerativa (mais comum)*
■ *Insuficiência coronária*
Crônica
Infarto agudo do miocárdio
■ *Miocardiopatias*
Chagásica
Idiopática
Infiltrativa
Amiloidose
Sarcoidose
Hemocromatose
Hipertensiva
■ *Miocardites*
Febre reumática
Viral
Diftérica
■ *Pericardite*
■ *Cardiopatias congênitas*
Comunicação interatrial
■ *Pós-operatório de cirurgia cardíaca*
Comunicação interatrial
Transposição das grandes artérias (Mustard)
Transplante cardíaco
Cirurgia do labirinto
■ *Distrofias musculares*
Ataxia de Friedreich
Distrofia miotônica,
Distrofia Emery-Dreifus
■ *Familiar (intervalo QT longo)*
■ *Mutações genéticas nos genes SCN5A, HCN4, GJA5, ANK2, EMD*

Fonte: Desenvolvido pela autoria.

81.1 Aspectos clínicos

Pacientes com doença do nódulo sinusal podem evoluir assintomáticos ou com sintomas discretos, como palpitações e até graves, como síncopes de repetição. Os sintomas estão relacionados a hipofluxo cerebral e muscular periférico causados pela bradiarritmia. A má perfusão muscular é causa de fadiga ou de intolerância ao esforço. Tonturas, perda de memória e vertigem ocorrem nos casos de bradicardias ou pausas sinusais discretas. As pré-síncopes ou síncopes estão relacionadas a depressão grave da função sinusal, a ausência de ritmos de escape adequados para manter a circulação sistêmica. A bradicardia ou os ritmos lentos de escape podem causar insuficiência cardíaca e, menos frequentemente, angina de peito. Quando o quadro clínico se complica com fibrilação atrial, há risco de tromboembolismo.

A forma de apresentação clínica dos pacientes com doença sinusal pode ser uma das seguintes: sintomas concomitantes a alterações eletrocardiográficas; sintomas sugestivos de disfunção sinusal, mas sem documentação eletrocardiográfica; disfunção sinusal detectada incidentalmente, durante avaliação clínica de rotina.

Pacientes sintomáticos são os que mais apresentam alterações dos parâmetros de função sinusal, quer por métodos de investigação não invasivos ou invasivos. Muitos são idosos, cardiopatas com a forma intrínseca da doença, cuja evolução depende do estado clínico e das doenças associadas.

Os casos mais comuns correspondem aos pacientes sintomáticos, mas sem documentação eletrocardiográfica, sendo muitas vezes necessária investigação invasiva para documentar a disfunção sinusal e reproduzir a sintomatologia. A suspeita de doença sinusal aumenta em indivíduos idosos com bradicardia sinusal, fibrilação atrial com resposta ventricular lenta e naqueles que fazem uso de medicação antiarrítmica e que se tornaram bradicárdicos após o início do tratamento (doença sinusal latente).

Alguns casos apresentam apenas a alteração eletrocardiográfica típica da doença sinusal, sem qualquer sintoma, sendo descoberta durante avaliação de rotina. A forma extrínseca deve ser pesquisada nos indivíduos jovens, enquanto a intrínseca, nos pacientes de idade avançada.

81.2 Manifestações eletrocardiográficas da doença do nódulo sinusal

As alterações da função sinusal produzem um largo espectro de alterações eletrofisiológicas e eletrocardiográficas. As alterações da eletrofisiologia incluem distúrbios na formação e na condução do impulso do nódulo sinoatrial aos átrios, falhas nos marcapassos subsidiários em assumir o comando cardíaco quando *solicitados* e aumento da suscetibilidade para arritmias atriais. Alterações da condução atrioventricular podem ser detectadas quando do surgimento de fibrilação atrial com resposta ventricular lenta. As manifestações eletrocardiográficas incluem: bradicardia sinusal; incompetência cronotrópica (falha na aceleração da frequência sinusal durante o esforço); bloqueio sinoatrial; pausa sinusal; fibrilação ou *flutter* atrial; taquicardia atrial paroxística (forma lenta, multifocal ou ectópica; reentrada sinusal); síndrome *bradi-taqui* ou *taqui-bradi*.

81.2.1 Bradicardia sinusal

A bradicardia sinusal se caracteriza por frequência sinusal menor que 50 batimentos por minuto (Figura 81.1). Alguns autores a classificam em *discreta*, quando a frequência sinusal é menor que 60 e maior que 50 batimentos por minuto; *moderada*, quando menor que 50 e maior que 40; e *grave*, quando a frequência sinusal é menor que 40 batimentos por minuto. O valor clínico dessa classificação, contudo, ainda não foi estabelecido.

A bradicardia sinusal é a manifestação eletrocardiográfica mais frequente da doença sinusal. Tem importância clínica quando é persistente e sintomática, e quando detectada em situações que normalmente exigiriam maior frequência cardíaca, como no exercício (incompetência cronotrópica). Em indivíduos sem cardiopatia, em jovens, adultos e idosos e em atletas treinados não é raro o registro de bradicardias (frequência variando entre 30 e 40 batimentos por minuto) durante o repouso ou sono. Portanto, nem sempre bradicardia sinusal é sinônimo de doença sinusal, devendo ser valorizada concomitantemente a outros achados, tais como: pausas sinusais prolongadas ou bloqueio sinoatrial; bloqueio atrioventricular de graus variados, presença de cardiopatia ou uso de medicamentos que deprimem a função sinusal. Indivíduos não cardiopatas que apresentam bradicardia sinusal (frequência cardíaca inferior a 50 bpm) sem outras complicações associadas, geralmente apresentam boa evolução clínica em seguimento de longo prazo.

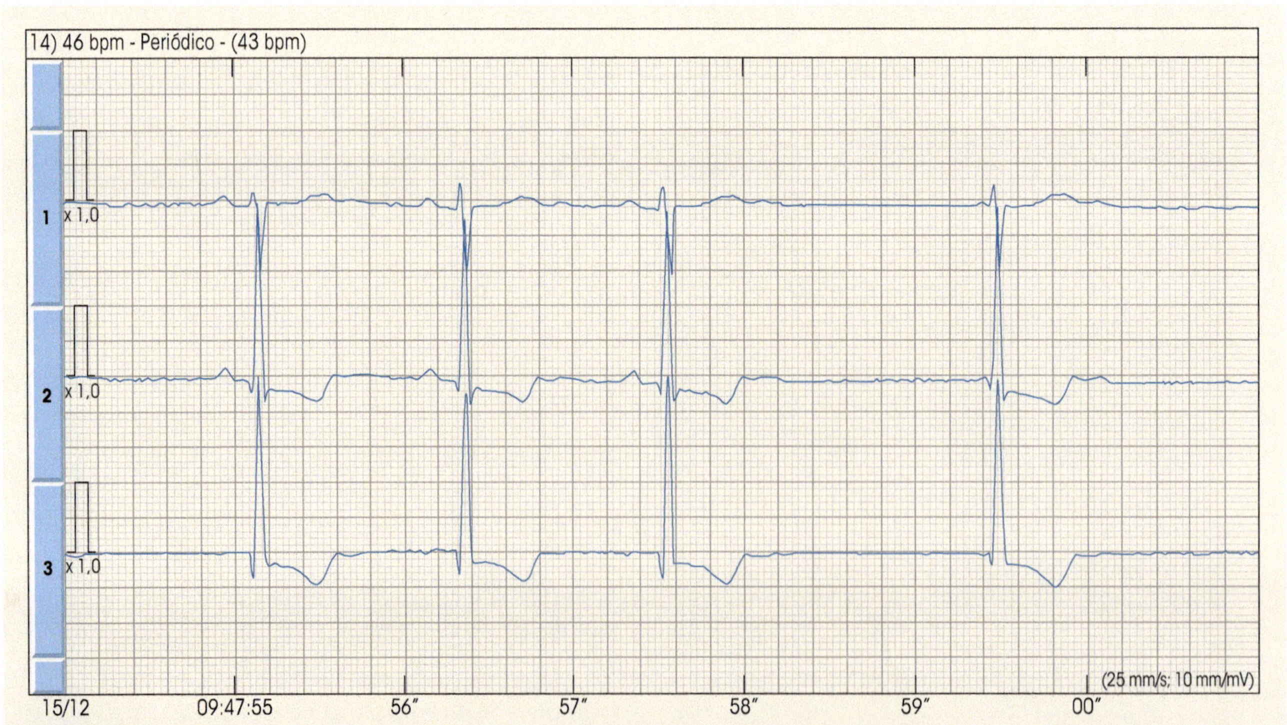

Figura 81.1 Derivações eletrocarriográficas obtidas de gravação de Holter de 24 horas. Paciente de 55 anos apresentando bradicardia sinusal e, no final do traçado, um escape juncional.

Fonte: Desenvolvido pela autoria.

81.2.2 Bloqueio sinoatrial

O bloqueio sinoatrial é uma manifestação eletrocardiográfica pouco frequente, e seu diagnóstico é suspeitado quando, além dos sintomas, são registrados períodos de bradicardia ou de pausas sinusais ao eletrocardiograma ou ao Holter. No bloqueio sinoatrial, a formação do impulso sinusal está preservada; entretanto, a condução deste para os átrios está alterada. Pode ser classificado em três tipos; primeiro grau, segundo grau tipo I ou II e bloqueio sinoatrial de terceiro grau (Figura 81.2).

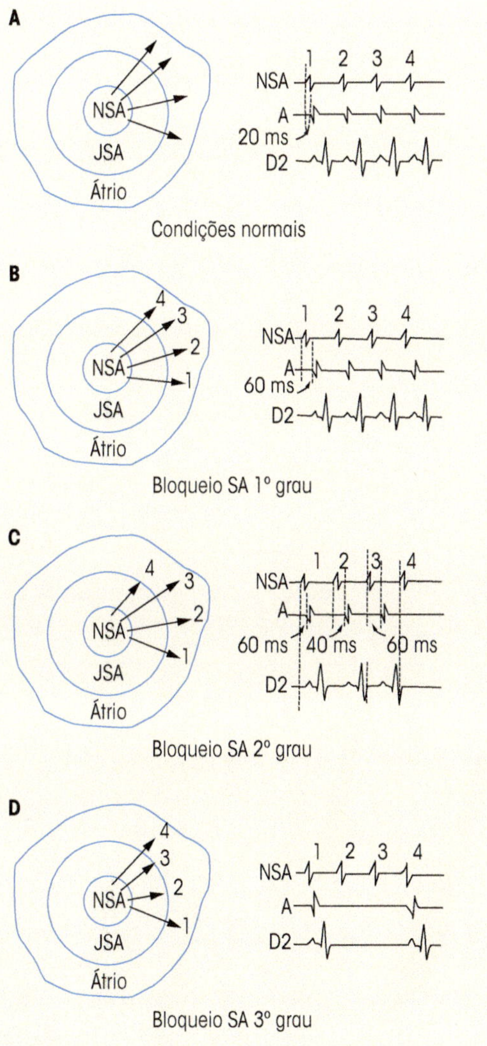

Figura 81.2 **Esquema mostrando o nódulo sinusal, a junção sinoatrial e o tecido atrial, juntamente com o registro da atividade elétrica dessas regiões. São apresentados os eletrogramas do nódulo sinusal e átrios e a derivação DII.**

NSA: nódulo sinoatrial; JSA: junção sinoatrial; AS: sinoatrial; MS: milissegundos; A: átrio.

Fonte: Desenvolvido pela autoria.

No bloqueio sinoatrial de primeiro grau há retardo da condução do impulso através do nódulo sinusal ou do tecido perissinusal. Não se observam quaisquer alterações do ritmo cardíaco ao eletrocardiograma, e o diagnóstico é feito somente através de registro direto do eletrograma do nódulo sinusal ou, indiretamente, através da aferição do tempo de condução sinoatrial. Na Figura 81.2, os quatro impulsos são formados normalmente no nódulo, mas sofrem algum retardo para atravessar a junção sinoatrial. Isso pode ser visto pela tortuosidade das setas e a correspondência dos eletrogramas sinusais com os do átrio e a atividade atrial com a inscrição da onda P.

No bloqueio sinoatrial do segundo grau tipo I ou Wenckebach há retardo progressivo da condução do impulso sinusal pelo nódulo ou pela junção sinoatrial até que este falha na sua transmissão aos átrios. Na Figura 81.2, observa-se que os impulsos 1, 2 e 3 formados atravessam a junção sinoatrial com dificuldade cada vez maior, até que o impulso 4 bloqueia. O grau de retardo do impulso 2 para o 3 (40→60 ms; 50%) é menor que o grau de retardo do impulso 1 para o 2 (20→40 ms; 100%). Ao eletrocardiograma ocorre encurtamento progressivo do intervalo P-P (ondas P agrupadas), seguido de pausa (onda P não manifestada pelo bloqueio do impulso 4) com duração menor que o dobro do intervalo P-P precedente (Figura 81.3). Tem mecanismo semelhante ao bloqueio atrioventricular do tipo Wenckebach, que ocorre no nódulo atrioventricular.

O bloqueio sinoatrial do segundo grau tipo II caracteriza-se por falhas intermitentes no aparecimento das ondas P, com pausas com duração múltipla do intervalo P-P de base (Figura 81.4). Após um período de frequência sinusal constante, surge uma pausa cuja duração corresponderá ao número de despolarizações sinusais que não alcançam o átrio. Se estas forem prolongadas, podem ser interrompidas por batimentos de escapes juncionais ou ventriculares. Quando ocorre o escape nodal, a ativação atrial retrógrada deprime ainda mais a atividade sinusal, provocando bloqueio persistente. Casos de bradicardia sinusal prolongada podem ser manifestação de bloqueio sinoatrial 2:1 persistente. O diagnóstico é confirmado quando ocorre duplicação súbita da frequência sinusal quando o bloqueio desaparece. Deve ser diferenciado de extrassístoles atriais bloqueadas, não visíveis por ocorrerem dentro da onda T ou do segmento ST do complexo QRS precedente (Figura 81.4). Esse diagnóstico diferencial fica mais difícil quando o paciente apresenta, além das extrassístoles, arritmia sinusal fásica.

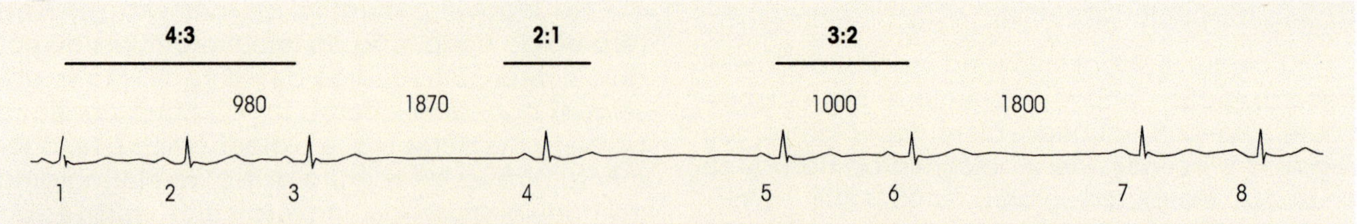

Figura 81.3 Bloqueio sinoatrial do segundo grau tipo I ou Wenckebach sinoatrial, com condução 4:3, 2:1 e 3:2. Observe que as ondas P agrupadas na sequência 4:3 e 3:2 (intervalo PP de 980 e 1.000 milissegundos) são seguidas de pausa com duração menor que o dobro do intervalo PP prévio (1.960 e 1.800 milissegundos, respectivamente). Observa-se a morfologia constante das ondas P.

Fonte: Desenvolvido pela autoria.

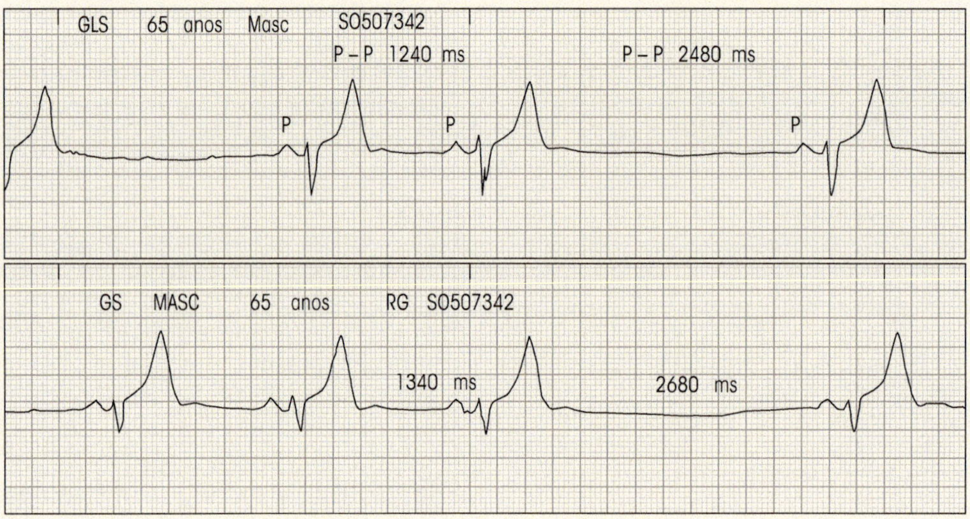

Figura 81.4 Bloqueio sinoatrial do segundo grau tipo II. O intervalo PP que precede a pausa tem duração de 1.240 milissegundos; a pausa sinusal tem duração de 2.480 ms, exatamente o dobro do intervalo PP prévio. Observa-se a morfologia constante das ondas P.

Fonte: Desenvolvido pela autoria.

No bloqueio sinoatrial de terceiro grau há falha total da transmissão do impulso sinusal aos átrios. Observa-se na Figura 81.2 que apenas os impulsos 1 e 4 atravessam a junção sinoatrial, deixando de ativar os átrios e, consequentemente, não formando as ondas P os impulsos 2 e 3. Quando nenhum impulso atravessa a junção sinoatrial, o eletrocardiograma caracteriza-se pela ausência de ondas P, e o ritmo cardíaco é dominado por marcapasso juncional ou ventricular. Quando os escapes conduzem retrogradamente aos átrios, a depressão sinusal é persistente.

81.2.3 Pausa sinusal

A pausa sinusal é uma alteração do ritmo cardíaco mais frequente que o bloqueio sinoatrial. Na pausa sinusal há alteração do automatismo sinusal com interrupções intermitentes da formação do impulso. Entretanto, o bloqueio da condução desses impulsos na junção sinoatrial não pode ser descartado apenas com o eletrocardiograma. As pausas se caracterizam pela ausência de onda P, cuja duração não é múltipla da duração do intervalo P-P de base, parâmetro útil para diferenciá-la do bloqueio sinoatrial (Figura 81.5). Pausas com duração maior que 2 segundos podem ser registradas em indivíduos normais, em atletas e em idosos durante a fase de sono; pausas com duração maior que 3 segundos são menos comuns nessa população. A pausa sinusal apresenta valor clínico quando associada à bradicardia sinusal grave, à pré-síncope ou à síncope. Quando não acompanhada de sintomas, o significado clínico é duvidoso.

81.2.4 Fibrilação atrial

A fibrilação atrial paroxística ou persistente com resposta ventricular rápida é a taquiarritmia

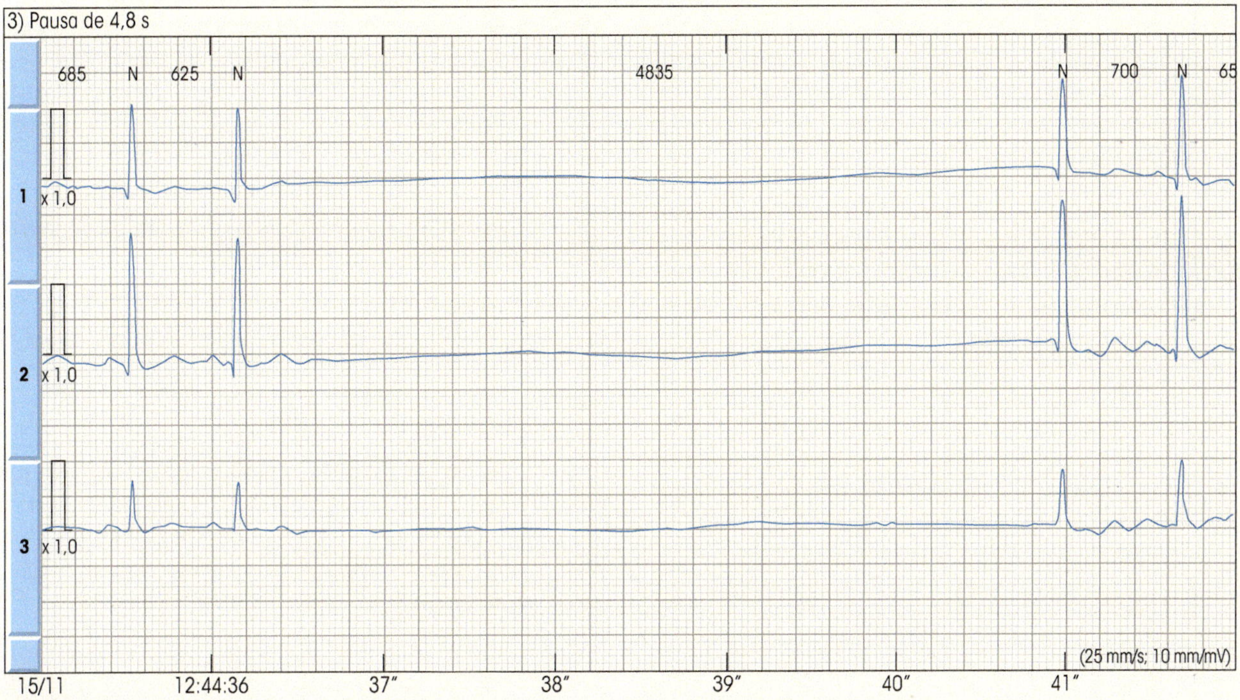

Figura 81.5 Derivações eletrocardiográficas obtidas de gravação de Holter de 24 horas. Paciente de 65 anos apresentando pausa sinusal de 4,8 segundos e, no final do traçado, um escape juncional.

Fonte: Desenvolvido pela autoria.

supraventricular mais frequente da doença sinusal. Em alguns casos, entretanto, a resposta ventricular pode ser lenta mesmo na ausência de medicamentos que retardam a condução nodal (Figura 81.6). Esse fato indica que o comprometimento do sistema de condução cardíaco é difuso. As extrassístoles atriais, muito frequentes nos casos de bradicardia sinusal, são os gatilhos para o desencadeamento da fibrilação atrial na doença sinusal.

A fibrilação atrial é mais comum na forma intrínseca da doença sinusal e pode ser secundária a alterações histológicas do átrio direito. Crises intermitentes e repetitivas dessa arritmia agravam a disfunção nodal, ao mesmo tempo que favorecem o remodelamento atrial. A fibrilação atrial na doença do nódulo sinusal é causada por retardos localizados da condução atrial, mais do que pelas modificações dos períodos refratários atriais (remodelamento atrial), o que explicaria a razão de os fármacos antiarrítmicos (que mais frequentemente prolongam a duração dos períodos refratários) nem sempre serem eficazes em seu tratamento, e o implante de marcapasso atrial definitivo ser, por organizar a condução elétrica atrial.

Quando os pacientes com fibrilação atrial com resposta ventricular lenta se submetem à cardioversão elétrica, o ritmo de comando cardíaco após o

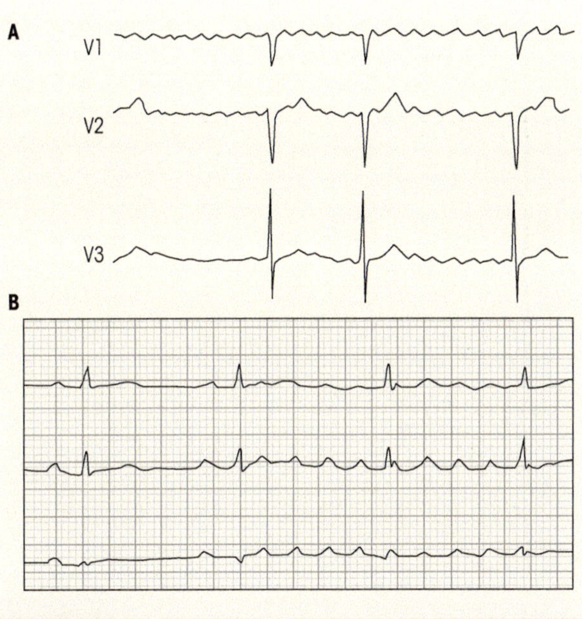

Figura 81.6 Eletrocardiograma de um paciente de 62 anos que vinha evoluindo com fibrilação atrial com resposta ventricular lenta (traçado A). Após anticoagulação plena, foi indicada a cardioversão elétrica. No traçado B houve restabelecimento do ritmo sinusal, mas bradicárdico. Houve recorrência imediata da fibrilação atrial.

Fonte: Desenvolvido pela autoria.

choque pode ser bradicardia sinusal com extrassístoles atriais ou ritmo de escape juncional ou ventricular, lento a ponto de produzir muito mais sintomas (Figura 81.6). Por essa razão, deve-se tomar cuidado na indicação para reversão da fibrilação nessa circunstância.

A embolia periférica é uma complicação grave em pacientes com doença sinusal que evoluem com fibrilação atrial, sendo uma das principais causas de morbidade e de mortalidade nessa situação.

A ablação das veias pulmonares pode estar indicada em casos selecionados, para reduzir os riscos de bradicardia nessa população. Estudos recentes apontam essa como uma nova modalidade terapêutica, com bons resultados em médio e em longo prazos.

81.2.5 Taquicardia atrial

A taquicardia atrial pode ser do tipo multifocal, automática ou provocada por reentrada atrial ou no nódulo sinoatrial. São arritmias pouco comuns na doença sinusal, mas podem ocorrer devido à exacerbação de focos automáticos em uma ou mais regiões dos átrios em decorrência da bradicardia. A taquicardia atrial por reentrada surge quando há lesões atriais por fibrose ou isquemia ou em torno de cicatrizes causadas por atriotomias. A taquicardia atrial do tipo multifocal acomete pacientes que, além de apresentarem algum tipo de cardiopatia, têm pneumopatias ou doença sistêmica grave e fazem uso de fármacos simpaticomiméticos (como broncodilatadores). A forma automática pode ser desencadeada nesses pacientes quando fazem uso de digital.

A taquicardia atrial *lenta*, definida pela presença de 3 a 20 batimentos, raramente mais, cuja frequência varia entre 80 e 120 batimentos por minuto, geralmente não produz sintomas e é encontrada em indivíduos de idade avançada, frequentemente na fase noturna (Figura 81.7). Pode ser gerada por hiperautomatismo de fibras atriais ou por reentrada atrial. Segundo Ferrer, é um sinal precoce de doença do nódulo sinusal em casos onde nenhuma outra forma de manifestação da doença esteja presente.

Os ritmos taquicárdicos na doença do nódulo sinusal podem se alternar com períodos de bradicardia, caracterizando a *síndrome taquicardia-bradicardia* ou *taqui-bradi*, como é mais conhecida (Figura 81.8). O componente bradicárdico, com pausas seguidas de bradicardia sinusal ou ritmo de escape juncional, aparece logo após períodos

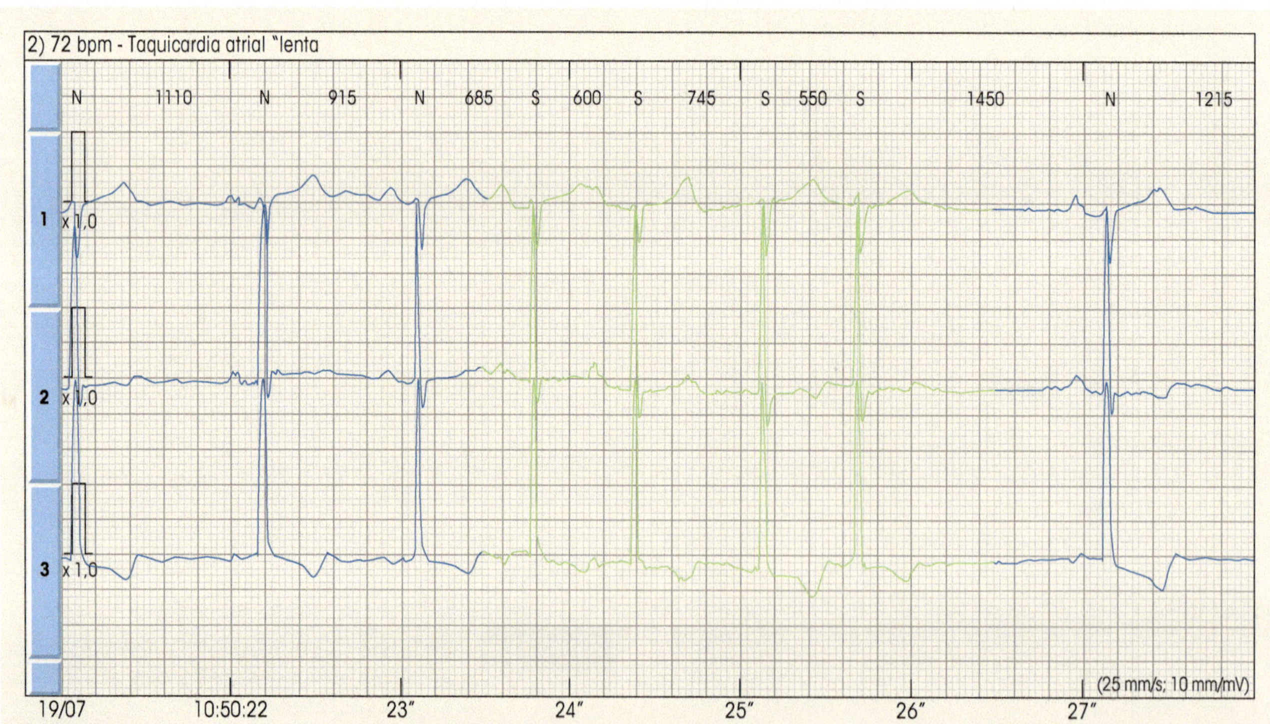

Figura 81.7 **Derivações eletrocarriográficas obtidas de gravação de Holter de 24 horas. Paciente de 70 anos apresentando taquicardia atrial *lenta*. Observa-se a frequência cardíaca não muito rápida (ao redor de 100 bpm), e a morfologia das ondas P difere do ritmo sinusal.**

Fonte: Desenvolvido pela autoria.

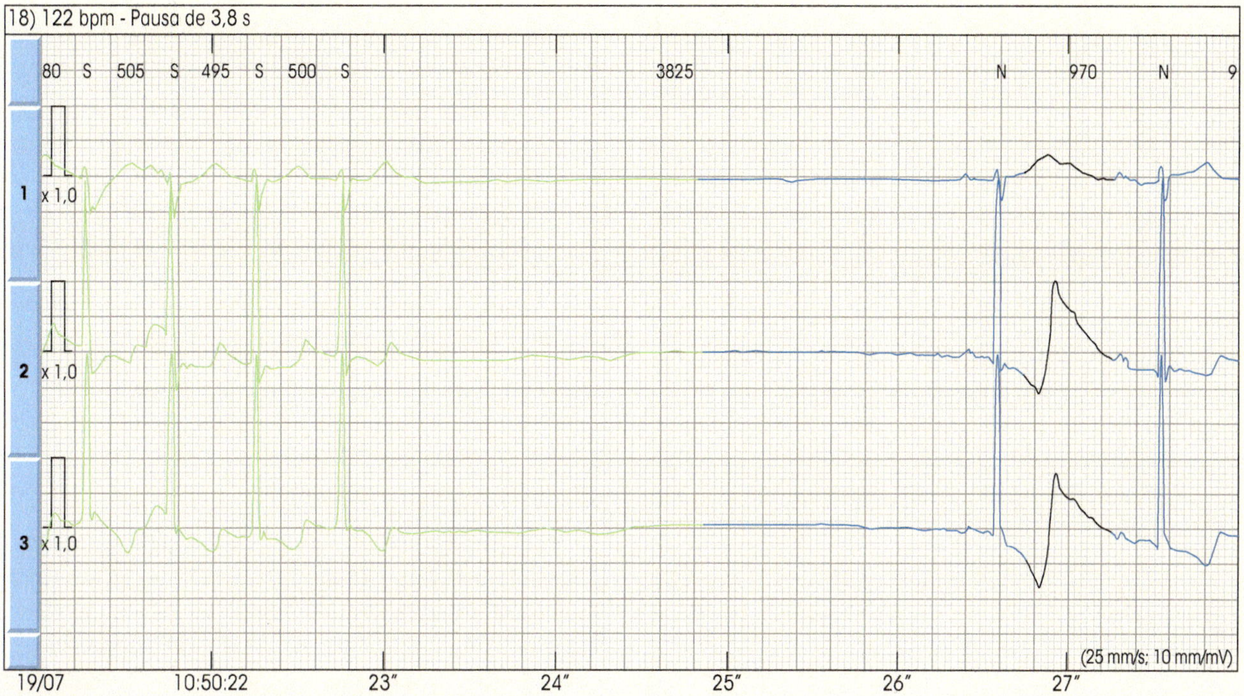

Figura 81.8 **Derivações eletrocarriográficas obtidas de gravação de Holter de 24 horas. Mesmo paciente da Figura 81.6. Síndrome *taquicardia-bradicardia*. Após o final da taquicardia o paciente apresenta uma longa pausa sinusal (3,8 segundos).**

Fonte: Desenvolvido pela autoria.

de taquicardia e é causado pela supressão do automatismo sinusal ou bloqueio sinoatrial de alto grau. Os pacientes apresentam os sintomas durante a pausa pós-taquicardia, enquanto o componente taquicárdico pode cursar assintomático ou não. A síndrome *taqui-bradi* é uma forma evolutiva da doença do nódulo sinusal, podendo representar um aspecto mais avançado desta, já que vários componentes da doença sinusal (bradicardia, pausa ou bloqueio sinoatrial, extrassístoles atriais ou juncionais, fibrilação ou taquicardia atrial) estão presentes.

Pausas sinusais longas são manifestações também de comprometimento dos outros marcapassos subsidiários, localizados no nódulo atrioventricular ou nos ventrículos, sugerindo que a doença do nódulo sinusal se acompanha de alterações difusas do sistema de condução.

81.3 Métodos diagnósticos da doença do nódulo sinusal

Eletrocardiograma

O eletrocardiograma simples falha na detecção de disfunção sinusal na grande maioria dos casos, devido ao pouco tempo de registro. Entretanto, bradicardia ou pausa sinusal podem eventualmente ser detectadas sem qualquer implicação clínica. O valor desse método aumenta quando o registro dessas alterações ocorre no momento em que os sintomas surgem.

Eletrocardiografia dinâmica

É o método não invasivo mais indicado para avaliar pacientes com sintomas intermitentes com suspeita de doença do nódulo sinusal. Essa técnica é superior ao teste ergométrico na identificação da causa de síncope em pacientes com doença sinusal. Quando as bradiarritmias ocorrem e são acompanhadas de sintomas, estabelece-se a correlação clínico-eletrocardiográfica. É frequente o registro de pausas ou de bradicardias sinusais durante a gravação, mesmo em indivíduos normais cuja importância clínica é negligenciada por ocorrerem sem sintomas. Por esse motivo, é importante que os sintomas secundários ao hipofluxo cerebral sejam reproduzidos durante o procedimento para que se confirme o diagnóstico definitivo. Sintomas cardiovasculares tais como fadiga, cansaço fácil, angina e insuficiência cardíaca são menos específicos, e sua valorização dependerá das alterações do eletrocardiograma.

Quando os sintomas são reproduzidos durante a gravação, mas não se constata nenhuma alteração eletrocardiográfica concomitante, afasta-se a doença sinusal como responsável pelo quadro clínico.

A eletrocardiografia dinâmica de 24 ou 48 horas, apresenta alta sensibilidade em pacientes com sintomas diários. Em casos com sintomas infrequentes, a correlação clínico-eletrocardiográfica só pode ser estabelecida com monitorizações de vários dias, o que torna esse método pouco prático. Quando os sintomas são esporádicos, o implante do monitor de eventos ou mesmo de monitores externos, que o paciente carrega consigo por vários dias ou semanas, é o método de investigação mais indicado.

Testes de função autonômica

Os testes de função autonômica são pouco utilizados na atualidade por serem pouco práticos. São utilizados para afastar o componente extrínseco da doença sinusal, representado por influências do sistema nervoso autônomo. O sulfato de atropina (0,04 mg/kg) bloqueia a ação vagal sobre o nódulo, e espera-se resultado positivo quando a frequência sinusal aumenta acima de 90 batimentos por minuto, ou aumento de pelo menos 50% em relação à frequência sinusal de controle. Deve-se tomar cuidado com a administração desse fármaco em indivíduos idosos, prostáticos e com distúrbios visuais (glaucoma). O resultado é negativo quando a frequência sinusal não alcança os limites estabelecidos. A elevação da frequência sinusal acima de 90 batimentos por minuto, entretanto, não afasta doença sinusal.

A administração de isoproterenol (1 a 3 microgramas por minuto por via venosa) pode ser feita em pacientes selecionados, sem cardiopatia, pelo risco de complicações produzidas pelo aumento do consumo de oxigênio miocárdico. A resposta é positiva quando há elevação da frequência sinusal de pelo menos 25% com relação à condição controle. Respostas negativas são observadas quando a frequência sinusal não alcança o valor estabelecido.

O propranolol endovenoso pode ser empregado na dose de 0,05 a 0,1 mg com o objetivo de diminuir a ação simpática sobre o nódulo sinusal. A resposta positiva a esse agente aparece quando há redução da frequência sinusal maior que 12% em relação à condição controle. Quedas acentuadas da frequência cardíaca são observadas em pacientes com doença sinusal.

A frequência cardíaca intrínseca (FCI) pode ser avaliada através do bloqueio autonômico com administração simultânea de atropina e propranolol nas doses preconizadas anteriormente. O resultado normal apresenta aumento de 15% da frequência intrínseca observada em relação à frequência calculada pela fórmula de regressão linear: *FCI = 118,1 –(0,57 x idade)*. As alterações devem ser observadas cinco minutos após o bloqueio autonômico. A resposta é considerada anormal quando há discrepância maior que 15% entre a frequência intrínseca observada e a calculada.

A massagem do seio carotídeo, à direita ou à esquerda pelo período máximo de 10 segundos, deve ser sempre empregada na avaliação inicial de pacientes com suspeita de doença do nódulo sinusal, para afastar a possibilidade de hipersensibilidade do seio carotídeo como responsável pelos sintomas. Em idosos, não é rara a documentação de pausas longas após a manobra, e os resultados devem ser interpretados com cautela quando a sintomatologia não é reproduzida (Figura 81.9). Em pacientes assintomáticos, a síncope secundária à pausa longa é achado inespecífico, difícil de ser valorizado. O teste é positivo e os resultados têm valor clínico quando as pausas apresentam duração maior que três segundos e os sintomas são reproduzidos. Infelizmente, não há padronização quanto à intensidade com que deve ser realizada a compressão do seio carotídeo. Maiores ou menores graus de compressão podem aumentar ou não a resposta, alterando os resultados quando praticada num mesmo indivíduo.

Os resultados dos testes de função autonômica têm valor prático quando realizados em indivíduos com sinais eletrocardiográficos de doença sinusal. Resultados normais desses testes não afastam a doença como responsável pelos sintomas clínicos.

Teste da adenosina

O teste da adenosina é um método diagnóstico não invasivo baseado na utilização de adenosina administrada por via intravenosa (0,15 mg/kg em bolo). Esse agente causa prolongamento do ciclo sinusal (intervalo PP), cuja intensidade é comparável com os valores obtidos através da aferição invasiva do tempo de recuperação sinusal corrigido. Corrigindo o

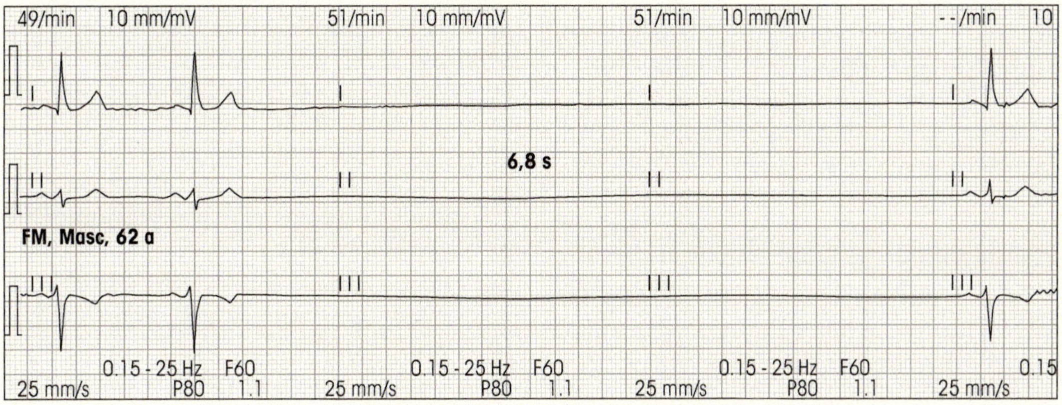

Figura 81.9 **Pausa sinusal com duração de 6,8 segundos observada após leve compressão do seio carotídeo direito, em paciente de 62 anos com história de síncope. Logo após a pausa, o paciente referiu tontura intensa e confirmou que aquela era a sensação que teve antes de desmaiar.**

Fonte: Desenvolvido pela autoria.

prolongamento do ciclo sinusal pós-adenosina pelo ciclo sinusal pré-adenosina, esse teste apresenta sensibilidade de 80% e especificidade de 97% para identificação de pacientes com doença do nódulo sinusal. Esses resultados indicam que o teste da adenosina pode ser empregado como método alternativo à estimulação invasiva, para identificação de pacientes acometidos.

Teste ergométrico

Devido à inconstância das alterações observadas na frequência cardíaca durante o esforço, elevando-se em uns e não em outros, o teste ergométrico tem valor limitado na avaliação de pacientes com doença sinusal, mesmos naqueles que se apresentam sintomáticos. A resposta da frequência cardíaca ao esforço máximo, quando não é alcançada, sugere nódulo sinusal doente. Esse fato, entretanto, pode dever-se à lesão do nódulo propriamente ou então à incapacidade de realização de esforço físico em pacientes idosos e não condicionados, e que não alcançam a frequência submáxima estabelecida para o sexo e a idade. Pacientes cuja frequência sinusal se eleva acima de 130 batimentos por minuto ao final do estágio I do protocolo de Bruce têm pouca chance de apresentar doença do nódulo sinusal. Pacientes com doença sinusal não conseguem atingir frequência submáxima em qualquer nível de esforço físico, quando comparados a indivíduos normais (incompetência cronotrópica).

O teste de esforço pode diferenciar pacientes com bradicardia sinusal de repouso, mas que têm elevação da frequência ao exercício, de pacientes com formas graves de incompetência cronotrópica. Pode ser útil na escolha do marcapasso apropriado para o tratamento da doença sinusal, principalmente com os modernos geradores que alteram a frequência de resposta com diferentes variáveis fisiológicas (atividade da musculatura torácica, frequência respiratória, aumento da temperatura corpórea, impedância torácica etc.). A frequência cardíaca obtida durante o esforço pode ser útil no estabelecimento da frequência programada ideal no marcapasso, visando melhorar a tolerância ao exercício. Além disso, durante o teste ergométrico pode ser avaliada a propensão dos pacientes a apresentar taquiarritmias supraventriculares e até mesmo ventriculares, além de distúrbios da condução atrioventricular.

Estudo eletrofisiológico

O estudo eletrofisiológico está indicado quando não se documentam alterações eletrocardiográficas em indivíduos sintomáticos ou quando, apesar de estarem presentes, não se estabelece correlação com os sintomas clínicos. Os parâmetros utilizados com esse objetivo são tempo de recuperação sinusal (total e corrigido), tempo de condução sinoatrial e análise do período refratário do nódulo sinusal. A avaliação invasiva deve ser considerada precocemente em indivíduos que ocupam profissões de risco (como pilotos de avião e motoristas de coletivos) e naqueles com síncope acompanhada de lesões corporais. As bradiarritmias encontradas na doença sinusal são secundárias a alterações do automatismo e da condução do nódulo sinusal ao átrio direito. Os valores alterados dessas variáveis, contudo, não indicam doença sinusal quando considerados de maneira isolada, sendo úteis informações clínicas (sintomas) ou de outros métodos de investigação (arritmias ao Holter de 24 horas, por exemplo). Por outro lado, raramente indivíduos com Holter normal e tempo de condução e tempo de recuperação sinusal normais têm doença sinusal.

O tempo de recuperação sinusal avalia a capacidade do nódulo de gerar impulsos, ou seja, seu automatismo, e a duração da pausa ou o grau de supressão nodal é proporcional à gravidade da doença sinusal (Figura 81.10). Após estimulação atrial artificial, produz-se uma pausa transitória, geralmente não acompanhada de sintomas. Quando há doença sinusal, a depressão nodal pode ser prolongada e os pacientes podem ou não referir sintomas. As implicações para o tempo de recuperação sinusal normal em pacientes com doença sinusal, ou a ausência de sintomas quando se detectam pausas longas após a estimulação atrial, ainda não foram estabelecidas.

A sensibilidade do tempo de recuperação sinusal varia entre 18 e 69% em pacientes com evidências eletrocardiográficas de doença sinusal; entretanto, sua especificidade é elevada, variando entre 88 e 100%. Devem ser valorizadas as pausas secundárias, ou seja, reduções inesperadas da frequência sinusal que ocorrem após a interrupção da estimulação atrial. Essas pausas secundárias são relativamente específicas, mas carecem de sensibilidade. Cerca de 92% dos pacientes com alterações eletrocardiográficas típicas de doença sinusal apresentam pausas secundárias após a estimulação atrial rápida, enquanto 69% dos que apresentam essas pausas têm, também, episódios de bloqueio sinoatrial ou pausas sinusais ao Holter.

O tempo de condução sinoatrial reflete o tempo que o estímulo leva para sair do nódulo sinusal e ativar o átrio (Figura 81.11). Resultados alterados indicam bloqueio sinoatrial. As medidas do tempo de condução sinoatrial, em pacientes com achados eletrocardiográficos de doença nodal, apresentam sensibilidade que varia entre 29 e 75%, com especificidade entre 57 e 100%. As discrepâncias entre os estudos se devem aos diferentes fatores que interferem nos resultados, tais como estado da função autonômica, condução intra-atrial, influência da estimulação atrial sobre o nódulo sinusal (depressão ou bloqueio de entrada no nódulo), protocolo de estimulação e critérios de normalidade para o método.

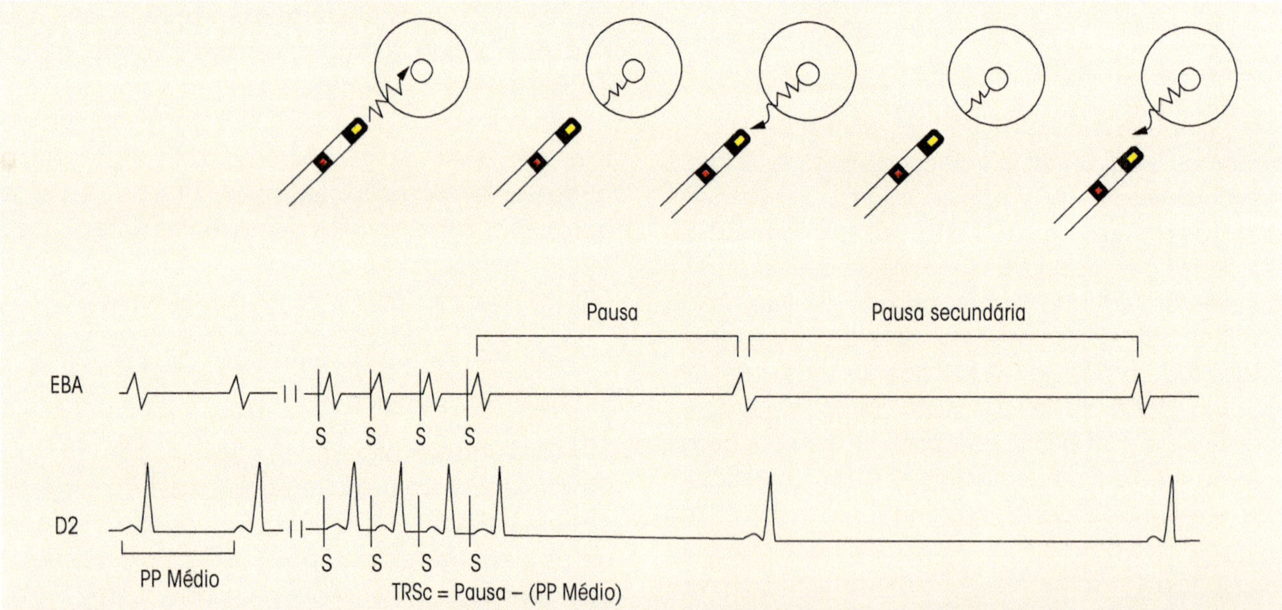

Figura 81.10 Esquema para explicar a obtenção do tempo de recuperação sinusal. Acima um cateter de estimulação próximo ao nódulo sinusal. Aplicam-se por 60 segundos pulsos com frequências progressivamente maiores que a frequência sinusal de base. Ao final da estimulação é medido o tempo que o próximo impulso sinusal demora para se manifestar (pausa). A diferença entre a duração da pausa e o intervalo PP médio (obtido antes da aplicação da estimulação) corresponde ao tempo de recuperação do nódulo sinusal (TRS).

EBA: eletrograma bipolar atrial; TRSc: tempo de recuperação do nódulo sinusal corrigido.

Fonte: Desenvolvido pela autoria.

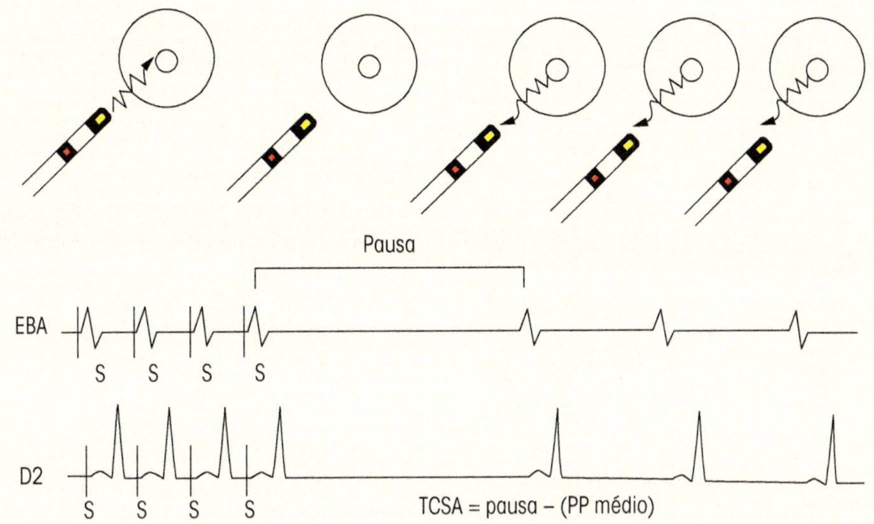

Figura 81.11 **Esquema para explicar a obtenção do tempo de condução sinoatrial. Acima um cateter de estimulação próximo ao nódulo sinusal. Aplicam-se oito pulsos com frequência pouco acima da frequência sinusal. Ao final da estimulação é medido o tempo que o próximo impulso sinusal demora para se manifestar (pausa). A diferença entre a duração da pausa e o intervalo PP médio (obtido antes da aplicação da estimulação) corresponde ao tempo de condução sinoatrial (TCSA) (método de Narula).**

EBA: eletrograma bipolar atrial.

Fonte: Desenvolvido pela autoria.

O tempo de condução sinoatrial apresenta-se alterado em pacientes sintomáticos com síndrome bradi-taqui e aqueles com bloqueio sinoatrial documentado ao eletrocardiograma. O tempo de condução sinoatrial prolongado pode ser encontrado precocemente em indivíduos que ainda não desenvolveram a doença sinusal clinicamente ou ainda não foram observadas alterações eletrocardiográficas típicas dessa doença.

O tempo de condução sinoatrial pode ser aferido diretamente através de registro dos eletrogramas do nódulo sinusal. Esse procedimento requer o uso de eletrodos especiais e é mais difícil de ser realizado tecnicamente. Embora o resultado dessa técnica seja ligeiramente superior àquele obtido indiretamente, ambos apresentam boa correlação. Em pacientes com manifestações eletrocardiográficas sugestivas de doença sinusal, o tempo de recuperação sinusal está mais frequentemente alterado que o tempo de condução sinoatrial. Além disso, pacientes com bradicardia sinusal que apresentam tempo de recuperação sinusal prolongado desenvolvem disfunção sinusal durante o seguimento em longo prazo.

As variabilidades que ambos os parâmetros que avaliam a função sinusal apresentam em indivíduos com doença sinusal ressaltam a limitação desses testes em pacientes com suspeita clínica da doença. Os procedimentos podem ser repetidos após a utilização de atropina ou de propranolol, para retirar o componente extrínseco que afeta a função sinusal.

A medida do período refratário nodal se baseia na premissa de que extrassístoles atriais interpoladas ocorrem pela não penetração destas no nódulo, estando este, portanto, dentro de seu período refratário. É um procedimento pouco utilizado, mas que pode dar informações importantes. O período refratário do nódulo sinusal é maior em pacientes com doença sinusal do que em indivíduos normais.

81.4 Tratamento

A maioria dos pacientes com doença do nódulo sinusal apresenta evolução desfavorável quando não tratados adequadamente. Idade acima de 65 anos, diâmetro diastólico final de ventrículo esquerdo maior que 52 mm, diâmetro sistólico final superior a 30 mm, fração de ejeção inferior a 55% são variáveis prognósticas de eventos cardiovasculares (síncope, insuficiência cardíaca, fibrilação atrial ou outras taquiarritmias atriais).

Quando se opta pelo tratamento clínico ou pelo implante de marcapasso, deve-se salientar que a maioria dos pacientes apresenta alguma cardiopatia subjacente e, portanto, necessitará de medicação de suporte. Além disso, a correção de desequilíbrio eletrolítico e compensação de insuficiência cardíaca, quando presentes, são fundamentais para o sucesso terapêutico. Muitos pacientes não se beneficiam do tratamento específico da doença sinusal caso existam outras complicações associadas e não abordadas.

Na doença sinusal, a indicação do tratamento deverá ser baseada nas alterações eletrocardiográficas e na sintomatologia do paciente. Quando se estabelece a correlação clínico-eletrocardiográfica, o tratamento dependerá da intensidade e da gravidade dos sintomas. Pacientes com síncope, tonturas, insuficiência cardíaca de difícil compensação clínica, devem ser encaminhados para implante de marcapasso definitivo.

Quando o paciente apresenta queixas discretas com eletrocardiograma mostrando apenas bradicardia ou pausa sinusal com duração menor que três segundos, a conduta deve ser expectante. Se o paciente tem história pregressa de síncope e o eletrocardiograma demonstra pausas longas ou bloqueio atrioventricular de alto grau, mas sem sintomas concomitantes, a indicação de marcapasso definitivo é uma conduta razoável, visto que nem sempre se consegue a reprodução do quadro clínico durante o Holter; seria muito arriscado aguardar a comprovação eletrocardiográfica do quadro sincopal. Tais alterações eletrocardiográficas seriam, muito provavelmente, relacionadas ao quadro sincopal em outras circunstâncias.

Quando os sintomas são graves, mas nunca se detectou qualquer anormalidade eletrocardiográfica, ou registrou-se apenas discreta bradicardia sinusal, por exemplo, o estudo eletrofisiológico está indicado na tentativa de reproduzir a sintomatologia. Se os parâmetros de função sinusal estão alterados, mas os sintomas não são reprodutíveis ou são leves, aconselha-se o emprego de marcapasso definitivo, visto que as alterações da função sinusal observadas podem ser significativas em condições apropriadas. Deve ser incluída a estimulação ventricular programada para avaliar a possibilidade de arritmias ventriculares serem as causadoras dos sintomas.

Pacientes com queixas esporádicas, nos quais nunca se documentaram quaisquer alterações pelos métodos não invasivos, devem se submeter ao estudo eletrofisiológico para avaliar a função sinusal. Se não se reproduzirem os sintomas e os parâmetros estiverem normais ou discretamente alterados, a conduta ainda é expectante. Se os sintomas forem reproduzidos e são exuberantes e a função sinusal estiver alterada, a conduta é o implante de marcapasso definitivo.

Os pacientes assintomáticos, com bradicardias ou pausas sinusais detectadas incidentalmente, devem ser seguidos periodicamente, pois a história natural da doença sinusal ainda é desconhecida. É aconselhável a avaliação da função sinusal quando algum sintoma aparece. Entretanto, se a investigação complementar for negativa, a chance de o sintoma ser devido à doença sinusal é pequena.

Pacientes jovens com sintomas relacionados à bradicardia sinusal por hiperatividade vagal, ou pacientes após transplante cardíaco que evoluem com bradicardia sinusal, podem se beneficiar da administração de teofilina, o mesmo ocorrendo na fibrilação atrial com resposta ventricular lenta. Os resultados com esse medicamento demonstram melhora das tonturas, de fadiga e de quadros sincopais que estavam presentes antes do tratamento.

Na síndrome *taqui-bradi*, o componente taquicárdico pode ser tratado com medicação antiarrítmica ou com fármacos que reduzem a resposta ventricular, tais como digital, betabloqueadores ou antagonistas de canais de cálcio. Os antiarrítmicos podem agravar a doença sinusal, acentuando a bradicardia ou pausas sinusais, e, por esse motivo, o componente bradicárdico é tratado com marcapasso definitivo. Uma opção terapêutica interessante com resultados animadores é a ablação de veias pulmonares com cateteres e radiofrequência; os resultados indicam boa evolução clínica dos pacientes.

Os anticoagulantes são necessários para prevenção de tromboembolismo nos casos de fibrilação atrial paroxística ou crônica, particularmente nos indivíduos com escore CHA_2DS_2VASc superior a 2 e que apresentam síndrome *taqui-bradi*.

DICAS DO EDITOR

Referências bibliográficas

1. Burnett D, Abi-Samra F, Vacek JL. Use of intravenous adenosine as a noninvasive diagnostic test for sick sinus syndrome. Am Heart J. 1999;137:435-8.

2. Choudhury M, Boyett MR, Morris GM. Biology of the sinus node and its disease.

3. Diretrizes Brasileiras de Dispositivos Cardíacos Eletrônicos Implantáveis do Departamento de Estimulação Cardíaca Artificial (DECA) da Sociedade Brasileira de Cirurgia Cardiovascular (SBCCV) 2015. Disponível em: http://www.deca.org.br/Medica/arquivos/SuplementoRelampa.pdf.

4. Goldschlager N, Kusumoto F, Ho SY, Lazzara R, Naccarelli. Sinus node dysfuncton. In: Saksena S, Camm AJ, eds. Electrophysiological disorders of the heart. Philadelphia; Elsevier-Saunders; 2012. p.505-20.

5. Issa ZF, Miller JM, Zipoes DP. Sinus node dysfunction. In: Clinical arrhythmology and electrophysiology: a companion to Braunwald's heart disease. Philadelphia; Elsevier; 2019. p.238-57.

6. Hayashi H, Sumiyoshi M, Nakazato Y, Daida H. Brugada syndrome and sinus node dysfunction. J Arrhythm. 2018;34:216-21.

7. John RM, Kumar S. Sinus node and atrial arrhythmias. Circulation. 2016;133:1892-900.

8. Kusumoto FM, Schoenfeld MH, Barrett C, Edgerton JR, Ellenbogen KA, Gold MR, et al. 2018 ACC/AHA/HRS Guideline on the Evaluation and Management of Patients with Bradycardia and Cardiac Conduction Delay. Circulation. 2018 Nov 6:CIR0000000000000628. DOI: 10.1161/CIR.0000000000000628. [Epub ahead of print]

9. Moreira DAR. Doença do nódulo sinusal. In: Arritmias cardíacas. clínica, diagnóstico e terapêutica. São Paulo: Artes Médicas; 1995. p.344-84.

10. Moscardi GL, Leite RSF, Mateos JCP. Bradiarritmias. In: Santos ES, Trindade PHRD, Moreira HG. Tratado Dante Pazzanese de emergências cardiovsculares. São Paulo; Atheneu; 2016. p.669-88.

11. Arrhythm Electrophysiol Rev. 2015;4:28-34.

12. Pimenta J, Curimbaba J, Moteira JM. Bradiarritmias. In: Magalhães CC, Serrano Jr CV, Consolim-Colombo, et cols., eds. Tratado de cardiologia SOCESP. São Paulo; Manole; 2015. p.901-33.

13. Quin EM, Wharton JM, Gold MR. Bradyarrhythmias. In: Yan GX, Kowey PR, eds. Management of cardiac arrhythmias. New York; Human Press; 2011. p.305-22.

14. Veltmann C, Barajas-Martinez H, Wolpert C, Borggrefe M, Schimpf R, Pfeiffer R, et al. Further insights in the most common SCN5A mutation causing overlapping phenotype of long QT syndrome, Brugada syndrome, and conduction defect. J Am Heart Assoc. 2016;5(7). pii: e003379. DOI: 10.1161/JAHA.116.003379.

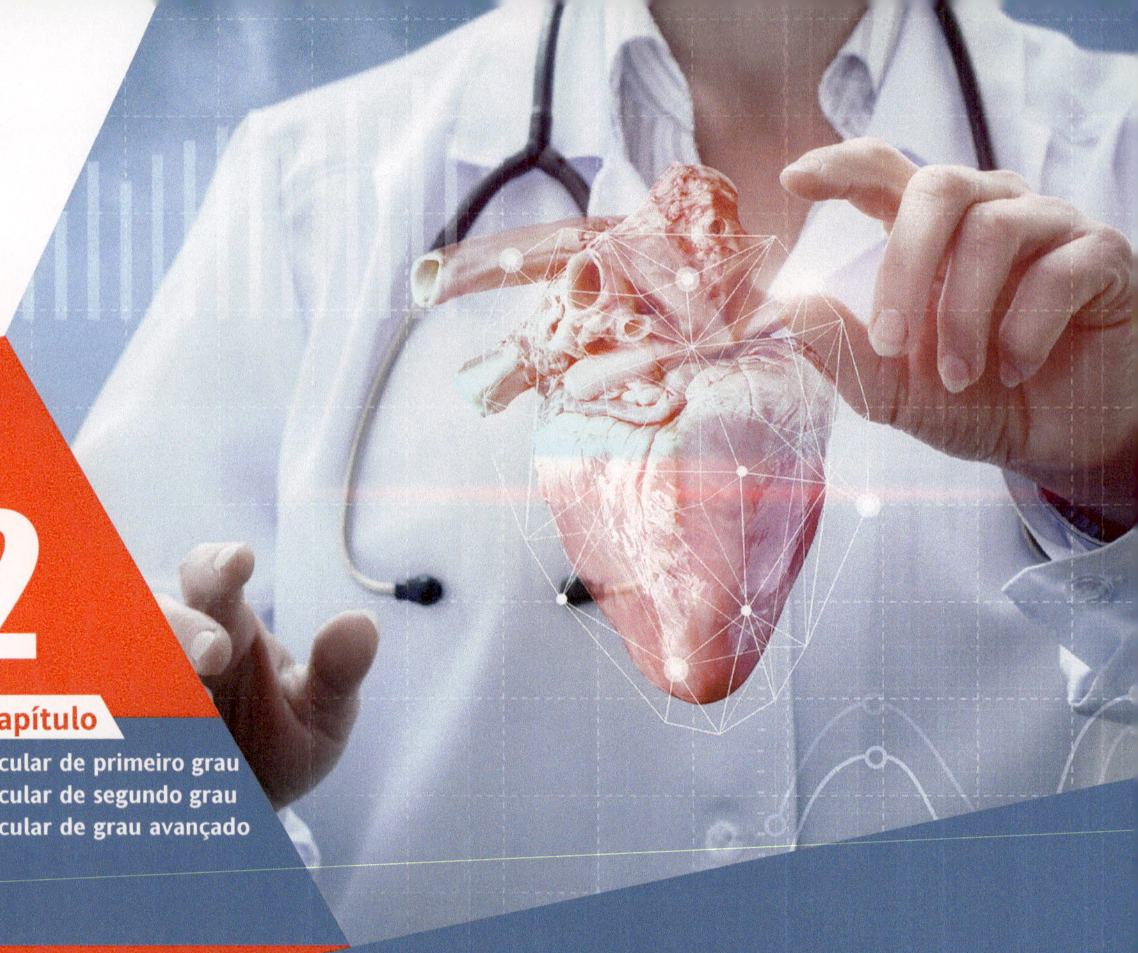

82

Destaques do Capítulo

- Bloqueio atrioventricular de primeiro grau
- Bloqueio atrioventricular de segundo grau
- Bloqueio atrioventricular de grau avançado
- Wenckebach
- Mobitz
- Marcapasso

Bloqueios atrioventriculares

Dalmo Antonio Ribeiro Moreira
Luiz Roberto de Moraes
Kleber Rogerio Serafim
Paulo Alexandre Costa

Diferentemente de outros tipos de bradicardia, como as causadas pela doença do nódulo sinusal, as bradicardias relacionadas aos bloqueios cardíacos (de segundo grau ou maior) ocorrem por falha no dromotropismo cardíaco, ou seja, quando um impulso atrial não é conduzido aos ventrículos, particularmente quando a junção atrioventricular não está refratária e a frequência sinusal se manifesta dentro de um intervalo fisiológico. Os bloqueios atrioventriculares podem ocorrer no nódulo atrioventricular, no tronco do feixe de His e quando surge simultaneamente em seus ramos periféricos (direito e esquerdo). O bloqueio atrioventricular pode ser transitório, por exemplo, na fase de sono por hiperatividade vagal, ou permanente, como na doença de Chagas. Apenas quando se trata de prolongamento anormal do tempo de condução atrioventricular isoladamente é que não se registra bradicardia, e o eletrocardiograma se manifesta somente pelo prolongamento do intervalo PR.

Os bloqueios atrioventriculares são classificados através do eletrocardiograma em:

- bloqueio atrioventricular do primeiro grau;
- bloqueio atrioventricular do segundo grau, que pode ser: tipo I ou Wenckebach (Mobitz tipo I) ou tipo II (Mobitz tipo II);
- bloqueio atrioventricular AV do tipo 2:1;
- bloqueio AV de grau avançado;
- bloqueio AV do terceiro grau ou total.

82.1 Bloqueio atrioventricular do primeiro grau

O bloqueio atrioventricular do primeiro grau é o distúrbio de condução mais comum. Sua prevalência varia entre 1 e 2% em jovens saudáveis e de 3 a 4% em pacientes com idade acima de 60 anos. De um total de 1.126,793 eletrocardiogramas realizados pelo sistema de Tele-eletrocardiografia do Instituto Dante Pazzanese de Cardiologia, entre os anos de 2010 e 2019, o bloqueio atrioventricular de primeiro grau foi documentado em 35.811 casos (3,15%). Esse bloqueio pode ser observado em corações normais (durante o sono, quando o tônus vagal está aumentado); em indivíduos idosos sem cardiopatia aparente (degeneração crônica do sistema de condução); na fase aguda do infarto do miocárdio (geralmente da região inferior); secundário ao uso de medicamentos (digital, betabloqueadores, antagonistas de canais de cálcio ou associação destes), no desequilíbrio eletrolítico (hipocalemia) e nas cardiopatias congênitas (transposição corrigida das grandes artérias, comunicação interatrial, anomalia de Ebstein). Em cardiopatias adquiridas, é um achado importante em indivíduos com atividade reumática, que pode sinalizar a presença de cardite ativa. Na endocardite, pode indicar a presença de abcesso na junção atrioventricular, particularmente se houver comprometimento da válvula aórtica. Em registros eletrocardiográficos prolongados (Holter de 24 horas) é relativamente comum registrar-se bloqueio atrioventricular do primeiro grau em uma ocasião e bloqueio atrioventricular do segundo grau do tipo I ou de grau avançado em outra. Nessa condição, o retardo nodal é geralmente responsável por ambos os tipos de bloqueio.

O bloqueio atrioventricular de primeiro grau parece não ser uma entidade totalmente benigna e está relacionado a eventos cardiovasculares adversos quando associado a outras doenças. Alguns estudos confirmam sua associação com maior risco de morte e insuficiência cardíaca. O bloqueio atrioventricular de primeiro é marcador de risco para o surgimento de fibrilação atrial. Processos ateroscleróticos e fibrose tecidual, presentes em algumas condições que também podem afetar a condução nodal, como a insuficiência coronariana e a hipertensão arterial, podem comprometer a função atrial e/ou ventricular e também a junção atrioventricular. Por outro lado, em indivíduos saudáveis, o prognóstico do bloqueio atrioventricular de primeiro grau é bom, raramente se associando a progressão para maiores graus de bloqueio. O prognóstico, portanto, varia com a população avaliada, o tempo de seguimento clínico dos pacientes, bem como a presença ou não de outras doenças concomitantes.

Em pacientes com insuficiência cardíaca, o bloqueio atrioventricular de primeiro grau é sinal de mau prognóstico, pois os pacientes podem evoluir com alterações hemodinâmicas, insuficiência mitral e fibrilação atrial. Os pacientes com a forma crônica dessa síndrome têm pior evolução clínica em comparação aos pacientes com insuficiência cardíaca, mas sem bloqueio atrioventricular.

É possível que o percentual que a onda P ocupa dentro do intervalo PR seja um dos mais importantes determinantes do prognóstico de pacientes com bloqueio atrioventricular do primeiro grau (relação P/PRi superior a 0,70), pois seria manifestação de maior grau de remodelamento elétrico e anatômico atrial além de maior grau de retardo da condução atrial.

82.1.1 Eletrocardiograma

O eletrocardiograma se caracteriza por prolongamento do intervalo PR (acima de 0,20 segundo em adultos ou 0,18 segundo em crianças). No bloqueio atrioventricular de primeiro grau, o retardo ocorre geralmente no nódulo atrioventricular, particularmente quando se associa a um QRS estreito. Menos frequentemente, o bloqueio acontece no tronco do feixe de His ou em seus ramos, geralmente associado a complexos QRS alargados (Figura 82.1).

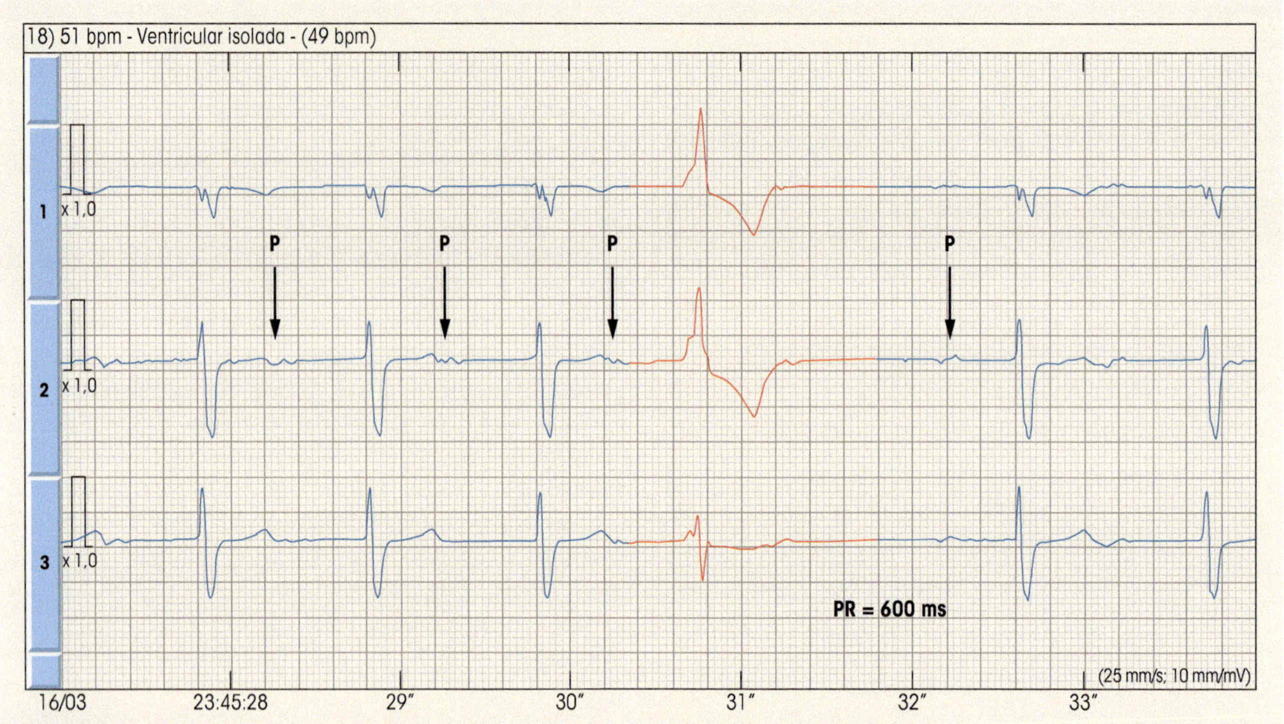

Figura 82.1 **Bloqueio atrioventricular de primeiro grau documentado pela gravação de Holter de 24 horas.**

Observa-se a duração do intervalo PR de 600 ms. As ondas P incidem próximo ao final das ondas T do ciclo precedente, indicando que a contração atrial pode estar ocorrendo em momento do ciclo cardíaco no qual as valvas mitral e tricúspide estão fechadas ou semiabertas. Esse fenômeno pode elevar a pressão atrial e causar arritmias atriais e até mesmo insuficiência cardíaca.

Fonte: Desenvolvido pela autoria.

O intervalo PR pode variar de acordo com o tônus autonômico e com a frequência cardíaca. Em corações normais, o aumento da frequência cardíaca secundária à hiperatividade simpática vem geralmente acompanhado de encurtamento do intervalo PR, ao contrário do que ocorre em condições nas quais há lesão nodal, situação em que o intervalo tende a ser constante ou se prolonga nas taquicardias. O registro de intervalos PR com durações diferentes, na ausência de alterações da frequência sinusal, sugere a presença de dupla via nodal (dissociação longitudinal do nódulo atrioventricular) (Figura 82.2).

Do ponto de vista prognóstico, pode evoluir para bloqueio atrioventricular de graus maiores, mas a progressão desse processo é gradual, o que favorece seu diagnóstico com antecedência quando os pacientes são regularmente acompanhados. No infarto do miocárdio de região inferior, geralmente é transitório e não influencia o prognóstico se graus maiores de bloqueio atrioventricular não estiverem presentes.

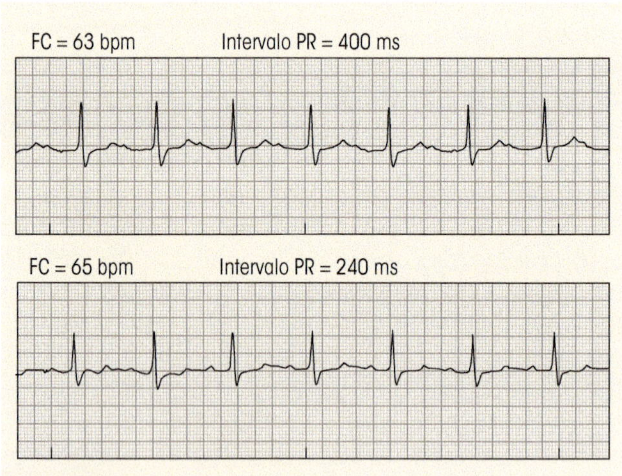

Figura 82.2 **Eletrocardiograma de uma jovem de 20 anos de idade com queixas de palpitações. Observa-se a variação da duração do intervalo PR (entre 240 e 400 ms) com mínima variação da frequência cardíaca (ao redor de 63 a 65 bpm). Esse achado é indicativo da presença de dupla via de condução anterógrada nodal.**

Fonte: Desenvolvido pela autoria.

82.1.2 Tratamento

O bloqueio atrioventricular do primeiro grau não requer terapêutica específica, pois não altera o quadro hemodinâmico do paciente. Entretanto, em intervalos PR muito prolongados (300 a 600 milissegundos), quando a onda P se aproxima da onda T do ciclo precedente, pode haver contração atrial contra a valva atrioventricular fechada ou parcialmente fechada, causando ondas "a" em canhão no pulso venoso. Esse evento pode acarretar redução do débito cardíaco e, em alguns casos, insuficiência cardíaca (Figura 82.3). Tal distúrbio hemodinâmico traz consequências desastrosas em indivíduos com disfunção diastólica, cujo enchimento ventricular é dependente da contração atrial. Quando a contração atrial é simultânea à contração ventricular, manifesta-se a "síndrome do marcapasso", caracterizada por falta de ar, palpitações, dor no peito e sensação de batidas no pescoço. Quando esses sintomas ocorrem ou há sinais de insuficiência cardíaca, está indicado implante de marcapasso bicameral definitivo. É importante salientar que ,na presença de bloqueio atrioventricular de primeiro grau, a indicação de marcapasso para pacientes que apresentam outros distúrbios da condução AV aumenta o tempo no qual o paciente é submetido à estimulação ventricular. Esse fato pode acarretar piora do sincronismo interven tricular quando há estimulação ventricular direita isolada e, consequentemente piora da insuficiência cardíaca, aumento da taxa de hospitalizações e o surgimento de fibrilação atrial. A estimulação ventricular bicameral (ressincronização cardíaca) seria a técnica mais indicada.

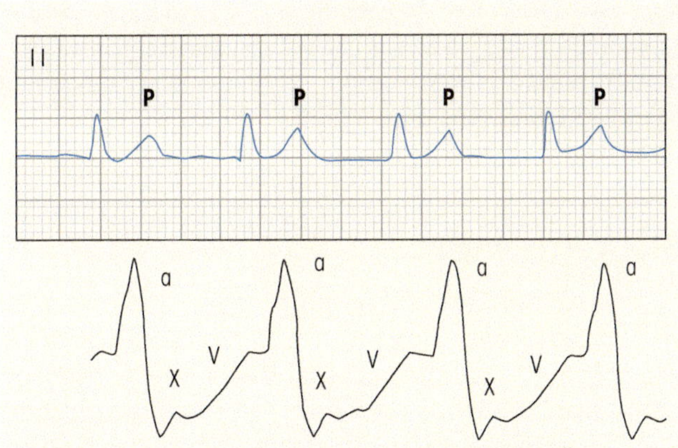

Figura 82.3 **Derivação DII acima apresentando registro de bloqueio de primeiro grau (intervalo PR de 500 ms). Abaixo, esquema do pulso venoso mostrando a onda "a" em canhão quando da contração atrial contra a válvula tricúspide fechada.**

Observa-se a ocorrência simultânea da ondas P sobre a onda T com o registro da onda "a" do pulso venoso. O mesmo fenômeno ocorre no átrio esquerdo com ingurgitamento de sangue nas veias pulmonares. Esse fenômeno é causa de insuficiência cardíaca.

Fonte: Desenvolvido pela autoria.

82.2 Bloqueio atrioventricular do segundo grau

O bloqueio atrioventricular do segundo grau se caracteriza por ritmo atrial regular e falhas intermitentes da condução dos impulsos atriais aos ventrículos, nos períodos em que a refratariedade fisiológica do nódulo atrioventricular já foi superada. A onda P não conduzida pode surgir de forma intermitente, em intervalos regulares ou irregulares. O bloqueio de segundo grau pode ser dividido em tipo I (Wenckebach ou Mobitz tipo I) e tipo II (ou Mobitz tipo II).

82.2.1 Bloqueio atrioventricular de segundo grau tipo I ou Wenckebach

O bloqueio atrioventricular do segundo grau tipo I ocorre, predominantemente, sobre o nódulo atrioventricular e raramente no tronco do feixe de His; por esse motivo, salvo quando há bloqueio de ramo, os complexos QRS são estreitos. Quando há bloqueio incompleto de ramo (direito ou esquerdo), o prolongamento gradual da duração do complexo QRS em ciclos subsequentes até o bloqueio completo do ramo traduz, eletrofisiologicamente, periodicidade do tipo Wenckebach sobre o sistema intraventricular.

O ritmo supraventricular durante o bloqueio atrioventricular do segundo grau do tipo I pode ser sinusal ou atrial, com frequências fisiológicas, quase sempre com intervalo PP regular (exceto em situações de arritmia sinusal). Alguns autores consideram que o bloqueio causado pela vagotonia, como na fase de sono, não seria um fenômeno Wenckebach clássico porque, apesar da falha na condução, ocorreria redução da frequência atrial simultaneamente.

As causas desse bloqueio incluem: intoxicação digitálica, efeito de fármacos que retardam a condução nodal (betabloqueadores, antagonistas dos canais de cálcio, por exemplo), infecção aguda (febre reumática), distúrbios eletrolíticos, fase aguda do infarto do miocárdio em parede inferior (na maioria das vezes, transitório), no pós-operatório de cirurgia cardíaca (manipulações do anel valvar mitral, substituições de valvas aórticas calcificadas); pode também ocorrer em casos de apneia do sono, particularmente em obesos.

82.2.2 Eletrocardiograma

O bloqueio atrioventricular do tipo Wenckebach se manifesta com os seguintes achados eletrocardiográficos: prolongamento progressivo do intervalo PR até que uma onda P não é seguida de complexo QRS; encurtamento do intervalo RR até ocorrer a onda P bloqueada; o intervalo RR que inclui a pausa é menor que a soma de dois intervalos RR pré-pausa; o intervalo PR pós-pausa é menor que o intervalo PR pré-pausa (Figura 82.4).

No chamado "Wenckebach típico", o grau de prolongamento do intervalo PR é maior no segundo batimento conduzido após a pausa, e isso se deve ao aumento do período refratário do nódulo atrioventricular, que ocorre logo após essa mesma. Nos batimentos seguintes, o grau de prolongamento do intervalo PR é menor, devido ao encurtamento progressivo do período refratário nodal, produzido pelos batimentos conduzidos. A diminuição progressiva do intervalo RR (manifestando-se como batimentos agrupados) até o aparecimento da onda P bloqueada se deve à diminuição gradual do grau de prolongamento do intervalo PR. Finalmente, o intervalo PR do primeiro batimento após a pausa é mais curto que aquele que a precede. A forma atípica do bloqueio atrioventricular de segundo grau tipo I é mais frequente, caracterizada pelo incremento maior do intervalo PR imediatamente antes da onda P bloqueada; o prolongamento progressivo do intervalo PR e o encurtamento do intervalo RR nem sempre são observados. As causas mais comuns para a forma atípica são arritmia sinusal, longos ciclos de periodicidade Wenckebach e variações do tônus vagal.

A relação da condução atrioventricular é variável, podendo ser do tipo 3:2, 4:3, ou seja, de cada três ou quatro batimentos de origem atrial, apenas dois ou três são conduzidos aos ventrículos. Eventualmente, registra-se relação 3:1, 4:1 (menos frequente) e 2:1 (Wenckebach "extremo"), cujo diagnóstico diferencial com outros tipos de bloqueio se faz necessário (Figura 82.4).

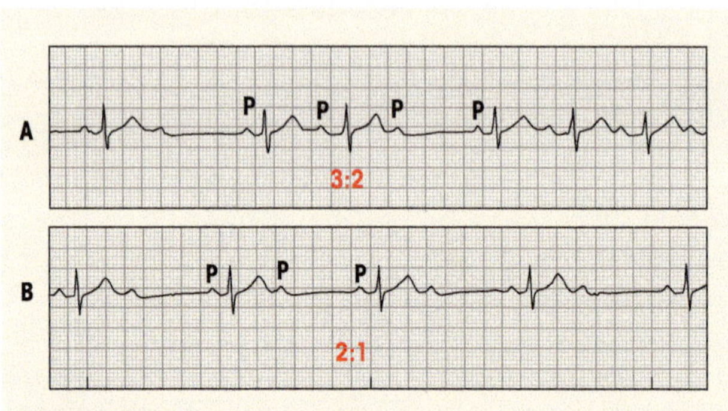

Figura 82.4 **Em A e B, derivação eletrocardiográfica D2 do mesmo paciente em tempos diferentes. Em A, bloqueio atrioventricular do segundo grau tipo I ou Wenckebach com relação atrioventricular 3:2.**

Observam-se batimentos agrupados separados por pausas, evento típico de periodicidade Wenckebach; prolongamento maior do PR no segundo ciclo após a pausa; intervalo PR menor no batimento pós-pausa em comparação àquele que precede a pausa. No traçado inferior, o mesmo bloqueio apresentando relação atrioventricular 2:1 (Wenckebach "extremo").

Fonte: Desenvolvido pela autoria.

Uma forma incomum de bloqueio atrioventricular de segundo grau é o bloqueio Wenckebach de batimentos alternantes. Nesse caso a presença de um bloqueio atrioventricular 2:1 é seguida de intervalos PR que se prolongam progressivamente até que duas ondas P deixem de ser conduzidas (Figura 82.5).

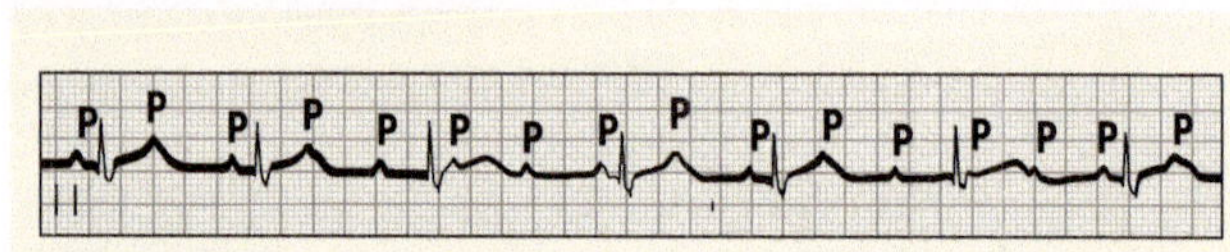

Figura 82.5 **Bloqueio atrioventricular de segundo grau de batimentos alternantes.**

Observa-se no início da sequência a relação atrioventricular 2:1. A sexta e a sétima ondas P (bem como a 13ª e 14ª ondas P) não conduzem. Isso ocorreu porque nos ciclos precedentes houve prolongamento gradual do intervalo PR até que nesses ciclos duas ondas P deixam de conduzir.

Fonte: Desenvolvido pela autoria.

81.2.3 Tratamento

Geralmente, o bloqueio atrioventricular de segundo grau tipo I não requer tratamento quando o paciente é assintomático. Os sintomas, quando presentes, são causados pela frequência cardíaca lenta associada a distúrbio hemodinâmico. Devem ser identificados e retirados fármacos que retardam a condução nodal. Na fase aguda do infarto do miocárdio de parede inferior, quando necessário (bradicardia com hipotensão), a administração de atropina (0,5 a 1,0 mg) restabelece a condução atrioventricular. Esse tipo de bloqueio, na fase intra-hospitalar do infarto, pode durar de uma a duas semanas até regredir definitivamente. Raramente, pacientes com bloqueio atrioventricular do segundo grau tipo I necessitam de marcapasso definitivo.

A avaliação funcional desses pacientes pode ser realizada por meio do teste ergométrico para se confirmar a competência cronotrópica. Se o grau de bloqueio diminui ou até desparece, é bom sinal clínico indicando prognóstico favorável. Casos de piora do bloqueio com limitação da ascensão da frequência cardíaca indicam incompetência cronotrópica. Nessa condição, pode estar indicado o implante de marcapasso definitivo ou, então, o paciente deve ser acompanhado e a intervenção deflagrada quando surgem sintomas, como a limitação ao esforço físico.

Ao Holter de 24 horas, o surgimento de bloqueio de ramo intermitente, juntamente com bloqueio atrioventricular de segundo grau tipo I, pode ser indicação para estudo eletrofisiológico para se determinar o nível de bloqueio, se nodal ou infra-hissiano; neste último caso, o marcapasso definitivo também deve ser considerado. A indicação de marcapasso ocorre sempre que houver bradicardia persistente, com comprometimento hemodinâmico e sintomas de baixo débito cardíaco; do contrário, a evolução clínica é boa.

82.2.4 Bloqueio atrioventricular de segundo grau tipo II ou Mobitz II

O bloqueio atrioventricular do segundo grau do tipo II (Mobitz tipo II) é menos frequente que o tipo I, sendo sempre patológico e indicativo de doença degenerativa do sistema de condução distal (abaixo do nódulo atrioventricular). Na grande maioria das vezes o bloqueio é infranodal, ou seja, no tronco do feixe de His ou abaixo deste, causado por fibrose idiopática do esqueleto cardíaco (doença de Lev) ou fibrose idiopática do sistema de condução distal (doença de Lenègre). Devido à natureza do acometimento do sistema de condução, há grande risco de progressão para bloqueio de grau avançado ou total. Além das causas degenerativas, a ação de fármacos que retardam a condução do sistema de condução (como o sotalol e a propafenona), a insuficiência coronária (incluindo infarto de parede anterior), as miocardites, as doenças infiltrativas como amiloidose, sarcoidose, hemocromatose e mixedema, as doenças infecciosas como doença de Lyme, as calcificações dos anéis mitral e aórtico e a miocardiopatia chagásica, podem estar associadas a esse distúrbio.

81.2.5 Eletrocardiograma

Caracteriza-se pela falha intermitente da condução atrial para os ventrículos, sem alteração do intervalo PR, que pode ser normal ou prolongado. A relação da condução atrioventricular pode ser 3:2, 4:3, 5:4 etc., fixa ou apresentando variações, em um mesmo traçado (Figura 82.6).

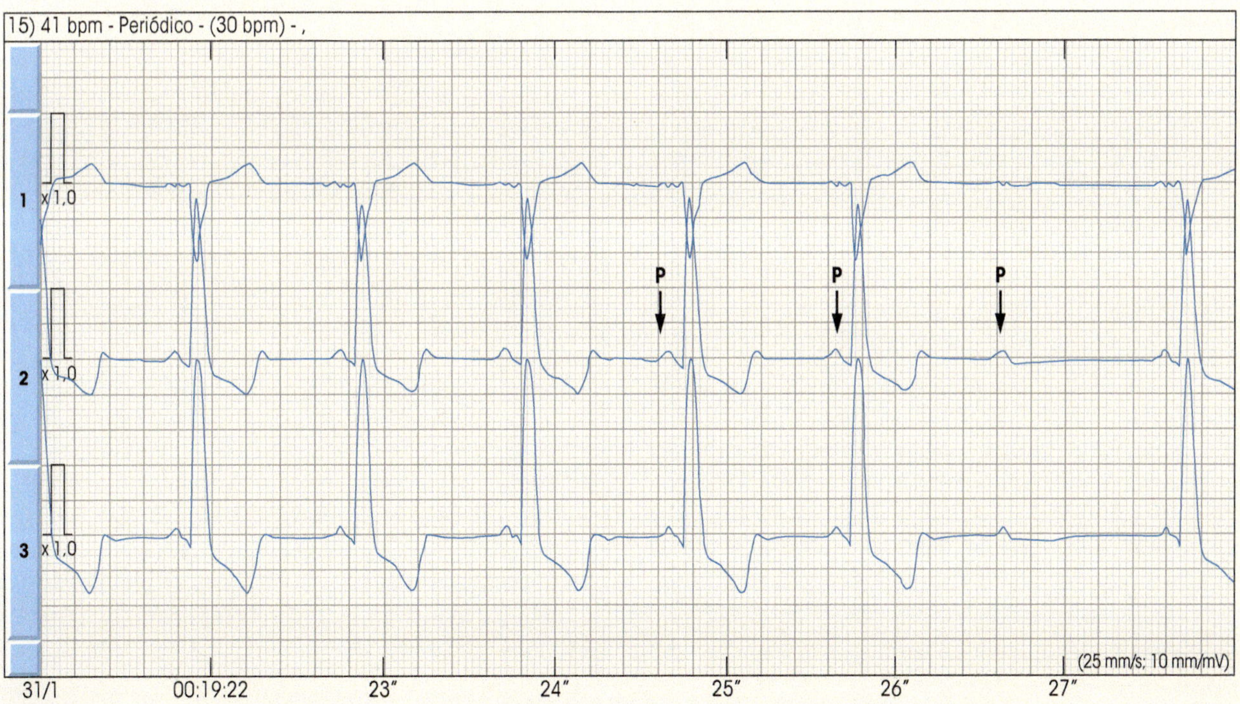

Figura 82.6 **Derivações eletrocardiográficas simultâneas de gravação de Holter de 24 horas. Bloqueio atrioventricular do segundo grau tipo II (Mobitz tipo II).**

Observa-se o complexo QRS alargado; o intervalo PR é normal. Subitamente ocorre uma onda P bloqueada. Nota-se que o intervalo PR pós-pausa é similar ao PR imediatamente antes da pausa.

Fonte: Desenvolvido pela autoria.

Eletrofisiologicamente, esse tipo de bloqueio surge mais frequentemente nos ramos do feixe de His quando os complexos QRS estão alargados. Nesse caso, a onda P bloqueada pode ser manifestação de bloqueio de ramo bilateral quando, em presença de bloqueio de ramo direito, por exemplo, a interrupção da condução pode indicar bloqueio simultâneo do ramo esquerdo, e vice-versa. O bloqueio atrioventricular do segundo grau do tipo II pode ocorrer no tronco do feixe de His, sem distúrbio da condução de ramo ou intraventricular, condição na qual os complexos QRS são estreitos.

Os sintomas estão relacionados à irregularidade do ritmo, quando o paciente relata palpitações causadas pelas pausas ou tonturas, quedas, síncopes ou pré-síncopes causadas pelo baixo fluxo cerebral nos momentos de maior bradicardia. A intensidade da sintomatologia depende do grau de redução da frequência cardíaca. Os sintomas mais graves de hipofluxo cerebral são os que se manifestam de maneira súbita, condição na qual o paciente está indefeso para se proteger de quedas.

Na avaliação funcional, o teste ergométrico pode agravar o grau de bloqueio devido ao aumento da frequência atrial; por outro lado, a compressão do seio carotídeo pode reduzir o grau de bloqueio, pela redução da frequência sinusal. O Holter de 24 horas, apesar de pouco sensível, é altamente específico, confirmando o diagnóstico quando o bloqueio é registrado. A administração de atropina e a estimulação vagal podem auxiliar no diagnóstico desse tipo de bloqueio. Em pacientes assintomáticos nos quais há dúvidas quanto ao local de lesão no sistema de condução, está indicado o estudo eletrofisiológico.

82.2.6 Tratamento

Clinicamente, essa modalidade de bloqueio tem prognóstico mais reservado, sendo precursor de bloqueio atrioventricular total (em mais de 50% dos casos), necessitando os pacientes, na maioria das vezes, de implante de marcapasso definitivo para prevenção de síncopes. Em pacientes que apresentam esse tipo de bloqueio com complexo QRS estreito, deve-se afastar a possibilidade de bloqueio nodal, que é mais bem tolerado e o prognóstico benigno.

82.3 Bloqueio atrioventricular do tipo 2:1

O bloqueio atrioventricular do tipo 2:1 é caracterizado pela relação de duas ondas P para cada complexo QRS e tem sua classificação não muito bem definida, podendo corresponder ao bloqueio de segundo grau tipo I ou II quando os complexos QRS são estreitos. Alguns autores o consideram uma entidade à parte, visto que não se manifesta com impulsos consecutivamente conduzidos, indicando um grau maior de distúrbio da condução atrioventricular.

A relação 2:1 pode ser encontrada tanto no bloqueio de segundo grau tipo I como no tipo II. Se durante o registro eletrocardiográfico observar-se periodicidade do tipo Wenckebach, com condução variável, como 3:2, 4:3 etc. e esporadicamente a relação do tipo 2:1 é detectada, o diagnóstico deve ser de bloqueio atrioventricular do segundo grau tipo I, com relação 2:1 (Wenckebach "extremo"). Outros fatores que favorecem essa afirmação são a existência de complexos QRS estreitos e seu aparecimento em períodos com tônus vagal aumentado. O bloqueio, quando esporádico, na ausência de tônus vagal aumentado e a presença de relação constante 2:1 por períodos prolongados favorecem o diagnóstico de bloqueio atrioventricular do segundo grau do tipo II. Nesse caso, o retardo deve estar ocorrendo no feixe de His, justificando os complexos QRS ainda estreitos. Por outro lado, quando os complexos QRS são largos, caracterizando distúrbio da condução intraventricular (bloqueio de ramo esquerdo ou direito), o registro de bloqueio atrioventricular 2:1 sinaliza retardo da condução infra-hissiana, sendo condição clínica de maior gravidade (Figura 82.7).

O diagnóstico diferencial do bloqueio 2:1, em tipo I ou II, ou sua localização sobre o sistema de condução (nódulo atrioventricular ou feixe de His) quando os complexos QRS são estreitos, pode ser feito pelo eletrocardiograma, com auxílio de manobras vagais ou de medicamentos, como a atropina (Figura 82.8). Quando o retardo ocorre no nódulo atrioventricular, a atropina tende a facilitar a condução sobre essa estrutura e diminuir ou fazer desaparecer o bloqueio. O atraso aumenta e o grau de bloqueio se intensifica após a estimulação vagal nos retardos nodais. O contrário é observado quando o retardo ocorre sobre o sistema His-Purkinje. A atropina facilita a condução pelo nódulo atrioventricular, e se houver redução ou desaparecimento do bloqueio esse fato indica que o bloqueio é de localização nodal. Quando o bloqueio está no feixe de His, a atropina piora a condução atrioventricular, aumentando o grau de bloqueio.

Quando há melhora da condução (diminuição do grau de bloqueio) durante estimulação vagal, o retardo deve ser infra-hissiano, pois nesse caso há diminuição da condução nodal concomitante à redução da frequência sinusal, permitindo que o sistema His-Purkinje recupere sua capacidade de condução.

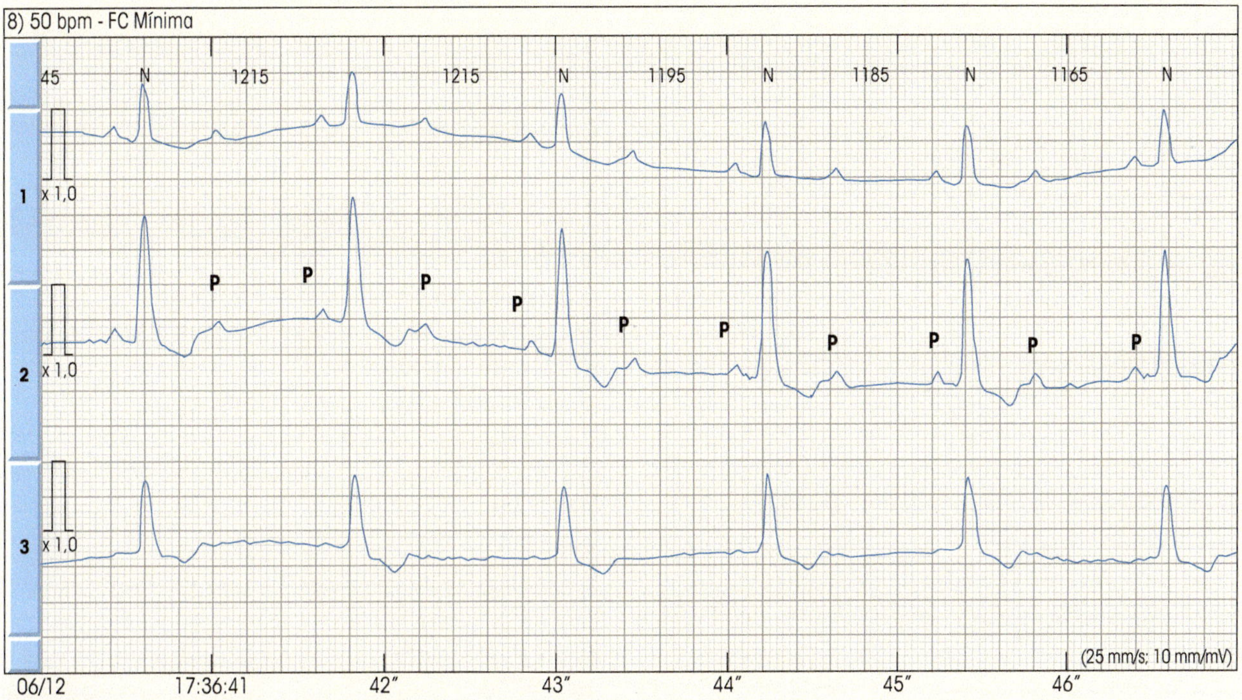

Figura 82.7 **Derivações eletrocardiográficas simultâneas de Holter de 24 horas. Bloqueio atrioventricular do segundo grau com relação atrioventricular 2:1.**

Observam-se duas ondas P para cada complexo QRS que se apresenta alargado, sugerindo lesão do sistema de condução infranodal (desde o feixe de His até as fibras de Purkinje periféricas). O intervalo PR é normal.

Fonte: Desenvolvido pela autoria.

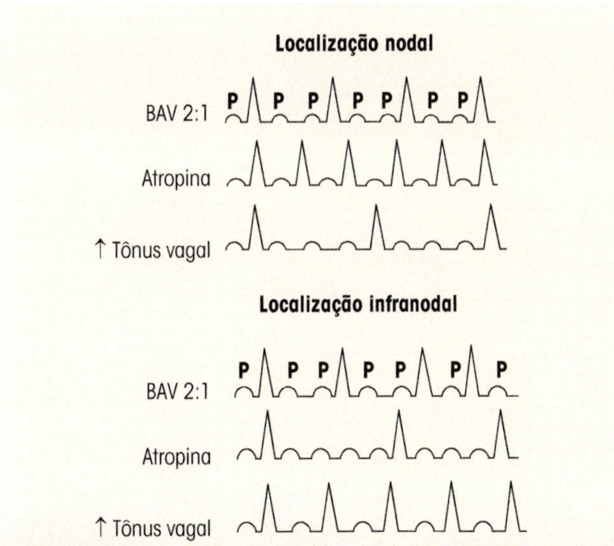

Figura 82.8 **Diagnóstico diferencial do bloqueio atrioventricular do tipo 2:1 no eletrocardiograma, utilizando-se atropina e manobra vagal (tônus vagal). Acima, quando o bloqueio é nodal e abaixo, infranodal.**

BAV: bloqueio atrioventricular.

Fonte: Desenvolvido pela autoria.

Deve-se ressaltar, entretanto, que tais efeitos podem não ser observados, dependendo do efeito balanceado daquelas manobras sobre a frequência sinusal e a condução nodal. Por exemplo, a atropina pode alterar pouco a condução nodal e acelerar muito a frequência sinusal e resultar em aumento no tempo de condução nodal e no grau de bloqueio sobre essa estrutura. Por outro lado, se a massagem vagal prolonga pouco a condução nodal, mas diminui acentuadamente a frequência sinusal, pode diminuir o grau de bloqueio atrioventricular do segundo grau tipo I.

82.4 Bloqueio atrioventricular de grau avançado

O bloqueio atrioventricular de grau avançado pode ser a progressão de um bloqueio de segundo grau tipo I ou II, particularmente se os complexos QRS são estreitos e largos, respectivamente. O retardo da condução pode ocorrer no nódulo atrioventricular, e, sendo assim, os complexos QRS são estreitos e a frequência do ritmo de escape é alta, mantendo-se o paciente hemodinamicamente estável. Quando sua localização é mais distal, no feixe de His ou abaixo deste, os complexos

QRS são alargados e a frequência de escape será menor, o que pode agravar o estado clínico do paciente; as causas são as mesmas que dos outros tipos de bloqueio.

Existe a forma paroxística idiopática do bloqueio atrioventricular de grau avançado. As características desse bloqueio são: instalação súbita; ausência de alterações do intervalo PR ou da frequência sinusal; níveis plasmáticos de adenosina abaixo dos valores normais; ausência de cardiopatia (Figura 82.9). Esses achados diferem claramente dos pacientes com bloqueios causados por doenças intrínsecas nodais (associados a cardiopatias) e secundários à hiperatividade vagal (redução da frequência atrial e prolongamentos do intervalo PR, geralmente na fase noturna).

Do ponto de vista fisiopatológico, o bloqueio de grau avançado idiopático é causado pela hipersensibilidade de receptores A1 da junção atrioventricular a mínimas liberações de adenosina circulante em algumas circunstâncias (dor, inflamação, isquemia etc.). Nesse caso, níveis persistentemente baixos de adenosina plasmática causariam aumento da população de receptores A1 purinérgicos (*upregulation*), tornando a junção atrioventricular sensível a pequenas elevações de adenosina endógena. Esse tipo de bloqueio pode causar síncope sem pródromos, cuja manifestação é similar à síncope por outras formas de bloqueio atrioventricular.

82.4.1 Eletrocardiograma

O bloqueio atrioventricular de grau avançado é diagnosticado quando uma onda P bloqueada aparece em uma relação maior que 2:1 (Figura 82.9). Assim, as relações 3:1, 4:1, 5:1 etc. pertencem a essa classe de distúrbio. Nesses casos, é frequente o aparecimento de batimentos de escape, originados na junção atrioventricular, no tronco do feixe de His ou nos ventrículos, dependendo da localização do bloqueio.

O bloqueio atrioventricular do tipo 2:1 pode progredir para bloqueio atrioventricular de grau avançado, sendo uma condição grave particularmente quando de localização hissiana; por outro lado, quando o QRS é estreito e o bloqueio surge por aumento de influência vagal sobre a junção atrioventricular, o bloqueio muito provavelmente é nodal (Figura 82.10).

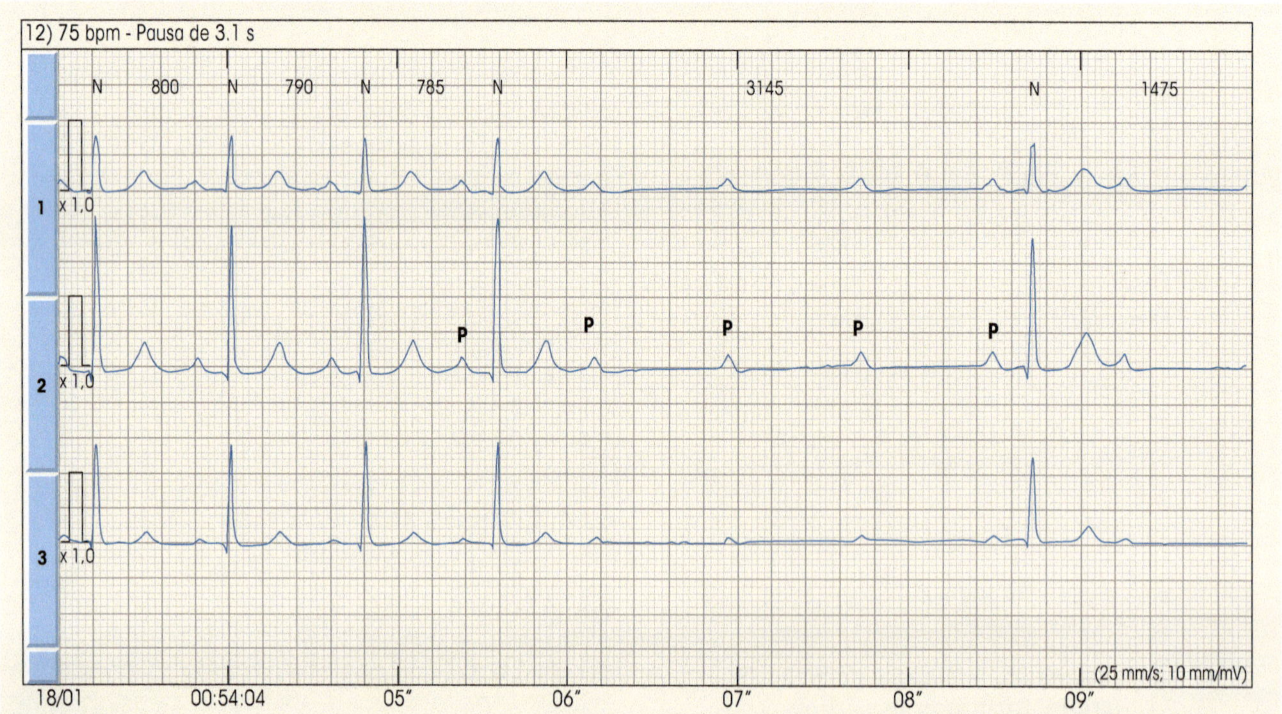

Figura 82.9 **Derivações eletrocardiográficas simultâneas de Holter de 24 horas. Bloqueio atrioventricular de grau avançado.**

Observam-se três ondas P não conduzidas. Devido à não variação da frequência sinusal nem do intervalo PR, é pouco provável o aumento do tônus vagal nesse registro, ficando a hipótese de bloqueio atrioventricular de grau avançado paroxístico idiopático aventada nesse caso.

Fonte: Desenvolvido pela autoria.

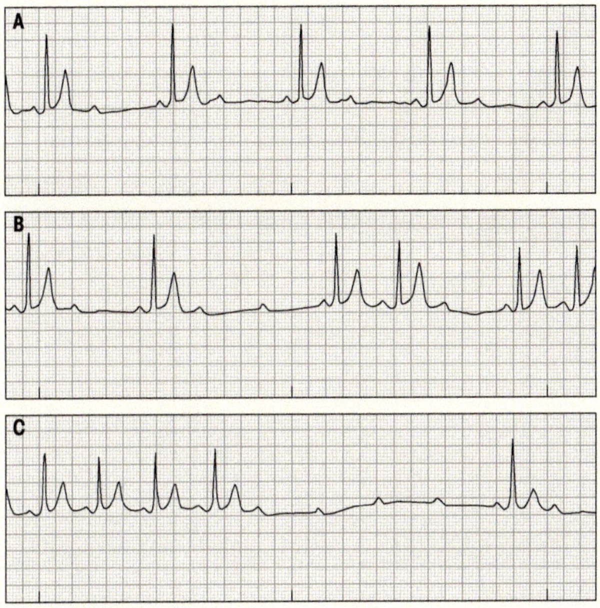

Figura 82.10 **Derivação de Holter de 24 horas obtida de um mesmo paciente em tempos diferentes (vigília em A e fase de sono nos traçados B e C), mostrando a progressão de bloqueio de segundo grau para bloqueio atrioventricular de grau avançado.**

Em A, a relação atrioventricular é do tipo 2:1; em B do tipo 3:1 e, em C, de grau avançado. Pelos horários do registro (não mostrados), acredita-se tratar de bloqueio no nódulo atrioventricular, visto que somente na fase de sono havia maior grau de bloqueio atrioventricular (observa-se no traçado C discreto prolongamento do intervalo PR e queda da frequência imediatamente antes do bloqueio).

Fonte: Desenvolvido pela autoria.

82.4.2 Tratamento

O bloqueio atrioventricular de grau avançado é um sinal de risco maior de bloqueio atrioventricular total, e, por essa razão, há necessidade de implante de marcapasso definitivo, dependendo da localização do bloqueio e do quadro clínico. Quando o bloqueio de grau avançado ocorre de forma transitória (uso de medicamentos que afetam o nódulo atrioventricular, fase aguda do infarto do miocárdio em parede inferior ou, mais raramente, durante tônus vagal aumentado), recomenda-se apenas a observação do paciente, atuando somente quando houver distúrbio hemodinâmico com sintomas. Entretanto, em pacientes internados mesmo nessas condições, o que determina a necessidade de marcapasso temporário é o quadro hemodinâmico do paciente. Quando os complexos QRS são alargados e a frequência cardíaca é lenta (40 bpm ou menos), há indicação de marcapasso definitivo, pois as chances de bloqueio infranodal e de bloqueio cardíaco total são elevadas. Em casos de complexos QRS estreitos há possibilidade de o bloqueio ser de localização nodal e o prognóstico é benigno. Quando detectado na fase de sono, é importante a investigação de apneia do sono como causa do bloqueio.

O bloqueio atrioventricular de grau avançado tem seu diagnóstico baseado na documentação do bloqueio seja pelo Holter, seja pelo monitor de eventos, externo ou implantado. A infusão de adenosina (injeção de 12 a 18 mg de adenosina) pode ajudar no diagnóstico com a reprodução do bloqueio; entretanto, embora a sensibilidade seja elevada, a especificidade é baixa, pois já foi demonstrada uma baixa correlação entre esse teste e a documentação de síncope por meio de sistemas de monitorização cardíaca.

Vale ressaltar que o implante de marcapasso previne a bradicardia e a síncope no bloqueio idiopático, diferentemente do bloqueio de origem vagal, cuja bradicardia, apesar de prevenida, não protege quanto à síncope se houver associadamente um componente vasoplégico que causa vasodilatação e hipotensão arterial no paciente acometido.

82.5 Bloqueio atrioventricular total

O bloqueio atrioventricular total ou de terceiro grau é a manifestação máxima da ausência de condução dos impulsos atriais em direção aos ventrículos. Caracteriza-se pela interrupção total da passagem do estímulo elétrico e pelo aparecimento de um ritmo de suplência, cuja frequência dependerá da localização do nível do bloqueio. Este pode se situar em qualquer região do sistema de condução, desde o nódulo atrioventricular até as estruturas mais distais dos ramos do feixe de His, bilateralmente. No bloqueio cardíaco total, a atividade atrial e a ventricular são independentes.

A sintomatologia dependerá da frequência do ritmo de escape no momento da instalação do bloqueio. Frequências normais seguidas de quedas abruptas podem causar grave redução do fluxo sanguíneo cerebral, acompanhada de síncopes com lesões corporais. Quando a instalação do bloqueio é gradual, isso pode fazer que a manifestação dos sintomas seja menos intensa devido à adaptação da circulação sistêmica. Condições de bradicardias persistentes podem causar insuficiência cardíaca não só pela frequência cardíaca mais lenta, mas também pela perda da sincronia atrioventricular.

82.5.1 Eletrocardiograma

O ritmo sinusal é regular ou com discretas irregularidades, podendo ainda ser de fibrilação ou de *flutter* atrial, com complexos QRS estreitos (ritmo de escape juncional) ou alargados (ritmo de escape infranodal). Na primeira situação, a frequência cardíaca pode variar entre 40 e 60 bpm. Quando os complexos QRS são largos, a frequência cardíaca costuma ser menor que 40 bpm. Existe uma hierarquia quanto à localização do marcapasso subsidiário e a frequência cardíaca, ou seja, quanto mais baixa a origem menor a frequência.

A frequência atrial é sempre maior que a dos complexos QRS, situação que caracteriza o bloqueio cardíaco. Além disso, não há nenhuma relação entre as ondas P e os complexos QRS, ou seja, o coração apresenta dois marcapassos independentes (Figura 82.11).

Em casos mais graves, o ritmo de escape pode ser instável (variando entre a junção atrioventricular e o ventrículo), manifestando-se com complexos QRS de morfologias distintas (Figura 82.12).

82.5.2 Tratamento

O tratamento do bloqueio atrioventricular total dependerá da frequência e da estabilidade do ritmo de escape, bem como da situação clínica em que o bloqueio ocorreu. Se a frequência de escape é superior a 40 ou 50 batimentos por minuto, com o paciente assintomático, recomenda-se apenas a observação periódica. Essa condição é pouco comum, já que os bloqueios adquiridos geralmente são muito pouco tolerados, ao contrário do bloqueio atrioventricular total congênito. Se surgirem sintomas de baixo fluxo cerebral ou de deterioração da função ventricular, torna-se necessário o implante de marcapasso definitivo. A indicação é indiscutível quando a frequência de escape é baixa e o paciente, sintomático. Em cardiopatias adquiridas que evoluem com bloqueio atrioventricular total, recomenda-se o implante de marcapasso definitivo, independentemente da presença de sintomas.

O bloqueio atrioventricular total na fase aguda do infarto do miocárdio da parede anterior é acompanhado de mau prognóstico, pois, nesses

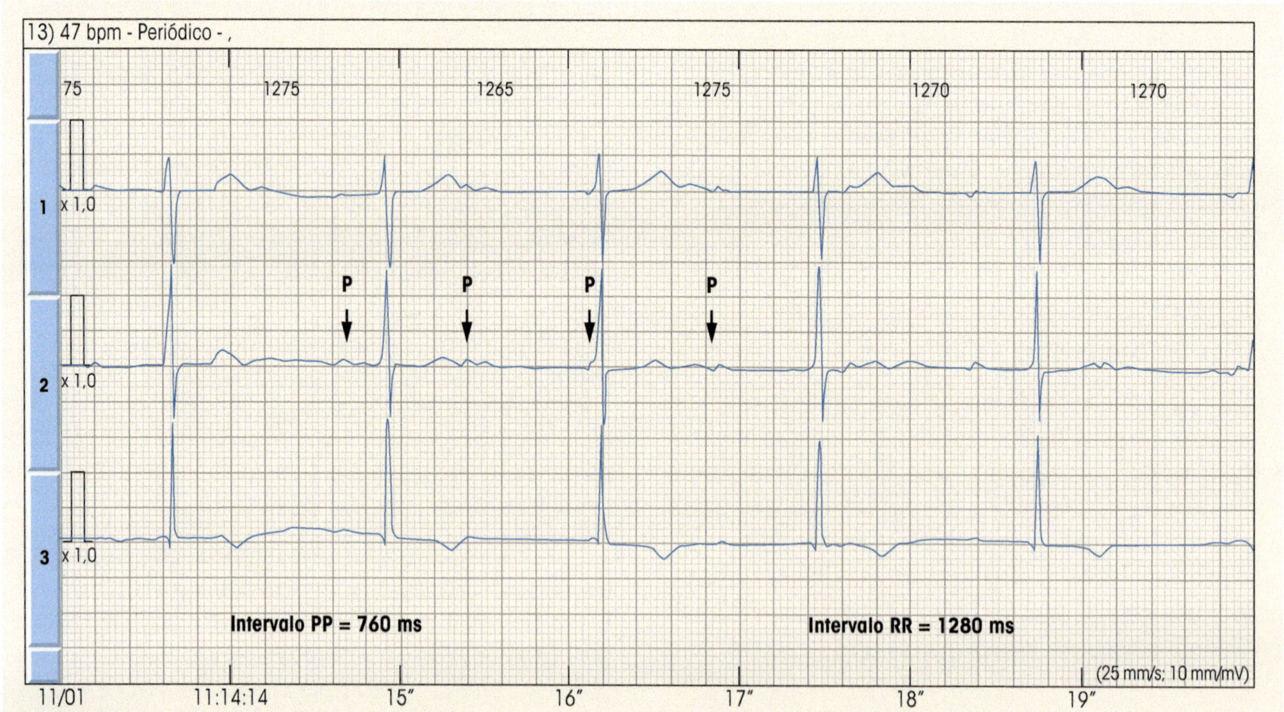

Figura 82.11 Derivações eletrocardiográficas simultâneas obtidas de Holter de 24 horas; bloqueio atrioventricular total. Observa-se que a frequência atrial é maior que a ventricular e não há relação alguma entre as ondas P e os complexos QRS.

Fonte: Desenvolvido pela autoria.

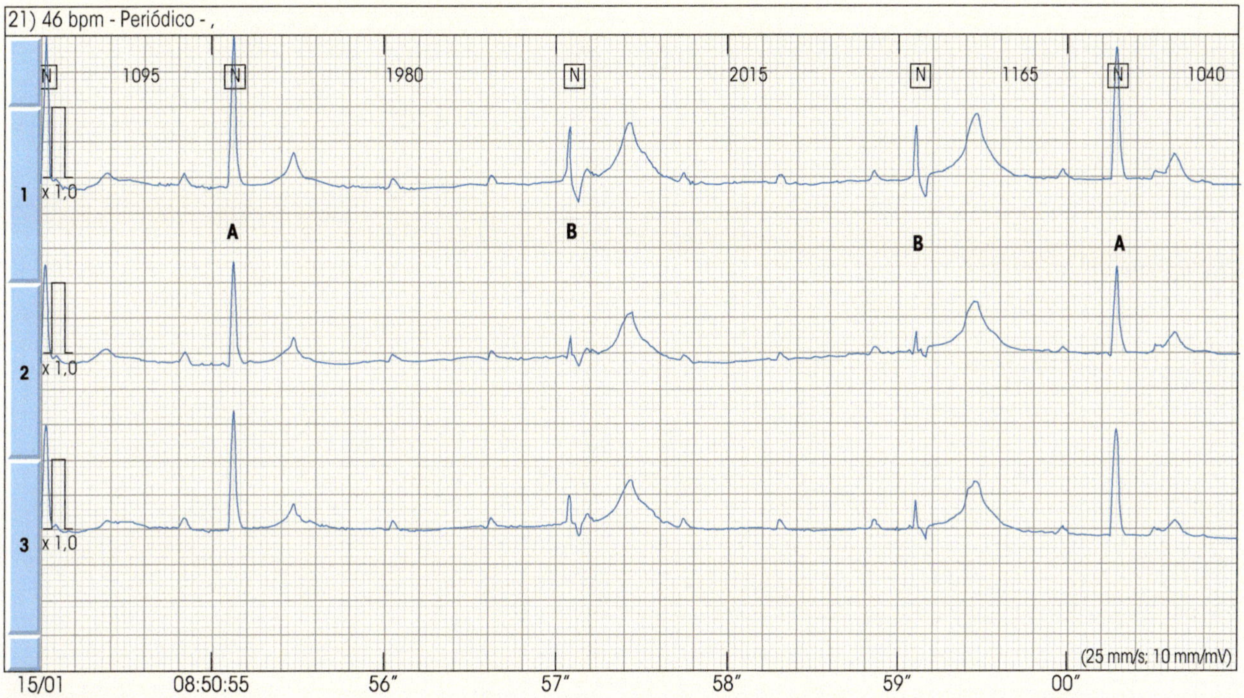

Figura 82.12 **Derivações eletrocardiográficas obtidas de registro de Holter de 24 horas de um paciente de 77 anos. Bloqueio AV total com ritmo de escape com complexos QRS de morfologias distintas (A, escape juncional com complexo QRS estreito; B escape ventricular, com complexo QRS mais alargado), indicando instabilidade do ritmo que comanda os ventrículos.**

Fonte: Desenvolvido pela autoria.

casos, grande quantidade de músculo cardíaco foi comprometida. Muitas vezes, esse distúrbio é irreversível e o implante de marcapasso definitivo é obrigatório, não aumentando, entretanto, o tempo de sobrevida. A morte, na grande maioria das vezes, surge por falência de bomba ou por fibrilação ventricular.

Variações da morfologia dos complexos QRS podem indicar instabilidade do ritmo que está comandando os ventrículos, com maior risco para frequências muito lentas, sendo, portanto, indicativo da necessidade de implante urgente de marcapasso definitivo.

Frequências cardíacas lentas podem favorecer o surgimento de ectopias ventriculares e taquicardia ventricular não sustentada ou sustentada, que, em corações doentes, são presságios de morte súbita, particularmente quando há prolongamento do intervalo QT pela própria bradicardia ou pela ação de fármacos que o paciente já vinha tomando (Figura 82.13). O implante de marcapasso está indicado, com o objetivo de restaurar uma frequência cardíaca fisiológica, com ritmo regular, para abolir as ectopias ventriculares.

Quando se opta pela indução de bloqueio atrioventricular total por meio de radiofrequência para restauração de função ventricular em casos de taquicardiomiopatia, causados por fibrilação atrial com resposta persistentemente elevada, recomenda-se o implante de marcapasso antes da ablação e sua programação é sempre feita com frequências ventriculares ao redor de 90 a 100 bpm com o objetivo de evitar o surgimento de taquiarritmias ventriculares rápidas. Essa, no princípio da aplicação dessa técnica, era a principal causa de morte súbita; muitas vezes o coração, acostumado a frequências cardíacas rápidas, quando subitamente exposto a frequências cardíacas mais lentas após o bloqueio, tornava-se eletricamente instável.

DICAS DO EDITOR

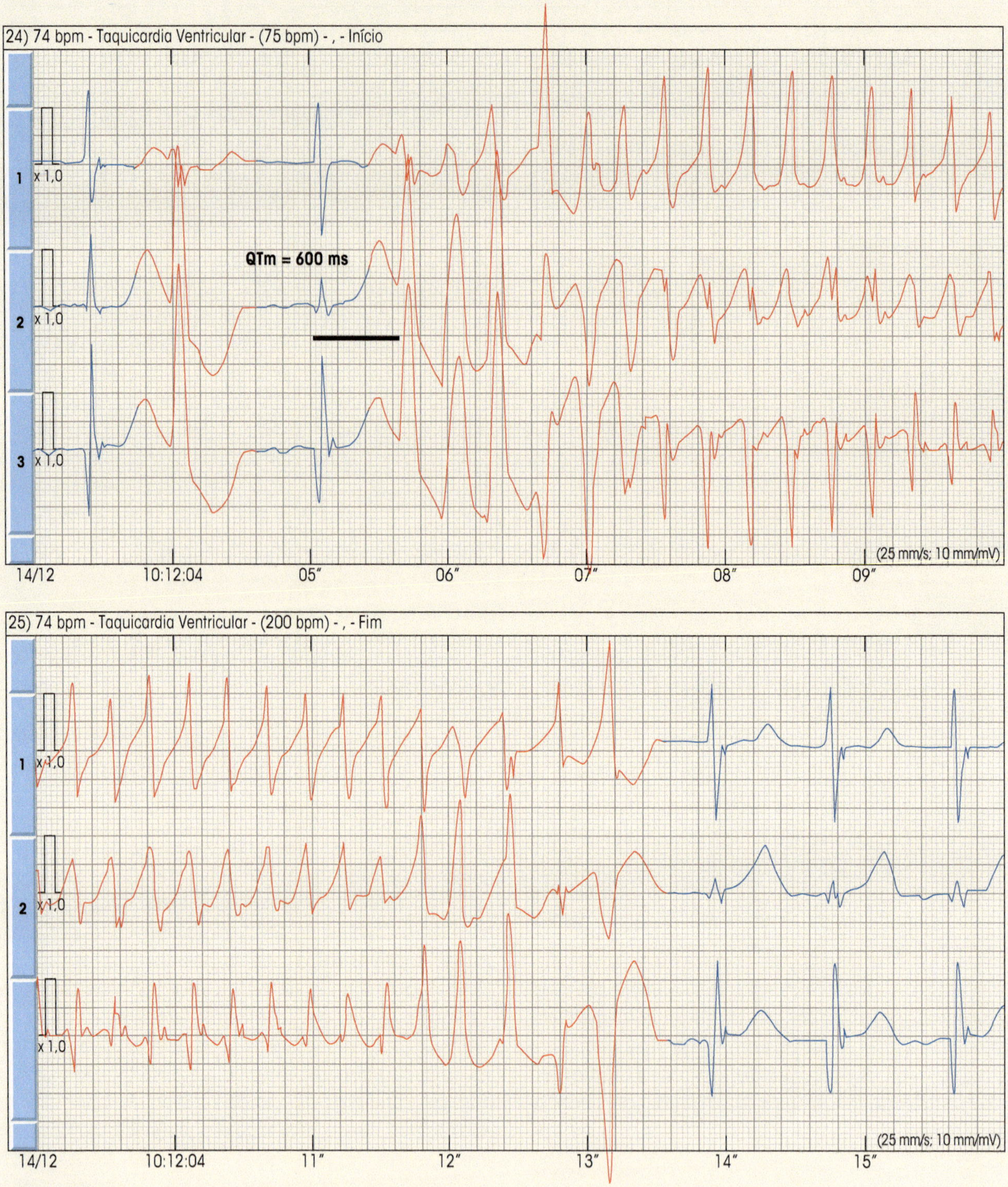

Figura 82.13 **Derivações eletrocardiográficas obtidas de gravação de Holter de 24 horas (traçados contínuos).**

Paciente de 85 anos com fibrilação atrial com resposta ventricular lenta que evoluiu com ectopias ventriculares polimórficas frequentes, além de taquicardia ventricular do tipo *torsades de pointes*. No traçado superior observa-se o prolongamento do intervalo QT medido (600 ms), que acontece após a pausa da extrassístole ventricular do ciclo precedente, logo seguido de *torsades de pointes*, que se interrompe subitamente no traçado inferior.

Fonte: Desenvolvido pela autoria.

Referências bibliográficas

1. Brignole M, Deharo JC, Guieu R. Syncope and idiopathic (paroxysmal) AV block. In: Raviele E, Natale, eds. Clinical and electophysiologic management of syncope. Philadelphia: Elsevier; 2015. p.440-7.
2. Diretrizes Brasileiras de Dispositivos Cardíacos Eletrônicos Implantáveis do Departamento de Estimulação Cardíaca Artificial (DECA) da Sociedade Brasileira de Cirurgia Cardiovascular (SBCCV) 2015. Disponível em: http://www.deca.org.br/Medica/arquivos/SuplementoRelampa.pdf.
3. Garcia MAB, Talajic M. Atrioventricular conduction disorders. In: Garcia MAB, Khairy P, Macle L, Nattel S, eds. Electrophysiology for clinicians. Minneapolis: Cardiotext; 2011. p.47-64.
4. Issa ZF, Miller JM, Zipoes DP. Atrioventricular conduction abnormalities. In: Clinical arrhythmology and electrophysiology: a companion to Braunwald's heart disease. Philadelphia: Elsevier; 2019. p.255-85.
5. Kastor JA. Atrioventricular block. In: Arrhythmias. Philadelphia: WB Saunders Company; 2000. p.509-65.
6. Kusumoto FM, Schoenfeld MH, Barrett C, Edgerton JR, Ellenbogen KA, Gold MR, et al. 2018 ACC/AHA/HRS Guideline on the Evaluation and Management of Patients with Bradycardia and Cardiac Conduction Delay. Circulation. 2018 Nov 6:CIR0000000000000628. DOI: 10.1161/CIR.0000000000000628. [Epub ahead of print]
7. Kwok CS, Rashid M, Beynon R, Barker D, Patwala A, Morley-Davies A, et al. Prolonged PR interval, first-degree heart block and adverse cardiovascular outcomes: a systematic review and meta-analysis. Heart. 2016;102:672-80.
8. Moreira DAR. Bloqueios atrioventriculares. In: Arritmias cardíacas: clínica, diagnóstico e terapêutica. São Paulo: Artes Médicas; 1995. p.345-65.
9. Nikolaidou T, Ghosh JM, Clark AL. Outcomes related to first-degree atrioventricular block and therapeutic implications in patients with heart Failure. JACC Clin Electrophysiol. 2016 Apr;2(2):181-92.
10. Olshansky B, Chung MK, Pogwizd S, Goldslager N. Arrhythmia essentials. Sudbury MA; Jones @ BartletLearrning; 2012. p.1-75.
11. Prystowsky EM, Klein GJ. Bradycardia, pauses and causes. In: Cardiac arrhythmias: an integrated approach for the clinician. New York: McGraw-Hill Inc; 1994. p.211-23.
12. Quin EM, Wharton JM, Gold MR. Bradyarrhythmias. In: Yan GX, Kowey PR, eds. Management of cardiac arrhythmias. New York: Human Press; 2011. p.305-22.

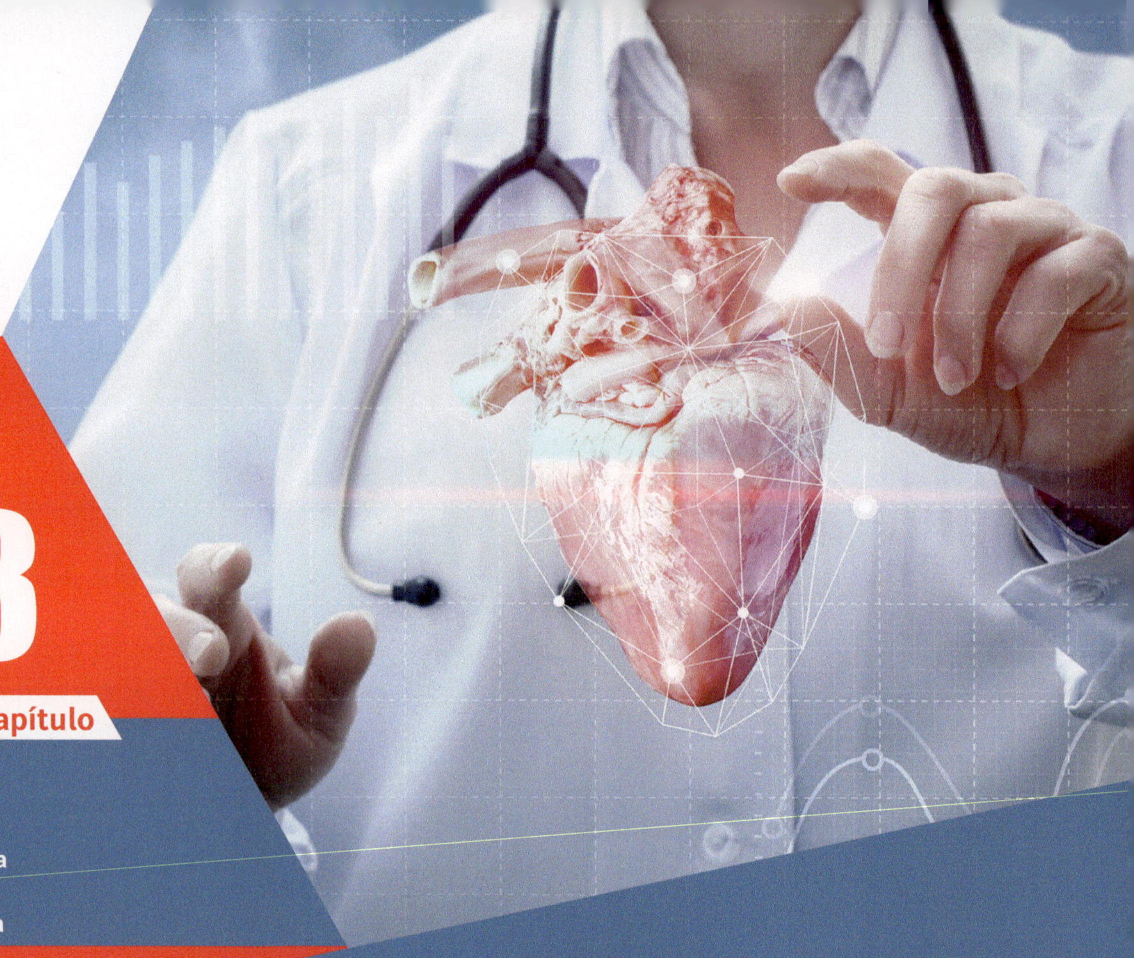

83

Destaques do Capítulo

- Taquicardiomiopatia
- Fibrilação atrial
- Flutter atrial
- Cardioversão elétrica
- Manobra vagal
- Manobra de Valsalva

Taquicardias supraventriculares

Virginia Braga Cerutti Pinto

As taquicardias supraventriculares têm sua origem em estruturas acima do tronco do sistema His Purkinje, com ou sem participação de conexões atrioventriculares anormais (feixe acessório ou dupla via nodal), para o início e a manutenção da taquicardia.

Os dados epidemiológicos sobre as taquicardias supraventriculares são escassos, o que torna difícil calcular qual o impacto real que elas têm na saúde pública. Entretanto, os dados disponíveis indicam que as taquicardias supraventriculares são uma das principais causas de procura por atendimento médico de emergência, mas raramente são causa de internação hospitalar.

As taquicardias supraventriculares podem ocorrer em indivíduos sem cardiopatia, nos quais a principal consequência é a taquicardiomiopatia. Síncope e morte súbita são raras em indivíduos com taquicardias supraventriculares, mas podem ocorrer em indivíduos portadores de cardiopatia estrutural. A fibrilação atrial e o *flutter* atrial são os tipos de taquicardias supraventriculares com maior impacto na saúde pública. Ocorrem com maior frequência em indivíduos idosos e com outras morbidades ou cardiopatias associadas, prolongam o tempo de internação hospitalar e têm risco aumentado para tromboembolismo sistêmico, sendo o acidente vascular cerebral o de maior impacto.

83.1 Avaliação inicial de um indivíduo com suspeita de taquicardia supraventricular

A avaliação inicial apropriada inclui história, exame físico e o registro do eletrocardiograma de 12 derivações.

Os sintomas mais comuns relacionados às arritmias supraventriculares são palpitações, dor precordial, fadiga, dispneia, ansiedade, tontura e sensação de pulsação no pescoço.

No exame físico, além da taquicardia, pode-se evidenciar o sinal do *sapo*, que é a pulsação do pescoço causada pela hiperatividade das veias jugulares ingurgitadas, devido à contração atrial contra as valvas atrioventriculares fechadas.

O primeiro passo no atendimento do paciente consiste no reconhecimento eletrocardiográfico e na avaliação da repercussão hemodinâmica da taquicardia. No adulto o eletrocardiograma apresenta frequência cardíaca superior a 100 bpm e QRS estreito (duração inferior a 0,12 segundo). Entretanto, algumas taquicardias supraventriculares podem se apresentar com QRS alargado (superior a 0,12 segundo), e o diagnóstico diferencial com taquicardia ventricular é essencial. A escolha do melhor tratamento inicial envolve a avaliação da repercussão hemodinâmica da taquicardia e a determinação de seu mecanismo.

83.1.1 Avaliação da repercussão hemodinâmica da taquicardia

Os sinais que sugerem instabilidade hemodinâmica são: hipotensão arterial, dor precordial de origem isquêmica, estado mental agudamente alterado, congestão pulmonar, hipoxemia e choque cardiogênico.

Diante de uma taquicardia de QRS estreito, deve-se excluir a taquicardia sinusal, que costuma ser secundária a alguma situação de estresse e geralmente tem frequências cardíacas inferiores a 150 bpm. Excluída a taquicardia sinusal e confirmada a instabilidade hemodinâmica, deve-se tratar a taquicardias supraventriculares com cardioversão elétrica (Figura 83.1).

Para a realização da cardioversão elétrica, deve-se promover: a monitorização cardíaca, a instalação cateter de oxigênio e a obtenção de acesso venoso periférico. Deve-se ter disponível equipamento de intubação e de aspiração, bolsa-valva-máscara para ventilação e desfibrilador à beira do leito.

Sempre que possível, deve-se realizar o registro de eletrocardiograma de 12 derivações, desde que o tratamento emergencial não seja retardado.

Quando necessária, a sedação pode ser feita com:

- Propofol 0,5-1,0 mg/kg endovenoso em bolo e, se necessário, repetir 0,5 mg/kg a cada 3-5 minutos até o máximo de 200 mg;
- Fentanil 0,5-1 mcg/kg via endovenosa em bolo, a cada 2 minutos;
- Etomidato 0,1-0,15 mg/kg endovenoso em bolo de 30-60 segundos; repetido a cada 3-5 minutos;
- Midazolam 0,02-0,03 mg/kg em bolo podendo ser repetido a cada 2-5 minutos.

Na cardioversão elétrica no modo sincrônico: se a taquicardias supraventriculares apresenta intervalo RR regular, o choque deve ser de 50-100 J; se a taquicardias supraventriculares apresenta intervalo RR irregular, o choque deve ser de 120-200 J bifásico ou 200 J monofásico.

83.1.2 Análise do eletrocardiograma

O registro do eletrocardiograma de 12 derivações é muito importante para a confirmação e o diagnóstico diferencial das taquicardias supraventriculares. Mesmo em indivíduos com instabilidade hemodinâmica, desde que não comprometa o tratamento emergencial, sempre que possível, deve ser feito o registro das 12 derivações do eletrocardiograma ou, pelo menos, da derivação D2. Sua análise posterior é importante ferramenta no diagnóstico diferencial das taquicardias. O registro do modo como termina a arritmia e alguns eventos de curta duração na condução atrioventricular, ou na frequência da arritmia durante a manobra vagal ou a infusão de medicamentos por via endovenosa, podem evidenciar o mecanismo da taquicardia.

Os pontos eletrocardiográficos a serem analisados durante qualquer arritmia são:

- Identificação da onda P.
- Medida da frequência da onda P.
- Identificação do QRS.
- Medida da duração do QRS.
- Medida da frequência do QRS.
- Análise da relação entre as ondas P e os QRS (relação atrioventricular).
- Medida da distância entre o início do QRS e o início da onda P (intervalo RP).
- Medida da distância entre o início da onda P e o início do QRS (intervalo PR).
- Presença de infra ou de supradesnivelamento do segmento ST, bem como de alternância do QRS (variação batimento a batimento maior que 1 mm na amplitude da onda R durante a taquicardia estável).

83.1.3 Quando o eletrocardiograma da taquicardia não define o mecanismo

Em alguns indivíduos hemodinamicamente estáveis, o diagnóstico da arritmia não é definido pelo eletrocardiograma de 12 derivações. Algumas manobras à beira do leito (como manobras vagais) ou medicamentos por via endovenosa (como a adenosina) podem auxiliar o diagnóstico, através do bloqueio do nó atrioventricular e da identificação de como ele participa do circuito da arritmia (Figura 83.1).

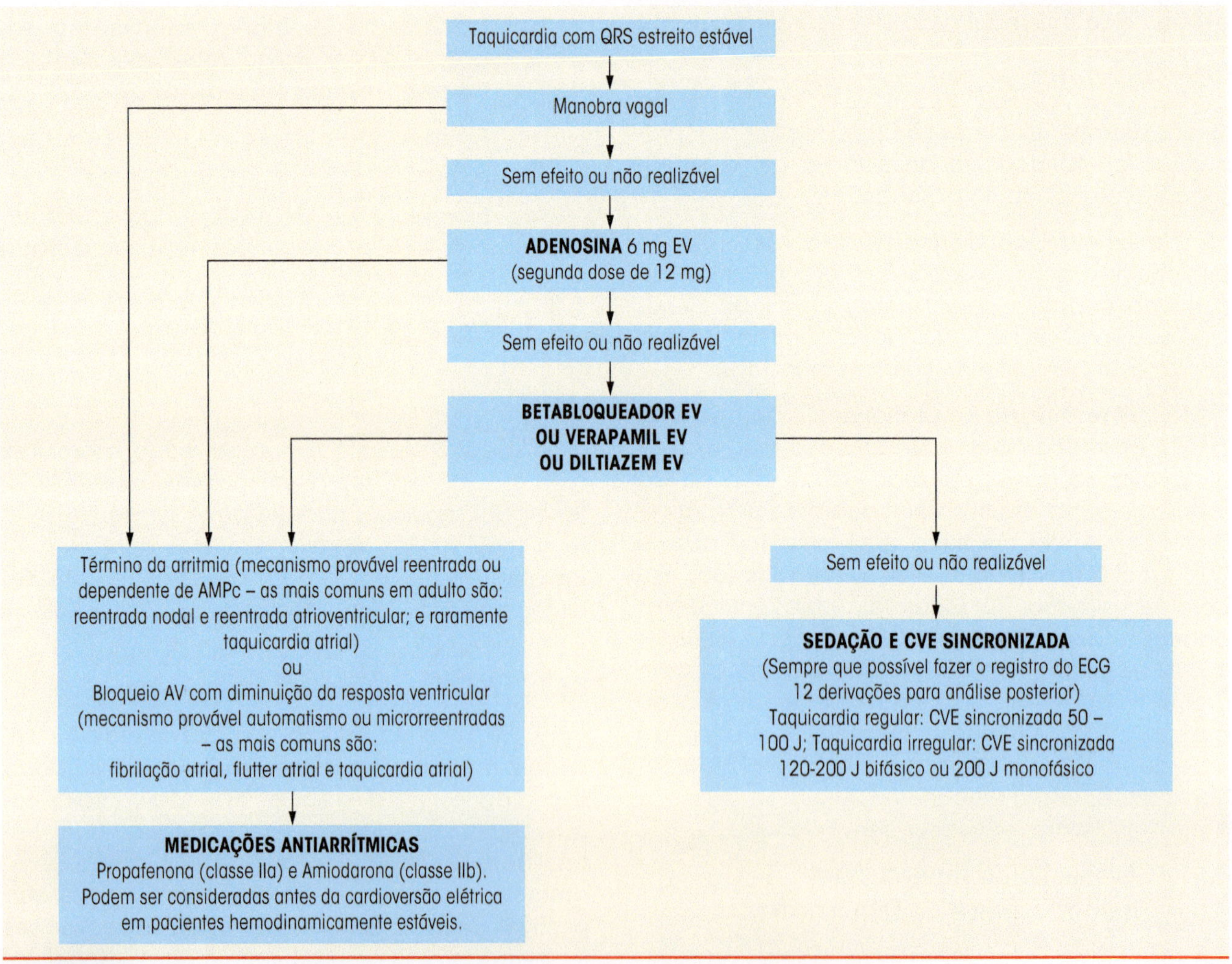

Figura 83.1 **Abordagem inicial para diagnóstico das taquicardias supraventriculares.**

CVE: cardioversão elétrica; ECG: eletrocardiograma; AV: atrioventricular; EV: endovenoso; AMPc: monofosfato de adenosina cíclico.

Fonte: Desenvolvido pela autoria.

83.1.3.1 Manobras vagais

São manobras que têm como objetivo a estimulação transitória da inervação parassimpática do coração (feita através do nervo vago) e a liberação de acetilcolina. No coração, essas alterações levam a dois efeitos principais: primeiro diminui a frequência de disparo do nó sinusal, e segundo diminui a excitabilidade das fibras da junção atrioventricular, diminuindo a velocidade de transmissão do impulso cardíaco até os ventrículos. Sendo assim, as manobras vagais podem interromper as taquicardias supraventriculares por reentrada e diminuir a resposta ventricular ou a frequência de disparo das taquicardias automáticas (Figura 83.2).

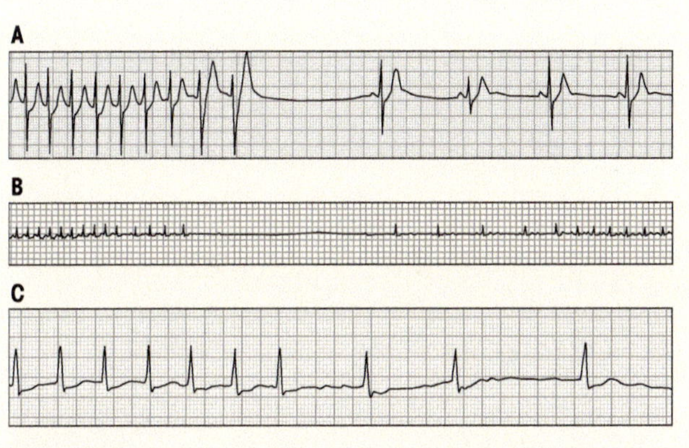

Figura 83.2 **A: manobra vagal interrompendo taquicardia por reentrada nodal; o nó atrioventricular participa do circuito de reentrada e, ao ser bloqueado, interrompe a arritmia. B: adenosina interrompendo temporariamente taquicardia atrial. Observa-se pausa sinusal e retorno da taquicardia atrial. C: manobra vagal durante episódio de *flutter* atrial. Ocorre bloqueio do nó atrioventricular ,permitindo a visibilização das ondas F.**

Fonte: Desenvolvido pela autoria.

A *manobra de Valsalva* é um tipo de manobra vagal que consiste em uma expiração forçada de cerca de 5 a 10 segundos, após uma inspiração profunda, com a glote fechada. Promove aumento da pressão intratorácica, diminuição do retorno venoso, aumento da pressão arterial e estimulação dos barorreceptores carotídeos, cuja resposta será o aumento transitório da atividade parassimpática.

A *manobra de Valsalva modificada* é uma modificação na postura do paciente durante a realização da manobra de Valsalva. O paciente deve permanecer semirreclinado durante a realização da manobra de Valsalva por 15 segundos e, imediatamente ao fim da tensão, deve ser deitado e ter as pernas elevadas a 45 graus por um membro da equipe de atendimento. Essa técnica aumenta o sucesso da manobra, evitando a necessidade de administração de adenosina.

A *massagem do seio carotídeo* é outro tipo de manobra vagal, que deve ser feita com o indivíduo em decúbito dorsal, palpando-se a área do seio carotídeo, situada cerca dois dedos abaixo do ângulo da mandíbula. Solicita-se que o paciente incline levemente a cabeça para o lado que está sendo comprimido. Deve ser feito por cerca de 5-10 segundos, com registro simultâneo do eletrocardiograma. Há risco de eventos embólicos em indivíduos muito idosos e com doença aterosclerótica carotídea, podendo ser evitado com ausculta cautelosa antes do procedimento. Pode ser realizada nos dois lados de modo alternado, mas nunca simultaneamente.

Existem outras formas de estimulação vagal: compressão do globo ocular, hoje não mais recomendada devido ao risco de complicações oftalmológicas; estímulo de náusea ou de vômito; colocação de compressas de água gelada na face e deglutição de água gelada.

83.1.3.2 Adenosina

A adenosina, por via endovenosa, é rapidamente metabolizada pelas células periféricas e tem efeitos de curta duração. Diminui a frequência sinusal e a velocidade de condução do nó atrioventricular e aumenta a refratariedade do nó atrioventricular. Assistolia transitória é comum, dura menos de 5 segundos e é, de fato, o objetivo terapêutico (Figura 83.2B). A maioria dos pacientes tem uma sensação de plenitude torácica e dispneia quando doses terapêuticas de adenosina são administradas,, e o relato destes pode servir de guia para se ter certeza de que a medicação chegou ao coração e de que a não interrupção da arritmia não foi por falha da administração da medicação.

Efeito indesejável. A adenosina baixa o limiar de refratariedade dos átrios, e, talvez por isso, cerca de 12 a 25% dos pacientes que recebem adenosina desenvolvem fibrilação atrial transitória. Apesar disso, a medicação continua sendo a primeira escolha nas taquicardias supraventriculares, e só haverá problema se ocorrer fibrilação atrial em indivíduos com taquicardias por reentrada atrioventricular por via acessória, com condução anterógrada pelo feixe acessório. A fibrilação atrial pré-excitada deverá ser prontamente tratada com sedação e cardioversão elétrica.

Dose e administração. Administra-se 6 mg, por via endovenosa de forma rápida (1-3 segundos), em bolo, seguida de administração de 20 mL de soro fisiológico e, quando possível, elevação do membro do acesso venoso. Uma segunda dose de 12 mg, se necessário, pode ser administrada após 2 minutos. Em pacientes em uso de dipiridamol, após transplante cardíaco e com acesso venoso central, sugere-se metade da dose inicial (3 mg).

Possível causa de falha no efeito da adenosina. acesso venoso inadequado ou administração lenta da substância.

Contraindicação. asma brônquica.

Recomenda-se o registro de um D2 longo durante a realização da manobra vagal ou da infusão de adenosina, pois seus efeitos são transitórios e podem não ser identificados no monitor cardíaco. De acordo com a resposta obtida com as manobras vagais ou com a adenosina, pode-se suspeitar do tipo e do mecanismo da arritmia. Os tipos de resposta obtidos são (Figura 83.2):

- Interrupção da arritmia (Figura 83.2A): o mecanismo é a reentrada e sugere taquicardia por reentrada nodal ou taquicardia por reentrada atrioventricular utilizando feixe acessório e em ambas com participação do nó atrioventricular. Raramente poderá interromper taquicardias atriais sensíveis à adenosina.
- Bloqueio do nó atrioventricular: ocorrerá diminuição da frequência ventricular e visibilização da atividade elétrica atrial como ondas F ou f ou ondas P ectópicas, sugerindo os diagnósticos de *flutter* atrial (Figura 83.3), fibrilação atrial e taquicardia atrial, respectivamente. Neste caso o nó atrioventricular não é parte do substrato da arritmia; ele apenas conduz aos ventrículos parte dos eventos que ocorrem no território supraventricular.
- Lentificação sem interrupção da arritmia: o possível mecanismo é o automatismo, comum nas taquicardias atriais e em algumas taquicardias juncionais (Figura 83.2B).
- Nenhuma mudança: deve-se suspeitar de não efeito da manobra vagal ou da adenosina, que poderá ser repetida observando-se a metodologia correta de infusão ou até mesmo associar a manobra vagal à infusão de adenosina.

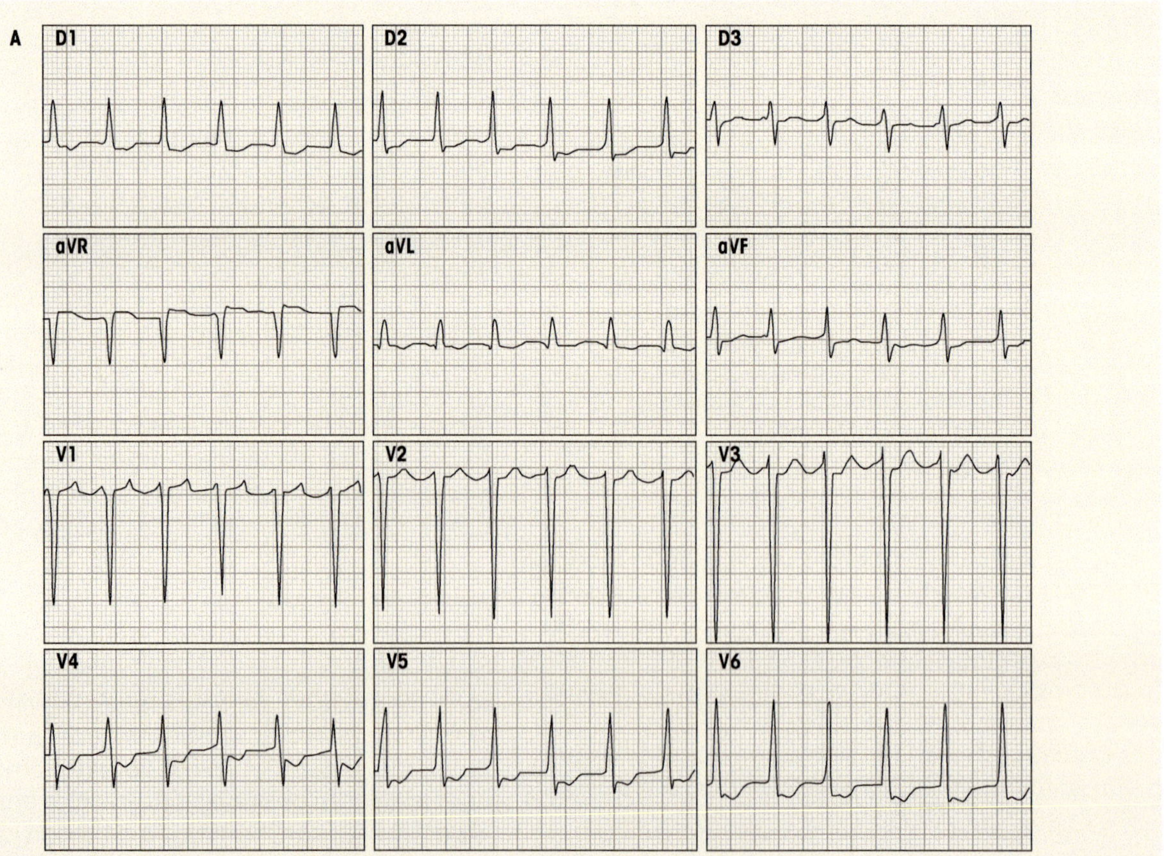

Figura 83.3 **A: *flutter* atrial de alta resposta ventricular. B: registro do efeito da manobra vagal. Observam-se ondas F entre os QRS.**

(continua)

(continuação)

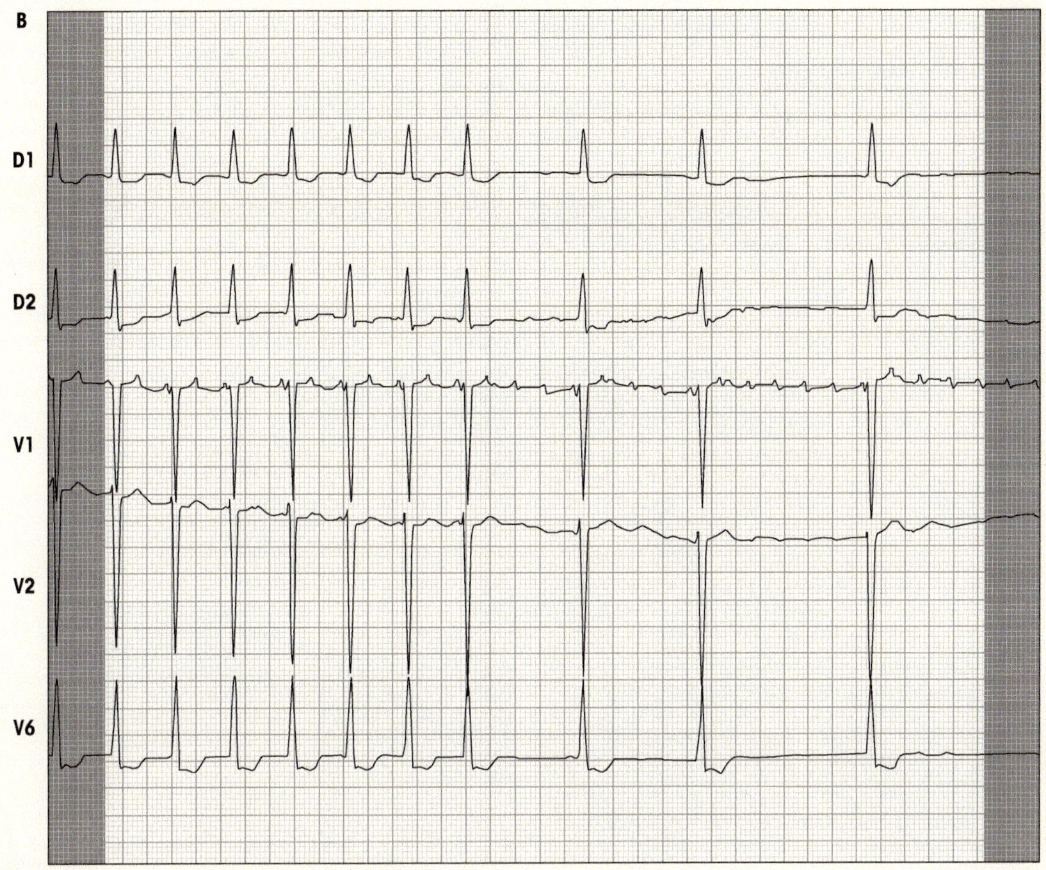

Figura 83.3 A: ***flutter*** **atrial de alta resposta ventricular. B: registro do efeito da manobra vagal. Observam-se ondas F entre os QRS.**

Fonte: Desenvolvido pela autoria.

Se após essas medidas o mecanismo continuar desconhecido e o paciente continuar hemodinamicamente estável, pode ser considerada a infusão de betabloqueador, de diltiazem ou de verapamil por via endovenosa. A cardioversão elétrica sincronizada deve ser indicada a qualquer momento, se houver instabilidade hemodinâmica, ou se manobras vagais ou infusão endovenosa de alguma das medicações não interromperem a arritmia (Figura 83.1).

Uma vez estabelecido o diagnóstico e controlada a arritmia, o mais importante é avaliar o risco de morte súbita, de tromboembolismo arterial e identificar a presença de cardiopatia estrutural. Deve-se realizar um novo eletrocardiograma para avaliar a presença de pré-excitação ventricular, e decidir se o paciente deverá ficar internado ou receber alta hospitalar com medicação que previna recorrência da arritmia e evite possíveis complicações embólicas ou arrítmicas até que tenha um acompanhamento ambulatorial.

83.1.4 Estratificação de risco e tratamento na alta da sala de emergência

A definição do tipo ou do mecanismo das taquicardias supraventriculares (Figuras 83.4 e 83.5) é importante para a escolha da medicação e do tratamento definitivo (Figura 83.6).

Os pacientes podem ser classificados de acordo com o risco de morte súbita ou de tromboembolismo sistêmico. A Tabela 83.1 resume os principais tipos de taquicardias supraventriculares e seus substratos para arritmia. As Tabelas 83.2 e 83.3 sumarizam os medicamentos utilizados para o tratamento emergencial e de manutenção na alta da sala de emergência.

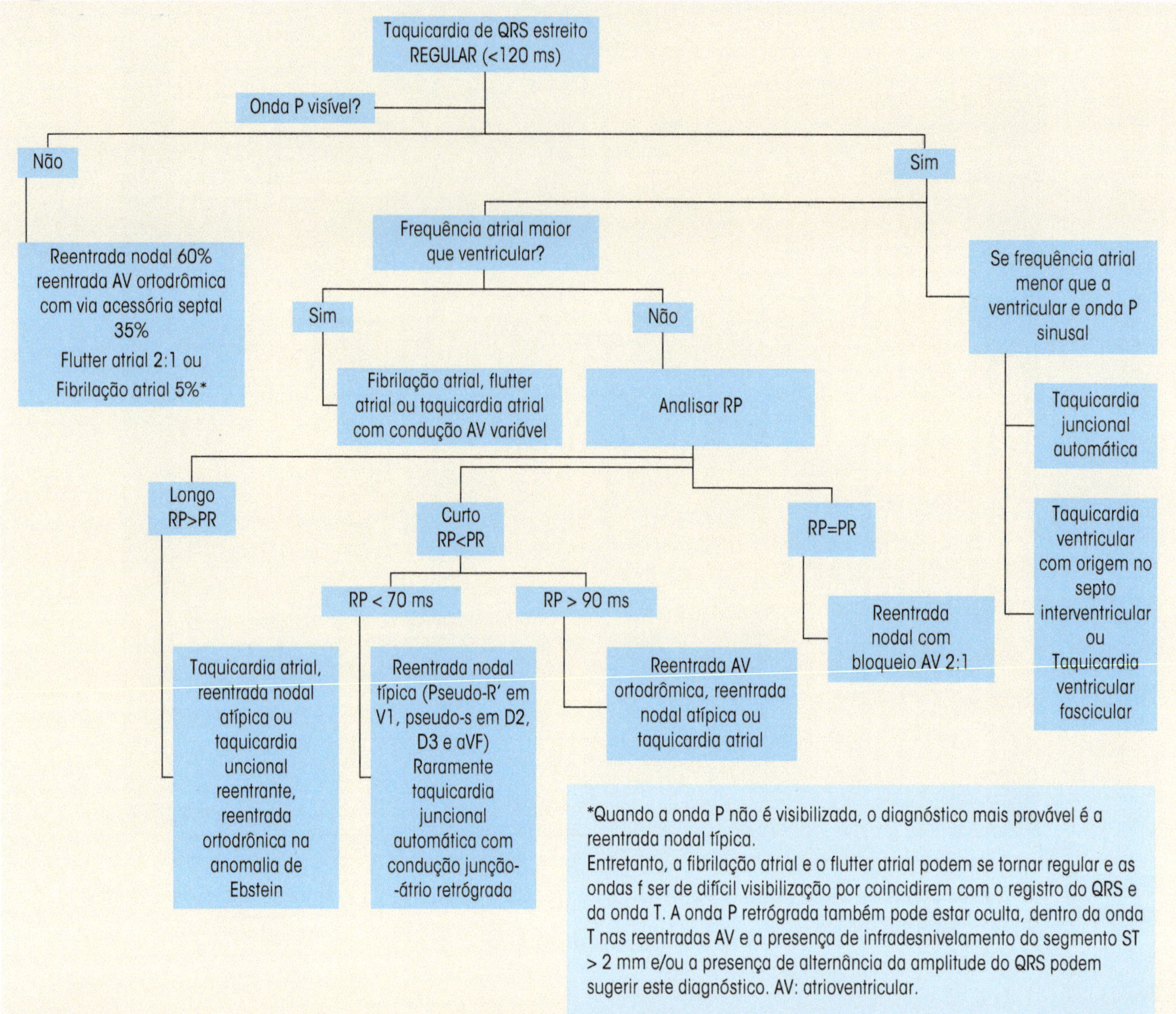

Figura 83.4 **Diagnóstico diferencial das taquicardias supraventriculares.**

Fonte: Desenvolvido pela autoria.

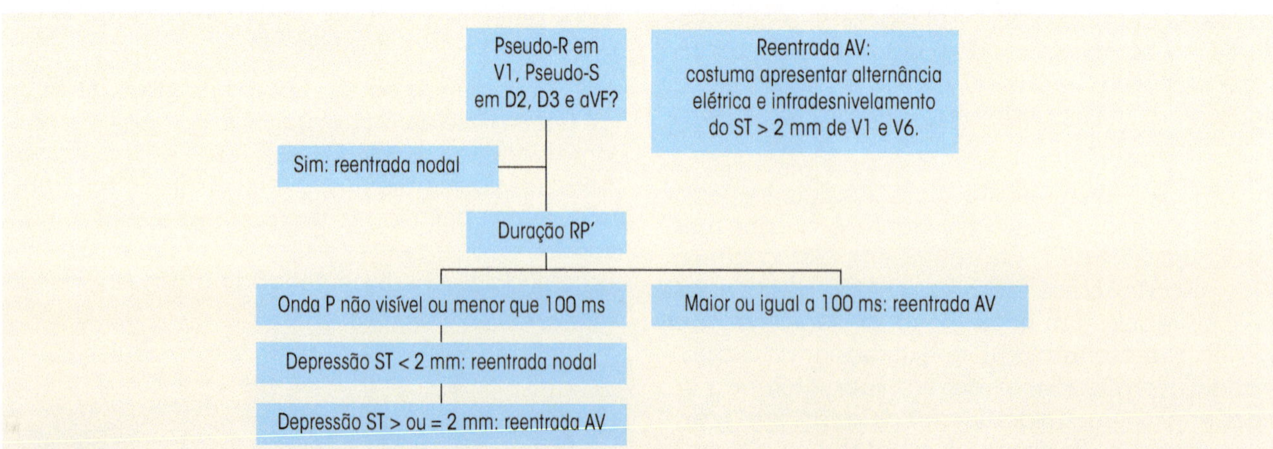

Figura 83.5 **Diagnóstico diferencial de taquicardia por reentrada nodal e taquicardia por reentrada atrioventricular ortodrômica, quando a onda P não é visibilizada.**

Fonte: Desenvolvido pela autoria.

TVS revertida com manobra vagal ou adenosina e mecanismo persistente desconhecido

Pré-excitação ventricular no ECG após reversão da TSV?

Tem cardiopatia estrutural?

Não tem pré-excitação
(TRN, TRAV ortodrômica, taquicardia atrial, taquicardia juncional)

Baixo risco de morte súbita e de eventos embólicos alta hospitalar?

Prescrever
- Betabloqueador ou diltiazem ou verapamil
- VO primeira escolha
- Propafenona VO segunda opção
- Amiodarona VO terceira opção

Propor estudo eletrofisiológico para diagnóstico e tratamento definitivo e manter medicação até a realização do exame.
Orientação de como realizar manobras vagais e interromper a arritmia assim que ela iniciar.

Tem pré-excitação (travortodrômica)

Pode haver risco de morte súbita que pode ser estratificado ambulatorialmente

Alta hospitalar com encaminhamento para ablação (classe I) com medicação adequada até estudo eletrofisiológico e ablação.

Primeira opçaõ: propafenona VO associação a doses baixas de betabloqueador.

Amiodarona VO é reservada para indivíduos com cardiopatia estrutural

Figura 83.6 **Escolha do tratamento na alta da sala de emergência quando o mecanismo da taquicardia supraventricular permanece desconhecido.**

AV: atrioventricular; RP: distância da onda R até a onda P. TSV: taquicardia supraventricular; VO: via oral; TRN: taquicardia por reentrada nodal; TRAV: taquicardia por reentrada atrioventricular.

Fonte: Adaptado de Am. J. Cardiol. 2003;91(9):1084-9.

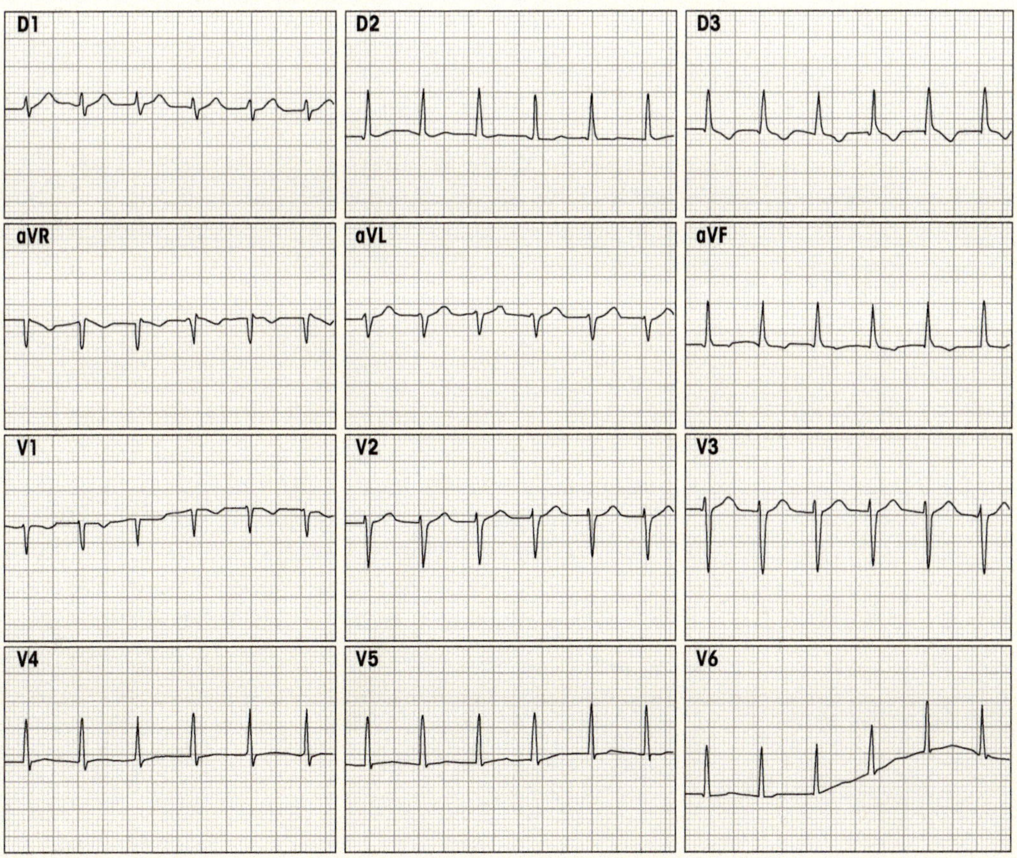

Figura 83.7 **Taquicardia por reentrada nodal. Observa-se onda P retrógrada inscrita no final do QRS da derivação D2. RP' < P'R com RP' < 100 ms. Estudo eletrofisiológico confirmou dupla via nodal submetida à ablação com sucesso.**

(continua)

(*continuação*)

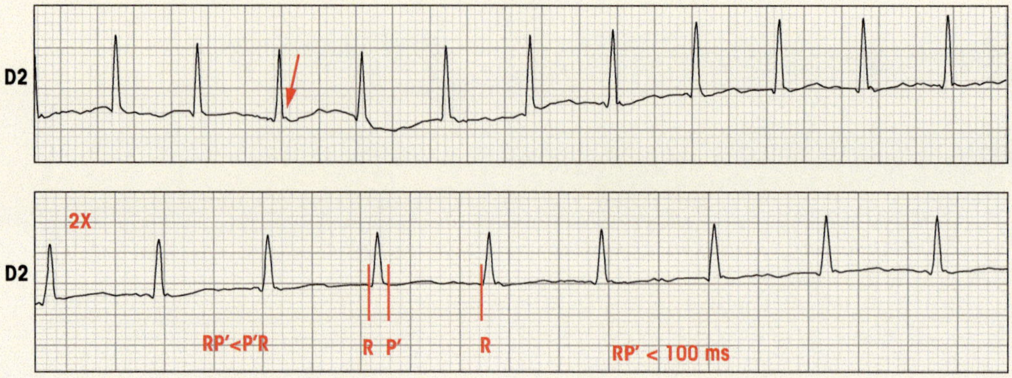

Figura 83.7 Taquicardia por reentrada nodal. Observa-se onda P retrógrada inscrita no final do QRS da derivação D2. RP' < P'R com RP' < 100 ms. Estudo eletrofisiológico confirmou dupla via nodal submetida à ablação com sucesso.

Fonte: Desenvolvido pela autoria.

Tabela 83.1 Principais taquicardias supraventriculares e suas características.

Arritmia nomenclatura	Mecanismo	ONDA P/relação AV	iRR	QRS	Participação do NAV	Relação entre PR e RP
Taquicardia sinusal LOCAL: nó sinusal	A ou R	Onda P sinusal (positiva em D1, D2, e V6, negativa em aVR, SAP de 0 a +90 graus).	Regular	< 120 ms	Espectador	PR < RP
TRN típica	R SA: DVN	Onda P pode não ser visibilizada ou registrada no final do complexo QRS ou como pseudo-ondas (r' em V1 ou s em D2, D3, aVF).	Regular	< 120 ms	Participa	RP < PR, RP < 70 ms
TRN atípica	R SA: DVN	Onda P negativa em D2, D3 e aVF e de V4 a V6.	Regular	< 120 ms	Participa	RP > PR
Trav ortodrômica	R SA: FA com condução VA durante a arritmia	Ondas P de difícil visibilização ou dentro da onda T Relação AV 1:1.	Regular	< 120 ms	Participa	RP < PR, RP > 70 ms.
Trav antidrômica	R SA: FA com condução AV durante a arritmia	Ondas P podem ser de difícil visibilização, podem estar inscritas dentro da onda T. Relação AV obrigatoriamente 1:1.	Regular	> 120ms	Participa	RP < PR
Taquicardia atrial	A/Ativ. deflagrada/ raramente R	**Onda P NÃO SINUSAL** (mesma morfologia antes dos QRS às vezes inscritas dentro das ondas T).	Regular ou irregular	< 120 ms	Espectador	PR < RP
Taquicardia atrial multifocal	Ativ. deflagrada	**Ondas P NÃO SINUSAIS** (três ou mais morfologias diferentes). Intervalo PP é irregular.	Irregular	< 120 ms	Espectador	PR < RP
Taquicardia juncional não paroxística Sítio JAV	A/Ativ. deflagrada.	As ondas P podem ser sinusais, dissociadas dos QRS (intervalos PR variáveis) e com frequência de P menor que a frequência de QRS, ou ondas P negativas na parede inferior imediatamente antes, dentro ou após o QRS com intervalo RP curto.	Regular	< 120 ms	Participa	NA (DAV)

(*continua*)

(*continuação*)

Tabela 83.1 Principais taquicardias supraventriculares e suas características.

Arritmia nomenclatura	Mecanismo	ONDA P/relação AV	iRR	QRS	Participação do NAV	Relação entre PR e RP
Taquicardia juncional reentrante (permanent form of junctional reciprocating tachycardia – PJRT)	R SA: FAOCD	Onda P negativa em D2, D3 e aVF e de V4 a V6. Adenosina pode interromper, mas é recidivante.	Regular	< 120 ms	Participa	RP > PR
Fibrilação atrial	Múltiplas microR intra-atriais	Onda P ausente – atividade elétrica atrial desorganizada Presença de ondas *f* – um serrilhado fino e desorganizado na linha de base entre os QRS.	Irregular ou regular	< 120 ms	Espectador	NA
***Flutter* atrial**	MacroR intra-atrial	Onda P ausente. Presença de ondas F – um serrilhado grosso e organizado na linha de base entre os QRS.	Irregular ou regular	< 120 ms	Espectador	NA
Fibrilação atrial pré--excitada	Múltiplas microR intra-atriais SA: FA com condução AV	Onda P ausente – atividade elétrica atrial desorganizada.	Irregular, podendo se tornar regular	> 120ms e com onda delta.	Não participa FA conduz para ventrículos.	NA

iRR: intervalo entre duas ondas R; NAV: nó atrioventricular; RP: distância da onda R até a onda P; PR: distância da onda P até a onda R; A: automatismo; R: reentrada; Ativ. deflagrada: atividade deflagrada; SA: substrato anatômico; DVN: dupla via nodal; FAOCD: feixe acessório oculto com condução decremental; NA: não se aplica; DAV: dissociação atrioventricular; AV: atrioventricular; VA: ventrículo atrial; FA: feixe acessório; JAV: junção atrioventricular.

Fonte: Desenvolvido pela autoria.

Tabela 83.2 Medicamentos para uso endovenoso no tratamento das taquicardias supraventriculares na sala de emergência.

Medicamento	Dose
Adenosina	Adultos: ■ Primeira dose: 6 mg em bolo sem diluir em 1-2 s. Segunda dose: após 2 min 12 mg em bolo sem diluir em 1-2 s. Crianças: ■ Primeira dose: 0,1 mg/kg (máximo 6 mg). Segunda dose 0,2 mg/kg (máximo de 12 mg). Gestante: mesma dose de adultos. ■ A dose ser reduzida à metade nos pacientes que usam continuamente carbamazepina ou dipiridamol, em transplantados cardíacos e quando administrado por acesso venoso central.
Comentários	Os efeitos colaterais mais comuns são BAV transitório, pausa sinusal, rubor facial, dor torácica, hipotensão e dispneia. FA,TV e broncoespasmo (raros). Tem efeito de curta duração.
Tartarato de metoprolol	Bolo: 2,5 a 5,0 mg EV em 2 min. Após 10 min pode ser repetida a dose 2,5 a 5,0 mg EV bolo por até três doses (até o total de 15 mg).
Propranolol	Bolo: 0,5 mg a 1 mg em 1 minuto. Segunda dose: 0,5 mg a 1 mg em 1 minuto após 2-3 minutos do bolo, repetir por até três doses com intervalo de 2 minutos. Dose máxima: 1 mg por minuto.
Labetalol	Bolo: 10 mg em 1-2 minutos, Segunda dose: 10 mg em 1-2 minutos a cada 10 minutos. Dose máxima de 150 mg. Infusão contínua de 2 a 8 mg/minuto – alternativa após o bolo inicial.

(*continua*)

(*continuação*)

Tabela 83.2 Medicamentos para uso endovenoso no tratamento das taquicardias supraventriculares na sala de emergência.

Medicamento	Dose	
Esmolol	Bolo: 0,5 mg/kg (500 mcg/kg) em 1 minuto. Segunda dose: 0,5 mg/kg em 1 minuto após 5 minutos se ausência de efeito. Manutenção: titular a infusão até 0,3 mg/kg/minuto (50-300 mcg/kg/min).	
Atenolol	Bolo: 5 mg EV em 5 minutos. Segunda dose: 5 mg EV em 5 minutos após 10 minutos.	
Comentários	Hipotensão; piora da IC; broncoespasmo; bradicardia; BAV. Entre os betabloqueadores o esmolol tem meia-vida curta (rapidamente metabolizado por esterases das hemácias) – efeitos colaterais de curta duração: hipotensão, descompensação de IC, broncoespasmo, bradicardia, BAV e pausas sinusais.	
Diltiazem	15 a 20 mg (0,25 mg/kg) EV bolo em 2 min; após 15 minutos pode repetir 20 a 25 mg (0,35 mg/kg), bolo em 2 min.	
Verapamil	2,5-5,0 mg (0.075-0,15-mg/kg) EV bolo em 2 min; após 15 min pode repetir 5,0-10 mg em 2 min. Dose total máxima de 20 mg. Alternativa 5 mg em 2 min a cada 15 min até o máximo total de 30 mg.	
Comentários	Hipotensão arterial, piora da IC, congestão pulmonar, bradicardia, BAV. Contraindicado no WPW com FA/*flutter* atrial, disfunção ventricular grave e hipotensos ou com risco de choque cardiogênico. Contraindicado em crianças menores de 1 ano ou menores de 15 kg pelo risco de dissociação eletromecânica que ocorre devido à imaturidade dos canais de cálcio da criança.	
Amiodarona	Ataque: 150 mg EV em 10 minutos para reversão de TSV ou TV. Manutenção: infusão de 1 mg/min (360 mg) nas próximas 6 horas; seguida de 0,5 mg/min (540 mg) em 18h. Controle de resposta da FA crônica: dose de 300 mg em 1 hora seguido de 10-50 mg/h durante 24horas.	Hipotensão, bradicardia, flebite, prolongamento do QT, *torsades de pointes* (raro), alargamento do INR, alteração da condução AV, disfunção pulmonar e hepática. Idosos têm maior risco de hipotensão com infusões endovenosas muito rápidas. A velocidade de infusão pode ser mais lenta nos indivíduos com hipotensão arterial ou instabilização hemodinâmica.
Procainamida	Uso EV: a dose de ataque é de 20 mg por minuto, diluído em SG 5%, até ocorrer uma das seguintes alterações: supressão da arritmia, hipotensão, alargamento do QRS > 50%, ou administração da dose total de 17 mg/kg.	Comentários: inotropismo negativo e vasodilatação periférica com hipotensão arterial em pacientes com disfunção ventricular, aumento da toxicidade quando associado a outros antiarrítmicos. Reduzir a dose máxima para 12 mg/kg na disfunção cardíaca, hepática e renal.
Propafenona	Uso endovenoso: 1 a 2 mg/kg em 10 minutos, diluído em SG 5% apenas. Dose via oral: a dose inicial diária recomendada é de 450 a 600 mg dividida entre 2 ou 3 doses por dia para pacientes com peso corporal de aproximadamente 70 kg. A dose deve ser diminuída para indivíduos com peso mais baixo e poderá ser titulada através da monitorização eletrocardiográfica e da pressão arterial.	Contraindicação: disfunção do VE, hipertrofia miocárdica maior que 14 mm, doença do sistema de condução como a DNS, o BAV, distúrbios de condução intraventricular, especialmente bloqueio de ramo esquerdo com QRS muito alargado em indivíduos sem marcapasso.
Digoxina	Ataque: 0,25-0,5 mg (0,004 a 0,006 mg/kg) EV em 5 minutos. Segunda e terceira doses: 0,002 a 0,003 mg/kg EV em 5 minutos. Pode ser repetida até o máximo de 1,5 mg em 24h. No Brasil não existe a apresentação para uso EV.	Desconforto gastrointestinal, tontura, turvação visual, cefaleia e *rash* cutâneo. Níveis acima de 2 ng/mL têm efeito pró-arrítmico especialmente se associado a hipocalemia (taquicardia atrial, taquicardia juncional, BAV de graus variados, TV em especial a TV bidirecional).
Cedilanide deslanosídeo	Deslanosídeo (cedilanide). Glicosídeo cardíaco disponível no Brasil para uso EV em ampolas de 0,2 mg/mL contendo 2 mL. Não há uma dose padrão estabelecida, podendo ser utilizado de meia a uma ampola EV lento, titulando-se as doses subsequentes conforme a resposta.	Deve ter dose reduzida na presença de insuficiência renal. Não deve ser usado em associação com outras medicações que prolongam o intervalo QT. Contraindicado na presença de pré-excitação ventricular (via acessórias), taquicardia ventricular e miocardiopatia hipertrófica com obstrução da via de saída do VE. Pode aumentar o risco de fibrilação ventricular após cardioversão elétrica. Tratamento da intoxicação: bradicardia: atropina, marcapasso provisório e reposição de potássio e magnésio. Tratamento classe I para as arritmias graves: anticorpo antidigoxina (Digibind).

BAV: bloqueio atrioventricular; EV: endovenoso; FA: fibrilação atrial; VE: ventrículo esquerdo; IC: insuficiência cardíaca; DNS: disfunção do nó sinusal; TV: taquicardia ventricular; TSV: taquicardia supraventricular; WPW: síndrome de Wolf-Parkinson-White; SG: soro glicosado.

Fonte: Desenvolvido pela autoria.

Tabela 83.3 **Medicamentos de manutenção após o tratamento das taquicardias supraventriculares: alta da emergência.**

Medicamentos	Dose	Comentários
Diltiazem	120-360 mg/dia VO dividido 2-3 doses (doses variam nas formulações de liberação lenta).	Efeitos indesejados: bradicardia sinusal, bloqueios AV e hipotensão arterial. Usar com cautela combinado a betabloqueadores. Reduzir doses na presença de disfunção renal e hepática. Contraindicado se houver congestão pulmonar ou FEVE < 40%.
Verapamil	120-360 mg/dia VO dividido 2-3 doses (doses variam nas formulações de liberação lenta).	
Metoprolol tartarato Metoprolol succinato	25-100 mg VO 12/12h. 25-100 mg VO uma vez ao dia.	Efeitos indesejados: bradicardia sinusal, bloqueios AV, hipotensão e broncoespasmo. Broncoespasmo: preferir beta-1 seletivos evitar carvedilol. Contraindicado se IC aguda descompensada e em broncoespasmo grave. Metoprolol e carvedilol são preferidos em pacientes com disfunção do VE.
Propranolol	80-240 mg/dia VO ÷ 3 doses.	
Atenolol	25-50 mg VO 12/12h.	
Carvedilol	3,125-50 mg VO 12/12h	
Nebivolol	2,5-10 mg/dia VO ÷ 1-2 doses.	
Bisoprolol	0,15-20mg/dia VO ÷ 1-2 doses.	
Propafenona	300 mg VO 12/12h;ou 150 mg VO 8/8h;ou 300 mg VO 8/8h.	Contraindicação: disfunção do VE, hipertrofia miocárdica maior que 14 mm, doença do sistema de condução como a DNS, o bloqueio AV, distúrbios de condução intraventricular, especialmente bloqueio de ramo esquerdo com QRS muito alargado em indivíduos sem marcapasso.
Amiodarona	200-800 mg/dia VO nas primeiras semanas. Dose de manutenção 100-200 mg/dia.	Efeitos indesejados: hipotensão, bradicardia, náusea, prolongamento do QT. Toxicidade pulmonar que pode ocorrer em qualquer momento do tratamento. Toxicidade tireoidiana a qualquer momento do tratamento, mais comum hipotireoidismo e menos comum hipertireoidismo. Depósitos na córnea e retina. Toxicidade hepática.
Sotalol	40-160 mg VO 12/12h.	Efeitos indesejados: prolonga intervalo QT, insuficiência cardíaca e asma, bradicardia e bloqueio AV variados. Cautela na insuficiência renal, associado a diuréticos. *Torsades de pointes* é o efeito colateral mais temido e ocorre com maior frequência se houver hipocalemia, hipomagnesemia e prolongamento do intervalo QT com aumento da dispersão do intervalo QT.
Digoxina	0,125 mg a 0,375 mg/dia VO.	Desconforto gastrointestinal, tontura, turvação visual, cefaleia e *rash*. Níveis acima de 2 ng/mL têm efeito pró-arrítmico especialmente se associado à hipocalemia (taquicardia atrial, taquicardia juncional, bloqueios AV de graus variados, taquicardia, ventricular em especial a taquicardia ventricular bidirecional). Deve ter dose reduzida na presença de insuficiência renal. Não deve ser usado em associação com outras medicações que prolongam o intervalo QT. Contraindicado na presença de pré-excitação ventricular (via acessórias) taquicardia ventricular e miocardiopatia hipertrófica com obstrução da via de saída do VE.

VE: ventrículo esquerdo; AV: atrioventricular; IC: insuficiência cardíaca; FEVE: fração de ejeção do ventrículo esquerdo; DNS: disfunção do nó sinusal; VO: via oral.

Fonte: Desenvolvido pela autoria.

83.1.5 Grupo de baixo risco de morte súbita ou de tromboembolismo sistêmico

Esse grupo compreende os indivíduos que tiveram taquicardia supraventricular revertida com manobra vagal, adenosina, betabloqueador, diltiazem ou verapamil endovenoso; não possuem cardiopatia estrutural, e o eletrocardiograma de repouso é normal. As principais taquicardias desse grupo são a taquicardia por reentrada nodal (Figuras 83.3 e 83.7) e a taquicardia por reentrada atrioventricular (Figuras 83.4, 83.8 e 83.9). Algumas taquicardias atriais ou juncionais podem ser revertidas com adenosina. Os indivíduos desse grupo, após a reversão da arritmia, podem receber alta com betabloqueadores ou bloqueadores de canais de cálcio (diltiazem e verapamil) e podem ser encaminhados para estudo eletrofisiológico para confirmação e ablação do substrato da arritmia. Cerca de 75% desses pacientes se tornam assintomáticos após a ablação e não necessitam de medicamentos. Nesses casos, o tratamento da taquicardia supraventricular por ablação melhora a qualidade de vida e tem melhor custo-efetividade em comparação ao tratamento farmacológico.

83.1.5.1 Portadores de taquicardia atrial (Figura 83.5)

Necessitam de medicamentos que controlem a resposta ventricular bloqueando o nó atrioventricular. A primeira escolha terapêutica são os betabloqueadores e os antagonistas dos canais de cálcio (diltiazem e verapamil); se estes forem contraindicados, pode-se optar pela propafenona ou pela amiodarona. O risco de tromboembolismo nos pacientes com taquicardia atrial ainda é muito controverso, não sendo indicada anticoagulação oral. Alguns indivíduos com cardiopatia estrutural, átrios esquerdos muito grandes e atividade elétrica atrial muito instável, como na taquicardia atrial multifocal e nas taquicardias atriais reentrantes, parecem ter maior risco de fibrilação atrial paroxística, e quando esta é documentada deve-se considerar a anticoagulação oral como na fibrilação atrial (Figura 83.10 e Tabelas 83.4 e 83.5). As taquicardias atriais podem ser melhoradas ou curadas através da ablação por radiofrequência, que é uma valiosa alternativa terapêutica a ser considerada.

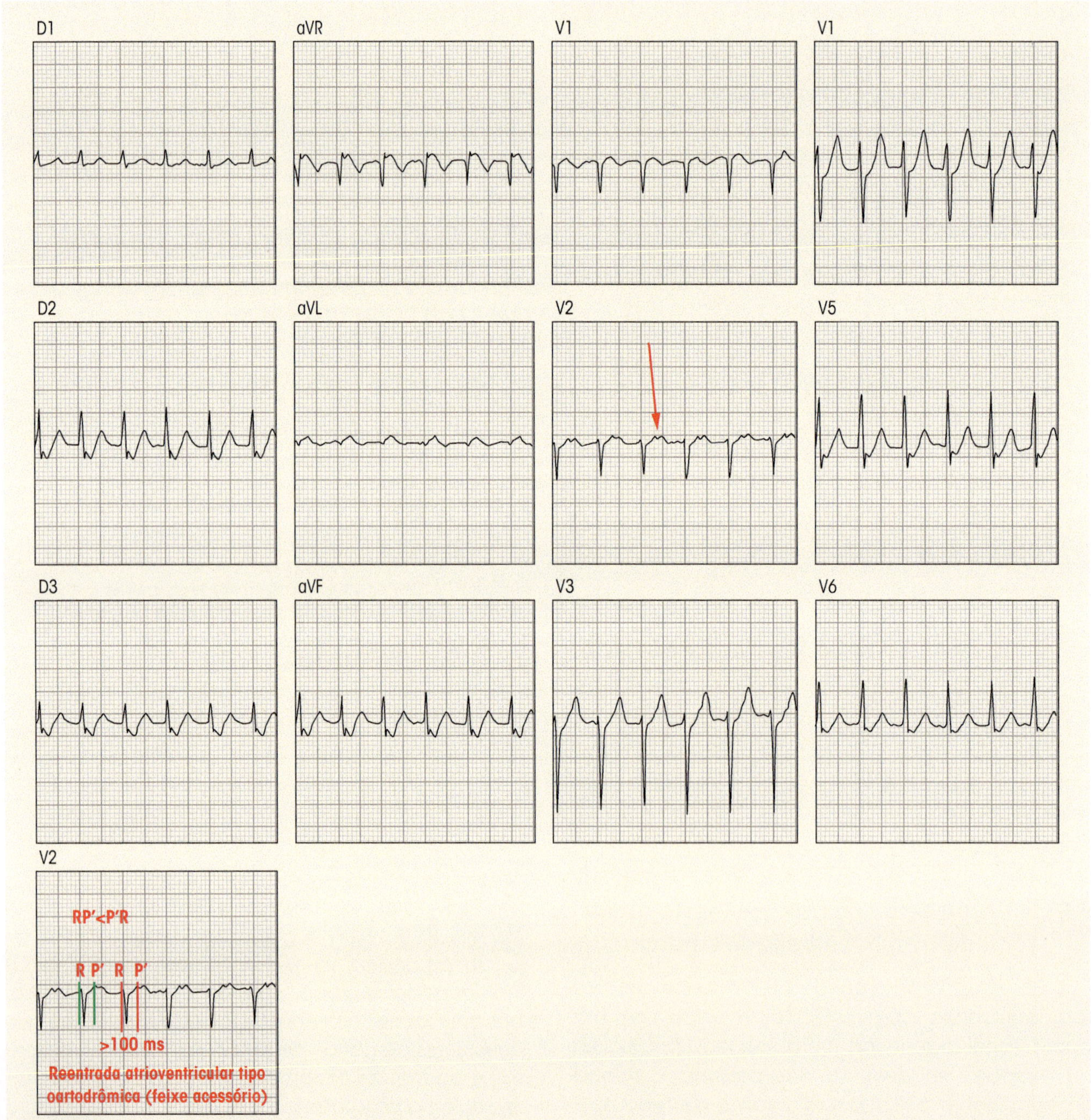

Figura 83.8 Taquicardia por reentrada atrioventricular ortodrômica utilizando feixe acessório com condução ventriculoatrial durante a arritmia. Observa-se RP' < P'R com RP' > 100 ms.

Fonte: Desenvolvido pela autoria.

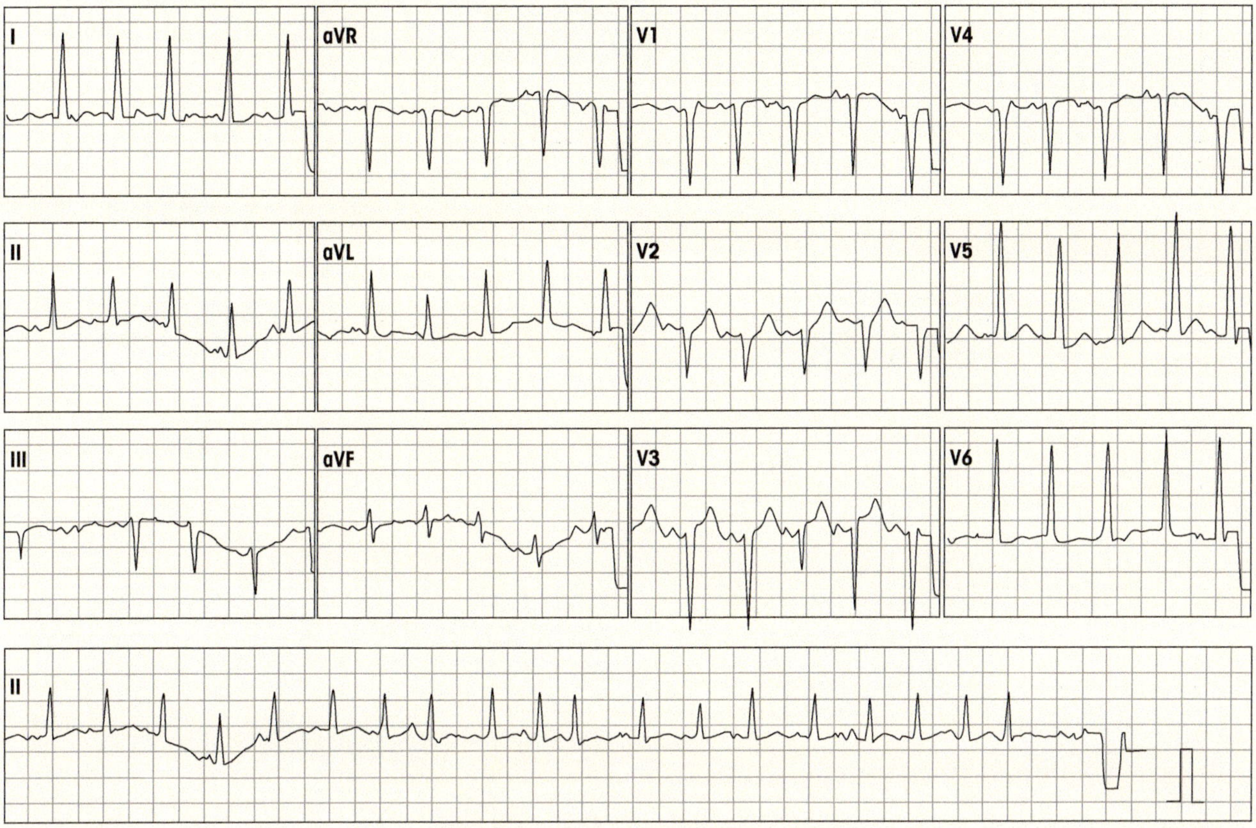

Figura 83.9 **Eletrocardiograma de um indivíduo do sexo masculino, portador de doença pulmonar obstrutiva crônica que procurou a emergência com queixa de palpitações, evidenciando taquicardia atrial.**

Fonte: Desenvolvido pela autoria.

83.1.5.2 Grupo com risco de morte súbita cardíaca

Esse grupo compreende os indivíduos que apresentaram taquicardia supraventricular e o eletrocardiograma de base ou após a reversão da arritmia apresenta pré-excitação ventricular (Figura 83.11). Recomenda-se que, após a reversão da arritmia, esses indivíduos sejam encaminhados para estudo eletrofisiológico invasivo e ablação da via acessória, que é o tratamento definitivo da arritmia. Enquanto se aguarda o procedimento, esses pacientes necessitam de medicamentos que tenham ação no feixe acessório, como a propafenona ou a amiodarona. A propafenona é a medicação de primeira escolha, e a amiodarona é uma medicação segura e eficaz nesses casos, mas, devido a seus potenciais efeitos colaterais, fica reservada para os casos em que há disfunção ventricular esquerda ou impossibilidade do uso de propafenona. Os betabloqueadores e os bloqueadores de canais de cálcio não são seguros se utilizados isoladamente para esses pacientes. Os portadores de pré-excitação ventricular que apresentaram taquicardia supraventricular com QRS largo, ou síncopes, ou que, em algum momento do atendimento, apresentaram *flutter* atrial ou fibrilação atrial pré-excitados, têm maior risco de morte súbita e devem ser submetidos a estudo eletrofisiológico com ablação do feixe acessório e, se disponível laboratório de estudo eletrofisiológico invasivo, sugere-se que a ablação seja considerada antes da alta hospitalar.

83.1.5.3 Grupo com risco de tromboembolismo sistêmico

Neste grupo se encontram os indivíduos que apresentaram *flutter* atrial (Figura 83.12) ou fibrilação atrial (Figura 83.13). Além da medicação para controle da arritmia, esses pacientes devem ser estratificados quanto ao risco de apresentarem tromboembolismo sistêmico (Figura 83.10). Atualmente esse risco é calculado através do escore de CHA2DS2VASC (Tabela 83.4), que quando igual ou superior a 2 indica a necessidade de anticoagulação. Avalia-se também o risco de sangramento através do escore HAS-BLED (Tabela 83.5); considera-se alto risco para sangramento quando o HAS-BLED for maior que 3. Ainda assim, muitas vezes o benefício da anticoagulação poderá ser maior que o risco de sangramento.

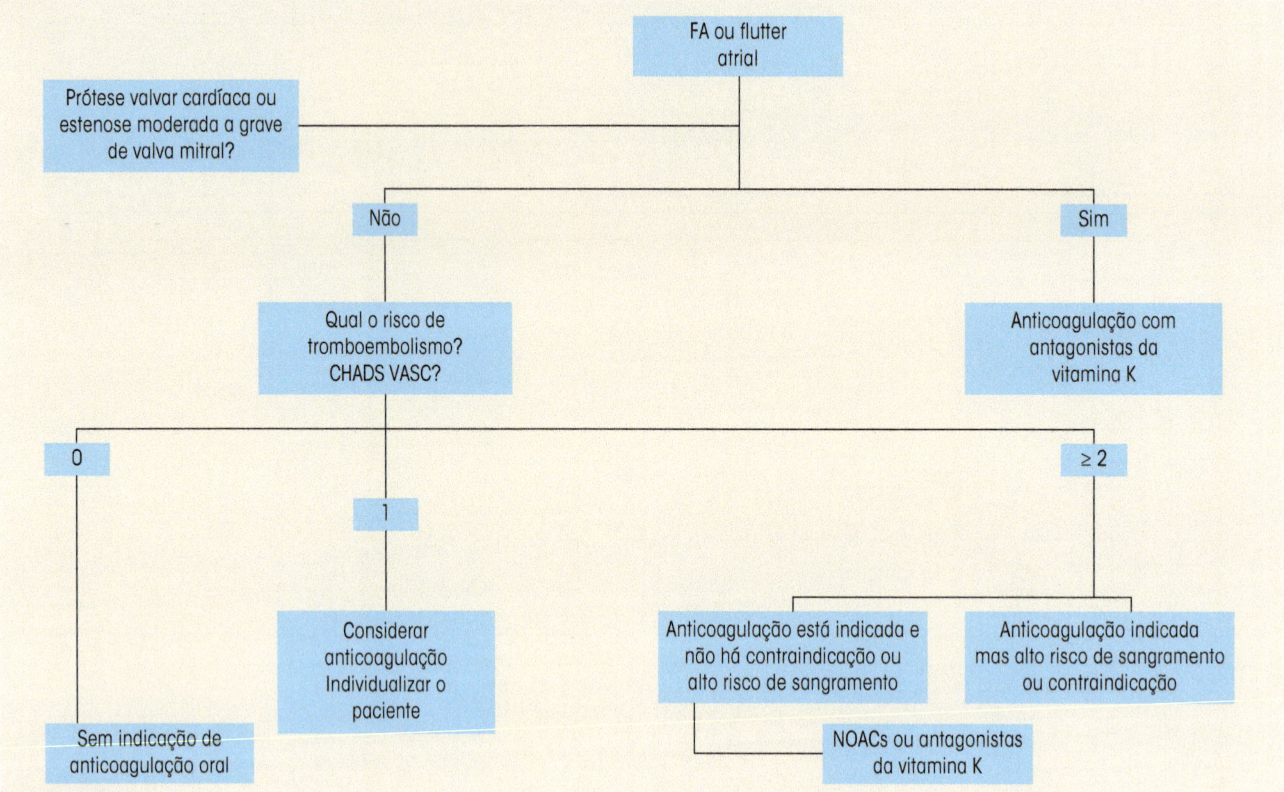

Figura 83.10 Indicação de anticoagulação oral na fibrilação atrial e no *flutter* atrial.

Fonte: Desenvolvido pela autoria.

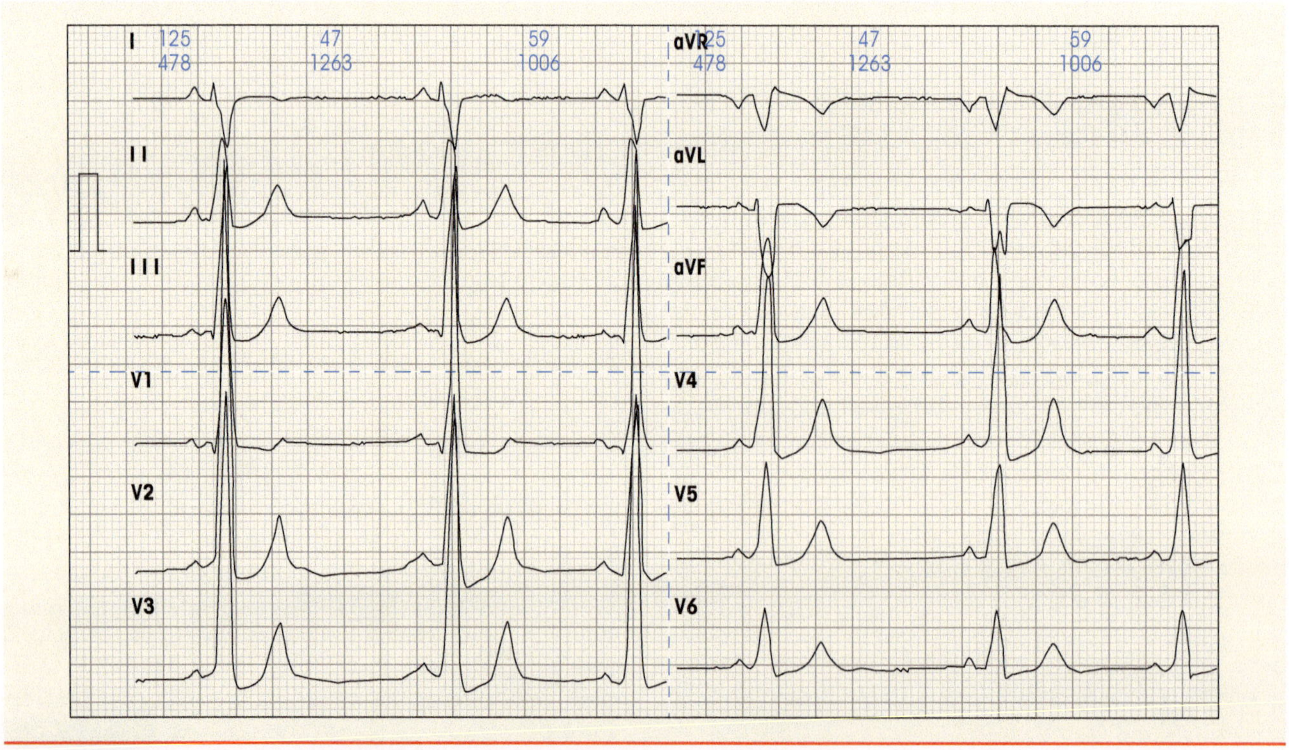

Figura 83.11 Pré-excitação ventricular em criança de 9 anos evidenciada após reversão de uma taquicardia supraventricular por reentrada atrioventricular ortodrômica.

Fonte: Desenvolvido pela autoria.

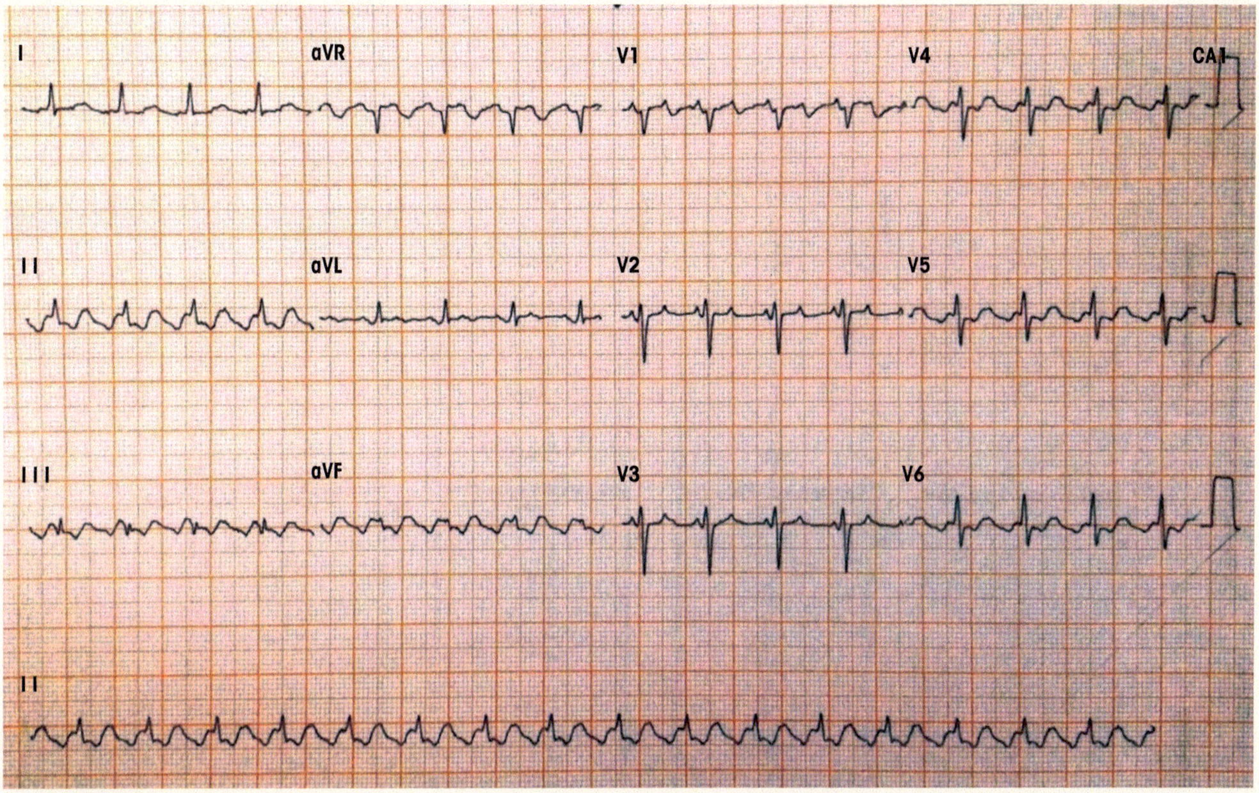

Figura 83.12 *Flutter* **atrial com condução atrioventricular 2:1.**

Fonte: Acervo da autoria.

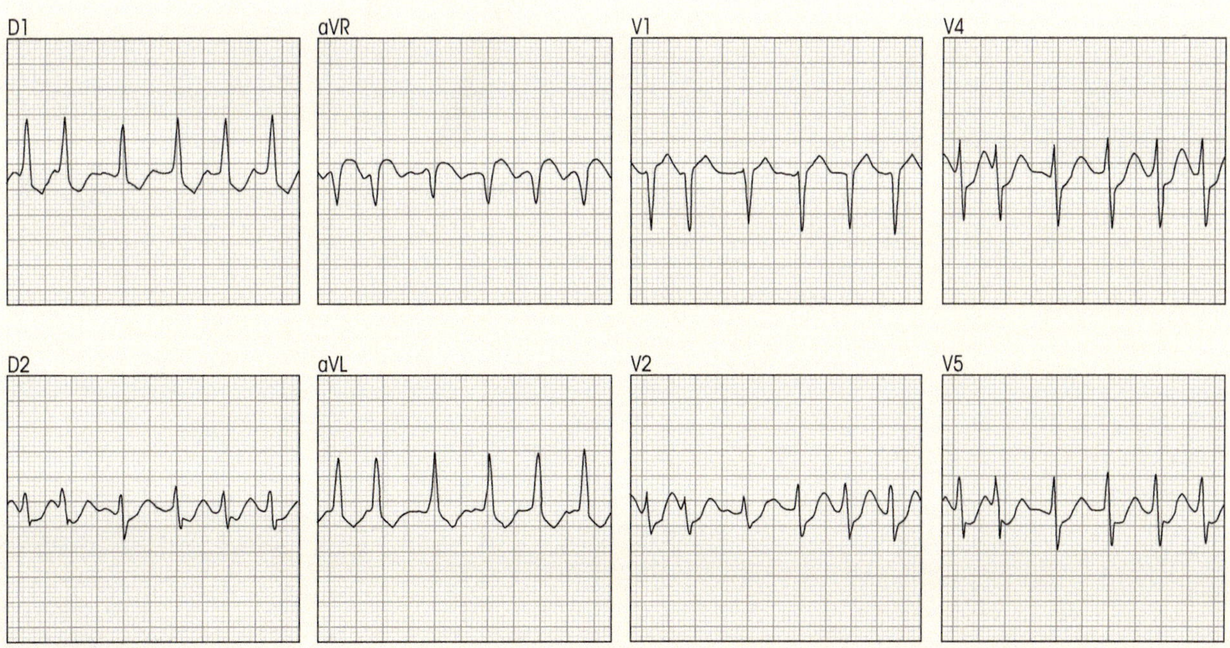

Figura 83.13 **Fibrilação atrial.**

Fonte: Desenvolvido pela autoria.

(*continua*)

(continuação)

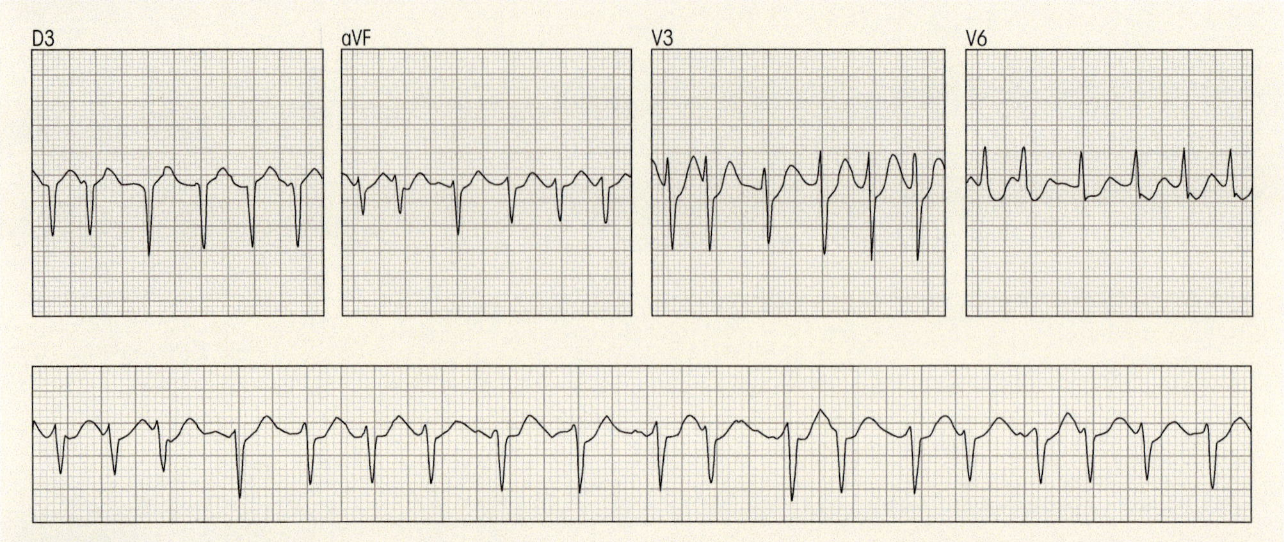

Figura 83.13 Fibrilação atrial.

Fonte: Desenvolvido pela autoria.

Tabela 83.4 Escore de estratificação de risco para eventos embólicos na fibrilação atrial não valvar.

	CHA_2DS_2 VASC Score	Taxa de evento anual de admissão hospitalar ou morte por tromboembolismos para cada 100 pessoas/ano	Taxa de AVC não ajustada
2 Pontos – Idade > 75 anos	0	0,78 (0,78-1,04)	0,2% ano
2 Pontos – AVC ou AIT ou TE prévio	1	2,01 (1,70-2,36)	0,6% ano
1 Ponto – Insuficiência cardíaca congestiva	2	3,71 (3,36-4,09)	2,2% ano
1 Ponto – Hipertensão arterial sistêmica	3	5,92 (5,53-6,34)	3,2% ano
1 Ponto – Diabetes	4	9,27 (8,71-9,86)	4,8% ano
1 Ponto – Idade entre 65 e 74 anos	5	15,26 (14,35-16,24)	7,2% ano
1 Ponto – Sexo feminino	6	19,74 (18,21-21,41)	9,7% ano
1 Ponto – Doença vascular*	7	21,5 (18,75-24,64)	11,2% ano
	8	22,38 (16,29-30,76)	10,8% ano
	9	23,64 (10,62-52,61)	12,2% ano

AIT: Ataque isquêmico transitório; AVC: Acidente vascular cerebral; TE: Tromboembolismo prévio; * Infarto agudo do miocárdio, doença arterial periférica ou placa aórtica.

Fonte: Desenvolvido pela autoria.

Tabela 83.5 **Escore de risco para sangramento em candidatos à anticoagulação oral.**

	Fator de risco para sangramento	Pontos	HAS-BLED total de pontos	Sangramento para cada 100 pacientes ao ano
Hypetension	Hipertensão arterial não controlada (PAS > 160 MMhG)	1	0	1,13
Abnormal renal and liver function	Doença renal crônica (hemodiálise, transplante renal, creatinina >2,6 mg/dl)	1	1	1,02
	Doença hepática Cirrose ou bilirrubina > 2x normal com AST/ALT/FA > 3x normal	1	2	1,88
Stroke	Acidente vascular cerebral	1	3	3,74
Bleending	Sangramento maior prévio ou predisposição para sangramento	1	4	8,70
Labile	Labilidade de INR	1	5 a 9	Números não definidos Alto risco
Eldery	Idade > 65 anos	1	Máximo de pontos 9	
Drugs	Uso concomitante de medicação que aumenta sangramento (AAS/AINES)	1		
	Álcool ou uso de drogas (> 8 drinques/semana)	1		

Fonte: Desenvolvido pela autoria.

A anticoagulação deve ser iniciada assim que possível, mesmo antes do início da terapêutica antiarrítmica, seja ela para controle de resposta ventricular ou para reversão para ritmo sinusal. Os indivíduos de baixo risco para tromboembolismo, mas que foram submetidos à cardioversão elétrica ou química após 48 horas do início da arritmia, deverão ser anticoagulados por pelo menos três semanas após a reversão para ritmo sinusal. Já os indivíduos de alto risco devem ser mantidos anticoagulados por tempo indeterminado, mesmo que ocorra reversão permanente para ritmo sinusal.

A anticoagulação pode ser iniciada com heparina não fracionada ou de baixo peso molecular e depois associada aos anticoagulantes orais durante a transição para a anticoagulação oral (Figura 83.10).

Atualmente, dispõe-se de anticoagulantes orais inibidores da vitamina K (varfarina e coumadim) e inibidores diretos da trombina ou do fator Xa, chamados de novos anticoagulantes orais. Os inibidores da vitamina K são medicamentos utilizados há muitos anos, necessitam de ajuste da dose de forma individualizada e têm interação com vários medicamentos. O controle da anticoagulação com os inibidores da vitamina K é feito através do tempo e de atividade da protrombina e da razão normatizada internacional (RNI), que deve ser mantido entre 2,5 e 3,5 nos indivíduos com alto risco de tromboembolismo (fibrilação atrial associada a valvopatias ou a próteses valvares cardíacas) e de 2,0 a 3,0 nos indivíduos com menor risco de tromboembolismo (fibrilação atrial isolada).

A opção pelos novos anticoagulantes orais vai depender da não existência de insuficiência renal grave (*clearance* de creatinina menor que 30 mL/min) e escolha do paciente, sendo contraindicados para gestantes e portadores de prótese valvar cardíaca ou estenose valvar mitral reumática. A vantagem dos novos anticoagulantes é a posologia mais estável, e não há necessidade de coletas de sangue para ajuste de dose do medicamento (Tabela 83.6).

Se houver instabilidade hemodinâmica, deve-se proceder à cardioversão elétrica sincronizada imediata, independente do tempo de instalação da fibrilação atrial.

Nos casos estáveis, com início da fibrilação atrial há menos de 48 horas, considera-se a seguinte abordagem baseada no risco cardioembólico:

- baixo risco
    - cardioversão química com amiodarona ou propafenona;
    - cardioversão elétrica sincronizada;

Tabela 83.6 Novos anticoagulantes orais para prevenção de eventos embólicos na fibrilação atrial não valvar.

Novos anticoagulantes	Dose	Não entraram nos estudos/ Uso não recomendado
Dabigratana (inibidor direto da trombina)	**150 mg** VO 12/12h **110 mg** VO 12/12h (dose sugerida para ≥ 75 anos ou maior risco de sangramento)	ClCr < 30 mL/min
Rivaroxabana (inibidor direto do fator Xa)	**20 mg** VO uma vez ao dia (ClCr > 50 mL/min) **15 mg** VO uma vez ao dia (ClCr 30-49 mL/min)	ClCr < 30 mL/min
Apixabana (inibidor direto do fator Xa)	**5 mg** VO 12/12h **2,5 mg** VO 12/12h (se presença de 2 das seguintes condições: creatinina ≥ 1,5 mg/dL, idade ≥ 80 anos e peso ≤ 60 kg)	ClCr < 25 mL/min ou Cr: > 2,5 mg/dL
Edoxabana (inibidor direto do fator Xa)	**60 mg VO uma vez ao dia** **30 mg** VO uma vez ao dia – opção de dose inicial quando ClCr 30-49 mL/min ou se chegar a esses níveis durante o tratamento; peso inferior a 60 kg; uso de medicamentos inibidores da P-gp **15 mg** VO uma vez ao dia (opção de ajuste de dose se ocorrer queda do ClCr após o início da dose de 30 mg/dia).	ClCr < 30 mL/min
Comentários	Todos foram não inferiores aos inibidores da vitamina K na prevenção de AVC e tromboembolismos sistêmicos com taxas de sangramento maior semelhantes. Apixabana diminuiu sangramento maior comparado aos inibidores da vitamina K com algumas críticas ao modelo utilizado no estudo ARISTOTLE. Contraindicado para gestantes e portadores de próteses valvares. Interação medicamentosa que contraindica o uso: medicamentos anticonvulsivantes indutores de enzimas como a fenitoína e antirretrovirais e inibidores de protease (pacientes HIV positivos). A dose adequada para indivíduos com IMC ≥ 40 kg/m^2 ou peso ≥ 120 kg não está estabelecida e as doses habituais podem não oferecer a proteção desejada.	

ClCr: *clearance* da creatinina; VO: via oral; AVC: acidente vascular cerebral; IMC: índice de massa corpórea.

Fonte: Desenvolvido pela autoria.

- alto risco
  - realizar ecocardiograma transesofágico para afastar a presença de trombos intracardíacos;
  - controle da resposta ventricular e anticoagulação por 3 semanas antes da cardioversão elétrica. O controle da frequência cardíaca pode ser feito com betabloqueadores, diltiazem ou verapamil se não houver disfunção ventricular esquerda. A amiodarona é reservada para os casos em que há disfunção ventricular esquerda, e o cedilanide por via endovenosa pode auxiliar no controle da resposta ventricular na fase aguda (Figura 83.14).

Apesar de a abordagem inicial do *flutter* atrial se assemelhar à da fibrilação atrial, o *flutter* atrial tem resposta melhor à ablação por cateter e deve ser proposta aos pacientes como terapêutica definitiva e de manutenção do ritmo sinusal.

83.1.6 Situações especiais

83.1.6.1 Taquicardia por reentrada AV antidrômica

A característica do eletrocardiograma dessa arritmia faz diagnóstico diferencial com taquicardia ventricular por se apresentar com QRS largo (> 120 ms) e deverá ser revertida. Após a reversão da taquicardia, se o eletrocardiograma apresentar pré-excitação ventricular, deverão ser utilizados medicamentos que tenham ação no feixe acessório, como propafenona (primeira escolha) e amiodarona que, apesar de ser uma medicação segura e eficaz nesses casos, leva a diversos efeitos colaterais, sendo reservada para casos em que há disfunção ventricular esquerda ou impossibilidade do uso de propafenona. Os betabloqueadores e os bloqueadores de canais de cálcio não são seguros se utilizados isoladamente para esses pacientes. O verapamil e o diltiazem podem aumentar a condução através da via acessória e bloquear o nó atrioventricular, aumentando o grau de pré-excitação ventricular. O uso de betabloqueadores em doses baixas associados à propafenona oferece melhor resposta terapêutica até que a ablação por cateter seja realizada.

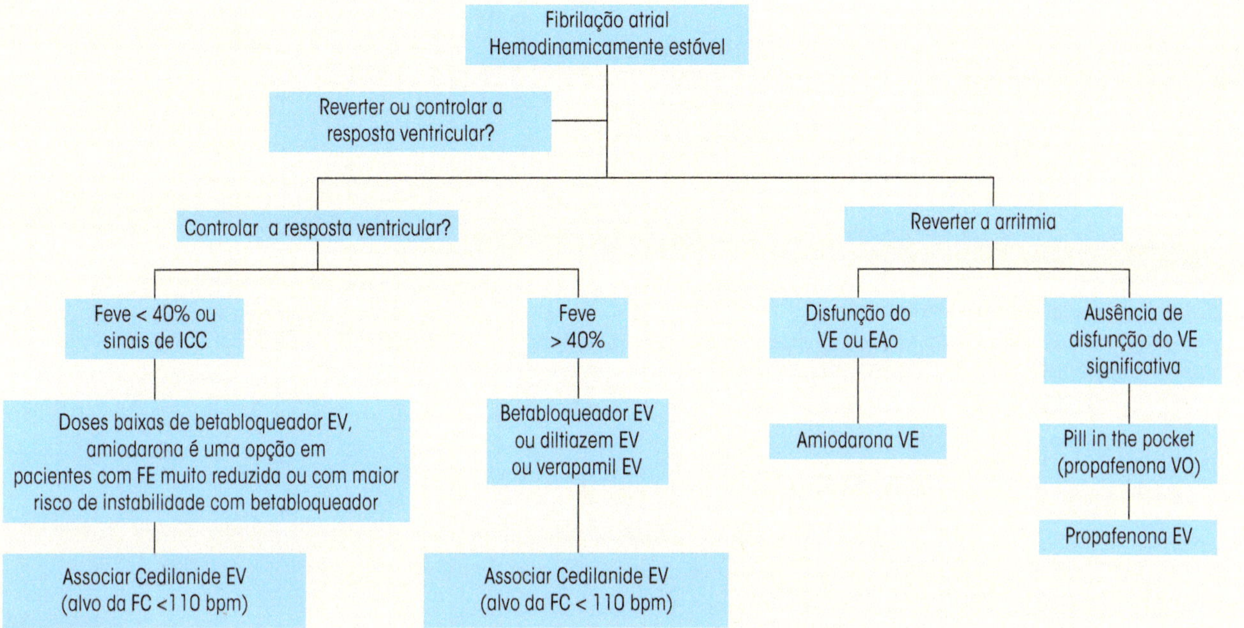

Figura 83.14 **Tratamento da fibrilação e do *flutter* atrial na sala de emergência.**

VE: ventrículo esquerdo; FEVE: fração de ejeção do ventrículo esquerdo; EAo: estenose valvar aórtica; ICC: insuficiência cardíaca congestiva; EV: via endovenosa; VO: via oral; FC: frequência cardíaca; *pill in the pocket*: comprimido no bolso. Manobra vagal durante episódio de *flutter* atrial. Ocorre bloqueio do nó atrioventricular permitindo a visibilização das ondas F.

Fonte: Desenvolvido pela autoria.

83.1.6.2 Fibrilação atrial pré-excitada

O tratamento de escolha na sala de emergência é a cardioversão elétrica sincronizada, e o tratamento ideal após a reversão da taquicardia é a ablação da via acessória por cateter. Enquanto se aguarda o procedimento de ablação, deve ser medicada como as taquicardias por reentrada atrioventriculares antidrômicas (Figura 83.15).

DICAS DO EDITOR

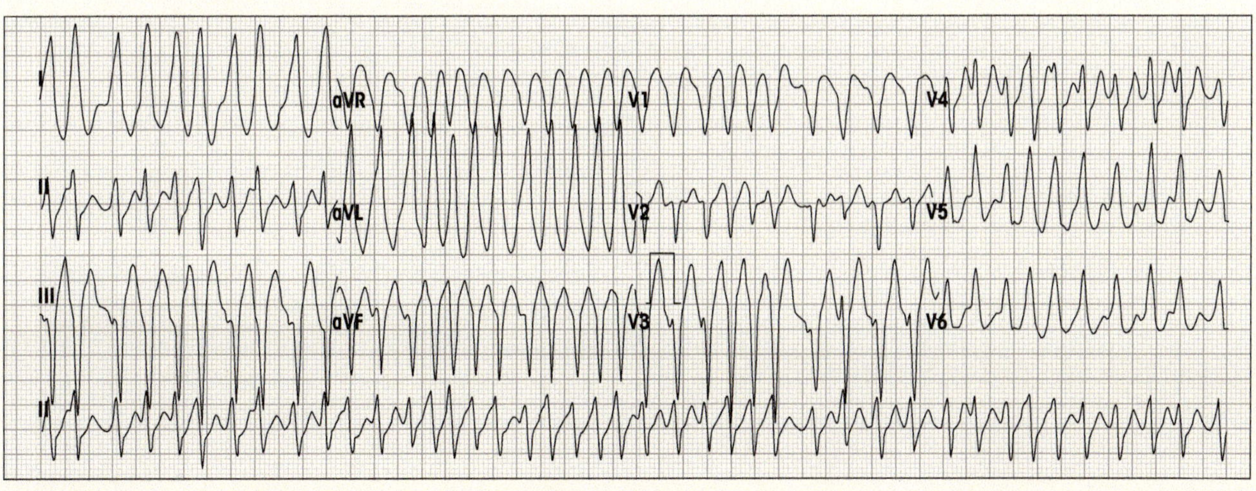

Figura 83.15 **Fibrilação atrial com pré-excitação ventricular.**

Observa-se RR irregular e QRS mais estreitos nos ciclos mais curtos e mais largos nos ciclos mais longos, o contrário do que ocorre nas aberrâncias de condução. Observa-se espessamento inicial do QRS – ondas delta.

Fonte: Desenvolvido pela autoria.

Referências bibliográficas

1. Santos, ES, Trindade, PHDM, Moreira, HG. Tratado Dante Pazzanese de emergências cardiovasculares. São Paulo: Atheneu; 2016.
2. Blomström-Lundqvist C, Scheinman MM, Aliot EM, Alpert JS, Calkins H, Camm AJ, et al. ACC/AHA/ESC guidelines for the management of patientswith supraventricular arrhythmias: executive summary: a report of the American College of Cardiology/American Heart Association Task Force on Practice Guidelines, and the European Society of Cardiology Committee for Practice Guidelines (Writing Committee to Develop Guidelines for the Management of Patients with Supraventricular Arrhythmias.). Circulation. 2003;108:1871-909.Circulation. 2003;108;1871-909.
3. Ferguson JD, DiMarco JP. Contemporary management of paroxysmal supraventricular tachycardia. Circulation. 2003;107;1096-9.
4. Lee KW, Badhwar N, Scheinman MM, Supraventricular tachycardia. Part I. Curr Probl Cardiol. 2008;33:467-546.
5. Lee KW, Badhwar N, Scheinman MM, Supraventricular tachycardia. Part II: History, presentation, mechanism, and treatment. Curr Probl Cardiol. 2008;33:557-622.
6. Wang PJ, Estes NAM, III. Supraventricular tachycardia. Circulation. 2002;106;206-8.
7. Silva Neto OA, Kusnir CE. Taquicardia supraventricular: diagnóstico e tratamento. Revisão/Review. Rev. Fac. Ciênc. Méd. Sorocaba. 2006;8(4):6-17.
8. Issa Z, Miller JM, Zipes DP. Clinical arrhythmology and electrophysiology: a companion to Braunwald's heart disease. to Wide QRS Complex Tachycardias. capítulo 17. p.393-403.
9. Page RL, Joglar JA, Caldwell MA, Calkins H, Conti JB, Deal BJ, et al. 2015 ACC/AHA/HRS guideline for the management of adult patients with supraventricular tachycardia: a report of the American College of Cardiology/American Heart Association Task Force on Clinical Practice Guidelines and the Heart Rhythm Society. J Am Coll Cardiol. 2016;67;e27-115.
10. Pisters R, Lane DA, Nieuwlaat R, de Vos CB, Crijns HJ, Lip GY. A novel user-friendly score (HAS-BLED) to assess one-year risk of major bleeding in atrial fibrillation patients: the Euro Heart Survey. Chest. 2010;138:1093-100.
11. Lip GY, Pisters RNR, Lane DA, Crijns HJGM. Refining clinical risk stratification for predicting stroke and thromboembolism in atrial fibrillation using a novel risk factor-based approach. CHEST. 2010;137(2):263-72.
12. Granger CB, Alexander JH, McMurray JJ, Lopes RD, Hylek EM, Hanna M, et al. Apixaban versus warfarin in patients with atrial fibrillation. N Engl J Med. 2011;365:981-92.
13. Hohnloser SH, Hijazi Z, Thomas L, Alexander JH, Amerena J, Hanna M, et al. Efficacy of apixaban when compared with warfarin in relation to renal function in patients with atrial fibrillation: insights from the ARISTOTLE trial. Eur Heart J. 2012;33:2821-30.
14. Page RL, Joglar JA, Caldwell MA, Calkins H, Conti JB, Deal BJ, et al. 2015 ACC/AHA/HRS guideline for the management of adult patients with supraventricular tachycardia: a report of the American College of Cardiology/American Heart Association Task Force on Clinical Practice Guidelines and the Heart Rhythm Society. J Am Coll Cardiol. 2016;67;e27-115.
15. Connolly SJ, Ezekowitz MD, Yusuf S, Eikelboom J, Oldgren J, Parekh A, et al. Dabigatran versus warfarin in patients with atrial fibrillation. N Engl J Med. 2009;361:1139-51.
16. Granger CB, Alexander JH, McMurray JJ, Lopes RD, Hylek EM, Hanna M, et al. Apixaban versus warfarin in patients with atrial fibrillation. N Engl J Med. 2011;365:981-92.
17. Patel MR, Mahaffey KW, Garg J, Pan G, Singer DE, Hacke W, et al. Rivaroxaban versus warfarin in nonvalvular atrial fibrillation. N Engl J Med. 2011;365:883-91.
18. Giugliano RP, Ruff CT, Braunwald E, Murphy SA, Wiviott SD, Halperin JL, et al. Edoxaban versus warfarin in patients with atrial fibrillation. N Engl J Med. 2013;369:2093-104.

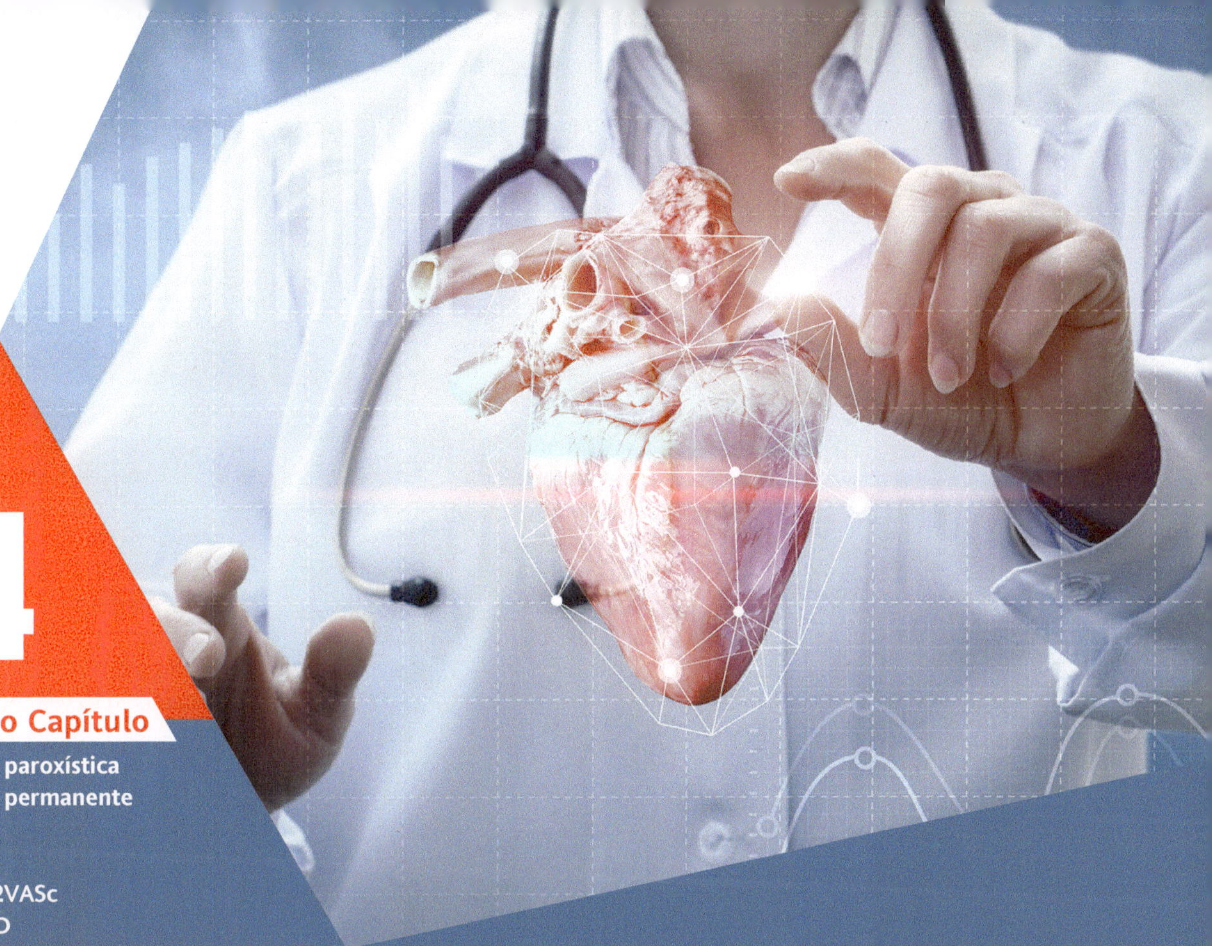

84

Destaques do Capítulo

- Fibrilação atrial paroxística
- Fibrilação atrial permanente
- Anticoagulação
- Escore CHADS2
- Escore CHA2DS2VASc
- Escore HAS-BLED

Fibrilação atrial

Dalmo Antonio Ribeiro Moreira

A fibrilação atrial é uma taquiarritmia supraventricular que se caracteriza pela ausência de atividade elétrica e contrátil atrial, rítmica e sincronizada. Sua incidência aumenta com a idade, acometendo cerca de 1% dos indivíduos na faixa etária dos 50 a 60 anos, e 10% daqueles com 80 anos ou mais. Segundo levantamento feito na Seção de tele-eletrocardiografia do Instituto Dante Pazzanese de Cardiologia (IDPC), a fibrilação atrial esteve presente em 2,3% dos indivíduos que procuram postos de saúde no Estado de São Paulo. Nesse estudo, tal como demonstrado em outros levantamentos epidemiológicos, a incidência da arritmia aumentou com o envelhecimento (Figura 84.1). Em indivíduos com idade acima de 75 anos, a incidência da fibrilação atrial é ainda maior de acordo com o número de fatores de risco presentes. Pacientes de mesma idade têm maior chance de ter fibrilação atrial quanto maior o número de comorbidades (hipertensão arterial insuficiência cardíaca, insuficiência renal etc.). Esse achado ressalta a importância do tratamento desses fatores para reduzir o risco de desenvolver a arritmia.

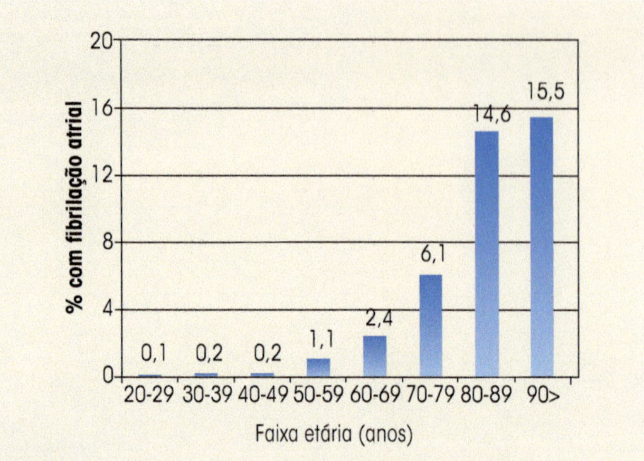

Figura 84.1 **Prevalência de fibrilação atrial em diferentes faixas etárias, segundo dados do setor de tele-eletrocardiografia do Instituto Dante Pazzanese de Cardiologia (19.271 pacientes/13.481 pacientes com idade superior a 20 anos entre junho e agosto de 2011; fibrilação atrial em 311 pacientes – 2,3%).**

Fonte: Desenvolvido pela autoria.

84.1 Causas da fibrilação atrial e as implicações em sua fisiopatologia

Do ponto de vista etiológico, a fibrilação atrial pode ocorrer secundariamente a cardiopatias ou a causas extracardíacas (Tabela 84.1). Doenças cardíacas podem causar fibrilação atrial pelo favorecimento ao surgimento de gatilhos, representados por ectopias atriais e também pela formação de um substrato arritmogênico secundário à sobrecarga atrial esquerda. As causas extracardíacas, em sua grande maioria representadas por diferentes fatores de risco, afetam direta ou indiretamente o tecido atrial por meio de intensa atividade inflamatória, sobrecarga hemodinâmica sistêmica, além de desequilíbrios hormonais. Nas duas situações há remodelamento elétrico e histológico dos átrios, caracterizado pela redução da refratariedade celular e prolongamento do tempo de condução atrial, associados a mudanças da matriz histológica atrial. O remodelamento surge em decorrência de efeitos cardíacos de doenças tais como hipertensão arterial, diabetes, apneia do sono, insuficiência renal e outros fatores de risco como obesidade, álcool, tabagismo, além da própria idade (Figura 84.2). Por essa razão, a abordagem das doenças associadas, a remoção dos fatores de risco, não apenas a prescrição de antiarrítmicos, devem ser sempre considerados quando se programa o tratamento.

Tabela 84.1 **Principais causas de fibrilação atrial.**

Causas cardíacas	Causas extracardíacas
Valvulopatia mitral	Consumo de álcool
Hipertensão arterial*	Dispepsias (refluxo gastroesofágico)
Disfunção sinusal	Envelhecimento (apoptose)
Cardiopatias congênitas (CIA)	Idiopática
Insuficiência cardíaca	Tireotoxicose
Miocardiopatia	Prática de esportes
Miocardites	Raiva, ódio
Pós-operatório de cirurgia cardíaca	Corticosteroides
Síndrome de Wolff-Parkinson-White	Neoplasias (tratamento)
Marcapasso VVI	Drogas ilícitas
Pericardites	Apneia do sono*
	Obesidade*
	Diabetes*
	Infecções sistêmicas
	Insuficiência renal

CIA: comunicação interatrial; * síndrome metabólica.

Fonte: Desenvolvido pela autoria.

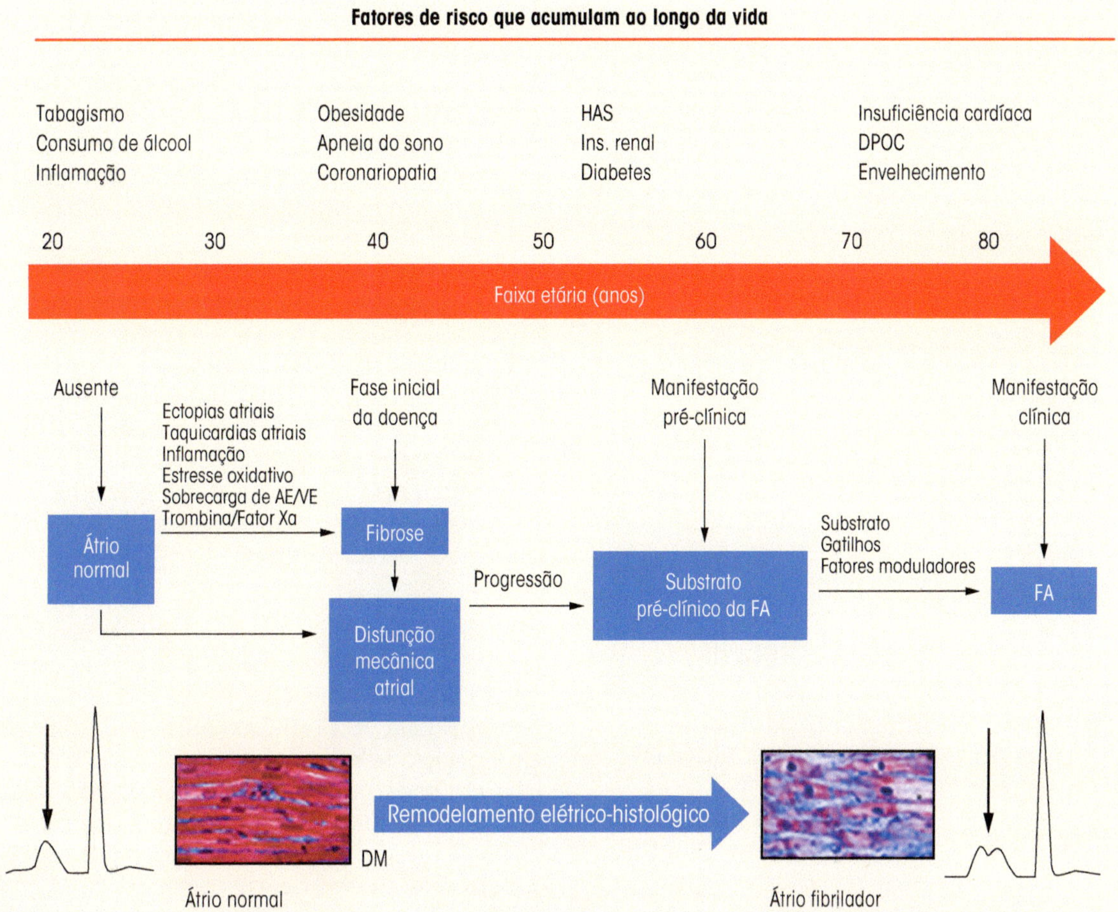

Figura 84.2 **Mecanismos envolvidos no surgimento e na manutenção da fibrilação atrial. A faixa amarela representa a linha da vida, com idades variando entre os 20 e os 80 anos ou mais. Fatores de risco cardiovascular e outras doenças surgem e se sobrepõem ao longo da vida. Essas condições modificam a estrutura tecidual atrial, particularmente pela deposição de tecido fibrótico, que culmina no circuito apropriado para o surgimento da fibrilação atrial. Esse fato é observado pela mudança das características histológicas atriais e as alterações concomitantes da morfologia da onda P, que traduz o remodelamento elétrico atrial.**

HAS: hipertensão arterial sistêmica; AE: átrio esquerdo; VE: ventrículo esquerdo; Fator Xa: fator X ativado; Ins. Renal: insuficiência renal; DPOC: doença pulmonar obstrutiva crônica; FA: fibrilação atrial;, DM: diabetes melito.

Fonte: Desenvolvido pela autoria.

É conhecido o fato de a fibrilação atrial ter origens distintas. Apesar de essa arritmia se manifestar de maneira similar ao eletrocardiograma, apresenta peculiaridades próprias em relação à forma de apresentação clínica, ao risco de complicações e, consequentemente, de tratamento.

84.2 Classificação da fibrilação atrial

Não existe uma classificação para a fibrilação atrial que preencha todos os requisitos necessários para orientar uma forma de abordagem clínica. Entretanto, de acordo com a forma de apresentação, a fibrilação atrial pode se manifestar das seguintes maneiras (Figura 84.3): paroxística, persistente, persistente de longa duração e permanente. A paroxística é a forma que reverte espontaneamente e tem duração de até 48 horas. A persistente é a fibrilação atrial que nunca foi tratada anteriormente, tem duração acima de 48 horas e necessita de intervenção para a normalização do ritmo sinusal. Essa talvez seja a fibrilação atrial que surge em decorrência do não tratamento da forma paroxística. A forma persistente de longa duração é aquela cuja duração é maior que um ano, e se planeja seu tratamento preferencialmente por meio da ablação com cateter. Finalmente, a forma permanente é aquela refratária a todo e qualquer tipo de tratamento, farmacológico ou não, ou, então, o paciente sabe ser portador mas prefere não tratá-la. Devido a sua associação com doenças sistêmicas e cardíacas, a forma permanente é a que acarreta o prognóstico mais sóbrio. Quando o paciente é visto inicialmente e não se conhece nada a respeito da duração da arritmia, é classificada como fibrilação atrial diagnosticada pela primeira vez. Essa forma pode ser qualquer uma das apresentações descritas.

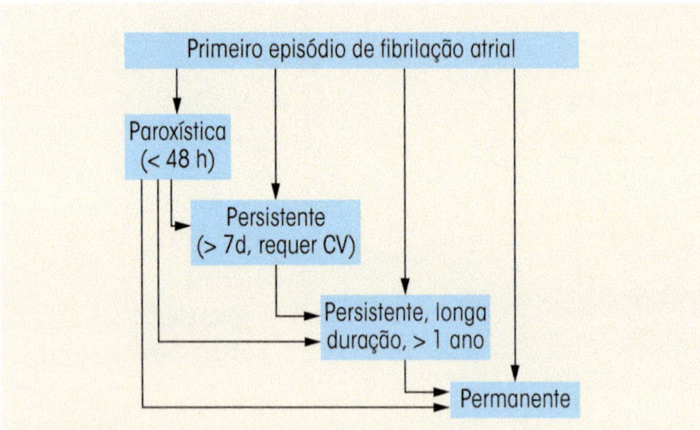

Figura 84.3 **Classificação da fibrilação atrial de acordo com as Diretrizes da Sociedade Europeia de Cardiologia 2016.**

CV: cardioversão.

Fonte: Desenvolvido pela autoria.

84.3 Diagnóstico da fibrilação atrial

Do ponto de vista clínico, cerca de 20% dos pacientes são assintomáticos e o diagnóstico é feito por um eletrocardiograma realizado incidentalmente. Em indivíduos sadios, a piora súbita do quadro geral, manifestada por queda do rendimento aos esforços, incapacidade de realizar tarefas que anteriormente realizavam com facilidade, devem ser pesquisadas quanto à presença de fibrilação atrial. Além do cansaço e da fadiga, palpitações são sintomas frequentes. Pelo exame físico, a fibrilação atrial se manifesta por irregularidades no pulso arterial, ora cheio ora fraco, indicando diferentes volumes de sangue ejetados a cada sístole. À ausculta cardíaca ouvem-se variações na intensidade das bulhas, concomitantemente a diferentes durações dos ciclos cardíacos. Existe uma diferença entre a frequência das bulhas à ausculta e o pulso periférico sendo a primeira geralmente maior que a segunda. O pulso jugular está praticamente ausente, não se observando as típicas ondulações próprias do ciclo cardíaco.

O eletrocardiograma se caracteriza pela ausência de ondas P, que são substituídas por ondulações irregulares da linha de base, conhecidas como ondas *f*, com frequência maior que 400 bpm (Figuras 84.4 e 84.5). As ondulações podem ser do tipo grosseiras ou finas, cujas implicações clínicas de suas formas de manifestação ainda são muito debatidas, particularmente com relação à duração da arritmia, à função atrial esquerda, à função do apêndice atrial esquerdo e a sua associação ou não a riscos de tromboembolismo sistêmico. Em outras palavras, a amplitude das ondas *f* não define a forma de tratar e não caracteriza o risco nem mesmo o prognóstico dos pacientes afetados. Os intervalos RR são irregulares,

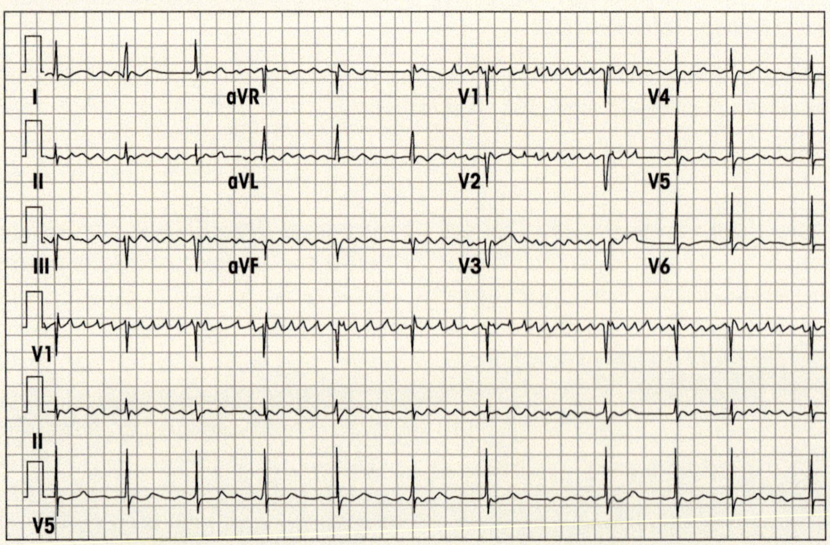

Figura 84.4 **Eletrocardiograma de 12 derivações de um paciente com fibrilação atrial. Observam-se as ondulações irregulares na linha de base, que substituem as ondas P; há irregularidade do intervalo RR e alterações da repolarização ventricular.**

Fonte: Desenvolvido pela autoria.

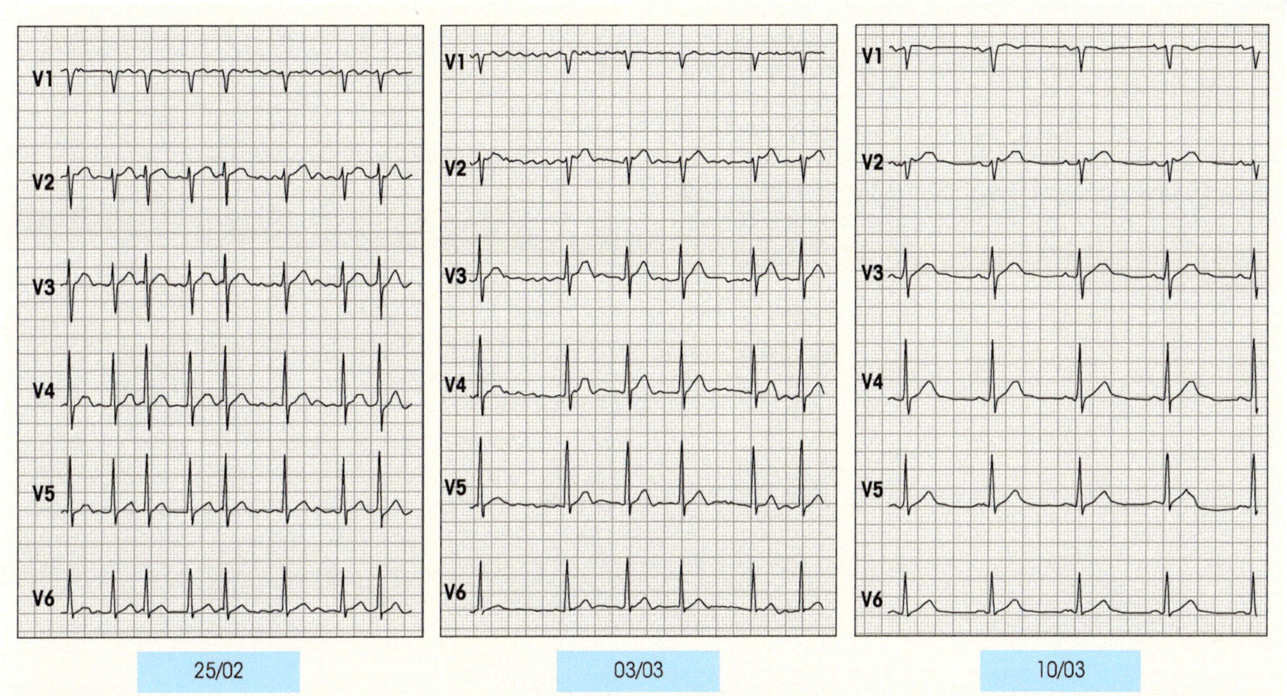

Figura 84.5 **Reversão de fibrilação atrial ambulatorial com amiodarona via oral. Em 25/02 situação controle em fibrilação atrial; em 03/03 após amiodarona oral (400 mg ao dia), continuando com a fibrilação atrial. Em 10/03 restabelecimento do ritmo sinusal com a manutenção da dose anterior.**

Fonte: Desenvolvido pela autoria.

com complexos QRS normais ou com padrão de bloqueio de ramo (do tipo ramo direito é o mais frequente). Observam-se alterações da repolarização ventricular causadas pela frequência ventricular irregular e pela presença de ondas *f* sobre o segmento ST e a onda T.

A análise das características das ondas fibrilatórias atriais, particularmente no que concerne a seu espectro de frequência (análise realizada pela transformada de Fourier), tem permitido o conhecimento de diversas peculiaridades da fibrilação atrial, como a resposta aos fármacos antiarrítmicos, a predição de maior probabilidade de reversão ao ritmo sinusal após cardioversão elétrica, a predição de recorrências, além de se poderem estimar os mecanismos eletrofisiológicos envolvidos na origem e na manutenção da arritmia associados a certos tipos de doenças. Esse é um campo de investigação ainda incipiente, mas que destaca a importância do eletrocardiograma, muito além do simples diagnóstico da fibrilação atrial, sendo empregado até mesmo para a decisão clínica da forma de tratar.

84.4 Complicações da fibrilação atrial

A complicação mais temida da fibrilação atrial é o tromboembolismo periférico. Várias são as causas, devendo-se ressaltar o fato de que muito dos casos correspondem aos pacientes com predisposição genética, cuja formação de trombos seria precipitada pelos fatores presentes na tríade de Virchow: estase sanguínea, lesões do endocárdio atrial e alterações da coagulabilidade sanguínea, induzidas pela própria arritmia. O tromboembolismo traz impacto negativo sobre o prognóstico, mas, que pode ser revertido favoravelmente quando os pacientes são submetidos à anticoagulação crônica, particularmente aqueles com maior risco (Tabela 84.2).

O acidente vascular cerebral (AVC) é a causa mais comum de morte no Brasil na atualidade. A fibrilação atrial é a causa mais comum de AVC isquêmico de origem cardíaca, sendo responsável por 20% dos casos. Esses pacientes têm chance bem maior de evoluir com eventos tromboembólicos, quantificada em torno de 5% ao ano e 28% durante toda a vida. Estudos de autópsia demonstraram que microêmbolos no sistema nervoso central são encontrados em 40 a 70% dos casos; muitos deles certamente passaram clinicamente despercebidos. A fragmentação do trombo e seu consequente deslocamento sistêmico (tromboembolismo) podem também comprometer outras estruturas como membros, rins e intestinos (infarto mesentérico), porém em menor frequência do que acontece com o território cerebral.

Tabela 84.2 Fatores de risco na composição dos escores $CHADS_2$ e CHA_2DS_2VASc em pacientes com fibrilação atrial de origem não valvar e o risco correspondente de acidente vascular cerebral de acordo com a pontuação em cada escore.

Fator de risco	Pontuação
CHA2DS2VASc	
Insuficiência **C**ardíaca	1
Hipertensão Arterial	1
Idade > 75 anos (**A**ge)	2
D*iabetes mellitus*	1
AVC (***S****troke*)	1
Doença **V**ascular periférica	1
Idade > 64 anos (**A**ge)	1
Sexo feminino (**S**c)	1
Pontuação no escore	**Risco de AVC (%)**
0	0,78
1	2,01
2	3,71
3	5,92
4	9,27
5	15,26
6	19,74
7	21,50
8	22,38
9	23,64

AVC: acidente vascular cerebral.

Fonte: Desenvolvido pela autoria.

O AVC isquêmico pode ser a primeira manifestação de uma fibrilação atrial, condição esta presente em indivíduos que têm a forma assintomática da arritmia. Cerca de 20% dos pacientes com fibrilação atrial não relatam nenhum sintoma, não procuram serviço médico, portanto estão sujeitos a maior risco de complicações tromboembólicas.

A insuficiência cardíaca é outra complicação, sendo causada pela frequência cardíaca rápida (taquicardiomiopatia), irregularidade dos intervalos RR e ausência da contração atrial. A repercussão desses fatores é maior nos indivíduos que apresentam algum grau de disfunção ventricular. Por essa razão, pacientes sintomáticos só apresentam melhora clínica significativa quando o ritmo sinusal é restabelecido. Melhoras parciais podem ser observadas em outros casos, quando apenas a frequência cardíaca é controlada.

84.5 Tratamento

Há muita controvérsia sobre qual a forma ideal de tratar pacientes com fibrilação atrial. Entre as opções estão o restabelecimento do ritmo sinusal por meio da cardioversão química ou elétrica, ou, então, o controle da resposta ventricular. As duas condutas são benéficas, mas as indicações são baseadas em critérios clínicos (Tabela 84.3), os quais devem ser considerados para decisão quanto à melhor forma de tratar. A anticoagulação deve ser sempre considerada nos pacientes que apresentam escore de risco elevado para tromboembolismo, independentemente do tipo de abordagem a que serão submetidos.

Tabela 84.3 Indicações de restabelecimento do ritmo sinusal ou apenas controle da frequência cardíaca.

Restabelecimento do ritmo sinusal
Fibrilação atrial de início recente ou primeiro episódio.
Indivíduos sintomáticos.
Boas chances de restabelecimento do ritmo sinusal.
Boas chances de manutenção do ritmo sinusal pós-reversão.
Possibilidade de uso de fármacos para a prevenção de recorrências.
Controle da frequência ventricular
Baixa chance de restabelecimento do ritmo sinusal (fibrilação atrial de longa duração).
Impossibilidade de uso de fármacos para prevenção de recorrências.
Fibrilação atrial permanente.
Fibrilação atrial paroxística com múltiplas recorrências.
Fibrilação atrial com resposta ventricular lenta.
Pacientes submetidos a múltiplas tentativas de reversão.

Fonte: Desenvolvido pela autoria.

84.6 Fibrilação atrial aguda

Na forma aguda, em pacientes estáveis hemodinamicamente, está indicado inicialmente o controle da frequência ventricular, que pode ser realizado com administração venosa de verapamil ou diltiazem ou ainda o metoprolol ou esmolol (Tabela 84.4). Os pacientes com disfunção ventricular e/ou os hipotensos podem piorar após a infusão desses medicamentos. A amiodarona venosa deve ser reservada quando aqueles fármacos não reduzem a frequência cardíaca de maneira satisfatória. Deve-se ter cuidado com a amiodarona intravenosa devido ao risco de hipotensão arterial grave, que costuma ser refratária às medidas corretivas. A amiodarona não é isenta de riscos em pacientes com ou sem disfunção ventricular, e isso deve ser sempre considerado quando se opta por sua utilização. O risco é maior quando a velocidade de infusão é rápida e nos indivíduos com outras comorbidades que comprometem o estado geral do paciente, por exemplo, infecções sistêmicas, insuficiência respiratória e insuficiência cardíaca.

Tabela 84.4 **Fármacos empregados para o controle da frequência cardíaca em pacientes com fibrilação atrial.**

Infusão venosa – efeito agudo	
Metoprolo	2,5-10 mg
Esmolol	0,5 mg em 1 minuto; 0,05-025 mcg/kg/min
Amiodarona	300 mg em 250 ml SG 5% em 30 a 60 minutos (veia central)
Manutenção (via oral)	
Bisoprolol	1,25 a 20 mg 1 x ao dia
Metoprolol	100 a 200 mg ao dia
Carvedilol	3,125 a 50 mg 2 X ao dia
Atenolol	100 a 200 mg ao dia
Diltiazem	180 a 360 mg (dose total ao dia)
Verapamil	40 a 120 mg até 3 X ao dia
Digoxina	0,25 mg ao dia
Amiodarona	200 mg ao dia

Fonte: Desenvolvido pela autoria.

O restabelecimento do ritmo sinusal deverá ser decidido na dependência de outras variáveis clínicas, como o tempo de duração da arritmia, a sintomatologia do paciente e a probabilidade de manutenção do ritmo cardíaco normal após a reversão. Fármacos antiarrítmicos ou cardioversão elétrica podem estar indicados. Não se deve tentar a reversão sem antes anticoagular os pacientes com risco para tromboembolismo.

Pacientes em estado clínico mais grave como com colapso hemodinâmico devem ser tratados rapidamente com cardioversão elétrica, precedida de infusão venosa de heparina, já que o quadro pode ser causado pela arritmia ou agravado por outra condição associada.

84.7 Fibrilação atrial paroxística

A taxa de reversão espontânea dessa forma de apresentação pode chegar a 90 a 95%; por essa razão o tratamento deve se basear no quadro clínico. Se estável hemodinamicamente, apenas o controle da resposta ventricular para alívio dos sintomas é suficiente. Se optar por um antiarrítmico para acelerar o processo de reversão, a propafenona é o gente de escolha, na dose de 600 mg via oral (pacientes com peso acima de 70 kg) ou 450 mg (pacientes com peso abaixo de 70 kg). Taxas de reversão próximas de 94% são obtidas com essa abordagem quando indicada de maneira correta (pacientes jovens, sem sinais de insuficiência cardíaca ou sem baixa fração de ejeção). Amiodarona venosa raramente está indicada como primeira opção nessa condição, particularmente com a possibilidade de reversão espontânea. A taxa de reversão com esse fármaco é semelhante ao da propafenona, porém com o inconveniente de levar de 12 a 24 horas para o ritmo cardíaco se normalizar. A anticoagulação é preconizada no tratamento de pacientes com fibrilação atrial paroxística (independentemente da duração da arritmia) quando o escore CHA_2DS_2VASc é igual ou superior a 2.

84.8 Fibrilação atrial persistente

Nesse tipo de fibrilação atrial, se se optar pelo restabelecimento do ritmo sinusal, antes da reversão, química ou elétrica, deve-se iniciar a anticoagulação, particularmente em paciente com valvulopatia mitral ou com escore de risco elevado (CHA_2DS_2VASc igual ou superior a 2 para homens e 3 para mulheres). O valor do INR deve estar no intervalo entre 2 e 3 por pelo menos três semanas. Nesse período, o paciente deve receber medicamentos apenas para o controle da frequência ventricular. As opções são verapamil ou diltiazem, metoprolol ou bisoprolol, isoladamente ou associados ao digital. Somente após o período de anticoagulação plena, tanto para pacientes que vão utilizar varfarina (INR entre 2 e 3 por pelo menos três semanas) como naqueles que vão utilizar dabigatrana, rivaroxabana, apixabana ou edoxabana (também por três semanas), o antiarrítmico deverá ser iniciado. Em pacientes em uso de novos anticoagulantes recomenda-se confirmar a aderência ao tratamento devido ao maior risco de trombose atrial naqueles que não fazem uso correto do fármaco. Na dúvida, está indicada realização do ecocardiograma transesofágico para afastar a presença de trombos no apêndice atrial esquerdo.

A cardioversão química é conduzida com a administração de fármacos ambulatorialmente, antes de se indicar a cardioversão elétrica. A vantagem dessa conduta é o retorno ao ritmo sinusal em cerca de 50 a 60% dos pacientes. A propafenona pode ser empregada, porém a taxa de reversão é menor em comparação com a fibrilação atrial aguda. O sotalol não é um bom agente para reversão devido a suas propriedades eletrofarmacológicas desfavoráveis para esse objetivo. A amiodarona via oral é um fármaco eficaz e na experiência do IDPC reverte a fibrilação atrial em cerca de 50 a 60% dos pacientes. Tem a vantagem de poder ser administrada a pacientes com disfunção ventricular. O tempo de reversão, contudo, pode chegar a 15 ou 20 dias após o início do tratamento (Figura 84.5).

Quando se emprega a estratégia de reversão química, deve-se aguardar pelo menos 5 dias para avaliar o sucesso da propafenona e de pelo menos 2 a 3 semanas com a amiodarona. Na falha do tratamento está indicada a cardioversão elétrica. Esta, realizada com o paciente internado, deve ser conduzida preferencialmente com o paciente já em uso do antiarrítmico. A aplicação de choques monofásicos obedece à sequência 100, 200, 300 e 300 Joules ou 25, 50, 100 e 150 Joules com choques bifásicos, com as pás aplicadas na região anterior do tórax, sendo interrompida após a documentação do ritmo sinusal ou terminado o protocolo. Após o restabelecimento do ritmo sinusal, o antiarrítmico deve ser mantido devido ao risco elevado de recorrências em sua ausência. Na experiência do IDPC, o índice de sucesso com essa técnica é de 87%.

Após a normalização do ritmo cardíaco, o anticoagulante deve ser mantido por pelo menos 30 dias nos pacientes de baixo risco, e por tempo indeterminado naqueles com escore CHA_2DS_2VASc elevado. A decisão deve ser sempre individualizada, considerando os prós e os contras da anticoagulação na população envolvida.

84.9 Prevenção de recorrências

Essa etapa é parte fundamental da abordagem do paciente com fibrilação atrial. A prevenção é realizada com a administração de fármacos antiarrítmicos, e sua manutenção crônica depende do risco de surgimento de novos episódios. Propafenona, sotalol e amiodarona são os fármacos mais indicados. Os melhores resultados são alcançados com a amiodarona; entretanto, deve-se dar preferência inicialmente à propafenona ou ao sotalol para evitar o risco de efeitos colaterais precocemente com a amiodarona, o que poderia indicar a suspensão desse medicamento. Em pacientes com recorrências frequentes, o verapamil ou o diltiazem, e até mesmo o metoprolol, estão indicados como agentes que melhor estabilizam os átrios juntamente com os antiarrítmicos. Diurético, inibidor da enzima de conversão e espironolactona devem ser prescritos em pacientes com disfunção ventricular, história de insuficiência cardíaca ou hipertensão arterial, pois comprovadamente auxiliam na redução do risco de recorrências. A terapêutica coadjuvante aos antiarrítmicos, além da correção dos fatores desencadeantes da fibrilação atrial, é fundamental para prevenir novos episódios. Em pacientes sem cardiopatia, a pesquisa da apneia do sono por meio da polissonografia é fundamental, pois a correção desse fator com o CPAP reduz dramaticamente o risco de recorrências. Pacientes com síndrome metabólica devem ser compensados clinicamente para melhorar o resultado do tratamento clínico. Pacientes com refluxo gastroesofágico devem ser identificados e tratados, pois é uma condição clínica que deflagra fibrilação atrial, particularmente em atletas maratonistas. Do ponto de vista dietético, a restrição ao uso de sal e de condimentos (molho *shoyu*, por exemplo) está indicada.

Pacientes jovens, com a forma idiopática, que apresentam recorrências frequentes e já preencheram o critério de refratariedade ao tratamento podem ser submetidos à ablação com cateteres e radiofrequência para isolamento das veias pulmonares. Os pacientes valvulopatas ou coronarianos que serão submetidos a tratamento cirúrgico podem também ser submetidos à ablação epicárdica atrial no intraoperatório.

84.10 Fibrilação atrial permanente

Os pacientes refratários ao tratamento e que evoluem com fibrilação atrial devem ter a frequência cardíaca controlada com fármacos associada à anticoagulação crônica nos casos com alto risco para tromboembolismo. A frequência cardíaca ideal deve ser estabelecida caso a caso, mas está ao redor de 80 a 100 bpm com o paciente em repouso ou até 110 bpm com o paciente em atividade, por exemplo, realizando caminhada. Essas frequências podem ser estabelecidas utilizando-se o Holter de 24 horas e o teste ergométrico para ajuste das doses dos medicamentos. Frequências cardíacas muito baixas ou muito elevadas limitam a atividade física e devem ser evitadas. A associação de um betabloqueador ao digital apresenta os melhores resultados no controle da frequência ventricular. Em alguns casos, os betabloqueadores podem causar intensa limitação à elevação da frequência cardíaca aos esforços, e o paciente pode sentir esse efeito. Nessa condição, o antagonista de canal de cálcio estaria indicado. Em pacientes com frequências cardíacas persistentemente elevadas associadas à deterioração da função ventricular, a ablação da junção atrioventricular seguida de implante de marcapasso definitivo é uma conduta a ser considerada, após definitivamente descartadas todas as condições potencialmente removíveis associadas à frequência cardíaca elevada, visando à melhora da qualidade de vida e estabilização ou até à recuperação da função ventricular.

84.11 Anticoagulação em pacientes com fibrilação atrial

A presença de diabetes, de hipertensão arterial e de insuficiência cardíaca, além da idade avançada (geralmente acima dos 75 anos), são as principais variáveis clínicas associadas ao maior risco de tromboembolismo sistêmico em pacientes com fibrilação atrial. Esses dados são utilizados na clínica para estabelecer critérios seguros de indicação de anticoagulação baseados no escore de risco conhecido como $CHADS_2$. Sua composição inclui insuficiência cardíaca (C), hipertensão arterial (H), idade acima de 75 anos (A de *age* da língua inglesa), diabetes (D) e história prévia de AVC (S de *stroke*) (Tabela 84.2). Cada uma dessas letras recebe 1 ponto, exceto história de AVC, que recebe 2 pontos. Quando o escore de risco é igual ou maior que 2 pontos, a anticoagulação está indicada. Na dependência da presença ou não de tais fatores de risco, a incidência de tromboembolismo cerebral varia entre 4% ao ano naqueles com escore de risco 2, aumentando para 18% naqueles com $CHADS_2$ de 6. Por essa razão, a identificação precoce dos pacientes com maior probabilidade de serem acometidos é a etapa inicial fundamental para tornar o tratamento preventivo menos empírico, reduzindo assim, o risco de complicação tromboembólica nessa população.

O escore CHA_2DS_2VASc é um critério mais recente e que substitui o anterior na estratificação de risco para AVC e embolia sistêmica. Esse escore incorpora mais algumas variáveis, como idade acima de 64 anos (1 ponto), sexo feminino (1 ponto) e doença vascular periférica (1 ponto) no perfil de risco. Além disso, a idade acima de 75 anos torna-se mais valorizada como fator de risco importante, recebendo 2 pontos. Esse *escore* é o mais frequentemente empregado na atualidade devido a seu maior poder de identificar pacientes de baixo risco e excluí-los da necessidade de anticoagulação. Assim, quando esse escore é zero, o risco de AVC é mínimo. A anticoagulação estaria indicada quando esse escore é maior ou igual a 2 pontos para o homem e 3 pontos para a mulher, de acordo com as diretrizes europeias vigentes.

O anticoagulante acarreta risco de sangramento, inerente ao mecanismo de ação dessa classe de fármacos; entretanto, esse risco é baixo. A partir da publicação das diretrizes europeias para anticoagulação em pacientes com fibrilação atrial de 2016, o escore HAS-BLED deixou de ser empregado para avaliar o risco de sangramento com anticoagulantes. Esse escore era composto das seguintes variáveis: hipertensão arterial [H]; disfunção renal ou hepática [A]; história prévia de AVC [S]; sangramento prévio ou predisposição a sangramentos [B]; labilidade de INR [L]; idade acima de 65 anos [E]; uso de fármacos anti-inflamatórios ou antiplaquetários [D]; cada letra recebe 1 ponto. Vários componentes desse escore são potencialmente controláveis, o que reduziria de maneira significativa o risco de hemorragia com anticoagulantes. Desse modo, na atualidade, para redução do risco de sangrar orienta-se o controle rigoroso da pressão arterial (pressão sistólica abaixo de 160 mmHg), o abandono do consumo de álcool, além de evitar a utilização de antiplaquetários ou de anti-inflamatórios. O clínico deve estar ciente de que o risco de AVC supera o da hemorragia; por essa razão, pacientes de risco devem ser anticoagulados, pois é mais provável ocorrer tromboembolismo pela não prescrição do anticoagulante do que hemorragia causada pelo seu uso.

A anticoagulação desempenha um papel preponderante em pacientes com fibrilação atrial com alto risco de tromboembolismo sistêmico. Demonstrou-se com a varfarina uma redução de 69% do risco de AVC. Entretanto, o tratamento com esse medicamento traz inconvenientes, tais como a necessidade de avaliação periódica da taxa de anticoagulação pela determinação do INR, o que obriga a ajustes frequentes da dose, sua interação com outros fármacos (como antibióticos e anti-inflamatórios) que interferem no INR e, em alguns pacientes, a necessidade de dieta (redução do consumo de alimentos ricos em vitamina K que competem com a varfarina). Essas situações podem influenciar na decisão de anticoagular, particularmente com a preocupação do maior risco de hemorragia advindas do tratamento. Não raramente, devido a essa preocupação o ácido acetilsalicílico é prescrito em substituição a varfarina. Essa conduta é equivocada, pois a proteção conferida por esse agente é muito baixa, com redução de risco de apenas 19%, não sendo, portanto, muito diferente do placebo. Além disso, tem-se a impressão incorreta de que o risco de sangramento seja menor. Esses fatos fazem que a anticoagulação seja praticada em número muito aquém daquele que realmente seria indicado.

Por esses motivos, novos fármacos anticoagulantes tornaram-se disponíveis na atualidade. A dabigatrana, um inibidor direto da trombina (doses de 110 ou 150 mg duas vezes ao dia); e bloqueadores do fator Xa como a rivaroxabana (15 ou 20 mg uma vez ao dia), a apixabana (2,5 ou 5 mg duas vezes ao dia) e a edoxabana (60 mg com possibilidade de redução da dose para 30 mg). Grandes ensaios clínicos indicam superioridade da dabigatrana (dose de 150 mg) e da apixabana (5 mg) na redução das taxas de AVC total e isquêmico e da mortalidade total em comparação com a varfarina. A rivaroxabana e a edoxabana demonstraram não inferioridade na redução de AVC total e isquêmico em comparação à varfarina. Além disso, os quatro agentes demonstraram redução significativa da taxa de hemorragia intracraniana. Esses achados tornam a terapêutica anticoagulante com os novos agentes mais eficaz e segura que a varfarina, devendo ser a opção quando se inicia um novo tratamento. Quando se deixa de prescrever a varfarina devido ao receio de seus riscos e inconvenientes, antes de pensar no ácido acetilsalicílico, deve-se lembrar que há opções novas, algo muito mais cômodo, eficaz e seguro na prevenção do tromboembolismo para pacientes com fibrilação atrial. Esses são fatos que definitivamente aumentam a aderência ao tratamento e melhoram significativamente os resultados da anticoagulação.

84.12 Prognóstico

O prognóstico de pacientes com fibrilação atrial depende da cardiopatia subjacente, mas é menos favorável em comparação com os pacientes da mesma idade e sexo sem a arritmia. As principais causas de morte são o tromboembolismo sistêmico e a insuficiência cardíaca.

DICAS DO EDITOR

Referências bibliográficas

1. Beck H, See VY. Acute management of atrial fibrillation: from emergency department do cardiac care unit. Cardiol Clin. 2012;30:567-89.
2. Camm JA, Savelieva S, Ho SY, Lindsay BD, Nattel S, Shinagawa K. Atrial Fibrillation. In: Saksewna S, Camm JÁ, eds. Electrophysiological disorders of the heart. Philadelphia: Elsevier/Saunders; 2012; p.559-624.
3. Chopra HK, Wander GS, Chandra P, Kumar V, eds. Arrial fibrillation update: a textbook of cardiology. New Delhi, India: Jaypee Brothers Medical Publishers Ltd.; 2017.
4. Fuster V, Ryden LE, Cannom DS, et al. 2011 ACCF/AHA/HRS focused updates
5. incorporated into the ACC/AHA/ESC 2006 Guidelines for the management of patients with atrial fibrillation: a report of the American College of Cardiology Foundation/American Heart Association Task Force on Practice Guidelines developed in partnership with the European Society of Cardiology and in collaboration with the European Heart Rhythm Association and the Heart Rhythm Society. J Am Coll Cardiol. 2011;57:e101-98.
6. Kirchhof P, Lip GY, Van Gelder IC, et al. Comprehensive risk reduction in patients with atrial fibrillation: emerging diagnostic and therapeutic options. A report from the 3rd Atrial Fibrillation Competence NETwork/European Heart Rhythm Association consensus conference. Europace. 2012;14:8-27.
7. Kirchhof P, Benussi S, Kotecha D, Ahlsson A, Atar D, Casadei B, et al; ESC Scientific Document Group. 2016 ESC Guidelines for the management of atrial fibrillation developed in collaboration with EACTS. Eur Heart J. 2016;37:2893-62.
8. Moreira DAR. Fibrilação atrial: o essencial para o clínico. São Paulo: Segmento Farma; 2012.
9. Moreira DAR. Fibrilação atrial. São Paulo: Segmento Farma; 2007.
10. Moreira DAR. Estratégias para o tratamento da fibrilação atrial: reversão química, elétrica ou controle da resposta ventricular. In: Moreira DAR, Figueiredo MJOF, Borges JL, eds. Fibrilação atrial: o que os grandes estudos nos ensinaram. São Paulo: AC Farmacêutica; 2008. p.57-70.
11. Nattel S. New ideas about atrial fibrillation 50 years on. Nature. 2002;415:219-26.
12. Steffel J, Verhamme P, Potpara TS, Albaladejo P, Antz M, Desteghe L, et al. The 2018 European Heart Rhythm Association Practical Guide on the use of non-vitamin K antagonist oral anticoagulants in patients with atrial fibrillation. Eur Heart J. 2018;21;39:1330-93.
13. Waldo AL. Drug therapies for stroke prevention in atrial fibrillation: an historical perspective. Card Electrophysiol Clin. 2014;6:61-78.
14. Zimerman LI, Fenelon G, Martinelli Filho M, Grupi C, Atié J, Lorga Filho A, e cols. Sociedade Brasileira de Cardiologia. Diretrizes Brasileiras de Fibrilação Atrial. Arq Bras Cardiol. 2009;92(6 supl.1):1-39.

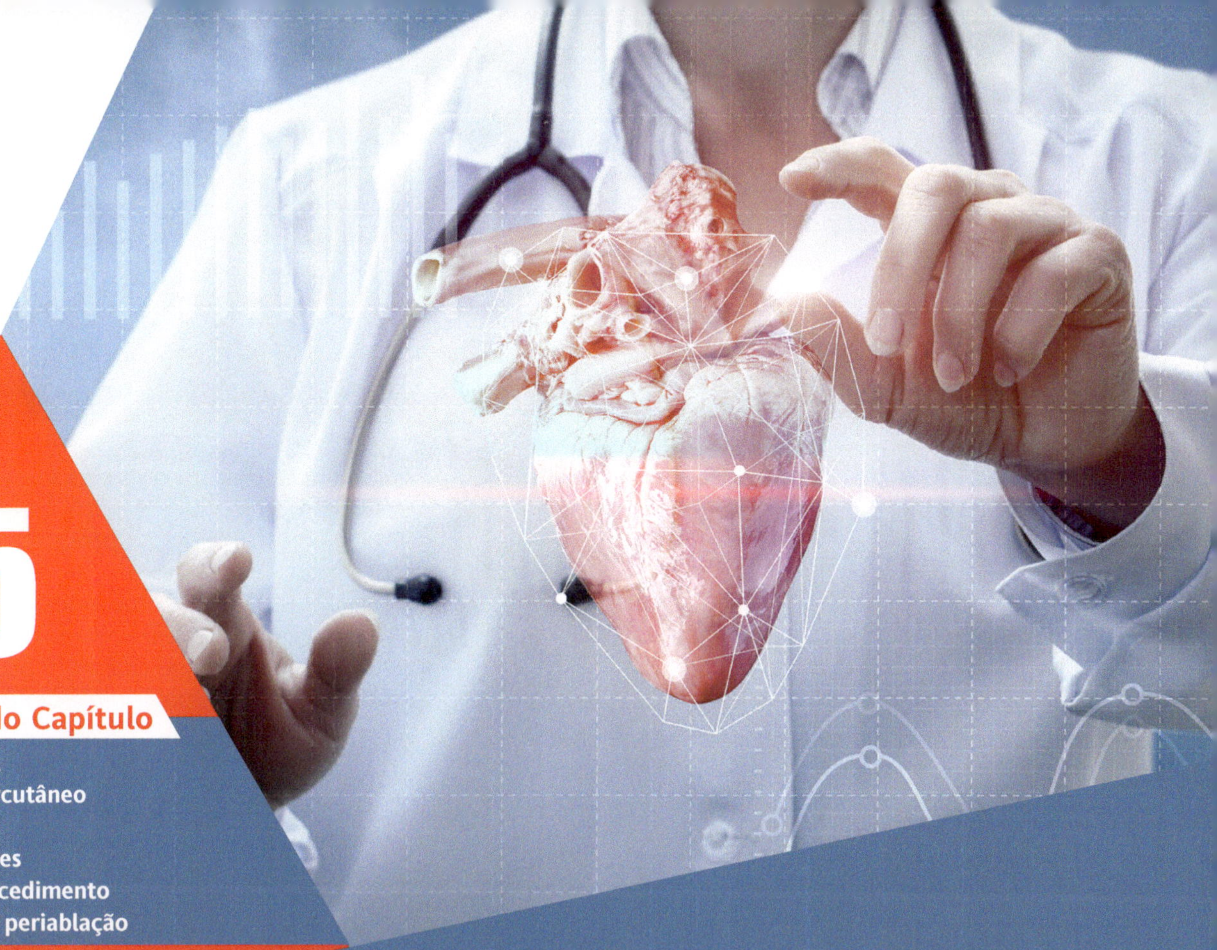

85

Destaques do Capítulo

- Fibrilação atrial
- Tratamento percutâneo
- Ablação
- Veias pulmonares
- Manejo periprocedimento
- Anticoagulação periablação

Fibrilação atrial: tratamento intervencionista

Luciana Vidal Armaganijan
Bruno Pereira Valdigem
Dalmo Antonio Ribeiro Moreira

85.1 Introdução

As causas de origem e manutenção da fibrilação atrial (FA) são múltiplas, podendo ocorrer em indivíduos com coração normal e em pacientes com os mais diferentes tipos de cardiopatias. O aumento da massa atrial, a redução da velocidade de condução, a redução da refratariedade atrial e o aumento da dispersão atrial constituem mecanismos pró-fibrilatórios. Independentemente do mecanismo, o surgimento e a manutenção da FA dependem de um gatilho (que inicia a arritmia) e de um substrato (que a perpetua). Fatores como inflamação e tono autonômico também podem contribuir como moduladores na FA.

Nas últimas décadas, com a evolução tecnológica, a ablação por cateter tornou-se um procedimento comumente realizado no tratamento adjunto da FA em grandes centros. Diversos aspectos, entretanto, ainda são controversos, tais como a técnica utilizada, os desfechos do procedimento, o manejo no período periablação, a definição de sucesso e os resultados em longo prazo. O objetivo deste capítulo é discutir os principais aspectos relacionados à terapia percutânea da FA.

85.2 Importância das veias pulmonares no desencadeamento da FA

Tecidos de condução especializados com atividade marcapasso, oriundos da formação do tubo cardíaco, podem ser encontrados nas veias pulmonares (VP), e essa atividade elétrica parece ser crucial no surgimento e na manutenção da FA. A atividade elétrica em outras estruturas, como o seio coronário, a veia de Marshall e a parede posterior do átrio esquerdo (AE), também constituem gatilhos para a FA.

Para que essa arritmia se sustente, substrato atrial é necessário para a manutenção dos circuitos reentrantes. A junção AE-VP e a parede posterior do AE são estruturas críticas nesse sentido.

85.3 Evolução no tratamento não farmacológico da fibrilação atrial

O primeiro conceito de tratamento da FA por meio de compartimentalização do átrio surgiu com a cirurgia do labirinto, desenvolvida por Cox e que envolvia a realização de múltiplas incisões no AE com a finalidade de criar barreiras à condução de impulsos elétricos anormais (Figura 85.1). Apesar dos resultados promissores, o procedimento associava-se a altas taxas de complicações.

Em 1998, Haissaguerre et al. demonstraram que a FA se originava a partir de disparos focais espontâneos nas VP em 94% dos pacientes, e a introdução de cateteres pela veia femoral permitia o mapeamento desses focos ectópicos. Desde então, o isolamento das VP tornou-se a técnica mais difundida para o tratamento percutâneo da FA (Figura 85.1).

85.4 O procedimento

O procedimento é realizado em laboratório de eletrofisiologia ou em centro cirúrgico equipado, com equipe habilitada, composta por eletrofisiologista, enfermagem, anestesista e retaguarda cirúrgica em casos de eventuais complicações. Requer anestesia geral ou sedação profunda e imagem fluoroscópica, além de polígrafo para obtenção de registros de eletrograma intracavitário.

Diversas técnicas foram desenvolvidas para a ablação da FA por cateter, sendo a maioria direcionada à eliminação dos mecanismos envolvidos com a iniciação e a manutenção da FA, essencialmente representados pelos gatilhos e pelo substrato. As diferentes técnicas incluem o isolamento elétrico das VP, a ablação dos eletrogramas atriais fracionados, as lesões lineares, a ablação dos plexos ganglionares autonômicos e a estratégia da ablação sequencial. A ablação dentro das VP deve ser evitada a fim de prevenir estenose vascular.

A técnica envolve a realização de duas punções venosas profundas, geralmente em veias femorais, para acesso ao átrio direito e realização de dupla punção transeptal, seguido pela inserção de um cateter circular que delimita a inserção da VP e de um cateter terapêutico no AE. O ecocardiograma transesofágico (ou intracardíaco, quando disponível) é útil no auxílio à punção transeptal, na avaliação anatômica do AE e das VP e no reconhecimento precoce de eventuais complicações intraprocedimento, como tamponamento cardíaco (Figura 85.2).

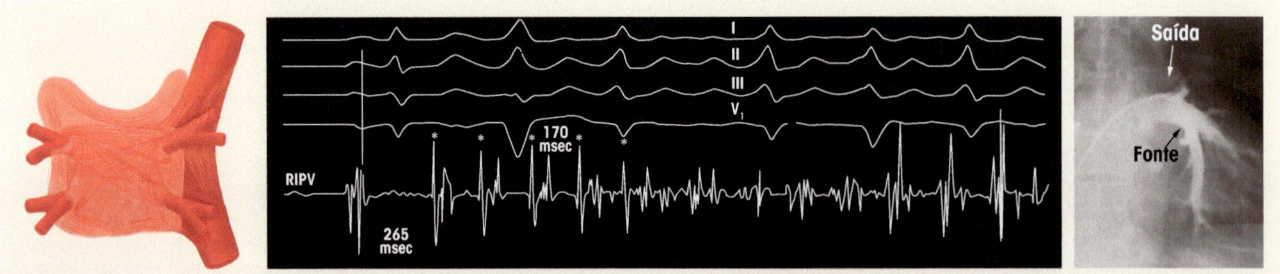

Figura 85.1 À esquerda, aspecto anatômico das veias pulmonares e sua relação com a musculatura atrial; lesões lineares no átrio esquerdo propostas na cirurgia do labirinto; no centro, os eletrogramas atriais originados em veia pulmonar inferior direita mostrando ectopias que deflagram a fibrilação atrial. À direita, atividade elétrica originada na veia pulmonar inferior direita

Fonte: Desenvolvido pela autoria.

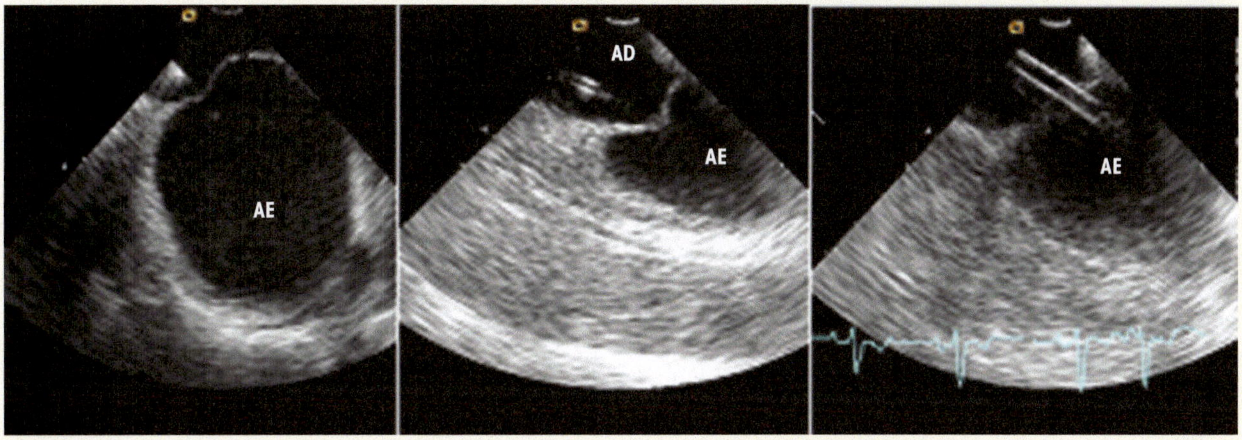

Figura 85.2 Punção transeptal para acesso ao átrio esquerdo. À esquerda, observa-se o átrio esquerdo; ao meio, agulha cruzando o septo interatrial; à direita, a bainha foi inserida no átrio esquerdo.

AD: átrio direito; AE: átrio esquerdo.

Fonte: Acervo da autoria.

Sistemas de mapeamento eletroanatômico, que integram as características dos eletrogramas obtidos por um único cateter em pontos distintos do AE e das VP, permitem a realização de uma imagem virtual e tridimensional criada ao toque do cateter com a parede dessa câmara. A imagem obtida fornece a visibilização de diferentes projeções e facilita a navegação do cateter circular ao redor do antro das VP. Na Figura 85.3, observa-se a correlação anatômica lado a lado com imagem de tomografia computadorizada cardíaca, que pode ser realizada antes do procedimento e acoplada ao sistema de mapeamento eletroanatômico.

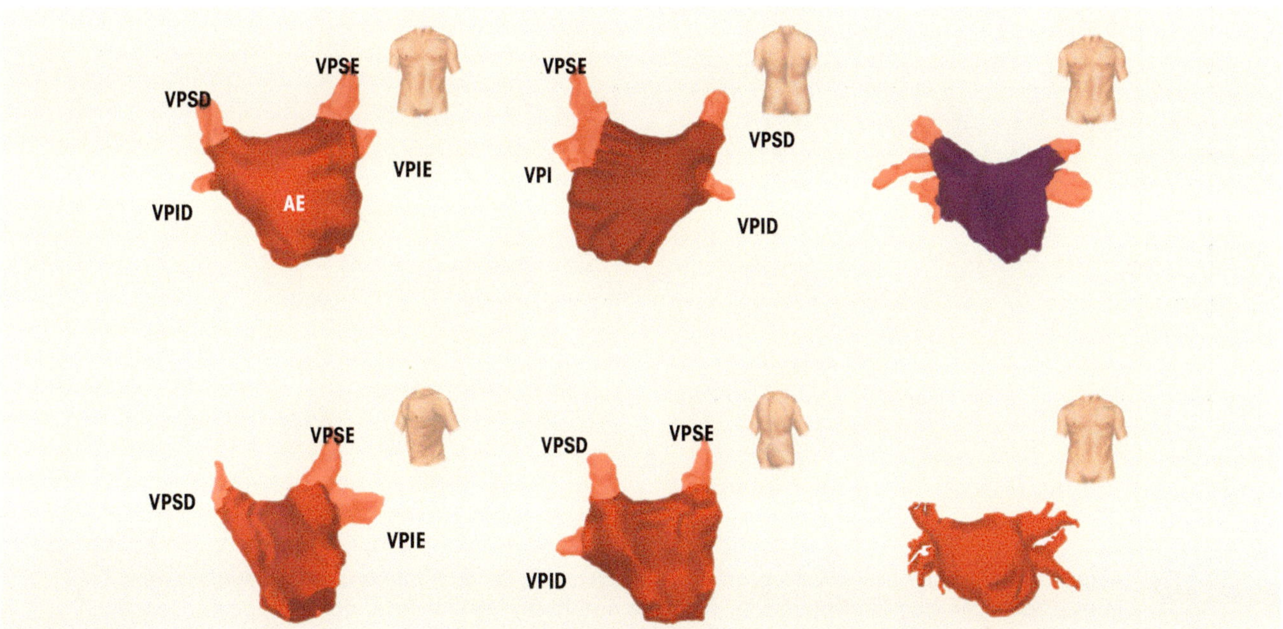

Figura 85.3 À esquerda, nota-se o átrio esquerdo e as quatro veias pulmonares em diferentes projeções. À direita, observa-se a correlação anatômica lado a lado com imagem tomográfica.

VPSD: veia pulmonar superior direita; VPID: veia pulmonar inferior direita; VPSE: veia pulmonar superior esquerda; VPIE: veia pulmonar inferior esquerda; AE: átrio esquerdo.

Fonte: Desenvolvido pela autoria.

Uma série de lesões de radiofrequência é liberada pelo cateter de ablação até o desaparecimento ou a dissociação dos potenciais venosos no cateter circular (Figura 85.4).

Lesões adicionais podem ser produzidas entre as VP, entre a VP inferior esquerda e o anel mitral (linha mitral), a parede posterior do AE, a veia cava superior, o seio coronário e nos plexos ganglionares autonômicos, particularmente em casos de FA persistente de longa data.

A radiofrequência é a forma de energia mais utilizada, e a segurança da aplicação é obtida pela monitorização contínua da potência, da temperatura e da impedância do sistema, com o objetivo de evitar a formação de coágulos e a perfuração da parede miocárdica atrial. Outras técnicas e energias incluem sistemas baseados em balão, sistemas de integração de imagens, utilização de crioenergia, de *laser* e de ultrassom.

85.5 Manejo periprocedimento

85.5.1 Anticoagulação

O acidente vascular cerebral trombótico constitui uma das complicações mais temidas da ablação de FA, cuja prevalência varia de 0 a 5% dependendo do estudo clínico.

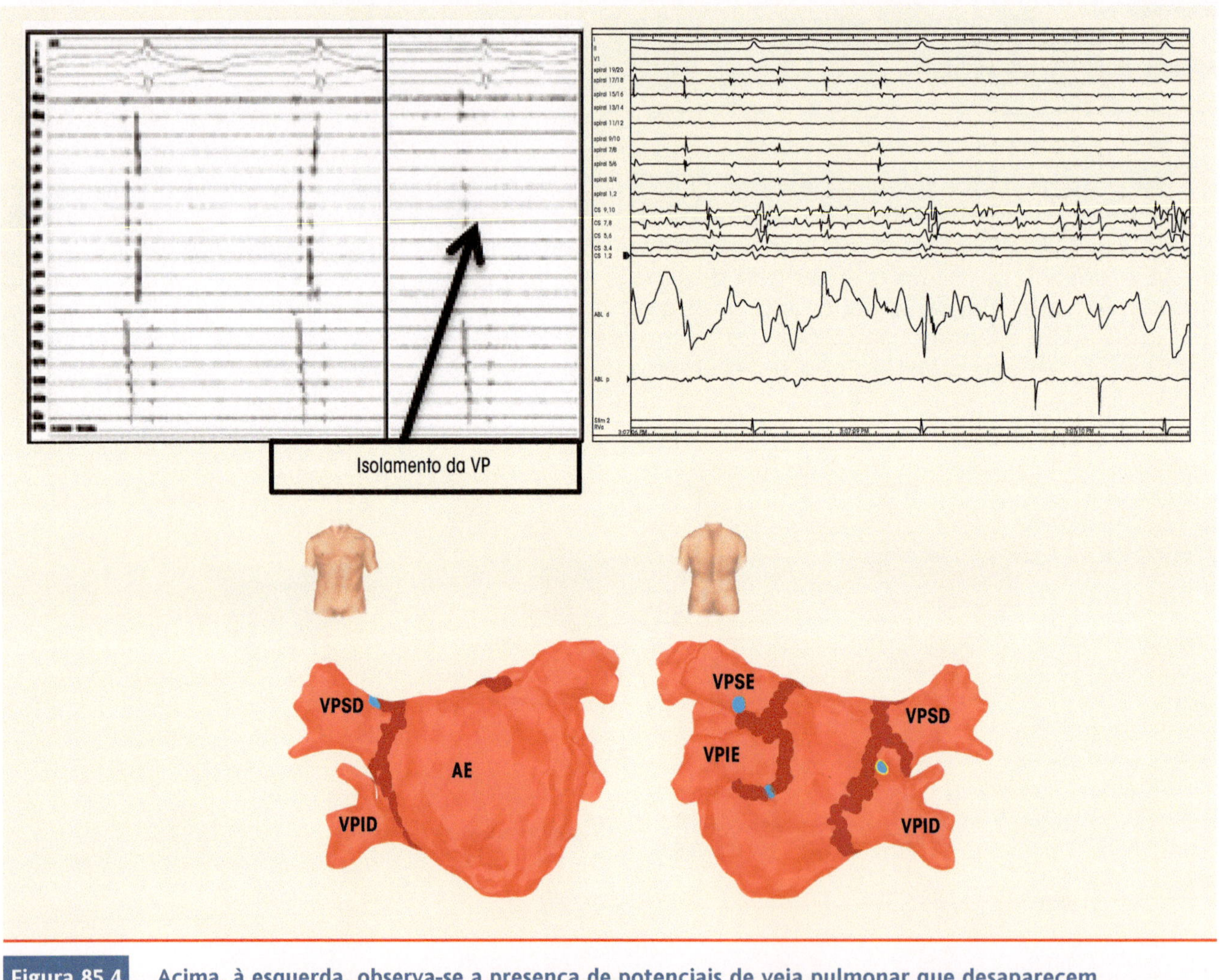

Figura 85.4 **Acima, à esquerda, observa-se a presença de potenciais de veia pulmonar que desaparecem após a aplicação de radiofrequência. À direita notam-se, inicialmente, dois potenciais, sendo o primeiro representativo de potencial de átrio esquerdo e o segundo de veia pulmonar; nota-se o desaparecimento do potencial de veia pulmonar após a ablação. Abaixo, imagem virtual obtida com sistema de mapeamento tridimensional. Cada ponto vermelho representa a aplicação de radiofrequência.**

VP: veia pulmonar; VPSD: veia pulmonar superior direita; VPID: veia pulmonar inferior direita; VPSE: veia pulmonar superior esquerda; VPIE: veia pulmonar inferior esquerda; AE: átrio esquerdo; AAE: apêndice atrial esquerdo.

Fonte: Desenvolvido pela autoria.

Todos os esforços devem ser direcionados para minimizar a ocorrência de eventos tromboembólicos periprocedimento. Em pacientes considerados de alto risco (escore $CHADS_2$ igual ou superior a 2), recomenda-se a anticoagulação plena por pelo menos três semanas antes do procedimento e *ponte* com heparina subcutânea ou endovenosa. Em pacientes considerados de baixo risco (escore $CHADS_2$ igual a 0), porém, com FA persistente, recomenda-se a mesma estratégia. Já naqueles com escore $CHADS_2$ igual a 0 e FA paroxística, não há consenso quanto à terapia anticoagulante, podendo-se utilizar a mesma estratégia descrita ou ácido acetilsalicílico 75 a 325 mg/dia. Heparina não fracionada é administrada em bolo logo após o acesso ao AE e periodicamente durante a ablação, de acordo com o tempo de coagulação ativado (repetido a cada 30 minutos), em todos os casos. Alguns grupos preconizam a realização da ablação em vigência de anticoagulação oral, inclusive com os novos anticoagulantes orais, com segurança e eficácia demonstradas em estudos clínicos.

Em casos de suspensão, a anticoagulação oral é usualmente reiniciada no mesmo dia ou no dia seguinte à ablação. Heparina de baixo peso molecular é iniciada três a quatro horas após o procedimento e mantida até a obtenção de valores desejáveis de INR (entre 2 e 3) nos casos em que a varfarina é a opção de anticoagulação.

A manutenção da anticoagulação oral em longo prazo é variável, devendo ser usada por pelo menos três meses em todos os casos. A suspensão após esse período é baseada no julgamento clínico, particularmente na estratificação de risco de tromboembolismo, devendo ser mantida indefinidamente em pacientes considerados de alto risco (escore $CHADS_2$ igual ou superior a 2). Nos pacientes com escore $CHADS_2$ igual a 1, recomenda-se o uso de ácido acetilsalicílico ou de varfarina depois de completados os três meses de anticoagulação oral. Já em pacientes escore $CHADS_2$ igual a 0, sugere-se o tratamento com ácido acetilsalicílico ou nenhuma terapia antitrombótica.

85.5.2 Terapia antiarrítmica

Não há consenso quanto à descontinuação de medicamentos antiarrítmicos antes do procedimento; em relação à utilização após a ablação, também há controvérsias. Geralmente se indica o uso por pelo menos três a seis meses e a suspensão após esse período na ausência de arritmias, considerando o risco de recorrência e a acurácia em determinar episódios recorrentes de FA pós-ablação.

85.5.3 Exames de imagem

Recomenda-se a realização de um ecocardiograma transesofágico em até 48 horas antes da ablação para exclusão de potenciais trombos no AE. Em alguns laboratórios, o ecocardiograma transesofágico é realizado apenas em pacientes que se apresentam em FA no dia do procedimento e sem uso de anticoagulante oral, podendo ser opcional nos demais casos.

Considerável variação anatômica, no que diz respeito à inserção das VP, pode ser encontrada entre os pacientes. A compreensão exata da anatomia do AE e das VP e o planejamento terapêutico podem ser auxiliados por exames de imagem como ressonância magnética ou tomografia computadorizada cardíaca.

A utilização de novos sistemas de mapeamento eletroanatômico possibilita a integração com imagens de ressonância ou de tomografia do AE, o que, por sua vez, permite que a atividade elétrica obtida durante o mapeamento seja incorporada à anatomia real do paciente.

85.6 Complicações

As taxas de complicações são inferiores a 5%, sendo a mais comum o tamponamento cardíaco, em cerca de 1% dos casos. Complicações vasculares, embolia cerebral e óbito ocorrem em menos de 1% dos casos. Sintomas de pericardite podem ocorrer nos primeiros três a cinco dias e, geralmente, cedem com o uso de anti-inflamatórios não hormonais. A estenose de VP, complicação decorrente da liberação inadvertida de radiofrequência no interior do vaso, é minimizada com aplicações na porção ostial e, principalmente, no antro da VP; com o auxílio de sistemas de mapeamento tridimensional ocorre, atualmente, em menos de 1% dos casos.

As principais complicações relacionadas ao procedimento estão representadas na Tabela 85.1. Esses índices tendem a se reduzir com a experiência do centro e com a curva de aprendizado.

Tabela 85.1 Complicações associadas à ablação percutânea da fibrilação atrial (dados do estudo CABANA).

Complicação (n = 1.006)	N (%)
Relacionado à inserção do cateter	39 (3,9)
Hematoma	23 (2,3)
Pseudoaneurisma	11 (1,1)
Fístula arteriovenosa	4 (0,4)
Pneumotórax	1 (0,1)
Sepse	1 (0,1)
Trombose venosa profunda	0
Embolia pulmonar	0
Manipulação do cateter no coração	**34 (3,4)**
Efusão pericárdica sem necessidade de intervenção	22 (2,2)
Tamponamento cardíaco com perfuração	8 (0,8)
Ataque isquêmico transitório	3 (0,3)
Oclusão coronária	0
Infarto do miocárdio	1 (0,1)
Bloqueio atrioventricular total	0
Dano valvar	
Eventos relacionados à ablação	**18 (1,8)**
Dor torácica por pericardite	11 (1,1)
Úlcera esofágica	5 (0,5)
Estenose de veia pulmonar > 75%	1 (0,1)
Injúria de nervo frênico	1 (0,1)
Fístula atrioesofágica	0
Eventos relacionados à medicação	**0**
Sangramento induzido por heparina	0

Fonte: Desenvolvido pela autoria.

85.7 Desfechos da ablação

85.7.1 Definição de sucesso

Não há consenso quanto à definição de sucesso da ablação. Muitos sugerem a sobrevida livre de FA como critério de sucesso. Outros utilizam o critério de melhora dos sintomas. Estudos recentes têm incorporado a morbimortalidade e a ocorrência de fenômenos embólicos cerebrais como desfechos da ablação da FA. O principal deles, o CABANA, incluiu pouco mais de 2.200 pacientes com FA e, apesar de não demonstrar diferenças significativas entre os grupos ablação e tratamento medicamentoso quanto à ocorrência do desfecho primário (composto de morte, acidente vascular cerebral, sangramento maior e parada cardíaca em cinco anos), revelou superioridade de grupo ablação por cateter na redução de morte e hospitalização por causa cardiovascular comparado com o tratamento medicamentoso. Além disso, na análise dos pacientes em tratamento, eficácia superior deste foi observada no grupo ablação. Por fim, reduções significativamente maiores nas taxas de recorrência de arritmia também foram reportadas no grupo ablação. Diversas são as críticas a esse estudo, tais como a heterogeneidade do braço sob tratamento clínico e as altas taxas de *crossover* entre os grupos.

85.7.2 Avaliação de recorrência

Devido à ausência de sintomas em até 60% dos pacientes que apresentam recorrência, recomenda-se a monitoração periódica do ritmo com gravações de Holter, tipicamente após um, três e seis meses e gravadores de eventos em casos de não elucidação da causa de sintomas com o Holter. Dispositivos implantáveis fornecem informações mais acuradas sobre a recorrência da FA; entretanto, envolvem procedimento invasivo e são limitados a uma pequena parcela de pacientes.

A duração dos episódios para definição de recorrência é variável, dependendo do estudo clínico (de 15 segundos a 10 minutos). As diretrizes americanas consideram recorrência qualquer episódio de FA com duração superior a 30 segundos.

Alta incidência de arritmias atriais é observada nos primeiros três meses após a ablação. Esse período é denominado *blanking period*. Nessa fase, as arritmias costumam ser transitórias e não são prognósticas de recorrência. Mecanismos propostos incluem inflamação atrial transitória pós-ablação e/ou cicatrização incompleta das lesões produzidas. Muitos centros recomendam a utilização de antiarrítmicos durante esse período. Devido ao caráter transitório, novo procedimento de ablação não é recomendado durante o *blanking*.

85.8 Eficácia da ablação

As taxas de sucesso do procedimento variam entre 45 e 95%. Essa ampla variação é resultado das diferentes técnicas empregadas e da variedade de definições de sucesso (*blanking period*, recorrência tardia, uso de antiarrítmicos etc.).

A recorrência em longo prazo é, geralmente, secundária à recuperação da condução elétrica entre as VP e o AE. O mecanismo também pode envolver cicatrizes criadas pela radiofrequência, particularmente nos casos de *flutter* atrial. Novo isolamento das VP é usualmente efetivo em casos de recorrência de FA; entretanto, lesões adicionais no AE podem ser necessárias. As recorrências em muito longo prazo são, em grande parte, relacionadas ao desenvolvimento de gatilhos em outras regiões, particularmente o átrio direito.

Recente metanálise que incluiu mais de 15.000 pacientes demonstrou taxas de sucesso de 74% após seis meses. Dados de centros pioneiros com grande experiência revelam taxas de sucesso ao redor de 80,5% (seguimento entre 6 meses e 2,4 anos). Já a realização de um segundo procedimento aumenta os índices de sucesso em um adicional de 5 a 15%.

Em geral, as taxas de sucesso da ablação de FA são mais baixas em pacientes com FA de longa data, entre 50 e 70%. Outros fatores prognósticos de falência da ablação são a presença de cicatriz atrial, o aumento excessivo do AE (acima de 55 mm) e a idade avançada (maior que 65 anos).

Poucos são os estudos que compararam a terapia ablativa à farmacológica. Em estudo não randomizado, Pappone et al. demonstraram menores recorrências de arritmia no grupo ablação em 2,4 anos de seguimento (22% vs. 63%). Esse benefício traduziu-se em menores taxas de acidente vascular cerebral e aumento da sobrevida no grupo ablação. No estudo RAAFT-2, 127 pacientes sem tratamento prévio foram randomizados para terapia com ablação ou antiarrítmico como tratamento de primeira linha. Aos 24 meses de seguimento, menores taxas de recorrência de taquiarritmias atriais foram observadas no grupo ablação (54,5% vs. 72,1%).

Análise retrospectiva de 20 centros incluindo sete países e quase 2.800 pacientes revelou taxas de sucesso da ablação de 82% (comparado com 59% com antiarrítmicos), sendo 72% em um primeiro procedimento. Mesmo em portadores de FA persistente, as taxas de sucesso da ablação foram superiores ao tratamento farmacológico (70%, sendo 58% em primeiro procedimento).

A eficácia em longo prazo como estratégia inicial em pacientes com FA paroxística também foi avaliada. Quando comparado ao tratamento farmacológico (antiarrítmico classe IC ou III), não se observaram diferenças significativas na percentagem e na percentagem cumulativa de FA entre os grupos no seguimento. Por outro lado, a percentagem de FA foi significativamente menor no grupo ablação após 24 meses de seguimento (9% vs. 18%). Além disso, tanto o componente físico como o mental do questionário de qualidade de vida SF-36 melhoraram significativamente em ambos os grupos, com melhora significativa do componente físico no grupo ablação.

85.9 Indicações para tratamento percutâneo da fibrilação atrial: o que recomendam as diretrizes

85.9.1 Recomendações das diretrizes europeias de cardiologia

As diretrizes europeias de cardiologia recomendam como classe IA a ablação por cateter em pacientes com FA paroxística, sintomática e refratária à terapia medicamentosa, desde que realizada em centro de excelência e por eletrofisiologista experiente. Pacientes selecionados com FA paroxística sintomática podem ter a ablação indicada como primeira opção terapêutica, antes que sejam tentados fármacos antiarrítmicos. A mesma diretriz considera que pacientes sintomáticos com fração de ejeção reduzida podem se beneficiar da ablação de FA em casos de suspeita de taquicardiomiopatia. Casos de FA persistente e de longa data, sintomática e refratária ao tratamento clínico, têm indicação IIa para ablação de FA (Tabela 85.2).

Tabela 85.2 Indicações para ablação percutânea da fibrilação atrial (FA) de acordo com as diretrizes europeias de cardiologia.

Situação	Classe de recomendação	Nível de evidência
Pacientes com FA paroxística, sintomática, a despeito da terapia com uma ou mais medicação antiarrítmica e que preferem o controle do ritmo, desde que realizada em centro de excelência e por eletrofisiologista experiente.	I	A
Como terapia de primeira linha em pacientes selecionados com FA paroxística sintomática, como alternativa à medicação antiarrítmica, considerando a escolha do paciente, riscos e benefícios.	IIa	B
Pacientes sintomáticos com FA e insuficiência cardíaca com fração de ejeção reduzida como tentativa de melhora dos sintomas e da função cardíaca em casos de suspeita de taquicardiomiopatia.	IIa	C
Como estratégia para evitar implante marcapasso em pacientes com bradicardia secundária à FA.	IIa	C
Pacientes com FA persistente de longa data, sintomática e refratária ao tratamento antiarrítmico.	IIa	C

Fonte: Desenvolvido pela autoria.

85.9.2 Recomendações das diretrizes brasileiras de fibrilação atrial

As diretrizes brasileiras de FA sugerem a ablação como terapia classe IA nos pacientes sintomáticos com FA paroxística refratária ou intolerante a pelo menos uma medicação antiarrítmica das classes I ou III, quando a estratégia do controle do ritmo é desejada. Considera-se classe IIA a terapia ablativa naqueles com FA persistente refratária ou intolerante a pelo menos uma medicação antiarrítmica das classes I ou III, assim como em portadores de FA paroxística sintomática recorrente como primeira terapia. As mesmas diretrizes contraindicam a ablação em pacientes que não podem ser tratados com anticoagulante durante e após o procedimento (Tabela 85.3).

Tabela 85.3 Indicações para ablação percutânea da fibrilação atrial de acordo com as diretrizes brasileiras de fibrilação atrial.

Situação	Classe de recomendação	Nível de evidência
Pacientes sintomáticos com FA paroxística refratária ou intolerante a pelo menos um medicamento antiarrítmico das classes I ou III, quando a estratégia do controle do ritmo é desejada.	I	A
Pacientes sintomáticos selecionados com FA persistente refratária ou intolerante a pelo menos um medicamento antiarrítmico das classes I ou III.	IIa	B
Pacientes com FA paroxística sintomática recorrente como primeira terapia (antes de medicações antiarrítmicas), sendo esta a opção do paciente.	IIa	B
Pacientes sintomáticos com FA persistente de longa duração (> 12 meses), quando refratária ou intolerante a pelo menos um medicamento antiarrítmico das classes I ou III e quando a estratégia do controle do ritmo é desejada.	IIb	B
Como primeira terapia (antes de medicações antiarrítmicas classe I ou III) em pacientes com FA persistente, quando a estratégia do controle do ritmo é desejada.	IIb	C
Pacientes que não podem ser tratados com anticoagulante durante e após o procedimento.	III	C

FA: fibrilação atrial.

Fonte: Desenvolvido pela autoria.

A seleção adequada do paciente é fundamental para o bom resultado da ablação. A Figura 85.6 expõe os principais fatores relacionados ao sucesso do procedimento.

Variável		
Sintomas	**Muito**	**Pouco**
Falha de antiarrítmico classe 1/3	≥ 1	0
Tipo de FA	Paroxística	Persistente, longa duração
Idade	< 70 anos	≥ 70 anos
Tamanho AE	< 50 mm	≥ 50 mm
Fração de ejeção	Normal	Reduzida
Insuficiência cardíaca	Não	Sim
Outras doenças cardíacas	Não	Sim
Pneumopatias	Não	Sim
Apneia do sono	Não	Sim
Obesidade	Não	Sim
AVC/AIT prévio	Não	Sim

Figura 85.6 Seleção do paciente *ideal* para ablação de FA.

FA: fibrilação atrial; AE: átrio esquerdo; AVC: acidente vascular cerebral; AIT: acidente isquêmico transitório.

Fonte: Desenvolvido pela autoria.

85.10 Grupos especiais: insuficiência cardíaca

A insuficiência cardíaca constitui fator de risco para morte súbita, arritmias ventriculares e supraventriculares. Com a distensão atrial provocada por insuficiência mitral secundária ou simplesmente devido ao aumento da pressão diastólica atrial, as extrassístoles e a fibrilação atrial frequentemente encontram um ambiente propício para início e perpetuação. O aumento de dimensões atriais também são fator relacionado à maior fibrose e pior perspectiva de manutenção do ritmo sinusal.

Esse ambiente inóspito faz que portadores de FA e disfunção ventricular frequentemente tenham a opção de controle de frequência cardíaca como primeira opção pela maioria dos cardiologistas. Essa linha de pensamento não é infundada: independentemente da presença de ritmo sinusal, estudos como o AFFIRM e o RACE mostraram que as estratégias de controle de ritmo ou de frequência cardíaca foram semelhantes. Estudos como o PABA-HFe o AF-CHF, com foco em portadores de insuficiência cardíaca, também sugeriram futilidade em tentar manter o ritmo sinusal. Uma das críticas aos estudos iniciais, entretanto, foi a de que o grupo mantido em controle de ritmo utilizou menos anticoagulação, e isso foi tratamento inadequado (de acordo com conceitos atuais de prevenção de eventos embólicos, mas razoável na ocasião do desenho do estudo). Outra observação é a de que, quando analisados os pacientes que se mantiveram em ritmo sinusal, houve benefício em relação à mortalidade (e, tendo em vista a metodologia do estudo, esse dado pode ser apenas considerado como fomentador de hipóteses). E, por fim, dentre os mais de sete mil pacientes incluídos no AFFIRM, apenas 14 foram submetidos à ablação (considerada uma técnica jovem e quase experimental na ocasião).

85.11 Estudo CASTLE AF

Desde a publicação de seus resultados preliminares, em 2017, muita expectativa nos resultados finais do CASTLE AF cresceu nos médicos que tratam pacientes com insuficiência cardíaca. Trata-se de um estudo que incluiu cerca de 400 pacientes portadores de FA paroxística ou persistente, sintomáticos, e que teve como objetivo comparar o tratamento percutâneo por meio da ablação por cateter com o tratamento medicamentoso. Mais de metade dos pacientes havia utilizado amiodarona sem sucesso no controle dos eventos. A média de idade foi de 65 anos. A média da fração de ejeção e do diâmetro do átrio esquerdo era de 32% e 49 mm, respectivamente. Os pacientes apresentavam classe funcional II (60%), III (28%) ou IV, e todos tiveram o tratamento otimizado nos cinco meses que precederam a ablação. Miocardiopatas isquêmicos compunham 40% dos grupos.

O registro de FA era feito por cardiodesfibrilador implantável (CDI) previamente implantado, e a carga de FA, bem como qualquer registro com duração maior que 30 segundos, era quantificada. Redução do desfecho composto de mortalidade, piora da insuficiência cardíaca e reinternação foi observada no grupo ablação, com curvas divergentes ao final de três anos. A redução nas taxas de mortalidade também foi significativamente maior no grupo intervencionista (superior a 30%). Houve melhora significativa da fração de ejeção no grupo ablação em comparação com o grupo farmacológico, observada desde o final do primeiro ano e sustentada ao longo do seguimento.

Vale ressaltar que no estudo CASTLE AF nenhum paciente apresentava AE superior a 60 mm. Dos 151 pacientes, 37 foram submetidos a mais de um procedimento (média de 1,3 ablação por paciente). Por fim, a taxa de manutenção do ritmo sinusal ao final de três anos foi de 63% no grupo ablação (25% de uso de amiodarona).

A estratégia não analisou fatores adicionais no tratamento. O índice de massa corpórea médio foi de 29. Talvez alguns benefícios adicionais da perda ponderal e pesquisa de apneia do sono pudessem melhorar os resultados.

85.12 RACE 3

O estudo RACE 3 demonstrou benefícios: maior taxa de manutenção de ritmo sinusal e qualidade de vida; em reabilitação cardíaca (atividade física, restrição dietética e aconselhamento); e tratamento otimizado intensificado (eplenerone ou espironolactona, estatina, inibidor da enzima conversora da angiotensina ou bloqueador do receptor da angiotensina) por um ano em portadores de FA paroxística e persistente e insuficiência cardíaca.

Existem benefícios da manutenção do ritmo sinusal com menor uso de medicamentos antiarrítmicos. As estratégias que requerem internações repetidas para cardioversão elétrica e uso de doses elevadas de medicamentos parecem ter um custo elevado, mas talvez exista benefício em estratégias não farmacológicas, como ablação por cateter. Existe concordância na busca ativa de fatores de risco para descompensação que devem ser tratados antes da opção de intervir ou não no ritmo, como pesquisa de apneia do sono, reabilitação e otimização do tratamento de insuficiência cardíaca.

85.13 Conclusões

O controle do ritmo é preferível em pacientes portadores de FA altamente sintomáticos. Naqueles refratários ao tratamento antiarrítmico, a ablação pode ser uma opção em casos selecionados.

A ablação da FA é um método efetivo em curto e longo prazos, com taxa de complicações aceitável quando realizada dentro dos padrões recomendados. Os benefícios de sua realização dependem das características clínicas dos pacientes. Pacientes jovens com FA paroxística constituem o grupo com melhores resultados.

A eficácia do método depende do tipo de FA e da população em questão. Complicações maiores são inferiores a 5%. Limitações existem quanto à uniformização da técnica empregada, definição de sucesso e rigor do seguimento. O desejo de suspender a anticoagulação oral não é uma indicação para ablação, sobretudo em pacientes de alto risco de tromboembolismo. Por fim, a ablação da FA deve ser restrita a centros com alta experiência, com seleção apropriada do paciente, após avaliação de todas as alternativas terapêuticas e de acordo com a preferência do paciente.

DICAS DO EDITOR

Referências bibliográficas

1. Dietrich CO, Cirenza C, De Paola AAV. Estado atual da ablação da fibrilação atrial. Rev Soc Cardiol Estado de São Paulo. 2008;3:221-35.
2. Khan MN, Jaïs P, Cummings J, et al. The PABA-CHF Investigators: pulmonary-vein isolation for atrial fibrillation in patients with heart failure. N Engl J Med. 2008 Oct 23;359(17):1778-85.
3. Kirchhof P, Benussi S, Kotecha D, et al. 2016 ESC Guidelines for the management of atrial fibrillation developed in collaboration with EACTS: the Task Force for the management of atrial fibrillation of the European Society of Cardiology (ESC). European Heart Journal. 2016;37:2893-962.
4. Magalhães LP, Figueiredo MJO, Cintra FD, et al. II Diretrizes Brasileiras de Fibrilação Atrial. Arq Bras Cardiol. 2016;106(4 Supl.2):1-22.
5. Marrouche NF, Brachmann J, Andresen D, et al. CASTLE-AF Investigators: catheter ablation for atrial fibrillation with heart failure. N Engl J Med. 2018 Feb 1;378(5):417-27..
6. Morillo CA, Verma A, Connolly SJ, et al. Radiofrequency ablation vs antiarrhythmic drugs as first-line treatment of paroxysmal atrial fibrillation (RAAFT-2): a randomized trial. JAMA. 2014,19;311(7):692-700.
7. Natale A, Raviele A, Arentz T, et al. Venice Chart International Consensus Document on Atrial Fibrillation Ablation. J Cardiovasc Electrophysiol, 2007;18:560-80.
8. Rienstra M, Hobbelt AH, Alings M, Tijssen JGP, Smit MD, Brügemann J, et al. RACE 3 Investigators: targeted therapy of underlying conditions improves sinus rhythm maintenance in patients with persistent atrial fibrillation: results of the RACE 3 trial. Eur Heart J. 2018;39:2987-96.
9. Roy D, Talajic M, Nattel S, et al. The Atrial Fibrillation and Congestive Heart Failure Investigators: rhythm control versus rate control for atrial fibrillation and heart failure. N Engl J Med. 2008;358:2667-77.
10. Van Gelder IC, Hagens VE, Bosker HA, et al. A comparison of rate control and rhythm control in patients with recurrent persistent atrial fibrillation for the Rate Control versus Electrical Cardioversion for Persistent Atrial Fibrillation Study Group. N Engl J Med. 2002;347:1834-40.
11. Wyse DG, Waldo AL, DiMarco JP, et al. A comparison of rate control and rhythm control in patients with atrial fibrillation: the Atrial Fibrillation Follow-up Investigation of Rhythm Management (AFFIRM) Investigators. N Engl J Med. 2002;347:1825-33.

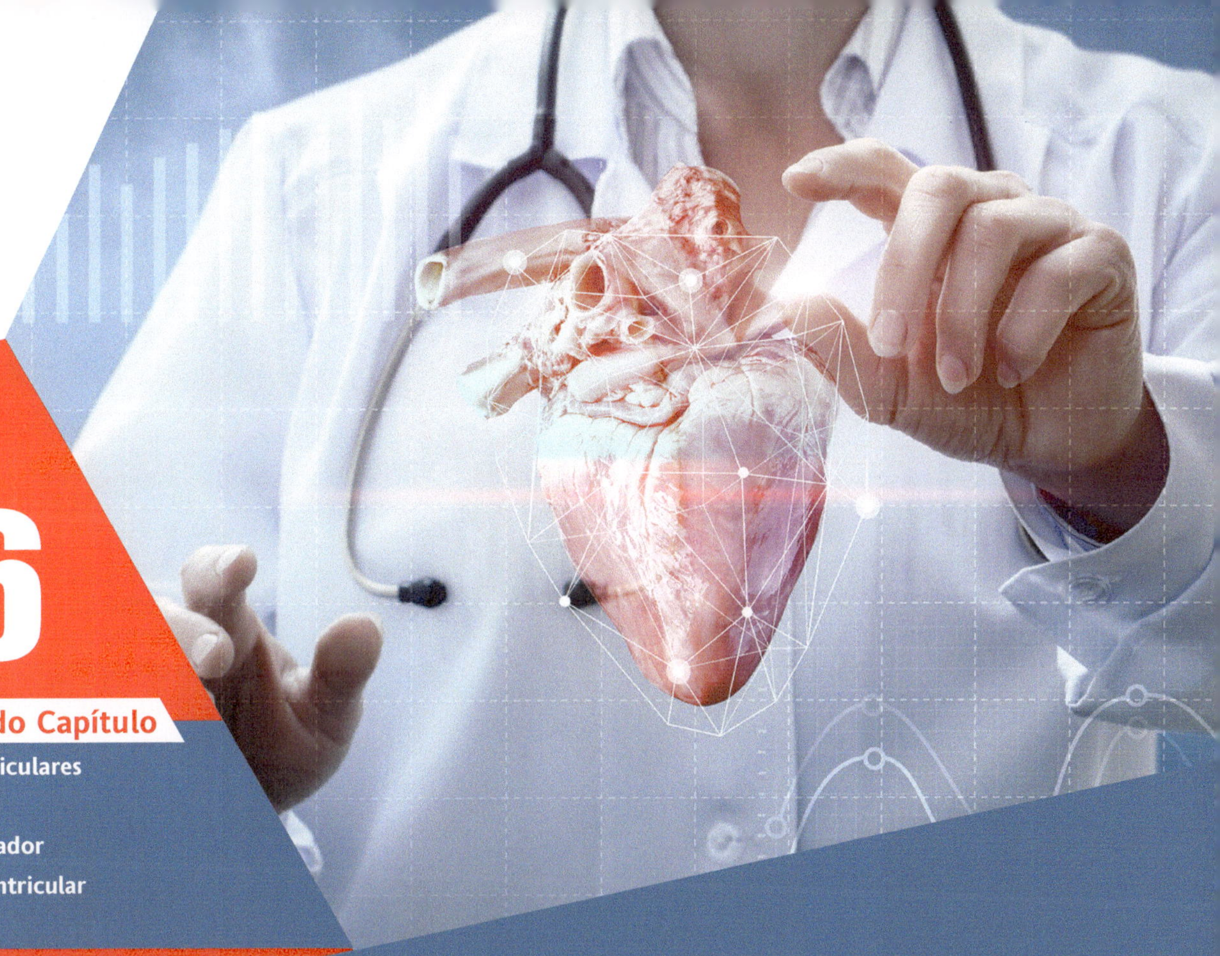

86

Destaques do Capítulo

- Arritmias ventriculares
- Ablação
- Cardiodesfibrilador
- Taquicardia ventricular
- Morte súbita

Arritmias ventriculares

Bruno Pereira Valdigem
Rogério Braga Andalaft

86.1 Características principais

As taquicardias podem ser classificadas de forma geral, quanto à origem, quanto à forma e à largura dos complexos QRS e quantos às condições clínicas no momento da taquicardia. Assim, as taquicardias podem ser:

- Quanto à largura dos complexos QRS: estreita ou larga.
- Quanto à origem: supraventricular ou ventricular.

- Quanto à morfologia das taquicardias de complexos QRS alargados: monomórfica ou polimórfica.
- Quanto às condições clínicas: estáveis ou instáveis hemodinamicamente.

As taquicardias podem ser ventriculares (quando o ritmo nasce nos ventrículos e não dependem dos átrios para perpetuação) ou supraventriculares (quando dependem dos átrios ou da junção atrioventricular para perpetuação). As taquicardias com QRS estreito (inferior a 120 ms) são habitualmente de origem supraventricular. As taquicardias com QRS largo (acima de 120 ms) podem ser ventriculares (mais frequentemente) ou supraventriculares em condições específicas (com aberrância de condução por um dos ramos do feixe de His, com vigência de bloqueio de ramo antigo ou na presença de síndrome de Wolff-Parkinson-White e condução anterógrada pela via anômala). Em pacientes jovens, as taquicardias de complexos QRS alargado são aquelas com mais de 90 ms de duração (Figura 86.1).

Taquicardias que se acompanham de dor torácica, insuficiência cardíaca, síncope, confusão mental ou de outros sinais de baixo débito cardíaco são consideradas hemodinamicamente instáveis. Estas devem ser revertidas ao ritmo sinusal por cardioversão elétrica sincronizada, independentemente de sua origem ou etiologia.

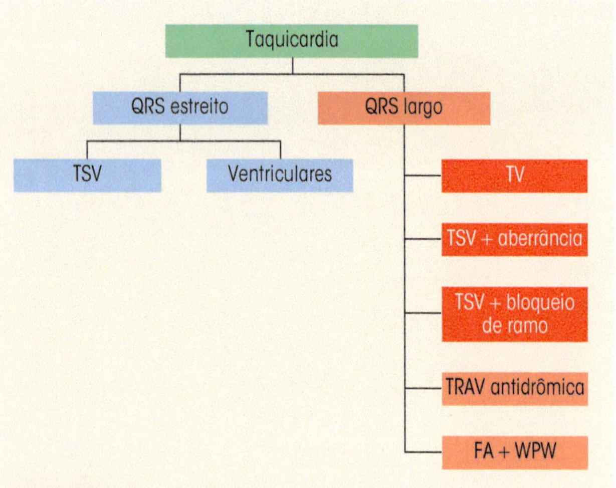

Figura 86.1 **Esquema para diagnósticos das taquicardias e seus diagnósticos diferenciais. Os diagnósticos em realce necessitam da aplicação de critérios e de algoritmos para sua diferenciação.**

TV: taquicardia ventricular; TSV:- taquicardia supraventricular; TRAV: taquicardia por reentrada atrioventricular; FA: fibrilação atrial; WPW: síndrome de Wolff Parkinson White.

Fonte: Desenvolvido pela autoria.

O tratamento das arritmias ventriculares depende principalmente da presença ou não de alterações estruturais no coração, que refletem maior gravidade e risco para morte súbita. Arritmias ventriculares em corações estruturalmente normais têm prognóstico melhor e na maioria das vezes são passíveis de tratamento curativo por métodos invasivos (ablação por cateter).

86.2 Diagnóstico clínico

Sintomas de taquicardia ventricular:

- Palpitações:
  - Sensação de *falhas* no coração e *pulos no peito*, sem início e término bem definidos, associada ou não a cardiopatias; ritmo cardíaco regular, com episódios de batimentos mais precoces isolados ou aos pares – sugerem extrassistolia.
  - Taquicardia sustentada, com ou sem síncope ou pré-síncope, em paciente com cardiopatia estrutural (coronariopatia, disfunção ventricular, morte súbita familiar em parentes próximos em idade jovem, relato de morte súbita revertida) – sugerem taquicardia ventricular.
- Síncope/pré-síncope.
- Dor torácica.

86.2.1 Métodos diagnósticos auxiliares

O eletrocardiograma da taquicardia ou da extrassistolia permite diagnóstico preciso na grande maioria das vezes.

O conhecimento de alguns aspectos gerais acerca do eletrocardiograma auxilia o diagnóstico das taquicardias ventriculares: o bloqueio de ramo direito gera um atraso final dos complexos QRS, e o bloqueio de ramo esquerdo gera um atraso médio final. Assim, para investigar as taquicardias ventriculares, deve-se deter na análise da porção inicial dos complexos QRS; os padrões concordantes, isto é, R puro de V1 a V6 (positivo) ou QS de V1 a V6 (negativo), são característicos de taquicardia ventricular; taquicardias de complexos QRS alargados com padrões atípicos para serem encaixados como bloqueios de ramo devem ser considerados como taquicardia ventricular; um padrão de QS em V6 é altamente compatível com taquicardia ventricular – entretanto, a relação R/S inferior a 1 em V6 em pacientes com bloqueio de ramo direito e bloqueio da divisão anterior superior esquerda do feixe de His em ritmo sinusal podem gerar falso diagnóstico de taquicardia ventricular em taquicardias supraventriculares que mantêm o mesmo padrão de bloqueio de ramo (Figura 86.2).

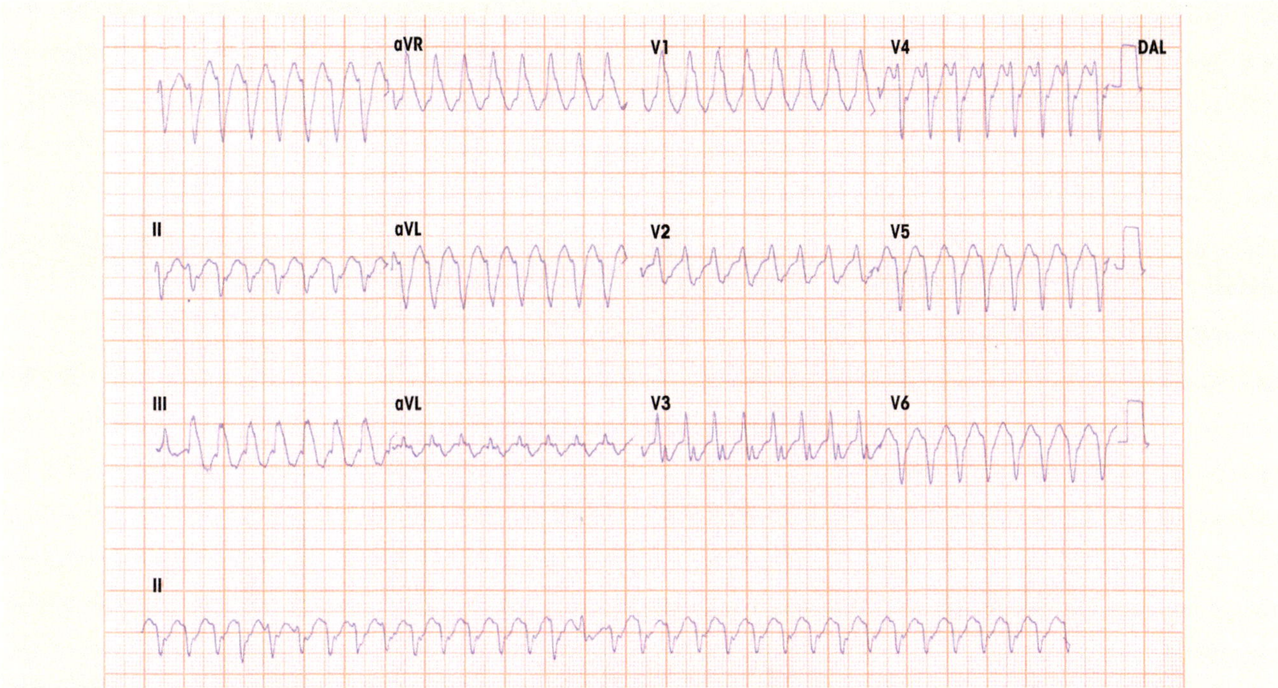

Figura 86.2 Taquicardia ventricular de origem no ventrículo esquerdo. Observa-se a presença de R puro em aVR e padrão de QS em V6. Presença de batimento de captura no D2 longo.

Fonte: Acervo da autoria.

Alguns critérios sugerem o diagnóstico de taquicardia ventricular (Quadro 86.1).

Quadro 86.1 Critérios sugestivos de diagnóstico de taquicardia ventricular.

Morfologia do QRS
Ausência de complexos RS. Concordância positiva, ou seja, onde R de V1 a V6 (menos específico). Concordância negativa, ou seja, onda S de V1 a V6 (mais específico). Presença de complexos tipo RS. Intervalo entre início de R e o nadir da onda S > 100 ms em V1. Padrão de bloqueio de ramo direito. Onda R monofásica ou qR em V1. Padrão de bloqueio de ramo esquerdo. Duração da onda R em V1 > 40 ms. Relação R/S < 1 em V6. Duração de QRS > 140 ms. Eixo entre 0 e –90 graus ou no quadrante superior direito do plano frontal.
Relação atrioventricular
Dissociação atrioventricular. Captura ventricular. Batimentos de fusão.

Fonte: Desenvolvido pela autoria.

Esses critérios foram organizados em algoritmos, que podem facilitar o diagnóstico das diversas taquicardias com QRS largo, diferenciando-as entre supraventriculares ou ventriculares (Figuras 86.3 e 86.4).

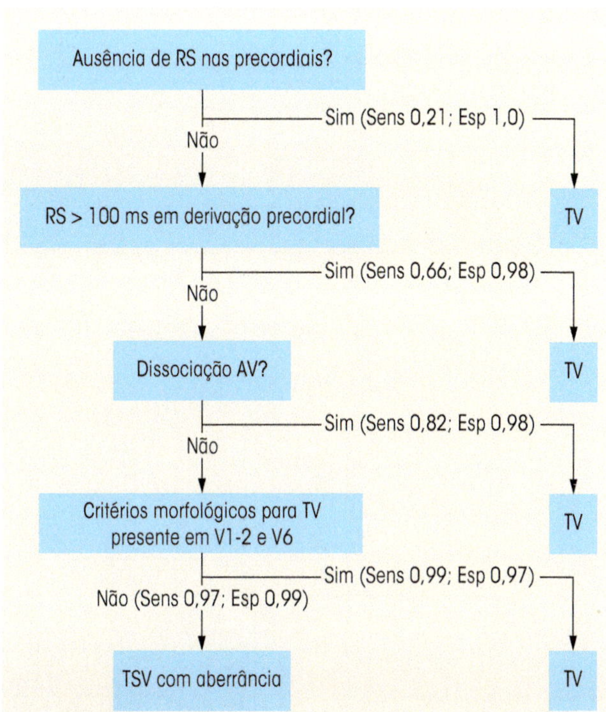

Figura 86.3 Critérios de Brugada.

RS: ritmo sinusal; TV: taquicardia ventricular; AV: atrioventricular; TSV: taquicardia supraventricular; Sens: sensibilidade; Esp: especificidade.

Fonte Brugada et al. Circulation. 1991.

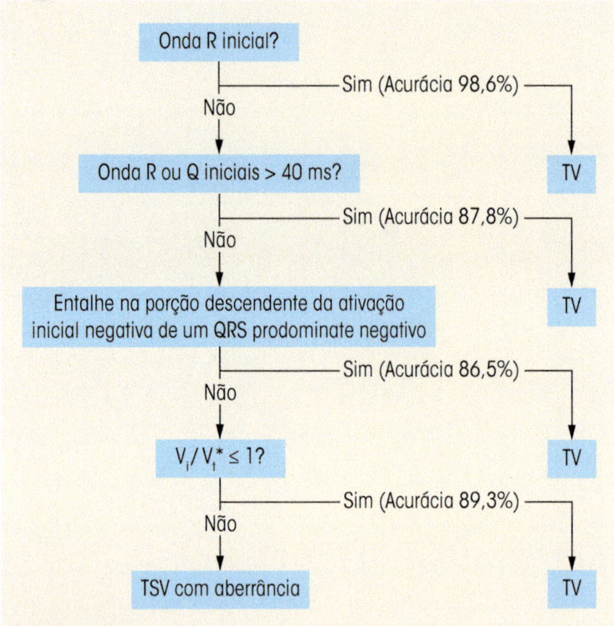

Figura 86.4 **Algoritmo de Verekei. Análise apenas da derivação aVR.**

TSV: taquicardia supraventricular; TV: taquicardia ventricular.

Fonte: Desenvolvido pela autoria.

Ambos os métodos têm reprodutibilidade clínica bastante confiável, e cabe ao clínico escolher aquele com o qual tem maior experiência. O algoritmo de Verekei tem a vantagem de utilizar apenas a derivação aVR e evitar os erros de posicionamento mais comuns às derivações precordiais, pilares do algoritmo proposto por Brugada (Figuras 86.5 e 86.6).

O Holter é importante para registrar atividade elétrica do coração durante o período de motorização (pode ser 24 horas, 7 dias ou monitorização por acionamento do aparelho pelo usuário – chamado *loop recorder* ou *looper*), bem como correlacionar sintomas que são suspeitos de estar ligados a arritmias.

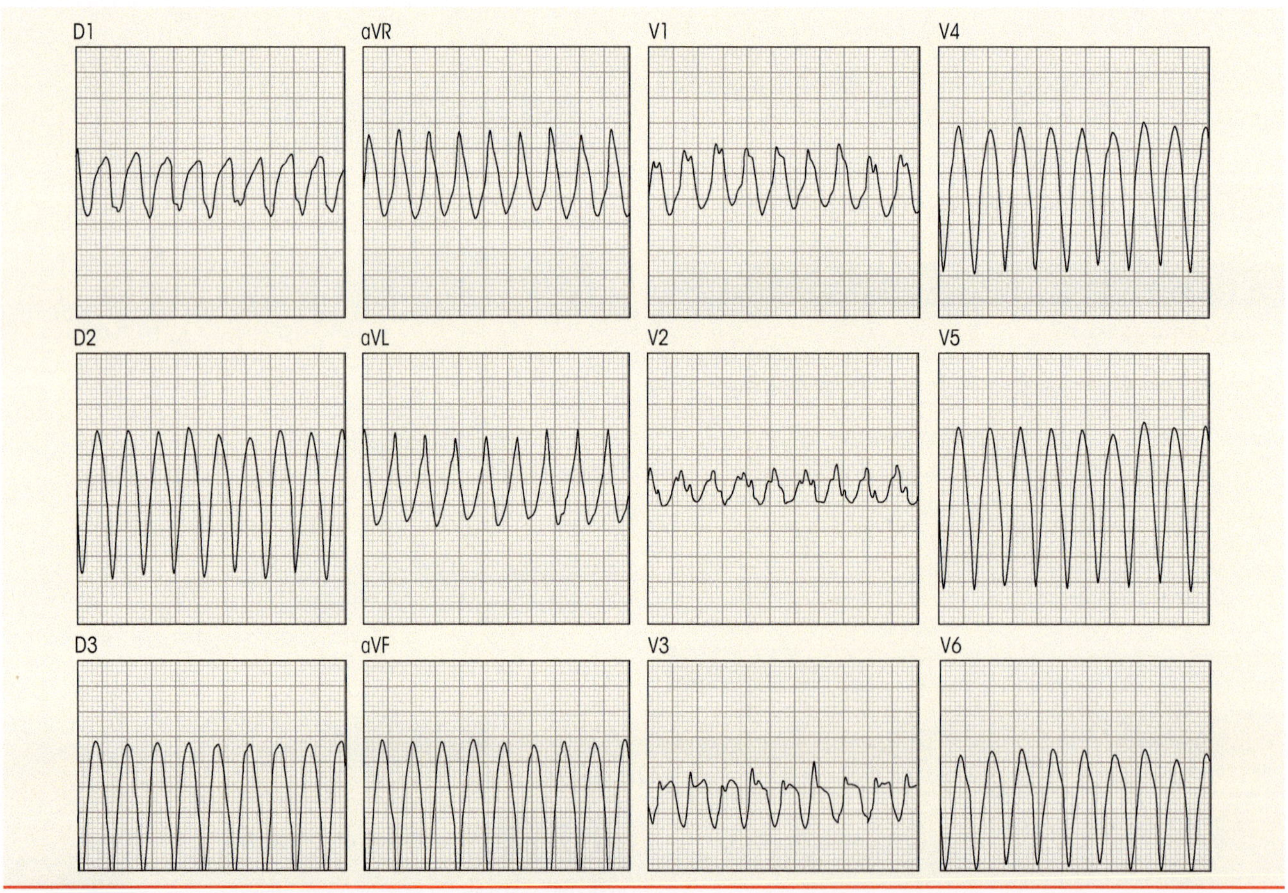

Figura 86.5 **Eletrocardiograma evidenciando taquicardia ventricular. Observa-se a positividade de aVR (critério de Verekei) e os critérios morfológicos de Brugada, evidenciando um padrão de atipicidade para bloqueio de ramo direito – padrão de QS em V6 e entalhe em V1 com R>R').**

Fonte: Desenvolvido pela autoria.

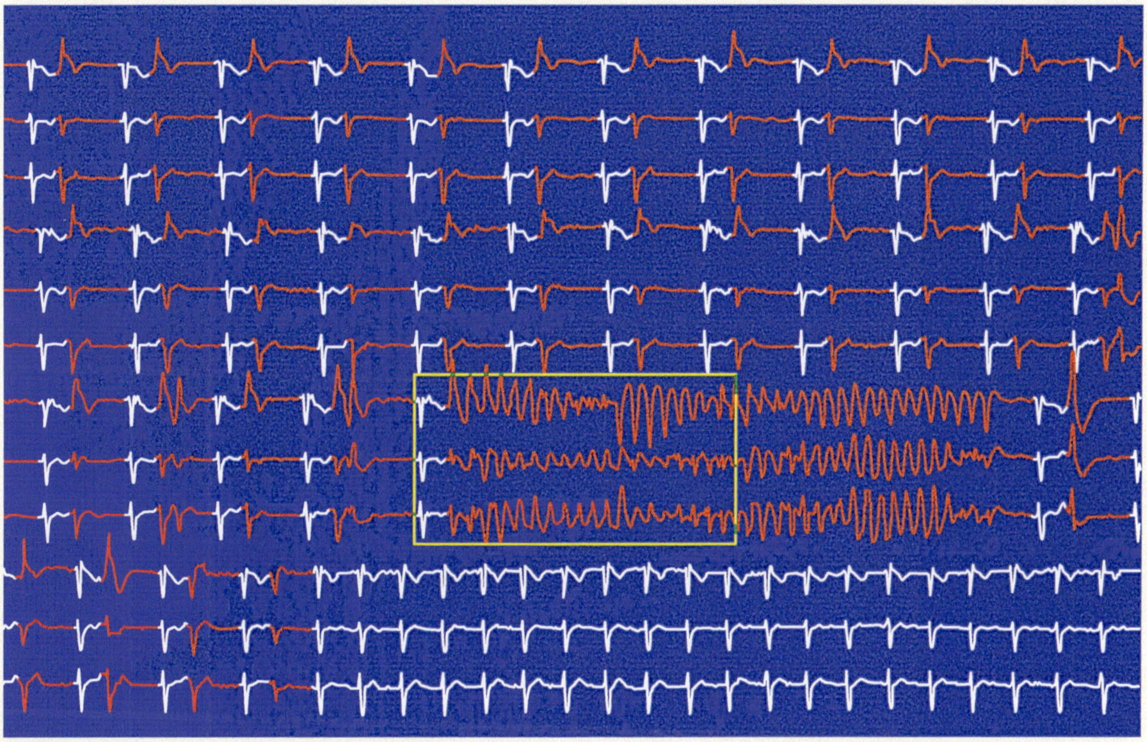

Figura 86.6 **Exame de Holter evidenciando início e término de uma taquicardia ventricular polimórfica associado ao intervalo QT longo – *torsades de pointes*.**

Fonte: Desenvolvido pela autoria.

86.2.2 Diagnóstico por imagem

O ecocardiograma transtorácico é um método simples e de baixo custo para documentar a função ventricular e a presença ou não de disfunção segmentar. Algumas alterações estruturais que levam a arritmias ventriculares, como cardiopatia arritmogênica de ventrículo direito (também conhecida como displasia arritmogênica de ventrículo direito), podem ser visibilizadas ao ecocardiograma transtorácico. Como o ventrículo direito é de difícil visibilização por esse método, é importante ressaltar a suspeita diagnóstica. Eventualmente, a infusão de microbolhas pode auxiliar na definição de trabeculação exacerbada.

A tomografia computadorizada de coração (TCC) e a ressonância magnética de coração (RMC) são métodos que permitem a localização de disfunção segmentar, de anomalias coronarianas (melhor visibilizadas por TCC que por RMC), a presença de fibrose miocárdica (maior acurácia para a RMC em relação ao protocolo de realce tardio utilizado na TCC). Esses métodos substituíram a ventriculografia na pesquisa de anomalias estruturais e permitiram maior compreensão da estrutura do músculo e distribuição da fibrose, que são em última análise o substrato da maioria das arritmias ventriculares (Figura 86.7).

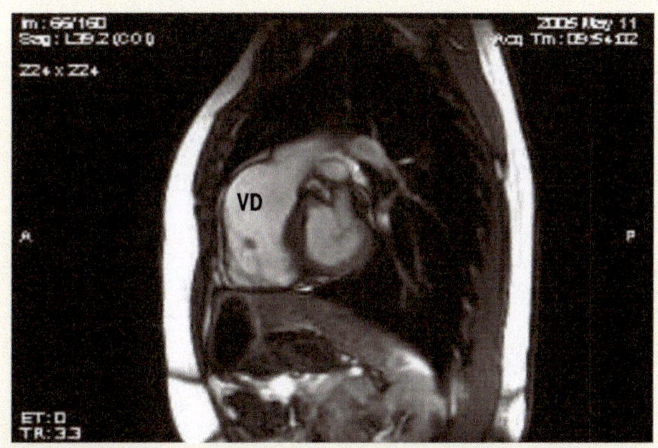

Figura 86.7 **Ressonância magnética do coração evidenciando grande dilatação da câmara anterior (ventrículo direito) em paciente portador de displasia arritmogênica de ventrículo direito.**

VD: ventrículo direito.

Fonte: Acervo da autoria.

86.3 Taquicardias ventriculares sustentadas (duração maior que 30 segundos ou sintomáticas)

86.3.1 Tratamento

86.3.1.1 Taquicardias ventriculares sustentadas em sala de emergência

As arritmias que geram instabilidade hemodinâmica podem levar à morte súbita e devem ser tratadas agressivamente. As diversas arritmias podem ser tratadas de forma específica: existem três modalidades de tratamento para as arritmias: medicamentoso, ablação por cateter ou implante de cardiodesfibrilador implantável (CDI).

Os seguintes passos devem ser seguidos nos pacientes com taquicardia ventricular sustentada:

- Monitorizar paciente em ambiente com previsibilidade de intubação orotraqueal e suporte de parada cardiorrespiratória.
- Taquicardias hemodinamicamente instáveis (acompanhadas de angina, má perfusão, confusão mental, insuficiência cardíaca ou hipotensão):
  - sedação adequada se necessário (preferencialmente etomidato ou propofol, este último com a ressalva do potencial de piora da função ventricular);
  - cardioversão elétrica;
  - o tratamento não deve ser retardado pela busca do diagnóstico preciso;
  - seguir os algoritmos do suporte avançado de vida em adulto ou em criança.
- Taquicardias hemodinamicamente estáveis:
  - taquicardia monomórfica: a única medicação intravenosa disponível no Brasil é amiodarona. A tentativa de reversão química de taquicardia ventricular estável deve ser pesada, considerando a necessidade de infusão lenta da amiodarona pelo efeito vasoplégico (hipotensor) intenso causado pela solução. Em caso de insucesso, deve-se preparar cardioversão eletiva. A lidocaína é uma opção que precede a cardioversão, em especial em pacientes com função preservada. A adenosina intravenosa em dose habitual pode ser testada como opção terapêutica. Algumas formas de taquicardia ventricular focal podem ser interrompidas por adenosina em bolo, e isso infere melhor resposta ao tratamento com betabloqueadores e bloqueadores de canais de cálcio (Figura 86.8).
- Taquicardia irregular com QRS largo:
  - *torsades de pointes*/taquicardia ventricular polimórfica: deve-se iniciar a administração de sulfato de magnésio 1 a 2 g via intravenosa. Pode ser utilizada a lidocaína como segunda opção de medicação, em especial em pacientes com diagnóstico de síndrome do QT longo.

Doses:

- Amiodarona 150 mg via intravenosa em 30 minutos. Repetir até a dose máxima de 2,2 g em 24 horas (a amiodarona intravenosa pode levar à hipotensão arterial grave, tornando instável uma taquicardia previamente bem tolerada).
- Sulfato de magnésio 1 a 2 g via intravenosa em 5 a 60 minutos.

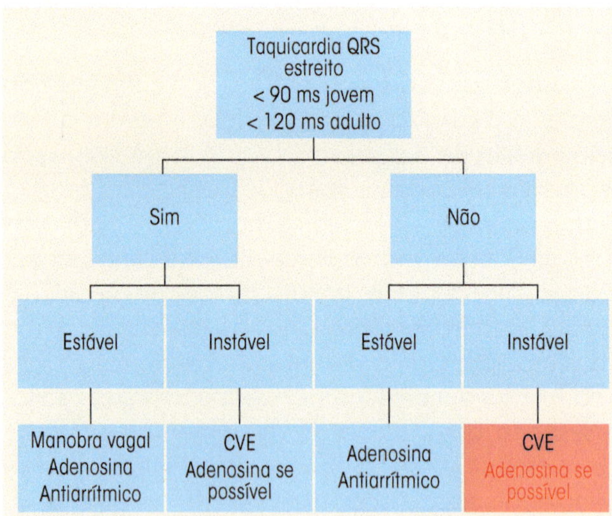

Figura 86.8 **Algoritmo de tratamento das taquicardias com pulso arterial palpável. Observa-se que, tanto nas taquicardias de QRS estreito como nas taquicardias de QRS alargado na infância, o uso da adenosina pode ser realizado na vigência de estabilidade hemodinâmica.**

CVE: cardioversão elétrica sincronizada.

Fonte: Desenvolvido pela autoria.

- Lidocaína 0,5 a 0,75 mg/kg via intravenosa a cada 10 minutos. Repetir até a dose máxima de 3 mg/kg. Dose de manutenção de 1 a 4 mg por minuto.
- Estimulação cardíaca artificial: esta é uma opção para casos refratários ao tratamento clínico. Por meio de um eletrodo de marcapasso provisório transvenoso, estimulando o ventrículo com frequência superior a 10 batimentos acima da frequência da taquicardia por alguns segundos, é possível suprimir o foco ou interromper o circuito da taquicardia temporariamente. Em casos nos quais isso é ineficaz, a manutenção de estimulação acima da frequência por minutos a algumas horas pode inibir ectopias deflagradoras da arritmia.
- Sedação: em casos refratários, até que seja possível ablação por cateter ou ressecção cirúrgica, é possível suprimir deflagradores adrenérgicos por sedação profunda e intubação orotraqueal. Isso permite também melhor conforto ao paciente e brevidade na administração de cardioversão elétrica.

86.4 Tratamento crônico

86.4.1 Medicamentos

Quase todos os medicamentos utilizados para o tratamento agudo têm versões que permitem o uso via oral. Betabloqueadores e bloqueadores dos canais de cálcio são medicamentos excelentes para arritmias que têm como fator deflagrador o tônus adrenérgico.

O sotalol é um medicamento classe III (principal efeito nos canais de potássio), com ótimo efeito em arritmias ventriculares. Os efeitos pró-arrítmicos dessa substância (em especial o prolongamento do intervalo QT) requerem que a associação de outras medicações seja feita com cuidado. A reavaliação sete dias após o início do tratamento e após qualquer aumento da dosagem deve ser feita com a realização de novo eletrocardiograma. A dose habitual é de 120 a 360 mg/dia, dividida em duas tomadas.

A amiodarona é a medicação classe III mais eficaz para o tratamento de arritmias supraventriculares e ventriculares. A posologia única diária permite maior adesão, e o baixo efeito pró-arrítmico oferece maior segurança. Os efeitos colaterais incluem disfunção tireoidiana, depósitos em córnea, neuropatia, pneumopatia, hepatopatia e pigmentação de pele. Dose: 100 a 600 mg/dia, em uma ou duas tomadas.

Mexiletine é um antiarrítmico classe I, equivalente oral à lidocaína. Apesar de comercialmente indisponível hoje no Brasil, tem efeito atraente, em especial na associação com amiodarona ou sotalol em pacientes refratários ao tratamento. Efeitos colaterais do trato gastrointestinal são comuns, e geralmente são causa de suspensão do tratamento.

O estudo VANISH foi realizado por Sapp et al. em pacientes portadores de miocardiopatia isquêmica com CDI, que apresentavam taquicardia ventricular sustentada. Eles foram divididos em dois grupos, de acordo com a estratégia para prevenção de morte, de choque apropriado ou de tempestade elétrica. No primeiro grupo, a estratégia era o controle farmacológico: ou era introduzida amiodarona, ou sua dose era aumentada ou associada a outra medicação (mexiletine). No grupo intervencionista, o paciente era submetido à ablação e manutenção da medicação inicial; nesse grupo, houve redução de 30% no desfecho composto ao final de pouco mais de dois anos de seguimento. A diferença foi significativa no grupo que já usava amiodarona.

Assim, apesar do potencial benefício da ablação em pacientes que não estavam usando amiodarona, não existe vantagem em aumentar dose da amiodarona ou associar outros medicamentos em pacientes com taquicardia ventricular que já estavam em uso da ablação. Estes têm benefício maior com estratégia mais agressiva (ablação por cateter).

86.4.2 Cardiodesfibrilador implantável (CDI)

O CDI é um instrumento de suporte para arritmias que promovem risco de morte. O CDI está indicado como prevenção secundária de morte súbita (em pacientes que sofreram parada cardiorrespiratória por causa não reversível). O implante é realizado da mesma forma que um marcapasso, e o CDI permite não só as funções antibradicaricardia do marcapasso como funções antitaquicardia (para taquicardia e fibrilação ventricular).

Outra indicação do CDI é a prevenção primária de morte súbita. Estes são os pacientes que não apresentaram eventos, mas têm risco elevado de apresentá-los. Pacientes com disfunção ventricular esquerda grave (fração de ejeção de ventrículo esquerdo abaixo de 35 a 40%), portadores de síndromes eletrogenéticas com estratificação de risco desfavorável (como alguns casos de síndrome do QT longo, síndrome do QT curto, síndrome de Brugada) entre outras, podem se beneficiar do implante profilático do CDI.

Apesar de estudos como SCD-HEFT sugerirem benefício do uso de CDI em pacientes isquêmicos e não isquêmicos, o estudo DANISH de Kober et al., publicado no ano de 2016 com 1.100 pacientes, não encontrou diferença significativa entre tratamento clínico ótimo e implante de desfibriladores em portadores de miocardiopatia não isquêmica em relação à mortalidade por todas as causas. A morte súbita aconteceu em menor proporção no grupo CDI apenas em pacientes abaixo de 75 anos. Uma explicação para esse achado é a maior adoção de medicações como os betabloqueadores e os inibidores de aldosterona, bem como melhora na abordagem do paciente portador de insuficiência cardíaca desde os estudos MADIT II e SCD-HEFT.

86.4.3 Ablação por cateter

A ablação com radiofrequência é uma técnica invasiva, que permite o acesso ao foco ou ao circuito da arritmia através de punções venosas ou arteriais. Com cateteres de diâmetro de cerca de 2 a 3 milímetros, é realizado mapeamento do miocárdio em busca da origem da arritmia. Quando localizada, é iniciada liberação de energia de radiofrequência titulada pelo operador do cateter até a eliminação da arritmia. O exame tem duração de cerca de duas horas e pode ser realizado sob sedação leve ou anestesia geral, com internação prevista para 24 horas e retorno às atividades usuais em cerca de dois dias (Figuras 86.9 e 86.10).

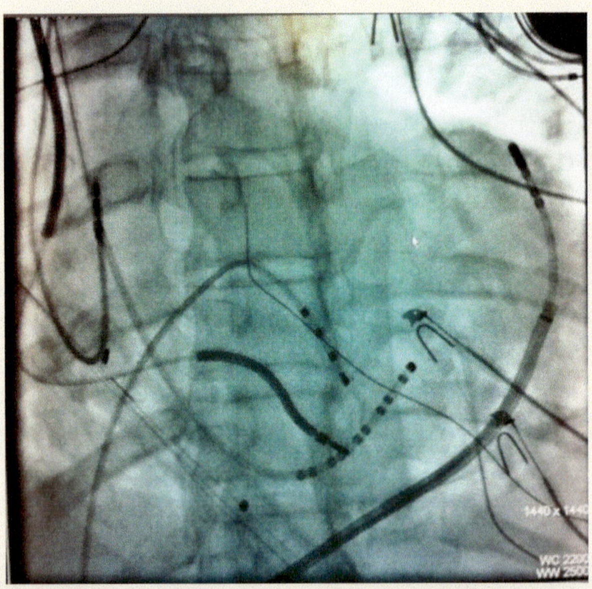

Figura 86.9 **Ablação endocárdica (através de punção de artéria femoral e cateterizacão retroaórtica de ventrículo esquerdo) e epicárdica (através de punção subxifoide) de taquicardia ventricular refratária.**

Fonte: Acervo da autoria.

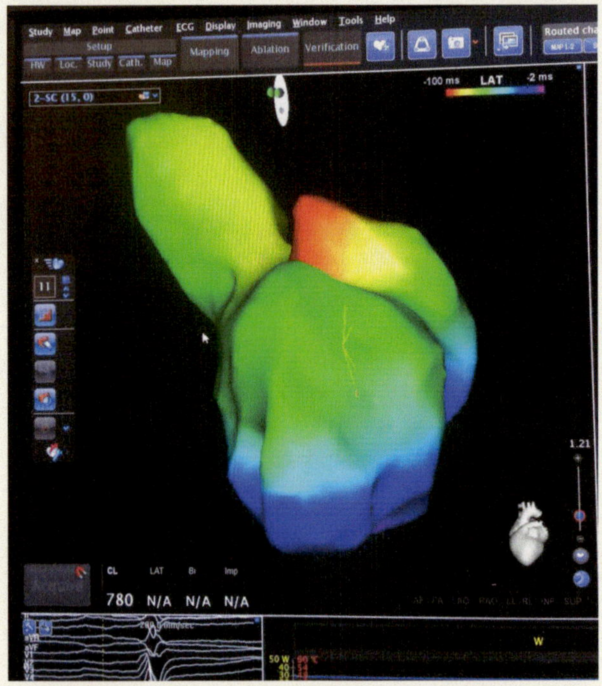

Figura 86.10 **Ablação de taquicardia ventricular em região de seio coronariano (ponto mais vermelho da imagem). O mapeamento permite localizar a origem da taquicardia de forma visual usando escala de cores, sendo vermelho mais perto da origem e azul mais distante (observa-se a escala no canto superior direito da imagem).**

Fonte: Acervo da autoria.

Não existe idade mínima para ablação, mas pacientes com peso inferior a 25 kg apresentam risco mais elevado de complicações vasculares. A taxa de complicações no adulto é de cerca de 1%. A taxa de cura ao término de um ano varia com a taquicardia, sendo de cerca de 60% em taquicardias ventriculares.

A ablação é procedimento de escolha em caso de refratariedade ao tratamento clínico ou em pacientes que não desejam medicações de uso contínuo e têm probabilidade elevada de recorrência da taquicardia. O sucesso em pacientes com coração normal é de cerca de 95%, e em pacientes com disfunção ventricular de cerca de 60% ao final de um ano. Deve-se ter em mente que a indicação de implante de CDI não deve ser substituída por ablação, mas a ablação de taquicardias documentadas previamente ao implante pode reduzir a morbidade, as terapias apropriadas (choques) e permitir a redução dos medicamentos antiarrítmicos.

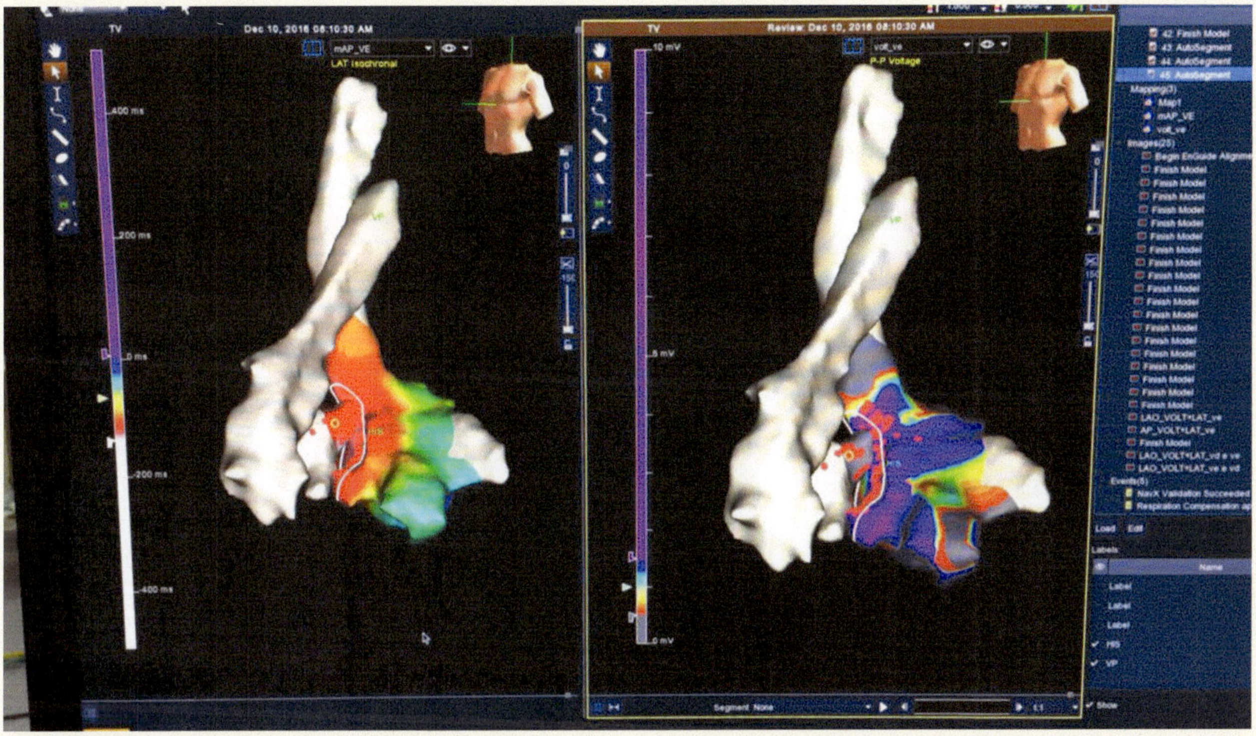

Figura 86.11 **Ablação de taquicardia ventricular pós-infarto. Na imagem à esquerda, mapa de ativação (ver citação da Figura 86.10) demonstra origem em septo basal. Na imagem à direita, pode-se observar outra forma de mapeamento, na qual as áreas com baixa voltagem elétrica (sugerindo cicatriz do infarto prévio, no presente caso) estão delimitadas em cor cinza. As áreas com voltagem elétrica normal estão coloridas em roxo. Isso permite ablação de todo o miocárdio lesado com o objetivo de aumentar o sucesso e reduzir a recorrência. Após o terceiro procedimento, indicado por tempestade elétrica, a paciente permanecia assintomática e sem eventos por seis meses.**

Fonte: Acervo da autoria.

86.4.4 Extrassístoles ventriculares

O tratamento das extrassístoles ventriculares é baseado na redução de sintomas e prevenção ou tratamento de taquicardiomiopatia (mais comum quando a densidade ultrapassa 20% do total dos batimentos observados em Holter de 24 horas).

Apesar da relação direta entre o aumento da densidade das arritmias e a piora do prognóstico, a abordagem da extrassístole não traz benefício, exceto nas duas situações descritas. O tratamento com determinados medicamentos, como bloqueadores de canais de sódio, pode inclusive aumentar o risco de eventos adversos graves.

Assim, em extrassistolias frequentes que requerem tratamento, é essencial em um primeiro momento afastar fatores desencadeantes (uso de drogas ilícitas, isquemia miocárdica, miocardite em atividade, rejeição a coração transplantado etc.).

O tratamento pode ser inicialmente com betabloqueadores – em geral, o metoprolol oral apresenta resultado superior a outros medicamentos da mesma classe; bloqueadores de canais de cálcio (em especial em taquicardias com padrão sugestivo de origem em fascículo ou com comportamento sugerindo atividade deflagrada). Medicamentos classe III (sotalol e amiodarona) devem ser reservados como segunda linha de tratamento, e podem ser associados a betabloqueadores.

A ablação por cateter tem resultado excelente em extrassístoles ventriculares, em especial quando o coração é normal e existe um único foco (representado por apenas uma morfologia durante o Holter e o eletrocardiograma). É uma opção de baixo risco e sucesso elevado (até 95% em corações sem alteração estrutural), permite também estratificação de risco adicional e elimina o risco de pró-arritmia das medicações antiarrítmicas. Cateteres com irrigação interna e o desenvolvimento de técnicas como ablação epicárdica permitem o acesso mesmo às regiões mais difíceis, tornando real o sucesso até então improvável. Deve sempre ser oferecida como opção terapêutica ao paciente com efeitos colaterais de medicamentos, aos que não desejam usar de forma contínua medicações, ou ainda em atletas que desejam praticar esporte competitivo (Figura 86.12).

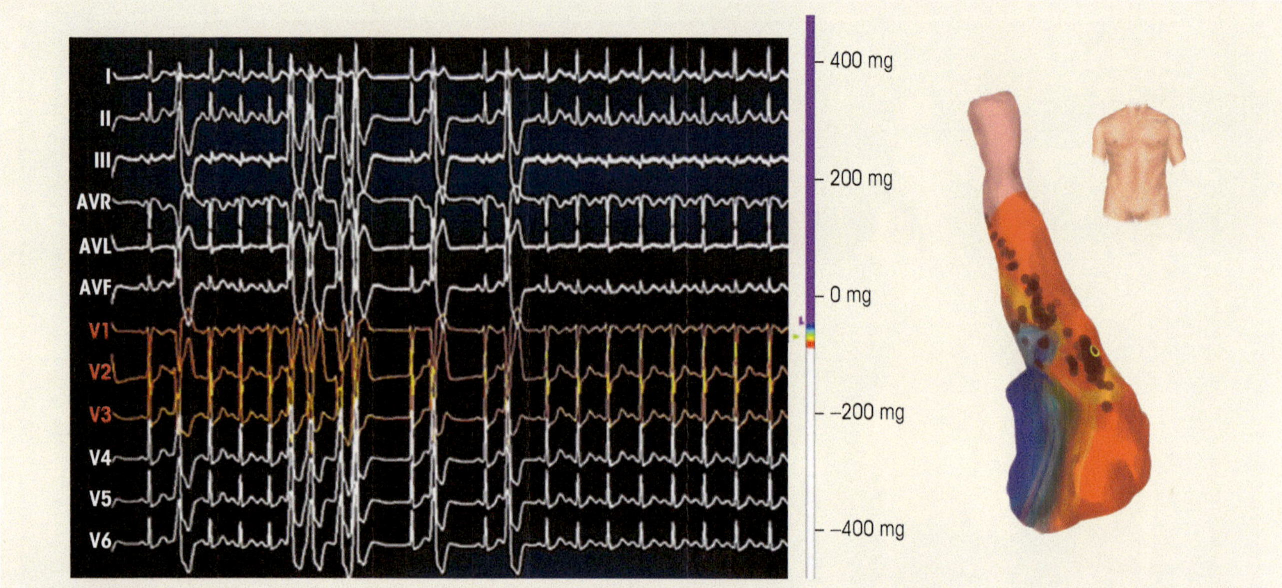

Figura 86.12 Ablação por radiofrequência de extrassístoles ventriculares originadas da via de saída do ventrículo direito guiada por mapeamento eletroanatômico (Ensite). Observa-se o aceleramento do foco arritmogênico antes de seu completo desaparecimento.

Fonte: Acervo da autoria.

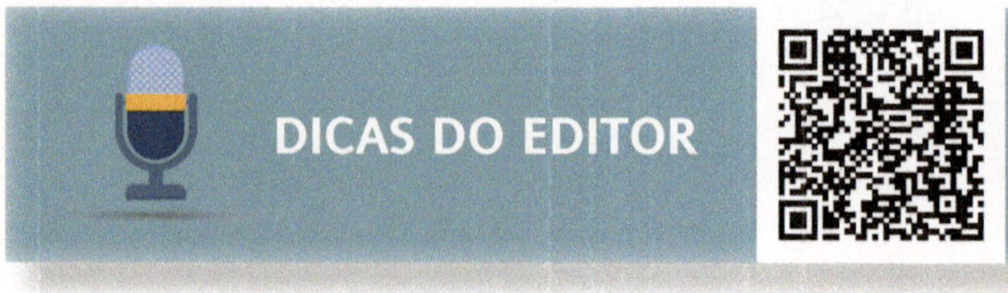

Referências bibliográficas

1. 2010 American Heart Association Guidelines for Cardiopulmonary Resuscitation and Emergency Cardiovascular Care Science *Circulation*. 2010;122:S729-S767.
2. Andalaft R. Arritmias cardíacas na infância e adolescência. Jornal Diagnósticos em Cardiologia. 2009 Sep/Oct; ano 12, 40.ed.
3. Brugada P, Brugada J, Mont L, Simtts J, Andries EW. a new approach to the differential diagnosis of a regular tachycardia with a wide QRS complex. Circulation. 1991;83:1649-59.
4. França FFAC, Andalaft R. Eletrocardiologia: eletrocardiograma de repouso e ambulatorial. In: Timerman A, Bertolami M, Ferreira JFM. Manual de cardiologia. São Paulo: Atheneu; 2012. p.711-58, ilus, tab.
5. Guimarães H, Andalaft R, Carvalho PR, Costa FA, Correa DC, Caldeira P, Abecassis F, et al. Suporte avançado de vida em pediatria: manual do profissional. American Heart Association. 2017. Edição em português
6. Magalhães LP, Guimarães ICB, Melo SL, Mateo EIP, Andalaft RB, Xavier LFR, et al. Diretriz de Arritmias Cardíacas em Crianças e Cardiopatias Congênitas SOBRAC e DCC-CP. Arq Bras Cardiol. 2016;107(1 Supl.3):1-58.
7. Moreira DAR. Arritmias cardíacas: clínica, diagnóstico e terapêutica. Artes Médicas; 1995.
8. Pastore CA, Pinho JA, Pinho C, Samesima N, Pereira-Filho HG, Kruse JCL, et al. III Diretrizes da Sociedade Brasileira de Cardiologia sobre Análise e Emissão de Laudos Eletrocardiográficos. Arq Bras Cardiol. 2016;106(4 Supl.1):1-23.

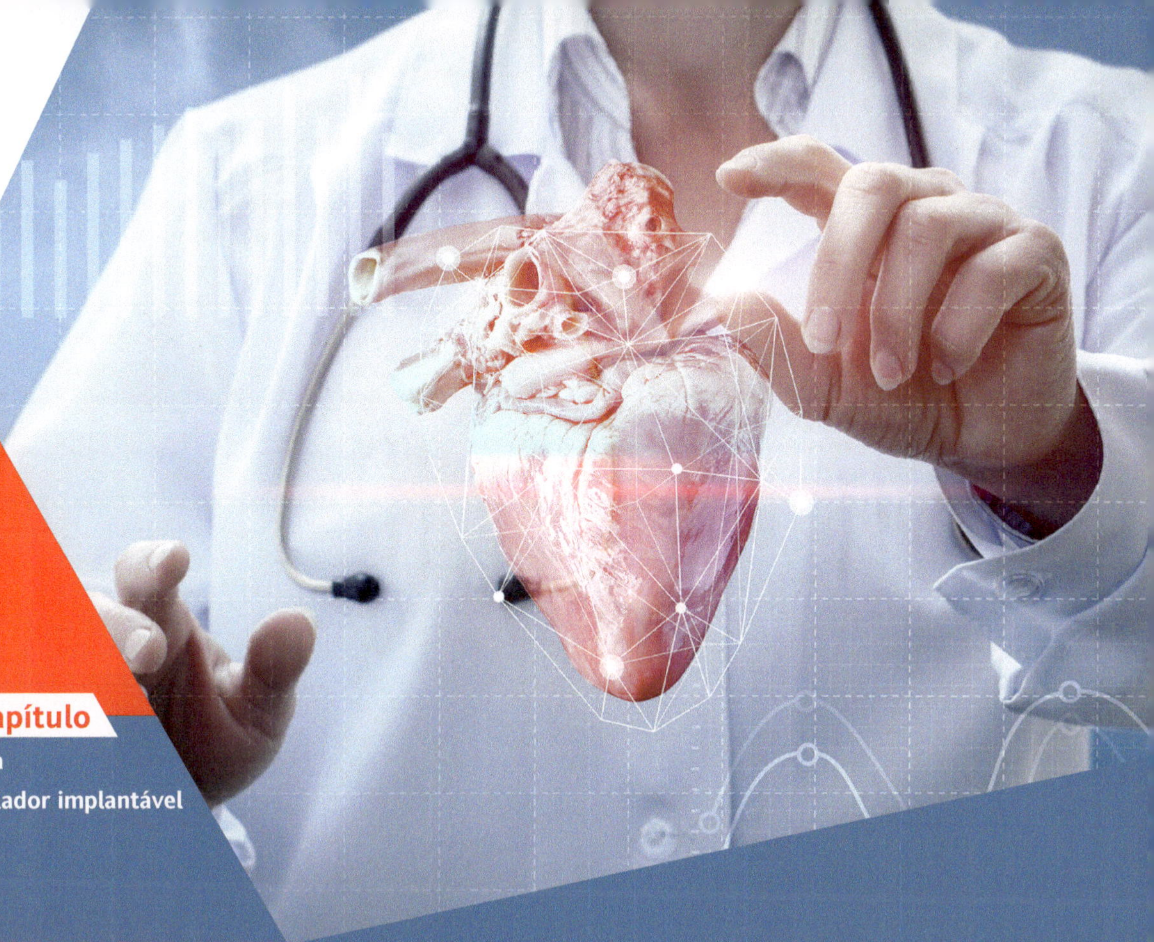

87

Destaques do Capítulo

- Morte súbita cardíaca
- Cardioversor-desfibrilador implantável
- Arritmia cardíaca
- Síncope
- Fatores de risco

Arritmias: morte súbita e sua prevenção

Paulo de Tarso Jorge Medeiros
Dalmo Antonio Ribeiro Moreira
Virginia Braga Cerutti Pinto

A morte súbita cardíaca é definida como *morte natural inesperada devido a causas cardíacas, que ocorre em até uma hora após o início dos sintomas*. As arritmias são responsáveis por até 88% delas, e, dentre estas, mais de 80% são causadas pela taquicardia ou pela fibrilação ventricular e em 16% a causa é bradicardia. A identificação precoce do paciente de risco é fundamental para o sucesso terapêutico. A anamnese, o exame físico e os exames complementares para definir a presença ou não de cardiopatia estrutural orientam para a melhor conduta terapêutica na prevenção da morte súbita.

A prevenção é a melhor conduta para evitar a morte súbita. Para isso, torna-se necessário o controle dos fatores de risco cardiovascular com o objetivo de reduzir a doença coronária, principal causa de morte súbita na atualidade. Vários mecanismos podem estar envolvidos na gênese da morte súbita, e a estratificação de risco é etapa fundamental para sua prevenção. A multiplicidade de causas e o baixo valor preditivo positivo dos exames complementares tornam necessária a realização de vários deles para se caracterizar o paciente de risco.

87.1 Mecanismos eletrofisiológicos

A fibrilação ventricular surge em decorrência da interação dos seguintes fatores: presença de um *substrato*, representado pelas alterações miocárdicas secundárias à cardiopatia (doença coronária, por exemplo); *gatilho*, representado por ectopias ventriculares ou taquicardia ventricular não sustentada; fatores *instabilizadores*, por exemplo, influências do sistema nervoso autonômico, isquemia, pH tecidual, hipóxia, distúrbios eletrolíticos etc.

Do ponto de vista celular, o retardo da condução do impulso e a dispersão da refratariedade tecidual são os principais fenômenos causadores de fragmentação de frentes de onda e desorganização da atividade elétrica ventricular que culmina com o evento fatal. O mecanismo reentrante parece ser o principal envolvido na origem da fibrilação ventricular, mas o fator deflagrador são as ectopias ventriculares que podem ser causadas por atividade deflagrada ou por hiperautomatismo celular.

Raramente, a fibrilação ventricular é um evento elétrico primário, sendo precedida por taquicardia ventricular na maioria das vezes. A frequência cardíaca elevada associada à isquemia miocárdica provoca disfunção ventricular aguda, que favorece a transformação de um ritmo organizado, como a taquicardia ventricular, em fibrilação ventricular.

Devido a essas múltiplas causas, um único método complementar não fornece informação segura e definitiva para identificação do paciente de risco; para essa tarefa, um conjunto de exames estaria indicado. A Figura 87.1 sintetiza a relação entre o substrato, os fatores deflagradores e os respectivos exames que podem ser utilizados para estratificação de risco.

87.2 Estratificação de risco para morte súbita arrítmica

São várias as causas relacionadas à morte súbita cardíaca. Por essa razão, uma variedade correspondente de testes complementares deverá ser empregada e seus resultados avaliados, para dimensionar o risco e identificar, de maneira precisa, a probabilidade e o mecanismo da morte súbita

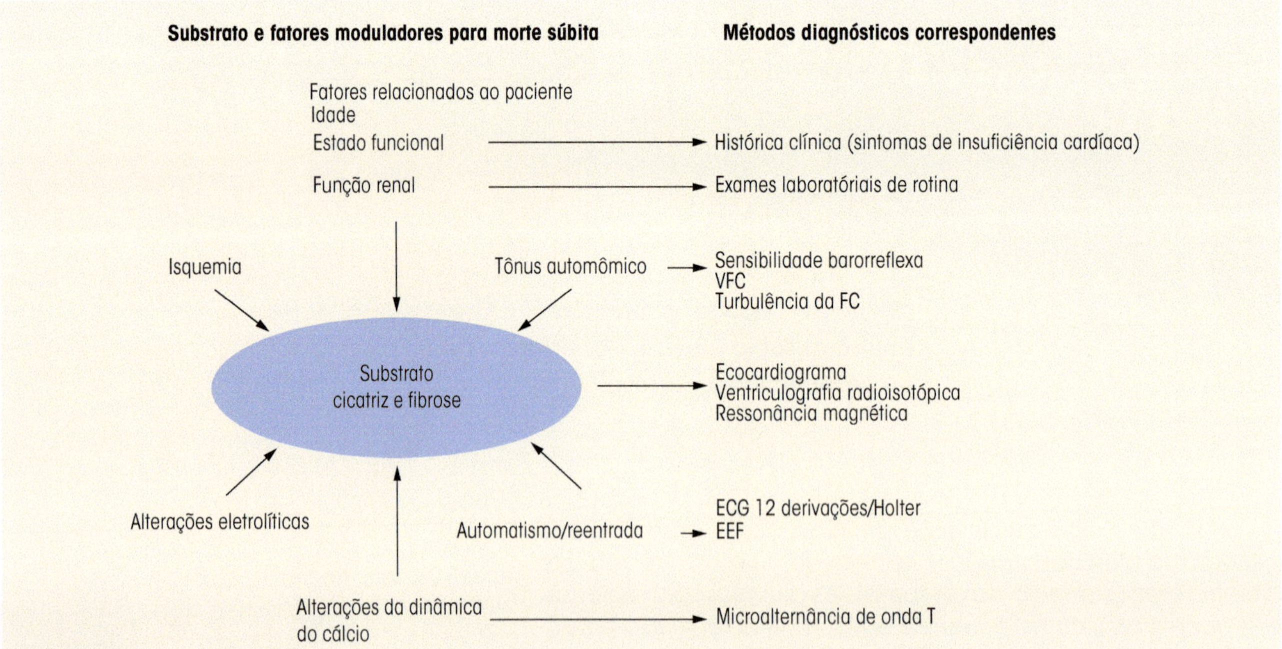

Figura 87.1 **Esquema mostrando o substrato arritmogênico e os fatores deflagradores e instabilizadores que geram a fibrilação ventricular. Em cada uma dessas condições destaca-se o respectivo exame complementar que pode ser solicitado para avaliação do risco do paciente.**

VFC: variabilidade da frequência cardíaca; FC: frequência cardíaca; ECG: eletrocardiograma; EEF: estudo eletrofisiológico.

Fonte: Desenvolvido pela autoria.

em cada situação clínica. Alguns fatores de risco podem estar presentes tanto nos pacientes com desfecho fatal como nos que sobrevivem. Assim, um teste estratificador de risco apenas pode não discriminar satisfatoriamente a população de risco, reforçando a necessidade de mais de um ou a associação de vários exames para melhorar a capacidade de identificar paciente com maior probabilidade de morrer subitamente.

A anamnese deve ser detalhada e direcionada para sinais e sintomas que sugiram alteração do sistema excitocondutor do coração como síncope, pré-síncope, tonturas, palpitações e classe funcional da New York Heart Association (NYHA). A história familiar de morte súbita cardíaca deve ser sempre investigada e valorizada. Em pacientes jovens com arritmia é importante afastar o uso de drogas ilícitas. Dentre os sintomas no paciente com alteração estrutural do coração, a síncope é o maior fator prognóstico de morte súbita.

No exame físico, a frequência cardíaca, a pressão arterial, o ritmo cardíaco e a presença de sopro cardíaco merecem maior atenção.

O eletrocardiograma de 12 derivações pode mostrar alterações que são prognósticas de risco para morte súbita como: presença de pré-excitação atrioventricular (onda delta), intervalo QT prolongado ou curto, manifestações eletrocardiográficas típicas da síndrome de Brugada, presença de ondas épsilon (registradas em pacientes com cardiopatia arritmogênica de ventrículo direito), bloqueios atrioventriculares e intraventriculares, arritmias, baixa amplitude dos complexos QRS em pacientes chagásicos e alterações da repolarização ventricular sugestivas de isquemia do miocárdio; o eletrocardiograma normal não descarta o risco do paciente, pois as alterações podem ocorrer de maneira intermitente. Em pacientes que apresentam sintomas, o eletrocardiograma normal não deve definir o final da investigação e da estratificação de risco.

Algumas características das ondas P, dos complexos QRS e da repolarização ventricular podem sinalizar maior risco de morte súbita em alguns casos. Na sequência serão descritas as principais alterações eletrocardiográficas que auxiliam o clínico com esse objetivo; essas alterações podem facilitar a indicação de outros métodos complementares mais sofisticados para melhor caracterização do risco.

87.3 Duração da onda P

Estudos recentes demonstram que a duração da onda P superior a 120 ms está associada a maior probabilidade de morte súbita cardíaca, morte cardiovascular e todas as causas de morte. Pacientes com acidente vascular cerebral isquêmico apresentam mais frequentemente esse aumento de duração da P, sugerindo a presença de fibrilação atrial como causa do tromboembolismo cerebral. A onda P de duração prologada, juntamente com alterações de sua morfologia, ou seja, ondas P do tipo *plus-minus* nas derivações de região inferior (DII, DIII e aVF) ou com porção negativa proeminente na derivação V1 (sinal de Morris), indica retardos ou bloqueios na condução intra-atrial, além de aumento do volume atrial causado por disfunção ventricular, comum em algumas cardiopatias. As alterações de onda P seriam a manifestação de substrato arritmogênico atrial e ventricular, associado a cardiopatia.

87.4 Duração dos complexos QRS

Complexos QRS com duração maior que 120 ms, seja com padrão de bloqueio de ramo esquerdo ou até mesmo distúrbio inespecífico da condução intraventricular, associam-se com prognóstico mais sombrio em pacientes com doença coronária ou miocardiopatia dilatada idiopática. Estudos clínicos que utilizaram cardioversor-desfibrilador implantável (MADIT I e II) identificaram complexos QRS alargados como um dos mais importantes marcadores de risco nessa condição. O mesmo ocorre em nosso meio em relação à cardiopatia chagásica. Muitas vezes, a disfunção ventricular causada pela fibrose miocárdica manifesta-se através do retardo da condução intraventricular, indicando a presença de miocárdio instável. O prolongamento da duração dos complexos QRS no eletrocardiograma de alta resolução (acima de 114 ms) é um dos marcadores de risco identificados por esse método.

87.5 Alterações da repolarização ventricular

A duração do intervalo Tpico-Tfim corresponde ao segmento entre o pico da onda T e seu final e se correlaciona à repolarização das células M, intramiocárdicas. Diferentes estudos clínicos que incluíram pacientes com miocardiopatia dilatada, miocardiopatia isquêmica, síndrome de Brugada e cardiomiopatia hipertrófica demonstram que, naqueles recuperados de parada cardiorrespiratória, essa variável esteve significativamente mais longa em comparação aos pacientes que não apresentaram tal evento. Nessa condição, valores ao redor de 75 a 85 ms são considerados normais, e os pacientes que morreram apresentavam o intervalo Tpico-Tfim maior que 100 ms. Essa é uma variável fácil de ser aferida (preferencialmente na derivação V5) e indica o grau de dispersão global da repolarização ventricular. Vale ressaltar que o intervalo Tpico-Tfim também guarda alguma relação com o grau de relaxamento ventricular, de modo que cardiopatias que evoluem com essa alteração podem ter a porção final da onda T prolongada, indicando, assim, algum grau de remodelamento elétrico (Figura 87.2).

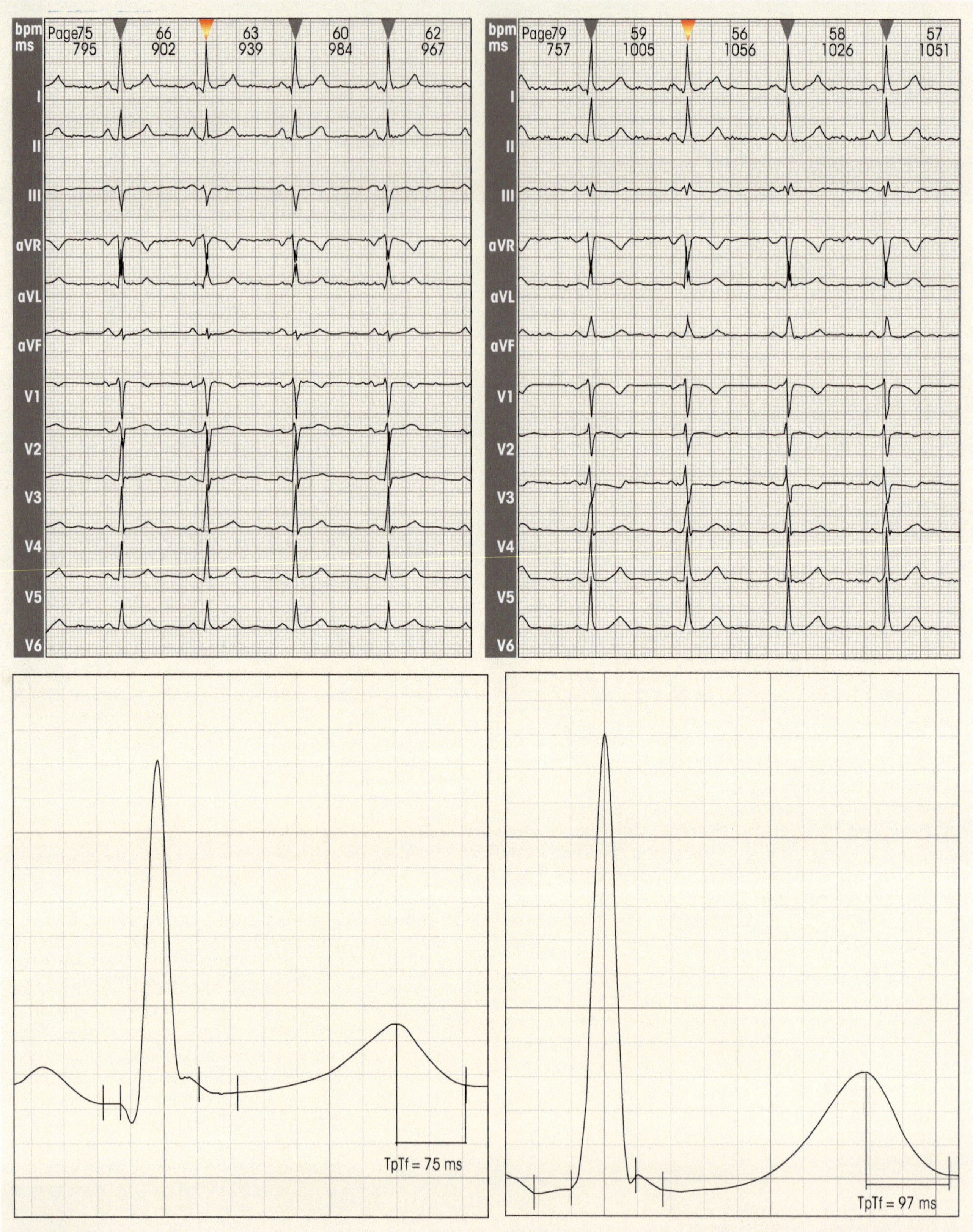

Figura 87.2 Exemplo de remodelamento elétrico ventricular em dois casos de apneia obstrutiva do sono com gravidades distintas (determinadas pelo índice apneia-hipopneia ou IAH). O eletrocardiograma de 12 derivações à esquerda, é de um paciente sem apneia do sono (IAH = 0). A direita é de um paciente com história de apneia grave (IAH = 75). Abaixo imagens ampliadas da derivação V5 (escalas distintas). Observa-se que a duração do intervalo TpTf no paciente com apneia grave (à direita) é maior. Esse achado indica um padrão de remodelamento elétrico ventricular causado pela apneia do sono. TpTf: Tpico-Tfim.

Fonte: Desenvolvido pela autoria.

87.5.1 QRS-T ângulo

Em condições normais, a repolarização ventricular apresenta a mesma orientação vetorial da despolarização ventricular. Assim, o ângulo do QRS tem valor próximo ao da onda T (Figura 87.3). A ocorrência de discrepâncias entre esses dois ângulos sinaliza que os trajetos de ambos os fenômenos elétricos são diferentes, sendo essa uma informação importante quanto ao risco de taquiarritmias ventriculares malignas (Figura 87.4). Estudos clínicos demonstraram que, quando a diferença entre o eixo do QRS é maior que 100 graus com relação ao das ondas T, o risco de morte súbita é maior em comparação aos pacientes com valores menores. Há relatos de que, em condições nas quais há dúvidas quanto à indicação de cardioversor-desfibrilador implantável para prevenção primária de morte súbita em pacientes supostamente de alto risco, o QRS-T ângulo pode ser empregado para se decidir pelo implante.

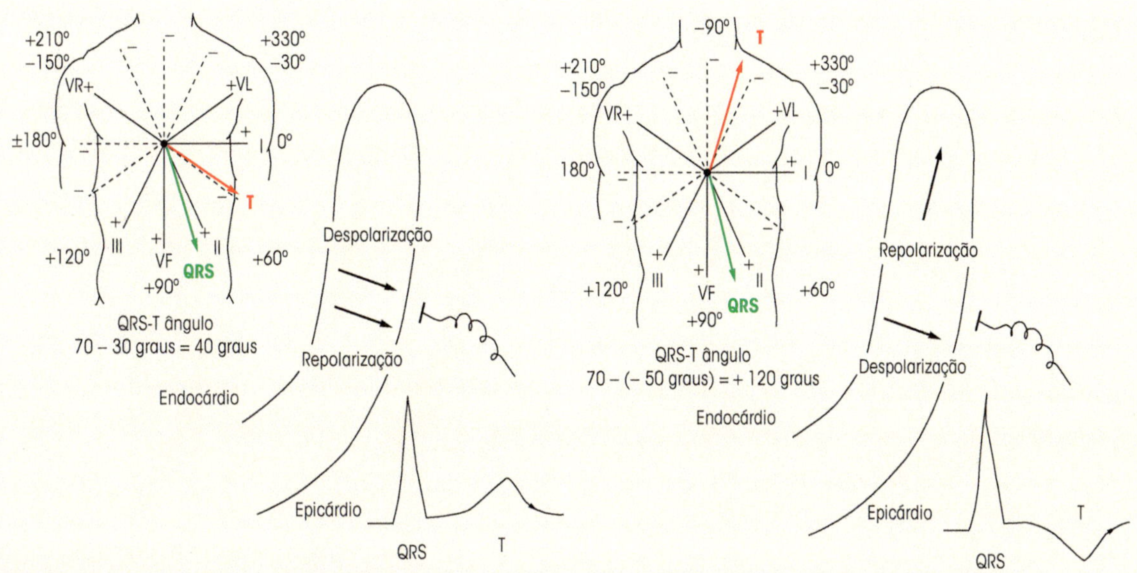

Figura 87.3 **Esquema mostrando diferenças entre o eixo elétrico do QRS e das ondas T (variável QRS-T ângulo). À esquerda condição normal e à direita, em caso de cardiopatia. Em condições normais, o eixo do QRS está próximo do eixo da onda T, no exemplo em questão, apenas 30° de diferença. À direita observa-se que a despolarização tem orientação diferente da repolarização, mostrando a diferença entre os eixos de 120°.**

Fonte: Desenvolvido pela autoria.

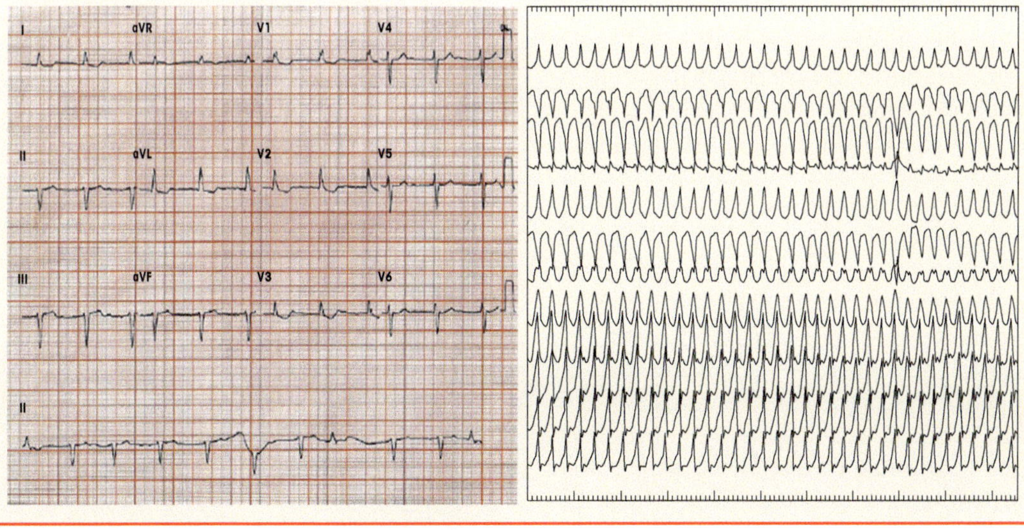

Figura 87.4 **À esquerda, eletrocardiograma de um paciente com doença de Chagas, forma arritmogênica apresentando diferença do ângulo QRS-T de 170° (SÂQRS = –70°; SÂT = +100°; ângulo QRS-T 170°). À direita a taquicardia ventricular sustentada documentada durante estudo eletrofisiológico.**

Fonte: Desenvolvido pela autoria.

87.6 Transição dos complexos QRS nas derivações do plano horizontal

Algumas cardiopatias podem causar rotações do coração em seu eixo longitudinal, e isso modifica as características dos complexos QRS nas derivações do plano horizontal. A levorrotação cardíaca manifesta-se com transição precoce dos complexos QRS, com ondas R proeminentes já a partir da derivação V2. Já a dextrorrotação ou rotação horária do coração atrasa a transição da onda R, com relação R/S menor que 1 ainda na derivação V4 e/ou V5. Estudo recente demonstrou que a presença de ondas S proeminentes nas derivações V4 a V6 estão associadas a maior risco de morte súbita cardíaca, independentemente de outros fatores. Segundo esse estudo, pacientes com tais alterações eram mais idosos, apresentavam hipertensão e obesidade, tinham hipertrofia ventricular esquerda, desvio para a esquerda do QRS no plano frontal, além de doença cardiovascular com maior frequência. Portanto, a transição tardia do QRS no plano horizontal é marcador de indivíduo mais doente e com maior prevalência de fatores de risco.

Outras variáveis podem ser obtidas por métodos que utilizam o eletrocardiograma, como o Holter e o teste ergométrico.

87.7 Holter de 24 horas

Ao Holter pode ser obtida a variabilidade da frequência cardíaca nos domínios de tempo e frequência, além da turbulência da frequência cardíaca. A maioria dos *softwares* de Holter disponíveis pode ajudar a estratificar o risco de morte súbita cardíaca, principalmente em paciente coronariopata, quando a variabilidade R-R no domínio do tempo (avaliada pelo desvio padrão dos intervalos RR ou SDNN) é inferior a 100 ms. A variabilidade da frequência cardíaca não pode ser valorizada nos pacientes em uso de fármacos cronotrópicos negativos como betabloqueadores, amiodarona e digital. As arritmias ventriculares e supraventriculares frequentes aumentam a variabilidade da frequência cardíaca, podendo tornar o exame falso negativo. Os *softwares* de Holter não utilizam medidas de intervalos R-R com acoplamento variável dos batimentos cardíacos, mas, quando a arritmia é persistente durante todo o exame, pode interferir na obtenção da variabilidade da frequência cardíaca.

As variáveis obtidas pelo eletrocardiograma de alta resolução são a duração do QRS, a amplitude da porção final do QRS (variável conhecida como LAS) e a raiz quadrada média do vetor dos 40 ms finais da despolarização ventricular (variável conhecida como RMS). Quando alteradas, essas variáveis indicam áreas elétricas doentes e um substrato anatômico potencialmente arritmogênico. Podem ser empregadas na estratificação de risco de pacientes com doença coronária e disfunção ventricular. Tem papel importante também para estabelecer o grau de comprometimento miocárdico em pacientes com cardiopatia arritmogênica de ventrículo direito, podendo ser inclusive utilizadas para o seguimento clínico dessa população. O eletrocardiograma de alta resolução atualmente é pouco utilizado para estratificação de risco devido a seu baixo valor preditivo positivo, ou seja, não necessariamente o paciente que tem potencial tardio é de alto risco para morte súbita. Por outro lado, quando o resultado é negativo, seu valor preditivo negativo é superior a 92%.

O Holter de 24 horas, como método de registro eletrocardiográfico de longa duração, pode registrar arritmias ventriculares potencialmente fatais que muitas vezes não são registradas ao eletrocardiograma de 12 derivações. A possibilidade de correlacionar sintoma com alteração do eletrocardiograma pode confirmar ou afastar arritmia e, no caso de um paciente com síncope durante o exame, irá direcionar a investigação diagnóstica e nortear a terapêutica mais adequada. A presença de bloqueio atrioventricular de terceiro grau ou de taquicardia ventricular durante a gravação pode identificar um paciente de alto risco para morte súbita cardíaca.

No paciente com síncope ocasional cujo mecanismo ainda não foi esclarecido, o monitor de eventos de longa duração (*looper*) ou o monitor cardíaco implantável podem definir o diagnóstico e a melhor conduta terapêutica. Pacientes coronariopatas com disfunção ventricular e que evoluem com síncope cuja causa pode ser taquiarritmia ventricular têm na monitorização eletrocardiográfica prolongada o método de eleição para esclarecimento diagnóstico. O mesmo raciocínio se aplica aos chagásicos, cuja causa de síncope pode ser bradiarritmia grave, cujo tratamento é o implante de marcapasso definitivo ou uma taquicardia ventricular rápida cujo tratamento pode ser o cardioversor-desfibrilador implantável. Assim, além de estabelecer o diagnóstico, pode também orientar a conduta terapêutica. A grande vantagem do monitor de eventos de longa duração é que pode ser empregado para monitorização por semanas a meses, o que melhora significativamente a sensibilidade diagnóstica.

87.8 Teste ergométrico

A presença de alterações de repolarização ventricular (isquemia), a recuperação atenuada da frequência cardíaca após o esforço (menos de 12 batimentos no primeiro minuto de repouso ativo na recuperação), a detecção de arritmias ventriculares malignas e a presença de microalternância das ondas T, juntamente com o quadro clínico e os resultados das outras variáveis, podem auxiliar o clínico na caracterização do paciente de alto risco para morte súbita. A acurácia do resultado é tanto maior quanto maior o número de variáveis alteradas presentes.

O teste ergométrico é imperativo nos pacientes com sintomas relacionados à atividade física, no diagnóstico das arritmias esforço-induzidas, além de sua indicação no diagnóstico da isquemia miocárdica. Na taquicardia ventricular polimórfica catecolaminérgica, o teste ergométrico define o diagnóstico e pode guiar o tratamento farmacológico (Figura 87.5). Na cardiomiopatia hipertrófica, a presença de comportamento anormal da pressão arterial (atenuação do componente sistólico) ao exercício é um estratificador de risco na prevenção primária de morte súbita.

87.9 Ecocardiograma

O exame que normalmente define a presença ou não de cardiopatia estrutural é o ecocardiograma. Em pacientes sem cardiopatia estrutural, o risco de morte súbita é menor do que nos pacientes com cardiopatia. Outro fator muito importante é a função ventricular esquerda, ou seja, pacientes com função ventricular preservada ou pouco alterada têm risco menor de morte súbita do que os pacientes com função ventricular deprimida e com fração de ejeção inferior a 35%. Esse valor é em geral o ponto de corte nas diretrizes para a indicação de cardioversor-desfibrilador implantável e de terapia de ressincronização cardíaca. Embora a fração de ejeção seja sempre muito valorizada na estratificação de risco, muitos casos de morte súbita acontecem em pacientes com função ventricular normal.

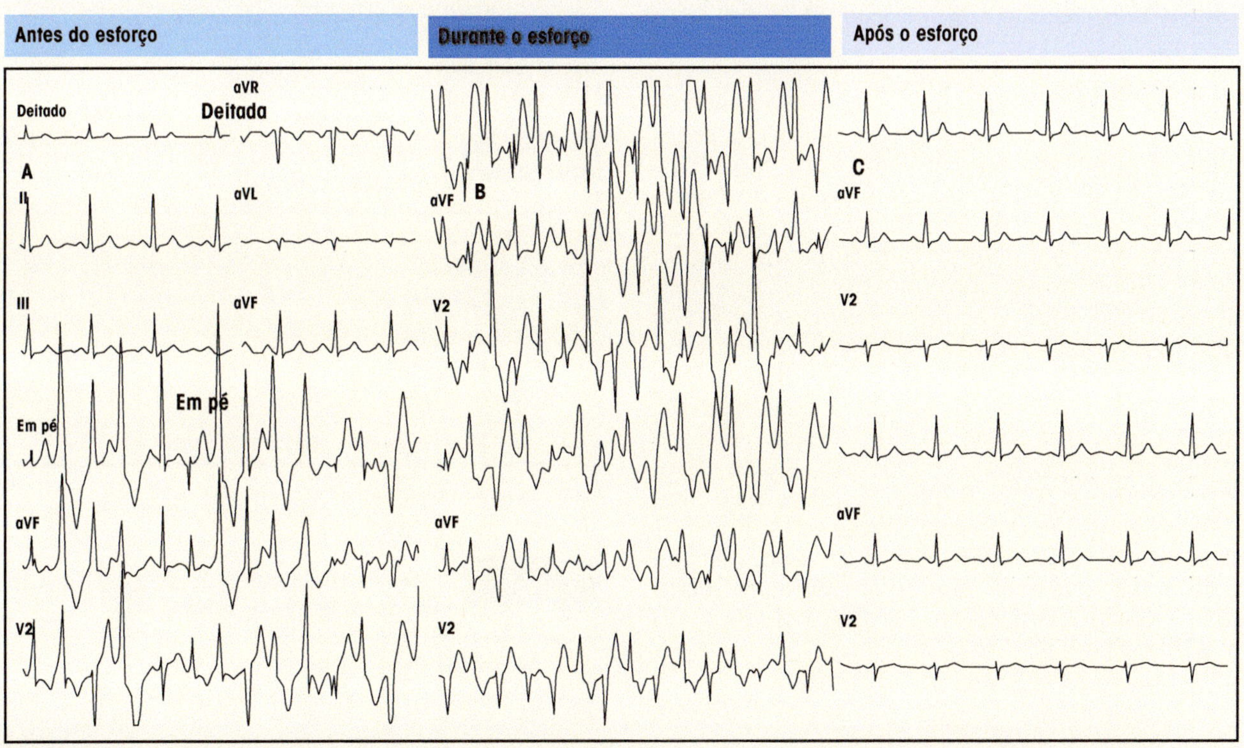

Figura 87.5 Paciente de 23 anos com história de palpitações aos esforços. Teste ergométrico em três tempos distintos. Antes do esforço traçado, superior, paciente deitada, no inferior a paciente está em pé. Observa-se que com a mudança de posição há aumento da frequência de ectopias ventriculares complexas. Durante o esforço surge a taquicardia ventricular do tipo catecolaminérgica, que desaparece quando o esforço é interrompido (à direita da figura). Esse exame pode ser empregado para guiar a terapêutica farmacológica, sendo bem-sucedida quando repetido e a arritmia não mais aparece em vigência de betabloqueador.

Fonte: Desenvolvido pela autoria.

O ecocardiograma tem algumas limitações como a não determinação de alterações elétricas primárias do coração, a possibilidade de não detecção nas fases iniciais de displasia arritmogênica do ventrículo direito e de miocárdio não compactado e a eventual não visibilização de uma hipertrofia apical localizada em pacientes com cardiomiopatia hipertrófica. É um exame altamente dependente de quem o realiza, por isso a experiência do operador é fundamental nas decisões clínicas.

87.10 Ressonância magnética cardíaca com uso de gadolínio

Método de imagem muito valorizado e estudado na atualidade e que progressivamente adquire papel importante na estratificação de risco para morte súbita, a ressonância magnética do coração define, na grande maioria dos casos, se o coração é estruturalmente normal. Pode elucidar o diagnóstico nos casos de limitações do ecocardiograma em algumas situações. É um método tido como padrão ouro para o diagnóstico da displasia arritmogênica de ventrículo direito e do miocárdio não compactado. Quantifica a disfunção ventricular, as áreas de isquemia do miocárdio, a eventual área de viabilidade miocárdica e a presença de fibrose miocárdica detectada pela presença do realce tardio. Pacientes com arritmias ventriculares complexas e com disfunção ventricular associada à fibrose têm pior prognóstico do que pacientes com arritmias complexas e baixa fração de ejeção, mas sem fibrose caracterizada pelo realce tardio. Essa técnica de avaliação vem sendo empregada para auxiliar a estratificação de risco de pacientes com cardiopatia. O percentual de fibrose miocárdica começa a ser utilizado cada vez mais como fator para definir a conduta no paciente com risco de morte súbita. Chan et al., em uma coorte de 1.293 pacientes com cardiomiopatia hipertrófica com seguimento de 3,3 anos, verificou que a presença de fibrose maior que 20% na ressonância se correlacionou a maior incidência de morte súbita (24 de 73 pacientes), fibrose entre 11 e 19% incidência de morte súbita de 18 de 94 pacientes, fibrose menor que 10%, incidência de morte súbita de 10 de 381 pacientes e sem fibrose, incidência de morte súbita de 4 em 745 pacientes.

87.11 Estudo eletrofisiológico

O estudo eletrofisiológico tem papel bem definido na miocardiopatia isquêmica para estratificar o risco de morte súbita, mas na miocardiopatia dilatada idiopática e na chagásica é limitado e não se têm dados conclusivos. Na cardiomiopatia hipertrófica não deve ser utilizado para estratificar risco de morte súbita cardíaca. Inicialmente um método de diagnóstico, o estudo eletrofisiológico transformou-se em abordagem essencialmente terapêutica, sendo utilizado na ablação por radiofrequência de focos arritmogênicos e reduzindo o risco de morte súbita cardíaca quando trata pacientes com: pré-excitação ventricular da síndrome de Wolff-Parkinson-White; taquicardia ventricular ramo a ramo da miocardiopatia dilatada; taquicardia ventricular idiopática; taquicardia ventricular das cardiopatias isquêmica e chagásica. Em várias situações, particularmente nas taquicardias ventriculares associadas às cardiopatias graves, a prevenção de morte súbita é em geral complementada pelo cardioversor-desfibrilador implantável, mesmo que a ablação tenha sido realizada com sucesso, devido ao risco de recidiva ou aparecimento de outro foco de arritmia com a progressão da doença. Há várias técnicas ablativas para a taquicardia ventricular na atualidade, particularmente associadas ao mapeamento eletroanatômico do substrato arritmogênico ventricular, o que melhora o sucesso dessa técnica de tratamento.

Sempre que na história clínica houver possibilidade de doença coronária subjacente, provas funcionais como cintilografia do miocárdio, angiotomografia de coronárias e cinecoronariografia devem ser utilizadas na estratificação de risco para morte súbita cardíaca.

A anamnese dirigida e os exames utilizados na estratificação de risco para morte súbita cardíaca são mostrados nas Tabelas 87.1 e 87.2.

Tabela 87.1 **Anamnese dirigida: estratificação de risco de morte súbita**

- Síncope
  - Tonturas
  - Pré-síncope
    - Palpitações
    - Morte súbita familiar
    - Uso de drogas ilícitas
    - Classe funcional da New York Heart Association (NYHA)

Fonte: Desenvolvido pela autoria.

Tabela 87.2 **Exames complementares: estratificação de risco de morte súbita.**

- – Eletrocardiograma
  - Ecocardiograma
  - Holter de 24 horas
  - Teste ergométrico
  - Monitor cardíaco de longa duração (*Looper*)
- Monitor cardíaco implantável
  - Estudo eletrofisiológico
  - Ressonância magnética do coração
  - Cintilografia do miocárdio
  - Estudo hemodinâmico – cinecoronariografia

Fonte: Desenvolvido pela autoria.

87.12 Prevenção secundária de morte súbita arrítmica

Pacientes que sofreram parada cardiorrespiratória recuperada ou taquicardia ventricular sustentada sincopal ou mal tolerada hemodinamicamente são considerados candidatos à prevenção secundária para morte súbita cardíaca. Fármacos como betabloqueadores (Tabela 87.3), inibidores da enzima de conversão da angiotensina, bloqueadores do sistema renina-angiotensina, estatinas, espironolactona, ácido graxo ômega 3, magnésio, aspirina e anticoagulantes orais reduzem a mortalidade total e súbita em pacientes com cardiopatia estrutural. A amiodarona, contestada por alguns trabalhos na prevenção de morte súbita cardíaca, deve ter seu papel, pois a literatura demonstra a redução da incidência das terapias de choque dos cardioversores-desfibriladores implantáveis no tratamento de taquiarritmias ventriculares. Em metanálise com 8.522 pacientes de 15 estudos, comparando amiodarona com placebo, houve significância estatística na redução de morte súbita cardíaca com $p < 0,001$. Na doença de Chagas, Rassi demonstrou redução de morte súbita em pacientes com taquicardia ventricular sustentada com a utilização de amiodarona isolada ou associada, comparada a pacientes em uso de quinidina, de procainamida ou sem medicação. Entretanto, as evidências mais consistentes da redução da morte súbita cardíaca são com o implante do cardioversor-desfibrilador implantável.

Tabela 87.3 Betabloqueador e morte súbita.

Estudo	NYHA	N.	Redução mortalidade	Redução morte súbita
MERIT-HF (Metroprolol succinato)	II-IV	3.991	+	+
COPERNICUS (Carvedilol)	III-IV	2.289	+	+
CIBIS-II (Bisoprolol)	III-IV	2.647	+	+

NYHA: New York Heart Association.

Fonte: Desenvolvido pela autoria.

Existem também evidências da redução de morte súbita com a utilização da terapia de ressincronização cardíaca em pacientes com insuficiência cardíaca. O primeiro estudo a demonstrar redução da mortalidade total foi o CARE-HF. Em sua fase estendida, com seguimento de pouco mais de quatro anos, esse estudo demonstrou que a terapia de ressincronização diminui a ocorrência de morte súbita, com $p = 0,006$. Associada ao uso do cardioversor-desfibrilador implantável, apresentou redução do risco relativo de morte súbita de 55%.

O primeiro trabalho experimental com cardioversor-desfibrilador implantável em cães foi publicado em 1978 pelo Dr. Michel Mirowsky, que, em 1980, publicou os resultados do implante nos três primeiros pacientes. A partir de então, diferentes estudos controlados e randomizados demonstraram a superioridade do cardioversor-desfibrilador implantável na prevenção da morte súbita arrítmica em comparação com fármacos. Os três trabalhos que definiram as indicações de cardioversor-desfibrilador implantável para prevenção secundária de morte súbita foram: AVID, CIDS e CASH. Eles compararam a utilização de cardioversor-desfibrilador implantável com o uso de medicação antiarrítmica em pacientes que haviam tido parada cardiorrespiratória recuperada ou taquicardia ventricular sustentada (Tabela 87.4). Independentemente da etiologia da parada cardiorrespiratória recuperada ou da taquicardia ventricular sustentada ou mal tolerada hemodinamicamente, de causa não reversível e não transitória, devida a uma situação clínica momentânea, a indicação do cardioversor-desfibrilador

Tabela 87.4 Cardioversor-desfibrilador implantável para prevenção secundária de morte súbita.

	Estudos		
	AVID (1997)	CIDS (1998)	CASH (1998)
Pacientes	1.016	659	346
Critérios	PCR ou TVS	PCR , TVS sincopal ou TVS e FE < 35%	PCR
Tratamento	507 (CDI) 509 (A.A.)	328 (CDI) 321 (amiodarona)	99 (CDI) 92 (amiodarona) 97 (metoprolol) 58 (propafenona)
Seguimento	3 anos	3 anos	2 anos
Mortalidade total	CDI 26,4% A.A. 39,9% p: < 0,02 redução de 31%	CDI 25% Amiodarona 30% p: NS redução de 20%	CDI 12,1% A.A. 19,6% p: NS redução de 37%

PCR: parada cardiorrespiratória recuperada; TVS: taquicardia ventricular sustentada; CDI: cardioversor-desfibrilador implantável; AA: antiarrítmico, FE: fração de ejeção; NS: não significativo.

Fonte: Desenvolvido pela autoria.

implantável é a terapêutica de escolha para a prevenção da morte súbita. Além de sua eficácia no tratamento da taquicardia ventricular sustentada e da fibrilação ventricular com terapia de estimulação ventricular programada e terapia de choque, o cardioversor-desfibrilador implantável corrige a bradicardia da doença do nó sinusal, do bloqueio atrioventricular e a induzida por fármacos como os betabloqueadores e a amiodarona, utilizados em muitos desses pacientes. Sua indicação na cardiomiopatia hipertrófica obstrutiva também pode reduzir o gradiente da via de saída do ventrículo esquerdo, podendo melhorar sintomas (Figura 87.6).

87.13 Prevenção primária de morte súbita arrítmica

A indicação primária de prevenção de morte súbita arrítmica, que está bem embasada na prática clínica, embora não haja estudos controlados e randomizados, é o implante de marcapasso cardíaco em pacientes com bloqueio atrioventricular total (terceiro grau) adquirido.

Por outro lado, quando se pensa em cardioversor-desfibrilador implantável nesse grupo de pacientes, a decisão para definir o melhor modo de prevenção é difícil e suscita discussões, em especial se não houver registro de arritmia ventricular potencialmente fatal. Didaticamente, pode-se dividir em dois tipos de pacientes: aqueles acima de 40 anos com coronariopatia ou miocardiopatia e os jovens, incluindo os atletas, com incidência menos frequente de morte súbita cardíaca. Nesse grupo de jovens, em geral, as causas de morte súbita são anomalia de coronária e miocardite, doenças cujo tratamento está bem estabelecido e capaz de reverter a possibilidade de morte súbita. As doenças associadas à presença de arritmias potencialmente letais são a cardiomiopatia hipertrófica, a displasia arritmogênica do ventrículo direito, a síndrome do QT longo, a síndrome de Brugada, a síndrome do QT curto e a fibrilação ventricular primária. Em muitos casos, o primeiro episódio de arritmia leva à morte súbita. Nesse grupo de jovens, em geral assintomáticos, com alterações de baixa prevalência e baixa incidência, os estudos na literatura não são randomizados e têm número pequeno de pacientes, em geral registros de séries de casos, e a decisão de indicar uma terapêutica invasiva na prevenção primária de morte súbita é muitas vezes discutível.

Os estudos que embasaram as indicações das diretrizes brasileiras para indicação do cardioversor-desfibrilador implantável na prevenção primária foram realizados em pacientes com coronariopatia e função ventricular deprimida e em cardiomiopatia dilatada. Estes estudos definiram que não há benefício do cardioversor-desfibrilador implantável na fase aguda do infarto do miocárdio e que os pacientes com disfunção ventricular mais acentuada tiveram um benefício maior dessa terapêutica.

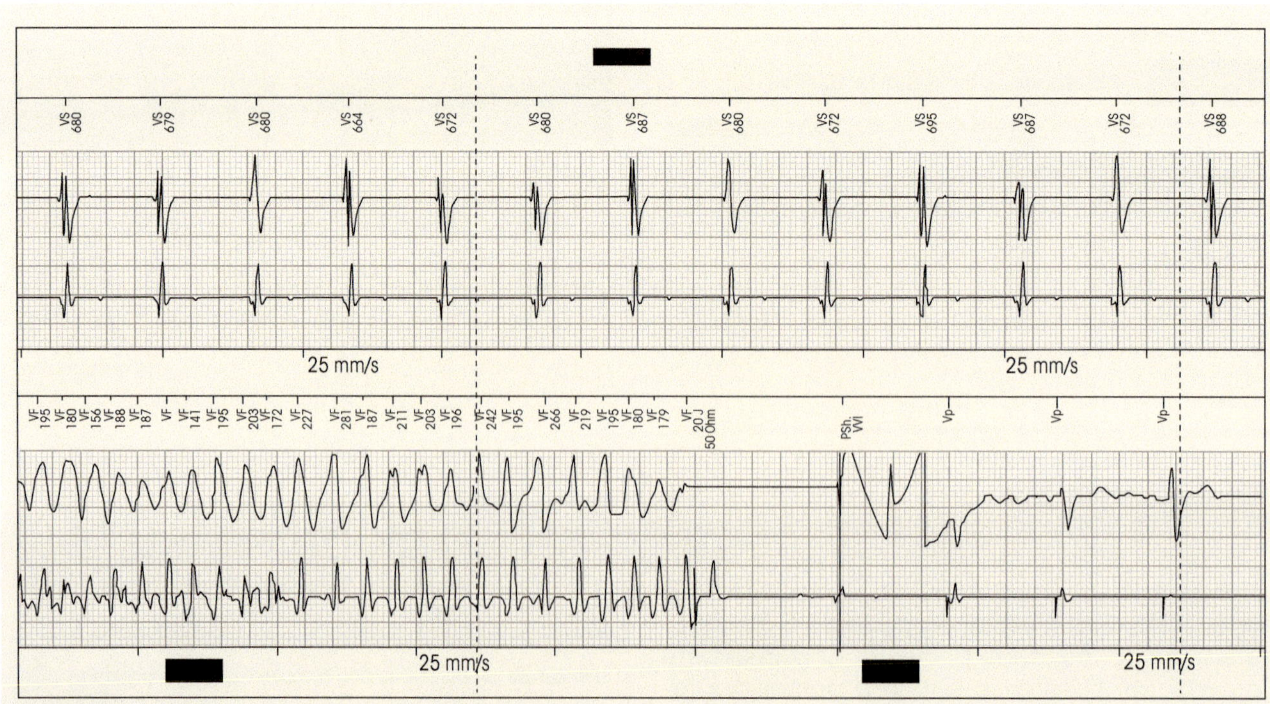

Figura 87.6 Reversão de taquicardia ventricular por terapia de choque do cardioversor-desfibrilador implantável.

Fonte: Desenvolvido pela autoria.

A cardiopatia chagásica crônica aguarda a finalização de um protocolo de estudo nacional comparando amiodarona e cardioversor-desfibrilador implantável chamado CHAGASICS (*Chronic use of Amiodarone Against Implantable Cardioverter-Defibrillator therapy in Chagas' cardiomyopathy for Primary Prevention of Sudden Cardiac Death Study*). As Tabelas 87.5 e 87.6 mostram alguns estudos de prevenção primária de morte súbita cardíaca em pacientes com e sem registro de arritmias ventriculares.

Tabela 87.5 Cardioversor-desfibrilador implantável na prevenção primária de morte súbita.

	Estudos		
	Madit (1996)	CABG Patch (1997)	MUSTT(2000)
Pacientes	196	900	704
Critérios	IM, FE < 35%, TVNS TVS não reversível EEF	RM, < 80a, FE ≤ 35%, ECGar (+)	ICo, FE < 40%, TVNS, TVS (EEF)
Tratamento	96 (CDI)	446 (CDI)	361 (CDI ou A.A.)
	101 (A.A.)	454 (controle)	343 (controle)
Seguimento	26 meses	32 ± 16 meses	5 anos
Mortalidade total	CDI 15 A.A. 39 p = 0,009	CDI 101 Controle 95 p: NS	-
Mortalidade cardíaca	CDI 11 A.A. 27	CDI 71 Controle 72	25% (DI ou A.A.) 32% controle) p < 0,001

TVNS: taquicardia ventricular não sustentada; TVS: taquicardia ventricular sustentada; CDI: cardioversor-desfibrilador implantável; AA: antiarrítmico; FE: fração de ejeção; IM: infarto do miocárdio; EEF: estudo eletrofisiológico; NS: não significativo; ICo: insuficiência coronária; ECGar: eletrocardiograma de alta resolução.

Fonte: Desenvolvido pela autoria.

A morte súbita no paciente jovem ou relativamente jovem tem efeito devastador sobre a família e a sociedade em geral. Nas doenças genéticas, deve-se sempre investigar a existência de casos em familiares próximos e orientar quanto aos riscos da arritmia grave, e sobre a possível necessidade da indicação do implante do cardioversor-desfibrilador implantável. Em geral, nesses casos a decisão clínica é baseada na interpretação e na extrapolação de várias fontes. Por outro lado, a terapêutica em pacientes que tiveram parada cardiorrespiratória recuperada ou taquicardia ventricular sustentada sintomática, e que caracteriza prevenção secundária de morte súbita, consiste, sem dúvida, no implante de cardioversor-desfibrilador implantável.

Tabela 87.6 Cardioversor-desfibrilador implantável para prevenção primária de morte súbita.

	Madit II (2002)	SCD-HeFT (2005)
Pacientes	1.232	2521
Critérios	IM prévio FE ≤ 30%	MCI e MCNI NYHA I-III , FE ≤ 35%
Tratamento	742 (CDI)	829 (CDI) (amiodarona)
	490 (terapia IC)	847 (placebo)
Seguimento	20 meses	40 meses
Mortalidade total	INTERROMPIDO PRECOCEMENTE p = 0,016 CDI +	CDI 182 Amiodarona 240 Placebo 244
		CDI x placebo p = 0,007 Amiodarona x placebo p = 0,53

CDI: cardioversor-desfibrilador implantável; FE: fração de ejeção; IM: infarto do miocárdio; MCI: miocardiopatia isquêmica; MCNI: miocardiopatia não isquêmica; NYHA: New York Heart Association; IC: insuficiência cardíaca; CDI +: cardiodesfibrilador implantável superior.

Fonte: Desenvolvido pela autoria.

A cardiomiopatia hipertrófica é a afecção que mais ocasionou morte súbita em atletas jovens, após autópsias, conforme o registro americano *Distribution of cardiovascular causes of Sudden Cardiac Death in 1.866 young competitive athletes. United States National Registry, 1980 to 2006*. A prevalência é de 1:500 (0,2%) e a morte súbita ocorre de 0,5 a 7%, dependendo do serviço de referência. Os fatores de risco para morte súbita definidos para prevenção primária de morte súbita são: síncope de etiologia inexplicada, principalmente a síncope que ocorre nos seis meses anteriores à consulta; episódios de taquicardia ventricular não sustentada, sobretudo se tiverem oito ou mais batimentos; morte súbita familiar em parentes de primeiro grau com menos de 40 anos; septo interventricular com espessura de 30 mm ou mais e em jovens acima de 25 mm ao ecocardiograma; e comportamento anormal da pressão arterial ao esforço físico. São considerados ainda fatores coadjuvantes, presença de realce tardio à ressonância magnética do coração, gradiente importante ventrículo esquerdo -aorta, aneurisma apical do ventrículo esquerdo e algumas mutações genéticas.

A displasia arritmogênica do ventrículo direito tem prevalência na literatura que varia de 1:5.000 a 1:1.250; a morte súbita ocorre em 40% dos casos. O depósito de gordura e a fibrose no ventrículo direito são detectados pelo ecocardiograma ou pela ressonância magnética nas fases mais iniciais da doença. A onda épsilon ao eletrocardiograma ocorre em 30% dos casos, e a presença de onda T negativa de V1 a V3 ocorre em 81% dos casos. Os pacientes de alto risco de morte súbita para prevenção primária são os que apresentam grande comprometimento do ventrículo direito, acometimento também do ventrículo esquerdo, história de morte súbita familiar e síncope, quando não se pode excluir taquicardia ventricular ou fibrilação ventricular. O estudo eletrofisiológico positivo é considerado indicação classe IIb nas diretrizes.

A síndrome de Brugada, que acomete de oito a dez vezes mais homens que mulheres, é caracterizada pelo eletrocardiograma típico de supradesnivelamento do segmento ST em precordiais V1 a V3. Quando se registra um eletrocardiograma com essas características espontaneamente ou com o uso de antagonista dos canais de sódio e essa alteração está associada a taquicardia ventricular polimórfica, morte súbita familiar de pessoas com idade inferior a 45 anos, eletrocardiograma típico em membros da família, síncope, respiração agônica noturna, ou apesar de haver controvérsia, indução de taquicardia ventricular sustentada ao estudo eletrofisiológico, está indicado o cardioversor-desfibrilador implantável para prevenir morte súbita.

A síndrome do QT longo acomete menos de 5:10.000, e a utilização de betabloqueador se faz necessária. Antes do advento do cardioversor-desfibrilador implantável, uma das formas de tratamento era o implante de marcapasso cardíaco para estimulação em frequências cardíacas acima de 70 bpm e o uso concomitante do betabloqueador. Quando o intervalo QT corrigido é igual ou inferior a 500 ms e o paciente não tem síncope, considera-se o paciente de baixo risco. Se o intervalo QT corrigido for superior a 500 ms e o paciente tiver síncope, seu risco para morte súbita é elevado. Vários fármacos podem prolongar o intervalo QT, e a associação deles pode piorar o quadro. A taquicardia ventricular documentada também define um paciente de alto risco. Pacientes com QT longo tipos LQT2 e LQT3 são contemplados em diretrizes com indicação de cardioversor-desfibrilador implantável classe IIb.

A taquicardia ventricular polimórfica catecolaminérgica que acomete criança, adolescente e adulto jovem é caracterizada por taquicardia com alternância elétrica do QRS desencadeada ao exercício ou à emoção, e pode levar à morte súbita. A morte súbita ocorre de 1,3 a 2,8% ao ano. Os betabloqueadores devem ser utilizados. O paciente que apresentou síncope ou teve a taquicardia ventricular documentada tem indicação para cardioversor-desfibrilador implantável, que deve ter sua programação otimizada com frequência de estimulação mais elevada concomitante ao uso do betabloqueador, isso porque a terapia de choque para reverter a taquicardia ventricular pode desencadear dor e ansiedade no paciente e propiciar eventualmente uma tempestade elétrica desencadeada pelo próprio choque, levando o paciente a receber choques repetitivos.

A síndrome do QT curto tem alta incidência de morte súbita. O diagnóstico eletrocardiográfico é estabelecido com o intervalo QT inferior a 320 ms ou o intervalo QT corrigido inferior a 340 ms. Deve-se suspeitar sempre que se tenha história familiar de morte súbita, síncope e fibrilação atrial idiopática, principalmente em crianças.

Haïsseguere publicou uma série de 206 pacientes recuperados de parada cardiorrespiratória por fibrilação ventricular idiopática que tinham repolarização precoce em parede inferolateral e comparou com um grupo controle e demonstrou que no grupo com repolarização precoce as terapias de choque do cardioversor-desfibrilador implantável foram significativamente maiores que no grupo controle com p = 0,008.

Nesse grupo de pacientes jovens assintomáticos, o cardioversor-desfibrilador implantável tem um impacto psicológico negativo, podendo levar à ansiedade e à depressão, pois os choques inapropriados têm maior incidência devido ao aumento natural da frequência sinusal ao esforço físico. Os cabos-eletrodos ainda são frágeis, e é um procedimento invasivo que pode ter complicações; por isso, a indicação do cardioversor-desfibrilador implantável deve ser norteada pelas diretrizes e bem discutida na prevenção primária.

87.14 Medidas gerais para prevenção de morte súbita

Devem ser recomendados hábitos de vida saudáveis, abandono do tabagismo e o tratamento adequado da hipertensão arterial, do diabetes melito, da dislipidemia, da obesidade e da doença coronária.

DICAS DO EDITOR

Referências bibliográficas

1. Al-Khatib SM, Stevenson WG, Ackerman MJ, et al. 2017 AHA/ACC/HRS Guideline for Management of Patients with Ventricular Arrhythmias and the Prevention of Sudden Cardiac Death: Executive Summary: a report of the American College of Cardiology/American Heart Association Task Force on Clinical Practice Guidelines and the Heart Rhythm Society. J Am Coll Cardiol. 2018;72(14):1677-749.
2. Bayés de Luna A, Coumel P, Leclercq JF. Am Heart J. 1989;117(1):151-9.
3. Brignole M, Moya A, de Lange FJ, et al. 2018 ESC Guidelines for the diagnosis and management of syncope: the Task Force for the diagnosis and management of syncope of the European Society of Cardiology (ESC). European Heart Journal. 2018;00:1-69.
4. Chan RH, Maron BJ, Olivotto I, et al. Prognostic value of quantitative contrast-enhanced cardiovascular magnetic resonance for the evaluation of sudden death risk in patients with hypertrophic cardiomyopathy. Circulation. 2014;130(6):484-95.
5. Cleland JG, Daubert JC, Erdmann E, et al. Longer-term effects of cardiac resynchronization therapy on mortality in heart failure [the Cardiac REsynchronization-Heart Failure (CARE-HF) trial extension phase]. Eur Heart J. 2006;27(16):1928-32.
6. Connolly SJ, Hallstrom AP, Cappato R, et al. Meta-analysis of the implantable cardioverter defibrillator secondary preventiontrials. AVID, CASH and CIDS studies. Antiarrhythmics vs Implantable Defibrillator study. Cardiac Arrest Study Hamburg. Canadian Implantable Defibrillator Study. Eur Heart J. 2000;21(24):2071-8.
7. Ganesan AN, Gunton J, Nucifora G. et al. Impact of late gadolinium enhancement on mortality, sudden death and major adverse cardiovascular events in ischemic and nonischemic cardiomyopathy: a systematic review and meta-analysis. Int J Cardiol. 2018;254:230-7.
8. Garratt CJ, Elliott P, Behr E et al. Heart Rhythm UK position statement on clinical indications for implantable cardioverter defibrillators in adult patients with familial sudden cardiac death syndromes. Europace. 2010;12(8):1156-75.
9. Goldberger JJ, Cain ME, Hohnloser SH, et al. American Heart Association/American College of Cardiology Foundation/Heart Rhythm Society Scientific Statement on Noninvasive Risk Stratification Techniques for Identifying Patientsat Risk for SuddenC ardiac Death. J Am Coll Cardiol. 2008;52:1179-99.
10. Haïssaguerre M, Derval N, Sacher F, et al. Sudden cardiac arrest associated with early repolarization. N Engl J Med. 2008;358(19):2016-23.
11. Mirowski M, Reid PR, Mower MM, et al. Termination of malignant ventricular arrhythmias with an implanted automatic defibrillator in human beings. N Engl J Med. 1980;303(6):322-4.
12. Moreira DAR, Bignoto TC, Amarante RC, et al. O eletrocardiograma na predição de eventos cardíacos. São Paulo: Segmento Farma; 2012.
13. Rassi A Jr, Rassi SG, Rassi A. Sudden death in Chagas' disease. Arq Bras Cardiol. 2001;76(1):86-96.
14. Sy RW, Gollob MH, Klein GJ, et al. Arrhythmia Characterization and long-term outcomes in catecholaminergic polymorphic ventricular tachycardia. Heart Rhythm. 2011;8(6):864-71.
15. Zaman S, Goldberger JJ, Kovoor P. Sudden death risk-stratification in 2018-2019: the old and the new. Heart, Lung and Circulation. 2019;28:57-64.

Marcapasso

Parte XIII

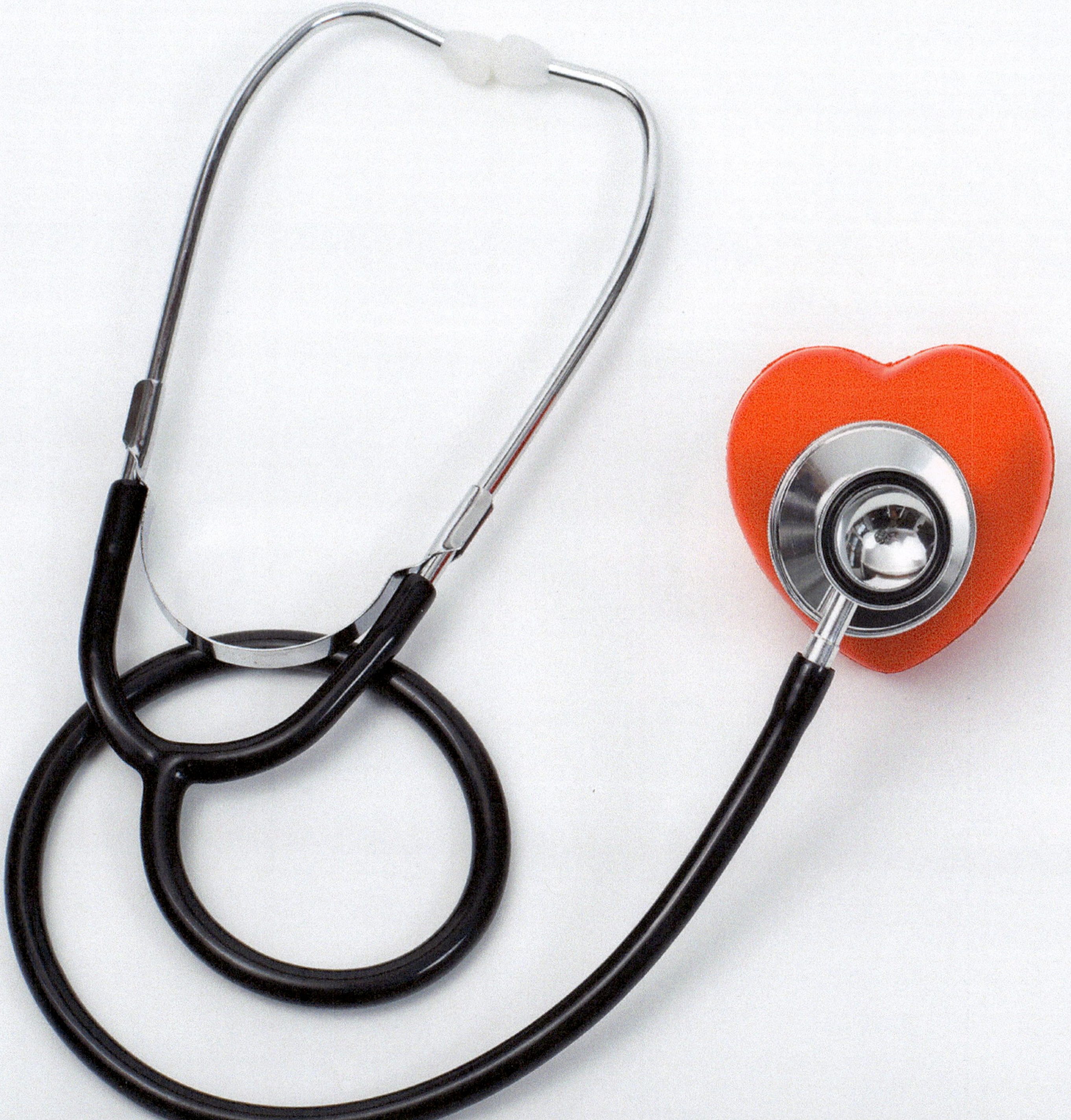

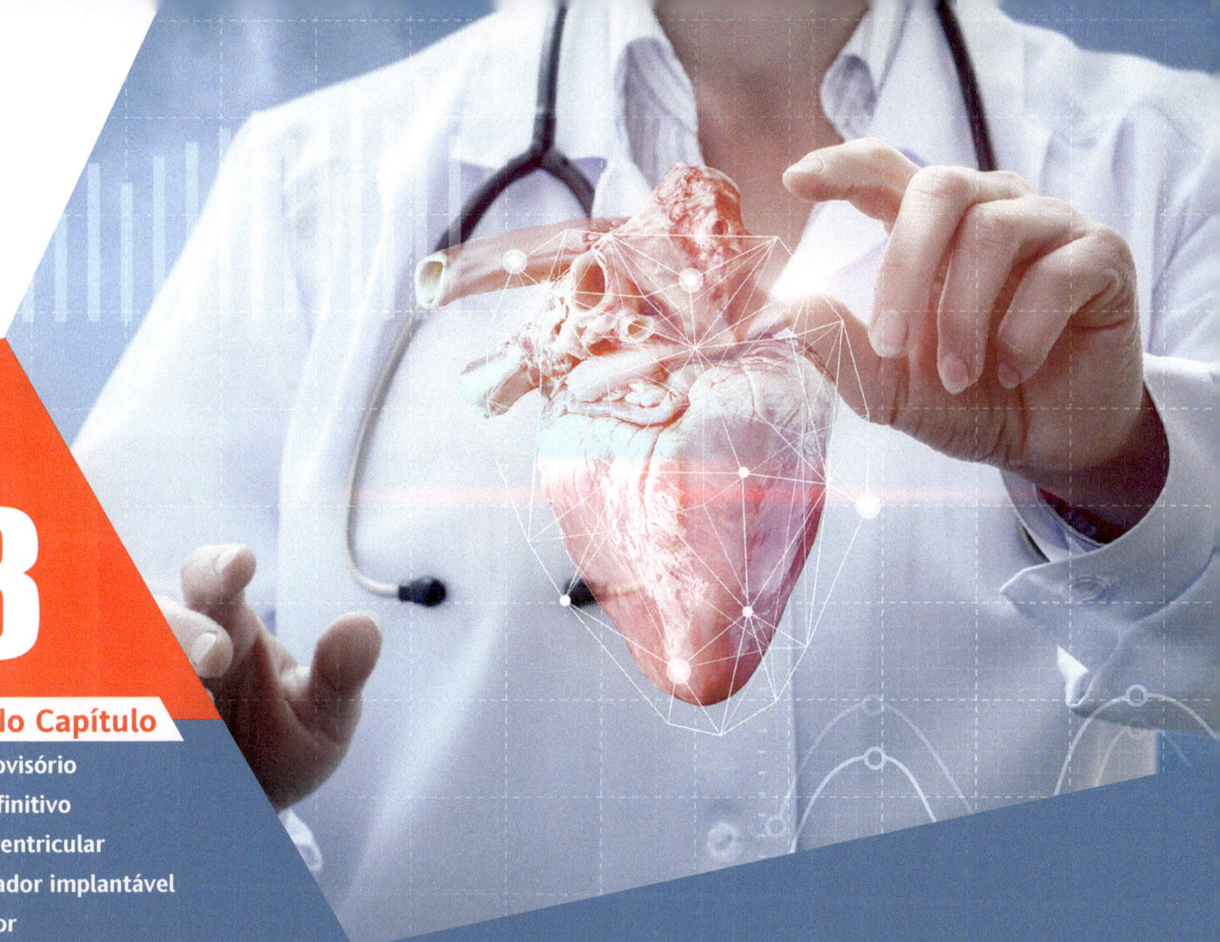

88

Destaques do Capítulo

- Marcapasso provisório
- Marcapasso definitivo
- Bloqueio atrioventricular
- Cardiodesfibrilador implantável
- Ressincronizador

Marcapasso provisório e definitivo

Paulo de Tarso Jorge Medeiros
Eusébio Ramos dos Santos Filho
Remy Nelson Albornoz Vargas

88.1 Marcapasso provisório: histórico

No final do século XIX, em 1883, Walter Holbrook descreveu o comprometimento do sistema de condução como doença do nó atrioventricular, denominação atual do bloqueio atrioventricular total. Em 1932, Albert Hyman, em Nova Iorque, estimulou o coração de paciente com frequência cardíaca reduzida através de estímulos elétricos no tórax com uma fonte elétrica externa acionada manualmente por uma manivela. Acredita-se que ele tenha construído o primeiro marcapasso cardíaco, mas ele reconhece que o Dr. Mark Lidwell. em Sydney, Austrália, não apenas construiu um marcapasso, mas também o usou para ressuscitar um recém-nascido em 1929.

Em novembro de 1952 o Dr. Paul M. Zoll estimulou um paciente de 65 anos com síncope acompanhada de bradicardia devido a bloqueio atrioventricular total (síndrome descrita por Stockes-Adams), com eletrodos fixados no subcutâneo através de agulhas e uma fonte de eletricidade.

88.1.1 Gerador de pulsos e cabos-eletrodos

Na Figura 88.1 pode-se observar um gerador de pulsos para estimulação cardíaca provisória, com seus componentes: os polos de estimulação são convencionados nas cores preta (polo negativo) e vermelha (polo positivo),os botões de liga-desliga, a frequência de estimulação em pulsos por minuto, a energia liberada em cada pulso de estimulação em volts e a sensibilidade do gerador para identificar batimentos intrínsecos do paciente em milivolts (mV), além da luz vigia do estado da bateria. O eletrodo endocárdico provisório é bipolar e deve ser conectado ao gerador da seguinte maneira: polo distal do eletrodo (identificado na Figura 88.2) ao polo negativo do gerador e o polo proximal ao polo positivo do gerador.

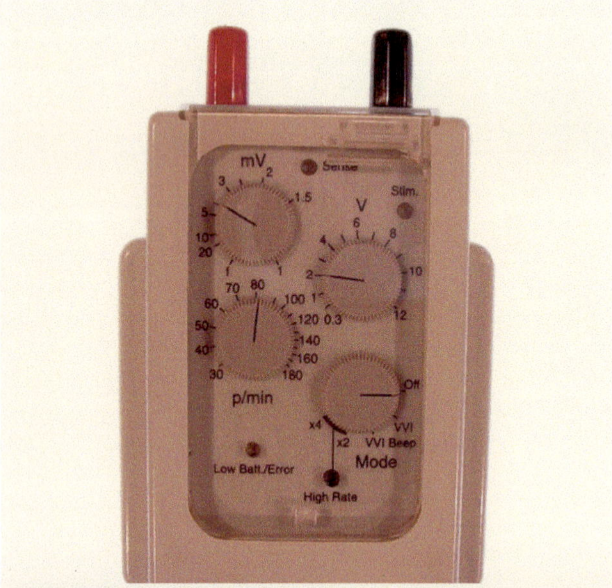

Figura 88.1 Marcapasso provisório com os polos (vermelho positivo e preto negativo). Botões de liga-desliga, frequência de estimulação em pulsos por minuto, energia em volts, sensibilidade em milivolt (mV) e luz vigia da bateria.

Fonte: Acervo da autoria.

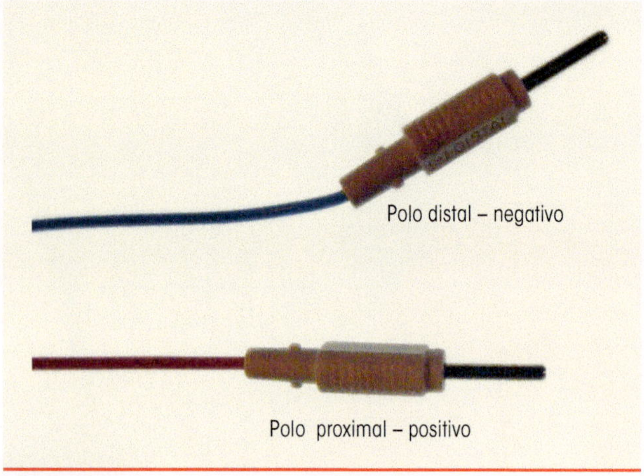

Figura 88.2 Polos do eletrodo de marcapasso provisório.

Fonte: Acervo da autoria.

88.2 Marcapasso provisório após infarto agudo do miocárdio

88.2.1 Anatomia e considerações sobre o sistema de condução

O sistema excitocondutor do coração é constituído pelo nó sinusal, pelo nó atrioventricular (AV) e pelo sistema His-Purkinje com seus ramos direito e esquerdo, este último com os fascículos anterior e posterior. Os distúrbios do sistema de condução que podem ocorrer durante o infarto agudo do miocárdio estão relacionados com a irrigação do sistema de condução. Um ramo da artéria coronária direita é responsável pela irrigação do nó sinusal em 60% dos casos, e nos outros 40% é a artéria coronária circunflexa a responsável. Em 90% dos casos um ramo da artéria coronária direita irriga o nó AV, o que explica a ocorrência de bloqueios a esse nível no infarto agudo de parede inferior em 5 a 15% dos casos. Todo o sistema de condução His-Purkinje é irrigado pela artéria coronária esquerda descendente anterior e seus ramos septais, sendo o infarto de parede anterior o responsável pela ocorrência de bloqueio AV distal, de conotação mais grave e de pior prognóstico. Quando ocorre bloqueio AV e distúrbio da condução intraventricular do estímulo no infarto agudo de parede anterior, o grau de necrose miocárdica é maior, sendo a alteração da função ventricular a determinante da gravidade na evolução, e, em geral, esses casos vão necessitar de implante de marcapasso cardíaco definitivo, pois o bloqueio em geral é definitivo e irreversível. A Tabela 88.1 mostra a incidência das arritmias no infarto agudo do miocárdio de acordo com sua localização, e a Tabela 88.2, a incidência dos bloqueios AV e intraventriculares.

Tabela 88.1 Incidência das arritmias no infarto agudo do miocárdio de acordo com a sua localização.

	Inferior	Anterior
Arritmia sinusal	comum	não usual
Taquicardia juncional	comum	não usual
Arritmia ventricular	comum	comum
Bloqueio atrioventricular	extremamente comum	menos comum
Bloqueio intraventricular	não usual	extremamente comum

Fonte: Desenvolvido pela autoria.

Tabela 88.2 Incidência dos bloqueios atrioventriculares e intraventriculares no infarto agudo do miocárdio.

	Inferior	Anterior
BAV de 1° grau	comum	raro
BAV de 2° grau tipo I	comum	nunca
BAV de 2°grau tipo II	nunca	comum
BAV de 2°grau tipo II	Wenckebach extremo	tipo II
BAV total	bloqueio nodal	bloqueio infra nodal
Bloqueio intraventricular	não usual	comum

Fonte: Desenvolvido pela autoria.

Os distúrbios da condução AV no infarto de parede inferior são em geral relacionados à alteração proximal do sistema de condução, ao nível do nó AV, ocorrendo frequentemente ritmo de escape com complexos QRS estreitos, frequência ventricular mais elevada, mais estável, em geral de origem juncional. Quando ocorre, esse bloqueio é em geral progressivo e gradual, evoluindo do bloqueio AV de primeiro grau para bloqueio AV de segundo grau tipo Wenckebach, bloqueio AV de segundo grau 2:1 fixo e bloqueio AV total. No infarto de parede anterior as características dos bloqueios são opostas e podem ocorrer subitamente, pois o comprometimento do sistema de condução é distal ao nó AV. O escape ventricular tem complexos QRS largos, instáveis e com frequência ventricular mais lenta, em geral de origem ventricular. Essas diferenças estão relatadas na Tabela 88.3.

A atropina pode ser utilizada, principalmente na bradicardia sinusal do infarto de parede inferior e nos bloqueios AV de localização nodal como

Tabela 88.3 características dos bloqueios atrioventriculares no infarto agudo do miocárdio.

	Inferior	Anterior
Localização do bloqueio	nodal	infra nodal
Frequência ventricular	45 a 60bpm	25 a 40bpm
Ritmo de escape	estável	instável
Complexos QRS	estreito	largo

Fonte: Desenvolvido pela autoria.

bloqueio AV de segundo grau tipo I (Wenckebach), no Wenckebach extremo (que costuma evoluir para bloqueio AV de segundo grau 2:1 fixo) e bloqueio AV total com escape juncional e complexos QRS estreitos. Está contraindicada sua utilização quando o bloqueio é distal, ao nível do sistema His-Purkinje, como no bloqueio AV de segundo grau tipo II (Mobitz II) e bloqueio AV total com complexos QRS largos que ocorrem no infarto de parede anterior, devido ao risco de piora do grau de bloqueio causada pelo aumento da frequência sinusal como resposta à atropina e redução da frequência ventricular.

88.2.2 Marcapasso provisório

O implante de um marcap'asso cardíaco provisório no infarto agudo do miocárdio está indicado quando ocorre bradicardia sintomática, quer decorra de disfunção sinusal ou de bloqueio AV, independentemente da localização do infarto e do caráter do distúrbio da condução AV (nodal ou infranodal) não responsiva à atropina nos casos de alteração nodal. Na bradicardia assintomática, mas com bloqueio AV de localização infranodal como o bloqueio AV de segundo grau tipo II e o bloqueio AV total com complexos QRS largos, a indicação do marcapasso provisório é imperativa. No infarto de parede anterior que evolui sem bradicardia, mas com distúrbio da condução intraventricular do estímulo (bloqueio de ramo esquerdo, bloqueio de ramo direito com bloqueio divisional anterossuperior esquerdo ou bloqueio de ramo direito e bloqueio divisional posteroinferior esquerdo) associado ou não a bloqueio AV de primeiro grau, o risco de evolução para bloqueio AV e de bradicardia súbita com assistolia é elevado. A utilização de marcapasso provisório para o tratamento de taquiarritmia ventricular deve ser sempre cogitada nos casos de taquicardia ventricular de difícil controle com medicação; o objetivo é a supressão da arritmia através de uma estimulação ventricular acima da frequência da taquicardia (*overdrive*). Pode ser útil em casos de arritmia ventricular frequente dependente de bradicardia, não responsiva ao tratamento com medicação, visando inibir focos ectópicos ventriculares frequentes e responsáveis por prejudicar o débito cardíaco. A Tabela 88.4 traz as indicações de marcapasso cardíaco provisório no infarto agudo do miocárdio.

Tabela 88.4 **Indicações de marcapasso provisório no infarto agudo do miocárdio.**

IAM com supra de ST – Marcapasso provisório
▪ Bradicardia sinusal sintomática não responsiva à atropina
▪ BAV de segundo grau tipo Wenckebach sintomático, BAV de segundo grau 2:1 fixo e BAV de segundo grau tipo II (Mobitz II).
▪ BAV total
▪ Bloqueio de ramo alternante (bloqueio de ramo esquerdo alternando com bloqueio de ramo direito, ou bloqueio de ramo direito fixo e bloqueio divisional anterossuperior esquerdo alternando com bloqueio divisional póstero inferior esquerdo).
▪ Aparecimento de bloqueio bifascicular
▪ Arritmia ventricular dependente de bradicardia e taquicardia ventricular incessante por mecanismo de reentrada

BAV: bloqueio atrioventricular.

Fonte: Desenvolvido pela autoria.

Os bloqueios intraventriculares preexistentes ao infarto agudo não determinam a necessidade de implante de marcapasso provisório. Quando não se sabe se o bloqueio intraventricular é devido ao infarto atual, deve-se considerá-lo de aparecimento recente. O estudo eletrofisiológico para definir a indicação de marcapasso nos primeiros 40 dias após o infarto do miocárdio é controverso e a decisão de realizá-lo após os 40 dias deve ser individualizada.

O marcapasso provisório utilizado em geral é o transvenoso. Nas emergências a estimulação cardíaca com marcapasso provisório transcutâneo sempre que disponível deve ser utilizada, devido à possibilidade da rápida colocação de duas placas na região do tórax, bem como pela possibilidade de sua aplicação tanto para gerar estímulo nos casos de assistolia como para cardioversão/desfibrilação elétrica. O inconveniente da estimulação transcutânea é que, em geral, não é bem tolerada pelo paciente, necessitando, em caso de uso prolongado ou mesmo por curto período, do uso de sedação. A disponibilidade da estimulação transcutânea garante maior segurança no implante do marcapasso transvenoso.

As diretrizes, em geral, recomendam esperar até 15 dias após o infarto agudo do miocárdio antes de se definir a indicação de marcapasso cardíaco definitivo. Toda bradicardia persistente, seja sinusal ou devido a bloqueio AV que necessitou de marcapasso provisório e que persiste após a fase aguda do infarto, tem indicação de marcapasso definitivo. Isso se aplica também para os bloqueios intraventriculares persistentes que ocorreram devido ao infarto agudo. As Diretrizes Brasileiras de Dispositivos Cardíacos Eletrônicos Implantáveis publicadas em 2007 não fazem referência à etiologia isquêmica nos casos de bloqueios intraventriculares como potencial causa para bradicardia que teriam indicação para implante definitivo.

88.2.3 Prognóstico

O prognóstico dos pacientes após infarto do miocárdio que desenvolvem arritmias e distúrbios da condução está relacionado à extensão da lesão miocárdica e, consequentemente, ao grau de disfunção ventricular associado a essa lesão.

Quando a função ventricular está preservada ou pouco alterada, o paciente tratado da insuficiência coronária que necessitou de implante de marcapasso provisório vai ter, em geral, boa evolução clínica após a fase aguda. Nos casos de disfunção ventricular importante é necessário estratificar o risco para morte súbita cardíaca para definir o implante de cardioversor-desfibrilador implantável independentemente da resolução da bradicardia. Normalmente, o paciente que necessita do implante de marcapasso definitivo teve acometimento miocárdico maior, em geral devido a infarto de parede anterior. A mortalidade nesses pacientes pode chegar a 80% dos casos.

88.3 Marcapasso definitivo

O primeiro implante de marcapasso cardíaco totalmente intracorporal foi realizado em 1958 pelo médico sueco Âke Senning em Estocolmo. O engenheiro Rune Elmqvist desenvolveu esse marcapasso da Elema Company que durou apenas seis horas após o implante, tendo sido trocado por um novo igual que durou seis semanas. Essa é uma das áreas da cardiologia que mais se desenvolveram nestes 56 anos. A indicação de implante de marcapasso cardíaco visa tratar bradicardia sintomática ou com risco de sintomas. O marcapasso está indicado também em paciente sem bradicardia, quando existem alterações do sistema de condução com risco de bradicardia súbita, como em alguns casos de bloqueios intraventriculares, como o bloqueio de ramo alternante, cuja existência evidencia a claudicação de ambos os ramos. O marcapasso pode prevenir o risco de morte súbita cardíaca devido a bradiarritmia, melhorar a qualidade de vida, e os modelos atuais podem atuar como monitores do ritmo cardíaco registrando arritmias. Alguns geradores têm também a propriedade de estabilizar arritmias atriais. Atualmente, os implantes são realizados, na grande maioria das vezes, por via endovascular, sendo, em casos selecionados, utilizada a via epimiocárdica. O marcapasso pode ser: atrial, ventricular ou de dupla câmara (atrioventricular). Todo cardioversor-desfibrilador implantável ou ressincronizador cardíaco (marcapasso multissítio ou biventricular) tem a função antibradicardia dos marcapassos convencionais.

88.4 Conceitos básicos

Denomina-se marcapasso o conjunto cabo-eletrodo e gerador de pulsos. O cabo-eletrodo tem um condutor metálico revestido de silicone ou poliuretano. Pode ter fixação passiva (aletas) ou ativa (*screw-in*) para seu posicionamento no endocárdio. O gerador de pulsos é composto por: bateria de lítio-iodo (circuito de saída); circuito eletrônico com contador de tempo, com capacidade de armazenar eletrogramas endocavitários e com telemetria (comunica-se com a interface de um programador ou pode ser *wire less*); circuito de sensibilidade; caixa de titânio englobando esses componentes; e um conector em epóxi para a fixação do cabo-eletrodo ao gerador de pulsos. As funções básicas desses componentes são:

- Estimular o coração (captura ou comando): é a capacidade de provocar a despolarização do tecido cardíaco por meio de estímulo elétrico artificial. Essa estimulação do coração é ditada pelo limiar de comando, que é a menor energia de um estímulo elétrico, necessária para despolarizar o coração na diástole após o período refratário natural e o período vulnerável (Figura 88.3). A energia liberada pelo marcapasso em volts ocorre em geral em 0,4 milissegundos, e a curta duração desse intervalo de pulso resulta no registro de espícula com aspecto de uma linha vertical no eletrocardiograma.

  O marcapasso deve ser programado com uma voltagem duas vezes o valor da medida do limiar de comando para se ter uma margem de segurança de 100% na estimulação.

- Sensibilidade: capacidade do marcapasso de reconhecer sinais elétricos provenientes da despolarização cardíaca espontânea atrial (onda P) ou ventricular (QRS). O potencial endocavitário é medido em milivolt (mV).

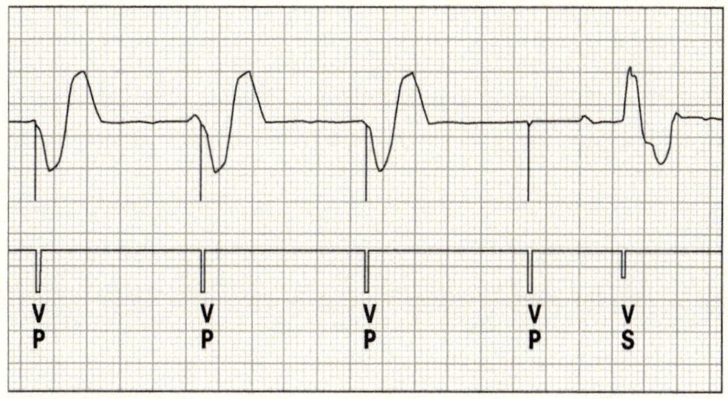

Figura 88.3 **Medida do limiar de comando ventricular. Redução progressiva da energia liberada pelo marcapasso até ocorrer a falha de comando ventricular quando a energia é de 0,50 volts. A seguir ocorre um batimento de escape ventricular.**

Fonte: Desenvolvido pela autoria.

88.4.1 Frequência de estimulação

É a frequência mantida pelo marcapasso, que pode ser determinada em pulsos por minuto (ppm) ou em milissegundos (ms). É o chamado intervalo de pulso do gerador, que é o tempo entre duas espículas. A programação da frequência do marcapasso é realizada levando-se em consideração: a indicação para o implante (doença do nó sinusal ou bloqueio AV), a idade do paciente, a cardiopatia de base, a função ventricular, a atividade física e o bem-estar do paciente. Na maioria dos casos, os marcapassos são programados com frequência mínima de estimulação entre 60 e 70 ppm. Nos marcapassos de dupla câmara e/ou com sensor, existe uma frequência máxima de estimulação que é programável. Assim, o marcapasso com funcionamento normal mantém a frequência cardíaca entre os limites mínimo e máximo programados pelo médico.

88.4.2 Intervalo atrioventricular (AV)

Nos marcapassos de dupla câmara, com cabos-eletrodos no átrio e no ventrículo, existe um intervalo de tempo entre a espícula ou sensibilidade do átrio e a espícula ou sensibilidade do ventrículo denominado intervalo AV. Nos marcapassos atuais, esse intervalo AV pode ser programado para se encurtar progressivamente com o aumento da frequência de estimulação, mimetizando o que ocorre com o intervalo PR, que encurta com o aumento da frequência cardíaca. Em pacientes com bloqueio AV intermitente, o intervalo AV pode ser programado para se alongar a cada período de tempo a fim de verificar se existe condução AV intrínseca do paciente, evitando uma estimulação ventricular artificial desnecessária (Figura 88.4).

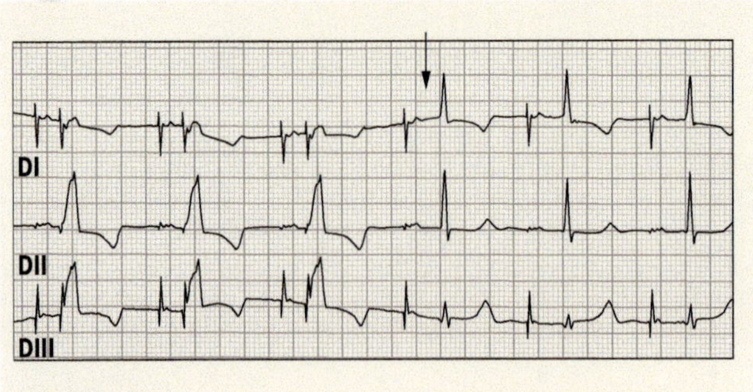

Figura 88.4 Nos três primeiros complexos a estimulação é atrioventricular. No quarto, após a estimulação atrial, ocorre aumento automático do intervalo atrioventricular do marca-passo e inibição do estímulo ventricular pelo qrs autônomo conduzido pelas vias normais – busca da condução atrioventricular intrínseca do paciente.

Fonte: Desenvolvido pela autoria.

88.4.3 Período refratário

É o período no qual um batimento próprio do paciente não interfere no ciclo do marcapasso, não havendo inibição do batimento seguinte ou deflagração de nova espícula. Os eventos ocorridos no período refratário são registrados pelo contador de eventos.

88.4.4 Funções especiais

Os marcapassos atuais têm várias funções que podem ajudar no manejo clínico do paciente. São elas:

- Eletrograma endocavitário para registro de taquiarritmias, permitindo estabelecer correlação de sintomas com a arritmia, definir necessidade de anticoagulação oral em pacientes com fibrilação atrial paroxística e verificar a eficácia de medicação antiarrítmica (Figura 88.5).
- Sensor para adequar a variação da frequência de estimulação conforme as necessidades metabólicas do paciente (Figura 88.6).
- Monitoramento remoto do sistema de estimulação (cabo-eletrodo e marcapasso), dos eletrogramas endocavitários e de impedância transtorácica para monitorar acúmulo de líquido intrapulmonar com acionamento de *bip* para alertar o paciente a retornar precocemente para uma ação médica mais rápida no tratamento

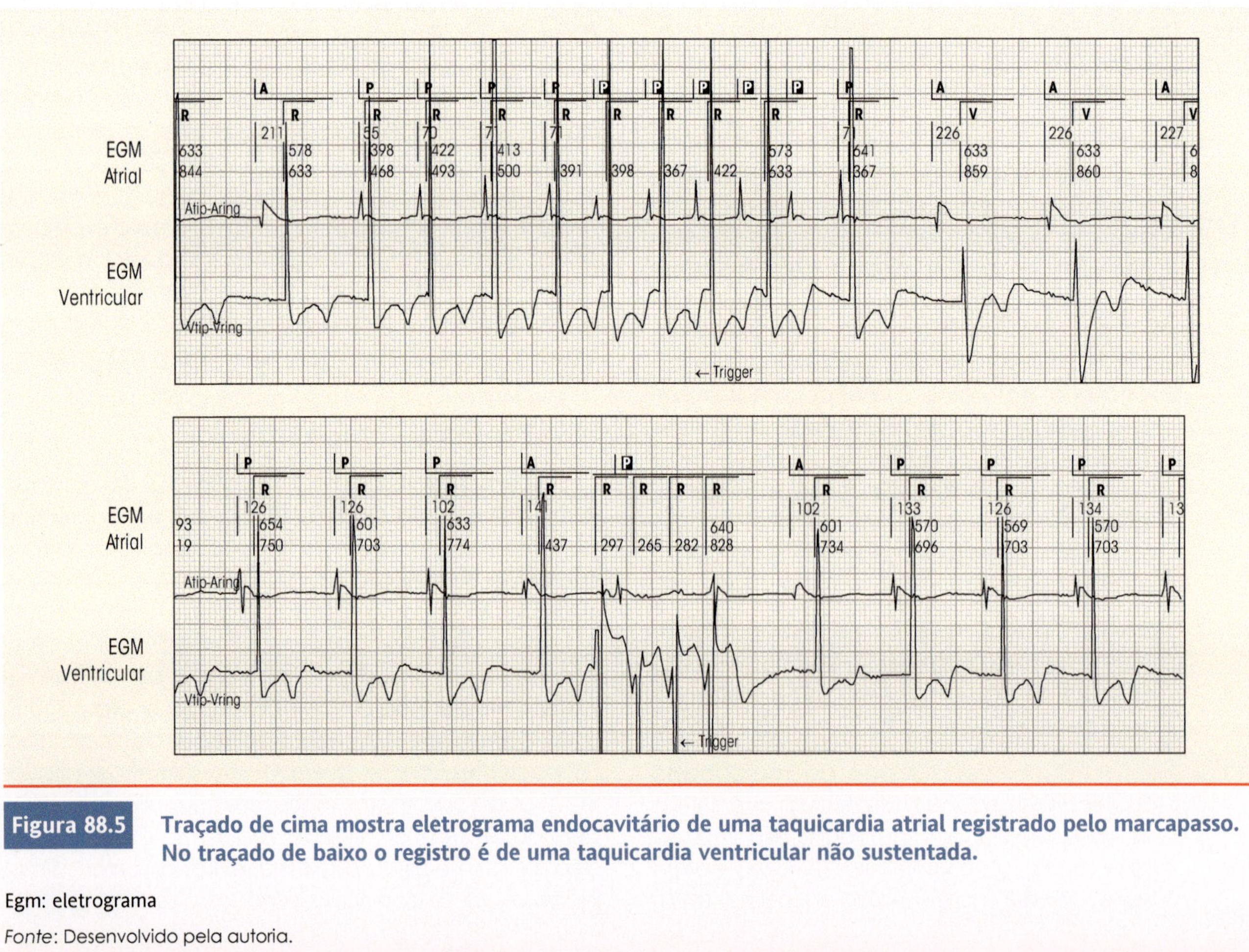

Figura 88.5 Traçado de cima mostra eletrograma endocavitário de uma taquicardia atrial registrado pelo marcapasso. No traçado de baixo o registro é de uma taquicardia ventricular não sustentada.

Egm: eletrograma

Fonte: Desenvolvido pela autoria.

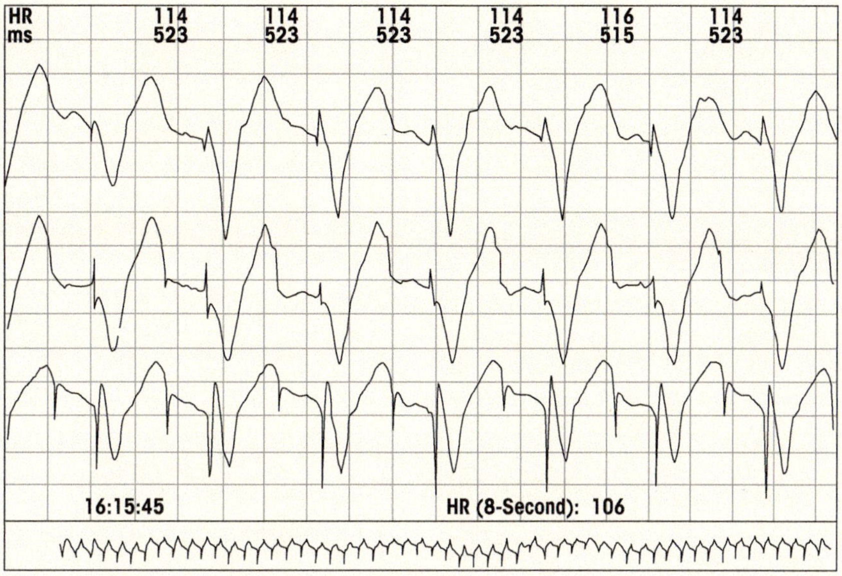

Figura 88.6 Marcapasso DDDR com o sensor estimulando átrio e ventrículo com 114 ppm durante atividade física do paciente durante monitorização com Holter.

Fonte: Desenvolvido pela autoria.

da insuficiência cardíaca, podendo evitar uma internação.

- Mudança automática de modo de estimulação: a mudança automática de modo é o mecanismo que pode ser programado nos marcapassos para deixar de sentir o átrio caso ocorra taquiarritmia atrial como fibrilação atrial, *flutter* atrial ou taquicardia atrial. O marcapasso, em vez de seguir o átrio, que está com frequência elevada, passa a monitorar o átrio e estimular apenas o ventrículo, em frequências adequadas estabelecidas na programação do marcapasso.

88.5 Modos de estimulação

Para normatizar a descrição do modo de atuação dos marcapassos de acordo com suas funções básicas e o número de estruturas cardíacas envolvidas, foi criado, em 1974, um código de identificação (de três letras) pela *Internacional Society Commission for Heart Disease*.

Esse documento, posteriormente, sofreu algumas adaptações até que, em sua última revisão, em 1987, realizada pela *North American Society of Pacing and Electrophysiology* (NASPE) e pelo *British Pacing and Electrophysiology Group* (BPEG), passou a utilizar um código de cinco letras com o objetivo de incluir a identificação dos dispositivos e os modos de estimulação (Tabela 88.5).

O código de identificação dos modos de estimulação atualmente utilizado é o seguinte:

- 1ª letra: refere-se à câmara cardíaca estimulada, sendo representado pelas letras **A** (átrio), **V** (ventrículo), **D** (átrio e ventrículo) ou **O** (nenhuma).

Tabela 88.5 Código internacional de estimulação cardíaca

Câmara cardíaca estimulada	Câmara cardíaca sentida	Modo de resposta	Sensor	Multissítio
A (Átrio)	A (Átrio)	I (Inibido)	O (Nenhum)	O (Nenhuma)
V (Ventrículo)	V (Ventrículo)	T (Deflagrado)	R (Resposta de frequência)	A (Átrio)
D (A E V)	D (A E V)	D (I E T)		V (Ventrículo)
O (Nenhuma)	O (Nenhuma)	O (Nenhum)		D (A E V)

Fonte: Desenvolvido pela autoria.

- 2ª letra: refere-se à câmara cardíaca sentida, com a mesma representação utilizada para a câmara estimulada (**A**, **V**, **D** ou **O**).
- 3ª letra: define o modo de resposta em função do que foi sentido pelo marcapasso. Para representar a inibição da atividade do marcapasso pela onda P ou pelo complexo QRS, utiliza-se a letra **I**; quando um evento cardíaco sentido (onda P ou complexo QRS) deflagra um estímulo artificial do marcapasso, utiliza-se a letra **T** (do inglês *trigger*). Para identificar os dois comportamentos (**I e T**), utiliza-se a letra **D**. A letra **O** indica a ausência de sensibilidade e o marcapasso estimula em modo assíncrono.
- 4ª letra: define a ativação ou não de um sensor artificial de resposta de frequência:
  - Modulação da frequência cardíaca: representada pela letra **R**, que identifica a atuação de um sensor específico capaz de proporcionar modificações da frequência de estimulação de acordo com a atividade física.
  - Não modulação da frequência cardíaca: representada pela letra **O**, que identifica que o sensor de resposta de frequência está desativado.
- 5ª letra: descreve a capacidade ou não de um sistema estimular uma ou as duas câmaras atriais e/ou ventriculares: **O** indica sistema sem capacidade de estimulação multissítio; **A** indica sistema capaz de estimulação biatrial; **V** indica sistema capaz de estimulação biventricular; **D** indica sistema capaz de estimulação biatrial e biventrícular.

É importante considerar que cada modelo de marcapasso atualmente desenvolvido incorpora várias opções de modos de estimulação, acionados por programação. Evidentemente, a quantidade de modos disponíveis varia de acordo com o número de câmaras estimuladas (uni, bicameral ou multissítio) e com a evolução tecnológica do dispositivo.

Esses dispositivos são multifuncionais, podendo contornar inúmeras intercorrências clínicas que acompanham os portadores de marcapasso por meio de reprogramação, adequando o sistema de estimulação ao distúrbio do sistema de condução do coração que motivou o implante, melhorando a qualidade de vida do paciente e/ou evitando um procedimento cirúrgico.

Os principais modos de estimulação disponíveis nesses aparelhos são:

- AAI: estimula o átrio, sente o átrio e é inibido pelo átrio.

  A estimulação atrial exclusiva está indicada na doença do nó sinusal com condução atrioventricular normal e ausência de hipersensibilidade do seio carotídeo. Estimula o átrio, sente o átrio e é inibido quando a frequência atrial espontânea do paciente é superior à frequência mínima de estimulação. A indicação do modo de estimulação atrial exclusivo é de aproximadamente 2% dos implantes no Brasil (Registro Brasileiro de Marcapasso) e no mundo (*World Survey on Cardiac Pacing*). Como a alteração do sistema de condução pode ser evolutiva e os pacientes com indicação de marcapasso são em geral idosos, o número de implantes de marcapasso atrial exclusivo é baixo. Atualmente os marcapassos de dupla câmara possuem algoritmos para manter estimulação atrial exclusiva em casos de condução atrioventricular preservada, funcionando como um marcapasso AAI.

- VVI: estimula o ventrículo, sente o ventrículo e é inibido pelo ventrículo.

  A estimulação ventricular exclusiva está indicada na bradicardia devido a bloqueio AV total ou de bloqueio AV de elevado grau em pacientes com fibrilação ou *flutter* atrial permanente. Nos pacientes em ritmo sinusal, a estimulação ventricular exclusiva leva à perda do sincronismo atrioventricular e/ou condução retrógrada ventrículo -atrial que podem ocasionar a síndrome do marcapasso. Sempre que possível, esse tipo de estimulação deve ser evitado.

- VDD: estimula ventrículo, sente átrio e ventrículo, o átrio deflagra o marcapasso em ventrículo e o ventrículo inibe o marcapasso. Não há estímulo atrial. É um marcapasso de dupla câmara com cabo-eletrodo único que permite estimular o ventrículo e sentir o átrio simultaneamente.

  A indicação do modo VDD é o bloqueio AV total ou de segundo grau com função sinusal normal. Recentemente, tem sido preconizado para pacientes submetidos a implante de válvula aórtica transcateter que evoluíram com bloqueio AV total devido ao tempo menor de cirurgia e de exposição aos raios X, com resultados semelhantes ao de dupla câmara de dois eletrodos.

- DDI: estimula átrio e ventrículo, sente átrio e ventrículo e é inibido pelo átrio (canal atrial) e pelo ventrículo. A indicação para programar esse modo de estimulação é doença do nó sinusal e condução AV alterada.
- DDD: modo de estimulação dos marcapassos de dupla câmara, estimula átrio e

ventrículo, sente átrio e ventrículo, o átrio deflagra o canal ventricular do marcapasso e o ventrículo inibe ambos os canais. Esse tipo de programação pode levar à ocorrência de quatro tipos de eletrocardiograma representados na Figura 88.7. O eletrocardiograma pode não ter nenhuma espícula, ter apenas a espícula atrial, pode ter apenas a espícula ventricular ou ambas as espículas, atrial e ventricular. O marcapasso mantém a frequência mínima de estimulação no átrio e no ventrículo, deflagra seguindo a onda P até a frequência máxima, estimulando o ventrículo, e monitora o intervalo PR do paciente, estimulando o ventrículo sempre que o intervalo PR ultrapassar o intervalo AV do marcapasso.

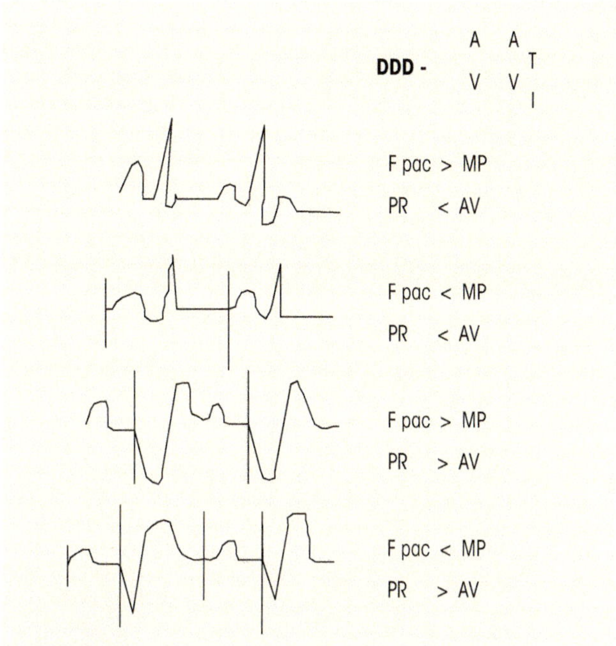

Figura 88.7 Esquema dos eletrocardiogramas possíveis em um marcapasso DDD.

MP: 60 ppm; AV: 200ms; F PAC: frequência do paciente; MP: Marcapasso; PR: Intervalo PR; AV: intervalo AV do MP.

Fonte: Desenvolvido pela autoria.

88.6 Eletrocardiograma dos modos de estimulação

88.6.1 AAI

O marcapasso atrial (modo AAI) estimula o átrio e é inibido pela atividade elétrica atrial espontânea sinusal ou atrial do paciente. Não sofre influência de eventos ventriculares. A condução atrioventricular é realizada pelo sistema His-Purkinje (Figuras 88.8 e 88.9).

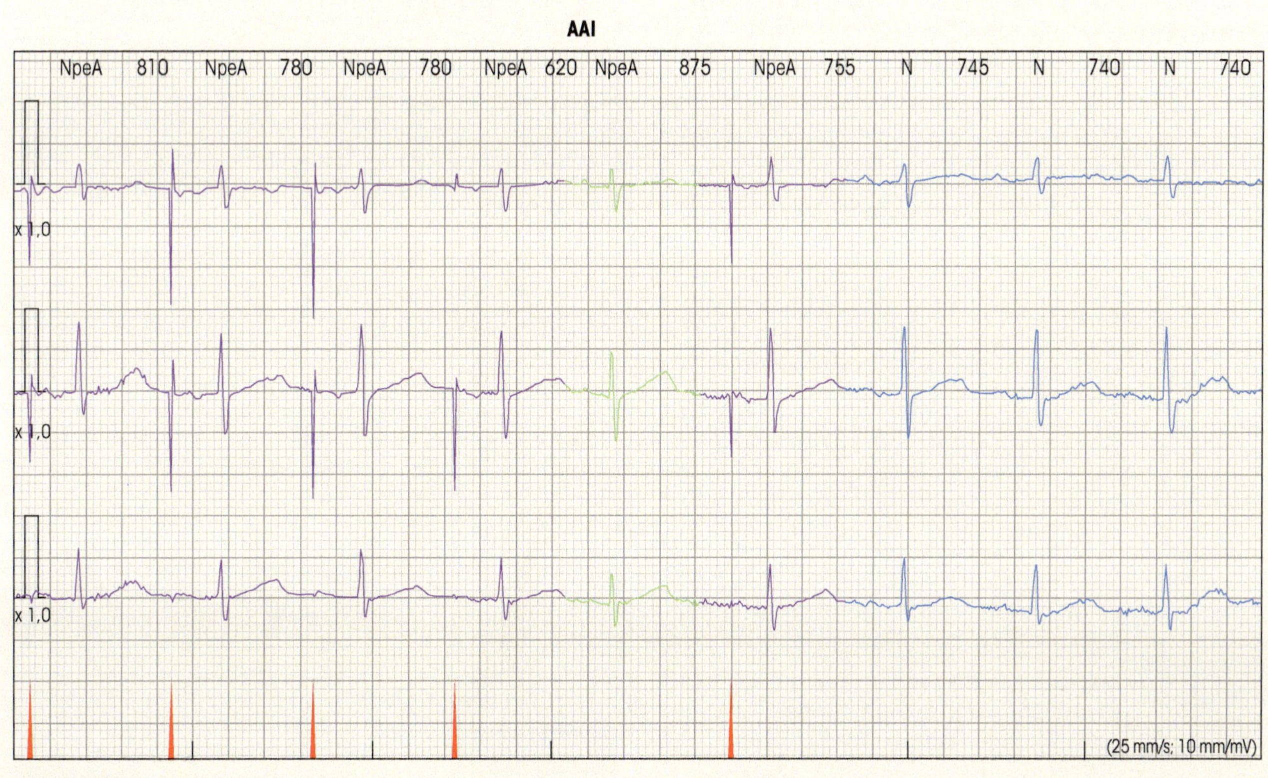

Figura 88.8 Marcapasso AAI estimulando o átrio. Ocorre uma extrassístole atrial isolada e conduzida (verde), próximo batimento estimulação atrial e os três últimos batimentos o marcapasso é inibido pelo ritmo sinusal do paciente. Funcionamento normal.

Fonte: Desenvolvido pela autoria.

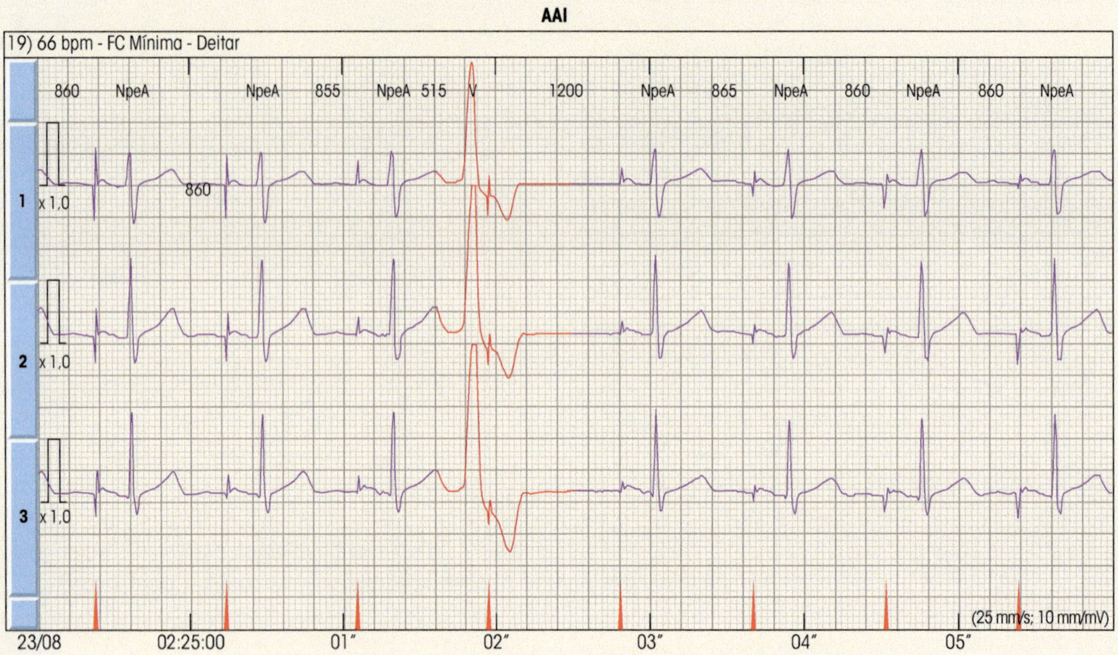

Figura 88.9 Marcapasso AAI estimulando o átrio. Nesse modo o quarto batimento não inibe o marcapasso por ser uma extrassístole ventricular. Funcionamento normal.

Fonte: Desenvolvido pela autoria.

88.6.2 VVI

O marcapasso ventricular (modo VVI) respeita as atividades ventriculares espontâneas, mas não mantém qualquer relação com a onda P. Todo batimento ventricular espontâneo acima da frequência mínima de estimulação inibe o gerador (Figura 88.10).

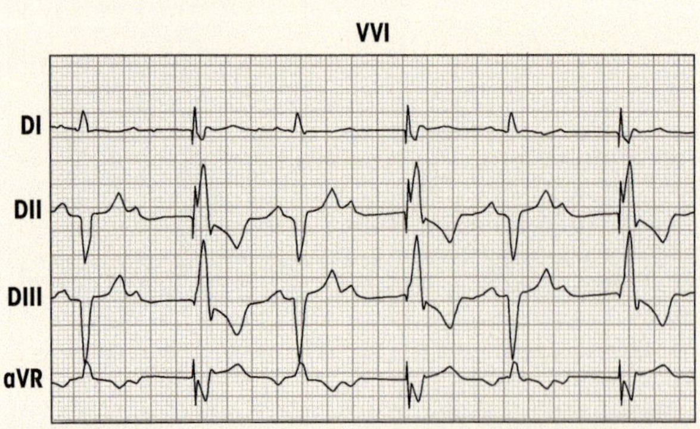

Figura 88.10 Marcapasso VVI estimulando o ventrículo alternando com ritmo sinusal conduzido (provável bloqueio atrioventricular 2:1 fixo). Marcapasso mantém frequência mínima de estimulação. Funcionamento normal.

Fonte: Desenvolvido pela autoria.

88.6.2.1 VVI com função de histerese

Histerese é o intervalo de tempo superior ao intervalo de escape, acionado pela presença de eventos espontâneos. Dessa forma, ficam estabelecidos dois limites de frequência: um para eventos estimulados (frequência de estimulação) e outro para eventos espontâneos (frequência de histerese). A função histerese em marcapasso ventricular (modo VVI) tem valor clínico porque faz o papel da pausa compensatória fisiológica pós-extrassistólica, além de respeitar o ritmo próprio em pacientes com bloqueio atrioventricular intermitente (Figura 88.11).

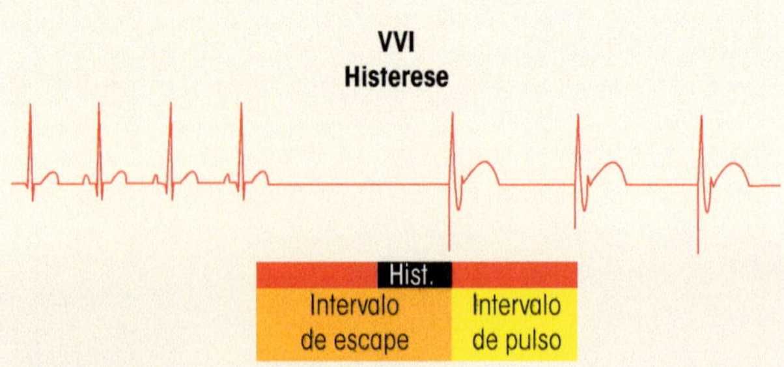

Figura 88.11 Marcapasso VVI programado com histerese. Intervalo de escape maior que o intervalo de pulso (espícula a espícula do marcapasso). Funcionamento normal.

Fonte: Desenvolvido pela autoria.

88.6.3 VVIR

Estimulação com resposta de frequência – é a estimulação artificial de frequência adaptável promovida por sensores que ajustam a frequência cardíaca de acordo com as necessidades do paciente, melhorando a qualidade de vida. A estimulação VVIR é muito útil para casos em que a variação de frequência é imprescindível e não foi possível utilizar um sistema dupla câmara. É definida uma programação para frequência de estimulação mínima e máxima, e o tempo de resposta do sensor, que pode ser ajustado por telemetria do próprio marcapasso ou por teste ergométrico visando a melhora clínica do paciente.

88.6.4 DDD

O modo DDD deve ser indicado sempre que haja necessidade de implante de marcapasso e o paciente apresentar ritmo sinusal. No caso de função sinusal normal, a onda P sinusal será o sensor biológico para adequar a frequência de estimulação ventricular. No caso de doença do nó sinusal ou ausência de cronotropismo sinusal, o marcapasso vai manter o sincronismo AV. O Grupo Britânico de Estimulação Cardíaca tem como corolário que: o átrio deve ser estimulado e/ou sentido sempre que possível (Figuras 88.12 e 88.13).

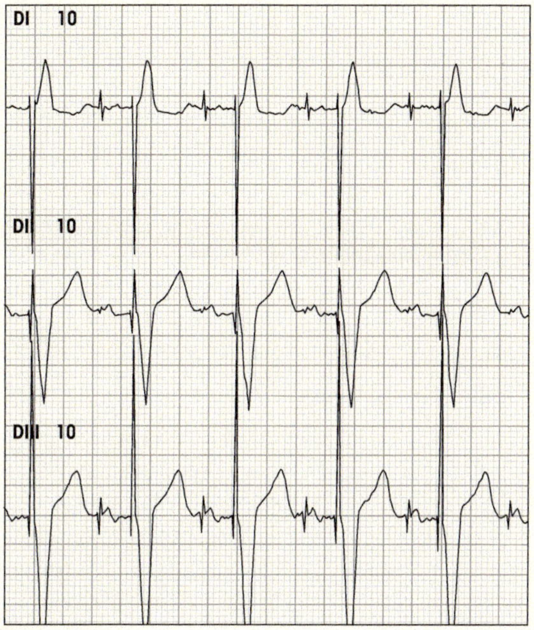

Figura 88.12 Marcapasso DDD programado com estimulação atrial e ventricular com intervalo atrioventricular em torno de 200 ms. Funcionamento normal.

Fonte: Desenvolvido pela autoria.

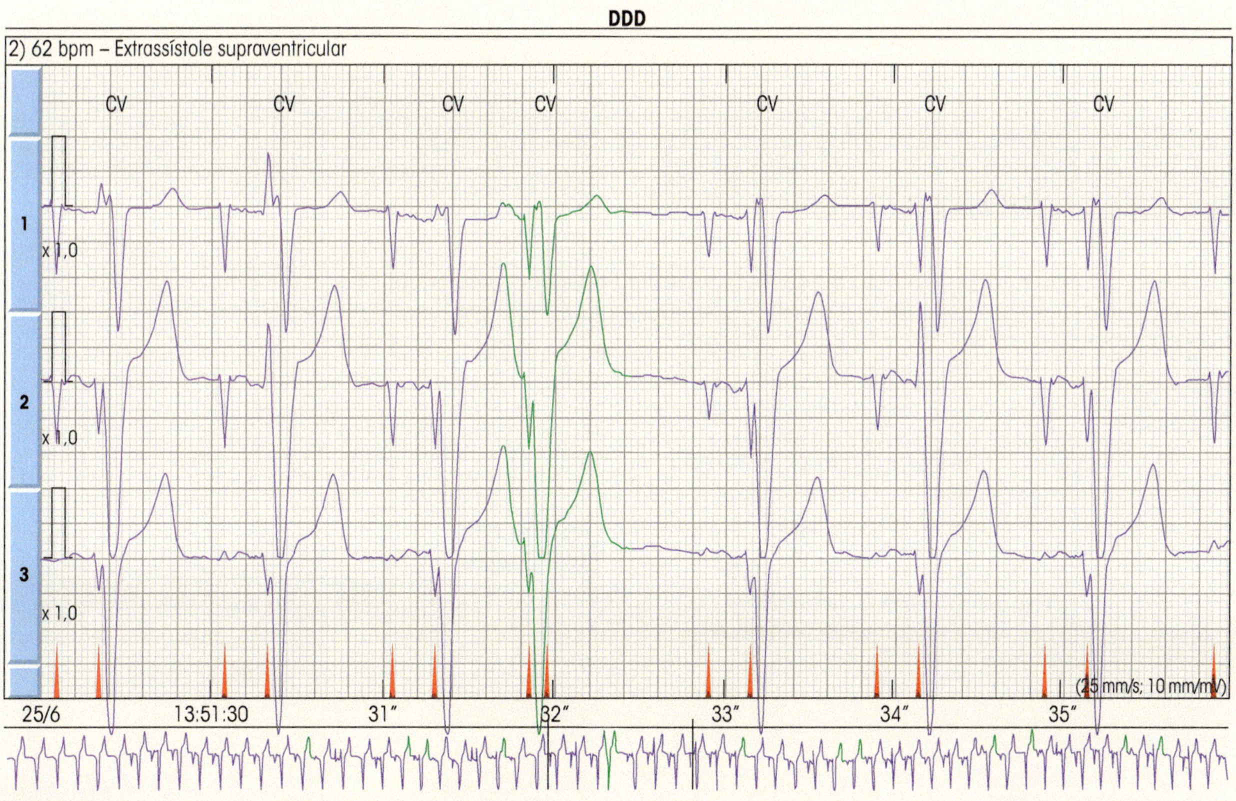

Figura 88.13 Marcapasso DDD com estimulação atrial e ventricular. Ocorre uma extrassístole atrial na onda T que deflagra o circuito ventricular do marcapasso (verde). Funcionamento normal.

Fonte: Desenvolvido pela autoria.

88.7 Diagnóstico das alterações eletrocardiográficas dos marcapassos

O diagnóstico das alterações eletrocardiográficas de marcapasso com funcionamento inadequado é fundamental. A queda na frequência de estimulação, a competição do ritmo de marcapasso com o ritmo próprio do paciente e as taquicardias mediadas podem ocasionar sintomas e ser graves. É imperativa a programação do gerador.

88.7.1 Falha de comando

A falha de comando do marcapasso é definida quando uma espícula não despolariza a câmara cardíaca. Várias causas podem levar à falha de comando: deslocamento do cabo-eletrodo, aumento do limiar de comando, lesão do cabo-eletrodo, perfuração, desgaste do gerador e má programação do gerador com energia próxima ao do limiar de comando (Figura 88.14).

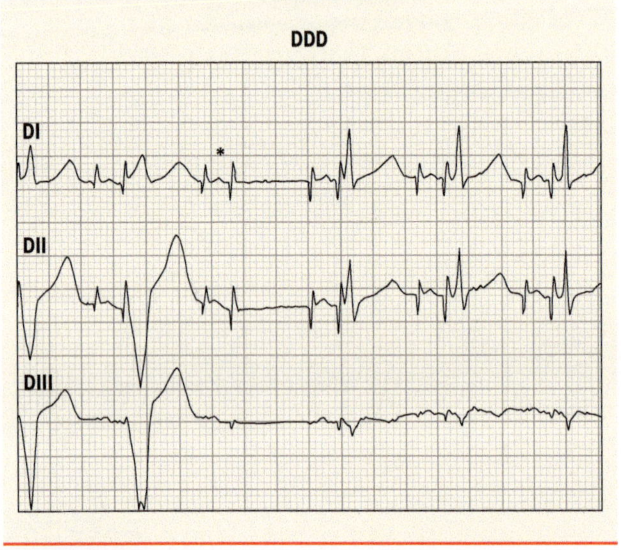

Figura 88.14 Marcapasso DDD com estimulação atrial e ventricular. O * mostra a falha de comando ventricular (espícula ventricular que não despolariza o ventrículo). Os três últimos complexos. A espícula ventricular ocorre mas não captura o ventrículo (distância espícula onda R vai progressivamente aumentando). Provável falha de comando ventricular. Diagnóstico diferencial de fusão.

Fonte: Desenvolvido pela autoria.

88.7.1.1 Falha de sensibilidade

A falha de sensibilidade do marcapasso é caracterizada ao eletrocardiograma quando a espícula do marcapasso não respeita o batimento próprio do paciente e cai após o complexo QRS, mantendo o intervalo de pulso (espícula-espícula). As causas são: deslocamento do cabo-eletrodo, baixo potencial endocavitário, lesão do eletrodo, má conexão, desgaste de gerador ou má programação (Figuras 88.15 e 88.16).

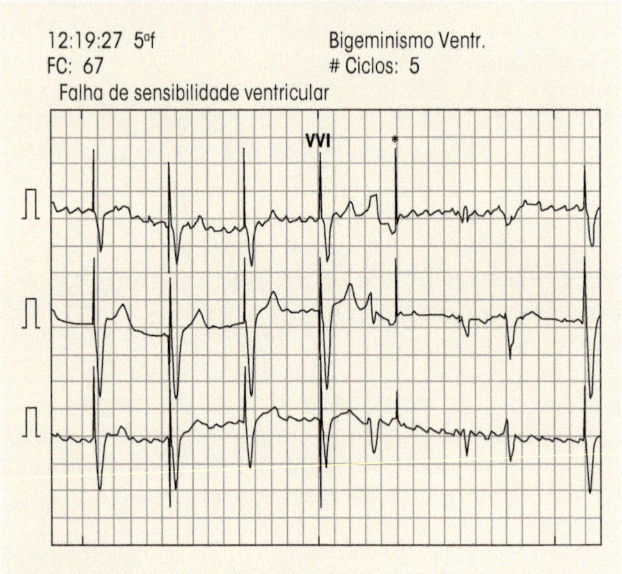

Figura 88.15 QRS do paciente não inibe a espícula ventricular.

Fonte: Desenvolvido pela autoria.

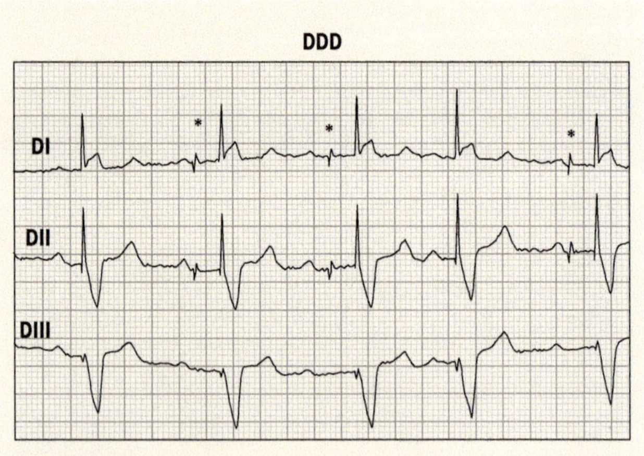

Figura 88.16 Marcapasso DDD com falha de sensibilidadestimulação atrial. O batimento sinusal não inibe a espícula atrial que é lançada logo após a onda p no segundo, terceiro e quarto batimentos*.

Fonte: Desenvolvido pela autoria.

88.7.1.2 Pausa

A definição de pausa é a queda da frequência de estimulação, abaixo da frequência mínima programada, com ausência de espícula. As causas são: fratura de cabo-eletrodo, má conexão dos cabos eletrodos ao gerador, interferências externas, interferências do próprio coração, interferência muscular e desgaste do gerador (Figura 88.17).

88.7.1.3 Taquicardia mediada pelo marcapasso

Na grande maioria dos casos, o paciente tem uma condução ventrículo-atrial pelo nó AV ou por um feixe anômalo de condução ventrículo-atrial. A onda P retrógrada cai fora do período refratário atrial, é sentida e deflagra o marcapasso em ventrículo, perpetuando a taquicardia (Figura 88.18).

88.7.1.4 PseudoWenckebach ou Wenckebach eletrônico

Ocorre no marcapasso DDD quando a frequência atrial é superior à frequência máxima de deflagração ventricular. O marcapasso alonga o intervalo AV para manter a frequência máxima de deflagração, e quando a onda P cai no período refratário atrial não é sentida, causando uma pausa. O pseudo-Wenckebach não é disfunção. A frequência máxima do marcapasso deve ser programada sempre levando em consideração a idade do paciente, a cardiopatia de base e a função ventricular (Figura 88.19).

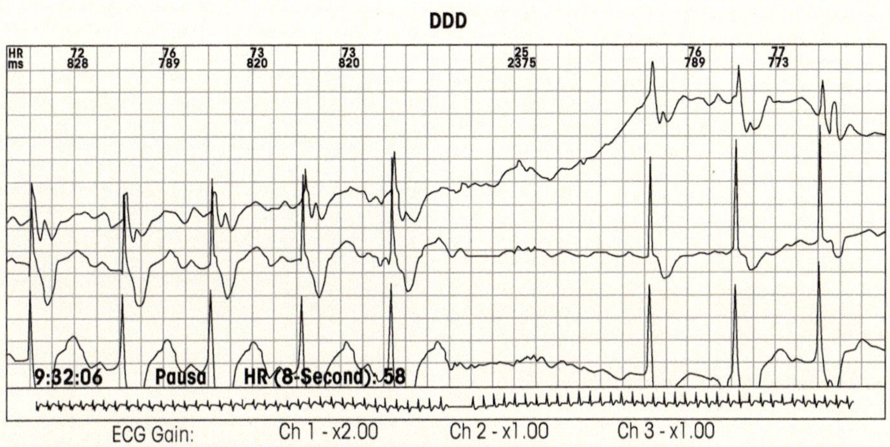

Figura 88.17 Marcapasso DDD com pausa de 2.375 ms a esclarecer.

Fonte: Desenvolvido pela autoria.

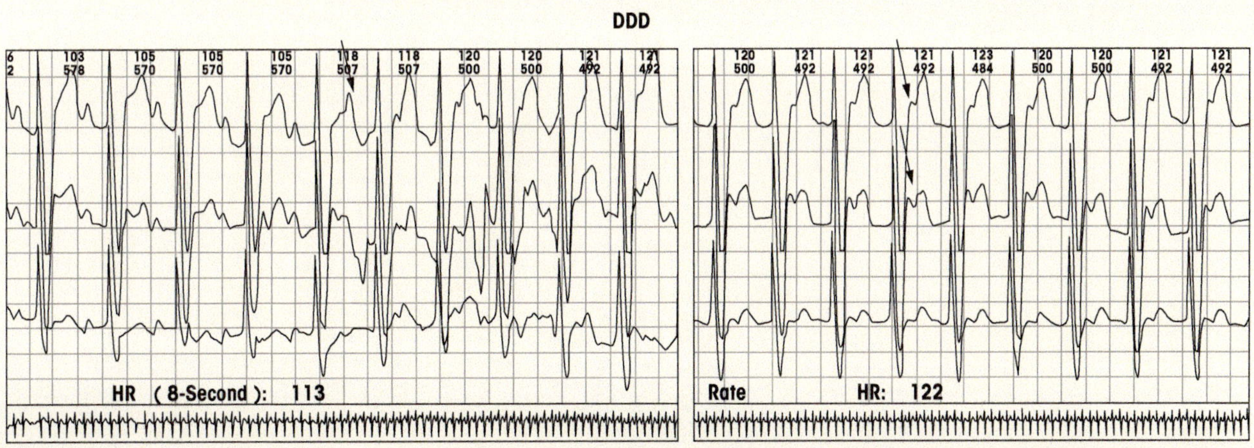

Figura 88.18 Traçado da esquerda mostra marcapasso DDD sentindo o átrio e deflagrando o ventrículo. A partir da seta não se observa mais a onda P. No traçado da direita a taquicardia mediada pelo marcapasso e a visualização com as setas indicando a onda P retrógrada.

Fonte: Desenvolvido pela autoria.

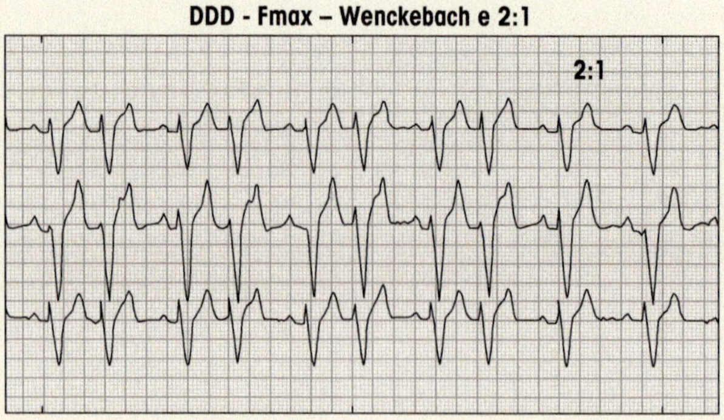

Figura 88.19 Marcapasso DDD fazendo pseudo-Wenckebach quando a frequência sinusal ultrapassa a frequência máxima de deflagração ventricular programada. À direita do traçado ocorre um bloqueio 2:1; uma onda P sempre está no período refratário atrial.

Fonte: Desenvolvido pela autoria.

DICAS DO EDITOR

Referências bibliográficas

1. Bernstein AD, Daubert JC, Fletcher RD, et al. The revised NASPE/BPEG generic code for antibradycardia, adaptive-rate, and multisite pacing. North American Society of Pacing and Electrophysiology/British Pacing and Electrophysiology Group. Pacing Clin Electrophysiol. 2002 Feb;25(2):260-4.
2. Chan WK, Danon A, Wijeysundera HC, et al. Single versus dual lead atrioventricular sequential pacing for acquired atrioventricular block during transcatheter aortic valve implantation procedures. Am J Cardiol. 2018 Aug 15;122(4):633-7.
3. Cooley DA. In memoriam: tribute to Åke Senning, pioneering cardiovascular surgeon. Tex Heart Inst J. 2000;27(3):234-5.
4. Holmes Jr DR. Temporary cardiac pacing. In Furman S, Hayes DL, Holmes Jr DR, eds. a practice of cardiac pacing. New York: Futura Publishing Company Inc. Mount Kisco; 1986:129-57.
5. Lamas GA, Knight JD, Sweeney MO, et al. Impact of rate-modulated pacing on quality of life and exercise capacity: evidence from the Advanced Elements of Pacing Randomized Controlled Trial (ADEPT). Heart Rhythm. 2007 Sep;4(9):1125-32.
6. Link MS, Hellkamp AS, Mark Estes NA, et al. High incidence of pacemaker syndrome in patients with sinus node dysfunction treated with ventricular-based pacing in the Mode Selection Trial (MOST). J Am Coll Cardiol. 2004;43(11):2066-71.
7. Martinelli Filho M, Nishioka SAD, Siqueira SF. Atlas de marcapasso: a função através do eletrocardiograma. 2.ed. São Paulo: Atheneu, 2012.
8. Martinelli Filho M, Zimerman LI, Lorga AM, et al. Guidelines for Implantable Electronic Cardiac Devices of the Brazilian Society of Cardiology. Arq Bras Cardiol. 2007;89(6):e210-e238.
9. Mond HG, Wickham GG, Sloman JG. The Australian history of cardiac pacing: memories from a bygone era. Heart Lung Circ. 2012 Jun;21(6-7):311-9.
10. Mullins LJ. The generation of electric currents in cardiac fibers by Na/Ca exchange. Am J Physiol. 1979 Mar;236(3):C103-10.
11. Mulpuru SK, Madhavan M, McLeod CJ, et al. Cardiac pacemakers: function, troubleshooting, and management: part 1 of a 2-part series. J Am Coll Cardiol 2017. Jan 17;69(2):189-210.
12. 5. Pesaro AEP, Serrano Jr CV, Nicolau JC. Infarto agudo do miocárdio: síndrome coronariana aguda com supradesnível do segmento ST. Rev Assoc Med Bras. 2005; 50(2):214-20.Michae
13. Piegas LS, Feitosa G, Mattos LA, et al. Sociedade Brasileira de Cardiologia. IV Diretriz da Sociedade Brasileira de Cardiologia sobre Tratamento do Infarto Agudo do Miocárdio com Supradesnível do Segmento ST. Arq Bras Cardiol. 2009;93(6 supl.2):e179-e264.
14. Van de Werf F, Ardissimo D, Betriu A, et al. Management of acute myocardial infarction in patients presenting with ST-segment elevation. The Task Force on the management acute myocardial infarction of the European Society of Cardiology. European Heart J. 2003;24(1):28-66.
15. Zoll PM. Noninvasive cardiac stimulation revisited. Pacing Clin Electrophysiol. 1990 Dec;13(12 Pt 2):2014-6.

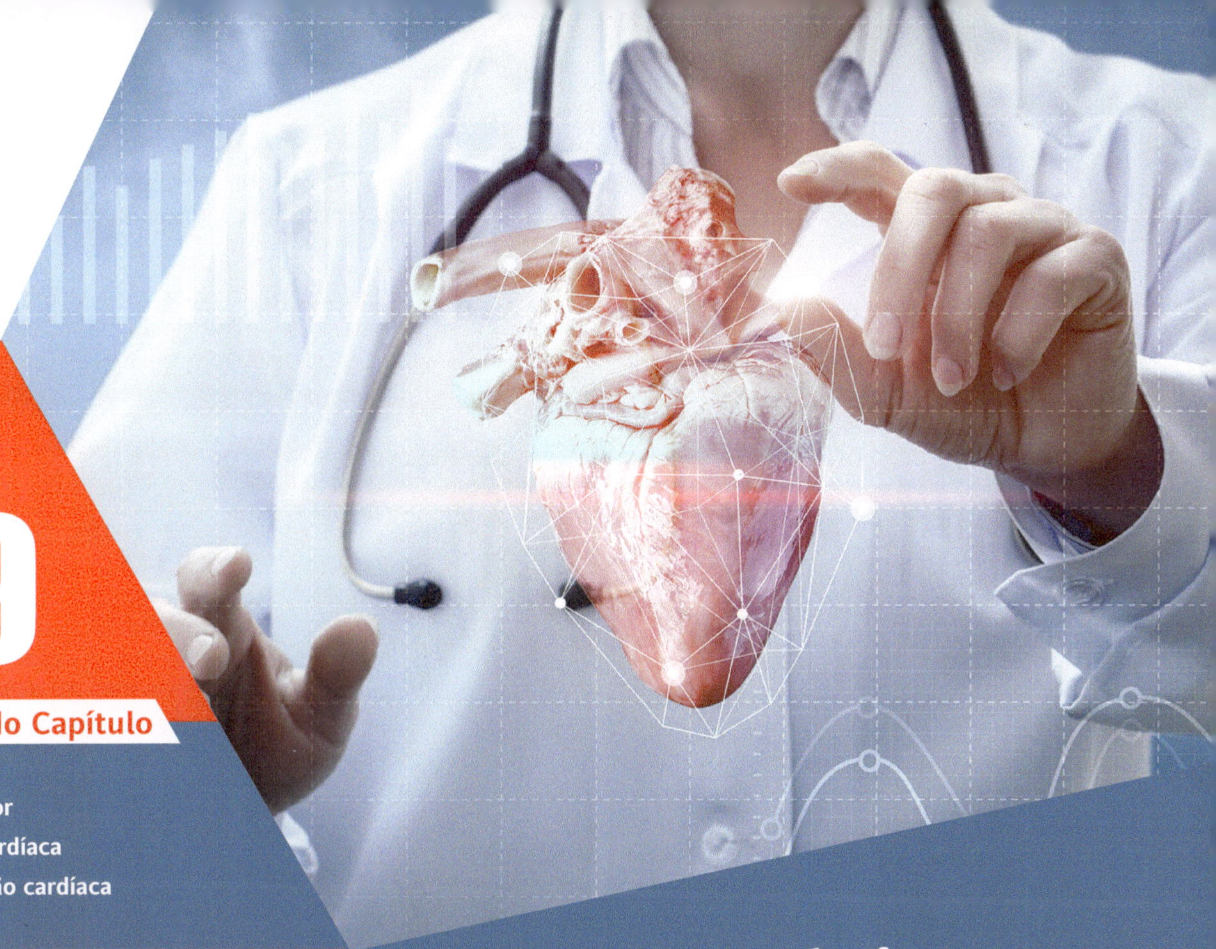

89

Destaques do Capítulo

- Marcapasso
- Ressincronizador
- Insuficiência cardíaca
- Dessincronização cardíaca

Marcapasso e ressincronizador na insuficiência cardíaca

Cecília Monteiro Boya Barcellos
Paulo de Tarso Jorge Medeiros
Eusébio Ramos dos Santos Filho
Remy Nelson Albornoz Vargas

89.1 Introdução

A ideia de tratamento elétrico da insuficiência cardíaca por meio do uso de marcapasso cardíaco implantável teve início quando Hochleitner et al., em 1990, publicaram trabalho com 16 pacientes refratários ao tratamento otimizado com medicamentos e candidatos a transplante cardíaco. Eles eram submetidos a implante de marcapasso cardíaco de dupla câmara programado em modo DDD com intervalo atrioventricular curto de 100 milissegundos (ms) simulando uma pré-excitação atrioventricular. Ocorreu melhora da classe funcional, dos sintomas e da fração de ejeção do ventrículo esquerdo. Porém, os resultados iniciais promissores não mostraram benefícios em médio prazo, e o fracasso foi atribuído aos efeitos deletérios da estimulação do ventrículo direito.

Bakker introduziu o conceito de ressincronizador quando avaliou a estimulação biventricular em paciente com miocardiopatia dilatada, insuficiência cardíaca e bloqueio de ramo esquerdo. Porém, como o eletrodo do ventrículo esquerdo era implantado por toracotomia, as taxas de complicações foram elevadas e essa técnica foi desestimulada.

Cazeau et al. publicaram, em 1996, o comportamento do volume sistólico final após otimizar o intervalo atrioventricular durante a estimulação de quatro diferentes sítios ventriculares: ponta do ventrículo direito, via de saída do ventrículo direito, estimulação simultânea da ponta do ventrículo direito e do ventrículo esquerdo e estimulação simultânea da via de saída do ventrículo direito e do ventrículo esquerdo, mostrando que o volume sistólico final era significativamente maior nas estimulações biventriculares e os pacientes melhoravam a classe funcional de insuficiência cardíaca pela classificação da New York Heart Association (NYHA).

Diferentes trabalhos com ressincronização cardíaca começaram a ser realizados, quando Daubert publicou os resultados com estimulação biventricular endocavitária via seio coronariano utilizando dois tipos de eletrodos: um eletrodo unipolar inespecífico no início do estudo, e depois um eletrodo especificamente projetado para ser utilizado no seio coronariano. Em seguida, vieram as publicações de estudos multicêntricos, que demonstraram que a terapia de ressincronização cardíaca melhorava o rendimento hemodinâmico do coração, diminuía sintomas, aumentava a fração de ejeção do ventrículo esquerdo, melhorava a qualidade de vida e reduzia a mortalidade. Esses pacientes apresentavam insuficiência cardíaca refratária à terapêutica otimizada e bloqueio de ramo esquerdo com complexos QRS bem alargados. Com os resultados animadores dessas publicações, passaram a ser estudados os benefícios da ressincronização cardíaca em pacientes pouco sintomáticos e com moderado comprometimento da função sistólica ventricular, na prevenção de sintomas e do remodelamento estrutural inverso do coração.

Mesmo com o aprimoramento da técnica de implante do eletrodo em ventrículo esquerdo, do desenvolvimento dos eletrodos com vários polos de estimulação e com mecanismos de fixação, da utilização de bainhas para cateterizar o seio coronariano, da melhora na seleção do paciente em relação à região a ser utilizada para estimular, cerca de 30% dos pacientes não respondem a essa terapia.

Este capítulo aborda as indicações, as técnicas de implante utilizadas, a associação ao cardioversor-desfibrilador implantável e a programação para tentar diminuir o percentual de não respondedores.

89.2 Indicações

As indicações de terapia de ressincronização cardíaca são baseadas em conceitos já sedimentados de que os bloqueios da condução ventricular, em especial do ventrículo esquerdo, acarretam dissincronia eletromecânica intraventricular (septo e parede lateral do ventrículo esquerdo) ou interventricular (entre os ventrículos direito e esquerdo). Essa dissincronia pode ser avaliada por método de imagem como o ecocardiograma, a cintilografia cardíaca e a ressonância do coração.

Quando a dissincronia está presente, pode ocorrer piora da insuficiência da valva mitral, levando a piora do débito cardíaco, com dilatação do ventrículo esquerdo. A correção desse dissincronismo é o objetivo da utilização do ressincronizador cardíaco.

Entre os fatores prognósticos de mortalidade na insuficiência cardíaca, por progressão da doença e por causa arrítmica, com piora da qualidade de vida, estão a presença de complexos QRS largos e a dissincronia. As metanálises envolvendo desde os estudos iniciais até os multicêntricos randomizados relatam em torno de 30% a diminuição nas taxas de hospitalização e de mortalidade total.

Após a publicação, em 2008, do estudo PROSPECT (*Predictors of Response to CRT*), a indicação da terapia de ressincronização cardíaca em pacientes com complexos QRS com duração entre 120 e 150 ms, o dissincronismo comprovado por método de imagem (ecocardiograma) ficou controverso. Foram utilizadas 12 formas de avaliar o dissincronismo ao ecocardiograma (do modo M até a técnica de *strain*, que avalia cada setor da parede ventricular do início da contração ventricular, determinando o atraso de contração entre septo e parede posterior do ventrículo). Os resultados finais não mostraram benefícios em selecionar o melhor respondedor por esses métodos ecocardiográficos, e houve diferenças significativas operador-dependentes. A indicação em paciente com QRS inferior a 150 ms ainda é controversa e deve ser avaliada caso a caso.

De acordo com os dados publicados no *Europace* em 2013, o grande respondedor à terapia de ressincronização cardíaca seria o paciente com complexos QRS com duração superior a 150 ms, com bloqueio de ramo esquerdo, do sexo feminino e portador de cardiopatia não isquêmica. Foi classificado como respondedor intermediário o paciente do sexo masculino e o portador de cardiopatia isquêmica. O paciente não respondedor ou pouco respondedor seria o com complexo QRS de duração inferior a 130 ms e o que não apresenta bloqueio de ramo esquerdo.

Em 2016, a Sociedade Europeia de Cardiologia publicou uma diretriz para diagnóstico e tratamento da insuficiência cardíaca aguda e crônica em que recomenda a terapia de ressincronização cardíaca nos seguintes pacientes:

Classe I com nível de evidência A:

- Com insuficiência cardíaca, sintomático, ritmo sinusal, duração do complexo QRS igual ou superior a 150 ms, eletrocardiograma com morfologia de bloqueio de ramo esquerdo e fração de ejeção do ventrículo esquerdo igual ou inferior a 35% e que estejam com medicação otimizada. A indicação é para melhorar sintomas, redução da morbidade e da mortalidade.
- A indicação da terapia de ressincronização cardíaca em vez da estimulação exclusiva de ventrículo direito é recomendada para pacientes com insuficiência cardíaca independentemente da classe funcional segundo a NYHA que tenham indicação de estimulação ventricular e alto grau de bloqueio atrioventricular para a redução de morbidade, incluindo pacientes com fibrilação atrial.

Classe I com nível de evidência B

- Paciente com insuficiência cardíaca e fração de ejeção reduzida (fração de ejeção igual ou inferior a 35%), sintomático, em ritmo sinusal, com duração do complexo QRS entre 130 e 149 ms, eletrocardiograma com morfologia de bloqueio de ramo esquerdo e com medicação otimizada. A indicação é para melhoria de sintomas e redução de morbidade e mortalidade.

Classe IIa com nível de evidência B

- A terapia de ressincronização cardíaca pode ser considerada em pacientes sintomáticos, com insuficiência cardíaca, ritmo sinusal, com QRS igual ou superior a 150 ms e complexo QRS com distúrbio da condução intraventricular do estímulo com morfologia outra que o bloqueio de ramo esquerdo, com fração de ejeção igual ou inferior a 35% e com medicação otimizada. A indicação é para melhoria de sintomas e redução de morbidade e mortalidade.
- A terapia de ressincronização cardíaca pode ser considerada para pacientes com fração de ejeção igual ou inferior a 35% em classe funcional III-IV da NYHA, com medicação otimizada, para melhorar sintomas e reduzir morbidade e mortalidade. Se o paciente está em fibrilação atrial e a duração do complexo QRS for igual ou superior a 130 ms, é necessário ter uma estratégia para garantir uma estimulação biventricular ou é esperado que o paciente retorne ao ritmo sinusal.

Classe IIb com nível de evidência B

- A terapia de ressincronização cardíaca pode ser considerada em pacientes com insuficiência cardíaca sintomática, em ritmo sinusal, com QRS com duração entre 130 e 149 ms e QRS com morfologia que não seja bloqueio de ramo esquerdo, com fração de ejeção igual ou inferior a 35% e com medicação otimizada. A indicação é para melhoria de sintomas e redução da morbidade e mortalidade.
- Pacientes com insuficiência cardíaca e fração de ejeção reduzida que receberam um marcapasso convencional ou um cardioversor-desfibrilador implantável e evoluíram com piora dos sintomas de insuficiência cardíaca, mesmo com medicação otimizada e com alto grau de estimulação de ventrículo direito, podem ser considerados para *upgrade* para terapia de ressincronização cardíaca. Isso não se aplica a pacientes com insuficiência cardíaca controlada.

Classe III com nível de evidência A

- A terapia de ressincronização cardíaca está contraindicada em pacientes com duração do QRS inferior a 130 ms.
- Apesar de essas indicações serem baseadas em mais de 20 anos de estudo e experiência com terapia de ressincronização cardíaca, estão longe de ser um consenso na comunidade médica no Brasil, onde se carece de dispositivos cardíacos para toda a população que poderia ser beneficiada.
- A última diretriz brasileira sobre o assunto é de 2007 e é a referência para o Sistema Único de Saúde e para parte das operadoras de planos de saúde.

89.3 Ressonância magnética cardíaca na indicação de terapia de ressincronização cardíaca

Na tentativa de selecionar melhor os pacientes que se beneficiam da terapia de ressincronização cardíaca, de melhorar as taxas de não respondedores e principalmente na identificação de qual paciente se beneficiaria da associação de um cardioversor-desfibrilador implantável, a ressonância magnética cardíaca tem ganhado paulatinamente maior importância, apesar de não figurar ainda em diretrizes.

A ressonância magnética cardíaca fornece informações sobre tamanho, forma e função ventricular, avalia dissincronia interventricular, intraventricular e presença de fibrose. A vantagem do uso da ressonância magnética em relação ao ecocardiograma é que sua imagem é altamente reprodutível, independentemente do operador ou do paciente (pacientes com janela acústica ruim ao ecocardiograma se beneficiam da avaliação pela ressonância). Suas principais desvantagens são o custo mais alto e não estar disponível em todos os hospitais.

Na doença de Chagas, a presença de fibrose na ressonância magnética não diferenciou a ocorrência de taquicardia ventricular não sustentada da taquicardia ventricular sustentada, que pode ser um fator prognóstico de morte súbita. Em publicação de Sternick, a fibrose miocárdica foi um marcador independente de mortalidade súbita, mesmo com fração de ejeção preservada; assim, a presença de fibrose é um divisor na indicação ou não da associação da terapia de ressincronização cardíaca ao cardioversor-desfibrilador implantável nessa população.

A presença de fibrose na ressonância magnética nas cardiopatias isquêmicas, associada a seu grau de extensão, foi descrito como fator prognóstico tanto de ocorrência de arritmia ventricular como de terapias eficazes do cardiodesfibrilador implantável. Em relação às cardiomiopatias não isquêmicas, também a presença de fibrose à ressonância magnética foi fator de maior mortalidade tanto arrítmica como total.

No estudo DANISH, o cardiodesfibrilador implantável não demonstrou benefício ao ser associado à terapia de ressincronização cardíaca nas cardiopatias não isquêmicas; porém, esse estudo não avaliou a presença de fibrose à ressonância, e isso é um dado a ser questionado, pois, em metanálise de vários estudos com ressonância magnética, a presença de fibrose foi um marcador de pior prognóstico, com aumento de mortalidade tanto por progressão da insuficiência cardíaca como por mortalidade súbita.

A localização e a extensão da fibrose detectada na ressonância magnética também são fatores que podem guiar a escolha de pacientes para a indicação da terapia de ressincronização cardíaca e da associação ou não com cardiodesfibrilador implantável. Se a fibrose é na parede medial do ventrículo esquerdo, a mortalidade arrítmica é significativamente maior. Porém, se a fibrose acomete a parede posterolateral do ventrículo esquerdo, que teoricamente é o local de posicionamento do eletrodo, isso é um fator prognóstico de má resposta e de mortalidade por progressão da insuficiência cardíaca.

Em outro estudo envolvendo 45 pacientes, com indicação para terapia de ressincronização cardíaca, todos foram submetidos à avaliação de dissincronia pela ressonância e pela presença ou não de fibrose nas paredes-alvo ao implante do eletrodo de ventrículo esquerdo (lateral ou posterolateral). Após 6 meses de seguimento, a sensibilidade da ressonância em predizer os respondedores foi de 90% e a especificidade de 59%. Os dados utilizados para predizer a resposta à terapia de ressincronização cardíaca foram a presença de dissincronia cardíaca associada à ausência de fibrose.

Esses dados necessitam ser reproduzidos em estudos multicêntricos com maior número de pacientes; as metanálises fazem crer que a ressonância magnética cardíaca deva ter papel maior na indicação e na seleção do paciente para receber a terapia de ressincronização cardíaca, bem como para associá-la ao cardiodesfibrilador implantável.

89.4 Técnicas de implante da terapia de ressincronização cardíaca

Para a realização do implante do ressincronizador cardíaco, seja ele associado ou não a um cardiodesfibrilador, utiliza-se a mesma técnica de implante de marcapasso cardíaco, ficando à decisão do cirurgião o implante inicial dos eletrodos em ventrículo direito e átrio direito ou se isso ocorrerá após o implante do eletrodo do ventrículo esquerdo. Quando se utiliza a técnica de implante do eletrodo do ventrículo esquerdo via seio coronariano, sugere-se que o implante do eletrodo de ventrículo direito seja feito primeiro, ou através de dissecção da veia cefálica ou da punção da veia subclávia. Essa sugestão é pelo fato de que, durante as manobras para canular o seio coronariano, devido ao bloqueio de ramo esquerdo preexistente, pode ocorrer um bloqueio inadvertido do ramo direito do feixe de His por trauma e isso levar à assistolia.

89.4.1 Acesso do ventrículo esquerdo pelo seio coronariano

A técnica mais utilizada para a terapia de ressincronização cardíaca é a que utiliza a canulação do seio coronariano através de bainhas que podem ser defletíveis ou não. A via de acesso ao seio coronariano deve ser exclusiva para o eletrodo, através da punção da veia subclávia esquerda. A fluoroscopia deve estar em oblíqua anterior esquerda em torno de 30 graus para facilitar a visibilização do seio coronariano. A utilização de um cateter de eletrofisiologia defletível de 6 French pode ser de grande valia para a abordagem do seio coronariano (Figura 89.1). Após a canulação do seio coronariano é feita a injeção de contraste através de um cateter balão, para que se tenha a visibilização da vascularização e se possa escolher a veia-alvo, na qual será colocado o eletrodo do ventrículo esquerdo (Figura 89.2).

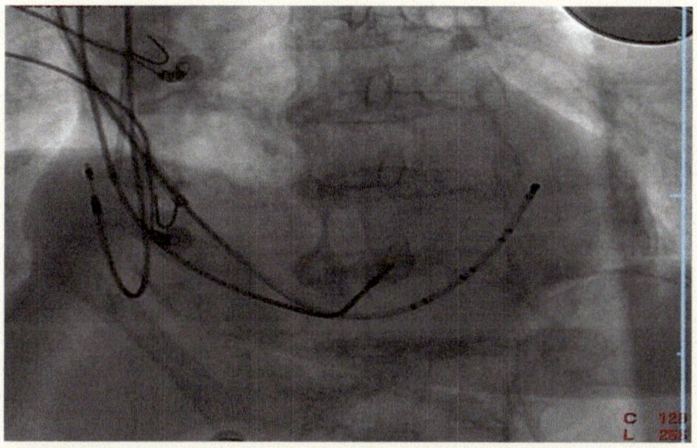

Figura 89.1 **Oblíqua anterior esquerda – cateterização do seio coronariano com cateter de eletrofisiologia deflectível. Eletrodos de átrio direito e ventrículo direito posicionados.**

Fonte: Acervo da autoria.

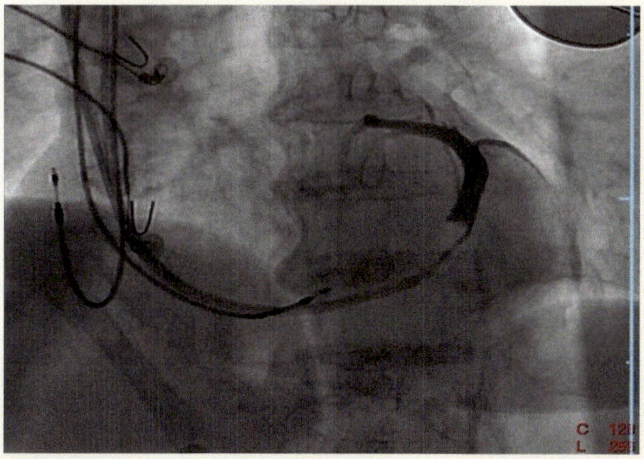

Figura 89.2 **Oblíqua anterior esquerda: injeção de contraste para se visibilizar o seio coronariano e suas veias através de cateter-balão.**

Fonte: Acervo da autoria.

Dos trabalhos iniciais de Cazeau até hoje muito se melhorou em termos de aperfeiçoamento das bainhas e da utilização de bainhas subseletoras que ajudam a locar o eletrodo em veias de difícil acesso.

Os eletrodos atuais possuem mecanismos de fixação passivos e podem ser quadripolares, que permitem uma grande combinação de programações para evitar a estimulação do nervo frênico, escolher o melhor limiar de comando e a possibilidade de combinações de polos para melhorar o sincronismo ventricular (Figura 89.3).

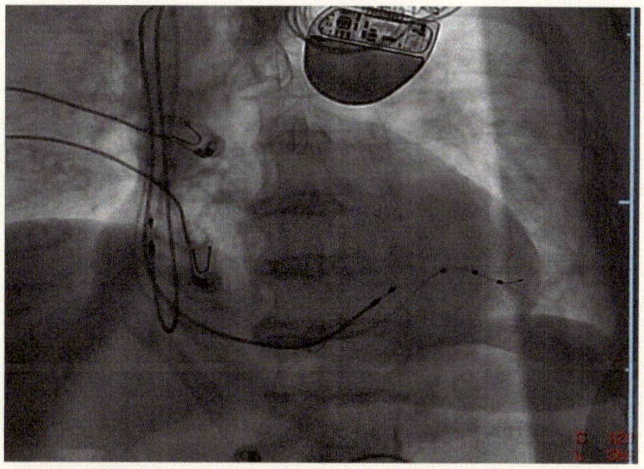

Figura 89.3 **Oblíqua anterior esquerda – resultado final com eletrodo multipolar posicionado em veia posterolateral do seio coronariano, eletrodos conectados ao gerador de ressincronizador cardíaco.**

Fonte: Acervo da autoria.

A estimulação de ventrículo esquerdo deve ser realizada na parede lateral (veia lateral ou posterolateral). A veia descendente anterior não deve ser utilizada, pois já foi evidenciado que não traz benefícios e sua estimulação pode ser prejudicial.

O sucesso do implante do eletrodo no seio coronariano com essa técnica depende muito da experiência do cirurgião, por isso as taxas de sucesso são bastante variáveis. Em centros experientes, a falha do implante gira em torno de 10% e os principais motivos são a inexistência de veia lateral e posterolateral, o calibre pequeno e inadequado da veia cardíaca e a estimulação frênica, que impossibilita a estimulação adequada. A realização do implante de ressincronizador pode ser feita sob sedação ou anestesia geral, na dependência da rotina do serviço.

As complicações nesse tipo de abordagem são maiores que as do implante de um marcapasso convencional. Em geral, o tempo do procedimento é maior, o que aumenta o risco de infecção, além da possibilidade de dissecção do seio coronariano, que é o local de escolha para o implante da terapia de ressincronização cardíaca.

89.4.2 Implante epimiocárdico via toracotomia

Essa técnica é uma alternativa, se ocorrer insucesso do implante do eletrodo de ventrículo esquerdo via seio coronariano. No entanto, principalmente pela gravidade dos pacientes, é a que traz maiores taxas de complicações e de mortalidade.

No mesmo ato cirúrgico é realizado o implante dos eletrodos do átrio direito e do ventrículo direito pela via endocárdica convencional, seguido da minitoracotomia lateral. Uma incisão de aproximadamente 6 a 10 cm é realizada na região anterolateral do 4° ou 5° espaço intercostal esquerdo. Após a abertura do pericárdio, o eletrodo ventricular é implantado na parede lateral do ventrículo esquerdo, seguido de tunelização desse eletrodo para a loja subcutânea do gerador, localizada normalmente em região infraclavicular esquerda.

Nesse tipo de procedimento há necessidade de drenagem da cavidade pleural, e o paciente deve realizar o pós-operatório sempre em unidade de terapia intensiva.

89.4.3 Estimulação direta do ventrículo esquerdo

Na terapia de ressincronização cardíaca, pode haver falha no implante do eletrodo de seio coronariano em até 10% dos casos. Embora o implante epimiocárdico seja a alternativa padrão, devido à morbidade relacionada ao procedimento e eventual dificuldade técnica, outra alternativa está sendo desenvolvida. A estimulação cardíaca direta do ventrículo esquerdo surgiu como alternativa possível e com resultados agudos satisfatórios. Inicialmente descrita por Jais et al., eles inseriram um fio-guia por via transeptal femoral e utilizaram um sistema de busca via jugular interna para capturar a parte proximal do fio; um introdutor foi então passado até o átrio esquerdo, permitindo o implante direto no ventrículo esquerdo. Múltiplas modificações da técnica ocorreram, porém, sempre com abordagem combinada femoral para acesso transeptal e abordagem superior para implante do eletrodo. Os pacientes devem ser mantidos em anticoagulação oral com INR entre 2,5 e 3,5.

Outra abordagem descrita para implante direto do eletrodo de ventrículo esquerdo é a estimulação transapical ventricular. Uma série de 20 casos de procedimento híbrido foi descrita utilizando acesso ao ápice do ventrículo esquerdo através de minitoracotomia, seguida de implante endocárdico no ventrículo esquerdo. O eletrodo de 6 French é levado até a loja do gerador em posição subclavicular.

Uma terceira abordagem descrita para implante é a abordagem septal transventricular, que, em teoria, reduziria a incidência de acidente vascular encefálico devido à ausência do eletrodo no átrio esquerdo. A técnica consiste na punção do septo interventricular alto com agulha transeptal, utilizando energia de radiofrequência para realização do acesso ao ventrículo esquerdo.

Uma metanálise realizada em relação ao acesso direto do ventrículo esquerdo incluiu 16 estudos, com desfechos clínicos em 262 pacientes (68% do total de pacientes). Respostas positivas após terapia de ressincronização cardíaca (queda na classe funcional da NYHA) ocorreram em 191 pacientes (73% dos pacientes), com resposta estimada global de 82% (95% IC 71 a 89%). O estudo ALSYNC descreveu uma taxa de resposta global de 59%, com 60% de falha nos implantes e 52% de não respondedores após 6 meses de seguimento. Resposta ecocardiográfica, definida por aumento maior que 5% na fração de ejeção, foi relatada em três estudos, embora tenham incluído 171 pacientes (65% do total de pacientes).

As limitações da técnica incluem complicações tromboembólicas em pacientes com grave disfunção ventricular. Excluindo pacientes com fibrilação atrial, a incidência é em torno de 1,5 a 3,5% por 100 pacientes/ano. Após seguimento de médio e longo prazo, Jais et al. e Pasquié et al. reportaram ataque isquêmico transitório em 1 de 11 e 1 de 6 pacientes, respectivamente, ambos com interrupção da anticoagulação oral. Para minimizar o risco de tromboembolismo, devem-se utilizar eletrodos de poliuretano, que são menos propensos à formação de trombo em comparação com eletrodos de silicone. O estudo WARFCEF randomizou 2.305 pacientes com insuficiência cardíaca para utilizar varfarina ou aspirina em pacientes com ritmo sinusal, alguns sob uso de marcapasso ou cardioversor-desfibrilador implantável. Em um seguimento de 42±22 meses a taxa de acidente vascular encefálico no braço varfarina foi de 0,84 por 100 pacientes/ano, significativamente menor que a taxa de acidente vascular encefálico na população com estimulação endocárdica, que foi de 2,5 por 100 pacientes/ano.

Em conclusão, a experiência com implante endocárdico em ventrículo esquerdo sugere que pode ser realizado em serviços com experiência, tem baixa taxa de risco, contudo sem evidência de maior vantagem sobre o implante convencional via seio coronariano. Pode ser considerada em casos de insucesso do implante através do seio coronariano, seja por limiares de comando elevados, estimulação frênica, deslocamento recorrente do eletrodo ou ausência de sistema venoso adequado.

89.4.4 Terapia de ressincronização cardíaca na população pediátrica

A terapia de ressincronização cardíaca que está bem estabelecida na população adulta, com estudos robustos envolvendo grande número de pacientes randomizados, carece de sua validação na população pediátrica. As dificuldades não são poucas, pois, além da diversidade das doenças envolvidas, ainda existem as diferentes técnicas utilizadas para correção de cardiopatias, idades diversas e limitação de acesso à parede lateral do ventrículo sistêmico, que, em algumas ocasiões, faz as vezes do ventrículo esquerdo hipoplásico.

Aproximadamente 60% dos pacientes pediátricos submetidos à terapia de ressincronização cardíaca nas publicações atuais são portadores de marcapasso convencional com estimulação ventricular em sítio único, podendo-se supor que a principal causa de dissincronia e de perda de função ventricular pode estar relacionada à estimulação convencional do ventrículo direito. A melhora da função, na maioria dos casos após a terapia de ressincronização cardíaca, é bastante significativa. Na experiência do Instituto Dante Pazzanese de Cardiologia, houve normalização da função cardíaca após a terapia de ressincronização cardíaca, apesar de doenças distintas, em pacientes com idades entre 2 e 9 anos, que tinham em comum a presença de bloqueio atrioventricular, causado pela correção de cardiopatia congênita e apresentavam, no momento da indicação, marcapasso dupla-câmara estimulando o átrio e o ventrículo direito através de eletrodos epicárdicos (Figura 89.4).

Os critérios de indicação de terapia de ressincronização cardíaca-P (terapia de ressincronização cardíaca com função exclusiva de estimulação) e terapia de ressincronização cardíaca-D (além da estimulação, tem cardiodesfibrilador acoplado) em crianças são diferentes de adultos, não existindo um consenso; porém, suas indicações podem ser consideradas nas seguintes situações:

- No pós-operatório imediato de correção de defeitos cardíacos, como estratégia temporária.
- Em pacientes que desenvolveram dissincronia ventricular eletromecânica após a estimulação crônica do ventrículo direito.

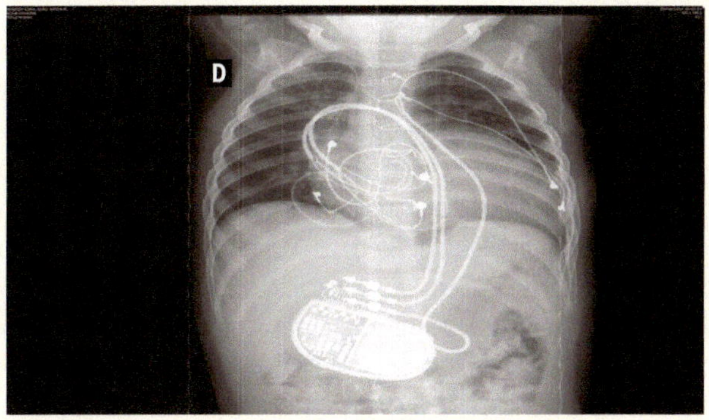

Figura 89.4 **Criança de 1 ano e meio submetida à terapia de ressincronização cardíaca após 1 ano de estimulação dupla--câmara, com fração de ejeção de 11% no momento do implante. Doença de base: transposição de grandes artérias com técnica *double switch* utilizada para correção raio X em póstero anteior com 10 dias após terapia de ressincronização cardíaca.**

Fonte: Acervo da autoria.

- Em portadores de defeitos cardíacos congênitos complexos, submetidos ou não a tratamento cirúrgico, com disfunção ventricular grave associada a QRS largo ou bloqueio atrioventricular avançado.
- Em crianças com miocardiopatia dilatada com complexos QRS largos e demonstração de dissincronia.

A terapia de ressincronização cardíaca também tem sido utilizada em pacientes que se encontram à espera de transplante cardíaco, e foi demostrado que cerca de 40% dessa população saiu da fila com esse tratamento.

A terapia de ressincronização cardíaca pode não ter uma boa resposta em pacientes com doenças progressivas que ainda não foram bem estudadas, como doenças neuromusculares e miocárdio não compactado.

A avaliação da dissincronia mecânica pelo método de imagem pode ajudar na decisão de submeter essa população à terapia de ressincronização cardíaca, e, nesse caso, o ecocardiograma tem sido o método de escolha. Os não respondedores em diferentes séries de terapia de ressincronização cardíaca correspondem a 10 a 15%, mas, como as indicações têm diferentes pontos, fica difícil uma definição sobre qual a real causa da não resposta. No entanto, pacientes com ventrículo

89.5.6 Perda de comando do eletrodo do ventrículo esquerdo

A causa mais frequente de perda de comando do eletrodo do ventrículo esquerdo é seu deslocamento, pois os eletrodos para estimulação via seio coronariano não têm fixação ativa.

O aumento de limiar de comando devido à reação inflamatória não é comum, e, quando ocorre elevação do limiar, pode ser devida ao posicionamento em área com menor presença de miocárdio viável para adequada estimulação. A correção é o aumento da energia, que pode, eventualmente, causar estimulação frênica devido à proximidade do eletrodo do seio coronariano com o nervo frênico.

Distúrbio hidroeletrolítico e alteração metabólica podem aumentar o limiar de comando e provocar perda do comando ventricular.

89.5.7 Diagnóstico dos não respondedores

O diagnóstico clínico é feito quando o paciente não melhora em nenhum aspecto ou ocorre piora da insuficiência cardíaca.

O eletrocardiograma pode sugerir a causa da não resposta à terapia de ressincronização cardíaca com os seguintes aspectos:

- ritmo sinusal próprio do paciente com ausência de estimulação biventricular;
- estimulação ventricular similar à estimulação clássica ventricular direita isolada, ou complexo QRS com estimulação biventricular mais largo que o QRS espontâneo;
- presença de pseudofusão ou mesmo de fusão ventricular;
- falha de sensibilidade atrial;
- falha de comando biventricular ou de um dos ventrículos, principalmente do ventrículo esquerdo.

Na terapia de ressincronização cardíaca pode ser muito tênue a diferença entre comando biventricular ou comando apenas de um dos ventrículos (Figuras 89.7 e 89.8).

Para melhorar a precisão do diagnóstico de possíveis falhas passíveis de correção em pacientes não respondedores à terapia de ressincronização cardíaca é recomendável um eletrocardiograma de 12 derivações para registro de:

- despolarização com estimulação biventricular;
- despolarização de base sem estimulação;
- despolarização com estimulação apenas do ventrículo direito;
- despolarização com estimulação apenas do ventrículo esquerdo.

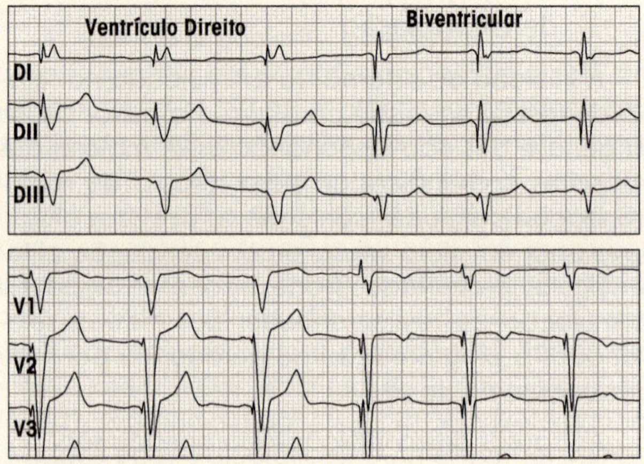

Figura 89.7 Diferença entre a estimulação do ventrículo direito (3 complexos QRS à esquerda do traçado e biventricular nos 3 complexos QRS à direita do traçado).

Fonte: Desenvolvido pela autoria.

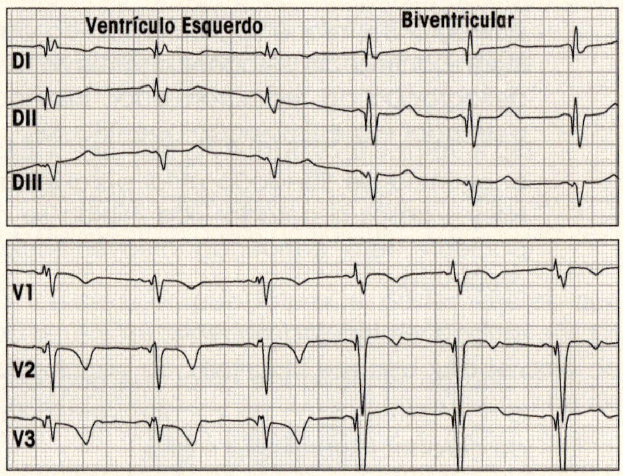

Figura 89.8 Estimulação do ventrículo esquerdo nos 3 complexos QRS da esquerda e estimulação biventricular nos 3 complexos QRS da direita.

Fonte: Desenvolvido pela autoria.

Os eletrogramas intracardíacos registrados por telemetria via programador ajudam a interpretar alterações discretas na morfologia dos complexos QRS estimulados na terapia de ressincronização cardíaca. Os contadores de eventos com porcentagem de estimulação e de sensibilidade mostram se a estimulação foi realizada 100% do tempo, que é o objetivo da terapia de ressincronização cardíaca; em caso de pseudofusão ou fusão ventricular, esse auxílio fica prejudicado, pois não ocorre efetiva captura biventricular.

89.5.8 Como corrigir por programação alterações responsáveis pelos não respondedores

A correção das alterações que podem ser responsáveis pela não resposta à terapia de ressincronização cardíaca vai depender do que se pretende corrigir:

- aumentar a energia de estimulação do ressincronizador no caso de falha de comando de uma das câmaras ventriculares estimuladas. Quando, apesar do aumento de energia, a falha de comando persistir, deve-se mudar o modo de estimulação de bipolar para unipolar ou vice-versa. Isso é possível somente nos ressincronizadores sem cardiodesfibrilador. Quando o eletrodo ventricular é quadripolar, deve-se testar qual polo é capaz de despolarizar o ventrículo esquerdo;
- aumentar a sensibilidade atrial para corrigir falha de sensibilidade;
- encurtar o intervalo atrioventricular para propiciar a efetiva captura biventricular;
- reposicionar ou trocar eletrodo com falha não passível de correção por programação.

É fundamental a programação do intervalo atrioventricular para otimizar o sincronismo do átrio esquerdo com o ventrículo esquerdo, proporcionando o melhor enchimento ventricular e a maior diminuição da regurgitação mitral. O ecocardiograma é o método mais utilizado para essa programação.

A programação da frequência máxima de deflagração do ressincronizador deve permitir a estimulação biventricular sincrônica à frequência sinusal do paciente. Nos pacientes que apresentam condução atrioventricular preservada, a elevação fisiológica da frequência sinusal com o concomitante encurtamento do intervalo PR pode inibir a deflagração da estimulação biventricular, ocasionar fusão ou pseudofusão ventricular, comprometendo a ressincronização. No caso de bloqueio atrioventricular, se a frequência sinusal ultrapassar a frequência máxima de deflagração do ressincronizador, ocorrerá o Wenckebach eletrônico e a perda do sincronismo atrioventricular, comprometendo a terapia. Para minimizar esse efeito, a frequência máxima de deflagração do ressincronizador deve ser programada baseando-se na frequência sinusal já registrada por métodos não invasivos como Holter, teste ergométrico ou teste cardiopulmonar previamente realizados.

A programação do intervalo VV, apesar de não existir consenso sobre como estimular, ou seja, se os ventrículos simultaneamente ou qual ventrículo estimular primeiro, com qual intervalo de tempo um primeiro que o outro ou vice-versa, é racional pensar na melhor sincronia ventricular de acordo com variações desses parâmetros. A maioria dos trabalhos indica que a estimulação sequencial biventricular é superior à estimulação simultânea dos ventrículos.

Um sistema desenvolvido pela Abbott/St. Jude chamado de *QuickOpt* é um algoritmo incorporado na terapia de ressincronização cardíaca, baseado na despolarização atrial, ventricular direita e esquerda detectada e registrada pelos eletrogramas endocavitários que ajusta automaticamente o intervalo AV estimulado, o intervalo AV após a onda P sinusal detectada e os intervalos VV, visando otimizar a ressincronização. Uma publicação recente comparou, em 124 pacientes consecutivos, três metodologias para otimizar o intervalo atrioventricular (AV) e o intervalo entre os ventrículos (VV) do ressincronizador: ecocardiograma, eletrocardiograma e *QuickOpt*. Em seguimento de 48 meses, não houve diferença significativa na melhora dos pacientes entre as três metodologias utilizadas.

A seguir, um sumário de programação de um ressincronizador:

89.5.9 Modo de estimulação

- DDDR se houver incompetência cronotrópica, e, sendo um paciente com função ventricular alterada, a frequência máxima não deve ser elevada;
- DDD se a função sinusal for normal;
- VVIR se o paciente evoluiu para fibrilação atrial.

Frequência mínima:

- 50 a 40 ppm se a função sinusal estiver preservada;
- 60 ppm se o sensor estiver ligado.

Intervalo AV ao eletrocardiograma:

- se detecção da onda P (intervalo PV) que se visualize a P e ocorra a captura completa biventricular – AV com encurtamento dinâmico;

- AV estimulado, deve-se adicionar 30 a 40 ms do PV.

89.5.10 Frequência máxima

Oitenta por cento da frequência máxima permitida do paciente e não 120 ppm padrão, pois, se o ritmo sinusal acelerar e a condução AV intrínseca do paciente estiver preservada, poderá ocorrer inibição da estimulação biventricular.

O período refratário atrial após evento ventricular deve ser dinâmico.

Pode-se considerar bem programado um ressincronizador ao eletrocardiograma quando ele reduzir o QRS intrínseco em aproximadamente 30 ms, mas o ideal é programar com ecocardiograma.

DICAS DO EDITOR

Referências bibliográficas

1. 2013 ESC guidelines on cardiac pacing and cardiac resynchronization therapy: the task force on cardiac pacing and resynchronization therapy of the European Society of Cardiology (ESC). Developed in collaboration with the European Heart Rhythm Association (EHRA). European Society of Cardiology (ESC), European Heart Rhythm Association (EHRA), Brignole M, Auricchio A, Baron-Esquivias G, et al. Europace. 2013;15(8):1070-118.
2. 2016 ESC Guidelines for the diagnosis and treatment of acute and chronic heart Failure: the Task Force for the diagnosis and treatment of acute and chronic heart failure of the European Society of Cardiology (ESC). Developed with the special contribution of the Heart Failure Association (HFA) of the ESC. Eur J Heart Fail. 2016;18(8):891-975.
3. Birnie DH, Tang AS. The problem of non-response to cardiac resynchronization therapy. Curr Opin Cardiol. 2006;21(1):20-6.
4. Bradley DJ, Bradley EA, Baughman KL, et al. Cardiac resynchronization and death from progressive heart failure: a meta-analysis of randomized controlled trials. JAMA. 2003;289(6):730-40.
5. Cazeau S, Ritter P, Lazarus A, et al. Multisite pacing for end-stage heart failure: early experience. Pacing Clin Electrophysiol. 1996;19(11 Pt 2):1748-57.
6. Chalil S, Foley PW, Muyhaldeen SA, et al. Late gadolinium enhancement-cardiovascular magnetic resonance as a predictor of response to cardiac resynchronization therapy in patients with ischaemic cardiomyopathy. Europace. 2007; 9;1031-7.
7. Costa R, Silva KR, Oliveira JC. Terapia de ressincronização cardíaca em crianças. In: Fenelon G, Lorga Filho A, eds. Terapia de ressincronização cardíaca. São Paulo: Atheneu; 2011. p.103-22.
8. Daubert JC, Ritter P, Le Breton H, et al. Permanent left ventricular pacing with transvenous leads inserted in the coronary veins. Pacing Clin Electrophysiol. 1998;21(1 Pt 2):239-45.
9. Diretrizes Brasileiras de Dispositivos Cardíacos Eletrônicos Implantáveis (DCEI). Martinelli Filho M, Zimerman LI, Lorga AM, et al. Arq Bras Cardiol. 2007;89(6):e210-e238.
10. Gamble JHP, Herring N, Ginks M, et al. Endocardial left ventricular pacing for cardiac resynchronization: systematic review and meta-analysis. Europace. 2018;20(1):73-81.
11. Ganesan AN, Gunton J, Nucifora G, et al. Impact of late gadolinium enhancement on mortality sudden death and major adverse cardiovascular events inischemic and nonischemic cardiomyopathy: a systematic review and meta-analysis. Int J Cardiol. 2018;254:230-7.
12. Hochleitner M, Hörtnagl H, Ng CK, et al. Usefulness of physiologic dual-chamber pacing in drug-resistant idiopathic dilated cardiomyopathy. Am J Cardiol. 1990;66(2):198-202.
13. Homma S, Thompson JL, Sanford AR, et al. Benefit of warfarin compared with aspirin in heart failure patients in sinus rhythm: a subgroup analysis of WARCEF, a randomized controlled trial. Circ Heart Fail. 2013;6(5):988-97.
14. Jaïs P, Douard H, Shah DC, et al. Endocardial biventricular pacing. Pacing Clin Electrophysiol. 1998;21(11):2128-31.

15. Janousek J. Cardiac resynchronization in congenital heart disease. Heart. 2009;95(11):940-7.

16. Kober L, Thune JJ, Nielsen JC, et al. Defibrillator implantation in patients with nonischemic systolic heart failure. N Engl J Med. 2016;375(13):1221-30.

17. Levine PA. Cardiac resynchronization therapy: evaluation and management of non-responders. ISHNE International Society for Holter and Noninvasive Electrocardiology 2009.

18. Linde C, Abraham WT, Gold MR, et al. Randomized trial of cardiac resynchronization in midly symptomatic heart failure patients and asymptomatic patients with left ventricular dysfunction and previous heart failure symptoms. J Am Coll Cardiol. 2008;52(23):1834-43.

19. Magalhães LP, Guimarães I, Melo SL, et al. Diretriz de arritmias cardíacas em crianças e cardiopatias congênitas SOBRAC e DCC-CP. Arq Bras Cardiol. 2016;107(1):1-58.

20. Melendez-Ramirez G, Soto ME, Velasquez Alvarez LC, et al. Comparison of the amount and patterns of late enhancement in Chagas disease according to the presence and type of ventricular tachycardia. J Cardiovasc Electrophysiol. 2019 Jun 6. DOI: 10.1111/jce.14015. [Epub ahead of print]. Abstract.

21. Mello RP, Szarf G, Schvartzman PR ,et al. Delayed enhancement cardiac magnetic resonance imaging can identify the risk for ventricular tachycardia in chronic Chagas' heart disease. Arq Bras Cardiol. 2012;98(5):421-30.

22. Morgan JM, Biffi M, Gellér L, et al. ALternate Site cardiac ResYNChronization (ALSYNC): a prospective and multicentre study of left ventricular endocardial pacing for cardiac resynchronization therapy. Eur Heart J. 2016;37(27):2118-27.

23. Mortensen PT, Sogaard P, Mansour H, et al. Sequential biventricular pacing: evaluation of safety andefficacy. Pacing Clin Electrophysiol. 2004;27(3):339-45.

24. Naccarelli GV, Luck JC, Wolbrette DL, et al. Pacing therapy for congestive heart failure: is it ready for prime time? Curr Opin Cardiol. 1999;14(1):1-3.

25. O'Donnell D, Nadurata V, Hamer A, et al. Long-term variations in Optimal Programming of Cardiac Resynchonization therapy devices. Pacing Clin Electrophysiol. 2005 Jan;28 Suppl 1:S24-6.

26. Results of the predictors of response to CRT (PROSPECT) trial. Chung ES, Leon AR, Tavazzi L, et al. Circulation. 2008;117(20):2608-16.

27. Sternick EB, Martinelli M, Sampaio R, et al. Sudden cardiac death in patients with Chagas heart disease and preserved left ventricular function. J Cardiovasc Electrophysiol. 2006;17(1):113-6.

28. Taylor AJ, Elsik M, Broughton A, et al. Combined dyssynchrony and scar imaging with cardiac magnetic resonance imaging predicts clinical response and long-term prognosis following cardiac resynchronization therapy. Europace. 2010;12(5):708-13.

29. Van de Veire NR, Delgado V, Schuijf JD, et al. The role of non-invasive imaging in patient selection. Europace. 2009;11(5):32-9.

30. Vanderheyden M, De Backer T, Rivero-Ayerza M, et al. Tailored echocardiographic interventricular delay programming further optimizes left ventricular performance after cardiac resynchronization therapy. Heart Rhythm. 2005;2(10):1066-72.

31. Zhang Y, Xing Q, Zhang JH et al. Long-term effect of different optimizing methods for cardiac, resynchronization therapy in patients with heart failure: a randomized and controlled pilot study. Cardiology. 2019;142(3):158-66.

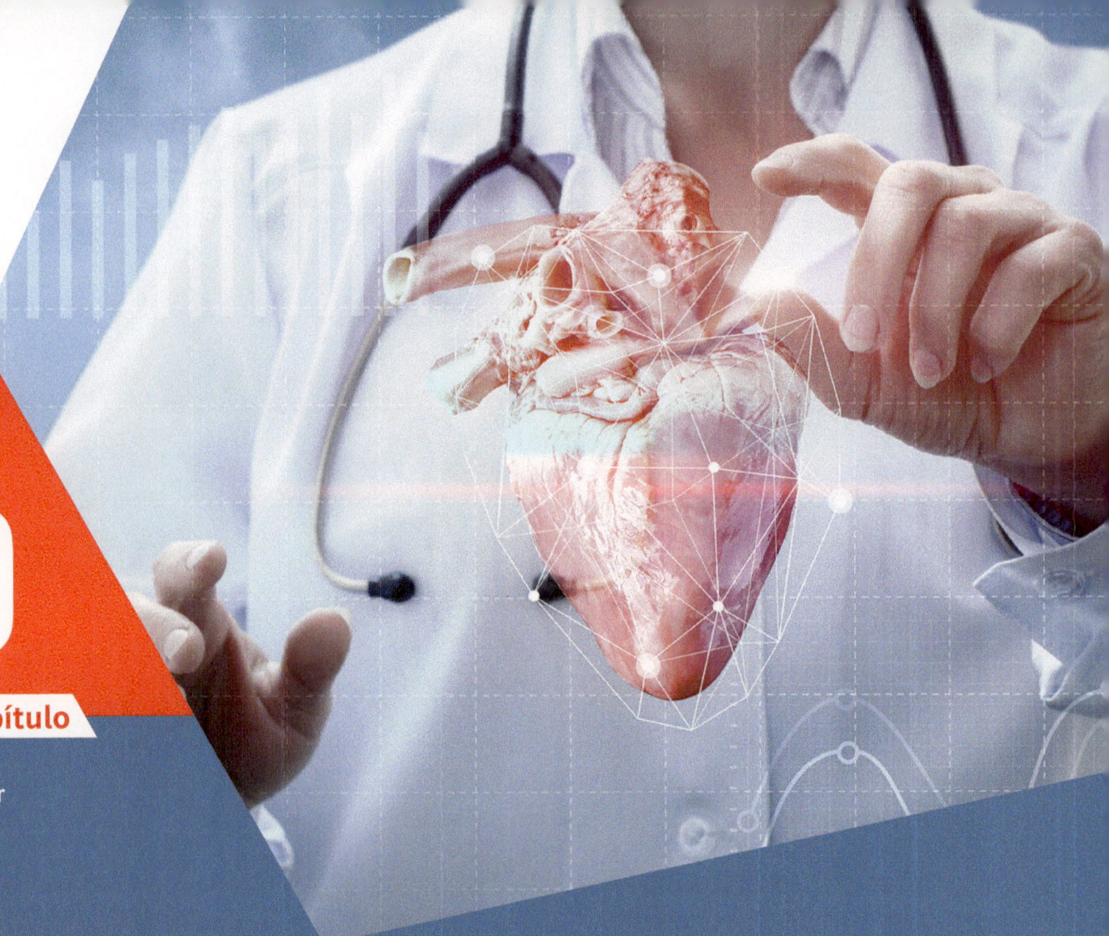

90

Destaques do Capítulo

- Morte súbita cardíaca
- Taquicardia ventricular
- Fibrilação ventricular
- *Overdrive*
- Tempestade arrítmica
- Síndrome de Brugada

Cardioversor-desfibrilador implantável

Eusébio Ramos dos Santos Filho
Paulo de Tarso Jorge Medeiros

90.1 Introdução

Mirowski, de Baltimore-Maryland, nos Estados Unidos, após presenciar a morte súbita de um amigo durante um jantar na década de 1970, começou os estudos preliminares que culminaram com a publicação pioneira em 1980, demonstrando a eficácia do cardioversor-desfibrilador implantável (CDI) na reversão de taquiarritmias ventriculares malignas em seres humanos.

As evoluções tecnológicas transformaram o CDI em uma *unidade de terapia intensiva* implantável. A técnica de implante inicial foi com toracotomia e eletrodo ventricular epimiocárdico além dos *patchs* da terapia de choque ao redor do músculo cardíaco. Com a evolução, passou a ser o eletrodo de choque endocárdico, mas ainda com o gerador abdominal devido a seu grande tamanho. Hoje em dia se transformou em implante de eletrodos endocárdicos em átrio e ventrículo na maioria das vezes, e a terapia de choque sendo aplicada por um *coil* do próprio eletrodo posicionado no ventrículo direito, tornando a técnica cirúrgica similar à dos implantes de marcapassos convencionais, pois o gerador que necessitava quase sempre ser colocado na região abdominal teve seu tamanho reduzido e hoje é um pouco maior que um marcapasso. A colocação se faz na região peitoral infraclavicular esquerda (Figura 90.1). A Figura 90.2 mostra o conjunto gerador-eletrodos em 1983 e em 2011.

Concomitantemente aos aspectos cirúrgicos e de tamanho, o CDI, além de propiciar o reconhecimento de arritmias passíveis de tratamento por estimulação ventricular programada (*overdrive*) ou terapia de choque para prevenção de morte súbita cardíaca arrítmica, também incorpora funções de monitorização remota do ritmo cardíaco, armazenando e podendo enviar ao médico a incidência e os tipos de arritmias do paciente. Além da função primordial de prevenção de morte súbita arrítmica e da função marcapasso antibradicardia, o CDI pode monitorizar congestão pulmonar através da impedância transtorácica, permitindo ao médico intervir e otimizar a medicação para insuficiência cardíaca precocemente, monitorizar e mesmo diagnosticar pacientes com apneia do sono e monitorizar o segmento ST com o intuito de detectar isquemia silenciosa do miocárdio. É, sem dúvida, um modelo biológico para o estudo das taquiarritmias que é acoplado à função marcapasso antibradicardia.

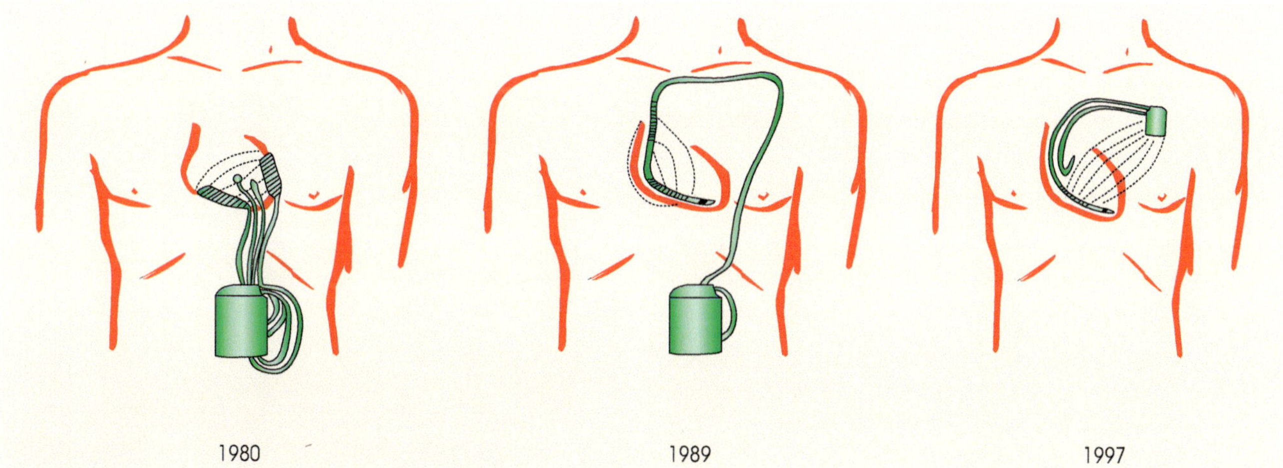

Figura 90.1 Evolução das técnicas de implante do cardioversor-desfibrilador implantável.

Fonte: Desenvolvido pela autoria.

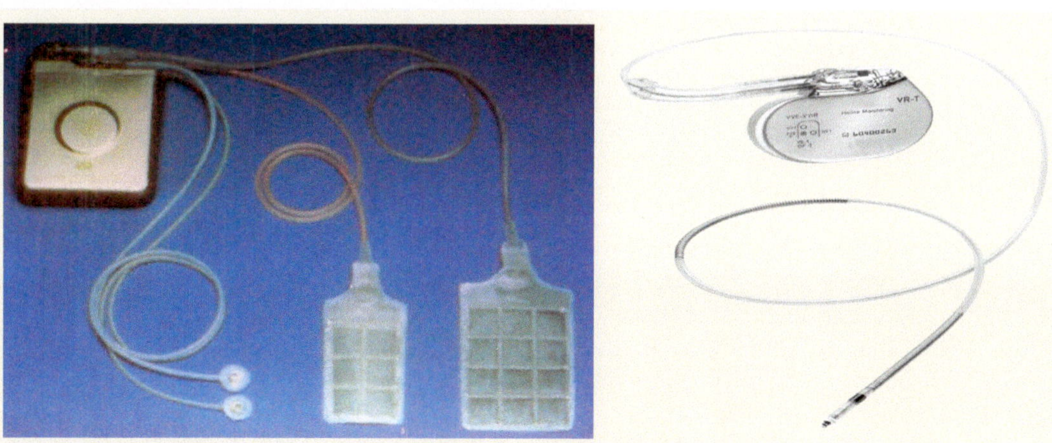

Figura 90.2 Conjunto eletrodos-gerador em 1983 e em 2011. A evolução do CDI.

Fonte: Acervo da autoria.

90.2 Indicações do cardioversor-desfibrilador implantável

Publicação da década de 1990 mostrou que, em 75% dos casos de morte súbita cardíaca documentada antes da admissão hospitalar, o ritmo cardíaco foi de taquicardia ventricular ou fibrilação ventricular. Os restantes 25% são resultado de bradiarritmias/assistolia ou dissociação eletromecânica.

As indicações indiscutíveis de CDI são nos pacientes que foram recuperados de parada cardíaca por fibrilação ventricular ou taquicardia ventricular sustentada refratárias a tratamento intervencionista por ablação ou a medicação antiarrítmica. Pacientes com função ventricular deprimida podem se beneficiar do implante de CDI quando têm risco potencial de apresentar taquiarritmias ventriculares potencialmente letais.

Antes de se definir a implantação de CDI, deve-se afastar que a causa da arritmia potencialmente letal não seja reversível ou transitória, pois, nesse caso, o tratamento é corrigir essas alterações e o CDI não está indicado. As causas reversíveis mais comuns em que há necessidade de tratamento antes de se definir o implante do CDI são:

- distúrbio hidroeletrolítico;
- isquemia miocárdica silenciosa, angina *pectoris* instável e infarto agudo do miocárdio;
- intoxicação medicamentosa como causa da arritmia, principalmente medicamentos que têm influência no prolongamento do intervalo QT;
- processo inflamatório agudo do miocárdio como miocardite e pós-operatório de cirurgia cardíaca;
- presença de aneurisma cardíaco;
- presença de tumor cardíaco.

90.3 Funcionamento do cardioversor-desfibrilador implantável

O CDI é um dispositivo cardíaco eletrônico implantável cuja função primordial é identificar uma taquiarritmia ventricular potencialmente letal (taquicardia, *flutter* ou fibrilação ventricular) e revertê-la com estimulação ventricular programada, ATP, do inglês *antitachycardia pacing*; no caso de taquicardia ventricular, estimulando o ventrículo com frequência superior à da taquicardia, fazendo um *overdrive*. No caso de insucesso ou de degeneração da taquicardia ventricular para fibrilação ventricular, o CDI aplica a terapia de choque de cardioversão sincronizado à onda R do paciente ou a terapia de choque de desfibrilação. Todo CDI endocárdico implantado em nosso meio é dotado também da função antibradicardia do marcapasso.

O discriminador de uma taquicardia ventricular pelo CDI tem alguns critérios: o primeiro é a taquicardia atingir a frequência de detecção para registro pelo aparelho; podem-se programar até três zonas de detecção de taquicardia ventricular. A Figura 90.3 esquematiza essa função de detecção e as zonas de taquicardia para serem registradas pelo CDI. O segundo critério é o número de batimentos consecutivos acima dessa frequência de detecção.

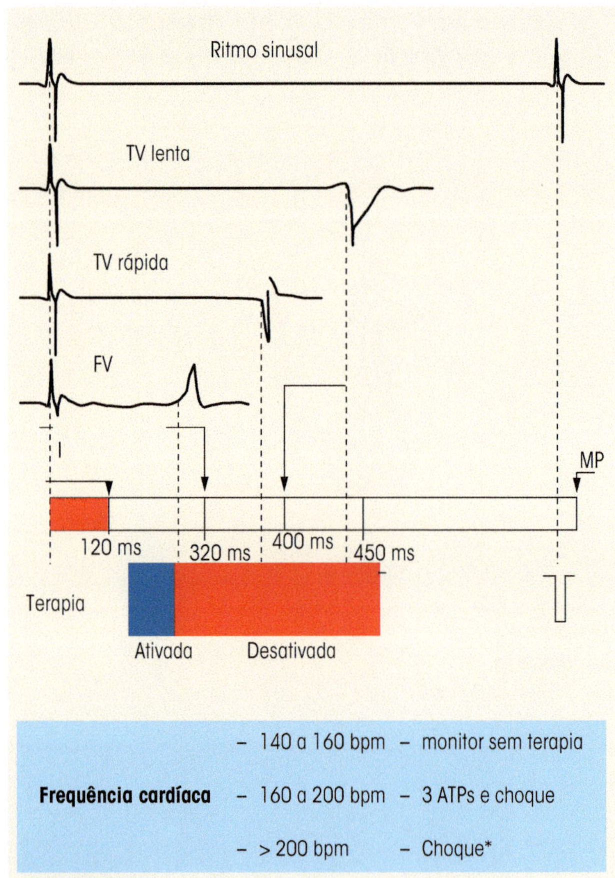

Figura 90.3 Esquema do funcionamento de um CDI. Zona de detecção do ritmo sinusal. Zona de detecção de taquicardia ventricular lenta. Zona de detecção de taquicardia ventricular rápida. Zona de fibrilação ventricular. MP – estimulação do marcapasso se bradicardia.

* Na maioria dos casos deve ser feito um ATP enquanto o CDI carrega a energia para o choque; CDI: cardioversor-desfibrilador implantável; TV: taquicardia ventricular. MP: marcapasso; ATP:

Fonte: Desenvolvido pela autoria.

Na zona 1 de *taquicardia ventricular lenta* e na zona 2 de *taquicardia ventricular rápida* existem critérios inibitórios para evitar choque inapropriado, que são: a não ocorrência de aumento súbito da frequência ventricular e sim aumento progressivo, pois existe forte probabilidade de ser taquicardia sinusal; quando ocorre irregularidade entre os complexos QRS (intervalos R-R variáveis), pois existe forte probabilidade de ser fibrilação atrial com condução atrioventricular acelerada. O terceiro critério para confirmar a taquicardia ventricular no caso de CDI dupla-câmara é quando a frequência ventricular é maior que a frequência sinusal ou atrial. O quarto critério é a morfologia do eletrograma endocavitário registrado pelo CDI, pois o aparelho registra o QRS basal do paciente e compara quando a frequência cardíaca está em zona de detecção. Se houver mudança dos complexos QRS endocavitários em relação ao registro basal, isso indica que é uma taquicardia ventricular. Ambos os modelos de CDI, dupla-câmara e monocâmara, têm a possibilidade de utilização do critério morfológico de discriminação.

Essas zonas de detecção de taquicardia, assim como a terapia a ser aplicada, são programadas de acordo com a indicação do CDI; se a prevenção é primária ou secundária para morte súbita, a cardiopatia de base, a função ventricular esquerda e a idade. É também baseada no evento registrado no caso de prevenção secundária; nos pacientes que foram submetidos a estudo eletrofisiológico se programa o CDI de acordo com a frequência da taquicardia ventricular induzida e como foi realizada sua reversão. Considerando as características clínicas e a idade do paciente, a cardiopatia de base e a característica da taquicardia ventricular registrada, o médico pode individualizar e escolher a melhor programação para tratar e interromper uma taquiarritmia ventricular potencialmente letal.

As Figuras 90.4 e 90.5 mostram a detecção e o registro de uma taquicardia ventricular e sua reversão por *antitachycardia pacing* (ATP) por *overdrive*. As Figuras 90.6 a 90.8 mostram outro exemplo de taquicardia ventricular que no caso o ATP não reverteu; o CDI liberou uma terapia de choque de 36 joules com reversão da arritmia.

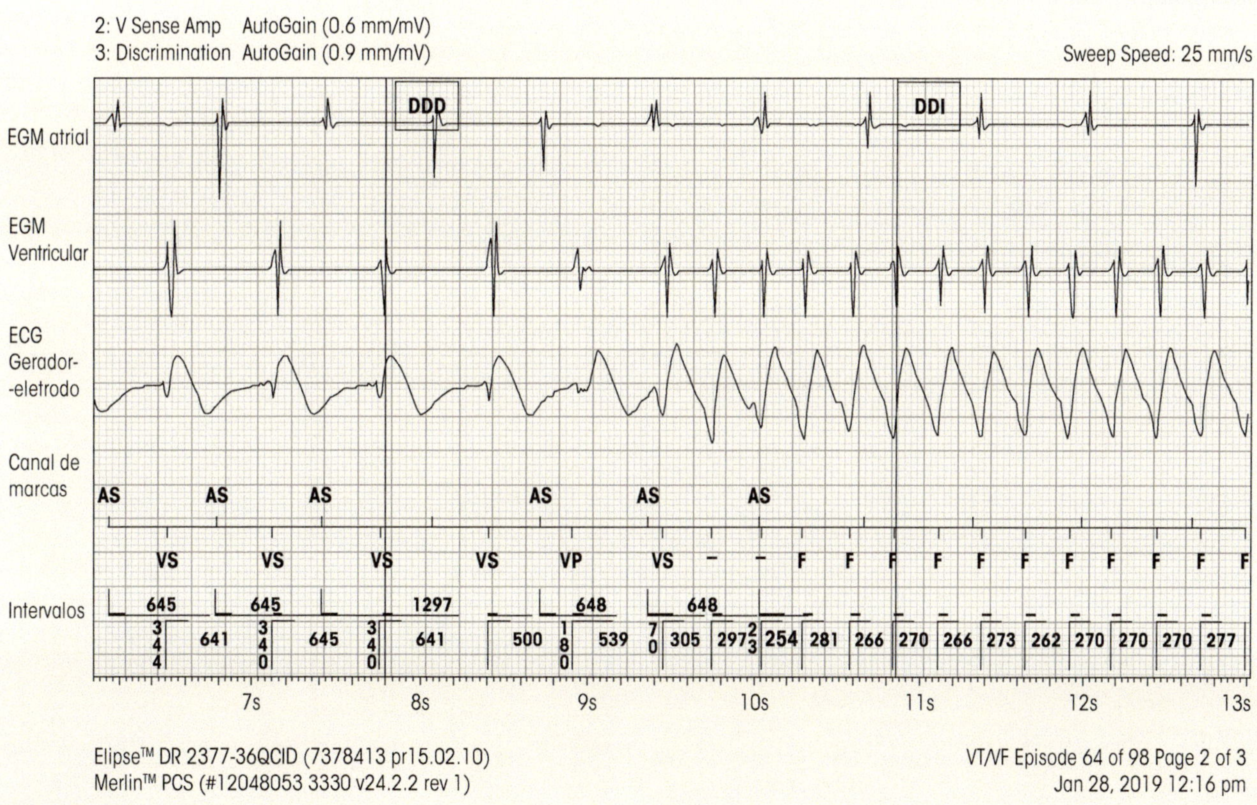

Figura 90.4 **Taquicardia ventricular detectada em zona de fibrilação ventricular.**

AS: atrial sense; VS: ventricular sense; EGM: eletrograma, EGM: eletrocardiograma.

Fonte: Desenvolvido pela autoria.

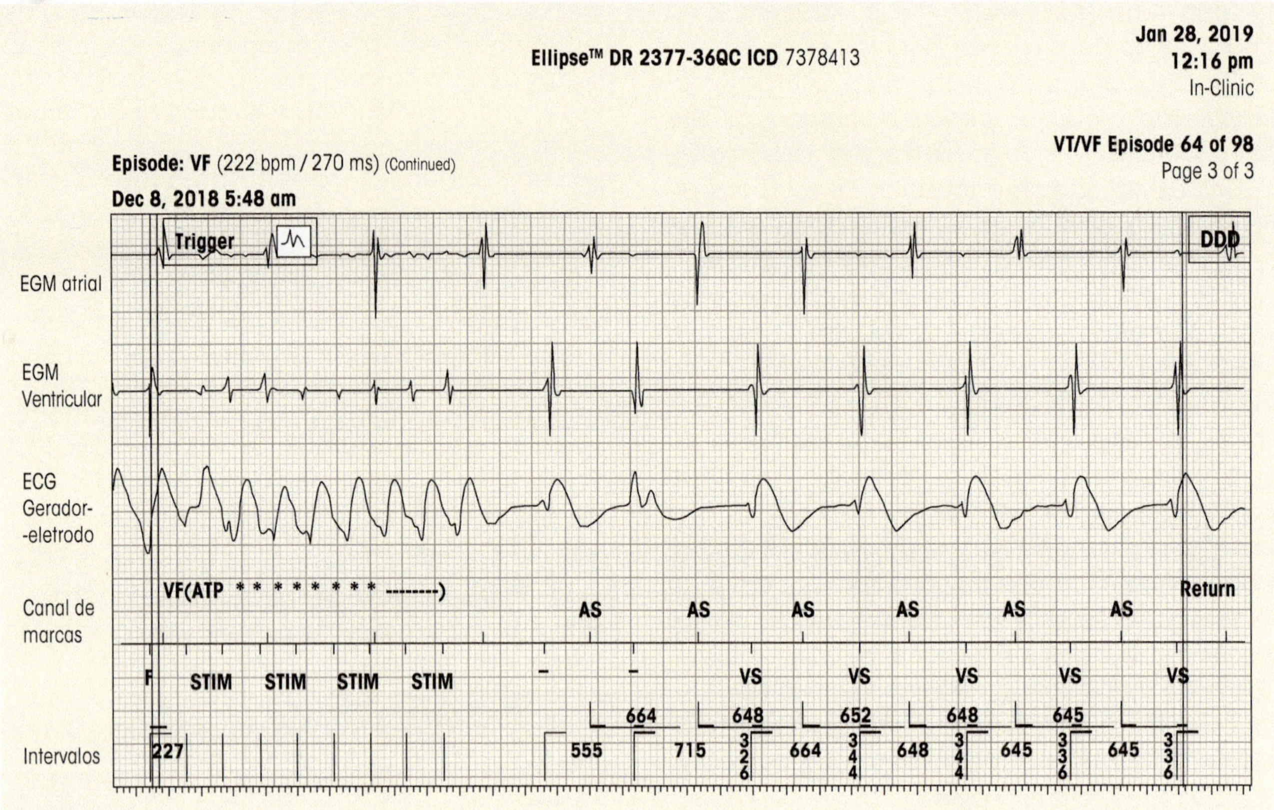

Figura 90.5 Reversão de taquicardia ventricular detectada em zona de fibrilação ventricular por ATP.

ATP: *antitachycardia pacing*; EGM: eletrograma; ECG: eletrocardiograma.

Fonte: Desenvolvido pela autoria.

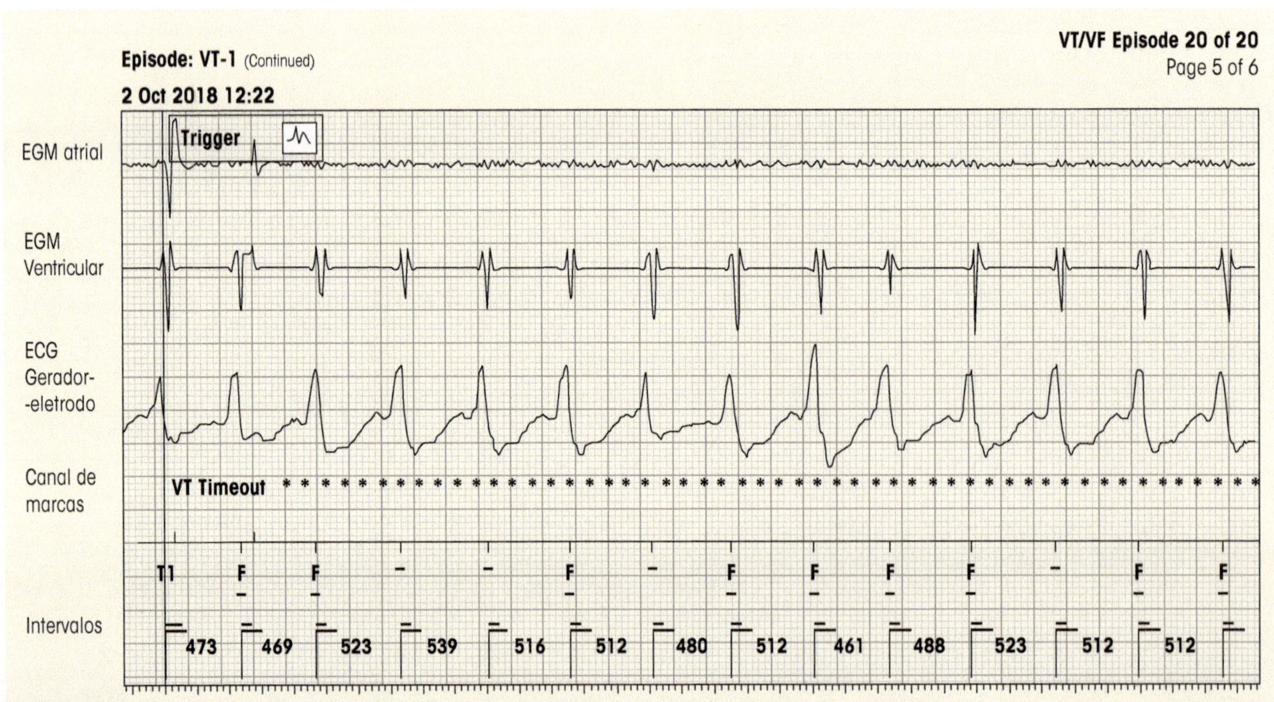

Figura 90.6 Taquicardia ventricular detectada em zona de fibrilação ventricular.

F: fibrilação ventricular; EGM: eletrograma; ECG: eletrocardiograma.

Fonte: Desenvolvido pela autoria.

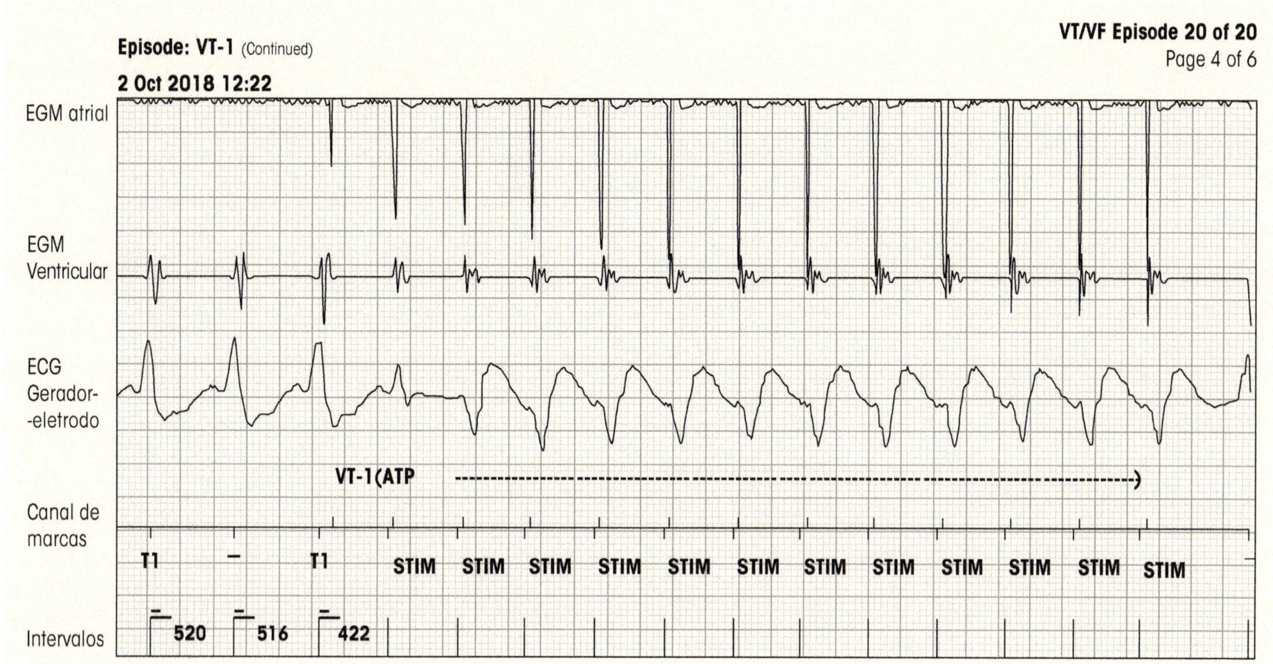

Figura 90.7 ATP (*antitachycardia pacing*) que não reverteu a taquicardia ventricular.

EGM: eletrograma; ECG: eletrocardiograma.

Fonte: Desenvolvido pela autoria.

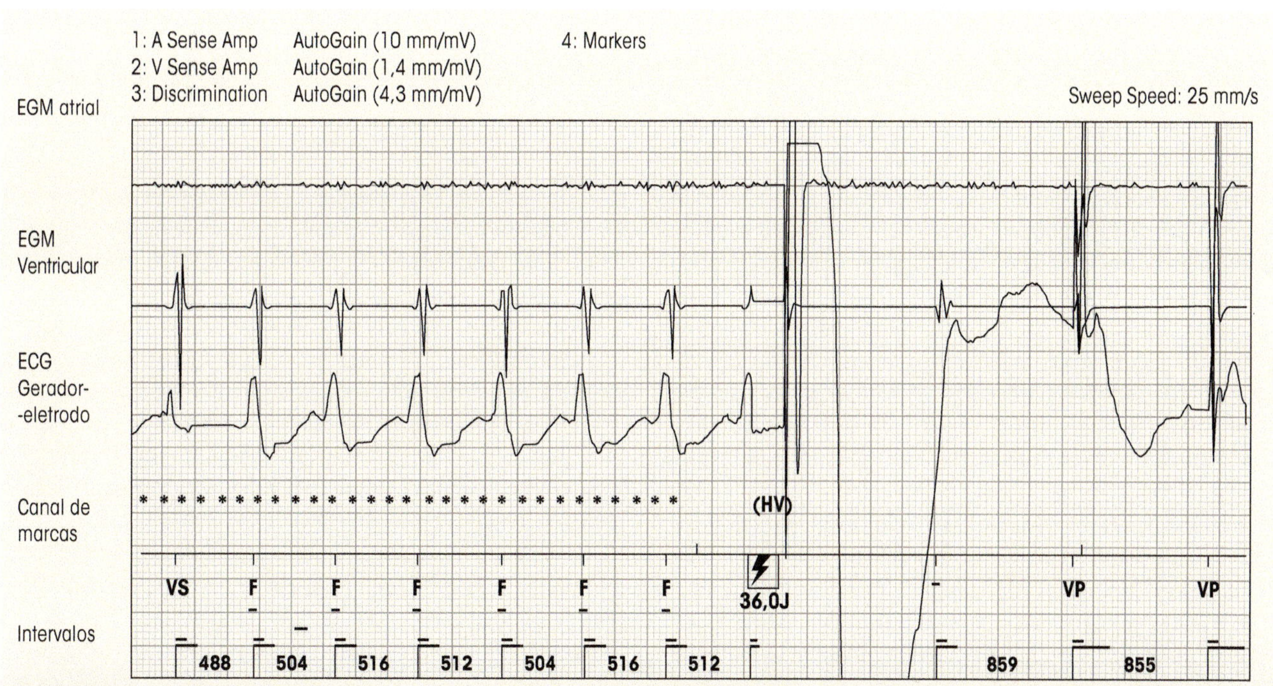

Figura 90.8 Terapia de choque de 36 *joules* com reversão da taquicardia ventricular em zona de fibrilação ventricular para ritmo de marcapasso ventricular.

F: zona de fibrilação ventricular; VP: estimulação ventricular; EGM: eletrograma.

Fonte: Desenvolvido pela autoria.

90.4 Programação do cardioversor--desfibrilador implantável

A escolha do modo de estimulação, se monocâmara ou dupla-câmara, é importante antes de se discutir a programação do CDI. Para o paciente com indicação de CDI que tem bradicardia sinusal ou bloqueio atrioventricular, a escolha do modo deve ser do CDI dupla-câmara, para evitar a síndrome do marcapasso, definida como sinais e sintomas relacionados à estimulação cardíaca (estimulação ventricular com perda do sincronismo atrioventricular), reduzir a incidência de fibrilação atrial e de acidente vascular encefálico devido aos benefícios da estimulação atrial com melhora da qualidade de vida. Nos pacientes que não apresentam indicação de estimulação cardíaca devido a bradicardia, a escolha do modo de estimulação do CDI recai no modo monocameral ventricular. O estudo David mostrou que o modo VVI de *back-up* com 40 ppm de frequência de estimulação foi superior ao modo DDDR, que se mostrou deletério para esses pacientes que não necessitavam da estimulação cardíaca. A programação de sensor deve ser individualizada; evitar a estimulação ventricular desnecessária é imperativa com a utilização da estimulação atrial exclusiva quando a condução atrioventricular permite ou com a programação utilizando mecanismos que buscam a condução atrioventricular intrínseca do paciente.

O CDI no início de sua utilização na década de 1980, não registrava o eletrograma da taquicardia e do choque, o que dificultava a interpretação se a terapia de choque tinha sido apropriada, se o choque poderia ter sido evitado ou se foi inapropriado. A indicação para implante do CDI contemplada pela primeira vez em diretriz brasileira era para o paciente com duas paradas cardíacas recuperadas. Talvez por isso, programavam-se as zonas de detecção de taquicardia com frequências cardíacas mais baixas e o tempo para preencher critérios para a aplicação da terapia também menor. Atualmente, as indicações de CDI para prevenção primária de morte súbita arrítmica constituam talvez a maioria dos casos. O CDI registra através de eletrogramas o evento arrítmico e a terapia, e com isso se sabe quando o choque deveria ter sido aplicado; pode-se, assim, inferir se a terapia de choque tivesse sido protelada um pouco, se essa terapia não teria sido aplicada, o que é chamado de terapia de *choque evitável* e se conclui quando o choque é inapropriado. Devido ao efeito deletério do choque sobre o miocárdio e à evolução do paciente quando ocorre frequentemente, diferentes publicações sugerem programação para reduzir ou não realizar a terapia de choque que poderia ser evitada. Para tanto, preconiza-se o aumento da frequência da zona de detecção da taquicardia, o aumento do tempo da detecção, programando os mecanismos discriminatórios para diferenciar taquicardia supraventricular da taquicardia ventricular, reduzir a sensibilidade para ruídos e, mesmo em zona de fibrilação ventricular, deixar programado o ATP (*antitachycardia pacing*) para sempre tentar a reversão da taquicardia sem ter de aplicar o choque. Dois dos mecanismos discriminatórios para diferenciar taquicardia supraventricular da ventricular, que foram muito utilizados no CDI monocameral, atualmente são menos utilizados: um é a variação súbita de frequência para detectar a taquicardia sinusal da taquicardia ventricular, pois a frequência sinusal o aumento é progressivo e a taquicardia ventricular o aumento de frequência é súbito. Esse aumento súbito pode acontecer também no caso de ocorrer uma taquicardia atrial, fibrilação atrial ou *flutter* atrial, e não inibiria a terapia. O outro critério é a estabilidade da variação dos intervalos R-R em caso de fibrilação atrial, o que inibiria a terapia. Isso não é desejável em caso de taquicardia ventricular polimórfica. A decisão da programação das zonas de detecção deve ser individualizada de acordo com o paciente, a idade, a doença de base e a função ventricular, além do histórico de arritmia já documentada e/ou tratada.

90.5 Complicações do cardioversor--desfibrilador implantável

O Registro Francês de CDI comparou o monocâmara com o dupla-câmara na prevenção primária em 2.538 pacientes com cardiomiopatia isquêmica e não isquêmica em relação às terapias de choque (apropriado), complicações perioperatórias, trocas e mortalidade. Os resultados mostraram mortalidade e frequência de choques inapropriados similar, mas maior número de complicações e de trocas no grupo dupla-câmara sendo o CDI monocâmara preferível, exceto quando for necessário estimular o átrio. Apesar do desenvolvimento dos eletrodos e do CDI, e de o teste de desfibrilação atualmente não ser utilizado de rotina, mas apenas em situações especiais, a cirurgia tem algumas peculiaridades em relação ao implante de marcapasso convencional. O eletrodo tem diâmetro maior, necessitando de veia cefálica mais calibrosa, e no caso de punção de subclávia é necessário um introdutor com maior diâmetro. O eletrodo é mais rígido e, devido à presença do *coil* para o choque, tem maneabilidade menor, sendo mais trabalhoso para ultrapassar a válvula tricúspide para ser posicionado no ventrículo direito. O tamanho do gerador também é maior, aumentando seu risco de extrusão principalmente em paciente mais magro. O eletrodo, por ter três condutores (polos negativo, positivo e *coil*), é mais frágil que o eletrodo de marcapasso e, principalmente nos pacientes jovens, tem incidência maior de alterações e fraturas que acabam sendo os deflagradores de choques inapropriados, devido ao fato de o CDI interpretar inadequadamente os ruídos do eletrodo como taquicardia ventricular (Figura 90.9). A principal causa de choque inapropriado, deletério para o músculo cardíaco aumentando a

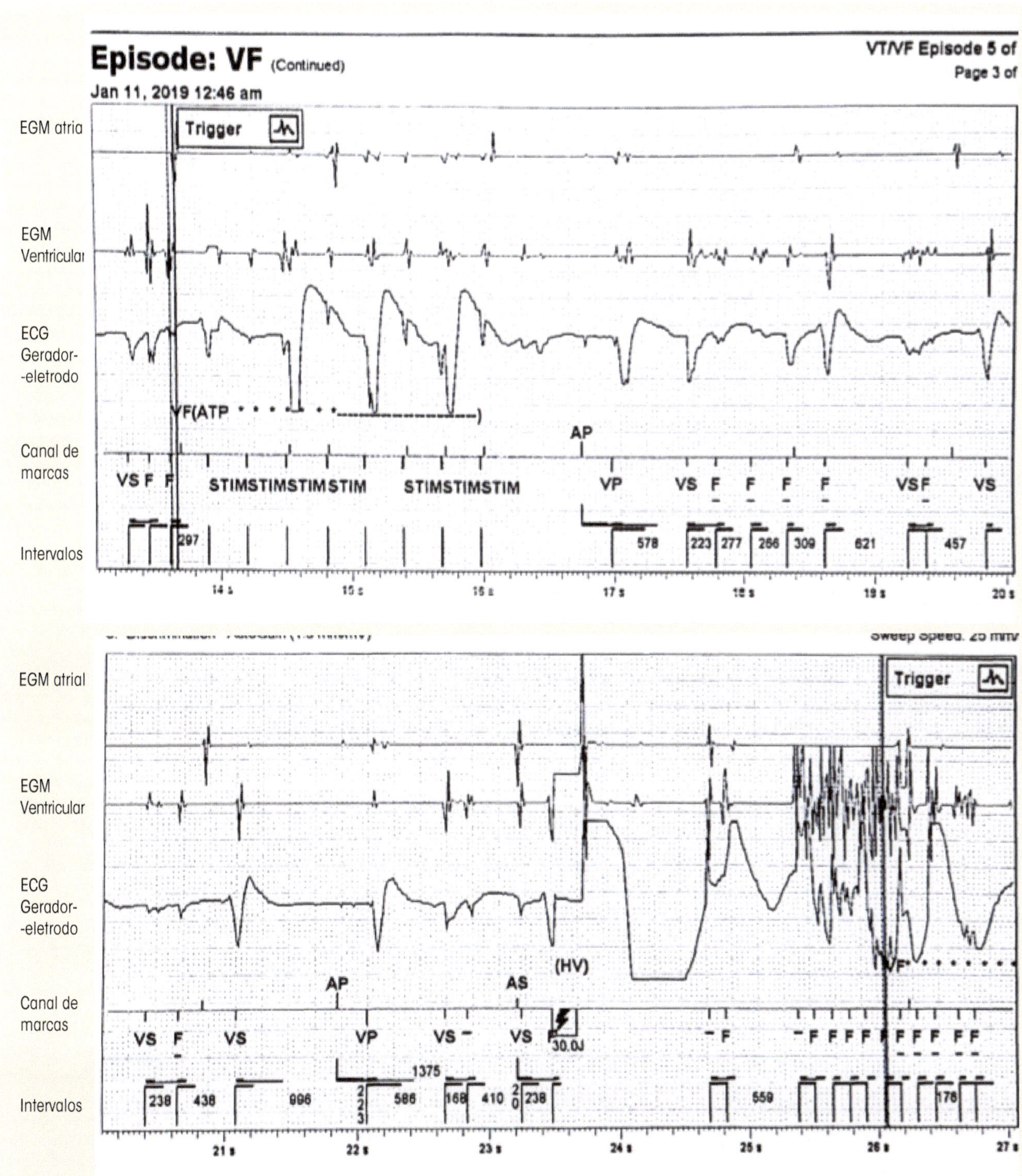

Figura 90.9 Choque inapropriado. Traçado superior mostra ruído no eletrodo ventricular. Traçado inferior mostra choque inapropriado de 30 joules, e após, ruído novamente no eletrodo.

EGM: eletrograma; ECG: eletrocardiograma.

Fonte: Desenvolvido pela autoria.

mortalidade, são as taquiarritmias supraventriculares. Outra causa de choque inapropriado é quando ocorre *oversense* da onda T, e a contagem dela pode fazer que a frequência dobre e entre em zona de detecção de taquicardia (Figura 90.10). Em pacientes com cardiomiopatia hipertrófica, Maron observou, em 506 pacientes, 27% de choques inapropriados enquanto a terapia de choque foi de 20%. Os eletrodos de CDI inicialmente tinham duplo *coil* para terapia de choque, localizados na porção distal do eletrodo em região implantada dentro do ventrículo direito e outro em região do eletrodo na região da veia cava superior. Isso permitia deflagrar o choque com vetores diferentes, *coil distal – coil proximal-gerador*. A observação clínica e os avanços no CDI com o choque bifásico mostraram que o eletrodo *monocoil* tem a mesma eficiência e não tem os inconvenientes de ter outro polo do *coil* de veia cava superior, que aumenta a chance de mau funcionamento em longo prazo, além de, no caso de necessidade de extração do eletrodo, a dificuldade e as complicações serem menores com o eletrodo *monocoil*, pois não tem o *coil* da veia cava superior, que muitas vezes fica aderido firmemente às paredes do vaso. Por isso, atualmente se utiliza preferencialmente o eletrodo *monocoil*.

90.6 Tempestade arrítmica

O choque do CDI ocorre em quatro situações, sendo que terapia adequada de choque só ocorre quando o paciente apresenta taquicardia ventricular ou fibrilação ventricular. Nas outras três situações o choque é inapropriado: taquiarritmia atrial como fibrilação atrial, *flutter* atrial e taquicardia atrial, além da taquicardia sinusal; sinais intracardíacos, como quando o CDI detecta a despolarização atrial, a onda T e o complexo QRS eletroestimulado o que levaria à contagem falsa de frequência cardíaca elevada; e sinais extracardíacos, como ruídos de alteração do cabo-eletrodo, interferências externas sobre o gerador e, raramente, a detecção de miopotenciais do diafragma. A definição de tempestade arrítmica é quando ocorrem três ou mais episódios de taquicardia ventricular ou fibrilação ventricular tratados com terapia do CDI. Os pacientes que apresentam tempestade arrítmica têm maior mortalidade cardíaca, maior mortalidade total e maior número de hospitalizações. A ocorrência de tempestade arrítmica ocorre em 5 a 20% dos pacientes; o prognóstico é pior, e o tratamento tem de ser individualizado. A conduta na prática é a seguinte:

- hospitalização, de preferência em unidade de terapia intensiva;

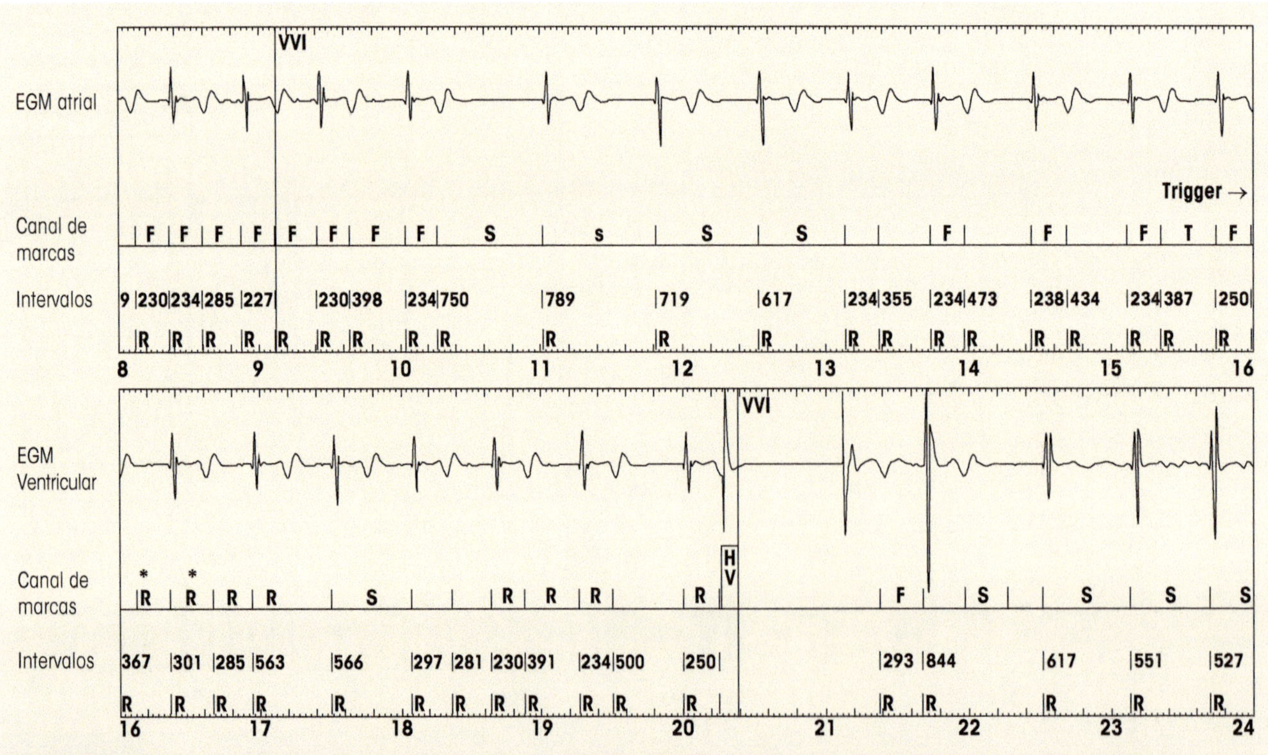

Figura 90.10 Choque inapropriado por dupla contagem do complexo QRS e da onda T.

EGM: eletrograma.

Fonte: Desenvolvido pela autoria.

- tranquilizar o paciente, assegurar a possibilidade de sucesso do tratamento, manter ambiente calmo;
- correção hidroeletrolítica;
- programação do CDI, com aumento da frequência de estimulação, se possível com estimulação atrial exclusiva para evitar estimulação ventricular desnecessária, para 80 a 90 pulsos por minuto (*overdrive*), visando inibir focos de extrassístoles que desencadeiam a taquicardia;
- ajuste de medicação, em geral aumentando a dose de amiodarona;
- correção de causa reversível como isquemia miocárdica, insuficiência cardíaca, hipertireoidismo;
- sedação se persistir a tempestade arrítmica com necessidade de várias terapias de choque, podendo ser necessária sedação e respiração artificial assistida;
- quando ocorrem várias terapias de choque, podem-se colocar pás de cardioversão/desfibrilação anteroposterior ligadas a um desfibrilador externo e desligar a terapia de choque do CDI para evitar o esgotamento da bateria do gerador;
- ablação da arritmia.

90.7 Cardioversor-desfibrilador subcutâneo

Devido à maior fragilidade do eletrodo de CDI, o aumento do número de implantes para prevenção primária em pacientes jovens com síndromes arrítmicas genéticas, a necessidade de extração do eletrodo em caso de infecção ou eventualmente devido a fratura, a dificuldade maior da extração devido ao duplo ou *monocoil* em pacientes jovens com síndrome arrítmica genética, a tendência nesses casos está sendo implantar o CDI subcutâneo. Nesse aparelho o eletrodo fica no subcutâneo da região paraesternal esquerda e não há implante endovascular (Figura 90.11). A literatura começa a mostrar experiências de curto prazo. O critério de elegibilidade de pacientes para CDI subcutâneo (S) é quando ele tem indicação de CDI para prevenção de morte súbita cardíaca, mas sem indicação de marcapasso por bradicardia, já que o CDI-S tem uma função de estimulação antibradicardíaca de curta duração após um choque. Por essa razão, o CDI -S não deve ser utilizado na cardiomiopatia hipertrófica obstrutiva, porque o paciente pode se beneficiar com a estimulação ventricular direita para melhorar o gradiente ventrículo esquerdo-aorta e, consequentemente, melhorar os sintomas e também na síndrome do QT longo congênito, pois a estimulação atrial com frequência em torno de 80 pulsos por minuto melhora o intervalo QT e, associada ao betabloqueador, controla as arritmias sustentadas. As indicações preferenciais desse tipo de aparelho são em pacientes jovens com canalopatias e cardiopatias arrítmicas genéticas. O subcutâneo do paciente deve ser adequado para o implante, devido ao fato de o eletrodo ficar no subcutâneo da região anterior do tórax.

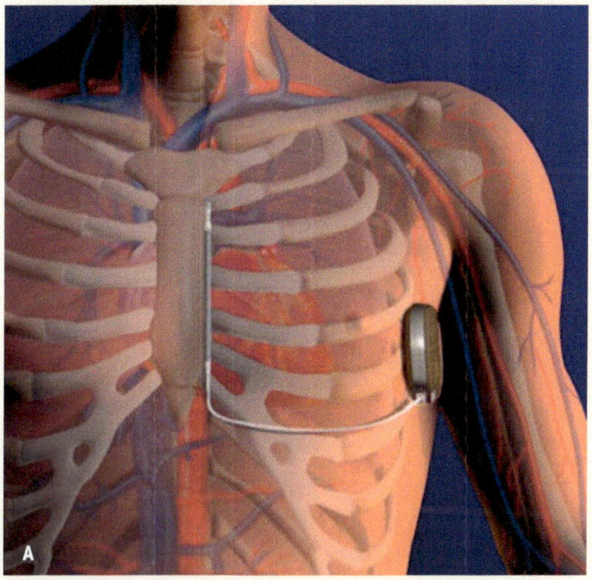

Figura 90.11 Esquema do CDI subcutâneo implantado. Gerador na parede lateral esquerda do tórax. Eletrodo com coil do choque, paraestenal esquerdo.

Fonte: Acervo da autoria.

90.8 Considerações finais

A indicação e o implante do CDI são realizados nos pacientes que apresentam taquiarritmias ventriculares potencialmente letais, quando está bem demonstrada a eficácia do CDI para reverter a arritmia. Estudos com CDI na cardiomiopatia isquêmica mostram redução de até 30% de morte súbita quando os pacientes estão com a terapia medicamentosa adequada. Mais estudos necessitam ser realizados na estratificação de risco de morte súbita, para indicar corretamente o CDI na prevenção primária, principalmente em pacientes com síndromes arrítmicas genéticas como a cardiomiopatia hipertrófica, síndrome de Brugada e doença de Chagas. O estudo multicêntrico Chagasic's continua em andamento, comparando CDI vs. amiodarona na prevenção primária na doença de Chagas.

DICAS DO EDITOR

Referências bibliográficas

1. Al-Khatib SM, Stevenson WG, Ackerman MJ, et al. 2017 AHA/ACC/HRS Guideline for Management of Patients with Ventricular Arrhythmias and the Prevention of Sudden Cardiac Death. Heart Rhythm. 2018;15(10):e190-e252.
2. Bayes de Luna A, Coumel P, Leclercq JF. Ambulatory sudden cardiac death: mechanisms of production of fatal arrhythmia on the basis of data from 157 cases. Am Heart J. 1989;117:151-9.
3. C. Michael Gibson, David Holmes, Ghiath Mikdadi, et al. Implantable cardiac alert system for early recognition of ST-segment elevation myocardial infarction. J Am Coll Cardiol. 2019;73(15):1919-27.
4. Connolly SJ, Kerr CR, Gent M, et al. Effects of physiologic pacing versus ventricular pacing on the risk of stroke and death due to cardiovascular causes. Canadian Trial of Physiologic Pacing Investigators. N Engl J Med. 2000 11;342(19):1385-91.
5. Costa ERB. O impacto do uso do cardioversor-desfibrilador implantável na prevenção da morte súbita. Rev Soc Cardiol Estado de São Paulo. 2012;22(3):95-104.
6. Defaye P, Boveda S, Klug D, et al. Dual- vs. single-chamber defibrillators for primary prevention of sudden cardiac death: long-term follow-up of the défibrillateur automatique implantable: prévention primaire registry. Europace. 2016; DOI:10.1093/europace/euw230.
7. D'Onofrio A, La Rovere MT, Emdin M, et al. Implantable cardioverter-defibrillator-computed respiratory disturbance index accurately identifies severe sleep apnea: the DASAP-HF study. Heart Rhythm. 2018;15(2):211-7.
8. Gasparini M, Lunati MG, Proclemer A, et al. Long detection programming in single-chamber defibrillators reduces unnecessary therapies and mortality: the ADVANCE III Trial. JACC Clin Electrophysiol. 2017;3(11):1275-82.
9. Gradaus R, Bode-Schnurbus L, Weber M, et al. Effect of ventricular fibrillation duration on the defibrillation threshold in humans. Pacing Clin Electrophysiol. 2002;25(1):14-9.
10. Guerra F, Palmisano P, Dell'Era G, et al. Implantable cardioverter-defibrillator programming and electrical storm: results of the OBSERVational registry On long-term outcome of ICD patients (OBSERVO-ICD). Heart Rhythm. 2016;13(10):1987-92.
11. Haugaa KH, Tilz R, Boveda S, et al. Implantable cardioverter defibrillator use for primary prevention in ischaemic and non-ischaemic heart disease-indications in the post-DANISH trial era: results of the European Heart Rhythm Association survey. Europace. 2017 1;19(4):660-4.
12. Luu M, Stevenson WG, Stevenson LW, et al. Diverse mechanisms of unexpected cardiac arrest in advanced heart failure. Circulation. 1989;80:1675-80.
13. Mirowski M, Reid PR, Mower MM, et al. Termination of malignant ventricular arrhythmias with an implanted automatic defibrillator in human beings. N Engl J Med. 1980;303:322-4.
14. Myerburg RJ, Kessler KM, Castellanos A. Sudden cardiac death: epidemiology, transient risk, and intervention assessment. Ann Intern Med. 1993;119:1187-97.
15. Ruwald AN, Schuger C, Moss AJ, et al. Mortality Reduction in Relation to Implantable Cardioverter Defibrillator Programming in the Multicenter Automatic Defibrillator Implantation Trial-Reduce Inappropriate Therapy (MADIT-RIT). Circ Arrhythm Electrophysiol. 2014;7:785-92.
16. Stiles MK, Fauchier L, Morillo CA, et al. 2019 HRS/EHRA/APHRS/LAHRS focused update to 2015 expert consensus statement on optimal implantable cardioverter-defibrillator programming and testing. Heart Rhythm. 2019 May 14. pii: S1547-5271(19)30208-5. In press.
17. Suzuki H, Nodera M, Kamioka M, et al. Intracardiac impedance after cardiac resynchronization therapy is a novel predictor for worsening of heart failure. Heart Vessels. 2017;32(8):926-31.
18. Sweeney MO, Wathen MS, Volosin K, et al. Appropriate and inappropriate ventricular therapies, quality of life, and mortality among primary and secondary prevention implantable cardioverter defibrillator patients: results from the Pacing Fast VT REduces Shock ThErapies (PainFREE Rx II) trial. Circulation. 2005 7;111(22):2898-905.
19. Westerman SB, El-Chami M. The subcutaneous implantable cardioverter defibrillator: review of the recent data. Journal of Geriatric Cardiology. 2018;15:222-8.
20. Wilkoff BL, Fauchier L, Stiles MK, et al. 2015 HRS/EHRA/APHRS/SOLAECE expert consensus statement on optimal implantable cardioverter-defibrillator programming and testing. J Arrhythm. 2016 Feb;32(1):1-28.
21. Wilkoff BL, Cook JR, Epstein AE, et al. Dual-chamber pacing or ventricular backup pacing in patients with an implantable defibrillator: the Dual Chamber and VVI Implantable Defibrillator (DAVID) Trial. JAMA. 2002 25;288(24):3115-23.
22. Wilkoff BL, Williamson BD, Stern RS, et al. Strategic programming of detection and therapy parameters in implantable cardioverter-defibrillators reduces shocks in primary prevention patients: results from the PREPARE (Primary Prevention Parameters Evaluation) study. J Am Coll Cardiol. 2008;52(7):541-50.
23. Wilkoff BL, Fauchier L, Stiles MK, et al. 2015 HRS/EHRA/APHRS/SOLAECE expert consensus statement on optimal implantable cardioverter-defibrillator programming and testing. Heart Rhythm. 2016;13(2):e50-86.

Parte XIV

Cardiologia do Esporte

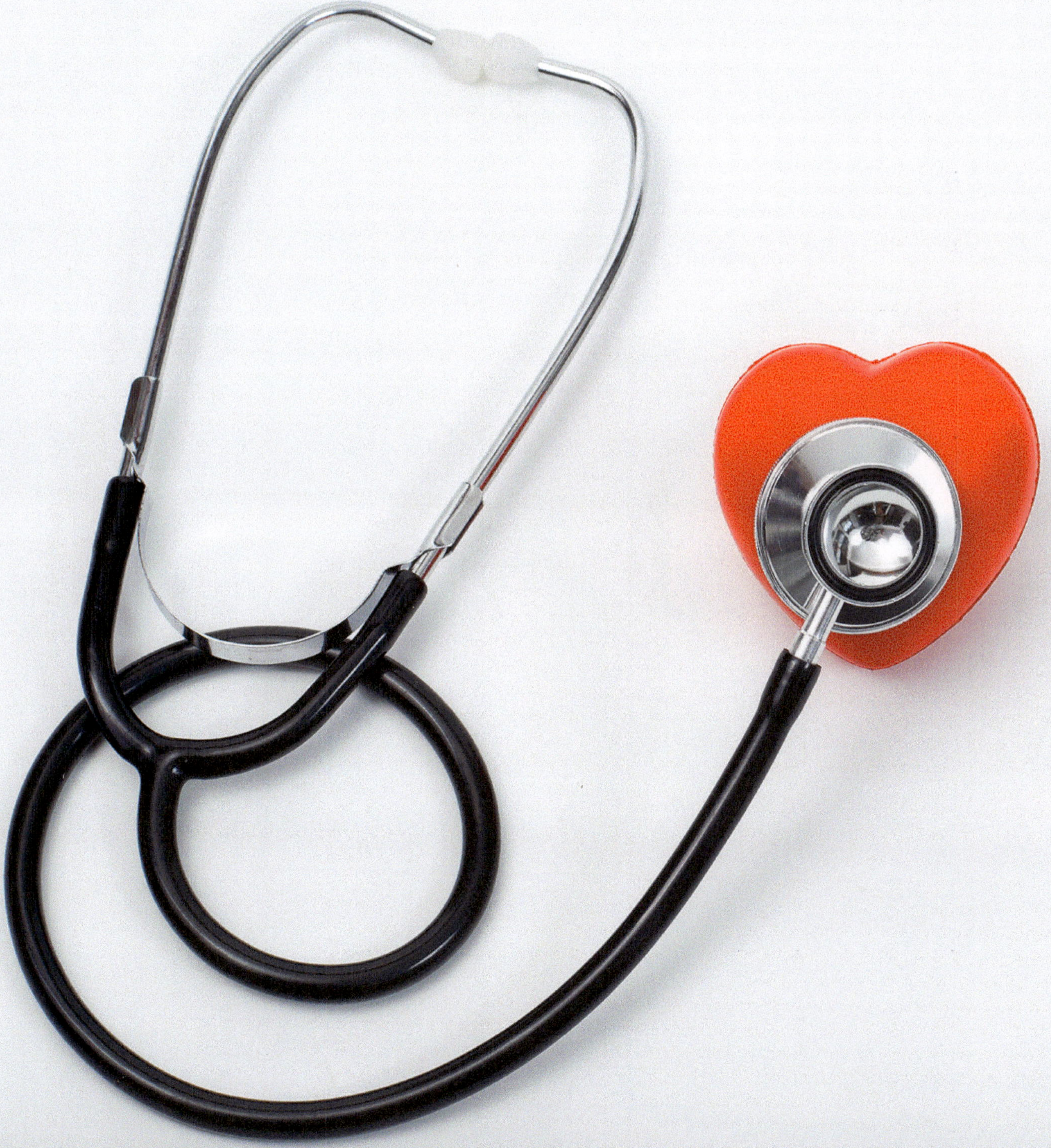

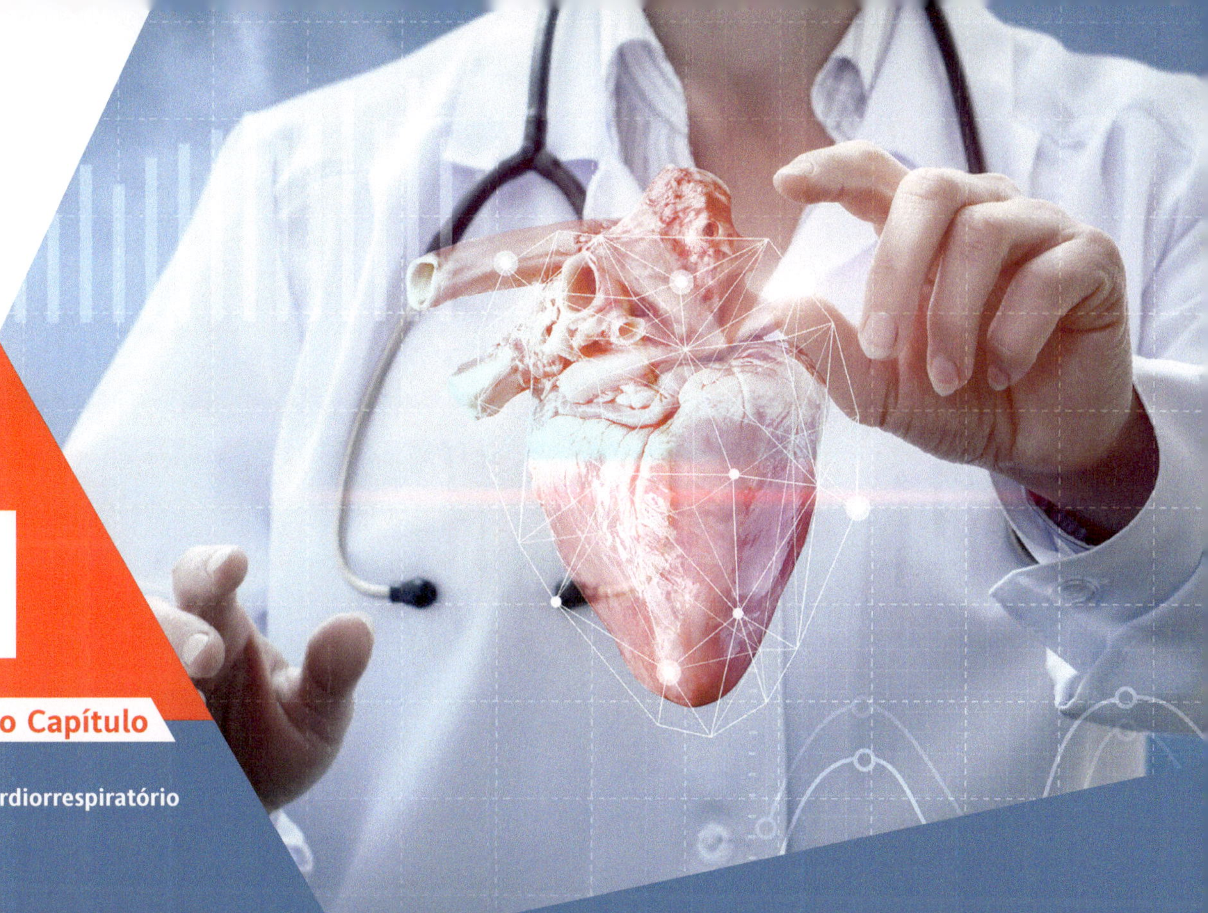

91

Destaques do Capítulo

- Exercício físico
- Treinamento cardiorrespiratório
- Resistência
- Força muscular
- Flexibilidade
- Teste cardiopulmonar

Atividade física não supervisionada no adulto saudável

Luiz Eduardo Mastrocolla
Susimeire Buglia
Angela Rúbia Cavalcanti Neves Fuchs

91.1 Introdução

Recomendações para a prática de exercícios na população saudável encontram base suficiente de evidências para que princípios gerais possam nortear a aplicação da atividade física, com os benefícios resultantes suplantando por larga margem os riscos envolvidos. Estas incluem, de maneira simplista, as mensagens que se relacionam à melhora da saúde a partir da realização de um programa regular de exercícios, que deve incluir treinamento cardiorrespiratório, resistência, força muscular, flexibilidade e ajustes neuromotores. Existem várias sugestões para sua inclusão na rotina de vida diária (Tabelas 91.1 e 91.2).

Tabela 91.1 Princípios gerais para a inclusão da atividade física* na população adulta saudável, objetivando a melhora da saúde global.

1. Evitar a inatividade física – qualquer grau de atividade é melhor que nenhuma.
2. Benefícios significativos à saúde são obtidos pelo acúmulo de períodos agudos de exercício com duração ≥ 10 minutos: a. no tempo total de 150 minutos por semana em moderada intensidade; ou b. no tempo total de 75 minutos por semana em acentuada intensidade aeróbica; ou c. combinação de a + b.
3. Benefícios mais evidentes (adicionais) e com maior abrangência são observados, aumentando a atividade aeróbica para: a. 300 minutos por semana em intensidade moderada; ou b. 150 minutos por semana em intensidade acentuada; ou c. combinação de a + b.
4. Atividades de força muscular de moderada a acentuada intensidade igual ou superior a duas vezes por semana devem ser parte integrante dos programas de condicionamento físico.

* Atividade física: qualquer movimento corporal produzido pela musculatura esquelética que resulte em gasto energético. Pode ser planejada (estruturada) ou incidental.

Fonte: Adaptado de Guide to the Assessment of Physical Activity: Clinical and Research Applications: a Scientific Statement from the American Heart Association. Circulation. 2013.

Tabela 91.2 Quantidade e qualidade de programas de exercício físico para o desenvolvimento e a manutenção da capacidade cardiorrespiratória, musculoesquelética e neuromotora.

1. A maioria da população adulta deve se envolver em treinamento cardiorrespiratório de moderada intensidade por 30 minutos diariamente e pelo menos cinco dias da semana, em um total de 150 minutos acumulados; ou
2. Treinamento cardiorrespiratório de elevada intensidade igual ou superior a 20 minutos por pelo menos três vezes por semana; ou
3. Combinação de 1 e 2 para alcançar entre 500 e 1.000 MET/minuto por semana;
4. Duas a três vezes por semana, realizar exercícios resistidos ou de resistência para cada um dos grandes grupos musculares, além de atividades para controle neuromotor que envolvam balanço, agilidade e coordenação;
5. Deve-se enfatizar a manutenção da amplitude dos movimentos articulares, completando séries de flexibilidade para cada um dos grupos musculares maiores e tendões, em um total de 60 segundos por exercício, duas vezes por semana.

Obs.: o programa de exercícios deve ser modificado de acordo com a atividade física habitual, estado da saúde e respostas obtidas ao treinamento.

Fonte: Adaptado de Position Stand. American College of Sports Medicine. Modificado de Quantity and quality of exercise for developing and maintaining cardiorespiratory, musculoskeletal, and neuromotor fitness in apparently healthy adults: guidance for prescribing exercise. Medicine & Science In Sports & Exercise 2011. MET (metabolic equivalent of task): equivalente metabólico.

A atividade física aeróbica regular com envolvimento de grandes grupos musculares, como caminhadas, corridas, natação e ciclismo, entre outros, impõe estímulos cardiovasculares com adaptações resultantes na capacidade física (exercícios de *endurance*), flexibilidade, resistência muscular e força. Tais estímulos estão diretamente relacionados aos componentes ou às dimensões da atividade física que incluem frequência, modo, intensidade e duração dos exercícios, resultando nos conceitos de dose total ou volume, dentro dos domínios doméstico, ocupacional, transporte e lazer. Adicionalmente, auxilia na prevenção do desenvolvimento de doença arterial coronária (prevenção primária) e reduz sintomas em indivíduos já portadores de cardiopatias, principalmente de etiologia aterosclerótica (prevenção secundária). Nesse grupo, existem evidências claras de que intervenções como a aplicação de programas de exercício físico regular e a utilização de estatinas promovem a estabilização, ou mesmo a regressão, da placa aterosclerótica e a diminuição de eventos cardiovasculares considerados maiores (morte e infarto não fatal). Da mesma forma, há redução estabelecida do risco de doenças crônicas como diabetes melito do tipo II, obesidade, osteoporose, câncer de intestino e de mama, depressão, além outros benefícios adicionais (Tabela 91.3). Estudos têm demonstrado que o aumento do sedentarismo concomitante ao avanço tecnológico, com consequente diminuição do gasto metabólico durante as atividades de vida diária, tem se tornado um fator de risco crescente para morbimortalidade por causas gerais e cardiovasculares. Adicionalmente, o comportamento sedentário, caracterizado por atividades com gasto energético inferior a 1,5 equivalentes metabólicos (MET) ou, por exemplo, sentar por períodos prolongados de tempo, mostra-se como fator prognóstico de eventos maiores, independentemente do consumo de álcool, tabagismo e atividade física para o lazer. Ressalta-se que, enquanto a implantação de medidas de prevenção primária e secundária resultou, nas últimas décadas, em maior controle das dislipidemias, da hipertensão arterial, na diminuição do tabagismo, a inatividade física continua evidente, em especial nos grandes centros urbanos.

Tabela 91.3 **Benefícios da atividade física regular.**

Melhora na função cardiorrespiratória:
■ Aumento do consumo corporal total de oxigênio. ■ Menor dispêndio de oxigênio pelo miocárdio. ■ Diminuição da pressão arterial e da frequência cardíaca em repouso e em cargas submáximas de trabalho. ■ Maior limiar de exercício para o mesmo acúmulo de lactato no sangue.
Redução nos fatores de risco de doença arterial coronária:
■ Pressões arteriais sistólica e diastólica em repouso diminuídas. ■ Modificação das taxas de colesterol (elevação do HDL). ■ Redução da gordura corporal (total e visceral abdominal). ■ Melhora da curva de tolerância à glicose. ■ Melhora da resistência à insulina. ■ Diminuição de marcadores inflamatórios.
Diminuição da mortalidade e morbidade:
■ Prevenção do desenvolvimento de doença coronária. ■ Diminuição de sintomas, eventos não fatais e redução da mortalidade cardiovascular prematura. ■ Diminuição do risco de desenvolver diabetes melito do tipo II ou diabetes não insulinodependente. ■ Diminuição do risco em desenvolver acidente vascular cerebral. ■ Diminuição do risco de desenvolver algumas formas de neoplasias, como câncer de colo e de mama.
Outros benefícios:
■ Diminuição da ansiedade e da depressão. ■ Melhora na sensação de bem-estar. ■ Melhora no desempenho profissional, no lazer e em atividades esportivas. ■ Como auxiliar no manejo do sobrepeso e da obesidade. ■ Prevenção da perda de massa muscular e óssea nos idosos (sarcopenia) e, consequentemente, menor risco de quedas e fraturas. ■ Melhora da qualidade de vida e da função cognitiva. ■ Menor risco de demência. ■ Diminuição do risco de eventos clínicos, associada à maior capacidade cardiorrespiratória em indivíduos com doença preexistente.

Fonte: Desenvolvido pela autoria.

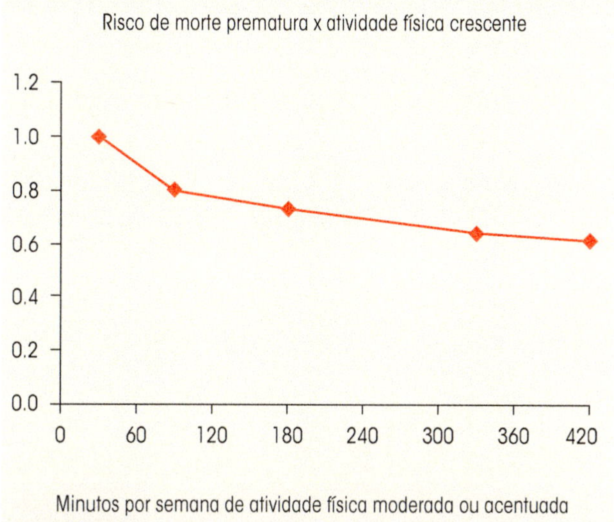

Figura 91.1 **Risco relativo de morte prematura e tempo de exercício acumulado em minutos por semana de atividade física moderada e intensa ou acentuada.**

Fonte: Adaptado de Physical Activity Guidelines for Americans. U.S. Department of Health and Human Services. 2008. Disponível em: www.health.gov/paguidelines.

91.2 Papel protetor do exercício na prevenção da doença arterial coronária

Os indivíduos considerados *os mais fisicamente ativos* demonstram menor frequência de doença arterial coronária e menor risco de morte prematura, quando comparados ao grupo de sedentários e os menos ativos (Figura 91.1).

Estudos epidemiológicos prospectivos confirmam tais evidências e documentam as atividades físicas ocupacionais e de lazer, associando-se, de modo inverso, a eventos cardiovasculares. Mais recentemente, resultados similares foram encontrados, utilizando-se a medida da capacidade física avaliada por teste ergométrico. Os achados são consistentes, sendo que em muitos relatos a menor incidência de doença cardiovascular foi independente de outros fatores de risco. Por sua vez, os denominados fatores de risco modificáveis sofrem influências benéficas, resultantes da atividade aeróbica regular, ao lado da melhora das funções miocárdica e endotelial, do aumento da capacidade vasodilatadora (modificações favoráveis sobre o controle do tônus vascular), da diminuição da vulnerabilidade à fibrilação ventricular e do aumento do tamanho das artérias coronárias. Adicionalmente, apesar da ausência de dados comprobatórios de que a interrupção do exercício físico leve a aumento do risco de eventos, um estudo clássico de Harvard (Colégio Alumni) sugere que a atividade atlética durante a etapa acadêmica não foi protetora em anos tardios se os exercícios físicos não fossem mantidos. Grandes estudos de coorte prospectivos envolvendo diferentes populações mostraram claramente que gastos energéticos de aproximadamente 1.000 kcal por semana ou 150 minutos de exercícios de moderada intensidade associam-se a menores taxas de doença cardiovascular e de mortalidade. No entanto, mesmo volumes ou doses de exercício inferiores aos recomendados como ideais para obtenção dos efeitos plenos do exercício associaram-se à melhora da capacidade física em mulheres em pós-menopausa, sedentárias e com sobrepeso.

91.3 Bases para a prescrição da atividade física na população saudável

A ideia que sugere a realização diária de exercícios físicos de moderada intensidade pelo menos por 30 minutos é endossada por inúmeras sociedades médicas e ligadas especificamente às atividades físicas. Considerando os efeitos sobre o sistema cardiovascular e objetivando a melhora da capacidade funcional avaliada pelo aumento do consumo máximo de oxigênio após período de treinamento, os exercícios aeróbicos e de resistência (ou resistidos) formam a base para a prescrição da atividade física. A dose total ou volume a ser aplicado relaciona-se à quantidade total energia utilizada, habitualmente empregando-se movimentos musculares repetitivos, sendo que a intensidade traduz a maneira como esse gasto metabólico é empregado, dentro da frequência e da duração propostas. Pode-se estimar ou medir diretamente a energia utilizada, expressa em quilojoules (kj) ou calorias (kcal ou Cal), com a intensidade definida em termos absolutos ou relativos. A absoluta é normalmente expressa em equivalentes metabólicos ou MET, em que uma unidade metabólica ou 1 MET equivale ao consumo basal de oxigênio de 3,5 $mL.kg^{-1}.min.^{-1}$ com o indivíduo respirando ar ambiente, na condição de repouso e em posição supina. Nessa situação, a intensidade do exercício realizado será calculada em múltiplos da taxa metabólica basal. A intensidade relativa pode também ser caracterizada em valores porcentuais do consumo máximo de oxigênio (VO_2 máx.) ou capacidade física máxima e da frequência cardíaca máxima, sendo que as atividades moderadas são consideradas entre 40 e 60% do VO_2 máx (Tabelas 91.4 e 91.5). Finalmente, o volume de atividade física necessário para serem atingidos benefícios específicos é tipicamente expresso como quilocalorias por semana ($kcal.sem.^{-1}$), MET.min. por semana ($MET.min.sem.^{-1}$) ou MET.horas por semana ($MET.h.sem.^{-1}$).

Tabela 91.4 **Classificação da intensidade relativa (%VO_2 máx. e %FC máx.) e absoluta (MET) da atividade física de *endurance* e força em adultos saudáveis, baseada em 8-12 repetições (< 50-60 anos) e 8-15 repetições (> 50-60 anos).**

Intensidade	% VO_2 max	%FC máx	Borg	MET*	MET**	CVM%
Muito fraca	< 20	< 35	< 10	< 2,0	< 2,4	< 30
Fraca	20-39	35-54	10-11	2,0-3,9	2,4-4,7	30-49
Moderada	40-59	55-69	12-13	4,0-5,9	4,8-7,1	50-69
Intensa	60-84	70-89	14-16	6,0-8,4	7,2-10,1	70-84
Muito intensa	≥ 85	≥ 90	17-19	≥ 8,5	≥ 10,2	≥ 85
Máxima	100	100	20	10	12	100

%VO_2: valores porcentuais do consumo máximo alcançado de oxigênio ou capacidade funcional máxima; %FC máx: valores porcentuais da frequência cardíaca máxima alcançada; Borg: escala de percepção subjetiva do esforço, variando de 6, 7 (muito, muito fácil), 9 (muito fácil), 11 (relativamente fácil), 13 (ligeiramente cansativo), 15 (cansativo), 17 (muito cansativo), 19 (muito, muito cansativo) até 20 (exaustivo). MET*: gasto metabólico medido em múltiplos da unidade metabólica basal (1 MET = 3,5 $mL. kg^{-1}. min^{-1}$) para indivíduos do sexo masculino entre 40 e 64 anos; MET**: gasto metabólico medido em múltiplos da unidade metabólica basal para indivíduos do sexo masculino entre 20-39 anos; CVM% (Força): intensidade relativa aferida em valores porcentuais da contração voluntária máxima.

Fonte: Desenvolvido pela autoria.

Tabela 91.5 **Classificação da intensidade da atividade física.**

Intensidade	Intensidade relativa			Intensidade absoluta	
	VO2 max (%), FCR %	FC max %	Borg	Intensidade	MET
Muito fácil	< 25	< 30	< 9	Sedentário	1,0-1,5
Fácil	25-44	30-49	09-10	Leve	1,6-2,9
Moderada	45-59	50-69	11-12	Moderada	3,0-5,9
Alta	60-84	70-89	13-16	Alta	> 6,0
Muito elevada	≥ 85	≥ 90	> 16		
Máxima	100	100	20		

MET: equivalente metabólico; Borg: escala de percepção subjetiva do esforço; VO2 max (%): valor porcentual do consumo máximo de oxigênio; FCR (%): valor percentual da frequência cardíaca de reserva, que é calculada pela fórmula FCR = (FC Máxima) – (FC Repouso), onde FC = frequência cardíaca. Quando se calcula a FC de treinamento (FCT), utiliza-se a fórmula FCT = (FCR x % desejado) + FC Repouso.

Fonte: Adaptado de Guide to the Assessment of Physical Activity: Clinical and Research Applications: A Scientific Statement from the American Heart Association. Circulation. 2013.

Adicionalmente, o gasto metabólico estimado em múltiplos de MET durante atividade de determinada intensidade pode ser transformado em consumo de calorias utilizando-se fórmulas específicas:

Quilocalorias. min ou kcal.min =

[(MET x 3,5 x peso corporal em kg) / 200]

Exemplo: indivíduo ativo de 40 anos e 73 kg realiza treinamento físico regular quatro vezes por semana, com distância percorrida de oito quilômetros em uma hora (8 km.h). O consumo de oxigênio obtido nessa velocidade, medido diretamente durante a realização de teste cardiopulmonar, foi de 25 mL. kg^{-1}. min^{-1} ou 7,14 MET (25/3,5), correspondente à frequência cardíaca entre 150 e 160 bpm. Considerando-se o peso, tem-se: kcal.min = (7,14 x 3,5 x 73) / 200 ou 9,12 kcal.min. O gasto energético em uma hora será, portanto, (9,12 kcal x 60 min) ou 547,2 kcal, totalizando ao final de uma semana de exercícios regulares (quatro sessões) 2,188 kcal. bpm: batimentos por minuto

A intensidade necessária da atividade para a melhora do condicionamento físico pode variar entre os indivíduos de uma população, por exemplo, determinada entre 40 e 59% do VO_2 máximo, que corresponde à faixa de 55 a 69% da frequência cardíaca máxima alcançada, durante três sessões por semana de 20 minutos de duração cada. Contudo, menores intensidades demandam mais tempo para melhora da capacidade funcional, aceitando-se em anos recentes o paradigma de que, quanto maior a intensidade, a frequência e a duração dos exercícios, maior o efeito protetor cardiovascular. Entretanto, não há informações claras de que, para a mesma dose total ou volume de energia gasta, exista redução de risco adicional quando o exercício de intensidade acentuada é empregado, considerando-se que estudos clínicos randomizados de treinamento físico não avaliaram tal parâmetro.

De outra forma, a atividade de moderada intensidade é acompanhada de menor frequência de complicações relacionadas ao próprio exercício. Estudos experimentais com populações normais sugeriram que atividades com gasto superior a 700 kcal por semana se associaram a maior capacidade de exercício, sendo que, quando indivíduos utilizaram mais que 2.000 kcal por semana (1 kcal = 4,1 kJ), observou-se redução da mortalidade em 24% no seguimento clínico. Adiciona-se, portanto o conceito de que, quanto maior a energia gasta, maior a proteção contra eventos maiores, como morte.

91.4 Regras práticas para cálculo e prescrição de programas de atividade física aeróbica

Estabelecer a classificação de risco para a realização de treinamento físico em indivíduos saudáveis (Classe A):

- Crianças, adolescentes e adultos do sexo feminino e masculino menores que 55 e 45 anos, respectivamente, sem doença conhecida, assintomáticos e sem fatores de risco – sem restrições ao exercício moderado.

- Adultos do sexo feminino e masculino maiores que 55 e 45 anos, respectivamente, sem doença conhecida, assintomáticos e com menos de dois fatores de risco – necessária avaliação médica e teste ergométrico.
- Adultos do sexo feminino e masculino maiores que 55 e 45 anos, respectivamente, sem doença conhecida, assintomáticos e com dois ou mais fatores de risco – necessária avaliação médica e teste ergométrico.
- Atenção à presença de diabetes, considerada equivalente a dois fatores de risco maiores – necessária avaliação médica e teste ergométrico.

91.4.1 Avaliação clínica

Torna-se importante a busca de problemas médicos inaparentes (em academias, clubes e áreas afins sem supervisão especializada deve-se iniciar por questionário específico para triagem), especialmente de natureza cardiovascular. Inclui revisão da história médica (sintomas), exame físico dirigido e a possibilidade de teste ergométrico. Adicionalmente, as abordagens de outras condições devem sempre ser motivo de atenção na orientação das atividades físicas, por exemplo, a presença de obesidade, doenças do aparelho locomotor e neuromuscular, aumentando o risco de injúria ortopédica. Nesses casos, sugerem-se programas com componentes de baixa intensidade e baixo impacto, de longa duração, uma vez que a intensidade e o tipo de exercício realizado parecem ser determinantes na incidência dos eventos adversos, com menor importância quando o volume é considerado. Infarto do miocárdio e morte súbita cardíaca podem ser desencadeados por exercícios súbitos e de grande intensidade, particularmente em homens e mulheres sedentários com doença arterial coronária subclínica ou conhecida e quando doenças crônicas concomitantes ou situações médicas e ambientais sobrepostas estão envolvidas. Igualmente, a utilização de métodos como aquecimento prévio e desaquecimento após as atividades, alongamento e progressão gradual do volume e da intensidade aparecem como fatores atenuantes, mas sem embasamento suficiente por estudos controlados. Finalmente, a adequada estratificação de risco antes do início das atividades físicas na população adulta aparentemente saudável deve seguir as normatizações estabelecidas pelas sociedades de especialidades relacionadas, envolvendo adicionalmente a população em programas de educação continuada para o conhecimento dos sinais de alarme.

Quando os indivíduos são candidatos à prática de exercícios ou de atividades físicas esportivas de maneira regular, em moderada a alta intensidade, competindo eventualmente, mas sem vínculo profissional, são denominados como pertencentes ao *Grupo esportista* segundo a Diretriz em Cardiologia do Esporte e do Exercício da Sociedade Brasileira de Cardiologia e da Sociedade Brasileira de Medicina do Esporte de 2013. Nestes, sugere-se a realização de exame médico que permita a detecção de fatores de risco, sinais e sintomas sugestivos de doenças cardiovasculares, pulmonares, metabólicas ou do aparelho locomotor. A anamnese clínica deve ser direcionada, ressaltando aspectos relacionados ao exercício e à história de doenças familiares ou eventos cardiovasculares relacionados à prática de esportes. Os exames complementares como bioquímica sanguínea, eletrocardiograma e teste ergométrico, nesse grupo, encontram graus de recomendação e níveis de evidência IB, IA e IIaB, respectivamente. Outras situações para início de atividade física devem ser contempladas, mas sempre com ponderações relativas à realização do teste ergométrico na orientação auxiliar da prescrição objetiva dos exercícios (Tabela 91.6).

Tabela 91.6 **Graus de recomendação (GR) e níveis de evidência (NE) para a aplicação dos testes ergométricos na avaliação de indivíduos saudáveis que planejam se exercitar.**

Programas de atividade física estruturada ou intencional	GR	NE
Atividade física como lazer, de intensidade leve ou moderada, em indivíduo assintomático e sem fator de risco cardiovascular. Realizar teste ergométrico (não obrigatório) ao iniciar programa de atividade física.	IIa	A
Atividade física como lazer, de intensidade leve ou moderada, em indivíduo assintomático e com fator de risco cardiovascular. Realizar teste ergométrico ao iniciar o programa de atividade física.	IIa	A
Atividade de lazer de alta intensidade, esporte e competição. Realizar teste ergométrico ao iniciar o programa de atividade física.	IIa	A

Fonte: Desenvolvido pela autoria.

91.4.2 Definição do tipo de atividade a ser desenvolvido

De *endurance* (atividades que resultam em maior consumo de oxigênio, como exercícios dinâmicos ou isotônicos), exercícios de flexibilidade (alongamento), de resistência ou exercícios resistidos (componentes dinâmicos e isométricos) e força (isométricos).

91.4.3 Tipos de exercícios quanto à mecânica muscular envolvida

Três tipos são considerados na aplicação de estresse cardiovascular:

1. *Isotônicos ou dinâmicos:* envolvem extensão e flexão de grandes grupos musculares, gerando movimento. O trabalho é realizado à custa de estiramento e encurtamento dos músculos em atividade, sem o desenvolvimento de tensão e com elevação paralela do consumo de oxigênio. A sobrecarga oferecida sobre o ventrículo esquerdo é de natureza volumétrica, proporcional ao tamanho da massa muscular em atividade e à intensidade do exercício. Exemplo: caminhadas, natação com utilização predominante de membros inferiores.
2. *Isométricos ou estáticos:* o trabalho é realizado contra uma resistência fixa, com a musculatura já encurtada, gerando compressão extrínseca sobre as arteríolas e consequente aumento da resistência vascular periférica. O movimento resultante é mínimo ou ausente, sendo maior a sobrecarga pressórica, não relacionada à massa muscular envolvida. Exemplo: manobras de *handgrip* como pressionar uma bola de tênis de modo contínuo e mesma intensidade por período determinado de tempo. Nessa situação, não se observa a elevação proporcional do consumo total de oxigênio, como verificado nos exercícios dinâmicos.
3. *Resistidos ou de resistência:* representam na prática a combinação dos exercícios isotônicos e isométricos, presentes em grande parte das atividades cotidianas, de lazer e esportivas. Exemplo: carregar malas durante caminhada, jogo de vôlei, alpinismo etc. As respostas das variáveis principais envolvidas na realização dos exercícios dinâmicos e resistidos encontram-se descritas na Tabela 91.7.

Tabela 91.7 **Comparação dos efeitos do exercício aeróbico e de resistência sobre variáveis relacionadas à saúde corporal e cardiovascular específicas.**

Variáveis	Exercícios aeróbicos (isotônicos ou dinâmicos)	Exercícios de resistência
FC repouso	↓↓	↔
PAS repouso	↓↔	↔
PAD repouso	↓↔	↓↔
VO2 máximo	↑↑↑	↑↔
HDL colesterol	↑↔	↑↔
LDL colesterol	↓↔	↓↔
Sensibilidade à insulina	↑↑	↑↑
Níveis basais – insulina	↓	↓
Densidade mínima óssea	↑↑	↑↑
% Gordura corporal	↓↓	↓
Massa magra	↔	↑↑
Força	↑↑	↑↑↑
VS repouso e máximo	↑↑	↑↑
Tempo *endurance*	↑↑↑	↑↑
Metabolismo basal	↑	↑↑

(continua)

(continuação)

Tabela 91.7 Comparação dos efeitos do exercício aeróbico e de resistência sobre variáveis relacionadas à saúde corporal e cardiovascular específicas.

Seta horizontal: ausência de modificações específicas com o treinamento; uma, duas ou três setas verticais ascendentes: pequeno, médio ou grande efeito positivo; uma, duas ou três setas verticais descendentes: pequeno, médio ou grande efeito negativo; VS: volume sistólico ejetado; FC: frequência cardíaca; PAS: pressão arterial sistólica; PAD: pressão arterial diastólica; VO2: consumo de oxigênio.

Fonte: Desenvolvido pela autoria.

91.4.4 Estabelecimento da dose de exercício.

Para a atividade predominantemente aeróbica, a intensidade relativa é baseada em valores porcentuais da frequência cardíaca, relacionada ao consumo de oxigênio, com sessões de 20 a 60 minutos, três ou mais vezes por semana. Para aquelas que incluem exercícios de força, a intensidade é determinada por valores porcentuais da contração voluntária máxima (Tabela 91.4). No treinamento de resistência, recomenda-se de uma a três séries de oito a 15 repetições por grupo muscular envolvido, de dois a três dias por semana. Revisão feita por Swain et al. encontrou maiores ganhos no consumo máximo de oxigênio com treinamento de alta intensidade em comparação à moderada intensidade, mas na condição do volume ou dose total mantidos constantes, informações estas reafirmadas por estudos adicionais. No entanto, a determinação dos limiares, mínimo e máximo, de intensidade do exercício para a obtenção de benefícios pode variar na dependência da capacidade física e das habilidades individuais, dificultando sua caracterização.

91.4.5 Sequência e emprego de técnicas de treinamento durante uma sessão de exercícios

A despeito de diferentes normatizações, tornam-se necessárias as fases de *aquecimento*, que é preparatória para músculos, articulações e ligamentos, de *alongamento* (flexibilidade), de *endurance*, de *resistência* e *desaquecimento*, esta última para prevenção de hipotensão advinda da interrupção súbita do exercício. Essas etapas têm como objetivos a diminuição do risco de lesões e/ou de eventos cardiovasculares associados à realização de exercícios súbitos, o aumento da força muscular e do desempenho funcional, o aprimoramento da capacidade de manter as atividades de vida diária, além da promoção da independência pessoal e da melhora da autoestima.

91.4.6 Métodos objetivos para avaliação da capacidade física

Das inúmeras possibilidades existentes, destacam-se as medidas de gasto energético, medidas fisiológicas, sensores de movimento e combinação de métodos que utilizam tipos diferentes de sensores. A calorimetria indireta implica a medida do volume ventilatório em repouso, da quantidade de oxigênio consumido e de dióxido de carbono produzido, com o indivíduo respirando ar ambiente ou mistura de gases com concentração conhecida. O ar expirado por máscara facial é analisado, calculando-se o gasto calórico. Serve como referência para o cálculo do gasto energético em condições controladas. A observação direta por pessoal especializado do indivíduo que pratica atividades físicas (gravação em vídeo e revisão com aplicação escores de intensidade de movimento, tipo de atividade etc.) é mais utilizada em crianças e adolescentes. A medida fisiológica mais utilizada é o controle da frequência cardíaca com pequenos monitores de pulso que recebem por tecnologia *wireless* sinais de eletrodos em contato com o tórax, fixados em uma cinta apropriada, capazes de armazenar dados em alta resolução por vários dias. Essa medida aumenta linear e proporcionalmente à intensidade do exercício, durante atividade aeróbica moderada a acentuada. Há fatores limitantes em faixas baixas de frequência cardíaca e nas atividades que envolvem movimentos de extremidades superiores. Uma das abordagens emprega a estimativa do gasto energético a partir da frequência cardíaca, pela utilização de equações de regressão multivariadas derivadas de grupos populacionais específicos. Ainda, como opções empregadas na prática, são disponíveis os sensores de movimento, sendo os acelerômetros os mais comuns, que medem aceleração e movimento, além dos pedômetros, que medem os passos caminhados com a estimativa da distância caminhada. Os acelerômetros têm a vantagem de capturar a frequência, a duração e a intensidade dos movimentos corporais de maneira padronizada.

91.4.7 Prescrição de exercícios utilizando o teste cardiopulmonar

Baseia-se na determinação objetiva da capacidade funcional máxima ou de pico (VO_2 máximo ou pico) e dos limiares ventilatórios (primeiro e segundo) obtidos durante esforço físico programado por meio da análise dos gases expirados em sistemas dedicados. O objetivo é o encontro da maior intensidade relativa de esforço (% VO^2 máx e faixa correspondente de frequência cardíaca) que é desenvolvida em ambiente predominantemente aeróbico, imediatamente abaixo da ocorrência do limiar anaeróbico (LA) ou primeiro limiar ventilatório, definido como o momento do exercício no qual a velocidade de produção de ácido lático excede a velocidade de remoção, com consequente acúmulo de ácido decorrente de metabolismo anaeróbico. A caracterização desse *momento* metabólico tem sua expressão no comportamento das variáveis ventilatórias durante o esforço, definido por vários métodos: a) método do *V-Slope:* o ponto no qual a frequência de aumento no VCO_2 relativo ao VO_2 aumenta; b) o ponto de intersecção entre VCO_2 e VO_2, com perda da relação linear entre as duas curvas pela maior produção de CO_2 (a curva de VCO_2 ultrapassa a de VO_2); c) o ponto em que se observa o menor valor do equivalente ventilatório de oxigênio (VE/VO_2), que passa a elevar-se de modo sistemático em seguida e concomitante ao aumento da pressão expiratória final de O_2 ($PETO_2$), entre outros. Igualmente, o LA pode também ser caracterizado pela dosagem sanguínea do lactato, empregando-se técnicas apropriadas, porém de difícil acesso na prática clínica. O encontro de valores superiores a 4 mMol.L representa habitualmente a situação de acidose predominante. Assim, torna-se importante ressaltar que o consumo de oxigênio (VO_2) no momento do LA demonstra ampla aplicabilidade na caracterização da capacidade de realizar atividades aeróbicas mantidas e determinar a intensidade individual de treinamento em um programa estruturado de exercícios. No entanto, deve-se ressaltar que, no indivíduo saudável e a depender da modalidade praticada de exercícios, a prescrição ideal pode ocorrer em algum momento do exercício entre o primeiro limiar ventilatório e o segundo limiar ventilatório, também denominado ponto de compensação respiratória, que coincide com intensa acidose metabólica e tentativa final dos mecanismos de compensação do organismo. Este representa, na prática, o esgotamento dos sistemas orgânicos que são envolvidos para o tamponamento da acidose crescente no exercício intenso, imediatamente antes de o consumo máximo de oxigênio ter sido alcançado. É traduzido no teste cardiopulmonar de exercício pelo comportamento específico de algumas variáveis ventilatórias, como: a) elevação contínua do equivalente ventilatório de CO_2 ou VE/VCO_2 (que exprime a necessidade ventilatória para expelir um litro de CO_2 ou quantos litros necessitam ser ventilados para eliminar um litro de CO_2). Nos indivíduos saudáveis, essa razão situa-se entre 28 e 30 (28-30 litros de ventilação do ar ambiente utilizados para eliminar um litro de CO_2), sendo que a inclinação de reta resultante entre as duas variáveis, ventilação e produção de CO_2 no exercício ou VE/VCO_2 *slope*, guarda importante valor prognóstico para eventos cardiovasculares (mortalidade) no seguimento clínico, em especial em pacientes com insuficiência cardíaca congestiva; b) momento do exercício em que a variável ventilatória *pressão expirada final de* CO_2 ou $PETCO_2$, após se elevar de 3 a 8 mmHg durante o transcorrer do exercício, passa a apresentar queda contínua, representando a inabilidade em eliminar o CO_2 adicional produzido pelo metabolismo anaeróbico ao final do esforço (Figuras 91.2 a 91.4).

Teste cardiopulmonar de exercício realizado em indivíduo saudável, com atividade física regular, praticante de corridas diárias (10 km/dia), sexo masculino, 29 anos, sem controle de frequência cardíaca (controla o treinamento apenas pelo grau de cansaço). Procurou orientação especializada, pois manifesta a vontade de intensificar o treinamento, sendo então solicitada a prova pelo médico assistente. O eixo das abscissas ou horizontal representa a elevação do consumo de oxigênio ou VO_2 durante o exercício, em mL, e o eixo das ordenadas ou vertical representa a produção crescente de CO_2 ou VCO_2, ambas variáveis quantitativas relacionadas em uma reta resultante, no método denominado *V-Slope*. Quando a produção de CO_2 passa a predominar sobre o consumo de O_2, observa-se um desvio da inclinação dessta reta em direção ao VCO_2 produzido, assinalada pela primeira linha vertical tracejada (verde) no gráfico como *AT ou limiar anaeróbico* ou, ainda, *primeiro limiar ventilatório*. Habitualmente, para a prescrição do exercício aeróbico podem-se utilizar a frequência cardíaca e o gasto calórico desse momento como ideais. A linha vertical em vermelho representa o término do exercício.

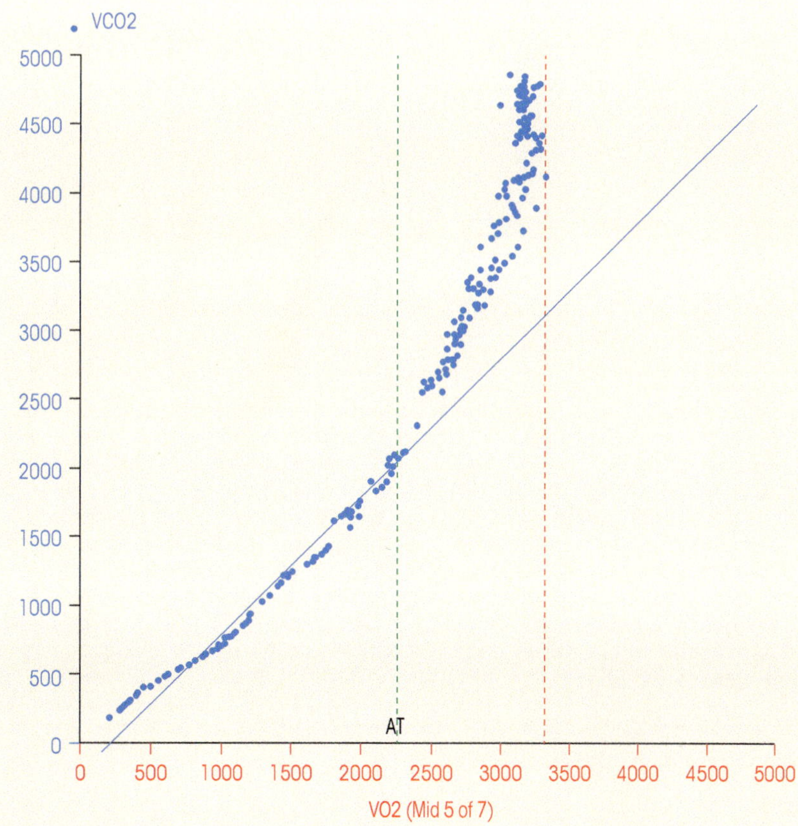

Figura 91.2 **Método do *V-Slope*.**

Fonte: Desenvolvido pela autoria.

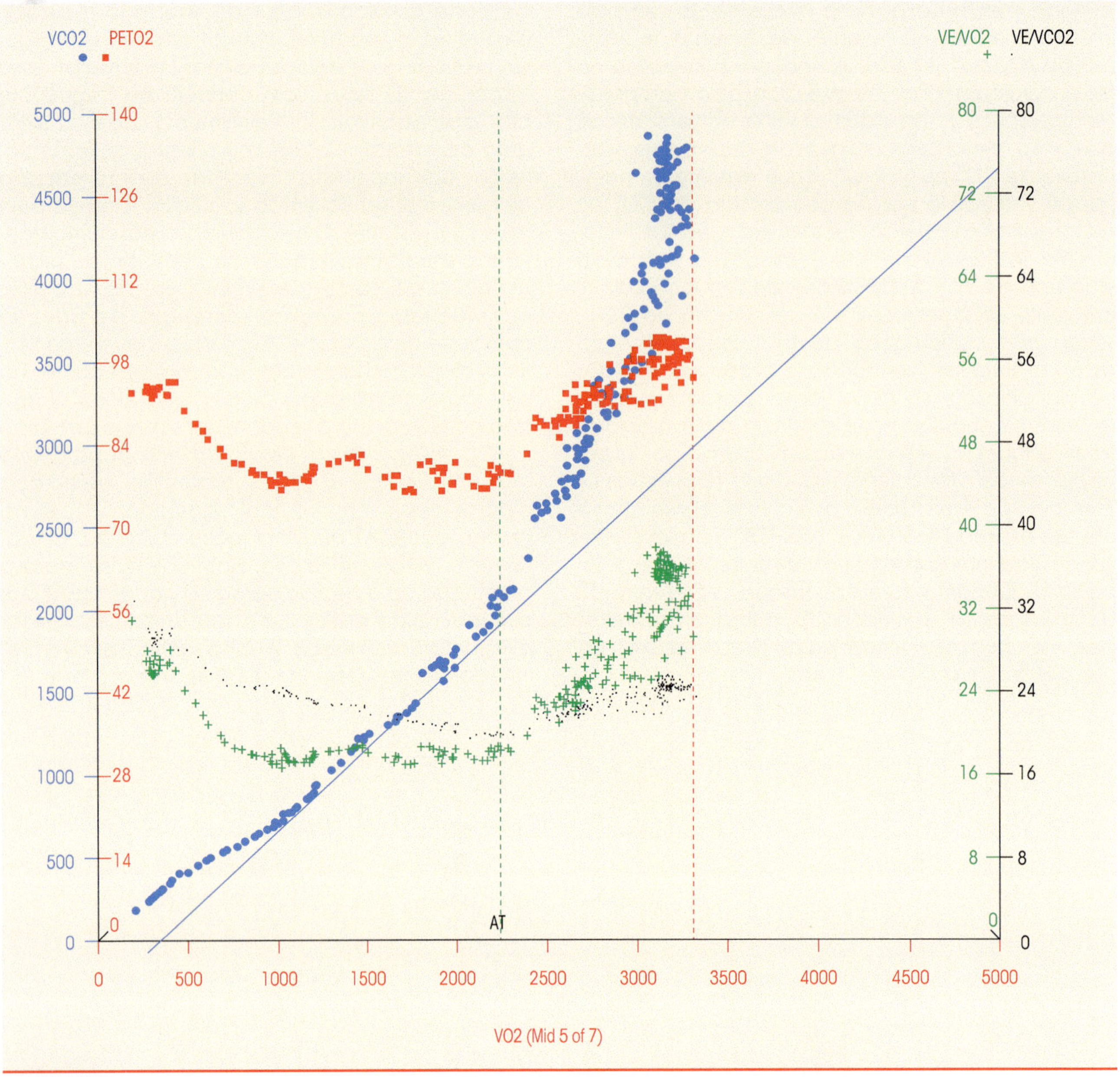

Figura 91.3 **Comportamento das variáveis respiratórias durante a realização do teste cardiopulmonar do exercício com cargas crescentes em protocolo de rampa, no mesmo indivíduo, evidenciando-se como critérios para a determinação do limiar anaeróbico ou *AT* (primeira linha vertical tracejada), adicionais ao método do *V-Slope*, descrito na Figura 91.2: a) observação do *menor valor de VE/VO$_2$*, que representa a necessidade de ventilação em litros de ar ambiente para consumir um litro de O$_2$ ou VO$_2$ (resultado dessa razão em torno de 30 habitualmente, ou, de modo simples, expressar que se necessitam ventilar 30 litros para consumir um litro de O$_2$ ou VO$_2$, em repouso), *seguindo-se sua elevação contínua* com o progredir do exercício; curva representada em *verde*; b) elevação concomitante e contínua da PETO$_2$, na curva representada em *vermelho*, precedida por queda durante a fase que antecede o AT (primeira linha vertical tracejada); c) nota-se que no momento do AT não há elevação expressiva do VE/VCO$_2$ (curva representada em *preto*).**

VCO$_2$: produção de CO$_2$; PETO$_2$: pressão expirada final de O$_2$; AT: limiar anaeróbico; VE/VO$_2$: equivalente respiratório ou ventilatório de O$_2$; VE/VCO$_2$: equivalente respiratório ou ventilatório de CO$_2$

Fonte: Desenvolvido pela autoria.

Paciente masculino, 54 anos, com diagnóstico de miocardiopatia isquêmica (fração de ejeção de 22%) por doença arterial coronária e antecedentes de infarto do miocárdio, intervenção coronária percutânea, tabagismo, dislipidemia e hipertensão arterial sistêmica, em otimização terapêutica;

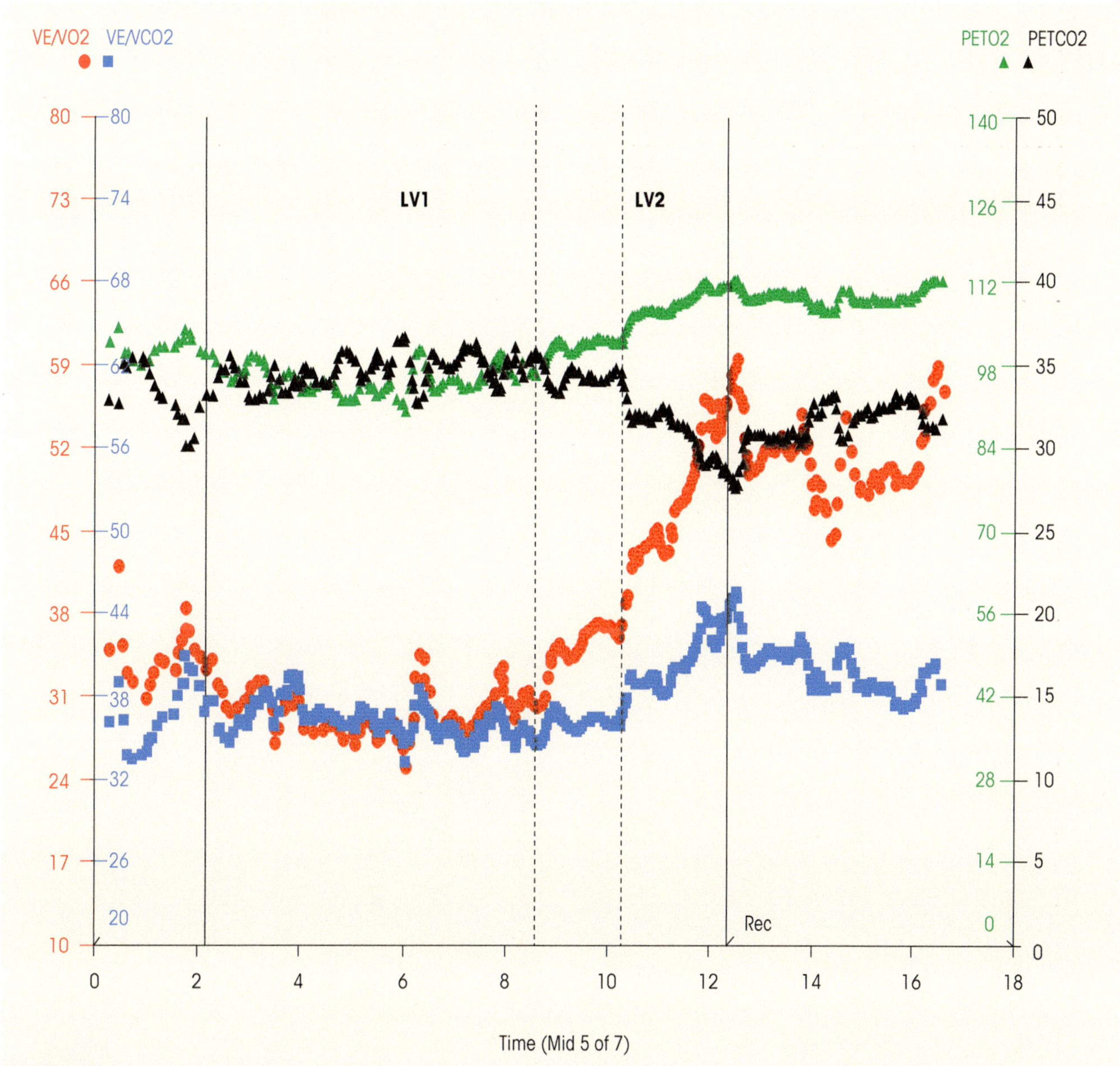

Figura 91.4 **Caracterização do segundo limiar ventilatório ou ponto de compensação respiratória.**

Time: tempo de exercício; Mid 5 of 7: média de 5 a 7; Rec.: período de recuperação.

Fonte: Desenvolvido pela autoria.

encaminhado ao teste cardiopulmonar de exercício para estratificação adicional de risco. Gráfico representado pelos equivalentes ventilatórios (VE/VO_2 e VE/VCO_2) e pressões expiradas de O_2 e CO_2, respectivamente ($PETO_2$ e $PETCO_2$), em função do tempo, com duas linhas tracejadas verticais definindo o *primeiro limiar ventilatório (LV1)* ou *limiar anaeróbico* e o *segundo limiar ventilatório (LV_2)* ou *ponto de compensação respiratória*. Nota-se que, no momento do exercício em que o VE/VCO_2 passa a se elevar rapidamente – curva em *azul* na intersecção com a segunda linha tracejada (LV_2) – e a $PETCO_2$ passa a cair continuamente – curva em *preto* na intersecção com a segunda linha vertical tracejada (LV_2) –, define-se o segundo limiar ventilatório. Nos indivíduos saudáveis, a depender do exercício realizado e das condições de treinamento, o exercício pode ser prescrito entre o LV_1 e o LV_2.

DICAS DO EDITOR

Referências bibliográficas

1. Arena R, Guazzi M, Cahalin LP, Myers J. Revisiting cardiopulmonary exercise testing applications in heartfailure: aligning evidence with clinical practice. Exerc. Sport Sci. Rev. 2014;42(4):153-160.
2. Belardinelli R, Paolini I, Cianci G, Piva R, Georgiou D, Purcaro A. Exercise training intervention after coronary angioplasty: the ETICA trial. J Am Coll Cardiol. 2001 Jun 1;37(7):1891-900.
3. Blair SN, Jackson AS. Physical fitness and activity as separate heart disease risk factors: a meta-analysis. Med Sci Sports Exerc. 2001;33:762-4.
4. Breslow RA, Ballard-Barbash R, Munoz K, et al. Long-term recreational physical activity and breast cancer in the National Health and Nutrition Examination Survey I epidemiologic follow-up study. Cancer Epidemiol Biomarkers Prev. 2001;10:805-8.
5. Church TS, Earnest CP, Skinner JS, Blair SN. Effects of different doses of physical activity on cardiorespiratory fitness among sedentary, overweight or obese postmenopausal women with elevated blood pressure: a randomized controlled trial. JAMA. 2007;297(19):2081-91.
6. Fletcher G, Balady GJ, Vogel RA, et al. Preventive cardiology: how can we do better? Proceedings of the 33rd Bethesda Conference. Bethesda, Maryland, USA. December 18, 2001. J Am Coll Cardiol. 2002 Aug 21;40(4):580-651.
7. Forman DE, Arena R, Boxer R, Dolansky MA, Eng JJ, Fleg JL, et al.; American Heart Association Council on Clinical Cardiology; Council on Cardiovascular and Stroke Nursing; Council on Quality of Care and Outcomes Research; and Stroke Council. Prioritizing functional capacity as principal end point for therapies oriented to older adults with cardiovascular disease: a Scientific Statement for Healthcare Professionals from the American Heart Association. Circulation. 2017;135(16):e894-e918.
8. Garber CE, Blissmer B, Deschenes, MR, et al. Position Stand. American College of Sports Medicine. Modificado de Quantity and Quality of Exercise for Developing and Maintaining Cardiorespiratory, Musculoskeletal, and Neuromotor Fitness In Apparently Healthy Adults: Guidance for Prescribing Exercise. Medicine & Science In Sports & Exercise. 2011.
9. Ghorayeb N, Costa RVC, Castro I, Daher DJ, Oliveira Filho JA, Oliveira MAB, et al. Diretriz em Cardiologia do Esporte e do Exercício da Sociedade Brasileira de Cardiologia e da Sociedade Brasileira de Medicina do Esporte. Arq Bras Cardiol. 2013;100(1Supl.2):1-41.
10. Godoy M, Bellini JA, Mastrocolla LE, Pássaro LC, et al. I Consenso Nacional de Reabilitação Cardiovascular. Arq. Bras. Cardiol. 1997;69(IV):267-91.
11. Kraus WE, Bittner V, Appel L, Blair SN, Church T, Després J-P, et al.; on behalf of the American Heart Association Physical Activity Committee of the Council on Lifestyle and Metabolic Health, Council on Clinical Cardiology, Council on Hypertension, and Council on Cardiovascular and Stroke Nursing. The National Physical Activity Plan: a call to action from the American Heart Association: a science advisory from the American Heart Association. Circulation. 2015;131:1932-40.
12. Lee IM, Paffenbarger RS Jr, Hennekens CH. Physical activity, physical fitness and longevity. Aging (Milano). 1997;9:2-11.
13. Manual do ACSM para teste de esforço e prescrição de exercício. 5.ed. 1995 American College of Sports Medicine. p.4.
14. Mastrocolla, LE, et al. Consenso Nacional de Ergometria. Arq. Bras. Cardiol. 1995;65:189-211.
15. Meneghelo RS, Araújo CGS, Stein R, Mastrocolla LE, Albuquerque PF, Serra SM, et al. Sociedade Brasileira de Cardiologia. III Diretrizes da Sociedade Brasileira de Cardiologia sobre teste ergométrico. Arq Bras Cardiol. 2010;95(5;1):1-26.
16. Paffenbarger RS Jr, Hyde RT, Wing AL, et al. A natural history of athleticism and cardiovascular health. JAMA. 1984;252:491-5.
17. Pate RR, Pratt M, Blair SN, et al. Physical activity and public health: a recommendation from the Centers for Disease Control and Prevention and the American College of Sports Medicine. JAMA. 1995;273:402-7.
18. Silva TAA, Frisoli Jr A, Pinheiro MM, Szejnfeld VL. Sarcopenia associada ao envelhecimento: aspectos etiológicos e opções terapêuticas sarcopenia and aging: etiological aspects and therapeutic options. Rev Bras Reumatol. 2006 Nov/Dez;46(6):391-7.
19. Strath SJ, Kaminsky LA, Ainsworth BE, et al. Guide to the Assessment of Physical Activity: Clinical and Research Applications: A Scientific Statement From the American Heart Association. Circulation. 2013 Oct 14 [on line].
20. Thompson PD, Buchner D, Piña IL, et al. Exercise and physical activity in the prevention and treatment of atherosclerotic cardiovascular disease a statement from the Council on Clinical Cardiology (Subcommittee on Exercise, Rehabilitation, and Prevention) and the Council on Nutrition, Physical Activity, and Metabolism (Subcommittee on Physical Activity) from AHA and ACSM. Circulation. 2003;107:3109-116.
21. US Department of Health and Human Services. Physical Activity and Health: a report of the Surgeon General. Pittsburgh, Pa: President's Council on Physical Fitness and Sports. 1996.
22. US Department of Health and Human Services. Physical Activity and Health: a report of the Surgeon General. Atlanta, GA: US Department of Health and Human Services, Centers for Disease Control and Prevention, National Center for Chronic Disease Prevention and Health Promotion. 1996.

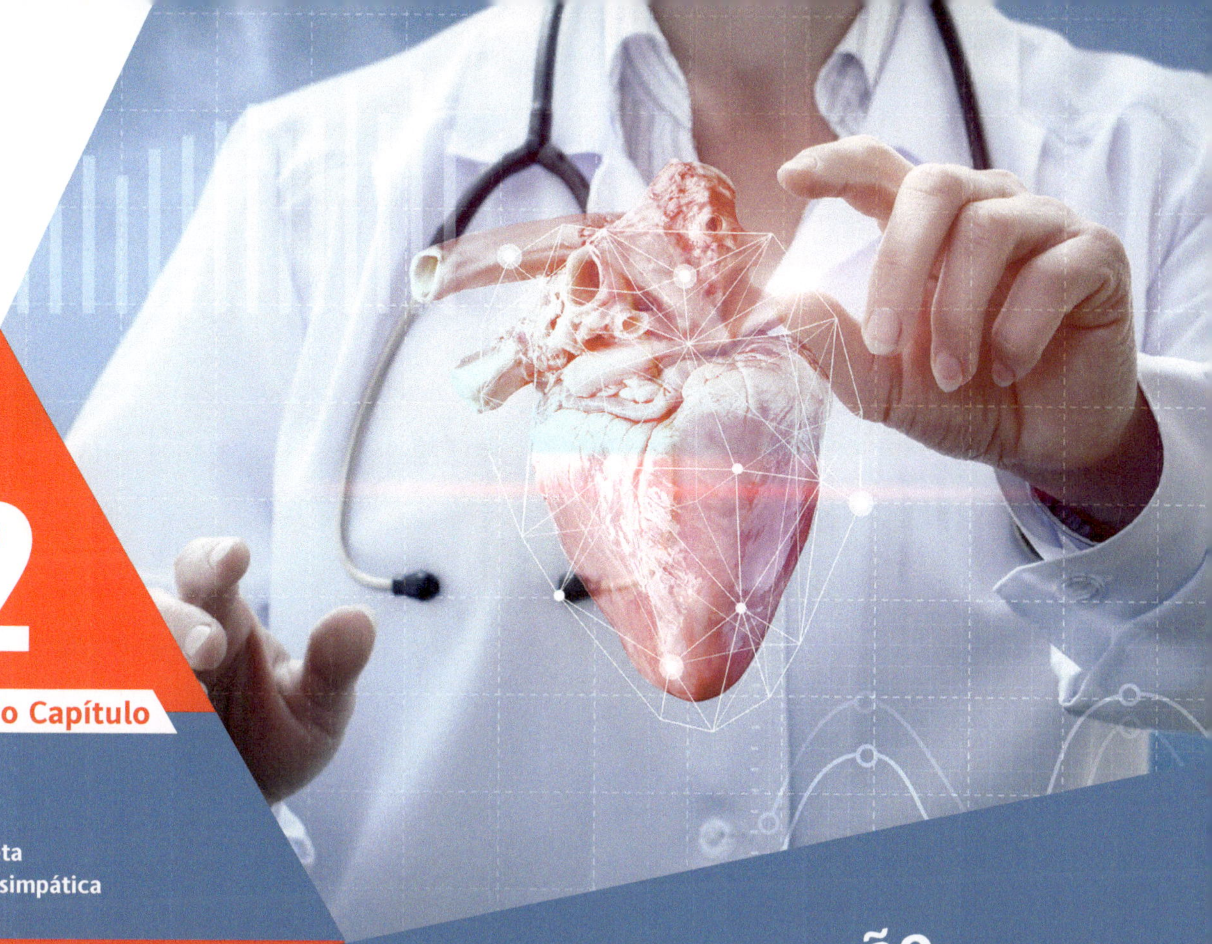

92

Destaques do Capítulo

- Exercício
- Atividade física
- Atleta
- Coração de atleta
- Atividade parassimpática
- Vagotonia

Avaliação clínica pré-participação do atleta

Ricardo Contesini Francisco
Rosane Cardoso Ferreira Alves
Thiago Ghorayeb Garcia
Nabil Ghorayeb

A prática esportiva tem grande impacto na preservação e na promoção da saúde, devendo sempre ser incluída nas orientações médicas para todos os pacientes. Contudo, existem pessoas que apresentam doenças cardíacas latentes, que podem restringir ou mesmo impedi-las de realizar qualquer esforço físico. A primeira manifestação de uma doença miocárdica estrutural latente pode ser a morte súbita cardíaca, sem qualquer sintoma anterior, gerando comoção na família, em toda a comunidade e grande repercussão na mídia.

De acordo com o *Manual of Sports Cardiology*, o risco de morte súbita em atletas jovens varia conforme o tipo de atividade física realizado, gênero, idade, raça e herança genética, com incidência de uma a três para cada 100 mil atletas jovens. Dessa forma, a avaliação pré-participação (APP) em atletas ou em qualquer indivíduo que se proponha a fazer atividade física apresenta grande importância. O objetivo primordial da APP é detectar alterações cardiológicas, muitas delas silenciosas, que podem expor o indivíduo a riscos durante o exercício. Além disso, durante a realização da APP, podem-se diferenciar as alterações estruturais miocárdicas patológicas das alterações fisiológicas, compatíveis com coração de atleta. As alterações cardiovasculares, pulmonares, hematológicas, metabólicas, nutricionais e do sistema nervoso autonômico durante o esforço podem aumentar o risco de morbidade e de mortalidade, diante de alterações cardiológicas estruturais patológicas, principalmente devido ao aumento da instabilidade elétrica no miocárdio doente, levando a arritmias. Dentre as principais causas de eventos fatais nas atividades esportivas não traumáticas, destaca-se a etiologia cardiovascular.

Diversos protocolos para triagem pré-participação esportiva foram publicados, com algumas diferenças entre eles, baseados em experiência de especialistas. O protocolo da American Heart Association propõe para APP uma triagem baseada em 14 itens, sendo 10 perguntas e 4 itens relacionados a exame físico. Não inclui a realização do eletrocardiograma (ECG) em repouso, justificando que esse exame não apresenta boa relação custo-benefício devido ao elevado número de falsos positivos, gerando procedimentos adicionais desnecessários, além do desgaste emocional no atleta e até mesmo no afastamento definitivo de suas atividades esportivas. Já o protocolo proposto pela European Society of Cardiology (ESC), além do questionário e da avaliação física, inclui o ECG. A Fédération Internationale de Football Association (FIFA) inclui questionário, avaliação física, ECG e ecodopplercardiograma.

Na Itália, desde 1971 existe legislação específica que obriga à realização da avaliação médica prévia em todos os atletas competitivos. Nesse programa, financiado pelo governo italiano, todos os indivíduos entre 12 e 35 anos que desejam praticar atividades desportivas organizadas devem se submeter a um exame médico anual realizado por um médico autorizado, que emite o atestado médico liberatório para a prática físico-desportiva. Em 1982 essas recomendações foram aperfeiçoadas: história, exame clínico, ECG, teste ergométrico máximo e teste de função pulmonar. A partir de 1994 foi acrescentado à avaliação o ecodopplercardiograma para atletas de futebol, boxe e ciclismo

A partir dos anos 1970 foi implantada na seção de cardioesporte do Instituto Dante Pazzanese (IDPC) a APP. A atualização de 2019 da Diretriz em Cardiologia do Esporte e do Exercício da Sociedade Brasileira de Cardiologia (SBC) e da Sociedade Brasileira de Medicina do Exercício e Esporte postula uma divisão didática e também pelas diferenças fisiológicas para avaliação de atletas profissionais e não profissionais, mas que se mesclam em alguns pontos. O protocolo da APP do IDPC, que segue as diretrizes brasileiras, inclui:

- anamnese, com ênfase na história esportiva e familiar, visando identificar doenças latentes que possam ser causa de morte súbita durante a prática de atividade física; deve-se questionar sobre uso de drogas lícitas e ilícitas, que podem ser consideradas *dopping*, além de causar danos à saúde do atleta;
- exame físico completo;
- exames complementares; com análises laboratoriais (hemograma, perfis glicídico e lipídico, perfil hidroeletrolítico, função renal, função tireoidiana, função hepática, reações sorológicas para doença de Chagas, hepatites, HIV e avaliação urinária); ECG em repouso, teste ergométrico até a exaustão e teste cardiopulmonar do exercício. Demais exames complementares devem ser guiados por achados na APP.

Para crianças e adolescentes, os exames seguem roteiro mais restrito e individualizado pelos antecedentes informados na história: ECG, glicemia e hemograma, raio x de tórax e ecocardiograma.

A APP deve ser periódica, mas ainda está sendo implementada lentamente por federações e clubes esportivos. A recomendação médica de afastamento do atleta, no auge de sua vida profissional e econômica, não é aceita tranquilamente, e chega a ser ignorada pelo atleta e pelos responsáveis. Nessas situações faz-se necessária a formação de uma junta médica que fará a *segunda opinião*, dando um peso definitivo não desprezível a essa grave decisão.

Os objetivos básicos da APP são:

1. Detectar precocemente doenças incipientes, que causem risco durante o exercício físico esportivo ou de lazer.
2. Analisar o impacto dos treinamentos intensivos e contínuos no indivíduo
3. Confirmar a regressão das alterações cardíacas com o abandono dos treinamentos, constatada geralmente após três a seis meses de afastamento.
4. Avaliar os riscos e os benefícios do exercício, principalmente após a quarta década de vida, quando aumenta a incidência de doenças degenerativas.
5. Determinar a capacidade cardiopulmonar funcional do atleta.

A identificação precoce de anormalidades permite, com sua resolução satisfatória, a continuidade da atividade esportiva.

Na maioria das vezes os atletas são indivíduos assintomáticos e em excelente estado geral. Mas também existem aqueles que negam qualquer sintoma por temer a inelegibilidade para a prática de atividade física competitiva.

A avaliação do atleta segue a semiologia tradicional, porém com maior ênfase aos aparelhos mais exigidos durante a prática de atividade física.

92.1 Anamnese e exame físico

A anamnese é o primeiro passo no processo da APP. É considerada uma fonte rica de informações, devendo ser completa e detalhada, com ênfase em antecedentes pessoais e familiares, sintomas relacionados com esforços físicos e história cronológica pormenorizada da vida esportiva. Antecedentes pessoais de precordialgia, dispneia, síncope, tonturas e palpitações desencadeadas pelo exercício obrigam investigação mais detalhada, assim como antecedentes familiares de cardiopatias, morte prematura de parentes diretos, hipertensão arterial, diabetes, dislipidemias e insuficiência coronária.

O histórico esportivo deve incluir o início das atividades físicas regulares, a duração e a intensidade dos treinamentos, e a qualidade do trabalho físico, isto é, posição do atleta na equipe e o tipo de modalidade esportiva praticada. Um princípio importante na avaliação cardiovascular é o de que as funções miocárdicas e a circulação coronária podem ser adequadas no repouso, mas não durante o exercício; portanto, deve-se dar maior atenção à influência da atividade física como desencadeante dos sintomas referidos pelo atleta, devendo ser valorizada e investigada. Entretanto, mesmo atletas com cardiopatias podem apresentar alta capacidade funcional, atingindo 15 a 16 MET no teste ergométrico.

92.1.1 Exame físico

O exame físico do atleta deve ser completo, com medidas antropométricas e exame físico geral.

92.1.1.1 Tórax

Inspeção. Deve-se observar o estado geral e as mucosas, a postura e o comportamento do atleta (estado de estresse), além de possíveis deformidades. Deve-se avaliar se o desenvolvimento corporal e o crescimento estão de acordo com a idade cronológica do atleta. Nos longilíneos excessivamente altos para sua idade e com braços mais longos e dedos longos e finos, conferindo-lhes envergadura exagerada, devem ser afastadas formas leves heterozigóticas da síndrome de Marfan. A inspeção pode, ainda, revelar precórdio hiperdinâmico ou assimétrico, o que pode fazer suspeitar dilatação ou hipertrofia de ventrículo esquerdo secundária a cardiomiopatia, estenose aórtica ou shunt de esquerda para a direita.

Palpação. O exame dos pulsos femorais auxilia na identificação de coartação da aorta, e o pulso carotídeo bífido é compatível com cardiomiopatia hipertrófica.

Ausculta cardíaca e medida da pressão arterial. Pode-se encontrar bradicardia, que é achado habitual nos atletas, hiperfonia de bulhas e sopros inocentes ou funcionais, que não significam a presença de cardiopatias, podendo ocorrer em desportistas jovens. Em geral, são sistólicos leves, de tonalidades média ou baixa, de curta duração e proto ou mesossistólicos. Os atletas que correm longas distâncias também podem apresentar sopros de fluxo, secundários a aumento do volume sistólico, devendo ser correlacionados com outros achados. Deve-se atentar para o fato de que a terceira bulha é normal em criança e adolescente, ao contrário da quarta bulha, que quase sempre é anormal em pessoas jovens. Deve-se ter atenção especial na aferição da pressão arterial; o manguito deve cobrir pelo menos dois terços do braço do paciente e ser suficientemente largo para cobrir pelo menos um terço da circunferência do braço. Deve-se evitar o consumo de cafeína uma hora antes da aferição da pressão. Outros achados como fibrilação atrial, taquicardia e sopros típicos de valvopatias ou de cardiopatias congênitas são característicos dessas doenças e não da síndrome do coração de atleta.

92.1.1.2 Cabeça e pescoço

Segue a semiologia habitual, porém dar especial atenção à palpação tireoidiana, aos pulsos carotídeos e ao retorno jugular.

92.1.1.3 Abdome

Segue a semiologia habitual, porém sempre pesquisar possíveis hérnias.

92.1.1.4 Órgãos genitais

É importante a pesquisa de história de doença sexualmente transmissível.

92.2 Exames complementares

92.2.1 Exames laboratoriais

Hemograma:

No hemograma do atleta pode-se evidenciar anemia, principalmente a ferropriva, geralmente consequente a erros alimentares e até desnutrição de vários graus. Há também a anemia relacionada à hemólise decorrente do trauma recorrente em planta dos pés de corredores; mesmo em níveis leves, pode causar prejuízo no rendimento do atleta. Anemias mais intensas podem ser sintomáticas e causar alteração no ECG e sopros. Leucopenia absoluta e relativa é comumente observada em atletas de alto rendimento, indicando diminuição de imunidade e maior suscetibilidade a infecções virais.

Ferro e ferritina:

Com outros exames, servem para detectar a síndrome do excesso de treinamento (*overtraining*).

Sódio, potássio e cloro:

Os distúrbios eletrolíticos podem causar diminuição da força muscular, cãibras e alterações eletrocardiográficas, representadas por distúrbios do ritmo e da repolarização ventricular, que podem se confundir com adaptações fisiológicas do eletrocardiograma do atleta. Podem ser ocasionados por prática de atividade física intensa, associada a sudorese excessiva em dias quentes e a não reposição adequada de água e eletrólitos. A hiponatremia crônica é motivo de preocupação nas provas longas e sob calor intenso.

Perfil lipídico e glicemia:

A associação de aterosclerose com dislipidemia e diabetes é frequente. A coronariopatia é prevalente no grupo etário acima dos 35 anos e é considerada a principal causa de morte súbita em atletas acima dessa faixa etária. Além da associação com coronariopatia, o paciente diabético deve ser orientado sobre os riscos de cetoacidose diabética, caso realize atividade física com níveis glicêmicos elevados. Esse grupo de pacientes também deve ser orientado em relação à prática de exercícios resistidos, devido a evidências demonstrarem que esse tipo de exercício aumenta o número de receptores de membrana GLUT-4 que transportam a glicose para o interior da célula.

Sorologia para doença de Chagas e outras doenças:

Por ainda ser endêmica em algumas regiões do Brasil e da América do Sul e subdiagnosticada nos esportistas brasileiros, que muitas vezes provêm de regiões de nível socioeconômico mais baixo, a pesquisa da doença de Chagas e a sorologia para hepatite B e C em suas várias formas clínicas faz-se necessária como rotina no Brasil, na avaliação de atletas. A sorologia para HIV deve ser solicitada (sempre com a autorização do atleta registrada em prontuário) nas suspeitas clínicas específicas por ser doença sexualmente transmitida e com evolução maligna.

Demais exames, como função renal, hepática e tireoidiana, devem ser solicitados, pois muitas vezes é a primeira visita do atleta ao médico e devem-se conhecer as condições que podem afetar treinamento e *performance*, além de diagnosticar doenças latentes que trazem risco à vida do paciente.

92.2.2 Radiografia de tórax

Em posição posteroanterior e perfil esquerdo é exame de rotina. Seu baixo custo e as valiosas informações que fornece sobre a estrutura do coração e dos vasos sanguíneos torácicos permitem identificar cardiopatias silenciosas, incluindo calcificações pericárdicas e vasculares importantes, assim como doenças congênitas. Nos atletas, permite avaliar a área cardíaca, que poderá estar globalmente aumentada, com circulação pulmonar reforçada em decorrência das características hiperdinâmicas funcionais do coração de atleta, além de detectar alterações osteoarticulares e pleuropulmonares, sintomáticas ou não.

92.2.3 Eletrocardiograma em repouso

O ECG de 12 derivações é importante método diagnóstico cardiovascular. Alterações na frequência cardíaca, no ritmo, na condução elétrica e na repolarização ventricular são consideradas, na maioria dos casos, variações da normalidade, próprias do coração de atleta. As constantes discussões em relação à inclusão do ECG nas APP se devem principalmente aos possíveis erros diagnósticos, ao se confundir alterações fisiológicas do coração de atleta com alterações patológicas e os custos com investigações desnecessárias que isso ocasionaria.

92.2.3.1 Distúrbios do ritmo e da condução

92.2.3.1.1 Bradicardia sinusal

A hipertonia vagal presente no coração do atleta se manifesta, principalmente, por bradicardia e pausas sinusais. A bradicardia sinusal, definida como frequência cardíaca inferior a 50 batimentos por minuto, está presente em 50 a 85% dos atletas de qualquer modalidade esportiva, podendo ser encontrada em até 90% dos atletas de *endurance*. Muitos atletas assintomáticos têm pausas sinusais em repouso e durante o sono, podendo exceder três segundos. A arritmia sinusal fásica também é frequente e tende a desaparecer com o esforço.

92.2.3.1.2 Arritmias supraventriculares

Arritmias supraventriculares são comuns no coração do atleta. A atividade regular de alta intensidade aumenta em até cinco vezes o risco de arritmias supraventriculares como fibrilação atrial e *flutter* atrial. A causa é multifatorial, mas aceitam-se como principais fatores causadores o aumento biatrial e o aumento do tônus vagal.

92.2.3.1.3 Distúrbios de condução atrioventriculares

Bloqueios atrioventriculares (BAV) de primeiro grau e de segundo grau Mobitz tipo I são frequentes no coração de atleta. Tem-se sugerido que essas alterações são decorrentes da hiperativação vagal ou alteração intrínseca do nó atrioventricular. Esses bloqueios tendem a desaparecer momentaneamente com o exercício (como no teste ergométrico) e a ser reversíveis com o descondicionamento físico em 95% dos indivíduos.

92.2.3.1.4 Distúrbios de condução intraventricular de níveis variados

São mais frequentes os do ramo direito do feixe de His. Essa alteração está relacionada ao atraso de condução causada pelo remodelamento do ventrículo direito e não por disfunção do sistema His-Purkinje. O distúrbio de condução do ramo direito pode ser encontrado em até 60% dos atletas.

92.2.3.2 Alterações da repolarização ventricular

A alteração da repolarização ventricular é diagnosticada quando presente em pelo menos três derivações do ECG. São mais encontradas nas precordiais esquerdas, com os seguintes padrões:

a) Repolarização ventricular precoce, encontrada em até 88% em atletas de alta *performance*. Caracterizada pela elevação do segmento S-T com concavidade para cima e onda T positiva. Corresponde à causa mais comum de elevação do segmento S-T de caráter benigno em coração normal e que pode ser detectada nas derivações inferiores, precordiais esquerdas e, mais raramente, nas precordiais direitas. Não há associação dessa alteração com morte súbita cardíaca em atletas. Há uma variante da repolarização precoce que é descrita como elevação convexa do segmento S-T seguida por onda T negativa, presente nas derivações V1 a V4. Esse padrão de repolarização precoce é encontrada em até 23% de atletas negros.

b) Padrão juvenil: é a nomenclatura que se dá para o padrão de inversão de onda T nas derivações V1 a V3 em atletas menores de 16 anos de idade, refletindo a dominância do ventrículo direito nessa faixa etária. As ondas T precordiais direitas geralmente tornam-se positivas após essa idade, mas ocasionalmente podem persistir negativas no adulto jovem, principalmente em V1.

c) Pseudoisquemia, com ondas T negativas ou difásicas.

92.2.3.3 Sobrecargas ventriculares:

O remodelamento cardíaco ocasionado pela atividade física, geralmente presente em atletas que se exercitam mais de seis horas por semana, acima de 60% do VO_2 máximo, pode ser reproduzido no ECG pelo padrão de sobrecarga ventricular esquerda, embora o diagnóstico de hipertrofia pelo ECG não tenha boa correlação com os achados dos exames de imagem, como a ecocardiografia. O critério mais usualmente utilizado para avaliar hipertrofia ventricular esquerda é o de Sokolow-Lyon. As sobrecargas ventriculares relacionadas ao exercício físico são influenciadas por alguns fatores como gênero, idade, tipo e intensidade de atividade física realizada.

92.2.3.4 Arritmias

Para Hein Heidbuchel, em artigo publicado no ESC em 2018, o coração do atleta é proarrítmico. Ele postula que o esporte ou pode induzir o surgimento do substrato arrítmico ou apenas ser um gatilho diante de um substrato já existente.

A incidência das extrassístoles ventriculares detectadas nos atletas adultos até 35 anos, na seção de cardioesporte do IDPC, foi de 15,3%. Os batimentos ectópicos ventriculares, apesar de serem considerados na maioria das vezes benignos, podem ser um marcador de doença cardíaca existente. As arritmias ventriculares são a principal causa de morte súbita cardíaca em atletas.

Síndromes arritmogênicas graves, como a de pré-excitação Wolff-Parkinson-White, síndrome do QT curto ou longo e síndrome de Brugada, são diagnosticadas inicialmente pelo ECG, e podem ser causa de morte súbita em atletas. Alguns estudos demonstraram maior frequência de síndrome de Wolff-Parkinson-White em atletas que na população geral, porém com baixa incidência de taquiarritmias, estimada em cerca 0,15%.

92.2.4 Teste ergométrico e cardiopulmonar

O teste ergométrico e o cardiopulmonar oferecem importantes informações sobre o desempenho do atleta, porém o cardiopulmonar fornece informações mais precisas em relação ao VO_2 máximo consumido durante a prática esportiva. Na avaliação ergométrica avaliam-se a função cardiovascular e a capacidade funcional do atleta nos esforços físicos, seus limites fisiológicos e sua evolução com a preparação física. Da mesma forma, pode contribuir para avaliar presença de isquemia do miocárdio, de arritmias ou identificar outras causas de sintomas durante a prática da atividade física. A presença da hipertrofia ventricular esquerda pode diminuir a acurácia do teste ergométrico, porém as demais variáveis do teste cardiopulmonar contribuem para uma avaliação com resultados mais fidedignos.

De acordo com as diretrizes de ergometria da SBC, o teste ergométrico, assim como outros exames complementares, exceto o ECG, devem ser solicitados apenas para atletas acima de 35 anos ou mediante alterações encontradas no exame físico.

92.2.5 Ecocardiografia

A realização da ecocardiografia no exame de pré-participação (triagem) de atletas é alvo de opiniões divergentes, principalmente em relação ao custo/efetividade, em decorrência da baixa frequência de cardiopatias na população de atletas. No entanto, para diagnosticar a síndrome do coração de atleta, diferenciando-a da hipertrofia patológica, é um dos métodos mais sensíveis e específicos.

O ecodopplercardiograma está indicado como rotina em vários serviços de avaliação de atletas, por exemplo, no protocolo da FIFA. Essa rotina iniciou-se nos anos 1970 para todos os atletas que nos procuravam para avaliação pré-participação.

Atletas com suspeita de cardiopatia e jovens iniciantes têm nas avaliações periódicas uma garantia diagnóstica no acompanhamento morfológico das adaptações fisiológicas do coração sob treinamento físico regular. Algumas cardiopatias, em seu início, podem ser clinicamente indetectadas em jovens atletas assintomáticos. Todos os parâmetros rotineiros devem ser indexados para massa corpórea.

A ecocardiografia é um método essencial no diagnóstico de várias cardiopatias que podem predispor atletas à morte súbita e diferencia as adaptações fisiológicas do coração de atleta da cardiomiopatia hipertrófica.

92.2.6 Espirometria

Deve ser realizada sempre na suspeita de doença pulmonar pela anamnese ou pelo exame físico. Além do caráter diagnóstico, ajuda na terapêutica e nas possíveis correções para melhorar o desempenho do indivíduo.

92.3 Conclusões

Há vários protocolos de APP, cada qual com suas particularidades decorrentes do consenso dos especialistas, já que são poucas as evidências científicas nessa área. Todos têm o mesmo objetivo: identificar, em indivíduos que queiram praticar atividade física competitiva ou não, a presença de doenças preexistentes, que poderiam se manifestar durante o exercício e provocar eventos fatais. Esses protocolos se assemelham na investigação inicial, que se baseia em questionários sobre questões pessoais e familiares, porém diferem nos exames complementares solicitados. Estudos apontam baixa sensibilidade para a anamnese e o exame físico na identificação de doenças que podem levar à morte súbita durante a prática esportiva, já que a morte súbita pode ser o primeiro sinal no indivíduo previamente assintomático e sem alterações no exame físico.

A morte súbita de causa cardíaca na atividade esportiva varia com a idade, com a população estudada e com a intensidade e o tipo de esporte praticado. Embora seja evento raro, a repercussão é dramática e deve ser vigorosamente prevenida, com avaliações cardiológicas periódicas e completa orientação médica e ética.

Portanto, além do objetivo principal da APP, que é advertir o atleta sobre os benefícios e os riscos associados à atividade física, essa avaliação deve ser custo-efetiva, ser de fácil aplicabilidade, acessível e não um empecilho para a indicação e a realização da prática esportiva.

DICAS DO EDITOR

Referências bibliográficas

1. Çetin II, Ekici F, Kibar AE, Sürücü M, Orgun A. The pre-participation screening in young athletes: which protocol do we need exactly? Cambridge University Press. 2017.
2. Doyen B, Matelot D, Carré F (2019): Asymptomatic bradycardia amongst endurance athletes. The Physician and Sports Medicine. DOI: 10.1080/00913847.2019.1568769
3. Ghorayeb N, Stein R, Daher DJ, et al. Atualização da Diretriz em Cardiologia do Esporte e do Exercício da Sociedade Brasileira de Cardiologia e da Sociedade Brasileira de Medicina do Exercício e Esporte. 2019.
4. Halima AB, et al. Assessment of premature ventricular beats in athletes. Ann Cardiol Angeiol (Paris) (2018). Disponível em: https://doi.org/10.1016/j.ancard.2018.10.013.
5. Harmon KG, Zigman M, Drezne, JA. The effectiveness of screening history, physical exam, and ECG to detect potentially lethal cardiac disorders in athletes: a systematic review/meta-analysis. J Electrocardiol. 2015;48:329-38.
6. Heidbuchel H. The athlete's heart is a proarrhythmic heart, and what that means for clinical decision making. Europace (2018);20:1401-11. DOI:10.1093/europace/eux294.
7. Wilson MG, Drezner JA, Sharma S. IOC Manual of Sports Cardiology. 2017.

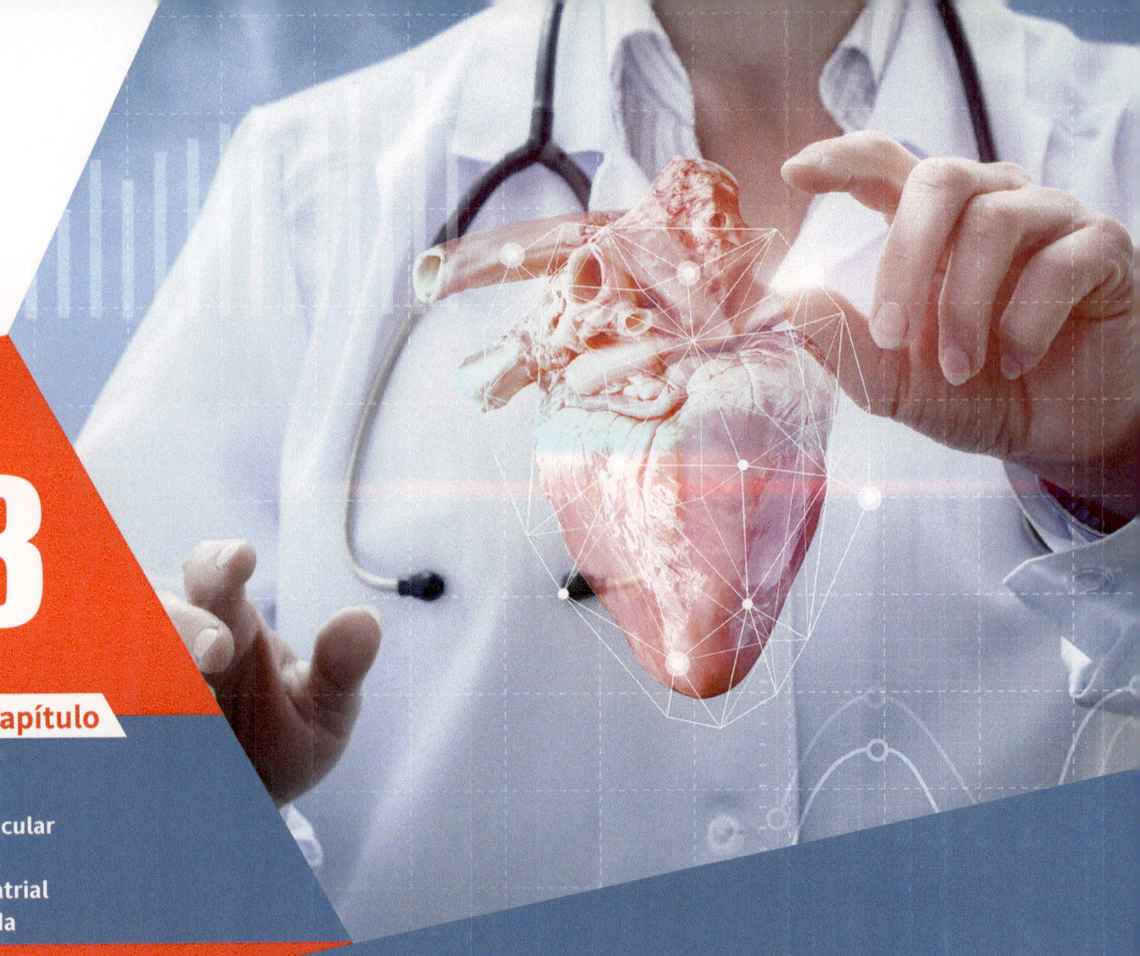

93

Destaques do Capítulo

- Bradicardia
- Taquicardia
- Bloqueio atrioventricular
- Extrassístoles
- Fibrilação e *flutter* atrial
- Síndrome de Brugada

Arritmias cardíacas em atletas e esportistas

Giuseppe Sebastian Dioguardi
Dalmo Antonio Ribeiro Moreira

93.1 Introdução

Atleta é um indivíduo envolvido em atividade física regular, que participa de competições oficiais e que tem como objetivo atingir um desempenho de excelência. Com a prática regular do exercício, ocorrem modificações na estrutura cardíaca, que culminam com um processo de dilatação e hipertrofia das câmaras cardíacas para atender às demandas do esforço. Essas alterações, às vezes, podem ser confundidas com cardiopatias que, não raramente, são motivos para suspensão precoce da prática desportiva de forma equivocada.

A prática de exercício causa prazer e felicidade ao praticante, e sua interrupção pode trazer problemas muito sérios.

As características do remodelamento cardíaco no esporte dependem do tipo de esforço realizado (se isométrico ou isotônico), das repercussões que essas modalidades trazem sobre o sistema nervoso autônomo e da fisiologia cardiovascular (débito cardíaco, resistência periférica, volume sistólico, consumo de oxigênio, frequência cardíaca e pressão arterial), da duração e da intensidade da prática desportiva. Por essa razão, as manifestações de distúrbios da atividade elétrica cardíaca podem não ser as mesmas nas diferentes modalidades de esporte.

93.2 Tipos de esportes e suas repercussões sobre o sistema cardiovascular

Os tipos de esportes são divididos em dois grandes grupos: a) esportes de resistência, nos quais predominam as formas isotônicas ou dinâmicas de exercício; b) esportes de força, nos quais predominam as formas isométricas ou estáticas. Raramente o condicionamento atlético é puramente isotônico ou isométrico; a maioria das atividades físicas envolve os dois componentes, com o predomínio de um deles.

O exercício isotônico exige movimento articular e alteração do comprimento muscular, com contrações rítmicas de intensidade relativamente pequena, ou seja, existe movimento praticamente sem aumento do tônus muscular. O exercício isométrico exige aumento do tônus muscular, quase sem alteração do comprimento dos músculos ou da mobilidade articular, ou seja, existe realização de força, praticamente sem movimento.

A adaptação ao exercício físico possui duas fases distintas, a aguda e a crônica. Na fase aguda há variação de acordo com o tipo de exercício. Durante o treinamento isotônico ocorre aumento substancial do consumo máximo de oxigênio, do débito cardíaco, do volume sistólico e da pressão arterial sistólica, associado à diminuição da resistência vascular periférica. No treinamento isométrico ocorre apenas um leve aumento do consumo máximo de oxigênio e do débito cardíaco, sem alterações no volume sistólico e na resistência vascular periférica, além de aumentos substanciais da pressão arterial e da frequência cardíaca. Na fase crônica, a adaptação cardiovascular ao exercício isotônico inclui maior consumo máximo de oxigênio (pela maior elevação do débito cardíaco) e aumento da diferença arteriovenosa de oxigênio, devido à maior captação periférica. Já os exercícios isométricos resultam em pouco ou nenhum aumento na captação de oxigênio. Assim, exercícios isotônicos produzem predominantemente sobrecarga de volume ao ventrículo esquerdo, que é responsável pelo aumento do diâmetro interno e da espessura da parede da cavidade ventricular esquerda, causando hipertrofia ventricular excêntrica. No exercício isométrico ocorre um aumento da pressão arterial sistólica para compensar a elevada pressão intramuscular. Esse aumento pode ultrapassar os 350 mmHg, causando elevação da pós-carga, responsável pelo desenvolvimento de hipertrofia ventricular concêntrica. As diferentes intensidades dos mais diversos tipos de esportes com predomínio estático ou isométrico e dinâmico ou isotônico podem ser observadas na Tabela 93.1.

As arritmias cardíacas no atleta podem ser manifestação do remodelamento causado pelo tipo de esporte praticado, como acontece com as dilatações de ventrículo direito secundárias ao aumento do retorno venoso em praticantes de triatlo, por exemplo; podem ser manifestações do trabalho excessivo realizado pelo coração em face das demandas metabólicas próprias do esporte; podem ser secundárias ao remodelamento cardíaco excessivo secundário a atividade inflamatória e fibrose, que podem surgir em decorrência da prática desportiva repetitiva excessiva; ser causadas por cardiopatias latentes não anteriormente diagnosticadas cuja manifestação é precipitada pela sobrecarga na atividade física e, por fim, causadas por síndromes elétricas primárias, alterações genéticas de canais iônicos que culminam com arritmias ventriculares potencialmente fatais.

Neste capítulo são abordados diferentes tipos de arritmias cardíacas que podem ser diagnósticas nos atletas regulares que participam de esportes competitivos, dando ênfase a sua origem, aos mecanismos de aparecimento e sustentação, a sua importância prognóstica e à conduta a ser seguida após seu diagnóstico.

Tabela 93.1 **Classificação dos diferentes tipos de esporte de acordo com a intensidade do exercício avaliado pelos componentes estático e dinâmico. O componente estático tem sua intensidade avaliada pela percentagem de contração muscular; o dinâmico se baseia no consumo de oxigênio.**

Componente estático	Baixo (< 40% VO_2 máx.)	Moderado (40%-70% VO_2 máx.)	Elevado (> 70% VO_2 máx.)
III. Elevado (> 50% CM)	*Bobsled* Lançamento de peso Ginástica Artes marciais Escalada Vela Esqui aquático Levantamento de peso Windsurfe	Fisiculturismo *Skate* *Snowboard* Luta olímpica	Boxe Canoagem Caiaque Ciclismo Decatlo Remo Triatlo
II. Moderado (20-50% CM)	Tiro com arco Automobilismo Mergulho Equitação Motociclismo	Futebol americano Salto Patinação artística Rodeio Atletismo (velocidade) Nado sincronizado Ultramaratona	Basquete Hóquei no gelo *Lacrosse* Meia maratona Natação Handebol Tênis
I. Baixo (< 20% CM)	Boliche Críquete *Curling* Golfe Tiro Ioga	Beisebol Esgrima Tênis de mesa Voleibol	*Badminton* Hóquei de campo Futebol Maratona
	Componente dinâmico		

CM: contração muscular; VO_2 máx.: consumo máximo de oxigênio.

Fonte: Desenvolvido pela autoria.

93.3 Bradicardia sinusal

A bradicardia sinusal, definida pela frequência cardíaca abaixo de 60 batimentos por minuto (bpm) por alguns autores ou abaixo de 50 bpm por outros, é um achado frequente em atletas e está relacionada, provavelmente, ao tipo de esporte, à intensidade e à duração do treinamento ao qual os indivíduos são submetidos. O tônus vagal elevado, próprio do condicionamento físico causado pelo treinamento, que deprime a atividade do nódulo sinusal e também a condução atrioventricular, talvez seja a principal causa. Atletas podem apresentar frequências cardíacas de 25 a 30 bpm durante o sono, mas que se elevam quando a atividade parassimpática é removida com o despertar ou com o esforço. Estudos que utilizaram bloqueio autonômico (atropina e propranolol) demonstraram que indivíduos treinados apresentam comportamento do automatismo sinusal e da frequência cardíaca de maneira menos intensa do que indivíduos não treinados. O treinamento regular deve causar modificações nas características das células do nódulo sinoatrial que se manifestam com redução em sua frequência de disparo. Esses achados desafiam a teoria da hiperatividade vagal como causa da bradicardia sinusal e do bloqueio atrioventricular em atletas, sugerindo um remodelamento funcional dessas estruturas com o treinamento físico.

A bradicardia sinusal se torna importante do ponto de vista clínico, não pela frequência cardíaca ao repouso, mas pela incompetência cronotrópica, quando a frequência sinusal não acompanha o grau de esforço realizado pelo atleta, sendo um achado mais comum em indivíduos com idade acima de 35 anos.

Se a bradicardia for assintomática, detectada em exame de rotina, na ausência de cardiopatia estrutural, trata-se de uma condição clínica benigna com bom prognóstico. Em casos de bradicardia sinusal sintomática (tonturas, cansaço fácil, incapacidade de realizar esforço, pré-síncope e síncope), o atleta deve ser afastado da atividade física e reavaliado.

O holter de 24 horas fornece informações importantes quanto à frequência cardíaca nos diferentes períodos do dia, além de estabelecer relação entre sintomas e achados eletrocardiográficos. Em algumas condições, quando os sintomas são esporádicos, a realização de gravações intermitentes pelo sistema *looper* pode ajudar na correlação clínico-eletrocardiográfica. O teste ergométrico avalia o comportamento da frequência cardíaca durante o esforço controlado e progressivamente mais intenso, em uma tentativa de reproduzir os sintomas. O estudo eletrofisiológico raramente está indicado na avaliação de uma eventual disfunção sinusal.

93.3.1 Conduta na bradicardia sinusal

O atleta assintomático, com bradicardia ou pausas sinusais pode participar de esportes competitivos, a menos que seja excluído por cardiopatia ou por outras arritmias. Atletas sintomáticos devem ser avaliados quanto à presença de cardiopatia, e a bradicardia deve ser tratada com implante de marcapasso. Se houver abolição de sintomas após o implante, podem voltar a praticar esportes competitivos, a menos que sejam excluídos pela cardiopatia ou outras arritmias. O atleta portador de marcapasso cardíaco artificial, assintomático, mas completamente dependente da função do gerador para manter a frequência cardíaca, não deve participar de esportes que envolvam contato corporal devido ao risco de dano ao gerador e aos eletrodos. A prática do golfe é a atividade física mais frequentemente associada com danos ao gerador e cabos. Pacientes assintomáticos, não dependentes do marcapasso, devem ser informados do perigo de dano ao gerador e decidir se aceitam o risco de participar desse tipo de esportes. A limitação fica por conta da presença de cardiopatia. Equipamentos de proteção podem ser empregados para evitar danos ao gerador em casos de esportes com contato físico.

93.4 Bloqueio atrioventricular

93.4.1 Bloqueio atrioventricular de primeiro grau

O bloqueio atrioventricular de primeiro grau, definido por intervalo PR superior a 200 milissegundos (ms), é achado comum em atletas assintomáticos e sem cardiopatia. O grau de retardo nodal geralmente diminui com o esforço em condições normais. A evolução é benigna em indivíduos com complexos QRS estreitos e com intervalo PR menor que 300 ms. Quando o intervalo PR é maior que 300 ms ou se associa a complexo QRS largo, existe risco de doença infranodal, e, por essa razão, os atletas devem ser avaliados por meio do teste de esforço. Se houver aumento do grau de bloqueio atrioventricular durante o exercício, está indicado estudo eletrofisiológico para avaliar a localização do bloqueio e o risco para a progressão para maiores graus de bloqueio atrioventricular. A conduta será tomada com base nesse resultado.

93.4.2 Bloqueio atrioventricular de segundo grau Mobitz tipos I e II

O bloqueio atrioventricular do segundo grau Mobitz tipo I ou Wenckebach está relacionado ao efeito da atividade vagal sobre o nódulo atrioventricular ou a seu remodelamento funcional causado pelo treinamento. Com a retirada da atividade vagal, como acontece com o aumento da atividade simpática no despertar ou durante a realização de esforço, o grau de bloqueio diminui. O bloqueio de segundo grau do tipo Wenckebach pode surgir também logo após o término do esforço físico, e isso pode ser reproduzido ao teste ergométrico. De maneira geral, os complexos QRS são estreitos, indicando não haver comprometimento do restante do sistema de condução cardíaco. Não raramente, o indivíduo apresenta bradicardia sinusal e bloqueio atrioventricular de primeiro grau em repouso, indicando a presença de tônus vagal elevado durante o repouso.

O bloqueio atrioventricular do segundo grau Mobitz tipo II e o bloqueio atrioventricular de grau avançado são raros em atletas, constituindo manifestações de doença difusa do sistema de condução, particularmente quando se acompanham de complexos QRS alargados. Quando os complexos QRS são estreitos, fica a dúvida sobre a localização do bloqueio, se nodal ou no feixe de His. Se for documentado ao holter o bloqueio do tipo Wenckebach, é muito provável que o retardo esteja localizado no nódulo atrioventricular, sendo, portanto, uma condição benigna. Quando a dúvida ainda persiste, o estudo eletrofisiológico está indicado para definir a localização do bloqueio.

O bloqueio atrioventricular total pode ter duas origens: a forma congênita e a forma adquirida. Não raramente, no bloqueio congênito os atletas já participam de esportes competitivos há algum tempo, sendo o distúrbio de condução atrioventricular diagnosticado incidentalmente em avaliação de rotina ou quando apresentam sintomas. Quando a frequência cardíaca se eleva com o esforço, não se tornando um fator limitante, raramente o indivíduo apresenta algum sintoma. No bloqueio atrioventricular adquirido, existe algum tipo de comprometimento do sistema de condução cardíaco, seja no nódulo atrioventricular (frequentemente associado a complexos QRS estreitos) ou abaixo deste (na grande maioria das vezes o QRS é alargado), que pode limitar a frequência cardíaca durante o esforço. A frequência cardíaca mais lenta em repouso e sua não ascensão com o esforço são causas de sintomas que limitam a atividade física, além de possibilitar o surgimento de outras arritmias mais graves com risco a vida.

93.4.2.1 Conduta no atleta com bloqueio atrioventricular

Os indivíduos com bloqueio atrioventricular de primeiro grau, assintomático, sem cardiopatia e com intervalo PR menor que 300 ms, com complexos QRS estreitos, podem ser liberados para a prática de esportes competitivos. A investigação deve se estender para aqueles nos quais o bloqueio piora com esforço. Nesse caso, o estudo eletrofisiológico é que vai determinar a conduta. Se o bloqueio é intra-hissiano, há necessidade de implante de marcapasso.

No caso de boqueio atrioventricular de segundo grau, a conduta dependerá do tipo de bloqueio, da frequência cardíaca e de sua repercussão clínica. No bloqueio do tipo Wenckebach, na ausência de cardiopatia, com frequência cardíaca acima de 40 bpm, na ausência de sintomas durante a prática do esporte ou se o bloqueio desaparece com o esforço, não há necessidade de afastamento da atividade esportiva, podendo participar de esportes competitivos. Se o bloqueio se instala na fase de recuperação, após o esforço, deve-se orientar o atleta à não interrupção súbita da atividade física para reduzir a chance de bradicardias sintomáticas.

Ao atleta com cardiopatia que relata incapacidade para realização do esforço relacionada à não elevação da frequência cardíaca pelo agravamento do grau de bloqueio, ou então refere tonturas, ou tem síncopes secundárias ao bloqueio, recomenda-se o afastamento temporário da atividade esportiva por dois a três meses, devendo ser reavaliado após esse período. Se os sintomas permanecem, deve ser afastados da prática esportiva competitiva ou mudar para classe de esporte que exija menor intensidade de esforço. A necessidade de conduta mais agressiva, como o implante de marcapasso definitivo, deverá ser decidida caso a caso, tal como ocorre com indivíduos não atletas. Mesmo que o atleta seja submetido a implante de marcapasso, não deverá participar de esportes que acarretam risco de trauma ao gerador, tais como o futebol ou lutas maciais, estando liberados para esportes de menor risco de contato corporal.

Os atletas com bloqueio atrioventricular do segundo grau Mobitz tipo II ou bloqueio atrioventricular de grau avançado devem se submeter ao implante de marcapasso definitivo e ser afastados da atividade esportiva competitiva que praticam regularmente. Podem, contudo, participar de esportes com menor possibilidade de contato corporal e com menor risco de dano ao gerador.

Atletas com bloqueio atrioventricular total sem cardiopatia, com função cardíaca normal, sem história de síncope, que se apresentam com complexos QRS estreitos ao eletrocardiograma, com a frequência cardíaca de repouso acima de 40 bpm e que se eleva proporcionalmente com o esforço, sem outras arritmias ventriculares associadas, podem participar de todos os esportes competitivos. Do contrário, devem ser submetidos a implante de marcapasso definitivo e liberados para a prática de esportes com menor possibilidade de contato corporal, a fim de evitar risco de dano ao gerador. Antes de retornar à prática de esportes, devem ser submetidos à avaliação clínica para se comprovar que o marcapasso acelera a frequência cardíaca na proporção requerida pelo esforço.

Pacientes com bloqueio atrioventricular total adquirido, ao contrário da forma congênita, devem ser submetidos a implante de marcapasso definitivo antes de praticar qualquer tipo de esporte competitivo. As recomendações quanto aos cuidados com o marcapasso são semelhantes ao bloqueio de origem congênita.

93.5 Taquiarritmias supraventriculares

As taquiarritmias supraventriculares são as que se originam acima da bifurcação do feixe de His. Não são mais comuns em atletas do que na população geral, exceto, provavelmente, a fibrilação atrial causada pela hipertonia vagal e pelo remodelamento atrial causado pelo esporte. São considerados nesse tópico as extrassístoles atriais, a fibrilação e o *flutter* atriais, a taquicardia por reentrada nodal e a reentrada atrioventricular envolvendo via acessória.

93.5.1 Extrassístoles atriais

São importantes do ponto de vista clínico quando são gatilhos para o desencadeamento de outras taquiarritmias supraventriculares, como a fibrilação atrial. Os focos ectópicos que se localizam em território de veias pulmonares e também na região das veias cavas podem ser os principais responsáveis pelo surgimento de fibrilação atrial em jovens com coração normal. Não raramente, essas ectopias se associam também a episódios de taquicardia atrial. Deve-se afastar a presença de cardiopatia como causa dessa arritmia, como comunicação interatrial, prolapso valvar mitral e estenose ou insuficiência mitral.

De maneira geral, nos atletas sem cardiopatia e assintomáticos, a conduta é a simples observação clínica, podendo participar de todos os esportes competitivos. Devem ser reavaliados periodicamente quanto ao risco de outras taquiarritmias supraventriculares. A prescrição de fármacos para abolir sintomas pode estar indicada em alguns casos, devendo-se evitar medicamentos que limitem a atividade física, como os betabloqueadores. Se houver outro tipo de taquiarritmia associada à ectopia atrial, o tratamento deve incluir a possibilidade de ablação do circuito arritmogênico.

93.5.2 Fibrilação atrial

Além de apresentar incidência crescente nos últimos anos na população geral, atletas têm maior predisposição do que os não atletas da mesma faixa etária para fibrilação atrial. A associação entre prática desportiva vigorosa (natação, ciclismo, remo, maratona e outros tipos de esportes) e fibrilação atrial é conhecida há vários anos. A ocorrência de fibrilação atrial não associada à cardiopatia também é maior em atletas do que em não atletas, podendo ocorrer de forma intermitente ou crônica.

A hiperatividade parassimpática causa redução e dispersão do período refratário atrial e provoca bradicardia sinusal, condições associadas com o desencadeamento da fibrilação atrial. Além disso, o remodelamento anatômico atrial e ventricular, com dilatação dessas câmaras, é outra condição predisponente. Extrassístoles atriais frequentes atuam como gatilhos que deflagram as crises em algumas situações. Não raramente, os episódios agudos de fibrilação atrial surgem logo após a interrupção do esforço físico, momento no qual a atividade vagal é mais intensa. Esse tipo de fibrilação atrial tem origem diferente daquelas secundárias a cardiopatias, hipertensão arterial e insuficiência cardíaca, nas quais a arritmia pode ser causada pela distensão do tecido atrial, isquemia e fibrose tecidual. Deve-se destacar também que, em jovens com coração normal, a disfunção tireoidiana é uma causa que deve ser investigada. Indivíduos com miocardiopatia hipertrófica, síndrome de Brugada, cardiopatia arritmogênica de ventrículo direito e até mesmo taquicardia ventricular catecolaminérgica têm maior risco de apresentar fibrilação atrial na evolução clínica.

O refluxo gastresofágico, evento não raramente documentado em maratonistas, pode ser outro fator desencadeante de fibrilação atrial por meio de reflexos vagais causados pela hiperacidez esofágica; o tratamento com bloqueadores de bomba de prótons abole a arritmia, demonstrando relação de causa e efeito. A presença de lesão atrial com componentes de fibrose, processo inflamatório em evolução e até mesmo quadros miopáticos não inflamatórios, secundários ao supertreinamento, podem estar envolvidos na gênese de fibrilação atrial paroxística em atletas. Há suspeitas de que o uso de esteroides anabolizantes pode ser outra causa de fibrilação atrial em atletas em atividade, fato esse ainda não comprovado.

O diagnóstico é suspeitado em vigência de pulso irregular e rápido em um atleta que apresenta palpitações taquicárdicas ou cansaço físico desproporcional ao grau de esforço realizado. Nesses casos, confirma-se o diagnóstico por meio de um eletrocardiograma simples. Quando os sintomas são frequentes, o holter detecta fibrilação atrial ou extrassístoles atriais frequentes com episódios recorrentes de taquicardia atrial. Em alguns casos, o teste ergométrico pode induzir a fibrilação atrial quando a intensidade do esforço for similar àquela que desencadeia a arritmia durante a prática desportiva. A fibrilação atrial pode surgir durante o esforço, ou mais frequentemente após seu término.

Na avaliação clínica de indivíduos com fibrilação atrial deve ser sempre considerada a frequência cardíaca durante o esforço, que deve ser compatível com sua intensidade. Isso pode ser feito por meio do holter realizado durante o esforço, ou por meio do teste ergométrico. Além disso, os atletas devem se submeter ao ecocardiograma para se afastar cardiopatia ou avaliar o grau de repercussão da fibrilação atrial sobre a função cardíaca.

93.5.2.1 Conduta para o atleta com fibrilação atrial

Há relatos de que a interrupção da prática desportiva e o descondicionamento físico diminuem as crises de fibrilação atrial, particularmente naqueles na forma inicial ou com átrios não remodelados. A conduta de prescrever fármacos para controle da frequência cardíaca pode ter resultados inconvenientes devido à redução do desempenho durante o esforço por efeito excessivo sobre a frequência ventricular. Por esse motivo, o controle do ritmo deve ser a opção preferida, e, nesse caso, cada vez mais a ablação com radiofrequência das veias pulmonares ganha espaço na clínica. Isso ocorre porque fármacos antiarrítmicos também podem interferir no desempenho físico. Assim, indivíduos que praticam esporte competitivo, assintomáticos, sem cardiopatia estrutural, nos quais a frequência cardíaca se eleva e se reduz gradualmente com o esforço e com sua interrupção respectivamente, podem participar de todos os esportes competitivos. Quando há cardiopatia associada, nessas mesmas condições, a liberação para a atividade esportiva estará limitada pelo grau de comprometimento cardíaco causado pela cardiopatia. Os atletas que necessitam de anticoagulação não deverão participar de esportes com possibilidade de choque corporal devido ao risco de hemorragias. Atletas sem cardiopatia, que foram tratados por meio da ablação da fibrilação atrial e estão livres da arritmia, podem participar de todos os esportes competitivos de quatro a seis semanas após o procedimento.

93.5.3 *Flutter* atrial

O *flutter* atrial é uma arritmia pouco comum em atletas, mas, de maneira similar à fibrilação, deve ser mais frequente nestes do que em não atletas. É causado por um macrocircuito reentrante no átrio direito envolvendo o anel tricúspide, geralmente associado a alguma cardiopatia que causa dilatação atrial. A forma idiopática, sem cardiopatia, é mais rara. A documentação do *flutter* atrial em jovem sem cardiopatia aparente determina a investigação mais rigorosa quanto à presença de síndromes elétricas primárias como a síndrome de Brugada e a cardiopatia arritmogênica de ventrículo direito.

Devido à associação com cardiopatia, é necessária a avaliação dos atletas com o ecocardiograma. Por ser uma arritmia comumente recorrente, é necessária a realização de holter de 24 horas ou até mesmo da gravação intermitente pelo sistema *looper* para flagrar eventuais episódios assintomáticos. O teste ergométrico pode estar indicado nos casos de *flutter* atrial crônico, para avaliar o comportamento da frequência cardíaca no pico máximo do esforço.

93.5.3.1 Conduta para o atleta com *flutter* atrial

A descoberta do circuito elétrico causador do *flutter* permitiu a cura definitiva por meio da ablação com cateter utilizando radiofrequência como modalidade de energia. A cura com essa técnica atinge 80 a 85% dos indivíduos. Por essa razão, quando diagnosticado em atletas que praticam esportes competitivos, a ablação do istmo cavotricuspídeo deve ser priorizada. Atletas que foram tratados por meio da ablação com cateter e estão livres da arritmia podem participar de todos os esportes competitivos de quatro a seis semanas após o procedimento. Os atletas que necessitam de anticoagulação não deverão participar de esportes com possibilidade de choque corporal devido ao risco de hemorragias.

93.5.4 Taquicardia atrial paroxística

Arritmia rara em atletas, causada por hiperatividade automática atrial ou secundária a circuitos reentrantes no tecido atrial, decorrentes de cardiopatias congênitas ou de miocardiopatias. As recomendações para a avaliação de atletas com essa arritmia são similares àquelas relacionadas ao *flutter* atrial. Como geralmente é uma arritmia rebelde à terapêutica farmacológica, indica-se a ablação com radiofrequência do foco arritmogênico como forma de tratamento definitivo. Uma das principais complicações da taquicardia atrial após sua cronificação é o risco de taquicardiomiopatia, o que poderia limitar a participação de atletas em esportes competitivos.

93.5.4.1 Conduta para o atleta com taquicardia atrial

Atletas sem cardiopatia, que mantêm uma frequência cardíaca que se eleva e se reduz com incremento e interrupção do esforço, de maneira similar ao comportamento da frequência sinusal em relação à intensidade de esforço praticada, com ou sem tratamento, podem participar de todos os esportes competitivos. Atletas com cardiopatias podem participar de esportes competitivos consistentes com as limitações impostas pela cardiopatia subjacente. Atletas sem cardiopatia que foram submetidos ao tratamento definitivo com ablação por cateter podem participar de todos os esportes competitivos após duas a três semanas do procedimento, desde que seja comprovada a ausência de recorrências.

93.5.5 Taquicardia paroxística supraventricular por reentrada nodal

É talvez a taquicardia supraventricular mais comum na clínica, e sua prevalência não é maior em atletas em comparação com a população geral. É causada pela presença de um circuito arritmogênico localizado na junção atrioventricular. A taquicardia manifesta-se de forma súbita, com palpitações geralmente percebidas no pescoço, e pode ser desencadeada pela mudança de posição do corpo (como se abaixar e se levantar), menos frequentemente por estresse físico ou emocional. A importância dessa arritmia no atleta depende do estado hemodinâmico relacionado à frequência cardíaca durante as crises, que pode ser elevada e prejudicar o desempenho físico. Além disso, há esportes como a natação ou o ciclismo, com risco de acidentes causados pelo hipofluxo cerebral secundariamente à hipotensão arterial no momento das crises. Se o quadro clínico não for típico e ainda não se tiver a taquicardia documentada, pode-se proceder a testes provocativos como o ergométrico. Não raramente, o estudo eletrofisiológico está indicado para esclarecimento diagnóstico quando se procede ao tratamento definitivo por meio da ablação com cateter, seguido de cura. Os betabloqueadores, a propafenona, o sotalol ou a amiodarona são as opções farmacológicas, mas com sérias restrições ao seu uso por causar limitações à prática desportiva, limitando o desempenho dos atletas durante o esforço.

93.5.6 Taquicardia paroxística supraventricular envolvendo via acessória

Nessa condição, existe uma via acessória paralela ao sistema de condução normal, com propriedades eletrofisiológicas distintas, com condução retrógrada exclusiva (diferentemente da síndrome de Wolff-Parkinson-White, em que a via acessória apresenta também a capacidade de condução anterógrada) e que predispõe a reentrada do impulso elétrico. Costuma se apresentar com frequência cardíaca elevada e ser menos responsiva à terapêutica farmacológica. Frequentemente, esse tipo de taquicardia é desencadeado pelo esforço físico, o que facilita a confirmação de seu diagnóstico por meio do teste ergométrico. Quando o diagnóstico não é feito, recorre-se ao estudo eletrofisiológico, que, além de confirmar o circuito arritmogênico, permite a ablação da via acessória, seguida de cura. Caso não se opte por essa técnica, os fármacos indicados são propafenona, sotalol ou amiodarona, com as mesmas ressalvas do tratamento da taquicardia por reentrada nodal.

93.5.7 Síndrome de Wolff-Parkinson-White

A síndrome de Wolff-Parkinson-White é rara, ocorrendo em três de cada 1.000 indivíduos. O grande interesse nessa síndrome está relacionado ao surgimento de taquicardia supraventricular e de fibrilação atrial, com risco de morte súbita. As características eletrofisiológicas da via acessória podem se modificar na presença de níveis plasmáticos elevados de catecolaminas que ocorrem durante a prática do esporte, com a redução de seu período refratário anterógrado e maior velocidade de condução do impulso aos ventrículos durante crises de taquicardia ou de fibrilação atrial. Embora crises esporádicas de taquicardia possam ocorrer no atleta assintomático ao longo dos anos, o risco de morte súbita é muito baixo, tornando a abordagem desse indivíduo bastante controversa.

Há autores que defendem o estudo eletrofisiológico para determinar a localização da via e suas propriedades eletrofisiológicas, enquanto outros defendem a liberação para atividade esportiva sem restrições, exatamente pelo fato de serem assintomáticos. Um fato importante a ser considerado nesse contexto é que alguns atletas ainda são muito jovens e ainda não tiveram a chance de apresentar sintomas, ao contrário de atletas de maior idade, na faixa dos 35 anos ou mais, nos quais a possibilidade de sintomas diminui juntamente com a redução na atividade desportiva.

Na avaliação de atletas com síndrome de Wolff-Parkinson-White, história clínica minuciosa para identificar sintomas de taquicardia (palpitações, tonturas ou desmaios), exame físico, ecocardiograma para afastar cardiopatia estrutural, além do teste ergométrico com realização de esforço similar àquele durante a prática do esporte, devem ser considerados. O holter de 24 horas é importante para identificar taquiarritmias assintomáticas e também a presença de pré-excitação ventricular intermitente, que caracteriza uma condição de precariedade de condução pela via. São considerados indivíduos de baixo risco aqueles assintomáticos, que apresentam pré-excitação ventricular intermitente ao eletrocardiograma simples ou ao holter de 24 horas e têm perda súbita da morfologia de pré-excitação ao teste ergométrico. Ao estudo eletrofisiológico esses indivíduos geralmente têm apenas uma via acessória, cujo período refratário anterógrado é igual ou maior que 350 ms, e, em caso de indução de fibrilação atrial, o intervalo RR com morfologia de pré-excitação máxima é maior que 250 ms. São considerados atletas com alto risco para complicações arrítmicas aqueles com história de síncope, documentação prévia de fibrilação atrial ou de taquicardia supraventricular; história de morte súbita recuperada secundária à fibrilação atrial com resposta ventricular rápida; presença de mais de uma via acessória ao mapeamento eletrofisiológico, além de período refratário anterógrado da via menor que 350 ms ou intervalo RR com máxima pré-excitação menor que 250 ms.

93.5.7.1 Conduta no atleta com síndrome de Wolff-Parkinson-White

O tratamento definitivo do atleta com síndrome de Wolff-Parkinson-White por meio da ablação com cateter geralmente é considerado a abordagem de escolha na maioria dos casos, pois o índice de sucesso é elevado e o risco de complicações é baixo. Além disso, a imprevisibilidade do comportamento da condução pela via em presença de níveis elevados de catecolaminas plasmáticas torna a conduta ablativa a opção mais acertada.

93.6 O atleta com arritmias ventriculares

Não raramente atletas se apresentam com ectopias ventriculares em avaliações de rotina e, em sua grande maioria, assintomáticas. A preocupação do clínico está relacionada ao prognóstico dessas arritmias e à definição de sua importância na prática de esportes competitivos. Os fatores que melhor definem o risco de morte súbita em atletas, secundariamente à arritmia ventricular, são a presença de sintomas (particularmente síncope ou pré-síncope), história de morte súbita familiar e a presença de cardiopatia com disfunção ventricular. Além disso, as síndromes elétricas primárias podem ser causa de arritmias ventriculares graves e de alto risco em atletas e, na sua grande maioria, cursam com função cardíaca normal, estando seu diagnóstico suspeitado por algumas características eletrocardiográficas e a história de morte súbita familiar.

Os sintomas são indicativos de que a arritmia causa algum distúrbio hemodinâmico que não pode ser compensado pelos mecanismos reflexos normais. Já a cardiopatia estrutural, dependendo do tipo, provoca modificação no arcabouço miocárdico (fibrose, necrose tecidual, isquemia etc.), aumentando a chance de surgimento de novas arritmias, influenciada pela presença de fatores externos, como as catecolaminas liberadas durante o esporte competitivo.

Dentre as cardiopatias com maior risco de desencadeamento de arritmias ventriculares potencialmente fatais, destacam-se cardiomiopatia hipertrófica idiopática (uma das principais causas de morte súbita em atletas jovens), origem anômala de coronária esquerda, miocardites, cardiopatia arritmogênica de ventrículo direito, miocardiopatia dilatada idiopática e insuficiência coronariana (em atletas com idade acima de 35 anos). As extrassístoles ventriculares podem ser manifestação de forma incipiente de algumas dessas condições, e, por essa razão, reavaliações periódicas dos atletas são fundamentais para confirmar a presença de alguma anomalia.

Quando o atleta se apresenta com arritmias ventriculares, deve se submeter a uma história clínica rigorosa para avaliar a importância dos sintomas em relação à arritmia propriamente, além de exame físico, eletrocardiograma, ecocardiograma, teste ergométrico e holter de 24 horas. Na dependência do tipo de arritmia encontrada e dos achados do ecocardiograma, exames mais sofisticados como ressonância magnética ou cinecoronariografia estarão indicados para complementar a avaliação e concluir o diagnóstico. Com os resultados em mãos, a decisão quanto à possibilidade de participar ou não de esportes competitivos deverá ser tomada visando fundamentalmente à preservação da vida do atleta. Casos mais graves, com elevado risco de morte súbita, deverão ser afastados da atividade esportiva competitiva, enquanto casos com prognóstico menos sombrio poderão ser liberados para a prática de esportes menos intensos.

A forma de apresentação eletrocardiográfica da arritmia ventricular pode ser outro fator envolvido na decisão sobre qual conduta a ser indicada para o atleta. Alguns autores sustentam que, quando há mais de 2.000 extrassístoles ventriculares nas 24 horas, existe uma chance de 30% de o indivíduo ser portador de cardiopatia. O atleta pode ser sintomático em repouso, mas a ectopia ventricular desaparece quando realiza esforço ou teste ergométrico. Esse achado não indica necessariamente que a ectopia tem caráter benigno. Do mesmo modo, atletas com coração normal e assintomáticos que apresentam taquicardia ventricular monomórfica não sustentada em repouso podem ter a arritmia abolida com esforço. Atletas com ectopias que pioram com esforço, que se apresentam com múltiplas morfologias ou até que se associam com episódios de taquicardia ventricular durante o teste ergométrico devem se submeter a rigorosa avaliação clínica, incluindo métodos de imagem para estratificação de risco. A liberação para a prática desportiva dependerá do impacto das ectopias sobre o quadro hemodinâmico e do surgimento de sintomas.

Atletas assintomáticos com coração normal raramente necessitam de tratamento das arritmias ventriculares, mesmo que desencadeadas durante o esforço. Por outro lado, atletas sintomáticos podem ser tratados com betabloqueadores para alívio dos sintomas. Esses fármacos têm sua prescrição restrita em alguns tipos de esporte, pois podem limitar o desempenho físico ou até ser considerados *dopping* em algumas modalidades esportivas.

Não é incomum atletas apresentarem ectopias ventriculares idiopáticas, originadas na via de saída do ventrículo direito (morfologia de bloqueio de ramo esquerdo com eixo normal no plano frontal) ou na região inferosseptal do ventrículo esquerdo (morfologia de bloqueio de ramo direito com eixo desviado para a esquerda). São consideradas, em sua grande maioria, ectopias de caráter benigno em atletas com função cardíaca normal e não causam maior preocupação do ponto de vista prognóstico. Entretanto, devem ser avaliados periodicamente quanto ao risco de desenvolver miocardiopatias secundárias às ectopias. Essa população, se necessário um tratamento, beneficia-se da ablação do foco arritmogênico, com taxas de cura elevadas.

Descartando as ectopias e as taquicardias ventriculares não sustentadas idiopáticas, é possível que muitas arritmias ventriculares estejam associadas com algum tipo de alteração miocárdica não detectada por técnicas de imagens sofisticadas, como a ressonância magnética. O mapeamento eletroanatômico ventricular que detecta a atividade elétrica ventricular durante estudo eletrofisiológico pode demonstrar potenciais elétricos intracavitários de baixa voltagem em áreas nas quais a biópsia comprova a presença de cardiopatia incipiente. Esse fato reforça a necessidade de reavaliações periódicas de atletas com ectopias ventriculares frequentes e taquicardia ventricular não sustentada, quando a maioria dos métodos de investigação é normal.

A taquicardia ventricular não sustentada pode indicar um grau maior de comprometimento cardíaco em comparação com as extrassístoles ventriculares e ser manifestação de quadro inflamatório agudo, como miocardite, por exemplo. Pode ser benigna, particularmente se apresentar frequência cardíaca inferior a 150 bpm e for monomórfica em comparação com a polimórfica e mais rápida. Atletas com esse tipo de taquicardia devem ser investigados de maneira similar aos que apresentam extrassístoles ventriculares, sempre pesquisando a presença de cardiopatia. O holter pode ser empregado durante a prática do esforço para avaliar o comportamento da taquicardia durante as práticas regulares de exercício. Atletas assintomáticos, nos quais a taquicardia desaparece com esforço, sem cardiopatia pelos métodos de investigação, podem ser liberados para exercícios competitivos. Aqueles que apresentam cardiopatia devem ter atividade restrita a tipos de esportes de menor intensidade (tipo IA da Tabela 93.1).

93.6.1 Conduta no atleta com extrassístoles ventriculares

Atletas com extrassístoles ventriculares isoladas e acopladas em repouso e durante o teste de esforço sem cardiopatia podem participar de todos os esportes. O protocolo de teste de esforço deve ser baseado no desempenho máximo, em vez de 80 a 100% da frequência cardíaca-alvo, para chegar o mais próximo possível do nível de esforço alcançado durante a prática do esporte. Atletas em que a frequência de ectopias aumenta ao esforço, chegando à taquicardia ventricular não sustentada, devem ser submetidos à avaliação envolvendo métodos de imagem para descartar cardiopatia. Se durante o esforço surgirem sintomas, deverá ser liberado para a prática de esportes de menor intensidade. Atletas com cardiopatia deverão participar apenas de esportes de menor intensidade, independentemente de as ectopias serem ou não suprimidas pelo tratamento farmacológico. Extrassístoles ventriculares sintomáticas poderão ser tratadas por meio de ablação com cateter.

93.6.2 Conduta no atleta com taquicardia ventricular não sustentada

Descartando-se a presença de cardiopatia, se os atletas forem assintomáticos e a taquicardia for suprimida pelo esforço, estão liberados para esportes competitivos. Deve-se ressaltar que a ablação do foco arritmogênico pode ser considerada nesses indivíduos. Nos pacientes nos quais a taquicardia é suprimida pela ação de betabloqueadores, deve ter a eficácia terapêutica comprovada por teste de esforço máximo ou até mesmo estudo eletrofisiológico; do contrário, serão liberados apenas para esportes de menor intensidade. Os atletas com cardiopatia deverão participar apenas de esportes de baixa intensidade. Nos casos de miocardite, a liberação só deverá ocorrer três meses após a resolução do quadro.

93.6.3 Taquicardia ventricular sustentada

A taquicardia ventricular sustentada geralmente está associada a algum tipo de cardiopatia; daí a importância de ser rigorosamente investigada com, além dos métodos regularmente empregados (eletrocardiograma, teste ergométrico e holter), a utilização de exames de imagem como ressonância magnética ou tomografia. As formas idiopáticas são geralmente benignas, surgem com baixas intensidades de esforço e frequentemente são suprimidas com cargas maiores. A forma originada na via de saída do ventrículo direito pode ser desencadeada com teste ergométrico, particularmente com cargas elevadas. Em sua origem deve ser descartada a possibilidade de cardiopatia arritmogênica do ventrículo direito. Atletas assintomáticos, com taquicardias relativamente lentas (com frequência inferior a 150 bpm) ou suprimidas com esforço não precisam ser tratados; entretanto, as formas que surgem com esforço maior, dependentes de catecolaminas, respondem bem ao betabloqueador. A ablação do foco arritmogênico cura a maioria dos atletas com taquicardia ventricular idiopática e deve ser a terapia de escolha. Se a ablação for bem-sucedida, são liberados para praticar esportes depois de três meses. Os atletas com taquicardia ventricular sustentada secundária a cardiopatia devem ser afastados do esporte. Nos casos de miocardite, poderão retornar à atividade se comprovada a resolução do quadro inflamatório.

93.6.3.1 Conduta no atleta com taquicardia ventricular sustentada

Descartando-se a presença de cardiopatia, se a ablação do foco arritmogênico suprimir a taquicardia, com comprovação pela ausência de recorrências por pelo menos três meses, os atletas poderão ser liberados para esportes competitivos. Mesma decisão caso a opção seja pelo tratamento farmacológico; deve-se demonstrar ausência de taquicardia seja pelo teste de esforço ou pela estimulação ventricular programada durante estudo eletrofisiológico. Os atletas com cardiopatia deverão participar apenas de esportes de baixa intensidade, mesmo que se demonstre ausência de taquicardia pelos métodos de investigação. Estarão liberados apenas para esportes de baixa intensidade (IA). Nos casos de miocardite, a liberação só deverá ocorrer três meses após a resolução do quadro.

93.7 Síndromes elétricas primárias em atletas

As síndromes elétricas primárias correspondem a um tipo de cardiopatia que se manifesta com taquiarritmias ventriculares. São de origem genética, causadas por alterações estruturais de canais iônicos devido a mutações de genes que codificam proteínas envolvidas em sua composição. Esse defeito genético é o substrato arrítmico que gera e mantém as taquicardias. São uma das principais causas de morte súbita de origem cardíaca em jovens, em sua grande maioria com coração normal. O diagnóstico é suspeitado pelos achados eletrocardiográficos típicos e também pelas características dos fatores deflagradores das taquicardias. Nessa discussão serão abordadas as principais síndromes elétricas primárias: taquicardia ventricular polimórfica catecolaminérgica, síndrome dos intervalos QT longo e curto, síndrome de Brugada e repolarização precoce.

93.7.1 Taquicardia ventricular polimórfica catecolaminérgica (TVPC)

É uma síndrome elétrica que se caracteriza pelo surgimento de ectopias ventriculares, taquicardia ventricular e até mesmo fibrilação ventricular em situações que cursam com catecolaminas plasmáticas elevadas. É classificada em dois tipos, de acordo com o gene afetado: tipo I, causada por um transtorno hereditário autossômico dominante de receptores de rianodina presentes no retículo sarcoplasmático do miócito e correspondente a por 65% dos casos; tipo II, forma menos frequente, secundária à mutação do gene CASQ2, relacionada à síntese da calsequestrina, uma proteína que auxilia a reter o cálcio na cisterna do retículo sarcoplasmático após a contração cardíaca. As alterações nesses genes culminam com acúmulo de cálcio dentro do miócito, que deflagra pós-potenciais precoces, ectopias ventriculares e taquicardia/fibrilação ventricular após uma descarga adrenérgica gerada pelo esforço físico ou por emoções.

A síncope ou a parada cardíaca que ocorrem logo após um esforço físico ou emoção intensa são as formas mais frequentes de apresentação. Em cerca de 30% dos casos, a parada cardíaca é a primeira manifestação. Além disso, a TVPC está associada a uma taxa anual de eventos potencialmente fatais e fatais de 1,9 e 0,8%, respectivamente, mesmo em pacientes tratados. Entre 25 e 30% dos indivíduos com idade inferior a 40 anos têm histórico familiar de morte súbita. Outras arritmias presentes nessa síndrome são a fibrilação atrial e a bradicardia sinusal, encontrada em aproximadamente 20% dos casos. O registro de fibrilação atrial em jovens sem cardiopatia, com histórico de síncopes ou ectopias ventriculares orienta o clínico a investigar essa síndrome elétrica.

93.7.1.1 Diagnóstico eletrocardiográfico

O diagnóstico de taquicardia ventricular polimórfica catecolaminérgica pode ser facilmente realizado pelo teste de esforço (Figura 93.1) ou após a infusão de isoproterenol. Testes genéticos podem ser empregados, mas nem sempre são necessários porque as alterações eletrocardiográficas são muito características. O teste de esforço na fase de repouso é normal. Com a mudança da posição supina para ortostática já se observam ectopias ventriculares. Com a progressão do esforço, há aumento gradual da frequência cardíaca, logo seguida por taquicardia ventricular polimórfica do tipo bidirecional. O surgimento da taquicardia ventricular geralmente coincide com elevação crítica da frequência sinusal. Esse achado inclusive pode ser utilizado como critério de efeito do tratamento com betabloqueador, quando a taquicardia ventricular não surge após ultrapassada aquela frequência sinusal crítica. Com a interrupção do esforço, alguns poucos segundos depois, cessam as ectopias e o paciente retorna à condição pré-esforço. Essa sequência pode ser observada na Figura 93.1.

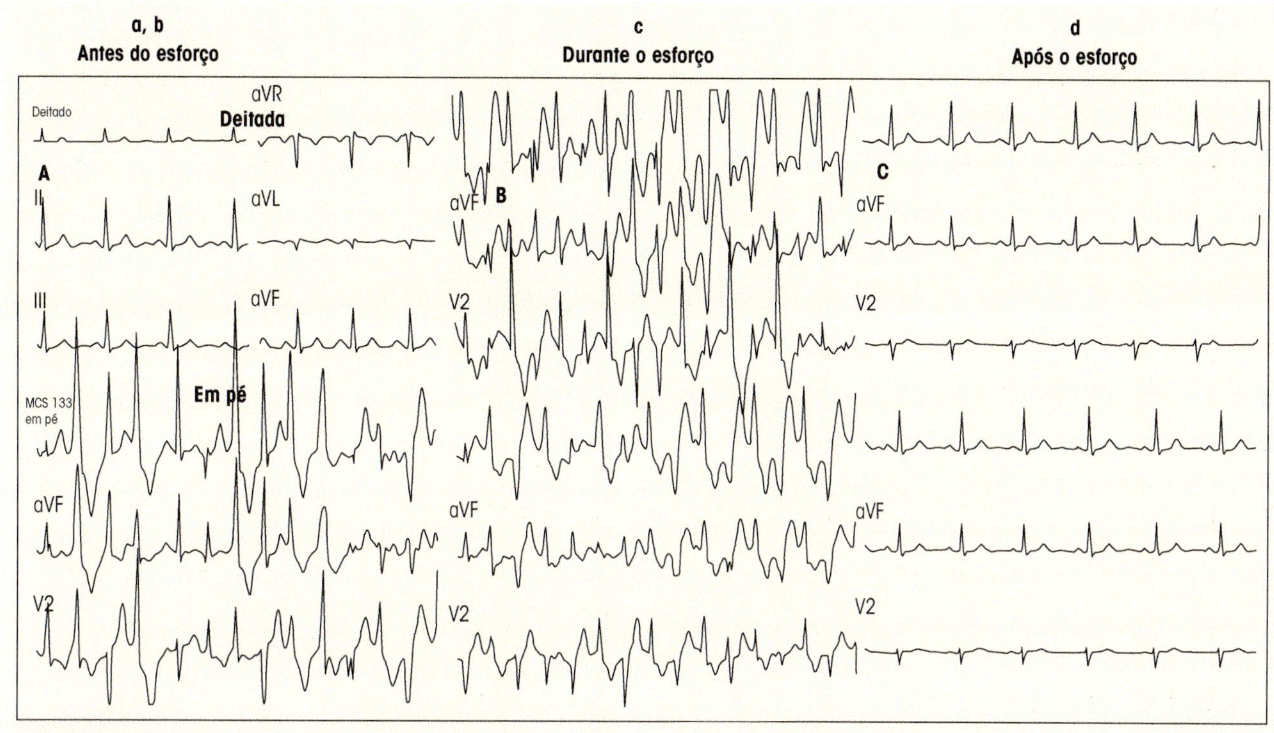

Figura 93.1 Atleta do sexo feminino de 23 anos com queixas de muito mal-estar e tontura durante a prática de natação. Foi realizado teste ergométrico que mostrou: a) em repouso, deitada, ritmo sinusal normal; b) em pé antes do esforço, ectopias ventriculares isoladas e taquicardia ventricular não sustentada; c) ao esforço taquicardia ventricular polimórfica do tipo bidirecional com reprodução dos sintomas; d) alguns segundos após o término do esforço, ritmo sinusal normal. Esse quadro caracteriza a taquicardia ventricular polimórfica catecolaminérgica (derivações eletrocardiográficas D2, V2 e aVF).

Fonte: Desenvolvido pela autoria.

93.7.1.2 Conduta no atleta com taquicardia ventricular catecolaminérgica

Atletas com diagnóstico de TVPC têm risco de taquicardia ventricular tanto pela prática de esportes como pelo estresse da competição. Por essa razão, a princípio, deveriam ser afastados de esportes competitivos. Publicações recentes, no entanto, indicam a possibilidade de prática de esportes de menor intensidade em indivíduos tratados com betabloqueadores e que estejam assintomáticos e sem taquicardia. O teste de esforço pode ser o procedimento que confirma a eficácia terapêutica demonstrando a abolição da taquicardia. O mesmo se aplica para os pacientes sintomáticos, desde que não se documente taquicardia ventricular nos últimos três meses após iniciado o tratamento. Indivíduos com TVPC devem evitar estrese emocional intenso, bem como atividade física vigorosa, devem se hidratar adequadamente e repor eletrólitos quando praticam esportes, além de evitar exercícios físicos durante episódios febris.

A não aderência ao tratamento é uma das principais causas de recorrência da TVPC. Um estudo que acompanhou 101 pacientes por 8 anos com o diagnóstico de TVPC demonstrou que a taxa de recorrência de eventos como síncope, parada cardíaca ou choque pelo cardiodesfibrilador implantável (CDI) foi de 27% nos pacientes em uso de betabloqueador e de 58% naqueles que não tomavam ou tomavam irregularmente a medicação. Esse fato enaltece a importância desse medicamento no tratamento desses pacientes. O betabloqueador de escolha é o nadolol (disponível no Brasil somente em farmácias de manipulação). A flecainida (não disponível no Brasil) é outra opção terapêutica com bons resultados. Em casos refratários a denervação simpática é uma opção adicional cuja indicação deve ser individualizada.

A indicação do CDI deve ser feita quando o paciente tem histórico de fibrilação ventricular como complicação da taquicardia ventricular polimórfica. Em outras palavras, depende do substrato arritmogênico predominante atuante no paciente com TVPC.

Choques aplicados durante a taquicardia aumentam o risco de tempestade elétrica devido à intensificação de liberação de catecolaminas que atuam sobre o circuito arritmogênico. Casos de óbito com CDI se devem, em sua grande maioria, a esse fenômeno.

Esses achados demonstram a importância na definição do paciente ideal para indicação do implante do CDI nessa população.

93.7.2 Síndrome do intervalo QT longo

A síndrome do QT longo (SQTL) é uma cardiopata arritmogênica de origem genética que se caracteriza pela repolarização ventricular anormalmente prolongada, seja de forma adquirida ou como resultado de uma das múltiplas alterações em genes específicos que codificam proteínas de canais iônicos celulares. É uma síndrome rara, com prevalência estimada entre 0,31 e 0,4% entre os atletas. As três formas mais comuns de SQTL congênito são: a) SQTL do tipo 1, secundária a uma anomalia do componente lento da corrente de retificação tardia do potássio (subunidade alfa do canal de potássio, Kv7.1). A mutação causa perda de função do gene KCNQ1 no cromossomo 11. Está associada com morte súbita cardíaca durante esforço, particularmente a natação; b) SQTL 2, secundária a uma anormalidade no componente rápido da corrente retificadora tardia de saída de potássio (subunidade de alfa do canal de potássio, Kv11.1) A mutação causa perda de função do gene KCNH2 no cromossomo 7. Causa morte súbita cardíaca por ação intensa do sistema nervoso autônomo durante o despertar e também ao estresse emocional. Tipicamente estímulos auditivos intensos causam os eventos arrítmicos nesses pacientes. A perda de função dos genes provoca acúmulo de potássio dentro da célula, prolongando a repolarização ventricular; c) SQTL tipo 3 causa alteração da duração do intervalo QT por ganho de função do canal de sódio (afeta a subunidade alfa do canal de sódio, Nav1.5). Essa anomalia é codificada pela mutação do gene SCN5A no cromossomo. A morte súbita nessa síndrome ocorre em situações de bradicardia e repouso, por exemplo, durante o sono. A SQTL 1 (30 a 35% dos casos), SQTL2 (25 a 40% dos casos) e 3 (5 a 10% dos casos) são responsáveis por 75% das mutações gênicas das SQTL na prática clínica. Essas três condições causam modificações típicas na repolarização ventricular, conforme demonstrado na Figura 93.2. As características eletrocardiográficas e clínicas das principais SQTL são apresentadas na Figura 93.2 e na Tabela 93.2.

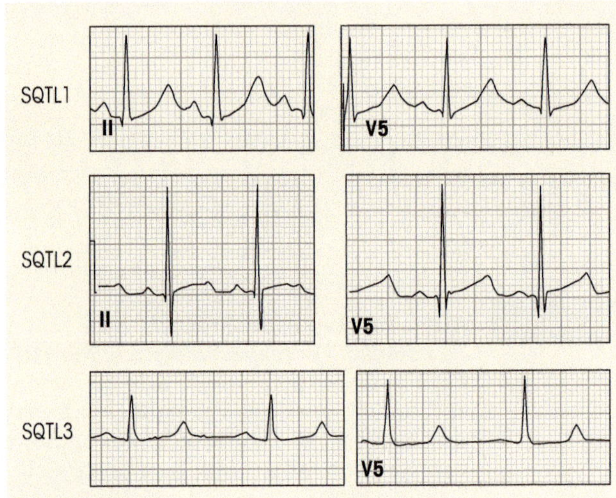

Figura 93.2 Padrões eletrocardiográficos da síndrome do intervalo QT longo.

Fonte: Desenvolvido pela autoria.

O tipo I apresenta ondas T de base alargada, terminando dentro do final da primeira metade do intervalo RR; o tipo II apresenta entalhes na porção média das ondas T; no tipo III o segmento ST é longo com ondas T de base estreita.

Tabela 93.2 Características das principais SQTL.

	SQTL1	SQTL2	SQTL3
Gene	KCNQ1	KCNH2	SCN5A
Mecanismo de prolongamento do QT	↓ IKs	↓ IKr	↑ INa
Intervalo QT durante exercício	QTc falha em encurtar no esforço ou fase de recuperação	QTc não se altera	QTc encurta excessivamente
Locus do cromossomo	11p15.5	7q35-36	3p21-24
Frequência entre as SQTL	30-35%	25-30%	5-10%
Achados típicos do ECG	Onda T apiculada e alargada	Onda T bífida	Onda T tardia, apiculada/bifásica

(*continua*)

(*continuação*)

Tabela 93.2 Características das principais SQTL.

Deflagradores de eventos cardíacos	Exercício (62%)" Emoção (26%) Sono, sem despertar (3%) Outros (9%)	Exercício (13%)" Emoção (43%) Sono, sem despertar (29%) Outros (15%)	Exercício (13%)" Emoção (19%) Sono, sem despertar (39%) Outros (29%)
Resposta ao betabloqueador	Boa	Menos que a SQTL 1	Incerta

Ks: canal de potássio de cinética lenta; Kr: canal de potássio de cinética rápida. Na: sódio

Fonte: Modificado de Gomez et al.

A maioria dos pacientes sintomáticos apresenta-se com quadro de síncope inexplicada (cerca de 80%), e um percentual menor com história de parada cardíaca (2%). A taxa anual dessas complicações varia entre 1 e 5%. Os pacientes com menor incidência de eventos arrítmicos são os portadores de SQTL1, além de apresentarem melhor resposta ao tratamento. Já a SQTL3 é a mais grave, causando morte já na infância precoce.

93.7.2.1 Diagnóstico eletrocardiográfico

O intervalo QT está prolongado quando sua duração supera 470 milissegundos em homens e 480 milissegundos em mulheres. A forma correta para aferir sua duração, bem como a correção pela frequência cardíaca (fórmula de Bazzet), pode ser observada na Figura 93.3.

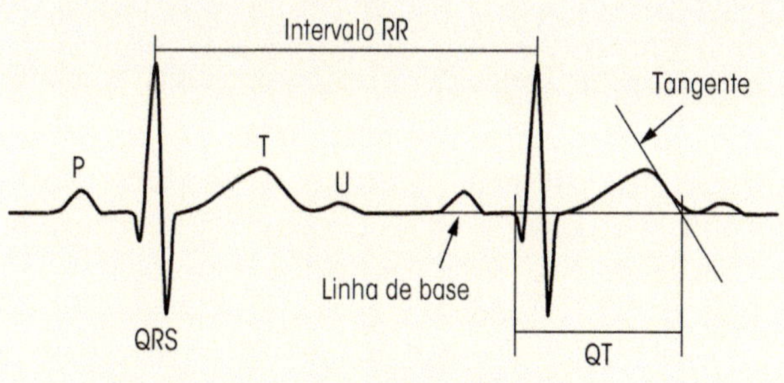

$$\text{Intervalo QT corrigido} = \frac{\text{Intervalo QT medido}}{\sqrt{\text{Intervalo QT (segundos)}}}$$

Figura 93.3 Método de aferição do intervalo QT e sua correção pela fórmula de Bazzet. A duração do intervalo QT é dividida pela raiz quadrada do intervalo RR prévio, aferido em segundos. Pelo método de Fridericia, utiliza-se a raiz cúbica do intervalo RR (empregado para situações de bradicardias).

Fonte: Desenvolvido pela autoria.

O diagnóstico da SQTL é baseado nos critérios de Schwartz (Tabela 93.3). As alterações fenotípicas podem ser confirmadas pelas alterações nos painéis genéticos.

Tabela 93.3 Critérios de Schwartz para o diagnóstico da SQTL.

Critérios de Schwartz	Pontos
Achados eletrocardiográficos	
Qtc[b]	
≥.480 ms	3
460-479 ms	2
450-459 ms (em homens)	1
QTc[b] 4º minuto de recuperação de teste de esforço ≥ 480 ms	1
Torsades de pointes[c]	2
Alternância de onda T	1
Onda T entalhada 3 derivações	1
Baixa frequência cardíaca para idade[d]	0,5
História clínica	
Síncope[c]	
Com estresse	2
Sem estresse	1
Surdez congênita	0,5
História familiar	
Familiares com SQTL confirmada[e]	1
Morte súbita inexplicada com idade abaixo de 30 anos em familiares próximos[e]	0,5

Escore: ≤ 1 ponto, baixa probabilidade de SQTL; 1,5 a 3 pontos, probabilidade intermediária de SQTL; ≥ 3 pontos, alta probabilidade de SQTL. [b]QTc calculado usando a fórmula de Bazett. [c]Mutuamente exclusivos. [d]Frequência cardíaca em repouso abaixo do 2º percentil para a idade. [e]O mesmo membro da família não pode ser contado nas linhas 1 ou 2 nesta categoria.

Fonte: Adaptada de Schwartz e Crotti.

Muitos indivíduos com SQTL geneticamente confirmados podem apresentar eletrocardiograma pouco alterado ou até mesmo normal (considerados portadores latentes da doença). A epinefrina ou o isoproterenol podem ser empregados para o diagnóstico da SQTL quando causam prolongamento paradoxal da duração do intervalo QT durante aceleração da frequência cardíaca, como durante o teste ergométrico. Essa alteração é válida somente para a SQTL1.

A taquicardia ventricular nessa síndrome é do tipo polimórfica, conhecida como *torsades de pointes* (Figura 93.4) É uma taquicardia que costuma ser autolimitada, durando alguns segundos apenas, mas que pode degenerar em fibrilação ventricular na dependência do fator desencadeante da taquicardia.

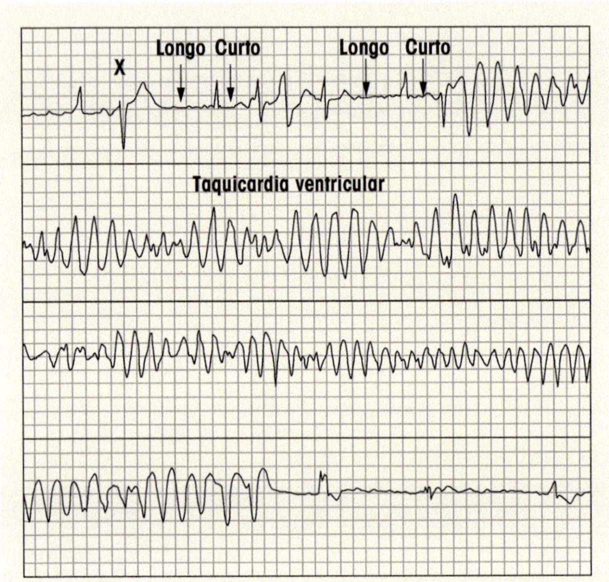

Figura 93.4 **Taquicardia ventricular polimórfica do tipo *torsades de pointes* secundária a SQTL1. No início observam-se extrassístoles ventriculares seguidas de pausas que prolongam o intervalo QT do batimento seguinte. Uma extrassístole ventricular incide no final da onda T (sequência longo-curto) e deflagra uma taquicardia, ora com QRS com *ponta* para baixo, ora com *ponta* para cima. Nota-se que a taquicardia acelera, com complexos QRS com aspecto sinusoidal, interrompendo-se a seguir.**

Fonte: Desenvolvido pela autoria.

93.7.2.2 Conduta no atleta com SQTL

O tratamento médico para SQTL1 e SQTL2 consiste principalmente no uso de betabloqueadores, que reduzem de maneira significativa a morbimortalidade dessas síndromes. A prescrição precoce dessa classe de fármacos melhora o prognóstico dos indivíduos com SQTL. Para a SQTL 3 empregam-se bloqueadores de canais de sódio. Para alguns casos selecionados, sintomáticos apesar da medicação, está indicada a ablação do gânglio estrelado esquerdo. Indivíduos com história de síncope, morte súbita familiar e intervalo QTc de 480 ms ou maior têm indicação do CDI.

Como pode ser observado na Tabela 93.2, o exercício deflagra eventos arrítmicos em pacientes com SQTL1; por essa razão, em diretrizes passadas, houve muita restrição à prática de esportes nessa população. Na atualidade, entretanto, com a evolução do conhecimento, a SQTL é considerada uma síndrome que pode ser tratada, e, por essa razão, seu resultado pode ser avaliado em diferentes condições clínicas, incluindo a prática de esportes. Estudos recentes têm demonstrado a segurança e a eficácia da terapia com CDI associada ao betabloqueador ou à denervação do gânglio estrelado. Não há relatos de morte súbita em atletas com a doença latente, ou seja, nos quais a doença foi confirmada geneticamente, mas sem o quadro clínico correspondente (fenótipo). Informações recentes de registros internacionais envolvendo 372 atletas praticantes de mais de 20 tipos diferentes de esporte com vários tipos de síndromes elétricas atestam a segurança e a eficácia do tratamento, particularmente em indivíduos com SQTL, tais como ausência de eventos primários manifestos por morte arrítmica, taquiarritmias ventriculares, necessidade de cardioversão ou desfibrilação elétrica externa, síncopes durante ou após a prática desportiva. Choques apropriados ou inapropriados ocorreram em 10% dos casos durante a competição; em outras atividades, em 8% e em 6% em repouso. Na análise dos indivíduos especificamente com SQTL, de um total de 73 atletas, apenas dois receberam choques. Segundo um editorial, a taxa de eventos nesses indivíduos durante a prática desportiva é de 1 para mais de 1.000 atletas/ano. Por essas razões, pacientes bem orientados e que compartilham a decisão com o médico, uma vez compreendida sua condição clínica, estão assintomáticos por pelo menos 3 meses após o implante do CDI, fazem uso correto da medicação, estão liberados para a prática de esportes a que estão acostumados. As evidências científicas atuais são favoráveis para que os atletas com SQTL sejam liberados.

93.7.3 Síndrome do intervalo QT curto

É uma síndrome rara cuja manifestação eletrocardiográfica é o encurtamento do intervalo QT e está associada a taquiarritmias supraventriculares (particularmente a fibrilação atrial) e ventriculares. Muitos dos genes dessa síndrome são os mesmos da SQTL, mas com a diferença de apresentarem ganho de função, ou seja, de intensificarem as correntes de saída de potássio, fato que acelera a repolarização ventricular. Os genes mutantes dos canais de potássio são o KCNH2, o KCNQ1 e o KCNJ2, responsáveis pela síndrome do QT curto tipos 1, 2 e 3 ou SQTC1, SQTC2 e SQTC3, respectivamente. As SQTC4 e SQTC5 ocorrem pela perda de função dos genes ligados à subunidade alfa (CACNAIC) e beta-2 (CACNB2) dos canais de cálcio tipo L, encurtam o intervalo QT e a doença tem manifestação fenotípica similar à da síndrome de Brugada.

A manifestação clínica da síndrome é grave, com cerca de 40 a 50% dos indivíduos sintomáticos tendo apresentado parada cardíaca antes do 40 anos de idade. Um terço dos pacientes apresenta parada cardíaca e 90% deles têm história familiar de morte súbita. Os eventos arrítmicos ocorrem geralmente em repouso ou na fase de sono. A estratificação de risco muitas vezes é difícil devido às variações fenotípicas encontradas, não havendo relação entre o grau de encurtamento do intervalo QT, o risco maior ou menor de arritmias e a gravidade da doença. O único fator prognóstico de eventos graves é o histórico de parada cardíaca. Portadores da SQTC1 são os que apresentam os mais curtos intervalos QT.

93.7.3.1 Diagnóstico eletrocardiográfico

O diagnóstico da SQTC é feito quando o intervalo QT tem duração < 340 ms ou < 360 ms na presença de algum outro critério clínico. Intervalos QT com duração < 320 ms são muito raros na população. É uma síndrome com maior predominância no sexo masculino. A maioria dos eventos arrítmicos graves (> 90%) ocorre em indivíduos jovens, entre os 14 e os 40 anos. Testes genéticos têm baixa capacidade diagnóstica na SQTC (< 15%).

O evento arrítmico característico é a taquicardia ventricular polimórfica rápida, com durações variáveis, geralmente na fase de sono (Figura 93.5).

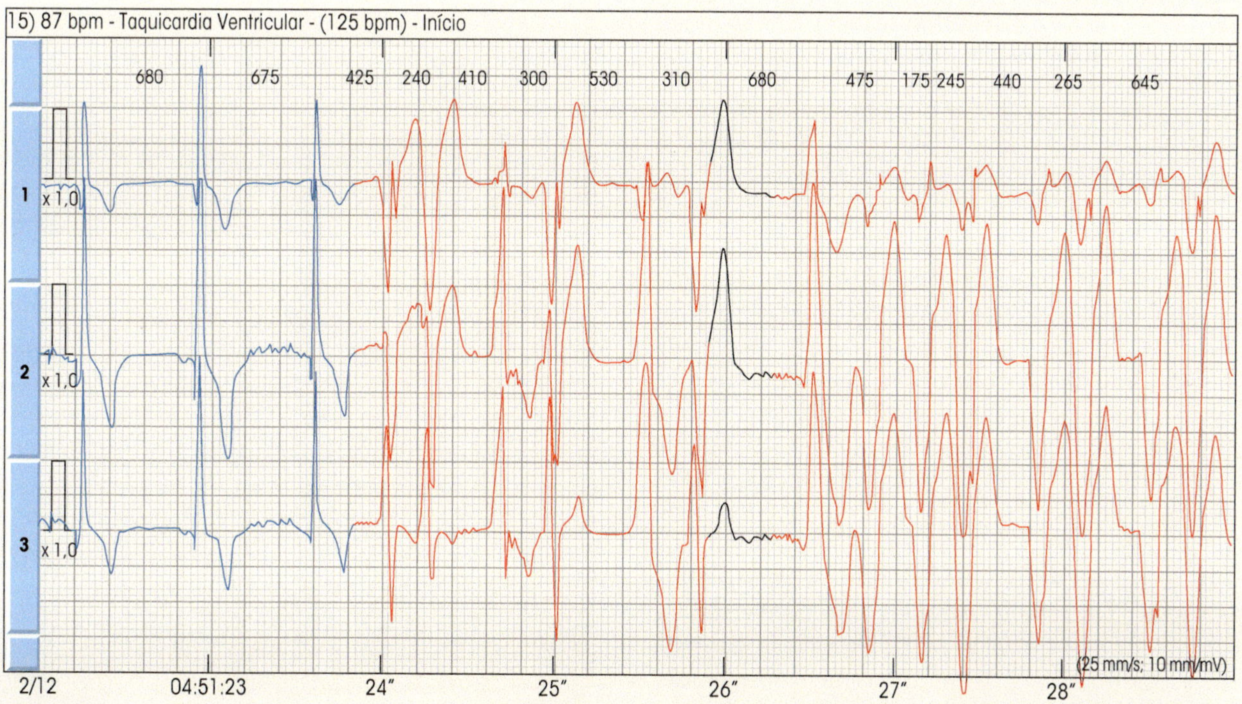

Figura 93.5 **Indivíduo de 46 anos com história de síncopes. Na investigação, o holter de 24 horas registrou durante ritmo sinusal intervalo QT de 280 ms e um episódio de taquicardia ventricular polimórfica não sustentada, com frequência cardíaca muito rápida (ao redor de 280 bpm). Observa-se que o evento manifestou-se na fase de sono (às 4h51 da manhã). Um CDI foi implantado nesse paciente após essa documentação.**

(continua)

(continuação)

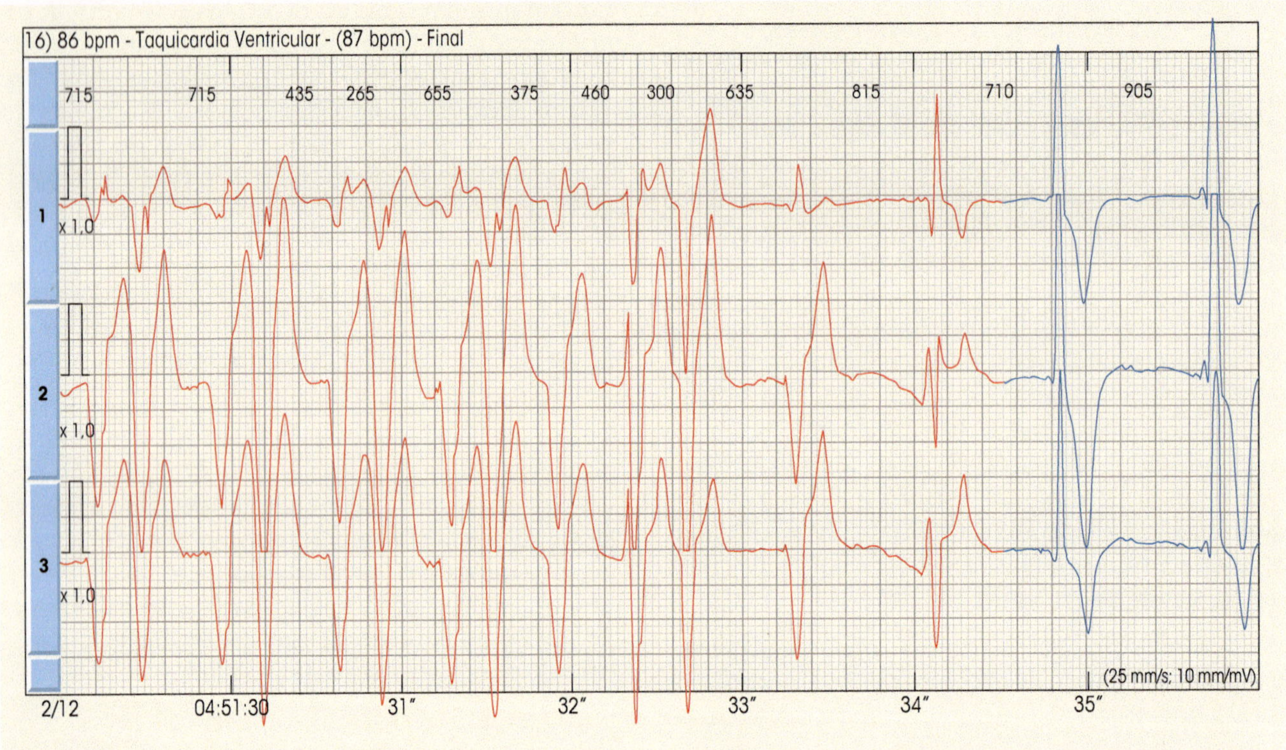

Figura 93.5 **Indivíduo de 46 anos com história de síncopes. Na investigação, o holter de 24 horas registrou durante ritmo sinusal intervalo QT de 280 ms e um episódio de taquicardia ventricular polimórfica não sustentada, com frequência cardíaca muito rápida (ao redor de 280 bpm). Observa-se que o evento manifestou-se na fase de sono (às 4h51 da manhã). Um CDI foi implantado nesse paciente após essa documentação.**

Fonte: Desenvolvido pela autoria.

93.7.3.2 Conduta no atleta com SQTC

Devido à raridade dessa síndrome, há muito pouca informação sobre a abordagem de atletas acometidos. As diretrizes de 2015 afirmam que o esporte pode ser considerado para atletas com SQTC, assumindo as precauções apropriadas relacionadas à doença, e que todo suporte quanto a equipamento de ressuscitação esteja disponível nos arredores do local onde o esporte é praticado. Em indivíduos assintomáticos, o tratamento clínico pode ser feito com quinidina ou sotalol, agentes que prolongam o intervalo QT. Os sintomáticos, com história de taquicardia/fibrilação ventricular ou sobreviventes de morte súbita, devem receber o CDI e serão liberados apenas para esportes com leve a moderada intensidade, desde que estejam assintomáticos por pelo menos 3 meses. Todos os atletas com SQTC devem evitar desidratação e/ou transpiração excessiva, hipertermia e exercícios durante febre. A hipercalemia, por exemplo, associada à desidratação e/ou à transpiração excessiva, devem ser evitados devido à probabilidade de maior encurtamento do intervalo QT na vigência de altos níveis extracelulares de potássio.

93.7.4 Síndrome de Brugada

A síndrome de Brugada é uma cardiopatia elétrica primária causada por mutação no gene SCN5A no cromossomo 3, que resulta na perda de função do canal de sódio. É uma síndrome rara (1 a 5 casos para cada 10.000 indivíduos nos EUA e na Europa; mais comum na Ásia, com 12 casos para cada 10.000 indivíduos) e atinge predominantemente o sexo masculino.

93.7.4.1 Diagnóstico eletrocardiográfico

O diagnóstico se baseia na documentação de uma típica alteração eletrocardiográfica caracterizada pelo supradesnivelamento do ponto J > 1 mm, seguido de segmento ST de convexidade superior e ondas T negativas na derivação V1, estendendo-se para derivações V2 e/ou V3 (Figura 93.6). Essas alterações do eletrocardiograma podem ser intermitentes e ser intensificadas pela administração de bloqueadores de canais de sódio. Outras condições que deflagram as alterações do eletrocardiograma e podem até mesmo facilitar o surgimento de taquicardia ventricular polimórfica ou fibrilação ventricular incluem calor, hipocalemia, glicose e insulina.

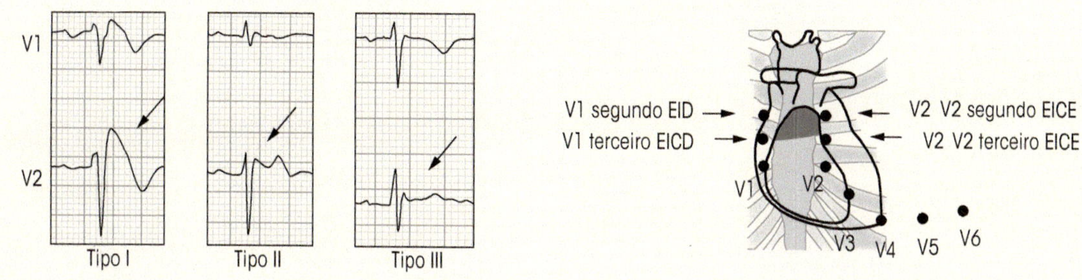

Figura 93.6 **Padrões eletrocardiográficos da síndrome de Brugada (traçado superior). Observa-se o supradesnivelamento do ponto J, com segmento ST de convexidade superior e ondas T negativas. O padrão tipo I é considerado o mais importante do ponto de vista prognóstico. Abaixo, o reposicionamento das derivações V1 e V2, em espaços intercostais mais altos, pode confirmar as alterações típicas do eletrocardiograma da síndrome de Brugada quando na posição normal ainda houver dúvidas.**

EICD (EID): espaço intercostal direito; EICE: espaço intercostal esquerdo.

Fonte: Desenvolvido pela autoria.

93.7.4.2 Aspectos clínicos

O risco nessa síndrome é a taquicardia ventricular polimórfica e a morte súbita, geralmente desencadeada na fase de sono, períodos de repouso e após estados febris. Alguns fármacos podem exacerbar as alterações eletrocardiográficas e precipitar a taquicardia ventricular. Atletas podem apresentar alterações de repolarização ventricular que se diferenciam da síndrome de Brugada pelas menores elevações de ST e por apresentarem complexos QRS de duração normal. Além disso, os fármacos que alteram o eletrocardiograma na síndrome de Brugada não precipitam as alterações eletrocardiográficas em um atleta normal.

Os indivíduos com risco de morte súbita são sintomáticos, têm história de síncope, história familiar de morte súbita, além de apresentarem alterações típicas e espontâneas do eletrocardiograma (padrão Brugada tipo I). Os de baixo risco são os assintomáticos e aqueles nos quais as alterações eletrocardiográficas não estão presentes espontaneamente. O eletrocardiograma pode identificar pacientes de alto risco quando a duração dos complexos QRS ≥ 120 ms, os complexos QRS são fragmentados, ou houver repolarização precoce em derivações inferiores e laterais (Figura 93.7).

93.7.4.3 Conduta no atleta com síndrome de Brugada

As diretrizes europeias e americanas mais antigas recomendavam o afastamento da atividade esportiva competitiva dos atletas com síndrome de Brugada. Entretanto, esse conceito vem mudando nos últimos anos, e as novas diretrizes são mais liberais.

Um fato que está associado ao surgimento de taquicardia ventricular polimórfica na síndrome de Brugada é a elevação do segmento ST nas derivações precordiais direitas, que surge na fase de recuperação após o teste de esforço, particularmente quando associada com rápidas quedas da frequência cardíaca. Essa sequência de eventos deve acontecer durante a prática de esportes e pode estar associada ao aumento da atividade vagal, que está frequentemente elevada em desportistas condicionados. Essa é uma grande preocupação que se tem quanto ao risco de taquiarritmias ventriculares. Entretanto, não há nenhum estudo clínico que tenha relatado casos de morte súbita em indivíduos com síndrome de Brugada durante a prática de esportes. Por essa razão, para indivíduos assintomáticos com síndrome de Brugada as recomendações atuais são para liberação para prática de esportes. Por fim, os atletas com síndrome de Brugada devem evitar o uso de medicamentos ou de drogas que possam agravar a doença, ou seja, intensificar as alterações de repolarização ventricular (informações podem ser obtidas em www.brugadadrugs.org). Além disso, devem evitar a desidratação e/ou transpiração excessiva, distúrbios eletrolíticos, hipertermia e não praticar exercício quando têm febre. Assim, a liberação para prática de esportes depende do entendimento que o indivíduo tem sobre sua doença. Por essa razão, uma conversa franca e esclarecedora deve ser sempre considerada com o médico assistente.

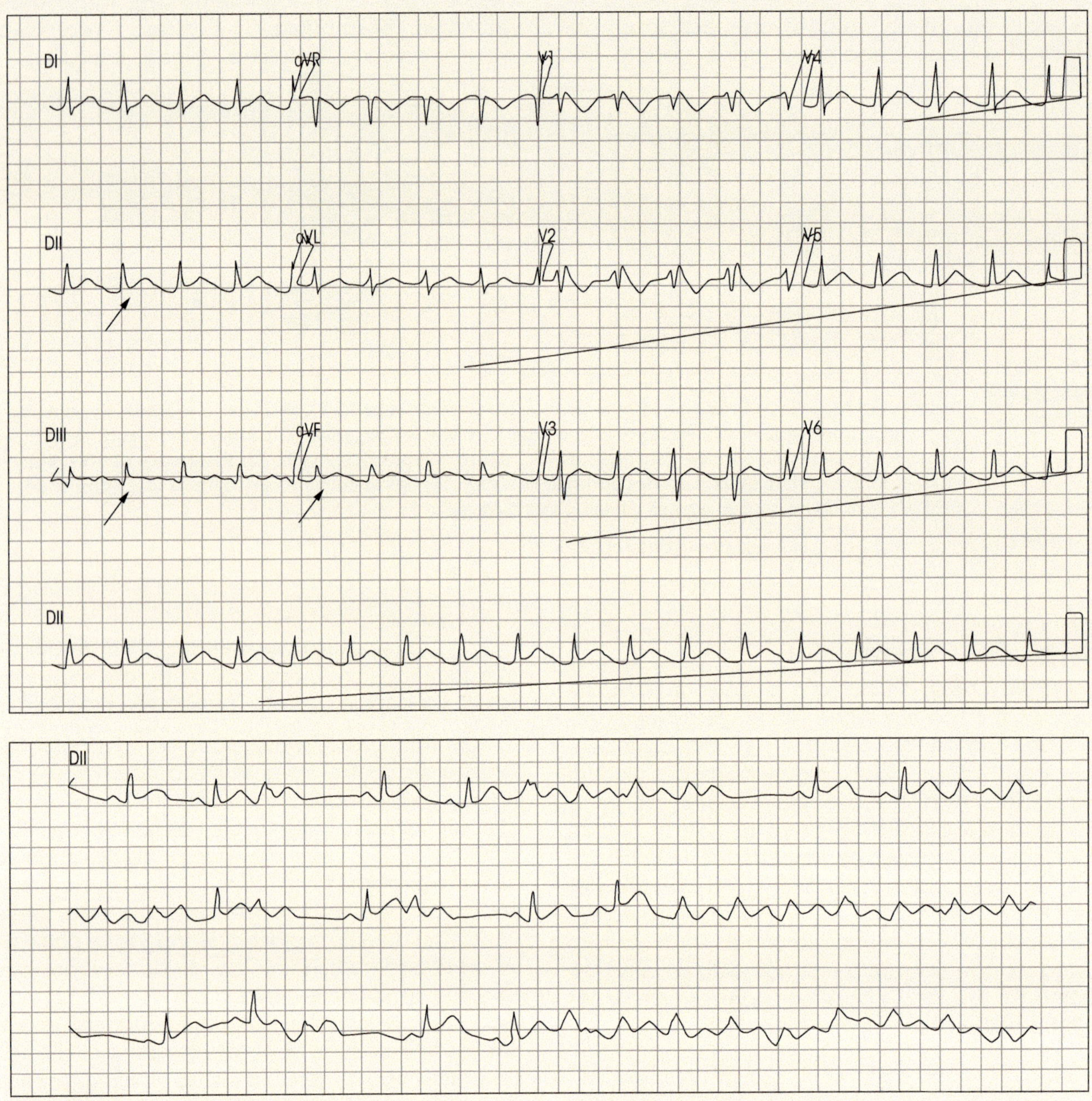

Figura 93.7 **Indivíduo de 30 anos com história de respiração agônica noturna, palpitações e síncope. O eletrocardiograma quando procurou o hospital mostrava padrão tipo I de síndrome de Brugada. Destaca-se a repolarização precoce visível nas derivações D2, D3 e aVF (setas), além de V5 e V6. No traçado inferior, derivação D2 longo, registram-se episódios repetidos de taquicardia ventricular não sustentada. Durante a internação houve registro de 42 episódios de fibrilação ventricular. O quadro estabilizou-se depois da introdução de quinidina e posteriormente foi submetido a implante de CDI. Em acompanhamento clínico há 2 anos, encontra-se assintomático e sem medicamentos.**

Fonte: Desenvolvido pela autoria.

Em indivíduos sintomáticos, com história de síncope, parada cardíaca ou história familiar de morte súbita está indicado implante de CDI. A liberação para a prática de esportes competitivos após o implante obedece a regras similares àquelas sugeridas para indivíduos com SQTL.

93.7.5 Repolarização ventricular precoce

É uma síndrome elétrica que se manifesta eletrocardiograficamente pela elevação do ponto J ≥ 0,1mV em duas derivações adjacentes (excluindo V1 – V3), combinada com um entalhe ou espessamento na porção descendente de uma onda R proeminente. Está associada a risco de morte súbita secundária a taquiarritmias ventriculares desencadeadas pela dispersão transmural da repolarização ventricular e/ou atraso heterogêneo na condução do impulso elétrico, facilitando do mecanismo reentrante local (reentrada fase 2), que gera e mantém uma taquicardia ventricular. Quando a taquicardia ou fibrilação ventricular ocorre na vigência dessa alteração no eletrocardiograma, é caracterizada como síndrome de repolarização precoce (SRP) ou como síndrome das ondas J. Deve haver um componente genético nessa síndrome, pois já foi detectada em famílias com essas alterações do eletrocardiograma. Não há, entretanto, testes genéticos que confirmem esses achados.

A SRP foi identificada em 2008, quando foi detectada sua presença em indivíduos com fibrilação ventricular idiopática. Uma relação de causa-efeito, entretanto, não foi confirmada. Na população geral o maior risco de morte arrítmica com a SRP foi observado em pacientes com doença coronária.

A repolarização precoce sempre foi tida como um achado benigno; entretanto, as características eletrocardiográficas dessa forma diferem da forma maligna associada à morte súbita. Por essa razão, a diferenciação deve ser feita para evitar equívocos no tratamento. A Figura 93.8 ilustra as características das formas benigna e maligna.

A repolarização ventricular precoce é frequentemente registrada em atletas (varia entre 10 e 90%) e não é necessariamente marcadora de maior risco para eventos arrítmicos. Acredita-se ser causada pelo maior tônus vagal, comum no condicionamento físico, e, por essa razão, considerada de caráter benigno.

93.7.5.1 Conduta no atleta com repolarização precoce

Não há nenhuma justificativa para interromper a prática de esportes em atletas assintomáticos, sem história de morte súbita familiar devido ao achado de repolarização precoce, até mesmo naqueles portadores da forma considerada *maligna*. É importante para médicos que supervisionam programas de triagem para participação em atividades desportivas, bem como qualquer médico que cuida de atletas, estar ciente das implicações do achado de repolarização ventricular precoce nessa população.

Em casos de síndrome de Brugada, síndrome do intervalo QT curto e taquicardia ventricular, o achado de repolarização precoce acarreta maior risco de eventos arrítmicos, o que implica avaliações mais detalhadas para esclarecimento do risco. Nessas situações, a repolarização precoce pode implicar maior risco para arritmias malignas. Entretanto, devem ser valorizadas muito mais as outras condições associadas do que a presença das alterações da onda J propriamente.

Em atletas com a SRP com história de parada cardíaca, fibrilação ventricular ou morte súbita recuperada (como na fibrilação ventricular idiopática), a conduta é o implante do CDI, e o indivíduo deve ser afastado da atividade física competitiva ou praticar apenas esportes de baixa intensidade.

Ainda é controversa a condição de atletas assintomáticos que se apresentam com repolarização precoce e têm história familiar de morte súbita. Não existe nenhum critério que motive o afastamento do atleta. Por outro lado, os testes genéticos nessa condição não auxiliam na estratificação de risco, pois ainda não se demonstrou a relação entre mutação gênica com arritmias ventriculares malignas nessa síndrome.

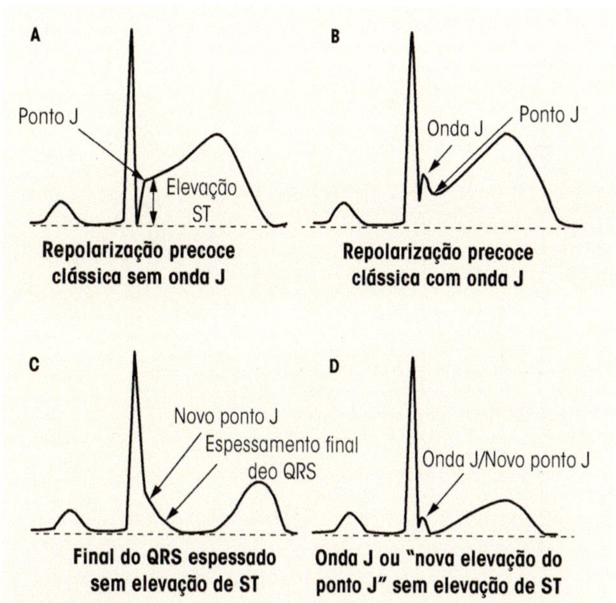

Figura 93.8 **Características eletrocardiográficas da repolarização precoce. Em A e B, a clássica repolarização precoce, mais frequentemente encontrada na população geral e de caráter benigno. Em C e D observam-se as características da forma *maligna*, ou seja, associadas a taquiarritmias ventriculares e à morte arrítmica.**

Fonte: Modificado de Aagaard P et al.

93.8 Comentários finais

Indivíduos que praticam esportes o fazem competindo ou de maneira recreacional. São condições distintas, com diferentes influências sobre o sistema cardiovascular. A competição inclui a vontade de ganhar e consequentemente maior influência do sistema nervoso autonômico sobre o coração, além do esforço propriamente dito.

Atletas com doenças elétricas primárias são portadores de anomalias na formação de canais de membrana por onde trafegam íons. Devido aos diferentes genes envolvidos nessas condições, mesmo atletas com a mesma doença podem apresentar diferentes manifestações clínicas ao esforço, pois as alterações genéticas podem ter penetrações diferentes e, consequentemente, repercussões variáveis. Por essa razão, não existe uma conduta padronizada para todos, sendo necessária uma individualização.

Esportes dinâmicos como futebol, tênis, natação e ciclismo são os que mais se associam ao surgimento de arritmias potencialmente malignas e de morte súbita, em indivíduos com síndromes elétricas primárias. Por essa razão, é fundamental que a avaliação dos indivíduos seja feita com teste ergométrico, monitorização eletrocardiográfica prolongada, em repouso ou durante esforço, para se certificar da segurança da prática antes de liberá-los. Após iniciado o tratamento para uma condição clínica específica, é fundamental que se comprove a ausência de arritmias por pelo menos 3 meses antes da liberação. Avaliações periódicas desses atletas devem ser realizadas visando à verificação do estado do substrato arritmogênico, que pode sofrer mudanças com o crescimento e desenvolvimento do atleta e suas consequências sobre o sistema cardiovascular.

O esporte deve ser franqueado aos atletas com cardiopatias elétricas primárias, principalmente pelos benefícios que traz sobre todos os aspectos (mental, físico, social e cardiovascular). O isolamento do jovem pode desencadear quadros depressivos e de ansiedade que podem ser muito mais maléficos em algumas condições para deflagrar uma arritmia maligna do que a própria prática desportiva.

DICAS DO EDITOR

Referências bibliográficas

1. Aagaard P, et al. Early repolarization in athletes the "Seattle criteria". Br J Sports Med. 2013;47:122-4. DOI: 10.1136/ bjsports-2012-092067.
2. Aagaard P, Baranowski B, Aziz P, Phelan D. Early repolarization in athletes: a review. Circ Arrhythm Electrophysiol. 2016;9(3):e003577.
3. Ackerman MJ, Zipes DP, Kovacs RJ, et al Eligibility and disqualification recommendations for competitive athletes with cardiovascular abnormalities: Task Force 10: the Cardiac Channelopathies: a Scientific Statement from the American Heart Association and American College of Cardiology. Circulation 2015;132:e326-9.
4. Ackerman MJ, Zipes DP, Kovacs RJ, et al. AHA/ACC scientific statement eligibility and disqualification recommendations for competitive athletes with cardiovascular abnormalities: Task Force 10: the Cardiac Channelopathies. A Scientific Statement from the American Heart Association and American College of Cardiology. Circulation. 2015;132:e326-e329.
5. Bezzina CR, Lahrouchi N, Priori SG. Genetics of sudden cardiac death. Circ Res. 2015;5(116):1919-36.
6. Corrado D, Pelliccia A, Heidbuchel H, Sharma S, Link M, Basso C, et al. Section of Sports Cardiology, European Association of Cardiovascular Prevention and Rehabilitation: Recommendations for interpretation of 12-lead electrocardiogram in the athlete. Eur Heart J. 2010;31:243-59.
7. Etheridge SP, Saarel EV, Martinez MW. Exercise participation and shared decision-making in patients with inherited channelopathies and cardiomyopathies. Heart Rhythm. 2018(15):915-20.
8. Frustaci A, Chimenti C, Bellocci F, Morgante E, Russo MA, Maseri A. Histological substrate of atrial biopsies in patients with lone atrial fibrillation. Circulation. 1997;96:1180-4.

9. Gaïta F, Giustetto C, Bianchi F, et al. Short QT syndrome: a familial cause of sudden death. Circulation. 2007;108:965-70.
10. Giustetto C, Schimpf R, Mazzanti A, Scrocco C, Maury P, Anttonen O, et al. Long-term follow-up of patients with short QT syndrome. J Am Coll Cardiol. 2001(58):587-95.
11. Gomez AT, Prutkin JM, Rao AL. Evaluation and management of athletes with long QT syndrome. Sports Health. 2016;8:527-35.
12. Johnson JN, Ackerman MJ. Return to play? Athletes with congenital long QT syndrome. Br J Sports Med. 2013;47:28-33
13. La Gerche A, Claessen G, Dymarkowski S, Voigt JU, De Buck F, Vanhees L, et al. Exercise-induced right ventricular dysfunction is associated with ventricular arrhythmias in endurance athletes. Eur Heart J. 2015;36:1998-2010.
14. Lampert R, Olshansky B, Heidbuchel H, et al. Safety of sports for athletes with implantable cardioverter-defibrillators. Results of a prospective, multinational registry. Circulation. 2013;127:2021-30.
15. Link MS, Wang PJ, Estes III NA. Ventricular arrhythmias in the athlete. Curr Opin Cardiol. 2001;16:30-9.
16. Link MS, Homoud MK, Wang PJ, Estes III NAM. Cardiac arrhythmias in the athlete. Cardiol Rev. 2001;9:21-30.
17. Macfarlane PW, Antzelevitch C, Haissaguerre M, Huikuri HV, Potse M, Rosso R, et al. The early repolarization pattern: a consensus paper. J Am Coll Cardiol. 2015;66:470-7.
18. Maron BJ, Doerer JJ, Haas TS, et al. Sudden deaths in young competitive athletes: analysis of 1866 deaths in the United States, 1980-2006. Circulation. 2009;119:1085-92.
19. Maron BJ, Zipes DP. Introduction: eligibility recommendations for competitive athletes with cardiovascular abnormalities: general considerations. J Am Coll Cardiol. 2005;45:1318-21.
20. Masrur S, Memon S, Thompson PD. Brugada syndrome, exercise, and exercise testing. Clin Cardiol. 2015;38:323-6.
21. Mazzanti A, Kanthan A, Monteforte N, Memmi M, Bloise R, Novelli V, et al. Novel insight into the natural history of short QT syndrome. J Am Coll Cardiol. 2014(63):1300-8.
22. Offerhaus JA, Bezzina CR, Wilde AAM. Epidemiology of inherited arrhythmias. Nat Rev Cardiol. 2019 Oct 3. DOI: 10.1038/s41569-019-0266-2.
23. Ostby SA, Bos JM, Owen HJ, et al. Competitive sports participation in patients with catecholaminergic polymorphic ventricular tachycardia: a single center's early experience. J Am Coll Cardiol. 2016;2(3):253-62.
24. Panhuyzen-Goedkoop NM, Wilde AAM. Athletes with channelopathy may be eligible to play. Neth Heart J. 2018;26:146-53.
25. Pelliccia A, Zipes DP, Maron BJ. Bethesda Conference #36 and the European Society of Cardiology Consensus Recommendations revisited: a comparison of U.S. and European criteria for eligibility and disqualification of competitive athletes with cardiovascular abnormalities. J Am Coll Cardiol. 2008;52:1990-6.
26. Pelliccia A, Fagard R, Bjornstad HH, et al. Recommendations for competitive sports participation in athletes with cardiovascular disease: a consensus document from the Study Group of Sports Cardiology of the Working Group of Cardiac Rehabilitation and Exercise Physiology and the Working Group of Myocardial and Pericardial Diseases of the European Society of Cardiology. Eur Heart J. 2005;26:1422-45.
27. Pelliccia A, Maron MJ, Di Paolo FM, Biffi A, Quattrini FM, Pisicchio C, et al. Prevalence and clinical significance of left atrial remodeling in competitive athletes. J Am Coll Cardiol. 2005;46:690-6.
28. Pelliccia A, Fagard R, Bjornstad HH, et al. Recommendations for competitive sports participation in athletes with cardiovascular disease. Eur Heart J. 2005;26:1422-45.
29. Priori SG, Wilde AA, Horie M, Cho Y, Behr ER, Berul C, et al Executive summary: HRS/EHRA/APHRS expert consensus statement on the diagnosis and management of patients with inherited primary arrhythmia syndromes. Europace. 2013;15:1389-1406.
30. Priori SG, Wilde AA, Horie M, Cho Y, Behr ER, Berul C, et al. HRS/EHRA/APHRS expert consensus statement on the diagnosis and management of patients with inherited primary arrhythmia syndromes: document endorsed by HRS, EHRA, and APHRS in May 2013 and by ACCF, AHA, PACES, and AEPC in June 2013. Heart Rhythm. 2013;10:1932-63.
31. Priori SG, Wilde AA, Horie M, et al. Executive summary: HRS/EHRA/APHRS consensus statement on the diagnosis and management of patients with inherited primary arrhythmia syndromes. Heart Rhythm. 2013;10:1932-63.
32. Rohatgi RK, Sugrue A, Bos JM, Cannon BC, Asirvatham SJ, Moir C, et al. Contemporary OUTCOMES IN PATIENTS WITH LONG QT Syndrome. J Am Coll Cardiol. 2017;70:453-62.
33. Swanson DR. Atrial fibrillation in athletes: implicit literature based connections suggest that overtraining and subsequent inflammation may be a contributory mechanism. Med Hypotheses. 2006;66:1085-92.

34. Schwartz PJ, Moss AJ, Vincent GM, et al. Diagnostic criteria for the long QT syndrome: an update. Circulation. 1993;88:782-4.

35. Schwartz PJ, Crotti L. QTc behavior during exercise and genetic testing for the long-QT syndrome. Circulation. 2011(124):2181-4.

36. Schwartz PJ, Priori SG, Spazzolini C, Moss AJ, Vincent GM, Napolitano C, et al. Genotype-phenotype correlation in the long-QT syndrome: gene-specific triggers for life-threatening arrhythmias. Circulation. 2001;103:89-95.

37. Walker J, Calkins H, Nazarian S. Evaluation of cardiac arrhythmia among athletes. Am J Med. 2010;123:1075-81.

38. Weigl M, Gschwantler M, Gatterer E, Finsterer J, Stollberger C. Reflux esophagitis in the pathogenesis of paroxysmal atrial fibrillation: results of a pilot study. Southern Med J. 2003; 96:1128-32.

39. Wu L, Guo J, Zheng L, Chen G, Ding L, Qiao Y, et al. Atrial remodeling and atrial tachyarrhythmias in arrhythmogenic right ventricular cardiomyopathy. Am J Cardiol. 2016;118:750-3.

40. Zareba W, Moss AJ, Locati EH, Lehmann MH, Peterson DR, Hall WJ, et al. International Long QT Syndrome Registry: modulating effects of age and gender on the clinical course of long QT syndrome by genotype. J Am Coll Cardiol. 2003;42:103-9.

41. Zipes DP, Link MS, Ackerman MJ, Kovacs RJ, Myerburg RJ, Estes NA 3rd. Eligibility and disqualification recommendations for competitive athletes with cardiovascular abnormalities: Task Force 9: Arrhythmias and Conduction Defects: a Scientific Statement from the American Heart Association and American College of Cardiology. J Am Coll Cardiol. 2015;66(21):2412-23.

Intervenção Percutânea

Parte XV

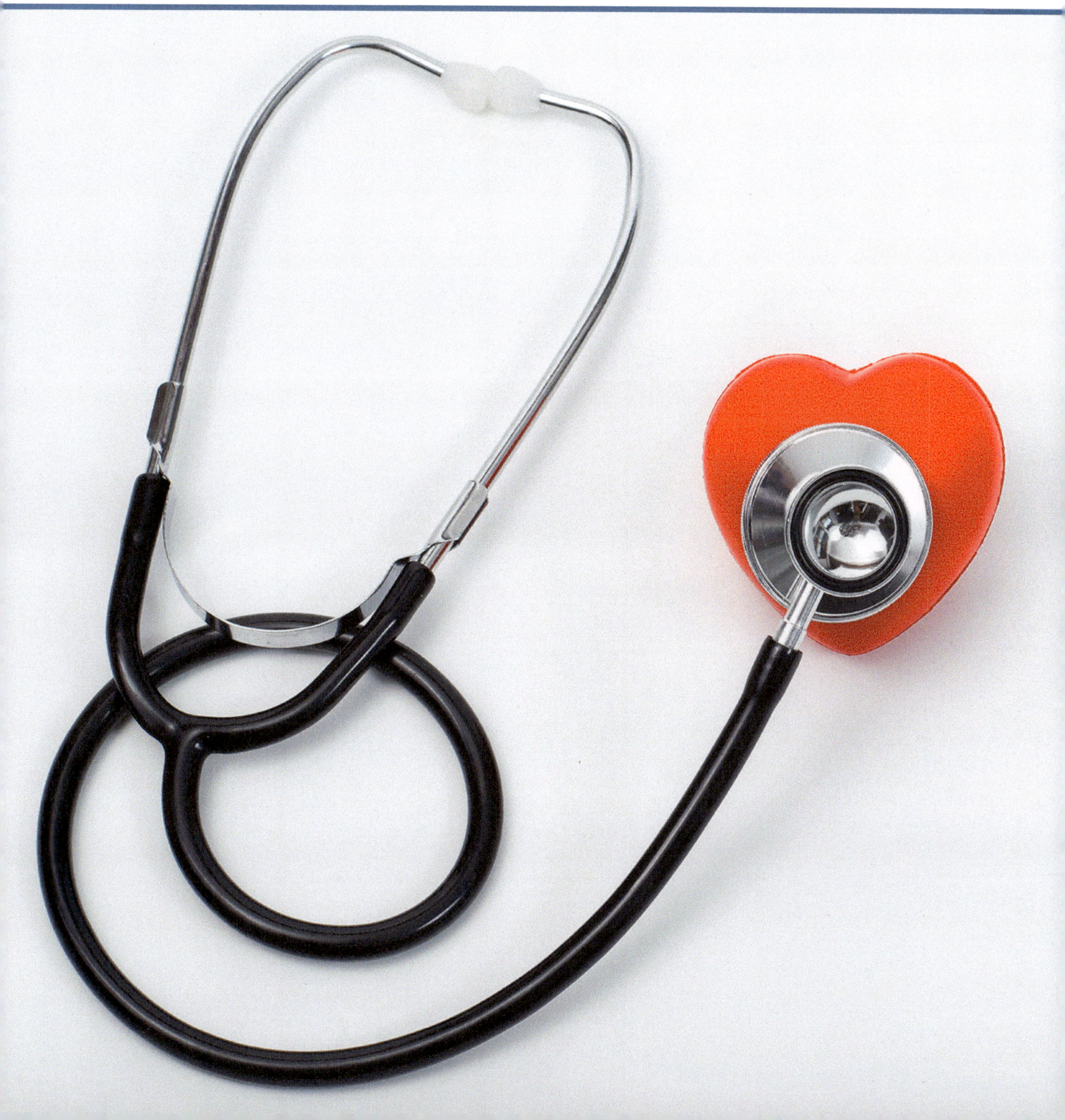

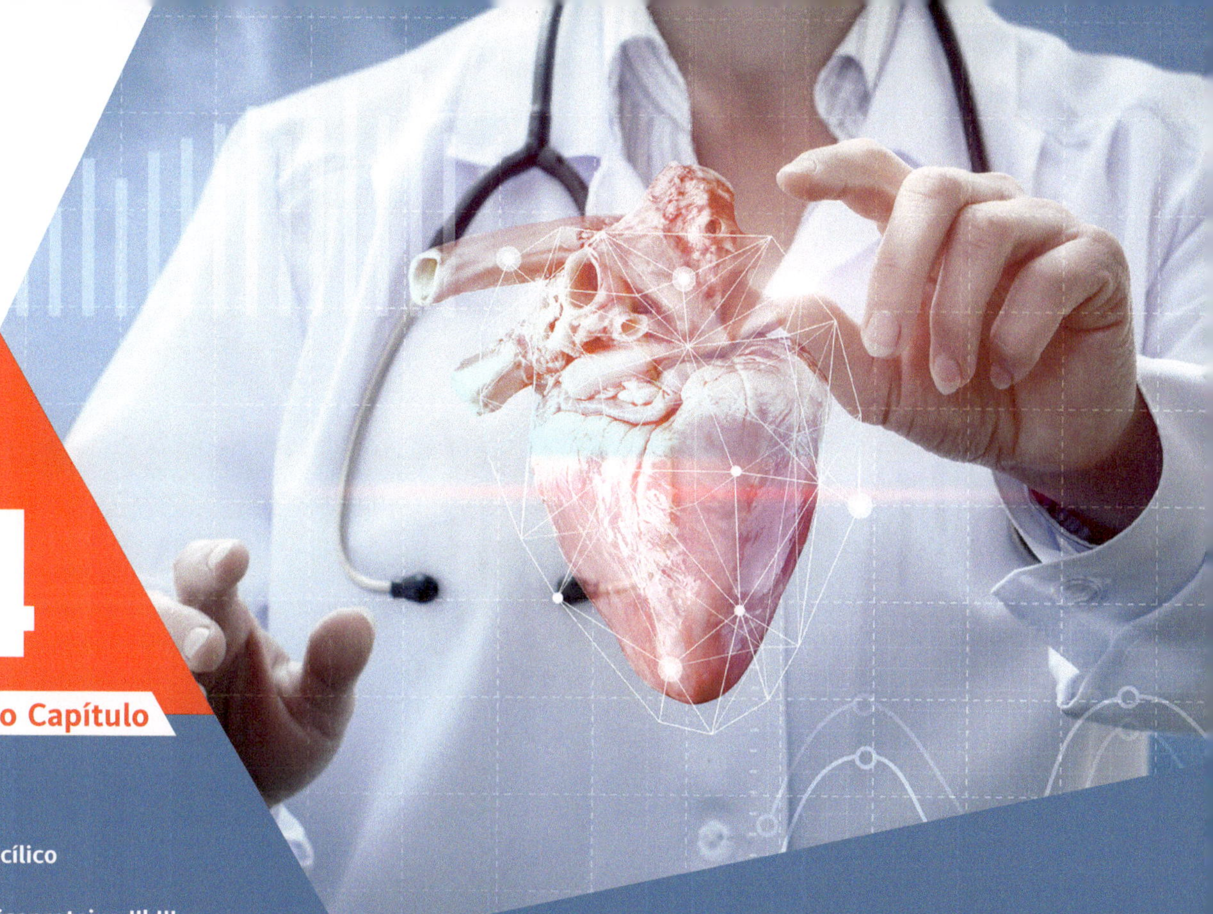

94

Destaques do Capítulo

- Clopidogrel
- Ticagrelor
- Prasugrel
- Ácido acetil salicílico
- *Stents*
- Inibidores da glicoproteina IIbIIIa

Tratamento farmacológico na intervenção coronária percutânea

Amanda Guerra de Moraes Rego Sousa
Andrea Cláudia Leão Sousa Abizaid
Luiz Fernando Leite Tanajura

O perfil de abrangência das intervenções coronárias percutâneas (ICP) ampliou-se de forma acentuada nas últimas décadas, tornando esse método majoritário em relação à cirurgia. Atualmente são tratados de forma rotineira e com elevados índices de sucesso do procedimento pacientes com quaisquer formas clínicas de apresentação da doença coronária (DAC), portadores de lesões com os mais variados graus de complexidade angiográfica.

Não nos parece equivocado afirmar que essa formidável ampliação do perfil de abrangência das ICP foi possibilitada pelo desenvolvimento dos *stents* coronários, em especial a partir da utilização dos modelos com liberação de medicamentos, os *stents* farmacológicos (SF), responsáveis por reduções expressivas das taxas de reestenose e das revascularizações adicionais que ocorriam na fase tardia. Paralelamente a isso, houve radical modificação da terapêutica farmacológica adjunta, o que também contribuiu para uma redução adicional dos eventos clínicos tardios.

Esses avanços possibilitaram que, no presente momento, uma evolução tardia livre de eventos seja obtida por expressivo contingente de casos tratados, embora o cardiologista sempre deva estar ciente de que situações tais como trombose de *stent*, reestenose e progressão da DAC, com suas diferentes consequências, sempre possam ocorrer, requerendo toda a sua atenção para prevenir, diagnosticar e tratar tais intercorrências.

Neste capítulo, discutir-se-ão as medidas farmacológicas utilizadas com essas finalidades, que têm início na avaliação clínica pré-procedimento e perduram por um período indefinido.

94.1 Cuidados iniciais e objetivos do acompanhamento tardio

A evolução clínica tardia se inicia no momento da indicação do procedimento, no qual se identificam: os detalhes relativos ao paciente, à doença propriamente dita (apresentação clínica, extensão da DAC, função ventricular esquerda, possibilidade de revascularização completa), as comorbidades existentes (disfunção renal, diabetes, outras doenças que possam necessitar de tratamento cirúrgico no primeiro ano pós-ICP) e o tipo de intervenção que será realizado (implante de SF ou não), fatores que influenciarão a conduta médica posterior e a evolução tardia. A seguir, faz-se a prescrição médica adequada e agenda-se a ICP.

No momento da alta, o cardiologista estabelecerá a estratégia de acompanhamento, individualizando a orientação de acordo com as particularidades de cada caso. O uso de determinadas ferramentas, que auxiliam o médico no estabelecimento da prescrição, é muito útil em várias circunstâncias.

Neste capítulo serão abordados os detalhes pertinentes aos principais protocolos de medicamentos:

1. prevenção da trombose dos *stents* e dos eventos aterotrombóticos tardios;
2. prevenção secundária da aterosclerose;
3. controle da isquemia miocárdica residual;
4. outras situações.

94.2 Prevenção da trombose dos *stents* e dos eventos aterotrombóticos tardios

A trombose dos *stents* é uma complicação rara porém grave, podendo ocorrer em qualquer momento da evolução tardia. O maior fator predisponente é a interrupção do esquema antiplaquetário duplo antes do momento estipulado, o que pode ser ocasionado por falta de aderência do paciente ou por indicação clínica (ocorrência de complicações hemorrágicas graves ou necessidade de cirurgias não planejadas). Sua exteriorização clínica invariavelmente é um infarto agudo do miocárdio (IAM) ou mesmo morte súbita.

Sua prevenção é realizada por meio da prescrição do esquema antiplaquetário duplo, que consiste no uso associado do ácido acetilsalicílico (AAS) e de um fármaco inibidor da P2Y12.

Outros eventos aterotrombóticos tardios, tais como síndromes coronárias agudas (SCA) ou acidente vascular cerebral (AVC), também apresentam influência relevante da agregação plaquetária em sua patogênese, ratificando a importância da manutenção em logo prazo da medicação antiplaquetária nas prescrições.

Serão discutidos os diferentes antiplaquetários e suas associações formando o esquema duplo e o período de uso das medicações, bem como as situações que requeiram o acréscimo de anticoagulantes orais.

94.2.1 AAS

Foi o primeiro agente antiplaquetário comprovadamente benéfico na clínica cardiológica, em especial nas SCA, apresentando segurança e efetividade incontestáveis. Além de eficaz, apresenta outros grandes atrativos: baixo custo, dose única diária e uso pela via oral (VO).

No final da década de 1970 e durante toda a década seguinte, esse medicamento demonstrou sua eficácia tanto nos casos de IAM com elevação do segmento ST como nas SCA sem elevação do segmento ST, nos quais se mostrou capaz de reduzir os eventos quando associado aos anticoagulantes.

Posteriormente, tornou-se a pedra angular do esquema antiplaquetário duplo, sempre fazendo parte dos diferentes esquemas de passivação das SCA.

No âmbito das ICP, desde os primórdios ele foi utilizado, independentemente da técnica empregada.

Deve ser prescrito na dose de 100-200 mg VO, iniciada no mínimo na véspera do procedimento; a dose de manutenção é a mesma. Em situações de emergência, 300-500 mg deverão ser administrados imediatamente antes da ida do paciente para a sala de cateterismo, preferencialmente mastigados em vez de ingeridos. Na fase tardia, esse medicamento deve ser mantido indefinidamente.

94.2.2 Inibidores da glicoproteína (GP) IIbIIIa

Apesar de seguro e eficaz, o uso isolado do AAS mostrou-se insuficiente para inibir a agregação plaquetária em uma série de situações de rotina dos casos submetidos à ICP, em especial nos casos de maior complexidade clínica e/ou angiográfica. Assim, tornou-se claro que haveria a necessidade de desenvolver novos compostos, para serem administrados de forma concomitante com o AAS.

Em meados da década de 1990 foram introduzidos na prática clínica os inibidores da GPIIbIIIa, potentes antiplaquetários que atuam na via final comum desse processo. Associados de forma sinérgica com o AAS, geraram o primeiro esquema antiplaquetário duplo utilizado na passivação das SCA e na prevenção de complicações imediatas durante as ICP, planejadas ou não.

Esses resultados provocaram uma mudança drástica na prática médica, melhorando os resultados já ótimos da ICP primária no IAM com elevação do segmento ST e provocando uma mudança de paradigmas na SCA sem elevação do segmento ST, contribuindo para tornar a estratégia invasiva como a de primeira escolha nesses casos.

Inicialmente houve grande entusiasmo com sua utilização; no entanto, após a introdução do esquema antiplaquetário duplo administrado por VO, especialmente quando precedido pela dose de ataque, observou-se que sua custo-efetividade diminuiu muito, demonstrando que sua utilização rotineira era supérflua na maioria dos casos, sendo atualmente restrita a passivação de SCA em situações de alto risco ou quando ocorrem complicações graves na sala de cateterismo.

94.2.3 Clopidogrel

Os compostos tienopiridínicos atuam na via do ADP, na cascata da agregação das plaquetas. O primeiro agente dessa classe a ter notoriedade na cardiologia foi a Ticlopidina, a qual, associada ao AAS e ao desenvolvimento da técnica de liberação ótima do implante dos *stents*, proporcionou uma notável redução das taxas de trombose das endopróteses. O acúmulo da experiência com a medicação demonstrou que havia sérias restrições a seu uso, tornando imprescindível o desenvolvimento de alternativas mais eficazes.

Assim, a mesma empresa farmacêutica detentora da patente da Ticlopidina desenvolveu outro composto, o Clopidogrel, com o intuito de superar os inconvenientes do fármaco de geração anterior.

O novo medicamento era administrado em dose única diária, facilitando a aderência ao tratamento, causava bem menos efeitos colaterais e era mais potente do que seu antecessor, sendo essas vantagens comprovadas no ensaio clínico randomizado CLASSICS, envolvendo apenas casos eletivos de angina crônica.

Estas informações deram ensejo a ensaios clínicos randomizados na vigência de SCA sem (CURE) e com elevação do segmento ST, nos quais o Clopidogrel (sempre associado ao AAS) mostrou-se capaz de reduzir significativamente os eventos cardíacos maiores quando comparado ao placebo, independentemente da realização ou não de ICP.

Com a dose de ataque utilizada inicialmente (300 mg), atingia-se ação máxima em torno de 24 horas; posteriormente, estudos de farmacodinâmica com uma dose dobrada (600 mg) demonstraram a capacidade de agir de forma significativa de forma bem mais precoce, em torno de duas horas após a tomada inicial, gerando dúvidas sobre qual seria a dose de ataque ideal, em especial na vigência de SCA. Na atualidade, em pacientes com SCA que serão submetidos à ICP a dose de ataque ideal é a de 600 mg.

Apesar de inquestionavelmente eficiente, com o passar do tempo, observou-se que o Clopidogrel também apresentava limitações em relação a sua potência, tempo para início efetivo da ação e consistência. Assim, constatou-se a necessidade de desenvolverem-se novos antiplaquetários que preenchessem essas lacunas.

94.2.4 Prasugrel

É um tienopiridínico de terceira geração e com uso restrito ao âmbito das SCA. Como o Clopidogrel, também é um pró-medicamento que atua na via do ADP, requerendo metabolismo hepático para exercer seu efeito, que é significativamente superior ao obtido pelo Clopidogrel.

Seu metabólito ativo atinge pico de concentração sérica em 30 minutos, proporcional à dose do fármaco, sendo esse efeito mais evidente quando é administrada dose de ataque de

60 mg por VO. O Prasugrel não apresenta interações indesejáveis conhecidas que possam interferir em sua ação. Além disso, até o momento não há menção a quaisquer tipos de polimorfismos genéticos que interfiram em seu metabolismo. É administrado em dose única diária, facilitando a aderência ao tratamento.

No estudo de farmacodinâmica PRINCIPLE TIMI 44, em que foi comparado ao Clopidogrel sob o prisma do potencial de inibição da agregação plaquetária em casos de DAC, o novo medicamento demonstrou clara e significativa vantagem, atuando de forma mais precoce, intensa e consistente.

Essas observações trouxeram entusiasmo com sua utilização, encorajando a elaboração de um grande estudo clinico de fase 3, que comparasse os dois medicamentos em casos de SCA, o TRITON TIMI 38.

Esse ensaio foi prospectivo e randomizado, envolvendo 13.608 casos de SCA com ou sem elevação do segmento ST; os que não evidenciassem elevação do segmento ST deveriam ser estratificados de forma não invasiva como de moderado ou elevado risco. Todos deveriam ter cinecoronariografia diagnóstica realizada e ter indicação para realização de ICP. O Prasugrel foi prescrito nas doses mencionadas no PRINCIPLE TIMI 44 (ataque de 60 mg e manutenção de 10 mg, sempre por VO), enquanto o Clopidogrel foi utilizado com dose de ataque de 300 mg e manutenção de 75 mg/dia. A não utilização da dose de ataque de 600 mg de Clopidogrel foi um aspecto alvo de críticas posteriores, aliás pertinentes, mas os autores argumentaram que 300 mg era a dose preconizada na época pelas diretrizes no momento da elaboração do protocolo, o que é correto. As duas medicações deveriam ser administradas pelo período mínimo de seis meses e no máximo por 15 meses. Todos os pacientes deveriam receber AAS de forma concomitante, nas doses habituais.

O objetivo primário composto de eficácia foi o conjunto de óbito de causa cardiovascular, infarto não fatal e AVC não fatal, aferido ao final do primeiro ano de evolução. Os principais objetivos secundários foram: óbito por quaisquer causas, necessidade de revascularização urgente do vaso-alvo, as tromboses de *stent* pelo critério ARC e as reinternações em razão de novos eventos cardíacos maiores. O principal objetivo de segurança seria a aferição das complicações hemorrágicas, pelo critério TIMI.

Observou-se redução significativa do objetivo primário composto nos que utilizaram o Prasugrel (Figura 94.1). Na mesma figura estão expostos os resultados das subanálises da mortalidade, tromboses de stent e complicações hemorrágicas; a complicação mais temida, o sangramento cerebral, ocorreu de forma similar (0,3% vs. 0,3%; p = 0,74).

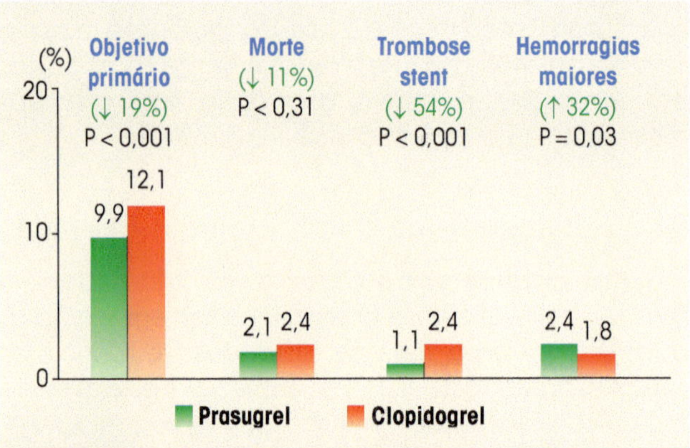

Figura 94.1 **Principais resultados do estudo TRITON TIMI 38 (as setas direcionadas para cima ou para baixo significam, respectivamente, aumento ou redução do evento mencionado).**

Fonte: Adaptado de Wiviott SD, Braunwald E, MacCabe CH, Montalescot G, Ruzyllo W, Gottlieb S, et al. 2007.

Possivelmente em decorrência das complicações hemorrágicas, o Prasugrel apresentou resultado neutro nos com idade superior a 75 anos (RR 0,99, intervalo de confiança de 95% 0,81-1,21, p = 0,92) e nos com peso corpóreo abaixo de 60 kg (RR 1,03, intervalo de confiança de 95% 0,69-0,1,53, p = 0,89); esses dois subgrupos, na atualidade, talvez se beneficiem com o uso da apresentação de 5 mg, desenvolvida especificamente para eles, que demonstrou superioridade em relação ao Clopidogrel nos estudos de farmacodinâmica, informação que ainda carece de estudos conclusivos. Já os com antecedentes de AVC ou acidente isquêmico transitório (AIT) apresentaram significativamente mais eventos com o Prasugrel (RR 1,54, intervalo de confiança de 95% 1,02-0,2,32, p = 0,04), resultado que transformou tais situações em contraindicação absoluta para a prescrição desse fármaco.

Sumarizando, o TRITON TIMI 38 demonstrou significativa superioridade do Prasugrel sobre o Clopidogrel na população estudada, com a ressalva do uso criterioso nos mais predispostos a desenvolver complicações hemorrágicas, informações que foram rapidamente incorporadas à prática médica. No entanto, como o estudo envolveu apenas pacientes tratados por meio de ICP, as diretrizes tiveram o cuidado de restringir seu uso aos casos específicos de anatomia coronária conhecida e intenção de realizar ICP, recomendação ainda válida.

Em situações de doença coronária crônica não há indicação para sua prescrição.

94.2.5 Ticagrelor

Trata-se de um antiplaquetário que também age na via do ADP, inibindo o receptor P2Y12 de forma reversível e direta, não necessitando de ativação metabólica. Por essas características, que o diferenciam do Clopidogrel e do Prasugrel, talvez deva ser considerado o primeiro composto de uma nova classe de medicamentos.

Em relação ao Clopidogrel, atua com maior rapidez de início de ação, inibe a agregação plaquetária de forma mais intensa e com menor variabilidade, pois apresenta menos interações indesejáveis com outros medicamentos; até o momento, também não há menção a polimorfismos genéticos que interfiram significativamente em seu metabolismo. Essas vantagens foram ratificadas pelos resultados do estudo clínico ONSET/OFFSET, em que o novo medicamento, administrado na dose de ataque de 180 mg por via oral e manutenção de 90 mg a cada 12 horas, foi comparado ao Clopidogrel, administrado em doses semelhantes às citadas no estudo PRINCIPLE TIMI 44. O objetivo primário, estabelecido como o nível de inibição plaquetária duas horas após a dose de ataque, mostrou-se significativamente favorável ao novo medicamento.

Assim, da mesma forma que ocorreu com o Prasugrel, a expressiva vantagem demonstrada pelo Ticagrelor em relação ao Clopidogrel nos estudos de farmacodinâmica incentivou a idealização de outro grande estudo clínico que comparasse os dois medicamentos, em pacientes que evoluíssem com SCA.

Esse estudo foi denominado PLATO, e trouxe à comunidade científica informações de extrema relevância, que também provocaram mudanças significativas nas diferentes diretrizes. O estudo foi multicêntrico, duplo-cego e prospectivo, envolvendo 18.624 pacientes portadores de SCA, com ou sem elevação do segmento ST (os sem elevação de ST deveriam ser estratificados de forma não invasiva como de risco moderado/grave). Os casos alocados poderiam receber um dos dois seguintes regimes terapêuticos: 1. Ticagrelor na dose mencionada; 2. Clopidogrel na dose de ataque de 300 mg (15% dos pacientes receberam 600 mg), seguido de manutenção de 75 mg por dia. Todos os pacientes também deveriam receber AAS, nas doses habituais. Os medicamentos em avaliação deveriam ser utilizados por, no mínimo, um ano.

O desenho do PLATO apresentava uma grande diferença em relação ao TRITON TIMI 38: os pacientes foram randomizados independentemente da realização da estratégia invasiva ou da necessidade de quaisquer procedimentos de revascularização, tornando o estudo capaz de avaliar um leque mais abrangente de pacientes.

O objetivo primário composto compreendeu: óbito de causa cardiovascular, infarto não fatal e AVC. Os desfechos secundários foram óbito de qualquer causa e os componentes do objetivo primário, analisados individualmente. O desfecho primário de segurança foi a observação de sangramentos maiores (fatais, hemorragias intracranianas, hemorragia intrapericárdica com tamponamento cardíaco, choque hipovolêmico ou hipotensão grave devido à hemorragia, declínio da hemoglobina em 5 pontos ou mais e a necessidade de transfusão de quatro concentrados de hemácias).

Em relação aos procedimentos realizados, nos grupos Ticagrelor e Clopidogrel, respectivamente, não foram observadas diferenças em relação à realização de cineangiocoronariografia na fase hospitalar (81,4% vs. 81,5%; p = 0,91), ICP (60,9% vs. 61,1%; p = 0,83) ou cirurgia de revascularização miocárdica (4,3% vs. 4,7%; p = 0,19).

A Figura 94.2 expõe os principais resultados do estudo, favoráveis ao Ticagrelor. Embora as hemorragias não tenham diferido entre os tratamentos, deve ser mencionado que os sangramentos intracranianos fatais foram mais comuns com o novo fármaco (0,1% vs. 0,01%; p = 0,02).

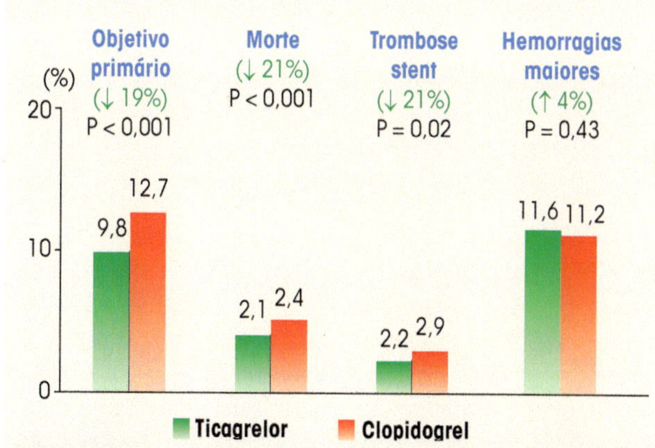

Figura 94.2 **Principais resultados do ensaio clínico PLATO (as setas direcionadas para cima ou para baixo significam, respectivamente, aumento ou redução do evento em questão).**

Fonte: Adapatado de Wallentin L, Becker RC, Budaj A, Cannon CP, Held C, Horrow J, et al. 2009.

Em relação a outras complicações, a presença de dispneia foi mais comum no grupo Ticagrelor (13,8% vs. 7,8%). A monitorização do ritmo cardíaco por meio do Holter foi realizada na primeira semana do estudo e repetida após um mês, constatando-se maior incidência de pausas ventriculares na primeira semana no grupo do Ticagrelor. Contudo, essas pausas ventriculares raramente estiveram associadas a sintomas e, em geral, não necessitaram do implante de marcapasso. A descontinuação do tratamento devido à presença de eventos adversos ocorreu mais frequentemente no grupo do Ticagrelor (7,4% vs. 6,0%; p = 0,001).

Dessa forma, os resultados do estudo PLATO demonstraram que pacientes com SCA com ou sem elevação do segmento ST, quando tratados com Ticagrelor, apresentaram redução significativa (16%) do objetivo primário composto, quando comparados aos que receberam Clopidogrel, com ou sem indicação da estratégia invasiva. Resultado similar foi verificado nos componentes avaliados de forma individual e sem aumentar as taxas de sangramentos maiores na população geral do ensaio, dado tão relevante como o objetivo principal.

De forma semelhante ao mencionado em relação ao Prasugrel, também não há indicação para a utilização do Ticagrelor em situações de doença coronária crônica.

94.2.6 Recomendações para a prescrição do esquema duplo

O esquema antiplaquetário duplo em pacientes submetidos à ICP deve ser composto pelo AAS e um inibidor da P2Y12, que, em casos de DAC crônica, sempre deve ser o Clopidogrel. Na vigência de SCA, excetuando-se os casos sem elevação de ST estratificados de maneira não invasiva como de baixo risco, há vantagem na prescrição de Prasugrel ou Ticagrelor, embora não haja qualquer impropriedade no uso do Clopidogrel.

A utilização da dose de ataque de um inibidor da P2Y12 (pré-tratamento) é praticamente consensual, pois sua prescrição acompanha-se de menor ocorrência de eventos cardíacos maiores. Os casos pré-tratados exibiram redução significativa dos eventos cardíacos maiores, reduzidos em 23% (p < 0,001) com essa prática; nas situações de SCA com elevação do segmento ST observou-se potencial de redução da mortalidade, em torno de 50% (p = 0,04). Não houve excesso de complicações hemorrágicas em nenhum cenário.

Dessa forma, em casos eletivos utiliza-se o pré-tratamento com Clopidogrel na dose de 300 mg/VO, na véspera da ICP; em SCA deve ser prescrita dose dobrada (600 mg/VO), administrada assim que for definida a indicação da estratégia invasiva. No cenário agudo também pode-se prescrever Prasugrel (60 mg/VO) ou Ticagrelor (180 mg/VO), com as respectivas doses de manutenção.

O tempo de utilização do esquema duplo ainda hoje é alvo de controvérsias, excetuando-se os casos de implante eletivo de um *stent* não farmacológico, situação na qual se pode suspender o Clopidogrel com segurança 30 dias após o implante, ou das ICP realizadas na vigência de um infarto com elevação do segmento ST, que devem utilizar o esquema duplo por no mínimo um ano. Nos demais casos, seja naqueles que recebam um SF de forma eletiva, seja nas ICP realizadas em SCA sem elevação de ST, não há consenso.

Até recentemente, todas as diretrizes preconizavam a prescrição por um ano nos casos de implante de um SF. No entanto, informações recentes demonstraram que, em muitos casos, esse período mais prolongado de uso seria supérfluo e até potencialmente capaz de causar excesso de sangramentos.

Assim, parece lógico e sensato orientar que devemos individualizar o período de utilização do esquema antiplaquetário duplo após ICP com implante de SF, o que deve ser feito tendo como parâmetros as perspectivas individuais de cada paciente apresentar trombose de *stent* e/ou eventos aterotrombóticos tardios, confrontados com o risco de desenvolver complicações hemorrágicas. Na maioria absoluta dos casos eletivos é seguro prescrever o esquema duplo por seis meses, período que deve ser reduzido para 30 dias quando se implanta um modelo não revestido. Os que realizarem ICP para o tratamento de SCA tendem a receber AAS e um inibidor da P2Y12 por um período de 12 meses. O uso mais prolongado, ou seja, superior a um ano, conforme sugestão dos resultados do estudo DAPT, deve ser cogitado em situações de exceção, em especial se o risco hemorrágico for reduzido e a perspectiva de eventos cardíacos maiores tardios for elevada.

Finalizado o período de uso do esquema duplo, um antiplaquetário deve ser mantido em longo prazo, preferencialmente AAS; havendo restrição a seu uso, a segunda opção seria o Clopidogrel.

94.2.7 Esquema antitrombótico triplo

É o acréscimo de um anticoagulante oral ao esquema antiplaquetário duplo, em um paciente tratado por meio de ICP. As circunstâncias mais comuns para que esse esquema seja cogitado seriam os casos de necessidade crônica do uso do anticoagulante oral: fibrilação atrial, portadores de próteses valvares metálicas, trombose venosa profunda e/ou tromboembolismo pulmonar recentes e IAM recente com presença de trombo intraventricular.

Embora não haja uma conduta consensual sobre o esquema ideal ou o tempo de uso mais adequado, o bom senso sugere que, quanto maior for o risco hemorrágico, menor deverá ser o período de uso do esquema triplo, que varia de 30 dias quando se implanta um *stent* não revestido e de até 6 a 12 meses quando se emprega um modelo com liberação de medicamentos.

Pelo elevado risco de precipitarem complicações hemorrágicas de vulto, Prasugrel e Ticagrelor estão contraindicados nesses casos, fazendo do Clopidogrel o inibidor da P2Y2 a ser prescrito.

Em relação aos anticoagulantes, podemos utilizar tanto a Varfarina como os novos anticoagulantes. A opção preferencial deve ser pelos medicamentos mais contemporâneos, pela facilidade da dose fixa e pela ausência de necessidade de controle do nível de coagulação. Nas situações nas quais houver necessidade explícita do uso dos cumarínicos, seja por indicação clínica (casos com próteses valvares ou trombos intraventriculares), seja por restrições socioeconômicas, preconiza-se que o nível de controle do INR deva ser mantido entre 2,0 e 2,5, faixa na qual haveria proteção satisfatória contra tromboembolismos e menor risco de sangramentos.

A publicação recente de dois grandes estudos randomizados e de uma metanálise fez que um grupo de influentes cardiologistas norte-americanos publicasse uma atualização de condutas nessas situações, na qual se preconiza o uso de um esquema duplo composto por um anticoagulante (preferencialmente um dos novos compostos) e de um antiplaquetário (Clopidogrel como fármaco de primeira escolha) no momento da alta hospitalar, com recomendação adicional de suspensão do antiplaquetário ao final de 6 a 12 meses.

94.3 Prevenção secundária da DAC

Objetiva essencialmente evitar que ocorra o aparecimento de novas estenoses coronárias graves e, em consequência, que ocorram novos eventos cardíacos maiores tardios.

As metas de controle da dislipidemia, do diabetes e da hipertensão não diferem das previstas para pacientes não revascularizados. Nesse contexto, a prescrição de estatinas, inibidores da enzima de conversão/bloqueadores da angiotensina 2 e betabloqueadores é indispensável, a não ser em casos de intolerância ou restrição absoluta, pois se associa a menores taxas de mortalidade tardia.

94.4 Alívio da isquemia residual

Nos primeiros dias após uma ICP, os pacientes revascularizados de forma incompleta podem apresentar manutenção dos sintomas anginosos, situação quase sempre manejada com ajuste da medicação antianginosa. Como os betabloqueadores são quase invariavelmente prescritos, resta ao cardiologista ajustar a dose desses medicamentos e/ou associar o uso de nitratos/bloqueadores dos canais de cálcio à prescrição.

94.4.1 Situações diversas que requerem protocolos com medicamentos

É importante mencionar o protocolo de prevenção da anafilaxia aos meios de contraste iodado, a qual ocorre em torno de 5% dos casos, com exteriorização clínica variável.

Embora existam várias possibilidades terapêuticas, preconiza-se a associação de prednisona (40 a 60 mg/dia por VO) e um anti-histamínico (dexclorfeniramina 12 mg/dia por VO ou fexofenadina 180 mg/dia por VO), ambos eficazes e de baixo custo, que devem ser iniciados 24 a 48 horas antes da ICP e mantidos até o dia subsequente. O clínico ainda deve ter o cuidado de alertar o intervencionista do fato, pois o uso de contrastes de baixa ou de iso-osmolaridade acompanha-se de menor chance de anafilaxia significante.

DICAS DO EDITOR

Referências bibliográficas

1. Angiolillo DJ, Goodman SG, Bhatt DL, Price MJ, Moliterno DJ, Cannon CP, et al. Antithrombotic therapy in patients with atrial fibrillation treated with oral anticoagulation undergoing percutaneous coronary intervention. Circulation. 2018;138:527-36.
2. Bertrand ME, Rupprecht HJ, Urban P, Gershlick AH, for the CLASSICS Investigators. Double-blind study of the safety of clopidogrel with and without a loading dose in combination with aspirin compared with ticlopidine in combination with aspirin after coronary stenting: the clopidogrel aspirin stent international cooperative study (CLASSICS). Circulation. 2000;102:624-9.
3. Capodanno D, Angiollilo DK. Management of antiplatelet and anticoagulant therapy in patients with atrial fibrillation in the setting of acute coronary syndromes or percutaneous coronary interventions. Circ Cardiovasc Interv. 2014;7:113-124.
4. Farooq V, Serruys PW, Garcia-Garcia HM, Zhang Y, Bourantas CV, Holmes DR, et al. The negative impact of incomplete revascularization on clinical outcomes and its association with total occlusions: the SYNTAX trial. J Am Coll Cardiol. 2013;61(3):282-94.
5. Feres F, Costa RA, Abizaid A, Leon MB, Marin-Neto JA, Botelho RV, ET al. Three versus twelve months of dual antiplatelet therapy after zotarolimus-eluting stents: the OPTIMIZE randomized trial. JAMA. 2013;310:2510-22.
6. Gurbel PA, Bliden KP, Butler K, Tantry US, Gesheff T, Wei C, et al. Randomized Double-Blind Assessment of the ONSET and OFFSET of the Antiplatelet Effects of Ticagrelor Versus Clopidogrel in Patients with Stable Coronary Artery Disease. Circulation. 2009;120(25):2577-85.
7. Mauri L, Kereiakes DJ, Yeh RW, Cutlip DE, Steg PG, Normand ST, et al. Twelve or 30 months of dual antiplatelet therapy after drug -eluting stents. N Engl J Med. 2014;371:2155-66.
8. Perk J, De Backer G, Gohlke H, Graham I, Reiner Z, Albus C, et al. European Guidelines on Cardiovascular Disease Prevention in Clinical Practice (2012). Eur Heart J. 2012;33:1635-701.
9. Price MJ, Angiollilo DK. Platelet inhibitor agents. In: Topol EJ, Teirstein PS, ed. Textbook of interventional cardiology (6.ed.). Philadelphia: Elsevier; 2012. p.97-112.
10. Tanajura LFL, Centemero MP, Chaves AJ, Abizaid AS, Costa RA. Protocolos medicamentosos adjuntos à intervenção coronária percutânea. In: Sousa AGMR, Timerman A, Sousa JEMR, eds. Tratado sobre doença arterial coronária. São Paulo: Atheneu; 2017. p.819-30.
11. The Clopidogrel in Unstable Angina to Prevent Recurrent Events Trial Investigators: Effects of clopidogrel in addition to aspirin in patients with acute coronary syndromes without ST-segment elevation. N Engl J Med. 2001;345(7):494-502.
12. Wallentin L, Becker RC, Budaj A, Cannon CP, Held C, Horrow J, et al. Ticagrelor versus clopidogrel in patients with acute coronary syndromes. N Engl J Med. 2009;361(11):1045-57.
13. Winchester DE, Wen X, Brearley WD, Park KE, Anderson RD, Bavry AA. Efficacy and safety of glycoprotein IIb/IIIa inhibitors during elective coronary revascularization. J Am Coll Cardiol. 2011;57:1190-99.
14. Wiviott SD, Braunwald E, MacCabe CH, Montalescot G, Ruzyllo W, Gottlieb S, et al. Prasugrel versus clopidogrel in patients with acute coronary syndromes. N Engl J Med. 2007;357(20):2001-15.
15. Wivott SD, Trenk D, Frelinger AL, O'Donoghue M, Neumann FJ, Michelson AD, et al. Prasugrel compared with high loading- and maintenance-dose clopidogrel in patients with planned percutaneous coronary intervention: the prasugrel in comparison to clopidogrel for inhibition of platelet activation and aggregation–thrombolysis in myocardial infarction 44 Trial. Circulation. 2007;16(25):2923-32.

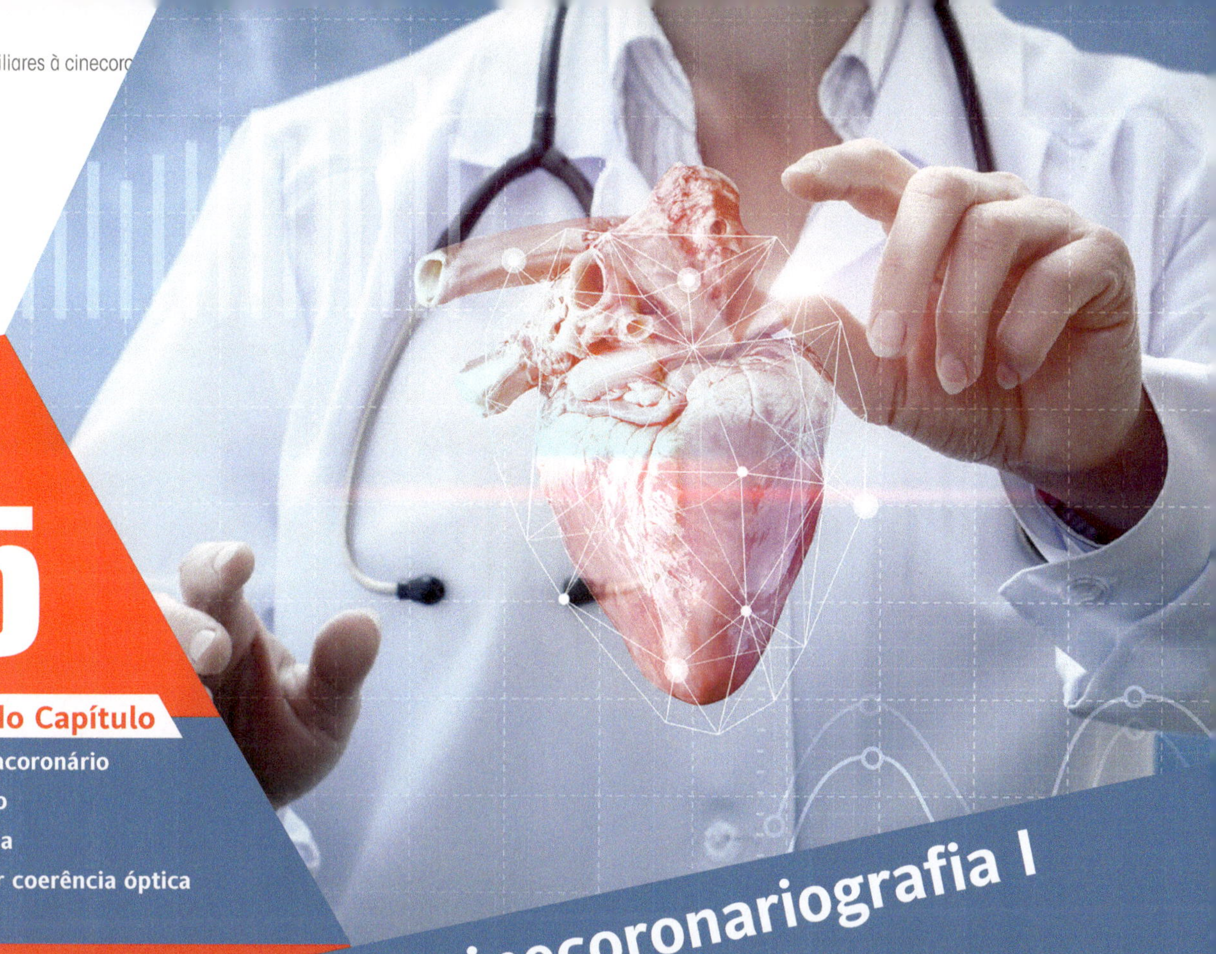

95

Destaques do Capítulo

- Ultrassom intracoronário
- Monocromático
- Radiofrequência
- Tomografia por coerência óptica
- *Stent*

Métodos auxiliares à cinecoronariografia I – ultrassom intracoronário monocromático e por radiofrequência e tomografia de coerência óptica

Daniel Silva Chamié de Queiroz
José Ribamar Costa Júnior

A angiografia coronária quantitativa constituiu a primeira modalidade de imagem utilizada com o propósito de avaliar a doença aterosclerótica coronária (DAC). No entanto, o luminograma vascular fornecido pela angiografia fornece imagens planares bidimensionais da árvore coronária – uma complexa estrutura tridimensional – cujas inerentes limitações foram reconhecidas no final da década de 1980 e no início da década de 1990. As principais limitações da angiografia coronária são: impossibilidade de visibilizar a intimidade da parede vascular e, com isso, incapacidade de detectar estágios iniciais da doença aterosclerótica e do remodelamento vascular; dificuldade de estimar corretamente a extensão do comprometimento aterosclerótico e de identificar a morfologia e os componentes da placa aterosclerótica; resolução axial limitada; sofre influência de tortuosidades vasculares, da sobreposição com ramos ou estruturas adjacentes, de ectasias, de falhas de contraste, de artefatos de movimento etc.; e sub ou superestima as dimensões vasculares e a gravidade de estenoses epicárdicas, consequência da combinação de todos os fatores mencionados.

O primeiro método de imagem intravascular introduzido na prática clínica foi o ultrassom intracoronário (USIC), por Paul Yock, em 1989. Pelo fato de obter imagens tomográficas da circunferência vascular, o USIC forneceu informações únicas que contribuíram significativamente para melhor compreensão do desenvolvimento da DAC *in vivo*, e para a evolução da Cardiologia Intervencionista. Posteriormente, a incorporação da análise espectral do sinal de ultrassom refletido pelos tecidos vasculares – o ultrassom por radiofrequência – teve como objetivo facilitar a identificação e a quantificação dos diferentes componentes ateroscleróticos. Mais recentemente, a tomografia de coerência óptica (OCT do inglês *optical coherence tomography*) passou a oferecer imagens tomográficas da anatomia coronária com resolução jamais fornecida por um método de imagem invasivo *in vivo*. Suas imagens de alta resolução permitem fácil identificação dos componentes e da morfometria das placas ateroscleróticas, a acurada quantificação das dimensões vasculares e da gravidade de estenoses, bem como a detalhada avaliação da interação *stent*-vaso.

Neste capítulo são analisadas as principais características e aplicações clínicas do USIC, do ultrassom por radiofrequência e da OCT.

95.1 Ultrassom intracoronário monocromático

O USIC é uma modalidade de imagem invasiva que, por meio de imagens tomográficas, permite visibilizar a estrutura da parede vascular, identificando acuradamente a presença da DAC em seus diferentes estágios e as alterações dinâmicas do vaso coronário antes, durante e após a intervenção coronária percutânea (ICP). Atualmente, sua aplicabilidade se estende desde a pesquisa clínica até a prática intervencionista cotidiana, ajudando na tomada de decisões sobre quando intervir e guiando o procedimento de ICP, a fim de otimizar seus resultados.

95.1.1 USIC para avaliação de lesões intermediárias e ambíguas

Na prática atual, a reserva de fluxo fracionada (FFR) e o USIC representam os dois métodos mais utilizados para esse propósito e, embora visem fornecer a mesma resposta, o fazem de maneiras completamente distintas e, muitas vezes, discordantes.

Enquanto a FFR estima o fluxo que passa através de uma estenose, e possui elevada acurácia para esse propósito, o USIC utiliza-se da medida da área da luz vascular no ponto de maior estreitamento na coronária – a área luminal mínima (ALM) – para tentar predizer o significado funcional da estenose.

Os primeiros estudos com essa modalidade de imagem invasiva visando avaliar lesões intermediárias foram conduzidos por Abizaid et al. ainda na década de 1990 e observaram que pacientes com lesões moderadas que tinham menor área luminal acima de 4,0 mm^2 ao USIC em geral tinham boa evolução clínica em médio prazo, com baixa taxa de eventos adversos.

A partir de então, vários grupos procuraram avaliar qual seria o ponto de corte de ALM pelo USIC que melhor se correlacionaria com a presença de isquemia (Tabela 95.1), e, portanto, mereceria ser revascularizado. Diversos estudos realizados revelaram valores de ALM entre 2,36 mm^2 e 4,0 mm^2, variação que pode ocorrer em função do tamanho dos vasos avaliados, do comprimento das lesões e do quadro clínico dos pacientes. Independentemente dos valores de ALM identificados, os valores preditivos positivos (27-67%) e negativos (65-96%), assim como a acurácia (64-70%) observada, são bastante baixos para a implementação de tais pontos de corte de ALM como primeira escolha na investigação de estenoses coronárias intermediárias. É importante notar que tais critérios não se aplicam aos enxertos venosos/arteriais nem à avaliação de lesões reestenóticas.

O grau de obstrução da luz é apenas uma das variáveis que influenciam na gênese da isquemia translesional. A extensão do segmento acometido (comprimento da lesão), o atrito que o sangue sofre ao passar pela placa e as forças de separação e o turbilhonamento a que o fluxo sanguíneo é exposto são variáveis não passíveis de mensuração pelo USIC. Ademais, é de supor que um número único (4,0 mm^2, ou qualquer outro equivalente) jamais será suficiente para representar os diferentes calibres de artéria da árvore coronária em toda a sua extensão.

Tabela 95.1 Critérios de área luminal mínima pelo ultrassom intracoronário para predizer isquemia pela reserva de fluxo fracionada em coronárias que não tronco de coronária esquerda.

	Número de lesões avaliadas	Ponto de corte FFR	Ponto de corte da ALM pelo USIC	Área sob a curva ROC	Sens.	Esp.	VPP	VPN	Acurácia
Takagi et al. [1999]	51	0,75	3,0 mm^2	N/I	83%	92%	N/I	N/I	N/I
Briguori et al. [2001]	53	0,75	4,0 mm^2	N/I	92%	56%	38%	96%	64%
Kang et al. [2011]	236	0,80	2,4 mm^2	0,80	90%	60%	37%	96%	68%
Koo et al. [2011]	267	0,80	2,75 mm^2	0,81	69%	65%	27%	81%	67%
Ben-Dor et al. [2012]	205	0,80	3,09 mm^2	0,73	69%	72%	N/I	N/I	70%
Kang et al. [2012]	784	0,80	2,4 mm^2	0,77	84%	63%	48%	90%	69%
Gonzalo et al. [2012]	47	0,80	2,36 mm^2	0,63	67%	65%	67%	65%	66%
Stone et al. [TCT 2013]	544	0,80	2,9 mm^2	N/I	66,3%	65,9%	46,7%	81,3%	66%
Waksman et al. [2013]	367 (todas as lesões)	0,80	3,07 mm^2	0,65	64%	64,9%	40%	83%	N/I
	(DRV < 3,0mm)		2,4 mm^2	0,66	63%	67%	42%	82%	N/I
	(DRV 3,0-3,5 mm)		2,7 mm^2	0,71	58%	75%	45%	84%	N/I
	(DRV > 3,5 mm)		3,6 mm^2	0,68	57%	71%	36%	85%	N/I

FFR: reserva de fluxo fracionada; ALM: área luminal mínima; USIC: ultrassom intracoronário; ROC: do inglês *receiver operator characteristic*; Sens.: sensibilidade; Esp.: especificidade; VPP: valor preditivo positivo; VPN: valor preditivo negativo; DRV: diâmetro de referência do vaso; N/I: não informado.

Fonte: Desenvolvido pela autoria.

Estudos recentes revelam ainda que o USIC, quando utilizado para avaliar lesões intermediárias, resulta em mais intervenções coronárias quando comparado à FFR, sem que isso se traduza em benefício clínico em médio prazo, ou seja, não é um método custo-efetivo para esse propósito.

Hoje a FFR é o método recomendado para a avaliação de lesões intermediárias em leito coronário nativo. No entanto, o USIC continua sendo utilizado na avaliação de lesões ambíguas no tronco da coronária esquerda (TCE), onde muitas vezes há limitações técnicas para a execução da FFR.

Na avaliação do TCE, o papel do USIC parece ter maior importância. Dadas algumas particularidades desse seguimento coronário (pequena extensão, dificuldade de visibilização devido à cúspide aórtica, sobreposição de ramos na bifurcação e ausência de uma referência bem definida), não é raro o diagnóstico falso positivo de uma estenose no TCE, que, frequentemente, resulta em procedimentos de revascularização desnecessários. Em geral, na avaliação do TCE uma lesão é considerada significativa quando o diâmetro mínimo da luz é inferior a 2,0 mm e/ou a área luminal é igual ou inferior a 5,5 a 6,0 mm.

Entretanto, é importante notar que, tanto para as coronárias nativas como para o TCE, esses valores de referência devem ser utilizados como critérios de segurança para não se indicar intervenção (área luminal igual ou superior a 4,0 mm^2 nas coronárias e maior que 6,0 mm^2 no TCE). A decisão de intervir é muito mais complexa e envolve outras importantes variáveis (quadro clínico, risco/benefício etc.).

O uso do ultrassom para avaliar lesões intermediárias em artérias epicárdicas (exceto TCE) não encontra respaldo nas principais diretrizes internacionais contemporâneas (recomendação IIB, nível de evidência B). No caso específico da avaliação do TCE, o uso do USIC é mais bem respaldado (recomendação IIA, nível de evidência C). Uma recente atualização das diretrizes de ICP da Sociedade Brasileira de Cardiologia e da Sociedade Brasileira de Cardiologia Intervencionista fornece recomendações classe IIB com nível de evidência B para avaliação de lesões intermediárias em coronárias nativas não TCE, e recomendação classe IIA com nível de evidência B para avaliação de lesões intermediárias ou ambíguas no TCE.

95.1.2 USIC como guia para implante de *stents*

Em geral, não se preconiza o uso rotineiro do USIC para guiar todas as ICP. Entretanto, foi a partir de estudos com essa modalidade de imagem que foi possível compreender o modo de ação dos *stents* e, sobretudo, entender os principais mecanismos relacionados a seu insucesso em curto e em longo prazo (subexpansão, cobertura incompleta da placa etc.).

A Tabela 95.2 apresenta os principais estudos que utilizaram USIC para aperfeiçoar o implante de *stents* e os critérios adotados nesses estudos para definir um implante ideal dessas endopróteses. Cabe ressaltar que todos eles antecedem o advento dos *stents* farmacológicos na prática clínica. Embora alguns estudos proponham pontos de corte para a área mínima do *stent*, que deveria ser alcançada durante o procedimento para minimizar a ocorrência de eventos adversos – que variam de 5,0 a 5,7 mm –, na fase atual da Cardiologia Intervencionista não há estudos prospectivos com critérios bem definidos de boa expansão para essas novas endopróteses. Ainda assim, vários registros e subanálises com USIC apontam que a adequada expansão, aposição do *stent* e cobertura total da lesão permanecem como fatores prognósticos de eventos, também após o uso dos *stents* com fármacos.

Tabela 95.2 Critérios para implante ótimo de *stents* não farmacológicos nos principais ensaios clínicos controlados.

Estudo	Desenho	Número de pacientes	Critérios de inclusão	Objetivo primário	Critério angiográfico para implante ótimo de *stent*	Critério ultrassonográfico para implante ótimo de *stent*	Principais resultados
MUSIC [1998]	Prospectivo, multicêntrico, não randomizado, braço único	161	Lesões ≤ 15 mm em extensão, localizadas em coronárias nativas ≥ 3,0 mm.	Factibilidade e segurança do implante de *stent* guiado por USIC	Lesão residual intra-*stent* < 20%	1) Aposição completa das hastes do *stent*; 2) ALM intra-*stent* ≥ 90% da média área luminar dos seguimentos de referência proximal e distal ou ≥ 100% do seguimento de referência com menor área luminar. Entretanto, se ALM intra-*stent* > 9,0 mm^2, aceitava-se ALM intra-*stent* ≥ 80% ou ≥ 90% do seguimento de referência com menor área luminar; 3) índice de simetria do *stent* (diâmetro mínimo da luz/diâmetro máximo da luz) ≥ 0,7.	79,6% dos pacientes tratados atingiram as metas propostas na avaliação com USIC. Seguimento angiográfico em 89,4% (144 pacientes). Reestenose binária = 9,7% e necessidade de nova intervenção em 7,0% dos casos. Taxa acumulada de ECAM de 12,1%.
RESIST [1998]	Prospectivo, multicêntrico, randomizado comparando implante de *stent* guiado apenas pela angiografia vs. USIC	155	Lesões < 15 mm em extensão, localizadas em coronárias nativas ~3,0 mm. A randomização ocorria após a obtenção do implante ótimo pelos critérios angiográficos.	Taxa de reestenose no seguimento angiográfico aos seis meses	Lesão residual intra-*stent* < 20%	Expansão do *stent* > 80% (definição de expansão: ALM intra-*stent*/média das áreas luminais nos seguimentos de referência proximal e distal).	79,8% dos pacientes no grupo guiado por USIC atingiram os critérios definidos para implante ótimo. Reestudo angiográfico em 93% dos casos. Reestenose angiográfica similar entre os dois grupos (22,5% no grupo guiado por USIC vs. 28,8% no grupo controle, p = 0,25). Nova revascularização da lesão-alvo e ECAM não reportados na publicação.

(continua)

(continuação)

Tabela 95.2 Critérios para implante ótimo de *stents* não farmacológicos nos principais ensaios clínicos controlados.

Estudo	Desenho	Número de pacientes	Critérios de inclusão	Objetivo primário	Critério angiográfico para implante ótimo de *stent*	Critério ultrassonográfico para implante ótimo de *stent*	Principais resultados
OPTICUS [2001]	Prospectivo, multicêntrico, randomizado comparando implante de *stent* guiado apenas pela angiografia vs. USIC	550	Lesões ≤ 25 mm em extensão, localizadas em coronárias nativas ≥2,5 mm.	Taxa de reestenose, diâmetro mínimo da luz e % de estenose intra-*stent* no seguimento angiográfico aos seis meses	Lesão residual intra-*stent* < 10%	Mesmos do estudo MUSIC.	56,1% dos pacientes no grupo guiado por USIC atingiram os critérios definidos para implante ótimo. Reestudo angiográfico em 85% dos casos. Reestenose angiográfica similar entre os dois grupos (24,5% no grupo guiado por USIC vs. 22,8% no grupo controle, p = 0,68). Também não houve diferença significativa na ocorrência de nova revascularização da lesão-alvo e ECAM entre os dois grupos.
TULIP [2003]	Prospectivo, unicêntrico, randomizado, comparando ICP com implante de *stent* guiado por USIC ou angiografia apenas	150	Lesões > 20 mm de extensão em vasos com diâmetro ≥ 3,0 mm.	DLM no seguimento angiográfico aos seis meses e o desfecho combinado de morte, IM, e RLA	1) cobertura completa do segmento estenótico; 2) estenose residual < 30%; 3) ausência de dissecções angiograficamente visíveis.	1) Aposição completa do *stent*; 2) DLM ≥ 80% da média dos diâmetros luminais dos segmentos de referência proximal e distal; 3) ALM ≥ 90% da área luminal do segmento de referência distal.	Aos seis meses o DLM pela análise angiográfica foi maior no grupo guiado por USIC (1,82 ± 0,53 mm) do que no grupo guiado por angiografia (1,51 ± 0,71 mm, p = 0,042); RLA foi menor no grupo guiado por USIC (4% vs. 14%, p = 0,037), assim como a taxa combinada de eventos (6% vs. 20%, p = 0,01).
AVID [2009]	Prospectivo, multicêntrico, randomizado, comparando ICP com implante de stent guiado por USIC vs. angiografia	800	Um ou mais *stent* em coronárias nativas ou enxertos vasculares diâmetro distal ≥ 2,5 mm.	RLA aos 12 meses	Estenose residual intra-*stent* < 10% em comparação com o diâmetro da referência distal.	1) ALM ≥ 90% em comparação com a menor área luminal da referência distal; 2) aposição completa do *stent*; 3) dissecções de borda identificadas pelo USIC deveriam ser cobertas com implante de novo *stent*.	A AMS ao final do procedimento foi maior no grupo guiado por USIC do que angiografia (7,55 ± 2,82 mm^2 vs. 6,90 ± 2,43 mm^2, p = 0,001); as taxas de RLA aos 12 meses foram de 8,1% no grupo guiado por USIC e 12,0% no grupo guiado por angiografia (IC 95%: -8,3 – 0,5%, p = 0,08).

USIC: ultrassom intracoronário; ALM: área luminal mínima; ECAM: eventos cardiovasculares adversos maiores; ICP: intervenção coronária percutânea; DLM: diâmetro luminal mínimo; IM: infarto do miocárdio; RLA: revascularização da lesão-alvo; AMS: área mínima do *stent*; IC: intervalo de confiança.

Fonte: Desenvolvido pela autoria.

Em relação ao impacto do uso rotineiro do USIC em desfechos clínicos, existem estudos e metanálises apontando para um provável benefício do uso dessa modalidade de imagem para guiar o implante de *stents*, especialmente nos cenários de maior complexidade. No entanto, a maioria desses estudos tem importantes limitações metodológicas que impedem uma extrapolação definitiva de seus resultados para a prática diária. A Tabela 95.3 apresenta os principais estudos e metanálises a esse respeito.

Tabela 95.3 Principais estudos e metanálises comparando implante de *stent* guiado por USIC vs. apenas pela angiografia coronária.

Estudo	Desenho	Número de pacientes	Principais achados	Principais críticas
Casella et al.	Metanálise (5 estudos randomizados e 4 registros). Apenas pacientes tratados com stents não farmacológicos.	2.792	O grupo que foi guiado pelo USIC apresentou menor reestenose binária (OR = 0,75; IC 95%: 0,60-0,94; p = 0,01) e menor taxa de nova RLA (OR = 0,62; 95% IC = 0,49-0,78; p = 0,00003). Não houve, porém, redução dos chamados desfechos duros (óbito e infarto).	Razoável heterogeneidade dos estudos avaliados (mistura de estudos randomizados e registros observacionais). O impacto do USIC em reduzir reestenose ocorreu basicamente devido a um dos nove estudos avaliados (TULIP), sendo os demais neutros. Vários dos estudos incluídos não reportavam todos os desfechos principais analisados na metanálise, resultando em importante perda de pacientes.
AVIO	Estudo prospectivo, multicêntrico, randomizado apenas em lesões complexas (bifurcações, vasos finos, lesões longas e oclusões crônicas). Apenas pacientes tratados com stents farmacológicos.	284	O grupo guiado por USIC obteve ao final do procedimento área do *stent* maior do que o grupo guiado apenas por angiografia. Entretanto, o uso do USIC não resultou em redução de nenhum dos desfechos avaliados (óbito, infarto, nova revascularização e trombose do *stent*).	Tamanho da amostra insuficiente para avaliar qualquer dos desfechos clínicos interrogados.
MAIN-COMPARE	Estudo unicêntrico, retrospectivo, não randomizado (ajuste dos grupos por escore de propensão) exclusivamente para pacientes com lesões em tronco da coronária esquerda. Pacientes tratados com *stents* não farmacológicos e farmacológicos (épocas distintas).	975	Redução de mortalidade entre pacientes tratados com *stent* farmacológico e guiados por USIC (4,7% vs. 16,0%, p = 0,048). Sem impacto na ocorrência de infarto ou nova revascularização, ou entre pacientes tratados com *stents* não farmacológicos.	Estudo retrospectivo e observacional que utilizou artifícios estatísticos para minimizar seus muitos vieses. Ausência de critérios para nortear o implante guiado por USIC e falta de uma explicação para o benefício achado, uma vez que a redução da mortalidade não foi consequência da redução de infarto, de nova revascularização ou de trombose do *stent*. Mistura de coortes com *stent* farmacológico e não farmacológico e distintos regimes medicamentosos ao longo do período de inclusão.
Parise et al.	Metanálise (7 estudos randomizados). Apenas pacientes tratados com *stents* não farmacológicos.	2.191	O uso rotineiro de USIC resultou em maiores dimensões do *stents* implantados ao final do procedimento (diferença de 0,12 mm no diâmetro do *stent* a favor do grupo tratado com USIC) e na redução de nova revascularização da lesão-alvo (22% vs. 29%, OR 0,64, 95% CI 0,42-0,96, p = 0,02). Não houve redução de mortalidade ou infarto.	Trata-se basicamente de uma réplica da metanálise de Casella, já que incluiu praticamente os mesmos estudos randomizados, apenas excluindo os registros. Cabem as mesmas críticas apresentadas anteriormente.
Zhang et al.	Metanálise (um estudo randomizado e 10 registros). Uso de escore de propensão. Apenas pacientes tratados com stents farmacológicos.	19.619	O uso rotineiro de USIC resultou em redução da mortalidade (HR: 0,59, IC 95%: 0,48-0,73, p < 0,001) e da trombose (HR: 0,58, IC 95%: 0,44-0,77, p < 0,001). Não houve redução de mortalidade ou de infarto.	Predominância de registros com elevada heterogeneidade. Uso de ajuste estatístico para minimizar os prováveis vieses de seleção

(continua)

(continuação)

Tabela 95.3 Principais estudos e metanálises comparando implante de *stent* guiado por USIC vs. apenas pela angiografia coronária.

Estudo	Desenho	Número de pacientes	Principais achados	Principais críticas
ADAPT-DES	Estudo prospectivo, multicêntrico, não randomizado (ajuste dos grupos por escore de propensão) em população all comers (em teoria qualquer tipo de paciente ou lesão). Apenas pacientes tratados com stents farmacológicos.	8.583	O uso rotineiro de USIC resultou em redução de trombose definitiva/provável (0,6% vs. 1,0%; HR: 0,40; IC 95%: 0,21-0,73; p = 0,003) e infarto (2,5% vs 3,7%; HR: 0,66; IC 95%: 0,49-0,88; p = 0,004). Não houve redução de mortalidade. O benefício do uso do USIC foi notado, sobretudo, em pacientes com SCA e naqueles com anatomia complexa	Uso de ajuste estatístico para minimizar os prováveis vieses de seleção.
Ahnet al.	Metanálise (3 estudos randomizados e 14 registros). Apenas pacientes tratados com *stents* farmacológicos.	26.503	O uso rotineiro de USIC resultou em redução de óbito (OR: 0,61; IC 95%: 0,48-0,79, p < 0,001), IAM não fatal (OR: 0,57; IC 95%: 0,44-0,75, p < 0,001), RLA (OR: 0,81; IC 95%: 0,66 = 1,00, p = 0,046) e trombose dos *stents* (OR: 0,59; IC 95%: 0,47-0,75, p < 0,001). O uso de USIC resultou em implante de maior número de *stents* e *stents* mais longos e de maior diâmetro.	Predominância de registros com elevada heterogeneidade.
IVUS XPL	Estudo prospectivo, multicêntrico, randomizado que comparou ICP guiada por USIC vs. ICP guiada por angiografia em uma população específica de pacientes portadores de lesões coronárias longas tratados com *stent* farmacológico eluidor de everolimus.	1.400	A ocorrência de ECAM ao final de um ano foi significativamente menor no grupo guiado por USIC (2,9% vs. 5,8%; HR: 0,48, IC 95%: 0,28-0,83, p = 0,007). Essa diferença foi predominantemente determinada pela menor necessidade de nova revascularização no grupo guiado por USIC (2,5% vs. 5,0% (HR: 0,51; IC 95%: 0,28-0,91, p = 0,02). As taxas de morte e infarto não foram significativamente diferentes entre os grupos.	Como qualidades, ressaltam-se o desenho randomizado, que equilibrou as características basais, e os critérios bem definidos. O estudo foi desenhado para avaliar a superioridade da ICP guiada por USIC em comparação com ICP guiada por angiografia, visando a redução nas taxas de ECAM de 50% no grupo guiado por USIC. No entanto, o cálculo amostral foi baseado em uma estimativa de ocorrência de eventos de 7% aos 12 meses – número maior do que o observado –, o que pode reduzir o poder estatístico inicialmente planejado. O critério de implante ótimo dos stents pelo USIC (definido como obtenção de ALM intra-*stent* > área luminal na referência distal) foi considerado simplista e não leva em consideração o afilamento natural do vaso coronário – especialmente neste subgrupo de lesões longas.

USIC: ultrassom intracoronário; OR: *odds ratio* (razão de chances); IC: intervalo de confiança; HR: *hazard ratio* (razão de risco); IAM: infarto agudo do miocárdio; RLA: revascularização da lesão-alvo; ECAM: eventos cardíacos adversos maiores; ALM: área luminal mínima; SCA: síndrome coronária aguda.

Fonte: Desenvolvido pela autoria.

Por fim, é importante ressaltar que, de acordo com as principais diretrizes internacionais, o uso rotineiro de USIC para guiar intervenções percutâneas não está recomendado (recomendação IIB, nível de evidência B). Na recente atualização das diretrizes de ICP da Sociedade Brasileira de Cardiologia e da Sociedade Brasileira de Cardiologia Intervencionista, o uso do USIC para guiar ICP, em casos selecionados, recebe recomendação classe IIA com nível de evidência B.

95.1.3 USIC para identificar mecanismos de falência das intervenções percutâneas

Em caso de falência de *stent* (trombose ou reestenose), em especial de um *stent* farmacológico, o uso do USIC pode auxiliar na compreensão do mecanismo responsável pelo evento adverso.

Entre as principais causas de falência dos *stents* identificadas pelo USIC e, em geral subavaliadas à angiografia, destacam-se: subexpansão das endopróteses, fratura, cobertura incompleta da lesão, presença de má aposição adquirida das hastes dos *stents*, entre outras. Nesse cenário, o uso do USIC é respaldado também nas diretrizes internacionais com recomendação IIA, nível de evidência C.

95.2 Ultrassom com análise por radiofrequência

Com o intuito de melhorar a acurácia na caracterização do ateroma, introduziu-se a análise integral do sinal emitido pelo cateter de ultrassom e refletido pelo vaso (e não somente na análise da amplitude deste sinal, como ocorre com o USIC convencional ou monocromático). A denominada ultrassonografia com radiofrequência – USIC-RF (Histologia Virtual™ e i-Map™) – permite identificar quatro diferentes constituintes do ateroma: cálcio, tecido fibroso, tecido fibrolipídico e, de especial interesse, áreas de atividade inflamatória e de necrose, atribuindo-lhes diferentes cores.

No âmbito clínico, a Histologia Virtual™ (Volcano Therapeutics Corp.) foi a primeira modalidade de USIC-RF a ser validada. Nair et al., analisando 277 segmentos coronários de 51 artérias descendentes anteriores de cadáveres humanos, obtiveram elevada correlação desse método em relação à histopatologia clássica (padrão-ouro de caracterização do ateroma), com acurácia superior a 90% na caracterização dos quatro principais elementos constituintes do ateroma: tecido fibroso (acurácia de 93,5%), fibrolipídico (acurácia de 94,1%), cálcio (acurácia de 96,7%) e necrose (acurácia de 95,8%). Posteriormente, Nasu et al. validaram a Histologia Virtual™ *in vivo*, por meio da análise de fragmentos do ateroma retirados de coronárias humanas mediante aterectomia. Também nessa avaliação, a acurácia da Histologia Virtual™ foi bastante elevada, próxima a 90% para todos os quatro elementos analisados: tecido fibroso (acurácia de 87,1%), fibrolipídico (acurácia de 87%), cálcio (acurácia de 96,5%) e áreas de atividade inflamatória e necrose (acurácia de 88,3%).

Após os estudos que culminaram com sua validação, a Histologia Virtual™ foi utilizada como um dos métodos de imagem no estudo PROSPECT (*P*roviding *R*egional *O*bservations to *S*tudy *P*redictors of *E*vents in the *C*oronary *T*ree), que teve como grande virtude o fato de representar a primeira avaliação prospectiva de progressão de placa vulnerável em pacientes de alto risco para eventos cardiovasculares.

O estudo PROSPECT arrolou 697 pacientes portadores de síndrome coronária aguda, classificados como de alto risco. Uma vez tratadas as lesões culpadas – máximo de dois vasos epicárdicos – o, paciente assinava o termo de consentimento e era formalmente incluído no estudo. A partir daí, era submetido à avaliação com angiografia coronária quantitativa (todos os segmentos dos três vasos epicárdicos maiores), ultrassom intracoronário (segmento de 6-8 cm de extensão dos três vasos epicárdicos maiores) e histologia virtual (segmento de 6-8 cm de extensão dos três vasos epicárdicos maiores). A todos os pacientes eram prescritos ácido acetilsalicílico (indefinidamente), clopidogrel (mínimo de 12 meses) e estatina. O estudo objetivou avaliar características do paciente e do ateroma relacionadas à ocorrência de eventos cardíacos adversos maiores (ECAM): óbito de causa cardíaca, parada cardiorrespiratória, infarto agudo do miocárdio, angina instável requerendo nova intervenção ou nova hospitalização, piora da angina requerendo nova intervenção ou nova hospitalização e a rápida progressão angiográfica (incremento maior que 20% no grau de estenose em relação ao procedimento índice) de uma lesão inicialmente classificada como não culpada.

Ao final do seguimento médio de 3,4 anos, a incidência acumulada de ECAM foi de 20,4%, sendo 12,9% atribuível às lesões tratadas no procedimento índice, 11,6% relacionado às lesões ditas não culpadas e 2,7% de origem indeterminada. A angina instável e a piora dos sintomas de angina predominaram como principais eventos adversos. Entre os pacientes que apresentaram ECAM relacionados às lesões não culpadas, 6,4% deveram-se à rápida progressão angiográfica da lesão (o tempo médio entre a cinecoronariografia índice e o evento foi de 401 dias), ou seja, ao fenômeno da placa vulnerável classicamente descrito.

Entre os fatores prognósticos independentes de ECAM nesse estudo, destacou-se a presença de fibroateroma de capa fina à Histologia Virtual™ (HR: 3,00; IC 95%: 1,68-5,37, p = 0,002), definido por um conteúdo necrótico (áreas em vermelho) superior a 10% e em contato com o lúmen vascular. Além da presença de fibroateroma de capa fina, a carga de placa (acima de 70%) e a área da luz vascular no momento do USIC (inferior a 4,0 mm^2) foram consideradas fatores prognósticos independentes de piores desfechos clínicos. No entanto, a taxa de eventos adversos relacionados às lesões não culpadas que possuíam esses fenótipos de alto risco foi semelhante à taxa de eventos das lesões culpadas que foram tratadas, minimizando o entusiasmo pelo tratamento intervencionista de lesões não culpadas, angiograficamente discretas a moderadas, que possuem fenótipo de alto risco pelo USIC-RF.

Evidências mais recentes demonstrando baixa acurácia na detecção dos componentes ateroscleróticos em um modelo porcino de placas complexas, combinadas com a resolução axial limitada da USIC-FR para definir uma capa fibrosa fina, contribuíram para a baixa aplicabilidade clínica do método, que não encontra respaldo nas diretrizes vigentes de ICP.

95.3 Tomografia de coerência óptica

A tomografia de coerência óptica (OCT) é uma modalidade de imagem invasiva, de alta resolução, que possui grande potencial de aplicações na circulação coronária. Ao contrário do USIC, que processa imagens através de ecos de som refletidos pelos tecidos vasculares, a OCT utiliza feixes ópticos com bandas próximas ao espectro infravermelho como sua fonte de energia. Essas propriedades conferem resolução axial de 10 a 15 μm, possibilitando visibilizar a microestrutura vascular em nível praticamente histológico, e introduzindo uma nova era no cenário da imagem intravascular. É importante notar que a hemoglobina, diferentemente do som, é altamente dispersora e atenuadora da luz, necessitando que se retire transitoriamente o sangue do leito vascular para aquisição das imagens de OCT. Os sistemas atuais de OCT, com a tecnologia *Fourier Domain* (FD-OCT), permitem rápida aquisição das imagens durante uma única injeção intracoronária de contraste pelo cateter-guia, sem a necessidade de oclusão transitória do vaso, necessária nas primeiras gerações do equipamento.

Com larga aplicação clínica em outras áreas da medicina (como a oftalmologia), a introdução da OCT na cardiologia se deu primariamente como ferramenta de pesquisa clínica. O rápido avanço na tecnologia óptica e a demonstração da segurança, da acurácia e da reprodutibilidade da tecnologia aceleraram a incorporação da OCT no arsenal dos métodos de imagem utilizados na prática clínica, sendo utilizada como método de imagem primário em vários centros do mundo.

95.3.1 Caracterização da doença aterosclerótica e morfologia das placas

O vaso coronário normal se caracteriza por apresentar arquitetura trilaminar, correspondendo às camadas íntima, média e adventícia. A membrana elástica interna é definida como a borda entre as camadas íntima e média, e a membrana elástica externa é definida como a borda entre as camadas média e adventícia. Uma placa aterosclerótica é definida pela perda da estrutura trilaminar do vaso, ou por lesão em massa (ou espessamento focal) da parede vascular. A OCT mostrou elevada acurácia em visibilizar as três camadas de artérias coronárias normais, assim como em identificar pequenos graus de espessamento intimal. Em estudos ex vivo e *in vivo*, a OCT também demonstrou altas sensibilidade e especificidade em discriminar diferentes componentes da doença aterosclerótica, tais como a presença de placas fibróticas, fibrocalcificadas e ricas em lipídeos. Além disso, demonstrou também elevada precisão em detectar presença de calcificações, e em quantificar sua distribuição circunferencial, profundidade e distância até o lúmen. A OCT também demonstrou elevadas sensibilidade e acurácia em detectar e quantificar aspectos morfológicos de placas ateroscleróticas consideradas *vulneráveis*, como conteúdo lipídico ou núcleo necrótico, espessura da capa fibrosa e infiltração de macrófagos. Em comparação com a angioscopia e o USIC, a OCT demonstrou maior capacidade em detectar ruptura de placas, erosão da capa fibrosa e presença de trombo intraluminal em pacientes com síndromes coronarianas agudas. Altas sensibilidade e especificidade em diferenciar trombos vermelhos (ricos em hemácias) e trombos brancos (ricos em plaquetas) também foram demonstradas.

Esses aspectos posicionam a OCT como um método de grande utilidade para caracterização *in vivo* da aterosclerose e investigação da morfologia das placas coronárias, contribuindo sobremaneira para o melhor entendimento da DAC e auxiliando na detecção de placas vulneráveis mais propensas à ruptura e à síndrome coronariana aguda. Informações acerca da composição da placa aterosclerótica também contribuem de forma importante para planejamento e guia do tratamento intervencionista, sugerindo o uso de terapias adjuntas (tais como inibidores da glicoproteína IIb/IIIa, aterectomia rotacional etc.) e auxiliando na prevenção de complicações (como dissecções de bordas).

95.3.2 Avaliação da gravidade e da significância funcional de estenoses

Em razão de sua alta resolução e da clara interface entre o lúmen vascular e a parede do vaso, a OCT fornece medidas acuradas das dimensões vasculares, de maneira automatizada e reprodutível.

Uma estenose é definida pela OCT como uma lesão que promova comprometimento de, pelo menos, 50% da área da seção transversa do lúmen, quando comparado com a área do lúmen nas regiões de referência. As referências proximal e distal são definidas como as regiões com maior área luminal proximalmente e distalmente à estenose, mas dentro do mesmo segmento (usualmente dentro de 10 mm da estenose), sem a presença de ramos laterais interpostos. É importante notar que este pode não ser o local com menor carga de placa.

Durante a última década (e ainda hoje em alguns Serviços) foi prática habitual a utilização de parâmetros anatômicos derivados do USIC para a investigação de lesões coronárias intermediárias (diâmetro de estenose angiográfico entre 40 e 70%). Mais de dez estudos foram conduzidos no sentido de identificar um ponto de corte de área luminal mínima que melhor se correlacionava com a presença de isquemia miocárdica por métodos invasivos ou não invasivos. Cabe ressaltar que OCT e USIC são métodos de imagem diferentes, que utilizam fontes de energia diferentes e possuem resoluções axiais diferentes, fornecendo, portanto, mensurações diferentes das dimensões vasculares. Enquanto o USIC consistentemente superestima as dimensões do lúmen vascular, a OCT fornece as medidas mais próximas do tamanho real. Portanto, os pontos de corte anatômicos utilizados clinicamente com o USIC não podem ser transportados para a aplicação clínica da OCT.

Estudo recente avaliou a acurácia da OCT e do USIC para identificar lesões intermediárias funcionalmente significativas, conforme determinado pela FFR. Os melhores valores de mensurações feitas pelo USIC para identificar estenoses com FFR igual ou inferior a 0,80 foram a ALM menor que 2,36 mm^2 (sensibilidade de 67% e especificidade de 65%) e o diâmetro luminal mínimo menor que 1,59 mm (sensibilidade de 67% e especificidade de 65%). Para a OCT, os melhores valores de mensurações para predizer uma FFR igual ou inferior a 0,80 foram ALM inferior a 1,95 mm^2 (sensibilidade de 82% e especificidade de 63%) e diâmetro luminal mínimo inferior a 1,34 mm (sensibilidade de 82% e especificidade de 67%). A OCT mostrou melhor eficiência diagnóstica (área sob a curva de 70% vs. 63%, p = 0,19) do que o USIC, mas diferenças estatisticamente significativas não foram observadas. Até o momento, pelo menos seis estudos avaliaram a eficiência diagnóstica da OCT em predizer o significado funcional de estenoses coronárias intermediárias (Tabela 95.4). No geral, as áreas luminais mínimas obtidas pela OCT apresentaram maiores sensibilidade, especificidade, valores preditivos positivos e negativos, e acurácia do que as reportadas nos estudos que avaliaram a eficiência diagnóstica das áreas luminais mínimas obtidas pelo USIC. No entanto, as especificidades dessas métricas ainda permanecem baixas pela OCT e pelo USIC, limitando o uso de parâmetros anatômicos derivados dos métodos de imagem invasivos para determinar o significado funcional de estenoses angiograficamente intermediárias. Nesse cenário, a opção diagnóstica de primeira escolha são os exames funcionais (invasivos ou não invasivos), ficando a avaliação anatômica com os métodos de imagem reservados apenas como alternativa, em caso de inexequibilidade do exame funcional ou de sua indisponibilidade.

Tabela 95.4 Critérios de área luminal mínima pela tomografia de coerência óptica para predizer isquemia pela reserva de fluxo fracionada em coronárias que não tronco de coronária esquerda.

-	N	Ponto de corte de FFR	Ponto de corte da ALM	Área sob a Curva ROC	Sens.	Esp.	VPP	VPN	Acurácia
Gonzalo et al. [2012]	61	0,80	1,95	0,74	82%	63%	66%	80%	72%
Shion et al. [2012]	62	0,75	1,91	0,90	93,5%	77,4%	80,6%	92,3%	85,4%
Reith et al. [2013]	62	0,80	1,59	0,81	75,8%	79,3%	80,6%	74,2%	77,4%
Pawlowski et al. [2013]	71	0,80	2,05	0,91	75%	90%	70,6%	92,6%	87%

(continua)

(continuação)

Tabela 95.4 **Critérios de área luminal mínima pela tomografia de coerência óptica para predizer isquemia pela reserva de fluxo fracionada em coronárias que não tronco de coronária esquerda.**

	N	Ponto de corte de FFR	Ponto de Corte da ALM	Área sob a Curva ROC	Sens.	Esp.	VPP	VPN	Acurácia
Pyxaras et al. [2013]	55	0,80	2,88	0,78	73%	71%	N/I	N/I	72%
Reith et al. [2015]	142 [todos]	0,80	1,64	0,83	78.8	75,8	80,8	73,4	N/I
	80 [diabéticos]	0,80	1,59	0,84	76,6	78,8	83,7	70,3	N/I
	62 [não diabéticos]	0,80	1,64	0,83	78,8	75,9	78,8	75,9	N/I

FFR: reserva de fluxo fracionada; ALM: área luminal mínima; OCT: tomografia de coerência óptica; ROC: do inglês *receiver operator characteristic:*; Sens.: sensibilidade; Esp.: especificidade; VPP: valor preditivo positivo; VPN: valor preditivo negativo; DRV: diâmetro de referência do vaso; N/I: não informado.

Fonte: Desenvolvido pela autoria.

95.3.3 Guia para implante de *stents:* otimização dos resultados e avaliação dos efeitos agudos da ICP

Subexpansão e má aposição grosseira de *stents*, dissecção de bordas e cobertura incompleta da lesão foram associadas à ocorrência de reestenose e de trombose aguda e subaguda de *stents* coronários, ressaltando a importância do implante otimizado desses dispositivos. A acurada mensuração das dimensões vasculares aliada à melhor caracterização da aterosclerose e da extensão do segmento doente permite não apenas a adequada seleção dos tamanhos dos balões e dos *stents* utilizados para o tratamento percutâneo de determinada estenose, mas também auxiliam na identificação de locais adequados para posicionamento dos *stents*. Ademais, a alta resolução da OCT permite detalhada avaliação da interação *stent*/vaso, possibilitando fácil e rápida identificação e quantificação de regiões de subexpansão de *stents*, má aposição de suas hastes e dissecções de bordas após seu implante. Hastes poliméricas de suportes vasculares absorvíveis, que refletem mal as ondas sonoras emitidas pelos equipamentos de USIC, são bem visibilizadas pela tecnologia óptica infravermelha, posicionando a OCT como ferramenta importante na avaliação dos resultados agudos desses novos dispositivos.

A utilidade da OCT para guiar procedimentos de intervenção coronária foi testada de forma sistemática em três estudos randomizados. Nos estudos ILUMIEN-III (prospectivo, multicêntrico) e iSIGHT (prospectivo, unicêntrico), 450 e 150 pacientes, respectivamente, foram randomizados para ICP guiada por OCT vs. ICP guiada por USIC vs. ICP guiada por angiografia. Em ambos os estudos o desfecho primário foi a não inferioridade da ICP guiada por OCT em comparação à ICP guiada por USIC no que tange à área mínima do *stent* (AMS) ao final do procedimento (ILUMIEN-III) e AMS e expansão do *stent* (iSIGHT). No estudo ILUMIEN-III a AMS final foi semelhante entre os grupos (5,79 mm^2 pela OCT vs. 5,89 mm^2 pelo USIC vs. 5,49 mm^2 pela angiografia). A AMS alcançada com a guia da OCT foi não inferior (p não inferioridade < 0,001), mas não superior àquela alcançada pelo USIC (p = 0,42). A expansão dos *stents* foi significativamente maior no grupo guiado por OCT em comparação com o grupo guiado por angiografia (87,6% vs. 82,9%, p = 0,02). Os resultados do estudo iSIGHT, conduzido inteiramente no Instituto Dante Pazzanese de Cardiologia, caminham no mesmo sentido. A AMS ao final do procedimento foi semelhante entre os grupos tratados com guia da OCT, USIC e angiografia (7,2% vs. 6,9% vs. 7,3%). A não inferioridade da ICP guiada por OCT foi alcançada (p não inferioridade < 0,001), mas não a superioridade (p = 0,902). A ICP guiada por OCT forneceu expansão do *stent* significativamente maior que a alcançada pela angiografia (98,6% vs. 90,4%, p = 0,024) e não inferior àquela alcançada com o USIC (OCT 98,6% vs. USCI 91,6%, p não inferioridade < 0,001; p superioridade = 0,067). Nos dois estudos, a guia por OCT foi superior à guia com USIC e com angiografia na detecção de dissecções de borda e má aposição das hastes do *stent*. O estudo OPINION randomizou 400 pacientes para ICP guiada por OCT (n = 200) vs. ICP guiada por USIC (n = 200). A ICP guiada por OCT se mostrou não inferior quanto à ocorrência do desfecho primário de falência da lesão-alvo ao final de um ano (OCT: 5,2% vs. USIC: 4,9%, p não inferioridade < 0,05).

Os dados acerca do impacto clínico da ICP guiada por OCT provêm de registros prospectivos não randomizados. Em uma série prospectiva, a OCT foi utilizada de maneira irrestrita em 150 pacientes (155 vasos), e o uso de OCT pré-ICP resultou em mudança da estratégia inicial baseada na angiografia em 81,8% dos casos. Especificamente, os comprimentos e os diâmetros dos *stents* inicialmente planejados foram alterados em 50 e 25% dos casos, respectivamente; após o implante dos *stents*, a realização da OCT resultou em intervenções adicionais em 54,8% dos vasos tratados, principalmente à custa de pós-dilatações para correção de más aposições importantes ou implante adicional de *stents* para tratamento de dissecções de bordas; nos casos em que a pós-dilatação era planejada para otimizar a expansão dos *stents*, a OCT promoveu mudança dos diâmetros dos balões inicialmente escolhidos em mais da metade dos casos. No estudo ILUMIEN-I, 467 estenoses foram tratadas em 418 pacientes portadores de angina estável, instável ou infarto agudo do miocárdio sem supradesnivelamento do segmento ST. Com base nas imagens de OCT pré-procedimento, a estratégia inicial foi alterada em 55% dos pacientes (57% das estenoses), resultando em escolha de comprimentos (25% mais curtos e 43% mais longos) e diâmetros (31% menores e 8% maiores) dos *stents* diferentes do previamente definido pela angiografia. Ao final do procedimento, quando o resultado angiográfico foi julgado satisfatório, as imagens de OCT resultaram em intervenção adicional em 27% das lesões para correção de significativas más aposições e subexpansões dos *stents*. Nos casos em que otimizações do resultado foram guiadas pela OCT, observou-se incremento no resultado da FFR final de 0,86 ± 0,07 (pré-otimização) para 0,90 ± 0,10 (pós-otimização).

Prati et al. compararam os desfechos clínicos no acompanhamento de 12 meses de 335 pacientes submetidos a ICP guiada por OCT, comparativamente a um grupo controle pareado de 335 pacientes submetidos a ICP, no mesmo período, guiada apenas por angiografia. Os achados de OCT (dissecção, estenose residual nas bordas do *stent*, subexpansão do *stent*, má aposição e/ou presença de trombo intraluminal) levaram à realização de intervenções adicionais em 34,7% dos casos. Ao final de 12 meses, as taxas de morte cardíaca (1,2% vs. 4,5%; p = 0,01), de morte cardíaca ou infarto do miocárdio (6,6% vs. 13%; p = 0,006) e do desfecho combinado de morte cardíaca, infarto do miocárdio e novas revascularizações (9,6% vs. 14,8%; p = 0,044) foram significativamente menores no grupo submetido a ICP guiada por OCT. Após ajustes estatísticos, por análise multivariada e escores de propensão, a ICP guiada por OCT permaneceu associada a risco significativamente menor de morte cardíaca ou infarto do miocárdio (OR = 0,49; IC 95% = 0,25-0,96; p = 0,037).

Como consequência de sua alta resolução, a OCT pode fornecer achados eventualmente irrelevantes do ponto de vista clínico, que devem ser tratados como tal, sem que se reaja de forma exacerbada com intervenções adicionais. Em uma análise de 106 dissecções de borda após implante de *stents*, apenas 16% foram concomitantemente identificadas pela angiografia. As dissecções apenas vistas pela OCT foram, em sua maioria, superficiais, relativamente curtas, não limitadoras do fluxo coronário, e apresentaram evolução clínica favorável ao final de 12 meses, corroborando o fato de que pequenas injúrias vasculares, vistas frequentemente apenas pela OCT, podem ser manejadas de forma conservadora, sem necessidade de tratamento mecânico adicional. Da mesma forma, más aposições de hastes são frequentemente observadas após o implante de *stents*. Embora a magnitude da má aposição tenha se correlacionado de forma direta com a ausência de cicatrização do dispositivo em longo prazo, o impacto clínico e prognóstico de más aposições pequenas ainda deve ser definido.

Em uma análise de um grande registro multicêntrico, conduzido pelo Massachusetts General Hospital, a OCT foi realizada após implante de 1.001 *stents* para tratamento de 900 lesões em 786 pacientes. Desfechos clínicos relacionados ao dispositivo foram observados em 4,5% dos pacientes ao final de 12 meses. Na avaliação pela OCT, protrusões irregulares de tecido para o interior do lúmen vascular, por entre as hastes dos *stents* (p = 0,003), e área mínima do *stent inferior a* 5 mm^2 (p = 0,012), foram identificadas como fatores prognósticos independentes para ocorrência de eventos adversos ao final de 12 meses.

No registro multicêntrico CLI-OPCI II, a área luminal mínima intra-*stent* inferior *a* 4,5 mm^2, dissecção maior que 200 µm na borda distal do *stent*, e área luminal mínima nas referências distal ou proximal ao *stent* inferior a 4,5 mm^2 pós-procedimento, foram identificados como fatores prognósticos independentes para ocorrência de ECAM no seguimento de um ano.

O impacto clínico da ICP guiada por OCT está sendo investigado de forma conclusiva no estudo ILUMIEN IV – um grande estudo prospectivo, multicêntrico global e randomizado que irá incluir mais de 2.500 pacientes para ICP guiada por OCT vs. ICP guiada por angiografia. Esse estudo possui poder estatístico adequado para avaliação do desfecho primário de ocorrência de falência do vaso-alvo.

95.3.4 Avaliação dos resultados tardios da ICP

Ausência de cobertura tecidual das hastes de *stents*, um marcador de extensão da endotelização das hastes, foi identificada como o fator prognóstico anatomopatológico mais potente para a ocorrência de trombose tardia de *stents* farmacológicos de primeira geração. A presença de mais de 30% de hastes desnudas em uma área da seção transversa do *stent* foi relacionada com aumento de nove vezes no risco de trombose tardia de *stents* farmacológicos. Embora o USIC tenha sido utilizado por muitos anos como a principal ferramenta para quantificação de hiperplasia neointimal, sua resolução axial limitada não permite identificar finas camadas de cobertura tecidual, geralmente formadas na era moderna de potentes *stents* farmacológicos com perdas luminais tardias da ordem de 0,1 a 0,2 mm. A capacidade de estudar o processo de reparo vascular após implante de *stents*, em nível micrométrico, introduziu uma nova fase nas pesquisas de novos *stents* farmacológicos. De fato, a OCT demonstrou alta correlação com a histologia para a quantificação da área e espessura neointimal de *stents* farmacológicos. Com isso, além das métricas habitualmente associadas com eficácia, a quantificação da extensão da cobertura de hastes pela OCT passou a ser utilizada em uma série de registros e ensaios randomizados como desfecho substituto de segurança de *stents* farmacológicos.

Um estudo caso-controle de Guagliumi et al. foi o primeiro a investigar a associação *in vivo* do grau de cicatrização vascular pela OCT e a ocorrência de trombose tardia definitiva após implante de *stents* farmacológicos. Nesse estudo, 18 pacientes que se apresentaram com trombose tardia de *stents* farmacológicos (mediana de 615 dias após o implante) e que foram submetidos a ICP de emergência foram comparados com um grupo controle de 36 pacientes que haviam sido submetidos a ICP com implante de *stents* farmacológicos, mas que não experimentaram qualquer evento adverso por um período de pelo menos três anos. Na análise pela OCT, pacientes com trombose tardia apresentaram percentual significativamente maior de hastes não cobertas por tecido neointimal [mediana (intervalo interquartil): 12,27% (5,5-23,33) vs. 4,14% (3-6,22); $p < 0,001$] e hastes mal apostas [mediana (intervalo interquartil): 4,6% (1,85-7,19) vs. 1,81% (0-2,99); $p < 0,001$] do que o grupo controle. Na análise por USIC, a presença de remodelamento vascular positivo foi maior nos pacientes com trombose tardia (área média do vaso: 19,4±5,8 mm^2 vs. 15,1±4,6 mm^2, $p = 0,003$). Na análise multivariada, o comprimento máximo de segmentos com hastes não cobertas por tecido neointimal pela OCT, bem como o índice de remodelamento vascular pelo USIC, foram identificados como fatores prognósticos independentes de trombose tardia de *stents* farmacológicos.

A OCT pode revelar outros mecanismos de falência dos *stents* coronários. Diferentes padrões de cicatrização vascular podem ser facilmente identificados pela OCT, permitindo o reconhecimento de áreas consistentes com a presença de infiltrado fibrinoide e depósito de proteoglicano em torno das hastes, com a presença de neovascularização e com a ocorrência de neoaterosclerose da neoíntima. Por fornecer imagens de alta resolução, com poucos artefatos, a OCT é um excelente método adjunto para detecção de fraturas de *stents*.

95.4 Conclusão

O progresso recente da cardiologia intervencionista acompanhou-se de substancial avanço das modalidades invasivas de caracterização do ateroma. Cada vez mais, pacientes com lesões complexas, outrora abordados exclusivamente de forma cirúrgica, estão sendo tratados por meio de procedimentos percutâneos com implante de *stents*. Nesse cenário, a tomada de decisão sobre a necessidade de intervir, assim como o acompanhamento da intervenção a fim de aperfeiçoar seus resultados, se faz mais necessária. Para tal, tanto o USIC como a OCT têm sido empregados. Embora se alicercem em princípios físicos completamente distintos, essas duas modalidades de avaliação da doença aterosclerótica coronária foram bastante utilizadas na última década, havendo ampla variedade de estudos clínicos que suportam seu uso nos diversos cenários da prática intervencionista atual, desde a avaliação das placas ateromatosas consideradas moderadas ou intermediárias até a definição do implante ótimo do *stent* intracoronário.

DICAS DO EDITOR

Referências bibliográficas

1. Abizaid AS, Mintz GS, Mehran R, Abizaid A, Lansky AJ, Pichard AD, et al. Long-term follow-up after percutaneous transluminal coronary angioplasty was not performed based on intravascular ultrasound findings: importance of lumen dimensions. Circulation. 1999;100:256-61.
2. Abizaid AS, Mintz GS, Abizaid A, Mehran R, Lansky AJ, Pichard AD, et al. One-year follow-up after intravascular ultrasound assessment of moderate left main coronary artery disease in patients with ambiguous angiograms. Journal of the American College of Cardiology. 1999;34:707-15.
3. Ahn JM, Kang SJ, Yoon SH, Park HW, Kang SM, Lee JY, et al. Meta-analysis of outcomes after intravascular ultrasound-guided versus angiography-guided drug-eluting stent implantation in 26,503 patients enrolled in three randomized trials and 14 observational studies. Am J Cardiol. 2014;113:1338-47.
4. Ali ZA, Maehara A, Genereux P, Shlofmitz RA, Fabbiocchi F, Nazif TM, et al. Optical coherence tomography compared with intravascular ultrasound and with angiography to guide coronary stent implantation (ilumien iii: Optimize pci): a randomised controlled trial. Lancet. 2016;388:2618-28.
5. Ben-Dor I, Torguson R, Deksissa T, Bui AB, Xue Z, Satler LF, et al. Intravascular ultrasound lumen area parameters for assessment of physiological ischemia by fractional flow reserve in intermediate coronary artery stenosis. Cardiovascular Revascularization Medicine: Including Molecular Interventions. 2012;13:177-82.
6. Bezerra HG, Costa MA, Guagliumi G, Rollins AM, Simon DI. Intracoronary optical coherence tomography: a comprehensive review clinical and research applications. JACC. Cardiovascular Interventions. 2009;2:1035-46.
7. Blankenhorn DH, Azen SP, Kramsch DM, et al. MARS Research Group: coronary angiographic changes with lovastatin therapy: the Monitored Atherosclerosis Regression Study (MARS). Ann Intern Med. 1993;119(10):969-76.
8. Briguori C, Anzuini A, Airoldi F, Gimelli G, Nishida T, Adamian M, et al. Intravascular ultrasound criteria for the assessment of the functional significance of intermediate coronary artery stenoses and comparison with fractional flow reserve. Am J Cardiol. 2001;87:136-41.
9. Casella G, Klauss V, Ottani F, Siebert U, Sangiorgio P, Bracchetti D. Impact of intravascular ultrasound-guided stenting on long-term clinical outcome: a meta-analysis of available studies comparing intravascular ultrasound-guided and angiographically guided stenting. Catheterization and Cardiovascular Interventions: Official Journal of the Society for Cardiac Angiography & Interventions. 2003;59:314-21.
10. Chamié D, Costa Jr J, RA C, DAA S, Brito F, Braga S, et al. Evaluation of frequency-domain oct versus intravascular ultrasound and angiography to guide percutaneous coronary intervention. The ISight Randomized Trial. EuroPCR. 2017.
11. Chamié D, Bezerra HG, Attizzani GF, Yamamoto H, Kanaya T, Stefano GT, et al. Incidence, predictors, morphological characteristics, and clinical outcomes of stent edge dissections detected by optical coherence tomography. JACC. Cardiovascular Interventions. 2013;6:800-13.
12. Chamié D, Prabhu D, Wang Z, Bezerra H, Erglis A, Wilson DL, et al. Three-dimensional fourier-domain optical coherence tomography imaging: advantages and future development. Current Cardiovascular Imaging Reports. 2012;5:221-30.
13. Chieffo A, Latib A, Caussin C, Presbitero P, Galli S, Menozzi A, et al. A prospective, randomized trial of intravascular-ultrasound guided compared to angiography guided stent implantation in complex coronary lesions: the avio trial. American Heart Journal. 2013;165:65-72.
14. Cilingiroglu M, Oh JH, Sugunan B, Kemp NJ, Kim J, Lee S, et al. Detection of vulnerable plaque in a murine model of atherosclerosis with optical coherence tomography. Catheterization and cardiovascular Interventions: Official Journal of the Society for Cardiac Angiography & Interventions. 2006;67:915-23.
15. de la Torre Hernandez JM, Lopez-Palop R, Garcia Camarero T, Carrillo Saez P, Martin Gorria G, Frutos Garcia A, et al. Clinical outcomes after intravascular ultrasound and fractional flow reserve assessment of intermediate coronary lesions: propensity score matching of large cohorts from two institutions with a differential approach. EuroIntervention: Journal of EuroPCR in Collaboration with the Working Group on Interventional Cardiology of the European Society of Cardiology. 2013;9:824-30.
16. de Jaegere P, Mudra H, Figulla H, Almagor Y, Doucet S, Penn I, et al. Intravascular ultrasound-guided optimized stent deployment: immediate and 6 months clinical and angiographic results from the multicenter ultrasound stenting in coronaries study (music study). European Heart Journal. 1998;19:1214-23.

17. Doi H, Maehara A, Mintz GS, Yu A, Wang H, Mandinov L, et al. Impact of post-intervention minimal stent area on 9-month follow-up patency of paclitaxel-eluting stents: an integrated intravascular ultrasound analysis from the taxus iv, v, and vi and taxus atlas workhorse, long lesion, and direct stent trials. JACC. Cardiovascular Interventions. 2009;2:1269-75.

18. Feres F, Costa RA, Siqueira DAA, Costa Jr. JR, Chamié D, Staico R, et al. Diretriz da Sociedade Brasileira de Cardiologia e da Sociedade Brasileira de Cardiologia Intervencionista sobre Intervenção Coronária Percutânea. Arq Bras Cardiol. 2017;109(1Supl.1):1-81.

19. Finn AV, Joner M, Nakazawa G, Kolodgie F, Newell J, John MC, et al. Pathological correlates of late drug-eluting stent thrombosis: strut coverage as a marker of endothelialization. Circulation. 2007;115:2435-41.

20. Foin N, Gutierrez-Chico JL, Nakatani S, Torii R, Bourantas CV, Sen S, et al. Incomplete stent apposition causes high shear flow disturbances and delay in neointimal coverage as a function of strut to wall detachment distance: implications for the management of incomplete stent apposition. Circulation. Cardiovascular Interventions. 2014;7:180-9.

21. Gonzalo N, Escaned J, Alfonso F, Nolte C, Rodriguez V, Jimenez-Quevedo P, et al. Morphometric assessment of coronary stenosis relevance with optical coherence tomography: a comparison with fractional flow reserve and intravascular ultrasound. Journal of the American College of Cardiology. 2012;59:1080-9.

22. Gonzalo N, Serruys PW, Okamura T, Shen ZJ, Onuma Y, Garcia-Garcia HM, et al. Optical coherence tomography assessment of the acute effects of stent implantation on the vessel wall: a systematic quantitative approach. Heart. 2009;95:1913-9.

23. Granada JF, Wallace-Bradley D, Win HK, Alviar CL, Builes A, Lev EI, et al. In vivo plaque characterization using intravascular ultrasound-virtual histology in a porcine model of complex coronary lesions. Arteriosclerosis, Thrombosis, and Vascular Biology. 2007;27:387-93.

24. Guagliumi G, Sirbu V, Musumeci G, Gerber R, Biondi-Zoccai G, Ikejima H, et al. Examination of the in vivo mechanisms of late drug-eluting stent thrombosis: findings from optical coherence tomography and intravascular ultrasound imaging. JACC. Cardiovascular Interventions. 2012;5:12-20.

25. Gutierrez-Chico JL, Regar E, Nuesch E, Okamura T, Wykrzykowska J, di Mario C, et al. Delayed coverage in malapposed and side -branch struts with respect to well-apposed struts in drug-eluting stents: in vivo assessment with optical coherence tomography. Circulation. 2011;124:612-23.

26. Gutierrez-Chico JL, Wykrzykowska J, Nuesch E, van Geuns RJ, Koch KT, Koolen JJ, et al. Vascular tissue reaction to acute malapposition in human coronary arteries: sequential assessment with optical coherence tomography. Circulation. Cardiovascular Interventions. 2012;5:20-9, S21-28.

27. Hong MK, Mintz GS, Lee CW, Park DW, Choi BR, Park KH, Kim YH, Cheong SS, Song JK, Kim JJ, Park SW, Park SJ. Intravascular ultrasound predictors of angiographic restenosis after sirolimus-eluting stent implantation. European Heart Journal. 2006;27:1305-10.

28. Hong SJ, Kim BK, Shin DH, Nam CM, Kim JS, Ko YG, et al. Effect of intravascular ultrasound-guided vs angiography-guided everolimus-eluting stent implantation: the ivus-xpl randomized clinical trial. JAMA: the Journal of the American Medical Association. 2015;314:2155-63.

29. Jang IK, Bouma BE, Kang DH, Park SJ, Park SW, Seung KB, et al. Visualization of coronary atherosclerotic plaques in patients using optical coherence tomography: comparison with intravascular ultrasound. Journal of the American College of Cardiology. 2002;39:604-9.

30. Jasti V, Ivan E, Yalamanchili V, Wongpraparut N, Leesar MA. Correlations between fractional flow reserve and intravascular ultrasound in patients with an ambiguous left main coronary artery stenosis. Circulation. 2004;110:2831-6.

31. Kang SJ, Lee JY, Ahn JM, Mintz GS, Kim WJ, Park DW, et al. Validation of intravascular ultrasound-derived parameters with fractional flow reserve for assessment of coronary stenosis severity. Circulation. Cardiovascular Interventions. 2011;4:65-71.

32. Kang SJ, Ahn JM, Song H, Kim WJ, Lee JY, Park DW, et al. Comprehensive intravascular ultrasound assessment of stent area and its impact on restenosis and adverse cardiac events in 403 patients with unprotected left main disease. Circulation. Cardiovascular Interventions. 2011;4:562-69.

33. Kang SJ, Ahn JM, Song H, Kim WJ, Lee JY, Park DW, et al. Usefulness of minimal luminal coronary area determined by intravascular ultrasound to predict functional significance in stable and unstable angina pectoris. Am J Cardiol. 2012;109:947-53.

34. Koo BK, Yang HM, Doh JH, Choe H, Lee SY, Yoon CH, et al. Optimal intravascular ultrasound criteria and their accuracy for defining the functional significance of intermediate coronary stenoses of different locations. JACC. Cardiovascular Interventions. 2011;4:803-11.

35. Kubo T, Imanishi T, Takarada S, Kuroi A, Ueno S, Yamano T, et al. Assessment of culprit lesion morphology in acute myocardial infarction: ability of optical coherence tomography compared with intravascular ultrasound and coronary angioscopy. Journal of the American College of Cardiology. 2007;50:933-9.

36. Kubo T, Akasaka T, Shite J, Suzuki T, Uemura S, Yu B, et al. Oct compared with ivus in a coronary lesion assessment: the opus-class study. JACC. Cardiovascular Imaging. 2013;6:1095-104.

37. Kubo T, Shinke T, Okamura T, Hibi K, Nakazawa G, Morino Y, et al. Optical frequency domain imaging vs. intravascular ultrasound in percutaneous coronary intervention (opinion trial): study protocol for a randomized controlled trial. Journal of Cardiology. 2016;68:455-60.

38. Kume T, Akasaka T, Kawamoto T, Watanabe N, Toyota E, Neishi Y, et al. Assessment of coronary intima-media thickness by optical coherence tomography: comparison with intravascular ultrasound. Circ J. 2005;69:903-7.

39. Kume T, Akasaka T, Kawamoto T, Ogasawara Y, Watanabe N, Toyota E, et al. Assessment of coronary arterial thrombus by optical coherence tomography. Am J Cardiol. 2006;97:1713-7.

40. Kume T, Okura H, Kawamoto T, Yamada R, Miyamoto Y, Hayashida A, et al. Assessment of the coronary calcification by optical coherence tomography. EuroIntervention: Journal of EuroPCR in collaboration with the Working Group on Interventional Cardiology of the European Society of Cardiology. 2011;6:768-72.

41. Kume T, Akasaka T, Kawamoto T, Okura H, Watanabe N, Toyota E, et al. Measurement of the thickness of the fibrous cap by optical coherence tomography. American Heart Journal. 2006;152:755 e 751-4.

42. MacNeill BD, Jang IK, Bouma BE, Iftimia N, Takano M, Yabushita H, et al. Focal and multi-focal plaque macrophage distributions in patients with acute and stable presentations of coronary artery disease. Journal of the American College of Cardiology. 2004;44:972-9.

43. Mudra H, di Mario C, de Jaegere P, Figulla HR, Macaya C, Zahn R, et al. Randomized comparison of coronary stent implantation under ultrasound or angiographic guidance to reduce stent restenosis (opticus study). Circulation. 2001;104:1343-9.

44. Murata A, Wallace-Bradley D, Tellez A, Alviar C, Aboodi M, Sheehy A, et al. Accuracy of optical coherence tomography in the evaluation of neointimal coverage after stent implantation. JACC. Cardiovascular Imaging. 2010;3:76-84.

45. Nair A, Kuban BD, Tuzcu EM, Schoenhagen P, Nissen SE, Vince DG. Coronary plaque classification with intravascular ultrasound radiofrequency data analysis. Circulation. 2002;106:2200-6.

46. Nam CW, Yoon HJ, Cho YK, Park HS, Kim H, Hur SH, et al. Outcomes of percutaneous coronary intervention in intermediate coronary artery disease: fractional flow reserve-guided versus intravascular ultrasound-guided. JACC. Cardiovascular Interventions. 2010;3:812-7.

47. Oemrawsingh PV, Mintz GS, Schalij MJ, Zwinderman AH, Jukema JW, van der Wall EE, evaluation TSTa, effects of Ultrasound guidance in Long Intracoronary stent P. Intravascular ultrasound guidance improves angiographic and clinical outcome of stent implantation for long coronary artery stenoses: final results of a randomized comparison with angiographic guidance (tulip study). Circulation. 2003;107:62-7.

48. Nasu K, Tsuchikane E, Katoh O, Vince DG, Virmani R, Surmely JF, et al. Accuracy of in vivo coronary plaque morphology assessment: a validation study of in vivo virtual histology compared with in vitro histopathology. Journal of the American College of Cardiology. 2006;47:2405-12.

49. Parise H, Maehara A, Stone GW, Leon MB, Mintz GS. Meta-analysis of randomized studies comparing intravascular ultrasound versus angiographic guidance of percutaneous coronary intervention in pre-drug-eluting stent era. Am J Cardiol. 2011;107:374-82.

50. Park SJ, Kim YH, Park DW, Lee SW, Kim WJ, Suh J, et al. Impact of intravascular ultrasound guidance on long-term mortality in stenting for unprotected left main coronary artery stenosis. Circulation. Cardiovascular Interventions. 2009;2:167-77.

51. Pawlowski T, Prati F, Kulawik T, Ficarra E, Bil J, Gil R. Optical coherence tomography criteria for defining functional severity of intermediate lesions: a comparative study with ffr. The international Journal Of Cardiovascular Imaging. 2013;29:1685-91.

52. Pitt B, Mancini GB, Ellis SG, Rosman HS, Park JS, McGovern ME. Pravastatin limitation of atherosclerosis in the coronary arteries (PLAC I): reduction in atherosclerosis progression and clinical events. PLAC I investigation. J Am Coll Cardiol. 1995;26(5):1133-9.

53. Prati F, Di Vito L, Biondi-Zoccai G, Occhipinti M, La Manna A, Tamburino C, et al. Angiography alone versus angiography plus optical coherence tomography to guide decision-making during percutaneous coronary intervention: the centro per la lotta contro l'infarto-optimisation of percutaneous coronary intervention (cli-opci) study. EuroIntervention: Journal of EuroPCR in collaboration with the Working Group on Interventional Cardiology of the European Society of Cardiology. 2012;8:823-9.

54. Prati F, Romagnoli E, Burzotta F, Limbruno U, Gatto L, La Manna A, et al. Clinical impact of oct findings during pci: the cli-opci ii study. JACC. Cardiovascular Imaging. 2015;8:1297-305.

55. Pyxaras SA, Tu S, Barbato E, Barbati G, Di Serafino L, De Vroey F, et al. Quantitative angiography and optical coherence tomography for the functional assessment of nonobstructive coronary stenoses: comparison with fractional flow reserve. American Heart Journal. 2013;166:1010-8 e 1011.

56. Reith S, Battermann S, Jaskolka A, Lehmacher W, Hoffmann R, Marx N, et al. Relationship between optical coherence tomography derived intraluminal and intramural criteria and haemodynamic relevance as determined by fractional flow reserve in intermediate coronary stenoses of patients with type 2 diabetes. Heart. 2013;99:700-7.

57. Reith S, Battermann S, Hellmich M, Marx N, Burgmaier M. Correlation between optical coherence tomography-derived intraluminal parameters and fractional flow reserve measurements in intermediate grade coronary lesions: a comparison between diabetic and non-diabetic patients. Clinical Research in Cardiology: Official Journal of the German Cardiac Society. 2015;104:59-70.

58. Russo RJ, Silva PD, Teirstein PS, Attubato MJ, Davidson CJ, DeFranco AC, et al. A randomized controlled trial of angiography versus intravascular ultrasound-directed bare-metal coronary stent placement (the avid trial). Circulation. Cardiovascular Interventions. 2009;2:113-23.

59. Schiele F, Meneveau N, Vuillemenot A, Zhang DD, Gupta S, Mercier M, et al. Impact of intravascular ultrasound guidance in stent deployment on 6-month restenosis rate: a multicenter, randomized study comparing two strategies – with and without intravascular ultrasound guidance. Resist study group. Restenosis after ivus guided stenting. Journal of the American College of Cardiology. 1998;32:320-8.

60. Shiono Y, Kitabata H, Kubo T, Masuno T, Ohta S, Ozaki Y, et al. Optical coherence tomography-derived anatomical criteria for functionally significant coronary stenosis assessed by fractional flow reserve. Circ J. 2012;76:2218-25.

61. Soeda T, Uemura S, Park SJ, Jang Y, Lee S, Cho JM, et al. Incidence and clinical significance of poststent optical coherence tomography findings: one-year follow-up study from a multicenter registry. Circulation. 2015;132:1020-9.

62. Song HG, Kang SJ, Ahn JM, Kim WJ, Lee JY, Park DW, et al. Intravascular ultrasound assessment of optimal stent area to prevent in-stent restenosis after zotarolimus-, everolimus-, and sirolimus-eluting stent implantation. Catheterization and Cardiovascular Interventions: Official Journal of the Society for Cardiac Angiography & Interventions. 2014;83:873-8.

63. Sonoda S, Morino Y, Ako J, Terashima M, Hassan AH, Bonneau HN, et al. Impact of final stent dimensions on long-term results following sirolimus-eluting stent implantation: serial intravascular ultrasound analysis from the sirius trial. Journal of the American College of Cardiology. 2004;43:1959-63.

64. Stefano GT, Bezerra HG, Mehanna E, Yamamoto H, Fujino Y, Wang W, et al. Unrestricted utilization of frequency domain optical coherence tomography in coronary interventions. The International Journal of Cardiovascular Imaging. 2012.

65. Stone GW, Maehara A, Lansky AJ, de Bruyne B, Cristea E, Mintz GS, et al. A prospective natural-history study of coronary atherosclerosis. The New England Journal of Medicine. 2011;364:226-35.

66. Tahara S, Bezerra HG, Baibars M, Kyono H, Wang W, Pokras S, et al. In vitro validation of new fourier-domain optical coherence tomography. EuroIntervention: Journal of EuroPCR in collaboration with the Working Group on Interventional Cardiology of the European Society of Cardiology. 2011;6:875-82.

67. Takagi A, Tsurumi Y, Ishii Y, Suzuki K, Kawana M, Kasanuki H. Clinical potential of intravascular ultrasound for physiological assessment of coronary stenosis: relationship between quantitative ultrasound tomography and pressure-derived fractional flow reserve. Circulation. 1999;100:250-5.

68. Tearney GJ, Regar E, Akasaka T, Adriaenssens T, Barlis P, Bezerra HG, et al. Consensus standards for acquisition, measurement, and reporting of intravascular optical coherence tomography studies: a report from the international working group for intravascular optical coherence tomography standardization and validation. Journal of the American College of Cardiology. 2012;59:1058-72.

69. Tearney GJ, Yabushita H, Houser S, Aretz HT, Jang IK, Schlendorf KH, et al. Quantification of macrophage content in atherosclerotic plaques by optical coherence tomography. Circulation. 2002;107:113-9.

70. Templin C, Meyer M, Muller MF, Djonov V, Hlushchuk R, Dimova I, et al. Coronary optical frequency domain imaging (ofdi) for in vivo evaluation of stent healing: comparison with light and electron microscopy. European Heart Journal. 2010;31:1792-801.

71. Waksman R, Legutko J, Singh J, Orlando Q, Marso S, Schloss T, et al. First: fractional flow reserve and intravascular ultrasound relationship study. Journal of the American College of Cardiology. 2013;61:917-23.

72. Witzenbichler B, Maehara A, Weisz G, Neumann FJ, Rinaldi MJ, Metzger DC, Het al. Relationship between intravascular ultrasound guidance and clinical outcomes after drug-eluting stents: the assessment of dual antiplatelet therapy with drug-eluting stents (adapt-des) study. Circulation. 2014;129:463-70.

73. Wijns W, Shite J, Jones MR, Lee SW, Price MJ, Fabbiocchi F, et al. Optical coherence tomography imaging during percutaneous coronary intervention impacts physician decision-making: Ilumien i study. European Heart Journal. 2015;36:3346-55.

74. Yabushita H, Bouma BE, Houser SL, Aretz HT, Jang IK, Schlendorf KH, et al. Characterization of human atherosclerosis by optical coherence tomography. Circulation. 2002;106:1640-5.

75. Zhang Y, Farooq V, Garcia-Garcia HM, Bourantas CV, Tian N, Dong S, et al. Comparison of intravascular ultrasound versus angiography-guided drug-eluting stent implantation: a meta-analysis of one randomised trial and ten observational studies involving 19,619 patients. EuroIntervention: Journal of EuroPCR in collaboration with the Working Group on Interventional Cardiology of the European Society of Cardiology. 2012;8:855-65.

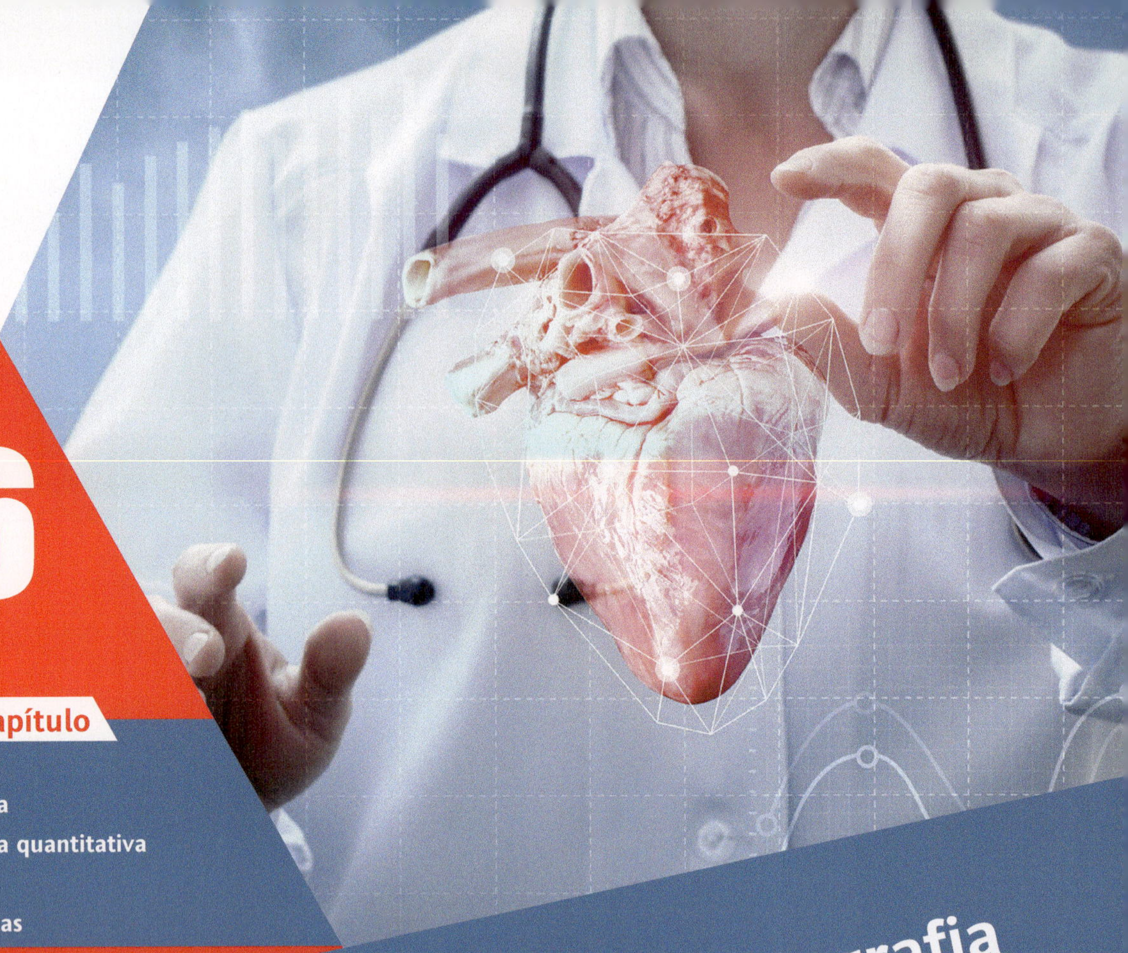

96

Destaques do Capítulo

- Cinecoronariografia
- Angiografia coronária
- Angiografia coronária quantitativa
- Lesões coronárias
- Lesões ateroscleróticas

Métodos auxiliares à cinecoronariografia II: angiografia coronária quantitativa

Ricardo Alves da Costa
Sérgio Luiz Navarro Braga

A importância da morfologia das lesões coronárias, e não só sua quantificação, começou a ser considerada na era da angioplastia transluminal coronária (ATC) com balão, momento em que a reoclusão imediata do vaso ocorria em cerca de 4 a 5% dos casos. Isso acarretava uma série de complicações graves durante o procedimento ou na fase hospitalar, como morte e infarto agudo do miocárdio (IAM), o que implicava a indicação de cirurgia de revascularização do miocárdio (CRM) em situação de emergência. Assim, surgiram vários estudos com o objetivo associar essas complicações do procedimento a características anatômicas e morfológicas das lesões tratadas com insucesso por via percutânea. As características associadas foram excentricidade, extensão longa, calcificação, trombo, localização ostial, bifurcação, tortuosidade proximal e oclusão crônica, entre outras (Tabela 96.1).

Tabela 96.1 **Características morfológicas das lesões coronárias.**

Característica	Descrição*
Aneurisma	Segmento arterial com dilatação (formato arredondado ou oval) de dimensões maiores que o segmento arterial normal.
Angulação	Ângulo formado entre os segmentos proximal e distal à estenose. É calculado pela linha central do lúmen coronário e classificado como moderado (45° a 90°) ou grave (> 90°) pelas linhas luminais centrais.
Bifurcação	Presença de placa ateromatosa obstrutiva a 3 mm da carina (ou centro) da bifurcação**. Geralmente, considera-se lesão de bifurcação quando o ramo lateral envolvido possui diâmetro ≥ 1,5 mm. As lesões em bifurcações são classificadas de acordo com o comprometimento dos segmentos proximal e distal do vaso principal, e/ou do óstio do ramo lateral, sendo verdadeiras as lesões de bifurcação que comprometem de maneira significativa (estenose ≥ 50%) o vaso principal e o RL. As trifurcações são consideradas quando existe um segundo RL originando-se a 3 mm da carina, sendo classificadas de maneira similar às bifurcações.
Calcificação	Densidade presente na parede vascular do vaso coronário (e na placa aterosclerótica). É classificada, de acordo com sua intensidade à fluoroscopia, em: leve (visibilizada apenas durante a administração de meio de contraste, por meio da delimitação dos bordos do lúmen coronário), moderada (visibilizada durante o ciclo cardíaco, antes da administração de meio de contraste) ou importante (visibilizada à fluoroscopia, antes da administração de meio de contraste).
Ectasia	Segmento com lúmen dilatado, com diâmetro maior que o diâmetro normal do vaso.
Estenose	Grau de obstrução da lesão. Considera-se significativa uma lesão com estenose de diâmetro ≥ 50% ou ≥ 70%. É classificada em: discreta, se < 40%; moderada, se entre 40 e 69%; ou importante, se ≥ 70%. Pode ser ainda: suboclusiva, se entre 90 e 99%; e oclusiva, se = 100%.
Excentricidade	Estenose que apresenta um de seus bordos no quartil externo do lúmen coronário. É classificada, de acordo com Ambrose et al., em: tipo I (estreitamento com bordos regulares e ângulos *abertos* em suas extremidades) ou tipo II (estreitamento com bordos irregulares e/ou com ângulos *fechados* em suas extremidades).
Extensão	Comprimento do segmento estenótico, que é delimitado pelos *ombros* proximal e distal da lesão, ou seja, é a transição entre o segmento estenótico e as referências normais dos vasos proximal e distal. É classificada como: focal (< 10 mm), tubular (10 a 20 mm) ou difusa (> 20 mm).
Flap ou aba intimal	Protrusão móvel e radiolucente da parede do vaso no lúmen arterial.
Irregularidade	Segmento estenótico com contorno irregular sequencial e múltiplo.
Localização	Localiza o segmento coronário (ostial, proximal, médio ou distal) envolvido no vaso epicárdico maior (TCE, DA, Cx ou CD) ou no ramo secundário.
Multiarterial	Lesão com estenose significativa em vasos epicárdicos maiores ou ramos secundários importantes em dois ou mais territórios miocárdicos correspondentes a DA, Cx e CD. Considera-se o envolvimento de dois territórios na lesão isolada de TCE.
Oclusão	Obstrução completa do lúmen e fluxo anterógrado vascular. É definida pela presença de estenose de diâmetro = 100% e/ou fluxo TIMI = 0 (ausência de fluxo anterógrado) ou TIMI = 1 (perfusão luminar mínima, sem opacificação do leito distal). É considerada lesão crônica se ≥ 3 meses. Pode estar associada ou não à presença de circulação colateral, que é classificada como: *bridging* (colateral originando-se da mesma coronária), ipsilateral (colateral entre DA e Cx e vice-versa) ou contralateral (colateral entre CD e coronária esquerda ou vice-versa). A circulação colateral ainda é quantificada, de acordo com a classificação de Rentrop, como: grau 0 (preenchimento não visível); grau 1 (preenchimento de ramos secundários, mas sem opacificação do vaso epicárdico maior); grau 2 (preenchimento epicárdico parcial); ou grau 3 (preenchimento completo do segmento epicárdico).
Óstio	Lesão iniciando-se a 3 mm da origem do vaso, podendo ser aorto-ostial (TCE, CD) ou não aorto-ostial (DA, Cx, ramos secundários).
Ponte de veia safena degenerada	Presença de irregularidades luminais ou ectasia envolvendo > 50% da extensão do enxerto.
Tortuosidade	Avalia a acessibilidade da lesão. Refere-se ao segmento do vaso proximal à estenose. É classificada como: moderada (presença de duas curvas ou *dobras* ≥ 75°) ou importante (presença de três curvas ou *dobras* ≥ 75°).
Trombo	Defeito de enchimento intraluminar, localizado, com bordos definidos, mobilidade variável, separado da parede adjacente; com ou sem estase do contraste. Pode ser classificado como: globular, defeito de enchimento, *hazyness* (ofuscamento) ou oclusivo.
Úlcera	Presença de uma pequena *cratera* expandindo-se focalmente na área de estenose; não se estende além do lúmen arterial normal.

TIMI: *Thrombolysis in Myocardial Infarction*; RL: ramo lateral; TCE: tronco de coronária esquerda; DA: artéria coronária descendente anterior; CD: artéria coronária direita; Cx: artéria coronária circunflexa.

Fonte: (*) Adaptado de Popma et al. (**) Adaptado de Costa et al.

Ademais, a avaliação morfológica criteriosa durante o procedimento permite detectar uma série de complicações (dissecção, trombo, fenômeno de *no reflow* etc.) (Tabela 96.2) que podem comprometer o resultado da intervenção percutânea e, assim, necessitar de abordagem diferenciada. Ao final do procedimento, além da redução significativa do grau de estenose luminar, consideram-se o fluxo anterógrado normalizado e a ausência de dissecções ou de trombos como critérios de sucesso. Já no seguimento tardio, alguns achados morfológicos, como formação aneurismática, trombo etc., podem evidenciar reações negativas e de toxicidade local associadas ao tratamento realizado.

Tabela 96.2 **Complicações angiográficas durante e/ou após o procedimento.**

Característica	Descrição*
Comprometimento de RL	Presença de fluxo coronário lento, estenose ostial significativa (≥ 70%), suboclusão ou oclusão (TIMI = 0 ou TIMI = 1) em RL ≥ 1,5 mm, sem comprometimento prévio.
Dissecção	Presença de *rasgadura* intimal caracterizada por defeito de enchimento ou extravasamento extraluminal de contraste. É classificada, de acordo com o NHLBI, em tipos: A (pequena área de radiolucência dentro do lúmen do vaso); B (extravasamento de contraste não persistente linear); C (extravasamento de contraste persistente extraluminar); D (defeito de enchimento tipo espiral); E (defeito de enchimento do lúmen persistente sem impedimento do fluxo anterógrado); e F (defeito de enchimento acompanhado de oclusão total do vaso).
Embolização distal	Migração de um defeito de enchimento ou trombo que oclui distalmente o vaso coronário ou um de seus ramos.
Espasmo coronário	Estreitamento transitório ou permanente > 50% na ausência de qualquer obstrução ou de uma estenose < 25% documentada previamente.
Fenômeno de *no reflow*	Fluxo anterógrado lento e debilitado, que não alcança o leito distal coronário.
Fluxo lento	Fluxo coronário anterógrado, com velocidade relativa de opacificação do leito distal nitidamente mais lenta do que a documentada previamente.
Oclusão abrupta do vaso	Obstrução de fluxo coronário anterógrado (TIMI = 0 ou TIMI = 1) em um segmento dilatado, com fluxo anterógrado documentado previamente.
Perfuração	Extravasamento de contraste do lúmen arterial. Pode ser de quatro tipos, de acordo com a classificação de Ellis modificada: tipo I (cratera estendendo-se para fora do lúmen apenas, na ausência de retenção angiográfica linear sugestiva de dissecção); tipo II (densidade de contraste ou *blush* pericárdico ou miocárdico sem uma abertura da saída ≥ 1 mm); tipo III (franca *correnteza* de contraste através de abertura de saída ≤ 1 mm); e tipo IV (extravasamento de contraste na câmara cardíaca ou em cavidades como o ventrículo esquerdo ou o seio coronariano (mas não o espaço pericárdico).
Trombo	*Ver descrição na Tabela 96.1.*

NHLBI: *National Heart, Lung, and Blood Institute*; TIMI: *Thrombolysis in Myocardial Infarction*; RL: ramo lateral.

Fonte: *Adaptado de Popma J. e Gibson M.

Considerando os segmentos do leito arterial coronário, foram propostos sistemas de segmentação, nos estudos CASS (*Coronary Artery Surgery Study*) e BARI (*Bypass Angioplasty Revascularization Investigation*), e também pela AHA (American Heart Association), modificado para os estudos ARTS (*Arterial Revascularization Therapies Study*) I e ARTS II, que foram utilizados no estudo SYNTAX (*Synergy Between PCI with Taxus and Cardiac Surgery*). De maneira geral, os sistemas determinam um número específico para cada segmento coronário e seus respectivos ramos (Figuras 96.1 e 96.2), sendo os sistemas CASS e o descrito pela AHA os mais frequentemente utilizados. Por outro lado, o sistema proposto pelo estudo BARI apresenta subsegmentação dos ramos coronários primários com o objetivo de determinar o índice de risco miocárdico. Além disso, esses sistemas de segmentação da árvore arterial coronária permitem a localização e a descrição exatas da lesão.

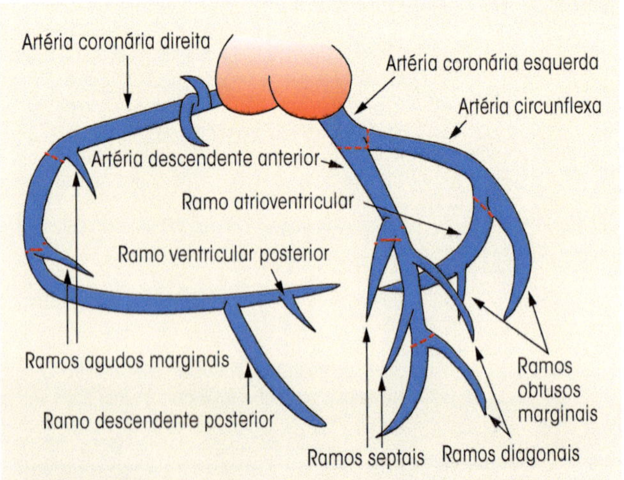

Figura 96.1 **Representação esquemática da circulação coronária.**

Fonte: Desenvolvido pela autoria.

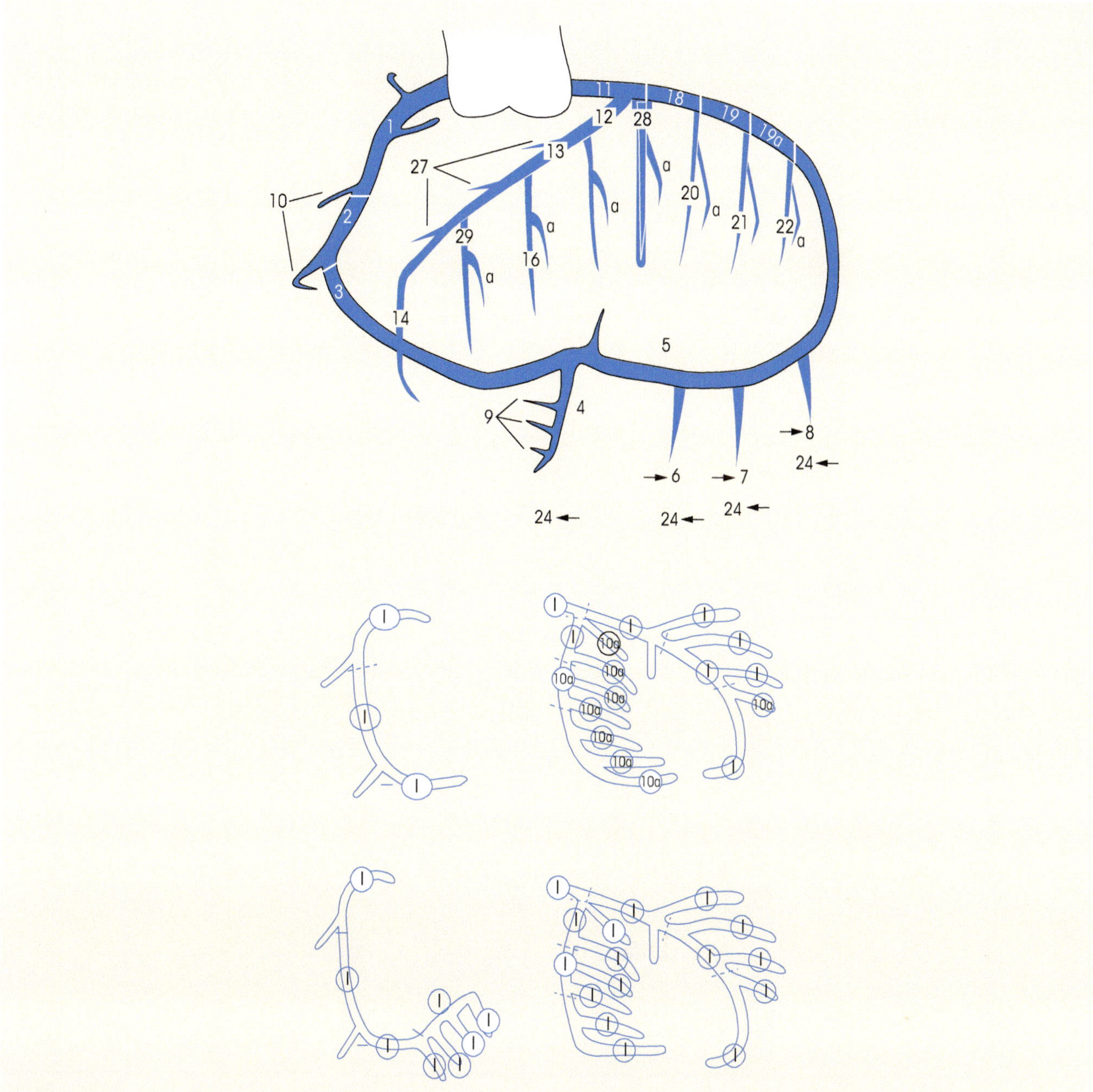

Figura 96.2 Sistemas de segmentação da árvore coronária: CASS (A) e AHA modificada (B).

Fonte: Desenvolvido pela autoria.

Estudos prévios demonstraram que as lesões localizadas no segmento proximal do leito coronário estão associadas a um risco maior de oclusão trombótica quando comparadas às lesões em segmentos distais.

96.1 Classificação das lesões coronárias

Em 1988, após vários anos de experiência acumulada, uma força-tarefa designada pelo ACC (American College of Cardiology) e pela AHA propôs uma classificação morfológica e anatômica das lesões coronárias, com o objetivo de determinar a probabilidade de sucesso da ATC e o risco de oclusão imediata do vaso a ser tratado percutaneamente. Nessa classificação, a complexidade da lesão coronária foi dividida em três grupos: tipo A (probabilidade elevada de sucesso e baixo índice de complicações), tipo B (probabilidade moderada de sucesso e risco moderado) e tipo C (probabilidade baixa de sucesso e risco elevado) (Tabela 96.3).

Tabela 96.3 Classificações das lesões coronárias.

	Grupos	Características	Taxas de sucesso*	Critérios de sucesso*
ACC/ AHA	Tipo A	■ Focal (< 10 mm) ■ Concêntrica ■ Fácil acesso (sem tortuosidade significativa) ■ Ângulo < 45° ■ Contorno liso (ou regular) ■ Cálcio ausente ou mínimo ■ Obstrução não oclusiva (estenose < 100%) ■ Localização não ostial ■ Sem envolvimento de RL ■ Ausência de trombo	85%	■ Ganho em termos de diâmetro do lúmen ≥ 20% e estenose do diâmetro residual < 50% ■ Ausência de morte, IAM ou de necessidade de CRM de emergência durante a hospitalização
	Tipo B**	■ Tubular (10 a 20 mm) ■ Excêntrica ■ Tortuosidade moderada ■ Angulação de 45° a 90° ■ Contorno irregular ■ Cálcio moderado ou importante ■ Localização ostial ■ Bifurcação com proteção de RL com corda-guia ■ Presença de trombo ■ Oclusão < 3 meses	60 a 85%	
	Tipo C	■ Difusa (> 20 mm) ■ Tortuosidade importante ■ Angulação > 90° ■ Bifurcação com incapacidade de proteção de RL com corda-guia ■ PVS degenerada com lesão friável ■ Oclusão ≥ 3 meses	< 60%	
SCAI	Tipo I	■ Lesão não oclusiva, sem presença de morfologia do tipo C	96,8%	■ Ganho em termos de diâmetro do lúmen ≥ 20% e estenose do diâmetro residual < 50%
	Tipo II	■ Lesão não oclusiva, com presença de morfologia do tipo C	90%	
	Tipo III	■ Lesão oclusiva, sem presença de morfologia do tipo C	87,6%	
	Tipo IV	■ Lesão oclusiva, com presença de morfologia do tipo C	75%	

* *Taxas e critérios de sucesso do procedimento baseadas nos estudos iniciais das referidas classificações.*

** *Grupo subdividido em dois subgrupos*: tipo B1 (presença de apenas uma característica do grupo B) e tipo B2 (presença de ≥ 2 características do grupo B).

CRM: cirurgia de revascularização miocárdica; IAM: infarto agudo do miocárdio; PVS: ponte de veia safena; RL: ramo lateral; SCAI: Society for Cardiac Angiography and Intervention.

Fonte: Desenvolvido pela autoria.

Tal classificação ainda é muito utilizada e tem como principal propósito a seleção de pacientes com perfil angiográfico mais suscetível ao tratamento percutâneo. Ellis et al. propuseram uma modificação na classificação, com a finalidade de aumentar seu poder de estratificação. Para isso, realizaram uma análise prospectiva com 350 pacientes multiarteriais, cujas lesões do tipo B foram divididas em B1 (presença de apenas uma característica) e B2 (presença de duas ou mais características). Os resultados mostraram diferença significativa quanto ao risco de complicações imediatas entre os subgrupos B1 e B2 ($p = 0,03$), e as médias de sucesso do procedimento foram de 86 e 79%, respectivamente. Na análise multivariada, a classificação ACC/AHA modificada e a presença de diabetes melito foram os únicos fatores prognósticos independentes de sucesso do procedimento. Uma série de exemplos de lesões coronárias com diferentes tipos de morfologia complexa é mostrada na Figura 96.3.

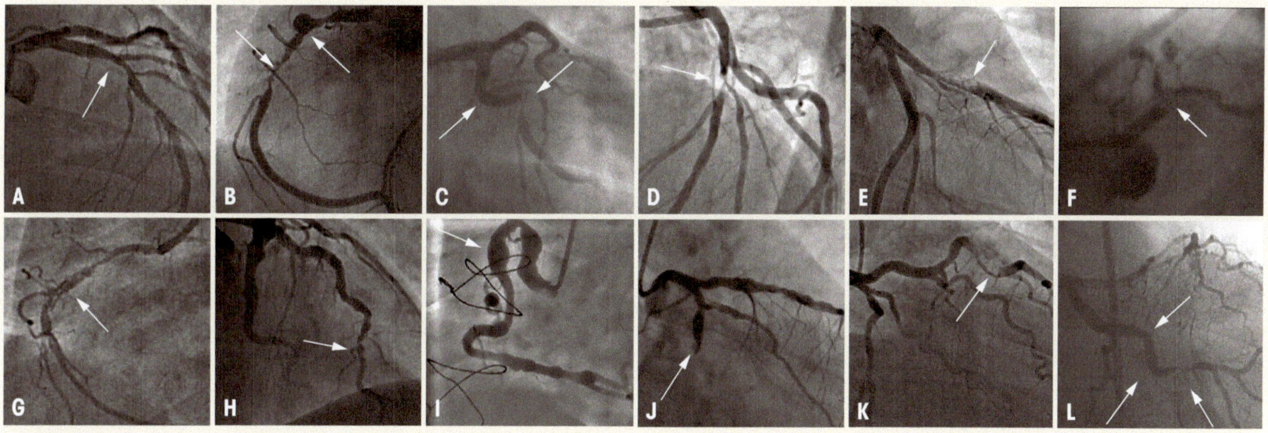

Figura 96.3 **Exemplos de lesões coronárias com morfologia complexa: (A) DA com lesão com calcificação importante; (B) CD com lesão excêntrica longa (> 20 mm) com aneurisma (seta superior); (C) Cx com tortuosidade moderada e lesão com angulação > 90º; (D) lesão de bifurcação verdadeira envolvendo DA e ramo diagonal; (E) DA com lesão com trombo globular; (F) TCE com lesão suboclusiva calcificada envolvendo a bifurcação distal, i.e., DA e Cx; (G) CD com lesão com *flap* ou aba intimal; (H) DA com lesão com irregularidades; (I) CD com ectasia e tortuosidade importante; (J) Cx com oclusão total; (K) DA com lesão excêntrica ulcerada; (L) Cx com tortuosidade importante.**

CD: coronária direita; Cx: artéria coronária circunflexa; DA: artéria coronária descendente anterior; TCE: tronco de coronária esquerda.

Fonte: Acervo da autoria.

96.1.1 Aplicabilidade na era dos *stents*

Apesar da expressiva aceitação e utilização por parte dos operadores da classificação proposta pela ACC/AHA modificada, seu valor preditivo foi substancialmente reduzido com o advento de novas tecnologias (*stents*) e terapêuticas farmacológicas. Estas demonstraram índices elevados de sucesso para o procedimento (> 95%), além de praticamente abolir as complicações imediatas, como oclusão imediata do vaso e, consequentemente, necessidade de CRM de emergência (< 1%). Kastrati et al. testaram o valor prognóstico da classificação ACC/AHA modificada no seguimento tardio de pacientes com lesões tratadas com *stents*. Nessa série, composta por quase 3.000 pacientes, os índices de sucesso do procedimento corresponderam a 98,9% nas lesões consideradas *simples* (tipos A e B1) e a 97,6% nas lesões consideradas *complexas* (tipos B2 e C), p = 0,02. Trinta dias após o procedimento, a oclusão do *stent* foi verificada em 1,3% das lesões simples e em 2,7% das lesões complexas (p = 0,02). Considerando os grupos individuais e comparando-os entre si, verificou-se que a oclusão do *stent* foi de 0,8 e 1,6% em A vs. B; de 1,6 e 1,7% em B1 vs. B2; e de 1,7 vs. 3,9% em B2 e C (p < 0,001). No seguimento angiográfico aos 6 meses, em 80% dos pacientes, as taxas de reestenose angiográfica binária observadas foram de 24,9% nas lesões simples contra 32,6% nas complexas (p < 0,001). Após 1 ano de evolução, a mortalidade entre os dois grupos foi semelhante, mas a sobrevida livre de IAM ou de revascularização do vaso-alvo (RVA) foi de 81,1% nas lesões simples contra 75,6% nas lesões complexas (p < 0,001). Da mesma forma, observou-se em outros relatos que, mesmo com a utilização de *stents* farmacológicos, lesões angiográficas complexas tratadas com esses dispositivos também estavam associadas a pior prognóstico. Assim, pode-se afirmar que a análise da morfologia das lesões é também um dado importante para a estratificação de resultados após o implante de *stent* farmacológico, impactando de maneira significativa na evolução clínica tardia.

Com o objetivo de simplificar a análise da complexidade das lesões, a SCAI propôs um novo algoritmo relacionado principalmente a variáveis facilmente reproduzíveis e com elevado poder discriminatório. Desse modo, as lesões coronárias foram distribuídas em quatro grupos, considerando a presença ou não da oclusão do vaso e as variáveis das lesões do tipo C da classificação ACC/AHA (Tabela 96.3). Nesse estudo, no qual foram envolvidos mais de 40.000 pacientes que apresentavam lesão única, tratados, em sua maioria, apenas com balão, a classificação SCAI com sete variáveis demonstrou discreta superioridade pelo método C-estatístico à classificação da ACC/AHA (total de 26 variáveis), achados estes que foram validados posteriormente por Krone et al. De maneira geral, pela classificação SCAI esperam-se índices de sucesso angiográfico do procedimento/ complicações da ordem de: > 95%/< 0,5% para o tipo I; > 85%/< 1% para o tipo II; > 70%/< 1% para o tipo III; e > 50%/< 5% para o tipo IV.

96.2 Escores angiográficos

Vários escores angiográficos foram desenvolvidos ao longo do tempo, com a finalidade de quantificar o risco associado à doença arterial coronária multiarterial. Inicialmente, avaliava-se a área de miocárdio em risco tomando como referência a presença de estenose(s) significativa(s) e a localização desta(s), de acordo com a distribuição da circulação coronariana. O escore DUKE foi validado pelo estudo de Califf et al., que incluiu 462 pacientes com estenose ≥ 75% em, pelo menos, um vaso coronário de maior relevância, excluindo-se o tronco de coronária esquerda. Os resultados demonstraram correlação significativa entre o escore proposto e a função ventricular esquerda (p = 0,01), e as piores taxas de sobrevida em 5 anos estavam relacionadas a pacientes que apresentavam escores mais elevados. Assim, o escore de DUKE se mostrou um fator prognóstico de risco mais robusto do que a análise isolada de vasos acometidos.

O estudo BARI descreveu o Índice de Risco Miocárdico relacionado à vasculatura coronária e ao suprimento miocárdico correspondente. Por outro lado, o escore de risco APPROACH (*Assessment on the Prevention of Progression by Rosiglitazone on Atherosclerosis in diabetes patients with Cardiovascular History*) foi baseado em estudos anatomopatológicos que demonstraram a quantidade de miocárdio suprido para cada vaso epicárdico de maior importância, sendo 41% para a artéria descendente anterior e o restante proporcionado pelas artérias circunflexa e coronária direita, dependendo do padrão de dominância.

Outro escore descrito mais recentemente, e já amplamente incorporado à prática clínica, é o denominado SYNTAX, no qual foi realizada a comparação entre o tratamento percutâneo e a CRM em pacientes multiarteriais complexos, com ou sem comprometimento do tronco de coronária esquerda. Sua finalidade principal é a de quantificar a complexidade angiográfica das lesões coronárias, com base no número de lesões, na localização e na morfologia de cada uma delas. As variáveis utilizadas para sua elaboração e quantificação estão descritas na Tabela 96.4. Assim, o SYNTAX acrescentou outras características anatômicas e morfológicas relacionadas à complexidade, como calcificação, tortuosidade, bifurcação, presença de trombo etc., e à análise de cada segmento coronário relacionado à respectiva área do ventrículo esquerdo irrigada. Isso, por sua vez, é utilizado como fator multiplicador para calcular o escore de risco de Leaman, que também foi incorporado ao escore SYNTAX. Nesse estudo, foram consideradas lesões com redução do lúmen ≥ 50%, localizadas em qualquer ramo coronário com diâmetro ≥ 1,5 mm, sendo, ainda, estratificadas como lesões oclusivas (100%) ou não oclusivas (50 a 99%). Nas lesões oclusivas, analisam-se, também, a presença e a quantificação da circulação colateral.

Tabela 96.4 Critérios utilizados no cálculo do escore SYNTAX.

Critério	Descrição	Pontuação
Dominância	CD ou CE, dependendo da origem do ramo descendente posterior	Impacta na pontuação se o segmento coronário envolvido for CD ou Cx
Número de lesões	Lesões significativas (estenose ≥ 50%) em vasos coronários ≥ 1,5 mm	Multiplica o segmento coronário por dois, se lesão com estenose do diâmetro 50 a 99%, ou por cinco, se oclusão (100%)
Segmento coronário	Segmentação coronária de acordo com o sistema AHA modificado para os estudos ARTS	Pontuação de cada segmento coronário com lesão de acordo com a dominância e com a área de miocárdio irrigada, conforme determinado pelo escore de Leaman. A pontuação varia de 0,5 em ramos secundários distais a 6 no TCE com dominância da CE
Oclusão total	Estenose do diâmetro = 100%. Fluxo TIMI = 0	Multiplica o segmento coronário por cinco. Adiciona um ponto se oclusão crônica ≥ 3 meses, tipo de oclusão *blunt stump*, colateral tipo *bridging*, extensão da oclusão (um ponto por segmento não visibilizado, além do ponto de oclusão), RL < 1,5 mm
Trifurcação	Presença de dois RL ≥ 1,5 mm em até 3 mm da lesão	Adiciona pontos de acordo com o número de segmentos envolvidos: um segmento = três pontos, dois segmentos = quatro pontos, três segmentos = cinco pontos, quatro segmentos = seis pontos

(*continua*)

(continuação)

Tabela 96.4 Critérios utilizados no cálculo do escore SYNTAX.

Critério	Descrição	Pontuação
Bifurcação	Presença de RL ≥ 1,5 mm em até 3 mm da lesão	Adiciona um ponto se a lesão não envolve o RL ou dois pontos se envolve o RL. Mais um ponto se o ângulo entre os ramos distais for < 70°
Lesão aorto-ostial	Lesão entre 3 mm da origem da CD e CE (ou seja, TCE)	Adiciona um ponto
Tortuosidade importante	Presença de uma ou mais curvas (dobras), ou três ou mais curvas (dobras) de 45° a 90° no segmento proximal à lesão	Adiciona um ponto
Extensão > 20 mm	Se múltiplas lesões com distância < 3 referências do vaso, considera-se como lesão única	Adiciona um ponto
Calcificação importante	*Conforme descrito na Tabela 96.1*	Adiciona dois pontos
Trombo	*Conforme descrito na Tabela 96.1*	Adiciona um ponto
Doença difusa/vasos de pequeno calibre	Mais de 75% da extensão do segmento coronário com diâmetro do vaso ≤ 2 mm	Adiciona um ponto por segmento coronário

AHA: American Heart Association; ARTS: Arterial Revascularization Therapies Study; CD: coronária direita; CE: coronária esquerda; Cx: circunflexa; DA: descendente anterior; RL: ramo lateral; TCE: tronco de coronária esquerda; TIMI: *Thrombolysis In Myocardial Infarction*.

Fonte: Adaptado de Sianos et al.

No seguimento clínico até 5 anos, observou-se que o escore SYNTAX não discriminou de maneira significativa os resultados dos pacientes submetidos à CRM; por outro lado, nos pacientes submetidos a intervenção coronária percutânea, houve interação significativa entre o escore SYNTAX e os resultados clínicos tardios (p = 0,01). Considerando sua divisão em tercis, o escore baixo (0-22) revelou resultados comparáveis entre os grupos de tratamento em termos de eventos cardíacos adversos maiores. Já os escores intermediário (23-32) e elevado (≥ 33) revelaram resultados mais favoráveis ao grupo tratado por CRM, à custa, principalmente, de maior necessidade de revascularização da lesão-alvo nos pacientes tratados por intervenção percutânea. A subanálise pré-especificada em pacientes com lesão de tronco de coronária esquerda demonstrou resultados superponíveis entre os submetidos à intervenção percutânea e à CRM em casos com escores baixo e intermediário. Com base nos dados fornecidos pelo SYNTAX e em outras evidências atuais, as mais recentes diretrizes da Sociedade Europeia de Cardiologia indicaram o tratamento percutâneo em tronco de coronária esquerda com recomendação IIa (nível de evidência B) para pacientes com lesão isolada no tronco, sem envolvimento da bifurcação distal (baixo escore SYNTAX). Esses achados exemplificam a importância de um escore no qual a anatomia coronária é detalhadamente considerada na decisão do tipo de tratamento e na evolução clínica dos pacientes.

96.3 Quantificação das lesões ateroscleróticas

A angiografia coronária quantitativa (ACQ) é um método bidimensional semiautomático que permite mensurar uma série de parâmetros quantitativos relacionados à extensão e ao diâmetro das regiões de interesse do vaso coronário e da lesão coronária. O parâmetro mais amplamente utilizado na descrição da gravidade de uma obstrução coronária e na tomada de decisão é o porcentual de estenose do diâmetro (ED), que avalia a proporcionalidade entre o diâmetro mínimo do lúmen (DML) e o diâmetro de referência do vaso (DRV). De maneira geral, as lesões com ED < 40% são classificadas como discretas; entre 40 e 69%, como intermediárias; e ≥ 70%, como importantes. No contexto da doença arterial coronária estável, considera-se a indicação de tratamento de revascularização em lesões com ED ≥ 70%, ou ≥ 50% em situações especiais, como no tronco da coronária esquerda não protegido ou vasos derradeiros. Dentre os parâmetros angiográficos classicamente associados à falência da intervenção coronária percutânea, destacam-se os vasos de fino calibre e as lesões longas.

O passo inicial fundamental para a análise de ACQ é a realização da calibração do cateter-guia. Para isso, o operador deve selecionar um segmento próximo à extremidade distal do cateter-guia, cujos bordos serão automaticamente detectados pelo programa de análise dedicado, e informar sua espessura nominal para calibração do sistema. A seguir, o operador de ACQ deve selecionar o segmento coronário a ser analisado, a partir da definição dos pontos proximal e distal à lesão (ou região de interesse) dentro do lúmen coronário, para que os bordos luminares sejam detectados e, consequentemente, seja gerada uma função de diâmetro a partir dos contornos do segmento arterial (Figura 96.4).

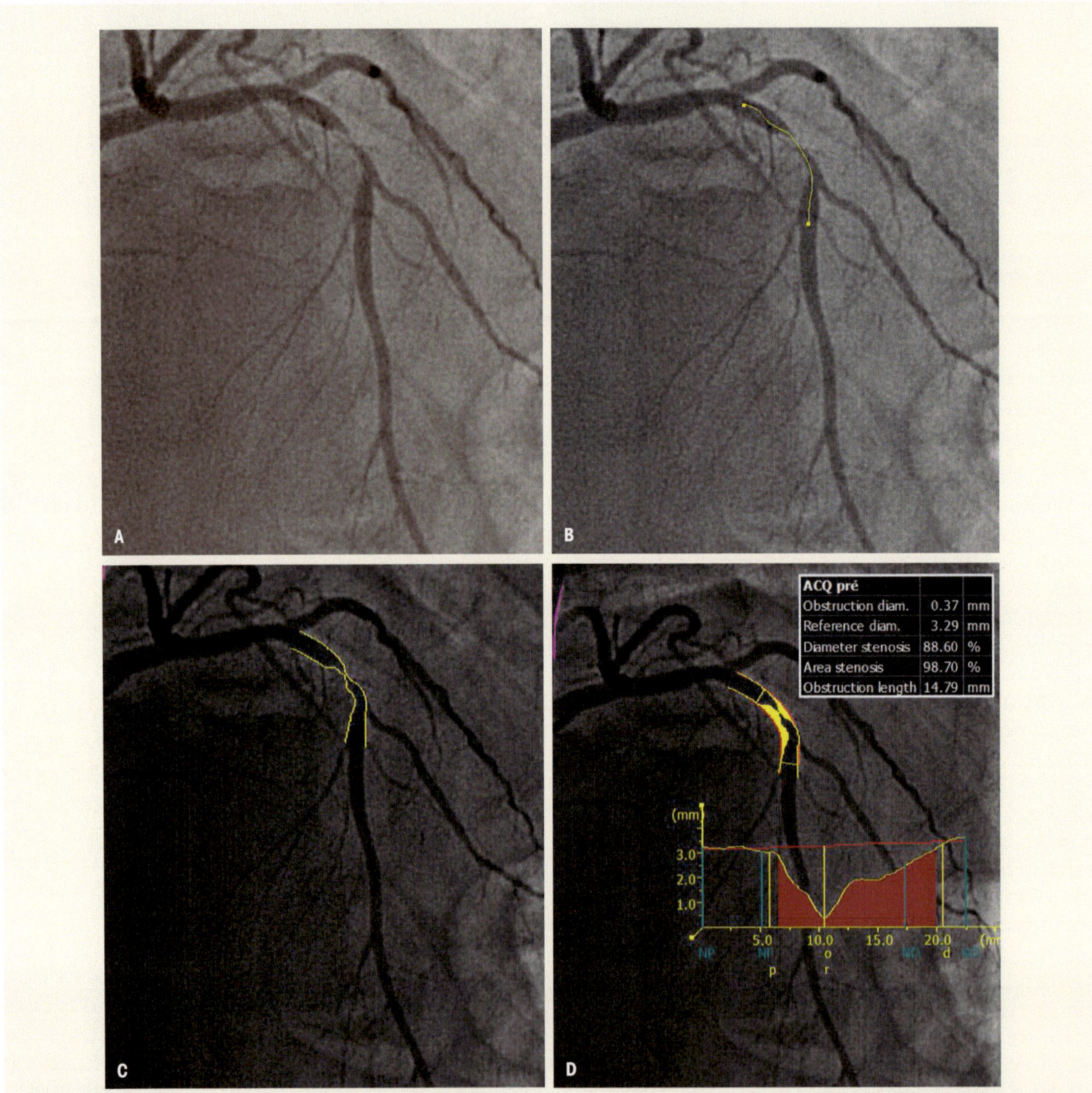

Figura 96.4 **Angiografia coronária quantitativa (ACQ) de lesão coronária. (A) Lesão coronária envolvendo o terço médio da; (B) seleção do segmento coronário de interesse; (C) detecção automática dos bordos do lúmen; (D) análise quantitativa, incluindo cálculo da extensão da lesão, DML, segmentos de referência, e estenose do diâmetro.**

DA: artéria coronária descendente anterior; DML: diâmetro mínimo do lúmen.

Fonte: Acervo da autoria.

Os seguintes aspectos técnicos devem ser considerados para o cálculo dos parâmetros de ACQ:

- Extensão da lesão: é importante selecionar todo o segmento estenótico (de *ombro a ombro* da lesão), e não apenas o ponto ou a região de maior obstrução (DML). Lesões sequenciais com distância entre si < 10 mm devem ser consideradas como uma lesão apenas.
- DRV: é obtido a partir dos segmentos distantes 5 a 10 mm proximal e distal à porção estenótica, em uma parte do vaso coronário com aparência de normalidade, ou sem doença significativa em caso de aterosclerose difusa. A média dos segmentos proximal e distal constitui o DRV definido pelo operador (*user-defined*); já o diâmetro de referência obtido no ponto do DML constitui o DRV interpolado.
- DML: é obtido no ponto de menor diâmetro (e maior obstrução) no segmento selecionado.
- % ED: é obtida pelo seguinte cálculo: (1 – DML/DRV) x 100.

A utilização da ACQ durante o procedimento de intervenção percutânea (*online*) proporciona uma guia objetiva que auxilia na seleção da extensão e do diâmetro dos dispositivos a serem utilizados, incluindo balões de pré e/ou pós-dilatação, *stents* metálicos ou (suportes) bioabsorvíveis. Ao final do procedimento, recomenda-se a realização de ACQ do segmento tratado com análise de subsegmentos, incluindo os segmentos *intrastent* e os bordos (5 mm) adjacentes ao *stent* (Figura 96.5).

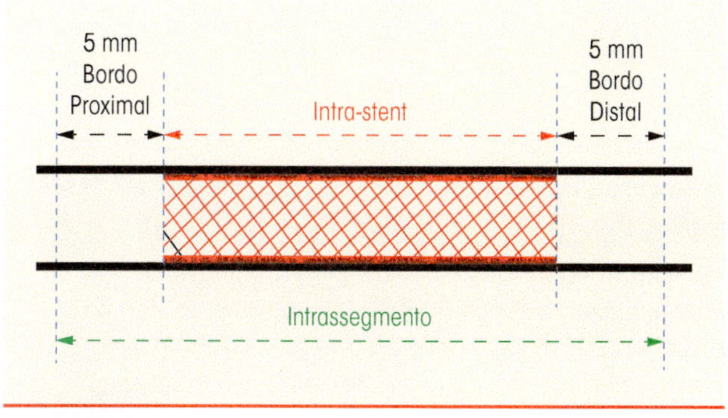

Figura 96.5 **Ilustração da metodologia de análise da angiografia coronária quantitativa (ACQ) após implante de *stent* (e também para o seguimento tardio).**

Fonte: Desenvolvido pela autoria.

A eficácia do tratamento em termos de ganho luminar no segmento tratado pode ser mensurada pelos seguintes parâmetros:

- Ganho imediato: é calculado como a diferença entre o DML ao final do procedimento e o DML pré-procedimento.
- DML: é o ponto de menor diâmetro (e maior obstrução) no segmento selecionado, incluindo os segmentos *intrastent* (região recoberta pelo *stent*), intrassegmento (segmento *intrastent* mais os 5 mm dos bordos proximal e distal do *stent*) e, individualmente, nos 5 mm dos bordos proximal e distal.
- % ED residual: é um dos parâmetros frequentemente utilizados como critério de sucesso do procedimento, uma vez que evidencia o grau de expansão do dispositivo utilizado, a cobertura adequada da lesão e a ausência de complicações que podem comprometer o lúmen arterial. A subexpansão significativa do *stent* tem sido associada a recorrências precoces e tardias, incluindo reestenose angiográfica binária e trombose.

A realização de reestudo angiográfico no seguimento tardio após o procedimento (6 a 12 meses) tem sido considerada em caso de recorrência de sinais/sintomas de isquemia e/ou suspeita de recorrência, ou no contexto da pesquisa clínica para avaliar a eficácia dos dispositivos coronários e os resultados tardios da intervenção percutânea. Nesse caso, a ACQ é realizada no segmento tratado de forma semelhante à análise pós-procedimento, idealmente utilizando projeções ortogonais idênticas em ambos os momentos. Tal procedimento permite a análise de ACQ seriada no pós-procedimento e no seguimento tardio, a qual possibilita, além das medidas de ACQ normalmente reportadas, o cálculo de uma série de parâmetros angiográficos específicos de eficácia, incluindo:

- Perda tardia do lúmen (PTL): é calculada pela diferença entre o DML ao final do procedimento e o DML no seguimento tardio. A PTL é considerada o parâmetro angiográfico de eficácia mais independente e absoluto, sendo utilizada como desfecho primário substituto de eficácia em vários ensaios clínicos, uma vez que pode estimar de maneira confiável as taxas de revascularização da lesão-alvo e, consequentemente, reduzir substancialmente o número de amostra em estudos clínicos de fase inicial de avaliação de dispositivos intracoronários. Historicamente, a PTL *intrastent* concentrou-se entre

0,90 e 1,10 mm para os *stents* não farmacológicos e entre 0,10 e 0,40 mm para os *stents* farmacológicos de primeira geração (0,10 e 0,20 mm para o *stent* liberador de sirolimus); já os *stents* farmacológicos de segunda geração apresentam PTL entre 0,10 e 0,25 mm.

- Índice de PTL: é calculado pela PTL dividida pelo ganho imediato.
- Reestenose angiográfica binária: é definida pela presença de ED ≥ 50% no segmento tratado no estudo angiográfico tardio. É, ainda, classificada como focal (≤ 10 mm) ou difusa (> 10 mm), e pela classificação de Mehran et al., conforme descrito:
  - tipo IA: focal envolvendo espaçamento (*gap*) entre *stents*;
  - tipo IB: focal envolvendo bordo (5 mm) adjacente ao *stent*;
  - tipo IC: focal no segmento *intrastent*;
  - tipo ID: multifocal no segmento tratado;
  - tipo II: difusa (> 10 mm), envolvendo o segmento *intrastent*;
  - tipo III: proliferativa (> 10 mm), envolvendo o segmento *intrastent* e o(s) bordo(s);
  - tipo IV: oclusiva.

Essa classificação se mostrou fator prognóstico de eventos em termos de nova revascularização de lesão-alvo após o tratamento da recorrência por via percutânea, com melhores resultados observados nos subgrupos com reestenose focal.

Por fim, novos algoritmos de ACQ foram desenvolvidos para avaliar de maneira mais consistente alguns subgrupos de elevada complexidade, como lesões em localização ostial, tronco de coronária esquerda e bifurcações. No caso das bifurcações, aplica-se uma análise subsegmentar envolvendo os segmentos anatômicos da bifurcação. Uma vez identificados, o programa de ACQ dedicado analisa os parâmetros quantitativos de maneira independente, respeitando a DRV (interpolado) de cada segmento (vaso principal, ramo principal e ramo lateral) e subsegmento (óstio do ramo lateral, carina, bordos proximal e distais etc.) (Figura 96.6).

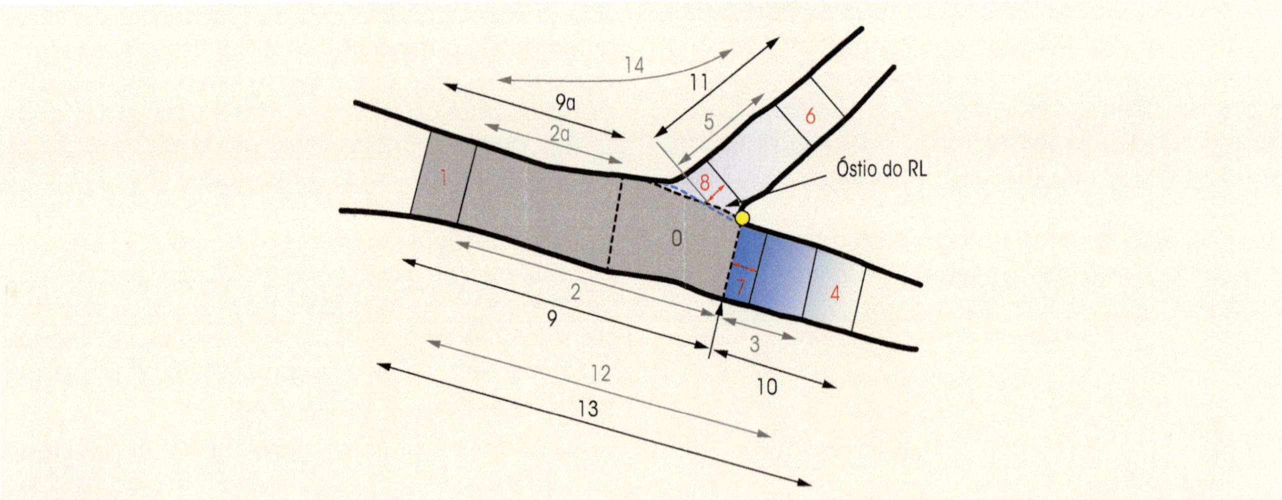

Figura 96.6 Ilustração da metodologia de análise da angiografia coronária quantitativa (ACQ) segmentar em lesões de bifurcação (QAngio XA, Medis, Leiden, Holanda).

Incluindo os seguintes subsegmentos de interesse: (0) carina; (1) bordo proximal do *stent* no vaso principal; (2) segmento *intrastent* do vaso principal; (2a) segmento *intrastent* do vaso principal, exclui a carina; (3) segmento *intrastent* do ramo principal; (4) bordo distal do *stent* no ramo principal; (5) segmento *intrastent* do RL, se *stent* implantado; (6) bordo distal do *stent* do RL, se *stent* implantado; (7) óstio do ramo principal; (8) óstio do RL; (9) análise intrassegmento do vaso principal (*stent* + bordo proximal), inclui a carina; (9a) análise intrassegmento do vaso principal (*stent* + bordo proximal), exclui a carina; (10) análise intrassegmento do ramo principal (*stent* + bordo distal); (11) análise intrassegmento do RL (*stent* + bordo distal); (12) segmento *intrastent* do vaso principal-ramo principal; (13) análise intrassegmento do vaso principal-ramo principal (*stent* + bordos proximal e distal); (14) análise intrassegmento do vaso principal-RL (*stent* + bordos proximal e distal).

RL: ramo lateral.

Fonte: Desenvolvido pela autoria.

96.3.1 Limitações

Por se tratar de um método bidimensional e baseado no luminograma, a ACQ não pode determinar com exatidão a área de comprometimento do lúmen e a extensão total da doença aterosclerótica. Mesmo assim, o porcentual de ED continua sendo o parâmetro mais utilizado e validado para a avaliação da gravidade da doença coronária e indicação do tratamento, seja ele apenas medicamentoso ou de revascularização (percutânea ou cirúrgica).

96.4 Avaliação do ventrículo esquerdo

A ventriculografia esquerda é realizada como parte da avaliação propedêutica do paciente com suspeita ou histórico de doença arterial coronária ou de doença cardíaca valvar (submetido à coronariografia diagnóstica, geralmente a última etapa). Do ponto de vista técnico, esse exame exige a introdução de um cateter (*pigtail*) no ventrículo esquerdo através da valva aórtica, que é posicionado livremente na porção média apical da câmara ventricular, possibilitando a injeção de volume de contraste (10 a 20 mL) para a avaliação da contratilidade das porções do músculo miocárdico. Classicamente, a ventriculografia esquerda é realizada em projeção oblíqua anterior direita com 30°, tornando possível visibilizar as porções basal, medial e apical das paredes anterior, inferior e apical do ventrículo esquerdo (Figura 96.7).

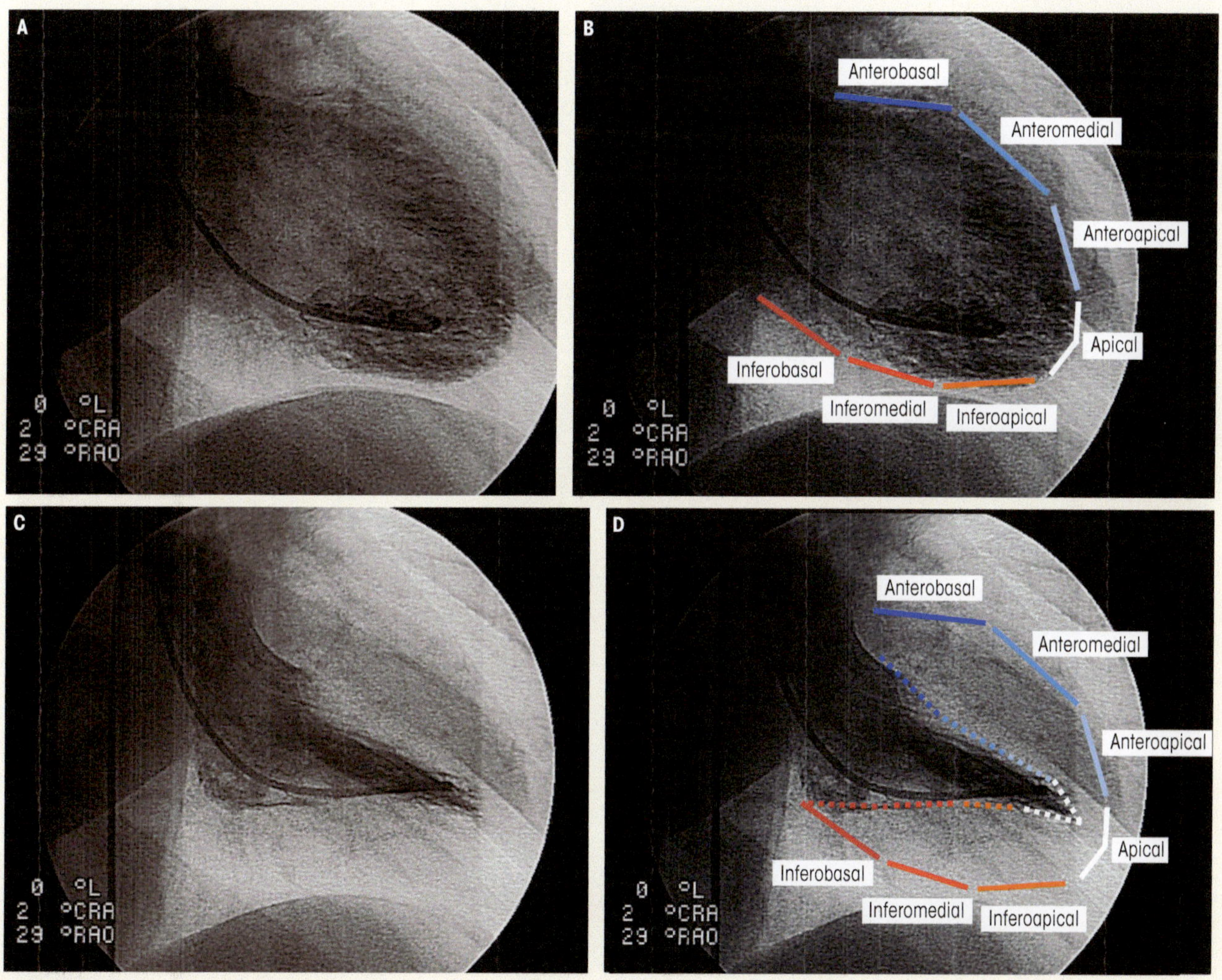

Figura 96.7 **Ventriculografia esquerda em oblíqua anterior direita: (A) ventrículo esquerdo na diástole, (B) ilustração dos subsegmentos das porções anterior, inferior e apical do ventrículo esquerdo, (C) ventrículo esquerdo na sístole, demonstrando contratilidade normal de todos os segmentos miocárdicos, (D) os mesmos segmentos na sístole.**

Fonte: Acervo da autoria.

De maneira geral, a função de contratilidade do ventrículo é classificada pelos padrões de: normalidade, hipocinesia (discreta, moderada ou importante), discinesia ou acinesia, e tais características podem ser evidenciadas de maneira global ou em uma ou mais porções do ventrículo. Além disso, outros achados de importante valor prognóstico e no tratamento incluem a presença de trombo e/ou aneurisma (geralmente após IAM com grave dano à função ventricular). Ainda na projeção oblíqua anterior direita, obtém-se ótimo plano de visibilização da competência da valva mitral, que pode estar isenta de qualquer refluxo ou apresentar refluxo classificado como discreto, moderado ou importante. Nos casos em que existe a suspeita de comprometimento das porções das paredes lateral e/ou septal, pode-se utilizar a projeção em oblíqua anterior esquerda (aproximadamente 45°) para avaliação da contratilidade segmentar. Essa projeção também é utilizada para o diagnóstico de comunicação interventricular. Ainda em relação à função ventricular, foram desenvolvidas novas ferramentas dentro dos programas computadorizados de ACQ, que permitem a quantificação da fração de ejeção do ventrículo esquerdo por meio da delimitação da parede interna do ventrículo esquerdo na sístole e na diástole (Figura 96.8).

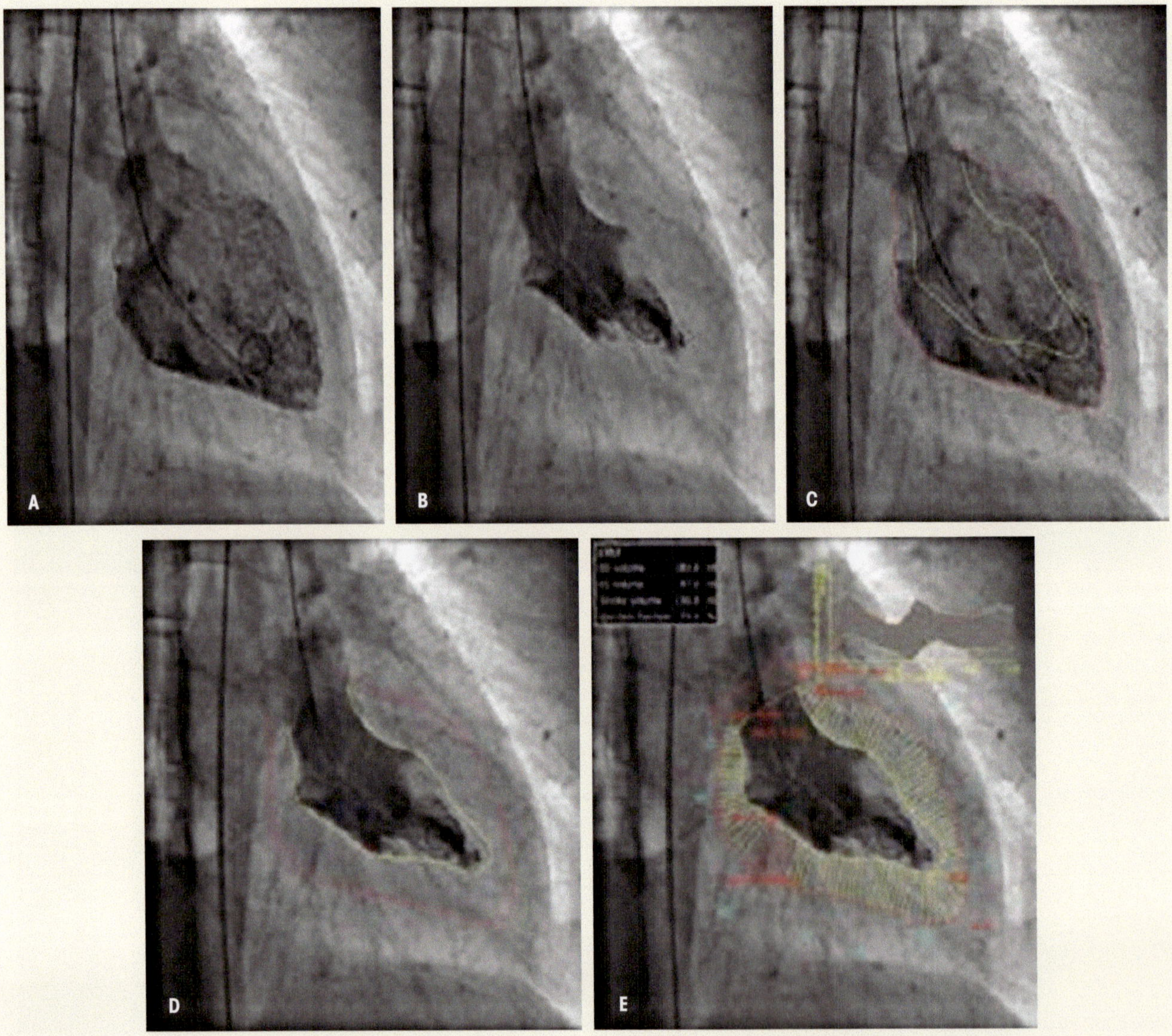

Figura 96.8 **Análise quantitativa da função ventricular esquerda (QAngio XA, Medis, Leiden, Holanda): (A) ventrículo esquerdo ao final da diástole; (B) ventrículo esquerdo sob contração máxima na sístole; (C) traçado da borda interna da câmara ventricular esquerda ao final da diástole; (D) traçado da borda interna da câmara ventricular esquerda na sístole; (E) cálculo da fração de ejeção do ventrículo esquerdo.**

Fonte: Acervo da autoria.

A aplicação desse procedimento é relativamente fácil, e seu uso já foi validado tanto para a prática clínica como para a pesquisa científica. Por último, a presença do cateter na câmara ventricular esquerda permite a aferição das pressões ventriculares durante o ciclo cardíaco, além da avaliação da presença (e do grau) de gradiente transvalvar (ventrículo esquerdo -aorta). Em casos de suspeita ou diagnóstico de hipertrofia ventricular, pode-se, ainda, investigar a presença (e o grau) de gradiente intramiocárdico envolvendo as porções apical, média e basal do ventrículo esquerdo.

A ventriculografia esquerda oferece informações valiosas para avaliação e decisão clínica do paciente submetido à coronariografia, as quais são obtidas de forma instantânea e sem excesso de uso de meios de contraste. Portanto, esse procedimento deve ser realizado de maneira sistemática. Deve-se, no entanto, evitar a ventriculografia esquerda nos casos de instabilidade hemodinâmica associada à disfunção grave do ventrículo esquerdo e em pacientes com insuficiência renal importante.

DICAS DO EDITOR

Referências bibliográficas

1. Ambrose JA, Winters SL, Stern A, Eng A, Teichholz LE, Gorlin R, Fuster V. Angiographic morphology and the pathogenesis of unstable angina pectoris. J Am Coll Cardiol. 1985;5:609-16.
2. Califf RM, Armstrong PW, Carver JR, D'Agostino RB, Strauss WE. 27th Bethesda Conference: matching the intensity of risk factor management with the hazard for coronary disease events: Task Force 5. Stratification of patients into high, medium and low risk subgroups for purposes of risk factor management. Journal of the American College of Cardiology. 1996;27:1007-19.
3. Costa RA, Abizaid A, Mehran R, Schofer J, Schuler GC, Hauptmann KE, et al. Polymer-free biolimus a9-coated stents in the treatment of de novo coronary lesions: 4- and 12-month angiographic follow-up and final 5-year clinical outcomes of the prospective, Multicenter BioFreedom FIM Clinical Trial. JACC Cardiovascular Interventions. 2016;9:51-64.
4. Costa RA, Kyono H, Costa M, Russell M, Moussa ID. Coronary artery bifurcation lesions: anatomy. In: Moussa ID, Colombo A, eds. Tips and tricks in interventional therapy of coronary bifurcation lesions. London: Informa Healthcare; 2010.
5. Ellis SG, Ajluni S, Arnold AZ, Popma JJ, Bittl JA, Eigler NL, et al. Increased coronary perforation in the new device era: incidence, classification, management, and outcome. Circulation. 1994;90:2725-30.
6. Ellis SG, Roubin GS, King SB III, Douglas JS Jr., Weintraub WS, Thomas RG, Cox WR. Angiographic and clinical predictors of acute closure after native vessel coronary angioplasty. Circulation. 1988;77:372-9.
7. Ellis SG, Vandormael MG, Cowley MJ, DiSciascio G, Deligonul U, Topol EJ, Bulle TM. Coronary morphologic and clinical determinants of procedural outcome with angioplasty for multivessel coronary disease. Implications for patient selection: multivessel angioplasty prognosis study group. Circulation. 1990;82:1193-202.
8. Fasseas P, Orford JL, Panetta CJ, Bell MR, Denktas AE, Lennon RJ, et al. Incidence, correlates, management, and clinical outcome of coronary perforation: analysis of 16,298 procedures. Am Heart J. 2004;147:140-5.
9. Graham MM, Faris PD, Ghali WA, Galbraith PD, Norris CM, Badry JT, et al. Validation of three myocardial jeopardy scores in a population-based cardiac catheterization cohort. American Heart Journal. 2001;142:254-61.
10. Kastrati A, Schomig A, Elezi S, Dirschinger J, Mehilli J, Schuhlen H, et al. Prognostic value of the modified American College of Cardiology/American Heart Association stenosis morphology classification for long-term angiographic and clinical outcome after coronary stent placement. Circulation. 1999;100:1285-90.
11. Krone RJ, Laskey WK, Johnson C, Kimmel SE, Klein LW, Weiner BH, et al. A simplified lesion classification for predicting success and complications of coronary angioplasty: Registry Committee of the Society for Cardiac Angiography and Intervention. The American Journal of Cardiology. 2000;85:1179-84.

12. Lansky A, Costa RA, Reiber JH. The core laboratory: quantitative coronary angiography. In: King SB III, Yeung AC, eds. Interventional cardiology China: MdGraw-Hill; 2007:743-56.

13. Lansky A, Tuinenburg J, Costa M, Maeng M, Koning G, Popma J, et al. Quantitative angiographic methods for bifurcation lesions: a consensus statement from the European Bifurcation Group. Catheterization and cardiovascular interventions: Official Journal of the Society for Cardiac Angiography & Interventions. 2009;73:258-66.

14. Levine GN, Bates ER, Blankenship JC, Bailey SR, Bittl JA, Cercek B, et al. 2011 ACCF/AHA/SCAI Guideline for Percutaneous Coronary Intervention: a report of the American College of Cardiology Foundation/American Heart Association Task Force on Practice Guidelines and the Society for Cardiovascular Angiography and Interventions. Circulation. 2011;124:e574-651.

15. Mattos LA, Lemos PA, Rassi A Jr., Marin-Neto JA, Sousa AGMR, Devito FS, et al. Diretrizes da Sociedade Brasileira de Cardiologia – Intervenção Coronária Percutânea e Métodos Adjuntos Diagnósticos em Cardiologia Intervencionista (II Edição – 2008). Rev Bras Cardiol Invasiva. 2008;Supl.2.

16. Medina A, Suarez de Lezo J, Pan M. [A new classification of coronary bifurcation lesions]. Rev Esp Cardiol. 2006;59:183.

17. Mehran R, Dangas G, Abizaid AS, Mintz GS, Lansky AJ, Satler LF, et al. Angiographic patterns of in-stent restenosis: classification and implications for long-term outcome. Circulation. 1999;100:1872-8.

18. Mohr FW, Morice MC, Kappetein AP, Feldman TE, Stahle E, Colombo A, et al. Coronary artery bypass graft surgery versus percutaneous coronary intervention in patients with three-vessel disease and left main coronary disease: 5-year follow-up of the randomised, clinical SYNTAX trial. Lancet. 2013;381:629-38.

19. Morice MC, Serruys PW, Kappetein AP, Feldman TE, Stahle E, Colombo A, et al. Five-year outcomes in patients with left main disease treated with either percutaneous coronary intervention or coronary artery bypass grafting in the synergy between percutaneous coronary intervention with taxus and cardiac surgery trial. Circulation. 2014;129:2388-94.

20. Pocock SJ, Lansky AJ, Mehran R, Popma JJ, Fahy MP, Na Y, et al. Angiographic surrogate end points in drug-eluting stent trials: a systematic evaluation based on individual patient data from 11 randomized, controlled trials. Journal of the American College of Cardiology. 2008;51:23-32.

21. Popma JJ, Gibson CM. Qualitative and quantitative angiography. In: Topol EJ, ed. Textbook of interventional cardiology. 4.ed. Philadelphia: Saunders; 2003.

22. Rentrop KP, Cohen M, Blanke H, Phillips RA. Changes in collateral channel filling immediately after controlled coronary artery occlusion by an angioplasty balloon in human subjects. J Am Coll Cardiol. 1985;5:587-92.

23. Ryan TJ, Faxon DP, Gunnar RM, Kennedy JW, King SB III, Loop FD, et al. Guidelines for percutaneous transluminal coronary angioplasty: a report of the American College of Cardiology/American Heart Association Task Force on Assessment of Diagnostic and Therapeutic Cardiovascular Procedures (Subcommittee on Percutaneous Transluminal Coronary Angioplasty). Circulation. 1988;78:486-502.

24. Sianos G, Morel MA, Kappetein AP, Morice MC, Colombo A, Dawkins K, et al. The SYNTAX Score: an angiographic tool grading the complexity of coronary artery disease. EuroIntervention: Journal of EuroPCR in collaboration with the Working Group on Interventional Cardiology of the European Society of Cardiology. 2005;1:219-27.

25. Tuinenburg JC, Koning G, Rares A, Janssen JP, Lansky AJ, Reiber JH. Dedicated bifurcation analysis: basic principles. The International Journal of Cardiovascular Imaging. 2011;27:167-74.

26. Windecker S, Kolh P, Alfonso F, Collet JP, Cremer J, Falk V, et al. [2014 ESC/EACTS Guidelines on myocardial revascularization]. Kardiologia Polska. 2014;72:1253-379.

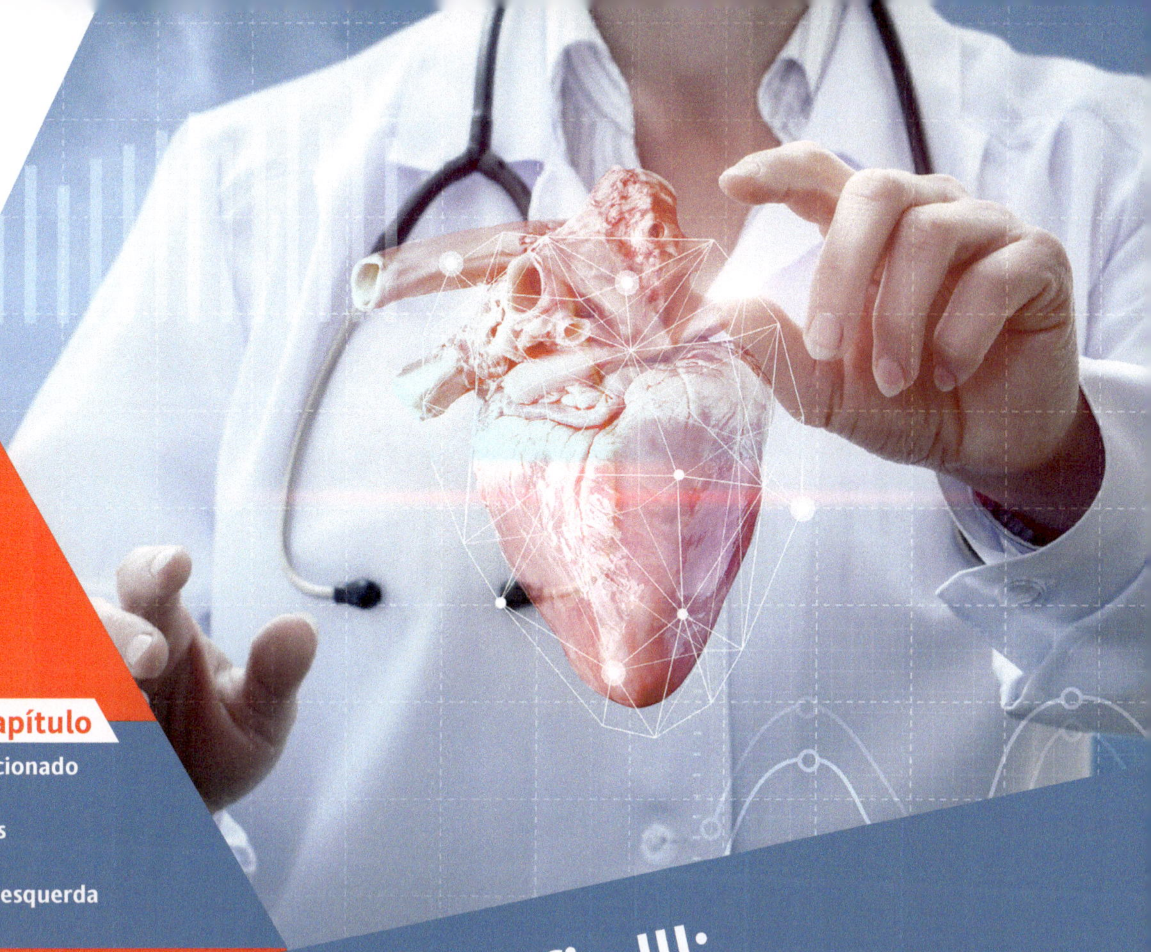

97

Destaques do Capítulo

- Reserva do fluxo fracionado
- Estenose coronária
- Lesões intermediárias
- Lesões difusas
- Tronco da coronária esquerda
- Microcirculação

Cinecoronariografia III: avaliação fisiológica invasiva de estenoses coronárias

Daniel Silva Chamié de Queiroz

97.1 Introdução

Embora a angiografia coronária seja o método padrão ouro para detecção da presença, da gravidade e da extensão da doença arterial coronária (DAC), ela representa um luminograma da árvore coronária epicárdica e apresenta a complexa anatomia coronária tridimensional em apenas dois planos. Com isso, a cinecoronariografia padece de uma série de limitações, além de alta variabilidade para quantificação da gravidade de estenoses, e baixa capacidade para predizer o significado funcional de uma estenose coronária.

É conhecido que a revascularização de estenoses não significativas do ponto de vista hemodinâmico está associada com maior ocorrência de eventos cardiovasculares adversos. De fato, aproximadamente 39% das estenoses coronárias angiograficamente obstrutivas não possuem qualquer impacto funcional.

Nesse contexto, a comprovação de que determinada estenose coronária é fluxo-limitante representa elemento central na indicação de procedimentos de revascularização. Ainda assim, uma parcela considerável de pacientes é encaminhada para intervenção coronária percutânea (ICP) sem qualquer investigação prévia para detecção de isquemia miocárdica, enquanto outros apresentam testes inconclusivos ou discrepantes com os sintomas apresentados.

Portanto, a possibilidade de aferir o impacto funcional de estenoses coronárias epicárdicas na sala de cateterismo, durante a cinecoronariografia, ganhou papel de grande relevância para auxílio na tomada de decisão acerca da indicação de procedimentos de revascularização miocárdica, em especial na presença de lesões intermediárias.

Nos últimos 25 anos, diversos índices fisiológicos invasivos foram descritos para detectar estenoses coronárias fluxo-limitantes. O mais amplamente estudado é a reserva de fluxo fracionado (FFR), descrita por Pijls et al. em 1993. Embasada por extensa validação e por dados clínicos robustos, a FFR foi incorporada às diretrizes de revascularização miocárdica para guiar a necessidade de revascularização de estenoses angiograficamente intermediárias em pacientes com DAC estável. Apesar disso, a adoção da FFR na prática clínica permanece baixa (< 10%) na grande maioria dos laboratórios de cateterismo ao redor do globo (Figura 97.1). Alguns fatores estão envolvidos na baixa adesão à FFR: o tempo acrescido aos procedimentos, os custos associados com o equipamento, as guias e a adenosina (ou em certos países a ausência da adenosina), o desconforto dos pacientes ao estímulo hiperêmico, as contraindicações para utilização da adenosina, a falta de reembolso pelas fontes pagadoras, a falta de treinamento para aquisição e interpretação adequadas dos traçados fisiológicos e a dificuldade de interpretação dos achados da FFR em determinadas situações anatômicas (por exemplo, estenoses em série).

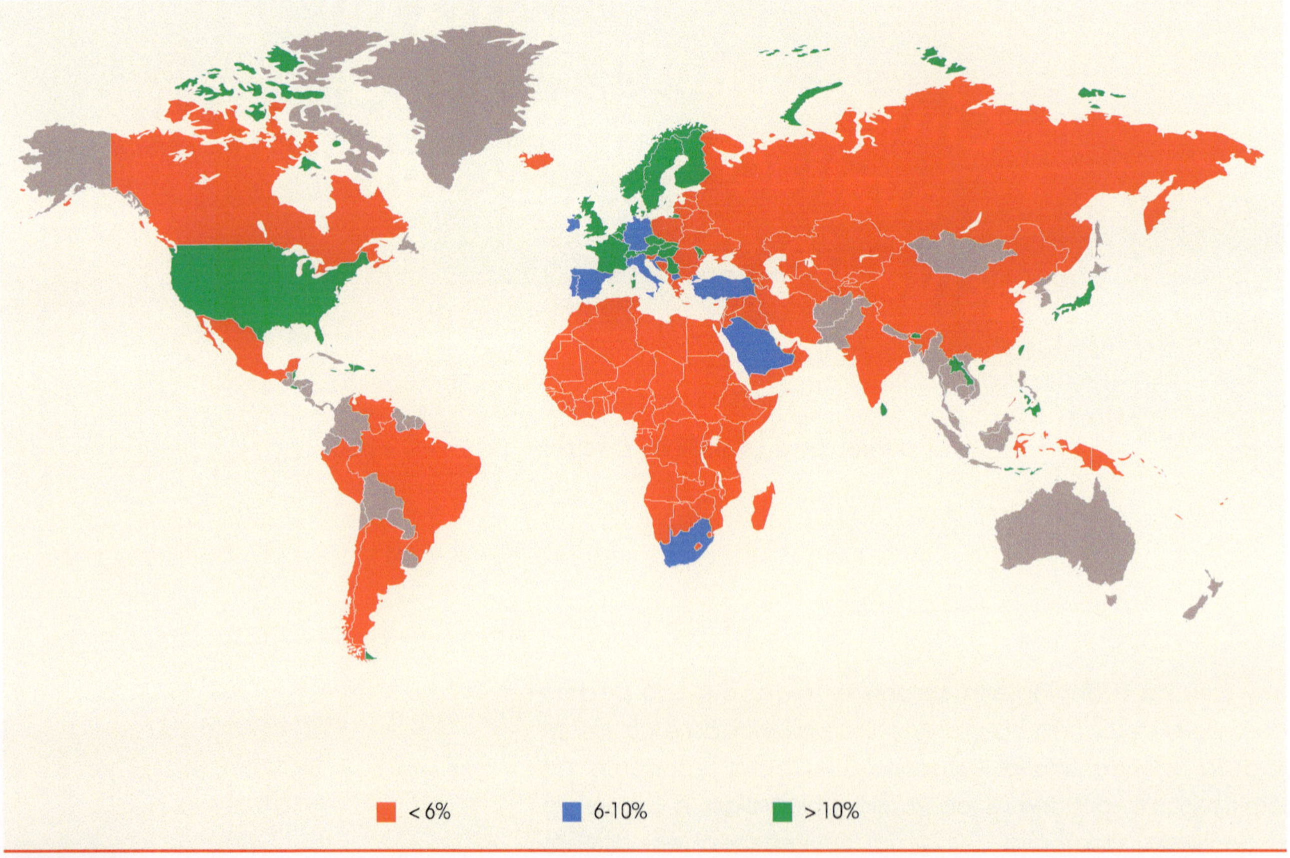

Figura 97.1 **Adoção global da fisiologia coronária para guiar a decisão de revascularização coronária em 2016. Apesar das recomendações em diretrizes para seu uso, a adoção da FFR nos laboratórios de cateterismo continua baixa globalmente.**

Fonte: Adaptado de Volcano P. Market research report by Decision Resources Group.

Recentemente, a introdução da reserva de fluxo instantâneo (iFR, do inglês *instantaneous wave-free ratio*) renovou o interesse pelo uso da fisiologia invasiva. O iFR é um índice fisiológico mensurado em repouso – dispensando a necessidade de hiperemia máxima –, o que simplifica a utilização da fisiologia coronária em diversos cenários anatômicos, com menor incremento de tempo e menos sintomas adversos para os pacientes. Sete anos após sua descrição inicial por Sen et al., o iFR foi extensamente validado, e dois estudos randomizados de grande porte documentaram sua não inferioridade em comparação com a FFR quanto à ocorrência de desfechos clínicos adversos quando utilizados para guia de revascularização de estenoses coronárias.

No presente capítulo, serão revisados os fundamentos e os conceitos relacionados à FFR e à Ifr, bem como os principais estudos de validação e aplicação clínica desses métodos, assim como sua aplicação nos diferentes cenários clínicos e anatômicos.

97.2 Conceitos básicos

97.2.1 Reserva de Fluxo Fracionado (FFR)

Na presença de uma estenose, o nível de exercício que desencadeia isquemia está diretamente relacionado ao fluxo sanguíneo máximo que pode ser alcançado pela artéria coronária estenótica. Com isso, nos primórdios da fisiologia coronária invasiva, esforços para quantificar o impacto hemodinâmico de uma estenose coronária concentravam-se predominantemente na mensuração do fluxo coronário. Entretanto, a experiência acumulada na quantificação direta do fluxo sanguíneo miocárdico em números absolutos (mL/min), ou relativos, revelou consideráveis desvantagens, uma vez que grandes variações podem ocorrer na dependência da pressão arterial sistêmica, da frequência cardíaca e do tamanho da área de distribuição do fluxo, a qual é desconhecida e varia entre pacientes, vasos e territórios irrigados.

Para suprir essa limitação, Pijls et al. visaram determinar o fluxo coronário por meio de avaliações baseadas em medidas de pressão durante hiperemia máxima. Expandindo o trabalho pioneiro de Gould que descreveu a circulação coronária como um circuito elétrico de resistências seriadas variáveis – com a estenose epicárdica sendo apenas um componente deste complexo sistema –, Pijls aplicou a lei de Ohm (V = IR, onde V é diferença de voltagem, I é corrente e R é resistência) para racionalizar que, quando a resistência coronária fosse estável e mínima (como ocorre durante dilatação arterial máxima), uma relação direta entre pressão coronária e fluxo poderia ser presumida. Dessa forma, a diferença de pressão (ΔP) = Fluxo (Q) x Resistência (R). Em outras palavras, Q = DP / R.

Portanto, o fulcro central para o racional da FFR é a existência de uma relação linear entre fluxo e gradiente pressórico (DP) em condições em que a resistência intracoronária seja estável e mínima. Sob tal condição, assume-se que pressão e fluxo são diretamente proporcionais, e uma diminuição da pressão através de uma estenose reflete uma redução proporcional no fluxo sanguíneo para o miocárdio subjacente. Dessa forma, a FFR é definida como a pressão distal a uma estenose (Pd) em relação à pressão proximal à estenose medida na aorta (Pa) durante hiperemia induzida por um agente vasodilatador (Figuras 97.2 e 97.3).

FFR é a relação entre o fluxo miocárido hiperêmico (máximo) no território estenótico (Q_s) e o fluxo miocárdio hiperêmico (máximo) normal (Q_n)

$$\mathbf{FFR} = \frac{Q_s^{máx}}{Q_n^{máx}}$$

Como fluxo (Q) é a relação entre a diferença de pressão e a resistência através do sistema coronário, FFR pode ser expressa da siguinte forma

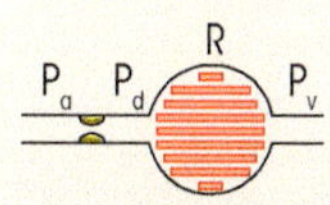

$$\mathbf{Q} = \frac{\Delta P}{R} \quad \longrightarrow \quad \mathbf{FFR} = \frac{(P_d - P_v)/R_{est}^{máx}}{(P_a - P_v)/R_{norm}^{máx}}$$

Como as mensurações são realizadas sob hiperemia máxima, as resistênicas sao mínimas e iguais, sendo, portanto, canceladas

$$\mathbf{FFR} = \frac{(P_d - P_v)/\cancel{R_{est}^{máx}}}{(P_a - P_v)/\cancel{R_{norm}^{máx}}} \quad \longrightarrow \quad \mathbf{FFR} = \frac{(P_d - P_v)}{(P_a - P_v)}$$

Além disso, a pressão venosa é mínima quando comparada a P_a ou P_d, portanto

$$\mathbf{FFR} = \frac{(P_d - \cancel{P_v})}{(P_a - \cancel{P_v})} \quad \longrightarrow \quad \boxed{\mathbf{FFR} = \frac{P_d}{P_a}}$$

Figura 97.2 **Explicação teórica de como a relação de dois fluxos pode ser derivada da relação de duas pressões quando mensuradas durante hiperemia máxima.**

Qs: fluxo miocárdico através de uma artéria coronária estenótica;
Qn: fluxo miocárdico através de uma artéria coronária normal;
Pa: pressão arterial na aorta; Pd: pressão arterial distal à estenose;
Pv: pressão venosa coronária; Rest: resistência através da estenose;
Rnorm: resistência através do vaso coronário normal.

Fonte: Adaptado de Bruyne et al.

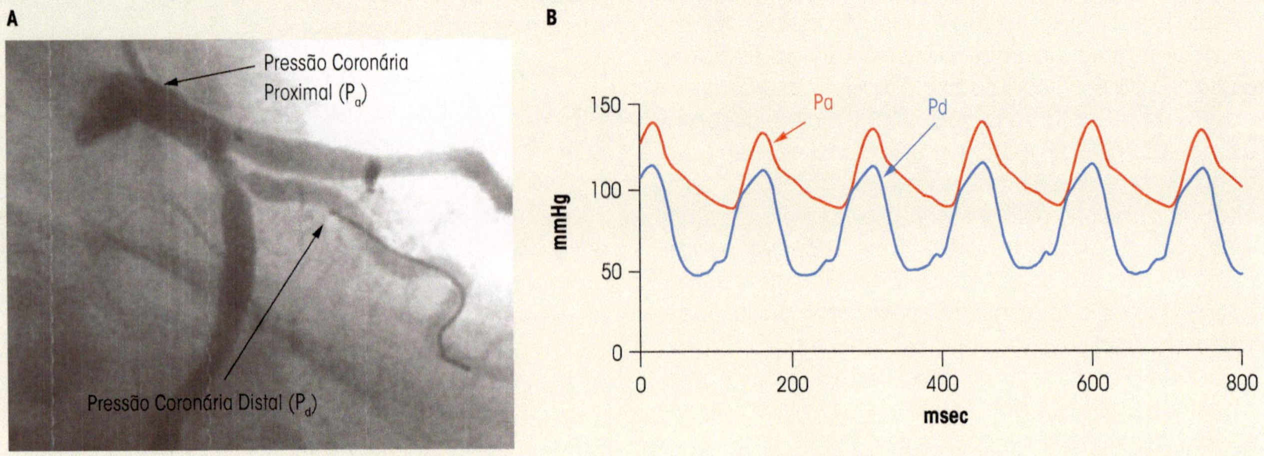

$$\text{FFR} = \frac{\text{Pressão Coronária Distal } (P_d)}{\text{Pressão Coronária Proximal } (P_a)}$$

Figura 97.3 **Mensuração da FFR.**

A FFR é calculada como uma relação entre a pressão arterial (Pa), mensurada na ponta do cateter-guia, e a pressão distal à estenose, mensurada pelo sensor pressórico na porção distal do guia coronário.

Fonte: Desenvolvido pela autoria.

97.2.2 Reserva de Fluxo Instantâneo (iFR)

Desde o trabalho precursor de Gould et al. no modelo canino, sabe-se que, enquanto o fluxo coronário máximo (hiperêmico) pode ser reduzido por estenoses moderadas (50%), o fluxo coronário de repouso permanece estável através de grande espectro de gravidade das estenoses epicárdicas, oferecendo ambiente propício para a mensuração do gradiente translesional. Ademais, mesmo após a administração de potentes agentes vasodilatadores, a resistência intracoronária não é estática. Ao contrário, flutua em um padrão fásico ao longo de todo o ciclo cardíaco, refletindo interação entre o miocárdio e a microvasculatura durante a sístole (alta resistência intracoronária; compressão da microvasculatura) e diástole (baixa resistência intracoronária; descompressão da microvasculatura).

Derivada de dados combinados de pressão e fluxo coronários, estudos com a técnica de análise da intensidade de onda (AIO) identificaram seis tipos de frentes de onda que correspondem a mudanças na pressão e velocidade de fluxo coronário, que podem viajar em sentido anterógrado ou retrógrado pela artéria coronária.

Em 2012, Sen et al. identificaram um período do ciclo cardíaco, na mesotelediástole, em que a geração das tais ondas intracoronárias não ocorre, e a propagação de ondas que afetam o fluxo sanguíneo é quiescente. Esse período do ciclo cardíaco livre da transmissão de ondas (*wave-free period*) inicia-se 25% do tempo após o início da diástole e termina 5 milissegundos antes da próxima sístole. No período livre de ondas: (1) a velocidade de fluxo é 30% maior do que a velocidade de fluxo observada durante todo o ciclo cardíaco em repouso; (2) pressão e fluxo intracoronários declinam de forma linear em função da gravidade da estenose, e (3) a resistência microvascular é significativamente mais estável e mais baixa do que a observada durante todo o ciclo cardíaco de repouso. Do ponto de vista fisiológico, o período livre de onda representa uma janela do ciclo cardíaco diastólico que reúne as condições necessárias para a avaliação do significado hemodinâmico de uma estenose por meio da aferição do seu gradiente pressórico translesional, sem a necessidade do estímulo vasodilatador hiperêmico (Figura 97.4). Ademais, como o período livre de onda existe como uma proporção da diástole, variando com as alterações do intervalo R-R do eletrocardiograma, diferentemente da FFR, a iFR pode ser calculada dinamicamente, batimento por batimento, característica de fundamental importância para a avaliação de lesões em série.

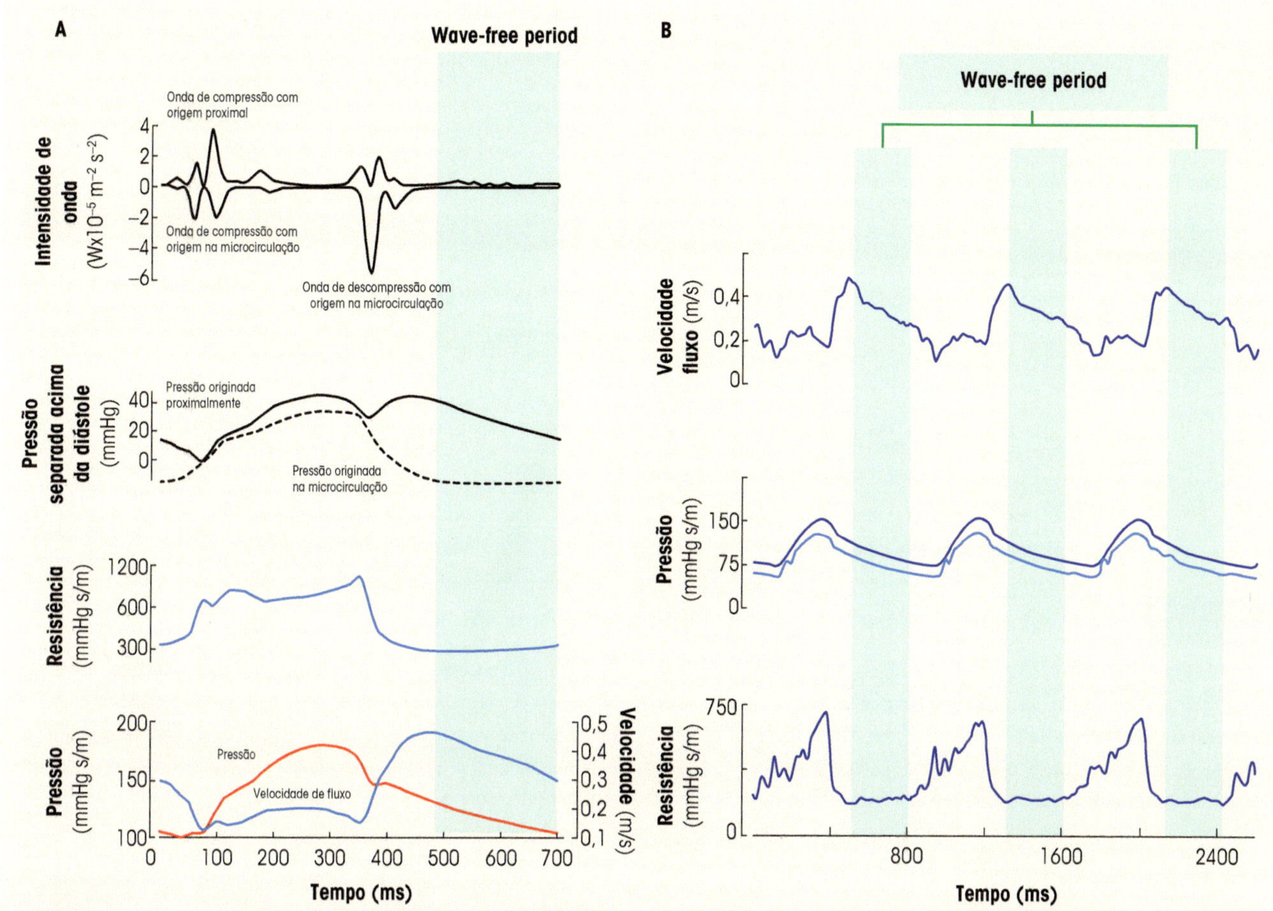

Figura 97.4 **Conceitos da iFR. Apresentação gráfica dos componentes independentes da intensidade de onda mostra como múltiplas ondas diferentes propagando-se nos sentidos proximal e distal do vaso influenciam o fluxo coronário. As ondas são quiescentes durante a *wave-free period* na diástole.**

O gráfico de resistência, apresentado durante todo o ciclo cardíaco, mostra que a resistência é mais baixa e mais estável durante o *wave-free period*. A pressão e fluxo coronários são lineares durante o *wave-free period*. (B) Velocidade de fluxo, traçados de pressão proximal e distal à estenose, e gráfico de resistência instantânea demonstram a estabilidade do *wave-free period* batimento por batimento. A velocidade de fluxo isolada durante o *wave-free period* é maior do que a média observada durante todo o ciclo cardíaco, permitindo melhor discriminação da gravidade de estenoses do que o ciclo cardíaco inteiro em repouso.

Fonte: Adaptado de *Sen S et al.*

97.2.3 Na prática, o que a FFR e a iFR realmente medem?

A FFR expressa o fluxo sanguíneo máximo que pode ser alcançado através de um vaso epicárdico estenótico como uma proporção do fluxo máximo que seria esperado caso o vaso em questão fosse completamente livre de estenoses. Portanto, uma FFR de 0,80 representa uma redução de 20% no fluxo máximo através da estenose em investigação.

Os autores do estudo IDEAL, medindo as relações pressão-fluxo em indivíduos com e sem evidência angiográfica de aterosclerose obstrutiva sob condições de repouso e em hiperemia máxima, demonstraram que o gradiente pressórico transestenótico em repouso é predominantemente determinado por alterações vasodilatadoras compensatórias na resistência microvascular. Dessa forma, de acordo com os princípios homeostáticos de autorregulação coronária, para uma estenose ter impacto fisiológico significativo no fluxo sanguíneo coronário, o gradiente pressórico transestenótico deveria ser detectável em repouso. Portanto, a identificação de um importante gradiente pressórico translesional medido pela iFR durante o período diastólico livre de ondas indica o impacto fisiológico de uma estenose pelo esgotamento da capacidade autorregulatória da microcirculação coronária. A Figura 97.5 ilustra os mecanismos de controle do fluxo coronário nas situações de repouso (medida pela iFR) e hiperemia máxima (medida pela FFR).

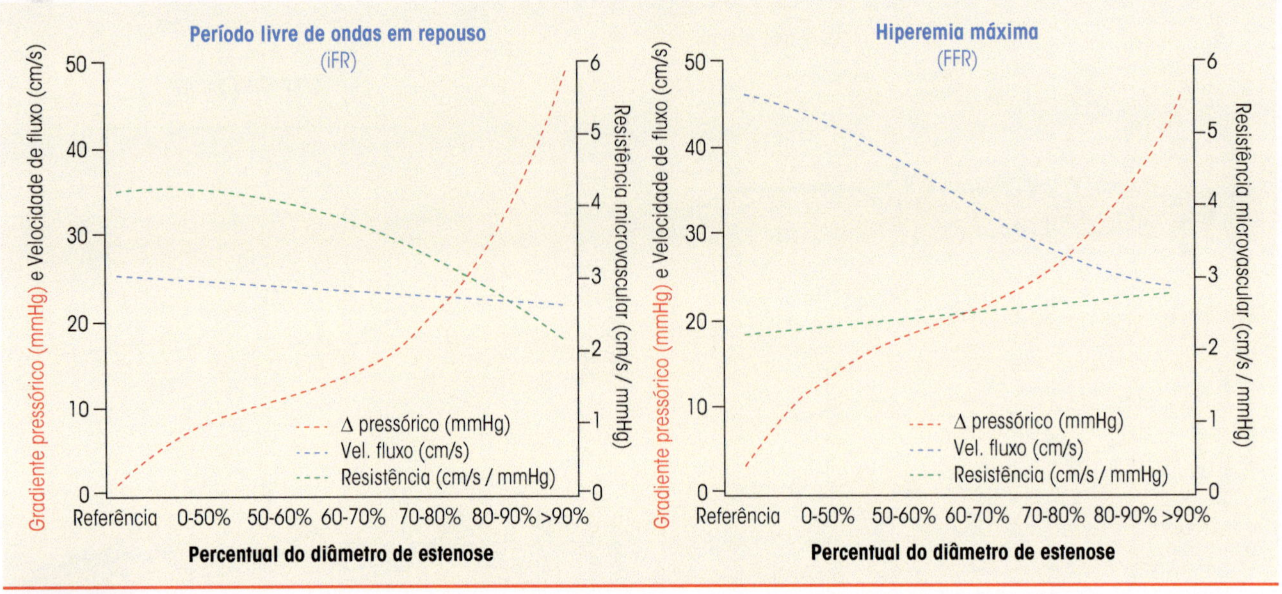

Figura 97.5 **Racional para entendimento dos índices fisiológicos baseados em medidas de pressão.**

Comportamento do fluxo coronário, resistência microvascular e gradiente de pressão transestenótico de acordo com a gravidade da estenose de coronárias epicárdicas. Sob condições de repouso (painel da esquerda), o fluxo coronário é mantido estável pela redução da resistência microvascular, consequente ao mecanismo de autorregulação coronária. Quando a reserva autorregulatória é esgotada pela administração de potente agente farmacológico vasodilatador (hiperemia máxima), a resistência microvascular é mínima e o fluxo coronário é máximo. Durante hiperemia máxima, assume-se uma relação linear entre fluxo coronário e gradiente pressórico transestenótico: à medida que o gradiente pressórico aumenta, o fluxo coronário diminui concomitantemente.

Fonte: Adaptado do estudo IDEAL.

97.3 Validação

97.3.1 Reserva de Fluxo Fracionado (FFR)

No estudo original que apresentou as bases experimentais para a aplicação da FFR em 1993, Pijls et al. determinaram equações para estimar a FFR da artéria epicárdica estenótica, do leito vascular miocárdico e as contribuições proporcionais do fluxo coronário anterógrado e do fluxo proveniente de colaterais para o fluxo miocárdico total. Para isso, medidas de pressão na artéria coronária epicárdica, proximais e distais à estenose, e pressão venosa central sob vasodilatação arteriolar máxima foram realizadas em um modelo animal canino. Um transdutor Doppler foi aplicado na face epicárdica das artérias coronárias para mensuração direta da velocidade de fluxo. As medidas de pressão da FFR foram comparadas com fluxo arterial coronário máximo medido diretamente pelo sensor Doppler em três diferentes níveis de pressão arterial sistêmica para cada um dos 12 níveis de gravidade de estenose aplicados. O fluxo sanguíneo máximo através da estenose medido diretamente pelo Doppler mostrou excelente correlação com as medidas derivadas de pressão quantificadas pela FFR através das estenoses epicárdicas (r = 0,98 ± 0,01), do fluxo miocárdico máximo relativo (r = 0,98 ± 0,02) e com o fluxo de colaterais (0,96 ± 0,04).

Posteriormente, múltiplos estudos foram conduzidos comparando FFR com uma vasta gama de testes não invasivos para detecção de isquemia, de agentes farmacológicos vasodilatadores, e amplo cenário clínico (Tabela 97.1). No geral, esses

Tabela 97.1 **Estudos de validação da FFR contra testes não invasivos para detecção de isquemia.**

Estudo	Número de pacientes (lesões)	Teste comparador	Melhor ponto de corte da FFR	Acurácia (%)	Cenário clínico
Infusão intravenosa de adenosina (140 μγ/kg/min)					
Pijls et al., 1995	60 (60)	TE	0,74	97	Uniarterial
Pijls et al., 1996	45 (45)	TE, CPM, ES	0,75	93	Uniarterial

(continua)

(continuação)

Tabela 97.1 **Estudos de validação da FFR contra testes não invasivos para detecção de isquemia.**

Estudo	Número de pacientes (lesões)	Teste comparador	Melhor ponto de corte da FFR	Acurácia (%)	Cenário clínico
Infusão intravenosa de adenosina (140 μγ/kg/min)					
Jimenez-Navarro et al., 2001	21 (21)	ES	0,75	90	Uniarterial
Rieber et al., 2004	48 (48)	CPM, ES	0,75	76-91	Multiarterial
Erhard et al., 2005	47 (47)	CMP, ES	0,75	77	Multiarterial
Hacker et al., 2005	50 (50)	CPM	0,75	86	Uniarterial
Total ou média	**271 (271)**	...	**0,75**	**87**	...
Bolo intracoronário de adenosina (máximo 40-60 μg)					
Tron et al., 1995	62 (70)	CPM	0,69	67	1, 2, e 3 vasos
Bartunek et al., 1997	37 (37)	ES	0,67	90	Uniarterial
Caymaz et al., 2000	30 (40)	CPM	0,75	95	Uniarterial
Fearon et al., 2000	10 (10)	CPM	0,75	95	Uniarterial
Chamuleau et al., 2001	127 (161)	CPM	0,74	77	Multiarterial
Seo et al., 2002	25 (25)	CPM	0,75	60	Infarto prévio
Krüger et al., 2005	42 (42)	CPM	0,75	88	RIS
Samady et al., 2006	48 (48)	CPM, ES	0,78	92	Infarto prévio
van de Hoef et al., 2012	232 (299)	CPM	0,76	74	Multiarterial
Total ou média	**613 (732)**	...	**0,74**	**83**	...
Outro método de vasodilatação					
De Bruyne et al., 1995 (papaverina IC ou adenosina)	60 (60)	TE, CPM	0,66	87	Uniarterial
Bartunek et al., 1997 (papaverina IC ou adenosina)	75 (75)	ES	0,75	81	Uniarterial
Abe et al., 2000 (ATP IC)	46 (46)	CPM	0,75	91	Uniarterial
De Bruyne et al., 2001 (adenosina IV ou IC, ou ATP IV)	57 (57)	CPM	0,78	85	Infarto prévio
Yanagisawa et al., 2002 (papaverina IC)	165 (194)	CPM	0,75	76	Infarto prévio
Ziaee et al., 2004 (adenosina IV ou IC)	55 (55)	CPM, TE, ES	0,75	88	Lesão ostial
Morishima et al., 2004 (papaverina IC)	20 (20)	CPM	0,75	85	Uniarterial
Kobori et al. (papaverina IC)	147 (155)	CPM	0,75	70	RIS
Ragosta et al. (adenosina IC 30-40 μg CD, 80-100 CE)	36 (36)	CPM	0,75	69	Multiarterial
Total ou média	**661 (698)**	...	**0,74**	**81**	...
Total ou média para todos os estudos	**1.545 (1.701)**	...	**0,74**	**83**	...

TE: teste ergométrico; CPM: cintilografia de perfusão miocárdica; ES: eco-stress; RIS: reestenose intrastent; IC: intracoronário; IV: intravenoso; CD: coronária direita; CE: coronária esquerda.

Fonte: Desenvolvido pela autoria.

estudos revelaram a presença de uma *zona cinza* para valores de FFR, onde a especificidade do método para a detecção de isquemia diminuía com valores de FFR entre 0,76 e 0,80. Ademais, a acurácia diagnóstica global entre FFR e testes não invasivos para detecção de isquemia foi de aproximadamente 80%. Esse bom, mas imperfeito nível de concordância entre FFR e outros índices isquêmicos reflete a falta de um verdadeiro padrão ouro para a detecção de isquemia, com limitações inerentes a cada modalidade prevenindo uma concordância perfeita entre os testes.

O mais importante estudo de validação da FFR para aplicação clínica foi publicado em 1996. Na ausência de um método não invasivo considerado padrão ouro para detecção de isquemia miocárdica, Pijls et al. estudaram 45 pacientes com dor torácica e estenoses coronárias únicas de gravidade intermediária, com FFR, teste de esforço com bicicleta, cintilografia de perfusão miocárdica com tálio e ecocardiografia com estresse induzido por dobutamina. Em todos os 21 pacientes em quem os valores de FFR foram inferiores a 0,75, isquemia miocárdica reversível foi detectada, de forma inequívoca, em pelo menos um dos testes não invasivos realizados. Nesses pacientes, após a realização de angioplastia coronária ou cirurgia de revascularização miocárdica, todos os testes positivos reverteram para o padrão de normalidade, sem isquemia. Dentre os 24 pacientes que possuíam FFR igual ou superior a 0,75, isquemia não foi detectada em nenhum dos métodos não invasivos em 21 pacientes (87,5%). Nenhum procedimento de revascularização foi necessário nesses pacientes até um seguimento de 14 meses. A sensibilidade da FFR para detecção de isquemia reversível foi de 88%, e a especificidade de 100%, com um valor preditivo positivo de 100%, um valor preditivo negativo de 88%. Destaca-se a acurácia global de 93%. Por meio de um modelo estatístico com abordagem sequencial *bayesiana*, a acurácia da FFR foi equivalente à informação fornecida pelos três testes não invasivos utilizados conjuntamente, e superior a cada um deles isoladamente.

97.3.2 Reserva de Fluxo Instantâneo (iFR)

Com a descrição da iFR quase 20 anos após a introdução da FFR, a validação inicial da iFR requeria a utilização da FFR como método padrão comparador. Os primeiros estudos de comparação entre iFR e FFR, conduzidos por três grupos de pesquisa diferentes, mostraram significativa correlação entre os dois índices, com relações variando de r = 0,79 a r = 0,90, dependendo da distribuição da gravidade das estenoses estudadas. Os estudos comparativos entre iFR e FFR para validação da iFR são resumidos na Tabela 97.2.

Tabela 97.2 **Estudos comparativos de validação entre iFR e FFR.**

Referência	Número de pacientes	Número de lesões	Concordância diagnóstica (%)	Pearson r	Sens. (%)	Esp. (%)	VPP (%)	VPN (%)	Estatística C	Ponto de corte iFR
Sen et al. JACC. 2012	...	157	88*ᶠ*	0,90	85	91	91	85	0,93	0,83
Park et al. Int J Cardiol. 2013	238	243	82	0,77	76	86	80	82	0,90	0,90
Johnson et al. JACC. 2013	...	1.129	78[×]	0,82	...	...	...	...	0,86	0,89
Berry et al. JACC. 2013*	206	206	60[f]	0,79	40	99	98	47	0,87	...
Berry et al. JACC. 2013*	500	500	59[f]	0,79	40	99	99	44	...	...
Petraco et al. EuroIntervention. 2013	312	339	80	...	...	...	...	...	0,86	0,89
Petraco et al. Am Heart J. 2014	313	392	80	...	81	79	71	87	0,87	0,89
Jeremias et al. JACC. 2014	1.768	1.593[‡]	80	0,81	79	82	85	73,3	0,81	0,90
Hārle et al. Int J Cardiol. 2015	108	151	83	0,81	80	85,9	...	...	0,91	0,90
Fede et al. J Cardiovasc Med. 2015	56	92	85	0,83	100	87	...	...	0,96	0,89
Escaned et al. JACC CI. 2015	598	690[‡]	83	0,81	73	88	77	85,3	0,90	0,89
Indolfi et al. Int J Cardiol. 2015	82	123	81	...	76	84	67	89	0,87	0,92
Média não ajustada	**418**	**468**	**78**	**0,81**	**73**	**88**	**84**	**74**	**0,89**	**0,89**
Média ponderada com base no número de estenoses**	**434**	**453**	**81**	**0,81**	**78**	**84**	**80**	**79**	**0,85**	**0,90**

* Berry et al. reportaram duas coortes no mesmo manuscrito (uma prospectiva e outra retrospectiva); estas são apresentadas separadamente nesta tabela. ** Berry et al., Johnson et al. e Sen et al. também foram considerados na publicação de Jeremias et al. de 2013; portanto, não foram incluídos na análise que fornece médias ponderadas baseadas no número de estenoses por estudo. Nos estudos de Jeremias 2014 e Escaned 2015, 381 e 229 lesões, respectivamente, não alcançaram os padrões de qualidade preestabelecidos pelos core-labs, portanto não foram utilizadas nas análises originais. [×] Dados foram manualmente extrapolados de uma figura de um manuscrito. [f] Berry et al. (2013) e Sen et al. (2012) utilizaram pontos de corte da iFR de 0,83. Todos os outros estudos utilizaram pontos de corte de iFR de 0,89 ou 0,90.

Sens.: sensibilidade; Esp.: especificidade; VPP: valor preditivo positivo; VPN: valor preditivo negativo.

No estudo RESOLVE, análise de 1.593 lesões identificou o valor de 0,90 da iFR para melhor predizer uma FFR £ 0,80 [estatística c: 0,81; intervalo de confiança 95% (IC 95%): 0,79 a 0,83]. De forma importante, a iFR apresentou acurácia global de 80,4% quando comparada a FFR – acurácia semelhante à observada entre FFR e testes não invasivos para detecção de isquemia (ver Tabela 97.1). Acurácia ³ 90% da iFR para predizer uma FFR positiva ou negativa foi encontrada em 64,9 e 48,3% das lesões, respectivamente.

De fato, Petraco et al., em uma análise de 339 estenoses, demonstraram que, nos extremos de valores de FFR, a concordância entre iFR e FFR é excelente (100%), ao passo que cai significativamente para menos de 50% quando os valores de FFR e iFR estão próximos dos pontos de corte estabelecidos para cada método. De forma semelhante, variabilidade intrínseca foi observada em medidas repetidas de FFR, com discordância entre as duas medidas de aproximadamente 55% quando os valores da FFR estão próximos do ponto de corte de 0,80 (Figura 97.6). Após ajuste para variabilidade intrínseca da FFR, a acurácia entre iFR e FFR elevou-se para 94%.

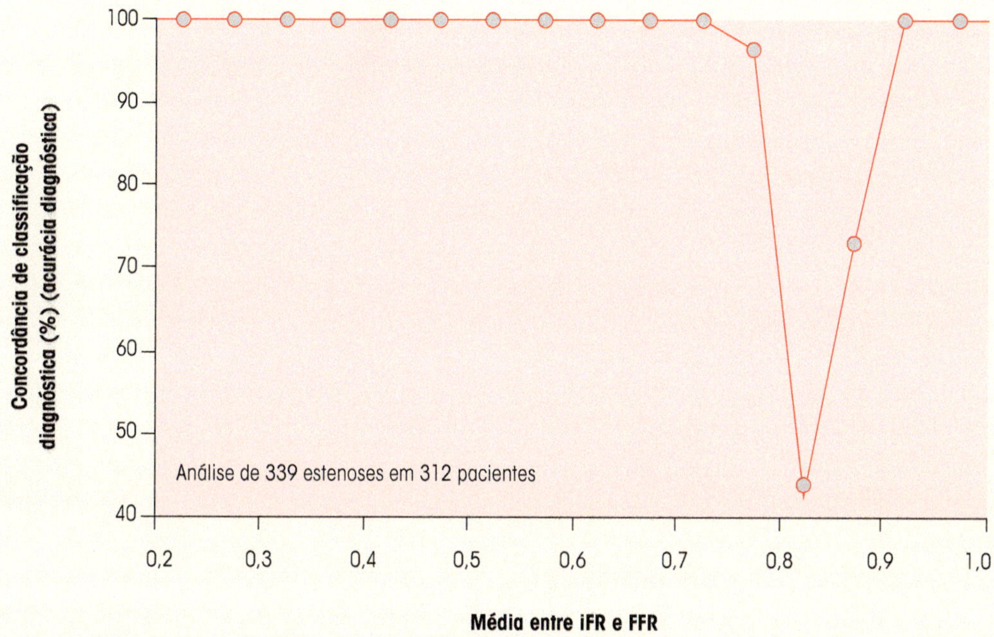

Figura 97.6 **Classificação diagnóstica entre iFR e FFR. O nível de concordância (acurácia diagnóstica) entre iFR e FFR para cada intervalo do espectro de gravidade da doença coronária (de 0,2 a 1,0, em intervalos de 0,05).**

Nos extremos de gravidade da estenose coronária, a concordância é excelente (100%) entre iFR e FFR. No entanto, próximo aos pontos de corte estabelecidos para cada método, a classificação diagnóstica entre iFR e FFR cai consideravelmente. Concordância entre iFR e FFR foi considerada quando ambos os testes apresentaram valores abaixo (ou iguais) ou acima de seus respectivos pontos de corte.

Fonte: Adaptado de Petraco R et al.

A variabilidade intrínseca da FFR por si só, descrita na casa de 4%, já impede que perfeita concordância na classificação diagnóstica de estenoses coronárias seja obtida quando avaliadas com iFR e FFR. Ademais, a FFR é um método de lesão específico, mas que não é considerado padrão ouro para detecção de isquemia em nível miocárdico. Portanto, avaliação da acurácia diagnóstica da iFR contra outros métodos detectores de isquemia passou a ser explorada.

Nesse sentido, diversos estudos utilizando diferentes testes comparadores para identificação de isquemia miocárdica foram conduzidos. Performance diagnóstica equivalente foi demonstrada entre FFR e iFR para detecção de isquemia quando comparados contra tomografia por emissão de pósitrons ou SPECT. Achados semelhantes foram encontrados utilizando-se como comparadores medidas invasivas do impacto hemodinâmico de estenoses com o HSR (do inglês hyperemic stenosis resistance ou resistência da estenose hiperêmica) e o CFR (do inglês coronary flow reserve ou reserva de fluxo coronário) (Figura 97.7). No estudo JUSTIFY-CFR, a iFR mostrou maior concordância diagnóstica com a CFR – importante marcador prognóstico – do que a FFR. A performance superior da iFR foi predominantemente atribuída a resultados falso positivos da FFR em estenoses intermediárias com função microvascular preservada. Nessas lesões, aumento significativo do fluxo hiperêmico promoveu um gradiente translesional exagerado através de estenose fixa, mas com fluxo miocárdico preservado, conforme demonstrado por elevados valores de CFR.

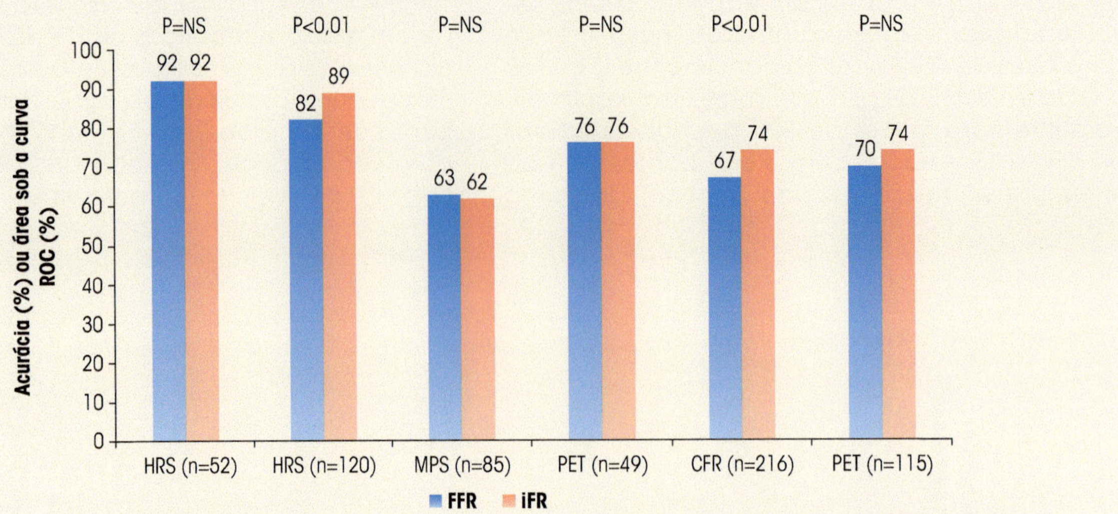

Figura 97.7 **Comparação entre iFR e FFR para detecção de isquemia. Acurácia diagnóstica ou área sob a curva ROC para a capacidade de a iFR (barras laranja) e a FFR (barras cinza) identificarem a presença de isquemia miocárdica ou redução de fluxo coronário de acordo com um terceiro comparador.**

HSR: *hyperemic stenosis resistance* (índice de resistência hiperêmica da estenose); MPS: *myocardial perfusion scintigraphy* (cintilografia de perfusão miocárdica); PET: *positron emission tomography* (tomografia por emissão de pósitrons); CFR: *coronary flow reserve* (reserva de fluxo coronário); NS: não significativo.

Fonte: Desenvolvido pela autoria.

Portanto, em razão de suas variabilidades intrínsecas, iFR e FFR possuem concordância diagnóstica de aproximadamente 80%, sendo igualmente acurados quando comparados a medidas externas de isquemia miocárdica. A iFR mostrou equivalência diagnóstica, ou superioridade sobre a FFR quando comparadas com medidas diretas de fluxo coronário.

97.4 Avaliação fisiológica invasiva e desfechos clínicos

97.4.1 Reserva de Fluxo Fracionado (FFR)

Desde a descrição original da FFR por Pijls et al., em 1993, mais de 4.200 manuscritos foram publicados com as palavras-chave *fractional flow reserve* ou FFR. Nessa sessão são descritos os três estudos fundamentais que pavimentaram o uso clínico da FFR e foram incorporados às diretrizes de revascularização miocárdica mais recentes.

97.4.1.1 Estudo DEFER

O estudo DEFER (*Deferral Versus Performance of PTCA in Patients without Documented Ischemia*) foi o primeiro estudo prospectivo e randomizado a avaliar desfechos clínicos com a utilização da FFR. Nesse estudo, 325 pacientes com DAC estável e estenose coronária intermediária (40-70%) em um único vaso foram submetidos a avaliação com FFR. Pacientes com FFR < 0,75 foram submetidos à ICP e acompanhados em um registro (n = 144). Os pacientes cuja FFR foi ≥ 0,75 foram randomizados para tratamento clínico (n = 91), ou para a realização da ICP com implante de *stents* não farmacológicos (n = 90). Ao final de 5 anos, não se observaram diferenças significativas acerca da ocorrência de eventos cardiovasculares adversos maiores (ECAM) nos pacientes com FFR ≥ 0,75 que foram mantidos apenas em tratamento clínico ou submetidos à ICP. O percentual de pacientes sem a presença de sintomas anginosos foi semelhante entre aqueles com FFR inicial ≥ 0,75 que foram tratados com ICP ou mantidos em tratamento clínico. Seguimento de 15 anos (obtido em 92% da população original) mostrou que a taxa de morte não foi diferente entre os grupos com FFR ≥ 0,75 mantidos em tratamento clínico (33,0%) ou revascularizados com ICP (31,1%; RR: 1,06; IC 95%: 0,69 a 1,62, p = 0,79). Através desse longo tempo de seguimento, a mensagem central transmitida pelo estudo DEFER é que, em pacientes com DAC estável, a revascularização de estenoses com FFR ≥ 0,75 não confere benefício terapêutico adicional ao tratamento clínico otimizado.

97.4.1.2 Estudo FAME

O estudo FAME (*Fractional Flow Reserve versus Angiography for multi-vessel Evaluation*) foi conduzido

a mensuração da FFR em uma lesão culpada dentro dos primeiros cinco dias de um evento coronário agudo. Entretanto, evidências sugerem que medida da FFR em vasos não culpados por um evento agudo (onde disfunção microvascular transitória é menos provável de ocorrer) é confiável e pode ser utilizada para guiar a decisão de revascularizar tais lesões.

Dentre os pacientes que se apresentam com IAMCSST, 40 a 60% possuem estenose angiográfica > 50% em vasos não culpados. A aplicação da fisiologia invasiva nesse cenário tem sido mais frequentemente estudada com a FFR. No estudo DANAMI-3 PRIMULTI (*Third Danish Study of Optimal Acute Treatment of Patients with STEMI: Primary PCI in Multivessel Disease*), 627 pacientes com IAMCSST que foram submetidos à ICP da lesão culpada, e possuíam[3] 1 estenose intermediária em um vaso não culpado, foram randomizados de forma 1:1 para nenhuma revascularização adicional (n = 313) ou revascularização completa guiada por FFR (n = 314) antes da alta hospitalar (mediana de 2 dias). Ao final de 27 meses, o desfecho primário (composto por morte por todas as causas, infarto não fatal e revascularização de lesões em artérias não relacionadas com o infarto) foi significativamente reduzido no grupo submetido à revascularização completa guiada por FFR (HR: 0,56, IC 95%: 0,38-0,83; p = 0,004). O estudo COMPARE-ACUTE (*Comparison Between FFR Guided Revascularization Versus Conventional Strategy in Acute STEMI Patients with MVD*) teve desenho semelhante ao DANAMI-3 PRIMULTI, exceto pelo fato de as medidas da FFR nos vasos não culpados terem sido coletadas no mesmo procedimento da ICP primária da lesão culpada, em vez de em procedimento estagiado. Um total de 885 pacientes foram randomizados, de forma 1:2, para revascularização completa guiada por FFR (n = 295) ou nenhuma revascularização adicional (n = 590). Nesse estudo, revascularização completa guiada por FFR no momento da ICP primária resultou em redução significativa de 65% no desfecho primário composto por morte por todas as causas, infarto não fatal, necessidade de nova revascularização e acidentes cerebrovasculares aos 12 meses (HR: 0,35, IC 95%: 0,22-0,55; p < 0,001).

Análise conjunta dos estudos DEFINE-FLAIR e iFR SWEDHEART apresentou a primeira comparação das *performances* relativas da FFR e da iFR na avaliação fisiológica de vasos não culpados em pacientes com SCA. Dentre os pacientes que tiveram a indicação de revascularização guiada por FFR, aqueles que se apresentaram com síndrome coronária aguda tiveram ocorrência 48% maior do desfecho primário composto por morte cardíaca, infarto não fatal e necessidade de nova revascularização em comparação com os pacientes que se apresentaram com DAC estável (HR: 0,52, IC 95%: 0,27-1,00; p < 0,05 em favor da apresentação com DAC estável). Dentre os pacientes alocados para guia por iFR, a apresentação com síndrome coronária aguda influenciou menos a ocorrência do desfecho primário, que foi semelhante entre aqueles que se apresentaram com síndrome coronária aguda ou DAC estável (HR: 0,74, IC 95%: 0,38-1,43; p = 0,37) (Figura 97.10). Embora esses dados sugiram que a FFR possa ser uma ferramenta prognóstica inferior à iFR para guiar a necessidade de revascularização de lesões não culpadas em pacientes com síndrome coronária aguda, estudos prospectivos de grande porte, com poder para desfechos clínicos relevantes são necessários.

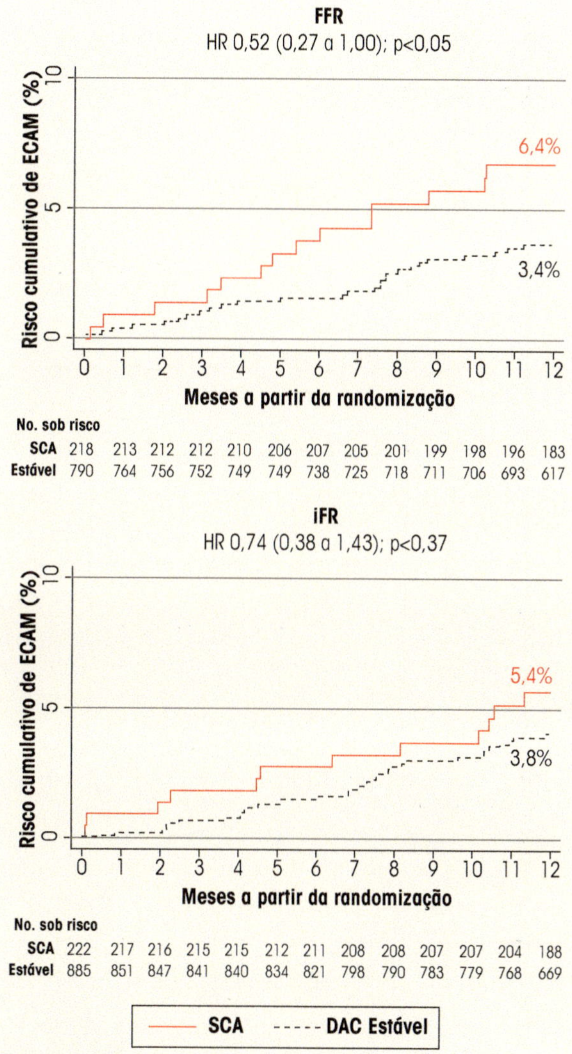

Figura 97.10 **Segurança em guiar a necessidade de revascularização por FFR e iFR em pacientes com síndrome coronária aguda.**

Risco cumulativo para ocorrência de ECAM (composto por morte por qualquer causa, infarto do miocárdio não fatal ou revascularização não planejada) ao final de um ano estratificado de acordo com a apresentação clínica para pacientes cuja revascularização foi guiada por FFR (painel da esquerda) ou iFR (painel da direita).

Fonte: Desenvolvido pela autoria.

97.5.1.2 Fisiologia invasiva para guiar revascularização cirúrgica

Apesar do grande corpo de evidências que suporta o uso da fisiologia invasiva para guiar revascularizações com ICP, seu uso para orientar o tratamento cirúrgico da DAC é limitado. Em um pequeno estudo de 164 pacientes, Botman et al. demonstraram aumento significativo na falência de enxertos vasculares ao final de um ano em lesões não significativas fisiologicamente de acordo com medidas de FFR pré-operatório. No entanto, a relevância clínica desse achado foi minimizada pelo fato de pacientes com enxertos colocados para suprir tais vasos sem lesões fisiologicamente significativas não apresentaram excesso de angina ou necessidade de novas revascularizações, a despeito de os enxertos encontrarem-se patentes ou ocluídos.

Até o momento, não existem dados com o uso da iFR para guiar revascularização cirúrgica. Entretanto, dada sua melhor correlação com fluxo coronário, e o efeito deletério do fluxo competitivo no leito nativo sobre a patência do enxerto cirúrgico no longo prazo, a iFR parece, pelo menos do ponto de vista teórico, mais adequada para identificar vasos apropriados para revascularização cirúrgica. Estudos prospectivos, randomizados e com desfechos clínicos são necessários para avaliar os méritos relativos da iFR e/ou FFR neste cenário.

DICAS DO EDITOR

Referências bibliográficas

1. Bech GJW, De Bruyne B, Pijls NHJ, De Muinck ED, Hoorntje JCA, Escaned J, et al. Fractional flow reserve to determine the appropriateness of angioplasty in moderate coronary stenosis: a randomized trial. Circulation. 2001;103(24):2928-34.
2. Botman CJ, Schonberger J, Koolen S, Penn O, Botman H, Dib N, et al. Does Stenosis severity of native vessels influence bypass graft patency? A prospective fractional flow reserve-guided study. Ann Thorac Surg. 2007;83(6):2093-7.
3. Brueren BRG, Ten Berg JM, Suttorp MJ, Bal ET, Ernst JMPG, Mast EG, et al. How good are experienced cardiologists at predicting the hemodynamic severity of coronary stenoses when taking fractional flow reserve as the gold standard. Int J Cardiovasc Imaging. 2002;18(2):73-6.
4. Corpus RA, House JA, Marso SP, Grantham JA, Huber KC, Laster SB, et al. Multivessel percutaneous coronary intervention in patients with multivessel disease and acute myocardial infarction. Am Heart J. 2004;148(3):493-500.
5. Davies JE, Sen S, Dehbi H-M, Al-Lamee R, Petraco R, Nijjer SS, et al. Use of the instantaneous wave-free ratio or fractional flow reserve in PCI. N Engl J Med. 2017;376(19):1824-34.
6. Davies JE, Whinnett ZI, Francis DP, Manisty CH, Aguado-Sierra J, Willson K, et al. Evidence of a dominant backward-propagating "suction" wave responsible for diastolic coronary filling in humans, attenuated in left ventricular hypertrophy. Circulation. 2006;113(14):1768-78.
7. De Bruyne B, Sarma J. Fractional flow reserve: a review. Heart. 2008;94(7):949-59.
8. Engstrøm T, Kelbæk H, Helqvist S, Høfsten DE, Kløvgaard L, Holmvang L, et al. Complete revascularisation versus treatment of the culprit lesion only in patients with ST-segment elevation myocardial infarction and multivessel disease (DANAMI-3 – PRIMULTI): an open-label, randomised controlled trial. Lancet. 2015;386(9994):665-71.
9. Escaned J, Ryan N, Mejía-Rentería H, Cook CM, Dehbi HM, Alegria-Barrero E, et al. Safety of the deferral of coronary revascularization on the basis of instantaneous wave-free ratio and fractional flow reserve measurements in stable coronary artery disease and acute coronary syndromes. JACC Cardiovasc Interv. 2018;11(15):1437-49.
10. Fearon WF. Percutaneous coronary intervention should be guided by fractional flow reserve measurement. Circulation. 2014;129(18):1860-70.
11. Fihn SD, Gardin JM, Abrams J, Berra K, Blankenship JC, Dallas AP, et al. 2012 ACCF/AHA/ACP/AATS/PCNA/SCAI/STS guideline for the diagnosis and management of patients with stable ischemic heart disease. J Am Coll Cardiol. 2012;60(24):e44-164.

12. Götberg M, Christiansen EH, Gudmundsdottir IJIJIJ, Sandhall L, Danielewicz M, Jakobsen L, et al. Instantaneous Wave-free ratio versus fractional flow reserve to guide PCI. N Engl J Med. 2017;376(19):1813-23.

13. Gould KL, Lipscomb K. Effects of coronary stenoses on coronary flow reserve and resistance. Am J Cardiol. 1974;34(1):48-55.

14. Gould KL, Lipscomb K, Hamilton GW. Physiologic basis for assessing critical coronary stenosis. Instantaneous flow response and regional distribution during coronary hyperemia as measures of coronary flow reserve. Am J Cardiol. 1974;33(1):87-94.

15. Grondin CM, Dyrda I, Pasternac A, Campeau L, Bourassa MG, Lespérance J. Discrepancies between cineangiographic and postmortem findings in patients with coronary artery disease and recent myocardial revascularization. Circulation. 1974;49(4):703-8.

16. Hachamovitch R, Berman DS, Shaw LJ, Kiat H, Cohen I, Arthur Cabico J, et al. Incremental prognostic value of myocardial perfusion single photon emission computed tomography for the prediction of cardiac death: differential stratification for risk of cardiac death and myocardial infarction. Circulation. 1998;97(6):535-43.

17. Hanratty CG, Koyama Y, Rasmussen HH, Nelson GIC, Hansen PS, Ward MR. Exaggeration of nonculprit stenosis severity during acute myocardial infarction: implications for immediate multivessel revascularization. J Am Coll Cardiol. 2002;40(5):911-6.

18. Isner JM, Kishel J, Kent KM, Ronan JA, Ross AM, Roberts WC. Accuracy of angiographic determination of left main coronary arterial narrowing: angiographic-histologic correlative analysis in 28 patients. Circulation. 1981;63(5):1056-64.

19. Jeremias A, Maehara A, Généreux P, Asrress KN, Berry C, De Bruyne B, et al. Multicenter core laboratory comparison of the instantaneous wave-free ratio and resting Pd/Pawith fractional flow reserve: the RESOLVE study. J Am Coll Cardiol. 2014;63(13):1253-61.

20. Knuuti J, Wijns W, Saraste A, Capodanno D, Barbato E, Funck-Brentano C, et al. 2019 ESC Guidelines for the diagnosis and management of chronic coronary syndromes. Eur Heart J. 2019;Aug 31:pii: ehz425. doi: 10.1093/eurheartj/ehz425. [Epub]

21. Lima R, Watson DD, Goode A, Siadaty MS, Ragosta M, Beller GA, et al. Incremental value of combined perfusion and function over perfusion alone by gated SPECT myocardial perfusion imaging for detection of severe three-vessel coronary artery disease. J Am Coll Cardiol. 2003;42(1):64-70.

22. Lin GA, Dudley RA, FL L, Malenka DJ; Vittinghoff E, Redberg RF. Frequency of stress testing to document ischemia prior to elective percutaneous coronary intervention. JAMA J Am Med Assoc [Internet]. 2008;300(15):1765-73.

23. Marwick TH, D'Hondt AM, Mairesse GH, Baudhuin T, Wijns W, Detry JM, et al. Comparative ability of dobutamine and exercise stress in inducing myocardial ischaemia in active patients. Br Heart J [Internet]. 1994;72(1):31-8.

24. Neumann FJ, Sousa-Uva M, Ahlsson A, Alfonso F, Banning AP, Benedetto U, et al. 2018 ESC/EACTS Guidelines on myocardial revascularization. Eur Heart J. 2019;40(2):87-165.

25. Nijjer SS, Sen S, Petraco R, Escaned J, Echavarria-Pinto M, Broyd C, et al. Pre-angioplasty instantaneous wave-free ratio pullback provides virtual intervention and predicts hemodynamic outcome for serial lesions and diffuse coronary artery disease. JACC Cardiovasc Interv. 2014;7(12):1386-96.

26. Nijjer SS, Dewaard GA, Sen S, Van De Hoef TP, Petraco R, Echavarría-Pinto M, et al. Coronary pressure and flow relationships in humans: phasic analysis of normal and pathological vessels and the implications for stenosis assessment: a report from the Iberian-Dutch-English (IDEAL) collaborators. Eur Heart J. 2016;37(26):2069-80.

27. Ntalianis A, Sels JW, Davidavicius G, Tanaka N, Muller O, Trana C, et al. Fractional flow reserve for the assessment of nonculprit coronary artery stenoses in patients with acute myocardial infarction. JACC Cardiovasc Interv. 2010;3(12):1274-81.

28. Park DW, Clare RM, Schulte PJ, Pieper KS, Shaw LK, Califf RM, et al. Extent, location, and clinical significance of non-infarct-related coronary artery disease among patients with ST-elevation myocardial infarction. JAMA – J Am Med Assoc. 2014;312(19):2019-27.

29. Petraco R, Escaned J, Sen S, Nijjer S, Asrress KN, Echavarria-Pinto M, et al. Classification performance of instantaneous wave-free ratio (iFR) and fractional flow reserve in a clinical population of intermediate coronary stenoses: results of the ADVISE registry. EuroIntervention. 2013;9(1):91-101.

30. Petraco R, Van De Hoef TP, Nijjer S, Sen S, Van Lavieren MA, Foale RA, et al. Baseline instantaneous wave-free ratio as a pressure-only estimation of underlying coronary flow reserve: results of the JUSTIFY-CFR study (joined coronary pressure and flow analysis to determine diagnostic characteristics of basal and hyperemic indices). Circ Cardiovasc Interv. 2014;7(4):492-502.

31. Pijls NHJ, Van Son JAM, Kirkeeide RL, De Bruyne B, Gould KL. Experimental basis of determining maximum coronary, myocardial, and collateral blood flow by pressure measurements for assessing functional stenosis severity before and after percutaneous transluminal coronary angioplasty. Circulation. 1993;87(4):1354-67.

32. Pijls NHJ, De Bruyne B, Peels K, Van Der Voort PH, Bonnier HJRM, Bartunek J, et al. Measurement of fractional flow reserve to assess the functional severity of coronary-artery stenoses. N Engl J Med. 1996;334(26):1703-8.

33. Pijls NHJ, Manoharan G, Boersma E, Bär F, van Schaardenburgh P, Wijns W, et al. Percutaneous coronary intervention of functionally nonsignificant stenosis. J Am Coll Cardiol. 2007;49(21):2105-11.

34. Pijls NHJ. Optimum guidance of complex PCI by coronary pressure measurement. Heart. 2004;90(9):1085-93.

35. Pijls NHJ, Fearon WF, Tonino PAL, Siebert U, Ikeno F, Bornschein B, et al. Fractional flow reserve versus angiography for guiding percutaneous coronary intervention in patients with multivessel coronary artery disease: 2-year follow-up of the FAME (fractional flow reserve versus angiography for multivessel evaluation) study. J Am Coll Cardiol. 2010;56(3):177-84.

36. Sen S, Escaned J, Malik IS, Mikhail GW, Foale RA, Mila R, et al. Development and validation of a new adenosine-independent index of stenosis severity from coronary waveintensity analysis: results of the ADVISE (ADenosine Vasodilator Independent Stenosis Evaluation) study. J Am Coll Cardiol. 2012;59(15):1392-402.

37. Smits PC, Abdel-Wahab M, Neumann FJ, Boxma-De Klerk BM, Lunde K, Schotborgh CE, et al. Fractional flow reserve-guided multivessel angioplasty in myocardial infarction. N Engl J Med. 2017;376(13):1234-44.

38. Sorajja P, Gersh BJ, Cox DA, McLaughlin MG, Zimetbaum P, Costantini C, et al. Impact of multivessel disease on reperfusion success and clinical outcomes in patients undergoing primary percutaneous coronary intervention for acute myocardial infarction. Eur Heart J. 2007;28(14):1709-16.

39. Tonino PAL, De Bruyne B, Pijls NHJ, Siebert U, Ikeno F, Van't Veer M, et al. Fractional flow reserve versus angiography for guiding percutaneous coronary intervention. N Engl J Med. 2009;360(3):213-24.

40. Tonino PAL, Fearon WF, De Bruyne B, Oldroyd KG, Leesar MA, Ver Lee PN, et al. Angiographic versus functional severity of coronary artery stenoses in the FAME Study: fractional flow reserve versus angiography in multivessel evaluation. J Am Coll Cardiol. 2010;55(25):2816-21.

41. Van De Hoef TP, Siebes M, Spaan JAE, Piek JJ. Fundamentals in clinical coronary physiology: why coronary flow is more important than coronary pressure. Eur Heart J. 2015;36(47):3312-9a.

42. Van De Hoef TP, Van Lavieren MA, Damman P, Delewi R, Piek MA, Chamuleau SAJ, et al. Physiological basis and long-term clinical outcome of discordance between fractional flow reserve and coronary flow velocity reserve in coronary stenoses of intermediate severity. Circ Cardiovasc Interv. 2014;7(3):301-11.

43. Van Nunen LX, Zimmermann FM, Tonino PAL, Barbato E, Baumbach A, Engstrøm T, et al. Fractional flow reserve versus angiography for guidance of PCI in patients with multivessel coronary artery disease (FAME): 5-year follow-up of a randomised controlled trial. Lancet. 2015;386(10006):1853-60.

44. Xaplanteris P, Fournier S, Pijls NHJ, Fearon WF, Barbato E, Tonino PAL, et al. Five-year outcomes with PCI guided by fractional flow reserve. N Engl J Med. 2018;379(3):250-9.

45. Topol EJ, Nissen SE. Our preoccupation with coronary luminology: the dissociation between clinical and angiographic findings in ischemic heart disease. Circulation. 1995;92(8):2333-42.

46. Zimmermann FM, Ferrara A, Johnson NP, Van Nunen LX, Escaned J, Albertsson P, et al. Deferral vs. performance of percutaneous coronary intervention of functionally non-significant coronary stenosis: 15-year follow-up of the DEFER trial. Eur Heart J. 2015;36(45):3182-8.

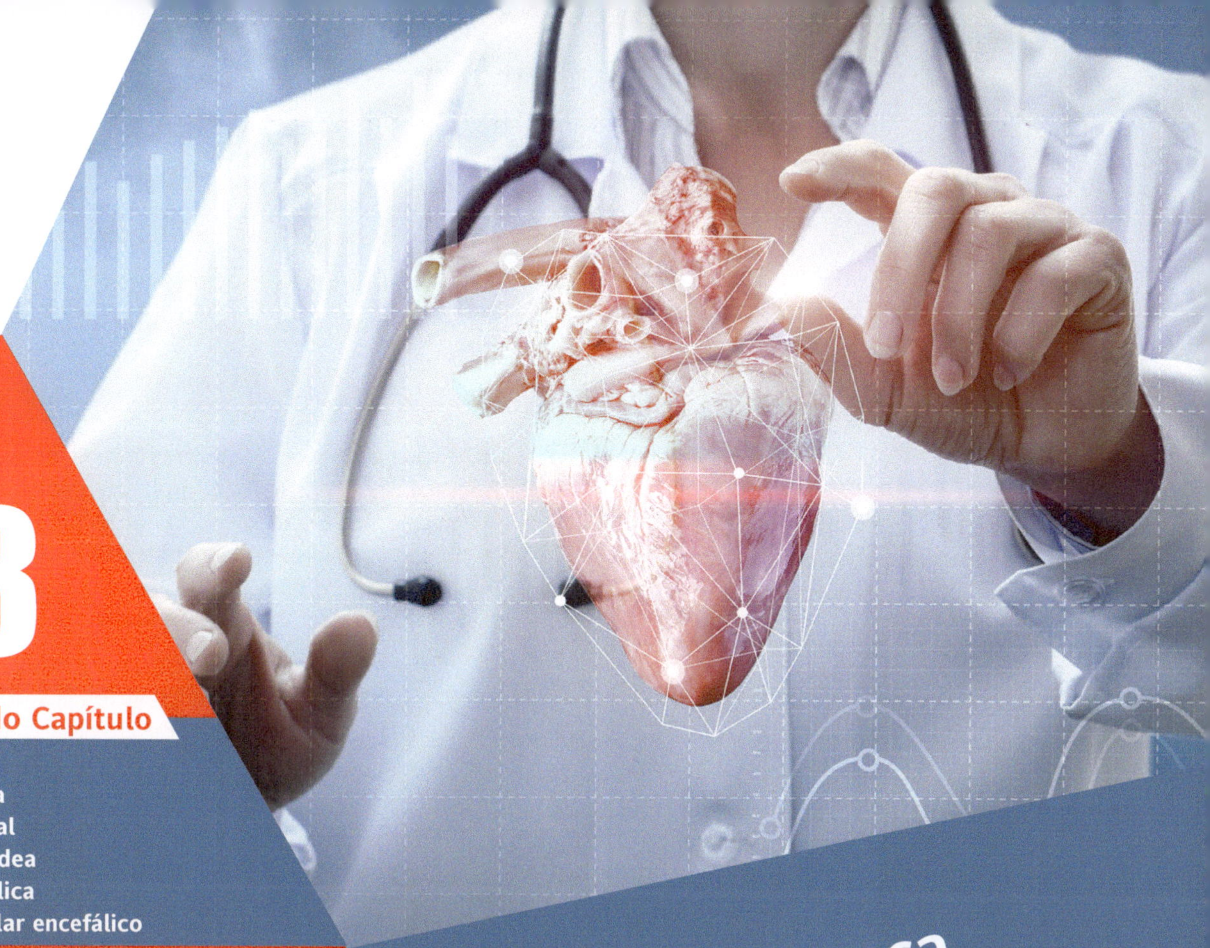

98

Destaques do Capítulo

- *Stent*
- Artéria carótida
- Artéria vertebral
- Estenose carotídea
- Proteção embólica
- Acidente vascular encefálico

Intervenção percutânea na doença das artérias carótidas e vertebrais

Manuel Nicolas Cano
Fabio Goldbach
Antonio Massamitsu Kambara

O acidente vascular encefálico (AVE) é a segunda causa de morte na Europa, responsável por mais de 1.000.000 de óbitos por ano e sendo a principal causa de incapacidade neurológica permanente. Nos EUA ocorrem anualmente 795.000 AVE novos ou recorrentes; aproximadamente 600.000 como primeiro ataque e 185.000 como ataque recorrente. A estenose da artéria carótida é responsável por 10 a 15% de todos os AVE. A mortalidade em 30 dias é de cerca de 18 a 20% para os pacientes que apresentam o primeiro evento. Mais de 25% dos sobreviventes acima dos 65 anos poderão estar incapacitados nos seis meses após o evento. No Brasil, dentre as doenças de origem cerebral (excluindo-se os traumatismos cranianos), o AVE é a enfermidade mais prevalente, e constitui a principal causa de morte, superando inclusive doenças cardiovasculares e neoplásticas; entretanto, nos últimos anos essa tendência vem mudando. Os hábitos e o estilo de vida moderno contribuíram para o aumento da incidência de AVE, obrigando as autoridades sanitárias a criarem programas de prevenção dos fatores de risco como hipertensão, diabetes e tabagismo a fim de diminuir a progressão da doença aterosclerótica.

Na doença carotídea avançada o AVE é resultado da embolização distal de material trombótico nas artérias intracerebrais. A hipoperfusão como causa de isquemia cerebral é menos frequente e ocorre devido à presença de obstrução crítica ou de oclusão da artéria carotídea com insuficiente circulação colateral. Os eventos isquêmicos embólicos ou por hipoperfusão podem ser diferenciados por sua apresentação clínica e seu quadro radiológico. Os infartos embólicos são causados por embolia das artérias intracerebrais e localizados em níveis cortical e subcortical. A hipoperfusão pode levar infartos *border zone* na junção entre os territórios vasculares. Na doença carotídea o risco maior de AVE é em pacientes sintomáticos que se apresentam com amaurose fugaz, ataque isquêmico transitório (AIT) ou AVE nos últimos seis meses. O grau de estenose tem sido tradicionalmente o parâmetro para estimar o risco de AVE tanto em pacientes assintomáticos como nos sintomáticos. Recentes estudos sugerem que o tratamento com medicamentos incluindo dupla terapia antiplaquetária e uso de estatina pode resultar em menor incidência de eventos recorrentes em pacientes sintomáticos.

Em pacientes assintomáticos com estenose carotídea maior de 60%, o risco estimado de AVE é de 1 a 2% ao ano; porém, isso pode aumentar em pacientes idosos (idade acima de 70 anos), com doença aterosclerótica em múltiplos territórios arteriais, importante história familiar e nos tabagistas. A incidência anual de AVE é de 0,5% ao ano quando o tratamento médico é otimizado em pacientes assintomáticos e com estenose maior que 50%.

O estudo da anatomia vascular do arco aórtico, da origem dos ramos supra-aórticos e da artéria carótida interna é importante para estimar o risco associado ao implante do *stent* carotídeo. Idade avançada, aterosclerose importante e hipertensão arterial podem levar a mudanças na configuração do arco aórtico com migração cranial de seu segmento distal e, como consequência, pode haver a necessidade de manipulação prolongada na cateterização dos vasos supra-aórticos, aumentando o risco de embolização cerebral.

Quando existe lesão obstrutiva significativa da artéria carótida interna, a permeabilidade funcional das artérias que compõem o polígono de Willis adquire suma importância, já que existem vasos anastomóticos que comunicam as artérias desse sistema, podendo, assim, compensar as consequências do baixo fluxo.

98.1 Diagnóstico da doença carotídea extracraniana

A estenose carotídea assintomática, na maioria das vezes, é diagnosticada em um exame casual por Doppler das artérias carotídeas, como parte de avaliação médica de rotina. A ausculta de um sopro no pescoço não é sensível nem específica de doença carotídea grave, e sua ausência não exclui estenose carotídea importante.

A doença carotídea sintomática inclui sintomas oculares ipsilaterais, devidos à embolia da artéria da retina, ou sintomas devido à isquemia hemisférica, que podem ser transitórios ou persistentes, resultados de combinação de fraqueza, paralisia, dormência ou formigamento que afeta o lado do corpo contralateral à estenose carotídea culpada. A disfunção cognitiva se manifesta como afasia ou desleixo, abandono ou desatenção.

A primeira avaliação para acessar o grau da estenose da artéria carótida é realizada utilizando o ultrassom (US) com Doppler colorido das artérias carótidas, e constitui o método com melhor custo-efetividade. Ele fornece informações sobre gravidade, composição e morfologia das lesões ateroscleróticas e, além disso, é o método mais adequado para o seguimento clínico de pacientes submetidos a implante de *stent* carotídeo, pois possibilita a detecção da reestenose, da trombose *intrastent* e da deformação do *stent*. Esse método possui algumas limitações: é um método operador-dependente; tem baixa acurácia diagnóstica para lesões intratorácicas e intracranianas; apresenta dificuldade na quantificação de obstruções entre 50 e 70% e na detecção de circulação colateral.

Outra modalidade de imagem pouco utilizada, mas que pode proporcionar informações adicionais, é o Doppler transcraniano, em pacientes com boa janela temporal, pois ele avalia o fluxo colateral em pacientes com estenose carotídea grave ou quando a artéria contralateral está ocluída. Ademais, pode detectar sinais microembólicos ipsilaterais, que estão associados à maior probabilidade de eventos isquêmicos, sendo útil na indicação de intervenção na estenose carotídea assintomática.

Na angiotomografia carotídea após injeção venosa de meio de contraste iodado, em equipamentos de múltiplos detectores, as imagens adquiridas apresentam excelente definição da anatomia das artérias carotídeas, do arco aórtico e dos ramos supra-aórticos, permitindo avaliar a circulação e o parênquima intracraniano, e estimar a localização e a extensão da estenose, a presença de calcificação parietal, de trombo intraluminal e detectar estenoses vasculares intracranianas. Esse método pode superestimar a gravidade de uma lesão muito calcificada. Suas limitações são a utilização de contraste iodado nefrotóxico e a exposição a raios x.

A tomografia computadorizada cerebral (TC) é considerada um exame obrigatório prévio à intervenção percutânea carotídea, pois torna possível estimar o dano cerebral isquêmico prévio, como também contraindicar o procedimento em pacientes com lesões extensas. Em pacientes com acidente cerebrovascular isquêmico, os achados de infarto cerebral se manifestam, na maioria das vezes, após 24 ou 48 horas de evolução. A TC é também importante para indicar o implante de *stent* em lesões inferiores a 70% que apresentem achados tomográficos de microinfarto ipsilateral, sinalizando a microembolização da placa carotídea avaliada.

As imagens de *ressonância magnética ponderada em difusão* possuem grande sensibilidade e especificidade no diagnóstico do infarto cerebral hiperagudo. Sua capacidade de detectar pequenas variações na quantidade de água nos tecidos faz dela um método muito sensível ao avaliar precocemente o dano produzido por um AVE. A detecção de lesões isquêmicas agudas é baseada na alteração do movimento das moléculas de água, ou seja, em sua difusão.

A ressonância magnética de alta resolução espacial pode detectar mudanças na placa aterosclerótica carotídea que indicam maior vulnerabilidade, como hemorragia intraplaca, núcleo necrótico lipídico, capa fibrosa fina ou ruptura da placa. Esses achados têm sido considerados fatores prognósticos de AIT ou de AVE. Suas limitações são: possibilidade de superestimar lesões discretas; o exame não pode ser realizado em pacientes portadores de marcapasso ou naqueles que apresentam distúrbios psiquiátricos, como a claustrofobia.

As informações fornecidas pelos exames não invasivos (US-Doppler, angiotomografia carotídea, TC e angiorressonância) na maioria dos casos são suficientes para a indicação do procedimento. A confirmação diagnóstica é realizada quando pelo menos dois métodos diferentes (como US e angiotomografia carotídea) são concordantes em afirmar o grau de estenose encontrado. Em casos de exames discordantes, a angiografia cerebral por subtração digital deve ser indicada. Esse método continua sendo o padrão ouro no diagnóstico da doença aterosclerótica das artérias cervicais, principalmente para indicar a melhor técnica de abordagem da lesão, a escolha do *stent* mais adequado para cada caso e o tipo de proteção cerebral a ser selecionado.

98.2 Tratamento clínico

Há duas principais estratégias de tratamento para a estenose carotídea: as dirigidas a modificar os fatores de risco, com o intuito de estabilizar a placa e evitar sua progressão, e as dirigidas a eliminar a obstrução, revascularizando a artéria carotídea ou o vaso estenosado. A revascularização carotídea pode ser cirúrgica, através da endarterectomia, ou percutânea, utilizando implante de *stents* carotídeos dedicados, ou seja, manufaturados especificamente para as artérias cerebrais, como a artéria carótida (Tabela 98.1).

Tabela 98.1 **Critérios de indicação e contraindicação atuais para implante de *stents* nas artérias carótidas.**

Indicação	Contraindicação
■ Pacientes assintomáticos com lesão > 70% a 80% ■ Pacientes com história prévia de ataque isquêmico transitório cerebral caracterizado por episódios de vertigem, síncope e parestesia ou amaurose fugaz relacionada ao lado da lesão angiográfica > 60% ■ Paciente com história de acidente vascular isquêmico prévio com lesão angiográfica > 60% na carótida interna ipsilateral e artéria cerebral anterior ou média prévias ■ Insuficiência cardíaca significativa ou fração de ejeção < 30% ■ Doença coronariana multiarterial com necessidade de cirurgia de revascularização miocárdica em 6 semanas ■ Doença pulmonar grave ■ Oclusão carotídea contralateral ■ Paralisia contralateral do nervo laríngeo	**Critérios clínicos** ■ História recente de hemorragias digestivas, pulmonares ou tumorais que contraindiquem terapia com antiagregantes plaquetários ■ Alergia ao iodo ■ Neoplasia ■ Insuficiência renal grave **Critérios anatômicos** ■ Pacientes que apresentaram acentuada tortuosidade nos ramos supra-aórticos ou obstruções aortoilíacas inviabilizando a passagem dos cateteres ■ Pacientes com lesões estenosantes, porém com trombos móveis em seu interior ■ Oclusões totais ■ Lesões com grave calcificação

(continua)

(continuação)

Tabela 98.1 Critérios de indicação e contraindicação atuais para implante de *stents* nas artérias carótidas.

Indicação	Contraindicação
■ Cirurgia radical do pescoço ou radioterapia prévia ■ Reestenose pós-endarterectomia ■ Idade > 80 anos ■ Angina de peito em repouso com modificações no ECG ■ IAM prévio nos primeiros 30 dias ■ Lesões inacessíveis para cirurgia (acima da segunda cervical ou abaixo da clavícula) ■ Imobilidade total da coluna cervical ■ Lesões carotídeas graves e sequenciais	■ Lesões obstrutiva grave e longa (sinal da corda) na artéria carótida interna ou lesões graves múltiplas nas artérias intracranianas ■ Existência de aneurismas cerebrais ou malformações arteriovenosas intracranianas.. **Critérios neurológicos** ■ AVC de < 4 semanas de evolução ■ AVC maior homolateral ■ Demência grave ■ Hemorragia cerebral prévia ■ AVC isquêmico evoluindo para hemorrágico nos 60 dias anteriores

IAM: infarto agudo do miocárdio; AVC: acidente vascular cerebral.

Fonte: Desenvolvido pela autoria.

A modificação dos fatores de risco começa com a mudança do estilo de vida associada a atividades físicas e, quando necessária, a utilização de medicamentos. Os fármacos mais utilizados são os antiagregantes plaquetários, as estatinas e os anti-hipertensivos.

Os antiagregantes plaquetários reduzem o risco de AVE em pacientes que já tiveram algum evento como AVE ou AIT. Nos pacientes com doença aterosclerótica carotídea e vertebral e que tiveram AVE isquêmico ou AIT, é recomendada a utilização de antiagregantes plaquetários como ácido acetilsalicílico (50 a 352 mg/dia) associado ou não ao clopidogrel (75 mg/dia).

O tratamento com estatinas é recomendado para todos os pacientes com doença aterosclerótica para reduzir os níveis de LDL-colesterol abaixo de 100 mg/dL.

A hipertensão arterial sistêmica é importante fator de risco modificável para prevenir o primeiro evento cerebral. A recomendação de diversos consensos é diminuir a pressão arterial para níveis inferiores a 140/90 mmHg, É uma recomendação classe I com nível de evidência A.

O controle da pressão arterial, além de prevenir o primeiro AVE, também contribui na redução de dano nos órgãos-alvo, como rins e coração. A terapia anti-hipertensiva está associada à diminuição de 35 a 44% do primeiro AVE.

98.2.1 Angioplastia de artéria carótida

Em 1979, Mathias et al. realizaram uma angioplastia com cateter balão para tratar estenose carotídea causada por displasia fibromuscular. Posteriormente, o grupo tratou com cateter balão um caso de estenose de causa aterosclerótica, criando-se uma alternativa à cirurgia de endarterectomia. Os resultados iniciais não foram animadores, e, em um caso de oclusão aguda durante o procedimento, foi implantado um *stent* balão expansível para resgate. Recentemente, a angioplastia com implante de endoprótese associada ao uso de dispositivos de proteção cerebral, tornaram o procedimento mais seguro com melhores resultados imediatos e tardios.

Devido à diferença de calibre entre a artéria carótida interna, o bulbo e a artéria carótida comum e devido à grande mobilidade do pescoço e a compressão do músculo esternocleidomastoideo, os *stents* expansíveis por balão, atualmente, não são indicados, pelo risco de esmagamento.

Com o avanço tecnológico, foram desenvolvidos materiais específicos e dedicados para doença aterosclerótica carotídea, como os *stents* autoexpansivos, que foram manufaturados com diversos materiais, como as ligas metálicas de níquel titânio (nitinol) recortados a *laser* a partir de um tubo, ou de cromo cobalto com malha trançada.

Além disso, foram modificados os desenhos das malhas dos *stents* carotídeos e classificados em *stents* carotídeos de células fechadas e *stents* carotídeos de células abertas, dependendo do número e da disposição das pontes e das conexões entre elas, ambos com vantagens e desvantagens. Os *stents* de células fechadas são mais flexíveis, têm melhor navegabilidade, boa força radial e proporcionam maior cobertura da placa, porém são mais rígidos quando implantados que os de células abertas, e não se adaptam às curvaturas nas grandes tortuosidades da artéria carótida interna. Uma evolução tecnológica importante foi a introdução recente dos chamados *stents* híbridos, que combinam características dos *stents* de células aberta e fechadas, fornecendo boa cobertura da placa aterosclerótica, força radial importante e excelente adaptabilidade à anatomia do vaso.

Outra evolução importante é a introdução do *stent* de dupla camada, que consiste no revestimento de uma micromalha de poros pequenos envolvendo a estrutura do *stent* metálico autoexpansível de carótida. Devido ao fato de que os poros são extremamente pequenos, os *stents* de dupla camada podem fornecer ótima cobertura da placa, minimizando a possibilidade de eventos embólicos periprocedimento ou no período tardio pós-procedimento que podem ocorrer, devido à protrusão da placa por entre as malhas do *stent*. Três diferentes *stents* de dupla camada estão disponíveis, com desenhos diferentes na estrutura e no revestimento.

Tanto a angioplastia carotídea por balão quanto o *stent* carotídeo podem ocasionar a liberação de fragmentos da placa de ateroma durante o procedimento, comprovada por acompanhamento de Doppler intracraniano e, em consequência, a possibilidade de ocasionar AVE. Por essa razão, começaram a ser desenvolvidos dispositivos de proteção embólica cerebral (DPEC). O primeiro informe clínico foi realizado por Theron et al., que utilizaram um sistema de oclusão por balão da carótida interna distal à lesão. Ao final do procedimento, aspirou-se a coluna de sangue desse local e, ao analisar as partículas, foram encontrados cristais de colesterol de 600 a 1.300 μ, com alto risco potencial de embolização de vasos intracranianos e de provocar AVE.

A proteção cerebral visa à captura das partículas desprendidas das placas ateroscleróticas tratadas ou não tratadas. Há dois princípios que deram origem aos dispositivos de proteção cerebral: os sistemas de proteção distal e os sistemas de proteção proximal:

- Sistema de proteção cerebral distal
  - dispositivos de oclusão;
  - dispositivos de filtros.
- Sistemas de proteção cerebral proximal.
  - interrompe o fluxo ao nível da artéria carótida interna;
  - reverte o fluxo no nível da artéria carótida interna.

98.2.2 Dispositivos de proteção embólica cerebral distal

O dispositivo de proteção embólica cerebral distal trabalha bloqueando ou filtrando o fluxo sanguíneo na carótida interna. Ele é colocado além da lesão carotídea, na porção reta da artéria carótida interna, denominada zona de liberação. A proteção pode ser realizada por balão e por filtro.

98.2.2.1 Dispositivos de proteção embólica cerebral distal por filtro

A proteção cerebral distal por filtro é utilizado em mais de 90% dos casos. Esse dispositivo é liberado distal à placa a ser tratada, e é capaz de capturar micropartículas embólicas maiores que 100 μ. O filtro é formado por uma membrana de poliuretano, com orifícios perfurados a *laser* ou por uma rede de nitinol. O fluxo sanguíneo atravessa os poros deste, e a membrana começa a reter partículas embólicas maiores que os poros. Esses dispositivos não interrompem o fluxo sanguíneo anterógrado, o que possibilita sua utilização em pacientes com circulação colateral pobre, com estenose ou oclusão importante de carótida interna contralateral, com estenose intracraniana e com polígono de Willis incompleto.

98.2.3 Sistemas de proteção cerebral proximal

O sistema de proteção cerebral proximal funciona bloqueando ou revertendo o fluxo sanguíneo na artéria carótida interna para evitar fluxo anterógrado desde a artéria carótida comum em direção à artéria carótida interna e ao fluxo retrógrado desde a artéria carótida externa no sentido da artéria carótida interna.

O conceito de reversão de fluxo foi introduzido por Parodi et al. e consiste em provocar uma verdadeira reversão de fluxo, que se inicia ao insuflar o balão na carótida comum e na carótida externa, tornando possível que a diferença entre as pressões arterial e venosa conduzam o fluxo sanguíneo em sentido contrário, criando-se uma fístula arteriovenosa carotídeo-femoral pelo próprio cateter-guia usado para passar os acessórios da angioplastia. Partículas de todos os tamanhos são capturadas por um filtro localizado nessa fístula arteriovenosa antes que o sangue retorne ao sistema venoso. As vantagens e as desvantagens do sistema de proteção proximal estão descritas na Tabela 98.2, levando-se em conta que o sistema não necessita atravessar a lesão para começar a funcionar.

Tabela 98.2 Vantagens e desvantagens dos dispositivos de proteção cerebral.

Tipo	Prós	Contra
Filtros	Fácil de usar. Preserve o fluxo anterógrado ao longo do procedimento Ótima visualização de lesão. Pode ser ra pidamente implantado e recuperado.	Não pode capturar detritos menores do que o tamanho do aro do dispositivo. Cruzamento da lesão não protegido. Não pode ser colocado se a ACI distal à lesão está doente ou severamente tortuosa. Pode causar espasmo ou lesão da ACI. Não é possível cruzamento de lesão com fio-guia. A posição na ACI tortuosa pode ser abaixo do ideal.
Balão de proteção proximal	Todas as etapas do procedimento protegidas. Cruzamento da lesão com fio-guia. Não afetado pela tortuosidade ou doença da ACI distal à lesão. Proteção independente do tamanho da partícula.	A obstrução transitória do fluxo na obstrução da ACI pode ser mal tolerada. Não pode ser utilizado em caso de má circulação colateral (oclusão da carótida contralateral). Difícil visualização da lesão. Manipulação mais exigente e demorada; curva de aprendizado. Necessário bainha de tamanho maior. Não pode ser utilizado em caso de doença grave da artéria carótida externa.

ACI: artéria carótida interna.

Fonte: Desenvolvido pela autoria.

Diversos estudos clínicos randomizaram pacientes e compararam a cirurgia de endarterectomia com o implante de *stent* carotídeo.

O estudo SAPPHIRE (*Stenting and Angioplasty whith Protection in Patients at High Risk for Endarterectomy*) foi desenhado para demonstrar a não inferioridade do *stent* carotídeo com relação à cirurgia em pacientes de alto risco, e foi o primeiro a utilizar dispositivo de proteção cerebral distal. Foi um estudo multicêntrico de não inferioridade que recrutou pacientes sintomáticos com obstrução acima de 50% no US carotídeo e pacientes assintomáticos com estenose acima de 80% pelo US utilizando o critério NASCET (*North American Syntomatic Carotid Endarterectomy Trial*) de obstrução.

Os autores concluíram que o *stent* carotídeo com uso de dispositivos de proteção cerebral não foi inferior à endarterectomia em pacientes de alto risco cirúrgico, tornando-o opção terapêutica para pacientes de alto risco. O estudo CREST (*Carotid Revascularisation Endarterectomy versus Stenting Trial*), que começou no ano 2000, foi o primeiro a comparar *stent* carotídeo protegido vs. endarterectomia em pacientes sintomáticos e com risco cirúrgico baixo, com estenoses maiores de 50% na angiorressonância ou angiotomografia ou 70% nos US. A utilização de dupla antiagregação plaquetária foi estimulada (97,7%). A partir de 2005, foram também incluídos os pacientes assintomáticos com estenoses maiores que 60% por angiografia, 70% por US e 80% na angiotomografia ou angiorressonância devido à dificuldade de recrutamento de pacientes sintomáticos. A última metade do CREST revelou diminuição significativa de óbito e de AVE com os *stents*, possivelmente devido à melhor competência técnica, à maior experiência dos intervencionistas e à melhor seleção dos pacientes. Esse fato levou o *Food and Drug Administration* (FDA) dos Estados Unidos a incluir na indicação de *stents* carotídeos em pacientes sintomáticos e assintomáticos de baixo risco cirúrgico.

Os resultados do CREST são consistentes com os resultados dos registros que incluíram mais de 23.000 pacientes, sendo o uso de dispositivos de proteção cerebral obrigatório na maioria deles. Quase todos esses registros foram realizados em Estados Unidos a pedido do FDA e os pacientes foram avaliados por neurologistas independentes antes e depois do procedimento e os eventos clínicos analisados por uma comissão julgadora. A limitação desses registros foi a proporção de pacientes sintomáticos, que variou de 10 a 55%.

Os resultados dos registros em pacientes com alto risco cirúrgico mostraram um melhor resultado ao longo dos anos (2003 a 2012).

98.3 Farmacologia adjunta

A utilização de terapêutica antiplaquetária com tienopiridínicos e ácido acetilsalicílico mostrou-se segura para evitar a formação de trombo plaquetário em resposta à presença do *stent*, inclusive em pacientes com eventos cerebrovasculares prévios, sendo capaz de diminuir eventos isquêmicos recorrentes.

98.3.1 Indicações e contraindicações do *stent* carotídeo

Pacientes sintomáticos com estenose igual ou maior que 50% e pacientes assintomáticos que apresentam lesão estenosante igual ou maior que 70% na artéria carótida, de acordo com a angiografia quantitativa, são candidatos à realização de implante de *stent* na artéria carótida. Os critérios de indicações e contraindicações de implante de *stent* carotídeo estão descritos na Tabela 98.1.

98.3.2 Recomendações para pacientes com indicação de revascularização carotídea

Em 2011, a FDA ampliou a indicação de implante de *stent* carotídeo de pacientes com alto risco cirúrgico para pacientes com risco cirúrgico intermediário ou normal ao incluir proteção cerebral distal tipo filtro. A Sociedade Americana de Cardiologia (AHA), com outras 13 associações médicas, elaborou um consenso multidisciplinar que estabeleceu em linhas gerais o seguinte:

- O *stent* carotídeo está indicado como alternativa à cirurgia de endarterectomia para pacientes sintomáticos com risco cirúrgico intermediário ou normal, em lesões iguais ou maiores que 70% documentadas por métodos não invasivos e iguais ou maiores que 50% documentadas por angiografia, sempre que o risco de AVE ou de morte perioperatória seja menor que 6%. Classe IIa; nível de evidência B.
- A endarterectomia é preferível ao implante de *stent* carotídeo para pacientes idosos, particularmente com anatomia desfavorável para intervenção percutânea. Classe IIa; nível de evidência B.
- O *stent* carotídeo está indicado como alternativa à endarterectomia em pacientes com pescoço hostil ou anatomia desfavorável para cirurgia de endarterectomia. Classe IIa; nível de evidência B.
- Nos pacientes assintomáticos, deve-se considerar: morbidades, expectativa de vida e fatores individuais. Deve-se avaliar o risco e o benefício do procedimento considerando as preferências do paciente.
- *Stent* carotídeo profilático pode ser considerado em pacientes assintomáticos muito selecionados, com estenose carotídea por angiografia de 80 e de 70% por US com Doppler validado, lembrando que sua eficácia comparada ao tratamento clínico otimizado, nessa situação, não foi ainda estabelecida. Classe IIb; nível de evidência B.

98.3.3 Estenose carotídea assintomática

O tratamento de estenose importante da artéria carótida assintomática ainda representa grande foco de controvérsia. Deve-se considerar o tipo de lesão, as características clínicas do paciente e sua preferência para a escolha entre endarterectomia, angioplastia com *stent* ou tratamento clínico otimizado.

O implante de *stent* no território carotídeo é um dos procedimentos mais avaliados com a inclusão de milhares de pacientes em estudos randomizados. Alguns desses estudos mostraram equilíbrio entre os resultados da cirurgia e do *stent* carotídeo em pacientes de alto risco ou de risco normal. Há evidências de que em determinados pacientes, por sua condição clínica ou anatômica, ocorre aumento da incidência de complicações com essa técnica. Portanto, é fundamental a cuidadosa seleção de pacientes para a indicação desse procedimento percutâneo.

98.3.4 Implante de stent na artéria vertebral

A doença aterosclerótica obstrutiva da artéria vertebral afeta uma proporção significativa de pacientes com doença cerebrovascular e causa importante morbimortalidade, apesar da terapêutica otimizada. O sistema vertebrobasilar é responsável por 25% dos AVE isquêmicos que se manifestam por sintomas de isquemia da circulação posterior do cérebro. Nessa afecção, os sintomas são de difícil reconhecimento, mesmo para clínicos treinados, e a isquemia é decorrente de embolia, trombose ou baixo fluxo. A oclusão ou a trombose do sistema vertebrobasilar tem prognóstico ruim, com mortalidade de cerca de 80%. A estenose da artéria vertebral com sintomas refratários à terapêutica medicamentosa tem incidência de AVE ou morte de 5 a 11% ao ano.

Dos pacientes com AVE submetidos à angiografia cerebral, 40% apresentam estenose de artéria vertebral, mas é comum que os sintomas isquêmicos de insuficiência vertebrobasilar não sejam reconhecidos nem diagnosticados. Na maioria da população, as artérias vertebrais são duplas, intercomunicáveis, para formar a artéria basilar, e, por possuírem amplas anastomoses com o sistema das artérias carótidas externas, a obstrução de uma artéria vertebral pode ser compensada por circulação colateral, não se evidenciando sintomatologia típica. A indicação de tratamento invasivo deve ser considerada se os sintomas não se resolvem com tratamento medicamentoso.

Os sintomas consistem em tontura, desmaio, distúrbio na marcha, disfasia e hemianopsia bilateral. Sintomas menos frequentes são confusão mental, amnésia global, síncope, dor de cabeça occipital, náusea, vômito, nistagmo, parestesia facial bilateral, cegueira cortical e estado mental alterado.

A revascularização deve ser considerada em pacientes com estenose bilateral maior que 70% ou uniarterial maior que 70% em presença de oclusão ou hipoplasia da artéria vertebral contralateral, ou sintomas provocados por estenose importante na artéria vertebral dominante. O tratamento endovascular do segmento ostial e proximal da artéria vertebral é seguro, efetivo, com alto sucesso técnico e baixo índice de complicações, realizado tanto com *stent* convencional como farmacológico. O implante de *stent* na artéria vertebral é uma alternativa com menor morbidade que a cirurgia, e deve ser considerado o método de eleição no tratamento da estenose da artéria vertebral sintomática.

A maioria dos pacientes com lesões no sistema vertebrobasilar, assintomáticos, não requer tratamento. Não obstante, alguns desses pacientes possuem indicação de intervenção endovascular devido ao elevado risco de AVE e são detectados graças ao avanço tecnológico dos métodos de diagnóstico por imagem.

Pacientes com lesões oclusivas superiores a 70%, e os que demonstram progressão da doença aterosclerótica, sobretudo na artéria vertebral dominante ou única, devem ser tratados, assim como pacientes com evidências de hipoperfusão da fossa posterior do cérebro. Os cuidados pré e pós-intervenção são iguais aos definidos para o implante de *stent* carotídeo. O sucesso técnico é de 94 a 98% com baixas taxas de complicações periprocedimento. Entretanto, o sucesso em longo prazo está limitado pela reestenose *intrastent*, por hiperplasia intimal que não se relaciona com recorrência de sintomas neurológicos, enfatizando a importância do seguimento regular.

DICAS DO EDITOR

Referências bibliográficas

1. Brott TG, Halperin JL, Abbara S, e col. 2011 ASA/ACCF/AHA/AANN/AANS/ACR/ASNR/CNS/SAIP/SCAI/SIR/SNIS/SVM/SVS guideline on the management of patients with extracranial carotid and vertebral artery disease: a report of the American College of Cardiology Foundation/American Heart Association Task Force on Practice Guidelines, and the American Stroke Association, American Association of Neuroscience Nurses, American Association of Neurological Surgeons, American College of Radiology, American Society of Neuroradiology, Congress of Neurological Surgeons, Society of Atherosclerosis Imaging and Prevention, Society for Cardiovascular Angiography and Interventions, Society of Interventional Radiology, Society of NeuroInterventional Surgery, Society for Vascular Medicine, and Society for Vascular Surgery.
2. Cano MN, Kambara AM, de Cano SJF, e col. Randomized comparison of distal and proximal cerebral protection during carotid artery stenting. JACC Cardiovasc Interv. 2013 Nov;6(11):1203-9.
3. Cano MN. Estudo randomizado comparando dois dispositivos de proteção cerebral no implante de *stent* carotídeo: avaliação de novos focos isquêmicos através das sequências de difusão por ressonância magnética. Tese (doutorado) – Universidade de São Paulo; 2012.
4. de Waard DD, Morris D, de Borst GJ, e col. Asymptomatic carotid artery stenosis: who should be screened, who should be treated and how should we treat them?. J Cardiovasc Surg (Torino). 2017 Feb;58(1):3-12.
5. Garritano CR, Luz PM, Pires ML, e col. Analysis of the mortality trend due to cerebrovascular accident in Brazil in the XXI century. Arq Bras Cardiol. 2012 Jun;98(6):519-27.
6. Geng X, Hussain M, Du H, et col. Comparison of self-expanding stents with distal embolic protection to balloon-expandable stents without a protection device in the treatment of symptomatic vertebral artery origin stenosis: a prospective randomized trial. J Endovasc Ther. 2015 Jun;22(3):436-44.
7. Langwieser N, Buyer D, Schuster T, e col. Bare metal vs. drug-eluting stents for extracranial vertebral artery disease: a meta-analysis of nonrandomized comparative studies. J Endovasc Ther. 2014 Oct;21(5):683-92.
8. Markus HS, van der Worp HB, Rothwell PM. Posterior circulation ischaemic stroke and transient ischaemic attack: diagnosis, investigation, and secondary prevention. Lancet Neurol. 2013 Oct;12(10):989-98.

9. Murad MH, Shahrour A, Shah ND e col. A systematic review and meta-analysis of randomized trials of carotid endarterectomy vs stenting. J Vasc Surg. 2011 Mar;53(3):792-7.

10. Nikas DN, Makos X, Umemoto T, e col. Update on new stents and protection devices for carotid artery stenting: what we know, what we learnt recently and what we need to know. J Cardiovasc Surg (Torino). 2017 Feb;58(1):13-24.

11. Rangel-Castilla L, Rajah GB, Shakir HJ, e col. Endovascular prevention and treatment of stroke related to extracranial carotid artery disease. J Cardiovasc Surg (Torino). 2017 Feb;58(1):35-48.

12. Feng H, Xie Y, Mei B, e col. Endovascular vs. medical therapy in symptomatic vertebral artery stenosis: a meta-analysis. J Neurol. Electronic Published on line. 2016 Aug20th.

13. Roffi M, Kulcsár Z, Carrera E, et col. Carotid artery stenting. Heart. 2016 Jul1;102(13):1059-69.

14. Ruffino MA, Faletti R, Bergamasco L, et al. Incidence of new ischaemic brain lesions after carotid artery stenting with the micromesh roadsaver carotid artery stent: a prospective single-centre study. Cardiovasc Intervent Radiol. Published on line 2016 Aug 29th.

15. Stayman AN, Nogueira RG, Gupta R. A systematic review of stenting and angioplasty of symptomatic extracranial vertebral artery stenosis. Stroke. 2011;42:2212-6.

16. White CJ. Carotid artery stenting. J Am Coll Cardiol. 2014 Aug 19;64(7):722-31.

17. Writing group members: Lloyd-Jones D, Adams RJ, Brown TM;, et al. American Heart Association Statistcs Subcommittee Heart Disease and Stroke Statisycs-2010 update: a report from the American Heart Association. Circulation. 2010;121:e46-e215.

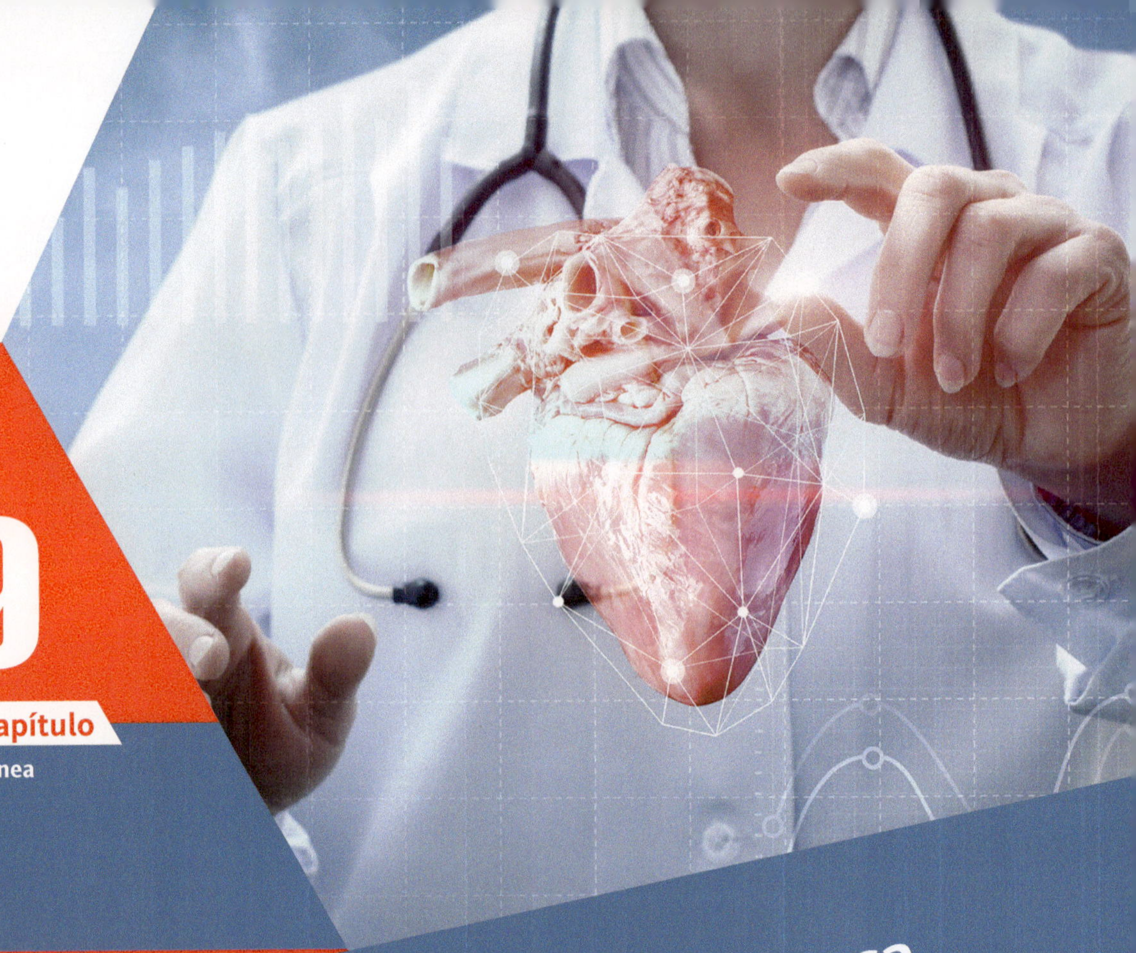

99

Destaques do Capítulo

- Intervenção percutânea
- Artéria ilíaca,
- Artérias renais
- Artérias subclávias
- Aneurisma
- Artéria aorta

Intervenção percutânea na doença das artérias aorta, ilíacas e renais

Antonio Massamitsu Kambara
Samuel Martins Moreira

A aplicação da terapêutica intervencionista na doença arterial é vasta, e basicamente pode-se resumir da seguinte maneira: onde houver vazamentos, deve-se ocluir, e onde houver obstruções ao fluxo, deve-se recanalizar. Com base nos procedimentos realizados no Instituto Dante Pazzanese de Cardiologia (IDPC), são abordadas algumas formas terapêuticas em lesões específicas de aorta, artérias ilíacas e renais. A angioplastia e a embolização são os dois tópicos principais do tratamento endovascular, podendo estar ou não associados a outros procedimentos cardíacos.

99.1 Território da aorta

As lesões de aorta podem ser divididas em estreitamentos e alargamentos. As causas mais frequentes das estenoses são ateroscleróticas; outras são displasias ou coartações por membranas ou bandas fibrosas e que podem ocorrer em toda a extensão da aorta e não somente na região do istmo do arco aórtico. Nas membranas, em razão da alta taxa de encolhimento elástico, o uso de *stent* é quase obrigatório.

A associação de estenose aterosclerótica de aorta abdominal, sexo feminino, idade entre 40 e 50 anos, hábito tabagista e uso de contraceptivos orais é encontrada com certa frequência, podendo ser tratada com balão de angioplastia, tanto pela técnica de um único balão como a de duplo balão ou até múltiplos balões (três a quatro insuflados simultaneamente), caso a lesão não apresente calcificações. Quando ocorre intensa calcificação, essas formações pontiagudas perfuram os balões. O suporte endovascular metálico, recoberto ou não por película, torna-se mais adequado, protegendo os balões e a própria parede da artéria. Os *stents* podem ser expansíveis por balão ou autoexpansíveis de ligas de níquel-titânio (nitinol). Caso a lesão seja muito próxima à bifurcação ilíaca ou comprometa as artérias ilíacas, verdadeiras reconstruções podem ser realizadas, utilizando-se o *stent* na aorta distal associado a duplo *stent* liberado nas artérias ilíacas (*kissing stent*) (Figura 99.1).

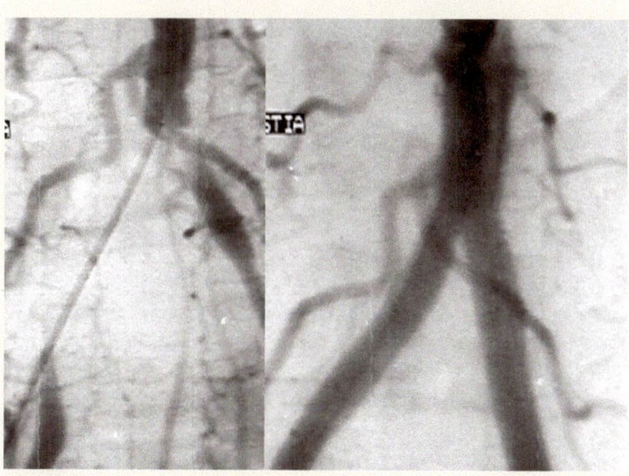

Figura 99.1 **Exemplo de obstrução arterial crônica aortoilíaca (à esquerda) reconstruída por angioplastia e uso de *stents* (à direita).**

Fonte: Acervo da autoria.

A oclusão crônica do segmento aortoilíaco, também, pode ser recanalizada pela técnica subendotelial e colocação de *stent*. A técnica de abordagem da oclusão crônica pode ser ipsilateral. Na punção da artéria femoral, a introdução da agulha é orientada pela radioscopia, tomando-se como referência a fóvea da cabeça femoral. Recomenda-se o uso de equipamento de imagem por ultrassom com *doppler*. Após a punção, passa-se um fio-guia hidrofílico ou um guia metálico reto de ponta atraumática (tipo Wholey), sempre acompanhado pela radioscopia, respeitando-se a localização anatômica. Outro recurso é a abordagem contralateral ou ainda por via braquial ou axilar. Nesse caso, um cateter é posicionado no ponto de oclusão, e o fio-guia hidrofílico ou reto atraumático é forçado, até que atravesse a oclusão, quando então é laçado e exteriorizado pela femoral do mesmo lado. Após a exteriorização, é deslizado o balão de baixo perfil, para a pré-dilatação, e então, é avançado o dispositivo de entrega do *stent*. Finalmente, é introduzido o balão de pós-dilatação.

Algumas publicações têm demonstrado sucesso nas recanalizações de oclusão de aorta infrarrenal com uso prévio de medicamento trombolítico, infundido localmente por 12 horas. Na existência de trombos parietais, o tratamento com medicamento antiagregante plaquetário é recomendado, incluindo o uso dos inibidores da glicoproteína IIb/IIIa.

99.2 Aneurisma e dissecções da aorta

Os alargamentos da aorta podem ser causados por aneurismas, pseudoaneurismas ou dissecções, e corrigidos com a colocação de endoprótese, por via percutânea, recoberta com tecido ou membrana, sendo especialmente indicada em pacientes com elevado risco cirúrgico. As porções proximais e distais das próteses são fixadas, obrigatoriamente, em segmentos sadios de 15 a 20 mm da parede da aorta. O tempo médio do procedimento é de 2 a 3 horas, com acompanhamento de 12 horas em unidade pós-operatória ou de tratamento intensivo com alta hospitalar em 36 a 48 horas.

O acesso vascular normalmente utilizado é a dissecção cirúrgica com isolamento da artéria femoral por onde é passado o dispositivo de liberação da prótese. Em condições de obstruções e calcificações no segmento ilíaco femoral, o isolamento da artéria ilíaca ou aorta distal por acesso cirúrgico retroperitonial pode ser utilizado ou mesmo a confecção de fístula entre a veia cava e a aorta para passagem do cateter liberador da prótese e que, no final do procedimento, pode ser fechada com dispositivos específicos, tipo rolhas vasculares.

A indicação terapêutica e a escolha das endopróteses são feitas, preferencialmente, por exame de angiotomografia com cortes milimétricos, que possui melhor resolução espacial e menos artefatos de movimento. Em casos de contraindicação do uso de meio de contraste iodado, a alternativa é a angiorressonância magnética com ou sem injeção de meio de contraste paramagnético.

99.2.1 Segmento torácico

A aorta torácica pode ser dividida em porção ascendente, arco aórtico e descendente. O tratamento endovascular na aorta ascendente não ocorre usualmente. As indicações são limitadas a lesões muito focais sem envolvimento dos seios de Valsalva ou da origem dos ramos supra-aórticos. O uso de endopróteses ramificadas ou fenestradas, ainda em fase de estudos, é a alternativa para o tratamento das lesões que envolvem o arco aórtico. As lesões da aorta descendente são indicados para tratamento percutâneo na rotina, desde que a lesão se inicie após 1 a 2 cm da emergência da artéria subclávia esquerda, que é o limite para a ancoragem e a fixação da prótese.

Alguns autores têm preconizado a oclusão da artéria subclávia esquerda, quando a lesão se inicia muito próximo à origem.

A perviedade da artéria subclávia é especialmente importante nos pacientes que têm anastomose mamária coronariana. Para garantir o fluxo da artéria subclávia esquerda, um *stent* pode ser libertado no seu óstio, passando pela grade livre da endoprótese, ou o procedimento pode ser combinado com cirurgia de anastomose da subclávia com a carótida comum esquerda ou com enxerto da subclávia direita para a esquerda ou, ainda, procedimentos híbridos, cirúrgico e endovascular, em que na parte cirúrgica é confeccionada uma derivação extra-anatômica com prótese bi ou trifurcada partindo da aorta ascendente para os ramos supra-aórticos e em seguida o arco aórtico é reconstruída por uma prótese revestida, liberada por via percutânea femoral (Figura 99.2).

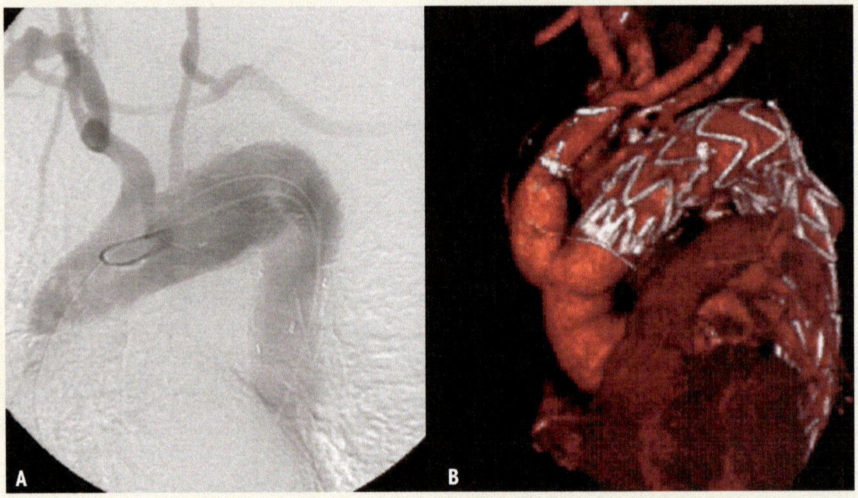

Figura 99.2 Exemplos de derivação extra-anatômica em pacientes com aneurisma do arco aórtico. Em A, derivação em colar subclávia-subclávia com ramo para carótida esquerda; em B, prótese bifurcada conectando a aorta ascendente com os ramos supra-aórticos e complementada com endoprótese no arco aórtico por via percutânea (procedimentos híbridos).

Fonte: Acervo da autoria.

Nas lesões mais distais da aorta descendente, o risco de paraplegia pode ser elevado, devido à oclusão dos ramos intercostais, que vão nutrir a artéria medular pelo plexo de Adamkiewicz. Entretanto, essa complicação não tem sido observada tanto na amostra do IDPC como na de diversos autores que praticam essa técnica.

É indicada a anestesia geral para o procedimento, para sedar e controlar o paciente, principalmente no momento da liberação da prótese. A hipotensão controlada na média de 5 cm na coluna de mercúrio garante posicionamento adequado com mais precisão, e não há necessidade de promover parada cardíaca temporária. A reversão anestésica pode ser feita na própria sala de hemodinâmica.

99.2.2 Segmento abdominal

As dilatações da aorta abdominal infrarrenal apresentam algumas características próprias para a indicação do tratamento por via percutânea. A anestesia pode ser por bloqueio raquimedular.

Para indicação e planejamento estratégico, é necessário observar o tipo morfológico da dilatação, que pode ser classificado conforme a existência ou não de colo proximal e distal para fixação da endoprótese. O tipo I possui os colos proximal e distal. O tipo II tem somente o colo proximal, e o tipo III não apresenta colos. O tipo II é subdividido em três subgrupos, conforme envolvimento das artérias ilíacas; o tipo IIa não se estende para as ilíacas, o tipo IIb envolve uma das ilíacas e o tipo IIc envolve as duas artérias ilíacas. São indicados para tratamento percutâneo os tipos I, IIa e IIb e, eventualmente, o tipo IIc (Figura 99.3).

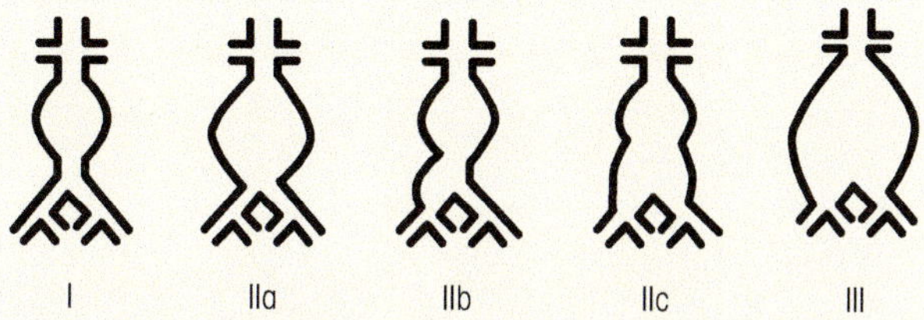

Figura 99.3 **Representação esquemática dos tipos anatômicos dos aneurismas de aorta abdominal. O tipo I possui os colos proximal e distal. O tipo II tem somente o colo proximal, e o tipo III não apresenta colos. O tipo II é subdividido em três subgrupos, conforme o envolvimento das artérias ilíacas; o tipo IIa não se estende para as ilíacas, o tipo IIb envolve uma das ilíacas e o tipo IIc envolve as duas artérias ilíacas. São indicados para tratamento percutâneo os tipos I, IIa e IIb e, eventualmente, o tipo IIc.**

Fonte: Desenvolvido pela autoria.

Os aneurismas do tipo I podem ser tratados com prótese tubular, enquanto para os demais tipos as próteses bifurcadas são indicadas.

As vias de acesso são abordadas por dissecção femoral, pois os acessórios liberadores possuem perfil entre 14 e 24 F, ou seja, a artéria femoral precisa ter diâmetro mínimo de 6 a 8 mm.

No tratamento endovascular dos aneurismas da aorta, são utilizadas as endopróteses revestidas ou recobertas por tecido ou por membrana.

Os aneurismas de aorta e artérias ilíacas usualmente são silenciosos e, na grande maioria, são diagnosticados incidentalmente durante avaliação gastrointestinal, urológica ou musculoesquelética. Nos raros casos sintomáticos, como forte dor abdominal em pontada, acompanhada por hipotensão e sudorese ou aparecimento de fenômenos tromboembólicos para os membros inferiores, está indicado o tratamento após exame por angiotomografia da aorta, independentemente do tamanho do aneurisma. Esses sinais e sintomas são característicos de ruptura ou pré-ruptura do aneurisma.

A indicação de tratamento em pacientes assintomáticos depende de três fatores básicos: risco de ruptura do aneurisma; associação com outras doenças como cardiovasculares, pulmonares, urogenitais, digestivas; qualidade e expectativa de vida do paciente.

O risco de ruptura aumenta à medida que o diâmetro transverso do aneurisma cresce e o limite de 5 cm para o diâmetro transverso já está bem estabelecido (Tabela 99.1).

Tabela 99.1 **Risco de ruptura do aneurisma de acordo com diâmetro transverso máximo.**

< 4 cm = 0%
4-5 cm = 0,5-5%/ano
5-6 cm = 3-15%/ano
6-7 cm = 10-20%/ano
7-8 cm = 20-40%/ano
> 8 cm = 30-50%/ano

Fonte: Desenvolvido pela autoria.

O envolvimento dos ramos viscerais ou pélvicos são fatores limitantes para uso das endopróteses recobertas por tecido ou membrana. Novas técnicas para recanalização desses ramos com fenestrações ou ramificações das próteses ou uso de próteses viscerais em paralelo têm sido preconizados, inclusive com a manufatura de próteses customizada para um paciente, baseados nas medidas fornecidas por angiotomografia. Essas técnicas são alternativas e não de uso cotidiano, devido ao alto custo financeiro e pela falta de reembolso dos materiais pelas operadoras de saúde (Figura 99.4).

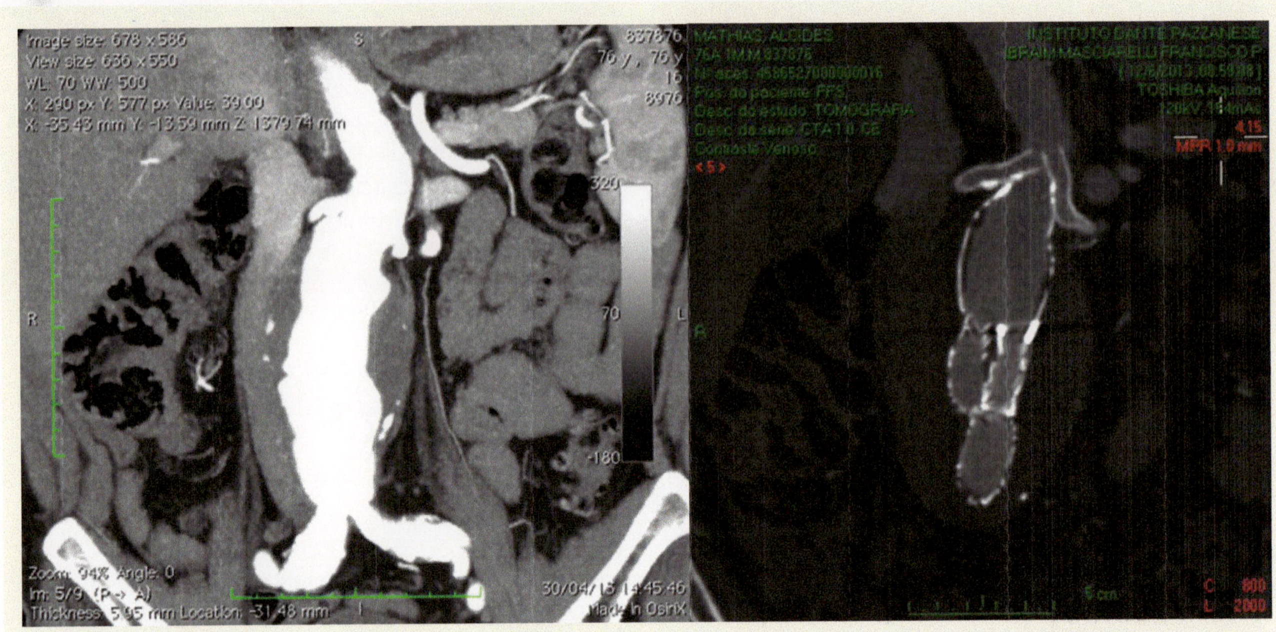

Figura 99.4 **Exemplo de tratamento de aneurisma de aorta abdominal infrarrenal, com envolvimento das artérias renais observado em exame de angiotomografia. À esquerda, antes da endoprótese; à direita, endoprótese bifurcada e manutenção do fluxo sanguíneo nas artérias renais com *stents* em paralelo (técnica de chaminé).**

Fonte: Acervo da autoria.

99.3 Território ilíaco

Este é um segmento em que praticamente há poucas dúvidas quanto à eficácia e à segurança do tratamento endovascular por via percutânea.

Quando lesões coronarianas e ilíacas ocorrem simultaneamente, o que não é raro, o tratamento dos dois territórios é realizado no mesmo procedimento, sendo utilizado o mesmo acesso arterial.

As lesões estenosantes em artérias ilíacas merecem tratamento, mesmo com poucos sintomas clínicos, pois a doença aterosclerótica é progressiva e sistêmica, o que indica a grande possibilidade de o paciente vir a apresentar lesões em outros territórios. Nesses casos, a preservação de acesso arterial pode ser crucial para a escolha de terapêutica endovascular no futuro.

Os aneurismas das artérias ilíacas podem ser isolados ou extensões do aneurisma de aorta. Quando isolados, o tratamento com endoprótese requer um segmento proximal sem dilatação; caso contrário, é necessária a colocação de prótese bifurcada na aorta para haver isolamento do saco aneurismático do fluxo sanguíneo.

Diversas publicações comparam o tratamento com cirurgia aberta clássica com o tratamento percutâneo com endopróteses. A morbimortalidade na cirurgia aberta varia de 5 a 15% no pós-operatório até um mês, dependendo dos fatores de risco associados de cada paciente, enquanto no tratamento por via percutânea, no mesmo período, a morbimortalidade varia de 2 a 4%. Entretanto, no acompanhamento com mais de 5 anos, a sobrevida comparada nas duas técnicas é semelhante, com a desvantagem de que nas endopróteses a doença progride e vazamentos ocorrem, sendo necessárias reintervenções, quase sempre tratadas por via percutânea.

Os vazamentos são classificados em quatro tipos:

Os do tipo 1 são vazamentos nas extremidades das próteses. Quando proximal, é classificado como 1a e quando distal 1b.

O tipo 2 ocorre pela tendência da natureza a procurar nutrir os tecidos do saco aneurismático, rearranjando sistemas de circulação colateral quer seja por ramos lombares, pélvicos e até mesmo pela artéria mesentérica inferior.

O tipo 3 ocorre por falência, migração ou desgaste por fadiga da endoprótese.

O tipo 4 é a permeabilidade do tecido de revestimento da endoprótese, que permite livre passagem de água por osmose entre o fluxo sanguíneo e o saco aneurismático e que, por consequência, pode continuar aumentando de diâmetro, transformando-se em um higroma.

99.4 Território da subclávia

Além de causar a síndrome de roubo da artéria subclávia, as estenoses na origem das artérias subclávias podem ter maiores repercussões nos pacientes com revascularização miocárdica com anastomose mamária coronariana. Nesses casos, o fluxo sanguíneo da artéria coronária é desviado retrogradamente, pela artéria mamária, nutrindo todo o território do membro superior esquerdo. As artérias vertebrais também podem ser tratadas, principalmente em paciente que já apresenta alguma lesão na artéria contralateral.

99.5 Território renal

A estenose significativa da artéria renal tem como principal sintoma inicial a hipertensão arterial sistêmica refratária a medicamentos e, na fase tardia, a insuficiência renal.

Alguns pacientes com hipertensão arterial sistêmica podem desenvolver insuficiência cardíaca com quadro de edema pulmonar que pode ser revertida após o tratamento da estenose da artéria renal.

É importante observar que a angioplastia pode não curar a hipertensão arterial, pois o baixo fluxo sanguíneo crônico provoca lesões irreversíveis na microcirculação renal. Vários estudos têm demonstrado a possibilidade de controle medicamentoso com a manutenção da função renal na pós-angioplastia. No IDPC, mais de uma centena de pacientes com obstrução das artérias renais foi tratada. Em 25% a hipertensão foi curada; em 50% foi controlada com medicamentos hipotensores em doses menores; em 20% não houve melhora da hipertensão, apesar de ocorrer redução do nível de creatinina sérica, e em 5% não houve nenhum benefício, tanto nos níveis de hipertensão como na função renal. O índice de reestenose *intrastent* é de 5% nessa amostra.

A estenose de artéria renal causada por displasia fibromuscular é tratada somente com angioplastia por balão. As estenoses ateroscleróticas são tratadas com angioplastia com *stent*, no caso de perda progressiva da função renal, diminuição do tamanho do rim quando acompanhadas com ultrassom, ocorrência de episódios de edema pulmonar agudo causado pela miocardiopatia hipertensiva ou em casos de hipertensão refratária a mais de quatro grupos medicamentosos.

Uma particularidade anatômica tem sido demonstrada na estenose ostial da artéria renal. A lesão aterosclerótica é predominantemente da parede da aorta e não propriamente da artéria renal. Nesses casos, é imperioso o uso de *stent*, pois o encolhimento elástico é frequente quando somente o balão de angioplastia é utilizado.

Outro aspecto a ser considerado é a grande variação anatômica da artéria renal, que determina a via de acesso para sua abordagem terapêutica. Artérias externamente anguladas para baixo são mais acessíveis por via braquial ou axilar.

Recentemente, o procedimento foi facilitado com o advento de *stent* flexível de excelente navegabilidade, montado em balão com perfil semelhante ao de coronária, em sistema de troca rápida (*monorail*), sendo possível o uso de cateter-guia com ponta bem angulada como os modelos para abordagem de artérias mamárias.

Nas lesões arteriais ulceradas, irregulares, com trombos no interior ou com aneurismas associados, o uso de endopróteses recobertas é indicado. A execução da angioplastia protegida com um sistema de filtro também é indicada, pois este pode reter partículas fragmentadas da placa, prevenindo o ateroembolismo.

DICAS DO EDITOR

Referências bibliográficas

1. Brewester DC, Cronenwett JL, Hallett Jr JW, et al. Guidelines for treatment of abdominal aortic aneurysms. J Vasc Surg. 2003;37(5):1106-17.
2. Castañeda-Zuñiga WR, Tadavarthy SM, Qian Z, et al. Interventional radiology. 3.ed. London: Wiliams & Wilkins; 1997. 2v.
3. 10.Cooper CJ, Murphy TP, utlip DE, Jamerson K, Henrich W, et al. Stenting and medical therapy for atherosclerotic renal-artery stenosis. N Engl J Med. 2014;2:13-22.
4. Criqui MH, Fronek A, Barret-Connor E, et al. The prevalence of peripheral arterial disease in a defined population. Circulation. 1985;71:510-5.
5. Dake MD, Miller DC, Semba CP, et al. Translumial placement of endovascular grafts for treatment of descending thoracic aortc aneurysm. N Eng J Med. 1994;331:1729-34.
6. Fonseca JHP, Buffolo E, Carvalho AC, et al. Utilização de endoprótese autoexpansível (*stent*) introduzida através da artéria femoral para tratamento de dissecção da aorta descendente. Arq Bras Cardiol. 1998;70:389-92.
7. Hertzer NR, Beven EG, Young JR, et al. Coronary artery disease in peripheral vascular patients. Ann Surg. 1984;199:223-33.
8. New G, Roubin GS, Iyer SS, et al. Integrated minimally invasive approaches for the treatment of atherosclerotic vascular diseases. Cathet Cardiovasc Intervent 2001; 52:154-61.
9. Parodi JC, Criado FJ, Baroni HD, et al. Endoluminal aortic aneurysm repair using a balloon: expandable stent-graft device: a progress report. Ann Vasc Surg. 1994;8:523-9.
10. UK EVAR Trial mInvestigators, Greenhalgh RM, Brown LC, Powell JT, Thompson SG, Epistein D, et al. Endovascular versus open repair of abdominal aortic aneurysm. N Eng J Med. 2010: 362;1863-80.
11. Van Breda A, Strandness Jr DE. Vascular diseases surgical and interventional therapy. New York: Churchill Livingstone; 1994. 2v.

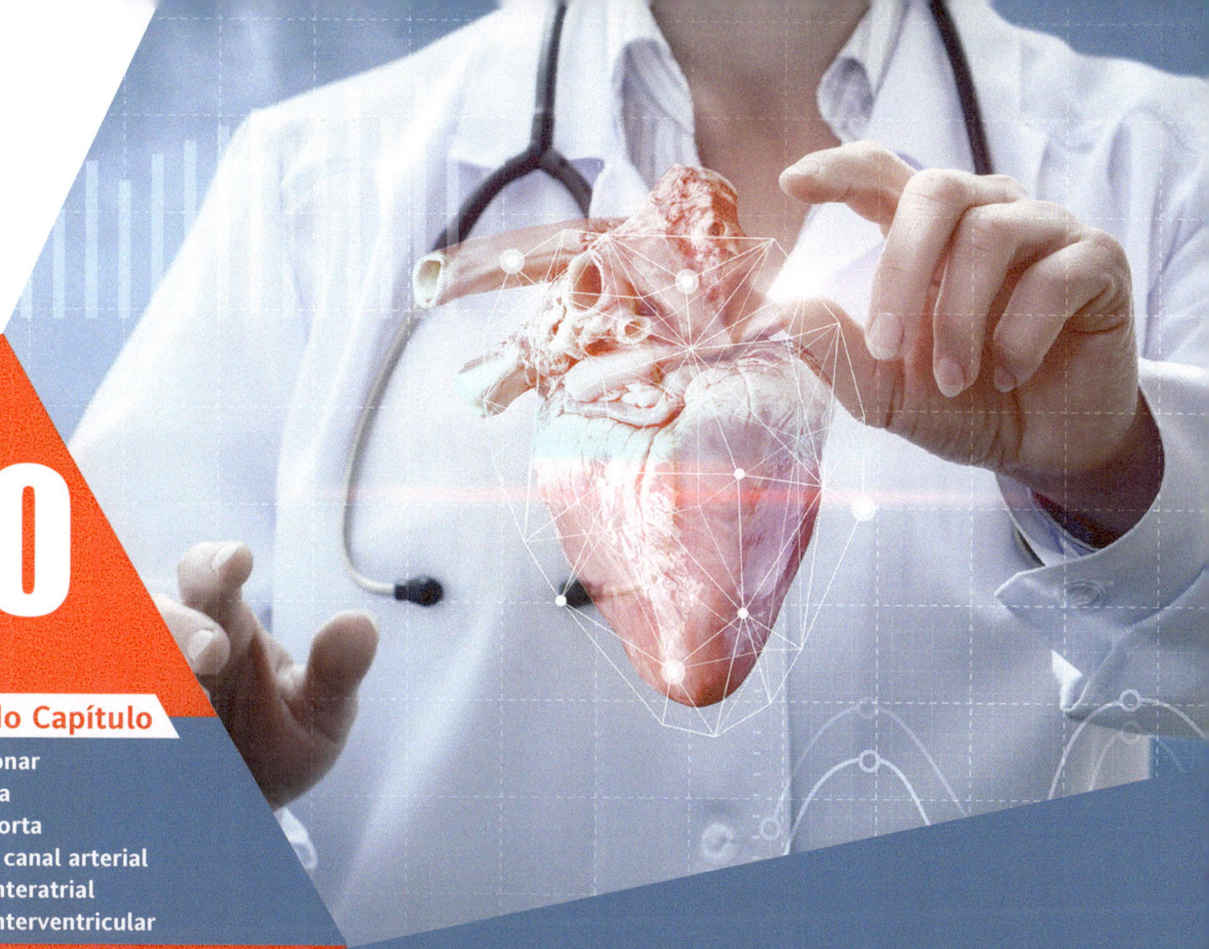

100

Destaques do Capítulo

- Estenose pulmonar
- Estenose aórtica
- Coartação de aorta
- Persistência do canal arterial
- Comunicação interatrial
- Comunicação interventricular

Intervenção percutânea nas cardiopatias congênitas

Marcelo Silva Ribeiro
Rodrigo Nieckel da Costa
Carlos Augusto Cardoso Pedra

O cateterismo cardíaco ainda é considerado o método padrão ouro para o diagnóstico anatômico e funcional das cardiopatias congênitas. No entanto, em virtude de seu caráter invasivo e da necessidade de sedação profunda ou, mesmo, anestesia geral nos lactentes e nas crianças, outros métodos não invasivos assumiram o papel de definição diagnóstica, como ecocardiograma, tomografia computadorizada e ressonância nuclear magnética. Ao cateterismo cardíaco diagnóstico somente são encaminhados os pacientes nos quais ainda restam dúvidas essenciais com relação à doença cardiovascular e que tenham impacto na decisão da melhor estratégia cirúrgica a ser tomada.

Historicamente, a partir da década de 1980, com o advento da valvoplastia pulmonar percutânea, houve um grande avanço na produção do instrumental necessário para o tratamento percutâneo das cardiopatias congênitas obstrutivas, incluindo estenoses valvares, coartação da aorta e estenoses das artérias pulmonares. Já na década de 1990, o progresso tecnológico resultou no advento de próteses oclusoras para diversos defeitos intracardíacos septais e dos dispositivos metálicos que pudessem sustentar estruturas estenóticas dilatadas, surgindo os *stents*.

Mais recentemente, no início do século XXI, iniciou-se a era das intervenções valvares, com o primeiro projeto vindo especificamente da intervenção em cardiopatias congênitas, a válvula Melody (*Medtronic inc.*), para a reconstrução de vias de saída pulmonares tratadas cirurgicamente, especialmente nos portadores de tetralogia de Fallot e variantes.

Nos dias de hoje, o cateterismo intervencionista representa 70% dos procedimentos terapêuticos nas cardiopatias congênitas.

Neste capítulo são abordadas as cardiopatias congênitas de maior frequência e importância, candidatas à intervenção percutânea, incluindo as cardiopatias obstrutivas e as que propiciam fluxo sistémico-pulmonar.

100.1 Estenose Pulmonar Valvar (EPV)

A valvoplastia pulmonar é indicada para a EPV com gradiente sistólico máximo transvalvar acima de 50 mmHg, avaliado pela ecocardiografia, ou acima de 40 mmHg de gradiente pico a pico, ao cateterismo cardíaco. Os melhores resultados são obtidos quando a valva estenótica tem abertura em cúpula por fusão comissural, com jato central e anel valvar pulmonar de dimensões conservadas – a chamada *EPV clássica*. Felizmente, este é o cenário mais frequente e está associado também a graus variáveis de hipertrofia ventricular direita e dilatação do tronco pulmonar, geralmente de caráter reversível após a dilatação. Na estenose pulmonar crítica do neonato, situação na qual o fluxo anterógrado pulmonar é insuficiente para a oxigenação sanguínea adequada, torna-se necessária para a estabilização inicial do paciente a infusão contínua de prostaglandina E1 (como o alprostadil). No espectro mais grave dessa doença neonatal encontra-se a atresia pulmonar com septo interventricular íntegro, na qual o aparelho valvar pulmonar se formou no período embrionário, porém não há orifício evidente que permita fluxo. Em ambas as condições, a valvoplastia pulmonar neonatal é possível, com balões de pequeno perfil inicialmente, e a utilização de fios e cateteres de angioplastia coronária. No caso da atresia pulmonar, no entanto, faz-se necessária a perfuração da valva pulmonar com sistema de radiofrequência ou utilização de fios-guias de oclusão crônica coronária antecedendo a dilatação (Figura 100.1). Nos casos de valva pulmonar displásica, onde há graus variáveis de hipoplasia do anel pulmonar, de malformação dos folhetos pulmonares e de estenose supravalvar pulmonar, as taxas de sucesso e de sobrevida livre de reintervenção são inferiores, porém o procedimento percutâneo ainda é a primeira opção e deve ser indicado nos mesmos moldes da EVP clássica. A única contraindicação absoluta à valvoplastia pulmonar é a presença de sinusoides, fístulas ou colaterais que conectem o ventrículo direito (VD) à circulação coronária, nos raros casos em que o fluxo coronário seja dependente da manutenção do regime hipertensivo do VD.

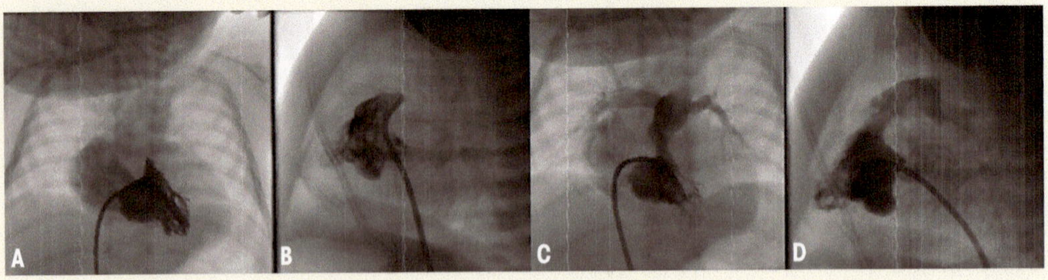

Figura 100.1 **Atresia pulmonar com septo interventricular íntegro.**

Ventriculografia direita nas projeções posteroanterior cranial (A) e perfil esquerdo (B) mostrando ventrículo tripartite, hipertrófico e com dimensões pouco reduzidas, além da atresia membranosa da sua via de saída (valva pulmonar imperfurada).

Após a perfuração por radiofrequência e dilatação da valva pulmonar com cateter-balão, nota-se valva pulmonar com excelente abertura, porém pouco limitada pela hipertrofia infundibular, com enchimento de contraste do tronco pulmonar, dilatado, além dos ramos pulmonares, de calibres normais (C e D).

Fonte: Acervo da autoria.

Os procedimentos de dilatação com balão na EPV se iniciaram em 1983 no Instituto Dante Pazzanese de Cardiologia (IDPC), com o pioneirismo nacional promovido por Valmir Fontes, e desde então foram realizados mais de 1.300 procedimentos. A técnica de duplo balão foi utilizada em 115 pacientes (11,3%), e os demais foram com técnicas convencionais. Ao todo, 159 pacientes tinham menos de 4 meses de vida, e, destes, 118 dentro dos primeiros 60 dias com diagnóstico de estenose pulmonar crítica ou grave. A média de idade nesse grupo de pacientes foi de 24,0 ± 18,4 dias de vida. Houve óbitos relacionados ao procedimento em quatro pacientes (0,3%), denotando a baixa taxa de complicações maiores associadas. Sucesso no procedimento com redução do gradiente para menos que 30 mmHg foi observado em mais de 98% dos casos.

100.2 Estenose das artérias pulmonares

A indicação de angioplastia com ou sem implante de *stents* é feita sempre que houver hipertensão ventricular direita, com pressão sistólica do VD acima de dois terços da pressão sistêmica, na presença de sintomas de insuficiência cardíaca direita, disfunção do VD ou após constatada redução da perfusão de um dos pulmões à cintilografia de perfusão pulmonar, com discrepância acima de 30 a 70%. As estenoses podem ser de origem congênita (síndromes de Allagile, Williams, Noonan, Rubéola congênita etc.) ou se apresentarem em pacientes em pós-operatório de cirurgias, como correção de tetralogia de Fallot, de transposição das grandes artérias (especialmente com a técnica de Jatene et al.) ou após cirurgia de Fontan, dentre outras (Figura 100.2).

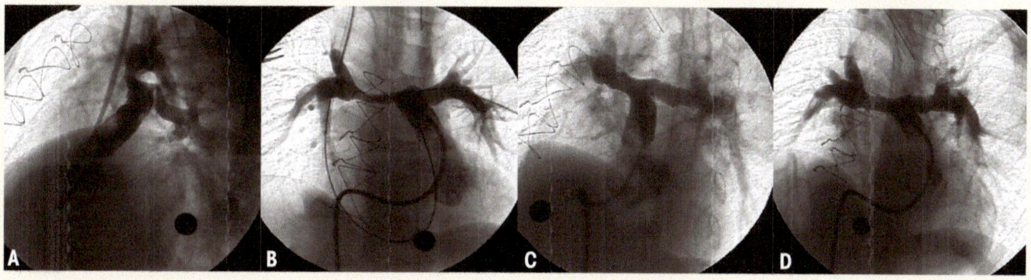

Figura 100.2 **Paciente em pós-operatório tardio de tetralogia de Fallot.**

Angiografia pulmonar nas projeções oblíqua anterior esquerda cranial (A) e oblíqua anterior direita cranial (B), evidenciando estenoses graves e segmentares dos terços proximal e médio da artéria pulmonar esquerda e direita, respectivamente. Em C e D pode-se apreciar o aspecto das mesmas artérias após angioplastia pulmonar bilateral com implante de stents Palmaz Genesis (Cordis inc.) à esquerda (C) e à direita (D), com sucesso, nas mesmas projeções.

Fonte: Acervo da autoria.

Estudos demonstram que a angioplastia das artérias pulmonares com balão encontra taxas de insucesso de até 50% quando são utilizados balões de baixa pressão. Quando utilizados balões de alta pressão, os resultados melhoram, porém com taxa de formação de aneurismas não desprezível. Em estudo publicado em 2003 com 338 pacientes submetidos ao implante de *stents* nas artérias pulmonares, foi encontrada taxa de sucesso acima de 90%, sem mortalidade associada e com baixa taxa de eventos adversos graves. Tais observações corroboram o conceito de que o implante de *stent* deve ser a primeira escolha no tratamento das estenoses das artérias pulmonares nativas ou pós-cirúrgicas, desde que sejam empregados *stents* que possam ser redilatados até o calibre de uma artéria pulmonar de um adulto.

100.3 Estenose Aórtica (EAo)

A valvoplastia com cateter balão na EAo congênita é considerada a modalidade terapêutica inicial de eleição, podendo oferecer resultados paliativos duradouros. Estudos canadenses e norte-americanos mostram que, quando realizada no período neonatal, proporciona sobrevida livre de reintervenção de aproximadamente 50% após 10 anos do procedimento. Dados ainda mais encorajadores são provenientes de estudos cuja valvoplastia aórtica foi realizada pela primeira vez em pacientes acima da faixa etária neonatal. Em lactentes, crianças e adolescentes a valvoplastia aórtica está indicada quando o gradiente sistólico máximo se encontra acima de 80 mmHg e/ou o médio acima de 50 mmHg na ecocardiografia, o que coincide com gradientes pico a pico maiores que 50 mmHg ao cateterismo. Pacientes com histórico de síncope ou de parada cardíaca recuperada ou que tenham evidências de isquemia miocárdica (angina típica e teste ergométrico ou cintilografia miocárdica com esforço positivo) devem ser submetidos ao procedimento, mesmo com gradientes menores, entre 40 e 50 mmHg. O procedimento está também indicado nos neonatos com EAo crítica, independentemente do gradiente valvar, já que nessa situação costuma haver grave disfunção do ventrículo esquerdo, e o débito sistêmico somente pode ser mantido adequadamente pelo fluxo proveniente do canal arterial, mantido aberto com infusão contínua de prostaglandina E1 (Figura 100.3). A presença de insuficiência aórtica igual ou maior que moderada é contraindicação à valvoplastia, por se tratar ainda hoje de doença de manejo exclusivamente cirúrgico. Pacientes de idade mais avançada e com intensa calcificação do aparelho valvar aórtico também são desfavoráveis para o tratamento percutâneo, em virtude do risco elevado de fratura de um ou mais folhetos, o que poderia acarretar embolia sistêmica (cerebral, coronária etc.) e insuficiência aguda importante. Nesse caso, o procedimento somente deve ser realizado em pacientes extremamente graves e em choque cardiogênico, como ponte para estabilização e melhores condições pré-operatórias.

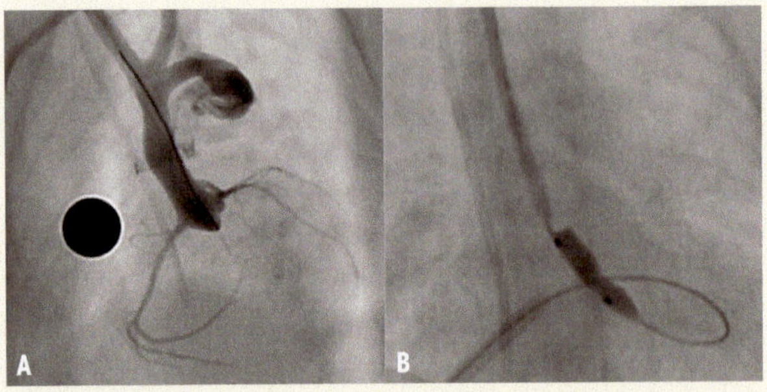

Figura 100.3 **Estenose aórtica crítica do recém-nascido.**

Por via carotídea, angiografia da raiz da aorta na projeção oblíqua anterior esquerda (A), evidenciando limitada abertura valvar aórtica, além de aorta torácica de calibres normais e canal arterial pérvio, com fluxo bidirecional. Durante valvoplastia (B), nota-se a acentuada cintura provocada pela estenose valvar aórtica no corpo do balão Aviator (Cordis inc.) durante a insuflação.

Fonte: Acervo da autoria.

Em um estudo de 2003 no IDPC, 75 pacientes com idade média de 8 anos foram submetidos a valvoplastia aórtica. O procedimento foi completado em 74 pacientes (98,6%). O gradiente sistólico pico a pico caiu de 79,6 ± 27,7 para 22,3 ± 17,8 mmHg (P < 0,001), e a pressão sistólica do ventrículo esquerdo de 164 ± 39,1 para 110 ± 24,8 mmHg (P < 0,001). Quatro pacientes (5,3%) faleceram durante o procedimento. Insuficiência aórtica apareceu ou piorou em 27 de 71 (38%) pacientes, e não foi necessária intervenção cirúrgica precoce. O seguimento médio foi de 50 ± 38 meses, e estenose ou regurgitação significativa foi encontrada em 16,6%.

Em outro estudo mais recente no IDPC com 24 neonatos, houve queda do gradiente pico a pico de 61 ± 36 mmHg para 29 ± 17 mmHg após o procedimento (P < 0,01). Houve incremento do grau de insuficiência aórtica no grupo como um todo (P < 0,05), sendo considerada mínima ou discreta em sete pacientes (30%), moderada em dois (8%) e grave em um (4%). Em nenhum dos pacientes foi necessária intervenção cirúrgica imediata relacionada à insuficiência aórtica. A ecocardiografia demonstrou melhora significativa da função ventricular após a valvoplastia, com 75% deles apresentando função normal ou discretamente reduzida na alta hospitalar. Apenas em dois pacientes (8%) a função foi considerada moderadamente reduzida (P < 0,05). Houve redução do gradiente sistólico máximo à ecocardiografia de 86 ± 25 mmHg para 36 ± 15 mmHg no exame entre 24 horas e 5 dias pós-dilatação (P < 0,001). Óbitos ocorreram em quatro pacientes (17%), relacionados principalmente a falência ventricular esquerda. Tal experiência expõe a maior gravidade da doença no período neonatal, porém ainda com resultados melhores do que o cirúrgico, conforme literatura internacional.

100.4 Coartação da Aorta (CoAo)

Em pacientes com CoAo, o tratamento está indicado quando o gradiente de pressão arterial ambulatorial braço/perna se encontra acima de 20 mmHg. O tratamento percutâneo pode ser realizado através da dilatação da lesão com cateter-balão ou através do implante de *stent*. No período neonatal e em lactentes de até 6 meses de idade, não se recomenda o tratamento percutâneo, devido à elevada taxa de reestenose, secundária à presença de tecido do canal arterial adjacente à lesão nessa faixa etária. Antes dos 6 meses de vida, classicamente se indica o tratamento percutâneo nos casos de recoartação cirúrgica, quando esta alcança elevada taxa de sucesso, por se tratar de lesão decorrente de fibrose cicatricial no local da sutura aórtica. As coartações que melhor respondem ao balão são as coartações cêntricas, localizadas e com arco e istmo aórtico bem desenvolvidos.

Outra modalidade de tratamento, que complementa a abordagem com balão, consiste no uso de *stents*, indicado para crianças, adolescentes e adultos. Na idade pediátrica, o uso de *stents* é limitado, pois depende de que o paciente tenha acesso arterial femoral que permita a passagem de sistemas de alto perfil. Para tal procedimento, considera-se o ponto de corte, peso acima de 10 a 15 kg, após angiografia da artéria femoral demonstrar que esta comporta o introdutor de calibre necessário. Além disso, novos acessos vasculares vêm sendo utilizados com sucesso (dissecção ou punção carotídea guiada por ultrassonografia, punção axilar, dissecção da ilíaca, suprainguinal etc.), que permitiu o implante de *stents* em pacientes de menor peso e em neonatos com complicações no pós-operatório, especialmente quando a CoAo não responde ao tratamento com balão (Figura 100.4). Estudos prospectivos e metanálises publicadas evidenciam que, quando comparados os tratamentos cirúrgico com *stent* e com balão, eles apresentam resultados similares em relação aos parâmetros de sucesso, com queda do gradiente braço-perna abaixo de 10 a 15 mmHg e melhora da hipertensão arterial sistêmica. No entanto, os mesmos estudos mostram que, das três técnicas, a mais segura foi o implante de *stent*, proporcionando taxas menores de eventos adversos graves gerais e, especialmente, alterações da parede da aorta e, mesmo, aneurismas.

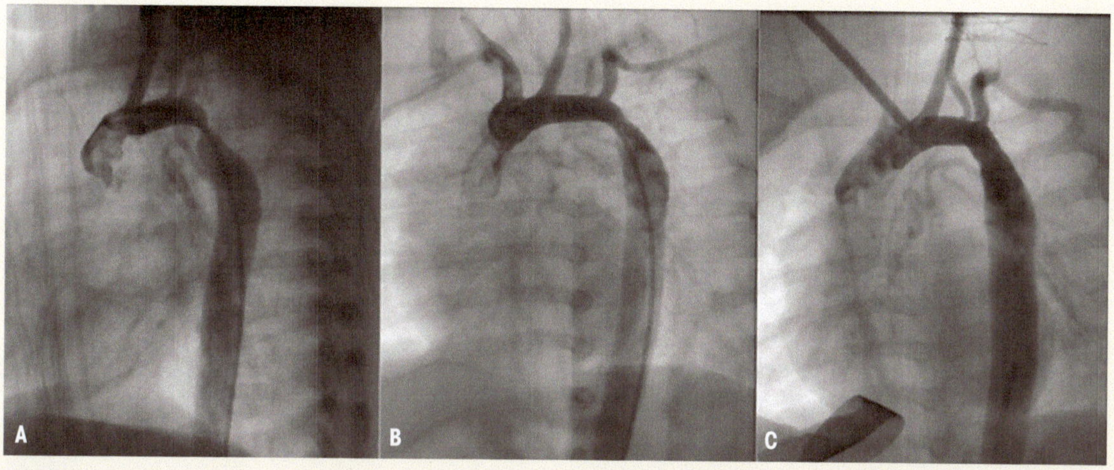

Figura 100.4 **Coartação nativa da aorta no lactente.**

Angiografia da aorta na projeção oblíqua anterior esquerda (A) mostra grave coartação ístmica da aorta, após a emergência da artéria subclávia esquerda, além da dilatação pós-estenótica da aorta descendente, comum nesses casos. Realizada angioplastia da coartação com balão por via femoral sem sucesso, conforme angiografia após (B). Por via carotídea, pode-se ver o aspecto final do tratamento da coartação, após o implante de *stent* Palmaz Genesis (*Cordis Inc.*), balão-expansível (C) e redilatável até a idade adulta. Observa-se excelente fluxo através do *stent*, que atinge o calibre do arco aórtico, sem sinais de trauma vascular adjacente.

Fonte: Acervo da autoria.

Em experiência conjunta do IDPC e da Santa Casa de Porto Alegre com 70 pacientes submetidos ao implante de *stent* na CoAo, houve sucesso em todos os casos. A idade e o peso médio foram 21,5 ± 10,8 anos e 57,6 ± 16,7 kg, respectivamente. Sessenta e quatro pacientes tinham lesão nativa e os demais eram recoartações pós-cirúrgicas ou pós-balão. A CoAo foi considerada focal em 67 pacientes e tubular/longa nos demais. O diâmetro médio do balão utilizado para os procedimentos foi de 16,3 ± 3,5 mm. O diâmetro da região coartada passou de 5,4 ± 2,9 para 15,6 ± 3,4 mm; o gradiente sistólico foi inicialmente de 46,2 ± 17,7 mmHg passando para 2,1 ± 4,7 mmHg. Houve migração distal do *stent* em dois pacientes, sem necessidade de cirurgia, sendo implantado na aorta descendente. Novos *stents* foram posicionados na CoAo com sucesso. Aneurismas ocorreram em quatro pacientes, e em um deles foi necessário o implante de um *stent-graft* para sua exclusão. Não houve óbitos relacionados ao procedimento.

Estudo mais recente, também realizado no IDPC, incluiu crianças com peso de até 30 kg submetidas ao tratamento da CoAo com *stent* redilatável, independente da via utilizada. Foram tratados, até 2016, 24 pacientes (médias de 5,5 ± 2,9 anos e 18,9 ± 6,6 kg), dos quais 19 eram portadores de CoA nativa. Houve queda estatisticamente significativa do gradiente de 25,0 ± 7,0 para 3,0 ± 2,0 mmHg e aumento do diâmetro da CoA de 4,5 ± 1,2 para 10,9 ± 3,2 mm, com aumento da relação CoAo/aorta descendente de 0,4 ± 0,2 para 1,0 ± 0,3 ($p < 0,001$ nas três variáveis). Em somente um paciente houve perda do pulso femoral, porém sem instabilização do membro inferior, com enchimento arterial retrógrado por colaterais. Tais dados confirmam a eficácia e a segurança do procedimento, inclusive em crianças pequenas, abrindo margem para uma nova discussão das diretrizes internacionais em prol da indicação da técnica menos invasiva.

100.5 Persistência do Canal Arterial (PCA)

A oclusão percutânea do PCA vem sendo praticada desde 1971. O procedimento está indicado para os pacientes que apresentam repercussão hemodinâmica, caracterizada pela dilatação das câmaras cardíacas esquerdas. Considerando a simplicidade, a segurança e a eficácia do método, a abordagem percutânea é a primeira opção de tratamento nos pacientes com peso superior a 5 kg. Atualmente, todos os tipos de canais (pela classificação angiográfica de Krichenko) são passíveis de tratamento percutâneo, sendo aqueles do tipo B (janela aortopulmonar) ou C (tubular) os mais desafiadores tecnicamente. O tratamento do PCA é contraindicado nos pacientes portadores de hipertensão pulmonar fixa e em cardiopatias complexas, nas quais o fluxo pulmonar ou sistêmico seja dependente do canal.

O Registro Europeu de Cardiologia Pediátrica relatou a experiência no tratamento de 1.258 pacientes com PCA, sendo encontrada taxa de 59% de oclusão imediata e de 95% após um ano de seguimento. O IDPC e o Hospital do Coração, em conjunto, têm experiência com mais de 500 pacientes com taxas de sucesso e oclusão de 99,5% na era mais recente (após 2000), com ausência de óbitos e de complicações significativas.

Os tipos de próteses mais utilizados são as molas helicoidais e os oclusores de nitinol destinados. As molas helicoidais são reservadas apenas para canais do tipo A, D ou E e diâmetro mínimo inferior a 2,5 mm na aortografia. As grandes vantagens são a sua ótima relação custo-benefício e a simplicidade no implante. As próteses oclusoras são constituídas de uma malha de nitinol autoexpansível e permitem o tratamento de praticamente todas as anatomias de PCA, especialmente quando disponíveis todas as opções de dispositivos para a escolha do que melhor se encaixe na anatomia estudada, com taxas de oclusão bem próximas de 100% (Figura 100.5).

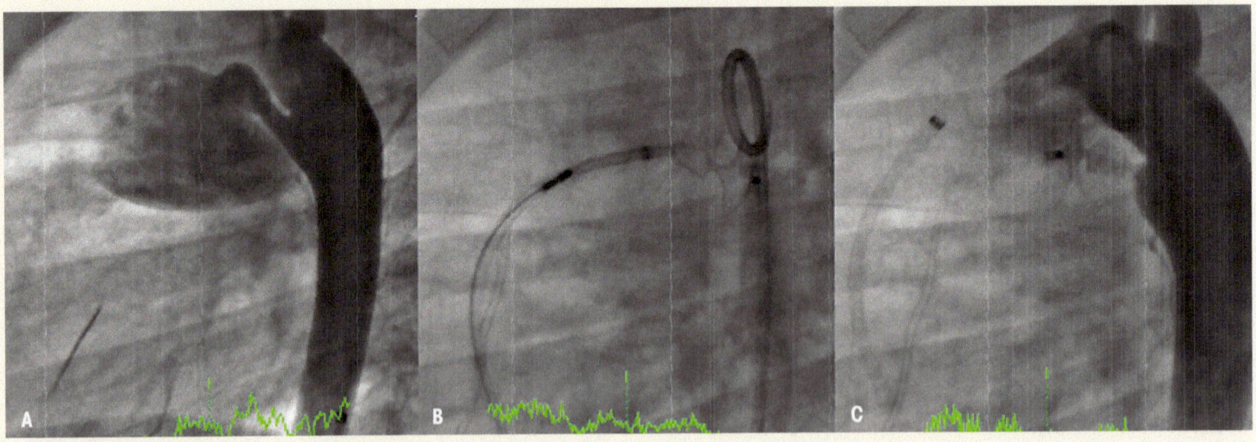

Figura 100.5 Persistência do canal arterial.

Angiografia da aorta descendente na projeção perfil esquerdo (A) mostra canal arterial tubular, longo e sinusoidal, com intenso fluxo para o tronco pulmonar, que se encontra dilatado. Durante fluoroscopia (B), podem-se monitorar os passos do implante anterógrado do dispositivo Amplatzer Duct Occluder II (*Abbott inc.*), com disco aórtico e cintura já abertos e sendo tracionados em direção ao canal. Angiografia final (C) mostra prótese bem posicionada no interior do canal arterial, sem protrusão para a aorta ou tronco pulmonar, com mínimo fluxo residual através da malha do dispositivo (habitual, imediatamente após o implante).

Fonte: Acervo da autoria.

100.6 Comunicação Interatrial (CIA)

A oclusão percutânea da CIA tipo *ostium secundum* é um procedimento mais simples, mais seguro e tão eficaz como o tratamento cirúrgico, resultando em menor tempo de internação. Por isso, é considerado o método terapêutico de eleição em pacientes selecionados. Estima-se que cerca de 90% de todos pacientes com CIA *ostium secundum* sejam candidatos favoráveis à oclusão percutânea. A indicação é bem estabelecida nos casos em que há dilatação das cavidades cardíacas direitas ao ecocardiograma, o que faz inferir a presença de hiperfluxo pulmonar, com relação de fluxos pulmonar/sistêmico (Qp/Qs) superior a 1,5 a 2,0. Pacientes portadores de CIA *ostium secundum* com fluxo direita-esquerda transitório e que sejam sintomáticos devido à cianose ou apresentem histórico de acidente vascular cerebral isquêmico secundário à embolia paradoxal também podem ser tratados percutaneamente. Se houver hipertensão arterial pulmonar com doença vascular obstrutiva já instalada (síndrome de Eisenmenger), o fechamento da CIA é contraindicado. O tratamento deve ser realizado em caráter eletivo em crianças acima de 4 anos de idade e com peso maior que 15 kg. Em crianças menores, o tratamento pode oferecer benefício imediato, naquelas portadoras de outras afecções associadas, especialmente as pulmonares (asma e broncodisplasia pulmonar) e síndromes genéticas com baixo ganho ponderoestatural, potencialmente agravado pela cardiopatia.

Os casos são preferencialmente selecionados pela ecocardiografia transesofágica 2D e 3D. Nos pacientes com menos de 20 kg e com janela ecocardiográfica transtorácica adequada, essa modalidade pode ser utilizada. A ecocardiografia transesofágica, no entanto, exerce papel fundamental no transoperatório, guiando o implante adequado da prótese e avaliando seu posicionamento final, assim como a presença de fluxos residuais (Figura 100.6).

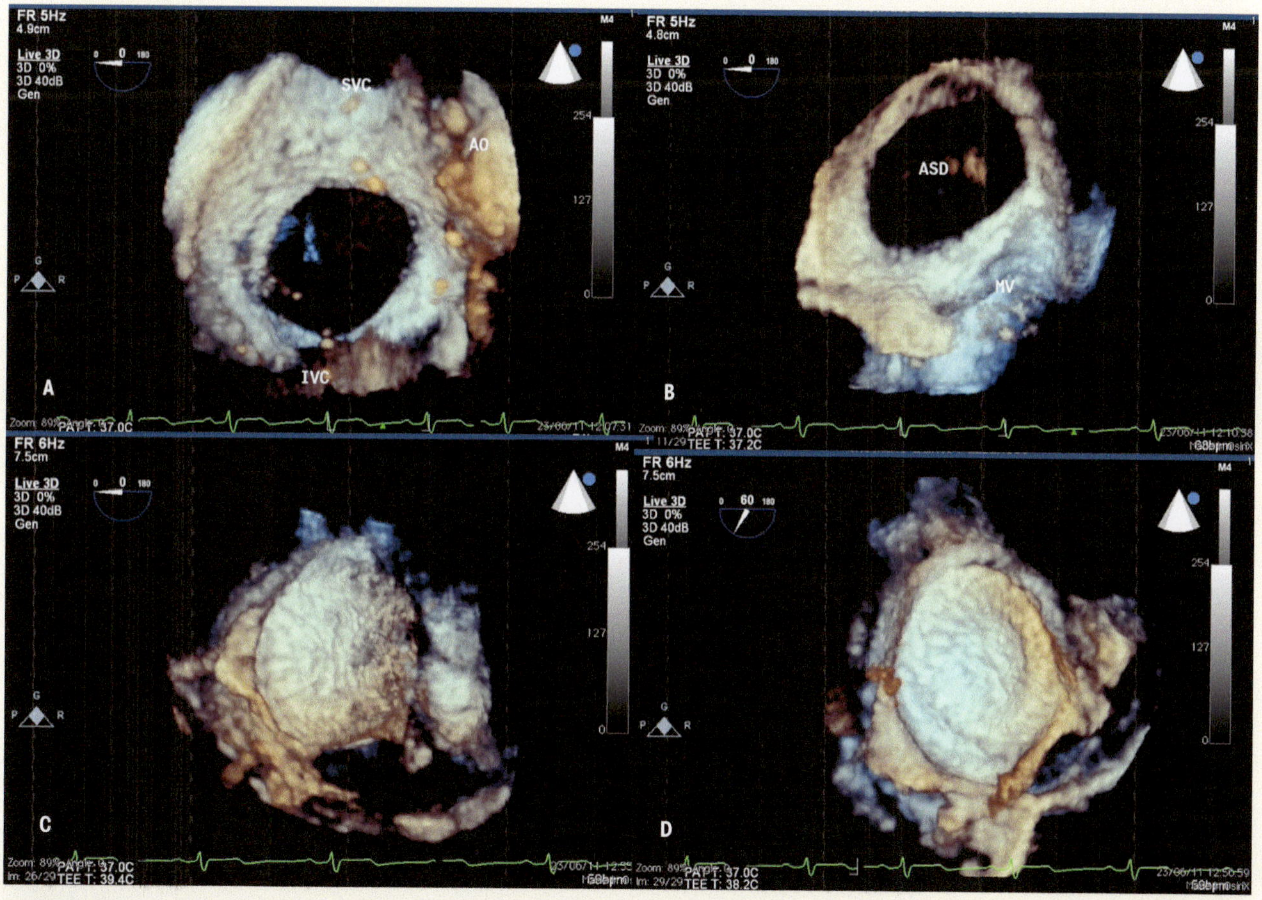

Figura 100.6 **Comunicação interatrial (CIA).**

Ecocardiograma transesofágico intraoperatório 3D mostra grande CIA localizada na fossa oval através da sua visibilização tridimensional a partir dos átrios direito (A) e esquerdo (B). Após o implante do dispositivo Figula Flex (*Occlutech Inc.*), pode-se observar seu ótimo posicionamento final, cobrindo toda a extensão do defeito. Aspectos da prótese tendo seus discos direito (C) e esquerdo (D) avaliados, respectivamente.

Fonte: Acervo da autoria.

A CIA *ostium secundum* favorável à oclusão percutânea com próteses de duplo disco é aquela cujo diâmetro seja igual ou inferior a 30 a 35 mm e que apresente bordas suficientes para acomodar e estabilizar os dois discos da prótese. A deficiência isolada da borda anterossuperior, ou até mesmo sua ausência, não configura contraindicação ao tratamento percutâneo. A insuficiência das demais bordas é contraindicação relativa, podendo ser tentada a oclusão desses defeitos quando a borda contralateral é favorável. Septos multifenestrados, CIA com aneurisma do septo e CIA múltiplas também podem ser ocluídas percutaneamente com próteses específicas e técnicas alternativas.

O ácido acetilsalicílico (AAS) deve ser iniciado cerca de 5 dias antes do procedimento e mantido por 6 meses, durante o período de endotelização da prótese. A profilaxia para endocardite infecciosa é recomendada no mesmo período ou enquanto houver fluxo residual.

A experiência do IDPC com a oclusão percutânea da CIA *ostium secundum* ultrapassa os 500 pacientes, com excelentes resultados, compatíveis com a prática clínica internacional. Recente publicação do serviço demonstrou sua segurança e eficácia inclusive em pacientes menores de 20 kg, havendo sucesso no implante da prótese em todos os 78 pacientes. Em somente um paciente foi constatada complicação grave (bloqueio atrioventricular total), revertido imediatamente após retirada percutânea da prótese. Novo procedimento foi realizado nesse paciente, 6 meses depois, havendo sucesso no implante, sem complicações. Foi evidenciado fluxo residual no ecocardiograma após 24 horas em três pacientes, dois com fluxo mínimo (menor que 1,0 mm) e um com fluxo pequeno (1,0 a 2,0 mm).

100.7 Comunicação Interventricular (CIV)

As CIV correspondem a cerca de 20% de todas as cardiopatias congênitas. O septo interventricular pode ser dividido em quatro regiões: membranosa, muscular/trabecular, via de entrada e via de saída. As CIV podem ser únicas, em qualquer região do septo, ou múltiplas, geralmente na sua porção muscular (tipo *queijo suíço*). A CIV membranosa é a mais frequente, correspondendo a cerca de 80% de todos os casos, seguida da CIV muscular, em 5 a 20%. A ecocardiografia transtorácica é o melhor método diagnóstico para a avaliação da CIV, determinando o tipo, a dimensão e o número de defeitos no septo interventricular, além de estimar, por métodos indiretos, o regime de pressão arterial pulmonar.

100.7.1 Comunicação interventricular perimembranosa

O tratamento cirúrgico da CIV perimembranosa é efetivo e seguro e ainda é o método terapêutico de escolha em todas as idades, especialmente em crianças abaixo de 2 anos (peso inferior a 10 kg). Em crianças maiores, o tratamento percutâneo é factível do ponto de vista técnico. Entretanto, a ocorrência de bloqueio atrioventricular, muitas vezes tardio, constituiu o principal fator limitante do tratamento percutâneo com as próteses Amplatzer® de primeira geração específicas para CIV perimembranosa. Com o advento de próteses com novos formatos e texturas, a incidência dessa complicação foi reduzida, equiparando-se à observada com a correção cirúrgica, de aproximadamente 1%. Em um estudo conduzido no Brasil, verificou-se apenas um caso de bloqueio atrioventricular de terceiro grau em 56 pacientes tratados, com 91% de oclusão total do defeito no acompanhamento ambulatorial.

100.7.2 Comunicação interventricular muscular

Como as CIV musculares se encontram geralmente distantes dos feixes de condução, o tratamento percutâneo é muito seguro, resultando também em altos índices de oclusão completa, mesmo nos casos de CIV múltiplas (Figura 100.7). Pacientes portadores de CIV muscular com comprometimento hemodinâmico (dilatação das câmaras cardíacas esquerdas e Qp/Qs igual ou superior a 2/1) são indicados para o tratamento percutâneo com prótese. Nos pacientes com peso inferior a 5 a 6 kg, a abordagem percutânea oferece risco elevado, sendo mais apropriado o implante por via perventricular (com toracotomia mediana e punção direta da parede livre do VD) guiada pela ecocardiografia transesofágica ou epicárdica. Após o implante, utiliza-se AAS por 6 meses, tempo este também recomendado para profilaxia para endocardite infecciosa, desde que não haja fluxo residual.

São critérios de exclusão para a oclusão da CIV muscular com prótese:

1. distância igual ou inferior a 4 mm entre uma das bordas do defeito e as valvas aórtica, mitral ou tricúspide;
2. tamanho do defeito maior que 22 a 24 mm;
3) doença vascular pulmonar obstrutiva, com resistência vascular pulmonar indexada superior a 7,0 w.m^2;
4. sepse associada; e
5. qualquer condição que contraindique o uso de antiagregação plaquetária com AAS ou clopidogrel.

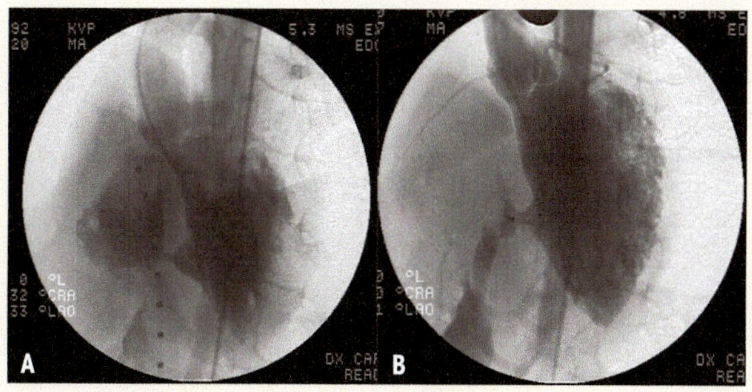

Figura 100.7 **Comunicação interventricular muscular.**

Ventriculografia esquerda na projeção oblíqua anterior esquerda cranial (A) mostra ventrículo dilatado em decorrência de grande CIV muscular, localizada na porção medial do septo interventricular, com intenso fluxo direcionado ao ventrículo direito. Ventriculografia esquerda pós-oclusão com prótese Amplatzer VSD (***Abbott Inc.***) mostra dispositivo bem posicionado, com mínimo fluxo residual através de sua malha (habitual imediatamente após a oclusão).

Fonte: Acervo da autoria.

100.8 *Shunts* vasculares

100.8.1 Colaterais sistêmico-pulmonares

Tais vasos podem ter origem na aorta ou em seus ramos proximais, perfundindo o leito arterial pulmonar e podendo gerar diversos graus de hiperfluxo pulmonar. O tratamento das colaterais sistêmico-pulmonares está indicado na presença de fluxo esquerda-direita significativo que resulte em insuficiência cardíaca, hiperfluxo pulmonar e comprometimento respiratório. Sua oclusão deve ser avaliada em três grandes grupos de cardiopatias: 1. corações univentriculares, submetidos à anastomose de Glenn ou de Fontan; 2) tetralogia de Fallot ou atresia pulmonar com CIV; e 3. outras cardiopatias congênitas complexas (geralmente descobertas no pós-operatório, gerando hiperfluxo pulmonar). Seu tratamento é realizado por meio do implante de dispositivos do tipo *mola*, *plugs* feitos de Nitinol ou mesmo balões destacáveis. No IDPC, opta-se por *coils* de Gianturco® ou Amplatzer® Vascular Plugs I e II, com elevadas taxas de sucesso.

100.8.2 Fístulas coronárias

Podem se originar da artéria coronária direita ou esquerda e, geralmente, drenam para o átrio direito, VD ou tronco pulmonar. A maioria dos pacientes é assintomática, podendo os sintomas surgir na idade adulta, devido à associação com doença arterial coronária. Sua involução espontânea, assim como complicações como trombose da fístula ou ruptura, é rara. Aquelas que resultam em repercussão hemodinâmica (pelo hiperfluxo pulmonar) ou que apresentem dilatação de câmaras devem ser ocluídas. A abordagem percutânea é factível na maioria dos casos com ótimos desfechos.

100.8.3 Fístulas arteriovenosas pulmonares

Trata-se de conexões anômalas entre a artéria e a veia pulmonar e, quando apresentam dimensões ou números significativos, podem causar cianose por desvio alveolar pulmonar. O tratamento percutâneo é realizado em casos selecionados utilizando-se recursos semelhantes àqueles empregados na oclusão do canal arterial. Está indicado nos casos de cianose e histórico de tromboembolismo sistêmico.

100.9 Implante percutâneo da valva pulmonar

As disfunções no trato de saída do VD são complicações frequentes no pós-operatório tardio das cirurgias de conexão entre o VD direito e a artéria pulmonar em pacientes portadores de tetralogia de Fallot, atresia pulmonar, entre outras. Nesse contexto, a insuficiência pulmonar e principalmente sua associação à estenose pulmonar pode resultar em dilatação e disfunção ventricular direita progressiva, intolerância ao exercício, arritmias potencialmente graves e morte súbita. O restabelecimento da função da valva pulmonar em um momento apropriado pode reverter esse processo, restaurando a função ventricular e melhorando a sintomatologia.

Há várias opções e técnicas cirúrgicas para tratar a insuficiência pulmonar, incluindo o uso de homoenxertos de cadáveres, condutos sintéticos valvados, enxertos de veia jugular bovina ou valva bioprotética implantada diretamente no trato de saída do VD. No entanto, estima-se que, após 4 a 5 anos, 25% dos pacientes submetidos a implante de homoenxerto necessitem de algum tipo de intervenção para aumentar a longevidade desses condutos, sendo esse número superior a 50% em 10 anos.

Como alternativa à abordagem cirúrgica, foram desenvolvidos protótipos de uma prótese valvar implantável percutaneamente em posição pulmonar. A primeira foi denominada Melody® Valve (*Medtronic*) (Figura 100.8). Posteriormente, outra opção, de conceito semelhante, foi desenvolvida pela *Edward-Sapien* (ainda não disponível no Brasil). Mais de 5.000 procedimentos com essa técnica já foram realizadas no mundo. Centenas de pacientes foram tratados através desse método na Europa com ótimos resultados, que se repetiram posteriormente nos Estados Unidos. Segundo a American Heart Association, a recomendação do implante dessas próteses tem classe IIa, quando indicadas para pacientes com estenose ou insuficiência moderada a grave do conduto VD-tronco de pulmonar. A valva Melody® está disponível para o implante em condutos ou próteses biológicas em posição pulmonar com diâmetro interno de 16 a 22 mm. Estão em fase inicial de estudos outros dispositivos específicos para implante em vias de saída nativas do VD, ampliadas com retalho e monocúspide, com bons resultados preliminares.

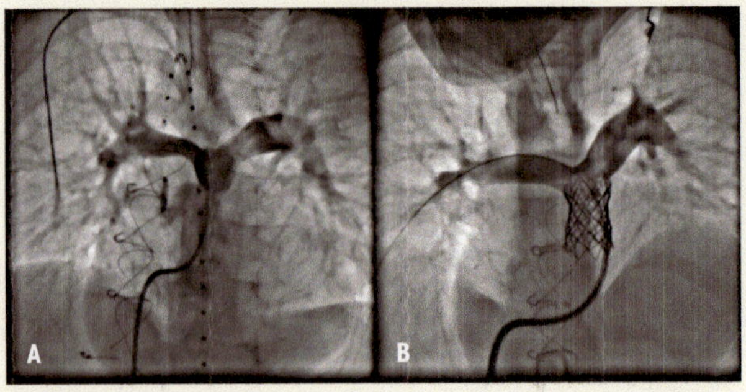

Figura 100.8 **Pós-operatório tardio de correção de tetralogia de Fallot com homoenxerto pulmonar.**

Angiografia pulmonar na projeção posteroanterior cranial (A) mostra homoenxerto com estenose grave, com artérias pulmonares de bom calibre, sem estenoses. Após a realização do implante de *stent* Palmaz (*Cordis Inc.*) no interior do conduto e revalvularização percutânea com prótese Melody (Medtronic inc.), a angiografia pulmonar mostra resolução da estenose do conduto, assim como competência da prótese biológica em posição pulmonar (B).

Fonte: Acervo da autoria.

DICAS DO EDITOR

Referências bibliográficas

1. Costa RN, Fontes VF, Pedra SRF, Santos MA, Moreira SM, Santana MVT, et al. Valvoplastia por via carotídea na estenose aórtica do neonato e lactente jovem: resultados imediatos em serviços de referência. Rev Bras Cardiol Invas. 2009;17(4):526-32.
2. Costa RN, Ribeiro MS, Pereira FL, Pedra SRF, Jatene MB, Jatene IB, et al. Fechamento percutâneo versus cirúrgico da comunicação interatrial em crianças e adolescentes. Arq Bras Cardiol. 2013;100(4):347-54.
3. Feltes TF, et al. Indications for cardiac catheterization and intervention in pediatric cardiac disease: a scientific statement from the American Heart Association. Circulation. Published online May 2, 2011; DOI: 10.1161/CIR.0b013e31821b1f10.
4. Fontes VF, Sousa JE, Esteves CA, Silva MV, Bembom MC, Silva MA, et al. Pulmonary valvuloplasty with the balloon catheter: an alternative in the treatment of pulmonary valve stenosis. Arquivos Brasileiros de Cardiologia. 1984;42(4):249-53.
5. Fontes VF, Esteves CA, Sousa JE, et al. Regression of infundibular hypertrophy after pulmonary valvuloplasty for pulmonic stenosis. Am J Cardiol. 1988;62:977-9.
6. Forbes TJ, Moore P, Pedra CA, Zahn EM, Nykanen D, Amin Z, et al. Intermediate follow-up following intravascular stenting for treatment of coarctation of the aorta. Catheterization and Cardiovascular Interventions. 2007;70(4):569-77.
7. Hatem DM, Castro I, Haertel JC, et al. Short- and long- term results of percutaneous balloon valvuloplasty in pulmonary valve stenosis. Arq Bras Cardiol. 2004;82:221-7.
8. Hijazi ZM, al-Fadley F, Geggel RL, Marx GR, Galal O, al-Halees Z, et al. Stent implantation for relief of pulmonary artery stenosis: immediate and short-term results. Catheterization and Cardiovascular Diagnosis. 1996;38(1):16-23.

9. Justino H, Pedra C, Freedom RM, et al. Congenital aortic valve stenosis or regurgitation. In: Freedom RM, Yoo S-J, Mikailian H, Williams WG, eds. The natural modified history of congenital heart disease. New York: Blackwell; 2004. p.138-68.

10. McElhinney DB, Hellenbrand WE, Zahn EM, Jones TK, Cheatham JP, Lock JE, et al. Short- and medium-term outcomes after transcatheter pulmonary valve placement in the expanded multicenter US Melody valve trial. Circulation. 2010;122:507-16.

11. Ovaert C, McCrindle BW, Nykanen D, et al. Balloon angioplasty of native coarctation: clinical outcomes and predictors of success. J Am Coll Cardiol. 2000;35:988-96.

12. Pedra CA, Fontes VF, Esteves CA, Pilla CB, Braga SL, Pedra SR, et al. Stenting vs. balloon angioplasty for discrete unoperated coarctation of the aorta in adolescents and adults. Catheterization and Cardiovascular Interventions. 2005;64(4):495-506.

13. Pedra CAC, Esteves CA, Pontes Jr SC, et al. Oclusão percutânea do pequeno canal arterial com molas de Gianturco: impacto da otimização da seleção das molas e dos pacientes e da não tolerância ao fluxo residual significativo imediato nos resultados. Rev Bras Cardiol Invas. 2008;16(1):86-90.

14. Pilla CB, Fontes VF, Pedra CA. Endovascular stenting for aortic coarctation. Expert Review of Cardiovascular Therapy. 2005;3(5):879-90.

15. Ribeiro MS, Pereira FL, Costa RN, Arruda A, Braga S, Fontes VF, Pedra CAC. Oclusão percutânea de defeitos cardíacos congênitos e estruturais com Amplatzer Duct Occluder II. Rev Bras Cardiol Invas. 2011;19(4):430-41.

16. Ribeiro MS, Pereira FL, Nascimento WTM, et al. Factibilidade, segurança e eficácia do fechamento percutâneo da comunicação interatrial em crianças pequenas. Rev Bras Cardiol Invas. 2013;21(2):165-75.

17. Pedra CAC, Pedra SRF, Pessotti C, Santana MVT, Jatene IB, Shimoda M, et al. Fechamento percutâneo da comunicação interventricular muscular congênita. ver Bras Cardiol Invas. 2008;16(2):218-24.

18. Pedra CA, Pedra SRF, Costa RN, Braga SLN, Esteves CA, Fontes VF. Experiência inicial no fechamento percutâneo da comunicação interatrial tipo ostium secundum com a prótese figulla. Rev Bras Cardiol Invas. 2010;18(1):81-8.

19. Pedra CA, Pedra SR, Chaccur P, Jatene M, Costa RN, Hijazi ZM, Amin Z. Perventricular device closure of congenital muscular ventricular septal defects. Expert Rev Cardiovasc Ther. 2010 May;8(5):663-74.

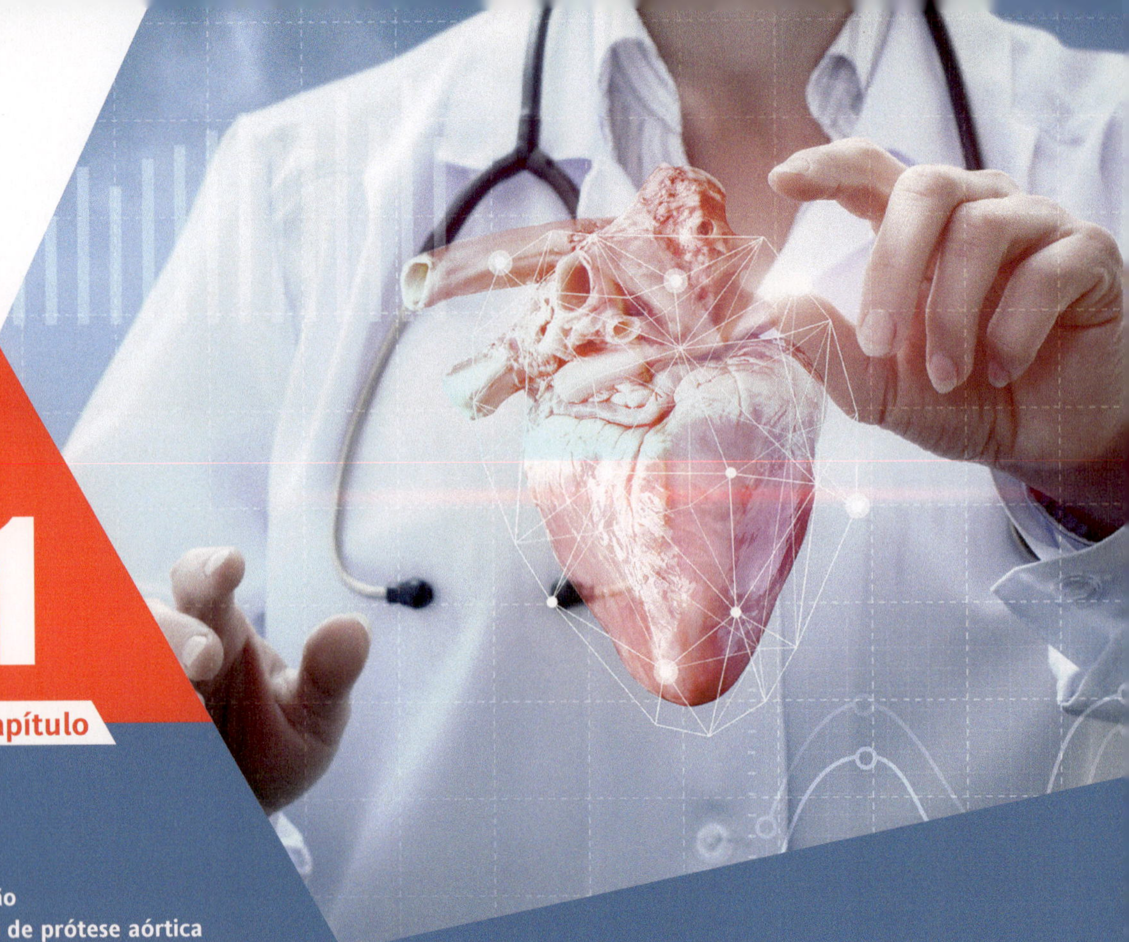

101

Destaques do Capítulo

- Valvopatias
- Estenose aórtica
- Estenose mitral
- Insuficiência mitral
- Valvoplastia por balão
- Implante percutâneo de prótese aórtica

Intervenção percutânea nas valvopatias

Dimytri Alexandre de Alvim Siqueira
Sérgio Luiz Navarro Braga

O principal objetivo do tratamento das valvopatias é a restauração da função valvar. Em pacientes sintomáticos e com doença valvar de grau importante, somente o alívio da sobrecarga de volume e/ou de pressão imposta pela valvopatia é capaz de alterar sua história natural, promovendo aumento na sobrevida e melhora de sintomas. Ao longo das últimas décadas, avanços significativos têm sido obtidos no tratamento percutâneo das doenças cardíacas estruturais, termo que designa doenças patologias não coronarianas e que têm nas doenças valvares o principal representante. Na atualidade, a valvoplastia com balão constitui o tratamento de escolha para muitos pacientes com estenose das valvas mitral e pulmonar.

Mais recentemente, o implante por cateter de prótese aórtica (TAVI, *do inglês transcatheter aortic valve implantation*) veio ocupar destacado papel, devido a sua comprovada eficácia em promover benefício sintomático e reduzir a mortalidade de pacientes idosos com estenose aórtica, com resultados clínicos não inferiores aos outrora observados com a cirurgia de troca valvar. Por sua vez, o tratamento percutâneo da insuficiência mitral tem sido bastante estudado e alguns dispositivos já se encontram em uso clínico. Este capítulo aborda a intervenção valvar percutânea para o tratamento da estenose aórtica e da disfunção mitral (por estenose ou insuficiência), destacando-se o processo de seleção de pacientes e as evidências científicas e aspectos técnicos fundamentais desses procedimentos.

101.1 Estenose mitral reumática

A valvotomia mitral percutânea (VMP) foi descrita pela primeira vez em 1984 por Inoue et al., que utilizaram um balão especificamente desenhado para se dilatar a valva mitral estenosada. A técnica do duplo balão com duplo fio-guia, com punção transeptal única e dilatação do septo interatrial, utilizada por muitos anos, a partir de 1986, foi empregada por Al-Zaibag e Palacios. Em 1995, Bonhoeffer desenvolveu a técnica do duplo balão sobre um único fio-guia e finalmente, em 1996, Cribier demonstrou a eficácia do valvulótomo metálico – que permite a abertura bilateral das comissuras valvares com maior frequência quando comparada com a técnica dos balões.

A VMP é procedimento da alta complexidade, com longa curva de aprendizado, principalmente relacionada à punção transeptal pela técnica de Brockenbrough.

Atualmente a VMP pela técnica de Inoue é a mais empregada, devido à simplicidade, ao baixo índice de complicações e à comodidade, podendo ser realizada somente por um operador.

101.1.1 Seleção de pacientes, indicações e contraindicações

É de fundamental importância a avaliação prévia do paciente e seu quadro clínico, no qual se consideram a classe funcional de acordo com a New York Heart Association (NYHA), a ausculta cardíaca e as análises do eletrocardiograma e do estudo radiológico convencional. O ecocardiograma transtorácico fornece dados essenciais para a conduta terapêutica a ser tomada, como a área valvar mitral e a quantificação de refluxo valvar associado. O tamanho da cavidade atrial esquerda e presença ou não de trombos em seu interior, relativamente comum em indivíduos com estenose mitral e fibrilação atrial, são melhor analisados através do ecocardiograma transesofágico. O ecocardiograma também detalha dados importantes da anatomia valvar e subvalvar mitral, que, agrupados, determinam o escore descrito por Wilkins e Block (Figura 101.1). Esse escore é composto por quatro quesitos: mobilidade e flexibilidade dos folhetos mitrais, espessamento, grau de comprometimento do aparelho subvalvar e presença de calcificação. Constitui fator prognóstico importante da evolução tardia e da ocorrência de eventos em pacientes submetidos à VMP (reestenose, acidente vascular cerebral, reintervenção e óbito). Assim, pacientes com escore igual ou menor que 8 pontos são considerados ideais para serem submetidos ao procedimento; entre maior que 8 e menor que 12 pontos, a evolução é menos favorável, sendo o ganho obtido com a VMP em termos de área valvar menos pronunciado; em escore igual ou maior que 12 pontos, por sua vez, a cirurgia de troca mitral constitui o tratamento de escolha, exceção feita para pacientes grávidas e com alto risco operatório. Desde 1998 a American Heart Association considera a VMP como classe I para o tratamento do paciente com estenose mitral reumática e que preencham os critérios por ela definidos (Tabela 101.1).

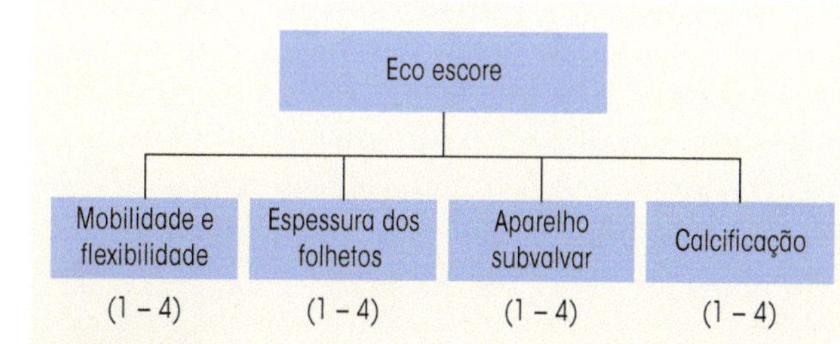

Figura 101.1 Escore ecocardiográfico de Wilkins e Block.

Fonte: Desenvolvido pela autoria.

Tabela 101.1 Recomendações para valvoplastia mitral percutânea com balão.

Indicações	Classe
Pacientes sintomáticos (classe funcional II, III ou IV – NYHA), estenose mitral moderada ou grave (área valvar mitral ≤ 1,5 cm²), e valva com morfologia favorável para valvotomia mitral percutânea com balão, na ausência de trombo atrial esquerdo ou insuficiência mitral moderada a grave.	I
Pacientes assintomáticos com estenose mitral moderada ou grave (área valvar mitral ≥ 1,5 cm²) e valva com morfologia favorável para valvotomia mitral percutânea com balão, com hipertensão pulmonar (pressão arterial sistólica pulmonar > 50 mmHg em repouso ou 60 mmHg com exercício), na ausência de trombo atrial esquerdo ou insuficiência mitral e de grau moderado a grave.	IIa

(continua)

(continua)

Tabela 101.1 Recomendações para valvoplastia mitral percutânea com balão.

Indicações	Classe
Pacientes sintomáticos (Classe Funcional III – IV – NYHA) com estenose mitral de grau moderado ou grave (área valvar mitral ≤ 1,5 cm²), e valva mitral pouco flexível e calcificada com alto risco cirúrgico, na ausência de trombo atrial esquerdo ou insuficiência mitral de grau moderado a grave.	IIa
Pacientes assintomáticos, com estenose mitral moderada ou grave (área valvar mitral ≤ 1,5 cm²) e valva com morfologia favorável para valvotomia percutânea com balão, que tenha fibrilação atrial de início recente na ausência de trombo atrial esquerdo ou insuficiência mitral de grau moderado a grave.	IIb
Pacientes sintomáticos (Classe Funcional III – IV – NYHA), com estenose mitral de grau moderado ou grave (área valvar mitral ≤ 1,5 cm²) e valva espessada e calcificada com risco cirúrgico baixo.	IIb
Pacientes com estenose mitral leve.	III

Fonte: Desenvolvido pela autoria.

As principais contraindicações ao tratamento percutâneo da estenose mitral reumática dizem respeito à presença de trombos aderidos ao septo interatrial ou próximos à valva mitral, além daqueles que se apresentam móveis na cavidade atrial esquerda. A presença de insuficiência mitral moderada ao ecocardiograma transtorácico ou maior que 2+/4+ pela classificação de Sellers (conforme o estudo angiográfico) também representa contraindicação. São consideradas contraindicações relativas a presença de calcificação comissural bilateral e a insuficiência tricúspide grave concomitante, por apresentarem seguimento tardio desfavorável em comparação ao tratamento cirúrgico.

Em pacientes com trombos no átrio esquerdo e/ou apêndice atrial esquerdo e que se encontrem estáveis clinicamente, recomenda-se anticoagulação oral por 12 meses com otimização da relação normalizada internacional (RNI) entre 2,5 e 3. Seu seguimento deverá ser realizado com ecocardiograma transesofágico a cada 3 meses; com isso, observa-se resolução do trombo em 96% dos casos em um período médio de 6 a 7 meses, permitindo a realização da VMP. A fibrilação atrial crônica e a presença de contraste espontâneo graus III ou IV não são consideradas contraindicações à VMP, mas também requerem anticoagulação por 4 a 6 semanas. Cerca de 3 dias antes do procedimento, a anticoagulação oral é suspensa e inicia-se a administração subcutânea de heparina não fracionada ou heparina de baixo peso molecular, até que o RNI alcance valores iguais ou menores que 2, o que permite a realização do procedimento de valvoplastia.

Pacientes submetidos à comissurotomia cirúrgica ou VMP prévias não representam contraindicação para uma nova intervenção percutânea. A análise detalhada do escore de Wilkins e Block torna-se fundamental nesses casos.

Critérios para os resultados obtidos:

- *Sucesso*: aumento da área valvar mitral igual ou superior a 25% da área inicial, obtendo-se área valvar final igual ou maior que 1,5 cm², sem insuficiência mitral grave.
- *Sucesso parcial*: área valvar mitral final inferior a 1,5 cm², na ausência de regurgitação mitral grave.
- *Insucesso*: quando houver interrupção do procedimento por problemas técnicos ou a ocorrência de complicações maiores.
- *Reestenose*: no seguimento tardio, considera-se reestenose ecocardiográfica quando a área valvar mitral for menor que 1,5 cm², com perda igual ou inferior a 50% do ganho inicial.

Resultados imediatos:

O objetivo principal da VMP é o aumento da área valvar mitral e a consequente queda da pressão média na cavidade atrial esquerda, do gradiente diastólico entre o átrio e o ventrículo esquerdos e também a diminuição dos dados manométricos em território pulmonar e câmaras direitas.

Na experiência do Instituto Dante Pazzanese de Cardiologia (IDPC), com aproximadamente 2.500 casos, a principal complicação imediata foi o aparecimento ou o aumento da insuficiência mitral em 26% dos casos, sendo considerada grave (3+ ou 4+) em apenas 3,6% dos procedimentos.

Resultados tardios:

No IDPC, entre agosto de 1987 e junho de 2000 foram realizados 1.050 procedimentos, tendo-se obtido sucesso em 1.005 deles (95,7%). A probabilidade acumulada de reestenose foi de 14,9% em 5 anos, de 18,4% em 7 anos e de 21,9% em 10 anos. Nessa casuística, foram definidos como fatores prognósticos de reestenose ecocardiográfica o diâmetro do átrio esquerdo pré-intervenção e a área valvar pós-procedimento.

101.1.1.1 Comparação dos resultados da VPM com o tratamento cirúrgico convencional

Os primeiros estudos comparativos entre os dois métodos consistiram em séries históricas, e demonstraram resultados imediatos e tardios similares, uma vez que os fatores clínicos e anatômicos que impactam a evolução dos pacientes submetidos à VMP parecem influenciar também os desfechos cirúrgicos. Com o transcorrer dos anos, realizaram-se vários estudos randomizados com grupos homogêneos de pacientes (idade, escore ecocardiográfico); verificou-se que os resultados imediatos e tardios eram muito próximos quando se comparava o tratamento percutâneo com o tratamento cirúrgico convencional.

101.1.1.2 Complicações maiores

Constituem complicações maiores da VMP o aparecimento de insuficiência mitral grave (≥ 3+/4+) devido à laceração dos folhetos, à abertura excessiva das comissuras ou lesões do aparelho subvalvar, achados estes que podem determinar cirurgia corretiva de urgência/emergência ou correção eletiva com plastia ou troca valvar mitral. Outras complicações incluem a embolia sistêmica ou coronariana e a perfuração de câmaras, que pode evoluir para tamponamento cardíaco e óbito.

101.1.1.3 Subgrupos especiais

Em certos subgrupos de pacientes, a VMP tem indicação relevante. São os pacientes com idade inferior a 18 anos, as gestantes portadoras de estenose mitral grave refratária ao tratamento clínico, nas quais a mortalidade fetal após a VMP é próxima de zero, os indivíduos com alto risco cirúrgico e pacientes com hipertensão pulmonar importante.

101.2 Insuficiência mitral

A insuficiência mitral constitui uma das doenças valvares mais prevalentes ao redor do mundo. Quando de grau importante, resulta em disfunção ventricular esquerda progressiva e insuficiência cardíaca, podendo atingir índices de mortalidade de até 6% ao ano, ou de 50% em 5 anos. A insuficiência mitral deve ser caracterizada como primária ou secundária, e tal distinção não é meramente didática: o perfil de pacientes acometidos, o prognóstico e as indicações de correção cirúrgica são distintos conforme essa classificação.

A insuficiência mitral primária é causada principalmente pela degeneração mixomatosa dos folhetos valvares, podendo acometer também as cordoalhas: o folheto com perda de sua elasticidade apresenta prolapso para o átrio esquerdo, determinando falha de coaptação e refluxo sistólico para a cavidade atrial; a rotura de cordoalha não é incomum nesses casos. Outras causas de insuficiência mitral primária são: doença reumática, doença mitral induzida por fármacos, endocardite infecciosa e acometimento valvar decorrente de outras doenças inflamatórias sistêmicas. O tratamento de escolha para a correção da insuficiência mitral primária é a cirurgia de reparo (plastia) ou de troca valvar mitral. Em pacientes idosos e/ou com comorbidades, contudo, o risco cirúrgico eleva-se sobremaneira, sendo a cirurgia convencional contraindicada em boa proporção nesses indivíduos.

A insuficiência mitral secundária, por sua vez, é determinada pela dilatação do anel valvar mitral. Nesse caso, a valva mitral é anatomicamente normal, e a regurgitação ocorre em consequência do aumento da cavidade ventricular esquerda (como nas miocardiopatias isquêmica e não isquêmica), com tração ou estiramento (*tethering*) dos folhetos. Nesse grupo de pacientes, os benefícios da cirurgia em termos de sobrevida e melhoria de sintomas são menos consistentes, e a indicação cirúrgica é restrita a casos refratários ao tratamento clínico ou considerada em indivíduos com miocardiopatia isquêmica e candidatos à cirurgia de revascularização miocárdica concomitante.

Como a regurgitação mitral acomete frequentemente pacientes idosos, com comorbidades e risco cirúrgico aumentado, tem-se buscado uma solução efetiva e menos invasiva para o tratamento dessa valvopatia. O MitraClip® (*Abbott Vascular Inc*, Santa Clara, CA, USA) constitui um dos vários dispositivos percutâneos desenvolvidos para o tratamento por cateter da insuficiência mitral, e é o único aprovado no Brasil até o momento.

101.2.1 MitraClip: aspectos técnicos

O dispositivo tem sua aplicação baseada na técnica cirúrgica de Alfieri: nessa cirurgia, aproximam-se (mediante sutura) as porções média dos folhetos anterior e posterior da valva mitral, criando-se um duplo orifício valvar; reduz-se assim, o grau de refluxo durante a sístole. O sistema MitraClip® possui três principais componentes: o cateter-guia, o sistema de liberação e o clipe, recoberto por um tecido de poliéster (Figura 101.2). O clipe é formado por dois braços e estruturas chamadas "*grippers*", que aprisionam firmemente os folhetos valvares. O procedimento de MitraClip® é realizado sob anestesia geral e intubação orotraqueal, sendo guiado pelo ecocardiograma transesofágico (de preferência com aquisição de imagens tridimensionais); a fluroscopia faz-se também necessária. Pela veia femoral direita, obtém-se acesso ao átrio esquerdo através de punção transeptal. Após posicionarmos um cateter-guia 24 F no interior do átrio esquerdo, o sistema MitraClip® é introduzido e direcionado para a valva mitral, com o auxílio da fluoroscopia e do ecocardiograma transesofágico. Diversos cortes ecocardiográficos são realizados para garantir a orientação e o posicionamento adequado do clipe, de forma que seus braços abertos estejam perpendiculares à linha de coaptação dos folhetos e sobre o jato regurgitante mitral. O clipe é então avançado para o ventrículo esquerdo, e posteriormente recuado em direção ao átrio esquerdo para *agarrar* (do inglês *grasping*) os folhetos mitrais. Os braços do clipe são então fechados, e os folhetos ficam aprisionados firmemente pelos *grippers*, criando-se dois orifícios valvares (Figura 101.3). O MitraClip® pode ser reaberto e reposicionado, ou ainda removido completamente, caso o resultado obtido não seja satisfatório (por exemplo, manutenção do grau de refluxo mitral ou elevação de gradiente transvalvar médio acima de 5 mmHg). O implante de dois ou mais clipes pode ser requerido em até 40 a 50% dos casos.

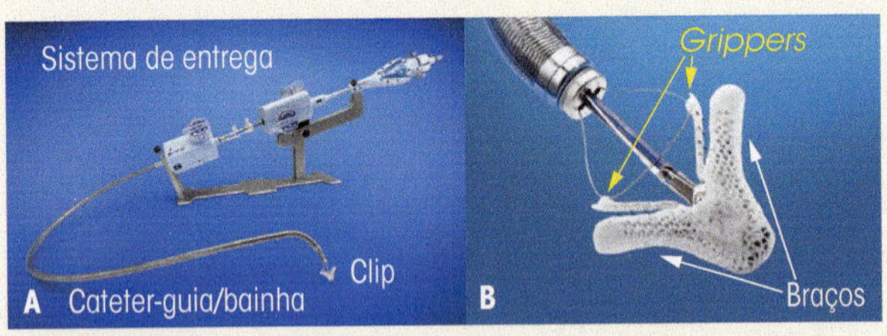

Figura 101.2 **Componentes do sistema MitraClip: sistema de entrega, cateter-guia e clipe (A); o clipe com braços abertos e *grippers* (B).**

Fonte: Acervo da autoria.

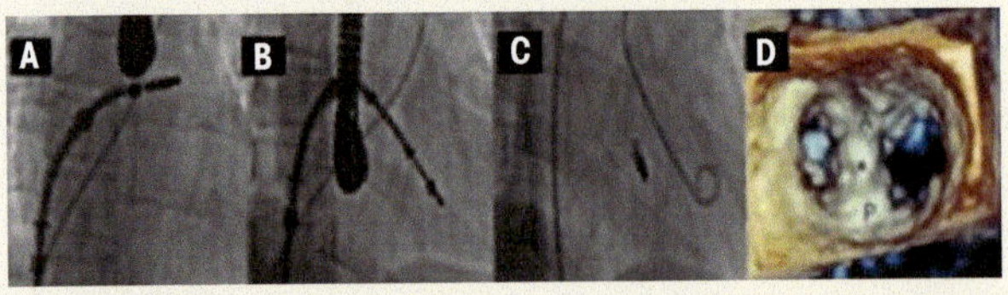

Figura 101.3 **Etapas do procedimento de MitraClip: à fluroscopia, observa-se a introdução do sistema no átrio esquerdo (A); introdução no clipe no ventrículo esquerdo (B); clipe liberado, aproximando os folhetos da valva mitral (C); aspecto de duplo orifício valvar ao ecocardiograma transesofágico tridimensional (D).**

Fonte: Acervo da autoria.

101.2.2 Evidências e indicações do MitraClip

Em razão da diversidade de etiologias, de fisiopatologia e das alterações anatômicas do complexo valvar, a indicação do tratamento percutâneo da insuficiência mitral requer decisão consensual da equipe multiprofissional (*Heart Team*, formado por cirurgiões cardiovasculares, cardiologistas clínico e intervencionista e ecocardiografista). Nesse aspecto, a distinção entre insuficiência mitral primária ou secundária é imprescindível para a adequada tomada de decisão. Diversos critérios anatômicos são analisados pela ecocardiografia transesofágica, e indicam se o procedimento é factível, predizendo ainda o resultado da intervenção.

O MitraClip® pode ser empregado tanto para o tratamento da insuficiência mitral degenerativa (primária) como da regurgitação mitral funcional (secundária). Atualmente, o tratamento percutâneo da insuficiência mitral primária com MitraClip® é indicado a pacientes idosos, muito sintomáticos, com refluxo mitral classificado como de grau importante ao ecocardiograma e com alto risco cirúrgico. No primeiro ensaio clínico randomizado entre tal dispositivo percutâneo e a cirurgia convencional (EVEREST II *trial, com* 279 pacientes), a maioria (73%) dos indivíduos selecionados apresentava insuficiência mitral primária. Nesse estudo, a ocorrência de eventos adversos maiores aos 30 dias foi de 15% no grupo tratado com MitraClip e de 48% nos pacientes submetidos a cirurgia ($p < 0,001$), diferença determinada principalmente pela ocorrência de sangramentos. A sobrevida ao final de 1 ano foi semelhante entre as duas estratégias (94%), sendo a redução na magnitude da insuficiência mitral mais pronunciada após a cirurgia. Ao final de 5 anos, a mortalidade foi 20,8% após MitraClip e 26,8% após a cirurgia ($p = 0,4$).

Na insuficiência mitral secundária, por sua vez, o tratamento farmacológico otimizado da insuficiência cardíaca e o implante de marcapasso com ressincronizador (em pacientes com critérios eletrocardiográficos específicos) são as intervenções inicialmente preconizadas e com alto grau de recomendação. O MitraClip® pode ser considerado em pacientes sintomáticos refratários e com persistência de refluxo mitral de grau importante ao ecocardiograma, a despeito do tratamento clínico recomendado. As evidências para seu emprego nesse cenário são, contudo, ainda conflitantes. No estudo francês MITRA-FR, 304 pacientes com insuficiência mitral secundária foram randomizados para MitraClip® ou tratamento clínico otimizado. Ao final de 12 meses, o desfecho primário (composto por óbito e re-hospitalização) ocorreu em 54,6% dos indivíduos submetidos ao tratamento percutâneo e em 51,3% naqueles mantidos em tratamento clínico otimizado (IC 95%, 0,73-1,84; p = 0.53), sendo o estudo interpretado como negativo. O estudo COAPT avaliou também o papel do MitraClip® em pacientes com disfunção ventricular esquerda e insuficiência mitral moderada ou importante; 302 pacientes foram randomizados para o tratamento com MitraClip® e 312 para o grupo controle, que consistia em tratamento farmacológico otimizado, com doses máximas toleradas de vasodilatadores, betabloqueadores e inibidores de aldosterona. A taxa anual de hospitalizações nos primeiros 24 meses foi de 35,8% por paciente-ano no grupo MitraClip® e de 67,9% no grupo controle (HR, 0,53; IC 95%, 0,40-0,70; p < 0,001). A taxa de mortalidade nesse período foi de 29% no grupo submetido ao procedimento e de 46,1% no grupo controle (HR, 0,62; IC 95%, 0,46-0,82; p < 0,001), sendo o estudo categorizado como positivo para o MitraClip®. A diferença de resultados nesses dois ensaios clínicos randomizados pode ser atribuída à seleção de pacientes, ao estágio de evolução da miocardiopatia, à magnitude da insuficiência mitral antes do tratamento e à experiência na execução do procedimento percutâneo, todos fatores fundamentais que devem ser analisados para a adequada indicação do MitraClip®.

101.2.3 Complicações

O reparo mitral com o sistema MitraClip® é seguro, cursando com baixa ocorrência de complicações relacionadas ao procedimento. Registros multicêntricos reportam taxas de mortalidade intra-hospitalar inferiores a 3%, decorrentes, em sua maioria, de comorbidades apresentadas pelos pacientes. Complicações como derrame pericárdico, tamponamento cardíaco e acidente vascular cerebral são raras e se associam fundamentalmente à punção transeptal e à manipulação de cateteres calibrosos no interior do átrio esquerdo. A checagem periódica (a cada 30 minutos) dos níveis de anticoagulação (tempo de coagulação ativado) durante o procedimento é obrigatória, para prevenir complicações tromboembólicas.

101.2.4 Outros dispositivos percutâneos para o tratamento da insuficiência mitral

Atualmente, outros dispositivos para o tratamento percutâneo da insuficiência mitral encontram-se em uso clínico inicial na Europa, EUA e Canadá. Tais dispositivos podem ser divididos em: a) aqueles que promovem anuloplastia direta ou indireta, e objetivam a redução do anel mitral, particularmente indicados a pacientes com insuficiência mitral funcional (*Cardioband, Edwards Lifesciences* e *Milipede, Boston Scientific*); b) dispositivos que funcionam como neocordoalhas inseridas nos folhetos e fixadas no ápice do ventrículo esquerdo (*Harpoon, Edwards Lifesciences*); c) outros dispositivos que, de forma semelhante ao MitraClip®, determinam a aproximação dos folhetos – comumente nos segmentos A2 e P2 – da valva mitral (*Pascal, Edwards Lifesciences*). As próteses de implante por cateter desenhadas especificamente para o complexo valvar mitral encontram-se em fase ainda inicial de aplicação, e poucos pacientes (cerca de 500) foram tratados até então. A diversidade de dispositivos em desenvolvimento para o tratamento percutâneo mitral reflete os múltiplos mecanismos envolvidos na etiologia da regurgitação valvar.

101.3 Implante por cateter de bioprótese valvar aórtica

O TAVI constitui terapêutica segura, eficaz e menos invasiva para portadores de estenose valvar aórtica calcificada. Inicialmente proposto a pacientes inoperáveis e de alto risco cirúrgico, frequentemente encontrados na prática clínica e que outrora não possuíam alternativa terapêutica para uma doença de alta letalidade, o TAVI tem sido realizado nos dias atuais também em indivíduos de intermediário e baixo risco cirúrgico.

Tal procedimento consiste no implante de uma prótese biológica no anel valvar aórtico, valendo-se de técnicas e habilidades fundamentais da cardiologia intervencionista, como punção arterial femoral, manejo de guias intravasculares, cateteres e balões, medidas hemodinâmicas e aquisição de imagens angiográficas. Na atualidade, quatro biopróteses implantadas por via femoral encontram-se disponíveis para uso clínico no Brasil (Figura 101.4): a prótese balão-expansível SAPIEN 3® (*Edwards Lifesciences, Irvine*, CA, USA), o sistema autoexpansível CoreValve Evolut R® (*Medtronic Inc., Minneapolis*, MN, USA), a prótese Lotus® (*Boston Scientific*) e a prótese Acurate neo® (*Boston Scientific*). As diferenças estruturais entre os dispositivos devem ser conhecidas, e estão relacionadas não apenas à exequibilidade do procedimento, mas também à prevenção de potenciais eventos adversos relacionados à escolha de um ou de outro sistema.

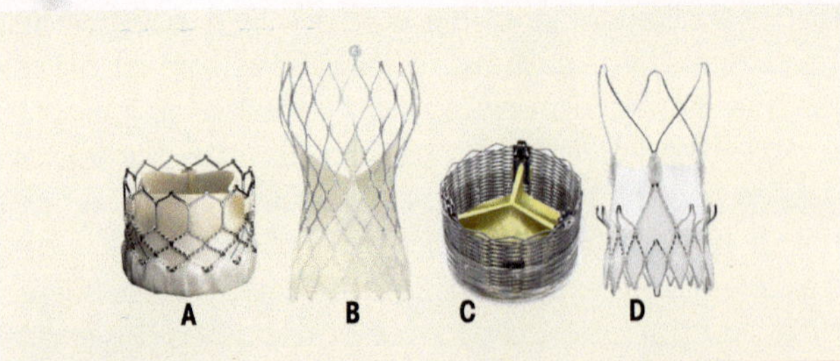

Figura 101.4 **Próteses aórticas disponíveis para implante percutâneo: (A) bioprótese SAPIEN 3® (*Edwards Lifesciences, Irvine, Califórnia*), (B) bioprótese Corevalve Evolut R® (*Medtronic Inc., Minneapolis, MN, USA*), (C) bioprótese Lotus® (Boston Scientific), (D) bioprótese Acurate neo® (*Boston Scientific*).**

Fonte: Desenvolvido pela autoria.

101.3.1 Seleção de pacientes

A apropriada indicação do TAVI deve basear-se em critérios clínicos e anatômicos específicos, sendo fundamental para o sucesso do procedimento. Esse tratamento deve ser oferecido a pacientes com estenose valvar aórtica importante e sintomática. O grupo multidisciplinar (*Heart Team*) tem como propósito a revisão de todos os aspectos pertinentes de cada caso, interpretando-os e unificando-os para a tomada de decisão consensual, que define a melhor estratégia para determinado paciente em particular (Tabela 101.2). O processo de seleção pode ser dividido em três etapas:

- *Confirmar a gravidade da estenose valvar aórtica:* o TAVI deve ser considerado apenas em portadores de estenose valvar aórtica importante, isolada ou predominante, sendo o ecocardiograma transtorácico o método de eleição para esse fim. Pacientes com estenose aórtica importante e disfunção ventricular esquerda podem se apresentar com gradiente transvalvar médio inferior a 30 mmHg (*low-flow, low-gradient aortic stenosis*), sendo necessário distingui-los dos indivíduos que apresentam disfunção miocárdica primária e estenose aórtica de grau leve ou moderado. Nessa situação, a indicação de ecocardiograma transtorácico com medidas dos gradientes e da área valvar em estado basal e após a infusão de dobutamina é recomendada.

Tabela 101.2 **Recomendações para implante de prótese aórtica por cateter (TAVI).**

Indicações	Classe
Pacientes sintomáticos com estenose aórtica grave (gradiente transvalvar aórtico > 40 mmHg, velocidade de jato aórtico > 4 m/s, área valvar < 1 cm^2) com expectativa de vida > 1 ano e impossibilitados de cirurgia de troca valvar aórtica convencional.	I B
Pacientes sintomáticos com estenose aórtica grave (gradiente transvalvar aórtico > 40 mmHg, velocidade de jato aórtico > 4 m/s, área valvar < 1 cm^2) e de alto risco para cirurgia de troca valvar aórtica convencional (conforme STS ≥ 8%).	I A
Pacientes sintomáticos com estenose aórtica grave (gradiente transvalvar aórtico > 40 mmHg, velocidade de jato aórtico > 4 m/s, área valvar < 1 cm^2) e de risco intermediário para cirurgia de troca valvar aórtica convencional (conforme STS ≥ 4% e ≤ 8%).	IIa B

STS: escore da Society of Thoracic Surgeons.

Fonte: Desenvolvido pela autoria.

- *Avaliar se os sintomas apresentados pelo paciente são, de fato, causados pela valvopatia:* de forma similar às recomendações de troca valvar cirúrgica, justifica-se a indicação do TAVI a pacientes sintomáticos, com dispneia classe funcional igual ou superior a II pela NYHA e síncope ou angina atribuídos à doença valvar.
- *Avaliar se existem critérios anatômicos para o implante:* diversos parâmetros anatômicos, indicadores de que o TAVI é factível, com elevada taxa de sucesso e baixo risco de complicações, devem ser avaliados e respeitados. Recomenda-se que a análise desses critérios seja realizada de forma complementar através de diferentes métodos de imagem, como o ecocardiograma transtorácico e a angiotomografia *multi-slice*. As medidas de anel aórtico e de outras estruturas que formam o denominado complexo aórtico (trato de saída do ventrículo esquerdo, seio de Valsalva, junção sinotubular etc.), a distância do anel valvar aos óstios das coronárias, o grau e o padrão de calcificação valvar e o estado das artérias ilíacas e femorais são os principais parâmetros avaliados, todos relacionados à escolha do tamanho da prótese e à possibilidade de sua introdução, posicionamento, liberação e expansão ideais.

101.3.2 Aspectos técnicos do procedimento

- *Preparo do paciente:* no IDPC, os pacientes são pré-tratados com aspirina 100 mg e clopidogrel 300 mg no dia anterior ao implante. Em indivíduos com disfunção renal, hidratação venosa com solução salina 0,9% na dose de 0,3 a 0,5 ml/kg/h é iniciada 12 horas antes do procedimento; a administração de maior volume pode se associar à ocorrência de congestão pulmonar.
- *Anestesia:* o procedimento é realizado sob sedação e anestesia local na maioria dos casos. As condições clínicas e as comorbidades do paciente, a necessidade do ecocardiograma transesofágico e a experiência do serviço influenciam na escolha do tipo de anestesia; assim, em situações de maior risco clínico ou anatômico pode ser necessária intubação e anestesia geral.
- *Via de acesso:* preferencialmente, o procedimento é realizado pela via femoral, menos invasivo e associado a menor morbidade em indivíduos idosos e acometidos por outras comorbidades. Em situações de doença arterial periférica grave, com acometimento obstrutivo das artérias ilíacas e femorais e/ou diâmetro reduzido desses vasos, preconiza-se a realização do TAVI por vias alternativas de acesso: transapical, transaórtico, transcarotídeo, transaxilar ou transcaval.
- *Cuidados pós-procedimento:* após a intervenção, os pacientes permanecem monitorizados em UTI ou em leitos hospitalares com telemetria por 24 horas, avaliando-se a ocorrência de distúrbios de condução, complicações vasculares, hemorrágicas, pulmonares e neurológicas. Em indivíduos submetidos ao implante das próteses CoreValve® e Lotus®, existe risco de surgimento mais tardio de distúrbios de condução, como bloqueio atrioventricular total, por isso recomenda-se a manutenção do marcapasso provisório por 48 horas. O eletrocardiograma deve ser avaliado diariamente durante toda a internação. De forma rotineira, avalia-se o resultado da intervenção valvar através do ecocardiograma transtorácico, realizado após o implante da prótese ou antes da alta hospitalar.

101.3.3 Complicações do TAVI

- *Refluxo paraprotético:* com o advento de próteses de nova geração (Sapien 3, Lotus, Evolut R Pro), a incidência de refluxo aórtico paravalvar de grau moderado a grave (igual ou superior a 2+/4+) reduziu-se de forma significativa. Características anatômicas, como valva bicúspide e calcificação pronunciada do anel e do trato de saída, predispõem a sua maior ocorrência. De suma importância, a escolha do tamanho da prótese deve ser baseada em medidas acuradas de área e do perímetro do anel valvar providas pela angiotomografia ou pelo ecocardiograma tridimensional. A pós-dilatação pode ser útil para a otimização do resultado, e raramente o implante de uma segunda prótese é requerido.
- *Obstrução coronária:* o risco de oclusão das artérias coronárias durante o TAVI é muito baixo (inferior a 1%). A ocorrência dessa complicação é atribuída principalmente ao deslocamento dos folhetos nativos em direção aos óstios coronários. Características como calcificação, espessamento e redundância excessivos dos folhetos aórticos, altura reduzida das coronárias em relação ao anel valvar (inferior a 10 mm) e reduzidas dimensões dos seios de Valsalva (menores que 30 mm) elevam o risco dessa complicação. A embolização de trombo e de cálcio dos folhetos pode também estar implicada em sua fisiopatologia. O tratamento da obstrução coronária após o implante da prótese pode requerer a instalação de suporte circulatório imediato; a intervenção coronária percutânea com implante de *stents* constitui a forma mais rápida e segura de revascularização nesse cenário.
- *Acidente vascular cerebral:* a fisiopatologia do acidente vascular cerebral que ocorre durante o procedimento envolve o ateroembolismo de placas presentes na aorta ascendente e no arco aórtico, a embolização de cálcio e de *debris* dos folhetos da valva aórtica, o tromboembolismo proveniente da prótese valvar e a fibrilação atrial. A incidência clínica de acidente vascular cerebral é de 1 a 2%. Nos últimos anos, a redução no perfil dos instrumentais e a utilização de novos dispositivos para proteção cerebral determinaram impacto favorável na incidência dessa complicação.
- *Complicações vasculares:* estenoses, disseções e sangramentos em sítio de punção ocorrem em menos de 5% dos casos,

porém resultam em significativa morbidade. Dentre os fatores de risco associados a essas complicações, destacam-se a presença de calcificação, tortuosidade e reduzidos diâmetros das artérias femorais. A disponibilidade atual de cateteres de menor calibre (14F) e a experiência adquirida contribuíram para a redução na ocorrência de eventos vasculares. A realização de angiografia de controle ao final do procedimento constitui boa prática, e, caso sejam detectadas complicações de via de acesso, estas devem ser abordadas de imediato, preferencialmente por técnicas endovasculares.

- *Distúrbios de condução:* o implante por cateter de uma bioprótese leva à compressão dos folhetos nativos, do anel valvar e das estruturas adjacentes. O acometimento do sistema de condução durante seu trajeto pelo septo interventricular pode se associar a bloqueio do ramo esquerdo e bloqueio atrioventricular avançado. Assim, o tratamento percutâneo pode requerer o implante de marcapasso definitivo em 5 a 40% dos pacientes. Estudos observacionais apontam que as taxas de implante de marcapasso são maiores com as próteses Lotus® e Corevalve Evolut® (15 a 40%), quando comparadas às prótese SAPIEN 3® e Acurate neo® (5 a 10%). Fatores como a idade avançada, a presença de bloqueio de ramo direito prévio e implante mais profundo da prótese (com protrusão no trato de saída do ventrículo esquerdo) estão relacionados à maior necessidade de marca -passo definitivo.

101.3.4 Indicações e evidências

Baseadas em grandes estudos randomizados e multicêntricos, com inclusão de pacientes com diferentes perfis e estimativas de mortalidade cirúrgica [inoperáveis e de alto, intermediário ou baixo risco cirúrgico conforme aplicação do escore da *Society of Thoracic Surgeons* (STS)], as indicações de TAVI têm sido continuamente revisadas. Na atualização de 2017 da Diretriz Americana de Tratamento das Doenças Valvares, as recomendações de TAVI são assim sumarizadas:

- O TAVI constitui o tratamento de escolha para pacientes portadores de estenose aórtica grave e avaliados como inoperáveis, com expectativa de vida superior a 1 ano (recomendação classe I, nível de evidência A). O principal estudo que suporta tal indicação é o PARTNER IB (com 358 pacientes), no qual foi observada significativa redução da mortalidade com o TAVI ao final de 1 ano, em comparação com o tratamento clínico, que poderia incluir ou não a valvoplastia com balão (30,7% vs. 50,7%, $p < 0,001$). Esse estudo mostrou também que a expectativa de vida dos pacientes submetidos ao TAVI elevou-se de 1,2 para 3,1 anos, houve menor taxa de novas hospitalizações (22,3% vs. 44,1% $p < 0,001$), bem como significativa melhoria na função ventricular esquerda.
- Em indivíduos considerados de alto risco cirúrgico (STS igual ou superior a 8%), o TAVI tem recomendação classe I, com nível de evidência A. Nesse subgrupo de pacientes, a cirurgia de troca valvar aórtica também recebe recomendação classe IA. Tal indicação é corroborada por dois estudos: no estudo PARTNER IA (com 699 pacientes), o TAVI, com prótese balão-expansível, revelou-se não inferior à cirurgia valvar aórtica, no que se refere à mortalidade por todas as causas aos 30 dias (3,4% vs. 6,5%, respectivamente) e após 1 ano (24,2% vs. 26,8%, $p = 0,001$ para não inferioridade). No estudo *U.S. CoreValve High Risk Study* com 795 pacientes), o TAVI, com prótese autoexpansível, esteve associado a mortalidade significativamente menor aos 12 meses, quando comparado à cirurgia (14,2% vs. 19,1%, limite superior de 95% de intervalo de confiança, − 0,4; $p < 0,001$ para não inferioridade; $p = 0,04$ para superioridade).
- Em pacientes de risco intermediário (STS entre 4 e 8%), o TAVI representa estratégia alternativa para a cirurgia de troca valvar, com recomendação classe IIa e nível de evidência B, sendo apoiada pelos estudos PARTNER II. Nesse ensaio clínico randomizado com 2.032 pacientes, a ocorrência do desfecho primário composto por óbito e acidente vascular cerebral maior aos 24 meses foi de 19,3% após TAVI e de 21,1% após cirurgia ($p = 0,001$ para não inferioridade). Nos indivíduos tratados com TAVI por via femoral, o tratamento percutâneo resultou em menor ocorrência de óbito e acidente vascular cerebral do que a cirurgia (HR 0,79, IC 95% de 0,62 a 1,0, $p = 0,05$). Por sua vez, o estudo SURTAVI com 1746 pacientes, demonstrou que a ocorrência do composto de óbito e acidente vascular cerebral maior aos 24 meses foi de 12,6% no grupo TAVI com prótese autoexpansível

e de 14% no grupo cirúrgico, atingindo o critério de não inferioridade. A mortalidade foi similar entre os grupos ao final de dois anos (11,4% com TAVI vs. 11,6% com cirurgia). Os resultados positivos desse estudo não foram incorporados a tempo na diretriz publicada em 2017, sendo sua análise e inclusão prevista em diretrizes futuras, com provável mudança na recomendação de TAVI nessa população.

Os resultados dos ensaios clínicos mais recentes com pacientes de baixo risco cirúrgico (STS inferior a 4%) também não foram contemplados em diretrizes. Dentre esses estudos, destacam-se o PARTNER III e o Evolut Low Risk, ambos randomizados. No estudo PARTNER III, com 1.000 pacientes, o desfecho primário definido como o composto de mortalidade de todas as causas, acidente vascular cerebral e re-hospitalização aos 12 meses, ocorreu em 8,5% no grupo TAVI, comparado à taxa de 15,1% no grupo cirúrgico, excedendo-se o requerimento estatístico para superioridade (p = 0,001). Em termos de desfechos secundários, o TAVI associou-se a menores taxas de acidente vascular cerebral (0,6% vs. 2,4%, p = 0,02) e do composto de acidente vascular cerebral e óbito (1% vs. 3,3%, p = 0,01) aos 30 dias. Não foram observadas diferenças no que se refere à necessidade de marcapasso definitivo pós-procedimento (6,5% com TAVI e 4,0% com cirurgia). As taxas de refluxo paravalvar de grau moderado ou importante entre os grupos TAVI e cirurgia foram semelhante aos 30 dias (0,8% vs. 0%) e aos 12 meses (0,6% vs. 0,5%). No ensaio clínico Evolut Low Risk Trial, com 1.468 pacientes, o desfecho primário composto de mortalidade ou acidente vascular cerebral incapacitante ocorreu em 5,3% no grupo TAVI e em 6,7% no grupo cirúrgico ao final de 2 anos, atingindo a hipótese de não inferioridade entre os dois tipos de tratamento. Esse ensaio clínico corrobora resultados de estudos anteriores, com demonstração de maiores taxas de fibrilação atrial (35,4%), lesão renal aguda (2,8%) e sangramentos (7,5%) no grupo cirúrgico e maior necessidade de marcapasso definitivo no grupo TAVI (17,4%). A taxa de refluxo paravalvar moderado ou grave foi de 3,5% no grupo TAVI e 0,5% no grupo cirúrgico.

101.4 Valvoplastia aórtica com balão

A valvotomia aórtica percutânea consiste no posicionamento e na insuflação de um ou mais balões através da valva estenótica, que determina a fratura dos depósitos de cálcio dos folhetos; outros mecanismos aventados para o alívio da estenose são o alargamento do anel valvar e a separação das comissuras calcificadas. Introduzida na década de 1980 para o tratamento da estenose aórtica degenerativa, esse procedimento resulta comumente em aumento de 50% na área valvar, com significativa redução nos sintomas e em melhoria na classe funcional dos pacientes tratados. Atualmente, com a utilização de balões com menor perfil, guias específicos e dispositivos de reparo vascular, estima-se que a taxa de complicações agudas desse procedimento seja de 2 a 4%, com mortalidade intra-hospitalar de 1 a 2%. Sua grande limitação, contudo, deve-se à recorrência da estenose após 6 a 12 meses, que acomete cerca de 50 a 80% dos pacientes.

Diretrizes nacionais e internacionais recomendam que o procedimento possa ser considerado em indivíduos instáveis, como ponte para TAVI ou cirurgia valvar, ou ainda como tratamento paliativo em pacientes com comorbidades e baixa expectativa de vida. No contexto atual, no qual o implante percutâneo da bioprótese representa uma alternativa menos invasiva de tratamento, a realização de valvuloplastia aórtica pode ser indicada nos casos em que persistem dúvidas a respeito da real gravidade da valvopatia (pacientes com disfunção e gradiente transvalvar inferior a 30 mmHg) ou questionamentos quanto à contribuição da doença para os sintomas apresentados (por exemplo, pacientes com dispneia e doença pulmonar avançada): a melhora clínica após a valvuloplastia indicaria potencial benefício do implante da prótese, que seria realizado em outro momento.

DICAS DO EDITOR

Referências bibliográficas

1. Adams DH, Popma JJ, Reardon MJ, et al. Transcatheter aortic-valve replacement with a self-expanding prosthesis. N Engl J Med. 2014;370:790-8.
2. Alfieri O, Maisano F, De Bonis M, Stefano PL, Torracca L, Oppizzi M, La Canna G. The double-orifice technique in mitral valve repair: a simple solution for complex problems. J Thorac Cardiovasc Surg. 2001;122:674-81.
3. Baumgartner H, Falk V, Bax JJ, et al. ESC/EACTS Guidelines for the Management of Valvular Heart Disease: the Task Force for the Management of Valvular Heart Disease of the European Society of Cardiology (ESC) and the European Association for Cardio-Thoracic Surgery (EACTS). Eur Heart J. 2017;38:2739-91. Disponível em: https://doi.org/10.1093/eurheartj/ehx391.
4. Esteves CA, Braga SLN. Tratamento das valvopatias mitral e aórtica por cateter. In: Timerman A, Cesar LAM, Ferreira JFM, Bertolami MC. Manual de cardiologia. São Paulo: Atheneu; 2000. p299-302.
5. Filho Aguiar GB, Lluberas S, Gomes NL, Andrade LFP, Maldonado M, Meneghelo ZM, et al. Evolução Muito tardia da valvotomia percutânea por balão na estenose mitral grave. Rev Bras Cardiol Invasiva. 2012;20(3):253-9.
6. Inoue K, Owaki T, Nakamura T, Kitamura F, Miyamoto N. Clinical application of transvenous mitral commissurotomy by a new balloon catheter. J Thorac Cardiovasc Surg. 1984;87(3):394-402.
7. Feldman T, Foster E, Glower DD, Kar S, Rinaldi MJ, Fail PS, et al. Percutaneous repair or surgery for mitral regurgitation. N Engl Med. 2011;364(15):1395-40.
8. Leon MB, Smith CR, Mack M, et al. Transcatheter aortic-valve implantation for aortic stenosis in patients who cannot undergo surgery. N Engl J Med. 2010;363:1597-607.
9. Leon MB, Smith CR, Mack MJ, et al. Transcatheter or surgical aortic-valve replacement in intermediate-risk patients. N Engl J Med. 2016;374:1609-20.
10. Mack MJ, Leon MB, Thourani VH, et al. Transcatheter aortic-valve replacement with a balloon expandable valve in low-risk patients. N Engl J Med. 2019;380:1695-1705. DOI: 10.1056/NEJMoa1814052.
11. Nishimura RA, Otto CM, Bonow RO, et al. 2017 AHA/ACC focused update of the 2014 AHA/ACC guideline for the management of patients with valvular heart disease: a report of the American College of Cardiology/American Heart Association Task Force on Clinical Practice Guidelines. J Am Coll Cardiol. 2017;Mar 15 [Epub ahead of print]. DOI: 10.1016/j.jacc.2017.03.011.
12. Obadia JF, Messika-Zeitoun D, Leurent G, Iung B, Bonnet G, Piriou N, et al. Percutaneous repair or medical treatment for secondary mitral regurgitation. N Engl J Med. 2018;379:2297-306.
13. Popma JJ, Deeb GM, Yakubov SJ, et al. Transcatheter aortic-valve replacement with a self-expanding valve in low-risk patients. N Engl J Med. 2019 May 2;380(18):1706-15. DOI: 10.1056/NEJMoa1816885.
14. Reardon MJ, Van Mieghem NM, Popma JJ, et al. Surgical or transcatheter aortic-valve replacement in intermediate-risk patients. N Engl J Med. 2017;376:1321-31.
15. Siqueira DA, Abizaid A. New aortic valve technologies. In: Dangas GD, Di Mario C, Kipshidze NK, eds. Interventional cardiology: principles and practice. 2.ed. Wiley-Blackwell; 2017. p.575-81.
16. Smith CR, Leon MB, Mack MJ, et al. Transcatheter versus surgical aortic-valve replacement in high-risk patients. N Engl J Med. 2011;364:2187-98.
17. Stone GW, Lindenfeld J, Abraham WT, Kar S, Lim DS, Mishell JM, et al. Transcatheter mitral-valve repair in patients with heart failure. N Engl J Med. 2018;379:2307-18.
18. Tarasoutchi F, Montera MW, Ramos AIO, et al. Atualização das Diretrizes Brasileiras de Valvopatias: abordagem das lesões anatomicamente importantes. Arq Bras Cardiol 2017;109(6 Supl.2):1-34.
19. Yancy CW, Jessup M, Bozkurt B, et al. 2013 ACCF/AHA guideline for the management of heart failure: a report of the American College of Cardiology Foundation/American Heart Association Task Force on Practice Guidelines. J Am Coll Cardiol. 2013;62:e147-239.

Parte XVI

Intervenção Cirúrgica

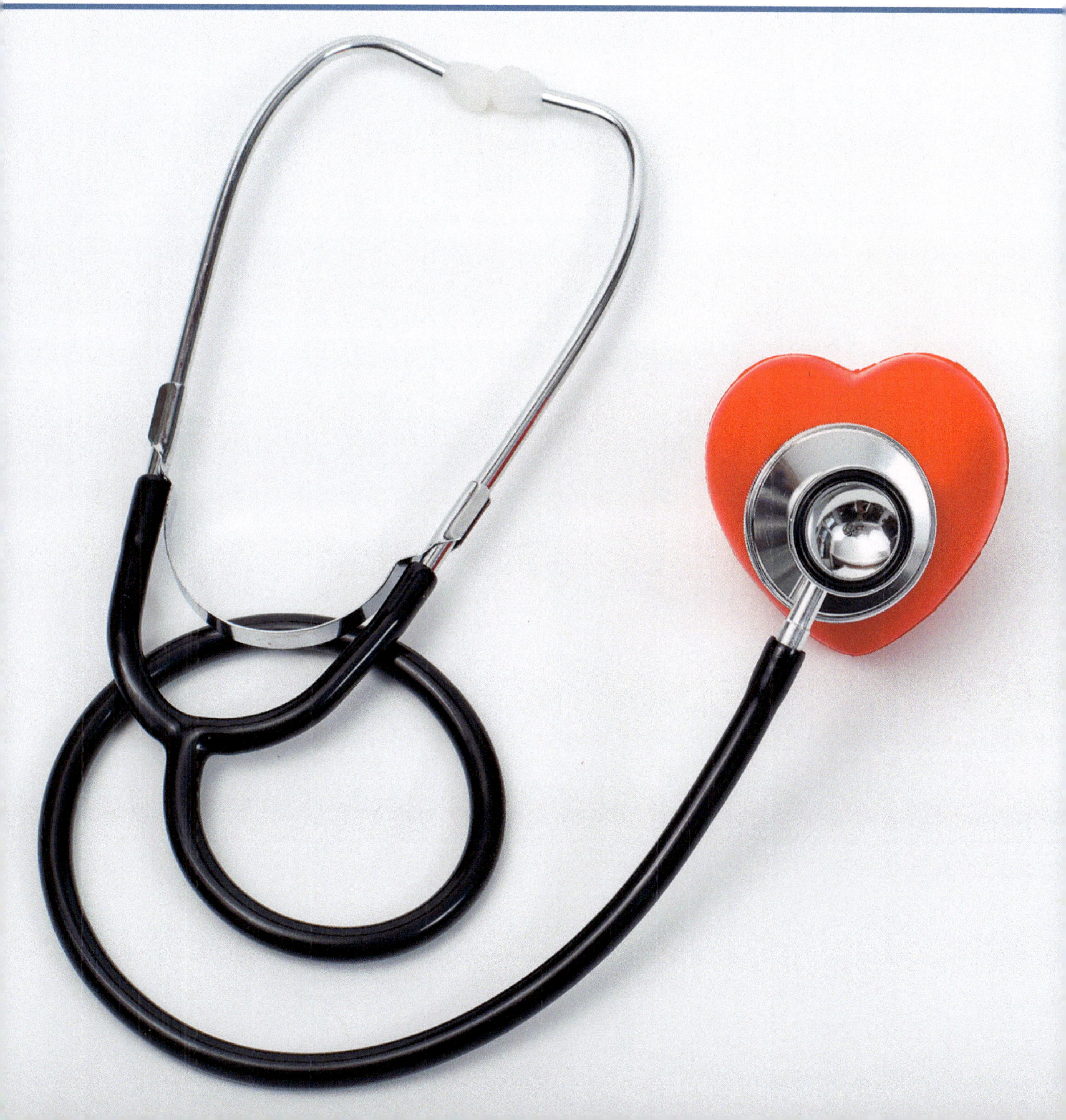

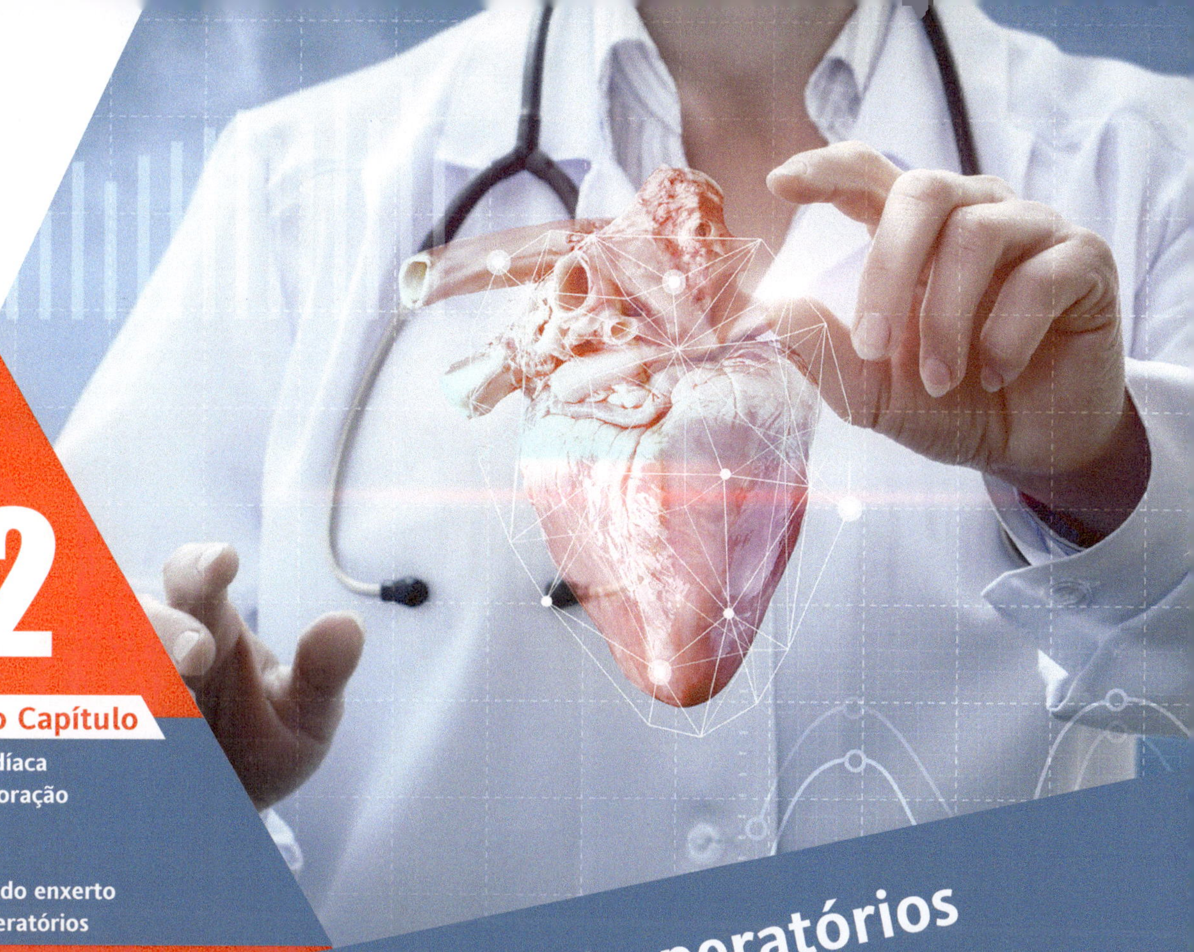

102

Destaques do Capítulo

- Insuficiência cardíaca
- Transplante de coração
- Rejeição
- Imunossupressão
- Doença vascular do enxerto
- Cuidados pós-operatórios

Indicações, cuidados pré-operatórios e operatórios em pacientes com transplante cardíaco

João Manoel Rossi Neto
Paulo Chaccur

No Brasil, o transplante cardíaco (TX) continua sendo a única opção viável e o melhor tratamento para pacientes selecionados com insuficiência cardíaca (IC) avançada, com significante melhora da sobrevida, capacidade de exercício e qualidade de vida. O número de TX aumentou no Brasil nos últimos anos, porém está abaixo do número necessário segundo a Associação Brasileira de Transplante de Órgãos, acarretando longos períodos de espera em lista, piora clínica progressiva dos pacientes e consequente alta morbimortalidade pré e pós-transplante.

Os pacientes portadores de IC avançada, classe funcional III ou IV, com sintomas graves e fatores indicativos de mau prognóstico, que estão em tratamento otimizado e sem alternativa de outro tratamento cirúrgico, têm indicação para TX, porém dependem de uma seleção criteriosa para sua recomendação definitiva.

102.1 Indicações

Os critérios de inclusão e exclusão segundo a III Diretriz de TX da Sociedade Brasileira de Cardiologia encontram-se nas Tabelas 102.1 a 102.3.

Vale ressaltar que a doença isquêmica com angina refratária sem possibilidade de revascularização teve sua indicação rebaixada de classe de recomendação I para IIa.

O acompanhamento de um especialista se torna obrigatório na avaliação de contraindicações não cardíacas com quadro de IC.

102.2 Contraindicações

A persistência de resistência vascular pulmonar acima de 5 unidades Wood, apesar de testes de vasorreatividade pulmonar e descompressão cardíaca com dispositivos de assistência ventricular mecânica, indica risco cirúrgico elevado e deve ser considerada no risco global do receptor. Em candidatos apropriados e centros habilitados, dispositivo de assistência ventricular mecânica como ponte para candidatura/decisão ao TX, visando à redução das pressões pulmonares, pode ser considerado.

Diabetes com lesão em órgão-alvo (exceto retinopatia não proliferativa) ou controle glicêmico persistentemente inadequado [hemoglobina glicosilada (HbA1c) acima de 7,5] apesar do esforço ideal é uma contraindicação relativa para transplante.

A função renal deve ser avaliada usando a taxa de filtração glomerular estimada (eGFR) ou depuração de creatinina sob terapia médica ideal. É razoável considerar a presença de disfunção renal irreversível (TFGe inferior a 30 mL/min/1,73 m^2) como contraindicação relativa apenas para TX.

A doença cerebrovascular grave pode ser considerada uma contraindicação ao transplante assim como a doença vascular periférica, quando sua presença limita a reabilitação e a revascularização não é uma opção viável.

Para o tabagismo, o período de abstinência sugerido é de seis meses, pela associação com desfechos desfavoráveis no pós-transplante. Doença psiquiátrica grave, dependência química e/ou baixo suporte social e/ou baixa adesão ao tratamento e recomendações vigentes devem ser consideradas contraindicações para transplante.

Qualquer paciente para o qual os apoios sociais sejam considerados insuficientes para obter cuidados complacentes no ambiente ambulatorial pode ser considerado como tendo contraindicação. O benefício do TX em pacientes com deficiências cognitivas comportamentais graves ou demência (por exemplo, comportamento autolesivo, incapacidade de compreender e cooperar com o atendimento médico) não foi estabelecido, e o TX não pode ser recomendado para esse subgrupo de pacientes.

Tabela 102.1 Indicações de transplante cardíaco.

CR	Indicação	NE
I	■ IC avançada na dependência de medicamentos inotrópicos e/ou suporte circulatório mecânico. ■ IC avançada classe funcional III e IV (pela NYHA) persistente, apesar de tratamento otimizado na presença de outros fatores de mau prognóstico.	C
	■ IC avançada e VO_2 de pico ≤ 12mL/kg/minuto em pacientes em uso de betabloqueadores. ■ IC avançada e VO_2 de pico ≤ 14 mL/kg/minuto em pacientes intolerantes a betabloqueadores.	B
	Arritmias ventriculares sintomáticas e refratárias ao manejo com fármacos, dispositivos elétricos e procedimentos de ablação.	C
IIa	IC refratária e VO_2 de pico ≤ 50% do previsto em pacientes com < 50 anos e mulheres.	B
	Doença isquêmica com angina refratária sem possibilidade de revascularização.	C
IIb	■ IC refratária e VO_2 de pico ajustado para massa magra ≤ 19 mL/kg/minuto em pacientes com índice de massa corporal > 30. ■ IC refratária e equivalente ventilatório de gás carbônico (relação VE/VCO_2) > 35 particularmente se VO_2 de pico ≤ 14 mL/kg/minuto e/ou teste cardiopulmonar submáximo (RER < 1,05).	B
III	■ Disfunção sistólica isolada. ■ Prognóstico adverso estimado apenas por escores prognósticos ou VO_2.	C

CR: classe de recomendação; NE: nível de evidência; IC: insuficiência cardíaca; VO_2: consumo de oxigênio; VE/VCO_2: equivalente ventilatório de gás carbônico; RER: coeficiente respiratório: NYHA: New York Heart Association.

Fonte: Desenvolvido pela autoria.

Tabela 102.2 Indicações de transplante cardíaco em situações especiais.

CR	Indicação	NE
I	IC avançada e cardiomiopatia restritiva.	C
IIa	Tumores cardíacos com potencial de cura com o explante do coração.	C
	■ Amiloidose cardíaca relacionada a mutações da transtirretina (ATTR) sem perspectiva ou resposta a tratamentos específicos, associado ao transplante de fígado. ■ IC secundária à amiloidose AL com contraindicação para terapias específicas pelo envolvimento cardíaco, na ausência de envolvimento extracardíaco, seguido de transplante de medula.	B
IIb	■ IC refratária em pacientes com infecções crônicas por HBV ou HCV, na ausência de sinais clínicos, radiológicos ou bioquímicos de cirrose, hipertensão portal ou carcinoma hepatocelular. ■ IC refratária em pacientes HIV-positivos sem história de infecções oportunísticas, que estejam clinicamente estáveis, em uso de terapia antirretroviral combinada com carga viral indetectável e contagem de CD4 > 200 células /µL.	C

IC: insuficiência cardíaca; ATTR: amiloidose por mutações da transtirretina; HIV: vírus da imunodeficiência humana adquirida; AL: amiloidose primária; HBV: vírus da hepatite B; HCV: vírus da hepatite C.

Fonte: Desenvolvido pela autoria.

Tabela 102.3 Contraindicações para transplante cardíaco.

Situação clínica
Idade > 70 anos
Comorbidades com baixa expectativa de vida
Infecção sistêmica ativa
Índice de massa corporal > 35 kg/m^2
Doença cerebrovascular grave sintomática
Doença vascular periférica grave sem possibilidade de revascularização e/ou reabilitação
Doença hepática ou pulmonar avançada
Doença psiquiátrica grave, dependência química e/ou baixo suporte social e/ou baixa adesão ao tratamento e recomendações vigentes
DM com lesões graves em órgão-alvo e/ou controle glicêmico inadequado (HbA1c > 7,5%)
Incompatibilidade ABO
Embolia pulmonar < 3 semanas
Hipertensão pulmonar fixa
Neoplasia com risco de recorrência elevado ou incerto
Perda de função renal intrínseca e irreversível apesar de tratamento clínico otimizado (taxa de filtração glomerular estimada < 30mL/min/1,73m^2)
Síndromes demenciais ou retardo mental graves
Tabagismo ativo

DM: diabetes melito; HbA1c: hemoglobina glicada.

Fonte: Desenvolvido pela autoria.

102.3 Cuidados pré-operatórios

Embora algumas das complicações estejam diretamente relacionadas às características do enxerto ou à interação do enxerto com o sistema imune do hospedeiro, outras dependem das características dos doadores e principalmente, em longo prazo, dos efeitos colaterais dos medicamentos imunossupressores.

Por essas razões o pós-operatório de TX não deve ser considerado igual ao das outras cirurgias cardíacas.

102.3.1 Manutenção adequada do receptor

A mortalidade pós-TX é influenciada pelas condições clínicas do receptor e do doador. Além disso, o longo período de espera na fila de transplante pode acarretar piora clínica progressiva dos receptores, levando esses pacientes a serem transplantados em condições menos favoráveis e com maior morbimortalidade.

Pacientes em fila de TX devem ser avaliados rotineiramente com exame clínico, laboratorial e radiológico para detecção de piora clínica, de processos infecciosos e na procura de nova contraindicação ao TX.

Pacientes que apresentam piora clínica e laboratorial devem ser internados e submetidos a tratamento com suporte circulatório (medicamentoso ou com dispositivos de assistência ventricular).

102.3.2 Seleção do coração do doador

O processo de aquisição do coração de um doador é tão crítico para o sucesso do TX como seu implante, pois os erros na avaliação, na seleção e na técnica cirúrgica podem ter profundas repercussões no período imediato pós-TX.

Durante o processo de captação, deve ser realizada a inspeção direta do coração para avaliar função cardíaca, presença de traumas, malformações ou placas de cálcio.

Os principais fatores de risco para falência primária de enxerto são: diabetes melito do receptor; dispositivo de assistência ventricular bilateral pré-operatório no receptor; oxigenação extracorpórea pré-operatória; doador do sexo feminino para receptor masculino; idade do doador mais avançada (20% para cada incremento de década na idade do doador); e hemorragia ou trombose intracerebral no doador. Outros fatores de risco dos doadores associados à falência precoce do enxerto incluem altas doses de inotrópicos, função cardíaca reduzida e tamanho do coração desproporcional entre doador e receptor.

A utilização de doadores infectados, usuários de cocaína ou álcool continua controversa, apesar de alguns resultados favoráveis quando existem culturas negativas, sem evidência de endocardite e com função do coração normal.

A falta de cuidado adequado ao doador tem sido postulada como o principal ponto de estreitamento no aumento do número de TX no Brasil. Infelizmente os critérios atuais para escolha do doador têm se mostrado insuficientes para descartar um doador não ideal.

102.3.3 Tempo de isquemia projetado para o transplante

O tempo prolongado de isquemia para o TX impacta de forma negativa no desempenho do coração transplantado no período imediato de pós-operatório. Como regra geral, o tempo de isquemia deve ser menor que quatro horas (240 minutos).

102.3.4 Sensibilização: pesquisa de anticorpos anti-HLA

O risco de rejeição hiperaguda mediada por anticorpos existe quando uma grande quantidade de anticorpos anti-HLA (antígeno leucocitário humano) pré-formados está presente no soro do receptor. A formação desses anticorpos HLA pode ocorrer após transfusões sanguíneas (durante cirurgia cardíaca ou após uso de aparelho de assistência ventricular), infecções virais ou bacterianas e múltipla gravidez.

Por essa razão, é necessária a realização do painel de anticorpos ou linfocitário (PRA) antes do TX. Se o PRA está muito elevado (acima de 10%), é recomendada a realização da prova cruzada prospectiva entre receptor e doador (*crossmatch*), que pode demorar até cinco a seis horas para o resultado, o que muitas vezes inviabiliza o transplante pelo aumento do tempo de isquemia. Esse painel deve ainda ser repetido em pacientes que receberam nova transfusão sanguínea ou são portadores de infecções.

Atualmente, realiza-se o *crossmatch virtual*, que consiste na detecção dos anticorpos presentes no soro do receptor e quando um doador está disponível, e após sua tipificação HLA se pode predizer com êxito a ausência de anticorpos específicos para os antígenos incompatíveis com o doador, ou seja, um *crossmatch* negativo, possibilitando a realização do TX.

102.3.5 Priorização

Os pacientes com maior probabilidade de morte na lista de espera para TX têm prioridade para serem submetidos ao procedimento operatório. Os critérios incluem dependência de inotrópicos e/ou vasopressores, dependência de balão intra-aórtico (BIA) ou outros dispositivos de assistência circulatória mecânica de curta duração, ventilação mecânica e determinação da câmara técnica. No Estado de São Paulo, atualmente o TX é realizado em sua maioria em pacientes que estão em prioridade, muitos com a utilização de BIA ou por dispositivos de oxigenação por membrana extracorpórea (ECMO). Recente publicação de um centro transplantador em São Paulo mostra que, entre 2013 e 2017, foram realizados 210 transplantes, sendo 92% com receptores em prioridade e 8% não priorizados.

102.4 Cuidados operatórios

102.4.1 Técnicas cirúrgicas em adultos

Basicamente existem duas técnicas cirúrgicas para o TX em adulto:

- *Ortotópica* (quando o coração é transplantado na mesma posição do coração nativo), podendo ser biatrial (mantém-se uma parte dos átrios nativos) ou bicaval (todo o coração nativo é retirado).
- *Heterotópica* (quando o coração é transplantado e colocado junto e em paralelo ao coração nativo).

Uma metanálise forneceu evidências de efeitos benéficos clinicamente relevantes da técnica bicaval em comparação com a técnica padrão, porém os efeitos benéficos em longo prazo da técnica bicaval continuam a ser avaliados. Pela existência de uma linha de sutura entre os átrios do receptor e do doador, com a formação de um átrio gigante, a incidência de fibrilação atrial é mais comum na técnica biatrial. Já o heterotópico carrega uma morbimortalidade maior, tanto pela técnica mais complexa como pela gravidade dos indivíduos operados (indicada principalmente nos pacientes com hipertensão pulmonar importante e obesidade).

Os principais tópicos cirúrgicos que impactam nos resultados do pós-operatório incluem a preservação miocárdica adequada do coração do doador com soluções específicas, o controle dos distúrbios metabólicos e de coagulação e a imprevisível resposta à injúria de reperfusão.

102.4.2 Fisiopatologia do coração transplantado

O coração transplantado é denervado pela interrupção cirúrgica das fibras nervosas simpáticas e parassimpáticas, o que resulta em alterações do controle cardiovascular. Portanto:

- o estímulo vagal não tem efeito nos nós sinusal e atrioventricular;
- não ocorre reflexo de taquicardia na hipovolemia e na hipotensão;
- torna-se dependente da pré-carga e da lei de Frank-Starling para aumentar o volume sistólico;
- necessita de catecolaminas para manter a frequência cardíaca. As aminas simpaticomiméticas indiretas não funcionam (efedrina, digoxina e nifedipina) e as aminas simpaticomiméticas diretas funcionam (isoproterenol, noradrenalina, epinefrina, fenilefrina, dopamina e dobutamina).

A frequência cardíaca em repouso é maior no TX, pois essa denervação causa ausência de estímulo nervoso vagal e leva à frequência cardíaca intrínseca, que por padrão é elevada.

Mesmo os enxertos que exibem excelente função cardíaca precoce podem apresentar um declínio funcional nas primeiras 12 horas de pós-operatório. Acredita-se que essa piora da função possa ser devida aos efeitos da isquemia, da reperfusão ou do edema miocárdico que resultam em disfunção sistólica e diastólica.

102.5 Cuidados imediatos no pós-operatório

As principais complicações no pós-operatório imediato são:

- rejeição hiperaguda;
- falência primária do enxerto;
- insuficiência ventricular direita.

A avaliação da função do coração transplantado pode ser feita por medidas hermodinâmicas (por exemplo, com a utilização do cateter de Swan Ganz) e pelo ecocardiograma.

A rejeição hiperaguda ocorre entre minutos e horas da reperfusão do enxerto, devido à fixação de complemento através de anticorpos pré-formados do receptor, usualmente direcionados contra moléculas do HLA classe I, que estão no endotélio vascular do doador, levando à morte celular, ao acúmulo de plaquetas, ao recrutamento de células inflamatórias e à intensa trombose dos vasos (isquemia e necrose do enxerto), quase sempre fatal. O tratamento é suporte mecânico circulatório e retransplante.

A falência primária do enxerto é definida como a presença de disfunção mecânica importante sem causas óbvias anatômicas ou imunológicas e que necessita de dois ou mais inotrópicos ou suporte mecânico circulatório (BIA ou aparelhos de assistência ventricular) nas primeiras 24 horas pós-TX. É importante notar que a falência primária do enxerto pode resultar em insuficiência ventricular esquerda (Figura 102.1), direita ou ambas.

A insuficiência cardíaca aguda do ventrículo direito pode ocorrer em até 70% no pós-operatório, principalmente pelo grau da hipertensão pulmonar prévia, e os inotrópicos que podem ser usados para aumentar a função do ventrículo direito incluem isoproterenol, milrinona, enoximone, dobutamina e adrenalina. Os vasodilatadores pulmonares seletivos que devem ser usados são prostaglandina, sildenafila e óxido nítrico inalado (Figura 102.2).

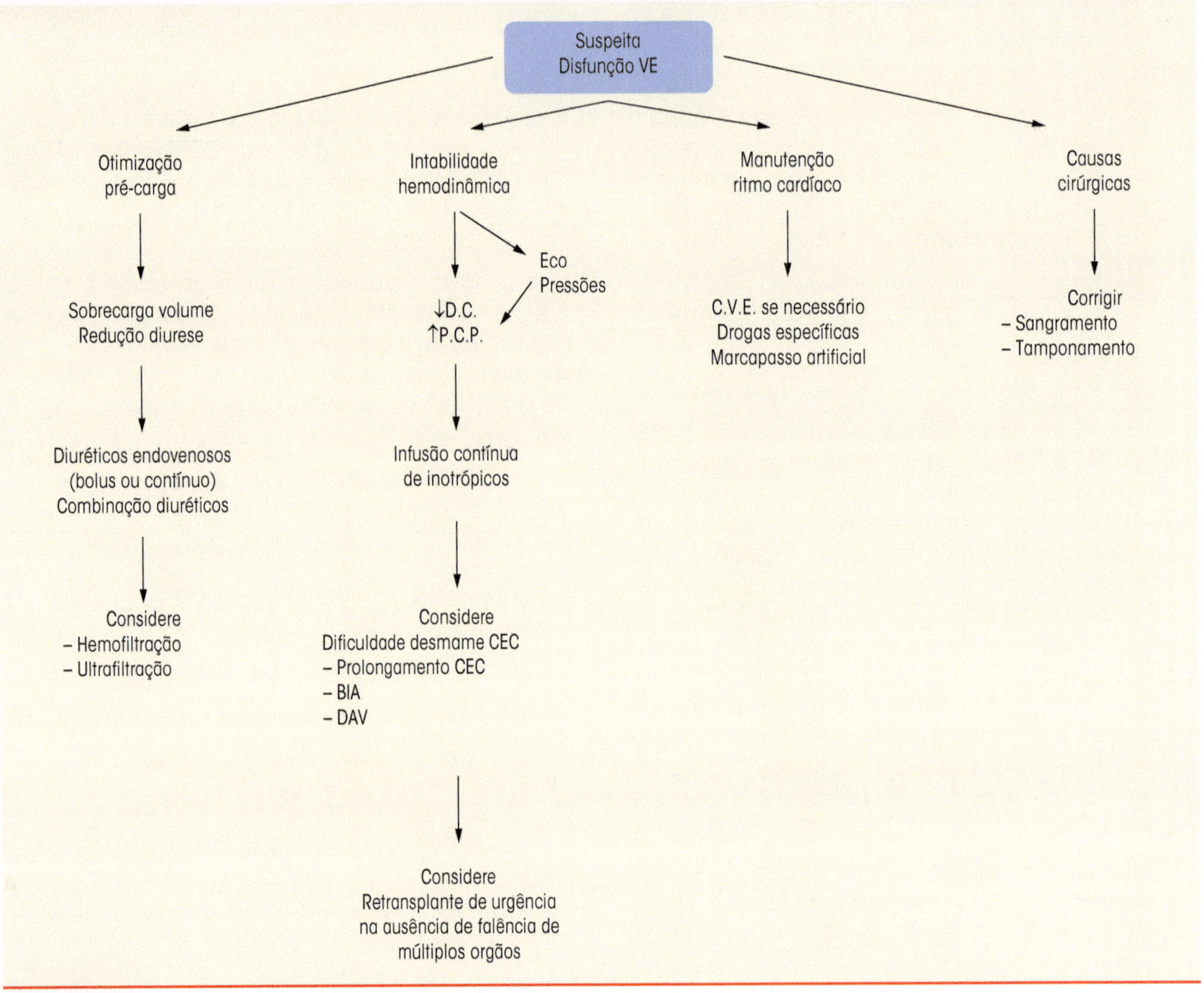

Figura 102.1 **Tratamento da disfunção ventricular esquerda pós-TX.**

VE: ventrículo esquerdo; DC: débito cardíaco; PCP: pressão capilar pulmonar; CEC: circulação extracorpórea; BIA: balão intra-aórtico; DAV: dispositivo assistência ventricular; CVE: cardioversão elétrica.

Fonte: Desenvolvido pela autoria.

Devido à depressão miocárdica e à disfunção do sistema elétrico do coração transplantado, a infusão contínua de um agente inotrópico deve ser usada para manter a estabilidade hemodinâmica em todos os casos no pós-operatório. Os inotrópicos devem ser lentamente retirados após três a cinco dias. Deve ser usada a dose eficaz mais baixa. As seguintes terapias são sugeridas:

- isoproterenol, de 1 a 10 μg/min, ou
- dobutamina, 1 a 10 μg/kg/min ± dopamina 1 a 10 μg/kg/min ou
- isoproterenol, de 1 a 10 μg/min ± dopamina 1 a 10 μg/kg/min ou
- milrinona, 0,375-0,75 μg/kg/min.

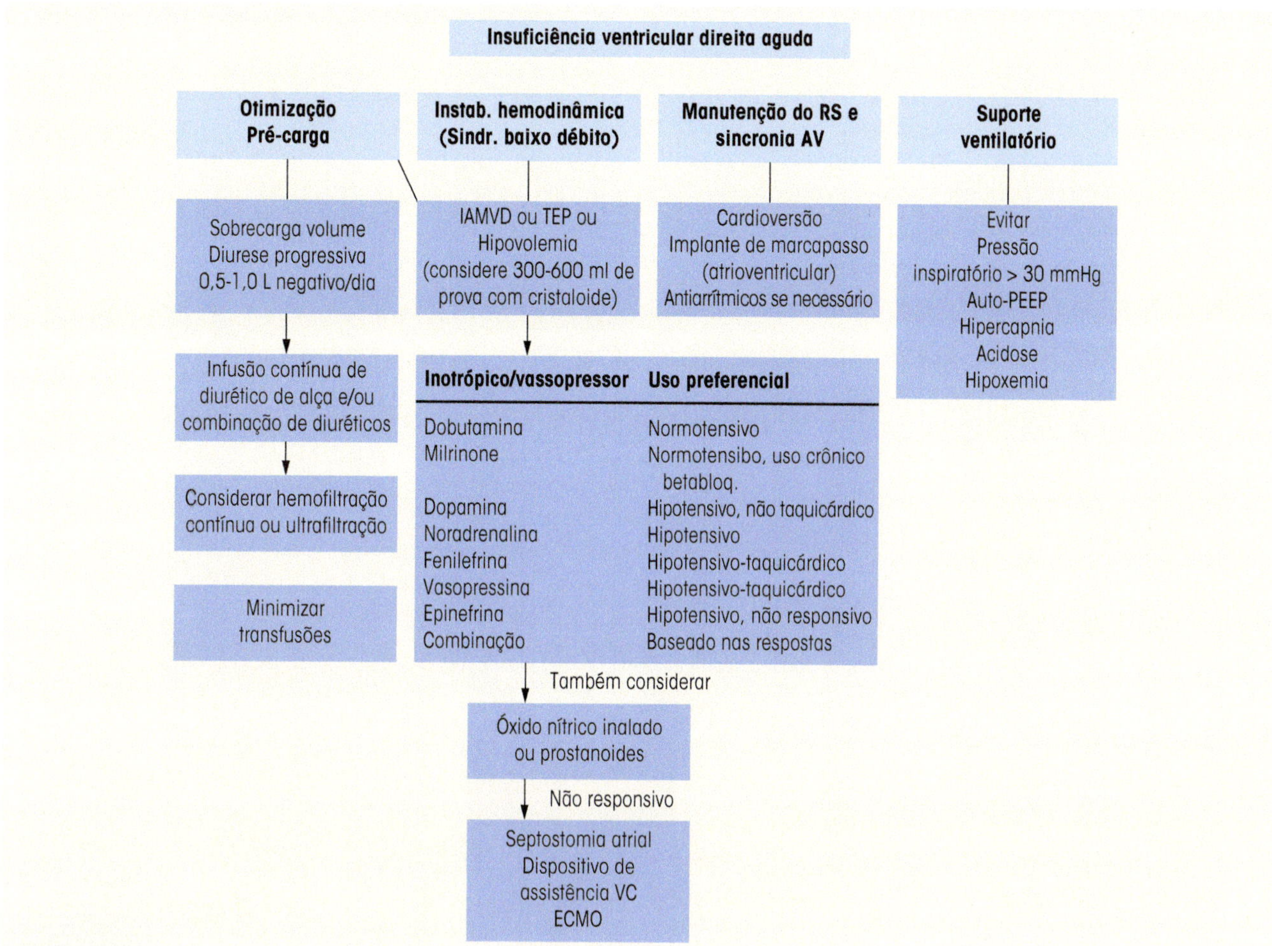

Figura 102.2 Tratamento da falência ventricular direita aguda pós-TX.

IAMVD: infarto de ventrículo direito; TEP: tromboembolismo pulmonar; RS: ritmo sinusal; AV: atrioventricular; PEEP: pressão positiva expiratória final; ECMO: circulação extracorpórea.

Fonte: Desenvolvido pela autoria.

Eletrodos de marcapasso artificial devem ser colocados durante o ato cirúrgico, mesmo se o ritmo inicial for sinusal. Depois do TX, a estimulação temporária deve ser iniciada se houver bradicardia para manter a frequência cardíaca acima de 90 batimentos por minuto. Taquiarritmias persistentes, atrial ou ventricular, exigem a investigação de uma possível rejeição e avaliação eletrofisiológica se a rejeição está ausente. A amiodarona pode ser administrada com segurança em pacientes pós-TX e tem mínima interação com agentes imunossupressores.

Para manutenção do estado euvolêmico, a pressão venosa central deve ser mantida entre 5 e 12 mmHg, um nível que fornece pressões de enchimento cardíaco adequadas, sem causar sobrecarga do ventrículo direito; o uso de coloides é geralmente preferido nas primeiras 24 horas após TX; sangue, se indicado, é a primeira escolha, e os produtos derivados de sangue devem ser sem leucócitos (irradiados).

Em relação à função renal, os diuréticos de alça devem ser utilizados no caso de sobrecarga de volume e associados aos tiazídicos, se não houver resposta satisfatória da diurese. A hemodiálise por insuficiência renal deve ser iniciada precocemente para o controle de volume e substituição renal em casos de anúria ou oligúria não responsivas aos diuréticos.

Derrames pericárdicos são comuns após TX e devem ser monitorados pelo ecocardiograma. Drenagem percutânea ou cirúrgica deve ser realizada quando o derrame pericárdio provoca comprometimento hemodinâmico.

Em caso de instabilidade hemodinâmica, o uso de um suporte circulatório mecânico deve ser iniciado precocemente, quando não for possível sair da circulação extracorpórea ou na evidência de disfunção do enxerto cardíaco.

O uso de antibióticos profiláticos deve ser utilizado antes do TX e mantido por um período maior no pós-operatório devido à imunossupressão. A escolha do antibiótico deve ser de acordo com as diretrizes de cada instituição.

102.5.1 Imunossupressão

O sucesso do transplante só foi possível graças à utilização dos imunossupressores. Melhores resultados em longo prazo serão atingidos com o desenvolvimento de novas estratégias e de novos agentes.

O esquema tríplice com corticosteroide, inibidor de calcineurina (ciclosporina ou tacrolimus) e um antiproliferativo (micofenolato sódico ou mofetil), continua sendo utilizado de maneira rotineira na maioria dos serviços. Recentemente, estratégias incluindo inibidores do sinal de proliferação (sirolimus ou everolimus) têm sido propostas.

102.6 Acompanhamento tardio

Após a *barreira* dos 30 dias pós-TX, o paciente ainda tem o desafio do acerto da dose dos imunossupressores (para evitar a rejeição) e o risco de infecções (principalmente nos 12 primeiros meses). Durante esse período, preconiza-se a vigilância para a rejeição com a realização de biópsias endomiocárdica planejadas. São utilizados ainda, como adjuvantes, ecocardiogramas seriados, ressonância magnética, perfil de expressão genética, parâmetros eletrofisiológicos (resposta evocada ventricular), marcadores bioquímicos e inflamatórios (como troponina, BNP e PCR) e cintilografia miocárdica com gálio (para pacientes de baixo risco de rejeição após seis meses do transplante); porém, nenhum desses métodos substitui a biópsia.

A rejeição aguda nesse período pode ser celular ou humoral. Os dois elementos-chave da rejeição celular aguda são a presença de linfócitos e lesão miocitária. Os critérios de classificação por biópsia endomiocárdica têm quatro níveis de rejeição (0R, 1R, 2R e 3R). 0R não apresenta qualquer tipo de alteração histopatológica. O tratamento da rejeição aguda celular deve ser estratificado quanto à presença ou não de disfunção ventricular e o grau de rejeição. Em um pequeno número de pacientes, a rejeição irá persistir mesmo após o tratamento (rejeição resistente) ou poderá recorrer após a terapia ter sido completada (rejeição recorrente). Nesses casos, em adição à terapia inicial, poderá ser considerada a utilização de outras terapias imunomoduladoras (citolíticos, irradiação total ou metotrexate).

A rejeição mediada por anticorpos (humoral) é menos frequente, porém com alta mortalidade; uma vez instalada ou quando for suspeita, a terapia deve ser iniciada precocemente e direcionada para a remoção dos anticorpos circulantes (plasmaférese) e redução da síntese de novos anticorpos (corticoides endovenosos, principalmente se existir alteração hemodinâmica e globulina antilinfocitária – imunoglobulina e rituximab). A nomenclatura mais recente para o diagnóstico de rejeição humoral, segundo a International Society of Heart and Lung Transplantation (ISHLT), leva em consideração os achados anatomopatológicos, incluindo informações histológicas e imunopatológicas, sendo dividida em quatro graus de rejeição humoral ou mediada por anticorpos (pAMR, do inglês *Pathologic Antibody Mediated Rejection*):

- *pAMR 0:* negativa para rejeição humoral (estudos histológico e imunopatológicos negativos);
- *pAMR 1 (H+):* rejeição humoral apenas histológica (ausência de achados imunopatológicos e presença de achados histológicos);
- *pAMR 1 (I+):* rejeição humoral apenas pela imunopatologia (ausência de achados histológicos e presença de achados pela imunopatologia – C4d/C3d e/ou CD68 positivos);
- *pAMR 2:* definida pela presença de achados histológicos e imunopatológicos para rejeição humoral;
- *pAMR 3:* rejeição humoral grave caracterizada pela presença de hemorragia, fragmentação capilar, inflamação polimórfica, edema intersticial e marcadores de imunopatologia.

Nos casos de não resolução, tanto na rejeição celular como na humoral, poderá ser indicado o retransplante.

Outro tipo de rejeição, considerado por alguns como crônico, é a doença vascular do enxerto que limita em grande parte a sobrevida dos transplantados. Essa doença tem por característica o espessamento difuso e progressivo das artérias coronárias do coração transplantado. A fisiopatologia da doença vascular do enxerto envolve interação complexa entre fatores imunes e não imunes, causando inflamação vascular, que desencadeia uma via final comum de lesão endotelial e respostas celulares de proliferação fibrosa. A angiografia coronária e os métodos não invasivos não possuem acurácia para detectar precocemente a doença. Os exames mais indicados são ultrassom intracoronário e ecocardiografia com dobutamina (principalmente em crianças). O uso da angiotomografia (que tem capacidade de fornecer com detalhes informações da parede e da luz dos vasos) vem ganhando espaço. O tratamento inclui medidas preventivas (como controle de hipertensão arterial, diabetes, dislipidemia e prevenção para infecção por citomegalovírus), uso de estatinas, de bloqueadores dos canais de cálcio ou mudança no esquema de imunossupressão (com uso dos inibidores do sinal de proliferação) e, finalmente, o retransplante.

Outro aspecto importante é a monitorização dos níveis séricos dos imunossupressores, para evitar sub (risco de rejeição) ou superdosagens (risco de infecção e de efeitos colaterais) e permitir o acerto das doses com a evolução do tempo de transplante (biopsias alteradas ou aumento de peso).

As principais complicações tardias do transplante são hipertensão arterial sistêmica, dislipidemia, insuficiência renal, diabetes e doença vascular do enxerto, importantes morbidades pós-transplante. Destas, a disfunção renal e a doença vascular do enxerto, além da falência do enxerto, infecção, rejeição aguda e malignidade, foram os fatores contribuintes diretos mais importantes para a mortalidade tardia.

102.6.1 Reativação da doença de Chagas

O Brasil tem características próprias que fazem que a doença de Chagas seja considerada uma indicação comum para o TX, sendo a terceira causa responsável pelo transplante cardíaco.

A imunossupressão excessiva é um mecanismo proposto para a reativação da doença de Chagas em receptores de TX.O uso de corticoides ou de altas doses de micofenolato já foi reportado como responsável pela reativação da doença de Chagas.

A incidência da reativação da infecção pelo *T. cruzi* varia entre 21 e 45%. Apesar de poder ocorrer em qualquer momento após o transplante, a reativação da doença de Chagas tem maior incidência durante o primeiro ano, associada com intensa imunossupressão.

A monitorização da reativação da infecção pelo *T. cruzi* é necessária, porém de difícil diagnóstico quando não se consegue demonstrar a presença do parasita nas biópsias, e muitas vezes é presuntivo, pois os resultados dos exames podem demorar muito. Deve-se pensar nessa situação principalmente nos pacientes chagásicos que desenvolvem falência ventricular, quando se descartam a rejeição celular e humoral ou a doença vascular do enxerto.

Tradicionalmente, o monitoramento laboratorial utilizava métodos parasitológicos (pesquisa direta do *T. cruzi* e hemoculturas) e exames histológicos seriados de biopsia endomiocárdica, na procura de amastigotas de *T. cruzi*, testes estes com baixa sensibilidade. Nos últimos anos, diversos estudos demonstraram o valor do teste da PCR no sangue periférico e no miocárdio em detectar reativação precoce, antes do surgimento de sintomas e/ou da disfunção do enxerto. Quanto à frequência das visitas clínicas e da monitoração laboratorial, ainda não há consenso na literatura. A reativação da infecção pelo *T. cruzi* deve ser tratada com benzonidazol na dose de 5 mg/kg/dia por dois meses e atualmente tem mortalidade baixa.

A profilaxia da reativação da doença de Chagas com tratamento específico prévio ao transplante conta com poucos estudos. A experiência do Instituto Dante Pazzanese de Cardiologia mostra redução como uso de benzonidazol, porém estudos multicêntricos são necessários para sua indicação de rotina.

102.7 Retransplante cardíaco

Apesar de incomum, vem se tornando mais frequente e apresenta sobrevida menor quando comparada ao transplante primário. As principais razões são pacientes jovens, doença vascular do enxerto ou rejeições agudas.

DICAS DO EDITOR

Referências bibliográficas

1. Avtaar Singh SS, Banner NR, Rushton S, Simon AR, Berry C, Al-Attar N. ISHLT Primary Graft Dysfunction Incidence, Risk Factors, and Outcome: A UK National Study. Transplantation. 2019 Feb;103(2):336-43.

2. ABTO. Registro Brasileiro de Transplantes. Dimensionamento dos Transplantes no Brasil e em cada estado (2010-2017) [Internet]. Disponível em: http://www.abto.org.br/abtov03/Upload/file/RBT/2017/rbt-imprensa-leitura-compressed.pdf.

3. Bacal F, Marcondes-Braga FG, Rohde LEP, Xavier Júnior JL, Brito F de S, Moura LAZ, et al. 3a Diretriz Brasileira de Transplante Cardíaco. Arq Bras Cardiol [Internet]. 2018 [cited 2019 Feb 6]. Disponível em: http://www.gnresearch.org/doi/10.5935/abc.20180153.

4. Kobashigawa J, Colvin M, Potena L, Dragun D, Crespo-Leiro MG, Delgado JF, et al. The management of antibodies in heart transplantation: an ISHLT consensus document. J Heart Lung Transplant Off Publ Int Soc Heart Transplant. 2018 May;37(5):537-47.

5. Mehra MR, Canter CE, Hannan MM, Semigran MJ, Uber PA, Baran DA, et al. The 2016 International Society for Heart Lung Transplantation listing criteria for heart transplantation: A 10-year update. J Heart Lung Transplant. 2016 Jan;35(1):1–23.

6. Rossi Neto J. Epidemiologia do transplante no Brasil e no mundo. Rev Soc Cardiol Estado São Paulo. 2014;24(3):48-53.

7. Vega E, Schroder J, Nicoara A. Postoperative management of heart transplantation patients. Best Pract Res Clin Anaesthesiol. 2017 Jun;31(2):201-13.

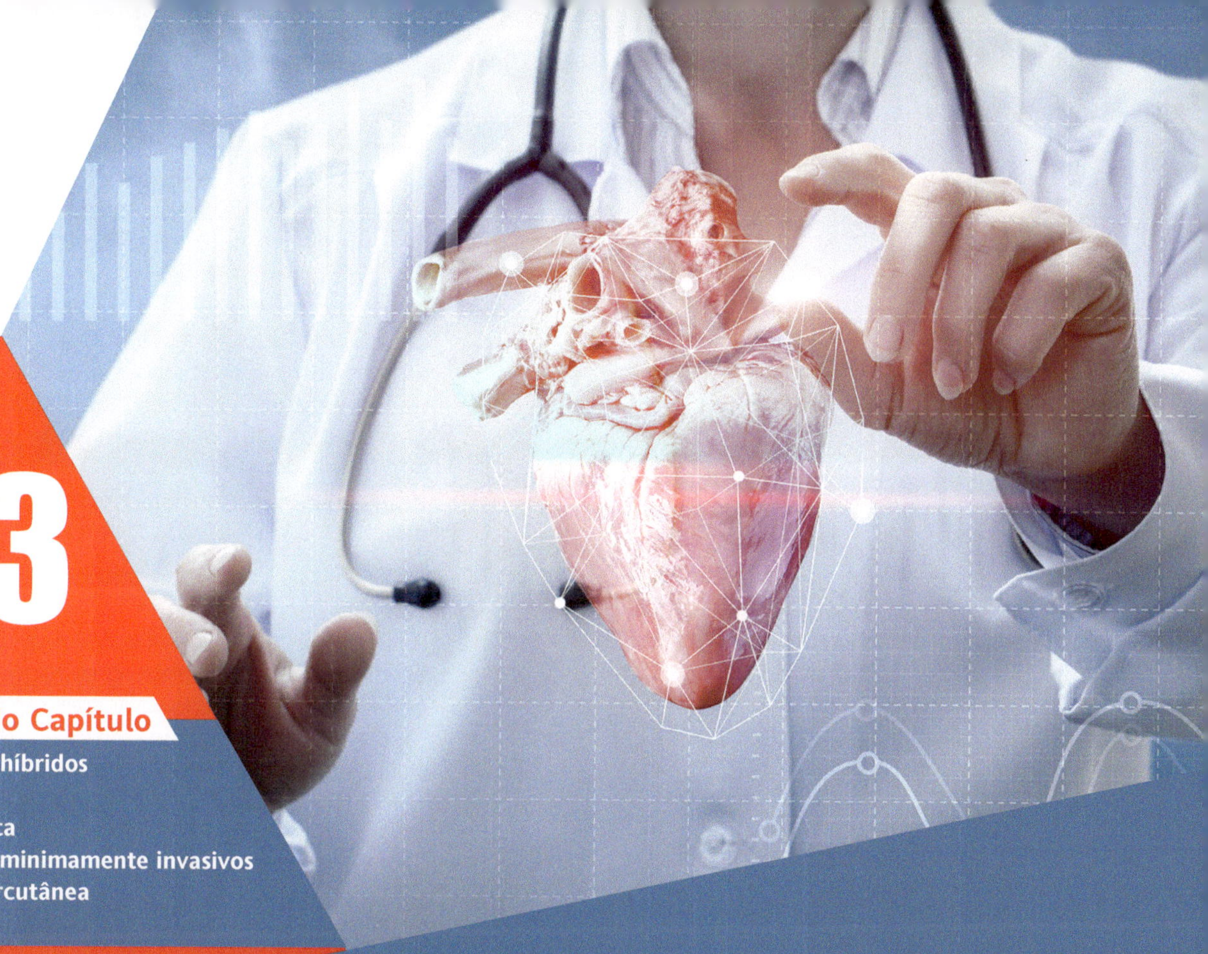

103

Destaques do Capítulo

- **Procedimentos híbridos**
- **Sala híbrida**
- **Cirurgia cardíaca**
- **Procedimentos minimamente invasivos**
- **Intervenção percutânea**
- ***Heart team***

Sala híbrida e *heart team*: conceitos e aplicações

Matheus Simonato
Alexandre Abizaid

103.1 Introdução

Novas técnicas introduzidas nas últimas duas décadas alteraram o cenário do tratamento da doença cardíaca. Essas novas opções incluem mudanças no manejo da doença valvar, da insuficiência cardíaca, da doença congênita, da arritmologia, entre outras áreas da cardiologia. Acompanhando esses avanços, duas mudanças são essenciais. Em primeiro lugar, a importância do trabalho em conjunto de múltiplos especialistas ganhou destaque, com a compreensão de que nenhuma especialidade tem, sozinha, a capacidade de realizar essas técnicas com sucesso. Em segundo lugar, um novo tipo de infraestrutura se fez necessário para que essas diferentes especialidades possam utilizar suas habilidades em um ambiente unificador. Nessa linha, surge a ideia de *heart team* e de sala híbrida.

103.2 O que é sala híbrida?

A sala híbrida pode ser definida como um local onde o espectro completo de terapias intervencionistas e cirúrgicas pode ser realizado, como uma união do laboratório de hemodinâmica e uma sala de cirurgia convencional. Dois importantes documentos idealizados pelas sociedades American College of Cardiology, Society for Cardiovascular Angiography and Interventions, American Association for Thoracic Surgery e Society of Thoracic Surgeons estabelecem os recursos mínimos que devem ser disponibilizados nesses locais.

É importante que os funcionários que trabalham na sala estejam treinados nos requerimentos de esterilidade e de higiene de uma sala híbrida, mais rígidos que aqueles de um laboratório de hemodinâmica. Além disso, é importante evitar rotatividade excessiva de pessoal, com o objetivo de construir uma equipe habilidosa e habituada aos procedimentos realizados nesse ambiente.

Em termos de localização, idealmente a sala híbrida deve estar próxima tanto ao centro cirúrgico quanto aos laboratórios de hemodinâmica. As equipes cirúrgicas (cirurgiões, perfusionistas e técnicos) e de intervenção (intervencionistas, técnicos de imagem e de cateterização) precisam ter acesso facilitado à sala, aos materiais cirúrgicos (circulação extracorpórea e ECMO, por exemplo) e de intervenção (cateteres, *stents*, fios-guias, entre outros).

Existem também recomendações mínimas de tamanho de sala – um mínimo de 65 a 75 metros quadrados, com um ideal de pelo menos 90 metros quadrados. Essas salas amplas são necessárias devido ao espaço extra para acomodar material de anestesiologia, braço de fluoroscopia e múltiplas telas de alta definição, além de um número maior de pessoal. As paredes e portas da sala devem ser reforçadas com material de bloqueio à radiação ionizante, e o chão também deve ter reforço para suportar o peso de todo o material.

Um dos principais requerimentos de uma sala híbrida é o material de radiologia. Fluoroscópios portáteis não oferecem a resolução necessária para a realização de procedimentos híbridos complexos; assim, é necessário que sejam utilizados braços fixos de fluoroscopia. Estes podem ser fixados no teto ou no chão, com diferentes vantagens e desvantagens. O mais importante é que os braços tenham a capacidade de ser movidos para dentro e para fora do campo cirúrgico, além de serem capazes de realizar angulações craniocaudais e oblíquas que permitam a visibilização das incidências básicas da hemodinâmica. As luzes cirúrgicas, também posicionadas no teto, devem fornecer iluminação adequada para procedimentos cirúrgicos, mas ao mesmo tempo precisam interferir o mínimo possível na movimentação do braço de fluoroscopia. Ainda em relação à luz, esta deve poder ser variada entre alta intensidade (para cirurgias) e baixa intensidade (para procedimentos intervencionistas, objetivando melhorar a visibilização dos monitores).

A mesa cirúrgica também é de fundamental importância. Ao mesmo tempo que esta deve ser totalmente móvel, capaz inclusive de executar inclinações em Trendelemburg e Trendelemburg invertido, também é necessário que seja radiolúcida. As mesas mais comumente utilizadas são feitas de fibra de carbono, capazes de realizarem inclinação tanto vertical como horizontal. A equipe de anestesia necessita de espaço especial na cabeceira da mesa cirúrgica para carro de anestesia e máquina de ecocardiografia, além de acesso a saídas de gás.

Outras exigências significativas incluem a parte de ar-condicionado, com padrões semelhantes aos de uma sala cirúrgica em relação ao fluxo de ar laminar, pressão positiva, controle de temperatura e de umidade; a disponibilidade de número suficiente de tomadas, incluindo aquelas de alta voltagem para equipamentos especiais; a conexão dos monitores de alta definição aos sistemas de PACS (*Picture archiving and communication system*) hospitalar para que se possa ter acesso às imagens de referência durante o procedimento, além da capacidade de espelhar informações de monitorização e imagens de ecocardiografia nas telas; além de salas anexas com transmissão de áudio e vídeo para finalidades educacionais.

A cidade de São Paulo conta com salas híbridas nas principais instituições públicas (por exemplo: Instituto Dante Pazzanese de Cardiologia, Hospital São Paulo da Escola Paulista de Medicina, Instituto do Coração da Faculdade de Medicina da Universidade de São Paulo) e particulares terciárias e quaternárias, mas não existem dados sobre a distribuição dessa infraestrutura no território nacional. A sala híbrida do Instituto Dante Pazzanese de cardiologia foi inaugurada em 2012 e foi a primeira do país em hospital público (Figura 103.1). Conta com 130 metros quadrados e um sistema de fluoroscopia de última geração. Essa infraestrutura permite que a instituição esteja entre as lideranças dos procedimentos transcateter na América Latina, inclusive sendo regularmente utilizada para realizar transmissões de casos com novos dispositivos para congressos internacionais.

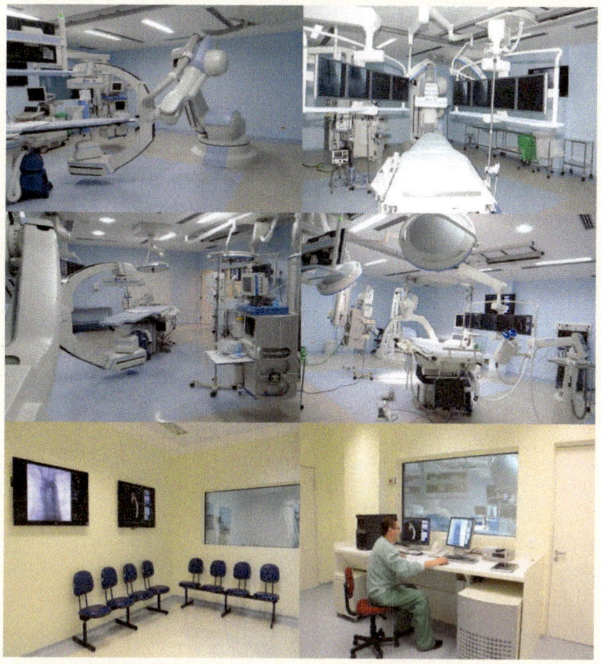

Figura 103.1 **Estrutura de sala híbrida do Instituto Dante Pazzanese de Cardiologia.**

Fonte: Acervo da autoria.

103.3 Principais usos da sala híbrida

103.3.1 Doença valvar aórtica

Uma série de estudos embasa o uso da implantação de válvula transcateter na posição aórtica (TAVI, do inglês *transcatheter aortic valve implantation*). As diretrizes já estão suficientemente atualizadas para refletir grande parte dessas evidências. A atualização de 2017 da diretriz norte-americana de doença valvar já coloca o TAVI como uma indicação classe I nível de evidência A para pacientes inoperáveis e de alto risco cirúrgico. Naqueles de risco intermediário, a diretriz fornece uma indicação classe IIa com nível de evidência A para o uso do TAVI. Novos estudos foram recentemente publicados e têm o potencial de expandir as indicações para o procedimento. No PARTNER III, mil pacientes foram randomizados entre TAVI e cirurgia convencional, com TAVI atingindo superioridade no desfecho primário de morte por qualquer causa, acidente vascular encefálico e re-hospitalização (8,5% TAVI vs. 15,1% cirurgia, p = 0,001) (Figura 103.2). Já o *Evolut Low Risk Trial*, um estudo de 1.468 pacientes também de baixo risco cirúrgico, demonstrou não inferioridade entre TAVI e cirurgia em um desfecho primário de mortalidade ou acidente vascular cerebral incapacitante (5,3% transcateter vs. 6,7% cirurgia) (Figura 103.2).

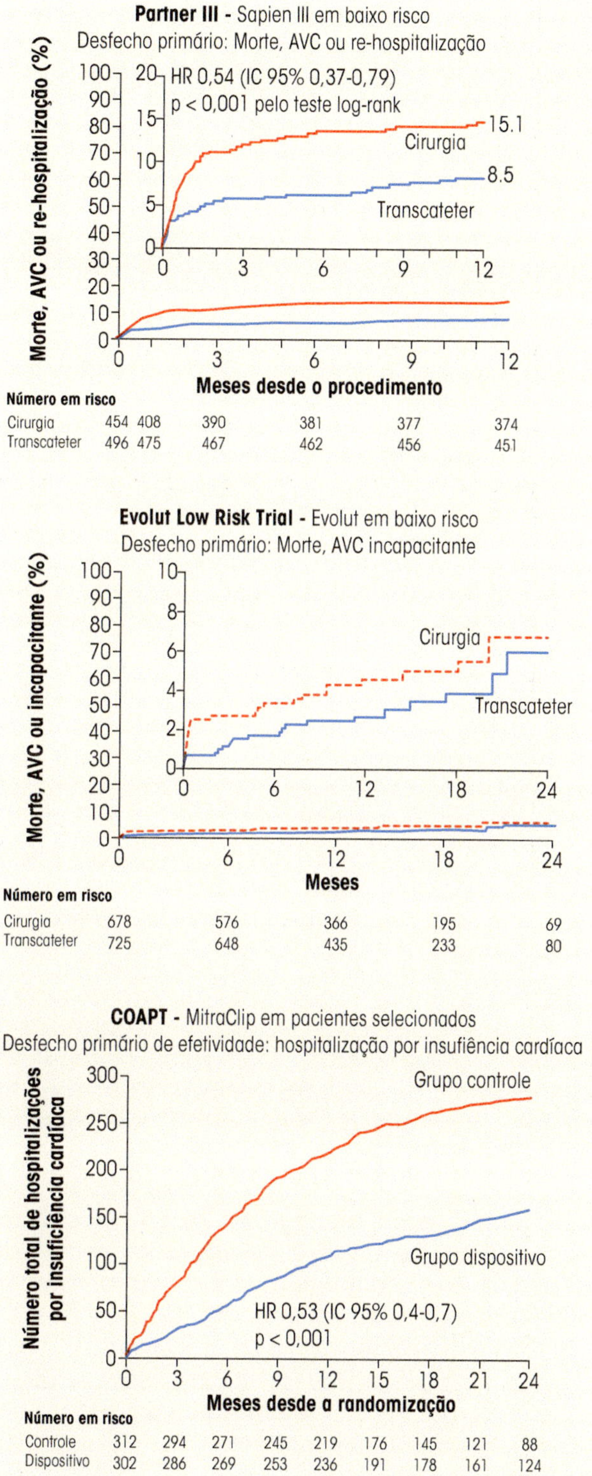

Figura 103.2 **Ensaios clínicos que mudaram a prática recente das técnicas híbridas.**

Fonte: Traduzido e adaptado de Mack MJ, Leon MB, Thourani VH, et al. Transcatheter aortic-valve replacement with a balloon-expandable valve in low-risk patients. N Engl J Med [Internet]. 2019 Mar 16 [cited 2019 Mar 16]; NEJMoa1814052; Popma JJ, Deeb GM, Yakubov SJ, et al. transcatheter aortic-valve replacement with a self-expanding valve in low-risk patients. N Engl J Med [Internet]. 2019 Mar 16 [cited 2019 Mar 16]; NEJMoa1816885; Stone GW, Lindenfeld J, Abraham WT, et al. Transcatheter mitral-valve repair in patients with heart failure. N Engl J Med [Internet]. 2018 Dec 13 [cited 2019 Jul 7];379(24):2307–18).

A sala híbrida é relevante no contexto do TAVI devido às complicações que podem decorrer desse procedimento. Estudos da experiência mais precoce com o TAVI relatavam taxas relativamente altas de complicações vasculares, mau posicionamento valvar, derrames pericárdicos e reintervenção. Apesar de essas taxas terem significativamente diminuído nos estudos mais recentes, as complicações tendem a exigir intervenção ágil, o que potencialmente não poderia ser realizado em um laboratório de hemodinâmica convencional. Assim, a sala híbrida é um ambiente mais apropriado e que fornece maior segurança aos pacientes.

103.3.2 Insuficiência cardíaca

Procedimentos de válvula mitral também estão em crescimento. O novo ensaio COAPT, publicado em 2019 no New England Journal of Medicine, randomizou 614 pacientes com insuficiência mitral secundária para terapia clínica convencional versus tratamento com o dispositivo *MitraClip* (*Abbott Laboratories, Lake Bluff, Illinois*, Estados Unidos) para o reparo ponta a ponta (*edge-to-edge*) associado ao manejo medicamentoso. Nesse estudo, o desfecho primário de efetividade foi a taxa de hospitalização por insuficiência cardíaca ao final de 24 meses; o desfecho primário de segurança foi a taxa de ausência de complicações relacionadas ao dispositivo ao final de 12 meses, maior do que 88%.

Os resultados desse estudo foram animadores (Figura 103.2): a taxa anualizada de hospitalizações por insuficiência cardíaca foi de 35,8% por paciente-ano no grupo *MitraClip*, comparada com 67,9% no grupo controle (HR 0,53, IC 95% 0,4-0,7), com um número necessário de tratamentos (NNT, *number needed to treat*) para evitar hospitalização em dois anos de apenas 3,1. A mortalidade de dois anos favoreceu também o grupo *MitraClip* (29.1% vs. 46,1% controle, HR 0,62, IC 95% 0,46-0,82), com um NNT de 5,9 para evitar uma morte. O dispositivo também se revelou seguro, com taxa de ausência de complicações em 12 meses de 96,6%, superando o corte preestabelecido de 88% ($p < 0,001$). Assim, revelou-se um subgrupo de pacientes no qual o reparo *edge-to-edge* pode ser vantajoso.

A sala híbrida é essencial para os procedimentos *edge-to-edge*, já que a maior parte dos casos é feita sob anestesia geral, com dois fins: garantir o suporte hemodinâmico em pacientes com alta chance de descompensação graças à gravidade da insuficiência mitral; e permitir o uso de ecocardiografia transesofágica para avaliar a mudança no refluxo mitral após o posicionamento de clipes. Além disso, devido à possibilidade de conversão cirúrgica do procedimento caso haja complicações, com potencial uso de circulação extracorpórea, a sala híbrida demonstra mais uma vez que sua versatilidade é ideal para a técnica.

103.3.3 Doenças congênitas

Alguns procedimentos utilizados no tratamento de malformações cardíacas congênitas devem ser realizados em sala híbrida. Um exemplo é o fechamento perventricular (isto é, através da parede do ventrículo) de comunicações interventriculares. Em pacientes com sinais de insuficiência cardíaca, o fechamento desses defeitos pode ser necessário, evitando inclusive hipertensão pulmonar e desenvolvimento da síndrome de Eisenmenger. A cirurgia convencional pode levar a uma extensa lesão ventricular devido à trabeculectomia, além de, em alguns casos, ocorrer persistência da comunicação. Além disso, o fechamento perventricular não necessita de circulação extracorpórea, e é pouco invasivo em relação às técnicas tradicionais. Um estudo randomizado 1:1 de 640 pacientes comparou o fechamento perventricular com a técnica convencional, demonstrando procedimentos mais longos, maior necessidade de transfusão e *shunts* residuais mais graves nos pacientes tratados com a cirurgia tradicional. Bons resultados com a técnica híbrida também foram obtidos em um estudo retrospectivo recente.

Outra técnica importante é o uso de *stents* para o tratamento paliativo de pacientes com hipoplasia ventricular esquerda. O *stent* é locado no ducto arterial entre a artéria pulmonar e a aorta, visando manter sua perviedade, com subsequente bandagem das artérias pulmonares e criação (ou expansão) de uma comunicação interatrial, visando aumento da perfusão sistêmica deficiente. O raciocínio por detrás dessa técnica é postergar cirurgias maiores para depois do período neonatal, diminuindo assim as taxas de complicação. Além disso, esse maior período aumenta a chance de encontrar um doador cardíaco com o paciente ainda vivo. Em um estudo observacional, tanto a mortalidade durante espera por órgão como a sobrevida pós-transplante foram semelhantes nos pacientes tratados inicialmente com terapia híbrida paliativa e naqueles manejados com cirurgia, mesmo o grupo híbrido tendo risco mais elevado.

Finalmente, a abordagem híbrida também pode ser utilizada nos casos de estenose de artéria pulmonar, principalmente em pacientes com outras malformações cardiovasculares associadas ou acesso percutâneo difícil e de baixo peso. Nessa técnica, faz-se a implantação de *stent* na artéria pulmonar por visão direta ou com auxílio de angiografia. A decisão sobre qual via de acesso será utilizada depende das comorbidades de cada paciente e também de quão urgente é a avaliação dos resultados.

103.3.4 Doença coronariana

A revascularização híbrida é uma opção atraente na doença coronariana. A parte cirúrgica do procedimento consiste no uso do enxerto artéria torácica interna esquerda (mamária) para artéria descendente anterior, devido a suas altas taxas de patência no seguimento de longo prazo. Utilizando-se apenas esse enxerto, evita-se a esternotomia completa, com a possibilidade de se realizar apenas uma pequena toracotomia esquerda. As outras lesões são tratadas através de intervenção percutânea, preferencialmente com *stents* eluidores de fármacos para preservar patência por maior período de tempo. A disponibilidade de uma sala híbrida é uma vantagem em potencial, pois permite a realização consecutiva das duas partes do procedimento, evitando exposição à terapia antiplaquetária no perioperatório cirúrgico (no caso de um procedimento intervencionista feito previamente) ou ainda o risco de eventos cardiovasculares no território não irrigado pela descendente anterior (no caso de cirurgia feita em primeiro lugar).

A indicação do procedimento híbrido na doença coronariana tem suas especificidades. Alguns exemplos de indicações são pacientes com escore SYNTAX baixo (isto é, complexidade baixa de lesões coronarianas, tornando-as adequadas para tratamento intervencionista), porém com lesão de artéria descendente anterior que não pode ser tratada por intervenção; pacientes com indicação de revascularização extensa, porém com contraindicações para esternotomia; pacientes com lesões em artérias não descendente anterior que são alvos ruins para enxertos venosos, mas que podem ser tratadas por intervenção, entre outras. Uma análise do registro STS demonstrou que apenas 0,5% dos procedimentos de revascularização nos Estados Unidos entre 2011 e 2013 foram híbridos, o que comprova o grau de seleção desses pacientes.

O estudo HYBRID publicou em 2018 os resultados de cinco anos da randomização de 200 pacientes entre técnica híbrida e cirurgia convencional. O desfecho primário foi mortalidade por qualquer causa ao final do período de seguimento, não ocorrendo diferença entre os grupos (6,4% vs. 9,2%; p = 0,69); não houve diferenças também, na comparação de infarto miocárdico, nova revascularização, acidente vascular cerebral e eventos cardiovasculares e cerebrovasculares maiores. Outro estudo, este observacional, porém prospectivo, comparou 200 pacientes de revascularização e 98 pacientes de intervenção; não houve diferença nos eventos maiores cardiovasculares e cerebrovasculares entre os grupos e nem na sobrevida de 18 meses, apesar de os autores terem notado uma tendência de melhores resultados no grupo híbrido.

A diretriz mais recente de revascularização, publicada em 2018 pela Sociedade Europeia de Cardiologia, ressalta a potencial vantagem de recuperação pós-operatória mais ágil em procedimentos minimamente invasivos e coloca a técnica híbrida como uma possibilidade em pacientes selecionados discutidos por um *heart team* e com planejamento pré-operatório adequado.

103.3.5 Outros procedimentos híbridos

As técnicas híbridas também podem ser aplicadas nas doenças da aorta. Algumas possibilidades de tratamento podem ser utilizadas nas dissecções, nos aneurismas toracoabdominais com revascularização de artérias viscerais e no tratamento da doença aterosclerótica periférica. Isso se faz com a combinação do uso de *stents* com enxertos bifurcados ou trifurcados para levar fluxo sanguíneo para vasos supra-aórticos.

Na eletrofisiologia também há a possibilidade de aplicação de procedimentos híbridos, por exemplo, no tratamento de focos arritmogênicos e também na ablação da fibrilação atrial. Estudos de mapeamento eletroanatômico possibilitam precisar os locais de fibrose para tratamento em casos refratários à terapia farmacológica. Para a fibrilação atrial, o procedimento híbrido consiste na combinação da ablação epicárdica das veias pulmonares sem circulação extracorpórea e da ablação endocárdica transvenosa para intervenção no átrio direito e esquerdo. Estudos randomizados oferecerão mais respostas sobre o uso dessa técnica híbrida na fibrilação atrial.

103.4 O *heart team*

O conceito de *heart team* consiste no trabalho conjunto de especialidades distintas para a tomada de decisões no cuidado de pacientes com doenças cardiovasculares. O objetivo dessa colaboração é a combinação de especialistas, visando a um cuidado pré-operatório, operatório e pós-operatório superior. As decisões nos pacientes cardíacos são complexas e nem sempre se encaixam perfeitamente nas diretrizes, principalmente em casos limítrofes – assim, o consenso é a palavra de ordem nas discussões.

O papel do *heart team* é particularmente bem definido na doença valvar. Tanto a diretriz americana de 2014 quanto a diretriz europeia de 2017 são categóricas em colocar a participação do *heart team* na tomada de decisão como indicação de classe I, mesmo que não haja evidência para a prática. Os principais componentes desse *heart team* são o cardiologista clínico, o intervencionista e o cirurgião cardíaco. Estes devem analisar o perfil de risco do paciente para cada técnica de intervenção, considerando inclusive a possibilidade de que o paciente seja mantido apenas em terapia clínica ou paliativa. Essa decisão deve ser tomada com informações e contribuições dos outros membros dessa equipe, como radiologistas, anestesiologistas, intensivistas, entre outros. Profissionais não médicos também podem contribuir a esse esforço, trazendo seus conhecimentos para um cuidado completo do paciente. Finalmente, o *heart team* também existe para contextualizar a família do paciente sobre as possibilidades terapêuticas e orientá-la sobre as decisões a serem tomadas.

Idealmente, o trabalho do *heart team* ocorre num contexto de centro de excelência para o cuidado da doença cardíaca. Em um centro de excelência, conforme modelado pelas diretrizes, há a possibilidade de se oferecer toda a gama de métodos diagnósticos e tratamentos disponíveis para aquela doença específica. Por exemplo, em um centro de excelência para a doença valvar aórtica, há a capacidade de oferecer ao paciente cirurgia convencional, troca valvar transcateter e, em casos não operatórios, a valvuloplastia por balão e o manejo medicamentoso. Se o centro não tiver a disponibilidade de oferecer algum desses tratamentos, deve-se ter a capacidade de encaminhar o paciente para um local onde a terapia mais adequada possa ser realizada. Além disso, o centro de excelência deve ser capaz de verificar seus processos e resultados, avaliando o grau de qualidade de suas intervenções e os pontos onde pode ocorrer melhoria.

Em resumo, o trabalho do *heart team* envolve centros bem estruturados e equipes preparadas para oferecer o melhor tratamento para o paciente em discussão, visando aplicar as evidências científicas de forma crítica e racional na escolha terapêutica em questão.

103.5 Conclusões

Muitos procedimentos híbridos estão com maturidade avançada em suas aplicações e continuarão a ser aprimorados ao longo dos próximos anos. Para que estes sejam utilizados com sucesso, é necessário que tanto a estrutura física como a colaboração profissional estejam bem enraizadas no centro de tratamento.

DICAS DO EDITOR

Referências bibliográficas

1. Bashore TM, Balter S, Barac A, Byrne JG, Cavendish JJ, Chambers CE, et al. 2012 American College of Cardiology Foundation/ Society for Cardiovascular Angiography and Interventions Expert Consensus Document on Cardiac Catheterization Laboratory Standards Update. J Am Coll Cardiol [Internet]. 2012 Jun 12 [cited 2019 Jul 13];59(24):2221-305. Disponível em: https://linkinghub.elsevier.com/retrieve/pii/S0735109712005104.
2. Baumgartner H, Falk V, Bax JJ, De Bonis M, Hamm C, Holm PJ, et al. 2017 ESC/EACTS Guidelines for the management of valvular heart disease. Eur Heart J [Internet]. 2017 Sep 21 [cited 2019 Mar 3];38(36):2739-91. Disponível em: https://academic.oup.com/eurheartj/article/38/36/2739/4095039.
3. Bavaria JE, Tommaso CL, Brindis RG, Carroll JD, Deeb GM, Feldman TE, et al. 2018 AATS/ACC/SCAI/STS Expert Consensus Systems of Care Document: Operator and Institutional Recommendations and Requirements for Transcatheter Aortic Valve Replacement. J Am Coll Cardiol [Internet]. 2019 Jan 18 [cited 2019 Jul 13];73(3):340-74. Disponível em: https://linkinghub.elsevier.com/retrieve/pii/S0735109718353774.
4. Gibbs JL, Wren C, Watterson KG, Hunter S, Hamilton JR. Stenting of the arterial duct combined with banding of the pulmonary arteries and atrial septectomy or septostomy: a new approach to palliation for the hypoplastic left heart syndrome. Br Heart J [Internet]. 1993 Jun [cited 2019 Jul 14];69(6):551-5.Disponível em: http://www.ncbi.nlm.nih.gov/pubmed/7688231.

5. Harskamp RE, Brennan JM, Xian Y, Halkos ME, Puskas JD, Thourani VH, et al. Practice patterns and clinical outcomes after hybrid coronary revascularization in the United States: an analysis from the society of thoracic surgeons adult cardiac database. Circulation [Internet]. 2014 Sep 9 [cited 2019 Jul 15];130(11):872-9. Disponível em: https://www.ahajournals.org/doi/10.1161/CIRCULATIONAHA.114.009479.

6. Holzer R, Balzer D, Cao Q-L, Lock K, Hijazi ZM, Amplatzer Muscular Ventricular Septal Defect Investigators. Device closure of muscular ventricular septal defects using the Amplatzer muscular ventricular septal defect occluder. J Am Coll Cardiol [Internet]. 2004 Apr 7 [cited 2019 Jul 14];43(7):1257-63. Disponível em: http://www.ncbi.nlm.nih.gov/pubmed/15063439.

7. Holzer R, Balzer D, Cao Q-L, Lock K, Hijazi ZM, Amplatzer Muscular Ventricular Septal Defect Investigators. Device closure of muscular ventricular septal defects using the Amplatzer muscular ventricular septal defect occluder. J Am Coll Cardiol [Internet]. 2004 Apr 7 [cited 2019 Jul 14];43(7):1257-63. Disponível em: http://www.ncbi.nlm.nih.gov/pubmed/15063439.

8. Mack MJ, Leon MB, Thourani VH, Makkar R, Kodali SK, Russo M, et al. Transcatheter aortic-valve replacement with a balloon-expandable valve in low-risk patients. N Engl J Med [Internet]. 2019 Mar 16 [cited 2019 Mar 16];NEJMoa1814052. Disponível em: http://www.nejm.org/doi/10.1056/NEJMoa1814052.

9. Morray BH, Albers EL, Jones TK, Kemna MS, Permut LC, Law YM. Hybrid stage 1 palliation as a bridge to cardiac transplantation in patients with high-risk single ventricle physiology. Pediatr Transplant [Internet]. 2018 Dec [cited 2019 Jul 16];22(8):e13307. Disponível em: http://www.ncbi.nlm.nih.gov/pubmed/30338630.

10. Neumann F-J, Sousa-Uva M, Ahlsson A, Alfonso F, Banning AP, Benedetto U, et al. 2018 ESC/EACTS Guidelines on myocardial revascularization. Eur Heart J [Internet]. 2019 Jan 7 [cited 2019 Jul 15];40(2):87-165.Disponível em: https://academic.oup.com/eurheartj/article/40/2/87/5079120.

11. Nishimura RA, Otto CM, Bonow RO, Carabello BA, Erwin JP, Fleisher LA, et al. 2017 AHA/ACC Focused Update of the 2014 AHA/ACC Guideline for the Management of Patients with Valvular Heart Disease. J Am Coll Cardiol [Internet]. 2017 Jul 11 [cited 2017 Aug 13];70(2):252-89. Disponível em: http://www.ncbi.nlm.nih.gov/pubmed/28315732.

12. Nishimura RA, Otto CM, Bonow RO, Carabello BA, Erwin JP, Guyton RA, et al. 2014 AHA/ACC Guideline for the Management of Patients with Valvular Heart Disease: a report of the American College of Cardiology/American Heart Association Task Force on Practice Guidelines. J Am Coll Cardiol [Internet]. 2014 Jun 10 [cited 2014 Jul 13];63(22):e57-185. Disponível em: http://content.onlinejacc.org/article.aspx?articleid=1838843.

13. Popma JJ, Deeb GM, Yakubov SJ, Mumtaz M, Gada H, O'Hair D, et al. Transcatheter aortic-valve replacement with a self-expanding valve in low-risk patients. N Engl J Med [Internet]. 2019 Mar 16 [cited 2019 Mar 16];NEJMoa1816885. Disponível em: http://www.nejm.org/doi/10.1056/NEJMoa1816885.

14. Puskas JD, Halkos ME, DeRose JJ, Bagiella E, Miller MA, Overbey J, et al. Hybrid coronary revascularization for the treatment of multivessel coronary artery disease: a multicenter observational study. J Am Coll Cardiol [Internet]. 2016 Jul 26 [cited 2019 Jul 15];68(4):356-65. Disponível em: https://linkinghub.elsevier.com/retrieve/pii/S0735109716332053.

15. Stone GW, Lindenfeld J, Abraham WT, Kar S, Lim DS, Mishell JM, et al. Transcatheter mitral-valve repair in patients with heart failure. N Engl J Med [Internet]. 2018 Dec 13 [cited 2019 Jul 7];379(24):2307–18. Disponível em: http://www.nejm.org/doi/10.1056/NEJMoa1806640.

16. Tajstra M, Hrapkowicz T, Hawranek M, Filipiak K, Gierlotka M, Zembala M, et al. Hybrid coronary revascularization in selected patients with multivessel disease: 5-year clinical outcomes of the prospective randomized pilot study. JACC Cardiovasc Interv [Internet]. 2018 May 14 [cited 2019 Jul 15];11(9):847-52. Disponível em: https://linkinghub.elsevier.com/retrieve/pii/S1936879818304564.

17. Voitov A, Omelchenko A, Gorbatykh Y, Zaitsev G, Arkhipov A, Soynov I, et al. Outcomes of perventricular off-pump versus conventional closure of ventricular septal defects: a prospective randomized study. Eur J Cardio-Thoracic Surg [Internet]. 2017 May 1 [cited 2019 Jul 16];51(5):980-6. Disponível em: http://www.ncbi.nlm.nih.gov/pubmed/28199556.

18. Vroomen M, La Meir M, Maesen B, Luermans JGL, Vernooy K, Essers B, et al. Hybrid thoracoscopic surgical and transvenous catheter ablation versus transvenous catheter ablation in persistent and longstanding persistent atrial fibrillation (HARTCAP-AF): study protocol for a randomized trial. Trials [Internet]. 2019 Dec 20 [cited 2019 Jul 16];20(1):370. Disponível em: http://www.ncbi.nlm.nih.gov/pubmed/31221218.

19. Yanagawa B, Hong K, Cheema A, Bagai A, Verma S. What is the state of hybrid coronary revascularization in 2018? Curr Opin Cardiol [Internet]. 2018 Jul [cited 2019 Jul 15];33(5):1. Disponível em: http://www.ncbi.nlm.nih.gov/pubmed/29994806.

20. Zacharias A, Schwann TA, Riordan CJ, Durham SJ, Shah AS, Habib RH. Late results of conventional versus all-arterial revascularization based on internal thoracic and radial artery grafting. Ann Thorac Surg [Internet]. 2009 Jan [cited 2019 Jul 15];87(1):19-26.e2. Disponível em: http://www.ncbi.nlm.nih.gov/pubmed/19101262.

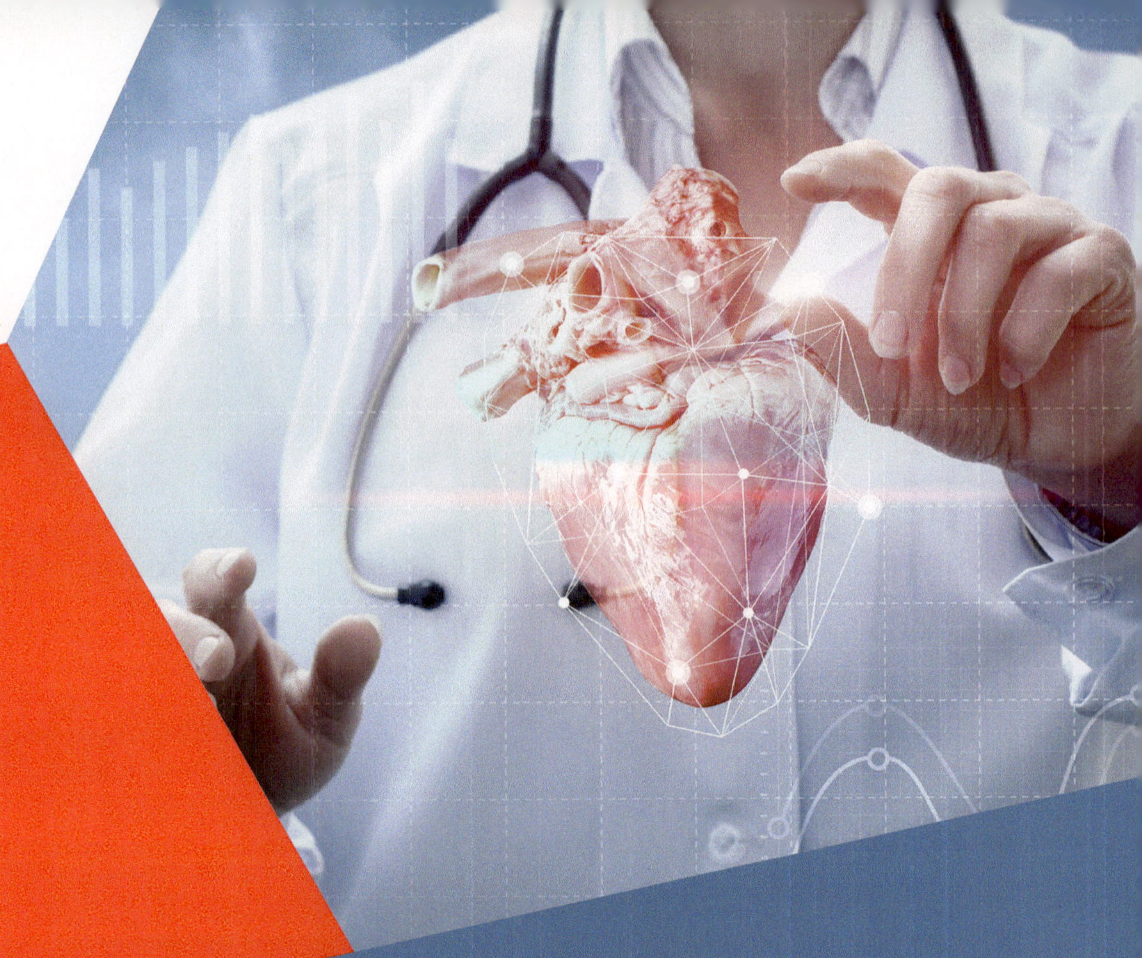

Índice remissivo

Números em *itálico* indicam figuras e números em **negrito** indicam quadros e tabelas.

A

B

C

D

E

F

G

H

L

M

N

O

P

Q

R

S

T

U

V